MARIEB
BRADY
MALLATT

NINTH EDITION

사람해부학

Human Anatomy

이창현 외 옮김

Pearson

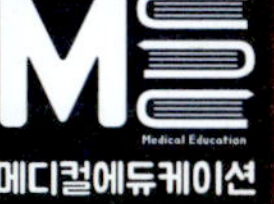

TITLE: HUMAN ANATOMY
AUTHOR: MARIEB, ELAINE N.; BRADY, PATRICIA M.; MALLATT, JON B.
EDITION: 9TH EDITION
ISBN: 9780135168059

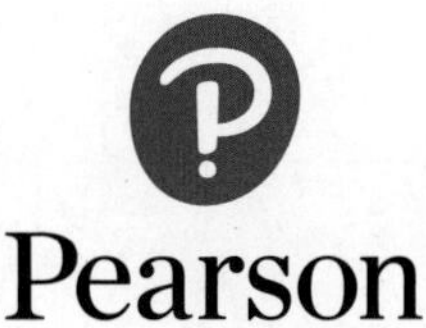

사람해부학 9판

2022년 2월 21일 인쇄
2022년 2월 28일 발행

저　　자 Elaine N. Marieb · Patricia Brady Wilhelm · Jon Mallatt
역　　자 이창현 외 공역
발 행 인 이문수
발 행 처 메디컬에듀케이션(Medical Education)
등　　록 제 2021-000122 호
주　　소 경기도 용인시 수지구 신수로 767, B동 732호(동천동, 분당수지 U-TOWER)
전　　화 Tel. 02-6482-3461 Fax. 02-6499-3463
이 메 일 medu@medupub.com
홈페이지 www.medupub.com

I S B N 979-11-91431-99-5
정　　가 49,000원

옮긴이

편집위원

이창현 우석대학교 한의과대학 해부학교실
김대진 인제대학교 의과대학 해부학교실
손현준 충북대학교 의과대학 해부학교실
양미영 원광대학교 의과대학 해부학교실
정윤영 조선대학교 의과대학 해부학교실
정윤희 중앙대학교 의과대학 해부학교실

공역자

강은희 경남정보대학교
고국진 안산대학교
고한철 동아보건대학교
권민지 경일대학교
권 진 한국복지대학교
권춘혜 대전보건대학교
길영천 충북대학교
김병용 선린대학교
김성길 선문대학교
김영준 혜전대학교
김정선 강동대학교
김정애 초당대학교
김지희 강원대학교
노상균 선문대학교
박대성 광주보건대학교
박정은 광주여자대학교
방성환 대전보건대학교
송미승 세한대학교
송종남 동신대학교
신강재 동아대학교
신형수 경운대학교
신혜수 전남과학대학교
오향순 순천대학교
유영건 선린대학교
이명렬 경동대학교
이민재 충남도립대학교
이수정 충북보건과학대학교
이승아 전남과학대학교
이주영 한림성심대학교
이진종 전남과학대학교
이효정 한국교통대학교
정봉재 한국국제대학교
정재훈 충북보건과학대학교
탁양주 한국교통대학교
한송이 백석대학교
한승우 경일대학교
한승태 특수전사령부 특수전학교
황유진 가천대학교

옮긴이 머리말

이 교재는 Marieb E.N., Brady P.W., Mallat J.가 집필한 HUMAN ANATOMY (9판, Pearson)의 global edition을 번역한 "사람해부학(9판)" 교재이다.

사람해부학(9판)에서는 철저하게 인체의 해부학적 구조를 학생 친화적인 서술형태로 기술하였고, 구조의 이해를 돕기 위한 사진, 삽화 및 다양한 의료영상 사진 등을 삽입하였다. 이 교재는 해부학−육안해부학, 현미해부학, 발생학, 임상해부학−과 관련된 내용들을 정확하게 집필하였고, 효과적으로 배열하여 최신의 내용으로 그린 삽화를 삽입하여 인체 구조의 기본 개념을 보여주고자 하였다. 해부학은 많은 양의 자료들의 이해와 관련되어 있으므로 학생들에게 몸의 구조를 이해하도록 다양한 자료들을 보여줌으로써 그 구조를 설명할 수 있고 이해할 수 있는 'story'로서 해부학을 나타내고자 하였다.

이 교재는 전체적으로 24장으로 구성되었으며, 우리 몸의 구조를 이루고 있는 세포, 조직 및 기관계통의 모든 기관들의 해부학적 구조를 이해하기 쉽게 기술하였다. 1장은 인체: 개요, 2장은 세포: 생명체의 단위, 3장은 조직, 4장은 피부계통, 5장은 뼈와 뼈대조직, 6장은 뼈 I: 몸통뼈대, 7장은 뼈 II: 팔다리뼈대, 8장은 관절, 9장은 뼈대근육조직, 10장은 몸의 근육, 11장은 신경계통과 신경조직의 기초, 12장은 중추신경계통, 13장은 말초신경계통, 14장은 자율신경계통과 내장감각신경세포, 15장은 특수감각, 16장은 내분비계통, 17장은 혈액, 18장은 심장, 19장은 혈관, 20장은 림프계통과 면역계통, 21장은 호흡계통, 22장은 소화계통, 23장은 비뇨계통, 24장은 생식계통으로 구성되었다.

각 장에는 해부학과 관련된 용어의 어근(word root)을 상세하게 설명하여 복잡한 해부학 용어를 더욱 재미있고 이해하기 쉽게 학습하게 하였다. 기능적인 접근으로, 인체의 구조적 구성과 모양은 그들의 기능을 설명하므로 인체의 해부학적 구조의 적응적 특성을 고려하여 기능적인 해부학적 내용들을 강조하였다. 교재 전체에 걸쳐, 모든 기관계통의 현미해부학을 기술하여 인체가 어떻게 만들어졌는지에 대한 'story'를 뒷받침하는 구조적이고 기능적인 관점을 나타내고자 하였다. 모든 장(chapter)의 "Throughtout Life (생애 동안의 변화)" 절에는 기관(organ)들이 전 생애에 걸쳐 어떻게 변화하는지를 기술함으로써 인생의 특정기간에 특히 발생하는 질환을 제시하였고 노화에 의한 영향도 고려하여 기술하였다.

이 교재에 사용된 영문 해부학 용어는 IFAA (세계해부학회)에서 인정받은 용어를 사용하였으며, 국문 해부학 용어는 여섯째판 해부학용어(대한해부학회)를 사용하였다. 본문, 표, 그림의 용어는 이해를 돕기 위해 신용어, 구용어 및 영문명 등을 병행하여 기술하였다.

이 교재는 인체를 대상으로 하는 간호학, 물리치료학, 작업치료학, 방사선학, 보건행정학 등의 보건의료 관련학과의 학생들과 체육학, 약학, 영양학 전공자들을 위한 "사람해부학" 교재로서 많은 도움을 주기 위해 출판하였다.

집필 교수들이 맡은 부분에 최선을 다해 번역하였지만 미비한 점들이 있을 것으로 사료되므로 이 교재를 사용하는 많은 분들의 계속적인 조언 부탁드린다.

이 교재가 출판될 수 있도록 집필하여 주신 동료 교수님들께 감사드리며 출판되기까지 열의를 가지고 출판해 주신 메디컬에듀케이션 이문수 대표님과 임직원 여러분께 감사드린다.

2022년

옮긴이 대표 이 창 현

지은이 소개

Elaine N. Marieb

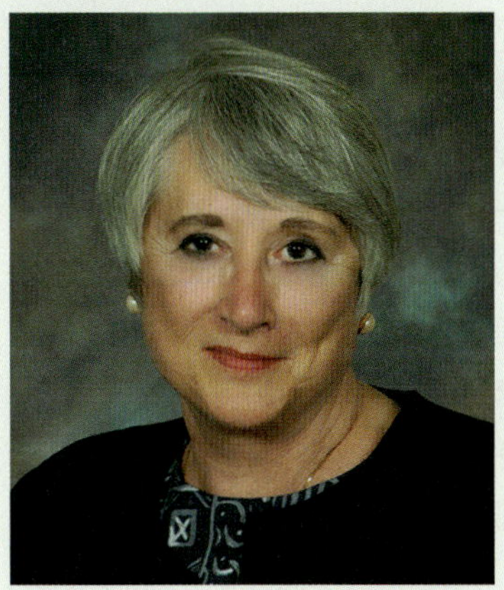

Marieb E.N 교수는 Amherst에 있는 Massachusetts 대학에서 동물학 박사 학위를 취득 한 후 Holyoke Community College에서 간호학과 학생들을 가르치기 시작하였다. 학생들은 인체의 과학적인 연구와 간호 임상실습과의 관계를 잘 이해하기 위하여 Marieb 교수를 격려하였다. 교수로 재직 시 간호교육을 공부하기 위하여 Massachusetts 대학에서 노인임상전문 간호학 석사를 취득하였다. 이러한 경험들이 특별한 안목을 갖게 하여 이해하기 쉬운 사람해부학 교재를 편찬하게 하였다.

Marieb 교수는 개인 재산과 Elaine Nicpon Marieb 자선재단을 통하여 학생들의 더 많은 교육을 받을 기회를 제공하고자 너그럽게 기부하였다. 최근 몇 년간 Marieb 교수는 지역사회에 장기간의 교육, 연구 및 전문적인 의료보건과 복지 관련 교육에 투자하고자 Florida Gulf Coast 대학에 후한 자선기금을 지원하였다. 지금의 대학은 Marieb 교수의 공헌을 기념하기 위하여 Elaine Nicpon Marieb 보건복지대학으로 명명하였다.

Patricia M. Brady

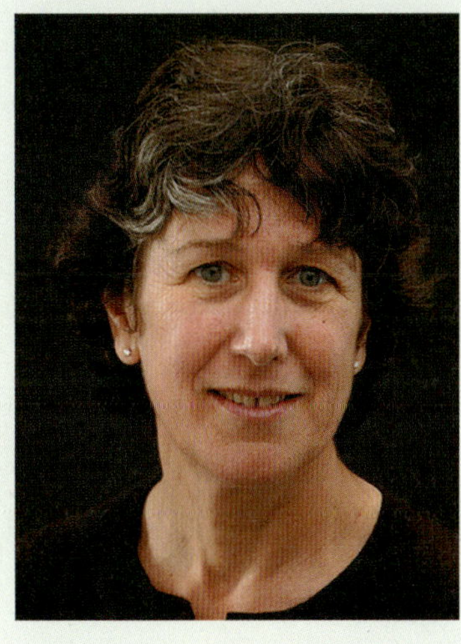

Brady P.M. 교수의 인간의 해부학적 형태에 대한 관심은 그녀가 대학시절 인간의 뼈대에서 개인의 나이, 성별, 영양상태 및 분만 횟수 등을 나타낸다는 사실을 배웠을 때 시작되었다. Brady 교수는 Brown 대학에서 생물학 및 의과학 분야로 박사 학위를 취득하였다. 그는 다양한 경력을 갖고 있는데 Brown 대학, Rhode Island 대학, Rhode Island Community 대학, Johnson & Wales 대학에서 학부과정의 해부학을 강의하였다. Brady 교수는 대학원에서 Johnson & Wales 대학의 의사보조과정(Physician Assistant Studies)을 위한 센터에서 인상 위주로 사체 해부실습 과정을 가르쳤다.

Brady 교수의 강의에 대한 책무는 Brown 대학과 Rhode Island Community 대학에서 최우수 강의상을 받은 그녀의 경력을 통해서 인정받았다. Brady 교수는 수업과 실습에서 PBL, POGIL활동, Case Studies, 협동적인 팀위주의 실습 및 다른 해부학 교육을 위한 활동적인 학습전략을 결합한 혁신적인 교육방법을 받아들였다. 교실 밖에서는 대학에서 발전된 다른 열정을 추구하고자 대부분의 아침에는 조정(water rowing)을 하기도 하였다.

Jon Mallatt

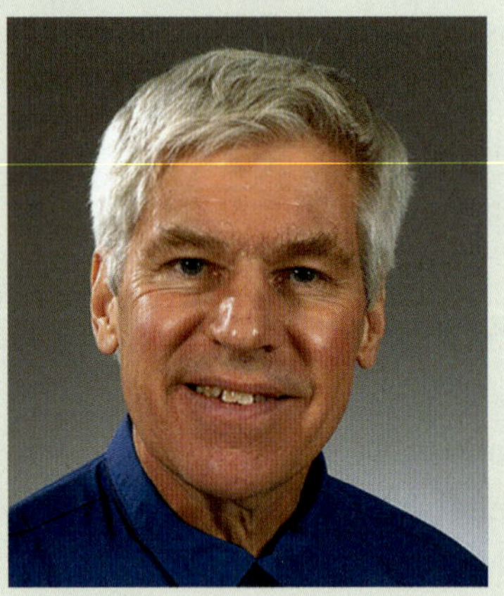

Mallatt J.는 시카고대학에서 해부학으로 박사 학위를 취득하였다. Mallat 박사는 현재 Iddaho 대학에서 Washington 대학의 WWAMI 의학교육 프로그램의 임상교수 회원이며, 그곳에서 1992년, 1993년, 1995년, 2000년 및 2017년도 최우수 강의교수를 수상하였다. 그 외에도 Mallat 박사는 Washington 대학에서 생물구조학과(Department of biological structure)의 부교수이다. 현재 관심 있는 연구 분야는 동물들 간의 의식(자각)의 기원과 진화이지만, 전문적인 관심분야는 조직학, 사람해부학, 비교해부학, 해부도를 그리는 일이다. Mallat 박사는 연구자로서 척추동물의 진화, 분자계통발생, 신경생물학 및 의식에 대한 연구 등 58편의 논문을 발표하였다.

지은이 머리말

사람해부학(9판)의 일반적인 집필 철학은 8판의 것과 같게 유지하였다. 강사로서 해부학을 가르치는 것은 보이는 사실들 이상이 관련되어 있다는 것을 알아야 한다. 많은 양의 정보를 학생들이 기억할 수 있도록, 그리고 그들이 학습한 것을 새로운 상황에 적용하도록 도움을 주기 위하여 새로운 발표자료를 수정하여 진실되게 이해할 수 있도록 체계(framework)에 대한 정보를 제공하여야 한다.

수년간 사람해부학을 강의한 후에 주제(subject)에 대한 새로운 접근방법은 학생들을 자연적인 호기심에 대하여 도전하게 하거나 흥분되게 한다는 것을 확신하게 되었다. 그것이 왜 우리가 이 교재를 만들어야 하는지를 결정하게 하는 것이다. 우리는 우리의 목표를 공유할 출판사인 Pearson Education과 함께 교재편찬 작업을 해서 다행이다: 해부학 교재에 시각효과와 교수법의 효과의 새로운 기준을 정립하기 위한 것이다.

이 교재는 pre-nursing (간호학 선수과목), pre-medical (의학 선수과목), pre-physical theraphy (물리치료학 선수과목), radiological technology (방사선기사), physician assistant training (의사보조원 교육), pre-dentistry (치의학 선수과목), pharmacy (약학) 및 다른 보건분야뿐만 아니라 physical education (체육), athletic training (운동선수 훈련) 및 nutrition (영양학)을 전공하는 학생들의 1학기 또는 1/4학기 입문자를 대상으로 한 해부학 과정 학습을 위해 편찬하였다.

해부학의 특색 있는 접근
Unique Approach to Anatomy

이 교재를 편찬하기 전에, 우리는 새로 편찬할 사람해부학과 현재 사용하고 있는 많은 다른 해부학 교재의 차이를 구별하기 위하여 부지런히 검토하였다. 이 교재는 철저하게 해부학적 구조를 기술하였고, 해부학에 대한 토론도 단지 간단하게 삽화를 요약한 것도 아니다. 우리의 목표는 해부학-육안해부학, 현미해부학, 발생학, 임상해부학-의 내용을 어느 정도 정확하게 집필하고 효과적으로 배열하여 최신의 내용으로 잘 그려서 기본 개념을 보여주는 것이다. 해부학을 학습하는 것은 많은 양의 자료들을 이해하는 것과 관련되어 있다. 이러한 내용들을 쉽게 학습하기 위해서는-학생들에게 몸의 구조를 이해하게 보여주며-설명할 수 있고 이해할 수 있는 'story'로서 해부학을 나타내야 한다.

서술한 육안해부학은 상대적으로 정적인 과학이지만, 해부학적 지식은 기능해부학, 신경해부학, 발생학, 세포와 조직해부학의 기능적인 관점과 같은 하위분야에서 빠르게 발전하고 있다. 이 교재는 이러한 하위분야에 대한 폭발적인 지식의 증가를 따라가려고 하고, 일전에 분자 또는 세포학적 교육을 많이 받은 현대의 생물학 전공 학생에게도 해부학을 설명하기 위하여 노력하고 있다.

기능적인 접근
Functional Approach

우리는 8판에서와 같이 인체의 해부학적 구조의 적응적 특성을 조심스럽게 고려하여 기능적 해부학적 주제를 강조하였다. 어디서든지 가능한 인체의 구조적 구성과 모양은 그들의 기능을 어떻게 반영하는지를 설명하고 있다. 이러한 기능해부학은 생리학(생물학적 기전을 강조)이 아니고, 'design analysis (설계분석)'과 더욱 유사하다. 이러한 접근은 이 교재의 고유한 특징으로서 10장의 근육 구성 표(Muscle Table)와 같은 표를 선택해서 서술적으로 개요를 재작업하여 9판에서는 개선하여 기술하였다.

현미해부학
Microscopic Anatomy

교재 전체에 걸쳐, 모든 기관계통의 현미해부학은 인체가 어떻게 만들어졌는지에 대한 'story'를 뒷받침하는 구조적이고 기능적인 관점을 나타내었다. 많은 학부생의 교재에는 육안해부학 내 일부 영역에 특수하고 작은 하위분야로서 조직학을 기술하고 있다. 이러한 기술방법은 불행한 방법이다. 왜냐하면 대부분의 생리학적 과정이나 질병이 일어나는 과정은 세포와 조직수준에서 일어나기 때문이며, 대부분의 보건계열 학생들은 생리학 과정을 학습하기 위하여 조직학을 배우기 위한 준비 단계로 세포 아래의 구조와 조직학에 대한 견고한 이론적 배경이 필요하기 때문이다.

수명 접근
Life Span Approach

이 교재의 모든 장에서는 "Throughtout Life (생애 동안 변화)" 영역과 친밀해져있다. 처음에는 기관계통의 배아발생을 요약하였고, 그 후 이 기관들이 전 생애에 걸쳐 어떻게 변화하는지를 기술하였다. 특히 인생의 특정기간에 특히 발생하는 질환을 제시하였고, 노화에 의한 영향도 고려하였다. 노화의 영향은 보건 관련 교과과정을 이수하는 학생들에게는 많은 환자가 노인일 것이므로 특히 중요할 것이다.

9판에서 새로워진 점
NEW TO THE NINTH EDITION

9판에서는 다음과 같은 교재의 특징적인 강점을 기반으로 한다–더 잘 가르치는 삽화, 학생 친화적인 서술, 사용하기 쉬운 미디어와 평가 도구–그리고 이들을 개선하였다.

- **해부학과 관련된 어근에 대한 상세한 설명과 연습**은 복잡한 해부학 용어를 더욱 재미있고 이해하기 쉽게 학습하게 한다. 볼드체로 강조한 중요한 용어 이외에도 용어에 대한 발음을 제공하고 있다. 라틴어와 그리스어는 교재에 처음 사용하였을 때 거의 모든 용어를 영어로 번역하였다. 기억해야 할 단어의 새로운 어근은 각 장의 시작부위에 기술하여 훈련하도록 하였다. 이러한 간단한 활동은 단순하고 논리적인 어원으로 된 어려운 용어들을 학생들에게 보여줌으로써 기억이상으로 학습을 증가시킨다. 이 교재에 사용된 해부학 용어는 IFAA (세계해부학회)에서 인정받은 용어와 일치한다.
- **새로운 의학영상 해석 문제**는 X-ray 영상, 컴퓨터단층촬영(CT scans), 자기공명영상(MRI), 양전자방사단층촬영법(PET scans)과 같은 보건의료 장비에서 사용된 여러 종류의 영상을 분석하는 학습자에게 안내자가 될 것이다.
- **개선된 교재 설명**에는 특수한 내용에 효율적으로 접근하기 위하여 각 장의 항목에 숫자와 글자를 삽입하였다. 이러한 배열은 역시 eText에서 보다 정밀하게 상호 참조를 가능하게 하여 학생들이 쉽게 장(chapter) 안에서 또는 다른 장에서 개념을 연결할 수 있게 하고 국소해부학적 관계를 조사하기 쉽게 하였다.

간추린 차례

차례

1 인체: 개요

The Human Body: An Orientation

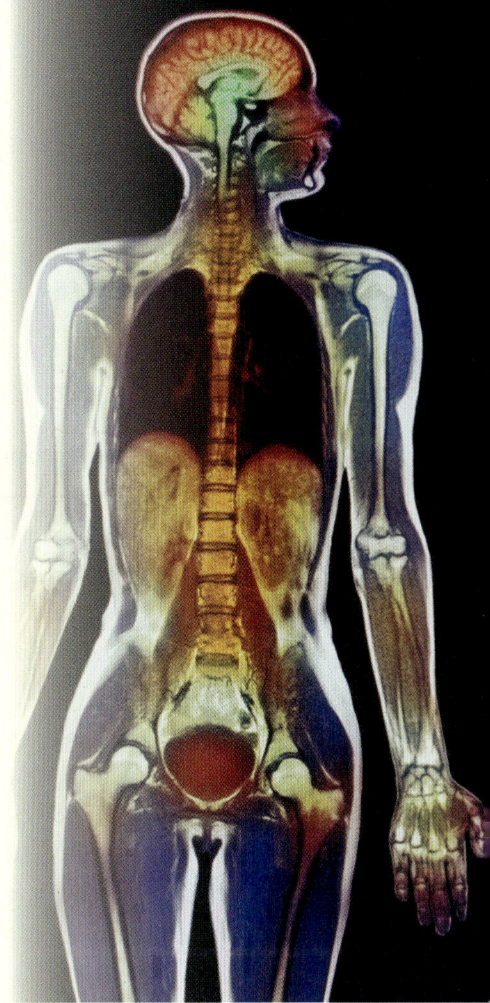

▲ *여성의 전신 신체를 촬영(색깔을 넣은 MRI)*

기억해야 할 어근 Roots to Remember

a-, an- = without (없다)
ante- = before (전의)
append = hang to (들러붙다)
axi = axis (축)
brachi = arm (팔)
cardi = heart (심장)
caud = tail (꼬리)
cephal/crani = head (머리)
contra = against, opposite (반대의)
dors = the back (등)
epi- = above, over (위)
-graph = write (쓰다)
infer = low, underneath (아래의)
infra- = below (아래의)
ipsi = same (같은쪽)
later = side (옆의)
morpho = form, shape (형태, 모양)
-logy = the study of (학문)
para = beside, near (옆)
pariet = a wall (벽)
patho/pathy = disease (질병)
peri- = around (주위)
pleur = rib, side (갈비뼈, 옆)
post = behind, after (뒤)
sagitt = arrow (화살)
super = above (위)
tom = cut (자르다)
trans = across, through (통하여, 지나서)
venter, ventr = belly (배, 볼록한 부분)
viscero = organs (내장, 기관)

위에 열거한 어근을 기초로 하여, 다음 용어의 의미를 설명하시오.

1. **antebrachial** (아래팔의)
2. **pericardium** (심장막)
3. **ipsilateral** (같은쪽의)
4. **parietal pleura** (벽쪽가슴막)
5. **pathology** (병리)
6. **axial tomography** (축단층촬영술)

정답은 해답부록을 참조하시오.

이 책에서 우리는 흥미로운 인간 몸의 구조에 대해 배우게 될 것이다. 인체의 구조를 공부한다는 것은 흥미롭고 의미 있는 일이다. 거의 매주 뉴스 매체들은 새로운 의학에 대한 보도를 하고 있다. 인간의 몸이 어떻게 이루어져 있고 어떻게 작용하는지를 아는 것은 질병을 찾아내고 치료하는 기술을 발전시키고 건강을 유지하기 위한 기초 자료를 제공해 준다. 보건의료 분야에 종사하고자 하는 사람들에게 사람해부학에 관한 지식은 임상 실무의 기초가 될 것이다.

1.1 해부학의 개요 AN OVERVIEW OF ANATOMY

학습 성과 

- 해부학과 생리학을 정의하고, 인체의 세부 구조를 설명할 수 있다.
- 몸의 구조적 구성 단계를 확인하고 각 단계별 상호 관계를 설명할 수 있다.
- 몸을 이루는 기관계통을 나열하고 그 기능을 간략히 설명할 수 있다.
- 세포, 조직, 기관의 크기를 수량화하기 위해 미터법 단위를 사용할 수 있다.
- 해부학 용어를 이해하기 위해 어원의 의미를 사용할 수 있다.

해부학(anatomy)은 인체의 구조를 연구하는 학문이며 **형태학**(morphology)이라고도 한다. 해부학은 2300년 이전부터 연구가 이루어진 학문으로 최근에도 활발한 연구가 이루어지고 있다. 1800년대에 가장 명망이 있었던 생물학적 분야로 최근에도 활발한 연구가 이루어지고 있는 학문이다.

해부학은 인체를 연구한다는 점에서 **생리학**(physiology)과 밀접한 연관성이 있으며, 해부학과 생리학을 분리하여 공부하더라도 구조와 기능은 깊은 연관성이 있다. 예를 들어, 수정체는 투명하고 빛을 굴절시키는 기능이 있는데, 만약 수정체가 불투명하고 굴절 기능이 없다면 빛을 모으는 기능을 할 수 없을 것이다. 또한, 다리뼈가 얇고 부드럽다면 인체의 무게를 지탱할 수 없을 것이다. 이 책은 구조와 기능의 밀접한 관계에 중점을 두었다. 구조적인 특징이 기능을 이해하는 데 어떤 역할을 하는지 보여주기 위해 모든 장에서 인체의 구조와 기능에 대하여 설명할 것이다. 이러한 방법으로 접근하는 학문을 *기능해부학*(functional anatomy)이라 한다.

1.1a 해부학의 세부 분야 Subdisciplines of Anatomy

해부학은 많은 세부 분야를 갖고 있는 광범위한 과학 분야이다. 해부학 연구의 각 분야는 특화된 방식으로 몸의 구조를 연구한다.

맨눈해부학 육안해부학, Gross Anatomy

맨눈해부학은 뼈, 허파, 근육 등과 같이 인체의 구조를 맨눈으로 관찰하는 학문이다. 맨눈해부학을 연구하는 중요한 기술은 **절개**(dissection)이다. 인체의 장기들 사이에 있는 결합조직을 제거하면 더욱 명확하게 그 장기를 볼 수 있기 때문에 인체를 관찰하기 위해서는 절개를 해가면서 관찰한다. 해부학이라는 용어는 그리스어로 '해부(ana: 분리하다, tomy: 절개하다)'라는 말에서 유래되었다.

맨눈해부학은 다양한 방법으로 접근할 수 있다. **국소해부학**(regional anatomy)은 배, 머리와 같이 인체의 특정 부위의 모든 구조들인 혈관, 신경, 근육 등을 함께 다루는 반면, **계통해부학**(systemic anatomy)에서는 기능적으로 연관 있는 장기들을 하나로 묶어서 공부한다. 예를 들어, 근육계통을 연구할 때는 몸 전체에 있는 근육들을 공부한다. 기능적으로 연관되어 있는 구조들을 연구하기 위해서는 해부학을 계통적으로 접근하면 구조와 기능을 연결해서 쉽게 이해할 수 있다. 그래서 대부분의 해부학 수업은 계통에 따라 이루어지고 이 책도 계통별로 되어 있다. 그러나 많은 상해와 질병들이 몸의 특정 부위에 국한되고, 특히 외과의사에게는 몸의 부위에 대한 광범위하고 자세한 지식이 요구되기 때문에 의과대학에서는 국소해부학을 선호하는 편이다.

맨눈해부학의 또 다른 세부 분야는 **표면해부학**(surface anatomy)이다. 표면해부학은 피부 아래에 있는 장기들을 나타내는 피부 표면의 표식이나 모양을 통하여 연구하는 학문이다. 피부 아래의 근육을 확인할 때나 맥박을 촉진하고 채혈하기 위해 혈관의 위치를 찾을 때 표면해부학을 이용한다.

현미해부학 Microscopic Anatomy

현미해부학 또는 **조직학**(histology)은 매우 작아서 현미경으로만 볼 수 있는 구조를 연구하는 학문이다. 세포, 세포 구성물, 조직 및 인체 장기(위, 쓸개 등)의 현미경적 구조를 연구하는 학문이다. 생리학적 현상과 질병의 진행 상태를 세포 수준에서 연구하기 때문에 현미해부학은 매우 중요하다.

기타 세부 분야 Other Branches of Anatomy

인체의 구조가 어떻게 만들어지고, 자라며, 성숙하는가에 따라 두 개의 영역으로 나눌 수 있다. 즉, **발생해부학**(developmental anatomy)은 나이가 들어감에 따라 전 생애에 걸쳐 일어나는 몸의 변화를 추적한다. **발생학**(embryology)은 태어나기 전 몸의 구조가 어떻게 만들어지고 발달하는지에 대해 연구한다. 발생해부학은 성인 몸의 복잡한 구조를 이해하고, 발달과정에서 발생하는 태아의 선천적 기형을 해부학적으로 이해하는 데 도움이 된다.

일부 특정 해부학의 세부 분야들은 초기에는 의학적 진단과 과학적 연구에 사용되었다. **병리해부학**(pathological anatomy)은 질병으로 인해 발생한 세포, 조직 및 장기의 구조적인 변화를 다루는 학문이다. **방사선해부학**(radiographic anatomy)은 X선이나 다른 영상 기술을 이용하여 몸속의 구조를 연구하는 분야이며, **기능형태학**(functional morphology)은 인체 구조의 기능적 특성과 그 효율성을 연구하는 학문이다.

1.1b 구조적 구성의 단계 The Hierarchy of Structural Organization

사람의 몸은 여러 단계의 복잡한 구조로 이루어져 있다(**그림 1.1**). **화학적 수준**(chemical level)으로 원자는 탄소, 수소, 산소, 질소와 같은 작은 물질로 구성되었다. 화학적 수준으로 원자들은 이산화탄소와 물과 같은 작은 분자와 더 큰 분자들을 만들어낸다. 몸에는 크게 네 종류의 고분자(탄수화물, 지방, 단백질, 핵산)가 관찰되는데, 이 분자들은 **세포**(cell)를 구성하는 분자이다. 거대분자는 세포의 대사 기능과 관련된 에너지원(탄수화물), 신호 분자(단백질과 지질호르몬) 및 촉매제(효소)로서 기능한다. 세포는 몸에서 살아 있는 가장 작은 단위이며, 약 1조 개의 세포가 몸을 구성한다.

그다음 수준은 유사한 세포가 모여 공통된 기능을 하는 **조직**(tissue)으로 네 종류의 기본 조직들(상피조직, 결합조직, 근육조직, 신경조직)이 인체의 모든 기관을 구성하며, 각 조직들은 몸에서 특정한 기능을 한다. 상피조직은 몸의 표면과 몸안을 덮고 있으며, 결합조직은 인체의

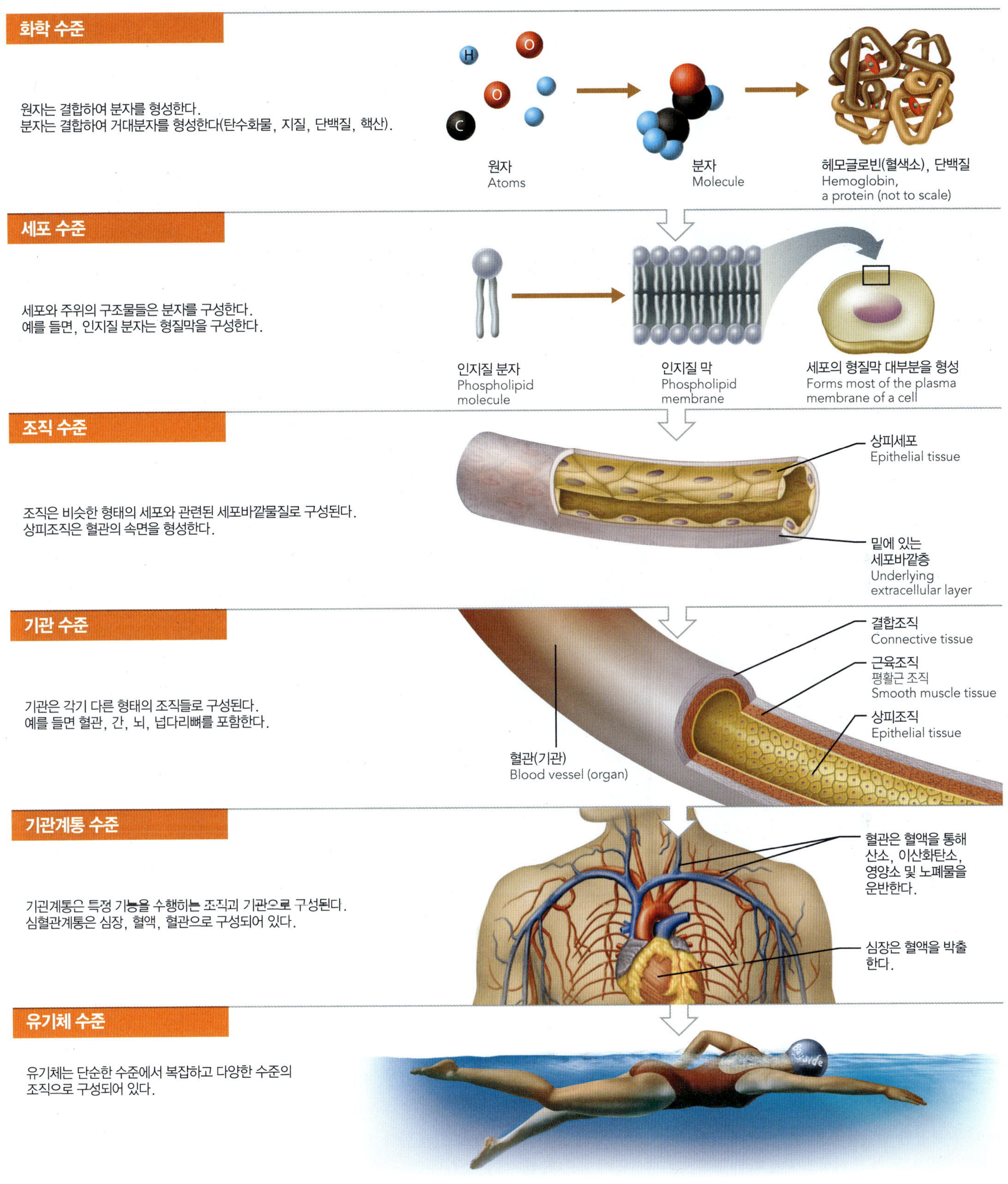

그림 1.1 유기체(인체)의 기능과 구조적 수준 간의 연관성 이해.

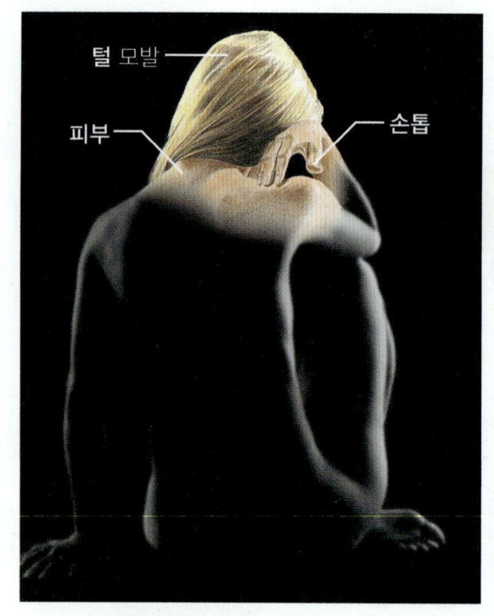

A. **피부계통**
인체를 바깥쪽에서 덮고 있으며, 상해로부터 심층의 조직을 보호한다.
비타민 D를 합성한다.
피부수용체(통증, 압력 등), 땀샘 및 기름샘이 위치한다.

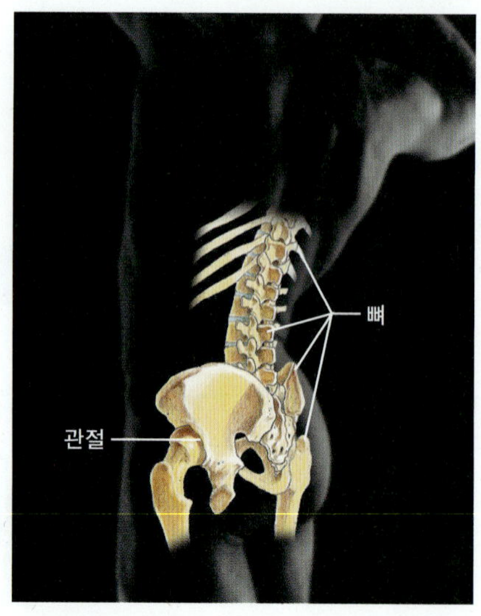

B. **뼈대계통**
인체의 기관들을 보호하고 지지한다.
근육의 움직임을 유발할 수 있도록 뼈대를 제공한다.
뼈의 골수에서 혈구가 만들어지며 무기질을 저장한다.

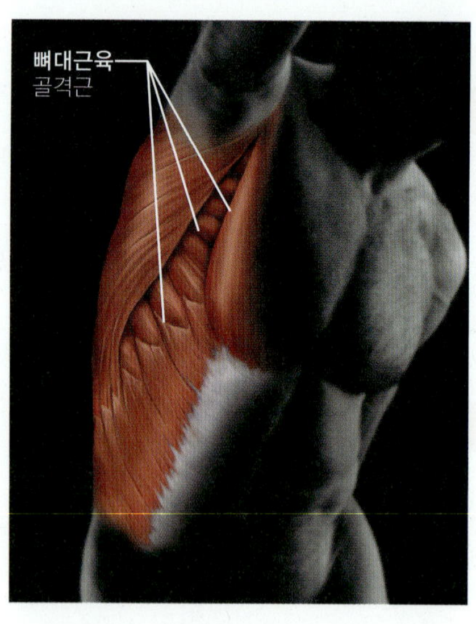

C. **근육계통**
환경에 대한 조정, 운동 및 얼굴의 표정을 가능하게 한다.
자세를 유지하고 열을 발생시킨다.

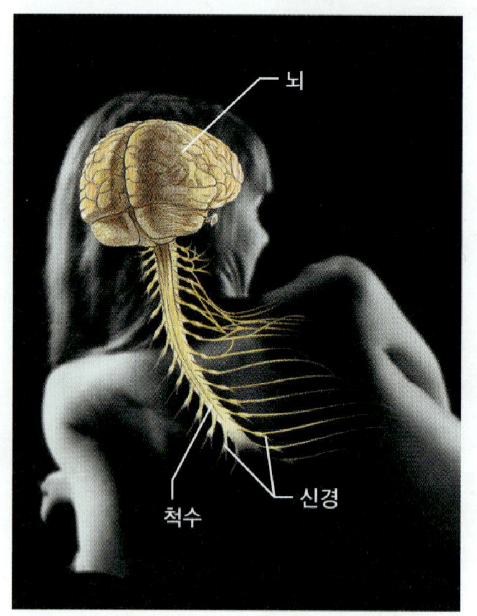

D. **신경계통**
신체에서 빠른 속도로 작용하는 조절계통으로서 근육과 샘을 적절하게 활성화시켜 외부 변화와 내부 변화에 반응한다.

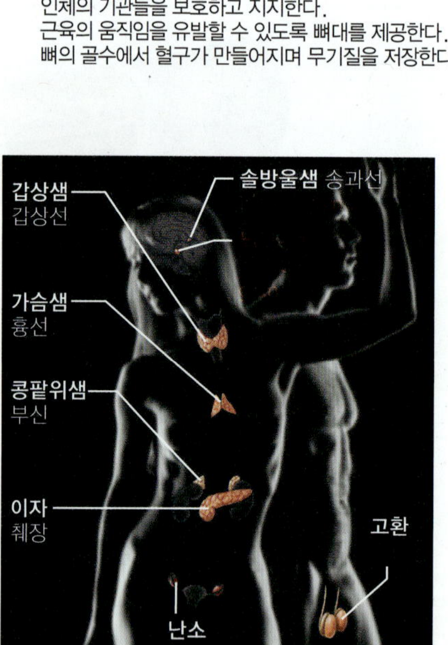

E. **내분비계통**
성장, 생식 및 대사와 같은 기능을 수행하는 인체의 세포를 조절하는 호르몬을 분비한다.

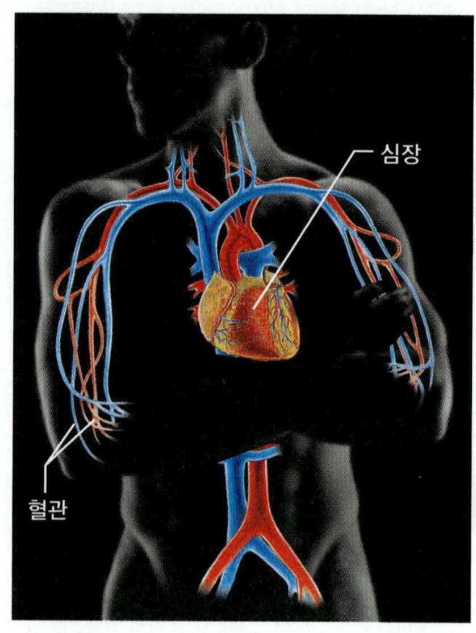

F. **심혈관계통**
혈관들은 산소, 이산화탄소, 영양소, 노폐물 등을 운반하는 혈액을 이동시킨다.
심장은 혈액을 박출한다.

그림 1.2 인체의 기관 계통과 주요 기능. *(계속)*

지지와 장기를 보호하고, 근육조직은 움직일 수 있게 하며, 신경조직은 전기적인 흥분을 전도하여 빠른 내부적인 교통을 제공한다.

매우 복잡한 생리학적 과정들은 **기관 수준**(organ level)에서 일어난다. 기관은 두 가지 이상의 서로 다른 조직으로 구성되어 있으며, 대부분의 기관은 네 가지 조직을 모두 포함한다. 간, 뇌, 넙다리뼈(대퇴골, femur), 심장 등이 좋은 예이다. 몸에 있는 각 기관은 다른 기관이 수행할 수 없는 특수한 기능을 수행한다.

기관계통(organ system)에서는 기관들이 공통의 목적을 달성하기 위해 서로 협동하고 밀접하게 작용한다(**그림 1.2**). 예를 들어 심장혈관계통(심장, 혈관)은 혈액을 온몸의 조직으로 운반한다. 소화계통(입, 위, 창자 등)은 음식을 잘게 부수어 영양분을 혈액 속으로 흡수할 수 있게 한다. 몸의 기관계통은 *피부계통*(integumentary s.), *뼈대계통*(skeletal s.), *근육계통*(muscular s.), *신경계통*(nervous s.), *내분비계통*(endocrine s.), *심혈관계통*(cardiovascular s.), *림프계통*(lymphatic s.), *면역계통*(immune s.), *호흡계통*(respiratory s.), *소화계통*(digestive s.), *비뇨계통*(urinary s.), *생식계통*(reproductive s.)으로 나눈다.

마지막 구조적 단계는 **유기체**(organism), 즉 인체이다. 인체는 모든

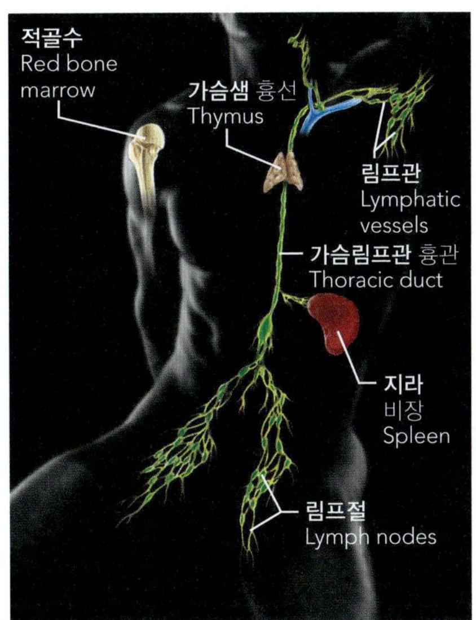

G. 림프계통/면역계통
혈관으로부터 누출된 체액을 회수하여 그 체액을 다시 혈액으로 돌려보낸다.
림프 순환은 조직에서 파괴된 이물질을 처리하고, 면역 기능에 관여하는 백혈구(림프구)를 저장한다.
면역 반응은 몸안의 이물질에 대항하여 공격한다.

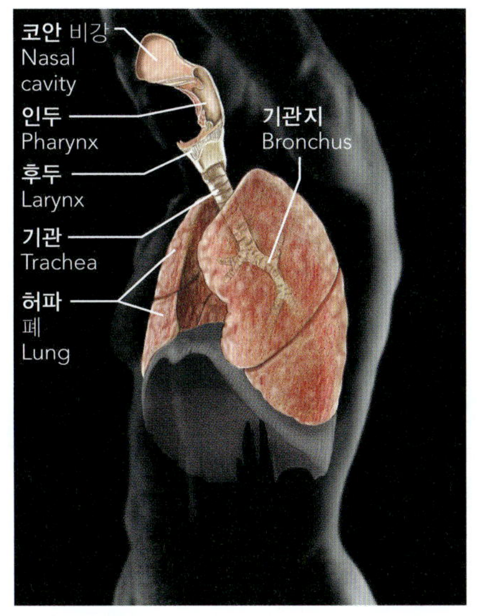

H. 호흡계통
혈액에 산소를 계속적으로 공급하고 이산화탄소를 제거한다.
가스 교환은 허파꽈리(폐포)의 벽을 통해 일어난다.

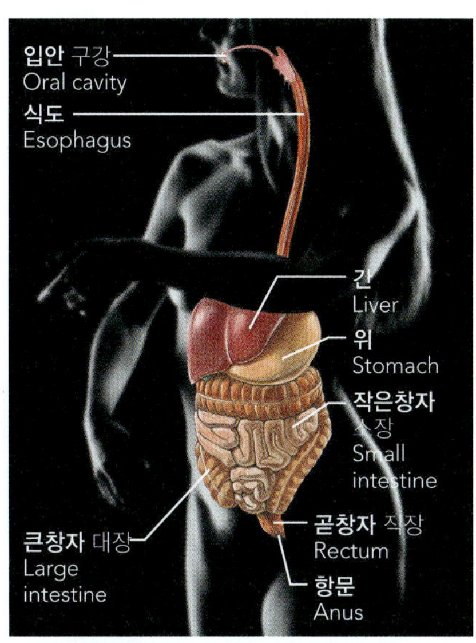

I. 소화계통
음식물을 흡수 가능한 단위로 분해하여 혈액으로 들어가 인체의 모든 세포에 분배한다.
소화되지 않은 음식 잔여물은 대변으로 제거된다.

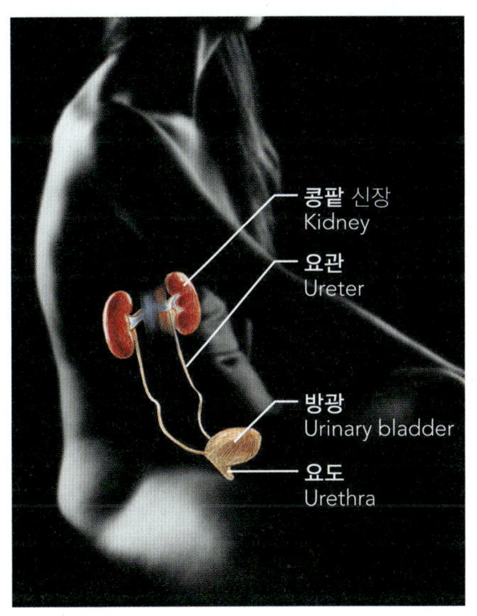

J. 비뇨계통
인체로부터 질소 노폐물을 제거한다.
수분과 전해질 및 산-염기 평형을 조절한다.

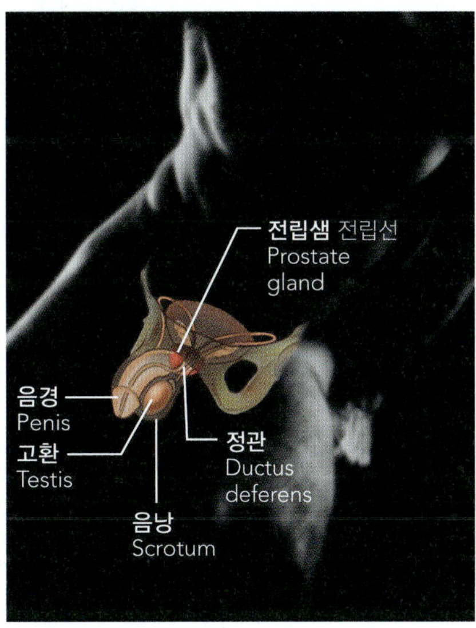

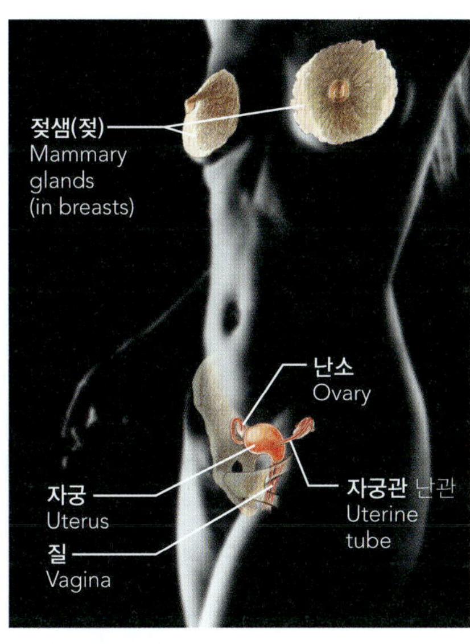

K. 남성생식계통 **L. 여성생식계통**
생식계통의 기능은 자손 생산이다.
고환은 정자와 남성호르몬을 생산하고, 생식관과 생식샘은 정자를 여성생식관으로 운반하는 기능을 한다.
난소는 난자와 여성호르몬을 생산하고, 나머지 구조들은 수정과 태아의 발달을 위한 부위로 작용한다.
여성의 젖샘은 신생아에게 영양을 공급할 모유를 생산한다.

그림 1.2 인체의 기관 계통과 주요 기능.

구조적 수준의 기관들이 상호작용을 하여 생명을 유지 시킨다.

1.1c 측정 단위 Units of Measurement

세포, 조직 및 기관의 크기를 설명하기 위해서 정확한 측정법이 필요하다. 미터법(metric system)은 기관과 부속기관의 자세한 구조를 설명하는 데 유용하며, 이 측정법으로 인체를 구성하는 구조들의 크기, 부피 및 무게를 쉽게 이해할 수 있다.

길이에서 중요한 단위는 **미터**(m)이며, 대부분의 성인의 키는 1.5~2 m이다. **센티미터**(cm)는 미터의 1/100이고, 많은 기관들의 가로, 세로 길이는 몇 센티미터 정도이다. **마이크로미터**(μm)는 미터의 백만 분의 일로서 세포, 세포소기관 및 조직은 마이크로미터 단위로 측정된다. 사람의 세포의 크기는 5~100 μm이며, 평균적으로 10 μm이다. 몸에서 가장 큰 세포인 난자(ovum)는 펜으로 작은 점을 찍은 정도의 크기이다.

미터법으로 부피와 무게를 잴 수 있다. **리터**(L)는 쿼트(quart)보다 약간 많은 양으로 음료수들이 1 L 또는 2 L로 포장되어 나오며, **밀리리터**(mL)는 리터의 1/1000이고 1 **킬로그램**(kg)은 2.2 파운드와 같은 무게이며, 1 **그램**(g)은 1 킬로그램의 1/1000이다.

1.1d 해부학 용어 Anatomical Terminology

대부분의 해부학 용어는 고대 그리스어와 라틴어에 기초를 두고 있다. 예를 들어, 팔(arm)은 그리스어인 brachium이고 넙다리뼈(대퇴골)는 라틴어인 femur이다. 이 용어들이 라틴어인 이유는 과학의 공식적인 용어가 라틴어일 때 과학자들이 그들의 모국어와 관계없이 이 기준에 따른 명명법을 쓰도록 되어 있었기 때문이다.

이해 수준 체크하기

□ **1.** 조직학과 방사선촬영사진과의 차이점은 무엇인가?

□ **2.** 이 교재의 끝에 있는 어근의 정의를 사용하여 아래의 용어를 설명하시오: pathology (병리학), hepatitis (간염), brachial (위팔의), pneumonia (폐렴).

□ **3.** 조직을 정의하고, 인체를 구성하는 4가지 유형의 조직을 열거하고 각 조직에 대해 간단히 요약하라.

□ **4.** 다음에 제시된 기관계통의 이름을 말하라. (a) 노폐물을 제거하고 수분과 전해질 균형을 조절한다. (b) 신체 활동을 조절하는 신속한 통제 시스템. (c) 산소가 풍부한 혈액을 제공하며 이산화탄소를 제거한다.

1.2 맨눈해부학: 서론
GROSS ANATOMY: AN INTRODUCTION

학습 성과

- 사람의 해부학적 자세를 정의할 수 있다.
- 인체의 방향, 영역, 면을 서술하기 위해 해부학 용어를 사용할 수 있다.
- 인간이 다른 척추동물과 공유하는 기본적인 구조를 서술할 수 있다.
- 주요 몸안과 세분화된 몸안의 위치를 구분할 수 있다.
- 배의 사분역을 명명하고 각 사분역에 위치한 내장기관을 확인할 수 있다.

1.2a 인체의 부위 및 방향과 관련된 용어 Regional and Directional Terms

인체의 다양한 부위를 정확하게 알기 위해서 기준이 되는 용어들을 이해하여야 한다. 이 용어들 중 **해부학적 자세**(anatomical position) **(그림 1.3A)**는 사람이 두 발을 땅에 붙이고 앞을 향해 서 있는 자세에서 엄지손가락은 몸에서 먼 쪽을 향하고 손바닥은 앞을 향하도록 한다. 해부학에서 사용하는 용어 대부분은 이 자세를 기준으로 하기 때문에 반드시 이해하여야 한다. 그리고 왼쪽과 오른쪽의 기준은 관찰자가 아닌 관찰되는 사람이다.

특정 인체 부위의 이름을 나타낸 것이 **영역**에 대한 용어이다. 인체를 가장 기본적으로 세분하면 *몸통과 팔다리*(axial and appendicular)영역으로 나눈다. **몸통 영역**(axial region)은 인체의 축을 형성하는 *머리*, *목*, *몸통 부분*(체간, trunk)으로 구성된다. 몸통은 다시 *가슴*, *배*, *골반*으로 나뉘며, 항문 주위와 샅 부위를 포함한다. **팔다리 영역**(appendicular region)은 팔과 다리로 구성된다. 그림 1.3에서 기본적인 영역을 더 세분된 영역으로 나누고 있다.

전문가들은 인체구조들 간의 관계를 정확히 설명하기 위해 영역에 대한 표준화된 용어를 사용한다. 예를 들어 눈썹과 코의 관계는 보통 '눈썹은 코의 위 양옆에 위치한다'라고 하는데, 이는 해부학적 용어로 '눈썹은 코의 가쪽(외측, lateral)과 위(상, superior)에 위치한다'라고 설명한다. 해부학 용어는 위치를 짧고 명확한 단어로 설명해야 한다. 예를 들어, 가장 많이 사용되는 용어는 **위**(상, superior)와 **아래**(하, inferior), **앞**(전, anterior)과 **뒤**(후, posterior), **배쪽**(복측, ventral)과 **등쪽**(배측, dorsal), **안쪽**(내측, medial)과 **가쪽**(외측, lateral), **얕은**(표면부, superficial)과 **깊은**(심부, deep) 등이 있다(**표 1.1**).

1.2b 인체의 면과 절단면 Body Planes and Sections

해부학을 연구할 때는 편평한 면, 즉 단면을 따라 인체를 절단한다. 흔히 사용되는 인체의 면은 시상면(sagittal plane), 이마면(전두면, frontal plane 또는 관상면, coronal plane), 가로면(횡단면, transverse plane 또는 수평면, horizontal plane)으로 나누고, 이 면들은 서로 직각이다(**그림 1.4**). 단면을 따라 자르면 절단면이 생기고 절단면은 잘려진 면과 같은 이름을 갖게 된다. 따라서 시상면을 따라 자르면 시상절단면이 생긴다.

이마면은 시상면에 수직으로 위치하고 인체를 앞과 뒤로 구분한다 **(그림 1.4A)**. **가로면**은 수평으로 잘리는 면으로 인체를 위와 아래로 나눈다(**그림 1.4B**). 시상면은 이마면에 수직으로 위치하며 인체를 왼쪽과 오른쪽으로 구분한다(**그림 1.4C**). 정중앙에 위치한 시상면을 **정중면**(median plane) 또는 **정중시상면**(midsagittal plane)이라고 부르고, 정중면과 평행한 다른 시상면을 **시상옆면**(parasagittal plane)이라고 한다. 수직이나 수평이 아닌 비스듬하게 잘린 면은 **빗면**(사면, oblique plane)이라고 한다. 빗면은 확인하고자 하는 면의 방향이 명확하지 않기 때문에 해석하기 어렵다. 이러한 이유로 빗면은 잘 사용되지 않는다.

인체의 절단면, 특히 가로면은 임상적으로 중요하다. 임상영상 사진을 찍을 시 입체 영상보다 절단면의 영상을 더 많이 찍는다. 절단면만 보고 물체의 전체를 해석하는 것은 어려울 수 있다. 예를 들어 바나나의 절단면을 보면, 원처럼 보이는 절단면은 바나나의 전체 모양에 대한 아무런 단서를 주지 못한다. 대상의 실제 모양을 알기 위해서 모든 연속된 사진들을 모아서 유추해야 할 때도 있다. 임상에서는 2차원 또는 3차원 영역의 형태를 연결시켜 학습하게 될 것이다.

1.2c 인체의 발생 The Human Body Plan

인간은 척추동물이며, 고양이, 쥐, 새, 도마뱀, 개구리, 물고기 등이 이 그룹에 포함된다. 모든 척추동물은 다음과 같은 기본적인 특징을 갖고 있다(**그림 1.5**).

1. **관속에 관이 있는 구조**(Tube-within-a-tube body plan). 인체의 안쪽 관은 입에서 항문까지 연결된 통로로서 호흡기와 소화기가 포함된다(그림 1.5의 노란색 구조). 인체의 바깥쪽 관은 근육과 신경으로 구성된 몸통뼈대로 인체의 바깥면을 이룬다.
2. **양쪽 대칭성**(Bilateral symmetry). 인체의 왼쪽 반과 오른쪽 반은 인체를 정중 시상면으로 나누었을 때 대칭을 이룬다. 손, 눈 및 다른 많은 인체 구조들은 짝을 이룬다. 인체 중앙선에 있는 내부 기관들은 짝을 이루지 않지만, 대칭적인 구조를 가지고 있다(코가 좋은 예이다).

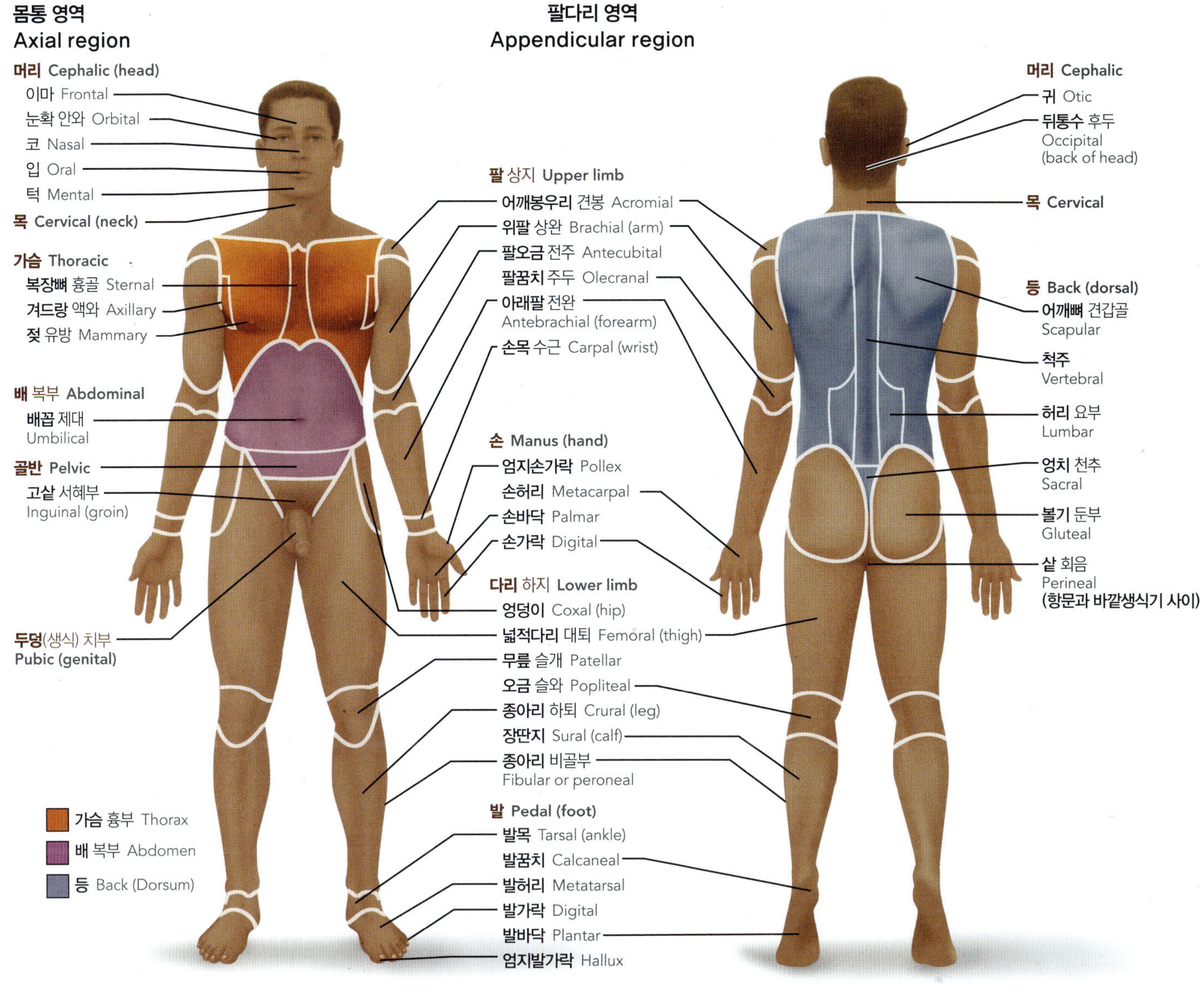

그림 1.3 해부학적 자세와 영역별 용어.

3. **등쪽 빈 공간의 신경끈**(Dorsal hollow nerve cord). 모든 척추동물의 태아는 등의 정중선을 따라 속이 빈 신경관을 가지며, 뇌와 척수로 발달한다.

4. **척삭과 척추**(Notochord and vertebrae). 척삭은 조밀한 조직이 뻣뻣한 막대기처럼 보이는 특수화된 구조로서 태아일 때 척삭이 척주의 뼈조각인 척추로 빠르게 대체된다. 성인의 인체에서는 척추사이원반(추간원판, disc)의 속질핵 형태로 존재한다(6장의 속질핵에 관한 기술 참조).

5. **분절**(Segmentation). 인체의 '바깥쪽 관'은 분절을 하며 갈비뼈(늑골, ribs)와 갈비사이근육(늑간근, intercostal muscle), 척수로부터 가지를 낸 신경들은 모두 분절의 증거들이다. 척추들이 반복되어 척주를 이루는데 이것 역시 분절의 증거라고 할 수 있다.

6. **인두주머니**(Pharyngeal pouch). 목 부분에 소화기관이면서 호흡기관인 **인두**(pharynx)를 가지고 있다. 인두주머니는 머리와 목에서 일부 구조들을 발생시킨다. 태아일 때 물고기의 아가미 사이의 틈에 해당하는 인두주머니는 머리와 목으로 성장하게 된다. 그 예가 고막에서 인두로 이어진 가운데귀(중이, middle ear)이다.

1.2d 몸안과 막 Body Cavities and Membranes

인체에는 두 개의 큰 빈 공간인 등쪽몸안(배측체강, dorsal body cavity)과 배쪽몸안(복측체강, ventral body cavity)이 있으며 닫혀 있어 내부기관을 수용한다(**그림 1.6**).

등쪽몸안 배측체강, Dorsal Body Cavity

등쪽몸안은 다시 뇌를 감싸고 있는 **머리뼈안**(두개강, cranial cavity)과 척수를 감싸고 있는 척주를 따라 **척주안**(척주강, vertebral cavity)으로 나뉜다. 몸안(체강, body cavity)을 감싸고 있는 단단한 뼈대들은 그 속에 있는 장기를 보호한다.

표 1.1 위치 및 방향과 관련된 용어

용어	정의/예
위(상, 머리쪽) Superior (cranial)	머리를 향해 있거나 또는 어느 한 구조 또는 인체의 윗부분, 위. 머리는 배보다 위쪽에 있다.
아래(하, 꼬리쪽) Inferior (caudal)	머리로부터 멀리 떨어져 있거나 어느 한 구조 또는 인체의 아랫부분, 아래. 내장은 간보다 아래에 있다.
안쪽(내측) Medial	인체의 정중선을 향하는 곳, ~의 안쪽. 심장은 폐보다 안쪽에 있다.
가쪽(외측) Lateral	인체의 정중선으로부터 멀어진 곳, ~의 바깥쪽. 엄지는 새끼손가락보다 가쪽에 있다.
몸쪽(근위) Proximal	인체의 영역이 시작되거나 팔다리가 몸통에 부착되어 있는 부분에 가까운 곳. 팔꿈치는 손목보다 몸쪽에 있다.
먼쪽(원위) Distal	인체의 영역이 시작되거나 팔다리가 몸통에 부착된 부분에서 더 멀리 떨어진 곳. 무릎은 넓적다리보다 먼쪽에 있다.
같은쪽(동측) Ipsilateral	같은쪽에 있는 것. 오른손과 오른발은 같은쪽에 있다.
반대쪽(대측) Contralateral	반대쪽에 있는 것. 오른손과 왼발은 다른쪽에 있다.
앞〈배쪽*〉(전〈복측〉) Anterior (ventral)	인체의 앞면에 있거나 앞쪽을 향해 있는 것, ~앞. 복장뼈는 심장보다 앞에 있다.
뒤〈등쪽*〉(후〈배측〉) Posterior (dorsal)	인체의 뒤쪽에 있거나 뒤쪽을 향해 있는 것, ~뒤. 척추는 심장보다 뒤에 있다.
얕은〈바깥〉(표면부) Superficial (external)	몸의 표면 쪽을 향해 있는 것. 피부는 뼈대근육보다 얕은쪽에 있다.
깊은〈속〉(심부) Deep (internal)	몸의 표면으로부터 멀리 떨어져 있는 것. 허파(폐)는 피부보다 깊은쪽에 있다.

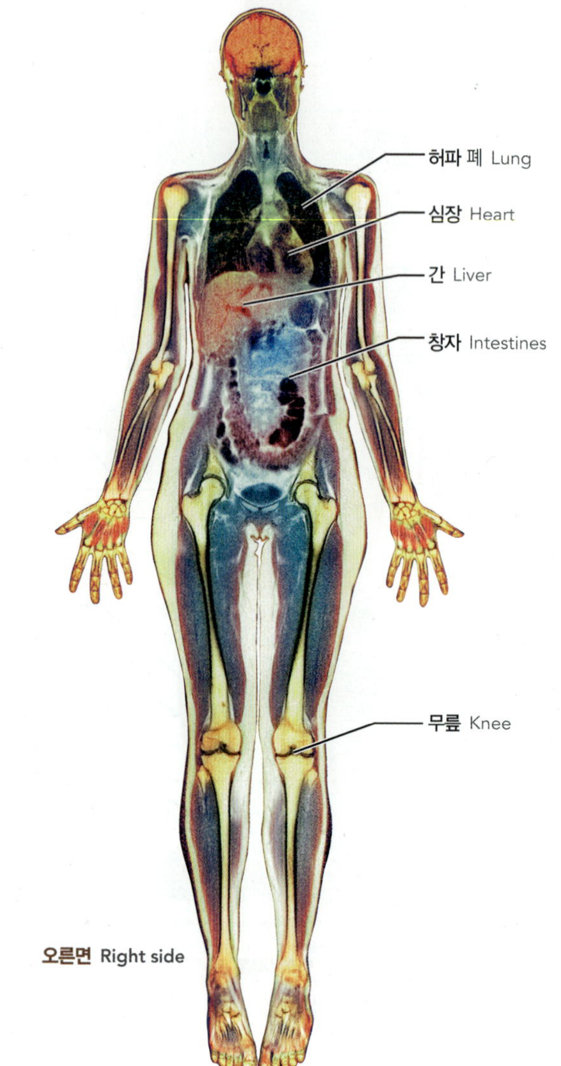

전신 MRI, 이마면, 앞쪽면

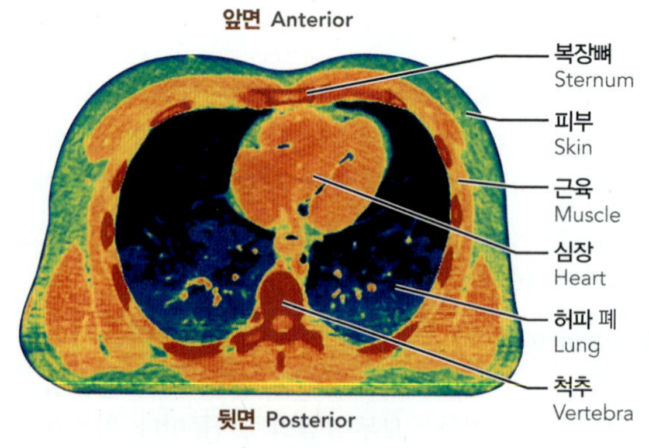

CT 영상, 가슴우리의 가로단면

*배쪽은 척추동물의 '배'를 의미하므로 네 발로 걷는 동물에서는 아래(inferior)와 동의어이고, 사람에서는 앞(anterior)과 동의어이다. 마찬가지로 사람에서 등쪽(dorsal)과 뒤(posterior)가 동의어이며, 네 발로 걷는 동물에서는 등쪽(dorsal)과 위(superior)가 동의어이다.

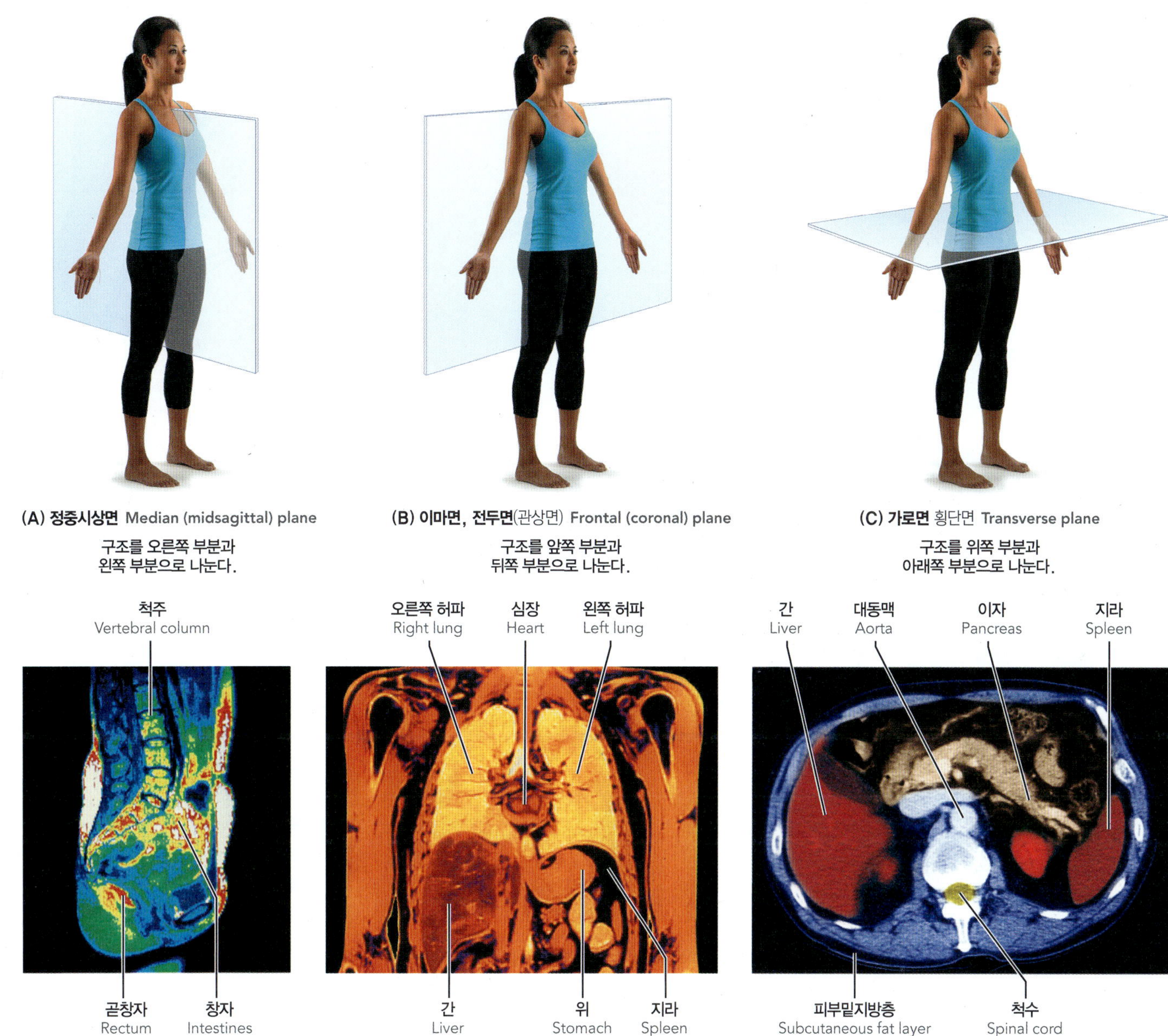

그림 1.4 자기공명영상 사진과 일치하는 인체의 면.

배쪽몸안 복측체강, Ventral Body Cavity

앞쪽에 위치한 더 큰 공간인 **배쪽몸안**에는 허파, 심장, 창자 및 콩팥 등의 기관이 있다(**그림 1.6**). 배쪽몸안은 돔 모양의 근육인 가로막(횡격막, diaphragm)에 의해 크게 두 부분, 즉 (1) 갈비뼈와 근육으로 둘러싸인 가로막 위쪽의 **가슴안**(흉강, thoracic cavity)과 (2) 배벽(복벽, abdominal wall)과 골반으로 둘러싸인 가로막 아래쪽의 **배골반안**(복부골반강, abdominopelvic cavity)으로 나뉜다.

가슴안(흉강, thoracic cavity)은 세 부분으로 나뉘는데, (a) 허파가 위치한 두 개의 **가슴막안**(흉막강, pleural cavity)과 (b) 왼쪽 허파와 오른쪽 허파 사이의 중심에 위치한 **가슴세로칸**(종격, mediastinum)이다. 가슴세로칸에는 **심장막안**(pericardial cavity)으로 둘러싸인 심장이 위치하며, 심장 이외에도 가슴안의 주요 기관인 식도와 기관이 위치한다.

배골반안(복부골반강, abdominopelvic cavity)은 두 부분으로 구분되며, 위쪽의 **배안**(복강, abdominal cavity)에는 간, 위, 콩팥과 다른 기관들이 위치하고, 아래쪽의 **골반안**(골반강, pelvic cavity)에는 방광과 일부 생식기관, 곧창자(직장, rectum) 등이 위치한다. 두 부분은 근육이나 막으로 구분되지 않고 연속적이며, 배골반안의 많은 장기들은 **배막**(복막, peritoneum)으로 둘러싸여 있다.

장막안 장막강, Serous Cavity

앞 부분에서는 허파를 감싸는 *가슴막안*, 심장을 감싸는 *심장막안*, 배골반안에 있는 내장을 감싸고 있는 *배안*에 대해 언급하였다. 장막안은 **장막**(serous membrane 또는 serosa)에 의해 구분되는 얕은 공간이며, 장막에는 **가슴막**(흉막, pleura), **심장막**(심막, pericardium), **배막**(복막, peritoneum)이 있다(**그림 1.7**)(그림 1.7의 빨간색 선). 장막 중 바깥쪽의 벽을 형성하는 장막을 **벽쪽장막**(벽측장막, parietal serosa)이

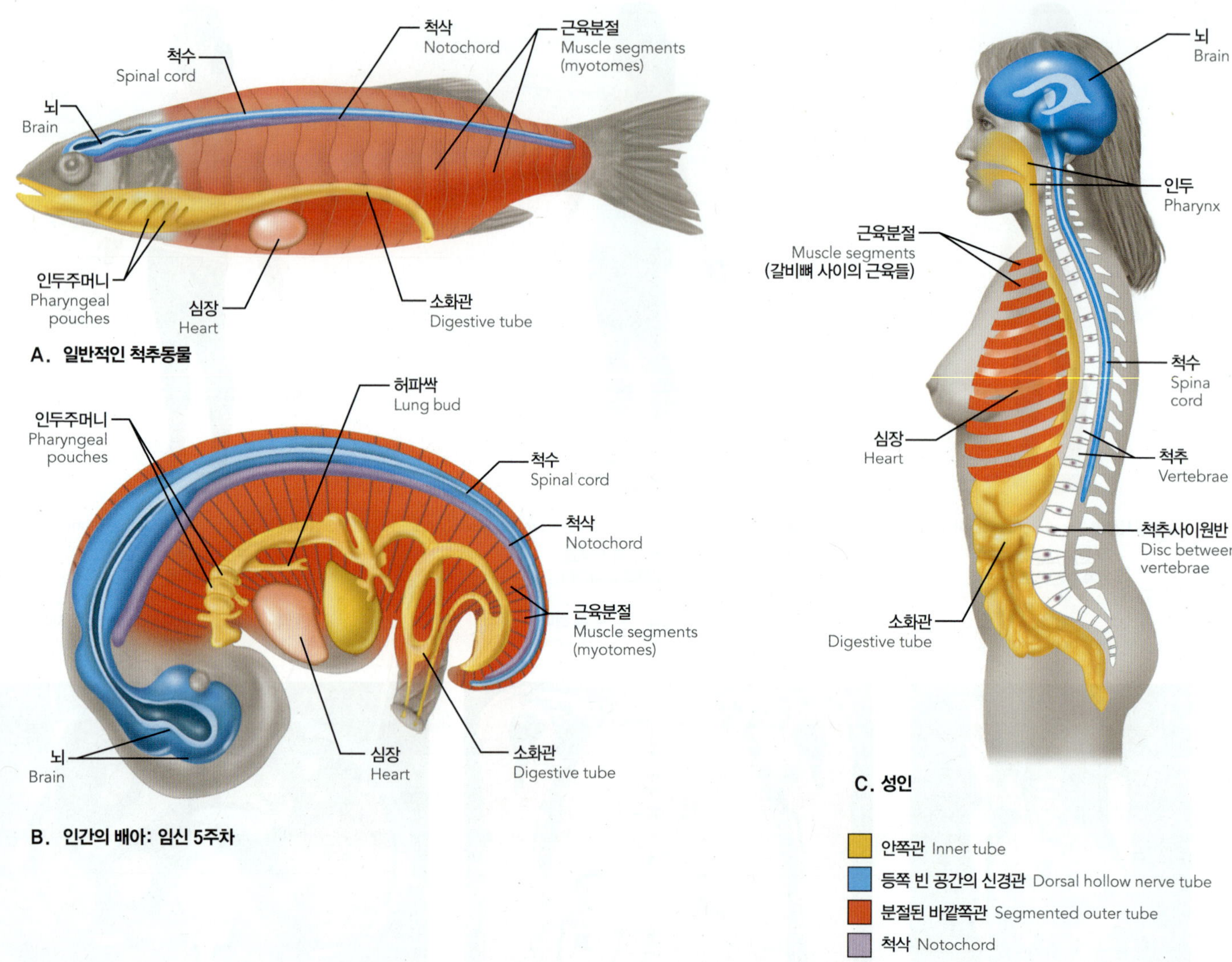

그림 1.5 모든 척추동물과 인간의 공통적인 기본 구조들. 인체의 내부 장기를 보여주기 위해 반투명하게 표시하였다.

라 하며, 안쪽에서 장기를 둘러싸고 있는 장막인 **내장쪽장막**(장측장막, visceral serosa)과 연속되어 있다. 축 늘어진 풍선을 주먹으로 밀어보면 벽쪽과 내장쪽장막 사이의 관계를 알 수 있다(**그림 1.7D**).

- 주먹과 닿는 풍선 부분은 내장기관의 바깥쪽 면에 붙어 있으므로 내장쪽장막이라고 한다.
- 풍선의 바깥쪽 부분은 장막안의 벽을 덮고 있으므로 벽쪽장막이라고 한다.
- 풍선 안의 공기가 찬 공간을 장막안이라고 한다.

장막안은 아주 얇은 층의 **장액**(serous fluid)이 존재하고, 이 장액은 벽쪽장막과 내장쪽장막에서 분비된다. 장액은 윤활액으로 작용하여 장막이 움직일 때 마찰을 줄여준다. 장막의 운동성은 기관을 움직이거나 모양을 바꾸는 데(혈액을 펌프질 하는 심장이나 위의 휘젓는 운동과 같은) 매우 중요하다.

1.2e 배 사분역 Abdominal Quadrants

배골반안(복부골반강, abdominopelvic cavity)은 매우 크고 많은 기관을 포함하고 있으며 더 작은 영역으로 나뉜다. 일반적인 구분 방법으로, 배는 1개의 수평면과 1개의 수직면에 의해 새로운 4개의 **사분면**으로 나뉜다(**그림 1.8A**). 각 사분면 내에 위치한 배 기관들에 대한 지식은 임상의들이 질병이나 손상을 진단하는 데 도움을 준다(그림 1.8B).

가슴우리(흉곽, rib cage)는 가슴의 장기뿐만 아니라 부상 당하기 쉽고 혈액 보유량이 많은 간과 지라(비장, spleen)는 각각 오른쪽과 왼쪽의 가슴우리 주위에서 보호되고 있다.

1.2f 해부학적 다양성 Anatomical Variability

주변 사람들의 얼굴과 체형이 사람마다 모두 다름을 알 수 있을 것이다. 인체의 내부 기관들 또한 마찬가지이다. 따라서 모든 사람과 사체(cadaver)들의 해부학적 구조와 책의 내용이 다를 수 있다. 예를 들어 대부분 90% 정도는 일치하지만 어떤 사람의 경우 혈관과 신경가지의 위치가 다를 수도 있고, 작은 근육은 없을 수도 있다. 극단적인 해부학적 다양성은 생명과 양립할 수 없으므로 좀처럼 관찰되지 않는다. 예를 들면, 뇌혈관이 존재하지 않는 사람은 생존할 수 없는 경우이다.

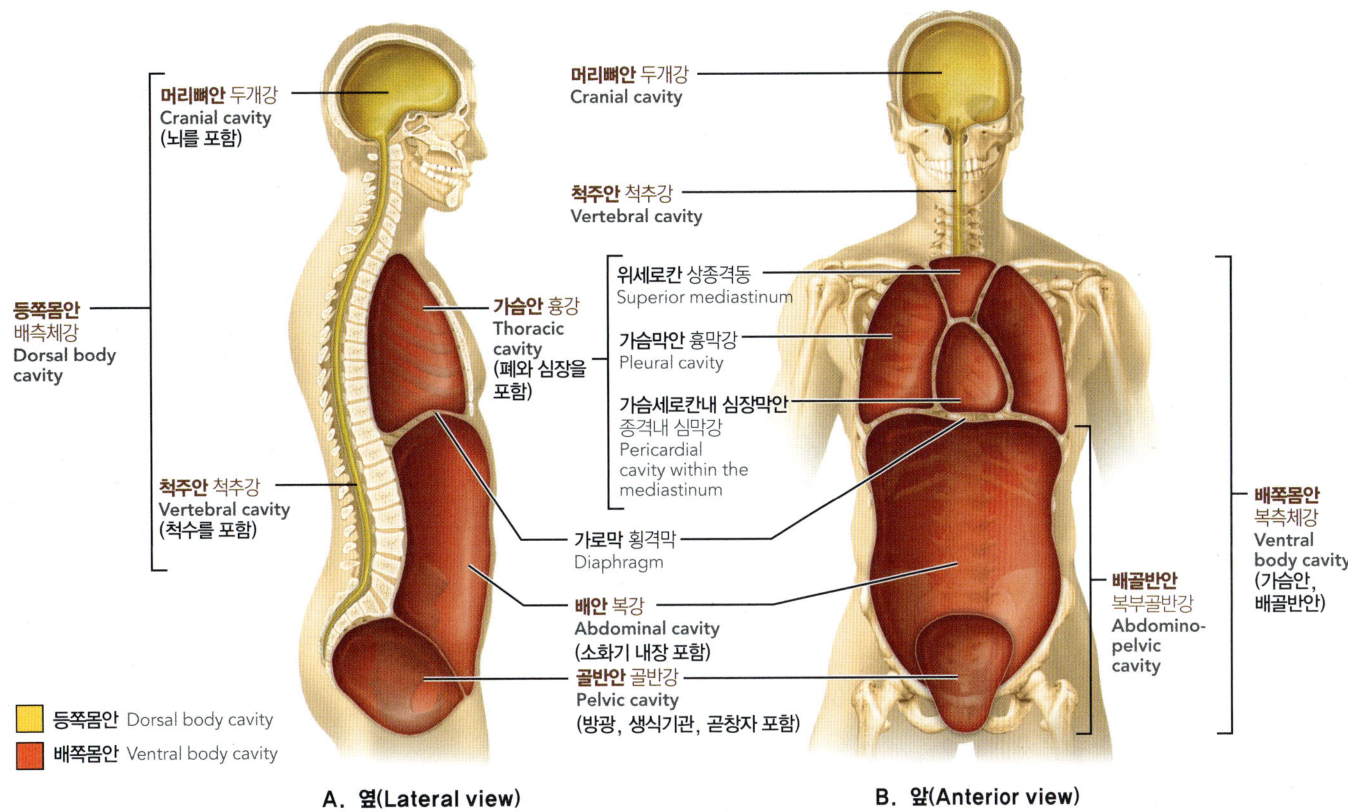

그림 1.6 등쪽·배쪽 몸안과 세부 구조.

이해 수준 체크하기

- ☐ 5. 방향과 관련된 용어를 사용하여, 심장과 관련하여 간의 위치를 설명하라(그림 1.8과 표 1.1 참조).
- ☐ 6. 인체의 어떠한 관이 분절, 바깥쪽관, 안쪽관의 근거가 되는가?
- ☐ 7. 가슴막안(흉막강)을 둘러싸고 있는 장막의 바깥층을 무엇이라 부르는가?

1.3 현미해부학: 서론

MICROSCOPIC ANATOMY: AN INTRODUCTION

학습 성과

- 미세 구조를 관찰, 확인하기 위해 인체의 조직 표본을 어떻게 제작하여 관찰하는지 설명할 수 있다.
- 광학현미경과 전자현미경으로 관찰할 수 있는 조직을 구분할 수 있다.

1.3a 광학현미경과 전자현미경 관찰법

Light and Electron Microscopy

현미경 관찰법(microscopy)은 현미경으로 작은 구조들을 검사하는 방법이다. 1600년 초에 현미경이 도입되었을 때, 이전에는 예측하지 못했던 영역에 접근할 수 있었다. 현재 세포, 조직, 기관의 구조를 연구하기 위해 두 종류의 현미경이 사용되는데, **광학현미경**(light microscope, LM)과 **투과전자현미경**(transmission electron microscope, TEM, EM)이다. 광학현미경 관찰법은 신체 조직 표본에 빛을 비추어 관찰하며, 전자현미경 관찰법은 전자파를 비추어 관찰한다. 광학현미경은 낮은 배율을 위해, 전자현미경은 높은 배율을 위해 사용된다(**그림 1.9A, B**). 광학현미경은 조직과 세포의 선명하고 자세한 상을 관찰할 수 있지만, 세포 속 작은 세포소기관(organelle)은 관찰하지 못한다. 광학현미경의 낮은 배율로 인해 작은 구조를 선명히 나타내지 못하는 점은 오늘날 많은 기술이 발달했음에도 불구하고 광학현미경의 한계로 남아 있다. 반대로 전자현미경은 훨씬 짧은 전자파를 사용하여 더욱 선명하고 더 높은 확대율을 나타낼 수 있으며, 세포와 조직의 미세한 상을 만들어 낸다.

현미경을 사용하는 방법으로는 우선 조직을 준비해야 한다. 준비된 표본은 **고정**(fixed)한 후 파라핀으로 포매한 후 빛과 전자가 통과할 수 있는 얇은 두께의 **절단표본**(section, slice)을 만든다. 그 후 전달된 표본은 색깔 대조를 더 돋보이게 하기 위해 **염색**(stained)을 한다. 광학현미경 관찰법에 사용되는 염색약은 유기염료(organic dye)로 1800년 중반에 옷 생산회사에서 처음 개발되었다(그림 1.9A). 거의 모든 색깔로 표현이 가능한 이 염료는 1860년부터 1900년까지 현미해부학을 황금기로 이끌었다. 음이온 분자와 양이온 분자가 포함되어 있는 염료는 조직의 반대 전하를 띠는 대분자와 결속된다. 이러한 전기적 인력은 염색의 바탕이 된다. 음전하를 띠는 염료는 양전하를 띠는 세포나 조직의 구조들을 염색하므로 **산성 염료**(acidic stain)라고 한다. 이에 반대로 양전하를 띠는 염료는 **염기성 염료**(basic stain)라고 하는데, 이는 음전하를 띠는 구조들과 결합하기 때문이다. 각각 다른 부분의 조직과 세포

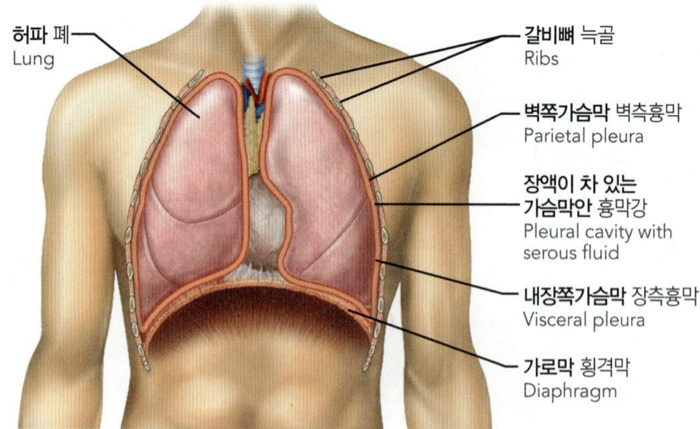

A. 허파를 싸고 있는 가슴막안

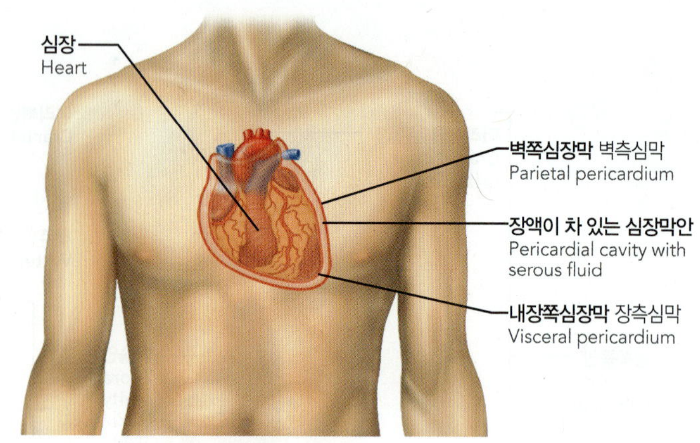

B. 심장을 싸고 있는 심장막안

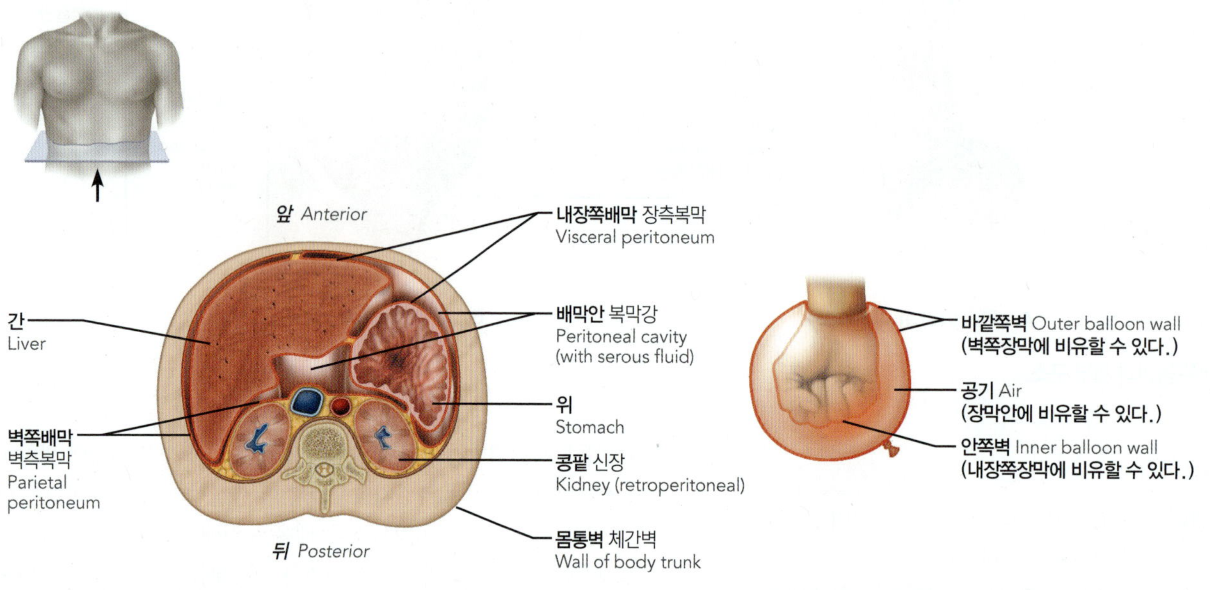

C. 배안의 내장과 관련된 장막: 배막

D. 장막과 장막안의 모형

그림 1.7 장막안과 관련된 막.

들이 다른 염료와 결합하기 때문에, 염료는 해부학적 구조를 구별하게 한다.

조직학에 사용되는 염료로 가장 흔히 사용되는 것은 두 염료를 혼합한 헤마톡실린과 에오신(H&E 염료)이다. 헤마톡실린(hematoxylin)은 세포의 산성의 구조(핵, 리보소체, 세포질그물)와 결합하여 어두운 파란색이나 보라색으로 염색된다. 산성 염료인 에오신(eosin)은 염기성인 세포질과 세포바깥물질과 결합하여 빨간색이나 분홍색으로 염색된다. 이 장의 많은 현미경 사진은 H&E로 염색된 조직들이다. 예를 들어, 그림 1.9A에서 검은색처럼 나타나는 점들은 세포핵이고, 세포질은 자홍색이며, 그림 아래의 세포바깥물질은 밝은 분홍색으로 염색되어 있다. 여러 가지 다른 염료들은 특정 구조를 관찰하는 데 사용한다. 이들 중 몇몇의 염료는 상세한 조직학적 구조를 나타내며 눈에 띄는 아름다운 상을 만들어 낸다.

전자현미경 관찰법에서는 조직의 단면을 중금속염(heavymetal salt)으로 염색한다. 이 중금속들은 전자파를 굴절시켜 현미경 사진과 대조를 나타낸다. 전자현미경 사진의 색깔은 전자파의 성질이 아닌 빛의 성질 때문에 회색 또는 어둡게 관찰된다. 상은 대조를 눈에 띄게 표현하기 위해 인위적으로 염색할 수 있다(그림 1.9C).

1.3b 주사전자현미경 관찰법
Scanning Electron Microscopy, SEM

지금까지 소개된 두 종류의 현미경 관찰법은 세포와 조직을 절단하여 절단된 단면을 관찰한다. 다른 한 종류의 전자현미경 관찰법은 **주사전자현미경**(scanning electron microscopy, SEM)으로 단면으로 자르지 않고 전체 표면들의 3차원적 상을 뚜렷하게 나타낸다(그림 1.9C). 우선, 고정된 표본은 탄소와 금으로 겹겹이 얇게 코팅한다. 그리고 전자파가 표본에 주사하면, 2차 전자파들이 표면으로부터 방출된다. 전자파감지기는 이 방출된 전자파를 비디오 영상에 삼차원 영상으로 모은다. 비록 인위적으로 구성되었지만, 주사전자현미경 상은 정확하고 실제처럼 보인다. 다른 모든 전자현미경 상처럼 처음에는 흑백으로 표현되지만, 후에 인위적으로 염색하여 세부 구조가 강조되어 나타날 수 있다(그림 1.9C).

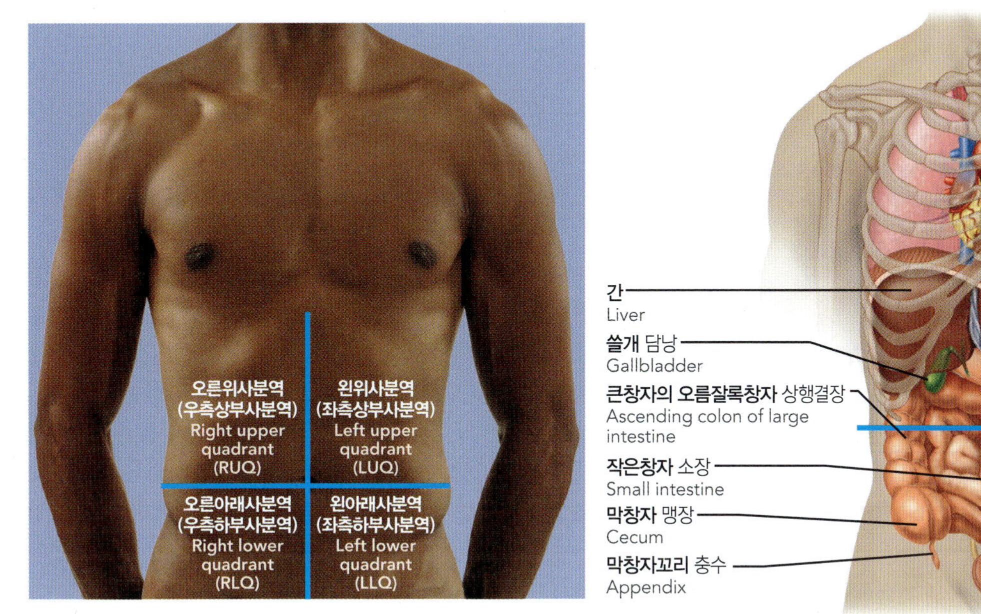

A. 배골반사분역

B. 표재성 기관을 보여주는 사분역의 앞면

그림 1.8 **배사분역.** A에서 배골반안을 가로지르는 두 개의 면 중 하나는 수직이고 하나는 수평이며, 배꼽을 통과한다.

1.3c 인공산물 Artifacts

현미경을 통해서 보이는 고정된 조직 표본은 원래의 상태를 변화시키는 여러 과정을 거치게 된다. 대부분의 현미경으로 보이는 구조는 실제로 살아있는 조직과 정확히 일치하지 않으며 표본을 만드는 각각의 과정에서 작은 변형을 일으키는데, 이를 **인공산물**(artifact)이라 한다. 게다가 실습실에서 관찰하는 사람이나 동물의 사체는 보존된 상태의 장기들은 실제 살아 있는 장기들과 질감도 다르고 색깔도 더 어둡다. 이러한 원칙을 고려하여 이 책의 현미경 사진을 관찰하여야 한다.

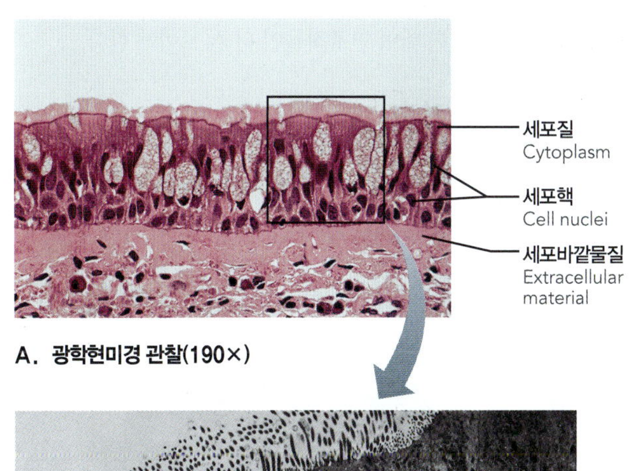

A. 광학현미경 관찰(190×)

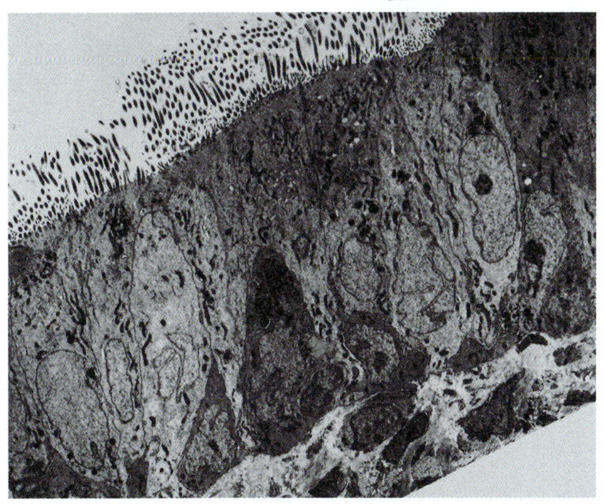

B. 투과전자현미경 관찰(2250×)

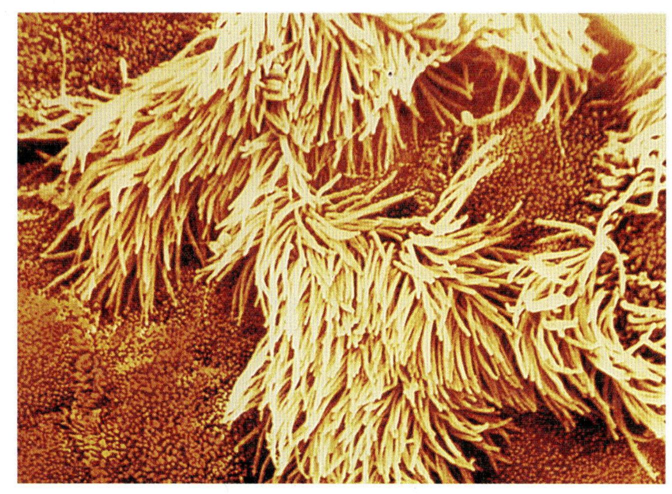

C. 주사전자현미경 관찰(인위적으로 채색함) (2500×)

그림 1.9 **3가지 유형의 현미경으로 관찰한 세포의 모습.**

A. 섬모상피세포의 광학현미경 사진. B. (a) 사진의 박스(□) 부분의 영역을 확대한 그림, 투과전자현미경 사진. C. 주사전자현미경 사진: 기관의 점막상피세포의 표면, 세포 표면에 있는 길고 풀과 같은 구조물을 섬모라고 하고 아주 작은 공 모양의 돌기를 미세융모라고 한다(3장).

이해 수준 체크하기

- ☐ 8. H&E 염료로 염색된 조직에서 세포핵은 어떤 색깔을 나타내는가?
- ☐ 9. 어떠한 유형의 현미경 관찰법이 구조물 표면의 특징적인 3차원 영상들을 만들어내는가?

1.4 임상해부학: 의료 영상 기술의 서론

CLINICAL ANATOMY: AN INTRODUCTION TO MEDICAL IMAGING TECHNIQUES

학습 성과

- 몸안의 구조를 시각화하기 위해 사용되는 의료 영상 기술들을 설명할 수 있다.

여러 가지 질병을 연구하는 의사는 환자를 수술의 위험에 노출시키지 않고 인체의 장기를 검사하는 방법을 오랜 기간 추구해 왔다. 의사는 환자의 피부를 통해 깊은 층의 장기를 촉진하거나 전통적인 X선을 이용하여 환자의 질병이나 손상 부위를 확인한다. 살아 있는 대상자를 해부학적으로 관찰하기 위한 여러 기술들이 계속해서 발달하고 있다. 이 영상 기술들은 신체 내 기능적인 기관의 구조를 밝혀낼 뿐만 아니라 세포 활성에 대한 정보도 알 수 있게 한다. 이러한 새로운 기술들은 전기적 신호에 의해 전달된 자료를 통해 영상을 만들어 내는 강력한 컴퓨터에 의존하고 있다.

1.4a X선 영상 X-Ray Imaging

X선은 의학의 진단에서 여전히 중요한 역할을 하고 있으므로 새로운 기술들을 공부하기 전에 전통적인 X선에 대해 이해해야 한다(**그림 1.10A**). 1895년에 우연히 발견되어 현재까지 사용되고 있는 X선은 짧은 전자기파를 말한다. X선을 대상자에게 투사하면, 일부는 흡수된다. 흡수량은 기관의 밀도에 따라 달라진다. 신체를 관통한 X선은 대상자 뒤에 위치하는 필름에 노출되게 된다. X선 사진에서 X선이 쉽게 침투하는 부드러운 기관은 필름에 노출된 부위가 보다 어둡게 보이고, X선을 흡수하는 뼈와 같은 치밀 조직은 필름에 노출되지 않으므로 밝게 나타난다.

X선 사진은 뼈나 종양이나 폐결핵 결절과 같은 비정상적인 구조를 시각화하기에 적합하다. 유방촬영술(mammography)은 적은 양의 X선을 사용하여 유방 내의 종양을 발견할 수 있으며, 골밀도검사(bone density scan)는 허리와 엉덩이 부위의 골다공증을 진단하는 데 사용한다. 속이 비거나 연조직의 기관을 X선으로 검사할 때는 바륨과 같이 X선을 더 많이 흡수하는 중금속이 들어 있는 **조영제**(contrast medium)를 사용한다. 조영제는 검사 부위에 따라 주사로 맞거나 복용하게 되며, 연조직 구조들이 더 잘 보이게 한다. 소화기도의 궤양이나 종양을 확인할 때 주로 이 검사방법을 사용한다(**그림 1.10B**).

많은 사례에서 전통적인 X선 사진이 유용하게 사용되지만 몇 가지 제한점이 존재한다. 첫째, 연조직을 검사할 경우 X선 사진이 흐릿하게 나온다. 둘째, 전통적인 X선 사진은 입체적인 신체의 구조를 평면적으로 나타나게 하여 한 장기가 다른 장기 위에 쌓여 있는 것처럼 나타낸다. 더 심각한 것은 밀도가 높은 장기가 그 뒤에 위치하는 밀도가 낮은 장기들을 차단하게 된다. 더 향상된 사진들은 컴퓨터를 이용하여 신체 내부를 절단된 영상들을 만들어 내어 연조직들이 더 잘 보이게 한다.

1.4b 향상된 X선 기술 Advanced X-Ray Techniques

컴퓨터 단층 촬영술 Computed Tomography

CT (computed tomography, 컴퓨터 단층 촬영술) 또는 **CAT** (computed axial tomography)라고 하는 향상된 X선 기기는 근래에

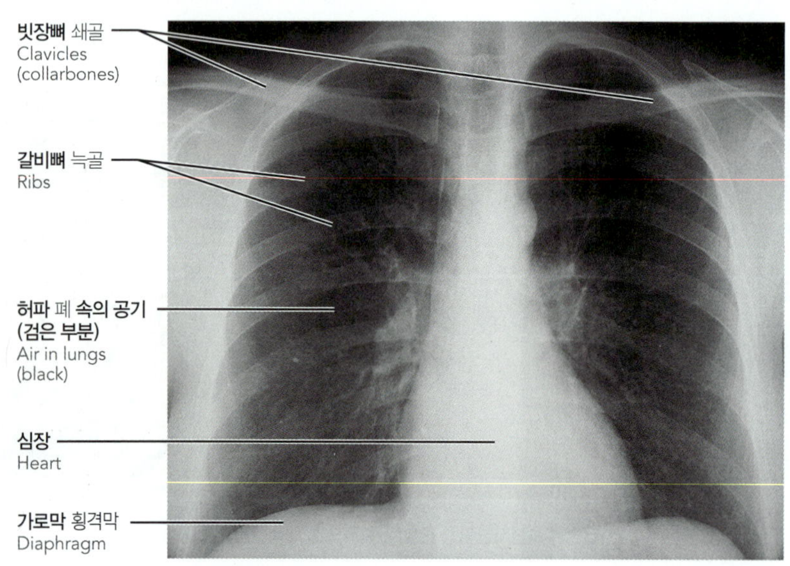

A. 흉부 방사선 사진

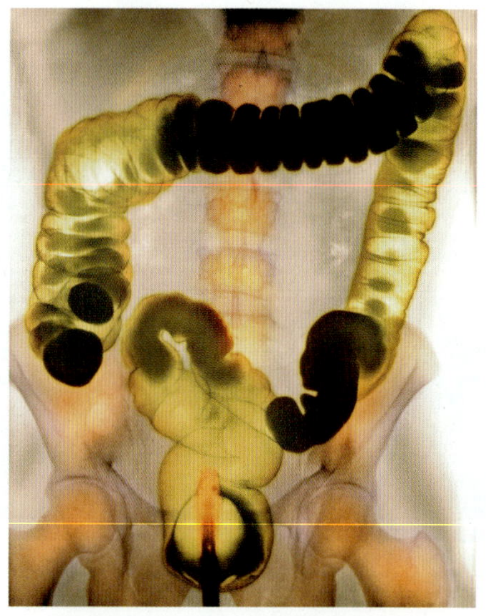

B. 바륨 조영제를 사용하여 촬영한 하부위장관, 정상

그림 1.10 X선 영상.

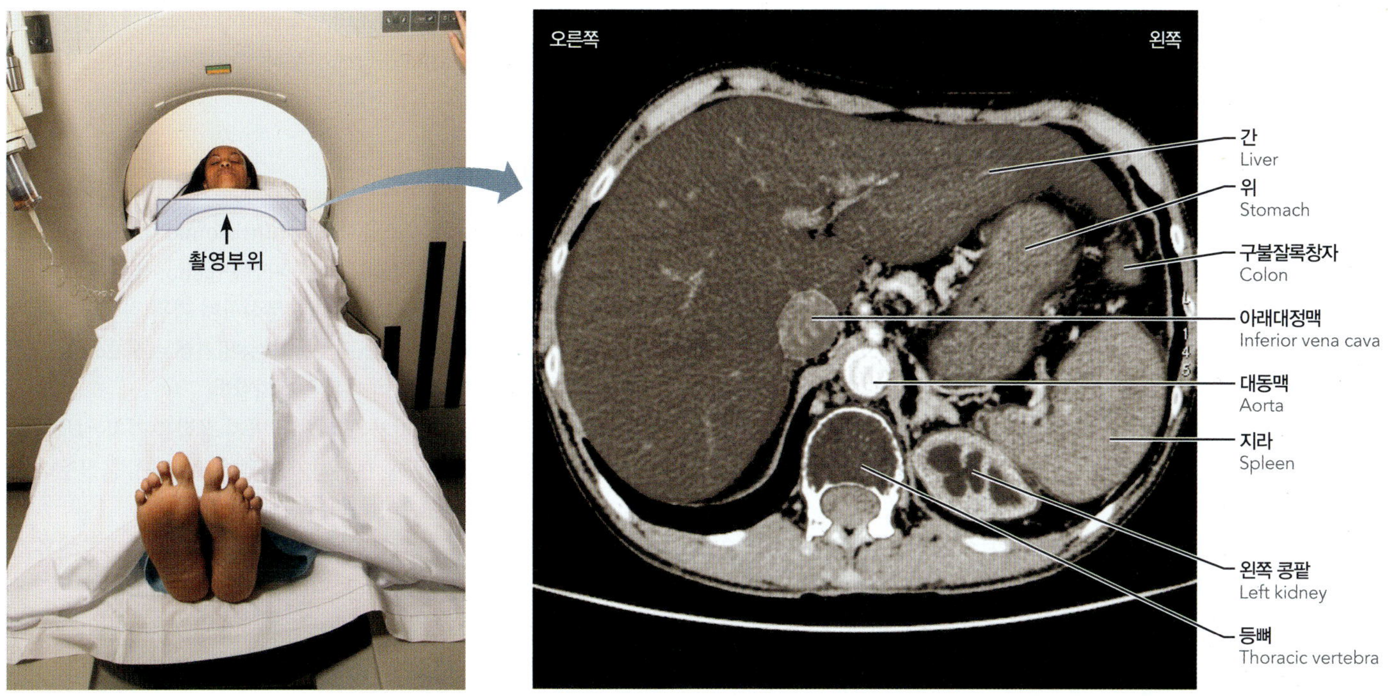

그림 1.11 컴퓨터단층촬영술(CT). 배부를 가로지르는 CT 영상. CT 사진의 아래면은 신체의 뒤쪽 표면의 방향성을 가진다. 그러므로 환자의 우측은 사진의 좌측에 해당한다.

가장 유용하게 사용되는 의료 영상 기기 중 하나이다(그림 1.11). CT는 네모 형태의 금속 너트(너트와 볼트처럼)가 옆쪽으로 세워진 모양을 하고 있다. 환자는 이 너트 모양의 중심쪽으로 눕게 되며 X선 관과 기록장치 사이를 통과하게 된다. X선 관과 기록장치는 환자의 전신을 따라 회전을 하여 12장의 연속적인 X선 사진을 찍어 낸다. 부채꼴 모양의 X선은 얇기 때문에 모든 사진들은 0.3 cm 두께의 가로단면으로 나타나도록 제한된다. 이것을 통해 'axial tomography'를 설명할 수 있는데, 신체의 축(axis)을 따라 가로단면 사진을 찍을 수 있기 때문이다. 최대한 다른 장기들이 검사하고자 하는 장기를 차단하지 않도록 최상의 각도에서 여러 장의 사진들을 촬영하게 된다. 컴퓨터는 찍힌 사진들을 정교한 절단면 사진으로 해석하여 스크린에 나타낸다. CT는 연조직뿐만 아니라 뼈나 혈관의 최상의 사진을 찍는 검사 방법이다. CT는 비교적 빠르고 저렴한 검사 방법이다. 부상이 있는 상태에서도 빠르고 손쉽게 신체 내부의 손상을 진단할 수 있다. CT는 사진을 찍는 과정에서 X선을 사용하기 때문에 소량이지만 방사선 노출에 대한 문제를 야기한다. CT는 신경 조직이나 관절, 특히 무릎과 어깨를 검사할 때는 비효율적인데, 그 이유는 뼈가 관절의 미세한 구조를 모호하게 하기 때문이다. 하지만 자기공명영상법(magnetic resonance imaging, MRI)보다는 비용이 저렴하고, 덜 제한적이므로 임상의에게는 필수적인 진단 방법이다.

혈관조영검사 Angiography

혈관조영검사(혈관 영상)는 혈관의 영상을 만들어 내는 기술이다. 조영제가 혈관으로 주입되면 혈관계를 통해 퍼지게 된다. 검사하고자 하는 혈관 사진은 전통적인 방사선 촬영법과 CT나 MRI 같은 컴퓨터를 사용하여 만든 영상으로 기록된다. 조영제는 혈관의 구조를 사진상에 더 잘 나타나도록 강조하며, 이 방법은 동맥류, 죽상동맥경화증의 진단 시 사용되거나 내부 출혈을 확인할 때 사용된다.

혈관조영검사에서 좀 더 진화된 방법으로 알려진 **디지털 감산 혈관조영술**(digital subtraction angiography, DSA)은 동맥혈관을 환히 볼 수 있는 선명한 사진을 만들어낸다(그림 1.12). 이 과정에서 조영제를 주입하기 전과 후의 혈관 영상 사진이 촬영된다. 컴퓨터는 혈관을 방해하는 모든 구조들의 경로를 제거하면서, 두 사진을 비교하여 '조영제 주입 후' 영상에서 '조영제 주입 전' 영상을 제거한다. DSA는 심장벽과 뇌를 지배하는 동맥의 폐색을 확인하는 데 종종 사용된다.

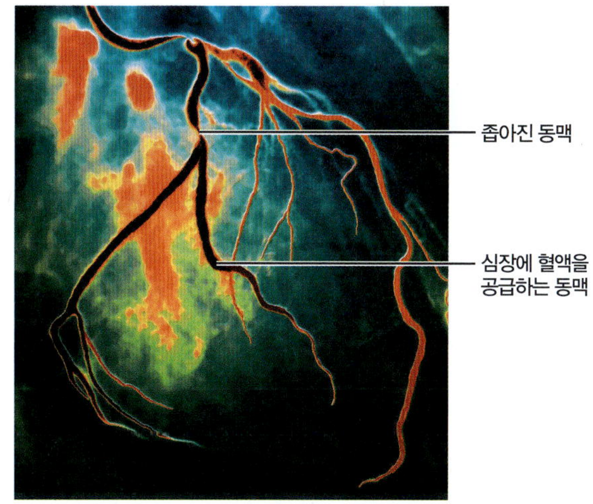

그림 1.12 디지털 감산 혈관조영술(DSA). 심장에 혈액을 공급하는 동맥 영상.

1.4c 양전자방출 단층촬영술 Positron Emission Tomography

양전자방출 단층촬영술(positron emission tomography, PET) (**그림 1.13**)은 몸에 주입된 방사선 동위원소를 감지하여 영상을 만들어 내는 정교한 시술이다. PET의 주요 장점은 PET 영상이 세포의 활성 영역까지 보여준다는 점이다. 예를 들어, 방사능이 표지된 설탕이나 물 분자를 혈류 속으로 주입하면 가장 많이 흡수되는 부분으로 흐르는 것을 확인할 수 있다. 이 과정을 통해 가장 활발히 활동하는 세포를 확인하여 혈액 공급이 가장 많이 되는 부분을 정확히 찾아낸다. 방사선 물질이 쇠퇴하면서 감마선이라는 형태의 에너지를 방출한다. 도넛 모양의 기계 안에 장착되어 있는 감지기가 방출되는 감마선을 감지하고 전기적 자극으로 전환하여 컴퓨터로 전송한 후, 동위원소에 대한 영상이 화면상으로 나타난다.

PET는 대사활동이 활발히 일어나는 부위와 혈액의 기능적 흐름을 평가하는 데 사용한다. 뇌에서 특정 활동(말하기, 보기, 해석하기)을 하는 중에 정상적인 뇌가 가장 많이 활동하는 부분을 나타낼 수 있으며, 특정 뇌 영역의 기능에 대한 직접적인 근거를 제공한다. PET 영상은 해상도가 낮고 영상이 만들어지기까지 비교적 오랜 시간이 걸려 빠르게 변화하는 뇌의 활동을 기록하기가 힘들다. 따라서 PET는 점차적으로 기능적 MRI에 가려 빛을 발하지 못하고 있다.

PET는 종양학(암 치료)에 주로 사용되어 암을 발견하거나 진행 단계를 결정하여 암 치료를 평가하는 데 사용된다. PET는 대사 활동을 측정하기 때문에 종양의 성장에 따라 강화된 세포 활동 부위를 가려낼 수 있으며, CT나 MRI 사진으로 확인하기 전에 암세포의 유무를 확인할 수 있다. 암 치료에 있어서 PET 영상으로 종양의 크기와 분포 정도를 감시하는 데 사용되며, 치료 후의 종양의 반응 또한 관찰할 수 있다(그림 1.13). PET 영상은 해부학적 구조의 변화와 악성 조직의 대사 활동과의 상관관계를 위해 CT나 MRI와 함께 사용하는 빈도가 증가하고 있는 추세이다.

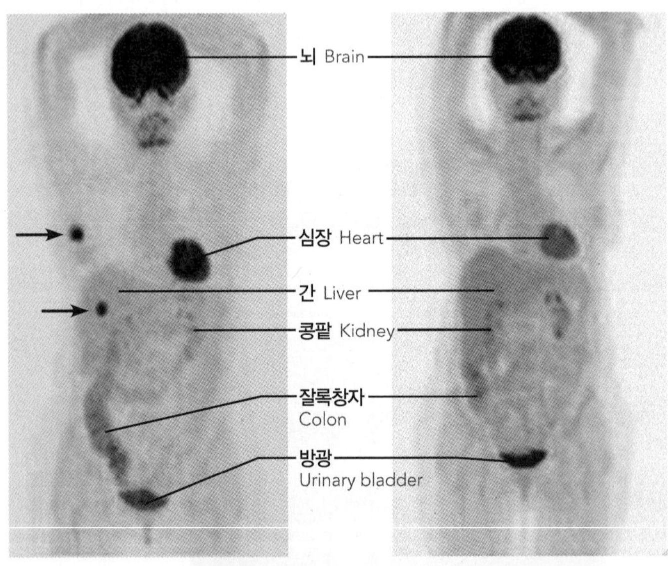

A. 치료 전 PET 영상. 종양이 오른쪽 유방과 간에서 보인다.

B. 치료 후 PET 영상

그림 1.13 양전자방출 단층촬영술(PET). PET 영상은 종양의 크기, 위치를 평가하기 위해 종양학에서 사용된다.

1.4d 초음파 Sonography

초음파(sonography) 또는 **초음파 영상**(ultrasound imaging)(**그림 1.14**)은 신체의 조직에서 반사되는 고주파진동(echo, 울림)으로 신체를 검사하는 방법이다. 컴퓨터는 진동을 분석하여 기관 절단면의 윤곽을 나타낸다. 마이크처럼 손에 들고 사용하는 이 기계는 신체의 표면 위를 움직이면서 음을 만들어 내어 진동을 감지한다.

초음파는 다른 의료 영상기기에 비해 두 가지 장점을 가지는데 첫째, 장비가 비교적 저렴하며, 둘째, 초음파가 이온화된 방사성 물질보다 살아있는 조직에 덜 유해하고 안전하다.

안정성이 명확하기 때문에 초음파는 태아의 나이와 건강 상태를 확인하는 방법으로 널리 알려져 있다. 또한 쓸개를 비롯한 다른 장기들을 검사하고 죽상동맥경화증(동맥혈관이 딱딱해지거나 두꺼워짐)을 진단하기 위한 동맥 검사의 사용 빈도가 증가하고 있다. 초음파는 폐와 같이 공기가 차 있는 기관이나 뼈에 둘러싸인 구조를 검사할 때는 잘 사용되지 않고 있는데, 그 이유는 초음파가 딱딱한 물체를 통과하지 못하고 공기로 퍼져 소멸되기 때문이다.

초음파 영상은 고주파음파를 사용함에도 불구하고 다소 흐릿하다. 혈관과 심장이 더 잘 보이게 하기 위해 소리를 반사시키는 거품을 포함한 액체로 된 조영제를 혈류 내로 주입할 수 있다.

1.4e 자기공명영상 Magnetic Resonance Imaging

자기공명영상(magnetic resonance imaging, MRI)은 X선 영상으로 나타내기 어려운 연조직의 선명한 영상을 만들어 내기 때문에 많이 사용되는 기술이다(**그림 1.15**). MRI는 방사성 물질을 사용하지 않으며, 대부분 물속에 포함된 신체 내 수소 입자를 주로 감지한다. MRI는 수분 함량의 차이를 감지하여 신체 조직과 조직이 아닌 것으로 구분하는데, 뼈는 다른 조직들에 비해 더 적은 양의 수분을 가지고 있기 때문에 머리

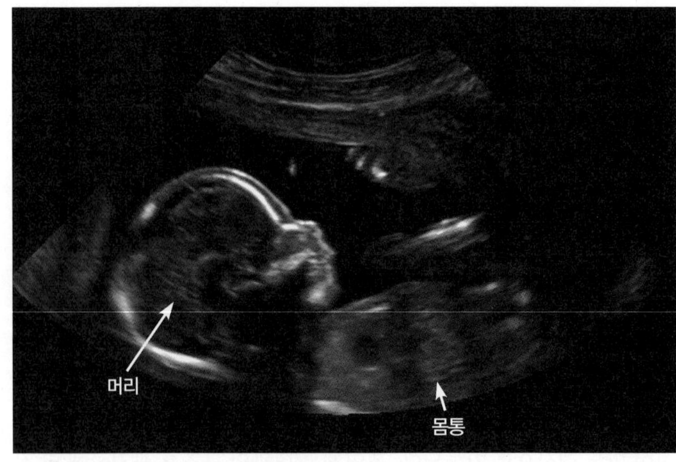

그림 1.14 자궁 안 태아의 초음파영상.

뼈 안의 뇌를 쉽게 관찰하도록 한다. 또한 백색질(white matter)과 수분이 더 많이 있는 회색질(gray matter)을 구분해 낼 수 있다. MRI를 통해서 종양을 바로 확인할 수 있고, 예비수술 중 직접 관찰하지 못했던 뇌종양을 감지할 수 있다. 관절, 연골, 인대와 같은 연조직도 MRI를 통해 쉽게 확인할 수 있다.

이 기술에서 환자는 지구에서 느끼는 자기장보다 60,000배 더 강한 자기장 상태에 놓이게 된다. 환자는 거대한 자석으로 둘러싸인 빈 공간에 눕게 된다. 자석이 켜지면 신체 내 수소원자의 세포핵이 자기장에 의해 평행하게 놓이게 된다. 환자는 배열에서 벗어나 양자 회전이 부딪히는, FM 라디오의 주파수보다 낮은 전파(radio wave)에 노출된다. 전파가 꺼지면 양성자가 다시 일렬로 배열되면서 희미한 전파를 방출하게 된다. 감지기(센서)가 이 전파를 감지하여 컴퓨터 영상으로 변환시킨다. MRI영상은 향상된 공간적 기술을 사용하여 삼차원 영상으로 나타나며 신체 기관의 입체적인 사진을 만들어낸다(그림 1.15B).

1990년대 초 MRI는 **기능적 MRI** (functional MRI, fMRI)와 함께 빠르게 발전했다. 이 기술은 혈액 내의 산소를 측정하여 신체 특정 부위의 혈류량을 측정하는 방법으로, 특정한 뇌를 사용하는 행동을 하면 뇌의 어느 부위가 활동하는지 확인할 수 있었다. 기능적 MRI는 PET보다 뇌의 활동 영역을 더 정교하고 빠르게 찾아낼 수 있고, 방사성 물질도 사용하지 않는다. 이와 같은 이유로 뇌 기능을 확인하기 위해서는 PET를 대신하여 사용하고 있다.

MRI의 많은 장점에도 불구하고 사용에 제한점이 있다. MRI는 X선을 사용하지 않기 때문에 X선의 노출에 대한 걱정은 없지만 큰 자석은 신체 내에 삽입된 금속성 장치들을 방해한다. MRI는 사진을 만들어내는 시간이 CT보다 더 많이 소요되고, 견인(traction)을 했거나 생명 유지를 위해 어떤 장치를 하였을 경우 MRI 검사 중에는 가지고 들어갈 수 없기 때문에 심각한 외상이 있는 경우에는 MRI를 사용할 수 없다. 또한, MRI는 검사 중 환자의 움직임에 더 예민하다.

컴퓨터로 만들어진 영상은 매우 놀랍다. 하지만 이 영상은 컴퓨터에 추상적으로 만들어졌음을 명심해야 한다. 검사하고자 하는 부분의 높은 대조를 위해 인위적으로 선명하게 나타내거나 색깔을 더 진하게 할 수 있다. 비록 컴퓨터를 통해 만들어진 영상이 부정확한 영상은 아니지만 직접 관찰한 것에 비해 몇 가지 단계가 빠져 있는 영상이다.

이해 수준 체크하기

□ **10.** 다음에 설명된 각각의 임상 상황에 가장 적합한 영상 기술은 무엇인가?

(a) 배 위 오른쪽 사분역에서 예리한 통증을 호소하는 환자에 반응하여, 쓸개돌이 있을 가능성에 대해 쓸개를 검진할 때 사용되는 영상장치는 무엇인가?

(b) 손목과 아래팔의 통증을 호소하는 환자의 골절된 뼈를 진단할 때 사용하는 영상장치는 무엇인가?

(c) 경기장에서 다친 후 지속적인 통증을 호소하는 환자의 무릎을 검사할 때 사용하는 영상장치는 무엇인가?

(d) 자동차 사고로 인한 배속 장기의 손상이 있을 가능성을 진단할 때 사용하는 영상장치는 무엇인가?

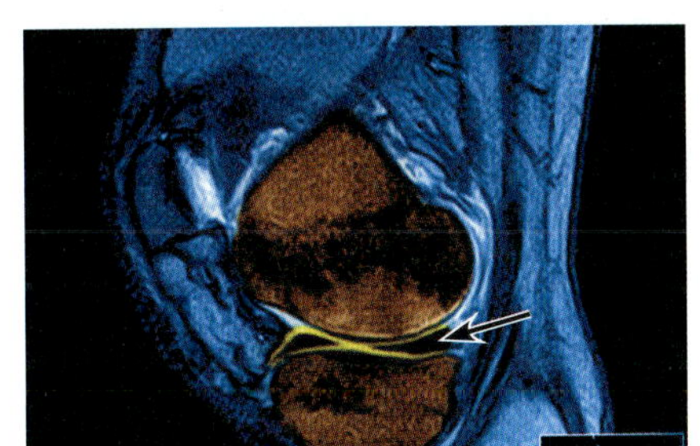

정상 무릎, 온전한 반달

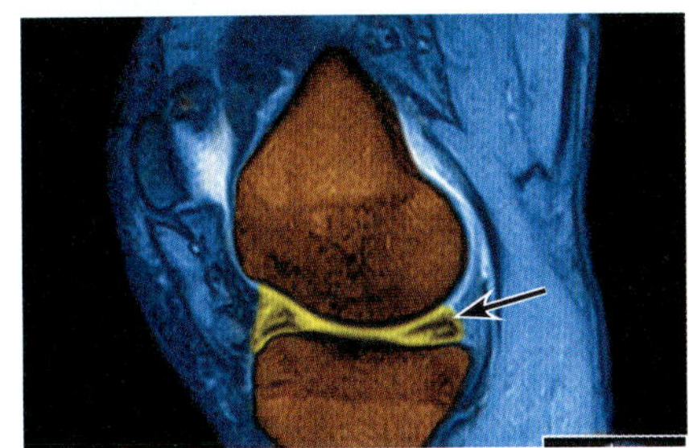

손상된 무릎, 찢어진 반달

A. 무릎 MRI 영상, 시상면. 노란색 가로선은 반달이다. 아래쪽 영상에서 찢어진 반달이 표시되어 있다(화살표).

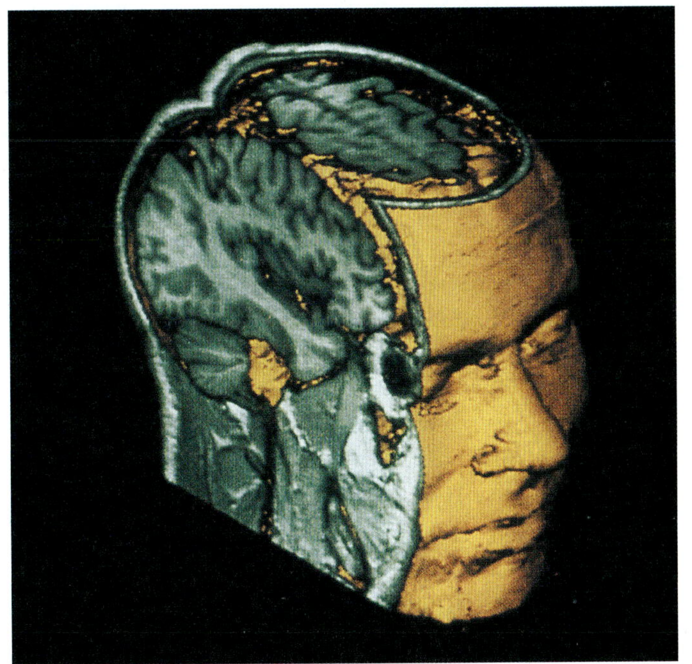

B. 머리 부분의 3차원적 가시화를 위한 MRI 볼륨렌더링 기법

그림 1.15 자기공명영상(MRI). 표준 MRI 데이터에서 보여지는 편평한 표면(B).

요약 Chapter Summary

1.1 해부학의 개요 AN OVERVIEW OF ANATOMY

1. 해부학은 인체의 구조를 연구하는 학문이며, 이 책에서 구조는 기능적인 면을 고려하여 설명하였다.

1.1a 해부학의 세부 분야 Subdisciplines of Anatomy

2. 해부학을 세분하면 맨눈해부학, 현미해부학(조직학), 발생해부학으로 나눈다.

1.1b 구조적 구성의 단계 The Hierarchy of Structural Organization

3. 신체의 구조적 구성 수준은 가장 단순한 물질인 화학물질부터 세포, 조직, 기관, 기관계통을 거친 가장 복잡한 유기체로 이루어진다.
4. 신체의 기관계통에는 피부계통, 뼈대계통, 근육계통, 신경계통, 내분비계통, 순환계통, 림프계통, 면역계통, 호흡계통, 소화계통, 비뇨계통, 생식계통이 있다.

1.1c 측정 단위 Units of Measurement

5. 유기체를 측정하는 주요한 길이 단위는 미터(m), 기관의 길이 단위는 센티미터(cm), 세포의 길이 단위는 마이크로미터(μm)이다.

1.1d 해부학 용어 Anatomical Terminology

6. 신체 대부분의 구조는 그리스와 라틴어로 명명되었기 때문에 어원의 의미를 이해하는 것이 해부학을 이해하는 데 도움이 될 것이다.

1.2 맨눈해부학: 서론 GROSS ANATOMY: AN INTRODUCTION

1.2a 인체의 부위 및 방향과 관련된 용어 Regional and Directional Terms

7. 성인의 해부학적 자세는 신체는 똑바로 바로 서서 두 다리를 붙이며, 얼굴은 정면을 향하는 자세이다. 손바닥은 앞을 향하며, 두 팔은 몸의 양쪽에 붙인다.
8. 영역과 관련된 용어는 신체의 특정 부위를 지명할 때 사용된다(그림 1.3).
9. 방향과 관련된 용어는 해부학자가 신체 구조를 정확하게 설명할 수 있도록 한다. 주요 용어로는 위(상, superior)/아래(하, inferior), 앞(전, anterior)/뒤(후, posterior), 배쪽(복측, ventral)/등쪽(배측, dorsal), 안쪽(내측, medial)/바깥쪽(외측, lateral), 몸쪽(근위, proximal)/먼쪽(원위, distal), 얕은(표면부, superficial)/깊은(심부, deep)이 있다(표 1.1).

1.2b 인체의 면과 절단면 Body Planes and Sections

10. 신체와 기관은 면에 따라 여러 종류의 절단면으로 분류된다. 이마면은 신체구조를 앞, 뒤로 나누고, 시상면은 좌, 우로 나누는 단면이다. 가로면(횡단면)은 신체구조를 수평면으로 나누어 위, 아래로 나눈다.

1.2c 인체의 발생 The Human Body Plan

11. 모든 척추동물과 공유하는 기본적인 신체의 구조는 관속에 관이 있는 구조, 양쪽 대칭성, 등쪽 빈 공간 신경끈, 척삭과 척추, 분절, 인두주머니이다.

1.2d 몸안과 막 Body Cavities and Membranes

12. 신체는 서로 근접한 등쪽몸안과 배쪽몸안 2개의 공간으로 구성된다. 등쪽몸안은 머리뼈안과 척주안으로 나뉘고, 배쪽몸안은 가슴안과 배골반안으로 나뉜다.
13. 배쪽몸안 안은 내장 기관(심장, 폐, 창자, 콩팥)과 세 가지 장막안으로 구성되며, 가슴막, 심장막, 배막이 있다. 이 장막은 벽쪽장막과 내장쪽장막이라고 하는 얇은 막으로 구성된다(그림 1.7). 이 장막은 기관이 움직이는 동안 마찰을 줄여주는 얇은 층의 윤활액을 분비한다.

1.2e 배 사분역 Abdominal Quadrants

14. 배골반안의 내장기관 위치를 구분하기 위해서 의사들은 배를 사분영역으로 나누었다.

1.3 현미해부학: 서론 MICROSCOPIC ANATOMY: AN INTRODUCTION

1.3a 광학현미경과 전자현미경 관찰법 Light and Electron Microscopy

15. 세포와 조직을 관찰하기 위해 광학현미경(light microscope, LM)은 밝은 빛을 사용하고 투과전자현미경(transmission electron microscope, TEM)은 전자파를 사용한다. TEM은 LM보다 선명하고 높은 배율의 사진을 만들어 낸다.
16. 현미해부학을 위한 조직의 제작 과정에는 보존(고정), 절단, 염색이 있다. LM을 위한 표본을 제작할 때는 색깔을 띠는 염색시약을, TEM 관찰을 위한 염색시약은 중금속염을 사용한다.

1.3b 주사전자현미경 관찰법 Scanning Electron Microscopy

17. 주사전자현미경 관찰법(scanning electron microscopy, SEM)은 선명하고 입체적인 고배율의 사진을 만들어 낸다.

1.4 임상해부학: 의료 영상 기술의 서론 CLINICAL ANATOMY: AN INTRODUCTION TO MEDICAL IMAGING TECHNIQUES

1.4a X선 영상 X-Ray Imaging

18. 전통적인 방사선 사진에는 X선이 사용되어 신체 내부의 음영상 사진을 만들어 낸다. 밀도가 높은 부위는 X선 필름에 더 밝게 나타난다. X선 사진은 뼈와 종양과 같은 비정상적인 구조를 시각화하는 데에 잘 사용된다. 기관에 주입하는 조영제는 위창자관과 같은 부드러운 조직을 확인하는 데 사용하게 한다.

1.4b 향상된 X선 기술 Advanced X-Ray Techniques

19. CT는 향상된 X선 기술로 신체의 가로절단면으로 절단하여 선명도를 높히기 위해 컴퓨터를 이용한다. CT는 뼈, 혈관, 연조직의 선명한 영상을 만들어내며, 특히 심각한 외상의 경우 신체 내부의 손상 부위를 확인할 수 있다. 혈관조영검사는 조영제를 사용하여 혈관의 선명한 X선 영상을 만들어 낸다.

1.4c 양전자방출 단층촬영술 Positron Emission Tomography

20. PET는 신체 내에서 고에너지가 소비되는 부위와 혈류량이 많은 부위의 방사선 동위원소를 감지한다. PET 영상은 기능적 뇌 연구나 암 진단 및 치료에 사용된다.

1.4d 초음파 Sonography

21. 초음파는 발육 중인 태아와 신체 내부 구조에 대한 수중 음파 탐지 영상을 제공한다. 초음파 사진은 내부 기관들을 시각화하기 위해 즉시 실시할 수 있고 비용이 저렴한 영상 기술이다.

1.4e 자기공명영상 Magnetic Resonance Imaging

22. MRI는 대상자를 강한 자기장과 전파에 노출시켜 선명한 신체 구조의 영상을 만들어 낸다. MRI는 신경조직이나 관절과 같이 뼈로 둘러싸인 구조의 영상화에 매우 유용하다.

2 세포: 생명체의 단위

Cells: The Living Units

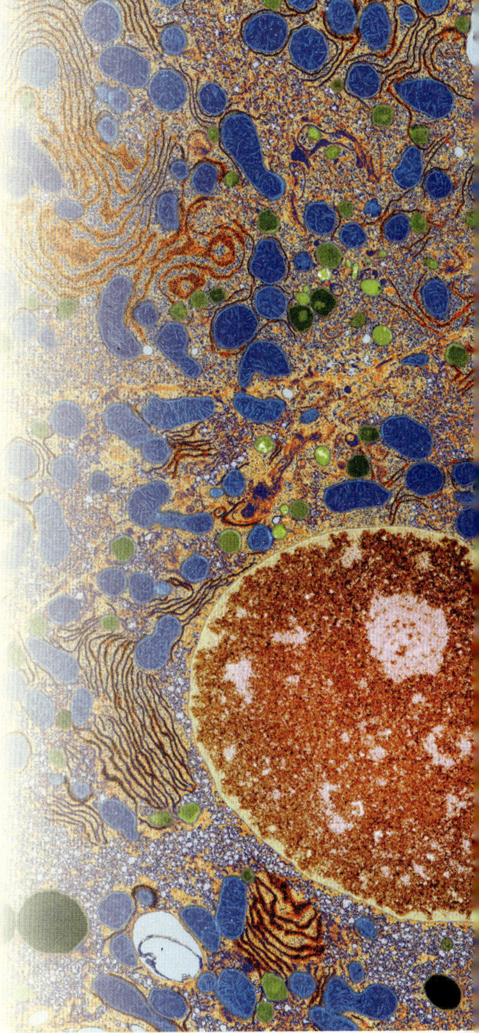

▲ *간세포(TEM)*

기억해야 할 어근 Roots to Remember

- **ana- = apart** (조각 조각, 산산이)
- **bi- = two** (두개)
- **chrom = color** (색깔)
- **cis = on this side** (이 쪽의)
- **cyt = cell** (세포)
- **dys- = bad, m alicious** (나쁜, 악성의)
- **-ell = small** (작은)
- **endo = within, inner** (안, 속)
- **exo = outside** (밖의)
- **hyper = excessive** (지나친)
- **inter = between** (사이의)
- **kinesis = movement** (운동)
- **lamina = layer** (층)
- **lysis = loosening, breaking down** (파괴하다, 느슨하게하다)
- **mere = part, portion** (일부분)
- **meta = after** (뒤에)
- **mito = thread** (실)
- **multi = many** (많은)
- **necro = death** (죽음)
- **nucle = little nut** (작은 견과)
- **-osis = process** (과정)
- **phago = eat** (먹다)
- **pino = drink** (마시다)
- **plasi = shape** (모양)
- **plasma = forming or molded material** (형성하다)
- **pre-, pro- = before** (앞의)
- **reticul = network** (그물)
- **som, soma = body** (몸, 신체)
- **telo = end** (끝, 말단)

위에 열거한 어근을 기초로 하여, 다음 용어의 의미를 설명하시오.

1. **endoplasmic reticulum** (세포질그물)
2. **phagocytosis** (포식작용)
3. **chromosome** (염색체)
4. **lysosome** (용해소체)
5. **cytokinesis** (사이토카인)
6. **telomere** (끝분절, 텔로미어)

정답은 해답부록을 참조하시오.

아메바와 같은 단세포 생명체에서 나무, 곤충, 사람 등 다세포 생물에 이르기까지 모든 생명체는 세포로 이루어져 있다. 마치 벽돌이나 나무가 집을 구성하는 단위인 것처럼 세포는 모든 살아있는 생명체의 단위이다. 인체는 약 50~100조 개의 세포로 구성되어 있다. 이 장에서는 인체의 일반적인 세포의 구조와 기능을 검토해 볼 것이다. 특수한 세포와 그의 독특한 기능에 대해서는 다음 장에서 자세히 살펴보자.

2.1 세포의 개요 OVERVIEW OF CELLS

학습 성과

- 세포, 세포의 기본적 활동, 세포의 세 가지 주요 영역을 정의할 수 있다.

1600년대 후반, 로버트 훅(Robert Hooke)은 현미경을 사용하여 처음으로 식물의 세포를 관찰하였다. 그러나 1830년대 과학자 마티아스 슐라이덴(Matthias Schleiden)과 테오도르 슈반(Theodor Schwann)이 모든 생명체는 세포로 구성된다는 것을 강력히 주장하였으나 받아들여지지 않았다. 잠시 후 병리학자 피르호(Rudolf Virchow)가 세포는 다른 세포로부터만 발생한다는 생각까지 확장시켰다. 피르호의 이론은 당시로서는 혁명적이었다. 이는 생명체가 무생물로부터 발생한다는 당시 유력한 이론인 자연발생설(Theory of spontaneous generation)에 도전적이었기 때문이다. 1800년대 후반 이래로 세포에 대한 연구는 이례적인 성과를 내었다. 최근 세포에 대한 과학적인 지식은 기하급수적으로 증가하고 있다.

세포는 인체에서 가장 작은 단위로서 생명을 유지하기 위해 필요한 기능을 수행한다. 각각의 세포에서는

- 영양소와 다른 필수적인 물질들을 주변 체액으로부터 얻는다.
- 이러한 영양소들을 생존에 필요한 분자를 만드는 데 사용한다.
- 노폐물을 처리한다.
- 그 형태와 고유성을 유지한다.
- 스스로 복제한다.

이러한 기능들은 세포의 많은 작은 단위, 즉 **소기관**(organelle)들에 의해 이루어진다. 세포의 형태에 따라 각각의 기능은 다르지만 인체의 모든 세포는 기본적으로 동일한 요소들로 구성되어 있으며, 일반적인 세포(**그림 2.1**)의 개념으로 설명할 수 있다. 세포는 세 종류의 주요 요소인 세포막(형질막, plasma membrane), 세포질(cytoplasm) 및 핵(nucleus)으로 구성된다(**표 2.1**). *세포막*은 외부와의 경계를 이루는 막이며, 세포질은 세포의 부피를 차지하는 대부분의 소기관들이 포함되어 있고, 핵을 둘러싸고 있다. *핵*은 세포의 활동을 조절하고 세포의 중앙 근처에 위치하고 있다. 세포의 기능과 소기관들을 이해하기 위해서 생산 공장을 생각해 보자. 각각의 세포소기관은 분업화된 공장의 특정 구역과 같이 기능한다.

- **세포막**(Plasma membrane). 세포의 울타리이자 보안문이다. 세포막은 세포의 경계를 이루고 세포 내외로 선택적인 물질 이동이 일어나도록 한다.
- **리보소체**(Ribosome). 조립라인으로 단백질을 합성한다.
- **세포질그물**(Endoplasmic reticulum, ER). 생산구역으로 과립세포질그물은 단백질을 생성하고, 무과립세포질그물은 지질대사와 칼슘을 저장한다.
- **골지장치**(Golgi apparatus). 포장과 운반구역으로 세포내 또는 세포바깥에서 사용될 단백질을 구분하여 포장한다.
- **용해소체**(Lysosome). 세포내 청소부이자 재활용센터이다. 사용된 단백질과 그 외 다른 세포 부산물들을 처리한다.
- **사립체**(Mitochondria). 발전소로 에너지를 생성한다.
- **과산화소체**(Peroxisome). 독성 폐기물 처리 구역으로 세포내 독성 물질을 무독화하고 제거한다.
- **세포뼈대요소**(Cytoskeletal element). 건물의 골조와 기본적인 구조를 형성해 세포의 형태와 구조를 유지하고 세포내 물질을 이동한다.
- **핵**(Nucleus). 세포의 통제본부로 세포의 활동을 지휘한다.

이해 수준 체크하기

☐ 1. 세포의 일반적인 구조 세 부분은 무엇인가?

2.2 세포막 THE PLASMA MEMBRANE

학습 성과 

- 세포막의 구성 성분과 기본적인 기능을 서술할 수 있다.
- 세포막을 가로질러 이동하는 물질 이동의 과정을 설명할 수 있다.

바깥쪽의 **세포막**(**그림 2.2**)을 **형질막**(plasma membrane, plasmalemma)이라고 한다. 세포막의 얇고 유동적인 층(막)은 세포의 범위를 경계짓고, 신체의 체액을 *세포속액*(intracellular fluid)과 *세포바깥액*(extracellular fluid)으로 구분한다. 앞서 우리는 세포막은 (세포) 생산 공장을 둘러싸고 있는 보안 장벽이라고 비유하였다. 이 보안 장벽(세포막)은 다양한 방법으로 세포 활동에 영향을 미치는 특정 검문소(수용체: receptor)가 위치한다.

2.2a 세포막의 구조 Structure

세포막의 *유동모자이크모델*(fluid mosaic model)은 두 층의 지질층 사이에 단백질이 비연속적으로 산재되어 있다(**그림 2.2**). 지질 중 가장 많은 것은 막대사탕 모양의 인지질(phospholipid)로서 극성인 '머리(head)' 부위와 비극성인(nonpolar) '꼬리(tail)' 부위로 이루어져 있다. 특히, 머리 부위는 인산염(phosphate)으로 이루어져 물과 결합하는 친수성(hydrophilic) 부위이며, 꼬리 부위는 두 개의 지방산 고리(fatty acid chain)로 물을 배척하는 소수성(hydrophobic) 부위이다. 비극성 꼬리는 물을 피해 세포막의 중심으로 배열되어 있다. 두 층의 인지질 꼬리 부분이 서로 마주 보고 있고, 머리 부위는 각각 세포질 쪽과 바깥층의 바깥면을 향해 있으며, 이 두 층은 평행을 이룬다.

세포막에서 속과 바깥쪽 세포막의 구조가 서로 다른 것은 세포막을 구성하는 탄수화물 및 단백질과 결합한 지질의 성분과 형태가 서로 다르기 때문이다. 바깥세포막을 구성하는 당지질(glycolipid)에는 지질과 탄수화물이 결합되어 있다. 그 외 다른 형태의 지질인 콜레스테롤(cholesterol)은 세포막에 널리 분포되어 있다. 강한 소수성을 가진 콜레스테롤은 세포막을 더욱 안정되게 하며 물과 수용성 분자를 투과하

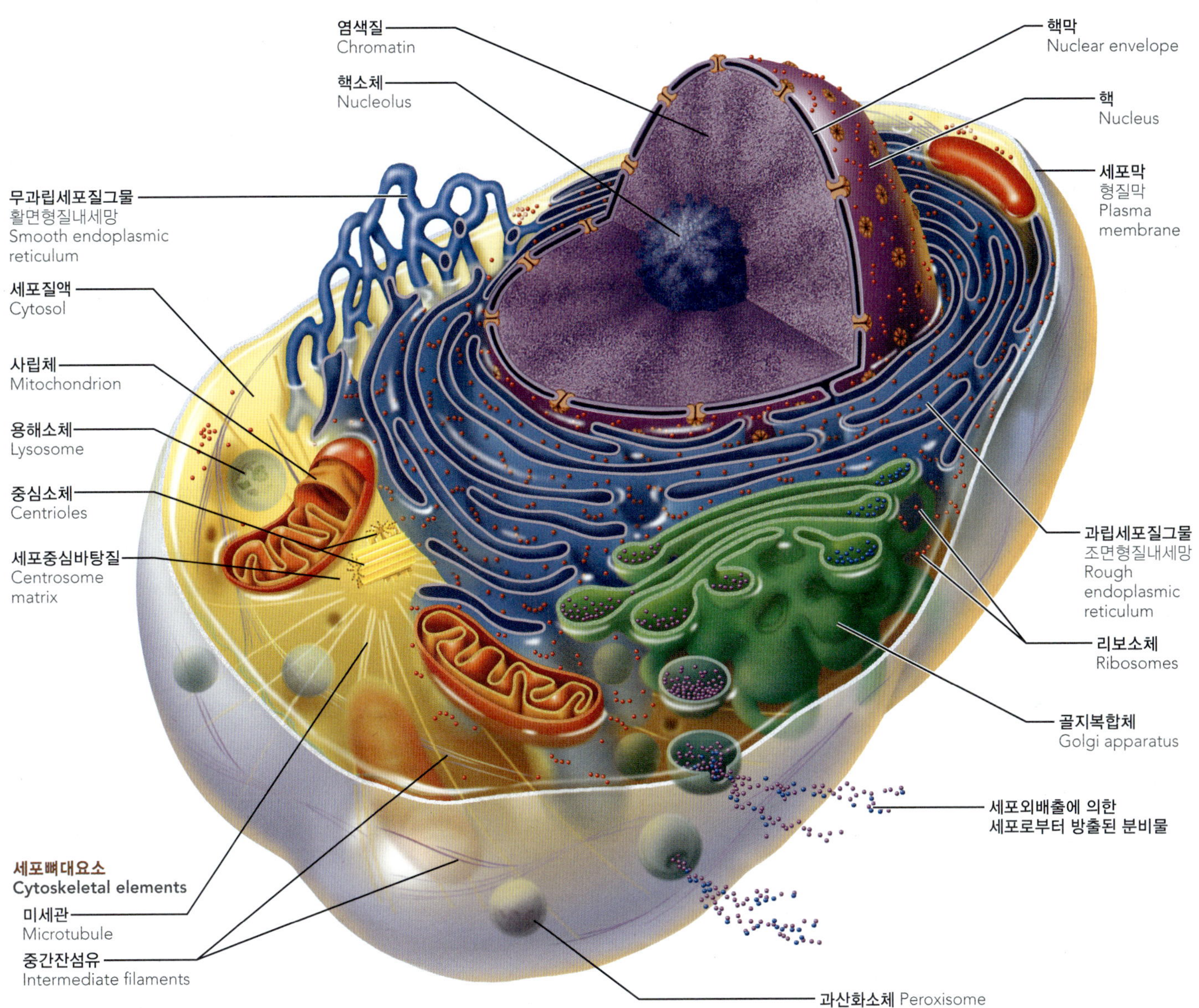

그림 2.1 세포의 일반적인 구조. 모든 세포의 형태가 그림과 같이 동일하진 않지만 대부분의 특징은 모든 동물세포에서 발견된다. 모든 세포소기관들이 그림과 같은 크기는 아니다.

지 못하게 한다.

단백질은 세포막 무게의 절반을 차지한다. 세포막단백질은 필수막단백질(integral protein)과 주변막단백질(peripheral protein)로 나뉜다 **(그림 2.2)**. **필수막단백질**은 두 층의 지질층에 걸쳐 있다. 대부분은 *관통단백질*(통로단백, transmembrane protein)로서 대개 세포의 안쪽과 바깥쪽 세포막에 길게 걸쳐져 이온 통로의 기능을 하여 지질층으로 통과할 수 없는 수용성 분자 및 이온을 세포 안쪽과 바깥쪽으로 운반해 준다. 일부 단백질은 세포막 한쪽에만 돌출되어 있는 경우도 있는데 이 중 세포막 바깥쪽으로 돌출한 단백질을 **주변막단백질**이라 하고 호르몬과 화학물질의 수용체로 작용한다. 주변막단백질은 세포질쪽면의 세포막을 지지하는 데 도움을 주기 위하여 잔섬유가 그물형태로 존재한다. 이러한 강하고 지지 받침대가 없다면 세포막은 쉽게 찢어질 것이다.

탄수화물은 주로 세포막의 바깥쪽에 존재하며 지질과 단백질에 결합한 당지질(glycolipid)과 당단백질(glycoprotein)의 형태로 존재한다. 세포막 바깥쪽에 있는 당지질은 끈적임이 있는 *당질층*(당쇄, glycocalyx) 형태로 되어 있어 주위세포들을 서로 묶는 역할을 한다. 이들 탄수화물은 당단백질이나 지질 이중층에 부착해서 각각 당단백질과 당지질 형태로 존재하게 되는데, 이는 세포와 세포 사이의 인지 과정에서 호르몬의 막수용체(membrane receptor)나 생물학적 표식자(biological maker) 기능을 한다. 예를 들면, 정자는 난자가 가진 당질층의 특징을 인식하여 서로 결합하게 된다.

표 2.1 세포소기관: 구조와 기능

부위	구조	기능
세포막(형질막, Plasma Membrane) (그림 2.2)	두 겹의 지질층(인지질, 콜레스테롤 등)으로 구성되어 있고 세포막에 단백질이 박혀 있거나, 관통 또는 돌출되어 있으며, 지질은 당과 결합되어 있음	세포의 장벽 역할. 세포 내외로 물질을 운반. 외부로 돌출된 단백질은 수용체(호르몬, 신경물질 등) 또는 다른 세포를 구별하는 기능을 가짐
세포질(Cytoplasm)	세포막과 핵 사이의 공간으로 다양한 물질이 녹아 있는 **세포질**, **세포포함물**(영양소, 색소과립) 및 세포의 대사 활동을 위한 **세포소기관**으로 구성되어 있음	
세포소기관(Cytoplasmic organelle)		
• 리보소체(Ribosome) (그림 2.6)	2개의 소단위로 구성됨 각 소단위는 rRNA 및 단백질로 구성되며 독립되어 있거나 과립세포질그물에 부착되어 있음	단백질 합성
• 과립세포질그물 (Rough endoplasmic reticulum) (그림 2.6)	막 구조가 수조나 빈 공간을 형성하며 세포질 내에 분포되어 있음. 바깥에는 리보소체가 부착되어 있음	세포에서 분비되는 단백질을 합성하고, 세포막을 합성
• 무과립세포질그물(Smooth endoplasmic reticulum) (그림 2.6)	소포 및 관을 형성하는 막 구조. 리보소체가 부착되어 있지 않음	지질과 스테로이드를 합성, 지질 대사 및 약물 해독
• 골지복합체(Golgi apparatus) (그림 2.7, 2.8)	핵 근처에 위치한 편평한 층판 모양의 막 구조	세포외배출, 용해소체 포함물 및 세포막 구성물질 등에 필요한 단백질을 구분, 변형 및 포장
• 용해소체(Lysosome) (그림 2.9)	산성가수분해효소(acid hydrolase)를 함유한 소포	세포내 소화가 일어남
• 사립체(Mitochondria) (그림 2.10)	막대 모양, 이중막 구조. 속막은 중첩된 형태의 사립체능선을 형성	ATP 합성, 세포의 발전소
• 과산화소체(Peroxisome) (그림 2.1)	산화효소를 함유한 소포	독성 물질의 해독. 가장 중요한 효소인 과산화수소 분해효소는 과산화수소를 분해
• 미세잔섬유(Microfilament) (그림 2.11A)	수축성을 갖는 액틴단백질로 구성된 섬유	근육 수축 및 기타 세포내 운동에 관여. 세포에서 세포뼈대를 형성
• 중간잔섬유(Intermediate Filament) (그림 2.11B)	단백질 섬유. 구조가 다양함	안정적인 세포뼈대. 세포에 가해지는 압력에 저항
• 미세관(Microtubule) (그림 2.11C)	튜불린 단백질로 구성된 원형 기둥 구조	세포 모양 형성. 세포내 및 세포 운동에 관여 중심소체 형성
• 중심소체(Centriole) (그림 2.12)	9개의 미세관이 세 짝으로 구성된 쌍으로 된 원통형 구조	세포분열 시 방추사 및 성상체를 생성하는 미세관 조절. 섬모 및 편모의 기본 구조 형성
핵(Nucleus) (그림 2.13)	핵막에 둘러싸여 있음 핵질, 중심소체 및 염색질을 함유하고 있음	세포의 통제 본부 유전정보의 전달 및 단백질 합성을 위한 명령 제공
• 핵막(Nuclear envelope) (그림 2.13)	이중막 구조, 핵구멍이 있음 세포질의 과립세포질그물과 연결됨	핵질과 세포질을 분리하고 핵과 세포질 사이에서 물질 이동을 조절
• 핵소체(Nucleoli) (그림 2.13)	막이 없는 밀집된 구형 물질	리보소체 소단위 합성
• 염색질(Chromatin) (그림 2.13, 2.15)	DNA 및 히스톤 단백질로 구성된 과립형 및 실 형태의 물질	DNA로 유전 정보 형성

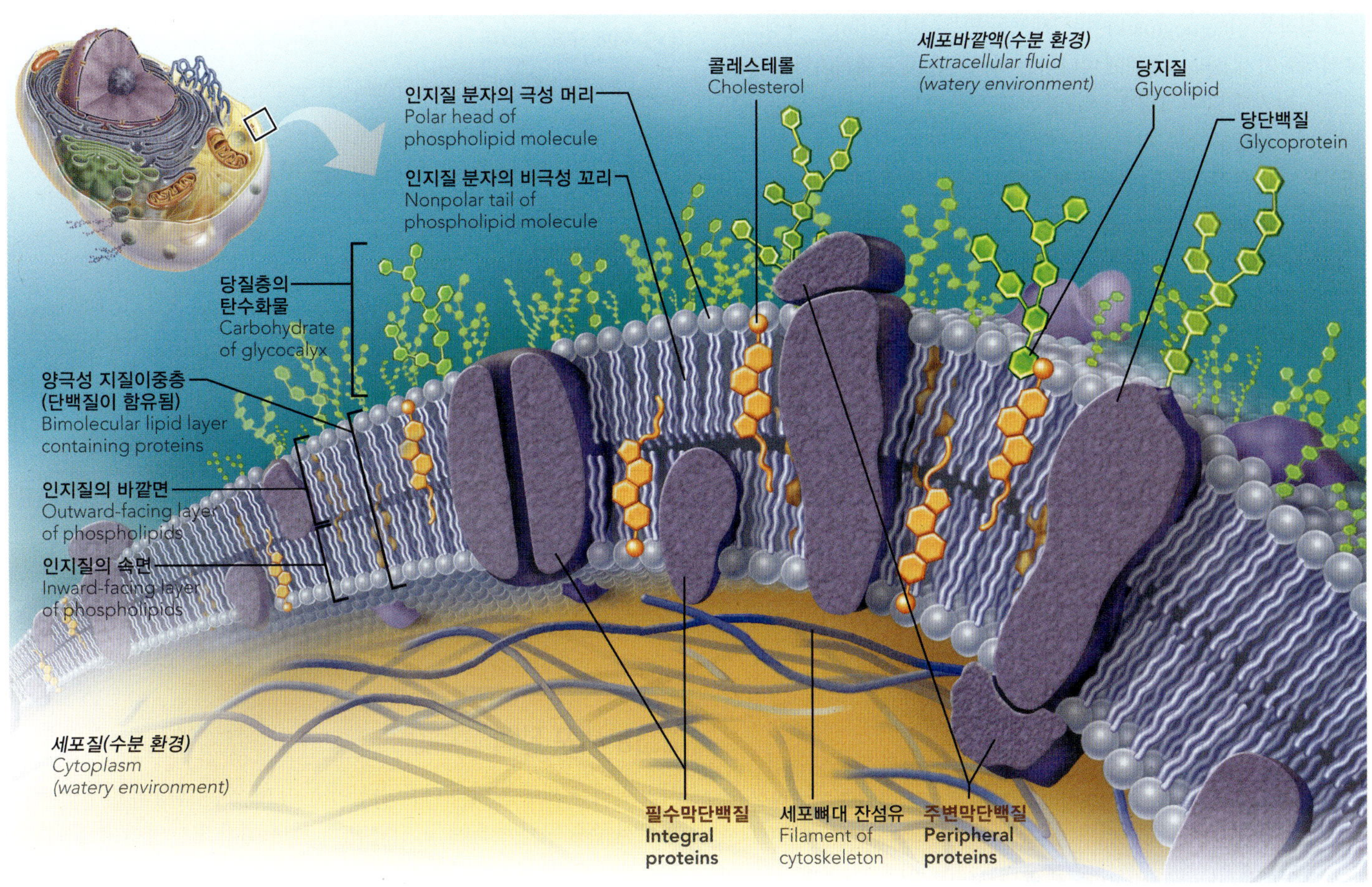

그림 2.2 유동모자이크모델에 따른 세포막.

2.2b 세포막의 기능 Functions

세포막의 기능은 세포 안과 밖을 모두 접하는 위치와 관련이 있다.

1. 세포막은 외부에 있는 물질로부터 보호막 역할을 한다.
2. 막단백질로서 외부의 특정 분자와 결합할 수 있는 **수용체**로 작용한다. 수용체에 결합한 분자는 세포 활성을 변화시켜 세포 사이에서 교통 수단의 일부라고 할 수 있다.
3. 세포막의 가장 중요한 기능은 세포 안·밖으로의 물질 이동을 조절한다. 세포막은 선택적인 투과막으로 세포속액과 세포바깥액 사이의 물질을 이동시키거나 이동을 저지한다. 이 과정은 다음에 언급하는 세포막을 가로지르는 물질 이동 과정에서 설명한다.

2.2c 세포막을 통한 물질 이동 Membrane Transport

크기가 작고 비극성인 산소와 이산화탄소, 스테로이드와 같은 지용성 물질은 **단순확산**(simple diffusion)을 통해 세포의 지질층인 세포막을 자유롭게 통과할 수 있다. 확산은 용액에서 분자가 농도기울기에 따라 이동하는 것을 말한다; 즉 분자는 농도가 높은 부위에서 농도가 낮은 부위로 이동한다**(그림 2.3A)**. 분자처럼 물도 농도기울기에 따라 확산된다. 세포막을 통과하여 물분자가 확산되는 것을 **삼투압**(osmosis)이라 한다**(그림 2.3B)**

그러나 포도당, 아미노산 및 이온과 같은 대부분의 수용성 분자 또는 전하를 띠는 분자들은 단순 확산에 의해 지질이중층을 통과할 수 없다. 이러한 물질들은 세포막을 지나가는 분자를 운반하거나, 펌프하는 필수막단백질을 사용하거나, 특수한 분자가 지나가는 통로를 형성하는 특수한 막 기전에 의해서만 세포막을 통과할 수 있다. 일부 이러한 분자들은 특수한 필수막단백질을 통해 이동하여 세포막을 통한 확산에 의하여 농도 경사를 따라 운반되는데, 이러한 과정을 **촉진확산**(facilitated diffusion)이라고 한다**(그림 2.3C)**. 다른 필수막단백질은 농도 경사를 역행하여 세포막을 지나 분자가 이동하는데, 이를 **능동수송**(active transport)이라고 하며, 이때 에너지를 사용한다**(그림 2.3D)**.

크기가 큰 물질(macromolecule)은 대개 *용적*(bulk)이동이나 소포(vesicle)를 이용하여 세포막을 통과한다. 두 가지의 일반적인 용적이동에는 세포외배출작용(exocytosis)과 세포내섭취작용(반입, endocytosis)이 있다.

세포내섭취작용(endocytosis)은 크기가 큰 물질들이 세포 안으로 운반되는 과정을 의미하는 것으로**(그림 2.4)**, 세포막은 세포내로 유입될 물질을 감싸서 소포를 통해 반입시킨다. 이러한 덮인오목(coated pit)은 소포의 표면을 덮고 있는 특정한 단백질**(그림 2.4C)** 때문에 붙여진 명칭이다. 이 단백질은 세포막을 변형시켜 소포(vesicle)를 형성하고 운반할 물질을 선택하게 된다. 세포내섭취작용에는 포식작용(phagocytosis), 포음작용(pinocytosis) 및 수용체 매개성 세포내섭취작용(receptor-mediated endocytosis) 등이 있다.

포식작용(phagocytosis)이란 '세포를 먹는(cell eating)' 과정으로 포식세포의 세포막이 주위에 떠다니는 세균 혹은 세포 찌꺼기와 같은 물질들을 삼키게 된다(**그림 2.4A**). 일부 세포들, 즉 포식작용을 하는 대부분의 백혈구들은 세균, 바이러스, 외부 침입물 및 죽은 조직세포 등을 파괴하는 역할을 통해 우리 인체를 보호한다.

포음작용(pinocytosis)은 '세포를 마시는(cell drinking)' 과정이다(**그림 2.4B**). 포음작용에서는 특정 물질을 함유한 액체의 일부를 작은 물방울 형태로 감싸서 세포내로 운반한다. 이 과정은 인체의 거의 모든 세포에서 일어나는 현상이며, 세포바깥액을 비특이적으로 선택하는 방법이다. 이 과정은 특히 창자(intestine)의 세포들이 영양소를 흡수하는 과정에서 일어난다.

인슐린, 호르몬, 효소 및 *저밀도 지질단백질*(low desity lipoprotein, LDL) 등의 물질들은 매우 선택적인 과정인 세포막의 특정 수용체에 결합하여 **수용체 매개성 세포내섭취작용**(receptor-mediated endocytosis)을 통해 세포속으로 운반된다(그림 2.4C). 이러한 물질들은 결합과 동시에 해당 물질과 수용체가 위치한 부위의 세포막이 함입되어 소포를 형성한 뒤 세포속으로 운반된다. 세포내로 반입된 소포는 세포속으로 운반된다. 세포내로 반입된 소포는 용해소체와 결합하여 반입된 물질을 방출시킨다. 이 과정에서 사용된 수용체는 세포막으로 이동해 재활용된다. 불행히도, 독성물질 및 바이러스와 같은 유해성 물질들이 수용체를 매개로 한 세포내섭취작용을 통해 세포 침입이나 공격의 수단으로 사용된다.

세포외배출(exocytosis)이란 세포 내부의 물질이 세포 외부로 운반되는 현상으로서(**그림 2.5**) 인체의 샘세포에서 점액 또는 단백질 호르몬이 분비되는 것을 예로 들 수 있다.

이해 수준 체크하기

- □ **2.** 어떤 형태의 거대분자가 세포막을 구성하는가?
- □ **3.** 어떤 과정을 통해 세포내외로 물이 이동하는가?
- □ **4.** 어떠한 이동 과정이 커다란 거대분자를 세포 밖으로 운반하는가?

2.3 세포질 THE CYTOPLASM

학습 성과 

- 각 세포소기관의 구조와 기능을 서술할 수 있다: 리보소체, 세포질그물, 골지장치, 용해소체, 과산화소체, 사립체, 세포뼈대, 세포중심, 중심소체.
- 당질소포와 지질 입자의 구조를 설명할 수 있다.

'세포를 형성하는 물질'이라는 의미의 **세포질**(cytoplasm)은 핵의 외부에 위치하며, 세포막의 안쪽에 위치한다. 세포질이란 세포막 안쪽에서 핵을 제외한 것으로 세포질액(cytosol), 세포소기관(cell organelle) 및 포함물(inclusion)로 구성되며 세포 활동의 대부분이 이루어지는 공간이다.

2.3a 세포질액 Cytosol

세포질액은 세포질 내의 다른 구성 성분이 떠 있는 점성의 반투명 액체로서 주요 구성 성분인 물, 단백질, 지질, 전해질 및 다양한 효소들로 구성되어 있다(**그림 2.1**). 구성 성분 중의 하나인 효소는 세포 활동의 에너지 공급원이 되는 영양소(당, 아미노산 및 지질)의 분해 과정을 촉

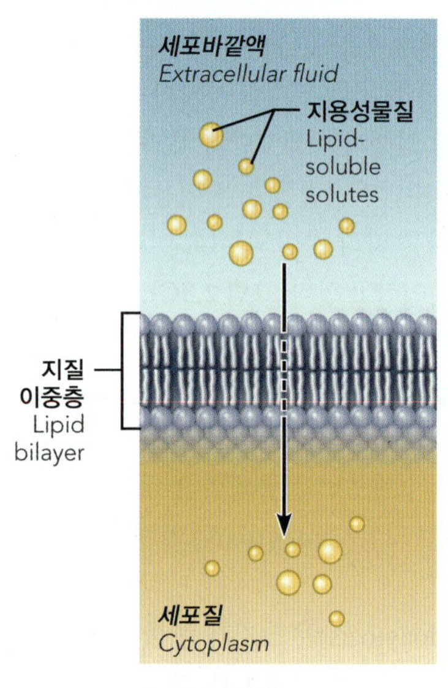

A. 단순 확산 (Simple diffusion)
지용성인 분자는 농도차에 의해 인지질 이중층을 직접 통과한다.

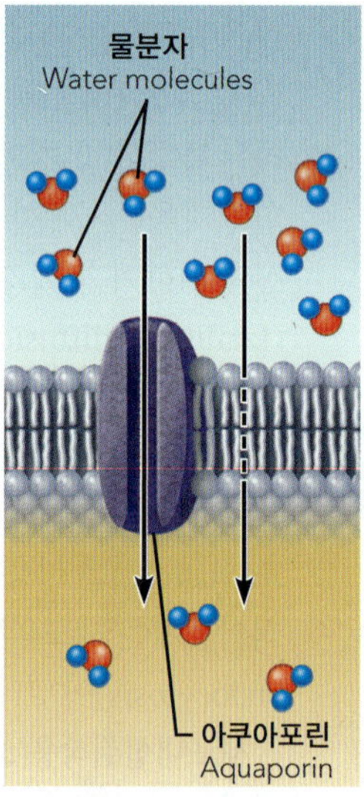

B. 삼투 (Osmosis)
지질이중층을 통과하는 물의 확산.

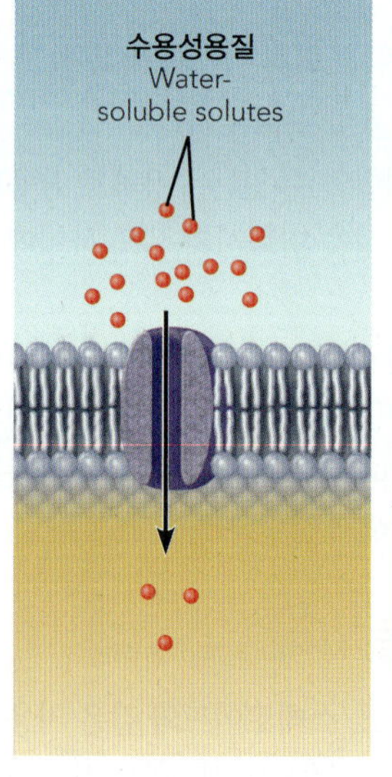

C. 촉진 확산 (Facilitated diffusion)
세포막에 걸쳐 있는 필수막단백질은 특정 용질이 세포막을 가로질러 이동하게 한다.

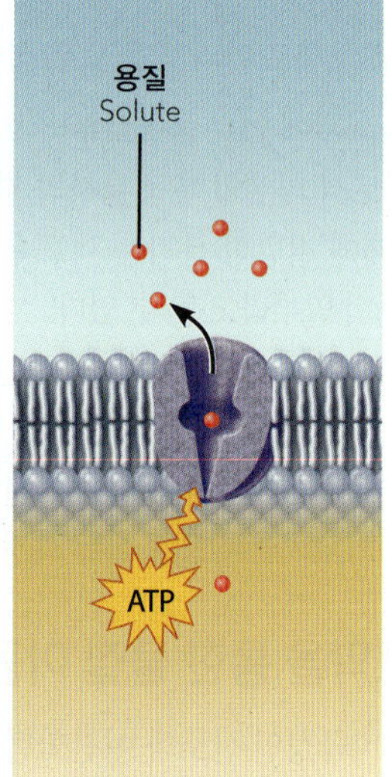

D. 능동 수송 (Active transport)
일부 운반단백질은 농도차를 역행하여 세포막 내외로 능동 수송하기 위하여 ATP와 같은 에너지를 사용한다.

그림 2.3 세포막 운반 기전.

진시키는 데 사용된다. 대부분의 세포액은 세포질 부피의 절반을 차지한다.

2.3b 세포소기관 Cytoplasmic Organelles

일반적으로 세포소기관은 세포의 생존을 위해 필수적인 기능을 수행하는 9개의 특수한 구조물로서 대부분은 세포막과 유사하지만 당질층이 없는 막에 각각 둘러싸여 있기 때문에 서로 구분이 가능하며, 세포의 화학적 반응을 구분지어 각 세포소기관의 반응이 독립적인 기능을 하게 한다. 이러한 세포소기관으로는 사립체(mitochondria), 리보소체(ribosome), 과립세포질그물(조면형질내세망, rough endoplasmic, reticulum, rER)및 무과립세포질그물(활면형질내세망, smooth

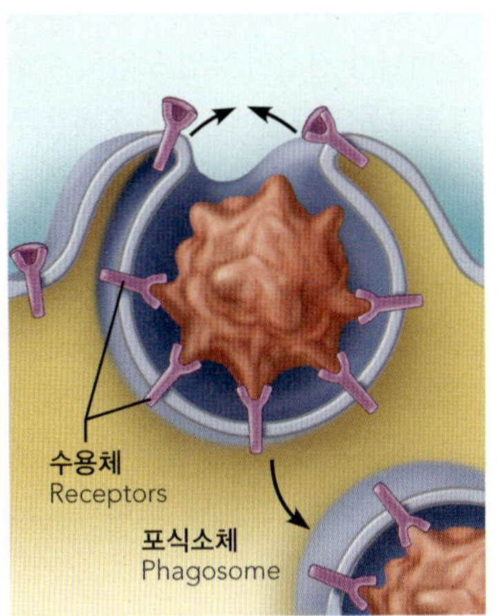

A. 포식작용(Phagocytosis): 세포는 돌출된 거짓발(false feet)로 **포식소체**(phagosome)라는 막주머니를 형성해 큰 분자를 에워싼다. 그 후 포식소체는 용해소체와 결합하여 소화시킨다. 소포는 때로 단백질로 이루어진 수용체를 이용해 미생물이나 딱딱한 물질과 결합할 수도 있다.

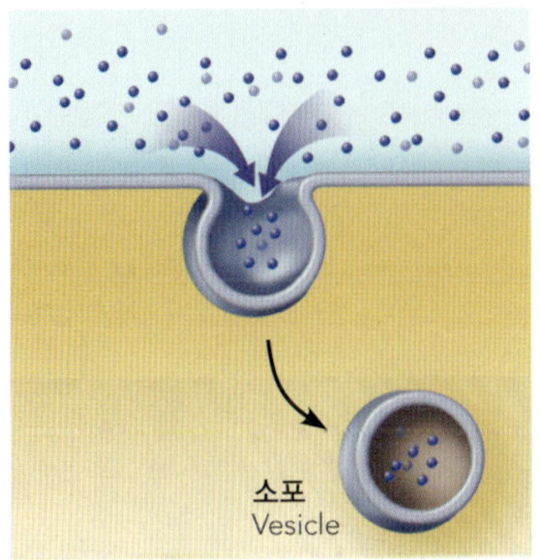

B. 포음작용(Pinocytosis): 안으로 접어진 세포막은 세포바깥액에 함유된 용질을 세포내로 이동시킨다. 수용체 없이 비특이적인 과정으로 이루어진다.

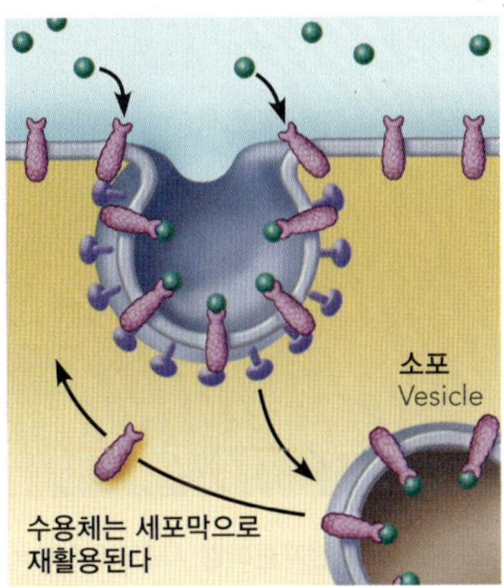

C. 수용체 매개성 세포내섭취작용(Receptor-mediated endocytosis): 세포외물질 중 특정 수용체 단백질에 결합한 물질들은 세포내로 유입된다. 유입된 물질은 단순히 세포내로 유입되어 용해소체와 결합해 소화된다. 수용체는 재활용된다.

그림 2.4 세포내섭취작용(Endocytosis)의 3가지 형태.

A. 세포외배출 과정

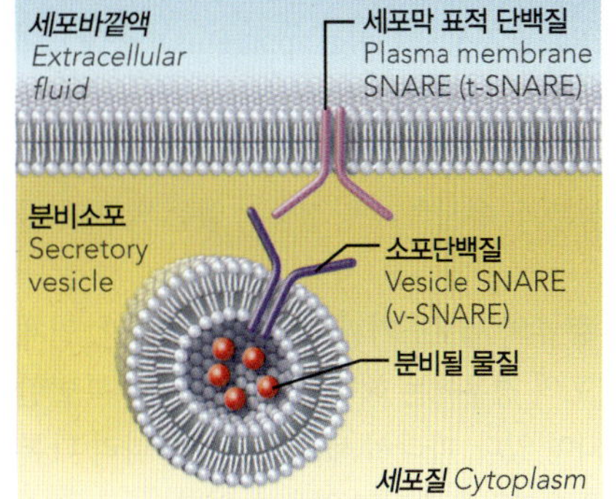

① 분비된 분자는 막으로 이동하는 소포안에서 세포막을 향해 이동한다.

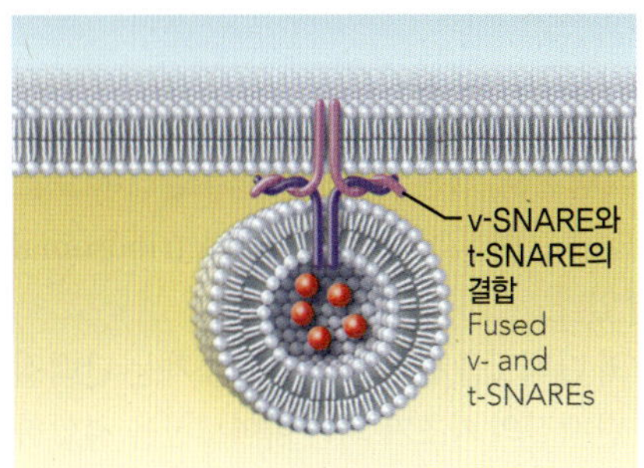

② 세포막에서 소포 표면의 단백질(v-SNARE)은 세포막 표적 단백질(t-SNARE)과 융합한다.

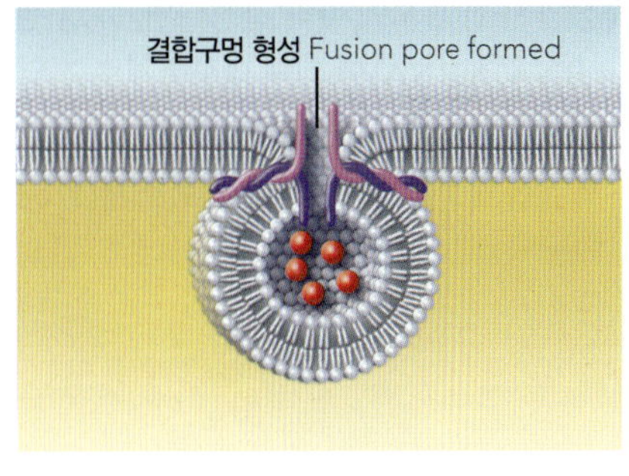

③ 소포와 세포막은 융합되어 구멍을 연다.

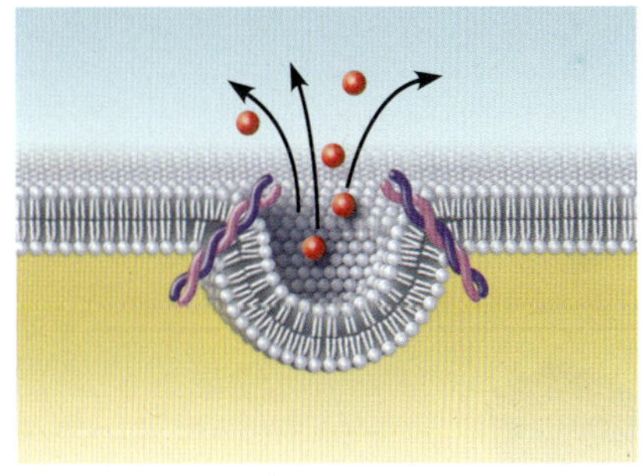

④ 소포내 내용물은 세포밖으로 방출된다.

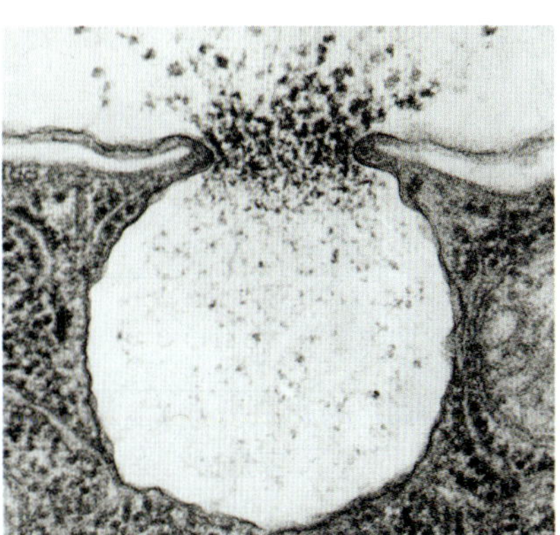

B. 분비소포가 내용물을 세포외배출로 분비하는 현미경 사진 (110,000×)

그림 2.5 세포외배출(Exocytosis).

endoplasmic reticulum, sER), 골지장치(Golgi apparatus), 용해소체(lysosome), 과산화소체(peroxisome), 세포뼈대(cytoskeleton) 및 중심소체(centriole) 등이 있다(**그림 2.1**). 여러분들이 학습할 대부분의 소기관들은 세포막의 구성성분과 유사하나 당질층이 없는 막으로 둘러싸여있다.

인체의 모든 세포는 같은 종류의 세포소기관을 가지고 있지만, 인체의 특정 기능을 수행하는 세포의 경우에는 해당 기능을 수행할 특별한 세포소기관이 더 많이 함유되어 있다. 따라서 세포의 기능에 따라 다른 세포에 비해 더욱 발달된 세포소기관을 가지고 있을 수 있다.

리보소체 Ribosomes

리보소체는 작고 어둡게 착색된 과립으로 세포 기능의 필수적 요소인 단백질을 합성하는 곳이다(**그림 2.6**). 다른 세포소기관과 달리 리보소체는 막으로 둘러싸여 있지 않고 단백질과 **리보소체 RNA** (ribosomal RNA)의 결합으로 구성되어 있다.

거의 모든 세포는 많은 양의 단백질을 만드는데, 리보소체는 단백질 합성 기관이다. 리보소체는 단백질의 기초가 되는 아미노산을 결합하여 단백질 분자를 형성하며, 이러한 합성 과정을 *번역*(translation)이라 한다. 이러한 정보는 핵에 저장된 유전 정보에 따라 결정되며, 유전 정보는 **전령 RNA** (messenger RNA, mRNA)에 의해 리보소체로 전달된다.

리보소체는 세포질에서 자유롭게 떠다니는 **자유리보소체**(free ribosome)와 세포질그물에 부착되어 있는 부착리보소체 두 종류가 있다. 자유리보소체는 세포내에서 사용되는 용해성 단백질을 합성하지만 과립세포질그물의 막에 부착된 리보소체는 세포막을 형성하거나 세포 바깥으로 분비될 단백질을 합성한다(**그림 2.6**).

세포질그물 형질내세망, Endoplasmic Reticulum, ER

세포질그물은 '세포질내의 그물(network)'이라는 의미를 가진다. **그림 2.6**에서 볼 수 있듯이, ER은 막으로 형성된 관과 납작한 주머니로 구성되며 복잡한 구조로 세포질 내를 가로질러 위치해 있으며 일반적인 세포에서 막 표면의 절반 이상을 차지하고 있다. 세포질그물은 과립세포질그물(조면형질내세망, rough ER)과 무과립세포질그물(활면형질내세망, smooth ER)로 구분된다.

과립세포질그물(조면형질내세망, Rough Endoplasmic Reticulum, rER). **과립세포질그물**은 납작한 주머니가 겹겹이 쌓인 모양의 **수조**(cistern)로 구성되어 있다. 과립세포질그물의 표면에는 리보소체가 부착되어 단백질을 합성한다. 리보소체는 단백질을 합성하는 과정에서 막에 부착하며 합성이 완료되면 유리된다.

과립세포질그물은 여러 기능을 가지고 있다. ER에 부착된 리보소체는 세포에서 분비되는 모든 단백질을 합성한다. 따라서 과립세포질그물은 다량의 단백질(예: 점액세포)을 분비하는 분비세포에서 잘 발달되어 있다. 그 외 용해소체에 포함되어 있는 분해효소를 생산하며 세포막의 필수막단백질과 인지질 분자를 만드는 역할을 한다. 그러므로 모

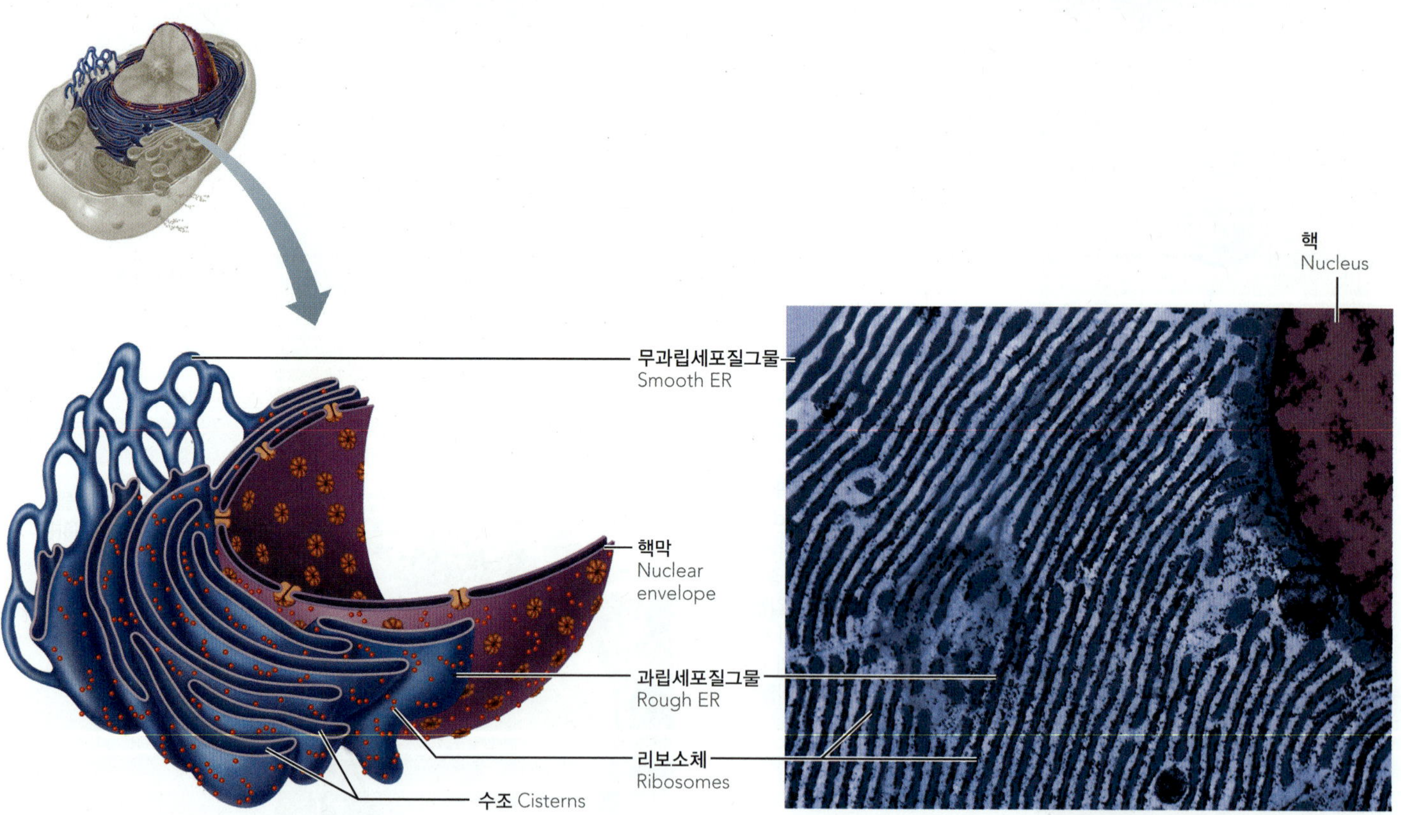

A. 세포내의 과립세포질그물과 무과립세포질그물의 3차원 모습

B. 과립세포질그물과 무과립세포질그물의 전자현미경 사진(18,000×)

그림 2.6 세포질그물과 리보소체.

든 세포막은 과립세포질그물의 막에서 시작되며 '막공장'이라고 할 수 있다.

무과립세포질그물(활면형질내세망, Smooth Endoplasmic Reticulum, sER). **무과립세포질그물**은 과립세포질그물의 연속이다(그림 2.6). 세관들이 가지를 치며 서로 연결된 그물 모양의 형태이다. 리보소체가 막에 부착되어 있지 않기 때문에 단백질 합성에는 관여하지 않는다. 이 소기관은 세포의 종류에 따라 서로 다른 기능을 하나, 대부분 지방의 생성 및 분해와 관련된 지방대사에 관여한다. 이 소기관은 콜레스테롤로부터 스테로이드호르몬을 만드는 세포와 지용성 약물을 해독하는 기능을 하는 간세포에 풍부하다. 그러나 대부분의 세포에서는 이 소기관이 거의 없다.

무과립세포질그물의 다른 중요한 기능은 칼슘이온을 저장하는 것이다. 칼슘이온은 근수축과 샘분비와 같은 세포의 활동을 개시하게 한다. 이러한 기능이 일어나지 않을 때에는 무과립세포질그물내에 유입되어 있다가 필요할 때에만 방출되기 때문에 세포액내 칼슘의 농도는 낮다. 근육세포내 무과립세포질그물은 매우 확장되어 있고, 근육수축 기능에 필수적이다.

골지장치 Golgi Apparatus

골지장치는 각각 막에 싸인 3~10개의 수조(cistern)가 겹쳐져 있는 형태를 이루어 마치 접시를 포개어 놓은 모양과 같다(**그림 2.7**). 과립세포질그물에서 합성된 물질은 골지장치의 **시스**(cis)면에서 **트랜스**(trans)면으로 이동하게 된다. 더욱 특이하게, 시스(cis)면은 과립세포질그물로부터 구형의 막성 운반소포(transport vesicles)를 받는다; 새로 만들어진 소포는 골지장치를 떠나기 위해 트랜스(trans)면에서 떨어져 나온다.

그림 2.8에서는 골지장치에서 분리되어 이동되는 물질의 이동 경로의 종류를 보여주고 있다. 샘세포에서 일어나는 경로 **A**에서는 **분비소포**(secretory vesicle)에 함유된 단백질 산물은 세포외배출에 의해 세포밖으로 방출하고, 경로 **B**에서는 소포막이 세포막과 융합하는 방식으로 세포막의 형성 및 재활용 과정에 관여하며, 경로 **C**는 골지장치에서 분리된 소포가 분해효소를 포함한 용해소체의 형태로 형성되어 세포 내에 남아 있게 된다. 이와 같이 골지장치는 제조공장에서 포장과 운반을 담당하는 부서와 같다. 과립세포질그물에 의해 형성된 생산물을 받아 포장한 후 필요한 부위로 운반한다.

용해소체 Lysosomes

용해소체는 구형으로 여러 종류의 분해효소를 함유하고 있는데, 특히 산성 가수분해효소(acid hydrolases)는 거의 모든 물질들을 분해할 수 있다(**그림 2.9**). 용해소체는 인체의 불필요한 물질을 분해하기 때문에 세포의 '폭파 전담팀'이라고 할 수 있다. 예를 들어, 용해소체는 포식소체와 결합하여 포식소체내로 분해효소를 투입시켜 포식소체내의 물질

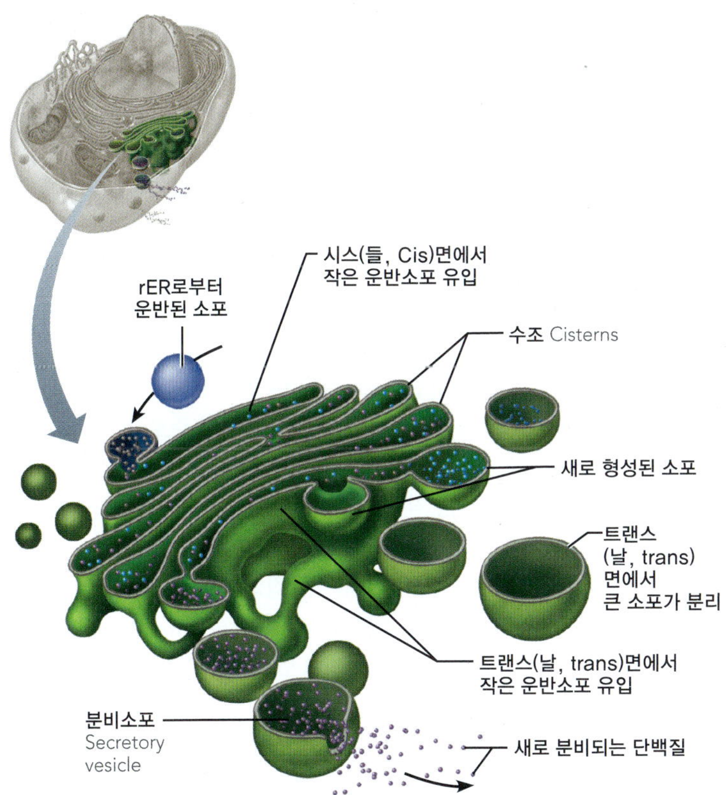

A. 반으로 잘린 골지장치로부터 떨어져 나가는 많은 소포

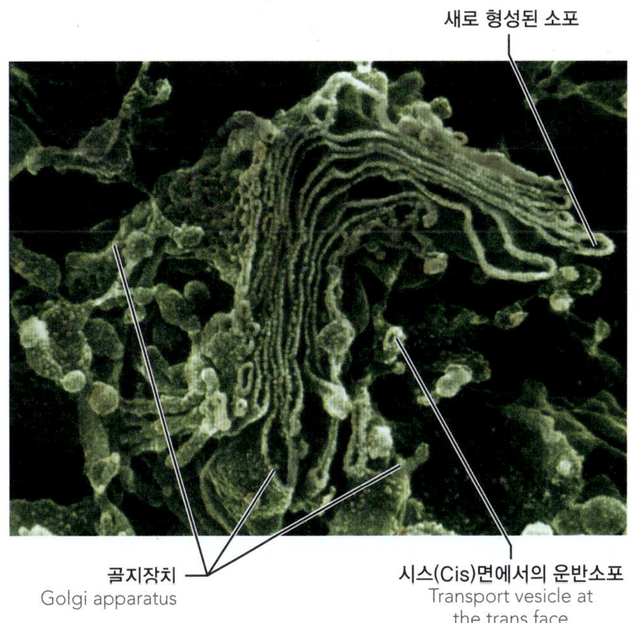

B. 골지장치의 전자현미경 사진(90,000×)

그림 2.7 골지장치.

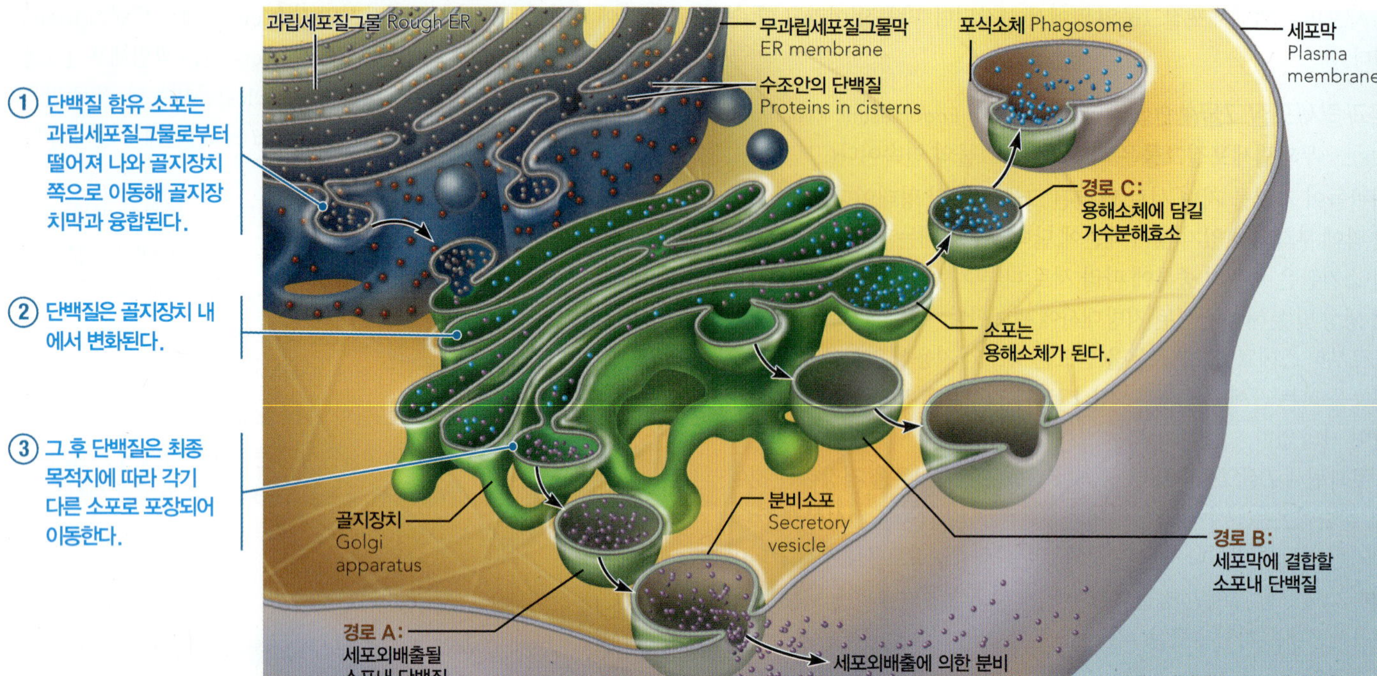

그림 2.8 과립세포질그물에서의 단백질 합성 과정.

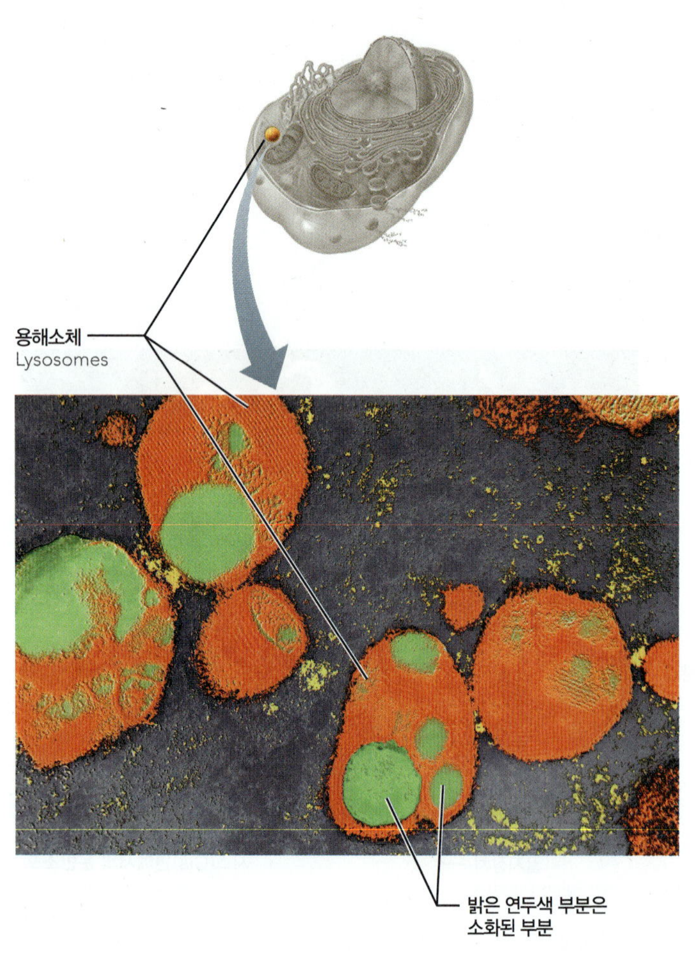

그림 2.9 용해소체의 전자현미경 사진(27,000×).

을 분해한다(**그림 2.8**, 경로 **C**).

세포 내부의 막, 단백질 및 세포소기관들이 손상되거나 기능을 다한 경우, 과립세포질그물에서 새로 만들어진 막으로 둘러싸인 소포가 주변의 용해소체와 결합하여 내용물이 분해된다. 이러한 소포 내에서의 분해작용은 용해소체의 파괴적인 분해효소가 세포질로 배출되어 다른 세포소기관을 분해하는 것을 막을 수 있어 구조적으로 안정적인 분해작용을 할 수 있게 한다. 백혈구와 같은 포식세포는 포식된 세균과 바이러스를 활발하게 분해하고 파괴하기 위해 용해소체를 많이 함유하고 있다.

사립체 Mitochondria

사립체는 생산공장의 발전소와 같은 기능을 하며 세포의 기능에 필요한 에너지를 생산한다. 현미경을 통해 관찰되며 주로 막대 소시지 및 콩 모양의 구조이다(**그림 2.10**). 실제적으로, 사립체는 길고 실과 같다. 살아있는 세포에서 세포질을 통하여 이동할 때 모양을 변화시키고 꿈틀거린다. 대부분의 소기관은 막으로 둘러싸여 있으나 사립체는 두 개의 막으로 둘러싸여 있다. 사립체는 두 겹의 막에 둘러싸여 있는데, 바깥막(outer membrane)은 매끈하나 속막(inner membrane)은 **능선**(cristae)이라는 많은 주름이 형성되어 있으며, 속막의 안쪽에는 **바탕질**(기질, matrix)이라는 젤리와 같은 액체로 채워져 있다.

사립체는 세포의 활동에 필요한 대부분의 에너지를 제공한다. 사립체는 체계적으로 영양소 분자의 화학적 결합에 의해 저장된 에너지를 방출하고, 이 에너지는 세포가 강력한 화학반응을 일으키는 데 사용할 수 있게 고에너지분자인 ATP를 생산하도록 전달하여 제 기능을 한다. 사립체 내에서 **ATP** (adenosine triphosphate)의 생성 과정은 바탕질에서 시트르산 회로(TCA 회로)에서 시작되며 능선의 속막에서 산화적 인산화 과정을 통해 완성된다. 많은 양의 에너지가 요구되는 근육세포의 경우 세포질 내에 많은 양의 사립체가 있다.

사립체는 다른 소기관에 비해 복잡한 구조를 가지고 있으며, 모계로 전달되는 유전정보(DNA)와 RNA를 갖고 있으며, ATP 에너지가 필요 시 자가 복제가 가능하다. 흥미롭게도, 사립체는 보라색세균문의 세균군과 유사하다. 현재, 사립체는 동물과 식물세포의 고대 조상들을 침입했던 세균에서 기원한 것으로 광범위하게 믿고있다.

과산화소체 Peroxisomes

과산화소체는 가공공장의 독성노폐물제거 계통과 유사하다. 이들은 작은 용해소체를 닮은 막으로 둘러싸인 주머니이다(**그림 2.1**). 다양한 효소들 중에서 산화효소(oxidase)로는 촉매효소(catalase)가 중요하다. 산화효소는 산소를 사용하여 정상적인 세포의 대사활동 중에 생성된 **유리기**(free radical)를 중화시키고 그 부산물로 과산화수소(H_2O_2)를 생성한다. 자유기는 정상적인 세포대사의 부산물이나 우리 몸에 축적이 된다면 세포 단백질, 세포막 및 DNA를 파괴한다. 과산화수소도 역시 화학반응을 일으키며 위험하다. 그러나 카탈라아제에 의하여 물과 산소로 변환시킨다. 카탈라아제 유도반응은 세포내로 유입된 독소인 알코올, 포름알데히드 및 페놀을 분해한다. 과산화소체는 신체에 있는 독성물질을 제거하는 일을 하는 간과 콩팥의 세포에 많다.

과산화소체 역시, 지질대사에서 지방산의 긴사슬을 분해하는 일과 같은 다른 대사적 반응을 수행한다.

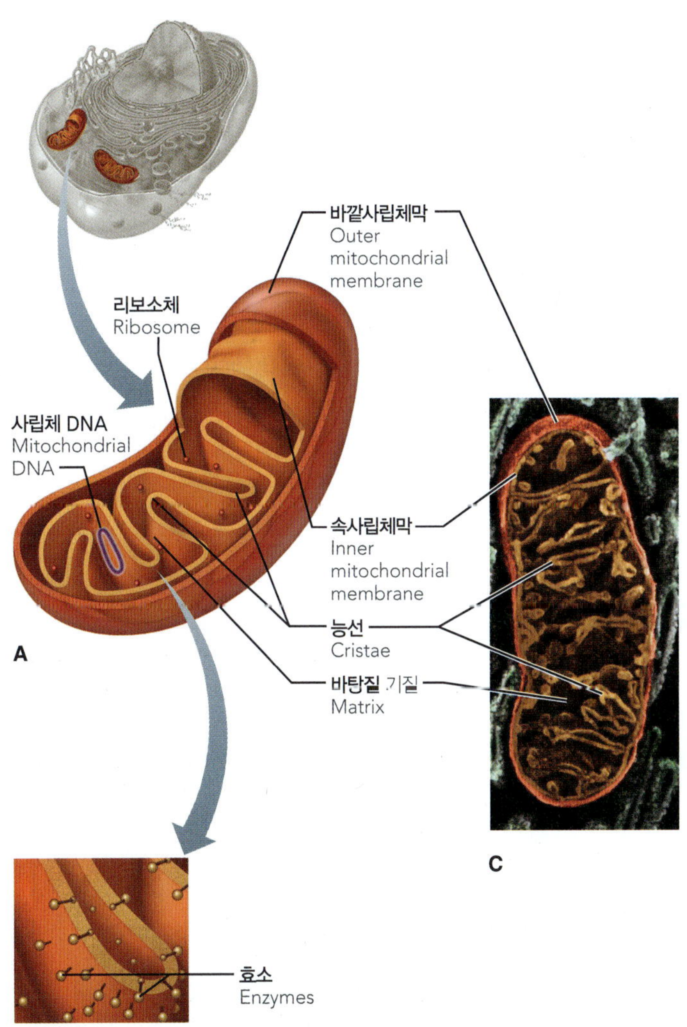

그림 2.10 사립체. A. 세로 방향으로 잘라서 본 사립체. **B.** 사립체의 안쪽(cristae 포함한 상태)에 있는 가는 막대가 있는 구슬 모양의 물질은 ATP 분자를 생성하는 효소복합체이다. **C.** 사립체(전자현미경, 6000×).

세포뼈대 세포골격, Cytoskeleton

세포뼈대는 세포의 뼈대로서 막대 모양의 구조물이며, 이들은 세포질을 따라 정교하게 분포하여(**그림 2.11**) 세포의 모양을 유지하고, 세포 소기관들의 위치를 잡아주며, 세포의 움직임을 도와주는 세포의 '뼈대, 근육, 인대' 역할을 한다. 세포뼈대를 구성하는 막대 모양의 구조물에는 미세잔섬유(microfilament), 중간잔섬유(intermediate filament), 미세관(microtubule)이 있다.

미세잔섬유(microfilament)는 세포뼈대 중 가장 가는 **액틴**(actin) 단백질로 구성되어 있으며(**그림 2.11A**), 세포막 주변에 집중적으로 위치한다. **액틴잔섬유**(actin filament)는 **미오신**(myosin) 단백질과 작용하여 세포내에서 수축성 운동을 한다. 두 단백질의 상호작용에 의해 한 개의 세포가 세포 분열 시 두 개로 분리되고 세포내섭취작용 및 세포외 배출작용과 관련된 세포막의 변형이 이루어지며, 필요한 경우 세포가 아메바식 이동에 사용되는 *거짓발*(pseudopod)을 뻗었다 오므리는 운동을 할 수 있게 한다. 미오신 또한 세포내에서 세포소기관을 운반하는 운반단백질로 작용하기도 한다. 안정적이고, 영구적으로 존재하는 근육세포를 제외하고, 액틴잔섬유는 불안정하여 끊임없이 파괴되고, 작은 소단위로부터 재형성된다.

중간잔섬유(intermediate filament)는 질긴 불용성 단백질섬유로 미세관과 미세잔섬유의 중간 크기의 직경을 가지고 있다(**그림 2.11B**). 중간잔섬유는 세포뼈대의 구성 물질 중 가장 안정적이며 영구적인 형태의 구조이다. 가장 중요한 특징은 강한 *장력*에 견디며 인접세포의 부착반점(부착반, desmosome)에 부착하여 인접 세포를 결합시키는 기능을 한다.

미세관(microtubule)은 세포뼈대 중 직경이 가장 큰 관으로 튜불린(tubulin)이라 불리는 구형 단백질로 구성되어 있다(**그림 2.11C**). 미세관은 뻣뻣하나 구부러진다. 모든 미세관은 세포중심(centrosome)이라는 핵 근처 세포질의 작은 영역으로부터 방사상으로 퍼진다(**그림 2.1**). 뻣뻣한 미세관의 퍼지는 유형은 세포소기관의 분포뿐만 아니라 세포의 전체적인 모양을 결정짓는다. 사립체, 용해소체 및 분비과립은 크리스마스 트리의 나뭇가지에 매달려 있는 장식품과 같이 미세소관에 붙어 있다. 소기관은 미세소관 철길 위에 있는 기차의 엔진 같이 작용하는 작은 운동단백질인 키네신(kinesins)과 디네인(dyneins)에 의해 미세소관을 따라 당겨져 세포질내에서 이동한다. 미세관은 끊임없이 세포의 중심에서부터 성장하여 분리된 후 재결합하는 등의 역동적인 활동을 한다.

세포중심과 중심소체 Centrosome and Centrioles

세포중심(centrosome)은 핵 근처의 세포질에 위치하며 원형의 구조이다(그림 2.12). 막은 없으며, 대신에 바깥쪽은 **세포중심바탕질**(centrosome matrix), 안쪽은 쌍으로 된 **중심소체**(centriole)로 구성되어 있다. 기질단백질은 미세관이 길어지고 성장하는 부위이다. 이는 세포뼈대의 긴 미세관이 비분화세포에서 세포중심으로부터 방사형으로 발달하게 한다(그림 2.11C). 분열하고 있는 세포에서 미세관의 유사분열방추사는 왜 방사상으로 퍼지는가?

세포중심의 중심에는 2개의 원통 모양의 중심소체가 서로 직각을 이루고 있다. 각 중심소체의 벽은 27개의 미세관이 세 개씩 9조로 구성되어 있다. 다른 미세관과 달리 중심소체를 구성하는 세관은 안정적이며 분리되지 않는다. 기능적으로 중심소체는 섬모(cilia), 편모(flagella) 및 유사분열 시 방추사의 생성에 관여한다(그림 2.17).

2.3c 세포질포함물 Cytoplasmic Inclusions

*세포질포함물*은 세포질 내의 일시적인 구조로서 세포의 종류에 따라 관찰되기도 하고 관찰되지 않기도 한다. 세포질포함물에는 색소(pigment), 단백질 결정체(crystal of protein) 및 저장된 영양소(food store) 등이 있다. 이 중 가장 중요한 저장된 영양소 중에는 지방방울(지방소적, lipid droplet)과 당질소포(glycosome)가 있다. **지방방울**은 작은 물방울 형태로 저장된 지방으로 크기와 모양은 용해소체와 비슷하지만, 막이 없는 것이 특징이다. 이러한 지방방울은 크기가 작은 것은 간세포, 큰 것은 지방세포에서 발견된다. **당질소포**(글라이코솜, glycosome)는 당 성분을 포도당 분자가 긴 사슬 형태로 연결되어 세포의 주 에너지원이 되는 당원의 형태로 저장된다. 이들은 또한 당원을 생성 또는 포도당 소단위로 분해하는 과정에서 사용되는 효소를 포함하고 있다. 구조적으로는 매우 밀집된 구형의 과립 형태로 리보소체와 유사하지만 직경은 두 배 정도 크다.

이해 수준 체크하기

- □ 5. 단백질 합성과 포장에 관여하는 세포소기관은 무엇인가?
- □ 6. 세포의 활동에 필요한 에너지를 생산하는 세포소기관은 무엇인가?
- □ 7. 포식작용에 관여하는 특수한 세포에 존재하는 세포소기관은 무엇인가?
- □ 8. 장력에 저항하는 기능을 하며, 세포의 형태를 유지하는 세포뼈대의 요소는 무엇인가?

2.4 핵 THE NUCLEUS

학습 성과

- ▸ 세포의 활동을 조절하는 핵의 세 부분인 핵막, 핵소체 및 염색질의 기능을 설명할 수 있다.

핵(nucleus)은 문자 그대로 '작은 견과류'라는 뜻이며, 세포의 조절 중심으로서 본부 역할을 한다. 핵에 있는 유전물질인 **DNA** (deoxyribonucleic acid)는 단백질 합성 과정과 세포의 활동을 조절한다. 세포

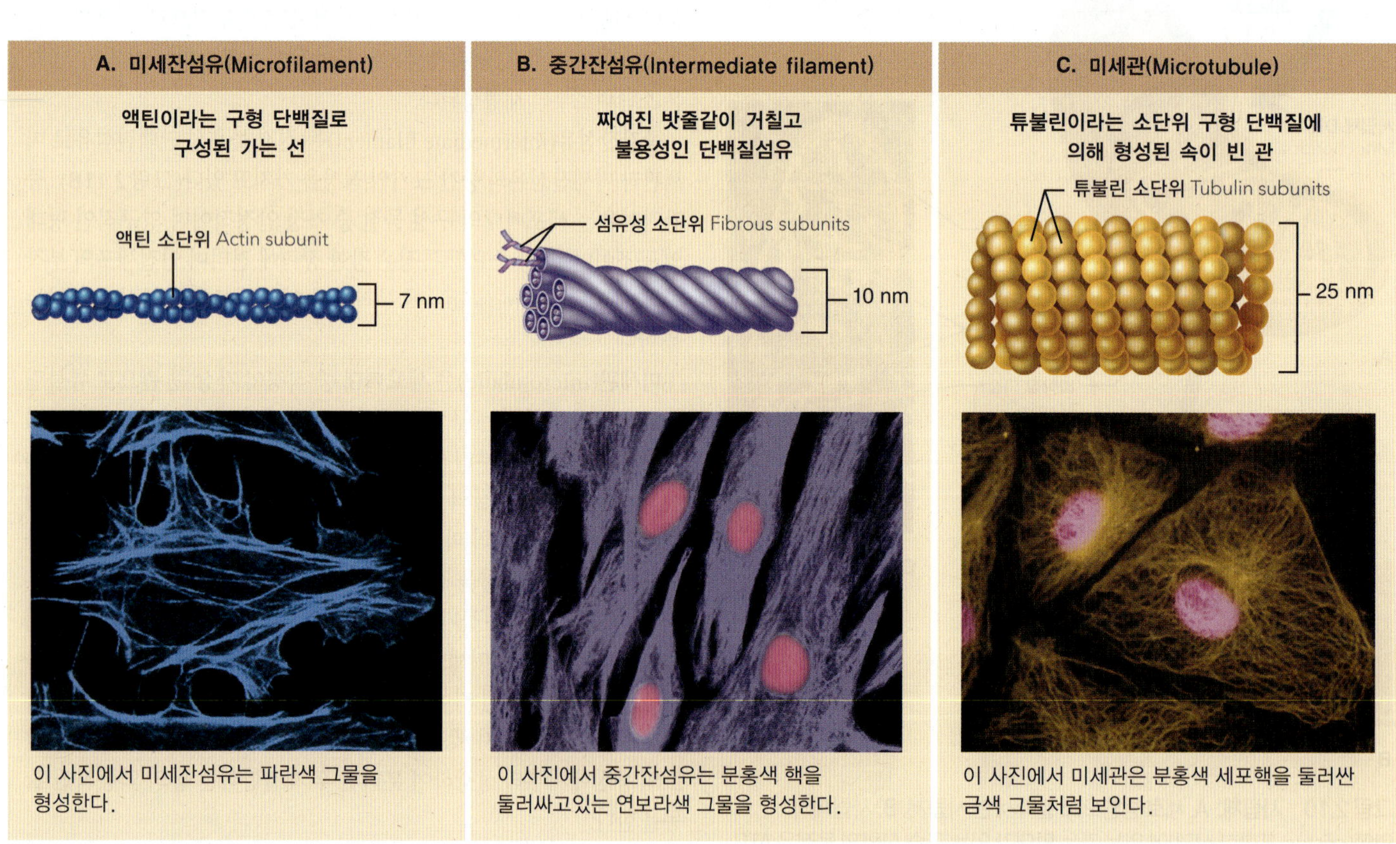

그림 2.11 세포뼈대. 세포뼈대의 구성물의 그림(위)과 사진(아래). 세포에서 관심 있는 구조에 형광 처리.

의 대부분은 한 개의 핵을 가지고 있지만 일부 뼈대근육에서는 한 개 이상의 핵을 가지고 있어 *뭇핵세포*(multinucleate)라고 한다. 핵이 한 개 이상이라는 것은 세포 활동이 이루어지는 세포질이 일반 세포보다 많다는 것을 의미하기도 한다. 반면, 적혈구는 골수에서 성숙되면, 핵이 배출된 후 핵이 없는 *무핵*(anucleate)의 상태로 혈액으로 나오게 된다.

약 5 μm의 직경을 가진 핵은 세포 내에서 가장 큰 세포소기관이다(그림 2.1). 핵은 대체로 둥근 모양, 긴 모양 등 그 모양이 다양하나 주로 세포의 전체적인 모양과 일치한다. 예를 들어, 세포가 길어지면 핵의 모양도 길게 변형된다. 이러한 핵의 구성은 *핵막*(nuclear evelope), *핵소체*(nucleolus), *염색질*(chromatin), *염색체*(chromosome)로 나뉜다(그림 2.13).

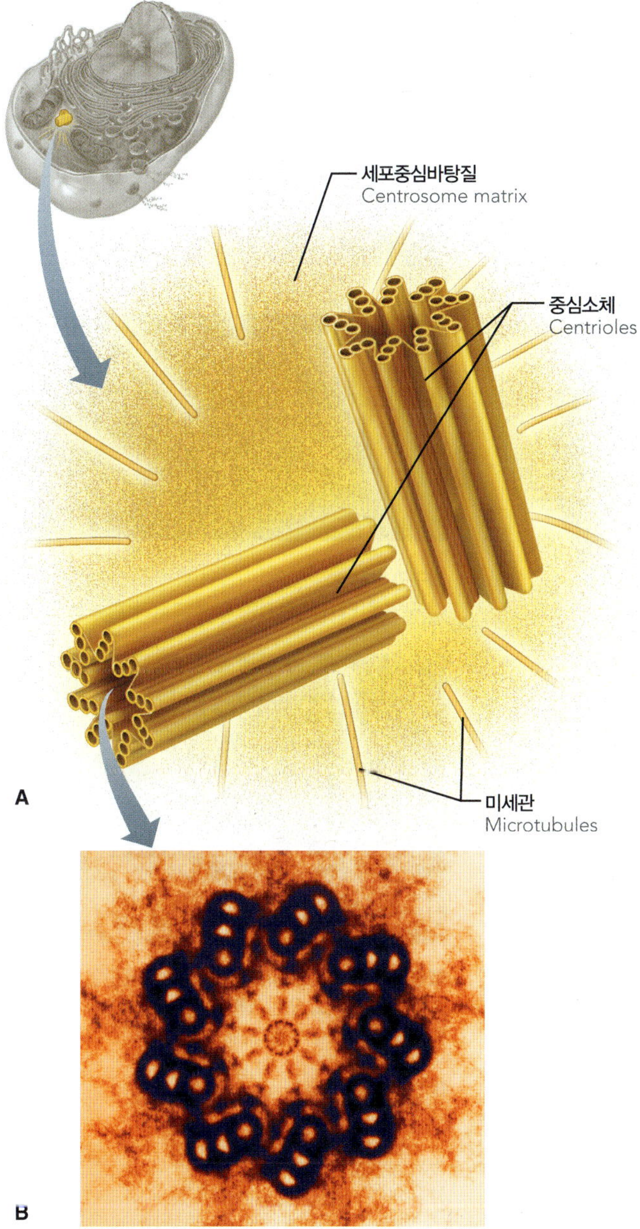

그림 2.12 세포중심(Centrosome)과 중심소체(Centriole).
A. 세포중심. B. 중심소체의 가로절단면. 중심소체의 벽은 각각 3개의 미세관으로 구성된 9군의 기둥으로 구성(124,000×).

2.4a 핵막 Nuclear Envelope

핵은 두 겹의 단위막으로 구성된 핵막으로 둘러싸여 있으며, **핵막**(nuclear envelope)을 이루는 두 겹의 단위막은 액체로 채워진 공간에 의해 분리되어 있다(그림 2.13A). 바깥막은 바깥면에 있는 과립세포질그물(rER)과 연결되어 있고, 이곳에 리보소체가 부착되어 있다. 세포분열 후 과립세포질그물에서 새롭게 형성되기 때문에 핵막의 바깥막은 과립세포질그물의 특수한 부분이라고 할 수 있다. 속막도 **핵판**(nuclear lamina)이라고 하는 단백질섬유가 둘러싸고 있어 핵의 모양을 유지한다(그림 2.13B).

여러 부위에서 두 층의 핵막이 융합되었고, 융합된 부위에 **핵구멍**(nuclear pore)이 뚫려 있다(그림 2.13A, B). 각각의 구멍은 22개 이상의 단백질로 구성된 팔찌 모양의 복합체에 의해 형성되었으며, 한 개의 핵에 수천 개의 핵구멍이 있다. 다른 세포막과 같이 핵막의 막은 물질을 선택적으로 투과시키지만 그 크기가 커서 비교적 큰 물질도 통과시킬 수 있다. 예를 들어, 세포질에서 들어오는 단백질과 세포질로 배출하는 RNA 분자도 핵구멍을 통해서 이동한다.

핵막은 염색질 및 핵소체가 산재하고 있는 젤리형 액체인 *핵질*(nucleoplasm)을 감싸고 있다. 세포질액(cytosol)과 같이 핵질 또한 염류, 영양소 및 기타 필수 화학물질들을 함유하고 있다.

2.4b 핵소체 Nucleolus

그림 2.13에서 볼 수 있듯이 핵은 세포의 종류에 따라 하나 또는 여러 개의 **핵소체**(인, nucleolus)를 가지고 있다. 어둡게 염색된 구형으로, 막으로 싸여 있지 않아 뚜렷한 경계면이 없고 여러 개의 다른 염색체 부분들을 가지고 있다. 핵소체는 리보소체의 구성 성분이 되는 rRNA를 합성하는데, 이때 rRNA는 염색질(chromatin)에 있는 DNA의 유전정보에 의해 합성된다. 핵소체에서 합성된 rRNA는 단백질과 결합한 후 핵구멍을 통하여 세포질로 운반되어 리보소체의 구성 성분이 된다. 성장기 세포에서는 핵소체가 매우 커져 있는 것이 관찰되는데, 이는 성장기에 필요한 단백질 합성을 위해 rRNA 생성이 활발하기 때문이다.

2.4c 염색질과 염색체 Chromatin and Chromosomes

DNA는 나선형의 계단 모양의 긴 이중나선구조와 유사하다(그림 2.14). 이러한 이중나선구조는 네 종류의 소단위인 *뉴클레오티드*(nucleotide)로 구성되어 있다. 각각에는 고유한 염기인 티민(thymine, T), 아데닌(adenine, A), 시토신(cytosine, C), 구아닌(guanine, G)이 서로 결합하여 '계단의 난간'을 형성하여 DNA 나선구조를 지지한다.

DNA의 이중나선구조(그림 2.15 ①)는 단백질 분자가 쌓이고, 가닥이 꼬이면서 구조적 복잡성과 두께가 증가한다. DNA 분자와 단백질은 **염색질**(chromatin)을 형성한다. **히스톤**(histone)이라는 8개의 원반 모양의 단백질 분자가 쌓여 DNA 이중나선이 각각 두 번 꼬인 상태이다(그림 2.15 ②). 각각의 DNA와 히스톤 덩어리를 **뉴클레오솜**(nucleosome)이라고 한다. 염색질의 전자현미경 사진에서 뉴클레오솜은 실에 구슬을 엮은 것과 같은 모양을 하고 있다. 이러한 형태의 염색질

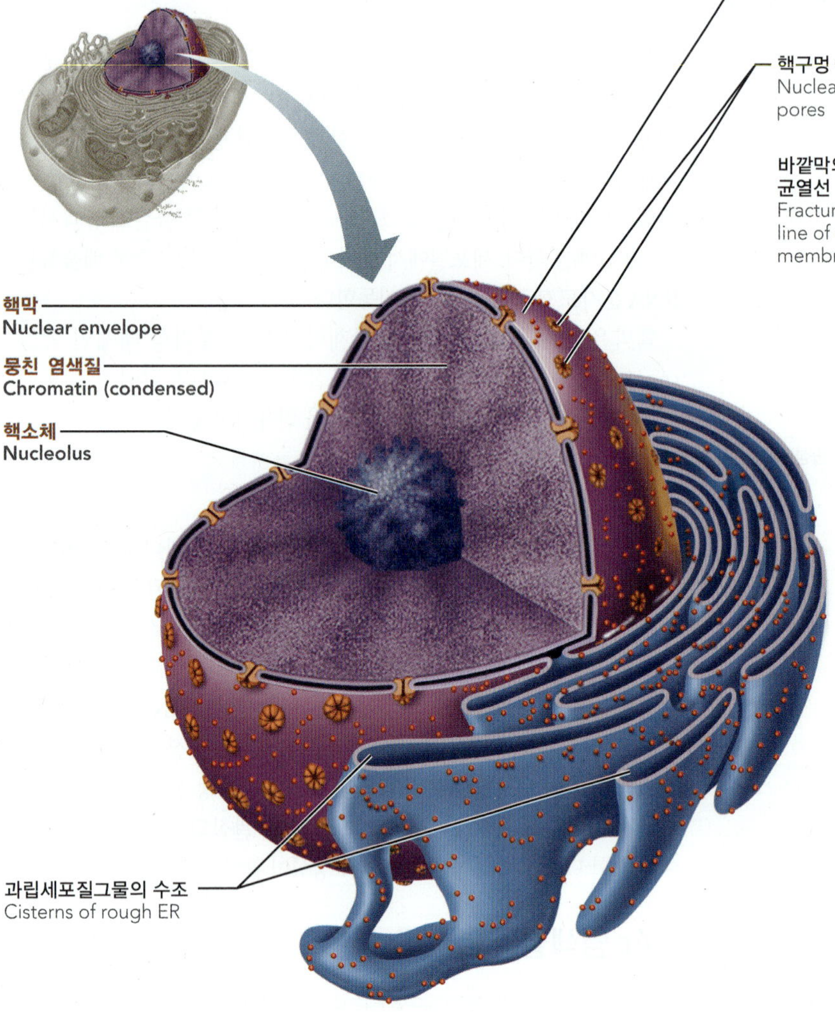

핵막의 표면

핵
Nucleus

핵구멍
Nuclear pores

바깥막의 균열선
Fracture line of outer membrane

핵막
Nuclear envelope

뭉친 염색질
Chromatin (condensed)

핵소체
Nucleolus

과립세포질그물의 수조
Cisterns of rough ER

A

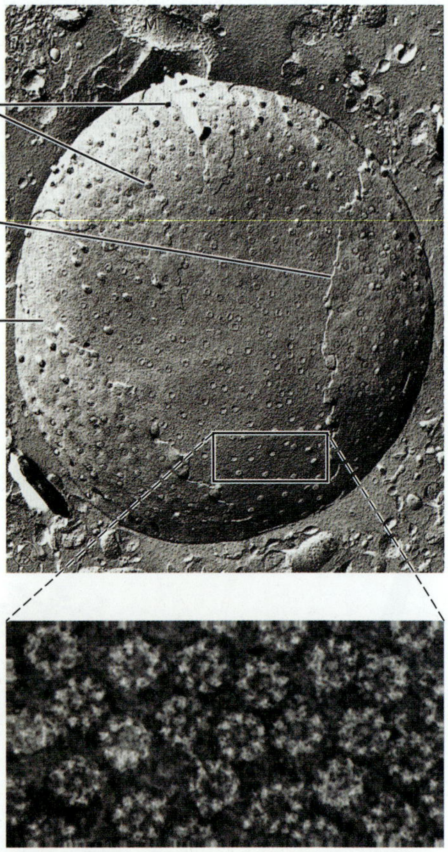

핵구멍복합체:
각 구멍은 단백질 분자에 의해 고리가 끼워져 있다.

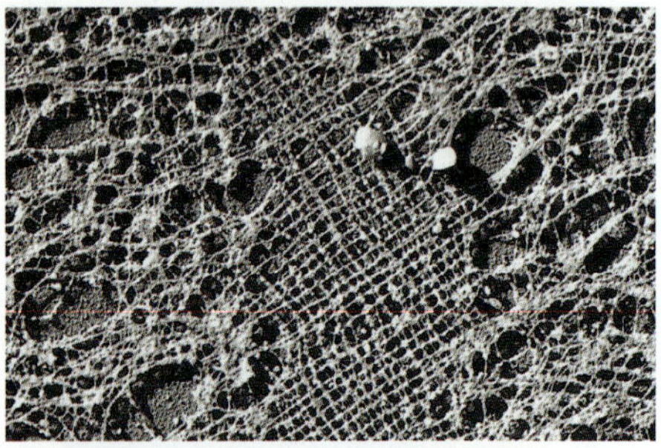

핵판(Nuclear lamina): 그물 같은 핵판은 핵막의 속면을 둘러싸고 있는 라민(lamin)이라고 하는 중간잔섬유로 구성된다.

B

그림 2.13 핵(Nucleus). **A.** 핵막(보라색)과 과립세포질그물(파란색)의 연속성을 나타낸 핵의 3차원 그림. **B.** 핵막의 바깥면을 동결 할단하여 투과전자현미경으로 관찰한 것(TEM).

을 **퍼진(참)염색질**(extended chromatin)이라고 한다. 뉴클레오솜이 더 꼬여 단단한 나선형 섬유를 형성하는데, 이러한 두꺼운 염색질 섬유를 **뭉친(이질)염색질**(condensed chromatin)이라고 한다(그림 2.15 ③).

세포가 분열하지 않은 단계에서 정상적인 활동을 수행할 때에 염색질은 퍼진염색질이거나 뭉친염색질 형태이다. 뭉친염색질의 단단하게 꼬인 DNA는 불활성화된 상태이다. 퍼진염색질은 세포의 DNA가 활성화된 부위이다. 특히, 퍼진염색질은 DNA의 유전정보가 mRNA 분자에 복제되는 과정, 즉 **전사**(transcription)되는 부위이다. 신체에서 가장 활발한 세포는 많은 양의 퍼진염색질을 가지고 있으며 뭉친염색질은 거의 없다.

세포분열 중 염색질은 더욱 농축되어 뉴클레오솜의 나선형섬유는 고리 모양을 형성한다(그림 2.15 ④). 이때 더욱 농축되어 가장 복잡한 구조인 **염색체**(chromosome)의 염색분체(chromatid)가 된다(그림 2.15 ⑤). 각각의 염색체는 한 개의 매우 긴 DNA 분자가 들어 있고, 사람의 세포에는 46개의 염색체가 있다. 세포가 분열할 때 염색체는 최대로 꼬여 두꺼운 막대같이 관찰된다(그림 2.15 ⑥). 염색체는 세포분열 중 광범위하게 이동하고(그림 2.17), 이러한 농축된 상태는 염색체 이동 시 가는 염색질의 꼬임 또는 파괴로부터 가닥을 이루게 한다. 세포분열이 끝나면 꼬이지 않은 염색체의 많은 부분이 퍼진염색질을 형성하여 전사 과정이 일어나게 한다.

이해 수준 체크하기

☐ 9. 핵은 무엇을 생성하는가?
☐ 10. 어떤 세포소기관이 핵막과 연속선상에 있는가?
☐ 11. 퍼진염색질의 모양은 뭉친염색질과 어떻게 다른가? 이러한 염색질 형태에 따라 기능이 어떻게 다른가?

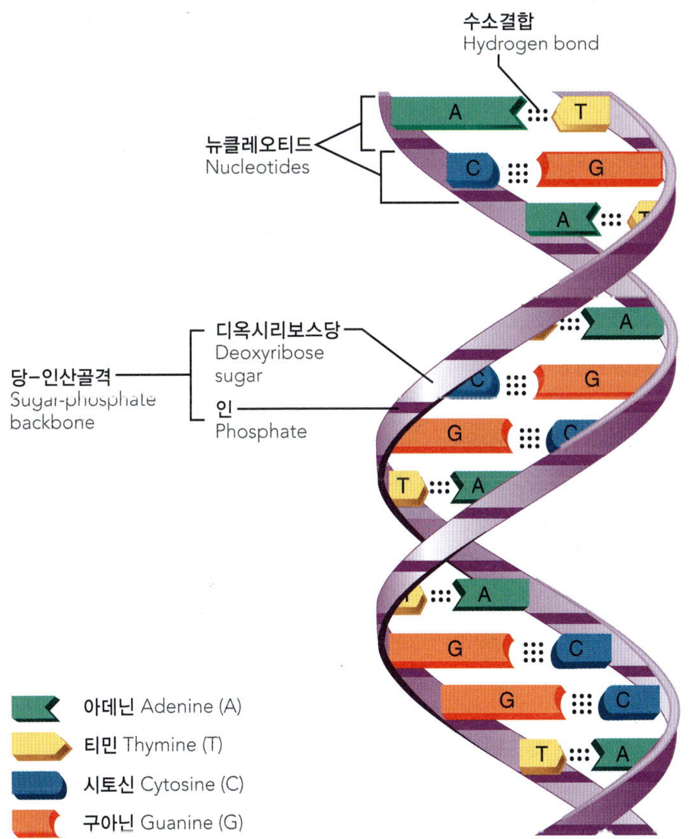

그림 2.14 DNA의 분자구조. 뉴클레오티드 사슬로 구성된 이중나선구조의 DNA. 각 뉴클레오티드는 당, 인 및 4개의 염기[티민(T), 아데닌(A), 시토신(C), 구아닌(G)] 중 1개로 구성.

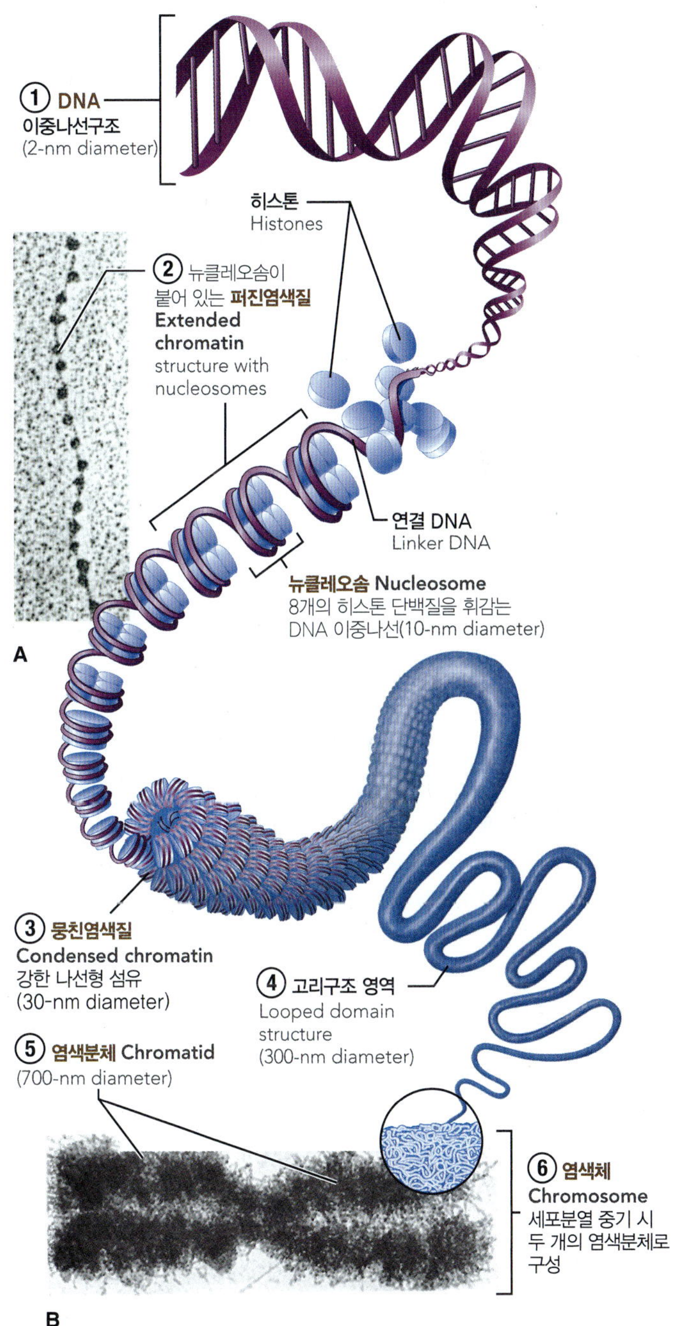

그림 2.15 염색질(Chromatin). A. 뭉친염색질의 전자현미경 사진(36,500×) B. 염색체 안에서 염색질이 ① 가장 풀어진 상태에서부터 ⑥ 가장 뭉친 상태일 때 DNA와 히스톤의 배열.

2.5 세포주기 THE CELL LIFE CYCLE

학습 성과

▸ 세포주기의 단계를 나열하고 각 단계의 주된 사건을 서술할 수 있다.

세포주기(cell life cycle)는 한 개의 세포가 형성되어 분열할 때까지 일어나는 일련의 변화이다. 세포주기는 두 가지 주된 시기로 나눌 수 있다(**그림 2.16**). 세포가 성장하고 대사활동을 수행하는 시기인 *사이기*(interphase)와 두 세포로 나뉘는 *세포분열기*(cell division) 또는 *유사분열기*(mitotic phase)이다.

2.5a 사이기 Interphase

사이기에는 생명유지 활동을 수행하는 기능을 할 뿐만 아니라 다음 세포분열을 준비한다. 사이기는 G_1기(유사분열뒤기), S기(DNA합성기), G_2기(유사분열앞기)로 구분된다. 사이기의 처음 단계인 **G_1기**(gap 1) 동안 세포들은 대사가 활발하게 이루어지고 단백질이 빠르게 생성되며 활발하게 성장한다. 이 시기는 가장 변화가 많이 일어나는 단계이다. 빠른 분열을 하는 세포에서 G_1기는 수시간 정도 지속되나, 느리게 분열하는 세포에서는 수일 또는 심지어 수년이 걸리기도 한다. G_1기가 종료될 쯤 중심소체는 세포분열을 준비하며 복제된다. 다음 단계인 **S기**(synthetic phase, 합성기) 동안에는 딸세포에게 전달될 유전물질인 DNA가 복제된다. 사이기의 마지막 단계인 **G_2기**(gap 2)는 짧다. 이 기간 동안에는 세포분열에 필요한 효소가 합성된다. 세포중심은 G_2단계 종료시점에서 복제를 마무리한다. 세포는 이제 분열할 준비가 되었다. 세 단계 동안 세포는 자라고, 단백질과 세포소기관을 생성하고 정상적인 대사활동을 수행한다.

세포성장과 같은 세포의 활동을 평가하는 주안점은 'DNA 복제와 방추사 형성이 세포주기 동안 일어났는가'이다. G_1기의 평가 요소는 DNA합성 전 세포의 크기이고, G_2/M기는 DNA 손상과 복제의 정확성에 주안점을 두어야 한다(**그림 2.16**). 분열 시 손상된 세포를 방지하기 위하여 유사분열 시 이러한 주안점을 갖고 중단할 수 있다. 이러한 검열 단계의 유전자 돌연변이는 세포분열을 통제할 수 없게 되어 암세포로 성장할 수 있다.

2.5b 세포분열 Cell Division

세포분열은 신체의 성장과 손상된 조직의 회복에 필수적이다. 피부와 창자상피와 같이 지속적으로 소모되는 수명이 짧은 세포는 거의 대부분 계속해서 재생된다. 간세포와 같이 서서히 소모되는 세포들은 천천히 교체되지만 기관의 손상이 일어날 때는 빠르게 분열할 수 있다. 대부분의 경우 신경조직, 뼈대근육 조직의 세포는 완전히 성숙한 후에는 분열하지 않는다. 회복은 섬유성결합조직인 반흔조직에 의해 이루어진다.

세포는 사이기가 지난 후의 **M기**(mitotic phase, 유사분열기)에 분열이 일어난다(**그림 2.16**). 대부분의 세포 유형에서 세포분열은 뚜렷한 두 가지 변화 즉, 핵분열인 *유사분열*(mitosis)과 세포 전체가 두 세포로 분열하는 *세포질분열*(cytokinesis)이 일어난다.

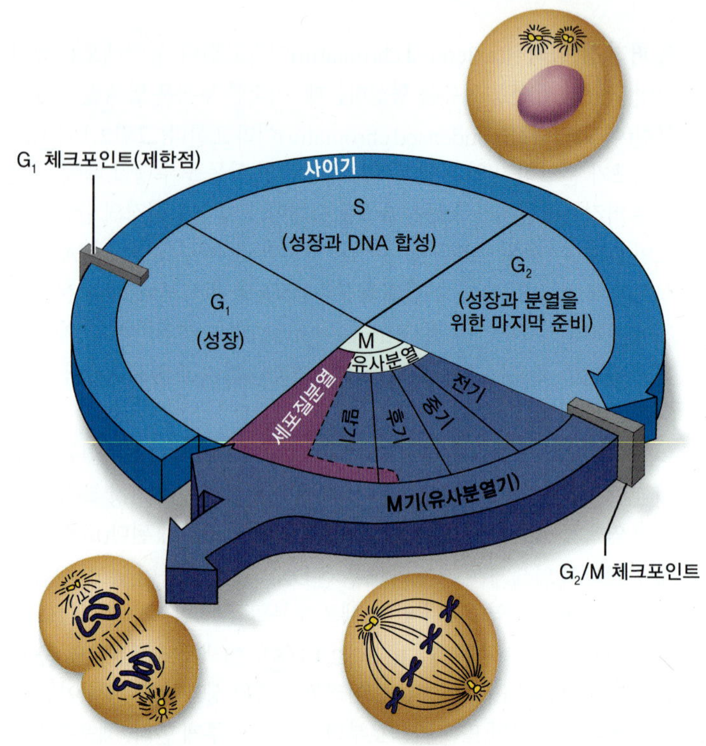

그림 2.16 세포주기(Cell cycle). 세포주기는 사이기와 유사분열기의 두 가지 주된 시기로 나눌 수 있다. 세포주기의 길이는 세포의 형태에 따라 다르지만 사이기의 G_1기가 기간 중 가장 길고 다양하게 나타난다.

유사분열 Mitosis

유사분열은 모세포의 복제된 DNA를 핵분열의 종료 시점에 두 개의 새로운 딸세포로 나뉘는 일련의 사건이다. 이러한 단계를 통하여 염색체는 두꺼운 막대나 실처럼 분명하게 관찰된다. 사실 mitosis (유사분열)라는 단어는 '실의 단계'를 뜻한다. 유사분열은 전기, 중기, 후기, 말기의 연속적인 4단계로 구성된다. 그러나 사실 각 단계는 천천히 다음 단계로 병합되어 다음 단계로 계속 이어지는 과정이다. 유사분열기는 세포의 유형에 따라 다르지만 전형적으로는 약 2시간 정도 걸린다. 유사분열은 유사분열 FOCUS에 상세하게 설명하였다(**그림 2.17**).

세포질분열 Cytokinesis

세포주기 말에 한 세포가 두 개로 분리되는 현상을 **세포질분열**(cytokinesis)이라고 하며, cytokinesis라는 단어는 '세포이동'의 뜻을 가지고 있다. 이는 후기에 시작하여 유사분열이 종료된 후 완료된다. 필수적으로 모세포 중앙에 액틴과 미오신 잔섬유의 수축고리가 조여져서 두 개의 딸세포로 분리된다. 두 개의 새로운 딸세포는 이들의 세포주기인 사이기로 들어간다.

이해 수준 체크하기

□ **12.** 세포주기 중 대부분의 시간을 보내는 단계는 어느 단계인가?

□ **13.** 전기(anaphase), 중기(metaphase), 후기(telophase)를 뜻하는 어근의 의미는 무엇인가? 유사분열의 이러한 각 단계 동안 어떤 일들이 일어났는가?

2.6 세포의 발생적 측면

DEVELOPMENTAL ASPECTS OF CELLS

학습 성과

- 특이한 세포 형태를 확인하고 그 형태와 관련된 특정한 기능을 설명할 수 있다.
- 세포분화와 노화 이론을 비교할 수 있다.

2.6a 세포의 분화 Cell Differentiation

모든 인간은 수정란이라는 하나의 세포에서 생명이 시작된다. 배아발생 초기에 세포는 특화된다. 어떤 세포는 간세포, 어떤 세포는 신경세포, 어떤 세포는 눈의 투명한 렌즈가 된다. 인체의 모든 세포는 똑같은 유전자를 가지고 있다. 단순히 말하면, 유전자는 특수한 세포의 기능을 명령하는 DNA의 일부로서 특수한 단백질에 대하여 암호화되어 있다. 만약 모든 인체의 세포가 동일한 유전자를 가지고 있다면 어떻게 세포들이 분화되고 특수한 구조와 기능을 할 수 있을까?

발달 중인 배아에서 각 영역의 세포들은 특정한 발달 경로를 따라 다른 화학적 신호에 노출된다. 수정란의 세포질에는 모계로부터 받은 mRNA와 단백질을 함유한다. 수정란이 분열하는 초기 발달 단계에서는 각 딸세포의 세포질은 각기 다른 조성의 분자들을 물려받는다. 이러한 모계로부터 물려받은 세포질의 물질들은 배아 게놈의 활동에 영향을 미친다. 이러한 방식으로 각세포에서 서로 다른 유전자들이 활성화되어 세포분화를 야기한다. 일단 세포의 특정한 유전자가 발현되면 세포는 신호를 보내는 물질을 생성하여 이웃세포의 유전자를 발현시키거나 억제하여 발달에 영향을 미친다. 어떤 유전자는 모든 세포에서 활성화되어 있다. 예를 들어 모든 세포는 단백질합성과 ATP합성이 반드시 일어나야만 한다. 그러나 호르몬이나 점액과 같은 특정 단백질을 합성하는 유전자는 단지 특정 세포들에서만 발현된다. 세포를 특수하게 만드는 열쇠는 만들어진 단백질의 종류와 서로 다른 세포의 유형에 따른 서로 다른 유전자가 활성화 되기 때문이다.

세포의 특수화, 또는 *세포의 분화*는 인체의 세포 유형에 따른 *구조적 다양성*을 유발한다. 서로 다른 소기관들이 각기 다른 세포에서 우세하게 존재하기 때문이다. 예를 들어 근육은 대단히 많은 액틴과 미오신 단백질을 생성하고 지질은 지방세포에 축적된다. 포식작용을 하는 세포는 더 많은 용해효소를 생성해야 하므로 많은 용해소체가 존재한다. 인체에는 약 200가지의 다른 세포 유형이 존재하는데 크기, 형태, 기능이 크게 다르다. 구형의 지방세포, 납작한 원반 모양의 적혈구, 가지처럼 뻗어나가는 신경세포, 정육면체 모양의 콩팥의 세관상피들이 있다. 그림 2.18에서는 세포의 형태와 세포소기관의 위치가 세포의 특수화된 기능과 밀접한 관계를 나타내고 있다. 세포들은 기능에 따라 다음과 같이 분류할 수 있다.

A. 인체 부위를 연결하거나 기관을 둘러싸고 있는 세포

섬유모세포(fibroblast). 길쭉한 외형을 가진 세포로서 자신이 생성하는 섬유를 따라 길게 늘어진다. 또한, 섬유를 구성하는 단백질을 합성 및 분비하기 위해 풍부한 과립세포질그물과 큰 골지장치를 갖고 있다.

상피세포(epithelial cell). 상피세포의 모양은 *상피조직*(epithelium)이라 불리는 층에 최대한 많은 수의 세포를 채울 수 있게 한다. 상피세포는 중간잔섬유가 풍부하여 비비거나 당길 때 찢어지지 않게 저항성을 갖게 한다. 샘상피와 같이 일부 상피세포에서는 과립세포질그물, 골지장치 및 분비과립이 풍부하다.

적혈구(erythrocyte). 적혈구는 산소와 이산화탄소와 같은 호흡가스를 운반한다. 적혈구의 오목한 원반 모양은 호흡가스 흡수를 위한 추가 면적을 제공한다. 또한, 유선 모양을 하고 있어 혈액 내에서 쉽게 이동할 수 있다. 적혈구 내에는 산소를 운반할 수 있는 색소를 최대한 채우기 위해 다른 소기관들이 없다.

B. 운동을 하여 신체를 움직이는 세포

뼈대근육(skeletal muscle), *민무늬근육*(smooth muscle) *세포*. 이 세포들은 긴 형태이며, 액틴과 미오신 잔섬유가 풍부하여 강력한 수축 활동을 한다.

C. 영양소를 저장하는 세포

지방세포(fat cell). 거대한 구형이며 세포질내 지방방울을 생성한다.

D. 질병과 싸우는 세포(방어세포)

큰포식세포(대식세포, macrophage). 긴 거짓발을 사용하고 아메바운동으로 조직의 감염부위로 이동한다. 포식된 감염성 미생물은 세포 내에 있는 많은 용해소체에 의해 분해된다.

E. 정보를 수집하고 인체의 기능을 조절하는 세포

신경세포(nerve cell, neuron). 정보를 받아들이고 인체의 다른 기관으로 정보를 전달하기 위하여 긴 돌기들을 가지고 있다. 이 돌기들은 지속적으로 재생되는 형질막으로 싸여 있으며 형질막 성분의 합성을 위해 큰 과립세포질그물을 갖고 있다.

F. 생식을 위한 세포

정자(sperm). 정자는 수정하기 위해 난자에까지 헤엄칠 수 있도록 길고 가는 형태를 가지고 있다. 헤엄치기 위해 사용되는 꼬리 부위를 *편모*(flagellum)라 한다.

모든 기관들은 출생 전에 잘 형성되고 기능한다. 그러나 유아기와 청소년기 동안 더 많은 세포를 생성해 지속적으로 자라난다. 일단 성인의 크기에 도달하게 되면 세포분열은 상당히 느려지고 주로 수명이 짧은 세포 유형으로 대치되고 상처를 재생하는 과정에서 주로 세포분열이 이루어진다.

2.6b 노화 Aging

세포의 노화가 일어남에 따라 많은 문제가 노인들에게서 발생한다. 노화는 복잡하고 많은 기전에 의한 결과임에도 불구하고 가장 잘 정리된 이론에 의하면 자유기(자유라디칼, free radical)가 주된 역할을 한다고 한다. 높은 반응성과 파괴성이 있는 분자들은 방사선과 화학적 오염물질 등과 같은 외부적 손상에 반응하여 생성되기는 하나 주로 정상세포의 대사부산물이다. 이 이론에 의하면 활성산소가 증강되어 지속적으로 필

**유사분열은 핵분열과정으로서 염색체가 2개의 딸핵으로 나뉜다.
세포질분열과 함께 2개의 상동의 딸세포를 생산한다.**

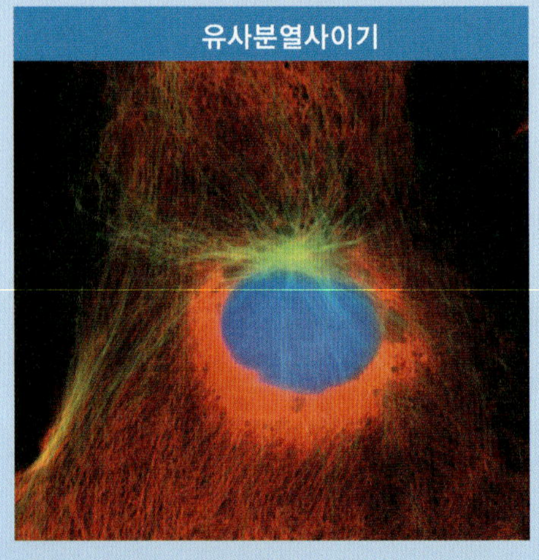

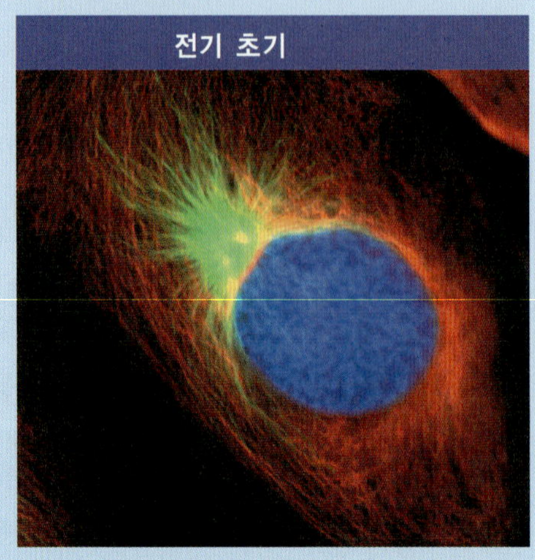

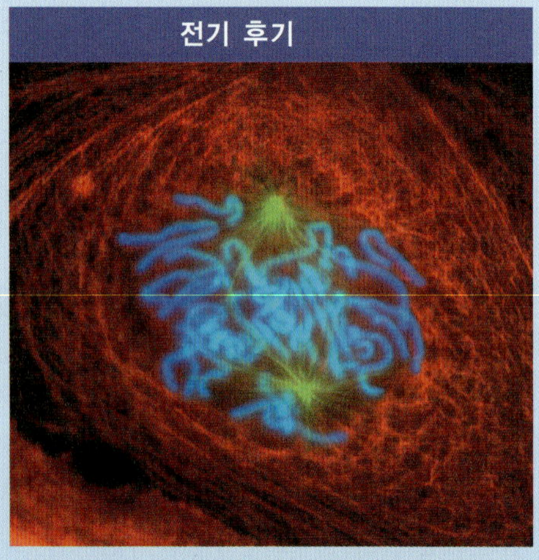

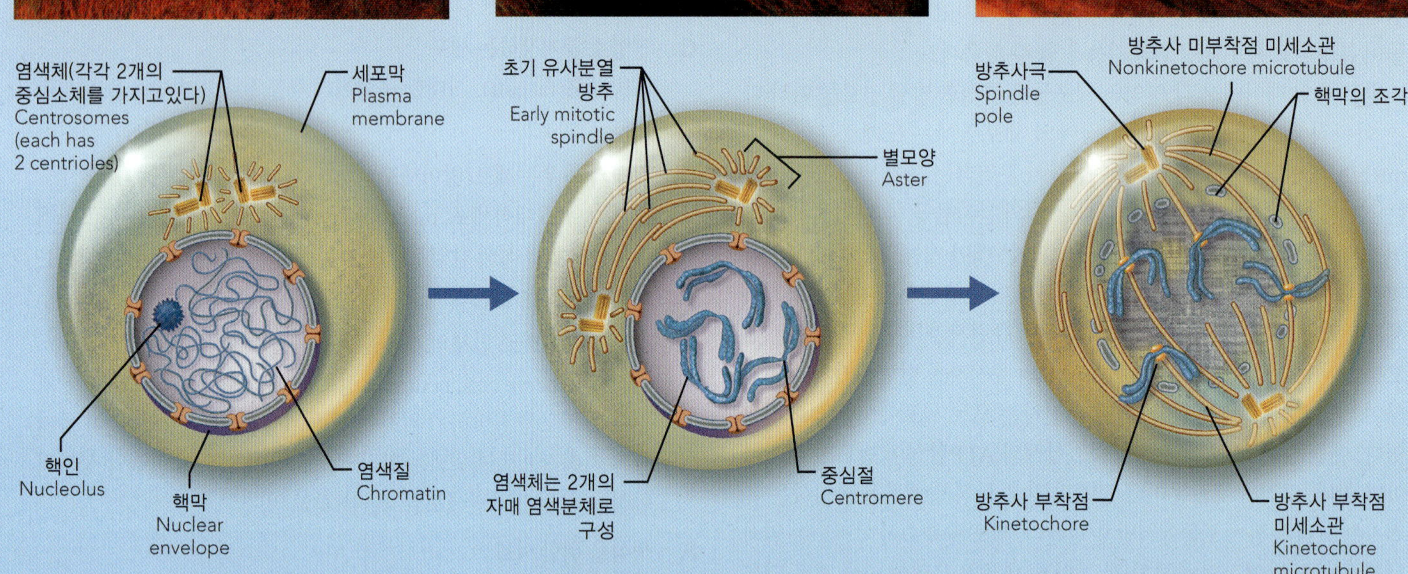

유사분열사이기

유사분열사이기(Interphase)

유사분열사이기는 정상적인 대사활동과 성장이 이루어지는 세포의 생명유지 활동을 하는 기간이다. 유사분열사이기는 유사분열의 일부는 아니다.

- 유사분열사이기에는 DNA가 들어 있는 물질은 염색분체 형대로 존재한다. 핵막과 1개 또는 그 이상의 핵인은 온전하게 관찰된다.
- 유사분열사이기는 3개의 뚜렷한 기간으로 나뉜다: G_1, S, G_2

광학현미경사진은 네발가락도롱뇽의 허파세포의 분열하는 모습을 보여준다.
형광물질 표지자는 세포의 구조들의 색깔을 나타내었다. 염색체는 파란색, 미세소관은 녹색을 나타냈다(빨간색은 중간잔세사를 나타냈다).
그림으로 그린 것은 현미경으로 관찰되지 않는 세부 구조를 그려 넣었다. 단순화하기 위하여 4개의 염색체만 그려 넣었다.

전기–유사분열의 첫번째 단계

전기 초기(Early Prophase)

- 염색질은 농축되면서 꼬여 막대와 같은 염색체를 형성한다.
- 각각 복제된 염색질은 2개의 상동의 가닥이 2개의 자매염색분체가 되어 동원체에 서로 붙어 있다(뒤에 염색분체가 분리될 때, 각각 새로운 염색체가 될 것이다).
- 염색체가 나타나면 핵인이 사라지고, 2개의 중심소체는 서로 분리된다.
- 중심소체는 미세소관 조립이 성장하기 위한 국소적인 지점인 유사분열방추로서 작용한다. 미세소관이 길어지면 세포의 반대편 극을 향하여 염색체가 이동하게된다.
- 미세소관의 집합체는 중심소체 바탕질로부터 펼쳐지는데 이를 성상(aster)이라 한다.

전기 후기(Late Prophase)

- 핵막이 파괴되어 방추사가 염색체와 상호작용하게 한다.
- 일부 성장하고 있는 방추사 미세소관은 염색체의 중심절에 있는 특수한 단백질 구조인 방추사 부착점에 부착한다. 이러한 미세소관을 방추사 부착점 미세소관이라고 한다.
- 부착하지 않은 방추사 미세소관은 방추사미부착점 미세소관이라 한다. 미세소관은 서로 미끄러져 양쪽 극으로부터 멀어지게 한다.
- 방추사부착점 미세소관은 줄다리기식으로 양쪽 극으로부터 각각의 염색체를 끌어당겨서 결국 세포의 중심인 적도판으로 끌어들인다.

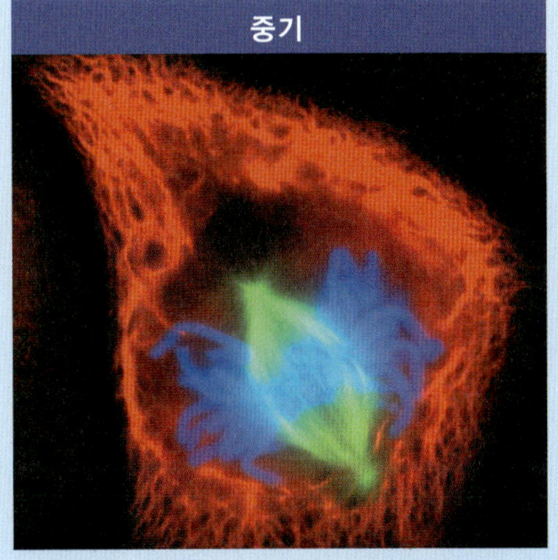

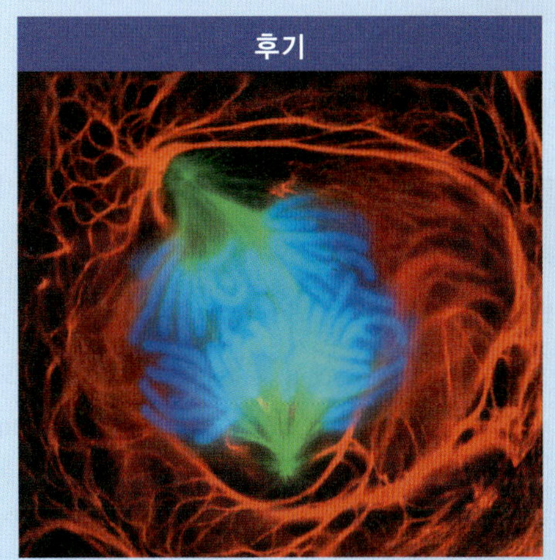

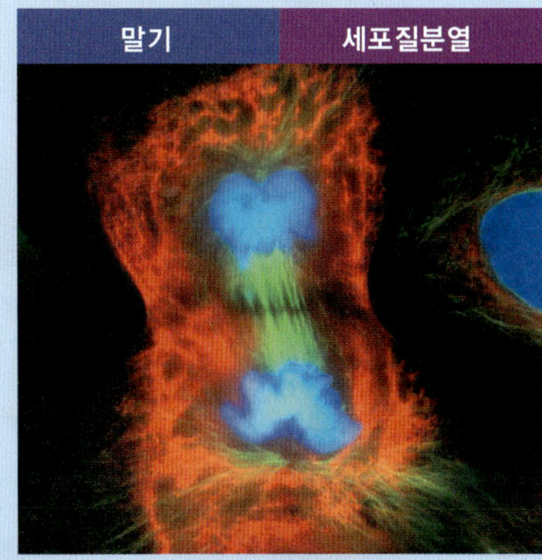

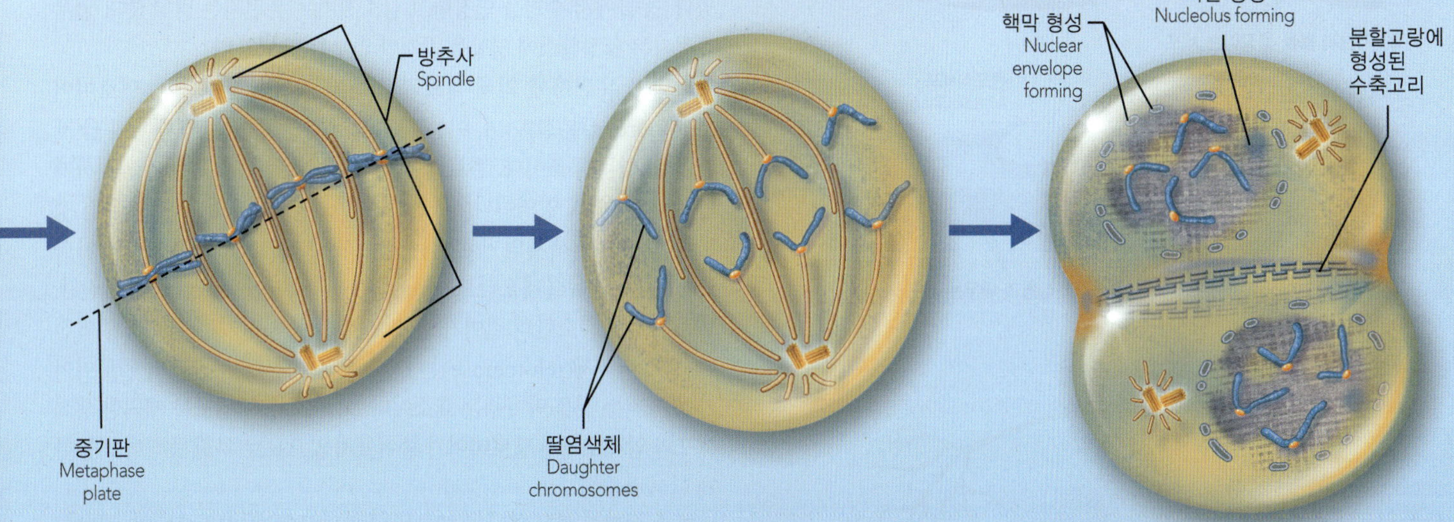

중기-유사분열의 두번째 단계

- 2개의 중심소체는 세포의 반대쪽극에 위치한다.
- 염색체는 세포의 정중선에 모여 있고, 중심절은 정밀하게 방추 적도판에 배열된다. 이러한 상상의 단면은 두 극 사이의 정중선으로서 이를 중기판이라 한다.
- 중기 말에 서로 염색분체를 분리하게 할 효소가 방출된다.

후기-유사분열의 세번째 단계

유사분열의 가장 짧은 기간인 후기는 염색체의 중심절이 동시에 갈라짐으로써 갑자기 시작된다. 각 염색분체는 자신의 극쪽으로 이동하여 염색체가 된다.

- 방추사부착점에 있는 운동단백질을 따라 이동한 방추사부착점 미세소관은 점점 각 염색체를 양극 쪽으로 잡아 끈다.
- 동시에 방추사비부착점 미세소관은 서로 미끄러져 들어가서 길어져 세포의 두 극쪽으로 밀어낸다.
- 이동하는 염색체는 V자 모양같다. 중심절은 염색체가 이동할 길을 안내하고, 염색체의 "팔"은 중심절 뒤에 매달려 있다.
- 염색체가 이동하고 분리되는 것은 염색체가 짧고 작은 물체라는 사실이 도움이 된다. 산재한 실 같은 염색질은 늘어나거나 얽히거나 부서져 딸세포에게 부정확한 분배가 초래될 수도 있다.

말기-유사분열의 마지막 단계

말기-유사분열의 마지막 단계

말기는 염색체의 이동이 멈추자 마자 시작된다. 이러한 마지막 단계는 반대로 전기의 역순과 유사하다.

- 세포의 반대쪽 극에 있는 상동의 염색체는 풀리기 시작하고, 실과 같은 염색분체가 형성되기 시작한다.
- 새로운 핵막이 각 염색분체 덩어리 주위에 형성되고 핵인은 핵속에서 다시 나타나고, 방추는 파괴되어 사라진다.
- 유사분열은 끝이 난다. 짧은 기간 동안에, 세포는 핵이 두 개가 되고, 각각의 새로운 핵은 분열 전의 어머니의 핵과 같게 된다.

세포질분열-세포질의 분열

세포질분열은 후기의 말에 시작하여 말기 이후까지 계속된다. 액틴잔세사의 수축고리가 분할고랑을 형성하여 두 개의 딸세포를 분리시킨다.

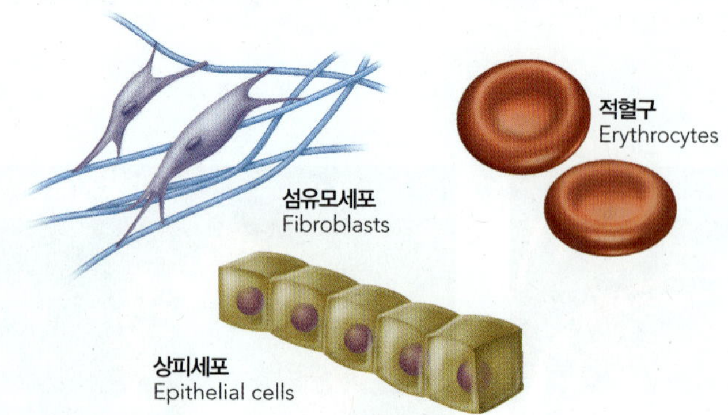

A. 인체부위를 연결하거나 내피를 형성 또는 가스를 운반하는 세포

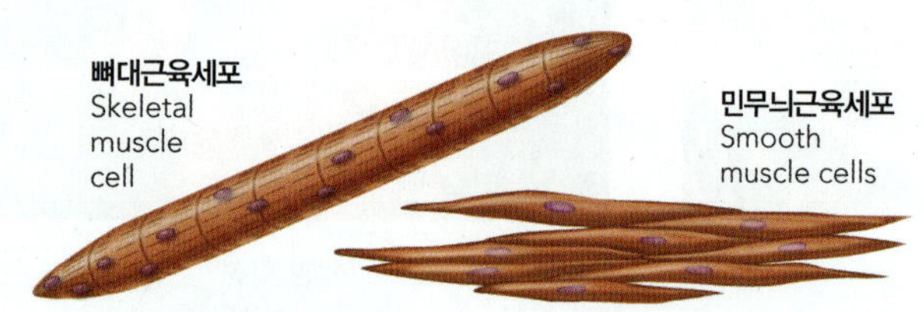

B. 기관과 몸을 움직이는 세포

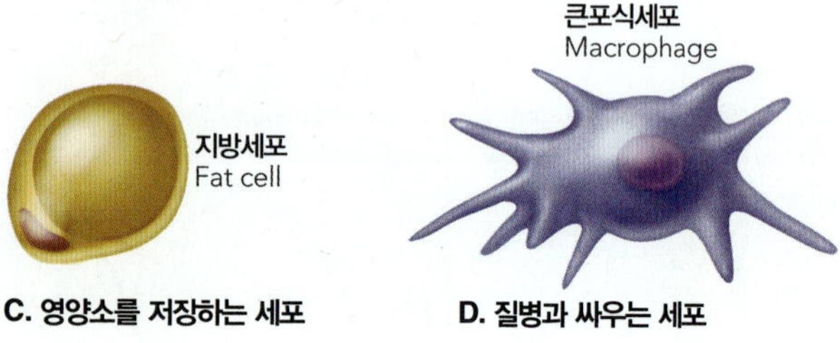

C. 영양소를 저장하는 세포

D. 질병과 싸우는 세포

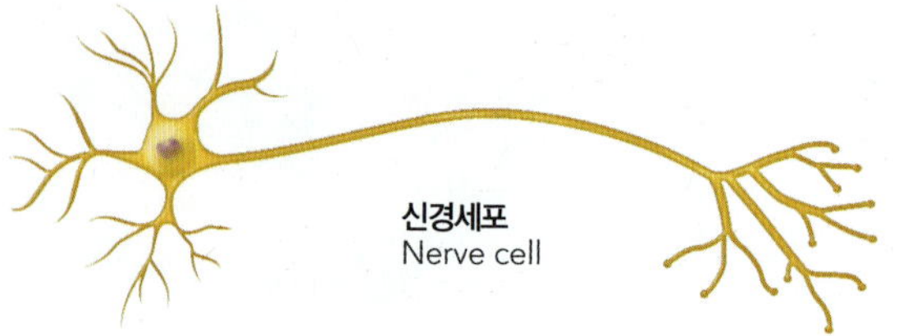

E. 정보를 수집하고 몸의 기능을 조절하는 세포

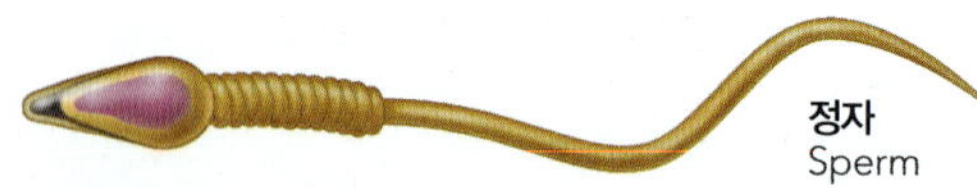

F. 생식세포

그림 2.18 세포의 다양성.

수적인 세포분자에 손상을 입힌다. 초파리나 애벌레를 이용하여 실험해 본 결과, 활성산소를 중화시키고 손상된 분자를 재생시키면 수명이 연장되는 것을 알 수 있었다. 비타민 E와 C는 인체에서 항산화제로 작용하며 과도한 활성산소의 형성을 방지한다.

대부분의 활성산소는 가장 높은 대사율을 보이는 사립체에서 생성된다. 활성산소에 의해 손상된 사립체가 에너지 생성률이 감소하면서 세포는 약해지고 노화된다고 과학자들은 말한다. 이를 *노화의 사립체설*(mitochondrial theory of aging)이라 한다. 실험실 쥐에게 영양 공급을 약간씩 감소시켰을 때 수명이 30%까지 증가한 것은 오랫동안 알려져 온 사실이다. 영장류에서도 똑같은 결과가 입증되었다. 칼로리 제한은 대사율을 낮추고 대사의 효율은 높이기 때문에 파괴적인 활성산소가 덜 생성되어 노화가 지연된다.

노화의 유전설(genetic theories of aging)은 노화는 유전자에 의해 계획되어 있다는 이론이다. 이러한 가설은 노화가 인체발달의 정상적인 부분이고 유전자에 의해 조절된다면 신체의 나이는 예측 가능한 유형으로 관찰된다고 말한다. 흰쥐와 초파리는 사육 시 수명이 연장될 수 있다. 동물에서 수명을 연장하고 감소시키는 유전자는 밝혀졌다. 일부 유전자는 활성산소에 영향을 받지만 일부는 덜 받는다.

노화가 유전자에 의해 계획된 것이라는 확실한 증거는 **텔로미어**(telomere, 끝분절)이며, 이는 세포가 분열할 수 있는 최대 횟수를 제한할 수 있는 구조이다. 텔로미어는 염색체 끝부분을 덮는 무의미하게 반복되는 DNA 영역이다(*telo* = end, *mere* = piece). 아무 유전 정보도 없지만 염색체의 생존에는 필수적이다. DNA가 복제될 때마다 50~100개의 뉴클레오티드가 소실되고 텔로미어는 조금씩 짧아진다. 텔로미어가 최소한의 길이가 될 때 분열을 중지시키는 신호가 주어진다. *텔로머라제*(telomerase)는 DNA의 끝부분에 부착되어 텔로미어가 짧아지는 것을 막아주는 효소이다. 이 효소는 체세포를 제외한 생식세포와 암세포에서 텔로미어가 줄어들지 않으므로 무한 증식이 가능하게 한다.

많은 연구들에서 짧아진 텔로미어가 노화와 관련된 당뇨병, 심장질환, 치매, 일부 암들의 발생 위험도를 높인다고 밝힌다. 가까운 미래에 텔로미어의 길이를 측정하는 검사가 개인의 건강 상태를 진단하는 데 사용될 것이다.

이해 수준 체크하기

- ☐ **14.** 근육세포처럼 움직임을 위해 특화된 세포에는 어떤 세포소기관이 많은가?
- ☐ **15.** 호르몬을 생성하고 분비하는 세포에는 어떤 세포소기관이 많은가?
- ☐ **16.** 현재까지 밝혀진 노화 이론에 따르면 개별적 태도에 의해 노화 과정은 변화될 수 있는가?

요약 Chapter Summary

2.1 세포의 개요 OVERVIEW OF CELLS

1. 세포는 구조적, 기능적 기본 단위이다.
2. 인체는 50~100조 개의 세포로 구성된다. 이 장에서 설명한 세포는 일반적인 형태를 강조했다.
3. 세포는 영양소를 얻고 분자를 생성하고 노폐물을 제거하고 형태를 유지하고 복제한다.
4. 각 세포는 세포막, 세포질, 핵의 세 영역으로 구성된다.

2.2 세포막 THE PLASMA MEMBRANE

2.2a 세포막의 구조 Structure

5. 세포막은 외부 경계선이다. 유동모자이크 모델은 유연한 지질이중층(인지질, 콜레스테롤, 당지질) 사이에 단백질이 끼어 있는 구조를 말한다.
6. 막단백질의 대부분은 필수막단백질로 이중막을 가로질러 길게 존재한다. 반대로 주변막단백질은 막 표면에 부착되어 다른 기능을 할 수 있도록 돕는다.
7. 당단백질, 당지질 등 막의 당 성분들은 세포 표면에 돌출되어 있고 세포와 세포가 서로 부착하거나 인지하도록 하는 당질층(cell coat, glycocalyx)을 형성한다.

2.2b 세포막의 기능 Functions

8. 세포막은 세포 내용물을 보호하는 울타리 역할을 한다. 물질의 세포내 출입은 세포 외부에서 오는 신호물질에 대한 세포막의 수용체 단백질에 의해 결정된다.

2.2c 세포막을 통한 물질 이동 Membrane Transport

9. 작은 비극성 분자들은 단순확산(simple diffusion)을 통해 세포막을 통과한다. 물은 삼투현상(osmosis)으로 세포막을 출입한다. 더 크고 극성분자들은 필수막단백질에 의한 수송 기전을 이용한다. 농도경사를 따라 이동하는 경우 촉진확산(facilitated diffusion)이라 한다. 능동수송(active transport)은 농도 경사를 거슬러서 에너지를 사용하여 이동한다.
10. 큰 입자와 거대분자는 세포내섭취작용(endocytosis)과 세포외배출작용(exocytosis)으로 세포막을 통과한다. 세포내섭취작용은 세포막이 주머니처럼 집어져 세포질 소포를 형성하여 큰 물질들이 들어온다. 물질이 고체일 경우 포식작용(phagocytosis), 세포바깥액에 용해된 물질인 경우 포음작용(pinocytosis)을 통해 유입된다. 수용체 매개성 세포내섭취작용은 선택적인 과정으로 수용체에 부착된 특정분자들이 단백질로 싸여진 소포내로 유입되어 들어온다.
11. 세포외배출작용(exocytosis)은 세포 밖으로 세포막과 융합되어 만들어진 소포를 통해 내용물을 배출시킨다.

2.3 세포질 THE CYTOPLASM

2.3a 세포질액 Cytosol

12. 세포질 또는 세포내 바탕질의 끈적이는 액성 물질에는 세포소기관과 포함물이 떠 있다.

2.3b 세포소기관 Cytoplasmic Organelles

13. 각 소기관들은 각각 특이적인 기능을 수행한다. 인체의 다양한 세포의 유형들은 각 기관이 다양한 만큼 차이가 있다.
14. 두 개의 소단위로 구성된 리보소체는 검게 착색된 과립이다. 리보소체는 단백질과 rRNA로 이루어져 있다. 리보소체는 단백질합성(translation)이 이루어지는 장소이다. 자유리보소체는 세포질액에서 사용되는 단백질을 만든다.
15. 과립세포질그물은 막으로 된 벽을 이룬 수조(cistern)에 리보소체가 부착되어 있다. 부착된 리보소체는 단백질을 생성하여 수조 안으로 모아 결국 세포에 의해 분비된다. 과립세포질그물은 또한 모든 세포막을 생성한다.
16. 무과립세포질그물은 리보소체가 부착되지 않은 막이 벽을 이룬 관 모양의 그물로 지질대사를 포함한다. 모든 세포질그물은 칼슘이온을 저장한다.
17. 골지장치는 디스크 모양의 수조 더미로 볼록한 시스(cis)면과 트랜스(trans)면을 가진다. 과립세포질그물에서 생성된 단백질을 분류하고 각자 적합한 최종 목적지로 이동시킨다. 골지장치로부터 용해소체와 분비과립이 생성된다.
18. 용해소체는 구형의 소화효소를 지닌 막주머니이다. 용해소체는 약화된 소기관을 소화시키고 남은 물질은 세포막으로 둘러싸인 소포를 통하여 이동한다.
19. 사립체는 이중막으로 덮여진 실 같은 구조물이다. 속막은 선반 같은 능선을 형성한다. 사립체는 ATP 합성의 주된 장소로 세포내 발전소이다.
20. 과산화소체는 여러 대사과정을 수행하는 막성 효소주머니이다. 과산화소체는 과산화수소를 활성산소로 변환시키고, 또한 과산화수소를 이용하여 독성 물질을 해독한다.
21. 세포뼈대는 액틴잔섬유, 중간잔섬유, 미세관 등 뚜렷하게 3가지 형태로 구분된다. 액틴잔섬유는 미오신과 작용하여 수축력을 형성한다. 중간잔섬유는 세포가 받는 장력에 저항하며 안정적이다. 미세관은 세포 중심에서 뻗어나가 세포의 형태를 유지시키고 세포질내 다양한 소기관을 배치하고 이동시킨다. 미세관과 미세잔섬유는 불안정하여 파괴되고 재생되는 과정이 반복된다.
22. 세포중심은 핵 근처 세포질에 있는 공 모양의 영역이다. 세포중심은 한 쌍의 중심소체 주위의 구름 모양의 바탕질로 구성된다. 바탕질내 단백질은 세포뼈대의 긴 미세관과 방추시의 미세관을 고정시킨다. 중심소체는 짧은 미세관의 벽을 가진 원통 모양의 구조이다.

2.3c 세포질포함물 Cytoplasmic Inclusions

23. 세포질포함물은 세포질내 일시적인 구조이다. 지방방울과 글리코겐이 함유된 당질소포와 같은 영양소가 저장된 구조이다.

2.4 핵 THE NUCLEUS

24. 핵은 유전물질(DNA)을 가지고 세포 중앙에 위치한 통제기관이다. 대부분의 세포들은 중앙에 공 모양 또는 알 모양의 핵이 위치한다.

2.4a 핵막 Nuclear Envelope

25. 핵은 핵구멍을 통해 선택적으로 투과시키는 핵막에 의해 둘러싸여 있다. 이러한 핵구멍들을 통해 커다란 RNA와 단백질의 핵내외 출입을 허용한다. 핵막은 과립세포질그물과 연속선상에 있다.

2.4b 핵소체 Nucleolus

26. 핵소체는 핵에서 검게 염색된 부분으로 RNA유전자의 복사본을 함유하고 있다. 또한 리보소체의 소단위를 생성한다.

2.4c 염색질과 염색체 Chromatin and Chromosomes

27. DNA는 4가지 염기, 즉 티민, 아데닌, 시토신, 구아닌을 포함한 4가지 유형의 뉴클레오티드로 구성된 이중나선구조이다.

28. 염색질은 핵내의 실 같은 물질(DNA와 히스톤단백질)로 염색체를 형성한다. 세포분열 기간 동안 모든 염색질은 염색체, 즉 강하게 꼬여진 두꺼운 막대를 형성한다. 분열하지 않는 세포내에서는 염색질은 불활성화되어 꼬여 있는 염색질(뭉친염색질)과 활성화되고 풀린 상태의 염색질(퍼진염색질)이 섞여 있다.

2.5 세포주기 THE CELL LIFE CYCLE

29. 세포주기는 세포가 새로 생성된 후 다시 분열하기까지 겪게 되는 일련의 변화들이다.

2.5a 사이기 Interphase

30. 사이기는 세포주기 중 나누어지지 않는 단계이다. 사이기는 G_1, S, G_2기로 구성되는데 G_1기는 세포성장기, S기는 DNA 복제기, G_2기는 분열전 마지막 준비 단계이다.

2.5b 세포분열 Cell Division

31. 성장과 재생에 필수적인 세포분열은 M(mitosis)기 동안 이루어진다. 세포분열은 핵분열(mitosis)과 세포질분열(cytokinesis)로 나뉜다.

32. 핵분열인 유사분열은 4단계로 구성된다. (1) 전기: 염색체 출현, 핵막 소실, 방추사 생성, (2) 중기: 세포의 적도에 염색체가 일렬로 배열, (3) 후기: V형태를 띠며 염색체가 양극으로 잡아당겨짐, (4) 말기: 염색질로 풀어지고 핵이 다시 조립. 핵분열은 복제된 염색질을 두 딸세포에게 나누어주는 과정이다. 핵분열이 종료된 후 세포질분열이 일어나 두 개의 세포로 분리된다.

2.6 세포의 발생적 측면 DEVELOPMENTAL ASPECTS OF CELLS

2.6a 세포분화 Cell Differentiation

33. 인체의 첫 번째 세포는 수정란이다. 세포의 분화는 발달 초기에 시작되고 서로 다른 유전자의 활성 때문에 분화가 일어난다고 생각되고 있다.

34. 인체에는 약 200여 종의 세포의 유형이 있다. 이러한 세포는 각각의 기능에 맞는 다양한 형태를 나타낸다. 서로 다른 세포의 유형에서는 다른 소기관들이 더 많다.

35. 성인에서의 세포수는 거의 일정하며 세포분열은 소실된 세포에서 주로 이루어진다.

2.6b 노화 Aging

36. 세포의 노화는 손상이 축적되어 일어나거나 유전적인 영향을 받아 일어나거나 두 원인 모두의 영향을 받기도 한다. 또한 시간이 흐름에 따라 세포분열을 할 수 있는 능력을 잃게 되어 노화가 일어나기도 한다.

3

조직
Tissues

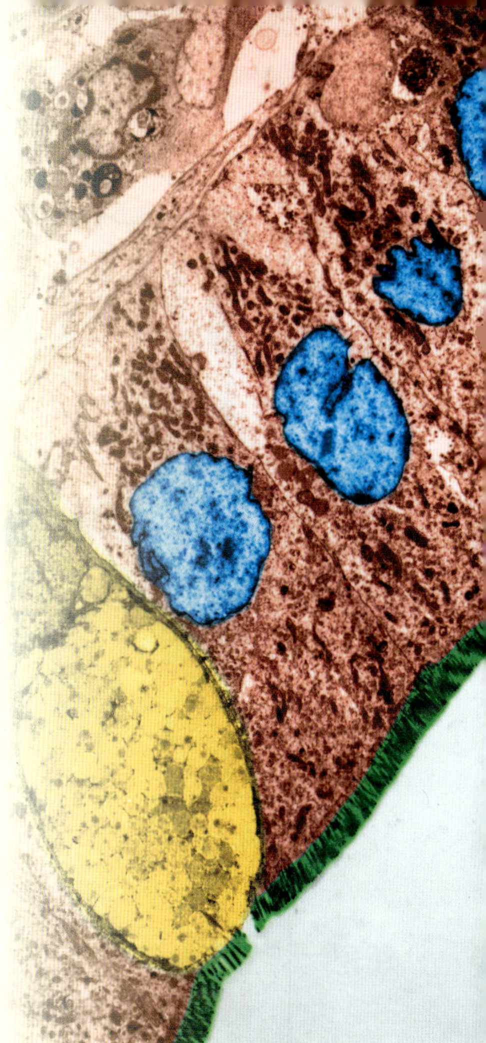

▲ *작은창자 점막상피인 단층원주상피(TEM)*

기억해야 할 어근 Roots to Remember

adeno = gland (샘)
alveol = cavity, pit (공간, 구덩이)
areola = a small open space (작은 공간)
basi, basa = base (바닥)
blast = germ, bud (배아, 싹)
chondr = cartilage (연골)
cili = small hair (작은 머리털)
crine = separate (분리하다)
duc, duct = lead (이끌다, 연결되다)
extra = outside, beyond (밖의)
fibr = fiber (섬유)
hist = tissue (조직)
lacun = space (공간), lake (호수)
matri (-x) = womb (사궁, 바탕질)
micro = small (작은)
neo = new (새로운)
-oma, onco = tumor (종양)
osteo = bone (뼈)
pseudo = false (거짓)
reticul = network (그물)
squam = flat, scale (편평함, 비늘)
stasis = standing (고정, 선채로)
strati = layer (층)
uni = one (하나, 한개)
villi = shaggy hair (텁수룩한 머리)

위에 열거한 어근을 기초로 하여, 다음 용어의 의미를 설명하시오.

1. **microvilli** (미세융모)
2. **fibroblast** (섬유모세포)
3. **adenoma** (샘종)
4. **basal lamina** (바닥판)
5. **pseudostratified** (거짓중층)
6. **extracellular matrix** (세포밖바탕질)

정답은 해답부록을 참조하시오.

인체를 구성하는 세포들은 독립적으로 활동하지 않고 세포집단을 형성한다. **조직**(tissue)은 서로 관련된 세포들이 유사한 기능을 수행하기 위하여 모인 세포집단이다. 조직이란 공통의 기능을 수행하는 유사한 구조를 가진 세포들의 집단을 말한다. 그러나 조직은 전적으로 세포로만 구성된 것은 아니다: 세포들 사이에는 생명이 없는 물질인 세포바깥물질이 있다.

조직은 세포로만 구성되어 있지 않고 세포 사이에는 세포밖바탕질(세포외기질, extracellular matrix), 즉 세포사이물질(세포간질, intercellular substance)로 구성된다. 인체를 구성하는 4가지 기본 조직은 **상피조직**(epithelial tissue), **결합조직**(connective tissue), **근육조직**(muscle tissue) 및 **신경조직**(nervous tissue)이다. 이들 조직은 기능에 따라 *덮개*(상피조직), *지지*(결합조직), *운동*(근육조직) 및 *조절*(신경조직) 기능으로 나눌 수 있다.

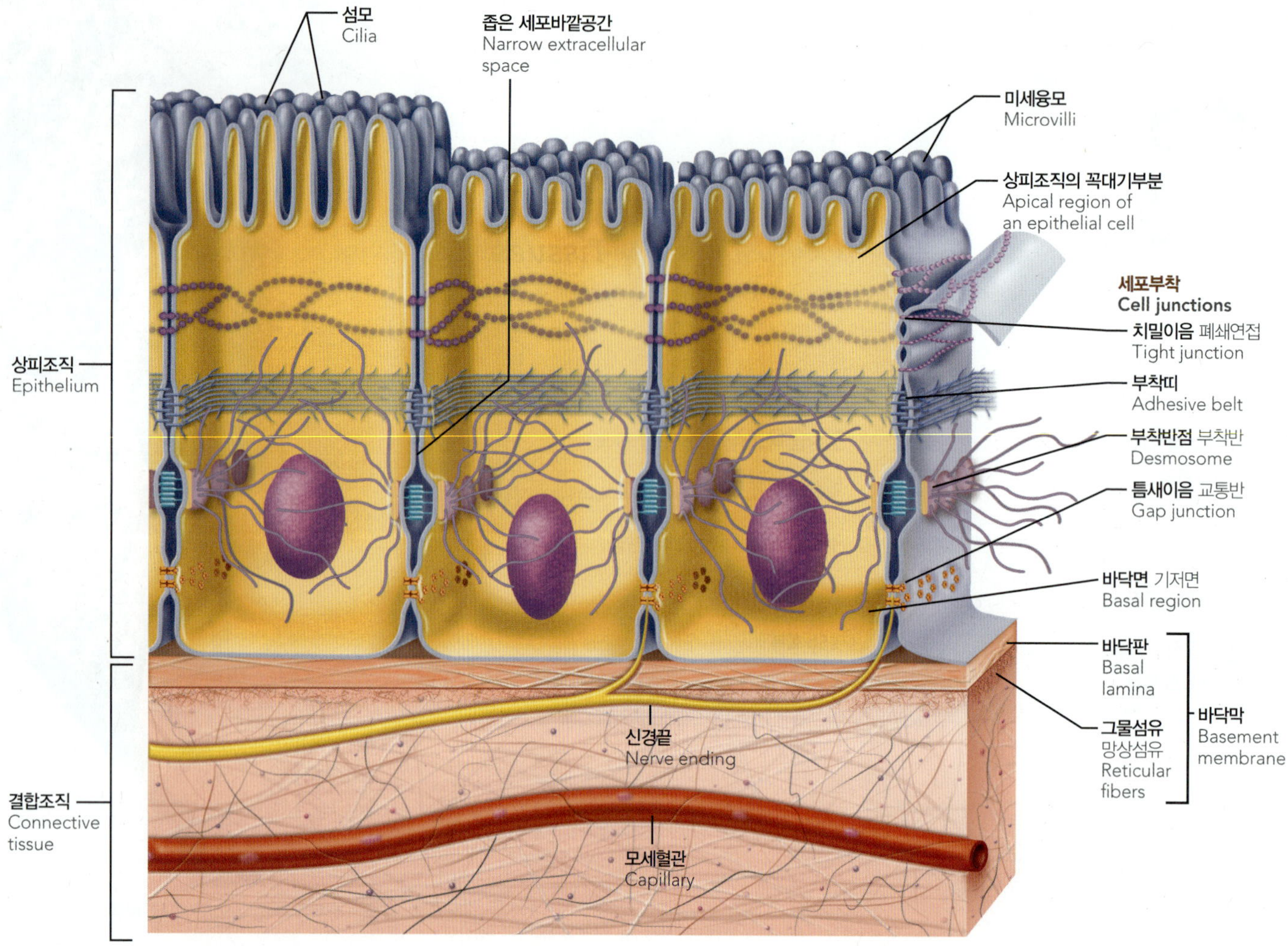

그림 3.1 상피세포의 특성. 상피세포는 고유결합조직 위에 연결된다. 신경종말은 있지만 혈관은 없다. 상피세포의 표면의 특징에 주목한다. 섬모(cillia), 미세융모(microvilli), 세포부착(cell junction), 바닥판(basal lamina).

조직은 인체의 기관들을 형성하는 기초 단위이며 대부분의 기관들은 네 종류의 조직으로 구성되어 있다. 조직의 구조와 기능을 학습하면 다른 장에서 학습할 기관의 구조와 기능을 이해하는 데 중요한 기초를 제공할 것이다.

3.1 상피조직 EPITHELIAL TISSUE

학습 성과

- 상피세포의 구조적, 기능적 특징을 나열할 수 있다.
- 신체의 다른 부위의 상피세포들을 구분하고, 이들 상피의 주요 기능과 부위를 서술할 수 있다.

상피조직(epithelium)은 몸안(체강)이나 몸의 표면을 덮는 넓게 펼쳐진 세포들로 이루어졌다(**그림 3.1**).

상피조직은 두 가지 형태로 관찰된다.

- 인체의 바깥층과 안쪽층을 덮는 상피조직(covering and lining epithelium)은 대부분의 기관의 바깥쪽 표면과 안쪽 점막을 덮고 있다. 예를 들어 피부의 바깥층, 소화기와 호흡기, 몸안의 안쪽면, 심장과 혈관의 안쪽면 등을 둘러싸고 있다.
- 샘상피(glandular epithelium)는 대부분의 분비샘을 이루고 있다.

상피조직의 기능은 서로 다른 환경에서 경계를 형성한다. 예를 들어, 피부의 표피는 신체의 외부와 내부 사이의 경계이다. 인체로 유입되거나 분비되는 대부분의 물질은 얇은 상피조직을 통하여 분비, 흡수 및 이온 운반 등이 가능하다. 상피세포의 기능은 다음과 같다.

1. *보호*: 아래에 놓인 조직의 보호
2. *분비*: 세포로부터 물질 분비
3. *흡수*: 작은 분자들을 세포로 이동시킴
4. *확산*: 농도차에 의해 물질 이동
5. *여과*: 체와 같은 막을 통해 작은 분자들의 이동
6. *감각 수용*

이러한 기능들은 특정 상피세포의 유형을 살펴보면서 자세히 설명할 것이다.

3.1a 상피의 특징 Special Characteristics of Epithelia

상피조직은 다른 조직과 구별되는 많은 특징을 가지고 있다(**그림 3.1**).

1. **세포밀집**(cellularity). 세포들이 밀집되어 세포바깥물질이 안으로 들어오지 못하게 한다.
2. **특수한 세포연접**(specialized contact). 인접한 상피세포는 특수한 세포결합장치에 의해 서로 결합되어 있다.
3. **극성**(polarity). 모든 상피조직은 **자유면**(apical surface)과 **바닥면**(basal surface)으로 구성되어 있다. 이 두 면은 서로 다른 *극성*을 갖고 있으며, 모양과 기능이 서로 다르다. 자유면은 공간, 관, 샘, 빈 장기들의 열린 부분과 접하고 있다. 바닥면은 얇은 방어막이자 *바닥막*의 일부인 *바닥판* 위에 위치한다.
4. **결합조직에 의한 지지**(support by connective tissue). 모든 상피조직은 상피조직 아래에 위치하는 결합조직에 의해 지지된다.
5. **무혈관과 신경지배**(avascular but innervated). 조직의 대부분은 *혈관*(vascular)을 가지고 있지만 상피조직은 혈관이 없는 *무혈관*(avascular) 상태로 상피 아래에 위치한 결합조직내 모세혈관으로부터 확산에 의해 영양소를 공급받는다. 비록 혈관은 없지만 신경조직에 의한 *신경지배*는 받는다.
6. **재생**(regeneration). 상피조직은 강한 재생력을 가지는데 마찰에 노출된 것은 벗겨진다. 그 외 세포는 세균, 산, 매연 등의 외부 환경에 의해 손상 받은 후 적당한 영양소를 공급받게 되면 유사분열에 의해 빠른 속도로 재생된다.

3.1b 상피의 분류 Classification of Epithelia

다양한 종류의 상피가 존재하는데, 일반적으로 세포의 층 수와 모양에 따라 분류한다(그림 3.2). 세포층의 수에 따라 한 층인 *단층상피*(simple epithelium)와 두 층 이상인 *중층상피*(stratified epithelium)로 분류한다(그림 3.2A).

- **단층상피**(simple epithelium). 단일층으로 세포가 배열되고 각 세포는 바닥막에 부착되어 있다.
- **중층상피**(stratified epithelium). 한 층 이상의 세포가 배열되어 있다. 바닥면에 가까운 세포들은 바닥막에 부착되어 있고 자유면에 있는 세포들은 열린 속공간과 경계를 이루고 있다.

세포를 모양에 따라 분류하면 납작한 모양의 *편평세포*(squamous cell), 주사위 모양의 *입방세포*(cuboidal cell), 세포의 폭보다 높이가 높은 기둥 모양의 *원주세포*(columnar cell) 등 세 종류로 분류할 수 있다(그림 3.2B). 핵의 모양은 상피세포의 종류를 분류할 때 매우 중요한 특징 중 하나로서 세포의 핵과 세포의 모양은 비슷하여 편평세포는 납작하고, 입방세포는 구형이며, 원주세포는 난원형이다.

- **편평세포**(squamous cell). 납작하고 디스크 모양의 핵을 갖고 있는 편평세포이다.
- **입방세포**(cuboidal cell). 구형으로 세포의 중심에 위치한 핵을 갖고 있는 입방형의 세포이다.
- **원주세포**(columnar cell). 폭보다 키가 큰 세포로 원주 모양이다. 이 세포의 핵은 바닥면 근처에 위치한다. 핵은 대체로 난원형이며, 위아래로 긴 핵을 갖고 있다.

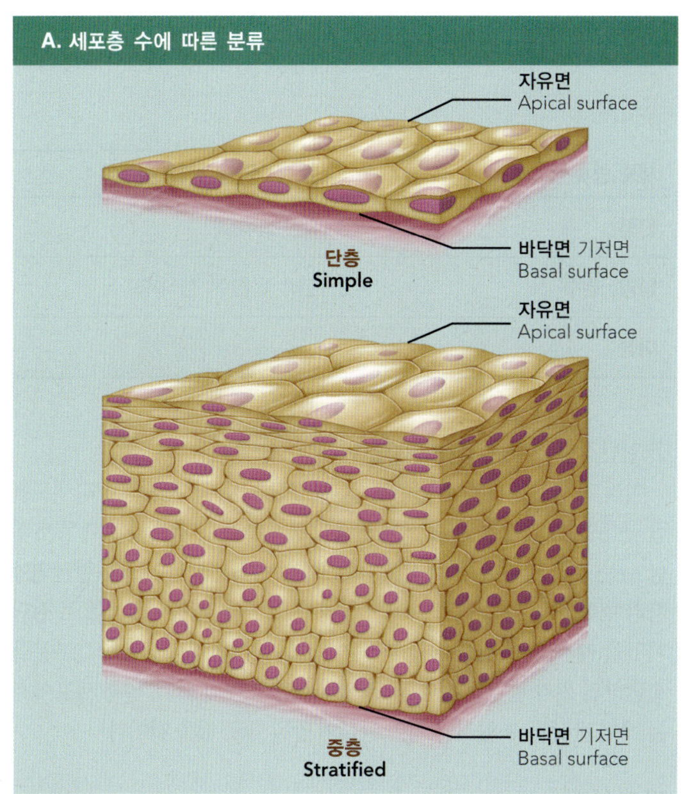

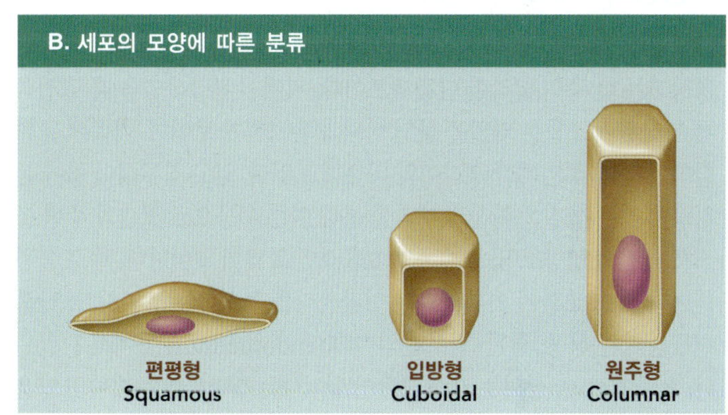

그림 3.2 상피세포의 분류.

단층상피는 모든 세포가 같은 모양이기 때문에 세포의 모양에 따라 분류하기 쉽다. 중층상피는 세포층의 위치에 따라 세포 모양의 차이가 있다. 이러한 애매모호함을 피하기 위하여 중층상피는 *자유면*에 있는 세포의 모양에 따라 분류한다.

조직의 구조와 기능은 밀접한 연관성이 있는데(표 3.1), 일반적으로 중층상피는 마찰이 자주 발생되는 부위의 상피 아래의 결합조직을 보호하는 기능을 한다. 단층상피는 세포의 모양이 그 세포의 기능을 나타낸다. 편평상피세포는 여과 또는 확산기능이 중요한 곳에서 관찰된다. 거리의존성기전 때문에 세포층이 얇을 수록 더욱 빠르게 기전을 일으키기 때문이다. 원주세포와 입방세포는 분비 및 흡수와 관련된 기능을 하는 조직에서 관찰된다. 보다 큰 세포들은 분비물을 생산하고 포장하거나, 이러한 기전을 수행하기 위한 필요한 에너지를 생산하기 위하여 다른 세포장치를 필요로 한다. 섬모상피세포는 점액과 같은 물질이동과 같은 기능을 한다. 각각의 상피조직 유형을 세밀하게 학습할 때 이러

표 3.1 조직의 유형에 따른 상피조직의 기능

	층의 수	
세포 종류	한 층: 단층상피조직	두 층 이상: 중층상피조직
편평	확산 및 여과	보호
입방, 원주	분비 및 흡수: 생식세포	보호. 인체에는 드물다.
이행		보호. 비뇨계통의 기관에서 팽창을 수용하기 위해 늘어난다.

한 일반적인 개념을 명심해야 한다.

여러 가지 유형의 상피를 관찰할 때(**그림 3.3**), 각 유형의 상피세포를 잘 구분할 수 있어야 한다. 상피세포의 경계가 뚜렷하지 않기 때문에 항상 쉬운 것은 아니다. 특히 일부 세포에서는 조직 슬라이드의 절단면에 따라 핵이 보일 수도 있고 보이지 않을 수도 있다. 배를 가로면으로 절단하였을 때 배의 윗면을 절단하면 씨가 보이지 않지만 배의 중간부분을 절단하면 씨가 관찰될 것이다. 조직의 절단도 이와 같이, 일부 세포에서는 핵이 관찰될 수 있지만 핵이 관찰이 안될 때도 있을 것이다.

단층상피 Simple Epithelia

단층편평상피(Simple Squamous Epithelium) (그림 3.3A). 단층편평상피는 한 층의 납작한 단층세포이다. 위에서 관찰하였을 때 밀접하게 부착된 세포들은 타일을 붙인 바닥과 유사하게 보이며, 가쪽에서 관찰하면 옆에서 본 계란 후라이와 비슷해 보인다. 얇고 침투성이 좋아 분자량이 작은 물질은 확산과 여과를 통해 빠른 이동으로 혈관과 주변 조직세포 간의 영양소 및 노폐물의 효율적인 교환이 일어난다. 주로 혈관벽이나 가스 교환이 이루어지는 허파꽈리를 형성하는 상피이다. 단층편평상피는 심장, 혈관, 림프관의 내피(endothelium) 등에서 관찰된다. 허파에서, 이 상피는 가스 교환이 일어나는 허파꽈리 주머니의 얇은 벽을 형성한다.

단층입방상피(Simple Cuboidal Epithelium) (그림 3.3B). 단층입방상피는 입방 모양의 단층세포로서 분비샘의 일부 도관과 콩팥요세관을 덮고 있는 상피에서 볼 수 있으며 기능은 단층원주상피와 동일하다.

단층원주상피(Simple Columnar Epithelium) (그림 3.3C). 단층원주상피는 길쭉한 형태로 위에서 항문에 이르는 소화관의 점막에 존재하며, 주로 흡수, 분비 및 이온 운반 등의 능동적 물질 이동에 관여한다. 단층원주상피의 구조는 이러한 기능을 수행하는 데 적합하도록 형성되어 있다. 이것은 다양한 물질들이 빠르게 통과할 수 있을 만큼 얇다고 할 수 있지만 복잡한 물질 이동 과정에서 세포조직을 보호해 줄 만큼 충분히 두껍다고 할 수 있다.

단층원주상피 중 섬모를 갖고 있는 상피는 섬모의 주기적인 운동으로 물질을 이동시킨다(**그림 3.1** 참조). 자궁관 안쪽면의 단층섬모원주상피(simple ciliated columnar epithelium)의 섬모는 난자의 운반을 돕는다.

거짓중층원주상피(Pseudostratified Columnar Epithelium) (그림 3.3D). 거짓중층원주상피는 세포의 높이가 다양하다. 모든 세포는 바닥막 위에 위치하며, 키가 큰 세포만이 자유면에 도달한다. 높이가 낮은 세포는 미분화된 세포이며 지속적으로 세포의 높이가 변화한다. 이 상피는 단층이지만 핵의 높이가 서로 다르기 때문에 마치 중층상피처럼 보이게 된다.

거짓중층원주상피는 단층원주상피와 같이 분비와 흡수작용을 한다. 섬모가 있는 상피는 호흡기도의 속공간을 둘러싸고 있다. 이곳에서 섬모는 먼지가 부착된 점액을 허파 바깥으로 밀어낸다.

중층상피 Stratified Epithelia

중층상피는 두 층 이상으로, 오래된 표피세포를 대체하기 위해 바닥쪽에서부터 재생되어 표면으로 밀어 올린다. 단층상피보다 강한 중층상피의 주요 기능은 보호작용이다.

중층편평상피(Stratified Squamous Epithelium) (그림 3.3E). 이 상피의 표면층은 납작하며, 여러 개의 층으로 이루어져 있다. 상피의 깊은 층은 입방형이거나 원주형이다. 여러 종류의 상피 중 가장 두꺼우며 보호 기능에 적합한 형태이다. 중층편평상피는 신체에서 마찰을 받는 부위를 덮고 있으며, 피부의 표피, 입, 인두, 식도 및 질의 점막상피에서 관찰된다. 중층편평상피는 피부의 제일 바깥층을 형성하고, 모든 몸안(체강)이 외부에 열리는 일부 영역이 피부에 직접 연속되어 있다라는 것을 기억해야 한다.

피부의 표피는 표면이 강한 보호 단백질인 케라틴이 위치하므로 각질화되었다고 한다. 신체의 다른 중층편평상피는 케라틴이 없으므로 비각질화되었다고 한다.

중층입방 및 원주상피(Stratfied Cuboidal and Columnar Epithelia) (그림 3.3F, G). 이 상피조직들은 비교적 드물게 관찰되고, 주로 땀샘, 젖샘, 침샘(타액선)과 같이 비교적 큰 분비샘의 배설관과 남성 요도의 일부에서 관찰된다.

이행상피(Transitional Epithelium) (그림 3.3H). 이행상피는 내강이 빈 비뇨기관의 속면을 둘러싸고 있는 상피이다. 이러한 기관(예: 방광)은 오줌으로 가득 찰 때 늘어난다. 이행상피가 늘어날 때 여섯 층의 세포층이 세 층의 세포층으로 얇아지며, 꼭대기에 있는 세포는 주름이 펴져 편평하게 된다. 수축되었을 때는 꼭대기면의 일부가 세포 속으로 함입

A. 단층편평상피(Simple squamous epithelium)

설명: 단층편평상피는 납작한 세포로 단층을 이루며 중앙에 위치한 원형 모양의 핵과 성긴 세포질로 구성되어 있는 가장 단순한 상피

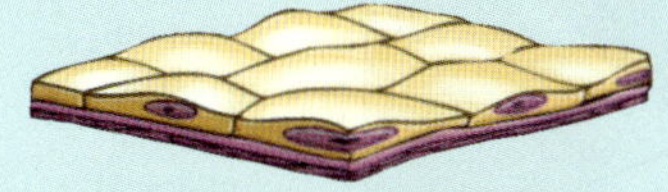

기능: 확산 및 여과를 통한 물질 이동을 조절. 장막에서 윤활물질 분비

위치: 콩팥의 토리와 콩팥소체(사구체낭), 허파꽈리, 심장, 혈관, 림프관의 속막 및 배쪽몸안의 장막 등

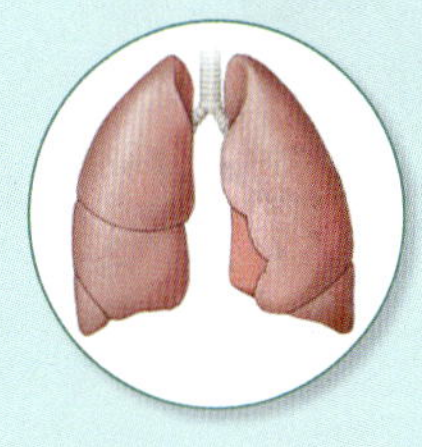

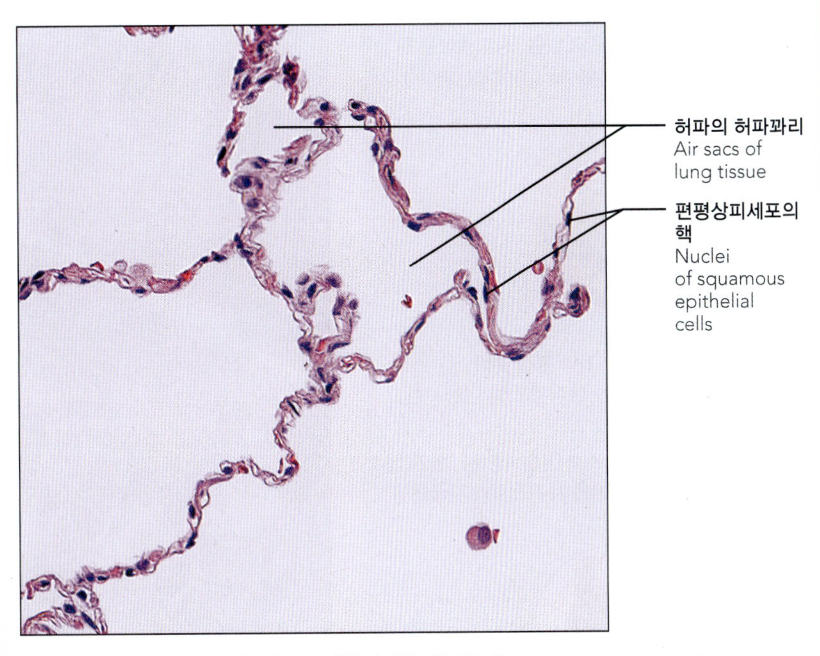

현미경 사진: 허파꽈리벽을 이루는 단층편평상피(140×).

B. 단층입방상피(Simple cuboidal epithelium)

설명: 중앙에 구형의 핵을 가진 입방 모양의 단층상피

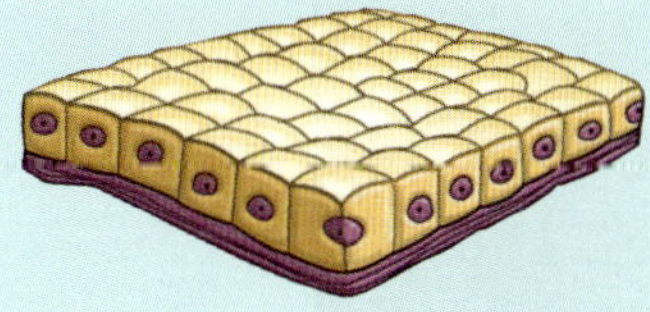

기능: 분비 및 흡수

위치: 콩팥의 요세관, 분비샘, 난소 표면

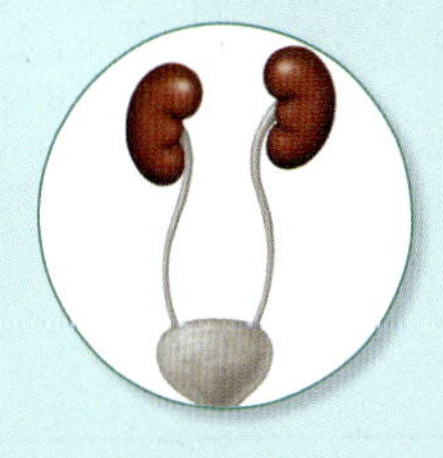

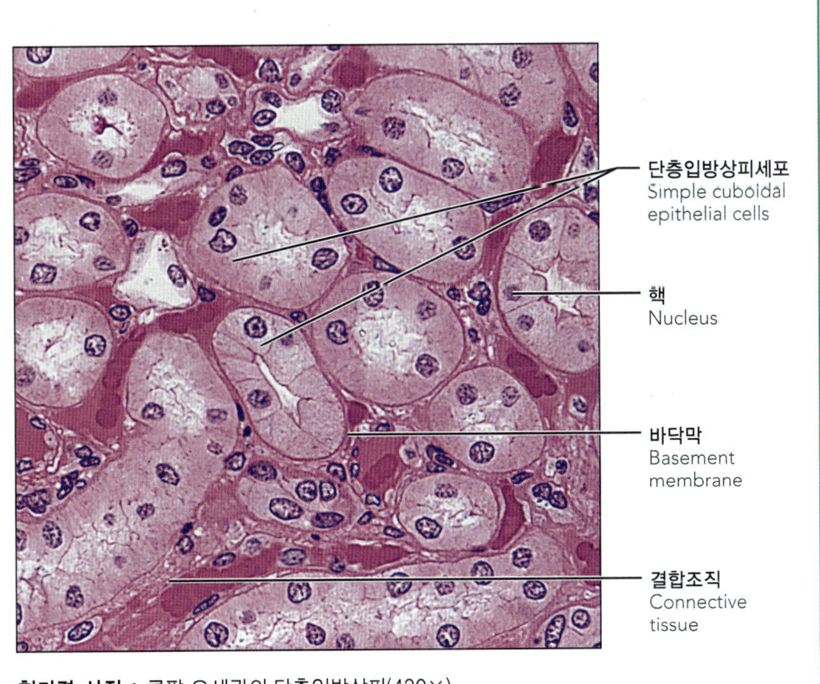

현미경 사진 : 콩팥 요세관의 단층입방상피(430×).

그림 3.3 **상피조직(Epithelial tissues).** *(계속)*

C. 단층원주상피(Simple columnar epithelium)

설명: 원형 또는 타원형의 핵을 가진 가늘고 키가 큰 단층세포. 섬모를 가진 세포도 있음. 상피층에는 점액을 분비하는 술잔세포(배상세포, goblet cell)가 존재할 수도 있음

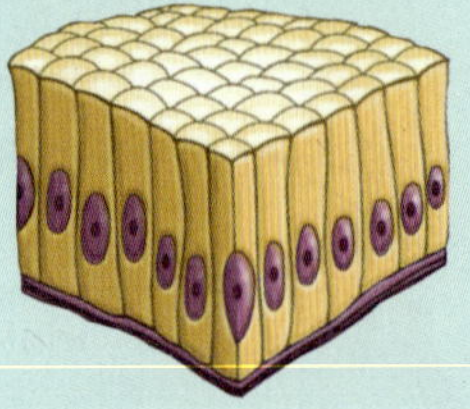

기능: 흡수, 점액, 효소 및 기타 물질 분비.
섬모 운동에 의해 점액(또는 생식세포)을 이동시킴

위치: 섬모가 없는 유형은 소화관(위~항문), 쓸개 및 외분비샘. 섬모가 있는 유형은 세기관지와 자궁관

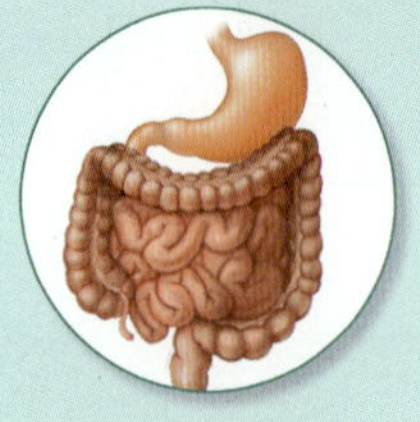

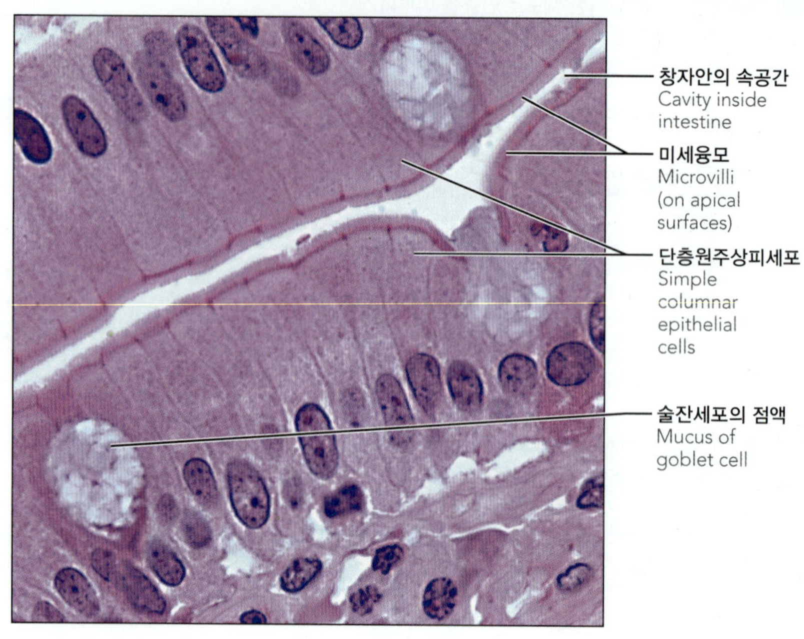

현미경 사진: 작은창자 점막의 단층원주상피세포(640X)

D. 거짓중층원주상피(위중층원주상피, Pseudostratified columnar epithelium)

설명: 높이가 다른 단층세포로 자유면에 닿지 않는 세포도 있음. 다양한 높이의 핵과 술잔세포와 섬모를 가지고 있는 경우도 있음

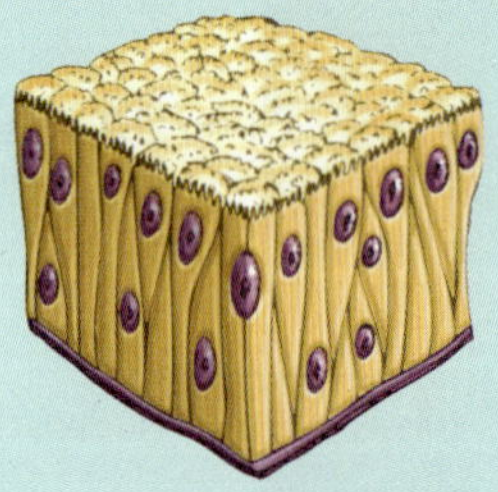

기능: 점액 분비. 섬모 운동에 의한 점액의 이동

위치: 섬모가 없는 유형은 남성 생식관 및 대형 분비샘. 섬모가 있는 유형은 기관과 상기도 호흡기의 대부분

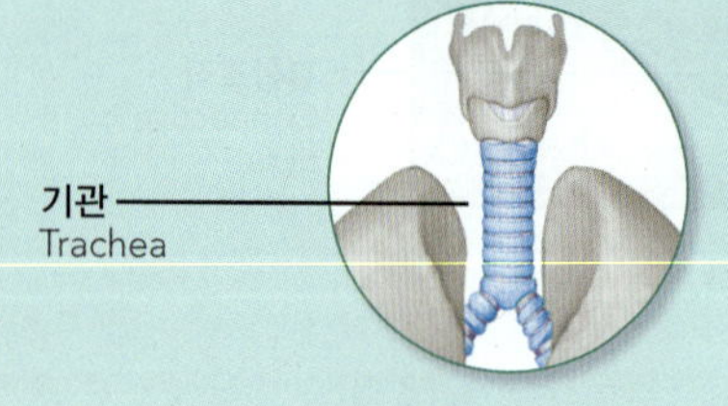

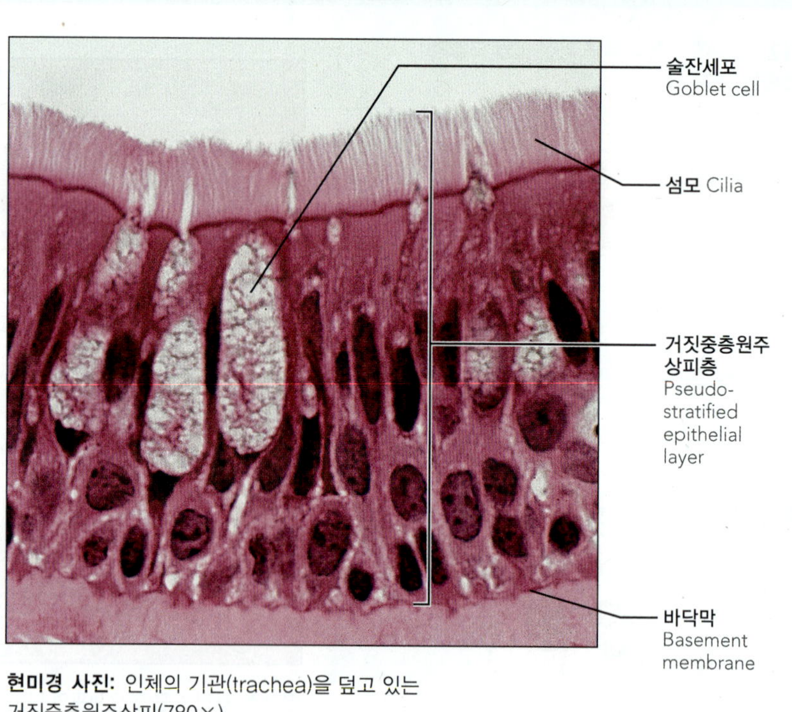

현미경 사진: 인체의 기관(trachea)을 덮고 있는 거짓중층원주상피(780×).

그림 3.3 **상피조직(Epithelial tissues).** *(계속)*

E. 중층편평상피(Stratified squamous epithelium)

설명: 바닥층은 입방형이나 원주형 상피. 표면층으로 갈수록 점점 편평해짐. 표면층은 각질화된 죽은 세포로 됨. 바닥층에서 세포분열을 해서 상피층을 생산

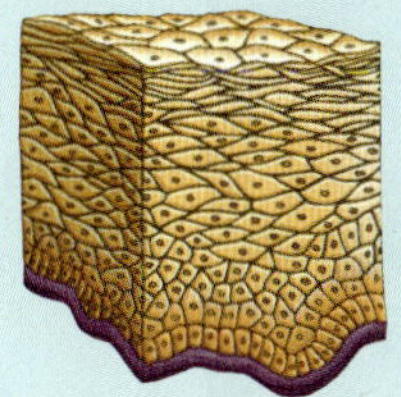

기능: 마찰로부터 보호

위치: 비각질화된 상피 유형 – 입, 목구멍, 후두, 식도 및 질의 습한 점막상피.
각질화된 상피 유형 – 피부의 표피(건조막)

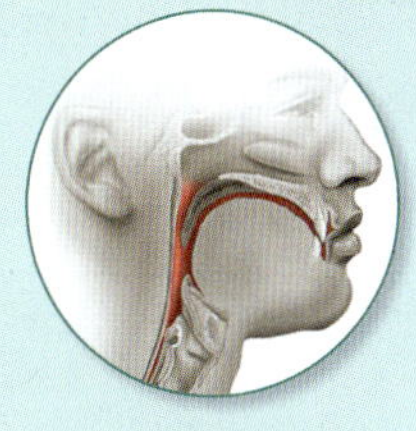

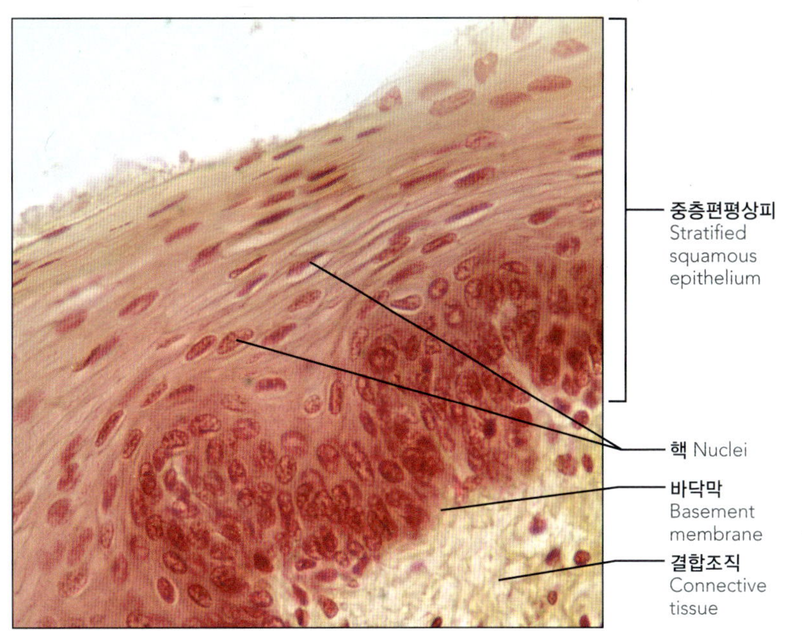

현미경 사진: 식도의 중층편평상피(285×).

F. 중층입방상피(Stratified cuboidal epithelium)

설명: 입방과 비슷한 모양인데 일반적으로 두 층임

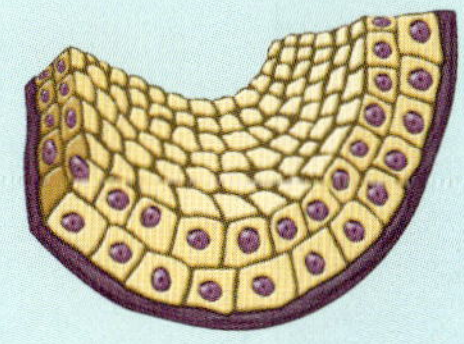

기능: 보호

위치: 가장 큰 땀샘의 도관, 젖샘 및 침샘의 도관

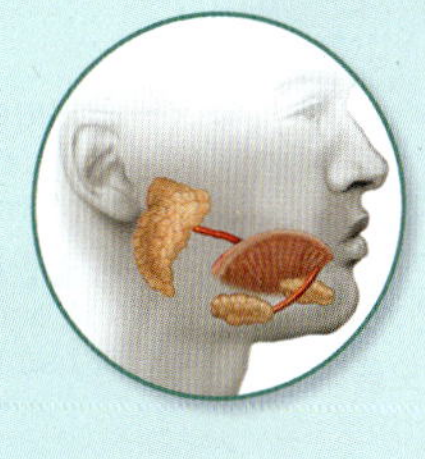

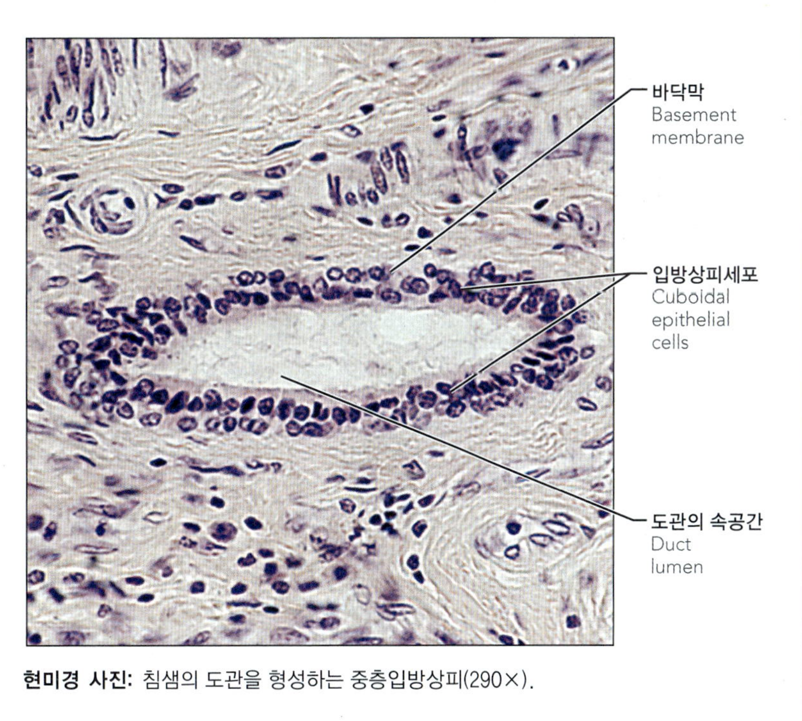

현미경 사진: 침샘의 도관을 형성하는 중층입방상피(290×).

그림 3.3 상피조직(Epithelial tissues). *(계속)*

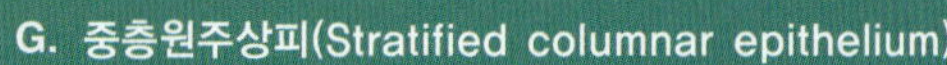

G. 중층원주상피(Stratified columnar epithelium)

설명: 바닥층은 불규칙한 다각형 세포들로 구성된 반면, 표면층의 세포는 원주형

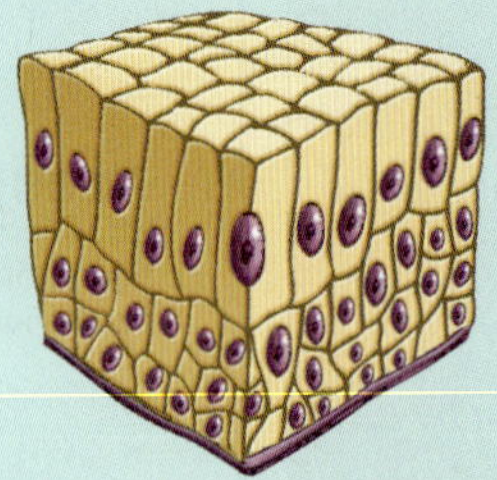

기능: 보호 및 분비

위치: 남성의 요도 및 큰 분비샘 도관의 일부

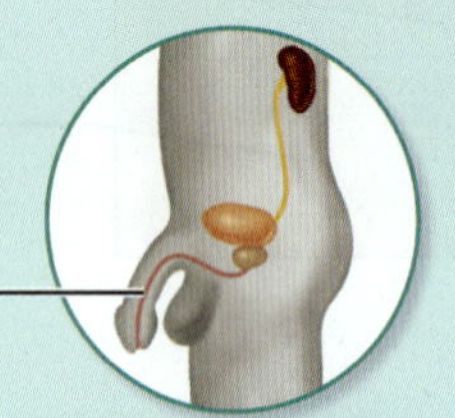

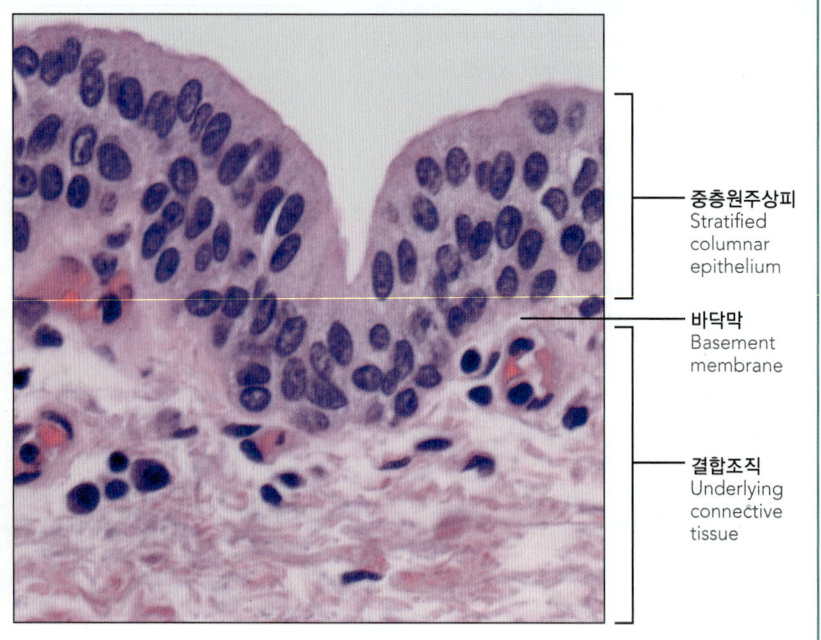

현미경 사진: 남성의 요도를 덮고 있는 중층원주상피(360×).

H. 이행상피(Transitional epithelium)

설명: 중층편평세포와 중층입방세포의 모양을 모두 가지고 있음. 바닥층의 세포는 입방 또는 원주 모양의 중층세포. 자유면은 돔 모양 또는 편평한 모양의 중층세포, 기관의 팽창도에 따라 모양이 달라짐

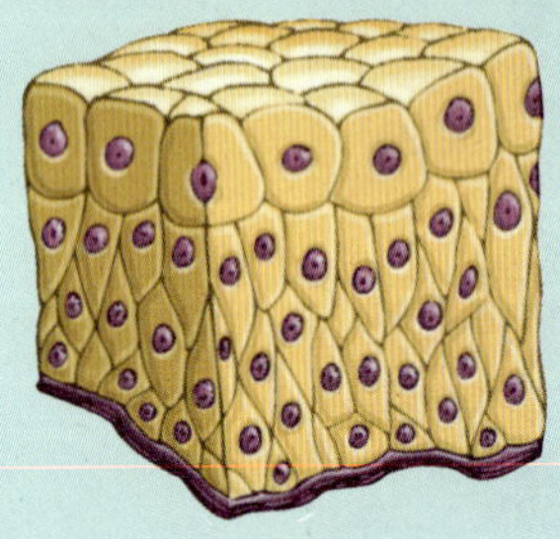

기능: 쉽게 팽창하고 함유된 오줌에 의해 비뇨기관의 확장을 일으킴

위치: 요관, 방광 및 상부요도의 점막상피

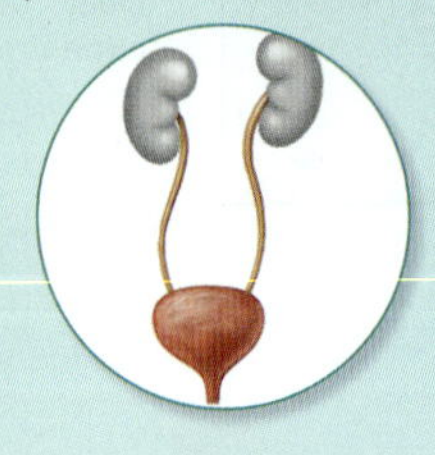

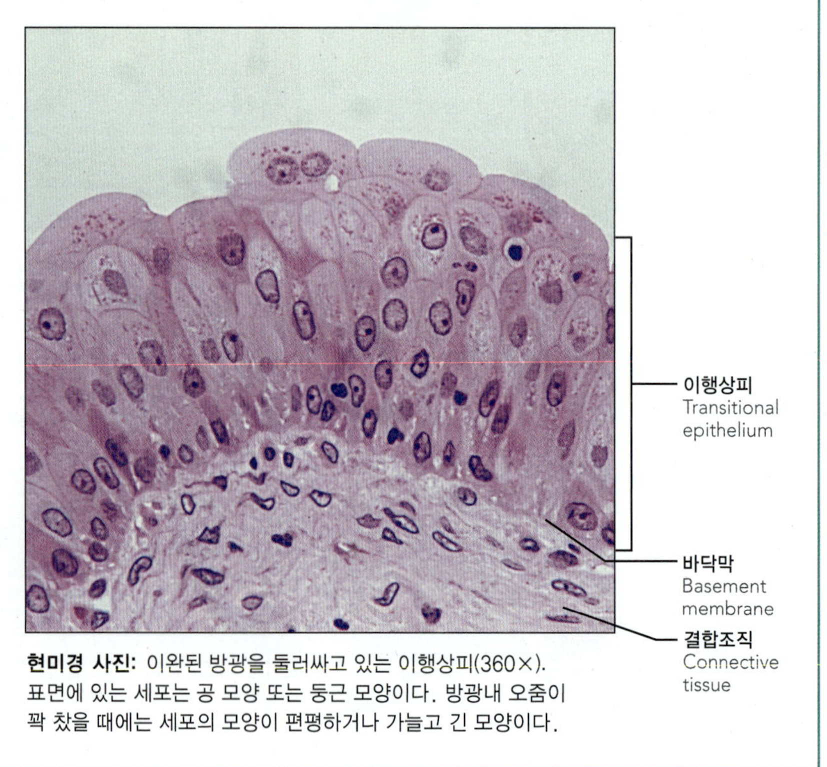

현미경 사진: 이완된 방광을 둘러싸고 있는 이행상피(360×). 표면에 있는 세포는 공 모양 또는 둥근 모양이다. 방광내 오줌이 꽉 찼을 때에는 세포의 모양이 편평하거나 가늘고 긴 모양이다.

그림 3.3 상피조직(Epithelial tissues).

되어 표면이 부챗꼴모양으로 관찰된다. 이와같이 이 상피는 모양이 변하기 때문에 이행(transition)이라고 한다. 이 상피는 방광벽을 통하여 오줌이 통과하지 못하도록 막아주는 불투과성 장벽을 형성한다.

이해 수준 체크하기

- ☐ **1.** 상피조직에서 자유면의 위치를 서술하라. 이 부위는 현미경상에서 어떻게 구분되는가?
- ☐ **2.** 입방세포 또는 원주세포가 흡수 또는 분비 기능을 하는 상피세포에서 발견되는 이유는 무엇인가? 입방세포를 관찰할 수 있는 부위 세 가지를 열거하라.
- ☐ **3.** 입방세포는 확산이 일어나는 부위에서는 발견되지 않는가? 확산이 일어나는 부위에서는 어떤 유형의 상피세포가 관찰되는가?

3.1c 샘 Glands

학습 성과

- 외분비샘과 내분비샘을 구분할 수 있다.
- 다세포 외분비샘을 분류하는 방법을 설명할 수 있다.

샘(gland)은 보통 단백질 성분을 띤 묽은 상태의 액체 같은 특수한 물질을 만들어 분비한다. *분비*(secretion) 과정은 샘세포가 혈액으로부터 필요한 물질을 얻어서 화학적으로 변형시키는 활동으로, 대부분의 생산물은 과립세포질그물에서 만들어지고 골지복합체에서 분비성 과립으로 저장된 후 세포로부터 유출 작용에 의해 분비된다(**그림 2.8** 참조). 이러한 소기관들은 단백질을 분비하는 대부분의 샘상피세포에서 잘 발달되었다.

샘들은 분비물의 배출 경로에 따라 **내분비샘**(endocrine)과 **외분비샘**(exocrine), 세포들의 수에 따라 **홑세포샘**(unicellular)과 **뭇세포샘**(multicellular)으로 분류될 수 있다. 홑세포샘은 상피세포 막상피내에 흩어져 있고, 대부분의 뭇세포샘은 상피세포 막상피가 아래에 있는 결합조직까지 함입되어 발달한다.

내분비샘 Endocrine Glands

내분비샘은 *분비관이 없는 샘*으로 분비물을 상피표면이 아닌 혈액이나 림프로 직접 보낸다. 이들은 화학물질인 **호르몬**(hormone)을 생산하여 세포 밖으로 분비하면 호르몬은 주변 혈관으로 흡수된 후 *표적기관*(target organ)으로 이동하게 된다. 분비된 호르몬은 표적기관이 특정 반응을 일으키도록 신호를 보내게 된다. 예를 들면, 창자에 있는 내분비세포는 호르몬을 분비하여 췌장에서 소화를 돕는 효소를 분비하게 한다.

대부분의 내분비샘은 상피에서 유래하였고 일부는 다른 조직에서 유래하였다(내분비계통은 16장에서 논의한다).

외분비샘 Exocrine Glands

외분비샘의 수는 내분비샘보다 훨씬 많지만 분비물의 양은 비슷하다. 외분비샘들은 분비물을 신체 표면이나 신체 공간 내로 분비하여도 **관**(duct)을 통해 분비물을 상피 표면으로 운반한다. 외분비샘 분비물은 국소적이며 분비된 부위에 작용한다. 외분비샘은 점액샘, 땀샘, 피부기름샘 및 입안의 침샘, 간에서는 쓸개즙을 분비하고, 이자에서는 소화효소, 젖샘에서는 젖을 분비한다.

단세포 외분비샘*(Unicellular Exocrine Glands).* 이 샘의 가장 대표적인 것은 **술잔세포**(배상세포, goblet cell)로서 이들은 술잔 모양을 하고 있으며 창자나 호흡기관의 점막에 분포하여 물과 혼합되면 녹는 단백당질인 **뮤신**(mucin)을 생성한다(**그림 3.4**). 뮤신과 물의 혼합물을 **점액**(mucus)이라고 하며 점액은 위창자관 내부를 덮어 보호하는 윤활제 역할을 한다.

다세포 외분비샘*(Multicellular Exocrine Glands).* 다세포 외분비샘은 상피로 둘러싸인 도관(duct)과 분비상피로 구성된 분비단위(secretory unit)로 나뉜다(**그림 3.5**). 가장 단순한 샘을 포함한 거의 모든 다세포 외분비샘에서는 분비단위를 둘러싸고 있는 결합조직이 지지하고 있으며, 이 조직을 따라 신경과 혈관이 지나간다. 결합조직은 주로 *섬유주머니*(fibrous capsule)를 형성하여 샘을 소단위인 *엽*(lobe)으로 나누기도 한다.

다세포샘은 분비관의 구조에 따라 분류한다(**그림 3.5**). **단순샘**(simple)은 분비관이 분지되지 않으며, **복합샘**(compound)은 분비관이 분지를 낸다. 또한 분비 부분의 구조에 따라 다음과 같이 분류될 수 있다. 분비세포가 하나의 도관을 형성하는 경우 **대롱샘**(관상선, tubular), 분비세포가 작고 플라스크 모양과 같은 주머니를 형성하는 경우 **꽈리샘**(포상선, alveolar), 대롱과 꽈리의 분비체를 모두 포함한다면 **대롱꽈리샘**(관상포상선, tubuloalveolar)이라고 한다.

이해 수준 체크하기

- ☐ **4.** 술잔(배상)세포는 어떤 유형의 샘조직인가? 무엇을 분비하는가?
- ☐ **5.** ( )샘은 조직액으로 분비되어지고 혈액을 통해 표적세포로 이동한다.
- ☐ **6.** 어떤 특성에 따라 단세포 외분비샘과 다세포 외분비샘을 구분하는가?

3.1d 상피표면의 특징 Epithelial Surface Features

학습 성과 

- 상피세포의 자유면, 가쪽면(측면), 바닥면의 특징을 설명할 수 있다.

앞서 설명한 대로 상피세포는 가쪽면을 따라 많은 세포들이 부착되어 연결되어 있다. 상피세포는 또한 자유면과 바닥면이 뚜렷하게 나누어져 있다. 바닥면은 아래 놓인 결합조직 위에 특수한 경계선을 이루고 있다. 자유면은 특정한 기능에 따라 변형되기도 한다. 상피세포의 가쪽면(측면), 바닥면, 및 자유면은 각기 다른 특징을 가지고 있다.

가쪽면의 특징: 세포부착 Lateral Surface Features: Cell Junctions

상피세포의 세포막에는 세포를 부착시키는 3가지 중요한 요소가 관여한다. 첫째, 형질막에 있는 *부착단백질*(adhesion protein)에 의해 이웃하는 세포들과 좁은 세포밖공간에서 결합한다. 둘째, 인접한 세포끼리의 세포막은 물결치는 외형 곡선에 의해 tongue-and-groove 형태로 결

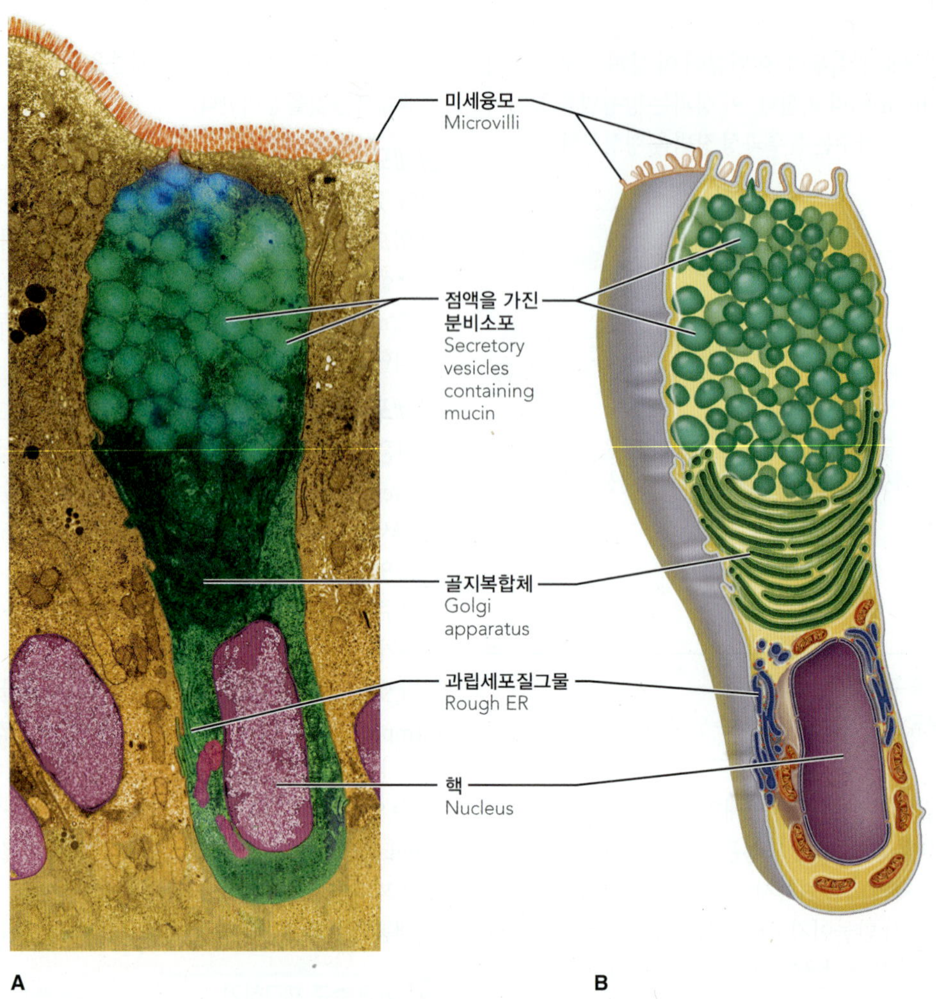

그림 3.4 술잔세포(단세포 외분비샘). **A.** 작은창자의 단층원주상피 사이에 점액을 분비하는 술잔(배상)세포가 있다(1650×). **B.** 술잔세포의 구조. 분비과립 및 발달된 과립세포질그물과 골지복합체를 확인할 수 있다.

합된다. 마지막으로 특수한 **세포연접**(cell junction)이 있다(**그림 3.6**). 상피세포의 결합요소 중 가장 중요한 세포연접은 상피조직이 갖는 특징이지만 다른 조직에서도 볼 수 있다. 연접의 형태는 다음과 같다.

***치밀이음**(폐쇄연접, Tight Junctions).* *폐쇄띠*(zonula occludens)라고 불리는 치밀이음은 세포 둘레를 따라 전체가 띠 모양으로 부착되어 있으며 세포의 가장 위쪽에 존재하는 연접이다(**그림 3.6A**). 폐쇄띠에서는 인접한 세포의 막단백질이 서로 융합할 정도로 세포들이 가깝게 위치해 있다. 이러한 융합작용은 세포밖공간을 차단하여 세포사이질을 통한 이온이나 물질의 이동을 막는 역할을 한다. 예를 들면, 소화기관을 덮고 있는 상피의 폐쇄띠는 위창자에서 소화효소, 이온 및 미생물들이 혈관으로 흡수되는 것을 막는다. 그러나 치밀이음이라고 해서 완벽하게 불침투성이 아니며, 특정 이온은 통과시키며 종류에 따라 물질의 이동을 차단하는 정도가 달라질 수 있다.

***부착띠**(결합연접, Adhesive Belt Junctions).* 치밀이음 바로 아래에는 부착연접의 유형인 결합연접 또는 *부착띠*(zonula adherens)가 있다(**그림 3.6**). 막관통연결단백질(transmembrane linker protein)은 세포뼈대에 있는 액틴잔섬유에 부착하여 인접 세포들을 결합한다. 이 결합은 특히 조직이 이완되었을 때 치밀이음을 보강하는 기능을 한다. 이 결합은 상피조직의 꼭대기가쪽 가장자리에서 치밀결합과 함께 치밀이음복합체를 형성한다.

***부착반점**(부착반, Desmosome).* 세포결합에서 관여하는 가장 중요한 것은 *고정연접*(anchoring junction) 또는 **부착반점**(desmosome)이며 인접한 세포 표면에 넓게 분포되어 있는 원판상의 구조로서 복잡한 구조를 가진다(그림 3.6B). 인접한 세포와 원판상의 구조는 연결단백질로 결합되어 각 세포막에서 돌출되어 세포바깥공간에서 지퍼의 이빨처럼 서로 맞물리게 되며, 각 세포의 세포질쪽에서 압력에 저항력을 가진 중간잔섬유(intermediate filament)가 세포의 세포질을 가로질러 반대편에 위치한 결합체에 결합하게 된다. 이러한 중간잔섬유 다발은 세포질을 가로질러 같은 세포의 반대쪽에 있는 다른 부착반점에 고정된다. 전반적으로 이러한 배열은 인접한 세포를 서로 고정시키고 상피세포의 중간잔섬유를 강한 당김줄이 하나의 연속된 그물같이 서로 연결해준다. 상피는 잡아당기는 힘이 세포 전체에 고르게 분포하기 때문에 쉽게 찢어지지 않는다. 부착반점은 심장조직이나 상피조직에서 관찰된다. 일반적으로 이러한 결합은 많은 기계적인 힘이 가해지는 조직에 많이 존재한다.

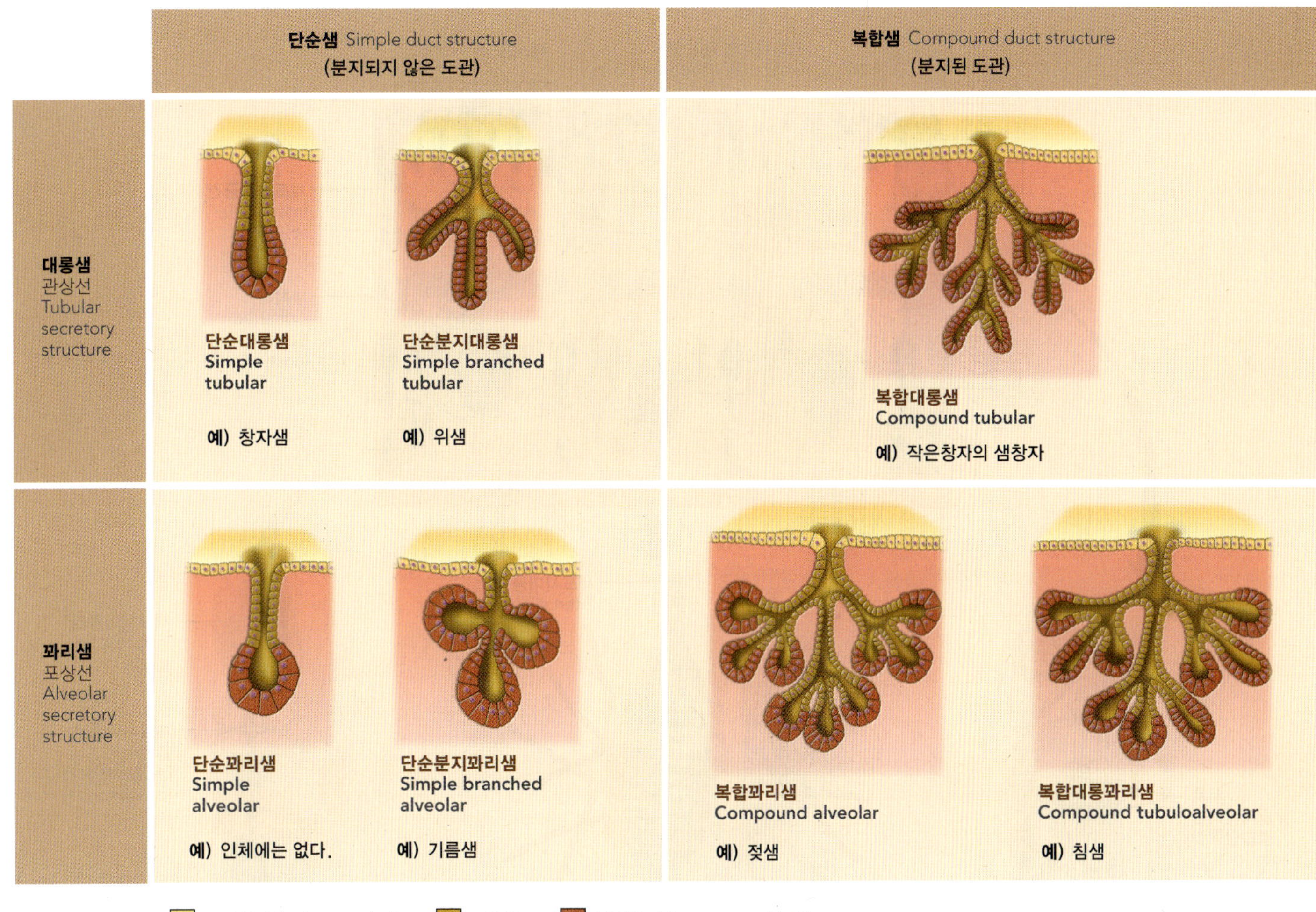

그림 3.5 **다세포 외분비샘의 형태.** 다세포외분비샘은 도관의 형태(단순 또는 복합) 및 분비단위(대롱샘, 꽈리샘, 대롱꽈리샘)의 구조에 따라 분류된다. 젖샘과 침샘같은 큰 복합샘은 그림에 있는 샘의 구조와 같다.

틈새이음(교통반, Gap Junction, Nexus). 인접한 세포의 가쪽면에 있는 터널 모양의 연접으로(그림 3.6C) 세포 사이에서 작은 물실의 이동을 통한 세포 간 소통을 원활하게 하는 기능을 가진다. 인접한 세포막에 코넥손(connexon)이라는 단백질이 관을 형성하여 세포를 결합시키고 이 관을 통하여 이온, 단당류 및 기타 작은 입자들이 세포 사이를 이동하게 된다. 일반적으로 배아조직 및 결합조직을 포함한 성인 조직에서 발견된다. 또한, 민무늬근육(평활근, smooth muscle)이나 심장근육에 존재하여 전기적 자극을 전달하며 세포 집단의 활성을 일치하게 한다.

바닥면의 특징: 바닥판 Basal Feature: Basal Lamina

상피조직과 결합조직 사이에는 **바닥판**(기저층, basal lamina)인 지지층이 있다(그림 3.1). 기능적으로 상피세포 아래의 결합조직의 혈관으로부터 흡수되는 분자를 선택적으로 통과시키는 역할을 할 뿐만 아니라 상피세포의 새생을 담당한다. 바닥판은 감염이나 독성 물질들에 의하여 영향을 받지 못하게 하므로 상피 재생이 가능하다. 다행히도, 상피조직을 파괴하는 감염이나 독소는 대개 제 위치에 바닥판을 남겨놓으므로, 이러한 바닥판이 없다면 상피의 재생은 어려울 것이다.

바닥판의 가장 아래쪽에는 그물섬유가 있는데 바닥판과 결합하여 **바닥막**(basement membrane)을 형성한다(그림 3.1 참조). 얇은 바닥판은 오직 전자현미경으로만 관찰되나 보다 두꺼운 바닥막은 광학현미경으로 관찰된다(그림 3.3). 이 교재에서는 바닥판과 바닥막을 구분하고 있지만 이 두 용어는 종종 혼용해서 사용하기도 한다.

자유면의 특징: 미세융모 및 섬모

Apical Surface Features: Microvilli and Cilia

미세융모(microvilli)는 주로 습한 자유면에 가는 손가락 모양으로 돌출된 구조물로서(**그림 3.7**) 각각의 미세융모는 중심에 액틴잔섬유가 위치하며, 세포뼈대의 액틴미세잔섬유의 그물까지 펼쳐져 있는데 이를 종말그물이라 한다. 이러한 액틴잔섬유는 미세융모를 뻣뻣하게 해주는 기능을 한다. 미세융모는 신체에서 거의 모든 축축한 상피에서 관찰되며, 상피에 가장 풍부하고 긴 미세융모는 작은창자에서는 영양소를 흡수하고(그림 3.3c), 콩팥에서는 이온 운반에 관여한다. 또한 세포 표면적을 크게 증가시켜 줄 뿐만 아니라 점액상피에도 미세융모가 발달되어 있어 상피 표면의 점액층을 고정시켜주는 역할을 하고 점막층의 마찰에 따른 손상을 방지하는 보호 기능도 수행한다.

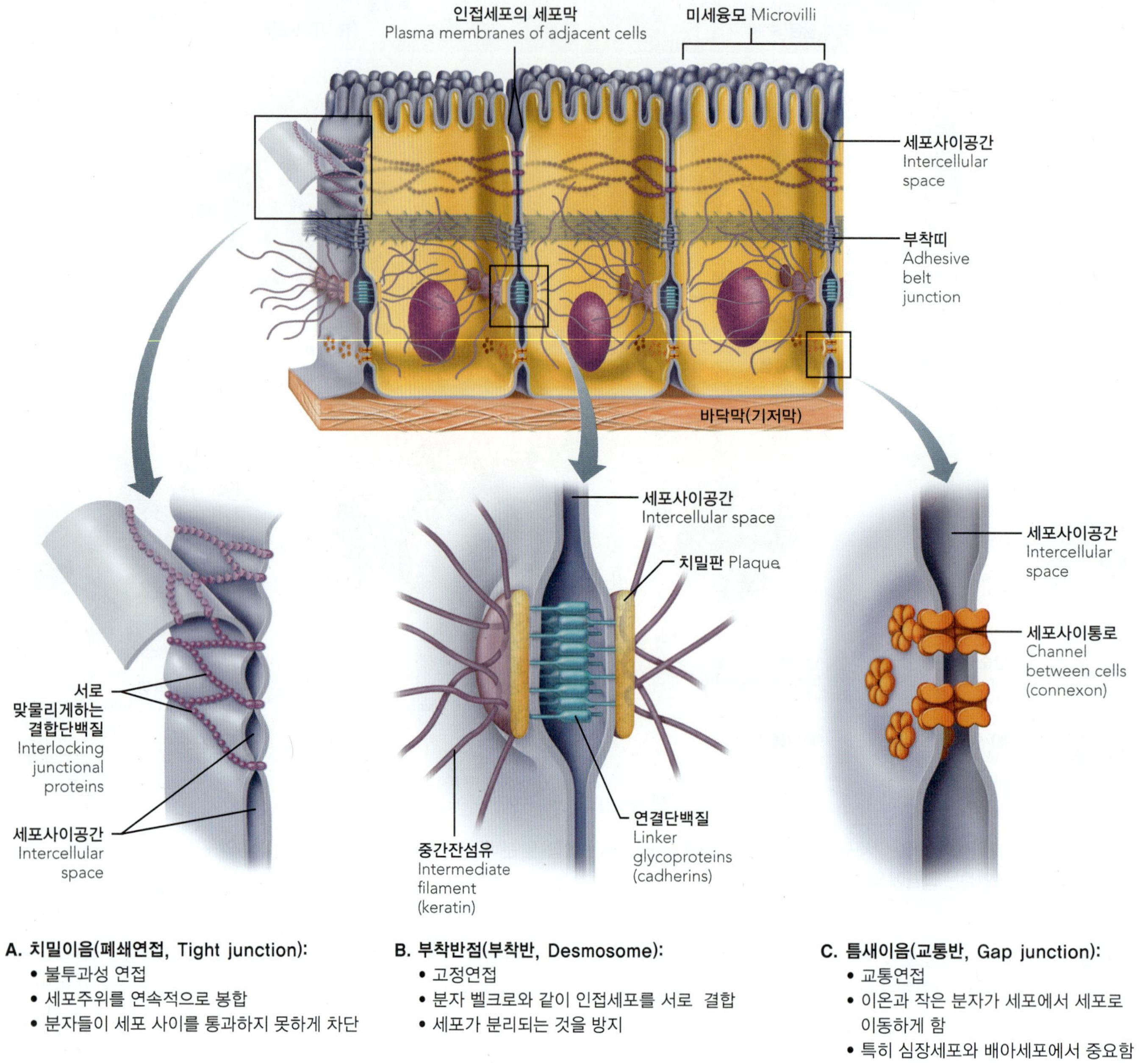

인접세포의 세포막
Plasma membranes of adjacent cells
미세융모 Microvilli
세포사이공간
Intercellular space
부착띠
Adhesive belt junction
바닥막(기저막)
세포사이공간
Intercellular space
치밀판 Plaque
세포사이공간
Intercellular space
세포사이통로
Channel between cells (connexon)
서로 맞물리게하는 결합단백질
Interlocking junctional proteins
세포사이공간
Intercellular space
중간잔섬유
Intermediate filament (keratin)
연결단백질
Linker glycoproteins (cadherins)
A. 치밀이음(폐쇄연접, Tight junction):
• 불투과성 연접
• 세포주위를 연속적으로 봉합
• 분자들이 세포 사이를 통과하지 못하게 차단
B. 부착반점(부착반, Desmosome):
• 고정연접
• 분자 벨크로와 같이 인접세포를 서로 결합
• 세포가 분리되는 것을 방지
C. 틈새이음(교통반, Gap junction):
• 교통연접
• 이온과 작은 분자가 세포에서 세포로 이동하게 함
• 특히 심장세포와 배아세포에서 중요함

그림 3.6 세포연접(세포이음부, Cell junction). 3가지 일반적인 세포연접에 의해 결합된 상피세포의 모습.

미세융모
Microvillus
액틴잔섬유
Actin filaments
종말그물
Terminal web

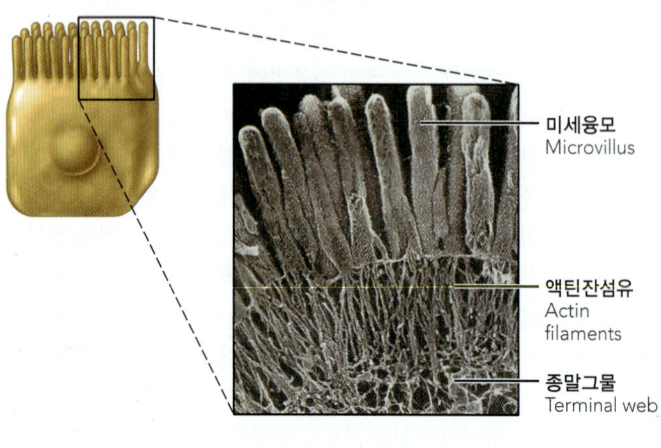

그림 3.7 미세융모.

섬모(cilia)는 특정 세포의 자유면의 세포막에 있는 가늘고 운동성이 강한 털 모양의 돌기이다(그림 3.1). 섬모의 세포소기관인 중심소체(미세관)와 비슷한 방식으로 배열되어 있다(그림 3.8). 미세관은 쌍으로 배열되어 있어 미세관 두 짝(doublets)이라고 하며, 한 쌍의 중심미세관(central pair)의 주위를 9쌍의 주위미세관 두 짝(outer doublets)이 둘러싸고 있다. 섬모의 운동은 인접한 미세관 두 짝은 옆에 운동단백질인 디네인(dynein)으로 된 팔에 의해 서로 연결되어 있다(세포뼈대, section 2.3b). 이 팔은 진동을 시작한다. 이러한 진동은 지네가 서로 등으로 올라가려고 하는 것과 같이 미세관 두 짝이 서로 전 길이를 따라 미끄러지는 운동을 가능하게 한다. 그 결과 섬모는 굽어지게 된다.

섬모에 있는 미세소관은 세포질소기관인 중심소체(centriols)와 같은 방법으로 배열되어 있다(그림 2.12). 확실하게, 섬모는 세포중심

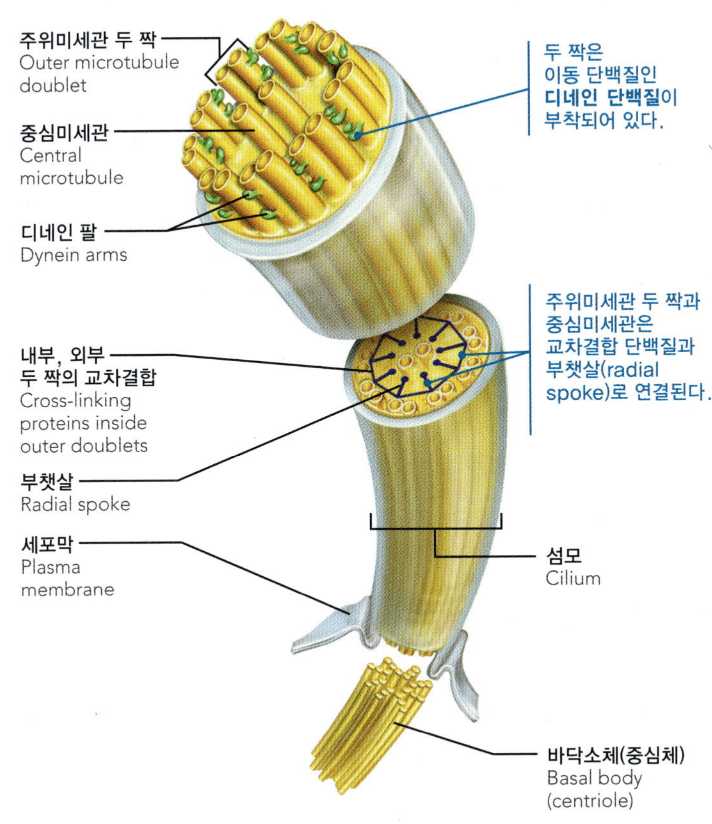

A. 섬모의 구조

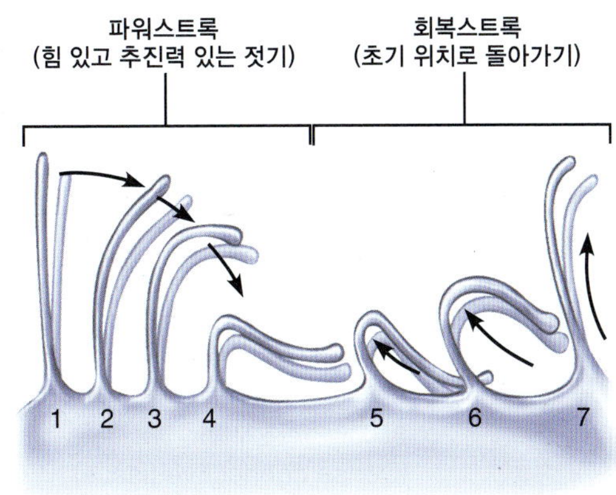

B. 섬모 움직임의 단계

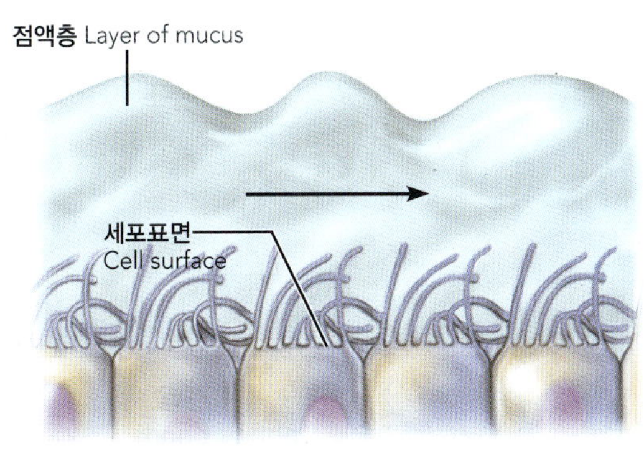

C. 세포 표면의 점액 이동

그림 3.8 섬모의 구조와 기능.

(centrosome)으로부터 세포막의 꼭대기까지 이주해 온 중심소체 주위에서 조립될 때 만들어진다. 각 섬모의 바닥에 있는 중심소체를 바닥소체(basal body)라고 한다(그림 3.8a).

상피 위에 있는 섬모는 바람이 부는 날 풀밭의 물결치는 파동과 같이 조화로운 파동에 의하여 굽어지고 움직인다. 이러한 파동은 상피표면위에 있는 점액과 다른 물질들을 밀어낸다(그림 3.8c). 각각의 섬모는 노를 저을 때와 유사하게 비추진력 있는 회복타(recovery stroke) 이후 추진력있는 유효타(power stroke)를 수행하게 한다(그림 4.8b). 이러한 동작은 체액을 한방향으로만 움직이게 한다.

편모(flagellum)는 섬모와 유사한 것으로 길이가 매우 긴 한, 두 개의 섬모를 편모라고 하며 인체에서 편모를 가진 유일한 세포는 정자로 여성 생식기내에서 정자가 추진력 있게 이동하는 데 사용된다.

이해 수준 체크하기

- ☐ 7. 섬모와 미세융모는 어떻게 다른가?
- ☐ 8. 상피세포내 중간잔섬유는 전체 상피를 어떻게 결합시키는가?
- ☐ 9. 상피조직과 더불어 틈새이음에 함유된 어떤 다른 조직 유형이 있는가?

3.2 결합조직 CONNECTIVE TISSUE

학습 성과

- 모든 결합조직의 일반적인 특징을 서술할 수 있다.
- 4가지 주요 결합조직 유형을 분류할 수 있다.

4가지 기본적인 조직 중 두 번째는 **결합조직**(connective tissue)으로 신체에서 가장 다양하고 광범위하게 분포되어 있다. 결합조직의 유형은 다음의 4가지로 분류할 수 있다(표 3.2).

1. *고유결합조직*(Connective tissue proper)은 지방조직이나 인대의 섬유조직과 유사하다.
2. *연골*(Cartilage)
3. *뼈조직*(Bone tissue)
4. *혈액*(Blood)

결합조직의 기능은 조직과 기관을 연결시키며, 뼈대(뼈와 연골)를 이루며, 영양소의 저장 및 이동(지방조직 및 혈액)에 관여하고, 모든 혈관과 신경을 둘러싸고 있으며(고유결합조직), 감염에 대한 저항을 주도하는 등의 기능을 말한다.

이 장에서는 결합조직의 특수한 특징에 대하여 논의할 것이고, 그리

표 3.2 결합조직의 구조적인 요소들

조직 종류	분류	구성 요소: 세포	구성 요소: 기질	일반적인 특성
고유결합조직 (규칙 치밀결합조직)	1. 성긴결합조직 (Loose connective tissue) • 성긴결합조직(Areolar) • 지방결합조직(Adipose) • 그물결합조직(Reticular) 2. 치밀결합조직 (Dense connective tissue) • 규칙(Regular) • 불규칙(Irregular) • 탄력(Elastic)	섬유모세포(Fibroblast) 섬유세포(Fibrocyte) 방어세포(Defense cell) 지방세포(Fat cell)	젤과 유사한 물질 3가지 섬유조직: 아교, 그물, 탄력섬유	6가지 다른 유형: 밀도와 섬유조직의 유형이 다양함. 조직을 결합시켜주는 기능. 기계적인 스트레스에 저항, 특히 장력.
연골 (유리연골)	1. 유리연골(Hyaline cartilage) 2. 탄력연골(Elastic cartilage) 3. 섬유연골(Fibrocartilage)	성장하는 연골에서 연골모세포(Chondroblast)가 발견된다. 연골세포(Chondrocyte)	젤과 유사한 물질 섬유: 아교섬유, 일부에서 탄력섬유	바탕질에 가지고 있는 물로 인해서 압축에 저항함. 신체 구조를 지지하고 충격 완화 기능.
뼈 조직 (치밀뼈)	1. 치밀뼈(Compact bone) 2. 해면뼈(Spongy bone)	뼈모세포(Osteoblast) 뼈세포(Osteocyte)	젤과 유사한 물질로 무기 칼슘염에 의해 석회화됨. 섬유조직:아교섬유	압축과 긴장에 저항하는 딱딱한 조직. 지지 기능.
혈액	혈구세포의 형성과 분화는 매우 복잡함. (17장에서 자세하게 설명함)	적혈구(RBC) 백혈구(WBC) 혈소판(Platelet)	혈장(Plasma) 섬유가 없음.	액체조직 O_2, CO_2, 영양소, 물과 그 외 물질(예: 호르몬)을 운반하는 기능.

고 결합조직에서 관찰되는 구조적 요소들을 설명할 것이다. 마지막으로 특수한 형태의 결합조직의 구조, 기능 및 위치에 대하여 설명할 것이다.

3.2a 결합조직의 특징

Special Characteristics of Connective Tissues

지방, 뼈 및 혈액은 각각의 특징을 갖고 있는 결합조직들이며, 모든 결합조직은 공통된 구조를 가지고 있다(**그림 3.9**).

1. **세포보다는 세포밖바탕질**(extracellular matrix)**이 많음.** 다른 기본 조직은 거의 세포로 구성되어 있지만 결합조직은 생명력이 없는 **세포밖바탕질**로 구성되어 있다. 이러한 특징은 세포들이 서로 밀접하게 모여 있는 상피조직과 현저하게 차이가 있다(그림 3.11).
2. **바탕질 및 섬유로 구성된 세포밖바탕질.** 결합조직의 세포에서 세포밖바탕질이 생성되며 단백질 **섬유**(fiber)가 포함된 **바탕질**(ground substance)로 구성되어 있다. 바탕질은 결합조직의 종류에 따라 차이가 있다. 일반적으로 젤(gel-like)성분이 조직액을 이루고, 뼈는 무기 칼슘염에 의해 석회화되어 단단하다. 결합조직의 단백질섬유는 *아교섬유*(collagen fiber), *그물섬유*(세망섬유, reticular fiber) 및 *탄력섬유*(elastic fiber) 등 세 종류가 있는데, 각 섬유의 분포, 밀도 및 종류에 따라 결합조직이 구별된다. 각 결합조직의 기능과 물리적 특성의 차이점은 세포밖바탕질의 구성에서 나타난다. 결합조직의 각 유형별 기능과 물리적인 특징들 간의 차이는 세포밖바탕질의 구성성분의 차이에 기인된다. 바탕질의 구조에 대한 세부내용들은 각 유형의 결합조직에서 설명할 것이다.

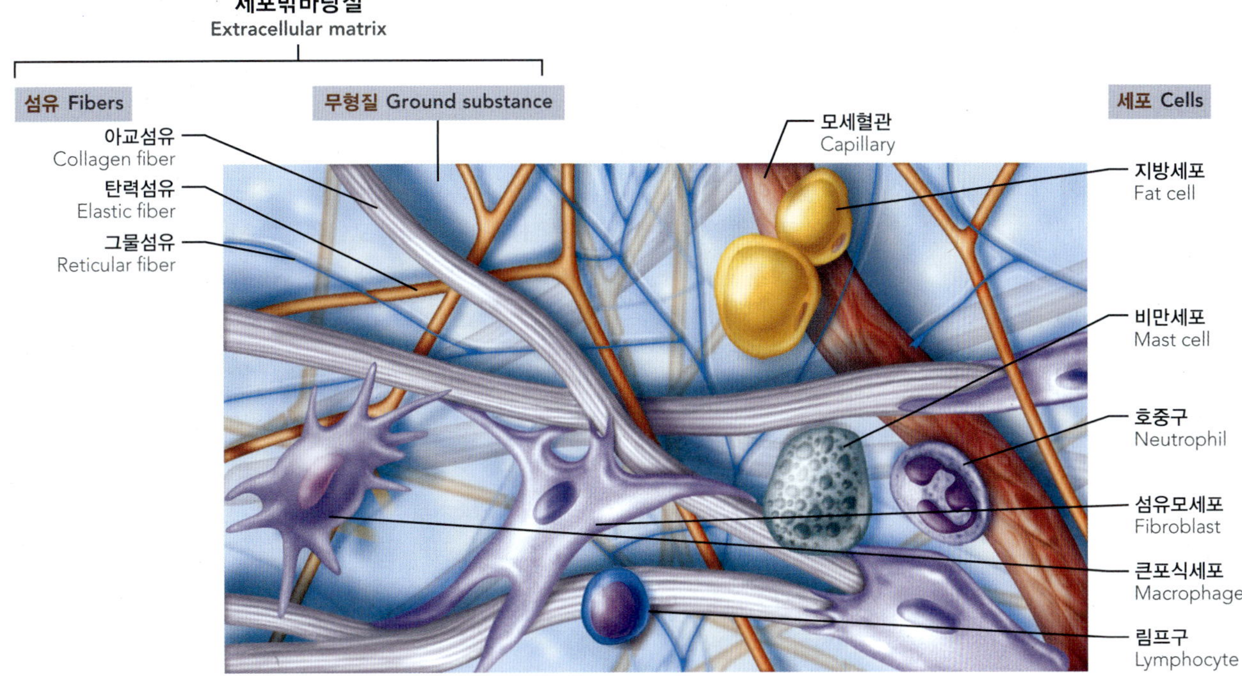

그림 3.9 성긴결합조직: 결합조직 모형.

3. **중배엽성 배아 기원**(Embryonic origin). 결합조직은 발생학적으로 대부분 배아의 중배엽성인 **중간엽**(mesenchyme)에서 발생한다(**그림 3.10**).

3.2b 결합조직의 구조적 구성요소

Structural Elements of Connective Tissues

결합조직은 세포와 많은 양의 세포밖바탕질로 구성되어 있다. 결합조직은 세포밖바탕질의 구성성분과 세포 유형의 차이 때문에 이들의 물리적 특징에 차이가 있다. 그러나 이들은 모두 유사한 구조적 요소인 세포, 섬유 및 무형질로 구성되어 있다.

세포 Cells

대부분의 결합조직에서 주요 세포유형들은 세포밖바탕질을 만들어 낸다(표.3.2, 세 번째 칸). 고유결합조직에서, 이 세포들을 **섬유모세포**(fibroblasts)라 하고, 글자뜻대로 '섬유를 형성하다', '섬유를 싹 틔우다'라는 의미이다. 섬유모세포는 세포밖바탕질에 분비된 섬유의 단백질 소단위를 만들어 조립하여 섬유를 만든다. 섬유모세포는 역시 바탕질의 무형질을 형성하는 분자를 분비한다.

연골조직에서 바탕질을 분비하는 세포는 **연골모세포**(chondroblasts)이고, 뼈에서는 **뼈모세포**(osteoblasts)이다. 이러한 조직을 만드는 세포들(tissue-forming cells)이 새로운 바탕질을 활발하게 분비하지 않으면 이 세포들을 각각 **섬유세포**(fibrocyte), **연골세포**(chondrocyte), **뼈세포**(osteocyte)라고 한다. 이들 세포들은 조직 바탕질의 유지와 복구 기능 및 조직을 건강하게 유지하는 기능을 한다.

혈액에서 관찰되는 세포는 예외이다. 이 세포들은 혈액의 혈장(plasma) 바탕질을 생산한다. 혈액의 세포성분은 호흡가스(적혈구, red blood cells)를 운반하는 기능을 하며, 혈액응고에 관여한다(혈소판, platelets). 이 외의 세포유형들이 많은 결합조직에서 관찰된다(그림 3.9).

지방세포(fat cells, adipose cells)는 영양물질을 저장한다. 지방세포는 달걀모양이고 세포질에는 한 개의 거대한 지방방울이 차 있으며, 핵은 납작하여 세포질의 한쪽 끝에 치우쳐 있다. 성숙한 지방세포는 우리 몸에서 가장 큰 세포이며, 분열하지 않는다.

백혈구(white blood cells)에는 호중구(neutrophil), 림프구(lymphocyte), 호산구(eosinophil) 등이 있으며 감염물질에 대항하여 우리 몸을 보호하거나 반응하는 세포이다.

큰포식세포(macrophages)는 포식작용을 하는 특수한 세포이다. 이 세포는 다양한 종류의 이물질들, 세균, 다른 분자들, 각질조직, 죽은 조직의 세포 등을 섭취하여 파괴한다.

비만세포(mast cells)는 염증을 매개하고 치유를 촉진한다. 비만세포는 알레르기를 유발하는 물질과 감염에 반응하여 분비되는 많은 화학물질들이 가득 차고 많은 큰 분비과립이 함유되어 있다. 비만세포에서 분비된 화학물질에는 히스타민(국소영역에서 모세혈관 투과성과 혈액의 흐름을 증가시킴), 헤파린(다른 비만세포의 화학물질과 상호작용을 함) 및 단백질분해효소(protease) 등이 있다.

섬유 Fibers

결합조직의 세포밖바탕질은 섬유와 무형질로 구성되어 있다(**그림 3.9**). 결합조직에는 3가지 유형의 아교섬유, 그물섬유, 탄력섬유가 관찰된다. 일반적으로 섬유는 지지기능을 하지만 각 유형의 섬유들은 결합조직의 고유한 성질을 나타낸다.

아교섬유(collagen fibers)는 **그림 3.9**와 **3.10**에서 보는 바와 같이

두껍고, 하얀빛을 띤 회색의 섬유로 나타내었다. 이 섬유는 결합조직에서 가장 강하고 가장 풍부한 섬유이다. 아교섬유는 장력에 저항하고(인장력) 결합조직에 힘을 제공한다. 인장력을 검사해 보면 아교섬유가 같은 크기의 강철섬유보다 강하다. 광학현미경으로 두꺼운 아교섬유를 관찰하면 보다 가는 섬유가 강하게 서로 교차결합된 얇은 아교원섬유 다발로 구성되어 있다. 이러한 교차결합은 아교섬유의 큰 장력의 근원이 된다.

그물섬유(reticular fibers)는 그림 3.9와 3.10에서 보는 바와 같이 얇은 파란색 섬유로 나내었다. 이 섬유는 특수한 유형의 아교원섬유 다발이다. 이러한 짧은 섬유는 망과 같이 연결되어 무리를 이루고 있어 결합조직의 주위에 있는 구조들을 지지하거나 덮고 있다. 예를 들면 모세혈관은 그물섬유로 된 솜털모양의 그물로 덮여 있고, 이 섬유는 상피의 바닥막의 일부를 형성한다. 각각의 그물섬유는 그물을 잡아당길 때 아교섬유보다 서로 자유롭게 미끄러지게 한다.

특정 결합조직에서 관찰되는 마지막 섬유유형은 탄력섬유이다(그림 3.9와 그림 3.10에서 보는 바와 같이 금색으로 표시되어 있다). 탄력섬유는 고무와 같은 단백질인 엘라스틴(elastin)으로서 고무밴드와 같은 기능을 가능하게 한다. 늘어나는 성질의 고무밴드를 생각하지만 탄성물질의 본질적인 특징은 늘어난 후 제 위치로 돌아오는 반동 능력을 갖고 있다. 결합조직은 두껍고 밧줄 같은 아교섬유가 긴장하게 되기 전 만큼만 늘어날 수 있다.

장력이 풀렸을 때의 탄성섬유는 반동을 하고 늘어난 조직은 원래 모양으로 돌아온다.

무형질 Ground Substance

결합조직 바탕질의 다른 성분은 무형질이다(그림 4.9). 무형질을 구성하는 분자는 결합조직의 주요 세포유형(섬유모세포, 연골모세포 또는 뼈모세포)에 의해 생산되거나 분비된다. 대부분의 결합조직에서 무형질은 큰 당과 당단백질 분자(단백당질과 글리코사미노글리칸)로 구성된 겔과 같은 물질이다. 이 분자는 스펀지와 같이 체액을 흡수한다. 체액으로 가득 찬 무형질은 우리 몸의 구조들을 보호하거나 충격을 완화하고(고유결합조직), 압박에 대한 스트레스에 저항하고(연골), 또는 우리 몸에 있는 모든 세포가 체액에 담궈져 있도록 체액을 유지하는 기능(성긴결합조직)을 한다. 뼈조직에서 분비된 무형질은 석회화된 무기염에 묻혀 있어 바탕질을 딱딱하게 하여 우리 몸을 지지하는 기능을 가능하게 한다.

여기서 혈액은 예외이다. 혈액의 무형질인 혈장(plasma)은 혈구세포에서 생산되지 않는다. 혈액의 혈장은 물(약 90%)과 여러 가지 용해된 단백질, 영양소, 이온, 가스 및 다른 분자들로 구성되어 있다. 이러한 분자들은 다른 기관에 있는 세포에서 생산되어 혈액에 분비되거나(예를 들면, 혈장단백질과 호르몬) 또는 외부로부터(물, 공기 또는 영양물질) 혈액으로 운반된 분자들이다.

결합조직의 모델은 일부 단순한 성분인 젤라틴, 젤리빈, 말린 감초뿌리로 만들 수 있다. 젤라틴을 녹여 놓는다. 젤라틴은 결합조직의 무형질이 된다. 젤라틴은 대부분의 결합조직의 무형질과 유사하게 체액을 유지하는 단백질(실제로는 가수분해된 아교)로 구성된다. 젤라틴이 굳으면(약 1.5시간 후) 약간의 젤리빈과 말린 감초뿌리를 넣는다. 젤리빈은 결합조직의 세포성분이 되고 말린 감초뿌리는 섬유(fiber)가 된다. 여러 종류의 말린 감초뿌리는 여러 유형의 섬유를 나타낸다: 두껍고 빨간 섬유가 꼬인 것은 아교섬유를 나타내고; 얇고 검은 레이스 섬유는 탄력섬유를 나타낸다. 이러한 모델은 결합조직의 물리적 특징인 힘, 탄력 및 압박에 대한 저항을 나타내지는 않는다. 그러나 이 모델은 결합조직의 구성성분에 대한 시각적인 유추를 가능하게 한다.

이해 수준 체크하기

☐ **10.** 상피조직과 결합조직에서 세포의 배열에는 어떠한 차이가 있는가?

☐ **11.** 결합조직의 바탕질과 무형질의 차이를 구분하라.

☐ **12.** 결합조직의 어떻한 구조적 요소가 장력에 저항하는가? 압박에 저항하는 구조적 요소는 무엇인가? 반동과 관련된 구조적 요소는 무엇인가? 어떠한 구조적 요소가 바탕질을 생산하는가?

3.2c 결합조직의 분류
Classification of Connective Tissues

학습 성과 

▸ 조직내 위치한 세포의 유형, 세포밖바탕질의 구조와 구성 성분을 근거로 하여 결합조직의 여러 유형을 구분하고 각각의 주요 기능을 설명할 수 있다.

고유결합조직 – 성긴결합조직
Connective Tissue Proper – Loose Connective Tissue

고유결합조직은 섬유의 밀도에 따라 **성긴결합조직**(loose connective tissue)과 **치밀결합조직**(dense connective tissue)으로 분류한다. 성긴결합조직에서 섬유는 조직 전체에 분포하지만 무형질에 의하여 서로 분리되었다.

성긴결합조직(Areolar Connective Tissue) (그림 3.9, 3.10B). 고유결합조직 중 가장 넓게 분포되어 있는 조직으로 상피층 아래에 위치하며 모세혈관을 포함하는 가는 혈관과 신경이 분포하고 있다. 성긴결합조직의 구조적 구성 요소는 기본적인 기능을 반영한다.

1. **다른 조직들을 결합하고 지지한다.**
2. **체액을 유지한다.**
3. **감염에 대항하여 신체를 방어한다.**
4. **지방과 같은 영양소를 저장한다.**

성긴결합조직의 섬유는 지지 기능을 한다. 성긴결합조직은 세포밖바탕질에 세 유형의 섬유인 아교섬유(collagen fiber), 그물섬유(reticular fiber) 및 탄력섬유(elastic fiber)가 존재한다(그물섬유는 헤마톡실린 & 에오신 염색에 의해 관찰되지 않음).

성긴결합조직의 무형질은 액체를 붙잡는 기능을 한다. 신체의 모든

A. 배아결합조직: 중간엽(Embryonic connective tissue: Mesenchyme)

설명: 배아결합조직.
젤과 유사한 바탕질을 가진 섬유.
별 모양의 중간엽세포

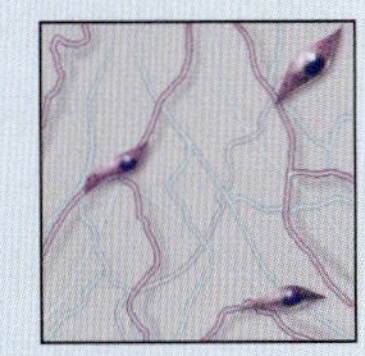

기능: 모든 결합조직의 근원

위치: 주로 배아에 있음

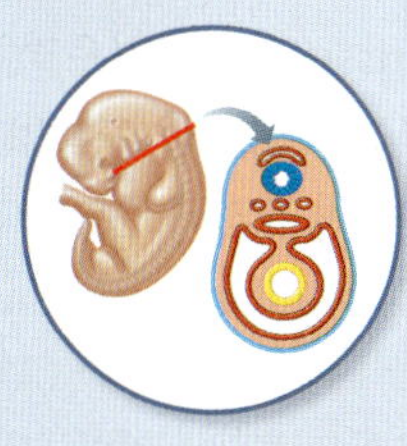

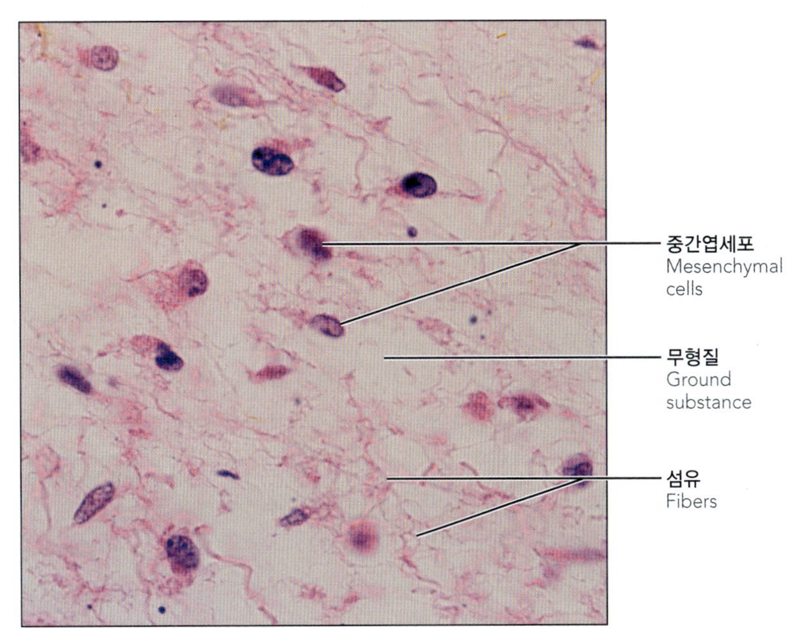

현미경 사진: 배아결합조직, 중간엽(385×).
바탕질은 액체성 무형질(투명하게 보이는 배경)과 가늘고 드문 섬유들로 구성되어 있다.

B. 고유결합조직: 성긴(소성)결합조직 – 성긴결합조직(Connective tissue proper: Loose connective tissue – Areolar)

설명: 젤과 유사한 바탕질이며 세가지 섬유를 가짐.
섬유모세포, 큰포식세포, 비만세포, 기타 백혈구

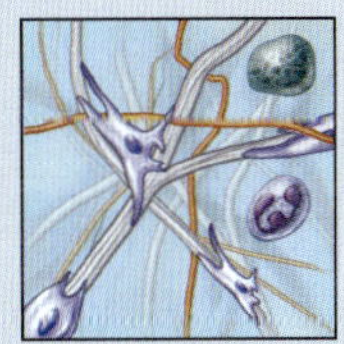

기능: 장기를 감싸고 충격을 완화시킴
큰포식세포가 박테리아를 탐식함
염증 반응에서 중요한 역할을 함
조직액을 수용하고 전달함

위치: 신체의 상피 아래에 광범위하게 분포. 점막의 고유판을 형성. 기관을 포장하고 모세혈관을 둘러쌈

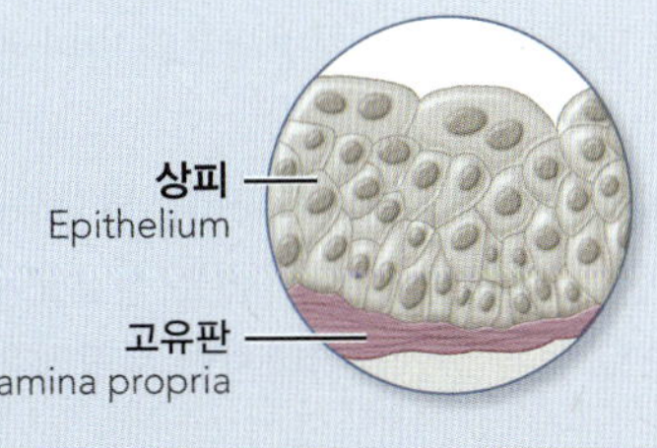

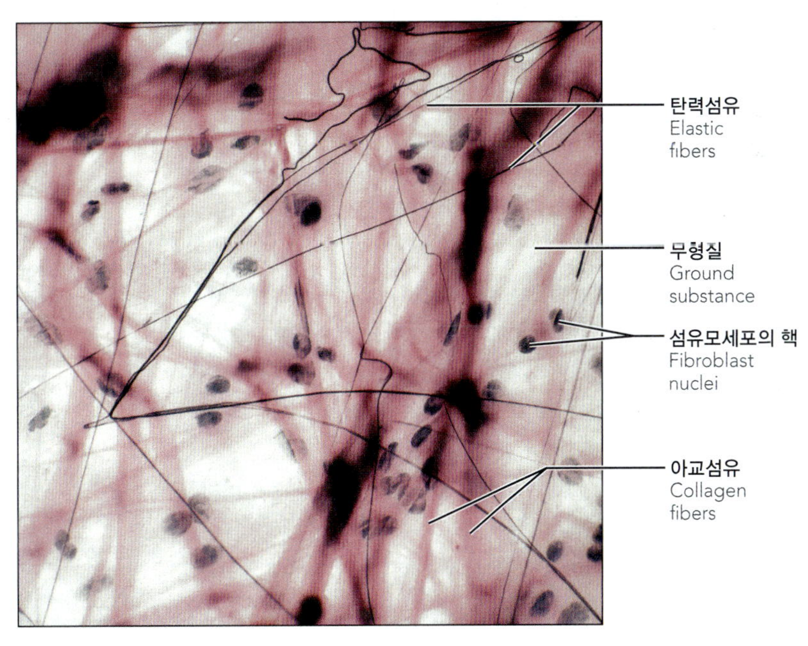

현미경 사진: 성긴결합조직(부드럽게 포장하는 조직) (340×).

그림 3.10 **결합조직(Connective tissues).** *(계속)*

세포는 조직액 또는 **사이질**(interstitial fluid)에 묻혀 있다. 이 체액은 모세혈관을 지나는 혈액으로부터 빠져나온 작은 분자나 액체에서 유래하였다. 영양소와 산소는 세포에 운반되고, 노폐물 분자들은 체액을 통한 확산에 의해 세포로부터 운반된다. 성긴결합조직은 모세혈관과 모든 다른 세포와 조직 사이에 위치한다. 또한 스펀지와 같이 체액을 흡수하기도 하고, 신체의 세포가 체액으로 둘러싸여 있게 한다. 영양소, 가스, 노폐물 및 다른 분자들을 세포로부터 또는 세포까지 통과가 용이하게 한다.

성긴결합조직은 세균, 바이러스, 곰팡이 및 기생충과 같은 미생물의 침입에 대한 첫 방어선이다. 신체 표면을 둘러싸고 있는 상피조직 밑에 위치하며 모세혈관을 둘러싸고 있다. 성긴결합조직은 모세혈관으로 들어가서 혈관계를 통하여 다른 위치로 들어가기 전에 미생물의 침입 부위에서 이들을 파괴할 수 있는 이상적인 부위이다. 성긴결합조직은 감염원에 저항하는 다양한 종류의 방어세포(그림 3.9)가 존재한다.

세포방어는 성긴결합조직이 싸우는 것만을 의미하는 것은 아니다. 세포밖바탕질에 있는 끈적끈적한 무형질과 치밀하고 그물 모양의 아교섬유가 미생물의 침입을 지연시킨다. 그러나 일부 세균은 효소를 분비하여 빠르게 무형질과 아교섬유를 파괴시킨다. 이러한 바탕질을 파괴시키는 세균은 매우 침습성이 강해 신체에서 방어가 어려워 결합조직을 통해 빠르게 전파된다. 이러한 종류의 세균인 *연쇄상구균(Streptococcus)*은 패혈성 인후염을 일으킨다.

성긴결합조직의 또 다른 기능은 지방 형태로 에너지를 저장하는 것이다. 지방세포는 결합조직내에 한 개 또는 작은 집단 형태로 존재한다(그림 3.9 참조).

***지방조직**(Adipose Tissue) (그림 3.10C).* **지방조직**은 그 기능과 구조가 성긴결합조직과 유사하지만 영양소 저장 기능이 더욱 크다. 따라서 지방조직은 전체 부피의 약 90%를 차지하는 지방세포가 모여 있다. 지방세포는 소엽이라고 하는 큰 덩어리 형태로 모여 있다. 지방조직은 혈관이 풍부하므로 대사 활동이 매우 높다. 주로 식사 후 필요에 따라 혈관으로부터 지방을 흡수한 후, 필요에 따라 혈관으로 재방출시킨다. 만약 지방조직 내에 지방을 저장하는 기능이 없다면 금식 시 며칠도 버티지 못할 것이다.

대부분의 지방조직은 피부 바로 아래에 위치한 *피부밑조직*(subcutaneous tissue)에 축적되어 있으며, 위와 창자를 제 위치에 고정시키는 장막인 창자간막에도 풍부하다. 이 부위에 있는 지방을 *내장지방*(visceral fat)이라고 한다. 그 외에 지방조직은 콩팥 주변과 눈확에 안구 뒤쪽에서 충격을 흡수하는 물질로서 기능을 한다.

피부 아래에 축적된 지방조직은 인체에 필요한 영양을 공급하지만, 활동량이 많은 심장, 림프절(면역체계의 세포들이 감염과 싸우는 장소), 근육세포, 골수 안의 개별 지방세포(신규 혈구생성) 등에는 국소적으로 필요한 영양소를 충족시키기 위해 작은 지방 저장고를 가지고 있다.

일반적으로 영양소를 저장하는 지방은 *백색지방조직*(white adipose tissue)이며, 다른 유형의 지방세포인 **갈색지방조직**(brown adipose tissue)은 영양소를 소비하여 열을 발생시킨다. 이 지방조직은 체온 조절을 도와주기 위해 유아에서만 발견된다. 이 지방조직은 앞쪽배벽, 목의 양옆, 좌우어깨뼈 사이의 등 피하층에 위치한다. 갈색지방조직은 백색지방조직보다 혈관이 더욱 발달되어 있고 많은 양의 지질방울과 사립체를 함유하고 있어 ATP 분자를 생성하기보다 지방을 연료로 사용하여 혈관을 가열하는 데 주로 사용된다.

***그물결합조직**(세망결합조직, Reticular Connective Tissue)(그림 3.10D).* 이 조직은 성긴조직과 유사하나 바탕질에는 그물섬유만 존재한다. 이 미세한 섬유들은 건물의 뼈대와 같은 3차원의 그물을 형성한다. 이렇게 형성된 그물은 자유세포를 고정할 수 있는 미로 형태의 공간을 제공한다. 모세혈관 밖의 많은 자유혈구세포를 수용하고 있는 골수, 지라 및 림프절과 같은 경우 주로 그물결합조직으로 구성되어 있다. 이 조직의 그물 구조에 있는 섬유모세포를 **그물세포**(reticular cell)라 한다(그물조직은 17장과 20장에서 자세히 설명한다).

고유결합조직 – 치밀결합조직

Connective Tissue Proper – Dense Connective Tissue

치밀결합조직(dense connective tissue) 또는 *섬유결합조직*(fibrous connective tissue)은 성긴결합조직보다 아교섬유가 많다. 주로 아교섬유와 탄력섬유의 배열이 매우 치밀하며 질기고 튼튼하다. 이러한 치밀결합조직은 *불규칙*(irregular), *규칙*(regular), *탄력*(elastic) 결합조직으로 구분된다.

치밀불규칙결합조직은 전문가조차도 혼동스럽다. 진피는 명확하게 섬유가 임의대로 주행하므로 "불규칙"한 조직이므로 치밀불규칙결합조직에 해당된다. 그러나 기관의 섬유주머니는 두 층으로 구성되어 있는데 층에 있는 모든 섬유는 서로 평행하게 주행하나 다른 층과는 섬유가 수직을 이루고 있다. 즉, 두 개의 수직의 "규칙"층은 조직을 "불규칙"으로 만들 수 있다.

***치밀불규칙결합조직**(Dense Irregular Connective Tissue)(그림 3.10E).* 이 조직은 성긴결합조직과 유사하나 아교섬유다발이 매우 굵고 여러 방향으로 조밀하게 서로 얽혀 배열하고 있어 모든 방향에서 당기는 힘에 대한 저항력이 강하다. 이 조직은 여러 방향으로 늘어나므로 피부의 진피층에 우세하게 관찰되고 콩팥, 림프절 및 뼈를 감싸는 *섬유성피막*(fibrous capsule)을 형성하기도 한다. 이 조직의 세포들과 바탕질은 성긴결합조직과 같다.

***치밀규칙결합조직**(Dense Regular Connective Tissue)(그림 3.10F).* 이 조직은 아교섬유들이 치밀하고 섬유의 방향이 일정한 것이 특징이다. 아교섬유들 사이에는 계속하여 섬유를 만들고 적은 양의 무형질을 만드는 섬유모세포가 열을 지어 모여 있다. 이 조직이 긴장상태가 아니라면 섬유는 약간 물결모양을 하고 있다. 치밀결합조직은 성긴결합조직과 달리 혈관이 덜 발달하였으며, 지방세포와 방어 관련 세포들도 없다.

큰 장력을 가진 힘줄(tendon, 건), 인대(ligament), 널힘줄(건막, aponeuroses) 등에서 관찰된다. 아교섬유 사이에는 섬유모세포가 열을 지어 배열하여 계속적으로 섬유를 만들어내지만 무형질은 거의 없다.

이 조직은 늘어나지 않을 경우 아교섬유에 의해 약간의 물결 모양을

C. 고유결합조직: 성긴결합조직 – 지방조직(Connective tissue proper: Loose connective tissue – Adipose)

설명: 성긴결합조직과 같은 바탕질임
지방세포로 가득 차 있음
큰 지방방울로 인해 핵이 한 쪽으로 치우쳐져 있음

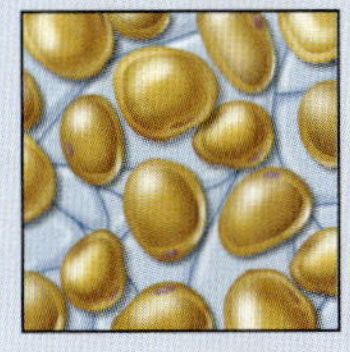

기능: 물질 저장, 절연 기능, 에너지 저장 및 기관 보호

위치: 피부밑조직, 창자간막, 콩팥 주변, 안구, 젖샘

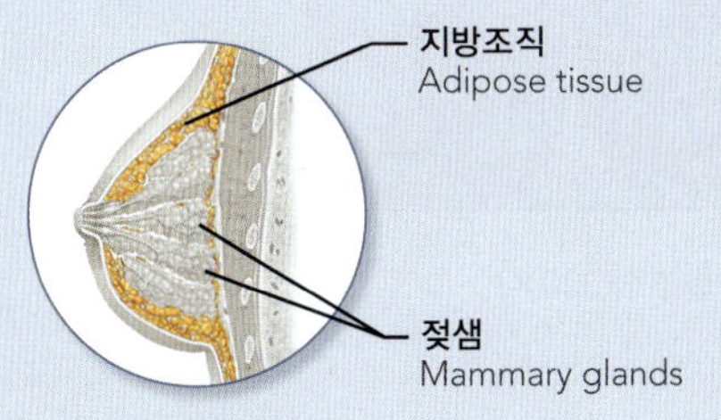

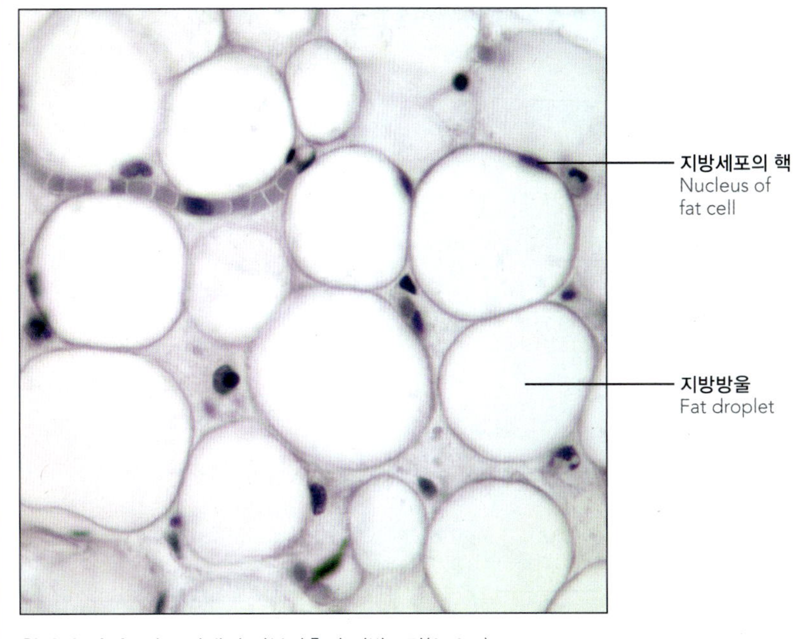

현미경 사진: 피부 아래의 피부밑층의 지방조직(350×).

D. 고유결합조직: 성긴결합조직 – 그물결합조직(Connective tissue proper: Loose connective tissue – Reticular)

설명: 전형적인 성긴 무형질 내 그물섬유가 그물을 이룸. 그물내에 세포가 위치함

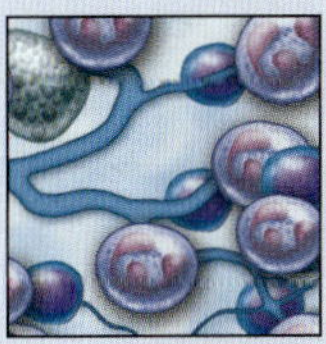

기능: 섬유는 백혈구, 비만세포, 큰포식세포와 같은 다른 세포유형을 지지하는 버팀질(내부뼈대)을 형성

위치: 림프기관(림프절, 지라, 골수)

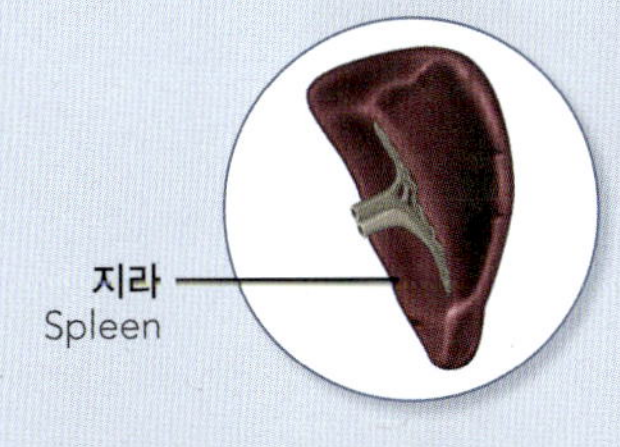

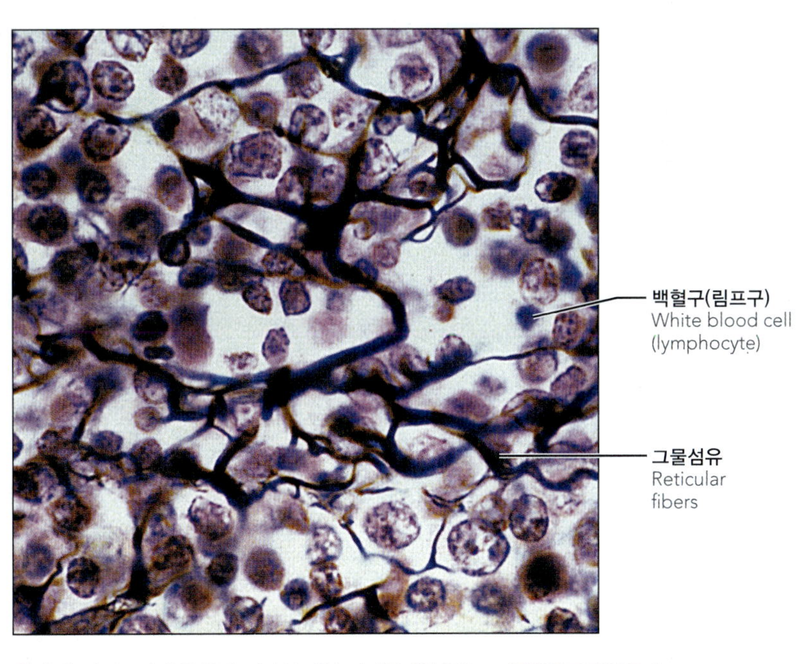

현미경 사진: 검게 염색된 지라의 내부 뼈대를 형성하는 그물결합조직섬유가 그물을 형성하고 있음(350×).

그림 3.10 **결합조직(Connective tissues).** *(계속)*

E. 고유결합조직: 치밀결합조직 – 불규칙치밀결합조직(Connective tissue proper: Dense connective tissue – Dense irregular)

설명: 불규칙적으로 배열된 아교섬유, 간혹 탄력섬유. 주요 세포는 섬유모세포. 방어에 관여하는 세포와 지방세포도 관할

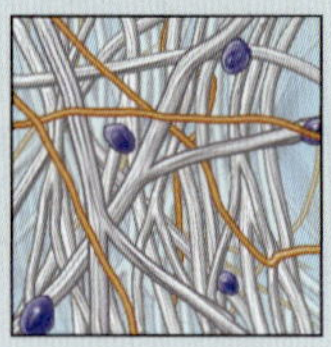

기능: 여러 방향에서 작용하는 장력에 저항하고 구조적인 힘을 제공

위치: 기관과 관절의 섬유주머니, 피부의 진피, 소화기도의 점막밑층

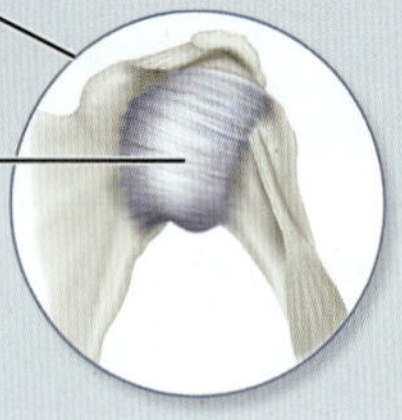

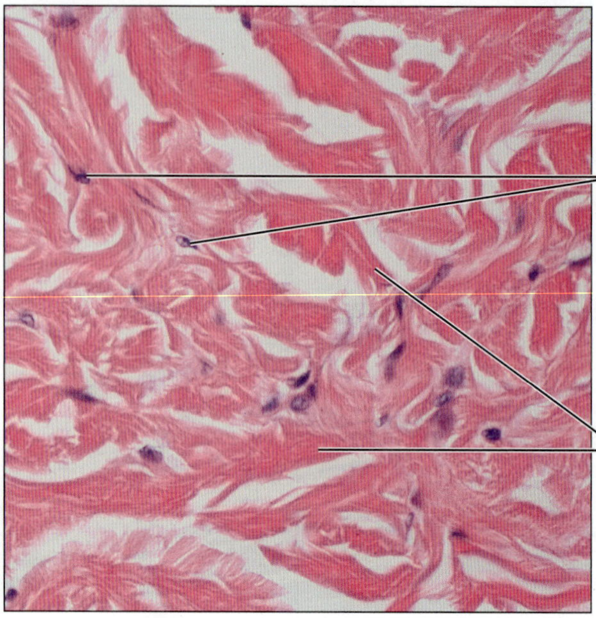

현미경 사진: 피부 진피층의 불규칙치밀결합조직(300×).

F. 고유결합조직: 치밀결합조직 – 치밀규칙결합조직(Connective tissue proper: Dense connective tissue – Dense regular)

설명: 주로 평행으로 주행하는 아교섬유이고 간혹 탄력섬유. 주요 세포 유형은 섬유모세포임

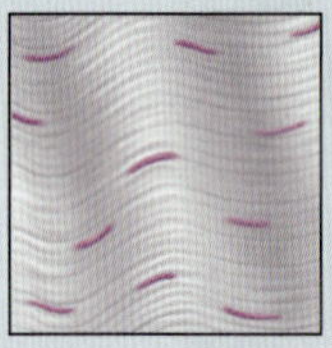

기능: 섬유 방향으로 인해 강력한 장력과 신장력을 가짐

위치: 힘줄, 인대 및 널힘줄

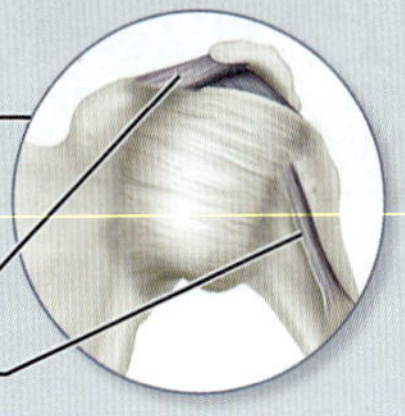

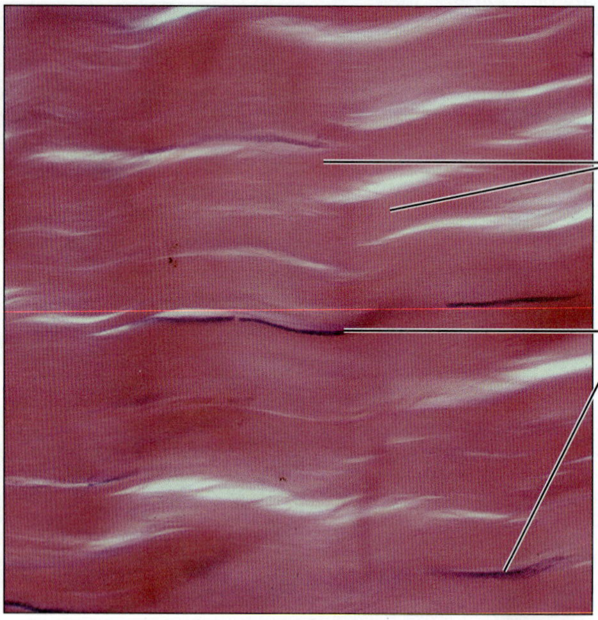

현미경 사진: 힘줄의 치밀규칙결합조직(425×).

그림 3.10 결합조직(Connective tissues). *(계속)*

갖는다. 성긴결합조직과 다르게 혈관이 발달되어 있지 않고 지방세포나 방어세포를 포함하지 않는다. 이 조직은 근육을 뼈에 결합시키는 힘줄(tendon)의 주성분이며, 근육, 근육군, 큰혈관 및 신경을 감싸서 인체 전반에 걸쳐 구조물을 서로 결합시키는 **근막**(fascia)을 형성한다.

탄력결합조직(Elastic Connective Tissue) (그림 3.10G). 이 조직은 주로 탄력섬유가 우세하며 탄력섬유다발의 수가 아교질 섬유다발의 수보다 많다. 이 조직은 큰 동맥의 벽, 특정 인대[(목인대, ligamentum nuchae), 황색인대(ligamentum flavum)], 그리고 허파의 기관지를 감싸는 조직과 같은 수축과 이완이 원활한 구조물에 발달되어 있다.

이해 수준 체크하기

- ☐ **13.** 치밀결합조직과 성긴결합조직의 차이는 무엇인가?
- ☐ **14.** 결합조직 중 어떤 종류가 다음의 구조들을 형성하는가? 힘줄과 인대, 피하조직, 상피조직 아래에 있는 조직, 림프절.

연골 Cartilage

지금까지 살펴본 고유결합조직은 주로 장력에 견디는 기능을 한다. 그러나 연골과 뼈는 단단한 결합조직으로서 장력(tension)뿐만 아니라 압력(compression)에 대한 저항성을 갖는다. 다른 결합조직과 같이 이들은 섬유, 바탕질 및 조직액을 함유한 세포들로 구성되어 있다. 단, 뼈대 조직은 결합조직의 지지 기능을 극대화시키기 위해 지방을 저장하거나 인체 방어에는 관여하지 않는다.

연골(그림 3.10H~J)은 강하고 유연한 결합조직으로서 뼈대의 여러 부위에서 관찰된다. 예를 들면, 기관을 지지하는 고리모양의 연골(C자형 cartilage, windpipe)이나 코와 귀의 모양을 형성하는 연골에서 관찰된다. 모든 결합조직과 같이 연골도 풍부한 세포밖바탕질로 만들어진다(그림 3.10H). 바탕질에는 얇은 아교섬유, 무형질 및 많은 양의 조직액으로 구성된 연골은 80%가 물을 포함하고 있다. 바탕질 안의 물의 배치가 압력으로부터 연골이 회복할 수 있는 기능을 갖게 한다.

연골은 다른 결합조직보다 단순하며 혈관이나 신경이 없는 **연골세포**(chondrocyte)로만 구성되어 있다. 이것은 단단한 바탕질이 감싸고 있는 **연골세포방**(연골소강, lacuna)에 위치하고 있다. 미성숙한 연골세포를 *연골모세포*(chondroblast)라 하고 연골이 성장할 때 바탕질을 활발하게 분비한다. 바탕질안에 분포하는 섬유의 종류에 따라 *유리연골*(hyaline cartilage), *탄력연골*(elstic cartilage), *섬유연골*(fibrocartilage)로 나뉜다. 이 연골 종류에 대해서는 그림 3.10H~J에 소개되었고 5장에 설명되어 있다.

뼈 Bone

바위처럼 단단한 **뼈조직**은 인체의 구조를 지지하고 보호하는 역할을 한다. 뼈 바탕질은 압력에 견디는 기능을 가진 무기질 성분인 칼슘염과 아교섬유를 풍부하게 함유하고 있다(그림 3.10K).

미성숙 세포인 *뼈모세포*(골모세포, osteoblast)는 아교섬유와 바

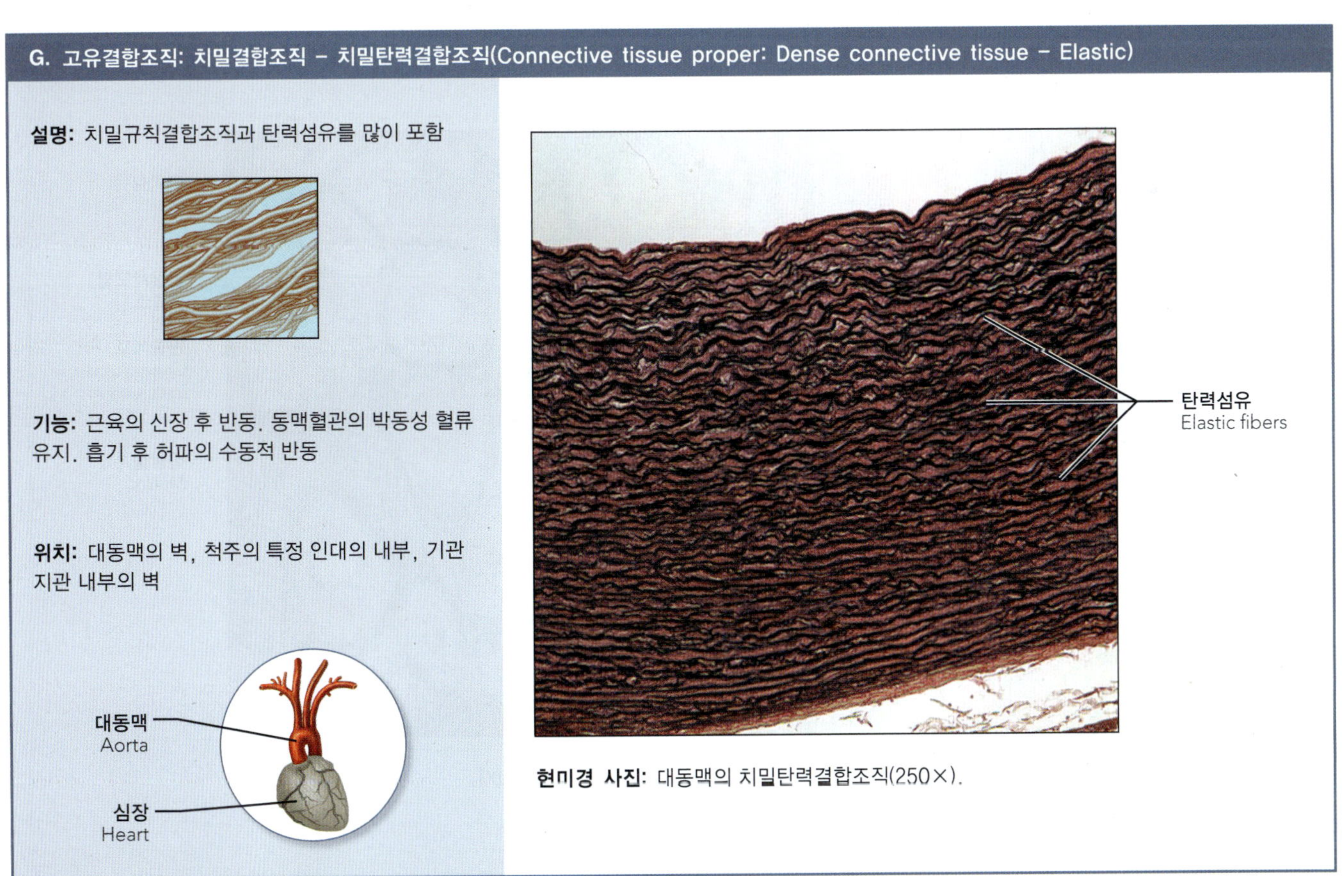

그림 3.10 **결합조직(Connective tissues).** *(계속)*

H. 유리(초자)연골(Cartilage: Hyaline)

설명: 무정형의 단단한 바탕질. 아교섬유는 미세한 그물 형성. 연골모세포는 바탕질을 생성하며, 성숙된 후 연골세포방에 위치함

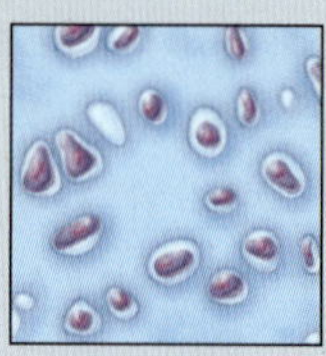

기능: 지지와 보강. 탄력이 있는 쿠션 역할. 압박에 대한 저항

위치: 대부분 배아의 뼈대. 관절공간에서 긴뼈의 뼈끝을 덮고 있음. 갈비뼈의 갈비연골을 형성. 코, 기관, 후두의 연골

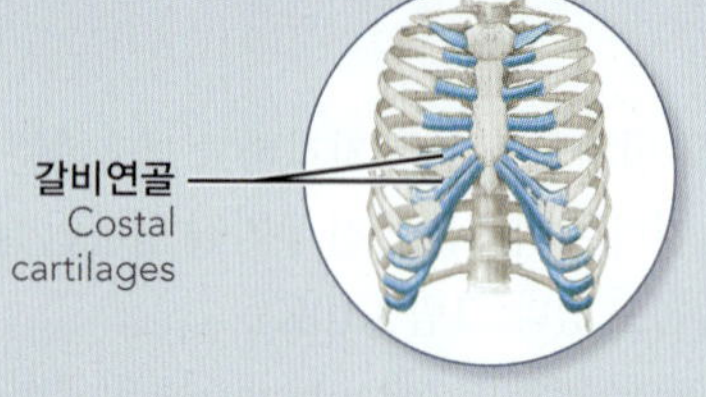

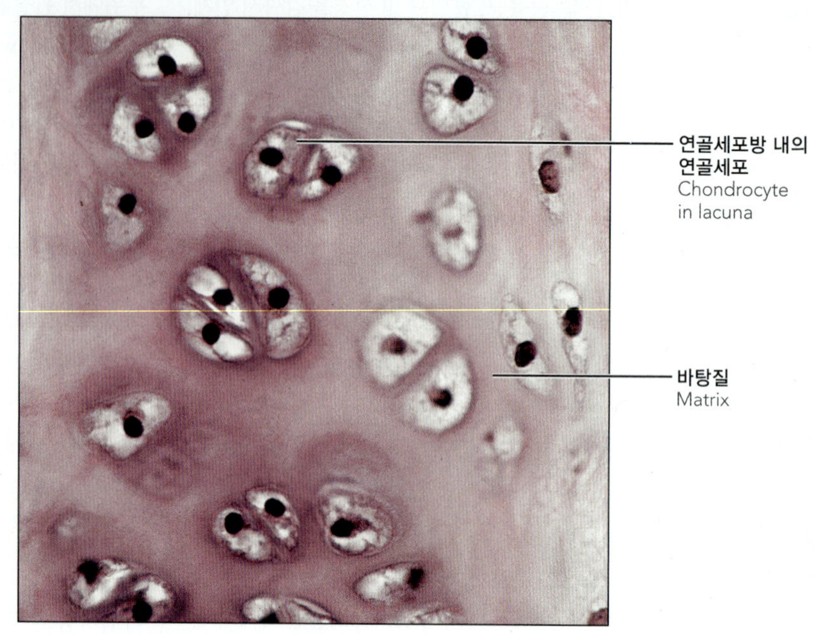

현미경 사진: 갈비뼈에 있는 갈비연골의 유리연골(470×).

I. 탄력연골(Cartilage: Elastic)

설명: 유리연골과 비슷하나 바탕질에 탄력섬유가 더 많음

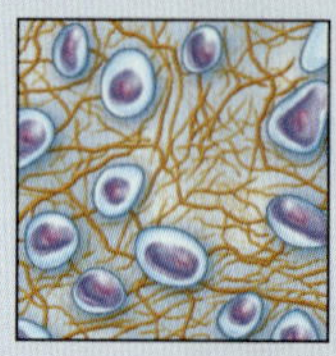

기능: 늘어난 후 본래의 모양으로 돌아가는 탄력섬유 때문에 유리연골보다 더 유연하며 단단한 연골

위치: 바깥귀, 후두덮개, 귀인두관

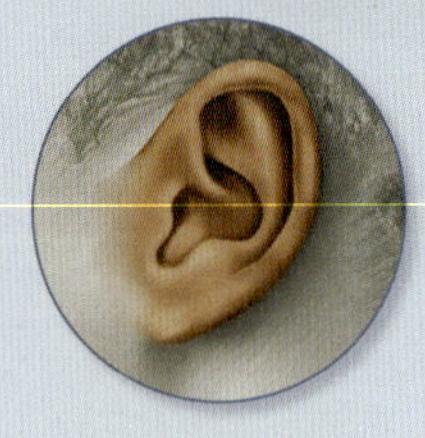

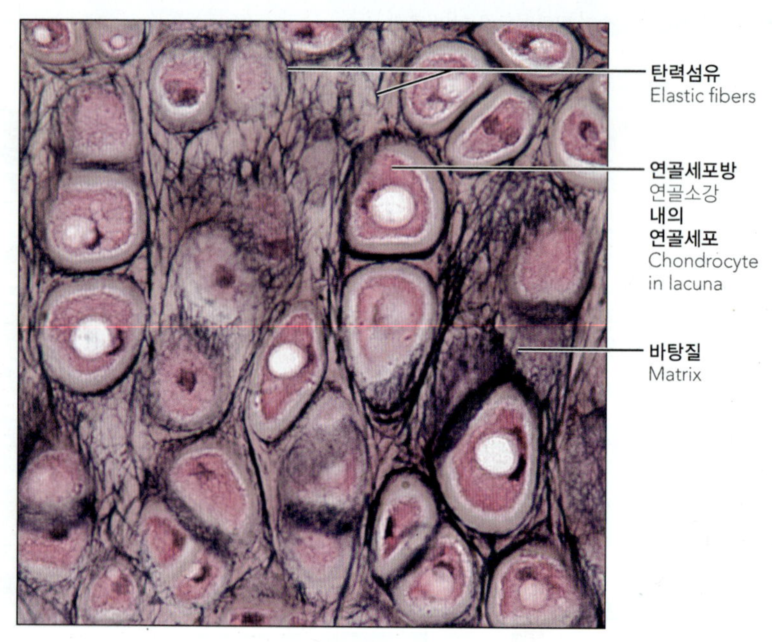

현미경 사진: 귓바퀴의 탄력연골(510X).

그림 3.10 결합조직(Connective tissues). *(계속)*

J. 섬유연골(Cartilage: Fibrocartilage)

설명: 바탕질이 유리성 연골과 비슷하나 덜 단단함. 아교섬유가 두꺼움

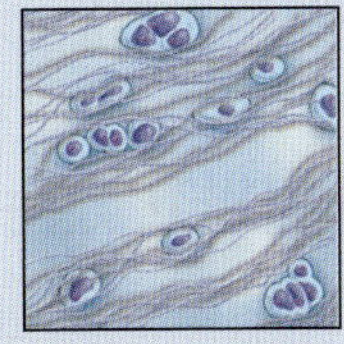

기능: 다소 유연성이 있음
상당한 압력에도 견딜 수 있는 능력을 가지고 있음
압력을 많이 받는 구조물을 연결

위치: 척추사이원반, 두덩뼈결합, 관절원반

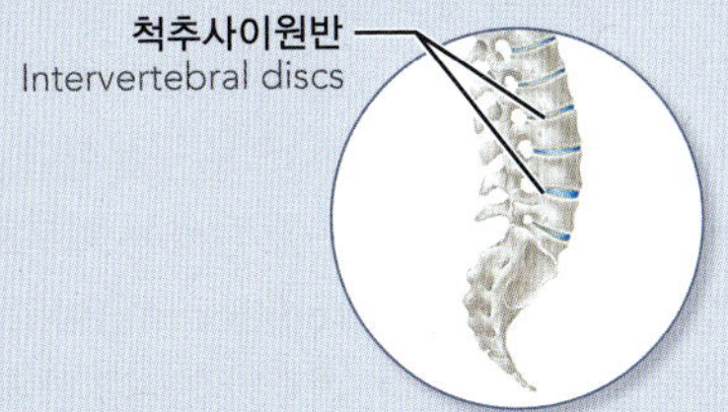

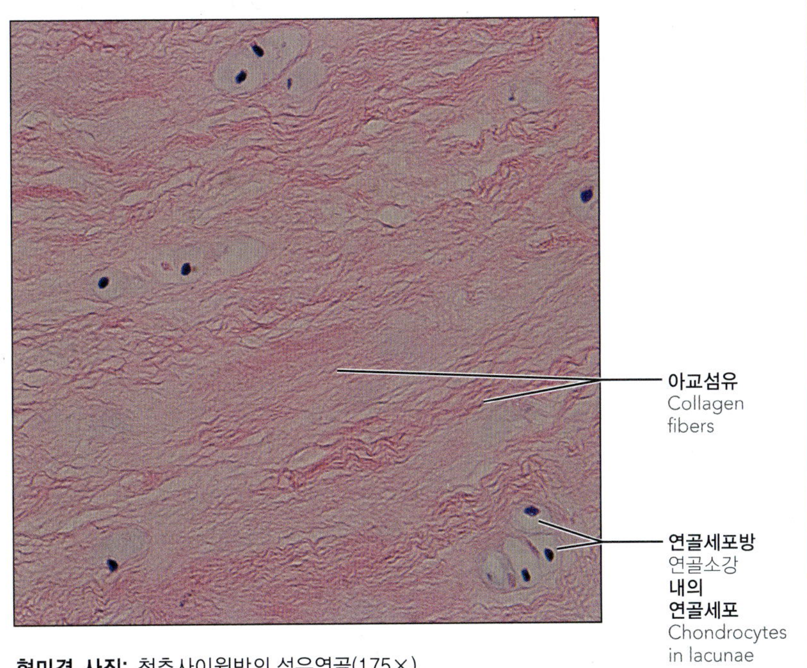

현미경 사진: 척추사이원반의 섬유연골(175×).

K. 뼈조직(골조직) [Others: Bone (osseous tissue)]

설명: 단단하고 석회화된 바탕질이 많은 아교섬유로 되어 있음. 뼈모세포는 뼈세포방에 있으며 혈관이 잘 발달되어 있음

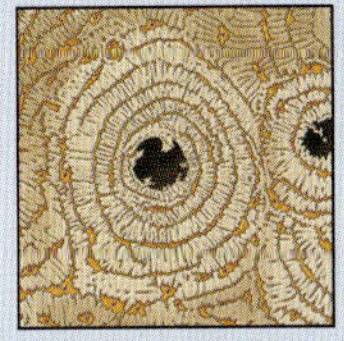

기능: 지지와 보호. 근육이 작용하도록 지렛대 역할을 함. 모든 뼈의 외부와 긴 뼈의 칼슘, 다른 무기질 및 지방을 저장. 뼈안의 골수에서 혈구를 생산하는 조혈기관

위치: 뼈.

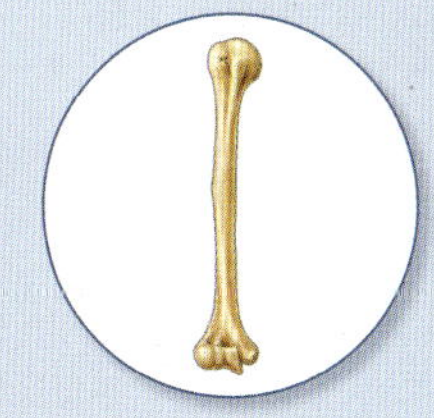

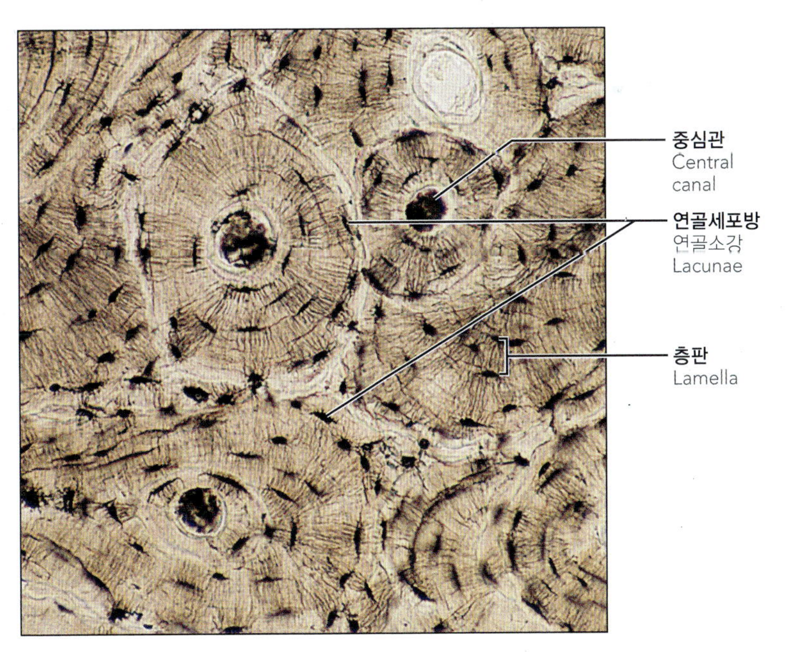

현미경 사진: 뼈의 가로단면(골조직)(175×).

그림 3.10 결합조직(Connective tissues). *(계속)*

탕질을 세포바깥액으로 분비한 후 아교섬유 자체와 사이질 공간에 염(bone salt)이 결합하게 되어 바탕질을 석회화시킨다. 성숙된 **뼈세포**(osteocyte)는 석회화된 바탕질안에서 뼈세포방이라는 공간(cavity)에 위치하며 뼈조직은 혈관이 잘 발달된 활동적인 조직이다(5장에서 자세히 설명되어 있다).

혈액 Blood

혈액(그림 3.10L)은 혈관에 들어 있는 액체로서 비전형적인 결합조직이다. 구조들을 서로 연결하거나 기계적인 지지 역할도 하지 않는다. 혈액은 중간엽에서 발생하기 때문에 결합조직으로 분류한다. 혈액은 바탕질인 *혈장*(plasma)내에 *혈구*(blood cell)가 들어 있는 형태로 존재한다. 혈액의 세포와 바탕질은 다른 결합조직과 차이가 있다. 또한 영양소, 물, 호흡가스, 방어 세포 및 신체로부터 나온 다른 물질을 운반하는 순환계의 운송 매개물로서의 기능을 수행한다. 혈액은 17장에서 상세히 살펴보도록 한다.

상피조직과 결합조직은 우리 몸에서 가장 다양한 유형의 조직이다. 이러한 이유 때문에 공통적으로 학생들이 가장 이해하기 어려워한다. 상피조직과 결합조직을 구분하는 FOCUS (그림 3.11)에는 구조와 기능을 중심으로 이러한 유형의 조직을 구분하는 방법을 소개하였다.

이해 수준 체크하기

- □ **15.** 어느 결합조직이 아교섬유를 함유하는가?
- □ **16.** 세포방(lacuna) 내에 세포가 위치하는 결합조직은 어떤 종류인가?
- □ **17.** 연골조직의 어떤 요소들이 압력을 견디게 하는 기능을 하는가?

3.2d 덮개막과 속공간을 둘러싸고 있는 막 Covering and Lining Membranes

학습 성과

- ▸ 점막, 장막 및 피부막의 기능과 구조를 토론한다.

지금까지 배운 결합조직과 상피세포는 **덮개막**(covering membrane)과 속공간을 둘러싸고 있는 막에서 두 유형의 조직에 의하여 결합되었다(그림 3.12). 신체내 광범위한 영역을 덮고 있는 이 막은 넓게 펼쳐진 상피와 그 아래에 위치한 고유결합조직으로 구성되어 있다. 이 막은 *피부막*(cutaneous), *점막*(mucous) 및 *장막*(serous)으로 구분한다.

피부막(cutaneous membrane)은 인체 외부를 감싸는 피부로서 2개의 층으로 구성되는데 상피는 두꺼운 표피(epidermis)이고(그림 3.12A), 안쪽은 치밀결합조직인 진피가 있다. 피부막은 건조한 특성을 가진 막이다. 피부막에 대해서는 4장에서 자세히 배우도록 한다.

점막(mucous membrane)은 속이 비어 있는 장기의 안쪽, 즉 호흡,

L. 혈액(Connective tissue: Blood)

설명: 적혈구와 백혈구가 존재하는 혈장

기능: 호흡가스, 영양소, 노폐물 및 기타 물질을 운반하는 기능

위치: 혈관내에 함유됨

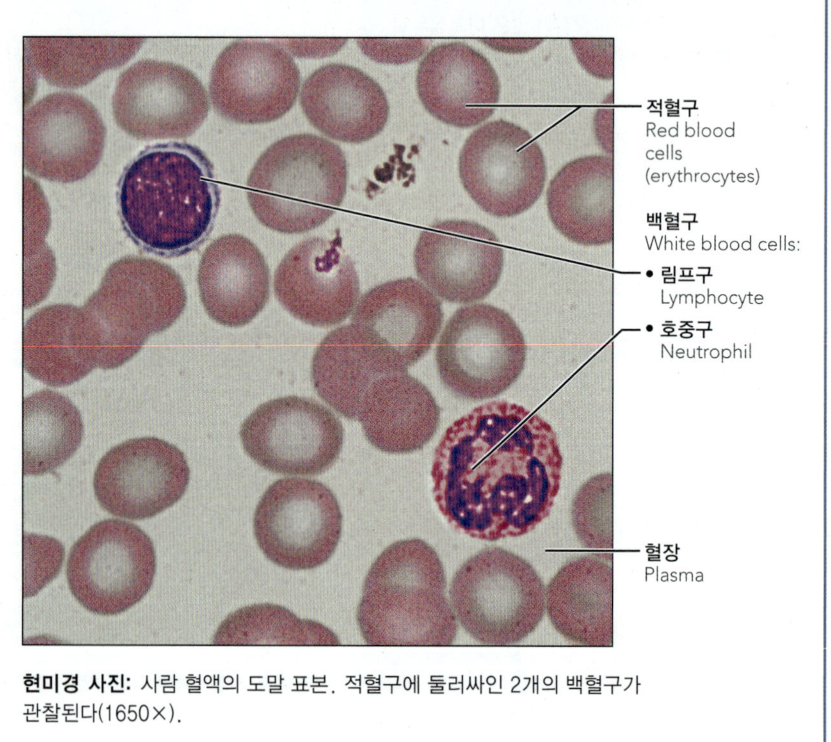

현미경 사진: 사람 혈액의 도말 표본. 적혈구에 둘러싸인 2개의 백혈구가 관찰된다(1650×).

그림 3.10 **결합조직(Connective tissues).**

FOCUS 그림 3.11 상피조직과 결합조직의 구분

조직의 구조는 조직의 이름과 위치에 단서를 제공한다.

상피조직에서 세포는 어떻게 분포하는가?

세포는 많고 세포밖물질은 거의 없다.

빽빽이 채워진 세포

꼭대기부분과 바닥부분

꼭대기부분의 가장자리는 속공간에 열려 있다.

바닥부분은 아래에 위치한 결합조직에 부착되었다.

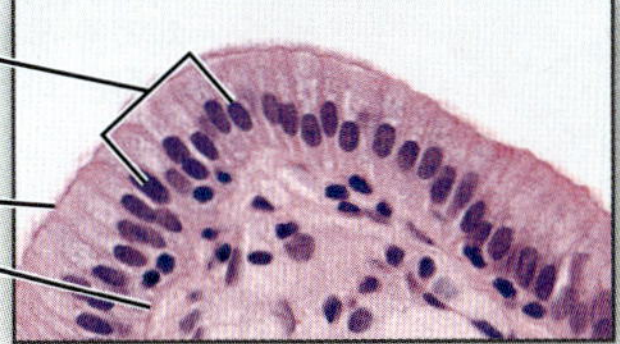

상피조직

상피는 우리 몸 표면을 지나는 분자의 통로를 위한 선택적인 장벽을 형성한다. 상피는 많은 기관들의 바깥면과 속면을 둘러싸고 있으며, 대부분의 샘의 분비부분을 형성한다.

세포의 핵은 어떻게 배열되었는가?

핵은 일열로 배열:

단층상피

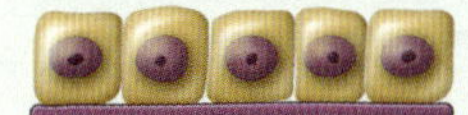

핵이 한층 이상으로 쌓여서 배열:

중층상피

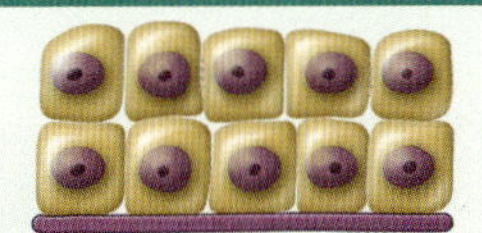

세포의 높이가 다르고, 핵은 쌓여있는 형태로 관찰; 각각의 세포는 바닥부분에 부착되어 있다.

거짓중층상피

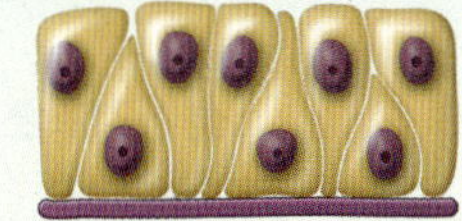

꼭대기 부위에 위치한 세포는 무슨 모양인가?

편평

단층편평상피

얇고, 편평한 세포

길쭉한 핵

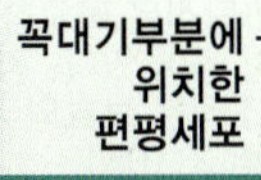

얇은층의 세포는 분자의 빠른 운반을 가능하게 한다. **확산**과 **여과**가 일어나는 곳에서 관찰(그림 3.3A)

중층편평상피

꼭대기부분에 위치한 편평세포

여러층의 세포들

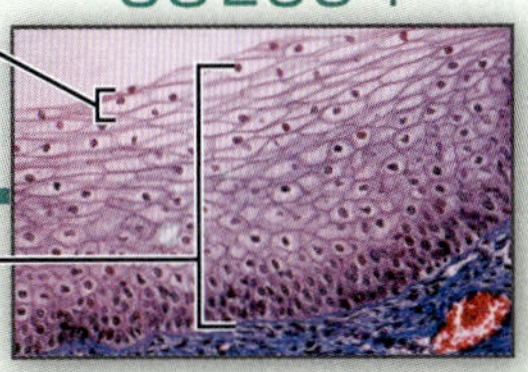

여러층의 세포들은 **보호**기능과 빠른 재생을 가능하게 한다. 마찰이 일어나는 곳에서 관찰(그림 3.3E)

입방

단층입방상피

사각형에서 원모양의 세포

세포의 중심에 원형의 핵이 위치

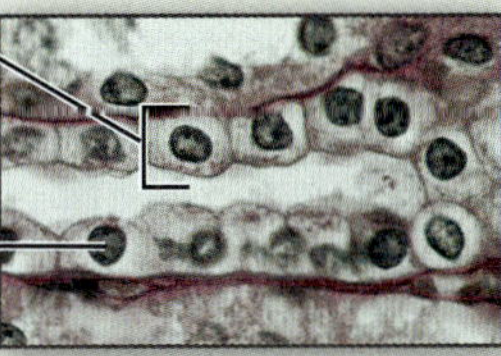

세포소기관이 있는 큰 세포는 **분비**와 **흡수**가 활발하여 상피층을 통하여 빠르게 운반하는 통로역할을 한다(그림 3.3B).

중층입방상피

꼭대기부분의 세포는 입방형

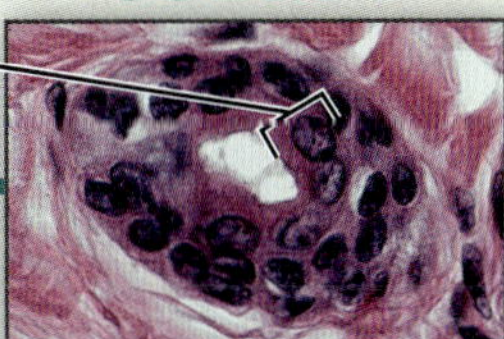

두 층의 세포는 샘분비시 아래의 조직을 **보호**한다. 많은 큰 샘의 도관을 형성한다(그림 3.3F).

원주

단층원주상피

직사각형모양의 세포

난원형의 핵

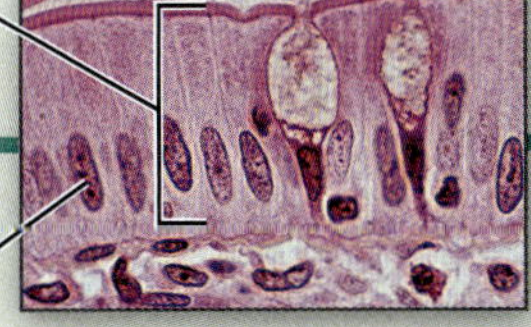

길쭉한 원주세포는 **분비**와 **흡수기능**이 활발한 조직에 필요한 세포소기관이 있다(그림 3.3C).

중층원주상피

꼭대기부분에서는 원주모양의 세포

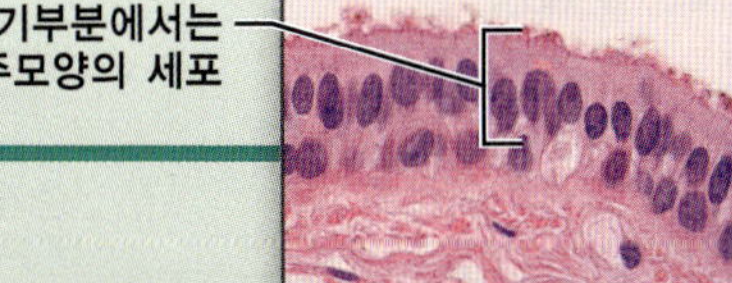

두 층의 세포는 아래의 조직을 **보호**한다; 원주세포는 **분비기능**하는 데 필요한 소기관이 있는 공간을 갖고있다(그림 3.3G).

거짓중층원주상피

섬모

술잔세포

원주세포

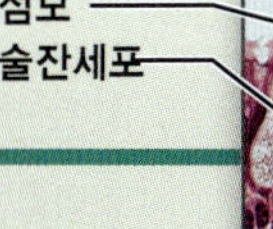

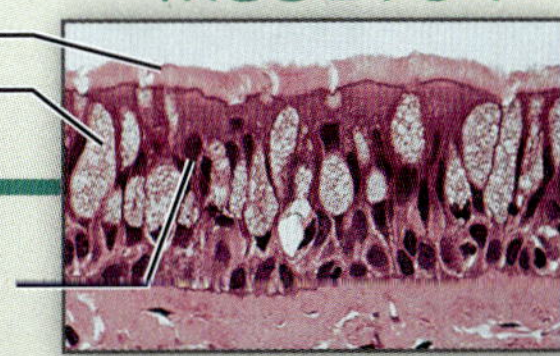

원주세포와 술잔세포는 **분비물**을 생산한다; 섬모는 상피표면을 따라 **액체를 이동**시킨다(그림3.3D).

그림 3.11 상피조직과 결합조직의 구분

결합조직에서 세포는 어떻게 분포하는가?

세포는 거의 없고, 넓은 공간에 떨어져 있다.

세포밖바탕질이 많다.

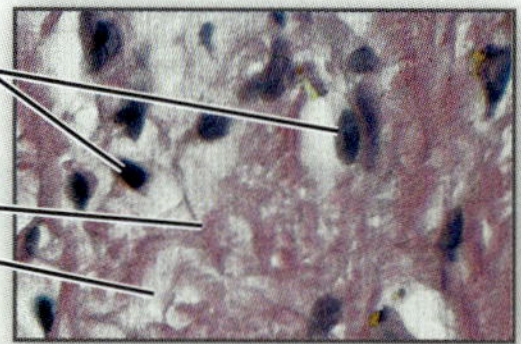

결합조직

결합조직은 조직을 결합하고 지지한다. 이들은 구조적 지지 기능과 신체의 구조를 연결하고 영양소를 저장하고 체액을 유지하는 기능을 한다. 각 결합조직의 물리적 성질은 바탕질의 구성성분에 따라 차이가 있다.

바탕질내에서 세포는 어디에 위치하는가?

세포는 바탕질성분과 직접 접촉된다.

고유결합조직

성긴결합조직 각각의 섬유가 성글게 흩어져 있다.

치밀결합조직 섬유다발들이 치밀하게 쌓여 있다.

성긴결합조직

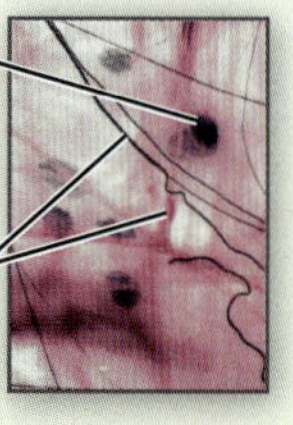

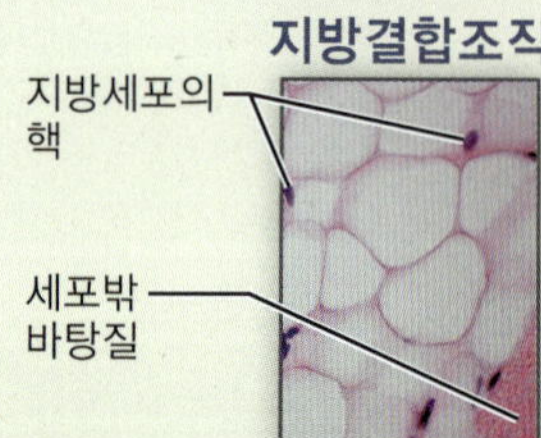

지방결합조직

지방세포의 핵

세포밖 바탕질

그물결합조직

섬유

바탕질은 체액을 유지하고 결합과 지지기능을 한다. 세포는 감염과 싸우며 영양소를 저장한다. 성긴결합조직은 **몸공간을 채우며** 혈액과의 **물질교환**을 가능하게 한다(그림 3.10B-D).

치밀불규칙결합조직

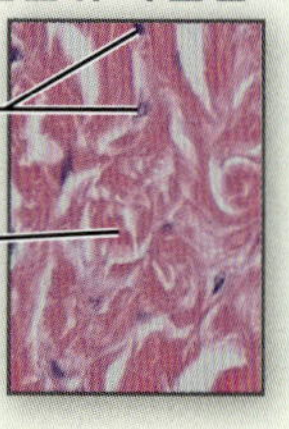

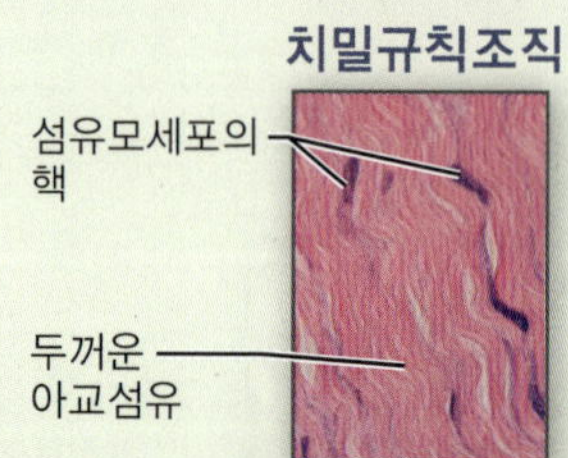

치밀규칙조직

섬유모세포의 핵

두꺼운 아교섬유

탄력결합조직

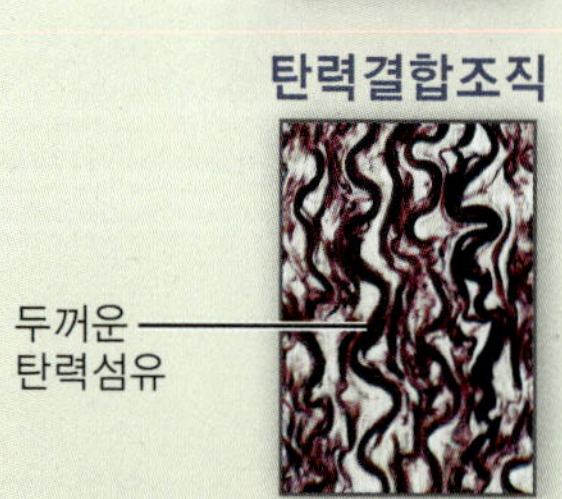

두꺼운 아교섬유는 장력에 저항한다; 탄력섬유는 반동을 가능하게 한다. 섬유의 배열은 작용하는 힘의 방향을 나타낸다. 치밀결합조직은 강하고, 탄력 있게 조직을 **결합**한다(그림 3.10E-G).

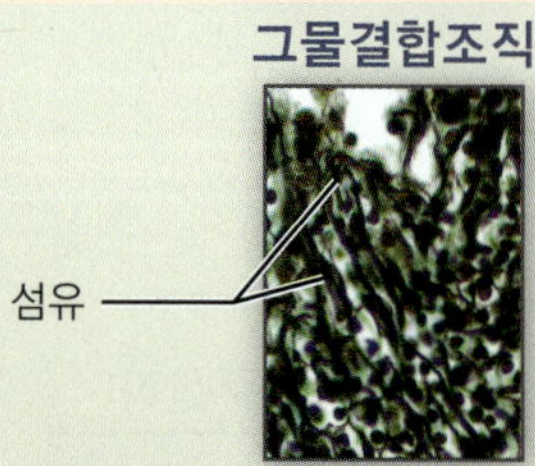

세포는 세포밖바탕질내 연골세포방안에 위치

뼈와 연골

뼈 석회화 된 무형질

연골 젤라틴성 무형질

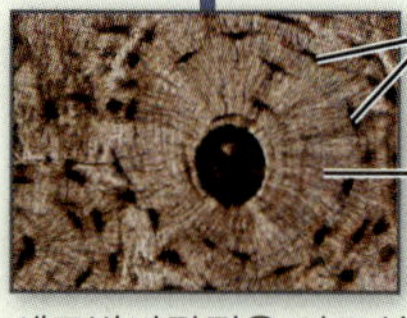

뼈세포방에 있는 세포

세포밖바탕질

세포밖바탕질은 아교섬유와 석회화된 무형질이 들어 있다. 강하고 딱딱하게 구성된 조직은 **보호**와 **지지기능**을 한다(그림 3.10K).

유리연골

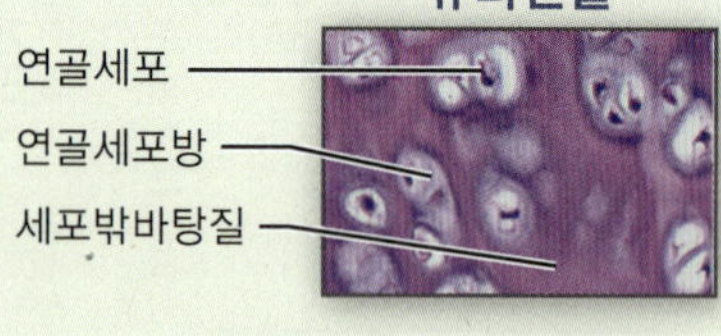

탄력연골

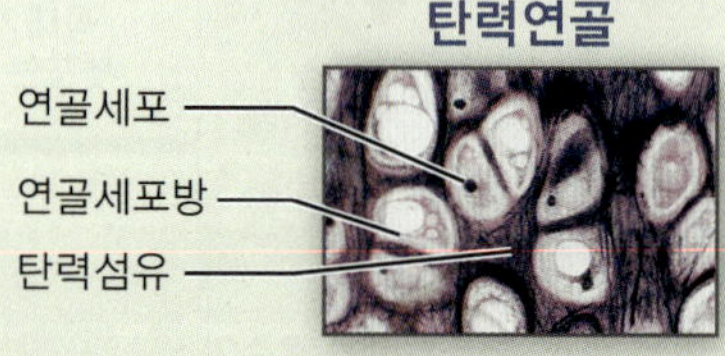

섬유연골

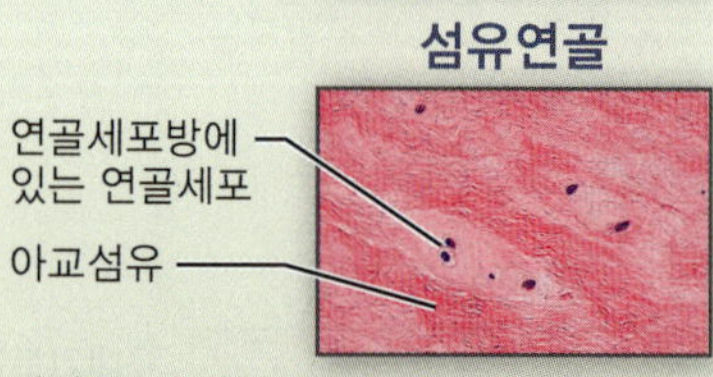

딱딱하고, 탄력 있는 바탕질. 무형질은 체액을 유지하고 압박에 저항한다; 섬유는 장력을 증가시키고(아교섬유) 그리고 탄성을 증가시킨다(탄력섬유). 연골은 **유연하게 지지**하는 기능을 한다(그림 3.1H-J).

액체성 바탕질내 세포가 위치

혈액

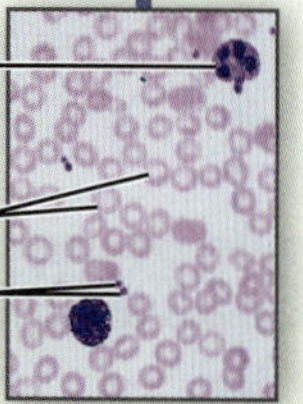

백혈구

적혈구

혈소판

액체성 바탕질은 영양소, 신호분자 및 노폐물을 **운반**한다. 세포성분은 호흡가스를 운반하고 **감염과 싸우는** 일을 한다(그림 3.10).

A. 피부막(Cutaneous membrane)

피부막(피부)은 신체의 표면을 덮는다.

피부막 피부
Cutaneous
membrane
(skin)

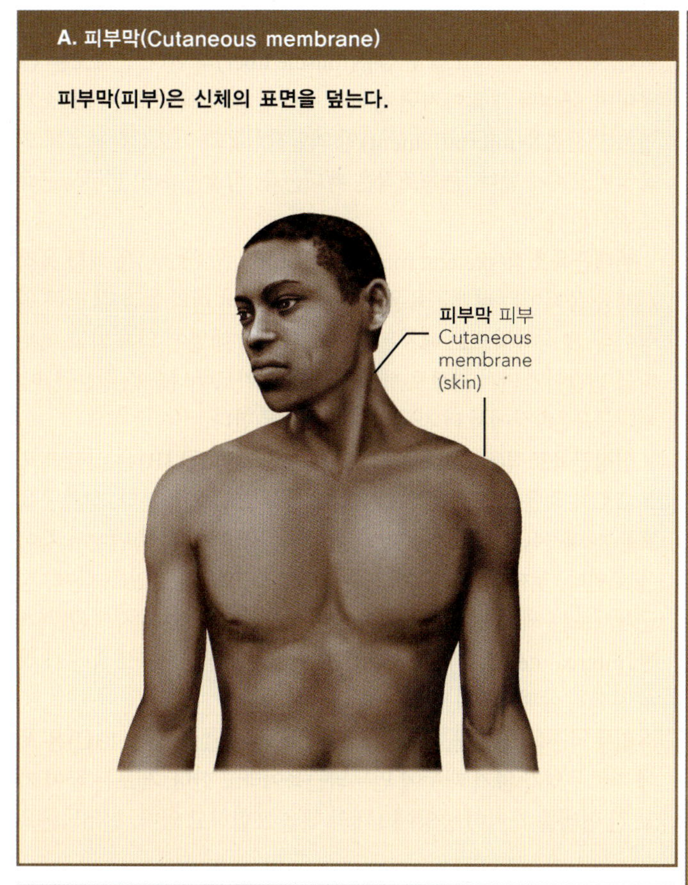

B. 점막(Mucous membranes)

점막은 몸공간을 둘러싸고 있으며
신체 외부에 열려져 있다.

코안의 점막
Mucosa of
nasal cavity
입안의 점막
Mucosa of mouth
식도점막
Esophagus lining
기관지점막
Mucosa of
lung bronchi

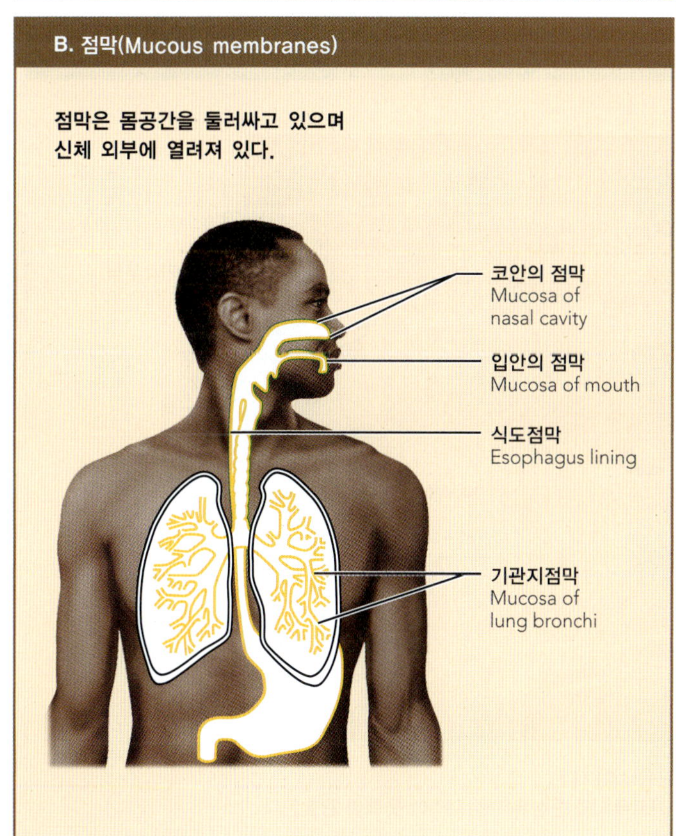

C. 장막(Serous membranes)

장막은 외부와 막혀 있는 몸안(체강)을 둘러싸고 있다.

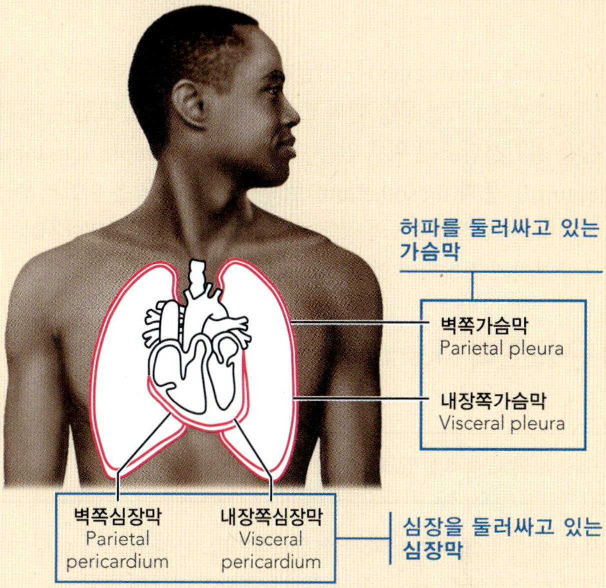

허파를 둘러싸고 있는
가슴막
벽쪽가슴막
Parietal pleura
내장쪽가슴막
Visceral pleura
벽쪽심장막
Parietal
pericardium
내장쪽심장막
Visceral
pericardium
심장을 둘러싸고 있는
심장막

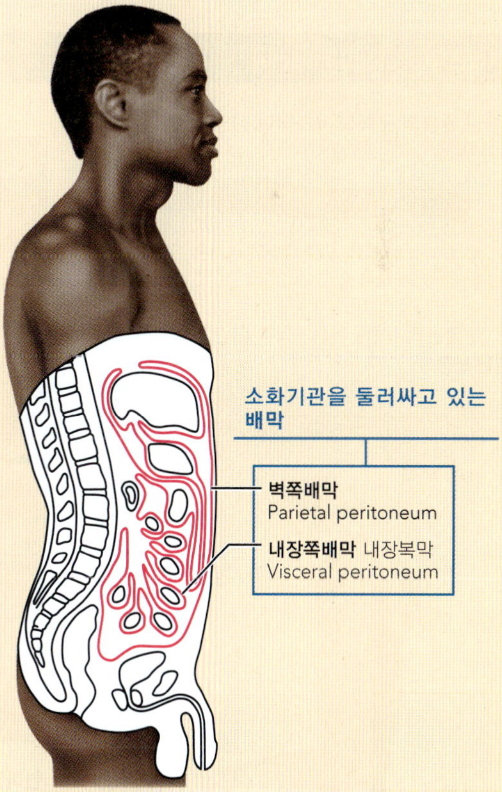

소화기관을 둘러싸고 있는
배막
벽쪽배막
Parietal peritoneum
내장쪽배막 내장복막
Visceral peritoneum

그림 3.12 막(Membrane).

소화, 생식 및 비뇨계통 등에 존재하는 것으로(그림 3.12B), 상피 종류에 따라 다양하지만 공통적으로 젖어 있거나 축축하다. 점막은 점액을 분비하지만 모든 점막이 점액을 분비하지는 않는다.

모든 점막은 *고유판*(lamina propria)이라 불리는 성긴결합조직의 바로 아래에 있다. 소화기의 점막은 고유판이 민무늬근(평활근, smooth muscle)층 위에 위치하고 있다. 이후 장에서 특수한 점막에 대해 설명한다.

장막(serous membranes)은 미끌미끌한 막으로서 폐쇄된 가슴막안, 심장막안 및 배막안 등을 감싸고 있다(그림 3.12C, 그림 1.7). 장막은 얇은 성긴결합조직 위에 있는 단층편평상피(simple squamous epithelium)인 **중피**(mesothelium)로 구성된다. 이 막은 미끄러운 *장액*을 분비하는데, 결합조직의 혈액에서 여과된 액체에 중피에서 분비되는 윤활 분자가 첨가되어 형성된다.

3.3 근육조직 MUSCLE TISSUE

학습 성과

- 근육조직의 세 종류를 짧게 서술할 수 있다.

나머지 두 종류의 조직은 근육과 신경조직이다. 근세포 또는 신경세포는 소량의 성긴결합조직을 포함하고 있고 혈관이 상당히 발달되어 있어 때론 *복합조직*(composite tissue)이라고도 한다(성긴결합조직은 모든 혈관을 둘러싸고 있으며, 근육조직과 신경조직은 혈관이 풍부하다).

근육조직(muscle tissue)(**그림 3.13**)은 대부분의 신체 운동을 담당한다. 대부분의 근세포를 **근섬유**(muscle fiber)라 한다. 근세포는 긴 모양이며, 근섬유가 짧아지면 강하게 수축한다. 근육세포는 세포소기관인 미세잔섬유(microfilament)인 액틴잔섬유와 미오신잔섬유에 의해 움직이고 수축한다. 근육조직은 *뼈대근육*, *심장근육* 및 *민무늬근육*으로 분류한다.

뼈대근육조직(skeletal muscle tissue)(그림 3.13A)은 뼈를 움직여 신체를 움직이는 뼈대근육은 근육세포는 여러 개의 핵과 길고 큰 원주형이다. 조직학적으로 배치된 근육원섬유의 배열에 의해 밝고 어두운 띠를 번갈아가면서 가로로 배열되어 있는 가로무늬근육(횡문근)이다. 뼈대근육은 9장에서 더 자세히 살펴보도록 한다.

심장근육조직(cardiac muscle tissue)(그림 3.13B)은 심장벽의 근육으로 수축운동을 통해 혈관에서 혈액의 이동을 돕는다. 심장근육세포는 뼈대근육과 같이 가로무늬를 이루지만 두 가지 측면에서 차이점을 보인다. 첫째, 심장근육세포는 1개의 핵을 가지고 있다. 둘째, 심장근육세포는 세포와 세포 사이에 계단상으로 되어 있는 *사이원반*(개재판, intercalated disc)을 가지고 있는 것이다. 심장근육조직은 18장에서 자세히 살펴보도록 한다.

민무늬근육(평활근, smooth muscle tissue) (그림 3.13C)은 세포에 가로무늬가 없기 때문에 민무늬근육이라고 한다. 세포는 끝이 가늘고 긴 형태를 가지며 중앙에 1개의 핵을 포함하고 있다. 민무늬근육은

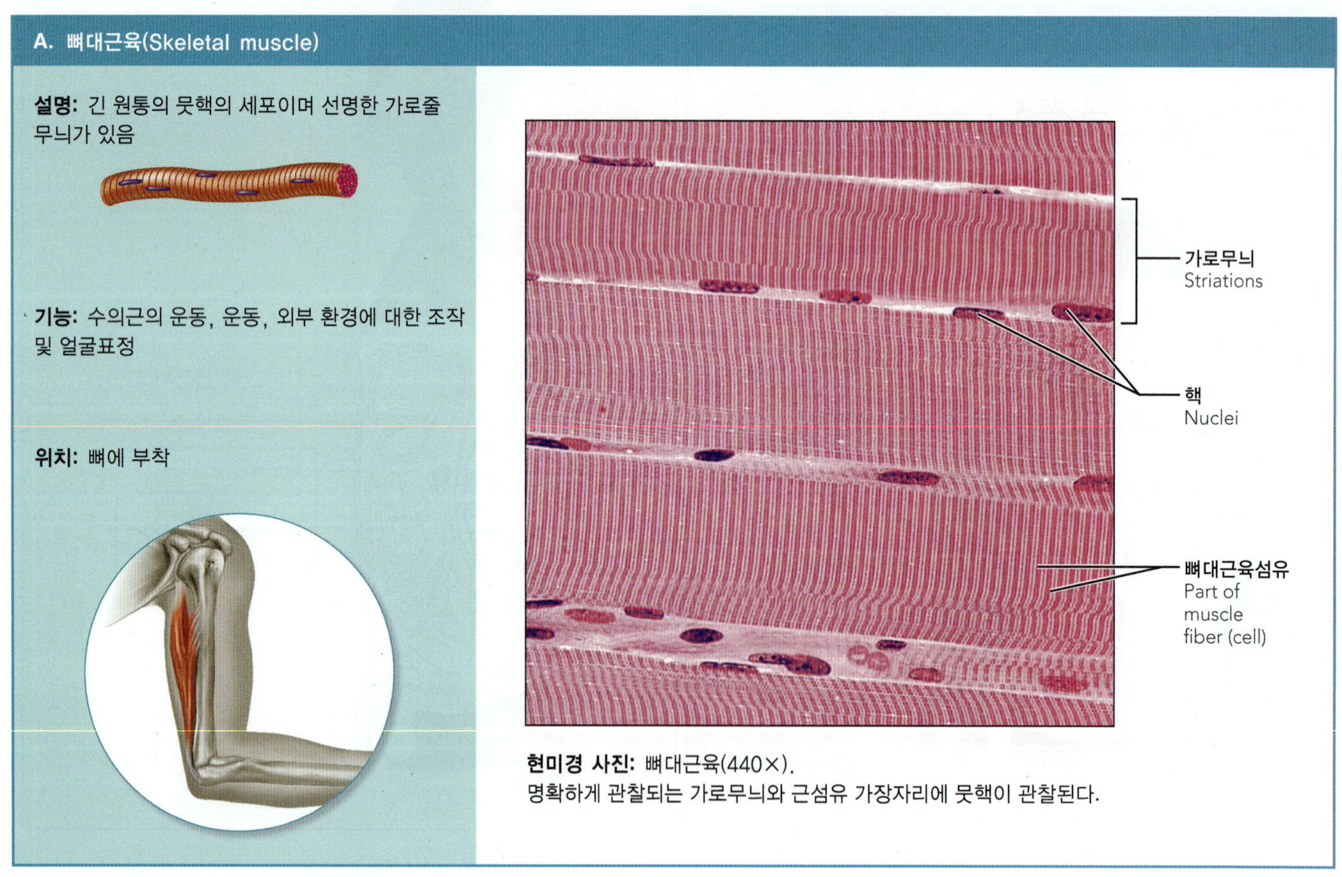

그림 3.13 근육조직(Muscle tissue). *(계속)*

B. 심장근육(Cardiac muscle)

설명: 분지되고 가로줄무늬가 있으며 일반적으로 단핵세포임

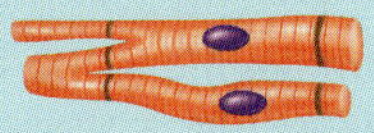

기능: 혈액을 배출하는 불수의근

위치: 심장

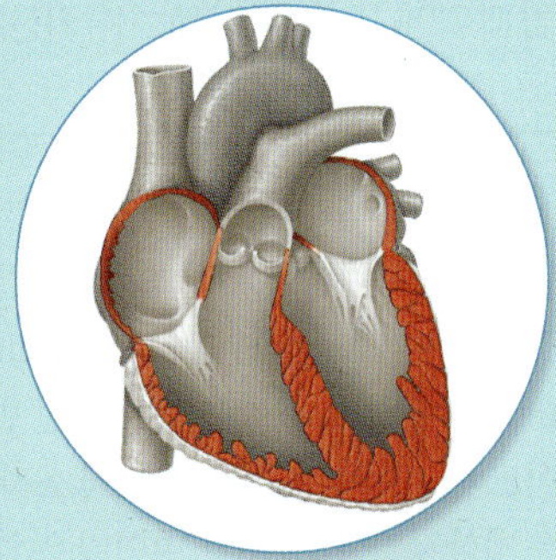

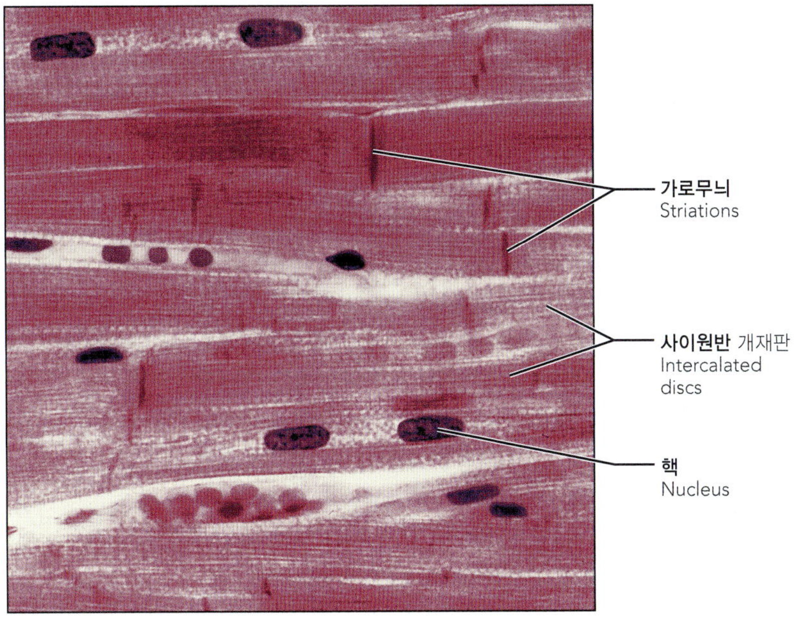

현미경 사진: 심장근육(475×).
가로무늬, 근세포의 분지, 사이원반이 있다.

C. 민무늬근육(평활근, Smooth muscle)

설명: 방추형 세포 중앙에 핵이 위치함. 가로무늬가 없음. 세포는 종이 모양으로 넓게 형성하기 위해 밀접하게 배치되어 있음

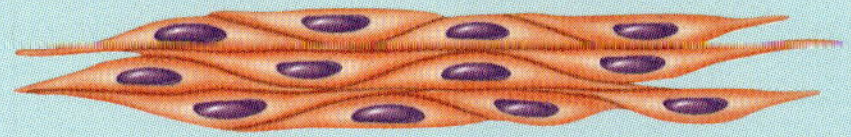

기능: 물질(음식, 오줌, 태아) 및 사물을 밀어냄. 불수의적인 조절

위치: 대개 속이 비어 있는 장기의 벽

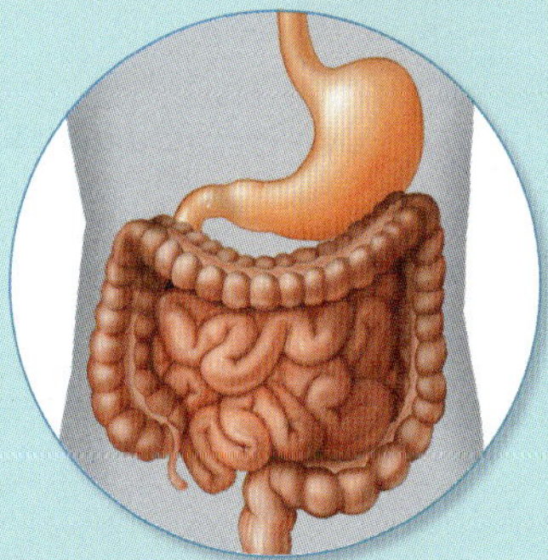

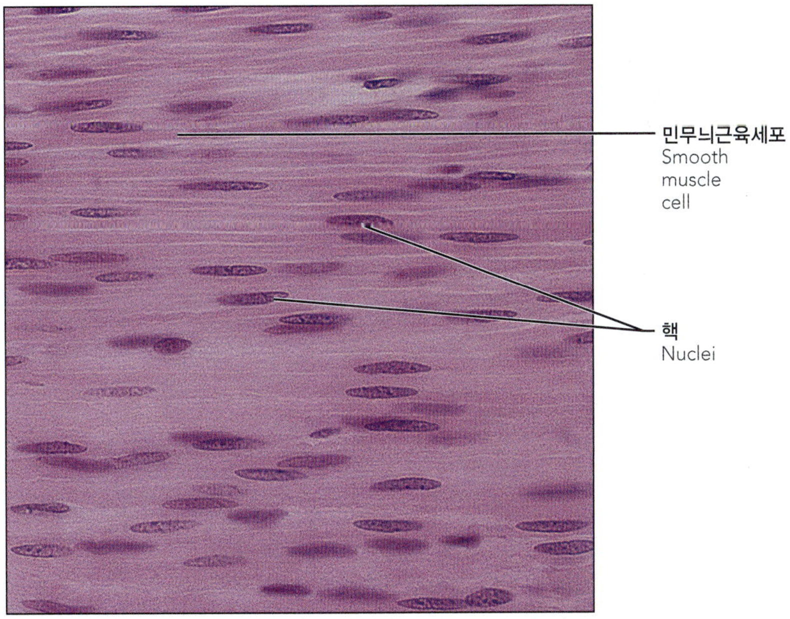

현미경 사진: 소화기도의 근육을 형성하는 종이 모양으로 얇은 민무늬근육(465×).

그림 3.13 근육조직(Muscle tissue).

주로 내장기관인 소화 및 비뇨계통의 벽, 자궁 및 혈관벽에서 관찰된다. 민무늬근육은 반복적인 수축과 이완 운동을 통해 물질을 이동시킨다. 민무늬근육조직에 대해서는 22장에서 자세히 살펴보도록 한다.

3.4 신경조직 NERVOUS TISSUE

학습 성과

- 신경조직에서 관찰되는 세포의 종류를 구분할 수 있다.

신경조직(nervous tissue)은 뇌, 척수, 및 신경 등 인체의 기능을 조절하는 신경계의 주요 구성 요소이며, 신경세포 또는 신경원 및 신경아교세포로 이루어져 있다. **신경세포**(neuron)는 고도로 분화된 신경세포로서(**그림 3.14**) 전기신호를 발생시킨다. 이들은 신경 신호를 인체상에 종합적으로 전달할 수 있는 망을 구축하고 있다. **가지돌기**(수상돌기, dendrite)는 신경세포로부터 나뭇가지처럼 분지된다. 신경세포의 전기적 신호를 받는 수상돌기는 신호를 세포체로 전달하는 역할을 한다. **축삭돌기**(axon)는 세포체에서 기시하는 하나의 긴 세포돌기로서 신경자극을 세포체로부터 멀리 말초로 전달한다. 지지세포인 **신경아교세포**(neuroglia)는 비전도성을 가진 세포로서 신경세포를 보호하고 영양을 공급하는 지지 역할을 한다. 신경조직에 대한 자세한 내용을 11장에서 다루도록 한다.

이해 수준 체크하기

- □ **18.** 민무늬근의 현미경 사진(그림 3.13C)을 보면 이 조직이 중층편평상피가 아니라고 말할 수 있는가?
- □ **19.** 어떤 신경세포가 전기적 자극을 전달하는 기능을 하는가?
- □ **20.** 가로무늬(striated)와 중층(stratified)의 용어를 구별한다. 어떤 조직에 가로무늬가 관찰되는가? 어떤 조직에서 중층상피를 관찰할 수 있는가?

3.5 손상에 대한 조직 반응 TISSUE RESPONSE TO INJURY

학습 성과 

- 조직이 손상으로부터 회복될 때 일어나는 염증기전과 치유기전을 설명할 수 있다.

인체는 손상과 침입하는 미생물로부터 보호하는 많은 기전들을 가지고 있다. 손상되지 않은 상피조직은 생리적 장벽으로 작용한다. 그러나 장벽이 뚫리면 아래층의 결합조직에서 *염증반응*(inflammatory response)과 *면역반응*(immnune response) 같은 방어적인 반응들이 시작된다. 염증은 비특이적이고 빠르게 발현되어지는 국소적인 반응이며 손상 부위만으로 피해를 제한시킨다. 반대로 면역반응은 발현되기까지 오래 걸리고 높은 특이성을 나타낸다. 즉, 특정한 감염 미생물과

신경조직(Nervous tissue)

설명: 신경세포는 분지 세포임. 세포돌기인 가지돌기와 축삭은 세포체로부터 뻗어 나감. 지지세포 또한 신경조직의 기능에 관여함(그림에서 제외)

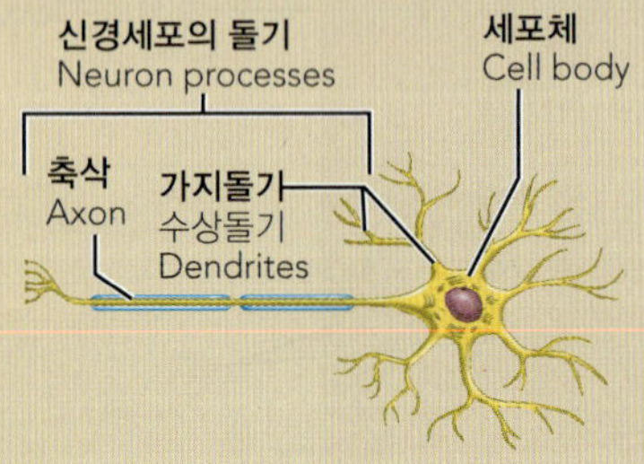

신경세포의 돌기
Neuron processes
세포체
Cell body
축삭
Axon
가지돌기
수상돌기
Dendrites

기능: 감각수용기로부터 효과기(근육과 샘)까지 전기 신호를 전달

위치: 뇌, 척수, 신경

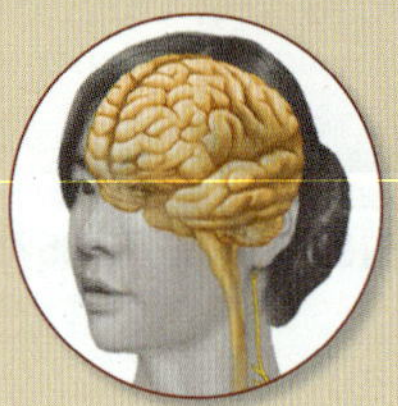

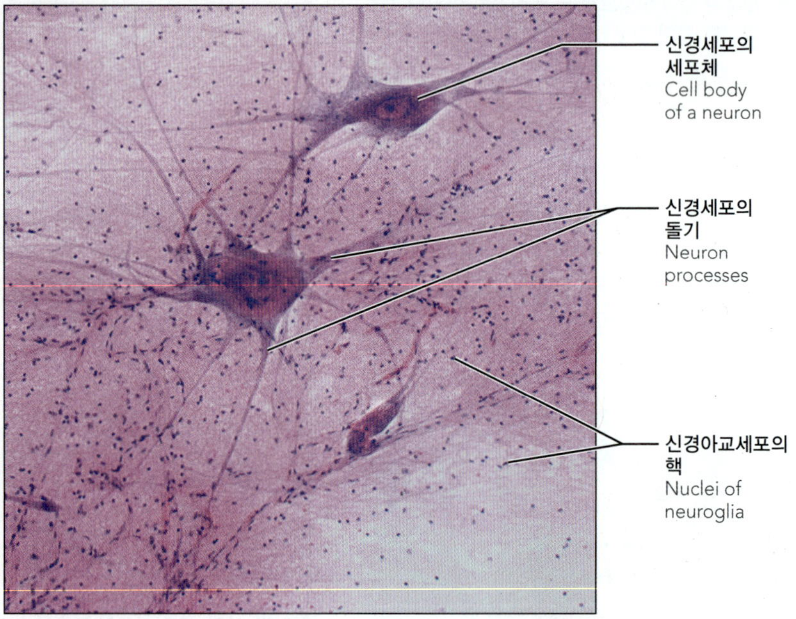

신경세포의 세포체
Cell body of a neuron
신경세포의 돌기
Neuron processes
신경아교세포의 핵
Nuclei of neuroglia

현미경 사진: 신경세포(125×).

그림 3.14 신경조직(Nervous tissue).

감염부위의 외래 분자를 파괴하고 신체 전체에 걸쳐 이루어지는 반응이다. 여기에서는 염증을 집중적으로 살펴보려고 한다(면역반응은 20장에서 다룬다).

3.5a 염증 Inflammation

거의 대부분의 손상 또는 감염은 염증반응을 일으킨다. 예를 들면, 피부가 지저분한 유리조각에 베었거나 날아오는 축구공에 맞았거나 감염된 여드름이 있다고 가정할 때 짧은 시간 안에 그 부위의 결합조직에서 염증이 시작되어 *발열*(heat), *발적*(redness), *부종*(swelling), *통증*(pain)과 같은 4가지 증상이 나타난다. 우리는 염증의 근원을 추적할 수 있다.

초기 손상은 염증을 일으키는 *화학물질*들을 주변 조직으로 방출한다. 손상된 조직세포, 큰포식세포, 비만세포, 혈액의 단백질 등은 모두 염증 매개체들이다. 이러한 화학적 신호들은 손상 부위의 혈관을 확장시켜 혈류량을 증가시킨다. 증가된 혈류량은 염증 증상 중 *발열*과 *발적*의 원인이 된다. 히스타민과 같은 염증을 유발하는 어떤 화학물질들은 모세혈관의 투과성을 증가시켜 혈관에서 조직으로 많은 체액이 나오게 한다. 결과적으로 결합조직에 체액이 축적되어 **부종**(edema)이 발생된다. 또한 과도하게 축적된 체액은 신경말단을 압박하게 되어 *통증*을 유발한다. 일부 염증을 일으키는 화학물질은 직접 신경말단에 영향을 미쳐 통증을 초래하기도 한다.

초기에는 염증의 부종이 해로운 듯 보이지만 실제적으로는 유익하다. 혈액에서 분비된 체액이 손상된 결합조직으로 유입되면 (1) 세균에 의해 분비된 독성을 중화시키고, (2) 조직의 회복에 필요한 산소와 영양, (3) 감염과 싸울 수 있는 혈액내에 있는 항체들을 제공받게 된다. 심각한 감염 부위와 잘린 혈관의 모든 상처에서는 *응집* 단백질이 함유된 체액이 유출된다. 이러한 경우 결합조직에서 이루어진 섬유성 응집은 손상 부위를 제한하고 감염성 미생물에 대한 장벽을 형성하여 확산되는 것을 막는다.

염증의 다음 단계는 *정체*(stasis)기로 모세혈관에서 많은 체액이 유출될 때 국소적인 혈류 흐름을 늦춰준다. 이 단계에서 백혈구들이 작은 혈관에서 나오기 시작한다. 감염 부위에서 제일 먼저 발견되는 것은 호중구이고 그 다음은 큰포식세포이다. 이 세포들은 감염성 미생물들과 손상된 조직세포들을 포식한다.

3.5b 회복 Repair

염증과정이 진행될 때 회복은 시작되고 있다. 조직회복은 재생과 섬유화의 주된 두 가지 방법에 의해 이루어진다. **재생**(regeneration)은 손상된 조직이 똑같은 종류의 새로운 조직으로 교체되는 반면 **섬유화**(fibrosis)는 **흉터**(scar tissue)라고 하는 섬유성 결합조직의 증식을 일으킨다. 피부의 조직 회복은 재생과 섬유화를 모두 포함한다. 혈액이 응집된 후 응집 부위가 건조되면서 딱지를 형성한다(그림 3.15 ①). 이 시점의 회복 기간은 기질화라고 불리는 단계를 시작한다.

기질화(organization)는 응집 부위가 **육아조직**(granulation tissue)(그림 3.15 ②)으로 교체되는 과정이다. 육아조직은 여린 분홍색 조직으로 주변에서 자란 모세혈관뿐만 아니라 새로운 아교섬유를 생성하는 섬유모세포 등 여러 요소들을 포함하고 있다. 일부 섬유모세포는 손상된 양 끝부분을 잡아당기는 수축성을 보인다. 기질화 과정 중 큰포식세포는 원래 응집덩어리를 소화시키고 아교가 축적된다. 아교가 생성되면 될수록 육아조직은 점차 섬유성 흉터조직으로 전환된다(**그림 3.15** ③).

기질화 과정이 진행되는 동안 상피 표면은 딱지가 떨어질 때까지 딱지 아래 부분에서 *재생*이 이루어진다.

이러한 과정들은 베이거나 긁히거나 천공된 상처의 회복 과정의 개요를 나타낸 것이다. 하지만 순수 감염 시 응집 형성이나 심각한 *감염*을 제외하고는 흉터를 남기지는 않는다.

재생력은 조직의 종류에 따라 다양하게 나타난다. 상피조직, 성긴 결합조직, 치밀 불규칙 결합조직들은 재생이 활발하게 이루어진다. 평활근, 치밀 규칙 결합조직의 경우는 어느 정도 재생이 이루어지지만 뼈대근육과 연골의 경우 거의 재생이 이루어지지 않는다. 심장근육과 뇌와 척수의 신경조직은 재생되지 않는다. 그러나 최근 연구 결과에 의하면 이러한 조직에서 손상 후 세포분열이 일어나는 것을 발견하였다.

재생력이 없는 조직과 예외적인 심각한 손상 시 소실된 조직이 섬유조직으로 대체된다. 결국 형성된 흉터 부분은 몇 달 후 희미해지고 수축된다. 흉터는 대부분 아교섬유이고 일부 세포와 모세혈관을 포함한다. 이 부분은 매우 강함에도 불구하고 정상조직에 비해 유연성과 탄력성이 없고 정상적인 기능을 할 수 없다.

내부장기의 염증은 흉터를 생성할 뿐만 아니라 장기끼리 또는 인체의 벽에 유착될 수도 있다. 이러한 **유착**(adhesion)은 소화관내에서는 정상적인 소화관 운동을 방해하거나 소화 중인 음식물의 이동을 멈추게 할 수 있다. 심장과 폐, 관절의 움직임을 제한할 수 있다. 거의 모든 배의 외과적 수술 후에는 체벽과 배의 내장 사이에 유착이 형성되어 다음 외과 수술 시에는 더욱 어렵게 만든다.

이해 수준 체크하기

- ☐ 21. 어떤 조직이 쉽게 재생되는가? 어떤 조직이 재생되지 않는가?
- ☐ 22. 흉터조직은 상피조직 또는 아래의 결합조직에서 생성되는가?
- ☐ 23. 감염된 조직에서 열과 부종은 왜 일어나는가?

3.6 전 생애 동안의 조직

THE TISSUES THROUGHOUT LIFE

학습 성과 

- 4개의 기본조직의 배아 유래를 설명할 수 있다.
- 나이가 증가하면서 조직에서 일어나는 변화를 간단히 설명할 수 있다.

4개의 기본조직의 배아유래는 다음과 같다(**그림 3.16**).

- 결합조직과 근육조직은 대개 중배엽층인 중간엽에서 유래한다.
- 대부분의 상피조직은 외배엽층과 내배엽층의 배아상피로부터 발생한다.
- 일부 상피는 – 즉 혈관을 둘러싸고 있는 상피, 배쪽의 몸안을 싸고 있는 중피 – 중배엽성 중간엽에서 유래한다.

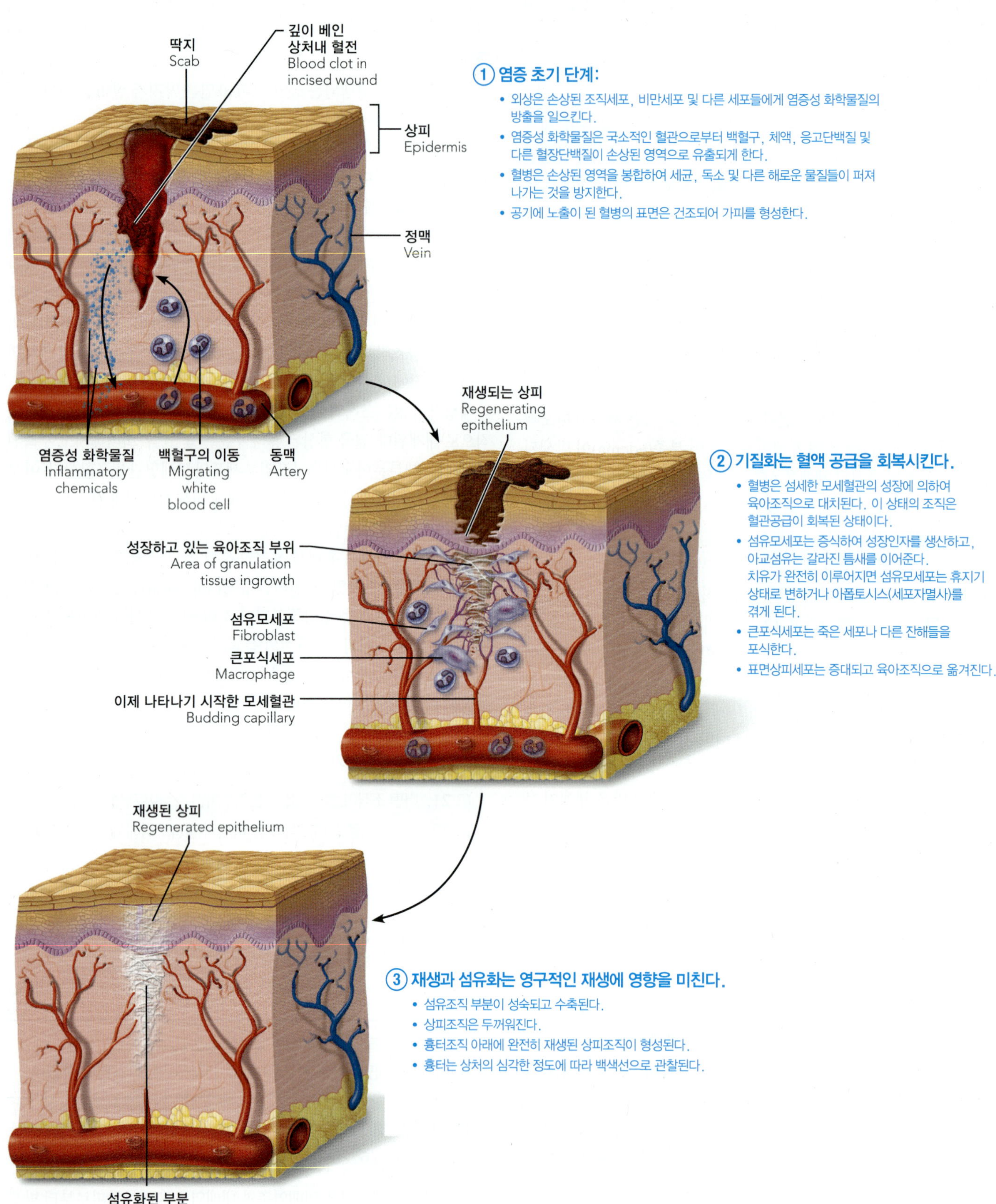

그림 3.15 손상된 피부의 재생.

- 뇌와 척수의 신경조직은 외배엽성 상피에서 유래한다(그림 3.7).

발생 2개월 말까지, 4개의 주요 조직들은 형성되고, 모든 주요 기관들은 제 위치에 형성된다.

실제로 모든 조직에서 세포들은 출생 전 기간 동안 분열을 계속하여 빠르게 신체를 성장하게 한다.

그러나 신경세포의 분열은 태아기에는 거의 멈춰 있다. 출생 후 대부분의 다른 조직의 세포들은 성인의 신체 크기에 도달할 때까지 계속하여 분열한다. 성인에서 상피조직과 혈구세포를 만드는 조직만이 유사분열 능력이 매우 높다.

다른 조직에서의 세포분열은 많은 조직들이 재생능력에 다달았지만 매우 느리게 진행된다.

전 생애에서 재생하는 일부 조직은 성숙하고 분화된 세포의 세포분열을 통하여 이루어진다.

이러한 분열은 상피조직에서 흔하게 일어난다. 새로 분화된 세포는 조직내에서 늙은세포를 대치한다.

이러한 과정 중에 비정상적인 세포들은 병적인 상태를 초래한다. 암은 조직세포가 통제할 수 없을 정도로 분열하고, 정상조직의 경계를 넘어 증식되는 질환이다. 인간의 가장 흔한 유형의 암은 상피세포에서 기원한 악성종양인 암종(carcinoma)이다(자세히 살펴보기: 암-친근한 적).

많은 조직에는 필요시 새로운 세포로 분열하거나 계속하여 재생하는 비교적 미분화 세포인 많은 줄기세포를 포함하고 있다. 줄기세포는 오랫동안 표피, 소화관 점막상피, 일부 결합조직, 혈액을 만드는 조직과 같이 빠르게 재생하는 조직에 존재해 왔었다. 그러나 지금은 이곳 이외인 뇌, 지방조직, 간, 뼈대조직, 심장, 난소 및 고환에서도 관찰된다.

좋은 영양, 좋은 혈액순환 및 비교적 가끔씩 상처와 감염을 고려해 보면, 조직은 청소년기와 중년기에 정상적으로 기능을 잘 한다. 조직건강을 위한 영양의 중요성은 강조해도 지나치지 않는다.

예를 들면, 비타민 A는 상피의 정상적인 재생을 위해 필요하다(간과 당근은 비타민이 풍부하다). 단백질은 신체의 구조적 물질이므로 단백질의 적당한 섭취는 구조적 일체성을 위해서는 조직에 필수적인 요소이다.

나이가 들어감에 따라 상피는 얇아지고 더욱 쉽게 손상된다. 신체의 아교의 양은 감소하고 조직의 복구는 덜 효율적으로 이루어진다. 상처는 젊었을 때와 같이 빠르게 낫지 않는다. 뼈, 근육, 신경조직은 위축되기 시작한다. 이러한 변화들은 부분적으로 순환계의 효율이 감소하는, 즉 조직으로의 영양소의 운반이 줄어들기 때문이다. 그러나 어떤 경우에는 식이가 중요한 인자 역할을 한다. 단백질과 비타민이 적은 식이는 조직의 건강에 부정적인 영향을 미친다.

이해 수준 체크하기

- □ **24.** 상피세포를 형성하는 배아층은 어느 층인가?
- □ **25.** 암세포는 다른 유사분열이 왕성한 세포 유형과의 차이는 어떠한 것이 있는가?

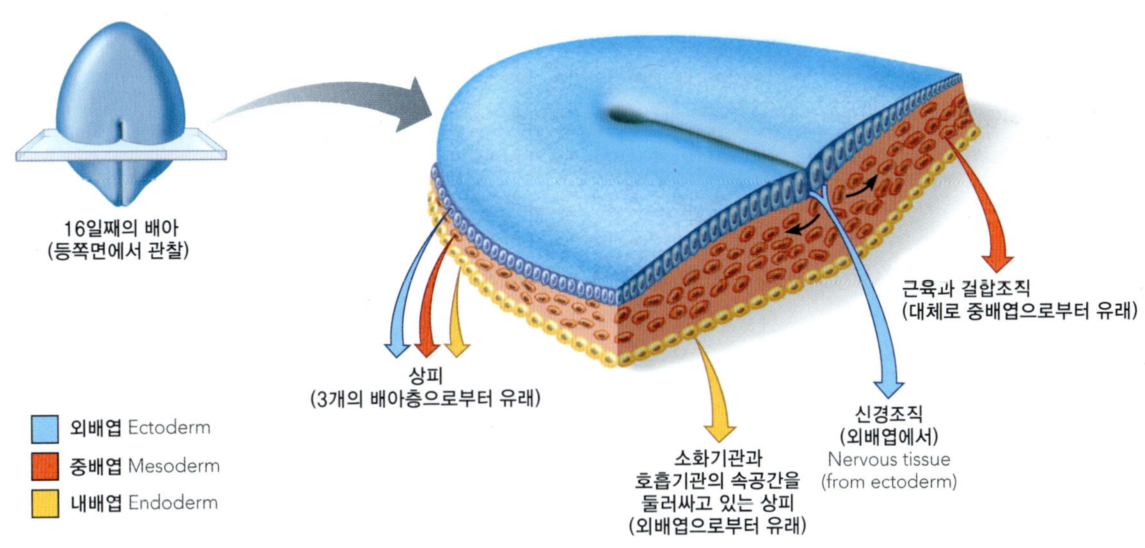

그림 3.16 발생배아층과 발생배아층이 만드는 일차 조직 유형들.

암-친근한 적 Cancer-intimate enemy

한 때는 통제되지 않는 세포성장으로서 인지하였던 암은 지금은 정밀하고 연속적인 작은 변화가 정상세포를 살인자로 변화시키는 조직화된 기전으로서 알려졌다. 암을 자세하게 살펴보자.

세포는 세포분열과 지나친 증식의 정상적인 통제가 이루어지지 못했을 때 증식세포의 비정상적인 덩어리인 신생물(neoplasm)이 형성된다. 신생물은 양성 또는 악성으로 분류한다. 양성 신생물은 흔히 종양이라고 하며, 엄격하게 국소적이다. 세포는 조밀하게 위치하며, 피막으로 덮여 있고 천천히 성장하며 중요기관을 압박하기 전에 종양을 제거한다면 숙주를 사망에 이르게 하지 않는다.

대조적으로 암은 악성 신생물이며, 피막으로 덮여 있지 않은 덩어리는 무자비하게 성장한다. 이 세포는 미성숙세포와 유사하며, cancer는 라틴어로 게(crab)에서 유래한 이름이 의미하듯이 주위조직을 옆으로 밀어내기보다도 오히려 주위조직을 침입하여 공격한다. 악성세포는 일차종양으로부터 떨어져나와 혈액 또는 림프를 따라 다른 기관으로 이동하여 그곳에서 이차 암종을 형성한다.

신체의 다른 곳으로 이동하는 이러한 능력을 전이(metastasis)라고 한다. 전이와 침습은 암세포를 양성신생물과 구분하게 한다. 암세포는 사망에 이를 정도의 체중감소와 조직소모에 앞서 신체 영양소의 이례적일 정도의 양을 소모한다.

암발생 기전

물리적인 요인(방사선조사, 기계적인 외상), 특정 바이러스 감염 및 많은 화학물질은 발암물질(carcinogenesis)로서 작용한다. 이러한 인자들은 모두 돌연변이를 일으킨다 – DNA의 변화는 특정 유전자의 발현을 변화시킨다. 그러나 모든 발암물질이 해를 주는 것은 아니다. 간은 많은 발암물질들을 불활성화시킨다; DNA의 복구기전은 세포분열에 앞서 돌연변이를 교정한다; 면역계통에 있는 세포들은 계속적으로 암세포들을 살펴서 제거한다. 게다가 한 개의 돌연변이는 충분하지 않다; 정상세포를 암세포로 변형시키기 위해서는 여러 개의 유전적인 변화가 필요하다.

암의 발생은 2가지 유형의 유전적 돌연변이에 의해 나타난다. 종양발생(oncogenesis)은 세포분열, 세포분화 및 세포성장을 조절하는 정상 유전자의 돌연변이에 의하여 초래된다. 돌연변이되었을 때, 이 유전자는 비정상적으로 활성화되어 비정상적인 성장과 세포분열을 일으켜 암을 발생시킨다. 2번째 유전자군은 종양억제유전자(tumor-supressor gene)로서 세포의 DNA가 심하게 손상되었을 때 계획된 세포의 죽음을 시작하게 하고, 손상된 DNA를 복구하고, 정상세포에서 세포분열을 멈추게 하는 기능을 한다. 종양억제인자의 돌연변이는 많은 유형의 암과 관련되어 있다.

인간의 암에서 가장 잘 밝혀진 잘록창자곧창자암(결장직장암)은 이러한 2가지 유전적 경로에서 돌연변이가 관여한다. 대부분의 암에서와 같이 전이는 점차적으로 발생한다. 첫 증후 가운데 하나는 명확하게 정상적인 점액세포로 구성된 양성신생물인 용종(polyp)이다(사진 참조). 세포분열이 계속될 때 신생물이 커져 샘종(adenoma, 샘상피의 신생물)이 된다.

여러 가지 종양억제유전자가 불활성화되고, 종양형성유전자가 활성화되면 돌연변이는 많아져서 선종은 비정상적으로 증가하게 된다. 마지막 결과는 빠르게 전이하는 잘록창자암이 된다.

암은 거의 모든 세포 유형으로부터 발생하나 가장 흔하게는 피부, 허파, 잘록창자, 젖, 전립샘의 상피조직에서 기원한다. 상피조직은 정상적으로 유사분열이 잘 일어나는 조직이기 때문에 특히 민감하다. 유사분열을 조절하는 많은 유전자의 돌연변이는 세포분열을 통제할 수 없게 되어 잠재적으로 암이 발병할 수 있다.

진단과 치료

검사과정은 초기 탐지를 위해서는 필수적이다. 불행하게도, 대부분의 암은 이미 증상이 나타난 후에만 진단된다.

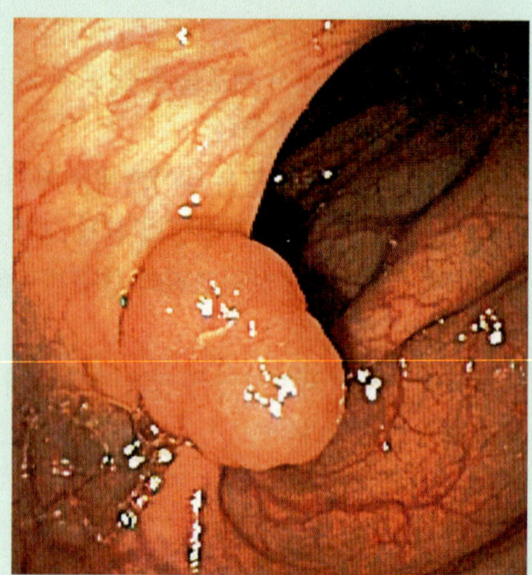

잘록창자 용종의 내시경적 관찰소견

이러한 경우에 진단방법은 대체로 생검이다(biopsy): 외과적으로 조직표본을 제거하고, 악성세포인지를 현미경으로 검사한다.

대부분의 암은 가능하다면 외과적으로 제거한다. 전이된 세포를 파괴하기 위하여 방사선치료와 화학요법이 외과술 후에 시행한다. 항암제는 메스꺼움, 구토, 정상조직과 세포와 같이 빠르게 분열하는 모든 세포를 죽이기 때문에 탈모와 같은 부작용이 있다. 방사선치료는 암세포와 건강한 조직을 파괴할 수 있기 때문에 역시 부작용이 있다.

더욱 새로워진 암치료요법은 직접 암세포에 처치하는 것이다. 이러한 새로운 치료요법은 암성장을 촉진하는 경로를 방해하는 것을 목표로 한 항암제요법이다; 암세포를 공격하는 면역계통을 활성화시키는 면역요법; 암세포는 특이 수용체를 차단하는 항체의 전달.

다른 실험적 처치 방법은 혈액공급을 차단하여 암세포를 굶어 죽이게 하는 방법, 결함이 있는 종양억제인자와 종양유전자의 복구, 바이러스를 이용한 암세포의 파괴 또는 세포자멸사에 의하여 암세포가 자살하도록 신호를 보내는 방법 등이 있다.

요약 Chapter Summary

1. 조직은 연관된 기능을 하는 구조적으로 유사한 세포들의 집합체이다. 또한 세포 사이에 살아 있지 않은 물질들이 포함되어 있다. 4가지 주요 조직은 상피조직, 결합조직, 근육조직, 신경조직이다.

3.1 상피조직 EPITHELIAL TISSUE

2. 상피조직은 인체의 표면이나 신체 속공간을 덮고 있는 세포들이다. 또한 샘조직을 형성한다. 상피조직의 기능은 보호, 분비, 흡수, 확산, 여과, 감각의 수용 등이다.

3.1a 상피의 특징 Special Characteristics of Epithelia

3. 상피조직은 세포들이 고도로 밀집되어 있어 세포밖물질들이 거의 없다. 또한 특수화된 세포의 결합, 극성, 무혈관, 우수한 재생력 등을 나타낸다. 상피조직 아래에는 성긴결합조직이 있다.

3.1b 상피의 분류 Classification of Epithelia

4. 상피조직은 세포층의 수에 따라 단층과 중층으로 분류하고, 세포 형태에 따라 편평, 입방, 원주세포로 분류한다. 중층상피세포는 제일 위에 있는 세포의 형태에 따라 명명한다.
5. 단층편평상피세포는 납작한 세포가 단층으로 구성되어 있다. 이러한 얇은 면은 물질들이 빠르게 확산되게 한다. 허파꽈리, 혈관의 속막들을 형성한다.
6. 단층입방상피세포는 흡수와 분비의 기능을 수행한다. 신장의 관들, 많은 샘조직의 분비세포들과 작은 관들에서 관찰된다.
7. 단층원주상피세포는 위와 장 등에서 관찰된다. 단층입방상피세포와 같이 흡수와 분비를 한다.
8. 거짓중층원주세포는 짧고 긴 세포들이 섞여 있어 중층처럼 보인다. 호흡기의 통로에서 섬모가 있는 상피가 관찰된다.
9. 중층편평상피세포는 여러 층으로 두껍다. 제일 위층의 세포는 편평하고 마찰을 잘 견딘다. 피부의 상피, 구강, 식도, 질 등이 있다.
10. 중층입방, 중층원주상피세포는 드물지만 샘조직의 큰관을 형성한다.
11. 이행상피는 오줌이 차서 늘어났을 때 얇아지는 중층상피조직이다. 속공간이 있는 비뇨기계를 둘러싸고 있다.

3.1c 샘 Glands

12. 샘소식은 분비물을 분비하는 특수화된 하나 또는 그 이상의 세포이다. 대부분의 샘조직의 분비물은 세포외배출작용을 통해 분비되는 단백질들이다.
13. 내분비샘은 호르몬을 분비한다. 호르몬은 혈관을 통해 표적기관으로 이동해 반응을 유도하는 신호를 보낸다.
14. 외분비샘은 인체의 표면이나 내부 공간으로 분비물을 분비한다. 점액을 분비하는 술잔세포들은 단세포 외분비샘이다. 다세포 외분샘은 도관의 구조와 분비 단위에 따라 분류한다.

3.1d 상피표면의 특징 Epithelial Surface Features

15. 가쪽면의 구조: 세포밖공간이 닫혀 있는 구조로 폐쇄연접, 세포들을 부착시켜주는 구조인 부착반점과 부착 띠, 세포와 세포 사이의 물질 이동이 이루어지는 틈새이음이 있다.
16. 바닥면: 바닥판(기저층, basal lamina)인 지지층이 있어 여과 및 상피세포를 재생시킨다. 바닥판의 가장 아래쪽에는 그물섬유가 있는데 바닥판과 결합하여 바닥막(basement membrane)을 형성한다.
17. 자유면: 대부분 축축한 상피세포에 미세융모가 있다. 융모는 상피세포의 표면적을 넓히고 점액을 붙잡는다. 섬모는 점액과 같은 체액을 이동시키기 위한 움직임을 일으킨다.

3.2 결합조직 CONNECTIVE TISSUE

18. 결합조직은 가장 다양하고 신체에서 가장 많은 양을 차지하는 조직이다. 기본적으로 결합조직, 연골, 뼈, 혈액 네 종류로 구분된다.

3.2a 결합조직의 특징 Special Characteristics of Connective Tissues

19. 모든 결합조직은 풍부한 세포밖바탕질을 포함하고 있다. 혈액을 제외한 모든 결합조직의 세포밖바탕질(extracellular matrix)에는 무형질(ground substance), 섬유(fiber), 조직액으로 구성되어 있다. 모든 결합조직은 중배엽에서 유래된다.

3.2b 결합조직의 구조적 구성요소 Structural Elements of Connective Tissues

20. 결합조직에 있는 주요한 세포의 형태는 섬유(fiber)와 세포밖바탕질(extracellular matrix)의 무형질(ground substance)을 생성하는 고유결합조직의 섬유모세포, 연골의 연골모세포, 뼈의 뼈모세포로 구성된다. 이 조직이 한번 형성되면 이 세포들은 성숙하면 섬유세포, 연골세포, 뼈세포라고 한다. 많은 결합조직에서 발견되는 추가적인 세포 형태는 지방세포, 백혈구, 큰포식세포 및 비만세포와 같은 방어세포들이다.
21. 결합조직에서 관찰되는 섬유는 세 종류가 있다. 아교섬유는 장력을 견디고, 그물섬유는 구조적 지지를 하고, 탄력섬유는 탄력조직에서 반동을 준다.
22. 무형질(ground substance)은 일반적으로 젤과 같은(gel-like) 물질로서 조직액을 붙잡고 뼈의 기질에는 무기 칼슘염에 의해 석회화되어 단단하다.

3.2c 결합조직의 분류 Classification of Connective Tissue

23. 성긴결합조직은 모세혈관을 둘러싸고 대부분의 상피조직 아래에 위치한다. 주요 기능은 (1) 아교섬유, 그물섬유, 탄력섬유들과 다른 조직들을 결합하고 지지한다. (2) 젤 상태의 무형질 안의 조직액을 붙잡는다. (3) 큰포식세포, 힐장세포, 호중백혈구 등과 같은 혈액에서 유래한 많은 방어세포들이 감염에 저항한다. (4) 지방세포에 영양소를 저장한다.
24. 지방결합조직은 성긴결합조직과 유사하지만 영양소를 저장하는 지방세포의 기능이 우세하다. 피부 아래에 위치한 피하층에 풍부하나, 갈색지방세포는 신생아에게는 일반적이지만 성인에게도 발견되며 열을 생성한다.
25. 그물결합조직은 섬유의 종류가 그물섬유인 것만을 제외하면 성긴결합조직과 유사하다. 이 그물섬유들은 그물을 형성하여 혈구세포들을 붙잡는다. 그물결합조직은 골수, 림프절, 지라에서 관찰된다.
26. 치밀결합조직은 예외적으로 두꺼운 아교섬유로 구성되며, 잡아당기는 엄청난 힘을 견딘다. 치밀 불규칙결합조직에서 아교섬유는 다양한 방향으로 배열되어 있다. 이 조직은 피부의 진피와 기관의 바깥막에서 발생된다.
27. 치밀규칙결합조직은 같은 방향으로 배열된 아교섬유 다발로 구성되어 있다. 열을 지어 배열된 섬유모세포열에 의해 분리된다. 이 조직은 한 방향의 높은 장력을 가진 힘줄, 인대, 널힘줄 내의 주요 조직에서 관찰된다.
28. 탄력결합조직에는 탄력섬유가 높은 비율을 차지한다. 이 조직은 동맥벽, 기관지관 주변, 일부 인대에서 관찰한다.

29. 연골과 뼈는 기본적인 결합조직의 구조를 지닌다. 그러나 단단한 바탕질은 압력을 견디게 한다. 이 세포들은 바탕질내 세포방속에 위치한다. 이 조직은 탄력성 있는 무혈관 조직이다. 대부분 이 조직의 바탕질은 대부분은 물을 함유한다.

30. 뼈 조직은 칼슘염과 풍부한 아교섬유 바탕질을 지닌 단단한 조직이다. 이 조직의 무기질들은 장력에 대한 저항성을 준다.

31. 혈액은 적혈구, 백혈구가 혈장이라는 액체성 바탕질로 구성된다. 혈액은 가장 예외적인 결합조직이다.

3.2d 덮개막과 속공간을 둘러싸고 있는 막

Covering and Lining Membranes

32. 인체의 넓은 영역을 둘러싸고 있는 막은 상피조직과 아래에 위치한 결합조직으로 구성된다. 건조한 피부막은 인체의 표면을 덮는다. 축축한 점막은 뇌강이 있는 내부 장기를 둘러싸고 있으며, 인체의 외부로 열려 있다. 장막은 미끄러운 두 층으로 이루어진 막으로 가슴막, 심장막 및 배막으로 구성된다.

3.3 근육조직 MUSCLE TISSUE

33. 근육조직은 수축과 움직임을 유발하는 특수화된 긴 근육세포로 구성된다. 아주 적은 세포밖바탕질이 세포들을 분리시킨다. 근육조직에는 세 유형이 있다. 뼈대근은 뼈대를 움직이는 근육이다. 뼈대근육은 원통형이고 가로무늬가 있다. 심장근육은 심장벽을 구성하고 혈액을 펌프질한다. 심장근육세포는 분지하고 가로무늬가 있다. 민무늬근은 내강이 있는 기관의 벽을 형성한다. 장기 내 물질을 밀어낸다. 민무늬근육세포는 끝이 가늘게 늘려져 있고 가로무늬는 없다.

3.4 신경조직 NERVOUS TISSUE

34. 신경조직은 신경계의 주요 조직으로 신경세포와 신경아교세포라는 지지세포로 구성된다. 신경조직은 신체의 기능을 조절한다. 신경세포는 전기적 신호를 주고받는 세포이다. 신경아교세포는 영양을 공급하고 절연체로 작용하고 신경세포를 보호한다.

3.5 손상에 대한 조직 반응 TISSUE RESPONSE TO INJURY

3.5a 염증 Inflammation

35. 염증은 조직손상과 감염에 대한 반응이다. 염증은 손상된 부위의 결합조직과 혈관에서 국소적으로 일어난다. 염증반응은 혈관에서 혈액이 유출되면서 열이 나고 발적이 일어나며 후에 부종이 일어나고 통증을 일으킨다. 울혈(stasis)이 일어나고 백혈구들이 손상조직으로 이동한다.

3.5b 회복 Repair

36. 조직회복은 염증이 일어나는 동안 시작되어 조직 재생, 섬유화, 또는 두 과정 모두를 포함한다. 상처의 회복은 응집체가 육아조직으로 대체되는 동안 기질화를 시작한다. 축적된 아교섬유는 흉터를 지닌 육아조직으로 교체된다.

37. 상피조직, 성긴, 치밀불규칙결합조직, 혈구생성 조직 등은 재생이 매우 잘 일어난다. 어느 정도 재생이 되는 조직은 민무늬근과 치밀 규칙 결합조직이다. 뼈대근육과 연골은 제한된 재생력을 지닌다. 심장근육과 대부분의 신경조직은 근본적으로는 재생되지 않아 흉터조직으로 대체된다.

3.6 전 생애 동안의 조직 TISSUE RESPONSE TO INJURY

38. 근육과 결합조직은 주로 중배엽층에서 기원한 중간엽에서 유래한다. 상피조직은 3층의 모든 배아층: 외배엽, 중배엽, 내배엽에서 유래한다. 신경조직은 외배엽에서 유래한다.

39. 조직의 기능은 나이가 증가하면서 감소한다. 노인들은 대부분의 조직에서 몸무게와 활력이 감소하는 것은 순환 결손 또는 영양이 부족하기 때문이다.

4 피부계통

The Integumentary System

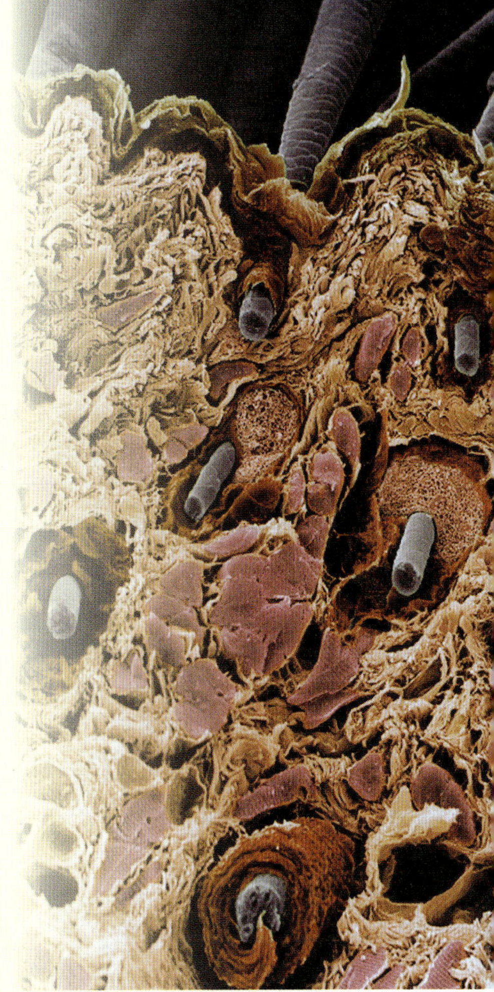

▲ 피부에 있는 털주머니를 동결파쇄법에 의해 절단한 단면(주사전자현미경, SEM)

기억해야 할 어근 Roots to Remember

carcin = crab (게)
corn = horny (딱딱한)
cortex = bark (껍질)
cutaneo = skin (피부)
dermis = skin (피부)
epi- = above (위), over (너머)
gran = grain (낟알)
hemo = blood (피, 혈액)
holo = whole (전체)
hypo = under (아래), beneath (보다 낮은)
-itis = inflammation (염증)
kera = horn (뿔)
lucid = clear (투명한)
lun = moon (달)
medull = pith (속), marrow (속질)
melan = black (검은)
papill = nipple (유두)
spin = spine (가시)
strata, strati = layer (층)
sub- = under (아래), below (아래에)
-ule = little (작은)

위에 열거한 어근을 기초로 하여, 다음 용어의 의미를 설명하시오.

1. **melanoma** (흑색종)
2. **basal cell carcinoma** (바닥세포암)
3. **reticular dermis** (진피층의 그물층)
4. **stratum corneum** (각질층)
5. **dermal papilla** (진피유두)
6. **stratum granulosum** (과립층)

정답은 해답부록을 참조하시오.

방수 기능과 신축성이 있으며, 물빨래가 가능하고, 불에 타고, 조금 찢어진 부분은 자동적으로 수선되면서 영구적으로 형태가 유지되고 합리적인 관리가 평생 보장된 옷 광고를 본 적이 있는가? 이런 광고는 너무 좋은 말만 있어 믿기가 어려울 것이다. 그러나 당신은 이미 이와 같은 옷을 가지고 있다. 바로 당신의 피부이다. 피부와 피부의 부속기관(땀샘, 기름샘, 털, 손톱)은 많은 기능을 제공하며, 이 기관들은 **피부계통**(integumentary system)을 구성한다.

4.1 피부와 피부밑조직

THE SKIN AND THE HYPODERMIS

학습 성과

- 표피와 진피를 구성하는 조직의 유형을 알고 피부의 기능을 설명할 수 있다.
- 표피와 진피를 구성하는 층을 알고 각 층의 구조와 기능을 설명할 수 있다.
- 피부밑조직의 구조와 기능을 설명할 수 있다.
- 피부색에 관여하는 인자들을 설명할 수 있다.

피부와 **피부부속기관**은 이 책에서 논의되는 첫 기관이다. 기관은 특정한 기능을 수행하는 조직들로 구성되어 있다(1장 참조). 비록 피부가 다른 기관보다 덜 복잡하다고 하더라도 피부는 여전히 놀라운 기관이다. 피부는 모든 기관들 중에 가장 큰 기관이며 체중의 약 7%를 차지한다.

피부의 두께는 1.5~4 mm이며 몸의 부위에 따라 두께가 다양하다. 피부는 뚜렷이 구별되는 2개의 부위로 구성되어 있다(그림 4.1, 4.2). 피부의 바깥부분은 두꺼운 상피조직으로 되어 있는 *표피*(epidermis)이며, 표피 아래 부분은 섬유성 결합조직으로 이루어진 *진피*(dermis)이다. 진피 아래 부분은 느슨한 그물모양의 결합조직과 지방조직으로 이루어진 *피부밑조직*(subcutaneous tissue; hypodermis)이다. 비록 피부밑조직은 피부계통에 포함되지 않으나 피부의 기능을 일부 담당하고 있어 이 장에서 다루고자 한다.

피부의 다양한 기능은 다음과 같다.

1. **보호.** 피부는 충격으로부터 몸을 보호하고 더 깊이 있는 몸의 기관을 보호하며 쿠션 역할을 한다. 피부는 또한 미생물과 화학적 물질로부터 몸을 보호하는 기능을 한다. 표피는 피부 표면의 불필요한 수분의 손실을 막아주는 방수포 작용을 하며 표피층의 세포는 자외선(UV)으로부터 피부를 보호하는 색소를 생산한다.
2. **체온 조절.** 피부는 땀샘과 모세혈관이 풍부하게 분포하고 있어 몸의 열 발산을 조절해 주고 체온을 조절하는 것을 도와준다.
3. **분비 작용.** 피부는 땀샘을 통해 요소(urea), 염분, 물 등을 배출하는 작은 배설기관으로 작용한다.
4. **비타민 D 생산.** 표피세포는 비타민 D를 합성하기 위해 자외선을 이용하며, 비타민 D는 소화기관으로부터 칼슘(Ca^{2+})을 흡수하는 데 필요하다.

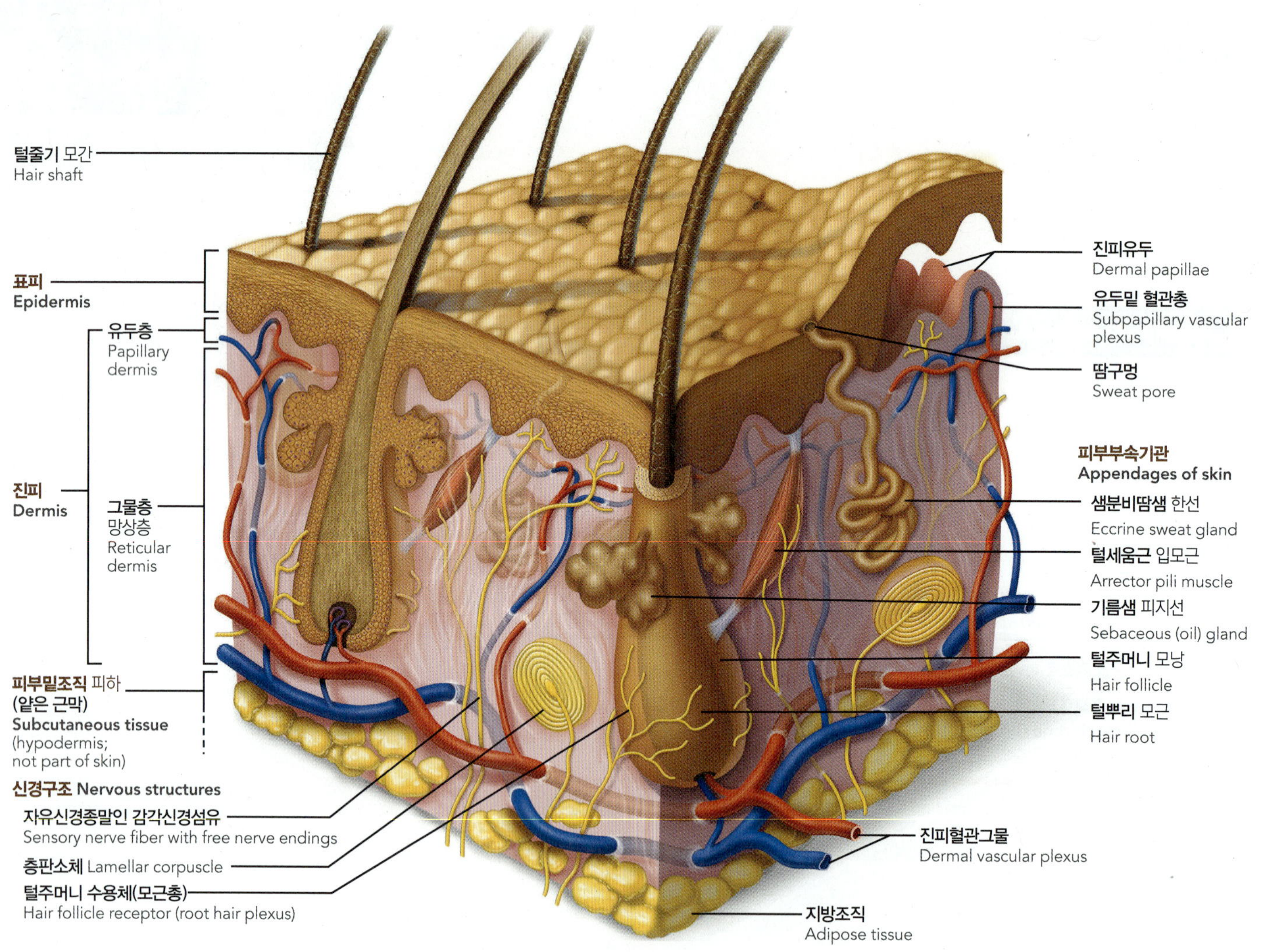

그림 4.1 피부의 구조. 피부, 피부부속기관 및 피부밑조직(신경 구조는 13장 참조).

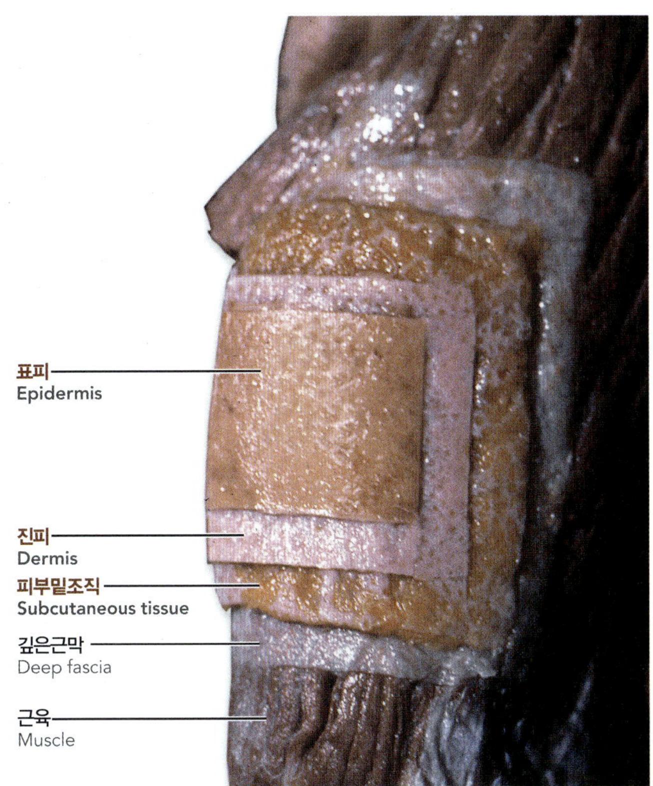

그림 4.2 피부와 피부밑조직의 맨눈구조. 해부된 시체의 위팔 사진.

5. **감각 기능.** 피부는 신경말단 부위와 연결된 *감각 수용기*를 가지고 있는 감각기관으로서 촉각, 통각, 압각, 온각의 감각기관을 가지고 있어 몸 표면의 상태를 알려주는 기능을 한다.

해부학을 통해 피부의 기능을 더 알게 될 것이다.

이해 수준 체크하기

☐ 1. *epi-*, *sub-*, *derm* 어근의 의미를 알고 있는가?

☐ 2. 피부의 주요한 5가지 기능을 설명하라.

4.1a 표피 Epidermis

표피는 *각질세포*(keratinocyte), *멜라닌세포*(melanocyte), *촉각세포*(tactile epithelial cell), *수상돌기세포*(dendritic cell)의 4개의 세포로 구성되어 있는 각질화된 중층편평상피로 되어 있다(그림 4.3).

가장 많이 분포하고 있는 **각질세포**는 표피를 보호하는 거친 섬유성 단백질인 **각질**(keratin)을 생산한다. 각질세포는 또한 우리 피부를 해로운 화학적 물질로부터 보호하는 항체와 효소를 생성한다.

각질세포는 많은 부착반점(desmosome)에 의하여 연결되어 있다. 표피의 바닥층 세포가 계속적으로 분열을 하면서 새로운 세포를 형성하여 표면쪽으로 이동하면서 죽은 각질을 만든다. 매일 수천 개의 죽은 세포를 대신하여 다시 우리 몸은 35~45일마다(각질세포가 만들어져서 탈락될 때까지의 시간) 새로운 표피로 채워진다. 피부의 마찰은 세포의 생성과 각질의 형성을 가속화시킨다.

표피의 다른 세포들은 각질세포 사이에 성글게 분포되어 있다. 이러한 세포들과 그 기능들을 각 표피층에서 알아본다.

표피층 Layers of Epidermis

다양한 표피의 두께는 피부의 두께를 결정한다. 손바닥과 발바닥을 덮고 있는 **두꺼운 피부**는 5개의 층으로 구성되어 있고, 나머지 몸의 부분을 덮고 있는 **얇은 피부**는 4개의 층으로 구성되어 있다.

바닥층(Stratum Basale) **바닥층**은 가장 깊이 있는 표피층으로 진피와 경계선에 있는 층이다. *종자층*(stratum germinativum)이라고 하는 바닥층은 가장 젊은 각질세포인 줄기세포가 한 층으로 구성되어 있다(그림 4.3). 이 세포는 빠르게 유사분열하므로 많은 유사분열핵이 관찰된다. **촉각세포**(tactile epithelial cell, Merkel cell)는 각질세포 사이에 드물게 분포한다. 반구형의 촉각세포는 접촉을 감지하는 기능을 하며 디스크 모양의 감각신경말단과 연결되어 있다.

바닥층에 존재하는 세포의 10~25%는 피부색소인 멜라닌을 생산하는 거미 모양의 **멜라닌세포**(melanocyte)이다. **멜라닌**(melanin)은 막으로 둘러싸인 과립으로서 각질세포와 인접한 멜라닌세포 돌기쪽으로 이동한다. 결과적으로 바닥층의 각질세포는 멜라닌세포 자체보다 더 많은 멜라닌을 함유하고 있다. 멜라닌은 세포핵과 자외선 사이에서 암을 일으키고 DNA를 파괴하는 자외선으로부터 세포의 핵을 보호하는 양산 역할을 한다. 피부가 하얀 사람들은 바닥층 바로 위에 있는 각질세포로 전달된 멜라닌을 용해소체가 빠르게 분해한다. 피부가 검은 사람은 이와 같은 분해가 일어나지 않으므로 멜라닌을 표피 전체의 각질세포 내에 함유하고 있다. 검은 피부를 가진 사람은 멜라닌세포 안에 더 진하고 많은 멜라닌 색소를 가지고 있을지라도 피부에 더 많은 수의 멜라닌세포를 가지고 있는 것은 아니다. 가장 검은 피부를 가진 사람을 제외한 대부분의 사람들은 멜라닌세포가 자외선에 반응하여 멜라닌의 생성을 증가시키고 각질세포로 멜라닌의 이동을 증가시켜서 우리가 썬텐(suntanning)이라고 알고 있는 보호적인 반응을 한다.

멜라닌세포의 역할은 오랫동안 피부의 색소침착으로 인식되어 왔다. 그뿐만 아니라 멜라닌세포는 자외선에 반응하여 피부의 면역계통 조절에 관여하는 다양한 신호물질을 분비한다. 이 신호물질은 염증 반응에 영향을 주고 다른 조절 기능을 하기도 한다.

가시층(Stratum Spinosum) **가시층**은 두꺼운 여러 세포층으로 구성되어 있다(그림 4.3). 유사분열이 일어나지만 바닥층보다는 유사분열이 많이 일어나지는 않는다. 이 층은 광학현미경으로 보면 가시가 있는 것처럼 관찰되므로 가시층이라고 한다. 그러나 이 가시는 살아 있는 세포에는 존재하지 않는다. 현미경 관찰을 위한 조직 준비과정에 부착반점(desmosome)이 있는 부위에서 강하게 결합하고 있는 세포가 수축하면서 생긴 인공적인 산물이다. 가시층의 세포는 케라틴의 전구물질인 장력에 저항하는 단백질을 구성하는 두꺼운 다발의 중간잔섬유(intermediate filament)를 포함하고 있다.

가시층의 각질세포 사이에는 **수상돌기세포**(dendritic cell)가 흩어져 있다. 이러한 별 모양의 세포는 면역계통의 일부이다(2장, 그림 2.4 참조). 수상돌기세포는 표피로 침입하는 항원(이물질)을 수용체 매개성 세포내섭취작용을 통해 몸을 보호한다. 이렇게 항원은 피부를 떠나 림프절로 이동하게 되는데 이때 항원을 운반하는 모든 이종세포들에 대한 면역반응이 시작된다(20장 20.2B 참조).

과립층(Stratum Granulosum) **과립층**은 1~5개의 납작한 각질세포층으로 구성되어 있으며 많은 케라틴의 전구물질인 중간잔섬유를 따라 각질유리질과립(keratohyalin granule)과 층판과립(lamellar granule)을 포함하고 있다. 각질유리질과립은 표피 표면층에 각질을 형성하는 데 기여한다. 층판과립은 방수 기능을 하는 당지질을 포함하고 있으며 세포바깥공간에 분비하여 표피에서의 수분 손실을 느리게 하는 중요한 역할을 할 뿐만 아니라 두꺼워진 세포막은 파괴에 저항하는 힘을 가지게 된다. 각질세포(keratinocyte)들이 마치 "보강"을 해 줘서 바깥층을 피부의 가장 강한 층이 되게 해 주는 것이다.

모든 상피세포와 마찬가지로 표피 또한 영양 공급을 결합조직 아래에 존재하는 모세혈관에 의존한다. 과립층 위에 존재하는 표피세포는 영양을 공급받는 진피층의 모세혈관과 너무 멀리 있어 세포소기관들은 소퇴되는데, 과립층을 지나 각질층에 도달하면서 세포의 죽음이 완료된다.

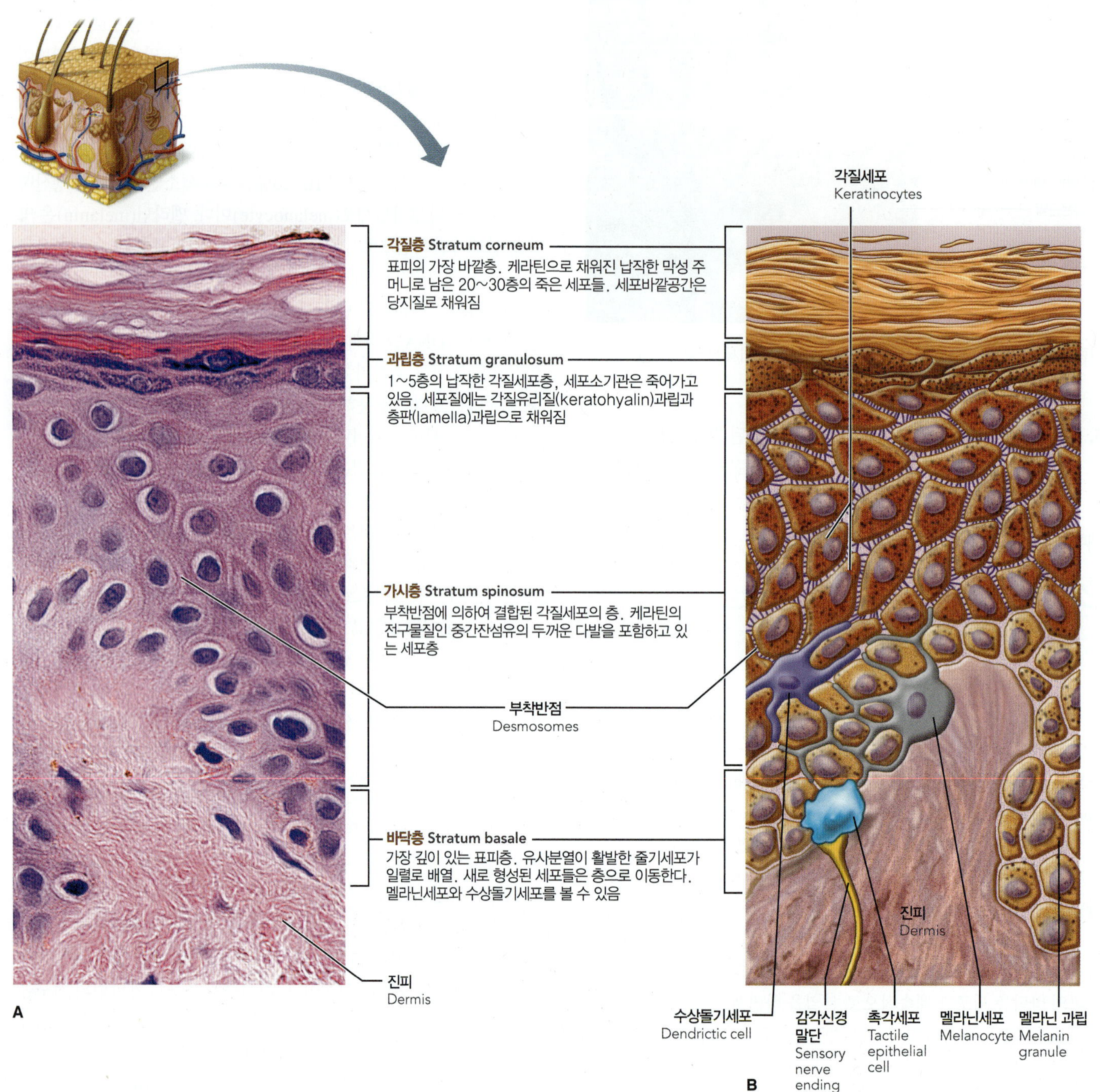

그림 4.3 표피세포와 표피층의 구조. **A.** 얇은 피부의 4개의 주요 표피층(500×). **B.** 4개의 세포층과 다른 유형의 세포 분포(여기에서는 두꺼운 피부에 존재하는 투명층에 대한 설명은 없음).

투명층(Stratum Lucidum) **투명층**은 얇은 피부에서가 아니라 두꺼운 피부에서 관찰된다(**그림 4.4**). 광학현미경으로 살펴보면 투명층은 몇 개의 납작한 죽은 세포로 관찰된다. 전자현미경으로 살펴보면 각질층의 바닥에 형성된 세포로 관찰된다.

각질층(Stratum Corneum) 표피의 가장 바깥 부위에 존재하는 **각질층**은 인체의 부위에 따라 그 두께가 다양하다. 각질층은 얇은 피부 보다 두꺼운 피부에서 훨씬 더 두껍다(그림 4.4). 죽은 각질세포는 세포소기관과 핵이 붕괴되어 각질로 채워진 납작한 주머니 모양이다. 각질은 각질유리질과립이 분비된 아교(glue) 형태로 케라틴 전구물질인 중간잔섬유로 구성되어 있다. 각질과 각질층에 있는 세포의 두꺼운 세포막은 피부를 찰과상과 관통상으로부터 보호한다. 또한 이 세포 사이에 존재하는 당지질은 방수층을 유지시켜 준다. 죽은 세포층이 많은 기능을 할 수 있다는 것이 얼마나 놀라운 일인가!

각질층의 세포는 규칙적으로 떨어져 나간다. 이 세포는 피부에서 밀려 나오는 때 혹은 두피에서 떨어져 나온 비듬이다. 평균적으로 일생 동안 피부에서 떨어져 나온 때와 비듬은 18 kg이다. 이렇게 떨어져 나온 세포는 아래 부분의 깊은 층의 세포에 의해 다시 채워진다. "미모는 단지 피부 깊이 만큼이다(Beauty is only skin deep)"라는 말을 언젠가 듣게 된다면, 바라보는 모든 겉모습이 그 사람의 죽은 상태의 세포라고 생각해보라!

이해 수준 체크하기

- □ 3. 살아 있는 세포는 표피 어느 층에 존재하는가?
- □ 4. 표피에 있는 세포에서 수행하는 피부의 기능은 무엇인가?
- □ 5. 두꺼운 피부와 얇은 피부가 구조면에서 어떻게 다른가?

4.1b 진피 Dermis

진피는 피부의 두 번째 주요 부분으로 강하고 탄력성이 있는 결합조직층이다. 진피의 세포는 전형적인 고유결합조직에 있는 세포인 섬유모세포(fibroblast), 큰포식세포(macrophage), 비만세포(mast cell), 백혈구(white blood cell) 등으로 구성되어 있다. 섬유의 형태는 아교섬유(collagen), 탄력섬유(elastic fiber), 그물섬유(reticular fiber)로 구성되어 있다. 진피는 바디스타킹(body stoking)처럼 신체 전체를 함께 연결하고 있다. 진피는 동물에서 가죽을 만드는 데 사용되는 부위이다.

진피는 *유두층*(papillary dermis)과 *그물층*(reticular dermis)의 2층으로 이루어져 있다(**그림 4.4**).

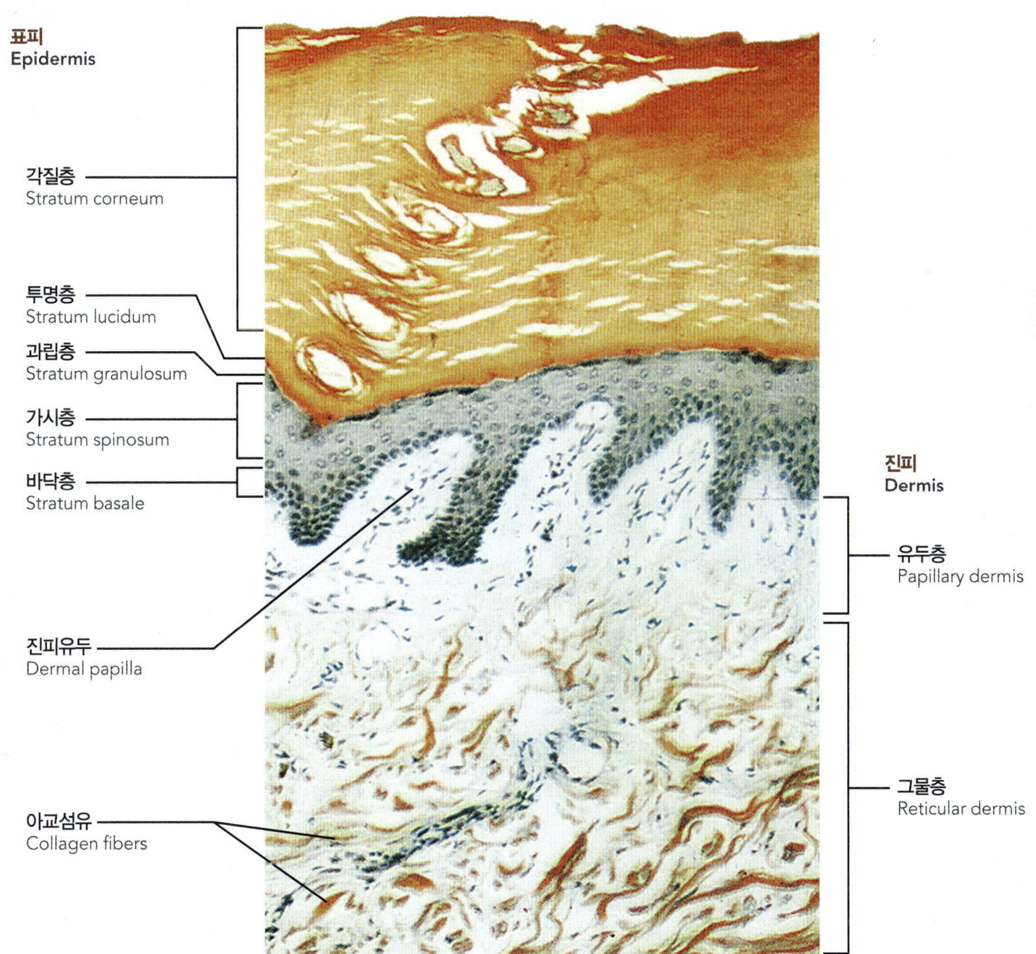

그림 4.4 두꺼운 피부. 두꺼운 피부의 표피와 진피 사진(1853×).

유두층 Papillary Dermis

진피의 20%를 차지하는 **유두층**(papillary dermis)은 매우 얇은 아교섬유와 탄력섬유를 포함하는 엉성한 모양의 결합조직으로 되어 있다. 피부를 표면에서 직각 방향으로 잘라 관찰하면 표피쪽으로 돌출된 진피의 결합조직을 **진피유두**(dermal papilla)라고 한다. 표피로 돌출된 진피유두는 두 층 사이에서 노폐물, 영양소 및 가스의 교환이 일어나는 부분이다. 표피는 혈관이 없으며 아래에 존재하는 진피로부터 확산에 의해 물질이 이동된다. 이 두 층의 깍지낌 형태의 결합은 즉 표피-진피 결합을 강하게 형성하여 수포(물집)의 형성을 감소시킨다.

손바닥과 발바닥에는 진피유두의 꼭대기에 큰 언덕이 있으며, 이를 *진피능선*(dermal ridge)이라 한다. 이 능선은 위에 있는 표피가 융기된 *표피능선*(epidermal ridge) 또는 *마찰능선*(friction ridge)을 형성하는데 이를 지문이라고 한다(**그림 4.5A**). 표피능선은 마찰을 증가시키고 손과 발에서 잡는 능력을 증가시킨다. 이러한 능선의 패턴에 의해 사람마다 특이한 형태의 지문이 형성된다. 마찰능선의 능선을 따라 열려 있는 *땀구멍* 때문에 사람마다 물건을 만졌을 때 특이한 지문을 남기게 된다. 이 지문을 '땀 필름(sweat film)'이라고 한다.

그물층 Reticular Dermis

보다 깊은층의 **그물층**(reticular dermis)은 진피 두께의 80%를 차지하며, 치밀하면서 불규칙한 결합조직으로 구성되어 있다. 그물층의 세포밖바탕질은 다양한 방면으로 뻗어 두껍게 얽혀 있는 아교섬유와 탄력섬유 다발을 포함하고 있으나 대부분은 피부 표면과 평행한 방향으로 뻗어 있다. 그물층은 불규칙하게 형성된 아교섬유 모양 때문에 이름이 명명되었으며, 그물섬유(retucular fiber)가 많아서 명명된 것이 아니다. 아교섬유다발 사이가 성글게 분리되는 부분은 피부의 분할선 또는 긴장선(cleavage or tension line)을 형성한다(그림 4.5A). 이러한 분할선은 몸 전체에 형성되어 있는데 몸통과 목 주위에서는 가로(돌림) 방향으로 있으며 팔다리와 머리의 피부에서는 세로 방향으로 형성되어 있다. 분할선(cleavage line)은 외과적인 수술 시 중요하며 분할선과 다른 방향으로 절개하는 것보다 같은 방향으로 절개를 해야 흉터를 적게 남기고 상처를 빨리 아물게 한다.

진피의 아교섬유는 피부에 강인함과 회복력을 부여하여 웬만한 찰과상이나 찔림에도 이러한 강한 층을 관통하지 못하게 한다. 또한 진피의 탄력섬유는 피부에 신축성과 탄력성을 제공해 준다. 비만과 임신에 의한 피부의 늘어남은 진피의 아교섬유를 찢어지게 할 수 있다. 이런 진피의 찢어짐으로 *선조*(striae)라고 불리는 은백색의 흉터인 '튼살 또는

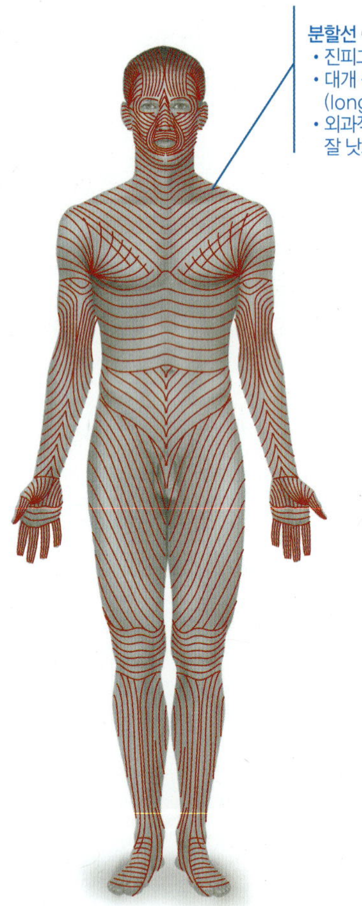

A. 진피 그물층의 분할선

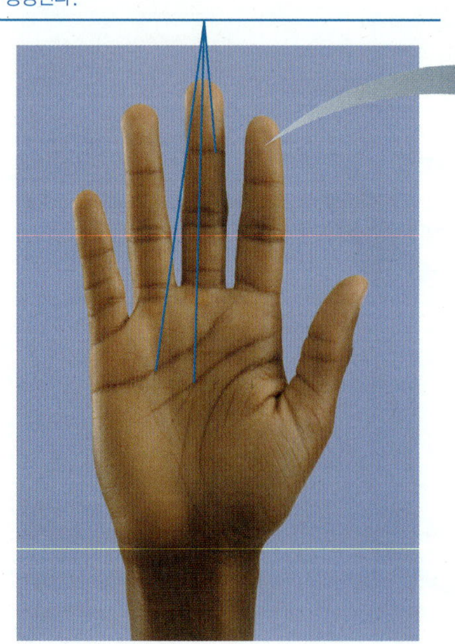

B. 손의 굴곡선

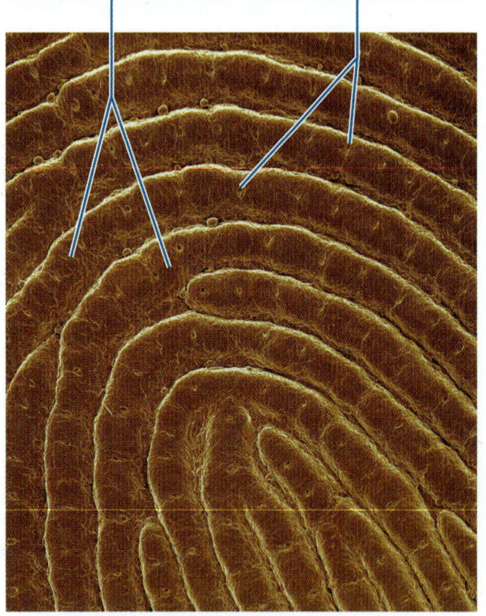

C. 손가락끝의 마찰능선(SEM 12×).

그림 4.5 진피의 변형.

팽창선조'가 생긴다. 진피는 또한 문신할 때 사용되는 색소가 침착되는 장소이다(자세히 살펴보기 참조).

진피의 깊은 부분에서 피부 표면까지 들고 일어나게 하는 피부 흔적을 *굽힘선*(flexure line)이라 한다. 굽힘선은 손바닥에 형성된 깊은 피부주름이다(그림 4.5B). 굽힘선은 진피가 그 아래의 구조에 단단하게 접착되어 있는 관절 위의 피부가 계속적으로 접혀져서 발생한다. 굽힘선은 또한 손목, 발바닥, 손가락, 손바닥에서 볼 수 있다.

진피에는 혈관과 신경이 많이 분포되어 있으며(13장 참조) 진피내 혈관은 2개의 혈관얼기로 구성되어 있다(그림 4.1). 진피 깊은층에 있는 **진피얼기**(dermal plexus)는 피부밑조직과 진피 사이에 있으며 피부밑조직과 많은 진피 깊은층에 위치한 구조에 영양을 공급한다. 진피유두 아래에 위치한 **얕은유두밑혈관얼기**(subpapillary plexus)는 진피의 얕은층에 위치한 구조물, 진피유두 및 표피를 공급한다.

진피의 혈관은 진피뿐만 아니라 표피까지 영양소를 공급해 주며 온도 조절에 관여한다. 이 혈관은 몸 전체 혈액의 5%를 함유하며 내부 장기가 더 많은 혈액과 열이 필요할 때 많은 혈액을 몸순환으로 보내어 내부 장기가 이용할 수 있도록 신경을 통해 진피 혈관을 수축시킨다. 반대로 더운 날씨에는 진피의 혈관은 따뜻한 혈액으로 채워지므로 몸으로부터 열을 방출하여 체온을 낮춘다.

진피에는 땀샘과 털주머니가 있다. 이들 피부 부속기는 표피에서 만들어져서 진피의 깊은 층과 피부밑조직으로 깊숙하게 밀고 내려간 것이다.

4.1c 피부밑조직 Subcutaneous Tissue

피부 바로 아래에는 '피부 아래'라는 의미의 그리스어로부터 유래된 지방조직인 **피부밑조직**(hypodermis)이 있다(그림 4.1, 4.2). 이 층은 **얕은 근막**(superficial facia)이라고도 불리며 또한 '피부 아래'라는 의미의 라틴어에서 유래된 *피부밑층*(subcutaneous layer)이라고도 불린다. 피부밑조직은 성긴결합조직과 지방결합조직으로 되어 있어 지방을 축적하고 피부를 피부 아래 구조물에 고정시키는 역할을 한다. 그러나 피부는 비교적 헐겁게 고정되어 있어 이 위에서 자유롭게 움직일 수 있으며 피부에 가해지는 많은 타격이 몸에서 스쳐 지나갈 수 있도록 해준다. 또한 피부밑조직은 절연체로서 열 손실을 막는 데 도움을 주며, 몸무게가 늘어날수록 두꺼워지는데 남녀에 따라 지방의 침착 부위는 다르다. 여성에서는 피부밑조직의 지방은 허벅지와 가슴 부위에 집중되지만 남자는 앞쪽 복부에 집중되어 소위 말하는 '올챙이배(맥주배, beer belly)'가 된다.

이해 수준 체크하기

☐ 6. 피부의 혈관이 어떻게 체온을 조절하는가?

☐ 7. 피부의 유두층, 그물층, 피부밑조직을 이루는 조직의 형태는 무엇인가?

☐ 8. 진피에서 관찰되는 세포의 형태는 무엇이며, 이 세포들이 어떻게 피부의 기능에 기여하는가?

4.1d 피부색 Skin Color

피부색의 결정은 세 가지 색소, 즉 멜라닌, 카로틴 및 헤모글로빈이 관여한다. 가장 중요한 **멜라닌**(melanin)은 티로신(tyrosine)이라 불리는 아미노산에 의해 만들어지며 노란색에서부터 붉은색을 띠는 것, 갈색, 검은색에 이르기까지 다양하다. 멜라닌은 표피의 바닥층에서 멜라닌세포에서 각질세포로 전달된다. 다양한 피부 색깔은 생성된 멜라닌의 유형과 양에 의해 결정된다.

카로틴(carotene)은 노란 주황색을 띠는 색소로서 당근이나 토마토 같은 채소로부터 우리 몸에 공급되며 표피의 각질층과 피부밑조직의 지방에 주로 축적된다.

분홍색을 띠는 백인의 피부는 산화된 **헤모글로빈**(hemoglobin)의 선홍색 때문이다. 백인의 피부는 멜라닌을 적게 함유하고 있으며 표피는 거의 투명해서 혈액의 색이 피부를 통해 비친다. 검고 푸른 반점은 피부를 통해 보여지는 변색된 혈액의 색 때문이다. 멍(bruise)은 타격에 의해 혈관에서 빠져나온 혈액이 피부밑으로 모여서 형성된 피떡이 드러나 보이는 것이다. 신체 어디에서든지 혈액으로부터 빠져나와 응고된 혈액의 덩어리를 **혈종**(hematoma)이라고 한다.

피부색이 다양한 이유는 아직 모두 밝혀지지 않았다. 학설에 의하면 자외선이 어떤 피부에서는 위험하기도 하고 또 어떤 피부에서는 필요한 것이라고도 한다. 어떤 논문에 의하면 검은 피부를 가진 사람은 자외선으로부터 피부암의 위험성이 없다고 한다. 또 다른 논문에서는 열대지역에서 검은 피부를 가진 사람들에게 태양의 빛은 혈액의 엽산 수치에 영향을 준다고 한다. 피부 색깔이 밝은 사람은 혈액의 엽산(folic acid) 수치를 감소시키며 임신부에게서 엽산의 부족은 신경관 결손의 위험성을 증가시킨다. 열대지방의 검은 피부를 가진 사람은 혈액내 엽산 수치와 건강한 자손을 유지하게 된다.

피부색에 영향을 미치는 또 다른 요소는 비타민 D의 생산이다. 자외선은 표피의 깊은 층을 자극해서 비타민 D가 생체호르몬으로서 음식물로부터 칼슘을 흡수하도록 하여 뼈의 건강에 필수적인 역할을 한다. 또한 칼슘과 충분한 양의 비타민 D는 태아의 발달에도 중요한 역할을 한다.

비타민 D는 열대지역에서는 문제로 제기되지 않는다. 북유럽에 사는 백인은 긴 겨울로 인해 햇빛을 적게 받는다. 그러나 그들의 밝은 색 표피는 비타민 D를 생성하기에 충분한 자외선을 받아들이며, 이런 지역에서 자연적으로 자외선에 노출되는 것이 엽산을 감소시키지 않는다. 대부분의 인간의 피부색은 중간 위도 지역에서 진화되었다. 그래서 대부분 하얀색이나 검은색이 아닌 갈색 피부색이 형성되었다. 이런 피부는 여름에 태양빛으로 인한 부정적인 효과로부터 보호해 주기에는 충분한데, 특히 햇빛에 태울 때, 중간 위도 지역의 따뜻한 겨울에 비타민 D 생성을 충분하게 한다. 자외선의 해로운 효과를 보호하는 것과 비타민 D 생성 사이의 균형은 열대 지역 인간의 이동에 따른 피부색의 진화와 관련이 있다.

이해 수준 체크하기

☐ 9. 인간의 피부색을 다양하게 하는 색소는 어떤 것인가?

☐ 10. 북위도에 사는 검은 피부의 사람은 비타민 D 생성에 주의를 기울여야 하는지? 그 이유는?

문신 Tattoos

피부 진피에 색소를 침착시키기 위해 바늘을 사용하는 문신은 기원전 8,000년경에 처음 시행되었다. 오늘날 문신은 눈썹, 눈과 입술의 둘레를 돋보이게 하는 영구적인 미용 목적과 자기 표현을 위한 신체예술로 받아들여지고 있다. 최근까지 일단 문신을 한 후에는 박피술, 냉동 수술(조직을 동결하는) 또는 부식성 화학물질 적용과 같은 문신 제거 방법이 기존의 문신보다 더 보기 흉한 흉터를 남겼기 때문에 현실적으로 그 전으로 되돌릴 수가 없었다. 요즘은 레이저를 문신 제거에 사용하지만 이 방법도 한계가 있다. 레이저는 잉크 분자를 더 작은 입자로 분해하여 림프관에 의한 흡수 배출을 용이하게 한다. 컬러 문신은 각기 다른 색소를 제거하기 위해 다른 주파수에서 빛을 방출하는 여러 레이저를 사용해야 한다. 문신 제거는 여러 차례의 시술이 필요하며 고통스러울 수 있다. 그럼에도 불구하고 문신이 완전히 지워지는 것은 아니다.

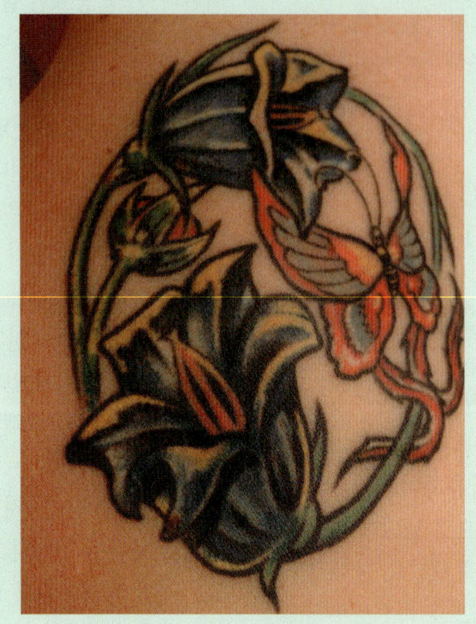

쥐를 이용한 흥미로운 연구에서 문신의 영구성은 이물질을 탐식하는 일종의 백혈구인 진피 큰포식세포(dermal macrophages)가 문신용 잉크를 포식한 결과임이 밝혀졌다. 실험에서 잉크를 포식한 큰포식세포 중 하나가 죽으면 잉크가 다른 대식세포에 의해 다시 섭취되어 잉크가 진피의 그 자리에 영구적으로 유지되는 것을 확인하였다. 레이저 치료 중에 진피 큰포식세포를 일시적인으로 억제하면 새로운 큰포식세포에 의한 문신 잉크의 재섭취를 막고 진피에서 림프관으로 잉크 분자의 흡수를 향상시켜서 문신이 더 잘 제거되게 한다. 이것은 예비작업(preliminary work)이지만 문신 제거에 도움이 된다.

문신에는 위험이 따르는데, 문신에 사용되는 안료의 일부가 피부 표면에 사용할 수 있도록 미국 식품의약청(FDA) 승인을 받았을 뿐 어느 것도 피부 속에(intradermal) 넣는 것으로 승인되지 않았다. 시술자와 문신 시술소에 대한 국가 규정은 매우 다양하다. 문신에는 출혈, 알레르기 반응 및 바늘이나 오염된 색소를 통해 전염되는 간염과 같은 혈액 매개 전염병의 위험이 있다. 레이저 제거 기술을 사용할 수 있음에도 불구하고 문신은 위험하다는 인식을 가질 필요가 있다.

4.2 피부부속기관 APPENDAGES OF SKIN

학습 성과

- 손/발톱의 구조를 설명할 수 있다.
- 털과 털주머니의 부분들을 열거하고 각 부분들의 기능을 설명할 수 있다.
- 피부기름샘과 땀샘의 구조와 위치를 비교할 수 있다.
- 샘분비땀샘과 부분분비땀샘을 비교할 수 있다.

피부계통은 표피에서 파생된 손톱, 발톱, 털과 털주머니, 피부기름샘 및 땀샘과 같은 부속기관을 포함한다. **피부부속기관**(skin appendage)들은 표피의 표피세포에서 비롯되었지만 모두 진피까지 확장되어 있다.

4.2a 손/발톱 Nails

손/발톱(nail)(**그림 4.6**)은 다른 포유동물의 발굽이나 발톱에 상응하는 표피가 비늘 모양으로 변형된 것으로 작은 물건을 집어 올리거나 가려운 부분을 긁을 수 있도록 해주는 고정된 구조물이다. 털과 같이 손톱은 **딱딱한 케라틴**으로 되어 있는데, 이는 전형적인 표피세포에서 발견할 수 있는 부드러운 케라틴에 비해 2가지 장점을 가지고 있다. 첫째, 단단하고 내구성이 있다는 점과 둘째, 단단한 케라틴을 구성하는 세포들은 잘 벗겨지지 않는다는 것이다. 각각의 손톱은 **자유모서리**(free edge), **손톱판**(nail plate), **손톱뿌리**(조근, root)로 이루어져 있다. 손톱은 표피의 편평한 면 위에 놓여 있는데 이 손톱 바로 밑의 편평한 면을 **손톱바닥**(조상, nail bed)이라 한다. 손톱 자체가 표면의 케라틴 층을 대신하고 있기 때문에 손톱바닥은 표피의 깊은 층만 포함하고 있다.

손톱은 분홍색으로 보이는데 이는 진피 아래에 있는 풍부한 모세혈관그물 때문이다. 손톱뿌리와 손톱몸통의 몸쪽 끝 부분에 있는 두꺼운 손톱바닥은 **손톱바탕질**(조기질, nail matrix)을 형성하여 손톱을 활발히 자라게 한다. 이 손톱바탕질은 매우 두꺼워서 분홍빛 진피가 보이지 않는다. 손톱의 몸쪽에서 초승달 모양인 **손톱반달**(조반월, lunule)을 관찰할 수 있다. 손톱이 살과 맞닿는 바깥쪽 부분과 몸쪽 경계 부위에는 피부주름에 의해 손톱이 감싸져 있는데 이를 **손톱주름**(nail fold)이라 한다. 손톱몸쪽의 손톱주름은 손톱몸통의 표면을 덮은 얇은 껍질(cuticle) 또는 **손톱위허물**(상조피, eponychium)로 손톱몸통의 몸쪽 부분을 덮고 있다.

살 안쪽으로 자란 발톱은 가쪽발톱주름에 통증을 유발한다. 이 통증은 딱 들어맞는 신발을 신을 때의 압력 때문에 발생한다.

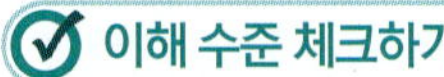

- [ ] 11. 털과 손톱에 있는 케라틴과 표피에 있는 케라틴이 어떻게 다른가?

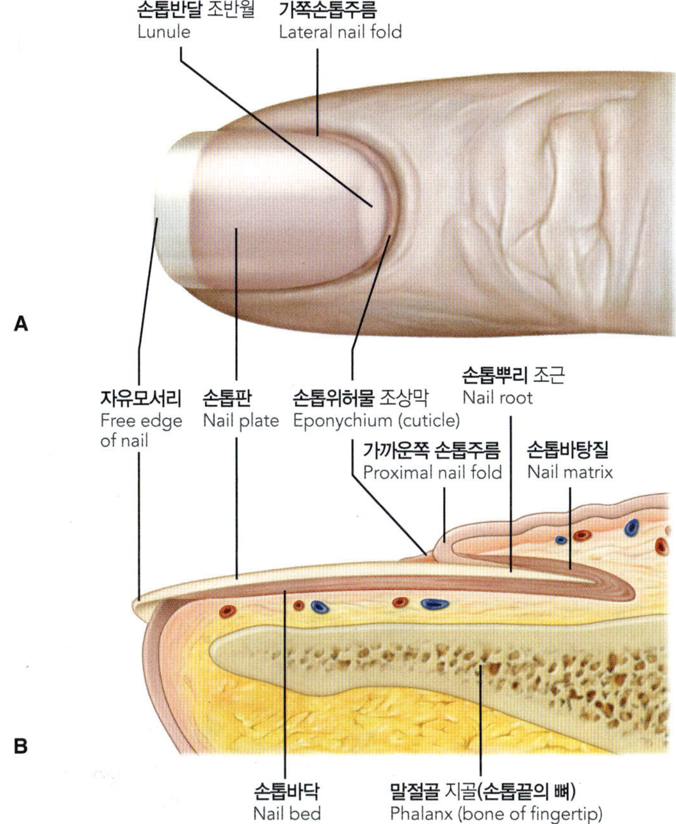

그림 4.6 손톱 구조. **A.** 손가락의 먼쪽의 표면, **B.** 손가락끝의 시상면.

4.2b 털과 털주머니 Hair and Hair Follicles

털과 털주머니는 함께 복잡한 구조 단위를 형성한다(그림 4.7). *털*은 긴 섬유이고 *털주머니*는 그곳에서 털이 자라는 관모양으로 함입된 표피(epidermis)이다.

털 Hair

털은 포유동물을 따뜻하게 하지만 사람의 몸에 있는 털은 몸을 따뜻하게 할 만큼 풍부하지 않다. 털은 손바닥, 발바닥, 입술, 유두, 바깥생식기 일부(예를 들면 음경의 귀두 부분)를 제외하고는 피부 표면 전체에 분포되어 있다. 이렇게 숱이 적은 털의 주요 기능은 피부에 접촉을 일으키는 물체를 감지하는 역할을 한다. 머리에 있는 털(머리카락)은 여름에 내리쬐는 직사광선이나 추운 날씨에 열 손실로부터 머리를 보호한다. 속눈썹은 눈을 보호하고 코털은 숨을 들이쉴 때 곤충과 먼지와 같은 큰 입자를 걸러주는 역할을 한다.

털(hair)은 단단한 케라틴으로 채워진 각질화된 세포로부터 만들어진 유연성 있는 섬유이다. 털의 중요한 부위는 피부밑에 박혀 있는 **털뿌리**(모근, root)와 피부 표면 위로 돌출되어 나와 있는 부분인 **털줄기**(모간, hair shaft)이다(그림 4.7). 만약 이 털줄기의 단면이 납작한 리본 모양이라면 머리카락이 곱슬머리(kinky)가 되고, 타원 모양이면 반곱슬(wavy)이 되고, 완벽한 원형이면 직모가 된다.

각질화된 세포로 이루어진 털은 동심원 모양의 세 개의 층으로 구성되어 있다(그림 4.7A, B). 중심부는 **털속질**(모수질, medulla)이라고 하며, 큰 세포들과 공기로 채워진 공간으로 구성되어 있고 가는 털에는 존재하지 않는다. **털겉질**(모피질, cortex)은 속질을 둘러싸고 있으며 납작한 몇 개의 세포층으로 구성되어 있다. 가장 바깥의 **털껍질**(cuticle)은 마치 지붕의 기와처럼 일부를 서로 포개서 덮고 있는 한 층의 세포층이다. 이런 기와 패턴의 털껍질은 털을 인접한 다른 털로부터 분리하여 엉키지 않도록 한다. 헤어컨디셔너는 털껍질의 거친면을 부드럽게 감싸줌으로써 머리에 윤기가 흐르도록 한다. 머리카락의 가장 강력한 각질 부분인 털껍질은 내부층을 더 강하고 촘촘하게 유지시킨다. 마찰을 가장 많이 받아온 털껍질의 가장 오래된 부분이 털줄기의 끝에서 떨어져 나가게 된다. 마찰은 털겉질과 털속질에도 손상을 주어 털끝이 갈라지게 되는 것이다.

털색소(hair pigment)는 털주머니 바닥의 멜라닌세포에서 만들어져서(그림 4.7C) 털뿌리의 세포로 전달된다. 멜라닌 두 종류(검정-갈색, 노랑-녹색)의 비율에 따라 머리카락의 일반적인 색은 검은, 갈색, 빨간 머리 또는 금발로 결정된다. 머리카락이 회색이나 백발로 되는것은 멜라닌 생산이 감소되고 털줄기에서 멜라닌이 줄기내의 무색소 공기 방울에 의해 대체된 결과이다.

털주머니 Hair Follicles

털주머니(hair follicle)는 표피 표면에서부터 진피까지 확장되어 있다. 털주머니의 깊은 말단부는 확장되어 있어 **털망울**(모구, hair bulb)을 형성한다(그림 4.7C). 감각신경말단이 털주머니 주위를 감싸서 **털주머니 수용체**(hair follicle receptor) 또는 **털뿌리얼기**(root hair plexus)를 형성한다(그림 4.1). 머리카락을 구부리면 이 신경말단을 자극하게 된다. 그러므로 머리카락은 예민한 촉각수용체이다. 이것은 여러분의 팔에 난 털을 손으로 살짝 닿게 하면 쉽게 테스트 할 수 있다.

진피가 젖꼭지 처럼 솟아 오른 **결합조직유두**[dermal papilla (털유두, hair papilla)]가 털망울 안으로 밀고 올라온다. 털유두는 털의 성장을 자극하고 성장하는 털에 영양물질을 전달하는 모세혈관얼기를 포함한다. 만약 털유두가 손상된다면 털주머니는 영구적으로 머리카락을 만들지 못한다.

털유두 바로 위에 있는 털망울의 상피세포는 **털바탕질**(hair matrix)을 형성하는데 이 바탕질세포(matrix cell)가 털을 생장시켜서 털줄기를 만든다.

털주머니의 벽은 표피와 진피 성분으로 이루어지는데 이 성분들을 속층과 바깥층으로 부른다(그림 4.7A~D).

- **주변을 둘러싸는 결합조직으로 된 껍질(집)**, 섬유집(*fibrous sheath*) – 이 결합조직층은 진피로부터 유래되었다. 이것은 털주머니 벽의 바깥층을 이룬다.
- **유리막(Glassy membrane)** – 유리막은 섬유집과 상피뿌리집 사이에 위치한다. 이것은 본질적으로 털주머니상피의 기저막(basement membrane)이다.
- **상피뿌리집(Epithelial root sheath)** – 상피뿌리집은 표피로부터 유래되었다. 이것은 다시 두 성분: 표피와 직접 연속되는 바깥뿌리집(external root sheath)과 바탕질세포(matrix cell)로부터 유래한 속뿌리집(internal root sheath)으로 나뉜다.

표피줄기세포(epidermal stem cell)는 바깥뿌리집의 얕은 곳에 위치한 융기(bulge)에 존재한다. 이들 줄기세포는 털줄기(hair shaft)를 이루는 털바탕질세포뿐만 아니라 새로운 표피세포를 형성한다. 이곳의 줄기세포를 배양하면 환자 본인의 세포로 표피판을 만들어서 만성적인 상처의 치료에 사용할 수 있다.

각 털주머니와 연결되어 있는 민무늬근육세포 다발을 **털세움근**(arrector pili muscle)이라고 한다(그림 4.1, 4.7). 각각의 털세움근은 진피의 가장 표층에서부터 깊이 위치한 털주머니까지 걸쳐 있다. 털세움근이 이완될 때 대부분의 털주머니가 피부 표면에 비스듬하게 놓이기 때문에 납작해진다. 그러나 추위나 공포에 대한 반응으로 이 근육이 수축하면 털이 서게 되어 피부 표면에 닭살을 돋게 한다.

비록 사람의 경우는 발모 작용이 부족해서 상대적으로 희박한 털을 가지고 있지만 털이 무성하게 나는 동물은 모피에 공기층을 가두어 체온을 유지할 수 있다. 더욱이 겁에 질린 동물은 털을 세워서 적에게 더 무섭게 보이게도 한다.

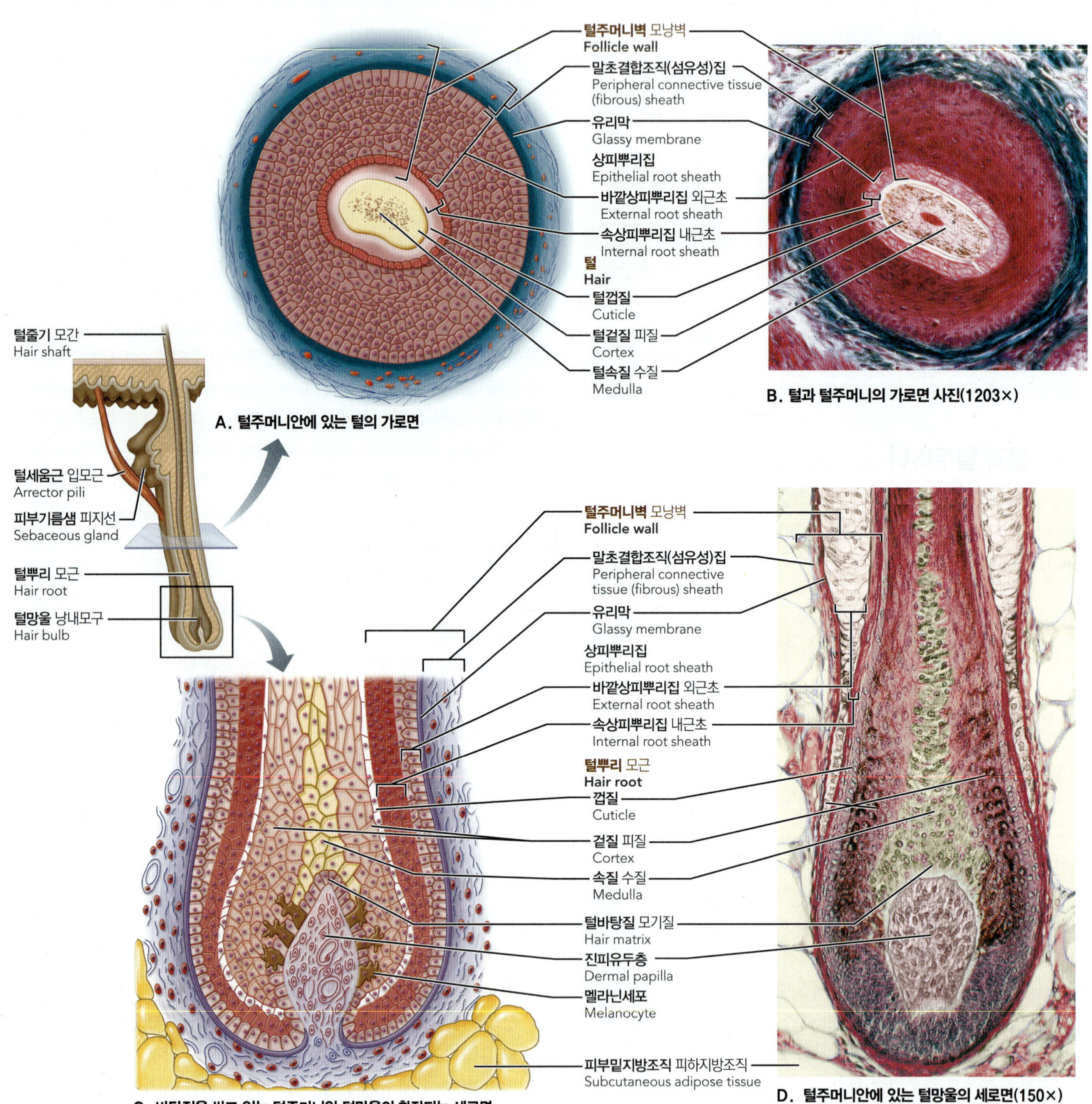

그림 4.7 털과 털주머니 구조.

털의 종류와 성장 Types and Growth of Hair

털은 다양한 길이와 모양을 가지지만 일반적으로 **솜털**(vellus hair)이나 **종말털**(terminal hair)로 분류된다. 아이들과 여성의 몸에 있는 털은 가늘고 짧은 다양한 솜털이 있다. 모든 사람의 머리카락은 길고 거친 종말털이다. 종말털은 사춘기 남녀의 경우 겨드랑이와 두덩뼈 부분에서 관찰되고 남자의 경우 얼굴, 가슴우리, 팔, 다리에서 관찰된다. 종말털은 *테스토스테론*(testosterone)이라는 남성호르몬의 영향을 받는다.

털의 성장률은 인체의 부위와 성별, 나이에 따라 다양하지만 일주일에 평균 2 mm 정도 성장한다. 털주머니의 성장주기는 활동적 성장기와 휴식기로 구성되어 있다. 휴식기의 털바탕질은 비활동적이며 털주머니와 털망울이 다소 위축되어 있다. 각 활동기가 시작할 때에 새로 자라는 털이 오래된 털을 밀어내어 떨어뜨리며, 수명은 다양하다. 머리털에서는 털주머니가 평균 4년 이상 활동적이어서 각 털이 꽤 길게 자란 후에 떨어지는데 반해 눈썹은 털주머니가 몇 개월 동안만 활동하기 때문에 눈썹은 길게 자라지 않는다. 다행히 두피에 있는 인접한 모낭의 생장주기는 동기화되어 있지 않다. 따라서 사람 머리털의 작은 비율만이 어느 한 순간에 빠지게 된다.

가늘어지는 머리털과 탈모 Hair Thinning and Baldness

머리털은 10~40대 사이에 가장 빠르게 성장한다. 머리털은 털이 줄어드는 속도만큼 더 이상 채워지지 않을 때 가늘어진다. 60~65세 때 여성과 남성 모두에서 약간의 탈모를 경험한다. 머리털은 거친 종말털이 솜털로 대체되면서 급진적으로 성글어 보이게 된다.

탈모는 다르다. 가장 흔한 유형은 유전적인 영향으로 결정되는 **남성형탈모**이다. 이런 탈모는 성인기까지 나타나지 않는 유전적인 영향에 의해 발생한다. 머리털은 안드로겐에 반응하여 성장주기가 급진적으로 짧아지게 된다. 이렇게 성장주기가 짧아지면 털이 빠지기 전에 모낭으로부터 털이 나오지 않게 되며, 대머리가 된 부분에 솜털처럼 보이는 부드러운 털이 나타난다. 치료약으로는 안드로겐 생성을 억제하고 피부와 모낭에 혈액의 흐름을 증가시키는 약이 사용된다. 이 치료법은 부분적으로만 성공적으로 작용한다.

이해 수준 체크하기

- ☐ 12. 피부의 어떤 부분에서 털과 털주머니를 생성하는가?
- ☐ 13. 가장 깊은층에서부터 표면까지 순서대로 3층의 털세포층을 열거하라.
- ☐ 14. 화학요법에 의해서는 일시적으로 털이 빠지고, 반대로 심한 화상에 의해서는 영구적으로 털이 빠지는 이유는 무엇인가?

4.2c 피부기름샘 Sebaceous Glands

피부기름샘(sebaceous gland)(그림 4.1, **4.8A**)은 피부의 기름샘으로 손바닥과 발바닥을 제외한 몸 전체에서 관찰된다. 피부기름샘은 단순꽈리샘(simple alveolar gland)으로 꽈리는 세포로 가득 채워져 있고 속공간(lumen)을 갖고 있지 않다. 기름샘 생산물인 **피부기름**(sebum)은 꽈리의 중심 세포들이 기름성 지질로 충만하여 터질 때까지 축적된다. 이러한 분비 과정을 **온분비**(holocrine secretion)라고 불리는데 모든 세포들이 생산물을 합성하여 저장하였다가 세포질 전체가 분비물로

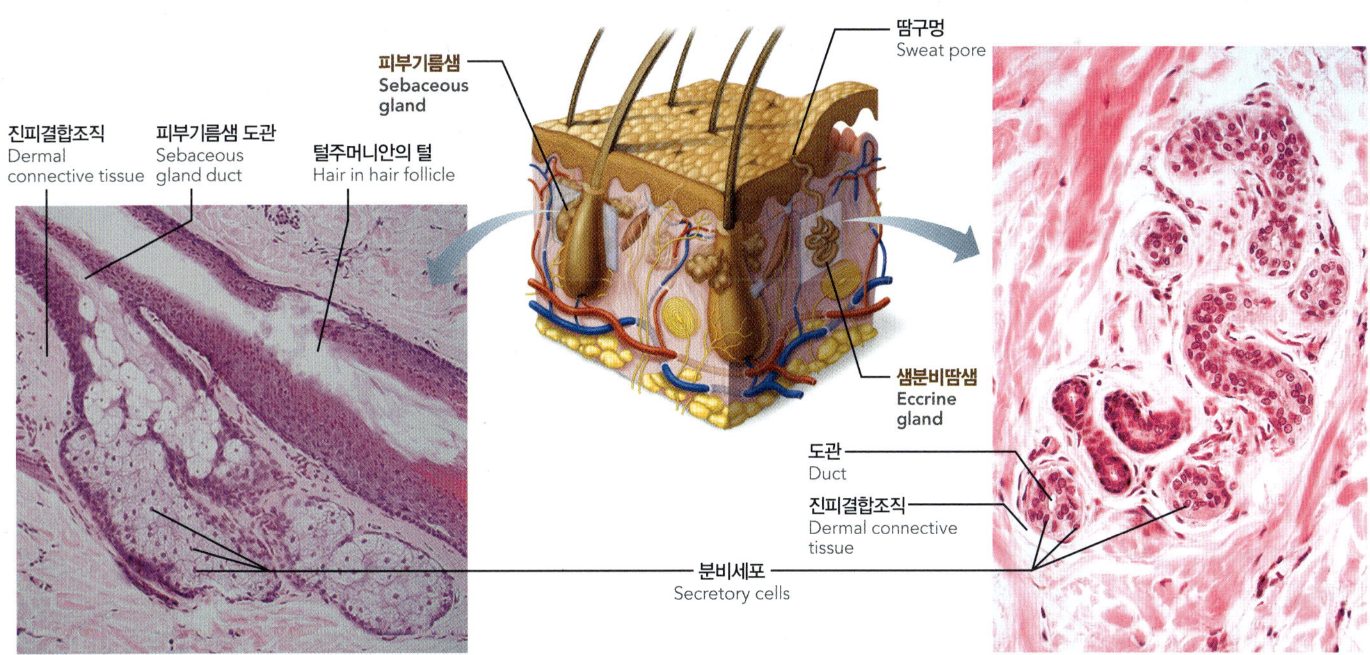

그림 4.8 피부샘.

방출되기 때문이다. 대부분의 피부기름샘은 털주머니와 연계되어 털주머니의 윗쪽 1/3 부분에 피부기름을 배출하며 피부기름은 피부를 덮기 위해 표면층으로 흐른다. 피부와 털을 기름지게 만들고 먼지를 모으고 털과 피부를 부드럽고 매끄럽게 하여 털이 쉽게 부서지지 않도록 해주고 표피가 손상되는 것을 방지한다. 또한 피부에서 수분 손실을 줄여주며 세균을 죽인다.

피부기름의 분비는 호르몬에 의해 자극되는데 특히 안드로겐과 같은 호르몬에 의해 영향 받는다. 피부기름샘은 상대적으로 유아기 때 비활동적이지만 안드로겐의 생산이 증가하는 사춘기 때 남녀 모두 활발해진다.

4.2d 땀샘 Sweat Glands

땀을 흘리는 것은 체온 상승을 방지해 주는데 땀이 배출되면서 피부를 식혀주기 때문이다. 오직 포유류에게만 **땀샘**(sweat gland)이 존재한다. 사람은 250만 개 이상의 땀샘이 젖꼭지와 바깥생식기를 제외한 피부 전체에 걸쳐 분포해 있고, 하루 평균 500 mL의 땀을 배출하는데 더운 날 활동적인 운동을 할 경우 12 L까지 증가하기도 한다. 털은 땀의 증발을 방해하여 몸이 식는 것을 방해하기 때문에 땀을 통한 온도 조절을 위해 사람에서는 털이 감소되어 있다.

땀샘에는 **샘분비땀샘**(eccrine gland)과 **부분분비땀샘**(apo-crine gland)의 두 종류가 있으며, 둘 다 스트레스와 열에 대한 반응으로 분비가 증가한다.

샘분비땀샘 Eccrine Sweat Glands

샘분비땀샘(그림 4.8B)은 분포 부위가 광범위한데 손바닥, 발바닥 및 이마에 가장 많이 분포한다. 각각은 단순대롱샘(simple tubular gland)의 코일 모양을 하고 있다(그림 3.5). 꼬인 분비 부분은 진피 깊은 곳과 피부밑조직에 위치하며 위쪽으로 이어져 있는 관이 깔때기 모양의 **땀구멍**(pore)으로 연결된다.

땀은 특이한 분비물로서 땀샘의 분비세포를 지나가는 혈액의 여과액이며 세포외배출(exocytosis)에 의해 분출된다. 땀은 99%의 물, 염분 및 대사물질(요소, 암모니아, 요산)로 이루어져 있으며 산성이기 때문에 피부에서 세균 증식을 억제시킨다.

부분분비땀샘 Apocrine Sweat Glands

부분분비땀샘(apocrine sweat gland)은 겨드랑, 항문, 생식기 주변에 분포해 있으며 샘분비땀샘보다 크고 관은 털주머니로 이어져 있다. 부분분비땀샘은 땀에 지방 성분과 단백질이 포함된 특수한 종류의 땀을 생산한다. 부분분비샘의 땀에는 지방 성분이 있고 가끔 우유색 혹은 노란색을 보인다. 이 분비물은 처음 분비되었을 땐 냄새가 없지만 유기분자들인 피부의 세균에 의해 분해되어 사향 냄새를 풍겨 몸 냄새의 근원이 된다.

부분분비땀샘은 안드로겐의 영향 하에 사춘기 때부터 분비되기 시작한다. 피부는 몇 종류의 변형된 땀샘을 가지고 있다. 부분분비땀샘의 활동은 성행위와 관련된 성적흥분에 따라 증가되기도 하고 여성의 월경주기에 따라 확대되거나 줄어든다.

부분분비땀샘은 성적 신호와 관련이 있으며 이성을 선택하거나 매혹적임을 느낄 때 부분분비땀샘의 기능이 나타난다.

피부에는 여러 유형의 변형된 땀샘이 있다. *귀지샘*(ceruminous gland)은 바깥귀관을 따라 분포된 변형된 샘분비땀샘이며 귀지 구성물을 생산한다. *젖샘*(mammary gland)은 젖을 분비하기 위해 특수하게 변형된 땀샘이다. 비록 젖샘이 피부계통의 일부이지만 여성생식계통(female reproductive system, 24.2g절 참조)에서 다룬다.

이해 수준 체크하기

- ☐ **15.** 부분분비땀샘은 청소년기에 활발하게 활동한다. 여드름의 원인이 되는 샘은 무엇인가?
- ☐ **16.** 샘분비땀샘을 형성하는 조직은 무엇에서 기원되었는가?(그림 4.8B 참조)
- ☐ **17.** 샘분비땀샘으로 가능한 피부의 기능은 무엇인가?

4.3 피부계통의 질환

DISORDERS OF THE INTEGUMENTARY SYSTEM

학습 성과 

- 피부에서 1도, 2도, 3도 화상과 관련된 층(layer)과 증상을 설명하고 심각한 화상이 생명을 위협하는 이유를 설명할 수 있다.
- 세 가지 유형의 피부암에서 관련된 세포 유형, 특징적인 외관 및 악성 정도를 구별할 수 있다.

피부가 외부 환경의 위험(dangers)과 감염원(germs)에 직접 노출되면 천 가지 이상의 다양한 증상이나 질병을 일으킬 수 있다. 가장 흔한 피부 질환은 세균이나 바이러스 또는 효모 감염(bacterial, viral, or yeast infections)이다. 피부에 가장 심각한 위협은 화상(burn)과 피부암(skin cancer)이다.

4.3a 화상 Burns

피부에 가해지는 영향으로 신체에 치명적인 위협이 되는 것은 **화상**이다. 화상은 열, 전기, 방사선, 극도의 마찰 또는 특정 유해 화학물질로 인한 조직 손상이다.

심각한 화상에서 치명적인 체액 손실은 즉각적인 생명의 위협을 초래한다. 염증성 부종(inflammatory edema)이 심해지고 화상을 입은 표면에서 체액이 새어나가면서 신체는 물과 필수 염분을 빠른 속도로 잃게 된다. 이러한 탈수는 곧이어 치명적인 순환쇼크(fatal circulatory shock)를 유발한다. 즉, 혈액량이 감소하여 혈액 순환이 원활하지 않게 되는 것이다. 환자를 구하기 위해 의료진은 손실된 체액을 즉시 보충해야 한다. 초기 위기가 지나면 감염이 주요 위협이 된다. 병원체는 피부 장벽이 파괴된 부위에 쉽게 침입할 수 있다.

화상은 심각도(깊이)에 따라 1도, 2도 또는 3도 화상으로 분류된다(**그림 4.9**). 3도 화상이 가장 심각한 경우이다. 1도 화상에서는 표피만 손상되는데 증상으로 발적이나 부기 및 통증 같은 조직 손상에 대한 전형적인 염증반응(3장 3.5절 참조)이 나타난다. 일반적으로 **1도 화상**

(first-degree burns)은 특별한 주의 없이도 며칠 만에 치유된다. 일광화상(sunburn)은 일반적으로 1도 화상이다.

2도 화상**(second-degree burns)**은 표피와 진피 상부의 손상을 수반한다. 증상은 1도 화상의 증상과 유사하지만 표피와 진피층 사이에 체액이 축적되면서 수포도 나타난다. 감염예방에만 주의를 기울이면 3~4주 내에 피부는 거의 흉터 없이 재생된다. 1도 및 2도 화상은 피부의 일부층화상(partial-thickness burns)으로 간주된다.

3도 화상**(third-degree burns)**은 피부의 전체 두께를 파괴하므로 **전층화상(full-thickness burn)**이라고 한다. 화상 부위가 흰색, 빨간색 또는 검게 보이기도 한다. 피부가 결국에는 재생될 수 있겠으나 일반적으로 체액 손실과 감염으로 인해 기다릴 수 없으므로 환자의 다른 신체 부위 피부를 화상 부위에 이식해야 한다. 환자 자신이 기증자이자 수혜자인 이러한 이식편(graft)을 자가이식(autograft)이라고 한다.

일반적으로 화상은 다음 조건 중 하나에 해당하는 경우 위독한 것으로 간주된다. (1) 신체의 10% 이상에 3도 화상인 경우 (2) 신체의 25%에 2도 화상인 경우 (3) 얼굴, 손, 발에 3도 화상을 입은 경우. 화상을 입은 표면적을 빠르게 추정하는 방법으로 9의 **법칙(rule of nines)**을 사용하게 된다(그림 4.9c). 이 방법은 신체 표면을 전체 신체 면적의 9% (또는 9%의 배수)를 차지하는 11개 영역으로 나누는 것이다(그림 4.9c의 사람 그림에 표시된 값은 신체 전면의 표면적 값을 나타내며 각 영역의 총 면적은 그림 오른쪽에 표시하였음). 이 방법은 대략적인 것으로 정확도가 더 높은 특별한 표가 필요할 때도 있다.

화상이 너무 크거나 자가이식이 적합하지 않은 환자의 경우에 이제 우수한 인공덮개(artificial coverings)를 사용할 수 있게 되었다. 인공피부(artificial skin)는 소의 콜라겐(bovine collagen)으로 만든 "진피"와 실리콘(silicone)으로 만든 "표피"로 구성되어 있다.

환자 자신의 진피는 점차 인공 진피를 대체하고 흡수하며, 실리콘 시트는 나중에 벗겨져 환자 자신의 피부에서 자라나온 표피세포의 그

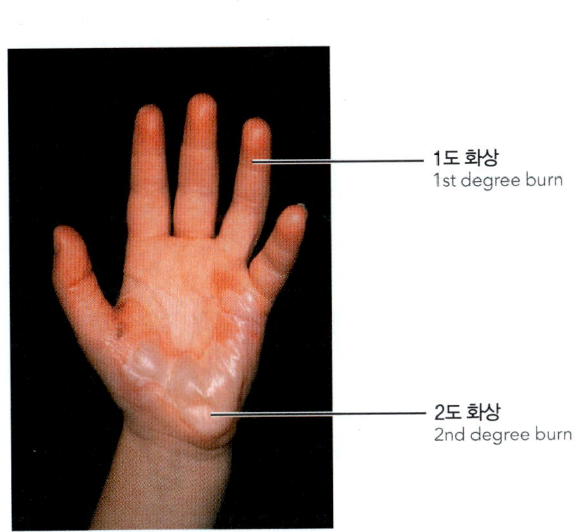

A. 피부의 부분층화상 (partial-thickness burn, 1도 및 2도 화상)

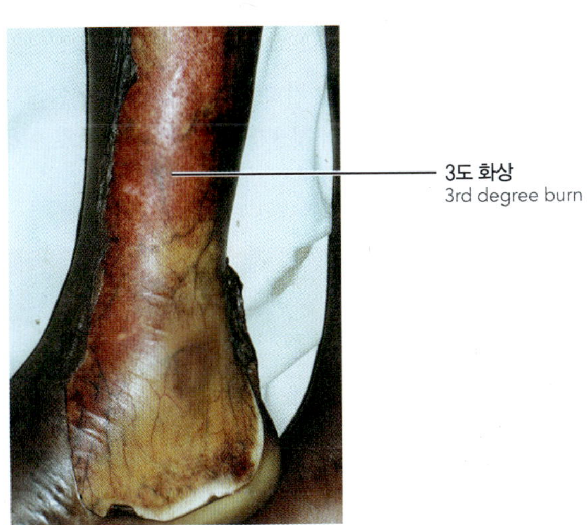

B. 피부의 전층화상 (full-thickness burn, 3도 화상)

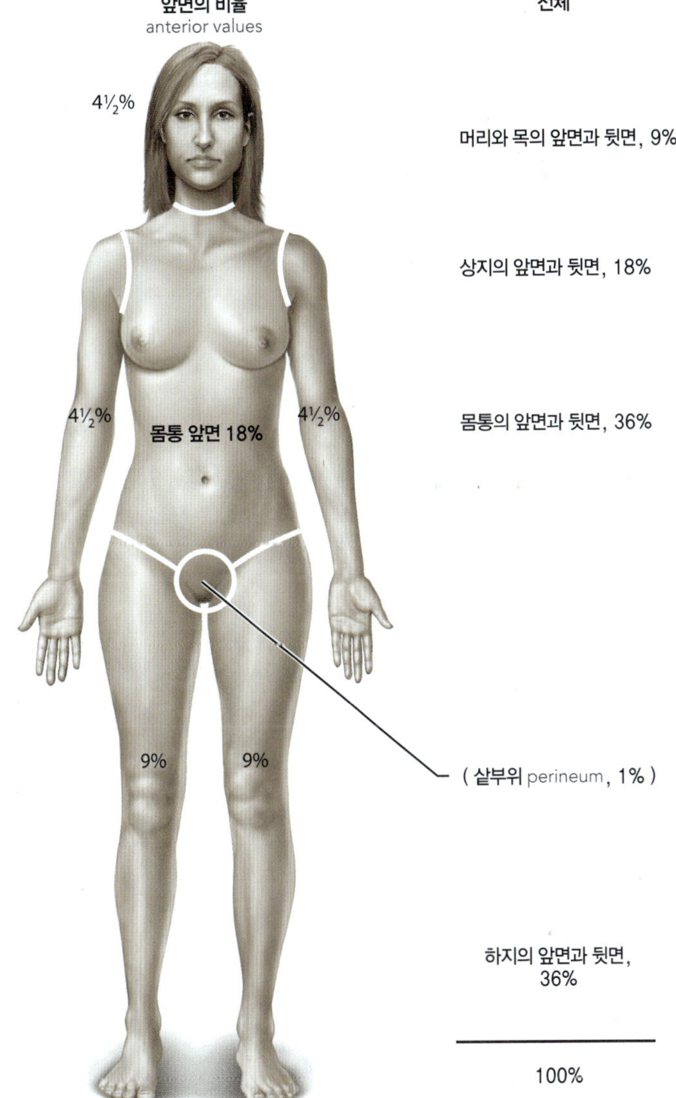

C. 9의 법칙(rule of nines); 화상 범위를 빠르게 가늠하는 데 사용

그림 4.9 화상.

물로 대체된다. 인공피부는 신체에서 거부되지 않고 생명을 구하며 흉터를 최소화하지만 자가이식보다는 감염될 위험이 더 크다.

4.3b 피부암 Skin Cancer

많은 유형의 종양이 피부에서 발생한다. 대부분은 양성(예: 사마귀)이지만 일부는 악성이다. 피부암은 가장 흔한 유형의 암으로 미국에서 매년 약 1백만 건의 새로운 환자가 발생한다. 앞서 언급했듯이 피부암의 가장 중요한 위험 요소는 햇볕의 자외선에 과다 노출되는 것이다. 최근 데이터는 실내 태닝(indoor tanning) 이력이 있는 개인에서 세 유형의 피부암의 위험이 모두 증가하는 것을 보여준다.

바닥세포암 Basal Cell Carcinoma

바닥세포암은 가장 흔하면서 악성이 적은(least malignant) 피부암이다(**그림 4.10a**). 일생 동안 모든 백인의 30% 이상에서 이 암을 일으킬 정도이다! 바닥층(stratum basale)의 세포가 증식하여 진피와 피하조직을 침범하면서 조직침식(tissue erosions)을 일으킨다. 이 암의 가장 흔한 병변은 태양에 노출된 얼굴 부위에 생기는 돔 모양의(dome-shaped) 반짝이는 결절(shiny nodules)이다. 이 결절은 나중에 중앙의 궤양(central ulcer)과 "진주 같은" 구슬모양의 가장자리(beaded edge)로 진행하면서 종종 피를 흘리게 된다. 기저세포암은 상대적으로 천천히 자라며 전이가 거의 발생하지 않는다. 99%의 경우 외과적 절제(surgical excision)나 다른 제거 방법으로 완전히 치료된다.

편평세포암 Squamous Cell Carcinoma

편평세포암(그림 4.10b)은 가시층의 각질세포에서 발생한다. 병변은 비늘 모양의 불규칙한 붉은 구진(papule, 작고 둥근 융기)으로 나타나며 제거하지 않으면 빠르게 자라고 전이하는 경향이 있다. 그러나 조기에 치료하면 완치 가능성이 높고 전체 완치율은 99%이다. 암종은 방사선 요법, 수술 또는 항암제가 함유된 피부 크림으로 제거할 수 있다.

흑색종 Melanoma

멜라닌세포(melanocyte)의 암인 흑색종은 가장 위험한 종류의 피부암이다(그림 4.10c). 멜라닌세포는 배아 발달 동안 광범위하게 이동하는 신경능선세포(neural crest cell)에서 발생한다. 이렇게 이동하던 경향이 흑색종의 침습적 특성(invasive nature)을 설명한다. 흑색종은 피부암 20건 중 약 1건에 불과하지만 백인이 많은 나라들에서 빠르게 증가하고 있다(미국에서는 연간 3~8%). 흑색종은 어디에서나 발생할 수 있다. 그러나 흑색종 세포는 주변 혈관으로 빠르게 전이되기 때문에 흑색종에서 살아남는 열쇠는 조기 발견이다. 생존율은 흑색종의 두께, 주변 림프절로의 전이 정도나 전이의 범위가 증가함에 따라 감소한다. 전이가 진행된 경우에는 외과적 절제 후에 면역요법, 방사선요법을 시행하는데 최근에는 표적유전자치료(targeted gene therapy)로 종양의 크기를 줄이고 생존율을 높일 수 있다.

미국암학회(American Cancer Society)는 태양에 자주 노출되는 사람들이 흑색종을 인식하기 위한 **ABCD 규칙**을 적용하여 정기적으로 피부에 점이나 새로운 색소반점이 생기는지 검사할 것을 제안하였다. **A**, 비대칭(Asymmetry): 반점 또는 점의 두 반쪽이 일치하지 않는다. **B**, 경계 불규칙성(Border irregularity): 경계가 들쭉날쭉하다. **C**, 색상(Color): 색소 반점에는 검정색, 갈색, 황갈색, 때로는 파란색과 빨간색을 포함한 여러 색상이 있다. **D**, 직경(Diameter): 6 mm (연필지우개)보다 크다. 전문의들은 크기, 모양 또는 색상의 변화를 나타내는 변화(evolution)의 **E**를 추가하면 진단률이 향상된다고 **ABCD (E) 규칙**을 사용하기를 권한다.

이해 수준 체크하기

- ☐ **18.** 어떤 유형의 화상이 수포를 유발하는가?
- ☐ **19.** 3도 화상에서 생명을 위협하는 두 가지 문제는 무엇이며 어떻게 치료하는가?
- ☐ **20.** 어떤 유형의 피부암이 가장 흔한가? 어떤 것이 치명적일 수 있는가?

4.4 전 생애 동안의 피부 THE SKIN THROUGHOUT LIFE

학습 성과

- ▸ 피부와 그 부속기관을 구성하는 일차발아층(primary germ layer)을 확인할 수 있다.
- ▸ 출생부터 노년까지 피부에서 일어나는 변화를 기술할 수 있다.

표피는 배아의 외배엽에서 발생하고 진피와 피하조직은 중배엽에서 발생한다. 멜라닌세포는 태아 발달의 첫 3개월 동안 외배엽으로 이동하

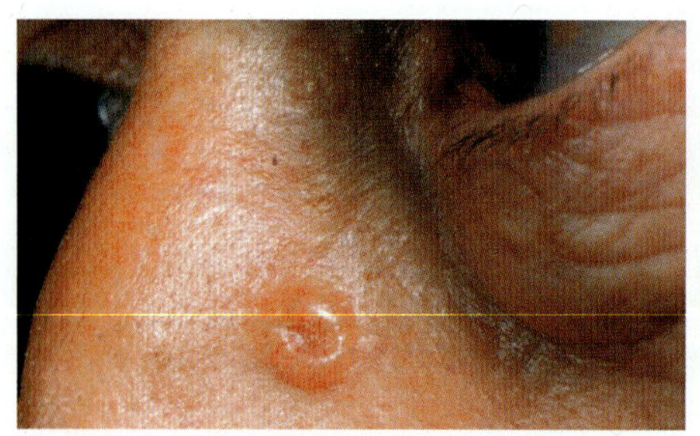

(a) 바닥세포암(Basal cell carcinoma)

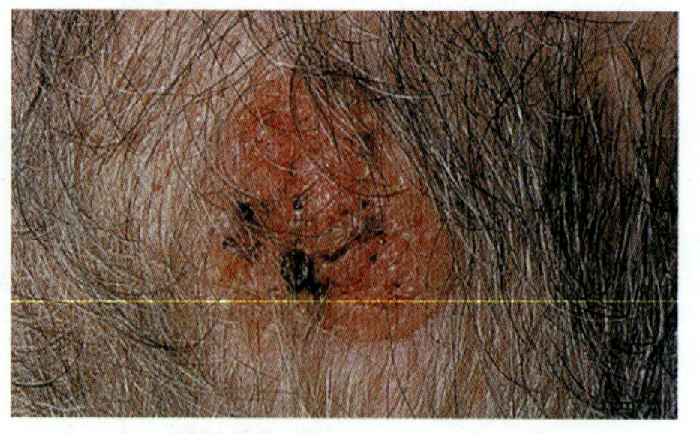

(b) 편평세포암(Squamous cell carcinoma)

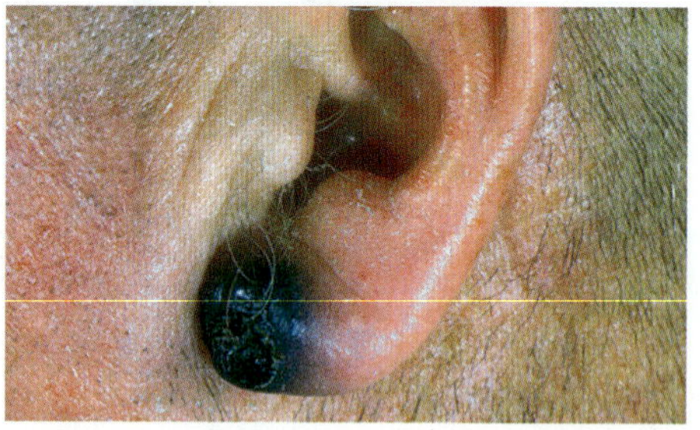

(c) 흑색종(Melanoma)

그림 4.10 피부암의 사진.

는 신경능선세포에서 발생한다. 4개월이 지나면 피부가 상당히 잘 형성되게 되는데, 표피에는 모든 층이 있고 진피유두가 분명하며 표피의 부속기(epidermal appendages)는 흔적 모양(rudimentary form)으로 나타난다. 5개월과 6개월 동안 태아는 배냇솜털(lanugo)라고 불리는 섬세한 털로 덮여 있다. 이것은 7개월에 벗겨지며 솜털(연모, vellus hairs)이 나타난다.

아기가 태어날 때 피부는 피지샘에서 생성되는 치즈 같은 태아기름막(vernix caseosa)으로 덮여 있다. 이것이 지속적인 양수(amniotic fluid)와의 접촉으로부터 태아의 피부를 보호한다. 신생아의 피부와 피하 조직은 매우 얇지만 영아기와 아동기때 두꺼워진다.

청소년기(adolescence)가 시작되면 피지샘이 더 활성화되고 여드름이 나타날 수 있다(4.2d절 참조). 여드름은 일반적으로 성인기 초기(early adulthood)에 가라앉고 피부는 20~30대에 최적의 모습에 도달한다. 그 후, 피부는 지속적인 환경의 공격-찰과상(abrasion), 바람이나 태양, 화학물질과 같은-으로 유해한 영향이 나타나기 시작한다. 인설(scaling)과 피부염(dermatitis) 같은 다양한 종류의 피부 염증이 더 흔하게 나타난다.

중년에는 피부샘에서 분비되는 윤활 및 연화 물질(lubricating and softening substances)이 감소하기 시작한다. 그 결과 피부가 건조해지고 가렵게 된다. 선천적으로 지성 피부를 가진 사람들은 건조가 덜 일어나서 나이가 들어도 피부 상태가 좋은 편이다. 피부 노화의 대부분은 본질적인 것이 아니라 "광노화(photoaging)"라는 과정에서 햇빛에 의해 발생한다. 나이가 들어도 태양으로부터 보호된 피부는 약간의 탄력을 잃어버리고 더 얇아지지만(아래의 피하조직과 마찬가지로) 주름이나 착색이 덜하다. 대조적으로, 태양에 많이 노출된 피부는 주름지고, 느슨하고, 탄력이 없고, 가죽처럼 뻣뻣하고, 검버섯(liver spot)이라는 착색 반점이 나타난다. 이러한 광노화 피부의 진피에는 콜라겐의 양이 감소하고 비정상적인 엘라스틴 함유 물질이 축적된다. 이러한 변화의 대부분은 진피의 콜라겐 및 기타 구성요소를 분해하는 효소가 자외선에 의해 활성화되기 때문이다.

다량의 멜라닌이 자외선을 차단하여 광노화로부터 피부를 보호한다. 이것이 처음부터 멜라닌이 거의 없는 하얀 피부를 가진 사람들이 어두운 피부와 머리카락을 가진 사람들보다 더 어린 나이에 피부 노화를 보이는 이유이다. 같은 이유로 피부는 흑인(dark-skinned people)이 백인(Caucasians)보다 훨씬 젊어 보인다.

이해 수준 체크하기

- ☐ **21.** 피부부속기는 배아의 어느 배엽층에서 발달하는가? 피하조직은 어느 배엽층에서 발달하는가?
- ☐ **22.** 자외선은 피부의 진피층을 어떻게 손상시키는가?

요약 Chapter Summary

1. 피부는 피부와 피부부속기관(털, 기름샘, 땀샘, 손톱 등)로 구성되어 있다. 피부밑 조직은 피부계통의 부분은 아니지만 이 장에서 다룬다.

2. 피부는 충격과 찰과상, 화학작용, 미생물 침입, 수분 상실, 자외선으로부터 몸을 보호하는 기능을 하며 또한 체온 조절, 분비작용, 비타민 D 생산, 감각과 같은 기능을 담당하고 있다.

4.1 피부와 피부밑조직 THE SKIN AND THE HYPODERMIS

4.1a 표피 Epidermis

3. 표피는 각질중층편평상피로 구성되어 있으며 가장 많이 분포하고 있는 세포는 각질세포이다. 피부속에서부터 겉까지 표피에 있는 세포층은 바닥층(stratum basale), 가시층(stratum spinosum), 과립층(stratum granulosum), 투명층(stratum lucidum), 각질층(stratum corneum)으로 구성되어 있다. 투명층은 손바닥과 발바닥처럼 두꺼운 피부에서 발견할 수 있다.

4. 바닥층의 세포분열은 표피의 재생과 성장을 위한 새로운 각질세포를 생성한다.

5. 가시층의 각질세포는 케라틴의 전구물질인 강인한 중간잔섬유(intermediate filament)를 포함하고 있다. 과립층의 각질세포는 각질유리과립(keratohyalin granule)을 함유하는데 이것은 케라틴 전구체 섬유들을 결합하여 장력을 버티는 케라틴(tension-resisting keratin)을 만든다. 과립층 세포는 방수 기능을 하는 당지질을 분비한다. 각질층의 각질세포는 피부를 보호하다가 결국은 때가 되어서 밀려나가거나 비듬 형태로 탈락한다.

6. 표피의 가장 깊은 층인 바닥층에는 각질세포들 사이에 흩어져 있는 여러 가지 세포들–색소를 생산하는 멜라닌세포, 촉각세포, 면역계통의 수상돌기세포–이 있다.

4.1b 진피 Dermis

7. 진피는 강하고 탄력성이 있는 결합조직층이다. 얕은 층인 유두층은 엉성한 모양의 결합소식으로 이루어져 있으며 그물층은 치밀하면서 불규칙한 결합조직으로 이루어져 있다. 유두층은 표피 바로 밑에 존재하는 층으로 지문을 형성하는 표피의 마찰능선과 관련이 있다. 그물층에서 덜 치밀한 아교섬유 다발 사이에서 분할선이 형성된다. 굽힘선은 밑 구조에 단단하게 접착되어 있는 진피가 관절부분에서 접혀짐으로 인해 발생한다.

8. 진피에는 혈관과 신경이 많이 분포되어 있으며 또한 피부샘과 털주머니가 분포하고 있다.

4.1c 피부밑조직 Hypodermis

9. 피부밑조직은 피부밑에 존재하며 지방조직을 축적하는 결합조직으로 구성되어 있다. 절연체로서 몸의 열 손실을 막는 데 도움을 주며 피부에 가해지는 많은 충격이 몸에서 단지 스쳐 지나갈 수 있도록 해준다. 몸무게가 늘어날수록 이 층이 두꺼워지지만 남녀에 따라 두꺼워지는 부위는 다르다. 여성에게 있어서는 피부밑조직의 지방은 허벅지와 가슴부위에 집중되지만 남자는 앞쪽 배벽이 두꺼워진다.

4.1d 피부색 Skin Color

10. 피부색은 피부 색소의 양(멜라닌/카로틴)과 진피의 모세혈관에 있는 헤모글로빈의 산소결합 정도에 따라 다르다.

11. 멜라닌은 멜라닌세포로부터 생성되며 각질세포로 이동하여 피부를 보호하고 자외선으로부터 혈액 안에 존재하는 엽산의 수치 감소효과를 막아준다. 표피는 자외선으로부터 비타민 D를 생산한다. 열대지역 인류의 이동으로 인해 자외선으로부터의 피부 보호와 비타민 D 합성 사이에서 균형이 필요하게 됨에 따라 인류는 다양한 피부색을 띠도록 진화하게 되었다.

4.2 피부부속기관 APPENDAGES OF SKIN

12. 피부 부속기들은 표피에서 기원하였지만 진피까지 확장되어 있다. 손톱, 발톱, 털과 털주머니, 피부기름 샘 및 땀샘 같은 부속기관을 포함한다.

4.2a 손/발톱 Nails

13. 손톱은 표피가 비늘 모양으로 변형된 것으로 손가락과 발가락의 등을 덮고 있다. 손톱바탕질(조기질, nail matrix)은 손톱이 활발히 자라는 부위이다.

4.2b 털과 털주머니 Hair and Hair Follicles

14. 털은 각질화된 세포로 구성된 관 모양의 털주머니로부터 생성된다. 털의 중심부는 털속질(모수질, medulla), 속질을 둘러싸고 있는 털겉질(모피질, cortex), 가장 바깥의 털껍질(cuticle)로 구성되어 있다. 털은 털뿌리(모근, root)와 털줄기(모간, hair shaft)로 구성되어 있으며, 머리카락 색깔은 다양한 멜라닌 색소의 양에 의해 결정된다.

15. 상피뿌리집으로 구성된 털주머니는 털바탕질과 진피에서 기원하는 진피뿌리집(connective tissue root sheath)을 포함한다. 줄기세포는 털바탕질을 재생하고 상피뿌리집에서 새로운 표피세포를 생산한다. 털유두에는 털에 영양물질을 전달하는 모세혈관얼기와 털망울을 감싸고 있는 신경얼기가 있다. 털세움근은 털을 세우고 추위나 공포에 대한 반응으로 피부 표면에 닭살이 돋게 한다.

16. 가는 털과 거친 털은 솜털과 종말털(성모)이라고 한다. 사춘기에 이르면 남성호르몬인 안드로겐의 영향을 받아서 종말털이 남자 여자 모두의 겨드랑이 부위와 두덩뼈 부위에 나타난다.

17. 털주머니의 성장주기는 활동적 성장기와 휴식기로 구성된다. 가늘어지는 털은 휴식기가 길어진 털주머니, 털주머니의 위축이 일어나는 자연적 나이, 성인기때 남성에게 발현되는 탈모 유전자로 인해 초래된다.

4.2c 피부기름샘 Sebaceous Glands

18. 기름샘은 털주머니로 배출되는 단순꽈리샘(simple alveolar gland)이며 피부기름(sebum)은 온분비(holocrine secretion) 방식에 의하여 분비된다.

19. 피부기름은 피부와 털을 기름지게 만들고 피부에서 수분 손실을 줄여주며 세균을 죽인다. 피부기름의 분비는 안드로겐과 같은 호르몬에 의해 영향을 받으며 기름샘 배출이 막히고 감염되면 뾰루지나 여드름이 발생한다.

4.2d 땀샘 Sweat Glands

20. 땀분비샘은 단순대롱샘(simple tubular gland)의 코일 모양으로 혈액여과로부터 땀을 분비시키는 것이다. 땀의 증발은 피부와 몸을 차갑게 만든다.

21. 부분분비땀샘(apocrine sweat gland)은 겨드랑, 항문, 그리고 생식기 주변에서 사향 냄새를 생성한다. 부분분비땀샘은 땀에 지방성분과 단백질이 포함되어 있고 유기분자들인 피부의 세균에 의해 분해되어 몸 냄새의 원인이 된다.

4.3 피부계통의 질환 DISORDERS OF THE INTEGUMENTARY SYSTEM

22. 가장 흔한 피부 질환은 미생물 감염(microbial infections)으로 인해 발생한다.

4.3a 화상 Burn

23. 심한 화상의 초기 위협은 순환허탈(circulatory collapse)을 초래하는 체액의 손실이다. 두 번째 위협은 압도적인 감염이다.

24. 화상의 범위는 9의 법칙(rule of nines)으로 빠르게 추정할 수 있다. 화상의 정도는 1도, 2도, 3도라는 용어로 표시된다. 3도 화상은 피부 전체 두께를 손상시키며 성공적인 회복을 위해서는 이식이 필요하다.

4.3b 피부암 Skin Cancer

25. 피부암의 주요 위험 요인은 태양 자외선 노출이다.

26. 바닥세포암과 편평세포암은 피부암의 가장 흔한 유형이며 일찍 발견되면 잘 치료된다. 멜라닌세포의 암인 흑색종은 흔하지는 않지만 위험하다. 흑색종의 가능성이 있는 점이나 반점을 검사하는 데 ABCD 또는 ABCD(E)규칙을 적용한다.

4.4 전 생애 동안의 피부 THE SKIN THROUGHOUT LIFE

27. 표피는 배아 외배엽에서 발생한다. 중배엽에서 진피와 피하조직이 발생한다. 멜라닌세포는 신경능선세포에서 발생한다.

28. 5~6개월에 태아는 섬세한 솜털 같은 배냇외피(lanugo coat)를 가진다. 태아 피지샘은 양막 내부의 피부를 보호하는 태아기름막(vernix caseosa)을 생성한다.

29. 노년에는 피부가 얇아지고 탄력이 없어진다. 햇빛으로 인한 손상은 주름, 검버섯, 느슨하고 가죽 같은 피부로 변화시킨다. 이것은 진피에서 콜라겐의 손실과 엘라스틴 함유 물질의 축적으로 초래된다.

5 뼈와 뼈대조직

Bones and Skeletal Tissues

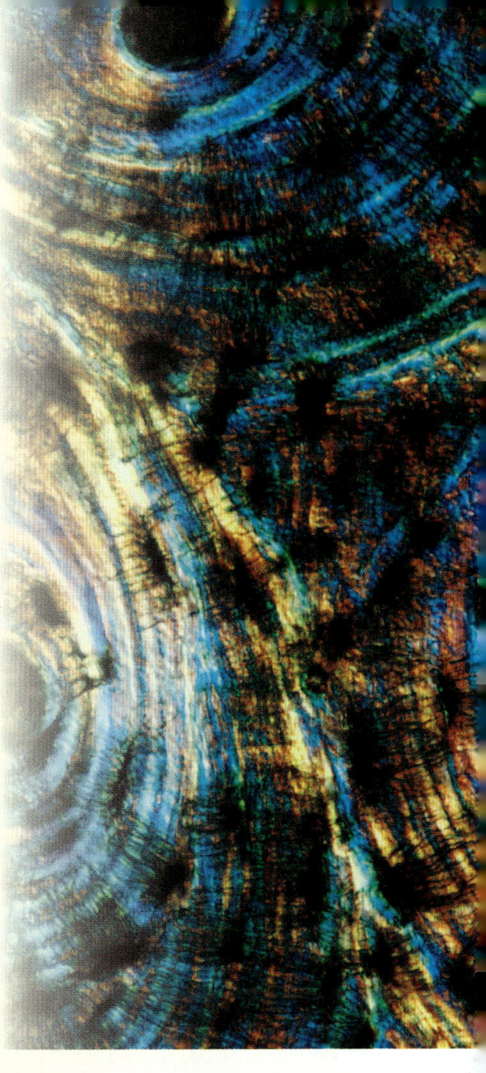

사람치밀뼈의 뼈단위 ▶
(color-enhanced image)

기억해야 할 어근 Roots to Remember

a-, an- = without (-없이)
apo- = from, off, away (분리, 유래를 뜻하는 접두사)
artic = joint (관절)
circum = around (주위를 뜻하는 접두사)
clast = break, destroy (파쇄-, 절단-)
condyl = knuckle, knob (관절융기)
cost = rib (갈비뼈-, 길비-)
di- = separate, apart (떨어진, 분리된), two (두 배를 나타내는 접두어)
facet = face or flat surface (관절면)
foramen = an opening (구멍)
foss = a ditch, trench (오목, 우묵, 와)
gen = produce (태어남, 생산, 종류, 존재를 나타내는 접두어)
hyal = glass, transparent (유리-, 유리질의)
-icul = small (작은)
lacun = lake, cavity (방, 공간, 칸)
lamell = small plate (판, 층)
malac = soft (연화, 기관 또는 조직이 부드러워지거나 경도를 잃는 것)
medull = marrow, pith (골수, 속질)
-oid = like, resembling (-모양, 닮은)
osteo, oss = bone (뼈-)
phy = grow, produce (성장하다, 발생하다)
plasi, plast = form, shape (만들다)
porus = pore, opening (구멍)
proli = offspring (자식)
sinu = a hollow (굴, 동)
-sis = the act of (상태, 활동)
trab = beam (기둥)
tuber = knob, knot (융기, 결절)
-ula, -ule, -ulus = little (작은 것을 뜻하는 접미어)

위에 열거한 어근을 기초로 하여, 다음 용어의 의미를 설명하시오.

1. **perichondrium** (연골막)
2. **fibrocartilage** (섬유연골)
3. **extracellular** (세포바깥-)
4. **osteocyte** (뼈세포)
5. **endosteum** (뼈막)
6. **hypertrophic zone** (비대층)

아래는 위에 언급된 어근에서 만들어진 뼈조지과 관련한 새로운 용어들이다. 각각을 정의해 보시오.

7. **circumferential lamella** (둘레층판)
8. **osteoclast** (뼈파괴세포)
9. **epiphyseal plate** (뼈끝판)
10. **osteogenic** (뼈발생-)

정답은 해답부록을 참조하시오.

뼈대계통(골격계, skeletal system)은 내부 뼈대를 구성하는 뼈, 연골 및 관절로 구성되어 있다. 뼈는 우리 몸을 지탱하고 몸의 형태를 제공해 주며 근육을 부착하고 필수 무기질 등을 저장한다. 연골은 많은 관절의 구성 요소이며, 지지를 돕고 뼈 표면에 쿠션 역할을 하여 움직임을 도와준다. 또한 연골과 뼈는 성장 과정에서 서로 연관되며, 대부분의 뼈는 연골조직에서 처음 형성되어 출생 전과 아동기 때 뼈조직으로 대체된다.

뼈대계통은 신체에 대한 정보를 준다. 우리 몸에 있는 뼈는 실험실에서 보는 죽은, 마른 뼈가 아니라 살아 있으며 나이, 성별, 민족성, 키 그리고 건강과 영양 상태의 여러 측면을 반영하는 역동적인 기관이다. 이와 관련된 세부 사항들은 뼈대 조직의 구조와 성장에 관한 지식을 통해 이해할 수 있다.

이 장에서는 연골과 뼈의 구조, 기능 및 성장을 다룬다(각각의 뼈에 대해서는 6장과 7장, 관절의 구조와 기능은 8장에서 다루어진다).

5.1 연골 CARTILAGES

학습 성과

- 인체에 있는 주요 연골의 구조적 위치와 연골 조직의 기능적 특성을 설명할 수 있다.
- 세 종류의 연골 조직의 구조, 기능 및 위치를 비교할 수 있다.
- 연골의 발달 과정을 설명할 수 있다.

5.1a 연골의 위치와 기본 구조 Location and Basic Structure

연골은 우리 몸 전체에 존재하며(그림 5.1), (1) 바깥귀(외이, external ear)에 있는 연골, (2) 코에 있는 연골, (3) 움직이는 관절에 있는 대

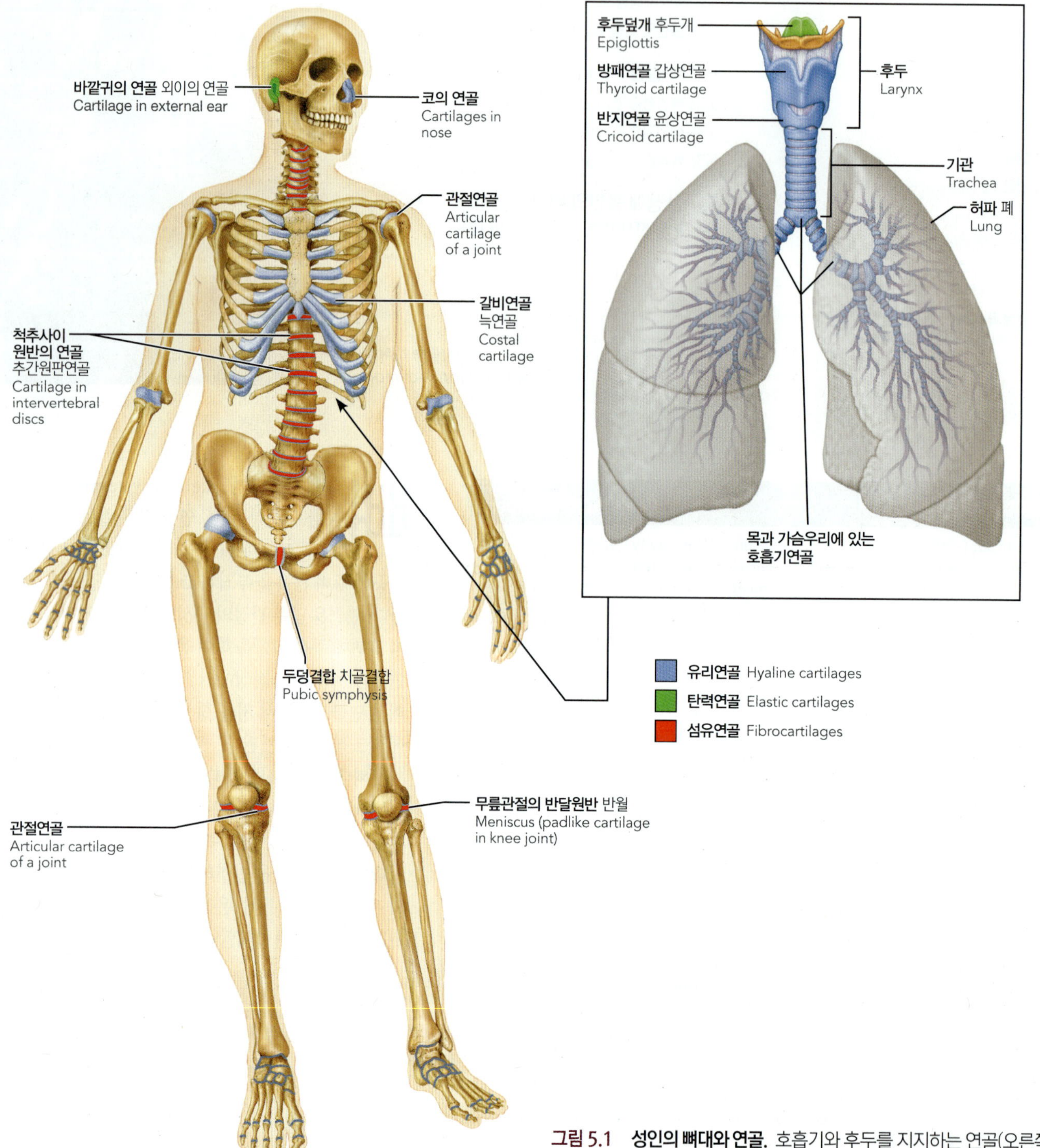

그림 5.1 성인의 뼈대와 연골. 호흡기와 후두를 지지하는 연골(오른쪽 그림).

부분 뼈의 끝 부분을 덮고 있는 **관절연골**(articular cartilage), (4) 갈비뼈를 복장뼈(흉골, sternum)에 연결하는 **갈비연골**(늑연골, costal cartilage), (5) 음식이 허파와 후두로 못 들어가도록 막는 덮개인 후두덮개(후두개, epiglottis)를 포함한 후두(larynx)에 있는 연골, (6) 호흡기계의 기도를 유지하는 연골, (7) 척추 사이 디스크 속의 연골, (8) 두덩결합(치골결합, pubic symphysis)의 연골, (9) 특정한 움직이는 관절 내 위치한 관절원반(articular disc) 및 무릎에 위치하는 관절반달(meniscus)을 형성하는 연골이 있다.

연골은 성인보다 배아(embryo)에서 더 풍부하다. 대부분의 뼈대는 일차적으로 빨리 자라는 연골로 구성되며, 태아와 유년기에 뼈조직으로 대체된다.

관절연골과 같이 뼈대 안의 전형적인 연골은 결합조직연골(connective tissue cartilage)로 이루어져 있으며, 신경이나 혈관이 없고 치밀불규칙결합조직인 **연골막**(perichondrium: 연골이 압력을 받았을 때 밖으로 팽창하는 것을 막는 지지대와 같은 역할을 함, 그림 5.2A)으로 둘러싸여 있다. 연골막은 연골의 성장과 재생 기능을 한다.

연골 조직은 주로 물(60~80%)로 이루어져 있으며 매우 탄력적이다. 이러한 조직의 형태는 압축되었을 때 즉시 원래 형태로 돌아올 수 있다.

5.1b 연골의 종류 Types of Cartilage

연골은 **연골세포**(chondrocyte)와 세포바깥바탕질(세포외바탕질, extracellular matrix)로 구성되며 구성된 결합조직으로, *유리연골*(초자연골, hyaline cartilage), *탄력연골*(elastic cartilage) 및 *섬유연골*(fibrocartilage)의 세 종류가 있다(그림 5.2). 고유결합조직과는 대조적으로 연골조직의 바탕질에는 **연골세포방**(lacuna)으로 불리는 빈 공간이 있으며, 그 안에 연골세포가 있다. 바탕질은 섬유와 물을 끌어들이고 저장하는 젤리 형태의 바탕물질을 포함하고 있다.

유리연골 Hyaline Cartilage

가장 광범위하게 존재하는 **유리연골**(hyaline cartilage)은 눈으로 보았을 때 서리가 덮인 유리처럼 보인다(그림 5.1). 현미경으로 보면, 연골세포는 구형이다(그림 5.2A). 바탕질 내의 유일한 섬유 형태는 아교섬유(교원섬유, collagen fiber) 단위인 원섬유(fibril)로서 미세한 그물망을 형성하고, 이는 매우 가늘어 현미경으로 관찰하기 어렵다. 젤라틴(gelatin) 형태의 바탕질은 물을 많이 흡수하기 때문에 압력에 잘 견딜 수 있다. 유리연골은 유연성과 탄력성이 있어 지지 역할을 하며, 움직이는 관절에서 뼈끝 부위를 덮고 있는 관절연골, 갈비뼈와 복장뼈를 연결하는 갈비연골, 호흡계통에서 관찰되는 주된 연골 및 태아의 뼈대를 형성한다.

탄력연골 Elastic Cartilage

탄력연골(elastic cartilage)은 유리연골과 매우 유사하게 보이나 바탕질에 섬세한 아교섬유와 더불어 많은 탄력섬유가 있다(그림 5.2B). 탄력연골은 유리연골보다 더 탄력 있고 반복적인 굴절에 잘 견딜 수 있으며, 음식을 삼킬 때 후두의 성대문(glottis)을 덮는 후두덮개와 바깥귀에 분포되어 있다(그림 5.1).

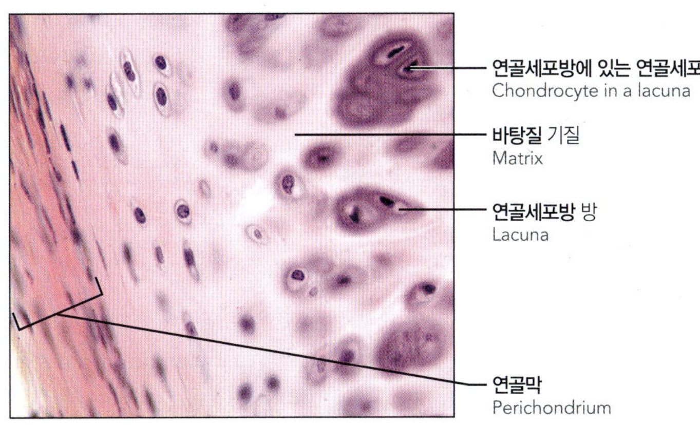

A. 유리연골(초자연골, Hyaline cartilage, 260×)

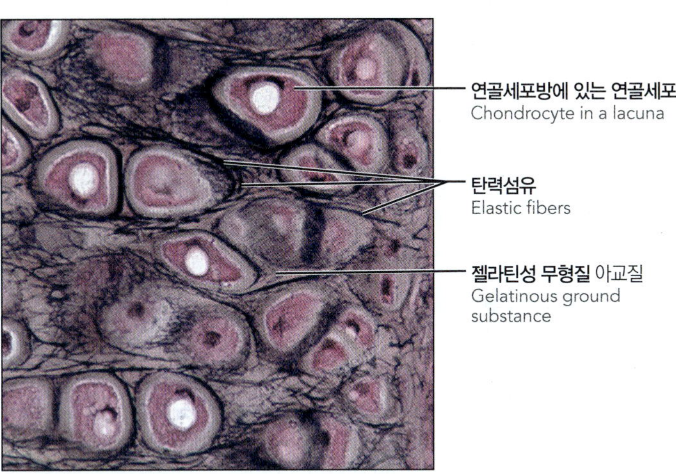

B. 탄력연골(Elastic cartilage, 350×)

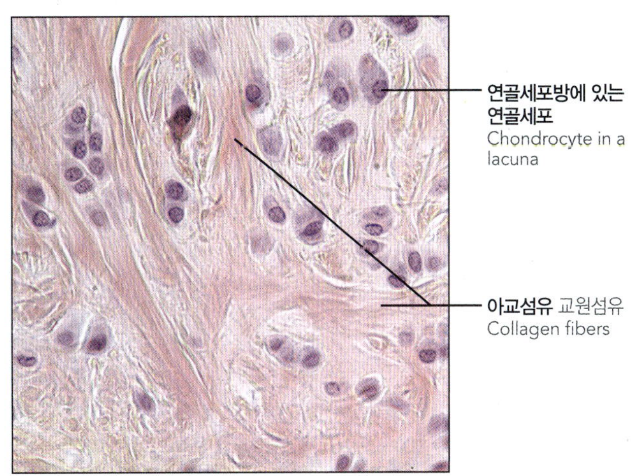

C. 섬유연골(Fibrocartilage, 320×)

그림 5.2 연골조직의 종류.

섬유연골 Fibrocartilage

섬유연골(fibrocartilage)은 강한 압력이나 장력에 저항력을 갖는 특이한 조직으로, 이러한 힘을 받는 특정 인대나 특정 연골에서 관찰된다.

섬유연골은 유리연골과 치밀규칙결합조직의 중간 형태이며, 현미경으로 보면 두꺼운 아교섬유(치밀규칙결합조직에서 관찰됨)가 연골세포방 안의 연골세포 주위를 감싸고 있다(그림 5.2C). 섬유연골의 특정한 2군데 위치는 척추사이원반의 섬유테(anulus fibrosus) 부분과 무릎관절의 관절반달과 같은 일부 관절원반 부분이다.

5.1c 연골의 성장 Growth of Cartilage

연골은 두 가지 방법으로 성장한다. **덧붙이성장**(부가성장, appositional growth, '바깥쪽에서 성장')은 연골막(perichondrium)을 둘러싸는 연골모세포(chondroblast)가 활발히 바탕질을 분비하여 새로운 연골조직을 생성한다. **사이질성장**(간질성성장, interstitial growth, '안쪽에서 성장')은 연골 내의 연골세포가 분열하여 새로운 바탕질을 분비한다. 연골은 태아, 아동기, 청소년기 때 빠르게 성장한다. 연골은 십대 후반 골격의 성장과 연골세포의 분열이 멈출 때 성장이 중단되기 때문에 성인의 연골은 재생이 원활하지 않다. 성인의 연골에서 일어나는 제한적인 회복은 살아 있는 연골세포가 더 많은 세포바깥바탕질을 분비하기 때문이며, 일반적으로 연골은 섬유연골로 복구된다.

특정 조건하에 인산칼슘의 결정이 연골의 바탕질에 침전되는데, 이러한 석회화는 성인에 있어서 노화를 의미하는 것이지만, 대부분 어린이의 뼈 성장 과정에서는 정상적인 단계이다. **석회화된 연골**은 뼈가 아니며, 뼈와 연골은 별개의 조직이다.

이해 수준 체크하기

- ☐ **1.** 세 종류의 연골에서 각 바탕질의 차이점은 무엇인가?
- ☐ **2.** 가장 많이 존재하는 연골과 그 연골들이 위치하는 곳은 어디인가?
- ☐ **3.** 덧붙이성장에 의해 새로운 연골이 생성되는 연골모세포의 위치는 어디인가?

자세히 살펴보기 A CLOSER LOOK

연골의 놀라운 특성 The Marvelous Properties Cartilage

움직이는 관절을 완충하는 건강한 연골이 없다면 사람들은 격렬한 활동이 거의 불가능하다. 연골은 탄력적으로, 연골을 누른 후 압력을 완화해 주면 다시 원래대로 돌아온다. 이러한 탄력성은 뼈의 끝부분에 있는 관절연골이 달리기, 점프, 또는 장대높이뛰기와 같은 충격을 완충할 수 있도록 한다.

또 다른 중요한 특징은 연골조직의 빠른 성장 능력으로, 배아기의 빠른 성장에 보조를 맞출 수 있다. 대부분의 뼈는 연골모델에서 유래하여 점차적으로 뼈조직으로 대체된다. 아동기와 청소년기 동안, 연골의 성장판은 대부분의 뼈에 남아 있다가 성인 크기에 도달하면 성장판이 합쳐지고 연골 성장이 느려진다. 연골은 빠른 성장을 위한 풍부한 혈액 공급이 필요하지만 연골에는 혈관이 없다. 연골의 연골세포는 주변을 둘러싸는 연골막에 있는 멀리 떨어져 있는 혈관에서 확산되는 소량의 산소로도 생존할 수 있도록 특화되어 있다. 사실, 연골은 연골내로 혈관을 성장시키는 것을 방지하는 화학물질을 분비하기 때문에, 연골과 혈관은 엄밀히 양립할 수 없다.

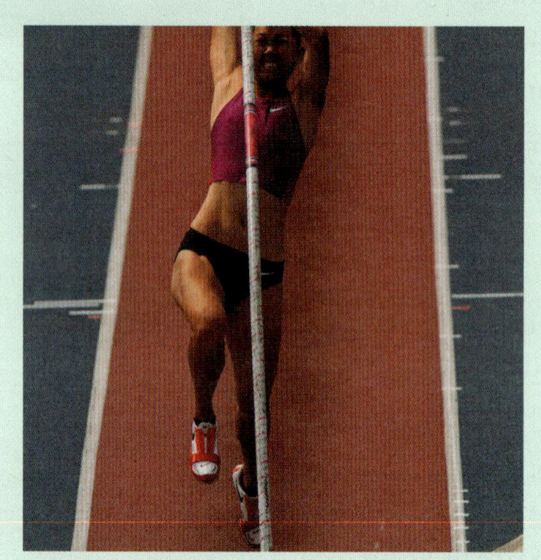

장대높이뛰기 선수와 다른 운동선수의 연골은 관절에 대한 격렬한 스포츠의 엄청난 신체적 요구로 인해 영양분과 수분이 잘 공급되어야 한다.

연골의 탄력성은 엄청난 양의 물을 함유하는 능력 때문이다. 실제로, 연골은 60~80%가 수분으로 이루어져 있으며, 이는 연골의 기저물질 내의 복합당이 수분을 끌어당기는 음전하를 많이 가지고 있기 때문이다. 연골이 압박될 때, 물 분자는 음전하에서 멀어지게 되고, 압력이 증가함에 따라 음전하는 서로 밀어낼 때까지 더 가깝게 붙게 되어 추가적인 압력에 저항하게 된다. 압력이 완화되면, 물 분자는 다시 조직으로 들어와서 연골이 원래 모양으로 다시 되돌아가게 된다. 이러한 동력은 연골의 영양에도 중요한 역할을 한다. 압력이 가해질 때와 압력이 가해진 이후 체액의 흐름은 영양분을 연골세포쪽으로 운반시키며, 이러한 이유로 장기간 활동이 없으면 관절의 연골이 약해질 수 있다.

빠른 성장은 연골이 체액을 보유하는 능력으로 나타나는 또다른 결과이다. 연골기질은 대부분 수분이기 때문에, 멀리 떨어진 모세혈관에서의 산소와 영양분은 빠르게 분열하는 연골형성세포(연골모세포)의 대사 필요물을 공급하기에 충분할 만큼 빠르게 확산될 수 있다. 또한, 연골모세포에서 분비되는 기저물질은 많은 수분을 끌어당겨 거의 물질 소모 없이 빠르게 팽창한다.

연골의 기저물질이 수분을 끌어당기기 때문에, 연골은 자연적으로 팽창하는 경향이 있다. 과도한 팽창을 막기 위해 연골의 바탕질은 얇고, 신축성이 없는 콜라겐 원섬유 망을 포함하고 있다. 이 콜라겐은 연골이 외부 힘에 의해 당겨질 때 이러한 긴장에 저항할 수 있도록 한다. 연골은 긴장과 압력에는 강하지만, 전단력(비틀림과 굽히는 힘)에는 약하기 때문에, 찢어진 연골은 흔한 스포츠 부상으로 나타난다.

5.2 뼈 BONES

학습 성과

- 뼈와 뼈조직의 기능을 설명할 수 있다.
- 뼈조직의 구조와 유무기질의 기능을 설명할 수 있다.

뼈는 *기관*(organ)으로 대부분 뼈조직으로 구성되어 있으며 신경, 혈액, 연골 및 혈관 내층의 상피조직을 포함한다.

뼈의 기능과 뼈조직의 구성을 이해하고 뼈의 구조를 육안과 현미경으로 관찰하며, 뼈의 발달, 성장 및 뼈의 회복에 관해 알아본다.

5.2a 뼈의 기능 Functions of Bones

뼈대계통의 기능은 이 장 서론 부분에서 간단히 언급되었다. 좀 더 구체적으로, 뼈는 다음과 같은 기능을 수행한다.

1. **지지**(Support). 뼈는 몸무게를 지탱하는 강한 뼈대를 제공한다(예: 다리뼈는 서 있는 사람의 몸통을 지지한다).
2. **운동**(Movement). 뼈대근육은 힘줄에 의해 뼈에 연결되며, 뼈를 지렛대로 이용하여 운동을 할 수 있도록 함으로써 걷고, 물건을 잡고, 갈비뼈를 움직여 호흡을 할 수 있다. 뼈의 배열과 관절의 구조는 운동의 범위를 결정한다. 지지와 움직임은 상호보완의 기능을 한다. 뼈대는 운동에 필수적이며, 뼈대근육은 몸무게를 지지하는 데 중요한 역할을 한다.
3. **보호**(Protection). 머리뼈는 뇌를 보호하고 척추뼈는 척수를 둘러싸고 있으며, 갈비뼈는 가슴의 주요 장기들을 보호한다.
4. **무기질 저장소**(Mineral storage). 뼈는 칼슘, 인산염 등의 무기질 저장고로서 무기질을 이온 형태로 혈류로 방출하여 신체의 필요한 부분에 공급한다.
5. **혈구 생성과 에너지 창고**(Blood cell formation and energy storage). 뼈에는 적색골수(적골수, red bone marrow)와 황색골수(황골수, yellow bone marrow)가 있다. 적색골수는 혈구를 만들고 황색골수는 혈구 생성과는 관계없는 지방 저장소이다(17장 참조).
6. **에너지대사**(Energy metabolism). 뼈를 형성하는 세포인 *뼈모세포*(osteoblast)는 호르몬을 분비하여 혈당 조절과 에너지 대사에 영향을 준다. *오스테오칼신*(osteocalcin)은 혈당을 낮추는 이자의 인슐린 분비를 자극할 뿐만 아니라 지방의 저장을 낮추고 세포의 인슐린 민감도를 증가시키는 호르몬을 분비함으로써 지방세포에도 영향을 준다. 따라서, 제2형 당뇨와 같은 혈당 조절과 관련한 대사 장애 치료에 임상적으로 영향을 줄 수 있다.

5.2b 뼈조직 Bone Tissue

뼈조직은 다른 결합조직과 유사하게, 세포바깥바탕질에 의해 분리된 세포로 구성되어 있다. 뼈는 다른 결합조직과는 달리 유기질과 무기질 성분으로 구성되어 있다. 유기질은 주로 세포, 섬유 및 바탕질로 되어 있으며, 무기질은 뼈조직을 단단하게 만드는 뼈바탕질에 퍼져 있는 무기염이다. 다른 결합조직에 비해 적은 양의 수분을 함유하고 있지만, 뼈 역시 소량의 조직액을 포함하고 있다.

세포바깥바탕질 Extracellular Matrix

세포바깥바탕질은 다른 결합조직과 마찬가지로 바탕질의 구성요소이며, 뼈의 특별한 물리적 특성을 형성한다. 뼈조직은 유기질이 35%를 차지한다. 특히 아교섬유는 뼈가 신장과 비틀림에 저항할 수 있도록 유연성과 당기는 힘을 부여하며, 뼈조직에 많이 존재한다.

뼈조직의 65%는 무기질의 수산화인회석(hydroxyapatite) 또는 인산칼슘의 무기염(mineral salt)으로 구성된다. 무기염은 세포바깥바탕질의 아교섬유 주위에 작은 결정체로 있으며, 뼈의 강도를 높여 압력에 저항할 수 있게 한다. 또한 무기염은 뼈가 어떻게 수억 년 동안 지속되어 오며, 고대 척추동물의 크기, 모양, 생활습관, 및 질병(예: 관절염, arthritis)에 대한 정보를 제공할 수 있는지를 설명해준다.

뼈의 구성은 강화콘크리트와 비교할 수 있다. 콘크리트에서 철골과 같은 아교섬유는 당기는 힘을 제공하고, 모래와 바위의 역할을 하는 무기염은 압박하는 힘을 제공한다. 뼈는 강화콘크리트보다 압력에 저항하는 힘은 더 강하지만 당기는 힘은 비슷하다. 뼈와 강화콘크리트는 둘 다 비트는 힘에 약하기 때문에 대부분의 골절은 비틀림에 의해 발생한다. 예를 들면

1. 닭뼈를 며칠 동안 식초에 담가두면, 산성인 식초는 뼈의 무기염을 녹여 주로 아교섬유인 유기질 성분만 남게 되고 무기염이 제거된 뼈로 매듭을 만들 수 있다. 즉, 아교섬유는 뼈를 아주 유연하게 하며 무기질을 포함하지 않으면 체중을 지지하는 데 쉽게 휘어질 수 있다.
2. 뼈를 아주 높은 온도에 끓이면 유기질 성분이 파괴되며, 뼈는 단단해 보이지만 아주 잘 부서진다.

유기질과 무기질의 적절한 조화에 의해 뼈는 강하고 내구성과 탄력성을 지니게 된다.

세포 Cells

뼈조직은 세 종류의 세포[뼈발생세포(osteogenic cell), 뼈모세포(osteoblast), 뼈세포(osteocyte)]에 의해 형성되고 유지된다. **뼈발생세포**(osteogenic cell)는 줄기세포로 뼈모세포와 구별된다. **뼈모세포**(osteoblast)는 바탕질과 유기질 성분인 아교섬유를 생성하고 분비한다. 뼈모세포에서 분비된 뼈바탕질을 **풋뼈**(유골, osteoid)라고 한다. 무기질인 칼슘염은 일주일 이내에 풋뼈 내에서 결정체가 된다. 뼈모세포가 바탕질에 완전히 둘러싸이고 새로운 풋뼈를 더 이상 생성하지 않을 때, 이를 **뼈세포**(골세포, osteocyte)라 한다. 뼈세포는 뼈바탕질을 건강하게 하며, 뼈세포가 죽거나 파괴되면 바탕질은 흡수된다.

흡수에 관여하는 네 번째 세포는 **뼈파괴세포**(파골세포, osteoclast)(그림 5.14)이며, 백혈구에서 유래되고 다핵세포이다. 뼈파괴세포는 뼈바탕질의 무기질을 녹일 수 있는 염산과, 유기질 성분을 제거할 수 있는 리소좀효소를 분비하여 뼈를 분해한다.

건강하고 정상적인 뼈는 뼈의 생성과 파괴를 반복하며, 오래된 뼈조

직을 파괴하고 새로운 뼈조직으로 대체하여 뼈를 더 강하고 스트레스에 잘 반응하게 한다. 신체적 활동은 새로운 뼈를 형성하여 우리의 뼈대를 더 강하게 지지해주는 반면, 사지의 골절이나 질병으로 인해 침상 누워 있는 경우 신체를 지지할 필요가 없으므로 뼈의 재흡수가 일어난다. 이러한 과정을 이 장의 뒷부분에 나오는 뼈재구성(bone remodeling)이라고 한다.

이해 수준 체크하기

- ☐ 4. 뼈의 강도와 유연성에 기여하는 뼈조직의 구성 요소는 무엇인가? 뼈를 단단하게 해주는 것은 무엇인가?
- ☐ 5. 뼈 속에 저장된 무기질과 뼈조직으로부터 무기질을 제거하는 뼈세포는 무엇인가?
- ☐ 6. 뼈모세포와 뼈세포의 차이점은 무엇인가?

5.2c 뼈의 맨눈해부 Gross Anatomy of Bones

학습 성과

- ▶ 전형적인 긴뼈와 납작뼈의 맨눈해부학적 구조를 설명할 수 있다.
- ▶ 뼈에 가해지는 장력과 압력에 저항하는 방법을 설명할 수 있다.
- ▶ 뼈의 특징적인 부분의 형태를 설명할 수 있다.

뼈의 분류 Classification of Bones

뼈는 여러 가지 크기와 모양으로 존재한다. 손목의 작은 콩알뼈(두상골, pisiform)는 크기와 모양이 콩과 같은 반면, 넙다리뼈(대퇴골, femur)는 크고 길다. 뼈의 모양은 기능과 형성 과정을 반영한다. 넙다리뼈는 엄청난 무게와 압력을 견딜 수 있어야 하며, 따라서 속이 빈 원통형의 형태는 최소의 무게로 최대의 힘을 낼 수 있도록 한다.

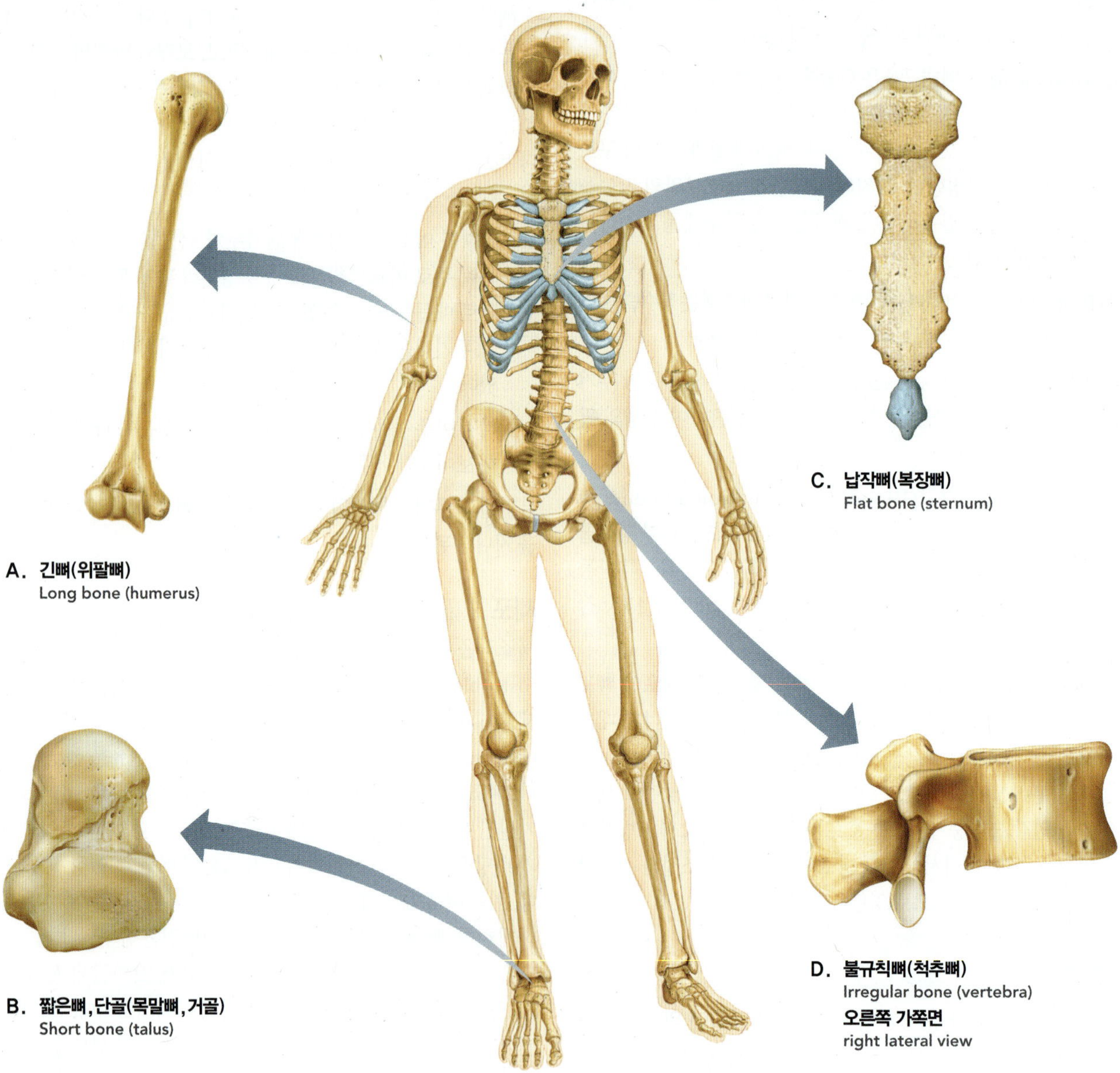

그림 5.3 뼈의 분류.

뼈는 모양에 따라 긴뼈(장골, long bone), 짧은뼈(단골, short bone), 납작뼈(편평골, flat bone), 불규칙뼈(불규칙뼈, irregular bone)로 분류된다(그림 5.3).

1. **긴뼈**. 긴뼈는 넓이보다 길이가 더 길고 하나의 뼈몸통(골간, diaphysis)과 두 개의 뼈끝(골단, epiphysis)으로 이루어져 있다(그림 5.3A). 팔다리를 구성하는 대부분의 뼈는 긴뼈이며, 모양에 의해 이름 지어진 것이므로 손가락과 발가락의 뼈도 크기는 작지만 긴뼈이다.
2. **짧은뼈**. 짧은뼈는 대개 입방형으로 손목과 발목에 위치한다(그림 5.3B).

   종자뼈(sesamoid bone)는 힘줄(건, tendon) 안에서 형성되는 특별한 종류의 짧은뼈로 사람마다 크기와 수가 다양하며, 예로서 무릎뼈(슬개골, patella)가 있다. 종자뼈는 힘줄이 당기는 방향을 바꾸거나 마찰을 줄이고 힘줄의 압력을 변경하여 마모되거나 찢어지는 것을 감소시킨다.
3. **납작뼈**. 납작뼈는 얇고 납작하며 약간 휘어 있다(그림 5.3C). 대부분의 머리뼈(두개골, cranial bone), 갈비뼈(늑골, rib), 복장뼈(흉골, sternum) 및 어깨뼈(견갑골, scapula)는 납작뼈이다.
4. **불규칙뼈**. 불규칙뼈는 앞의 분류에 포함되지 않는 다양한 모양을 가진 뼈로서 척추뼈와 볼기뼈(관골, hip bone)가 있다(그림 5.3D).

치밀뼈와 해면뼈 Compact and Spongy Bone

맨눈으로 봤을 때 두터운 바깥층의 **치밀뼈**(치밀골, compact bone)는 매끄럽고 단단해 보인다(그림 5.4, 5.7). 치밀뼈의 안쪽은 **해면뼈**(해면골, spongy bone, trabecular bone)라고 하며, **잔기둥**(trabeculae)이라고 불리는 작은 바늘 모양이나 납작한 조각들이 벌집 형태를 이루고 있다. 뼈잔기둥 사이의 빈 공간은 적색 또는 황색골수로 채워져 있다.

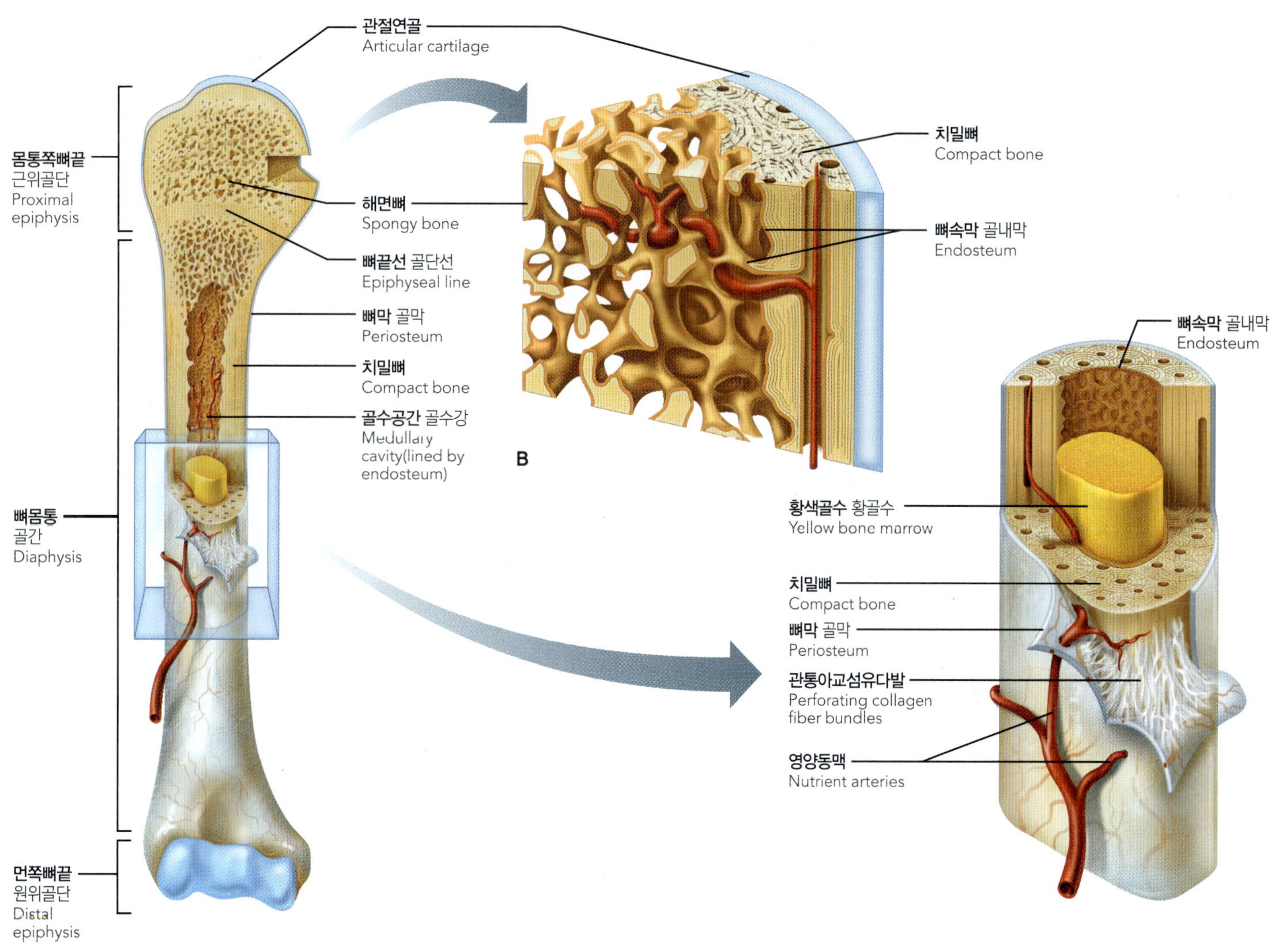

그림 5.4 긴뼈의 구조. A. 앞면, 몸통쪽뼈끝의 내부 구조를 보여주기 위해 이마면으로 절단한 모습. B. 뼈끝의 해면뼈와 치밀뼈를 보여주기 위해 A를 확대한 모습. C. A의 뼈몸통을 확대한 모습. 뼈몸통의 바깥면은 뼈막으로 덮여 있으나 뼈끝의 관절면은 유리연골로 덮여 있다.

긴뼈의 구조 Structure of a Typical Long Bone

전형적인 긴뼈는 다음과 같은 구조를 가지고 있다(그림 5.4).

뼈몸통과 뼈끝(Diaphysis and Epiphyses). 관으로 된 **뼈몸통**(diaphysis)은 뼈의 장축을 이루며, **뼈끝**(epiphysis)은 긴뼈의 끝 부분(그림 5.4A)으로 각 뼈끝의 관절 표면은 얇은 층의 유리연골인 **관절연골**(articular cartilage)로 덮여 있다. 성인 긴뼈의 뼈몸통과 각각의 뼈끝 사이에 뼈끝선(epiphyseal line)이 존재한다. 이 뼈끝선은 성장기 동안 긴뼈의 길이 성장을 가능하도록 하는 유리연골판인 **뼈끝판**(epiphyseal plate, 성장판, growth plate)의 잔존물이다.

혈관(Blood Vessels). 연골과 다르게 뼈조직은 혈관이 잘 형성되어 있으며, 인체의 3~11%의 혈액이 뼈 속에 있다. 뼈몸통에 있는 주요 혈관은 *영양동맥*(nutrient artery, 그림 5.4C)과 *영양정맥*(nutrient vein)으로 뼈몸통벽에 있는 *영양구멍*(nutrient foramen)을 통해 드나든다. 영양동맥은 안쪽으로 들어가 골수와 해면뼈에 혈액을 공급하고, 이 동맥의 분지들은 바깥쪽으로 흘러 치밀뼈에 혈액을 공급한다. 뼈끝동맥(epiphyseal artery)과 정맥들은 각 뼈끝에 뼈몸통과 같은 방법으로 혈액을 공급한다.

골수공간(Medullary Cavity). 뼈의 안쪽은 대부분 해면뼈로 구성되어 있지만, 긴뼈의 뼈몸통 중심에는 뼈조직이 없는 **골수공간**(medullary cavity)이 있다(그림 5.4A). 성인의 골수공간은 황색골수로 채워져 있으며, 해면뼈의 잔기둥 사이의 공간 또한 골수로 채워져 있다.

뼈(바깥)막(Membranes). 결합조직막인 **뼈막**(골막, periosteum)은 뼈끝의 관절연골이 있는 부분을 제외한 나머지 부분의 뼈 바깥층을 덮는다(그림 5.4A, B). 뼈막은 두 층으로 되어 있으며, 바깥층은 치밀불규칙결합조직으로 굴절 시 뼈에 가해지는 압력을 견딜 수 있고, 치밀뼈와 접하고 있는 속층에는 뼈를 형성하는 뼈모세포(골모세포, osteoblast)와 뼈를 파괴하는 뼈파괴세포(파골세포, osteoclast)가 있다. 뼈모세포와 뼈파괴세포는 일생 동안 뼈의 표면을 재형성한다. 뼈막의 속층에 있는 뼈발생세포(osteoprogenitor cell)는 이 층에 있는 섬유모세포(fibroblast)와 구분하기 어렵다. 뼈발생세포는 뼈의 성장이나 뼈가 침착되는 동안 뼈모세포로 분화되며, 뼈모세포는 뼈 주위를 둘러싸는 뼈조직층인 주위층판(circumferential lamellae)을 만든다(그림 5.7A).

뼈막에는 신경과 혈관이 잘 발달되어 있어 골절되면 심한 통증과 다량의 출혈이 발생한다. 뼈막에 공급되는 혈관은 영양동맥과 뼈끝동맥에서 분지된다. 뼈막에서 뼈바탕질로 흘러들어가는 두터운 아교섬유 다발인 **관통섬유**(Sharpey's fibers, perforating collagen fiber bundle)에 의해 뼈막은 뼈에 고정되어 있다(그림 5.4C). 뼈막은 뼈에 붙는 힘줄과 인대(ligament)의 부착부위(insertion point)를 제공하는데, 이 부위의 관통섬유는 특히 두껍다.

뼈막이 뼈의 바깥 표면을 덮고 있는 반면, 뼈의 안쪽면은 훨씬 얇은 막인 **뼈속막**(골내막, endosteum)으로 덮여 있다. 뼈속막은 특히 해면뼈의 잔기둥을 덮고 있으며(그림 5.4B), 뼈단위(골원, osteon)의 중심관을 연결시킨다(그림 5.7A). 뼈막처럼 뼈속막에도 뼈모세포와 뼈파괴세포가 있다.

짧은뼈, 불규칙뼈 및 납작뼈의 구조

Structure of Short, Irregular, and Flat Bones

짧은뼈, 불규칙뼈 및 납작뼈는 긴뼈와 거의 유사한 구조로서 바깥쪽은 뼈막으로 덮인 치밀뼈이고 안쪽은 뼈속막으로 덮인 해면뼈이다(**그림 5.5**). 이 뼈들은 뼈몸통과 뼈끝이 없고, 해면뼈의 잔기둥 사이에 골수는 있지만 골수공간은 없다. 납작뼈는 해면뼈로 된 **판사이층**(diploë)이 치밀뼈 사이에 끼여 있는 형태의 보강된 구조를 가지고 있다.

뼈의 구조와 스트레스 Bone Design and Stress

각 뼈의 해부학적인 형태는 가장 흔히 가해지는 스트레스를 반영하며, 뼈는 부가되는 무게의 압박이나 근육이 당기는 힘의 영향을 받는다. 부하(loading)는 보통 중심에서 벗어나 가해지고, 뼈를 *구부리려* 한다(**그림 5.6A**). 구부림(bending)은 뼈의 한쪽에는 압력을 가하고 다른 쪽은

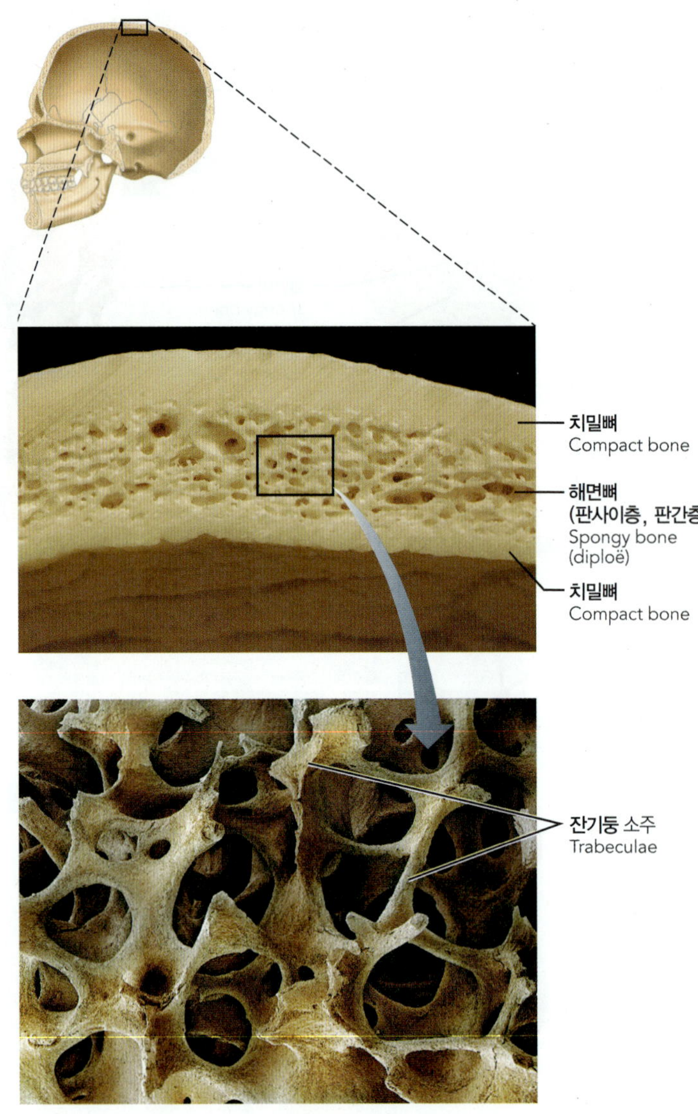

그림 5.5 납작뼈의 구조. 납작뼈는 해면뼈로 된 판사이층(diploë)이 치밀뼈 사이에 있는 형태임[현미경 사진 위(3×), 아래(32×)].

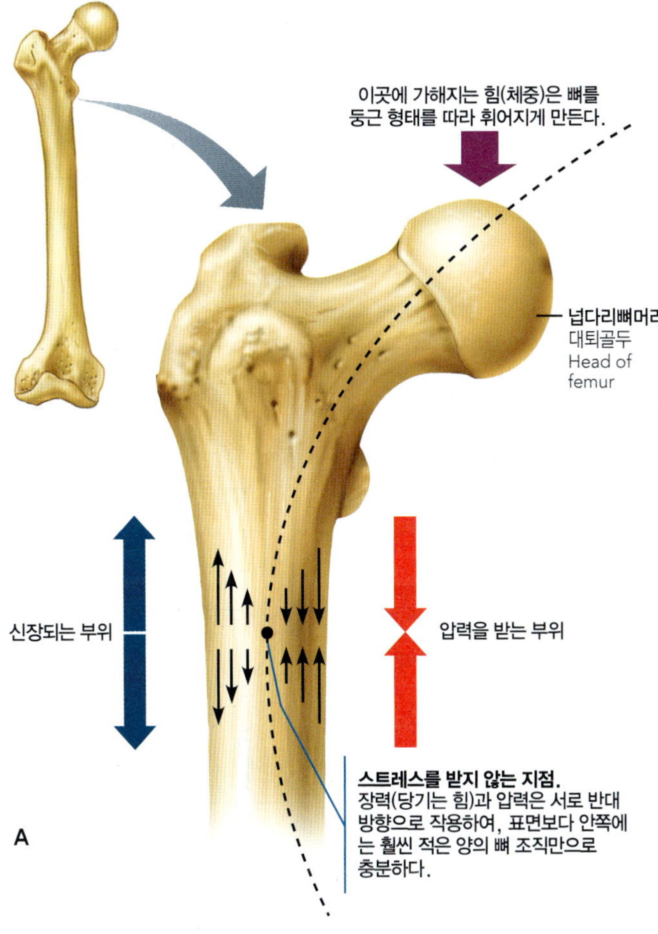

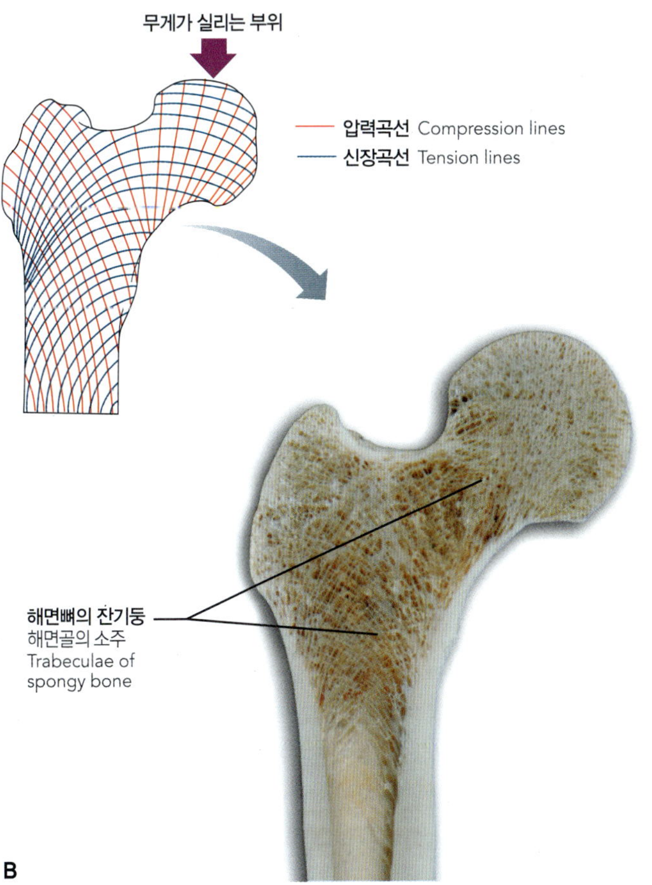

그림 5.6 스트레스와 관련된 뼈의 구조. **A.** 몸무게는 넙다리뼈의 머리(대퇴골두, head of femur)에 가해져서 뼈를 구부리려 한다. 강한 힘이 뼈의 주변에 가해지면, 그 부위에 압력이 생기고 반대쪽은 신장된다. 높은 압력을 견디기 위해 바깥부분에 치밀뼈가 있다. 안쪽에는 장력과 압력이 서로 상쇄되어 적은 압력을 받게 되므로 뼈의 내부에는 뼈조직이 많지 않다.
B. 넙다리뼈의 몸 쪽에 전해지는 스트레스의 궤도와 넙다리뼈의 몸쪽 부위(근위부, proximal)의 뼈잔기둥 배열 사진.

발산(신장)시키며, 압박과 장력은 뼈의 바깥층에서 가장 크다. 뼈는 높은 압력에 저항하기 위해 바깥 부분에 강하고 치밀한 뼈조직이 있다. 뼈의 안쪽에서는 장력과 압력을 서로 상쇄시켜 전체적으로 적은 압력을 받기 때문에, 뼈의 안쪽 부분에는 치밀뼈가 없고, 해면뼈만으로도 충분하다. 뼈의 중앙부분에는 힘이 가해지지 않기 때문에, 중앙의 골수공간에 뼈조직이 없는 것은 긴뼈의 강도에 영향을 주지 않는다. 실제로, 동일한 중량의 속이 빈 원통형이 속이 꽉찬 막대보다 더 강하기 때문에 이러한 구조는 구조학적인 측면뿐만 아니라 생물학적 측면에서도 효율적이다. 해면뼈와 골수공간은 무거운 뼈대를 가볍게 해주고, 골수 공간을 형성해 준다.

해면뼈는 뼈 파편들의 무작위 그물 형태가 아니며, 해면뼈의 잔기둥은 스트레스 부위의 형태에 맞게 형성되어 마치 고딕 양식의 성당(gothic cathedral)의 벽을 지지하는 구조와 유사한 기능을 한다(그림 5.6B).

뼈의 표면은 뼈에 가하는 스트레스를 반영한다. 뼈의 표면에는 세 개의 범주에 속하는 뚜렷한 뼈의 특징적인 부분이 있다(**표 5.1**). (1) 근육과 인대의 부착점인 돌출 부위, (2) 관절을 형성하는 표면, (3) 움푹 들어간 곳과 구멍. 이러한 뼈의 특징적인 부위는 뼈와 근육의 건강 상태 및 뼈 그리고 뼈와 관련된 연조직의 구조와의 관계에 대한 정보를 제공한다(6장, 7장).

이해 수준 체크하기

- ☐ **7.** 뼈에 있는 두 가지 형태의 뼈발생에 관여하는 막(osteogenic membrane)은 무엇이며, 어디에 위치하는가? 이러한 막에서 관찰되는 세포의 종류는 무엇인가?
- ☐ **8.** 납작뼈에서 치밀뼈와 해면뼈의 위치는 어디인가?
- ☐ **9.** 뼈의 특징적인 부위인 돌기, 결절, 구멍의 기능은 무엇인가?

5.2d 뼈의 현미경적 구조
Microscopic Structure of Bone

학습 성과

- ▸ 치밀뼈와 해면뼈의 조직학적 구조를 설명할 수 있다.

치밀뼈 Compact Bone

치밀뼈는 맨눈으로 보면 단단해 보이지만, 현미경하에서는 혈관, 림프관 및 신경이 지나는 많은 통로를 볼 수 있다(**그림 5.7A**). 치밀뼈의 중요한 구성 요소는 **뼈단위**(osteon) 또는 *하버스계통*(Haversian system)이

표 5.1 뼈의 특징적인 부분

명칭	설명	그림
근육과 인대의 부착점인 돌출된 부위		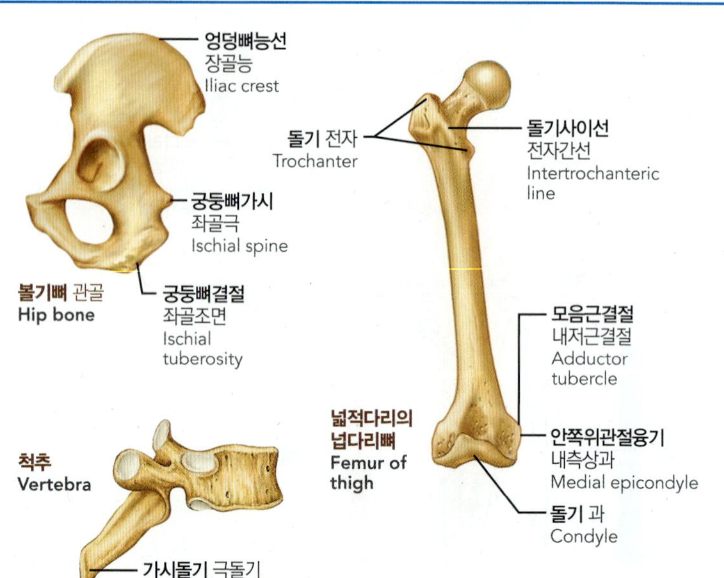
거친면(Tuberosity)	크고 둥근 돌출 부위, 거친 부위	
능선(Crest)	뼈의 좁은 융기, 대개 분명함	
돌기(Trochanter)	매우 크고, 무디고, 불규칙한 모양의 돌기(넙다리뼈에만 있음)	
선(Line)	폭이 좁은 융기, 능선보다는 덜 분명함	
결절(Tubercle)	작고 둥근 돌출 부위 혹은 돌기	
위관절융기(Epicondyle)	관절융기 위에 튀어나온 부위	
가시(Spine)	날카롭고 가늘며 뾰족하게 튀어나온 부위	
돌기(Process)	뼈의 돌출 부위	
관절 형성을 돕는 돌출 부위		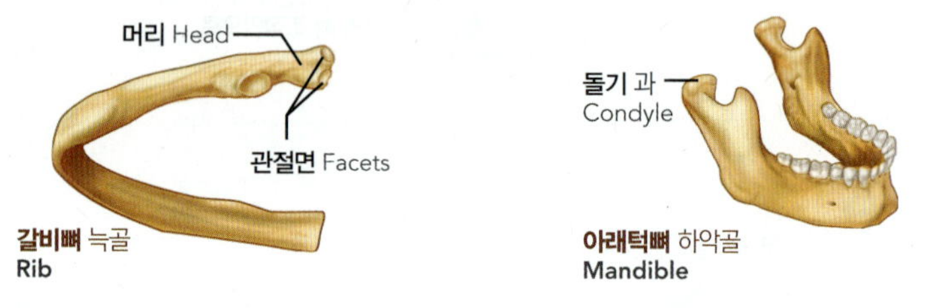
머리(Head)	폭이 좁은 목 위에 뼈가 넓어진 부분	
관절면(Facet)	매끈하고 편평한 관절면	
관절융기(Condyle)	끝이 둥근 관절돌기, 종종 상응하는 오목(fossa)과 관절	
함몰부위와 구멍		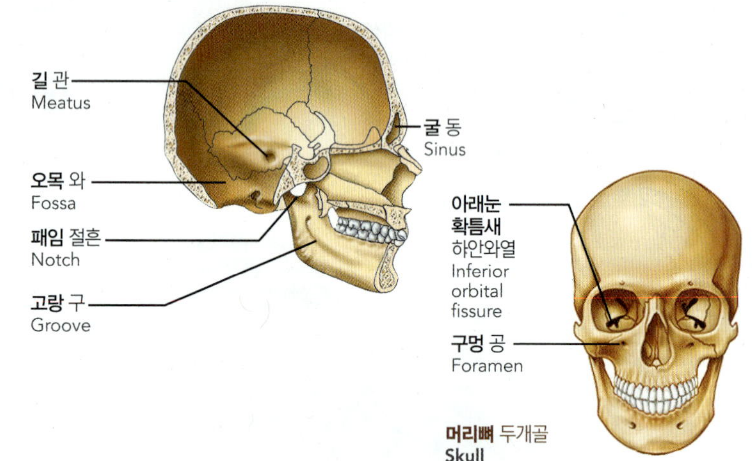
혈관과 신경의 통로		
구멍(Foramen)	둥글거나 타원형의 구멍	
고랑(Groove)	도랑처럼 파져 있는 홈	
틈새(Fissure)	좁고 길게 베어진 상처 같은 틈	
패임(Notch)	구조물 가장자리의 움푹 들어간 곳	
기타		
오목(Fossa)	뼈 안의 얕은 대야 같은 함몰 부위, 종종 관절면으로 작용	
길(Meatus)	운하 같은 통로	
굴(Sinus)	뼈 속의 공간, 공기가 채워져 있고 점막으로 덮임	

며, 뼈단위는 길다란 원통형의 구조로 뼈의 긴축과 주된 압력에 평행하여 뻗어 있다. 뼈단위는 기능적으로 무게를 지탱하는 기둥의 축소판이며, 구조적으로는 나무를 잘랐을 때 가로단면의 나이테와 비슷한 동심원 모양의 관들이다(그림 5.7C). 각각의 관은 아교섬유와 무기질 결정체가 나란히 한 방향을 향해 줄지어 있는 뼈바탕질의 **층판**(lamella)이다. 그러나 인접한 층판의 아교섬유와 무기염류는 항상 반대 방향을 향하고 있는데, 이러한 형태는 비틀림과 압박에 버티는 데 최적이다(**그림 5.8**). 또한 층판은 층판의 가장자리에 도달하면 뼈가 손상될 수 있는 힘을 분산시켜 뼈의 손상이 확대되는 것을 예방하여 골절을 방지한다.

각 뼈단위의 중심에는 **중심관**(central canal) 또는 *하버스관*(Haversian canal)이 있으며(그림 5.7A), 다른 안쪽 골수공간처럼, 뼈속막으로 둘러싸여 있고, 자체 혈관을 가지고 있어 뼈단위 세포와 신

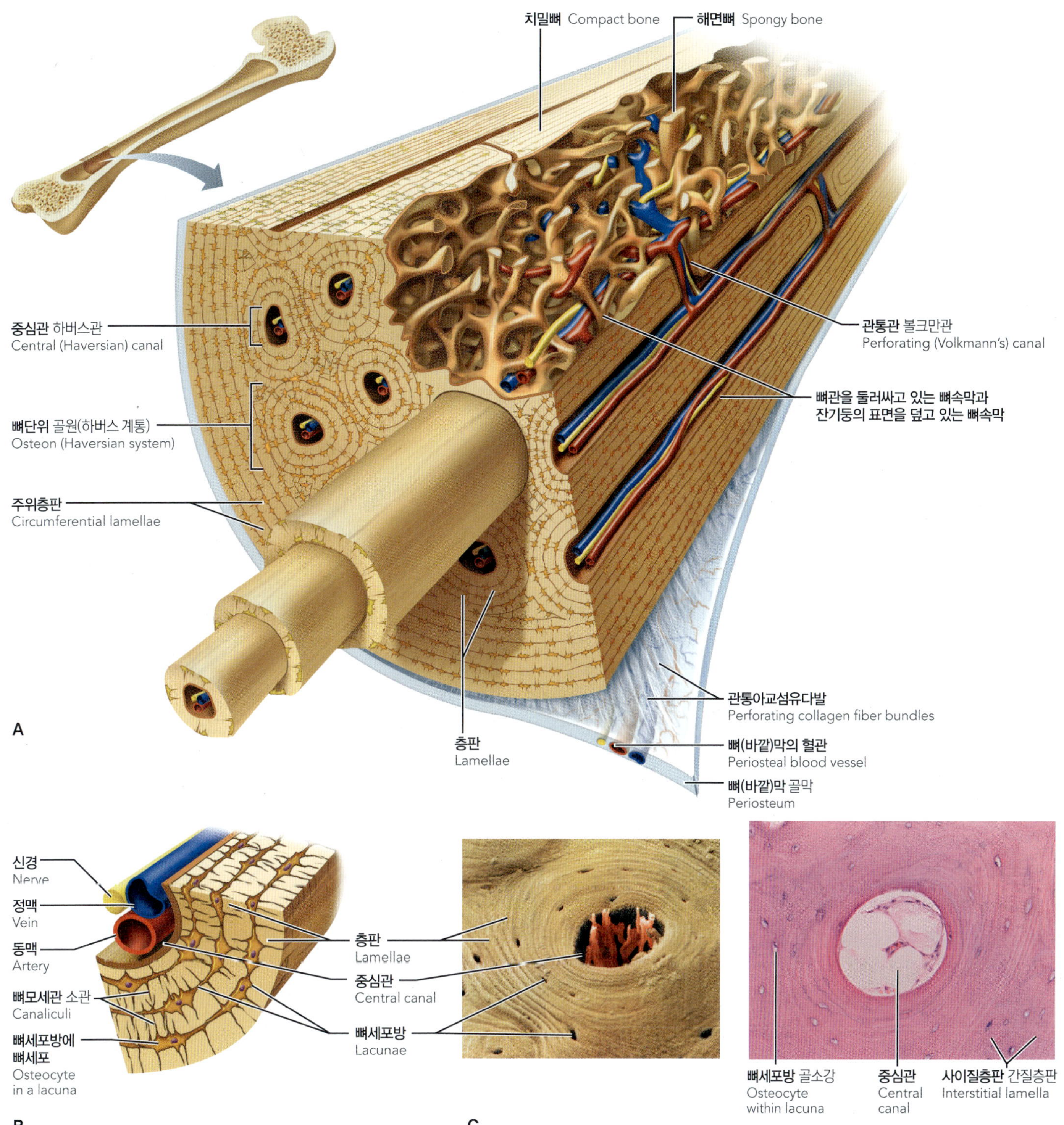

그림 5.7 치밀뼈의 현미경적 구조. A. 긴뼈의 뼈몸통 절단면. B. 뼈단위(osteon) 확대. C. SEM(왼쪽)과 뼈단위 가로면의 현미경 사진(오른쪽)(145×).

경섬유에 영양을 공급한다. 중심관을 덮고 있는 뼈속막은 뼈발생층으로, 나무의 나이테와 달리 새로운 뼈층판은 뼈단위의 안쪽에 형성되어 중심관의 직경은 점차 감소한다. 중심관과 직각으로 위치하는 **관통관**(perforating canal) 또는 *볼크만관*(Volkmann's canal)은 뼈막의 혈액과 신경을 중심관에서 골수공간으로 연결하는 통로이다.

성숙한 뼈세포는 거미 모양으로(그림 5.7B) 딱딱한 바탕질 내에 뼈세포방(골소강, lacuna)과 **뼈모세관**(canaliculi)을 포함하는 '거미다리'를 가지고 있다. 뼈모세관들은 바탕질을 통과하면서 인접한 뼈세포방과 중심관에 있는 모세혈관을 연결하여, 중심관의 모세혈관의 영양분을 뼈세포에서 인접한 뼈세포로 확산시켜, 결국엔 전반적인 뼈단위에 영양분이 확산될 수 있도록 한다. 뼈바탕질은 단단하여 영양분이 투과할 수 없기 때문에, 이러한 세포에서 세포로의 직접적인 이동은 뼈세

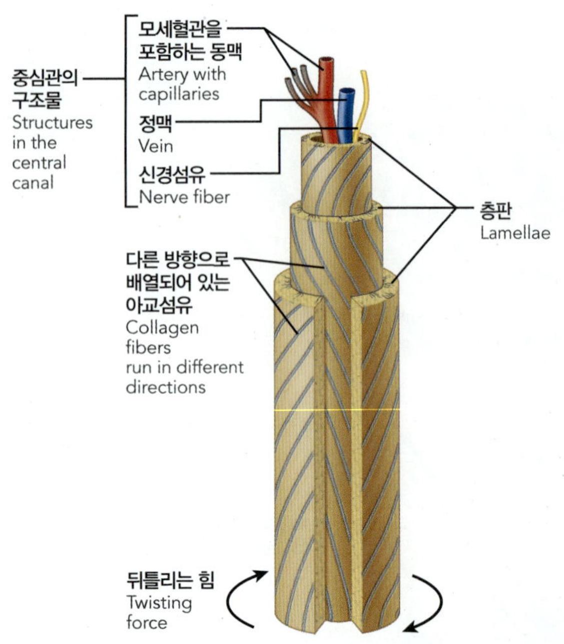

그림 5.8 뼈단위. 각각의 층판이 망원경을 빼낸 것처럼 그려짐.

포가 필요로 하는 영양분을 공급하는 유일한 경로이다.

치밀뼈의 모든 층판들이 뼈단위를 구성하지는 않으며, 뼈단위 사이에 위치한 층판은 불완전한 층판구조로 사이질층판(interstitial lamellae)으로 존재한다(그림 5.7C). 사이질층판은 뼈의 재형성 동안 분리되어 노화된 뼈단위가 남은 것이며, **주위층판**(circumferential lamellae)은 치밀뼈의 바깥쪽과 안쪽 표층에 존재하고 각 주위층판들은 뼈몸통에 전체적으로 뻗어 있다(그림 5.7A). 주위층판은 뼈단위와 유사한 기능을 하지만, 보다 더 큰 기능은 긴뼈 전체의 뒤틀림에 효과적으로 견디어 내는 것이다.

해면뼈 Spongy Bone

해면뼈의 현미경적 구조는 치밀뼈보다 덜 복잡하며(**그림 5.9**), 각각의 뼈잔기둥은 여러 층의 층판과 뼈세포를 가지고 있으나 뼈단위나 혈관을 포함하기엔 크기가 작다. 뼈세포는 뼈모세관의 연결을 통해 뼈속막의 모세혈관으로부터 영양 공급을 받는다.

이해 수준 체크하기

- ☐ **10.** 중심관, 관통관, 뼈모세관을 구별한다.
- ☐ **11.** 뼈단위의 바깥층판(outer lamella)의 뼈세포는 산소와 영양소를 어떻게 공급받는가?
- ☐ **12.** 뼈잔기둥은 무엇이며, 뼈단위와의 차이점은 무엇인가?

5.2e 뼈의 발달과 성장 Bone Development and Growth

학습 성과

- ▸ 뼈 발생의 두 가지 형태인 막뼈되기와 연골속뼈되기를 비교할 수 있다.
- ▸ 뼈끝판에서 연골내뼈의 성장을 설명할 수 있다.

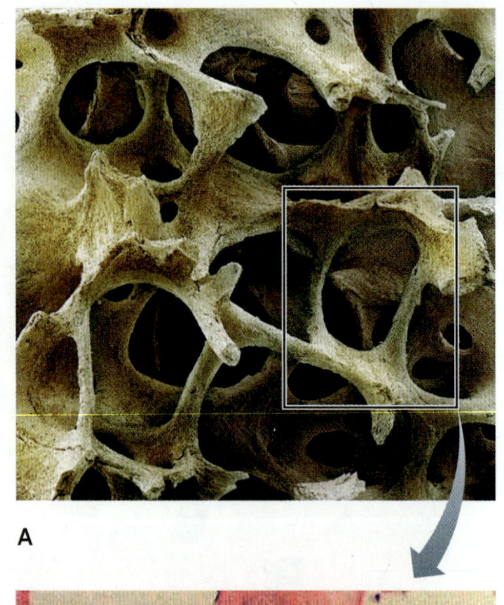

A

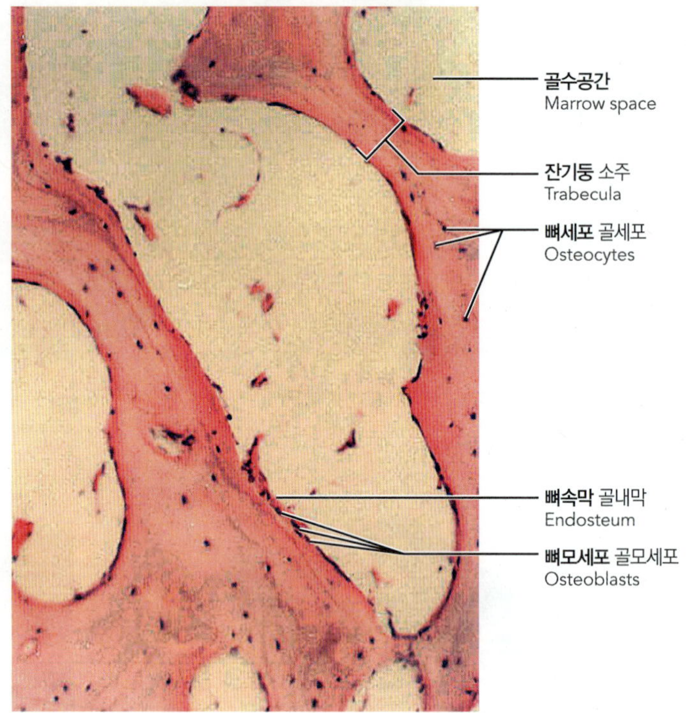

B

그림 5.9 해면뼈. A. 해면뼈의 현미경 사진, 잔기둥의 연결을 보여줌(32×). **B.** 잔기둥의 현미경 사진(85×).

뼈발생(osteogenesis)과 뼈되기(골화, ossification)는 모두 뼈조직의 형성 과정을 말한다. 뼈발생은 배아에서 시작하여 유년기와 청소년기에 뼈가 성장할 때 일어나며, 성인이 되어 성장이 완료된 후에는 뼈의 재형성 과정에서 서서히 일어난다.

8주 이전의 배아 뼈대는 유리연골과 중간엽조직(mesenchyme)의 일부 막으로만 이루어져 있다. 뼈조직은 8주에 처음으로 나타나며, 최종적으로 뼈대내에서 대부분 연골과 중간엽막이 뼈조직으로 대체된다. **막속뼈**(막양골, membranous bone)는 중간엽막에서 **막속뼈되기**(막내골화, intramembranous ossification) 과정을 통해 형성되고, 다른 뼈들은 유리연골에서 **연골속뼈되기**(연골내골화, endochondral ossification) 과정을 통해 뼈로 대체된다.

막속뼈되기 Intramembranous Ossification

중간엽조직에서 직접 형성된 뼈를 막뼈라고 하며, 머리뼈(두개골, skull bone)의 대부분과 빗장뼈(쇄골, clavicle)가 이러한 과정으로 형성된다.

막뼈되기는 배아 8주에 결합조직막 내의 중간엽세포가 무리를 이루고, 뼈를 형성하는 뼈모세포가 된다(그림 5.10 ①). 뼈모세포는 뼈바탕질의 유기질 부분인 풋뼈(유골, osteoid)를 분비하기 시작하며, 나중에 무기질이 된다(그림 5.10 ②). 자신의 바탕질에 둘러싸여진 뼈모세포를 뼈세포라 한다. 이 새로운 뼈조직은 무작위 형태로 짜여진 배아 혈관 사이에 형성된다(그림 5.10 ③). 그 결과 뼈잔기둥과 함께 **무층뼈조직**(woven bone tissue)이 그물 내에 배열된다. 이러한 배아조직에서는 성숙한 해면뼈에서 관찰되는 층판 구조가 관찰되지 않는다. 이 단계 동안 더 많은 중간엽조직이 성장하는 막뼈의 외부에 응집되어 뼈막을 형성한다.

막뼈는 주변부에 위치한 뼈잔기둥이 점점 두꺼워져 양쪽 표면에 치밀뼈를 형성하고(그림 5.10 ④), 막뼈의 중간 부분은 뼈잔기둥이 뚜렷이 남아 해면뼈가 되면서, 최종적으로 납작뼈가 된다(그림 5.5).

연골속뼈되기 Endochondral Ossification

빗장뼈와 머리뼈를 제외한 대부분의 뼈는 유리연골에서 시작하여 뼈가 성장 발달하는 동안 뼈조직으로 대체된다. 연골속뼈되기는 발생 2개월 말에서 시작하여 성인기 초기에 뼈대의 성장이 멈출 때까지 계속되며, 성장하는 연골내뼈(endochondral bone)는 길이와 넓이 모두 자란다. 다음의 각 단계들은 긴뼈의 길이 성장을 설명한 것이다(그림 5.11).

① **1단계 : 뼈몸통 주위에 뼈테두리(골륜, bone collar)가 형성된다.** 배아기 후기(8주)에 연골내뼈는 연골막에 둘러싸여진 연골 모델(cartilage model)에서 형성된다. 8주 후반부에, 뼈몸통을 둘러싼 연골막에 혈관이 침투하고 뼈를 형성하는 뼈막이 형성된다. 새로운 뼈막의 뼈모세포는 뼈몸통 주변에 뼈조직 테두리를 형성한다.

② **2단계 : 뼈몸통의 중심에서 연골이 석회화된다.** 뼈테두리가 형성되는 것과 같은 시기에 뼈몸통의 중심에 있는 연골세포가 커져서(비대, hypertrophy) 주변의 연골 바탕질을 석회화하는 신호를 보낸다. 석회화된 연골의 바탕질은 영양소의 확산이 이루어지지 않으므로 영양소 공급이 되지 않은 연골은 죽고 분해되어 내부에 공간을 형성한다. 연골세포에 의해 유지되지 못하는 연골의 바탕질은 노화된다. 뼈몸통은 주변을 둘러싸는 뼈테두리로 인해 안정화된 상태여서, 뼈몸통이 연골의 석회화로 약해지지는 않는다. 이러한 과정은 뼈몸통의 중심에만 영향을 주기 때문에 다른 부위의 연골은 건강하게 계속 성장하여 연골내뼈를 길어지게 한다.

③ **3단계 : 뼈막싹(골막아, periosteal bud)이 뼈몸통을 침범하고 첫 뼈잔기둥이 형성된다.** 발생 3개월 째, 뼈몸통 내부의 공간에 **뼈막싹**(periosteal bud)이 침투한다. 뼈막싹은 골수가 될 세포와 영

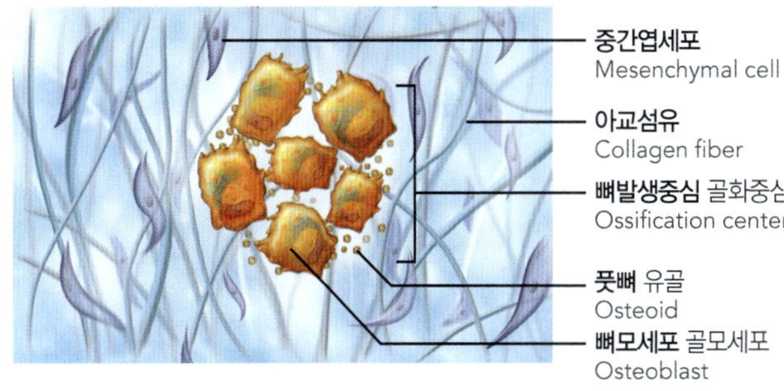

① 섬유성 결합조직막에 뼈되기중심이 나타남

- 중간엽세포의 무리가 중심에 나타나고, 뼈모세포로 분화되어 뼈되기중심이 형성된다.

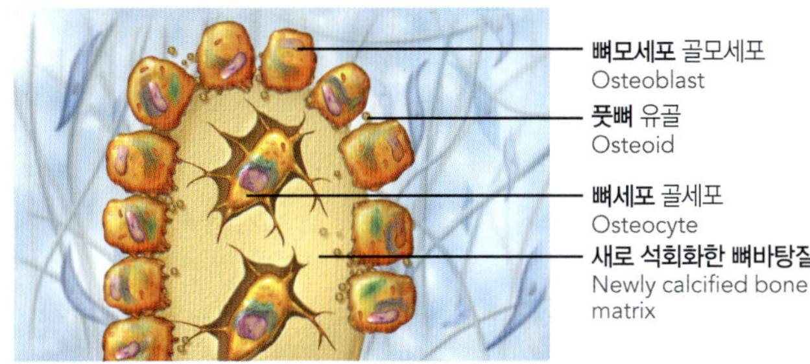

② 뼈바탕질(풋뼈)이 분비되고 석회화됨

- 뼈모세포는 풋뼈 분비를 시작하고 며칠 내로 석회화된다.
- 갇혀진 뼈모세포는 뼈세포가 된다.

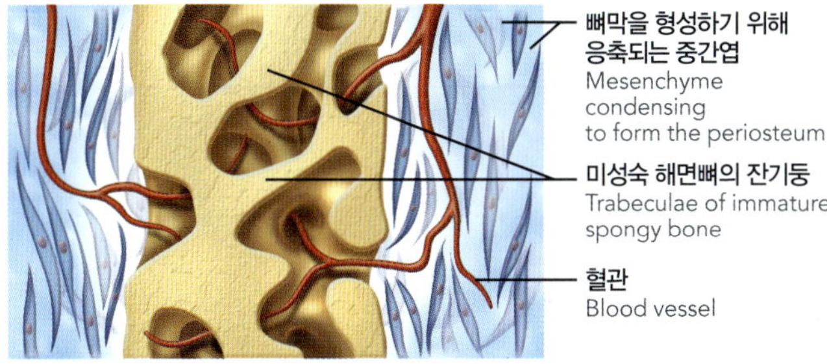

③ 무층뼈와 뼈(바깥)막의 형성

- 축적된 풋뼈는 배아의 혈관 사이에 무작위로 배열되어 뼈잔기둥(무층뼈) 망이 형성된다.
- 혈관성 중간엽조직은 무층뼈의 바깥면에 응집되고 뼈막이 된다.

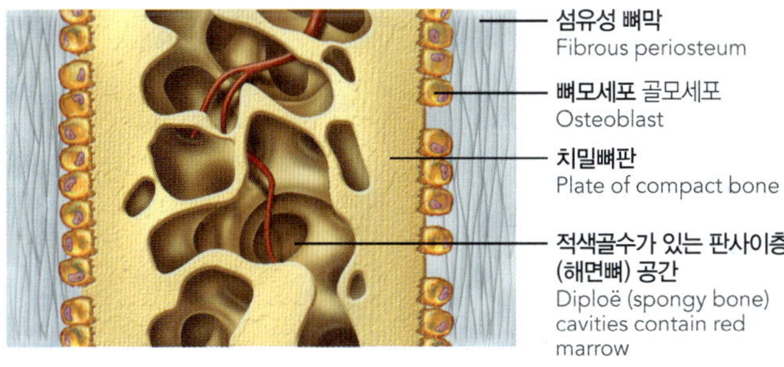

④ 뼈막 속의 무층뼈는 치밀뼈로 대체되고, 적색골수가 나타남

- 뼈막 속의 뼈잔기둥은 재구성되어 치밀뼈루 대체된다.
- 중심부에 있는 무층뼈는 해면뼈(판사이층)로 재구성되고 적색골수로 채워진다.

그림 5.10 막속뼈되기: 태아 머리뼈의 납작뼈 발생.
③, ④는 ①, ②보다 저배율임

양동맥·정맥으로 이루어져 있으며, 뼈발생세포와 뼈파괴세포를 갖고 있다. 뼈파괴세포는 석회화된 연골의 바탕질을 일부 침식하고, 뼈발생세포에서 분화된 뼈모세포는 남은 바탕질 주변 부위에 풋뼈를 분비하여 뼈로 덮인 뼈기둥을 형성함으로써 뼈몸통 내부에 초기 단계의 해면뼈가 형성된다.

발생 3개월에 뼈조직이 뼈몸통 주변의 뼈막에서 지속적으로 발달하고, 뼈몸통의 중앙에 나타나기 시작하여 **일차뼈되기중심**(일차골화중심, primary ossification center)이 된다.

④ **4단계 : 뼈몸통이 길어지고 골수공간이 형성된다.** 태아기의 남은 기간 동안 뼈끝 연골은 빠르게 성장하며, 뼈몸통에 근접한 부분이 지속적으로 석회화되고 뼈잔기둥에 의해 대체되면서 뼈몸통을 길어지게 한다. 그 후 뼈파괴세포는 중앙 부위에 뼈가 없는 골수 공간을 형성하기 위하여, 뼈잔기둥의 끝 부분을 파괴시킨다.

출생 직전이나 직후에 뼈끝에 뼈조직이 형성된다. 각 뼈끝의 중심부 연골이 석회화되고 퇴화한 후 혈관을 가진 뼈막싹이 각 뼈끝을 침범하고, 뼈잔기둥이 일차뼈되기중심과 같은 형태로 나타난다. 뼈끝의 뼈발생 부위를 이차뼈되기중심(이차골화중심, secondary ossification center)이라고 하며, 크고 긴뼈들은 각 뼈끝에 여러 개의 뼈되기중심이 형성될 수 있다.

⑤ **5단계 : 뼈끝의 뼈되기, 연골조직의 뼈끝판과 뼈끝.** 이차뼈되기중심이 형성되고, 뼈끝에서 뼈조직이 형성된 이후, 유리연골은 2곳에만 남게된다. (1) 관절연골을 형성하는 뼈끝 표면, (2) 뼈몸통과 뼈끝 사이에 **뼈끝판**(epiphyseal plate) 형성. 뼈끝판[뼈끝원반(epiphyseal disc) 또는 성장판(growth plate)]은 출생 후 약 20년 동안 뼈의 길이 성장을 가능하게 한다.

뼈끝판의 해부 Anatomy of the Epiphyseal Plate

태아의 뼈끝과 어린이의 뼈끝판의 연골은 빠르고 효율적으로 자랄 수 있도록 형성되어 있다(그림 5.12). 뼈끝 주위의 연골세포들은 상대적으로 작고 비활동적인 **휴지층**(resting zone)에 있으며, 휴식층 아래의 연골세포들은 동전을 쌓아 놓은 것과 같은 높은 기둥을 형성한다. 가장 위쪽 층은 **증식층**(proliferation zone)으로, 이곳에 있는 연골모세포는 빠르게 분열하여 뼈몸통으로부터 뼈끝을 밀어내어 긴뼈가 전체적으로 길어지게 만든다. 노화된 연골모세포는 더미 아래의 **비대층**(hypertropic zone)에서 커지고 주변 바탕질이 석회화되도록 신호한다. **석회화층**(calcification zone)에서 바탕질은 석회화되고 연골세포는 죽는다. 이 과정은 뼈끝과 뼈몸통의 교차점에 석회화된 연골의 긴 침상체(spicule, trabecula)를 형성한다. **뼈되기층**(뼈발생층, ossification zone)은 침상체가 부분적으로 뼈파괴세포에 의해 침식당한 후 뼈모세포에 의해 뼈조직으로 변환된 부위이다. 뼈끝에서 침상체가 형성되는 것과 같은 속도로 뼈몸통에서 뼈파괴세포에 의해 침상체가 파괴되어 일정한 길이로 남아 있으며, 골수공간은 긴뼈가 자람에 따라 길어진다.

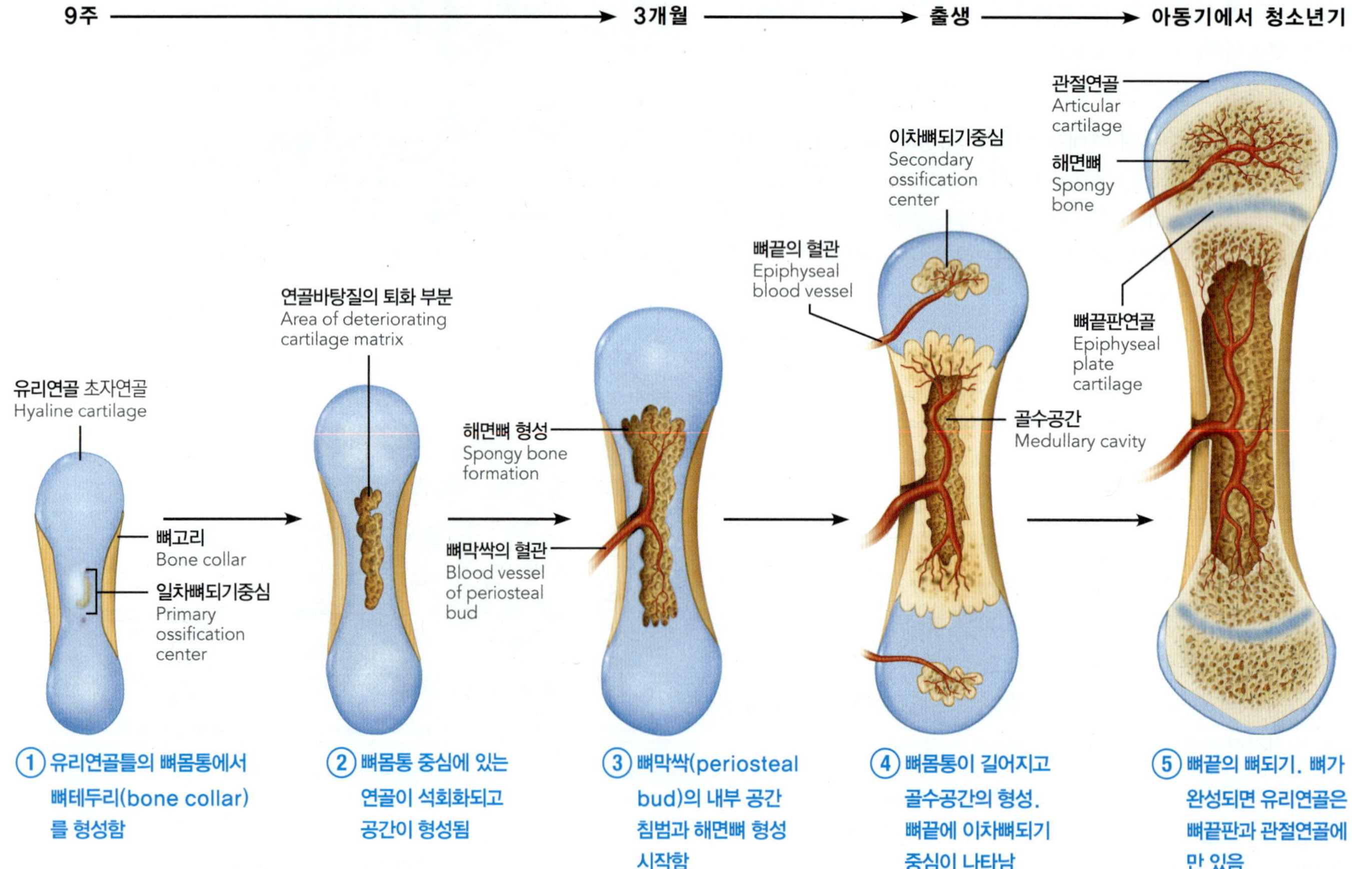

그림 5.11 긴뼈의 연골속뼈되기.

출생 후 연골뼈의 성장

Postnatal Growth of Endochondral Bones

유년기와 사춘기 동안 연골내뼈는 뼈끝판의 성장에 의해 길이 성장을 한다. 연골이 자라는 속도와 같은 속도로 뼈몸통 쪽은 뼈조직으로 대체되기 때문에, 뼈끝판은 전체 뼈가 자라는 동안 일정한 두께를 유지할 수 있다. 사춘기가 끝나는 시기에 뼈끝판의 연골모세포 분열이 감소되어 뼈끝판은 점점 얇아지게 되고, 결국 유사분열 능력을 지닌 연골세포가 고갈되어 연골은 성장을 멈추고 완전히 뼈조직으로 대체된다. 뼈의 길이 성장은 뼈끝과 뼈몸통이 융합될 때 멈추게 되며, 이를 *뼈끝판 폐쇄*라고 하고 15세에서 23세 사이에 일어난다. 이 폐쇄 시기는 개인차가 있으며, 뼈에 따라 같은 뼈에서도 뼈끝판에 따라 다를 수 있는데 일반적으로 여성이 남성보다 좀 더 일찍 폐쇄된다. 뼈끝판이 폐쇄되면 더 이상 키가 자라지 않는다. 아동기와 청소년기의 나이는 X선 영상에서 나타나는 것처럼 뼈의 길이와 긴뼈의 뼈끝판 폐쇄 정도를 측정하여 나이를 추정할 수 있으며, 성인에서는 뼈끝 판의 폐쇄 후 더 이상의 성장이 없으므로 전체적인 키를 측정하는 데 사용할 수 있다. 이러한 기술들은 신원미상의 개인을 식별하는 데 법의학적으로 사용된다.

성장하는 뼈는 길이가 길어짐에 따라 폭도 넓어져야 한다. 뼈속막의 뼈파괴세포가 뼈몸통의 안쪽면을 따라 뼈를 제거할 때, 뼈막의 뼈모세포는 뼈몸통의 바깥면에 뼈조직을 더해가며 주위층판을 형성한다. 이 두 과정이 같은 속도로 일어나 뼈의 둘레가 확장되고 뼈가 넓어진다. 뼈조직이 표면에 더해짐에 따라 뼈가 자라는 것을 **덧붙이성장**(appositional growth)이라 한다.

뼈의 성장은 몇 가지 호르몬에 의해 조절된다. 뇌하수체 전엽에서 분비되는 성장호르몬은 뼈끝판을 자극하여 성장하게 하고, 갑상선호르몬은 성장호르몬의 활동을 조절하여 뼈대가 적절한 비율로 성장할 수 있도록 한다. 사춘기에 분비되기 시작하는 성호르몬(안드로겐과 에스트로겐)은 초반에는 뼈의 성장을 더욱 촉진시키지만, 후에는 뼈끝판의 폐쇄를 유도하여 성장을 멈추게 한다.

큰 긴뼈를 제외한 연골내뼈들은 약간 다른 방식으로 성장하는데, 손목뼈와 같은 짧은 뼈는 오직 하나의 뼈되기중심에서 자라며, 볼기뼈와 척추뼈와 같은 대부분의 불규칙 뼈는 여러 개의 뼈되기중심에서 성장한다. 손바닥과 손가락에 있는 것과 같은 작은 긴뼈는 일차뼈되기중심과 한 개의 이차뼈되기중심에서 성장하므로 뼈끝이 하나이다. 그러나 모든 연골내뼈는 뼈되기중심의 횟수나 위치에 상관없이 유사한 단계(안쪽에서 연골의 석회화 및 퇴화가 진행되며, 뼈파괴세포와 뼈발생세포를 포함하는 뼈싹이 침투하여, 뼈모세포에 의해 뼈조직이 침착되는 과정)를 가진다(그림 5.11).

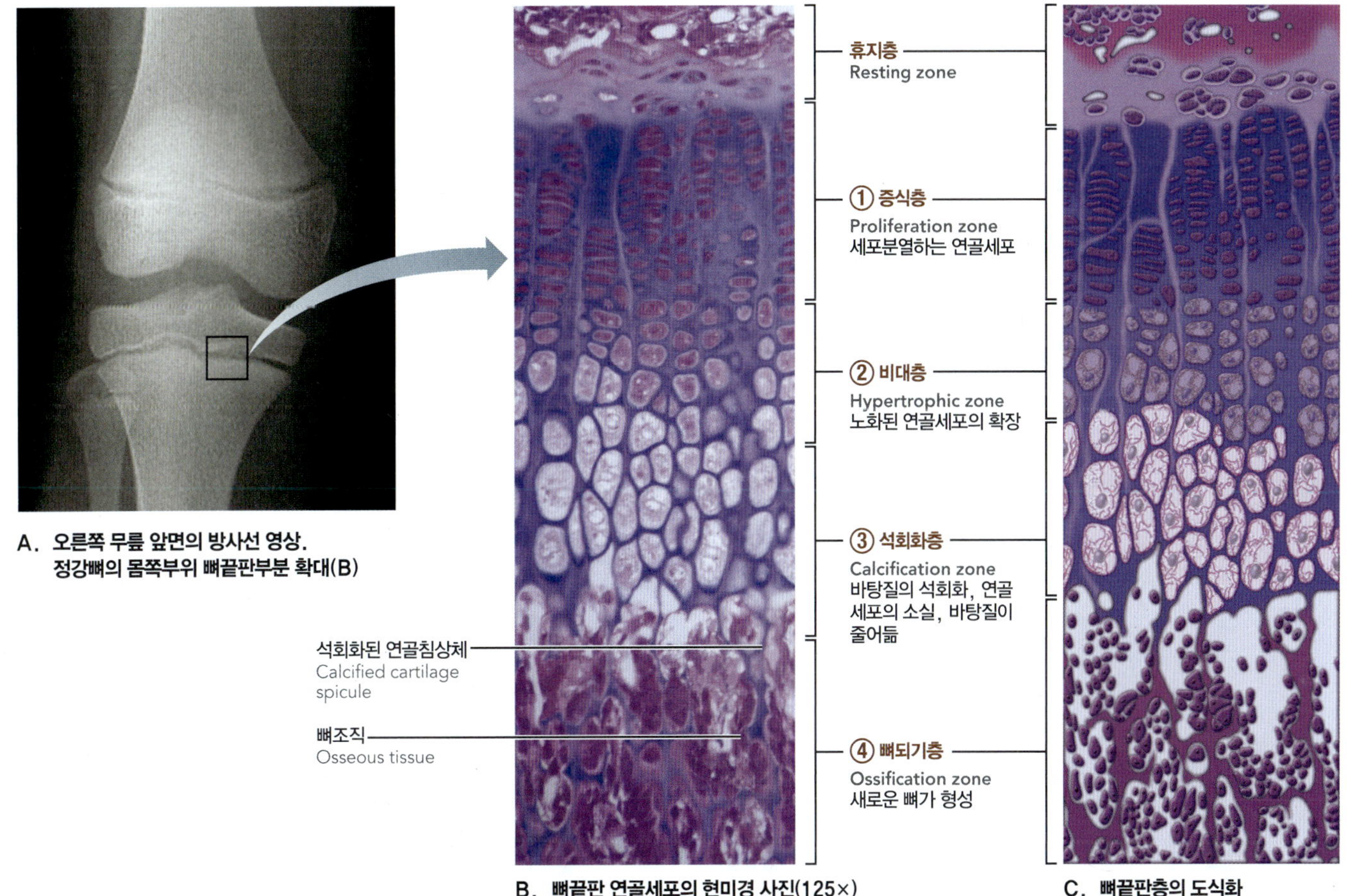

그림 5.12 성장하는 긴뼈의 뼈끝판 안의 연골 조직. 뼈끝 주변의 연골세포들은 비활동적임(휴식층). 뼈끝판 부위에 있는 4층의 연골세포: 증식층, 비대층, 석회화층, 뼈되기층.

이해 수준 체크하기

□ 13. 뼈 중에서 막뼈(membranous bone)는 무엇인가?

□ 14. 6개월 된 태아에서 긴뼈의 뼈되기 부위는 어디인가?

□ 15. 아동기 동안 뼈의 길이 성장으로 뼈끝판 두께의 변화가 있는가? 뼈끝판에서 뼈조직이 덧붙여지는 부위는 뼈끝쪽인가? 혹은 뼈몸통의 끝부분인가?

5.2f 뼈의 재형성 Bone Remodeling

학습 성과

- 뼈의 재형성 과정을 설명할 수 있다.
- 골절의 회복 단계를 설명할 수 있다.

뼈는 생명력이 없어 보이고 성장이 끝난 후에는 평생 동안 변함이 없는 것처럼 보이지만 실제로는 역동적이고 활동적인 조직이다. 많은 양의 뼈바탕질과 수천 개의 뼈세포가 뼈대 내에서 지속적으로 제거되고 대체되며, 작은 규모의 뼈 구조는 계속적으로 변화된다. 성인 뼈대는 매일 약 0.5 g 정도의 칼슘이 침착되고 빠져나온다.

성인의 뼈대에서, 뼈는 뼈속막의 표면에서 주로 침착되고 제거되는 **뼈 재형성**(bone remodeling)이 일어난다. 뼈속막으로 덮여 있는 해면뼈는 3~4년마다 완전히 교체되며, 뼈단위 중심관을 덮는 뼈속막에서 뼈 재형성 과정이 일어나는 치밀뼈는 해면뼈보다 훨씬 오래 걸리며 완전히 교체되는 데 10년이 소요된다.

뼈의 재형성은 뼈모세포와 뼈파괴세포에 의해 조절된다(**그림 5.13**). 건강한 성인의 경우 체내의 총 뼈의 질량은 일정하며, 이것은 뼈의 침착과 재흡수율이 같다는 것을 의미한다. 재형성 과정은 일정하지 않으며, 부위에 따라 재형성이 활발한 뼈도 있다. 예를 들어 넙다리뼈의 먼쪽 부위는 5~6개월마다 모두 대체되는 반면, 넙다리뼈의 뼈몸통은 매우 천천히 대체된다.

뼈의 재흡수(bone resorption)는 뼈파괴세포에 의해 완성된다(그림 5.13, **그림 5.14**). 각각의 거대 세포는 많은 핵을 가지고 있으며, 뼈 표면을 따라 움직이면서 뼈조직을 파괴하여 구멍을 만든다(그림 5.13). 뼈 표면에 닿는 세포막 부분은 많이 접혀 있거나 주름이 많이 형성되어 있어, 이러한 확장된 막은 뼈 조직에 단단히 부착되어 뼈바탕질을 분해할 수 있는 농축된 염산을 분비한다. 유리된 칼슘과 인산 이온은 조직액과 혈류로 들어가며, 주름진 막에서 분비되는 리소좀효소는 뼈바탕질의 유기질 성분을 분해한다. 아교질과 죽은 뼈세포는 뼈파괴세포의 탐식작용에 의해 제거된다.

뼈의 침착(bone deposition)은 뼈모세포에 의해 완성된다. 뼈모세포는 뼈 표면에 풋뼈를 형성하고(그림 5.13), 이 풋뼈 안에서 칼슘염이 결정화된다. 이러한 석회화 과정은 약 일주일 정도 걸리며, 뼈모세포가 뼈바탕질에 둘러싸이면 뼈세포로 된다.

뼈를 형성하는 뼈모세포는 중간엽세포로부터 유래되며, 성인기의 뼈모세포는 뼈막, 뼈속막 및 골수 주변의 결합조직에 위치한 중간엽세포에서 형성된다. 골수에서 형성되는 뼈파괴세포는 혈구세포줄기세포인 미성숙혈구세포에서 형성되며, 큰포식세포와 관련이 있을 수 있다. 이러한 다양한 줄기세포가 합쳐져 다핵의 구조를 가진 뼈파괴세포를 형성한다.

뼈의 지속적인 재형성에는 두 가지 이유가 있다. 먼저 뼈의 재형성은 체액의 칼슘과 인산 이온의 농도를 유지하는 데 필요하다. 특히 칼슘은 근육 수축에 매우 중요한 역할을 하기 때문에 잘 조절되어야 한다. 체액의 칼슘 농도가 감소되면 부갑상샘(parathyroid gland)에서 *부갑상샘호르몬*(parathyroid hormone, PTH)이 분비되어 혈액으로 칼슘을 보내기 위해 뼈파괴세포가 뼈를 흡수하도록 자극한다.

두 번째로 뼈는 뼈가 받는 물리적 스트레스에 대한 반응으로 재형성된다. 치밀뼈의 뼈단위와 해면뼈의 잔기둥은 새로운 압박과 신장성 스트레스에 더 잘 맞춰진 새 뼈단위와 뼈잔기둥으로 계속 대체된다. 운동과 몸무게의 증가는 뼈를 더욱 굵어지게 하며, 물리적 스트레스가 없을 경우 뼈조직은 약화되며, 이는 누워 있는 사람에게서 뼈의 위축(atrophy)이 나타나는 이유이다. 무중력 상태에서 뼈의 소실은 우주 공간에서 장기간 임무를 수행하는 데 주된 장애요소가 되기 때문에, 우주에 있는 동안 우주비행사는 뼈의 소실을 늦추기 위해 등척성 운동(isometric exercises)을 한다.

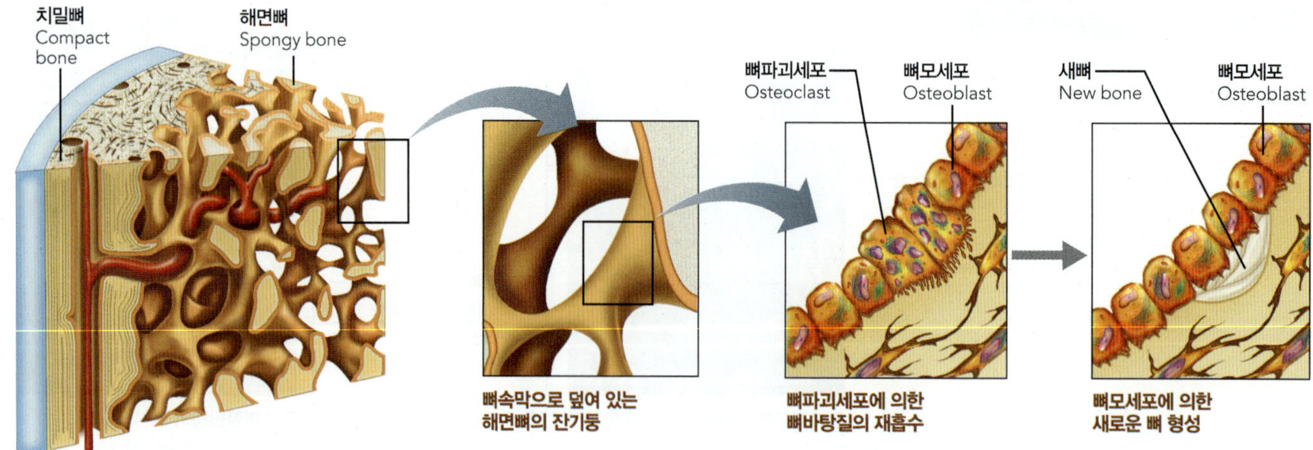

그림 5.13 해면뼈의 재형성. 뼈의 표면에서 뼈파괴세포에 의한 뼈바탕질의 재흡수. 뼈속막의 뼈모세포가 빈공간을 채우면서 새로운 뼈를 형성함.

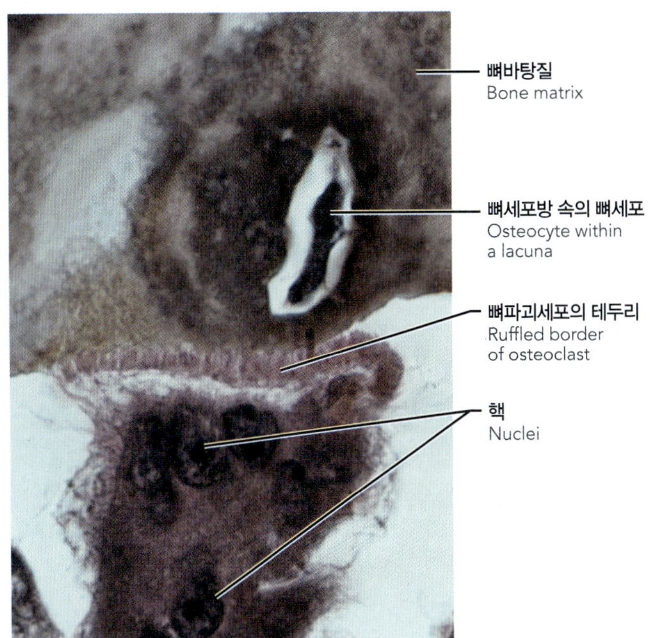

그림 5.14 뼈파괴세포. 뼈파괴세포가 뼈조직을 파괴하는 현미경 사진(520×).

5.2g 골절의 회복 Repair of Bone Fracture

뼈는 강도에도 불구하고 **골절**(fracture)되거나 부서지기 쉽다. 젊은 성인에 있어서 대부분의 골절은 뼈가 비틀어지거나 부서지는 외상에 의해 발생하고(운동 중 부상, 낙상, 자동차 사고 등), 노인의 경우에는 뼈가 얇아지고 약화되어 골절이 더욱 자주 일어난다. 단순골절(simple fracture)은 뼈의 골절면이 깨끗하고 피부를 관통하지 않는 골절이며, 뼈의 부러진 끝이 피부를 관통하여 돌출되면 이는 복합골절(compound fracture)이다. 그 외 분쇄골절(comminuted), 압박골절(compression), 나선골절(spiral), 골단골절(epiphyseal), 함몰골절(depressed), 불완전굴곡굴절(greenstick) 등이 일반적으로 나타날 수 있는 골절의 유형이다. 골절의 종류는 표 5.2에 설명되어 있다.

골절은 부러진 뼈를 재배치시키는 골절의 **정복술**(reduction)로 치료한다. **비개방정복술**(closed reduction)은 의사의 손으로 뼈끝을 제자리에 맞추는 것이며, **개방정복술**(opened reduction)은 부러진 뼈를 핀이나 와이어를 이용하여 수술적인 방법으로 치료한다. 부러진 뼈의 수복 후, 회복 과정을 위하여 석고붕대(cast) 또는 견인기(traction)을 이용하여 움직임을 제한한다. 간단한 골절은 6~8주 사이에 치유되지만, 크거나 무게가 많이 실리거나 노화된 뼈는 더 오래 걸릴 수 있다.

단순 골절의 회복은 여러 단계로 이루어진다(그림 5.15).

① **혈종 형성**(Hematoma formation). 골절은 보통 출혈과 함께 발생하며, 뼈막과 뼈 내부의 혈관이 손상되어 출혈이 유발되고, 혈액이 응고되어 혈종을 형성한다. 피덩이(blood clot) 내부 또는 주변부에 염증반응이 나타난다.

② **섬유연골성 가골 형성**(Fibrocartilaginous callus formation). 며칠 내로 피덩이(응괴, blood clot) 내에 새로운 혈관이 형성된다. 골절 주위의 뼈막과 뼈속막에서 뼈를 형성하는 세포의 증식이 나타나며, 이 세포들은 피덩이 내부로 침입하여 피덩이를 재생 조직인 연성가골(soft callus)로 채운다. 초기의 연성가골은 섬유성 육아조직이다. 더 많은 섬유가 생성되어 연성가골은 섬유연골과 유리연골을 포함하는 치밀결합조직이 된다. 이 시기의 가골을 **섬유연골성가골**(fibrocartilaginous callus)이라 한다.

③ **뼈 형태의 가골 형성**(Bony callus formation). 일주일 이내, 가골 안에서 주로 연골속뼈되기에 의해 새 뼈의 잔기둥이 형성되기 시작한다. 이 뼈잔기둥은 가골의 너비만큼 확장되어 부러진 뼈의 두 조각을 연결시키며, 이를 경성가골(bony callus, hard callus)이라고 한다. 뼈잔기둥은 점점 두꺼워지고 강해져 손상 후 2개월이 지나면 단단해진다.

④ **뼈의 재형성**(Bone remodeling). 뼈의 재형성은 골절된 뼈의 부위와 크기에 따라 수주 또는 수개월에 걸쳐 일어난다. 과도한 뼈 침착물들은 뼈 몸동의 바깥쪽과 골수공간의 안쪽 부위 모두에서 제거가 되고, 뼈의 몸통 부분을 재건하기 위해 치밀뼈가 형성이 되며,

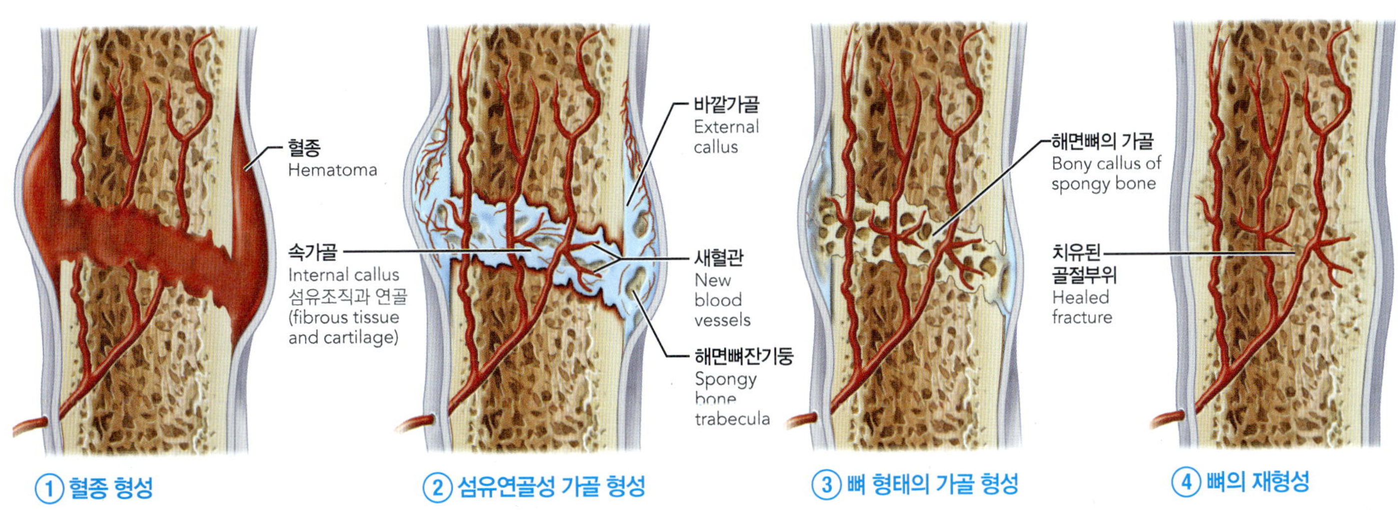

그림 5.15 골절된 뼈의 회복 단계.

표 5.2 골절의 유형

골절유형	그림 설명 및 기타	골절유형	그림 설명 및 기타
복합 (Comminuted)	뼈가 세 조각 이상의 많은 조각으로 부서짐. 뼈가 부서지기 쉬운 나이(노인)에 특히 흔함.	압박 (Compression)	뼈가 으스러짐. 높은 곳에서 떨어지는 것과 같은 심한 외상, 구멍이 많은 뼈에 흔함(뼈엉성증). 부서진 척추 Crushed vertebra
나선 (Spiral)	과도하게 뒤틀리는 힘이 뼈에 가해졌을 때 울퉁불퉁한 골절이 생김. 운동으로 인한 골절.	뼈끝 (Epiphyseal)	뼈끝이 뼈끝판을 따라서 뼈몸통과 분리됨. 연골세포가 죽고 바탕질의 석회화가 일어나는 곳에서 종종 발생함.
함몰 (Depressed)	골절된 뼈의 일부분이 안쪽으로 눌러짐. 전형적인 머리뼈 골절의 형태. 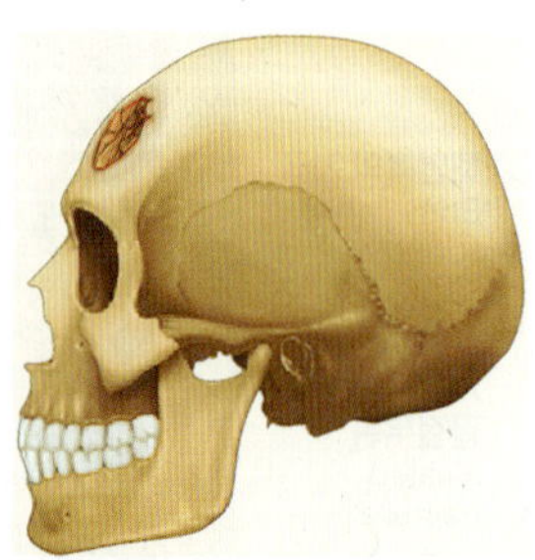 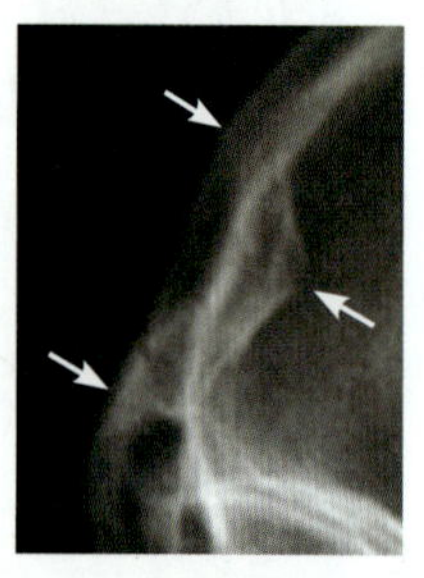	불완전굴곡 (Greenstick)	뼈가 식물의 가지처럼 불완전하게 부러짐. 뼈몸통의 한 쪽만 부러짐, 다른 쪽은 구부러짐. 성인보다 유기적 바탕질이 더 많고 유연한 어린이에게서 흔함. 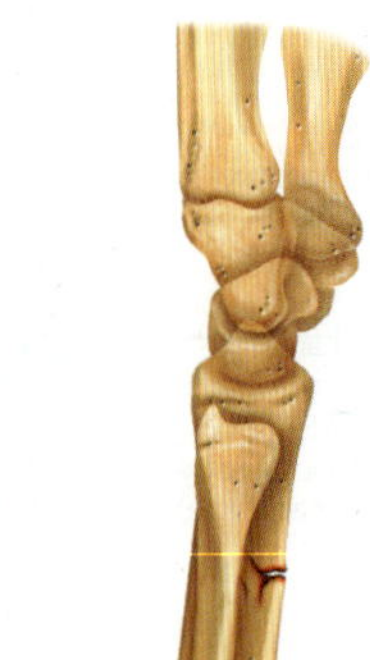 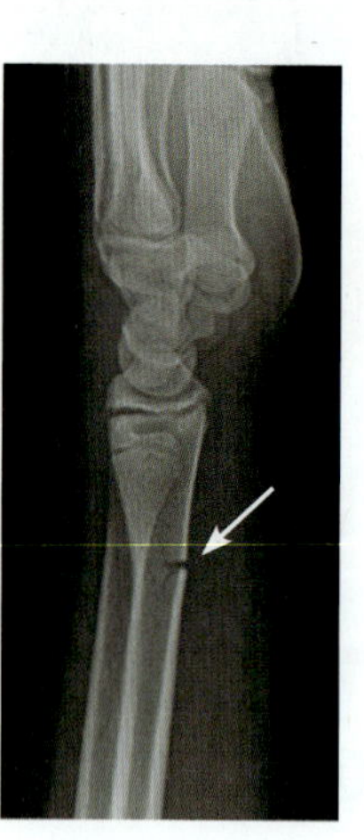

회복된 부위의 뼈는 같은 종류의 물리적 스트레스 견뎌내기 위해 골절 전의 뼈와 유사하다.

이해 수준 체크하기

- ☐ 16. 운동이 뼈에 미치는 영향과 그 이유는 무엇인가?
- ☐ 17. 골절된 뼈의 재형성 과정을 설명한다.
- ☐ 18. 노인들에게 흔히 나타날 수 있는 골절의 종류는 무엇인가(표 5.2 참조)?

5.3 뼈 질환 DISORDERS OF BONES

학습 성과

- 뼈엉성증(골다공증, osteoporosis), 뼈연화증(골연화증, osteomalacia), 구루병(rickets), 뼈육종(골육종, osteosarcoma)을 유발하는 과정을 뼈조직의 구조, 구성 및 성장에 대한 내용과 연관시켜 설명할 수 있다.
- 각 질환의 증상과 치료방법을 설명할 수 있다.

영양 결핍과 질병의 진행은 뼈대에 영향을 주기 때문에, 선사시대 인류의 뼈대 유적 연구를 통해 당시의 영양 상태나 생활 방식에 대한 풍부한 정보를 얻을 수 있으며, 현대인의 뼈 성장과 발달에 대한 이해는 뼈대(골격계) 질환을 이해하는 데 필수적이다.

5.3a 뼈엉성증 Osteoporosis

뼈엉성증(골다공증)은 뼈질량의 감소와 뼈대 미세구조의 악화를 특징으로 한다(**그림 5.16**). 뼈바탕질의 화학적 구성은 정상이지만, 증가한 뼈파괴세포로 인한 뼈 재흡수율은 뼈 침착률보다 높아 구멍이 많이 형성되고 가벼워진다. 치밀뼈는 정상보다 얇아지고, 밀도가 낮아지며, 해면뼈는 뼈잔기둥이 감소하여, 결국 뼈 질량의 감소는 골절로 이어진다. 뼈엉성증은 전체 뼈대에 영향을 줄 수 있지만, 척주가 가장 취약하여 척추뼈의 압박골절이 가장 빈번이 나타난다. 넙다리뼈, 특히 엉덩관절 주변의 목 부분은 골절에 매우 취약하여, 이 부분의 골절이 뼈엉성증 환자에서 가장 빈번하다.

뼈엉성증은 노년층, 특히 폐경기 여성에서 가장 흔하며, 남성은 상대적으로 적은 빈도로 발병한다(60~70대 미국 여성의 30%, 80세까지 70% 빈도로 뼈엉성증 발병). 백인 여성(가장 취약한 집단)의 30%는 뼈엉성증으로 골절 경험이 있다. 에스트로겐 분비는 뼈의 밀도를 유지시키지만, 폐경 이후에 급격히 감소하기 때문에, 에스트로겐 감소는 노년 여성의 뼈엉성증 발병과 깊은 연관이 있다. 뼈엉성증을 유발하는 또 다른 요인은 운동 부족, 칼슘과 단백질이 부족한 식단 및 비타민 D 부족 등이 있다. 뼈 침착은 청소년기와 성인 초기에 주로 일어나기 때문에, 이 시기 동안 적당한 식단과 운동은 노년기 건강한 뼈를 유지하기 위해 매우 중요하다.

뼈엉성증은 전통적으로 칼슘과 비타민 D(비타민 D는 소화관에서 칼슘 흡수에 필수적) 보충, 운동 증가, 에스트로겐 대체요법 등을 통해 치료해 왔다. 하지만, 에스트로겐 대체요법과 관련한 심장 마비, 뇌졸중,

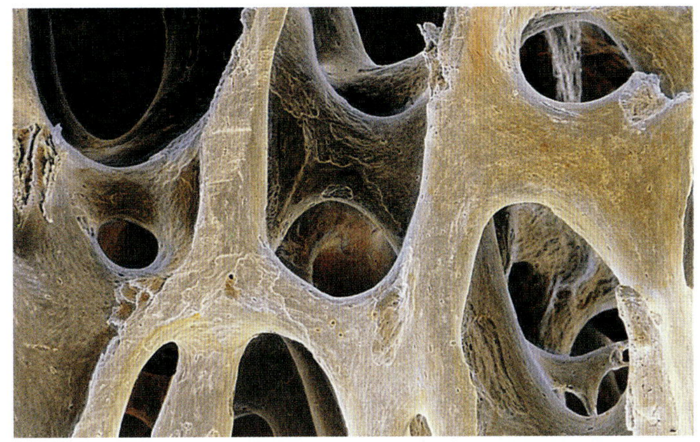

A. 정상 뼈

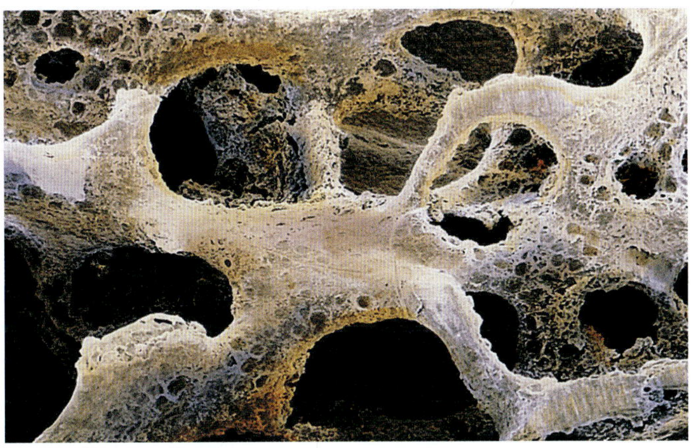

B. 뼈엉성증 상태의 뼈

그림 5.16 **뼈엉성증.** 주사전자현미경(SEM) 사진. 인위적으로 색을 입힘 (75×).

유방암에 대한 위험도가 높아져, 이러한 방법은 폐경기 여성에게 더 이상 표준 치료법으로 사용되지 않는다. 대다수의 새로운 치료법은 뼈파괴세포의 활성을 억제하고 뼈의 소실을 막는 방법으로, (1) 알렌드로네이드(Fosamax), 또는 리세드로네이드(Actonel)와 같은 비스포스포네이트(bisphosphonate) 약물, (2) 칼시토닌과 같은 호르몬, (3) 뼈파괴세포의 형성과 기능에 필수적인 화학 전달지를 차단하여 뼈파괴세포 생성을 막는 항체를 주사하는 denosumab (Prolia) 등이 있다.

Raloxifene (Evista)와 tamoxifen과 같은 선택적 에스트로겐 수용체 조절자(SERMs)는 유방과 자궁 조직의 자극 없이, 뼈 조직만을 표적으로 하여 에스트로겐의 유익한 효과를 낼 수 있다.

또 다른 치료 방법은 미국에서 승인된 teriparatide (Forteo)로, 뼈모세포와 뼈파괴세포에 영향을 주는 합성 부갑상샘호르몬이며, teriparatide의 간헐적 투여는 뼈모세포의 형성 증가 및 창자의 칼슘 재흡수를 증가시켜 뼈의 밀도를 증가시킨다.

이러한 새로운 치료법은 완선한 치유법은 아니지만, 뼈 질량은 보통 정도로 증가시키고, 뼈 소실을 감소시켜, 골절의 위험도를 현저히 낮출 수 있다.

5.3b 뼈연화증과 구루병 Osteomalacia and Rickets

뼈연화증(골연화증)은 성인에서 뼈가 불충분하게 석회화가 일어난 여러 질환을 뜻한다. 풋뼈 바탕질이 형성되었더라도, 석회화가 일어나지 않으면 뼈는 부드럽고 약해지고, 이러한 뼈에 체중이 가해지면 통증을 주 증상으로 한다.

어린이에서 유사하게 나타나는 **구루병**(rickets) 역시 동일한 징후와 증상을 수반하며, 어린 뼈들은 아직 빠르게 성장 중이기 때문에 구루병은 뼈연화증보다 더 심각하다. 약해지고 휘어진 다리뼈와 함께 어린아이의 머리와 가슴우리 기형이 흔히 나타난다. 뼈끝판이 석회화된 뼈로 대치되지 못하기 때문에 비정상적으로 두꺼워지고, 긴뼈의 뼈끝도 비정상적으로 길어진다(그림 5.17).

뼈연화증과 구루병은 식단 내 비타민 D와 인산칼슘이 부적절할 때 발생하며, 이는 비타민 D 함유 우유를 마시거나 피부를 햇빛에 노출시키면 치료될 수 있다.

1800년대 북미와 유럽의 산업화된 도시 어린이의 90% 이상이 구루병을 앓았던 것으로 추정된다. 농업사회에서 산업사회로의 변화로 많은 사람들이 스모그가 가득한 도시에서 살고, 빛이 거의 들지 않은 공장에서 어린 아이들이 오랫동안 일을 해야 했다. 산업혁명으로 인한 이러한 질환의 급속한 확산에 대응하여 미국에서는 1930년에 우유에 비타민 D를 첨가하였으며, 1937년에 아동노동법이 시행되었다.

6~24개월령 어린이들에게서 구루병 유병률이 증가하고 있으며, 이는 비타민 D 보충 없는 모유 수유, 실내에서 더 많은 시간 소요, 자외선 차단제 사용의 증가 등과 관련이 있다. 균형 잡힌 자외선 차단과 비타민 D 생성 유지가 뼈의 건강 유지와 피부 손상 예방에 필요하다. 일주일에 세 차례 10~15분 정도의 짧은 시간 동안의 햇빛 노출은 비타민 D 합성에 적합하다.

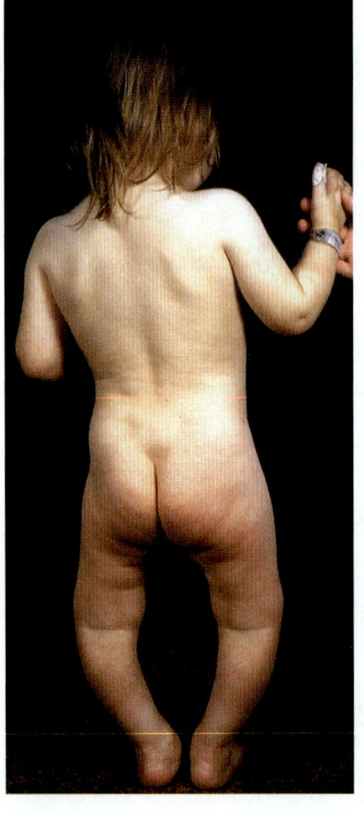
A

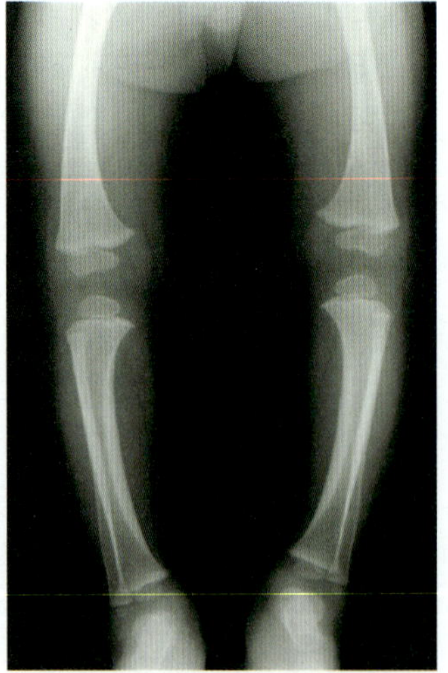
B

그림 5.17 구루병. A. 구루병으로 다리가 휘어진 아이의 사진. **B.** 구루병에 걸린 아이 다리의 X선 사진

5.3c 뼈육종 Osteosarcoma

육종(sarcoma)은 결합조직이나 근육세포에서 유래된 암을 뜻하며, "osteo"는 뼈를 의미하기 때문에, 뼈육종(osteosarcoma)은 뼈 암의 한 형태이다.

뼈육종은 10~25세의 젊은 사람들에게 주로 영향을 주며, 팔이나 다리의 긴뼈에서 주로 시작되고, 50% 정도는 무릎 근처에서 나타난다. 암세포는 뼈끝과 인접한 뼈몸통 부위에서 중간엽 유래의 뼈모세포와 유사한 세포에서 발생한다. 풋뼈 분비와 성장이 빠르게 진행되면서 종양은 안쪽에서는 골수공간을, 바깥쪽으로는 치밀뼈를 침식하며 뼈를 변형시킨다. 종양은 전이되며 대부분 허파에 2차로 종양을 유발하여 사망에 이르게 한다. 대부분의 뼈육종은 해당 뼈에서 발생되는 통증과 가시적인 부기로 확인할 수 있으며, X선 또는 다른 의학영상기법을 통해 진단을 한다. 치료는 뼈의 암 부분을 제거하고 뼈 이식편이나 보철물(심각한 경우에는 사진 절단도 필요)로 대체하고, 항암화학요법과 허파로 전이된 종양을 제거한다. 초기에 발견이 될 경우 생존율은 60~70%에 달한다.

이해 수준 체크하기

- ☐ **19.** 뼈의 석회화가 제대로 일어나지 않을 때 발생하는 질병은 무엇인가?
- ☐ **20.** 뼈 소실 속도를 늦추려면 뼈조직 내 어떠한 세포의 활성을 조절해야 하는가?
- ☐ **21.** 노년기에 뼈엉성증의 발생을 잘 예방할 수 있는 연령대는 언제인가?

5.4 전 생애 동안의 뼈대
THE SKELETON THROUGHOUT LIFE

학습 성과 

- 배아기에서 노년까지 뼈 구조와 뼈의 질량이 어떻게 변하는지 설명할 수 있다.

연골은 청소년기에 빠르게 성장하여 성인 초기에 멈추며, 노인에서는 연골세포가 줄어들고 바탕질의 퇴화 및 석회화를 통해 관절연골이 얇아진다.

뼈는 처음 형성되어 죽을 때까지 중배엽 생식층과 신경능선(머리뼈 내 위치)은 배아 중간엽세포를 형성하고, 배아 뼈대의 대부분을 형성하는 막과 연골을 형성한다. 이 후 예측 가능한 일정에 따라 각 구조들은 뼈되기가 진행된다. 각 뼈들은 각각의 발생 일정에 따라 발생되지만, 대부분의 긴뼈는 8주차에 뼈되기가 시작되어 12주에는 일차뼈되기중심이 형성된다(그림 5.18). 뼈되기 과정은 정확한 일정에 따라 진행되므로, 자궁 내 태아의 나이는 태아 골격의 X선 또는 초음파 영상으로 확인할 수 있다.

출생 시, 모든 뼈는 비교적 물렁하고 특징이 없으나, 차츰 아이가 근육을 사용함에 따라 뼈에 돌출부와 다른 특징들이 생긴다. 어린이의 뼈는 특별히 약하진 않지만, 뼈끝판 연골은 뼈만큼 강하지도 않기 때문에, 어린 시절 부상은 뼈끝을 뼈몸통에서 분리시킬 수 있다. 이러한 부상을 치료하기 위해 어긋난 뼈 부분을 제자리에 위치시키고 금속핀으로 안정화시킨다.

뼈대는 18~21세까지 지속적으로 성장한다. 소아 및 청소년기에 뼈 형성은 뼈의 재흡수보다 많이 일어나며, 성인 초기에 이 두 과정은 균형을 이루게 되고, 나이가 들면서 뼈 재흡수가 더 많이 일어나게 되어, 약 40세부터 치밀뼈와 해면뼈의 양이 감소하기 시작한다. 젊은 성인에서 뼈대 양은 일반적으로 여성보다 남성에서 많으며, 연령에 따른 뼈 소실은 남성보다 여성에서 더 많다.

뼈 양은 나이가 들면서 감소하여 여러 변화가 나타난다. 점점 더 많은 수의 뼈단위가 불완전한 형태로 남게 되고, 석회화도 완전하게 나타나지 않는다. 노년기 뼈로의 혈액 공급이 감소함에 따라 죽어있는 치밀뼈의 양은 증가하게 된다.

이해 수준 체크하기

- ☐ 22. 뼈되기가 시작되는 나이와 뼈 양이 감소하기 시작하는 나이는?
- ☐ 23. 연령에 따른 뼈 소실이 남성보다 여성에서 크게 나타나는 이유는 무엇인가?

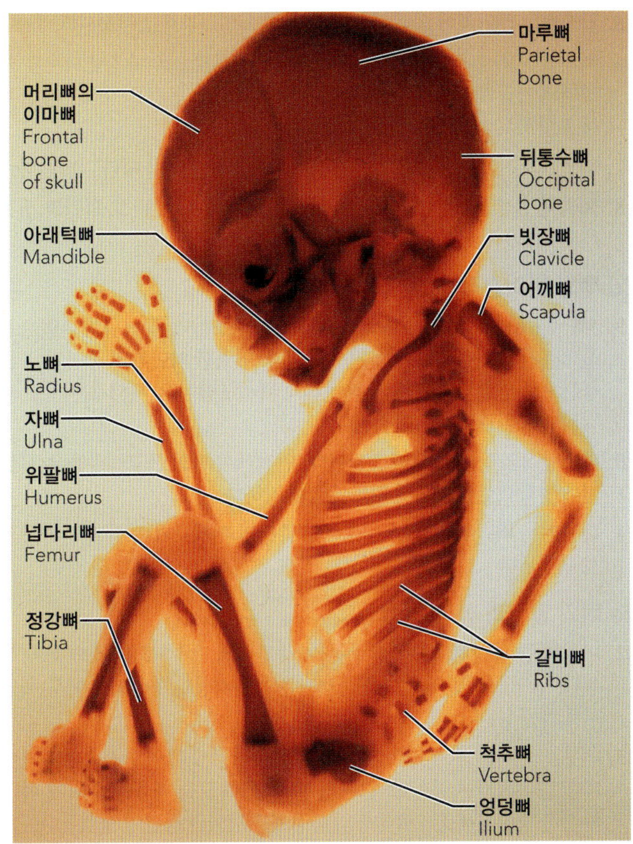

그림 5.18 12주 태아의 뼈대의 일차뼈되기중심

요약 Chapter Summary

5.1 연골 CARTILAGES

5.1a 연골의 위치와 기본 구조 Location and Basic Structure

1. 성인의 중요한 연골은 바깥귀와 코, 관절연골, 갈비연골, 후두덮개, 호흡기연골, 척추사이원반과 가동관절의 연골원반이다. 배아의 뼈대는 대부분 연골로 구성된다.
2. 연골막(perichondrium)은 연골 조각을 둘러싸는 치밀결합조직 테두리이다.
3. 연골은 탄성이 있다. 압력에 의해 연골의 물이 바탕질로 짜내어지며, 가해진 압력이 사라지면 다시 흡수되어 원래 형태로 된다.
4. 성장하는 연골은 적은 양의 바탕질이 많은 양의 물을 흡수하므로 빨리 커진다. 연골은 혈관이 없으며, 전단응력(shearing stress)에 약하다.

5.1b 연골의 종류 Types of Cartilage

5. 연골은 유리연골, 탄력연골 및 섬유연골의 세 종류가 있다(그림 5.1).
6. 유리연골은 가장 흔한 종류이며 가느다란 아교섬유를 가진다. 탄력연골은 유리연골과 유사하지만 탄력섬유가 있어 더 유연하다. 섬유연골은 두꺼운 아교 섬유가 있어 압력과 장력에 대한 저항력이 강하다.

5.1c 연골의 성장 Growth of Cartilage

7. 연골은 연골내부(사이질성장)와 바깥에서 연골막의 연골모세포가 주변부에 연골조직을 덧붙여(덧붙이성장) 성장한다. 성인기의 손상된 연골은 재생이 어렵고 노화가 되면 연골은 석회화된다.

5.2 뼈 BONES

8. 뼈는 다른 조직의 형태들을 포함하므로 기관(장기, organ)이라 한다.

5.2a 뼈의 기능 Functions of Bones

9. 뼈는 근육에 지렛대 역할을 하여 몸무게를 지탱하고 기관을 보호해준다. 칼슘을 저장하고 혈구를 생성하는 골수를 포함하며, 뼈세포는 혈당 조절에 관여하여 에너지 대사에 관여한다.

5.2b 뼈조직 Bone Tissue

10. 뼈는 세포와 세포바깥바탕질로 구성되어 있다. 바탕질은 뼈모세포에서 분비하는 풋뼈라고 불리는, 뼈의 당기는 힘을 주는 아교섬유를 포함한 유기적 물질을 포함한다. 칼슘인산염은 바탕질의 결정체이며 뼈를 더욱 단단하게 만들고 압박을 견딜 수 있게 해준다.
11. 뼈조직의 세포는 뼈발생 줄기세포이다. 뼈모세포는 풋뼈를 분비하고, 뼈세포는 바탕질을 유지하며, 뼈파괴세포는 뼈조직을 파괴한다.

5.2c 뼈의 맨눈해부 Gross Anatomy of Bones

12. 뼈는 긴뼈, 짧은뼈, 납작뼈, 불규칙뼈 등 모양에 따라 분류한다.
13. 뼈의 바깥층은 치밀뼈로 형성되고, 내부는 해면뼈로 구성되며, 뼈잔기둥이 그물망처럼 정렬되어 있다.
14. 긴뼈는 뼈몸통과 뼈끝으로 형성된다. 영양혈관은 뼈몸통에, 뼈끝혈관은 뼈끝에 각각 혈액을 공급한다. 골수는 해면뼈 내부와 중앙에 위치한 골수공간에 형성된다. 뼈막은 뼈의 바깥 표면을 감싸고, 뼈속막은 내부를 둘러싼다.

15. 납작뼈는 해면뼈에 의해 나뉘는 두 개의 치밀뼈판으로 구성된다.
16. 뼈의 밀도와 휘는 힘은 뼈의 표면에서 중심부로 갈수록 감소되므로 치밀뼈의 가장자리가 가장 힘에 강하며, 뼈의 내부 공간은 가벼우며 골수를 포함하고 있다.
17. 해면뼈의 잔기둥은 뼈에 스트레스가 가해지는 부분을 따라 나타난다.
18. 뼈의 특징적인 부분(bone marking)은 근육의 부착, 관절, 혈관과 신경의 통로를 나타낸다(표 5.1).

5.2d 뼈의 현미경적 구조 Microscopic Structure of Bone

19. 뼈단위(osteon)는 치밀뼈의 중요한 기본 구조이며, 동심원의 층판으로 둘러싸인 중심관으로 구성된 기둥이다. 인접한 뼈단위의 중심관은 관통관으로 연결되며, 뼈모세관에 의해 뼈세포방 내의 뼈세포는 서로 연결되며 중심관으로도 연결된다.
20. 뼈바탕질의 동심관은 뼈층판이다. 인접한 층판의 아교섬유들은 서로 반대 방향으로 배열되어 비트는 힘에 강하다.
21. 해면뼈는 뼈단위는 아니지만 여러 층판과 뼈세포가 포함된 잔기둥으로 형성된다.

5.2e 뼈의 발달과 성장 Bone Development and Growth

22. 머리뼈 중 납작뼈와 빗장뼈는 배아 중간엽의 막속뼈되기에 의해 형성된다. 먼저 모세혈과 주변을 둘러싸는 무층뼈망이 형성되고 이후 해면뼈로 재구성된다.
23. 대부분의 뼈는 후기 배아기(8주)에 유리연골 모델의 연골속뼈되기에 의해 발달되기 시작한다. 긴뼈의 발달 단계는 (1) 뼈몸통 주위에 뼈테두리가 형성된다. (2) 뼈몸통의 중심에 석회화와 공간이 형성된다. (3) 뼈몸통 안으로 뼈막싹이 성장하고 첫 번째 뼈잔기둥을 형성한다. (4) 골수공간이 생기고 태아기 동안 지속적으로 빠른 성장을 한다. 출생 직전 뼈끝에 이차뼈되기중심이 형성된다. (5) 청소년기 동안 뼈끝의 뼈되기와 뼈끝판에서의 지속적인 길이 성장이 일어난다.
24. 태아 뼈끝의 성장하는 연골과 출생 후 뼈끝판은 몇 개의 층으로 구조화되어 빠른 성장을 하도록 도와준다(그림 5.12).
25. 청소년기 동안 연골내뼈는 뼈끝판 연골의 성장에 의해 길어지고 초기 성인기에 폐쇄된다.
26. 뼈는 덧붙이성장으로 두께가 증가한다.

5.2f 뼈의 재형성 Bone Remodeling

27. 뼈의 재형성 과정은 새로운 뼈조직이 호르몬과 기계적 자극에 의해 지속적으로 침전과 재흡수를 하며, 성인에서는 뼈속막(endosteum)에서 일어난다.
28. 뼈파괴세포는 뼈 표면에 소화효소와 산을 분비하여 뼈조직을 파괴한다. 이 과정 동안 Ca^{2+}와 PO_4^{3-}는 혈액으로 방출되며, 부갑상선호르몬은 이러한 뼈의 재흡수를 촉진한다.
29. 뼈모세포에 의해 분비된 풋뼈는 뼈에 축적되고, 칼슘은 풋뼈에 침전된다.
30. 스트레스가 주어진 부위의 뼈는 더 두꺼워지므로 뼈에 가해진 압력과 중력은 뼈를 강하게 유지하는 데 도움을 준다.

5.2g 골절의 회복 Repair of Bone Fracture

31. 골절은 개방정복술 또는 폐쇄정복술에 의해 치료된다. 회복 과정 동안 혈종 형성, 섬유연골성 가골 형성, 뼈 형태의 가골 형성 및 가골의 재형성에 의해 원래의 뼈 형태로 된다.

5.3 뼈 질환 DISORDERS OF BONES

32. 뼈엉성증은 뼈파괴가 뼈형성을 앞서 뼈가 약해지게 되며, 폐경기 여성에서 가장 흔하다.
33. 뼈연화증과 구루병은 뼈가 부적절하게 석회화되어 뼈를 연하게 만들고 변형시킨다. 가장 흔한 원인은 비타민 D의 섭취 부족 및 합성 부족이다.
34. 뼈육종은 뼈에 생기는 종양의 가장 흔한 유형이다.

5.4 전 생애 동안의 뼈대 THE SKELETON THROUGHOUT LIFE

35. 태아기 뼈 형성은 예측이 가능하며 정확한 시기에 따라 이루어진다.
36. 뼈대의 양은 뼈의 형성이 재흡수보다 많은 사춘기 및 청소년기에 현저하게 증가한다.
37. 뼈 양은 성인 초기에는 일정하게 유지되나, 약 40세부터 뼈의 재흡수가 뼈 형성보다 더 많이 나타나기 시작한다.

6 뼈 I: 몸통뼈대

Bones, Part 1: The Axial Skeleton

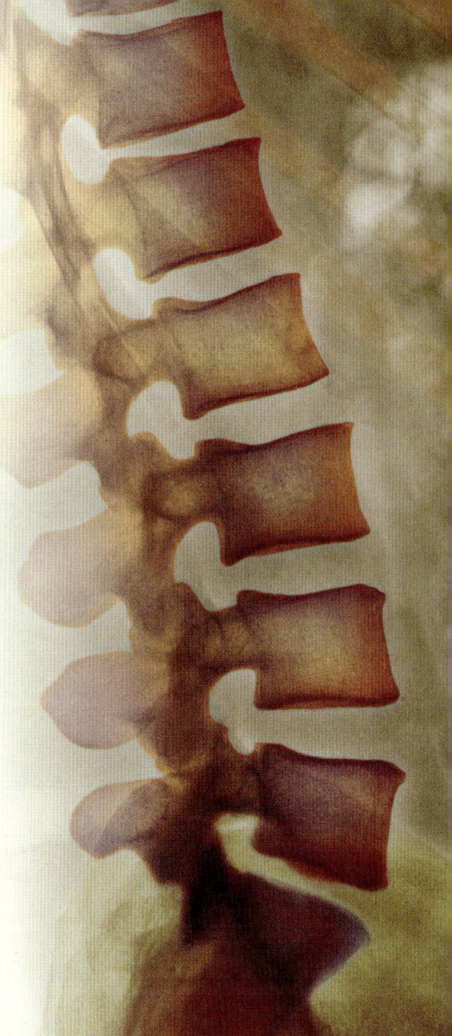

▲ *건강한 허리뼈, 시상단면에서 본 모습(X선 영상)*

기억해야 할 어근 Roots to Remember

ala = wing (날개)
anul, -us, -o = ring (고리-, 고리모양의)
cervi = neck (목-)
corona = crown ((왕)관)
cost = rib (갈비뼈-, 갈비-)
den = tooth (치아를 나타내는 접두어)
ethmo = sieve (벌집모양 또는 벌집뼈를 뜻하는 접두어)
form = shape (형, 틀)
glosso = tongue (혀와의 관계를 나타내는 접두어)
lacrima = tear (눈물)
mast = breast (유방-, 유방모양-)
nucha = the nape (목뒤)
occip = back of head (뒤통수-)
opti = eye (눈-, 시력-)
orbi = circular (원형의)
ovalis = egg-shaped (난-, 타원-)
pedi = feet (발-, 어린이-, 소아-)
petro = rock (돌-)
pterygo = wing (날개-, 깃털)
radi = a spoke (반경-, 방사-, 방사형)
ramus = branch (가지)
rotund = round (원형의)
sagitt = arrow (화살과 비슷한, 활로부터 화살을 쏘는 선에)
scoli = curved (굽혀진, 구부러진)
sphen = wedge (나비-, 쐐기-)
stylo = stake (붓-, 못 모양)
tempo = time (시간-, 시간과 관계 있는, 관자-, 관자뼈-)
tuber = knob (융기, 결절)
tympan = a drum (드럼)
xipho = a sword (칼돌기-, 칼모양-)

위에 열거한 어근을 기초로 하여, 다음 용어의 의미를 설명하시오.

1. **paranasal sinus** (코곁굴)
2. **annulus fibrosus** (섬유테)
3. **superior articular facet** (위관절면)
4. **intervertebral foramen** (척추사이구멍)
5. **transverse costal facet** (가로돌기갈비오목)
6. **infraorbital fissure** (눈확아래틈새)
7. **occipital condyle** (뒤통수뼈관절융기)
8. **foramen rotundum** (원형구멍)
9. **pterygoid process of sphenoid** (나비뼈 날개돌기)
10. **squamous suture** (비늘봉합)

정답은 해답부록을 참조하시오.

뼈대(골격, skeleton)라는 단어는 그리스어로 '마른 몸' 혹은 '미라'라는 뜻을 갖고 있다. 이러한 내부의 뼈대는 어떠한 고층건물보다도 디자인이나 기술이 뛰어난 형태이다. 뼈대는 강하지만 가벼우며, 보호, 운동 및 조혈 기능을 한다.

뼈대는 **뼈**, **연골**, **관절** 및 **인대**로 이루어져 있으며, 뼈대 요소들 사이의 연결 부분을 **관절**(articulation)이라 한다. 인대는 뼈를 연결시키고 대부분의 관절을 강화시킨다.

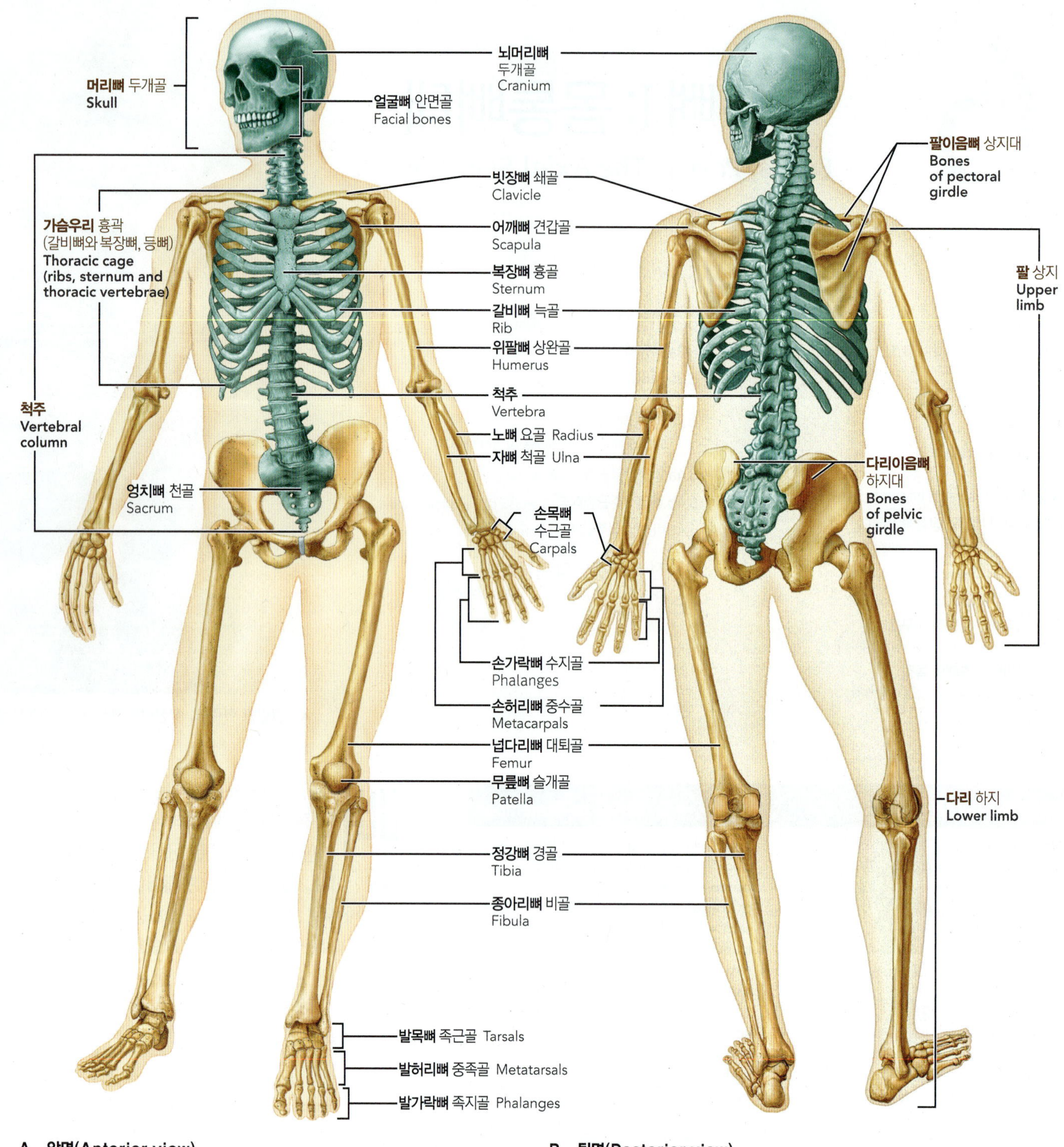

그림 6.1 인체의 뼈대. 몸통뼈대는 녹색, 팔다리뼈대는 금색.

인체의 뼈대는 206개의 크고 작은 다양한 뼈가 몸통뼈대(체지골격, axial skeleton)와 팔다리뼈대(주축골격, appendicular skeleton)를 구성한다(그림 6.1). **팔다리뼈대**는 팔과 다리의 뼈 및 팔과 다리뼈를 몸통뼈대에 연결시키는 팔이음뼈(상지대, pectoral/shoulder girdle)와 다리이음뼈(하지대, pelvic girdle)로 구성된다.

몸의 긴 축을 이루고 있는 **몸통뼈대**는 80개의 뼈로 구성되며, *머리뼈*(두개골, skull), *척주*(vertebral column) 및 *가슴우리*(흉곽, thoracic cage)로 나뉜다(그림 6.1). 이 뼈대들은 머리, 목 및 몸통을 지지하고 뇌, 척수 및 가슴우리 내의 기관을 보호한다.

6.1 머리뼈 THE SKULL

학습 성과

- 뇌머리뼈와 얼굴머리뼈의 기능을 비교할 수 있다.
- 머리뼈의 이름과 중요한 특징을 확인하고 설명할 수 있다.

머리뼈(두개골, skull)는 우리 몸에서 가장 복잡한 뼈로 **뇌머리뼈**(뇌두개골, cranial bone, cranium)와 **얼굴뼈**(안면골, facial bone)로 나눈다 **(그림 6.2A)**. 뇌머리뼈는 뇌를 둘러싸서 보호하며 머리와 목의 근육이 부착될 수 있는 장소를 제공한다. 얼굴뼈는 (1) 얼굴의 뼈대를 형성, (2) 시각, 미각 및 후각의 감각기관을 위한 공간(강, cavity)을 형성, (3) 공기와 음식물의 통로를 제공, (4) 치아를 고정, (5) 얼굴근육들이 부착될 수 있도록 한다.

대부분의 머리뼈는 납작뼈이며, 봉합(suture)이라고 하는 못움직관절(부동관절)과 물림(연결, interlocking)에 의해 단단히 결합되어 있다. 봉합선(suture line)은 불규칙적이고 톱니바퀴 모양을 하고 있으며, 가장 긴 *관상봉합*(coronal suture), *시상봉합*(sagittal suture), *비늘봉합*(인상봉합, squamous suture) 및 *시옷봉합*(람다봉합, lambdoid suture)은 머리뼈들을 연결한다. 대부분의 다른 머리뼈의 봉합은 얼굴뼈를 연결하며, 각 봉합의 이름은 연결하는 머리뼈 이름을 따른다.

6.1a 머리뼈의 전체적인 구조 Overview of Skull Geography

아래턱뼈를 제거하면 머리뼈는 균형이 잡히지 않은 속이 빈 뼈로 이루어진 구형의 뼈이며, 얼굴뼈는 앞면을 형성하고 머리뼈는 나머지를 구성한다. 머리뼈는 *머리덮개뼈*(두개관, cranial vault 또는 calvaria)와 *머리뼈바닥*(두개저, cranial base)으로 나뉜다. 머리덮개뼈는 이마 부분을 포함하여 머리뼈의 윗면, 옆면 및 뒷면을 형성하며, 머리뼈바닥은 머리뼈의 아랫면을 형성하여 세 개의 우묵(와, fossa), 즉 앞, 중간, 뒤머리뼈우묵(두개와, cranial fossa)으로 나뉜다(그림 6.2B). 뇌는 머리뼈우묵 안에 있으며 머리덮개뼈에 의해 완전히 덮인 *머리뼈안*(두개강, cranial cavity) 속에 있다(그림 6.2C).

큰 머리뼈안 외에도 머리뼈에는 *중간귀안*(중이강, middle ear cavity), *안쪽귀안*(내이강, inner ear caity), *코안*(비강, nasal cavity) 및 *눈확*(안와, orbit) 등의 많은 공간이 있다**(그림 6.3)**. 코안은 코의 안쪽과 뒤편에, 안구는 눈확에 위치하며, 코안 주변에 있는 몇 개의 뼈에는 공기가 차 있는 공간인 *코곁굴*(부비동, paranasal sinus)이 있다.

머리뼈는 85여 개의 많은 구멍들(openings), 즉 구멍(공, foramen), 관(canal), 틈새(열, fissure) 등이 있는데, 그 중 가장 중요한 것은 척수, 주요 뇌혈관 및 12쌍의 뇌신경의 통로들이다. 뇌신경들은 로마숫자로 I부터 XII까지 숫자로 구분한다. 머리뼈의 특징들은 그림 6.3~6.16과 표 6.1에 요약되어 있다.

6.1b 뇌머리뼈 Cranial Bones

머리뼈는 쌍을 이루는 **마루뼈**(두정골, parietal bone), **관자뼈**(측두골,

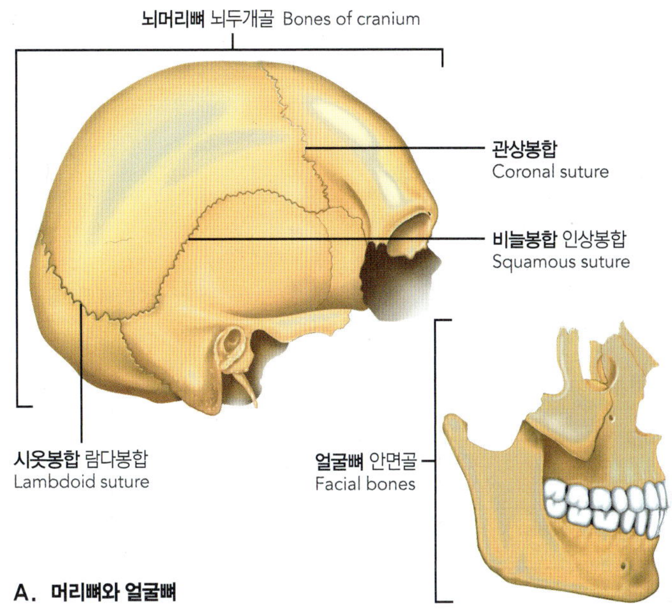

A. 머리뼈와 얼굴뼈

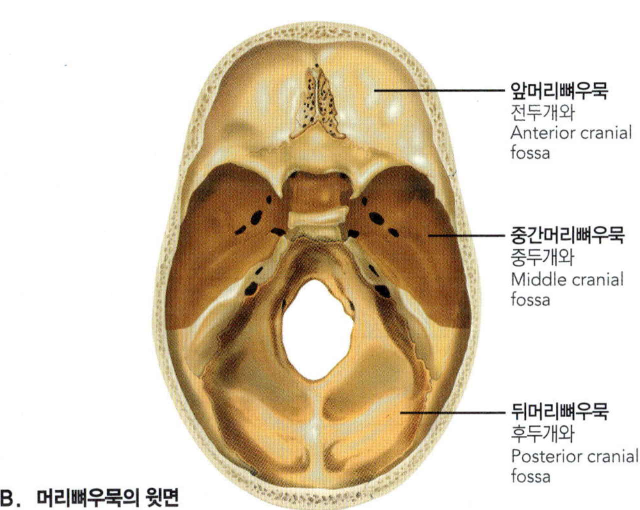

B. 머리뼈우묵의 윗면

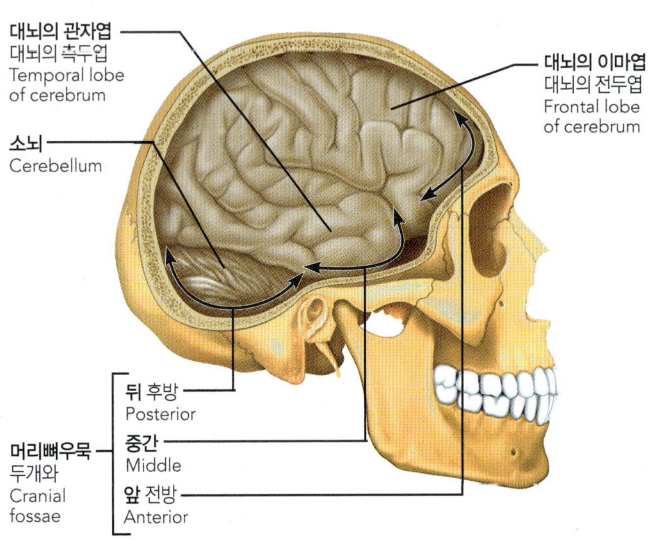

C. 뇌를 포함한 머리뼈우묵의 가쪽면

그림 6.2 **머리뼈:** 머리뼈와 얼굴뼈의 구분과 우묵.

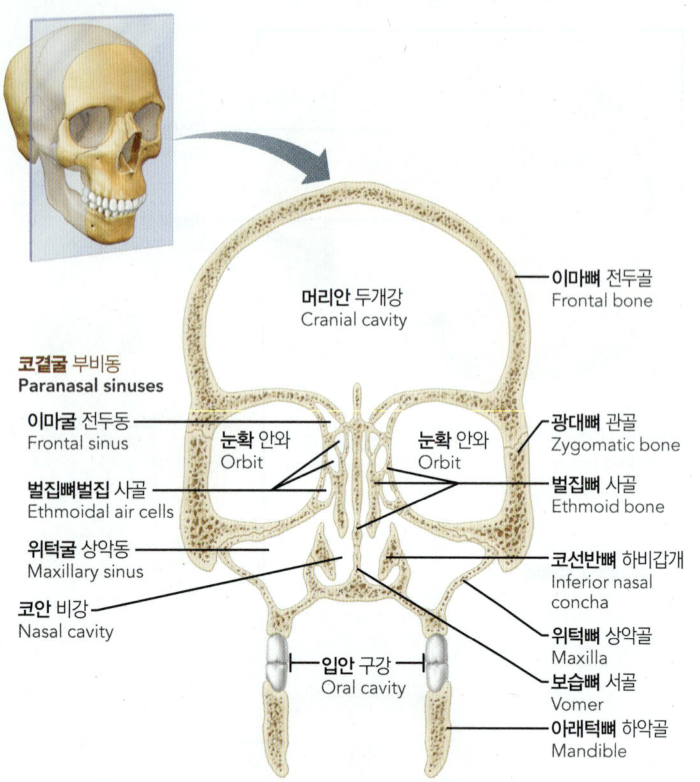

그림 6.3 머리뼈의 주요 공간. 관상면.

temporal bone)와 1개씩 있는 **이마뼈**(전두골, frontal bone), **뒤통수뼈**(후두골, occipital bone), **나비뼈**(접형골, sphe-noid bone) 및 **벌집뼈**(사골, ethmoid bone)로 구성된 6종 8개의 뼈로 구성되어 뇌를 보호하는 테두리를 형성한다. 머리뼈의 윗면은 곡선을 형성하는 구조로 되어 있어서 뼈는 얇지만 머리뼈는 무게에 강하게 버티며 뇌를 보호한다.

마루뼈와 주요 봉합

Parietal Bones and the Major Sutures (그림 6.4, 6.5)

구부러진 직사각형 모양인 한 쌍의 큰 **마루뼈**(parietal bone)는 머리덮개뼈의 대부분을 차지하고 있어서, 머리뼈의 윗면과 옆면의 대부분을 형성하며(**그림 6.4**), 다른 머리뼈들과 관절을 이루어 4개의 큰 봉합을 형성한다.

1. **관상봉합**(Coronal suture). 마루뼈와 이마뼈가 만나는 부위에 형성된다.
2. **비늘봉합**(**인상봉합**, Squamous suture). 각각의 마루뼈가 머리뼈의 옆면에서 아래쪽에 있는 관자뼈와 만나는 부위에 한 개씩 형성된다(**그림6.4**).
3. **시상봉합**(Sagittal suture). 양쪽 마루뼈가 머리뼈 중앙에서 만나는 부위에 형성된다(**그림 6.5**).
4. **시옷봉합**(**람다봉합**, Lambdoid suture). 마루뼈가 뒷면에서 뒤통

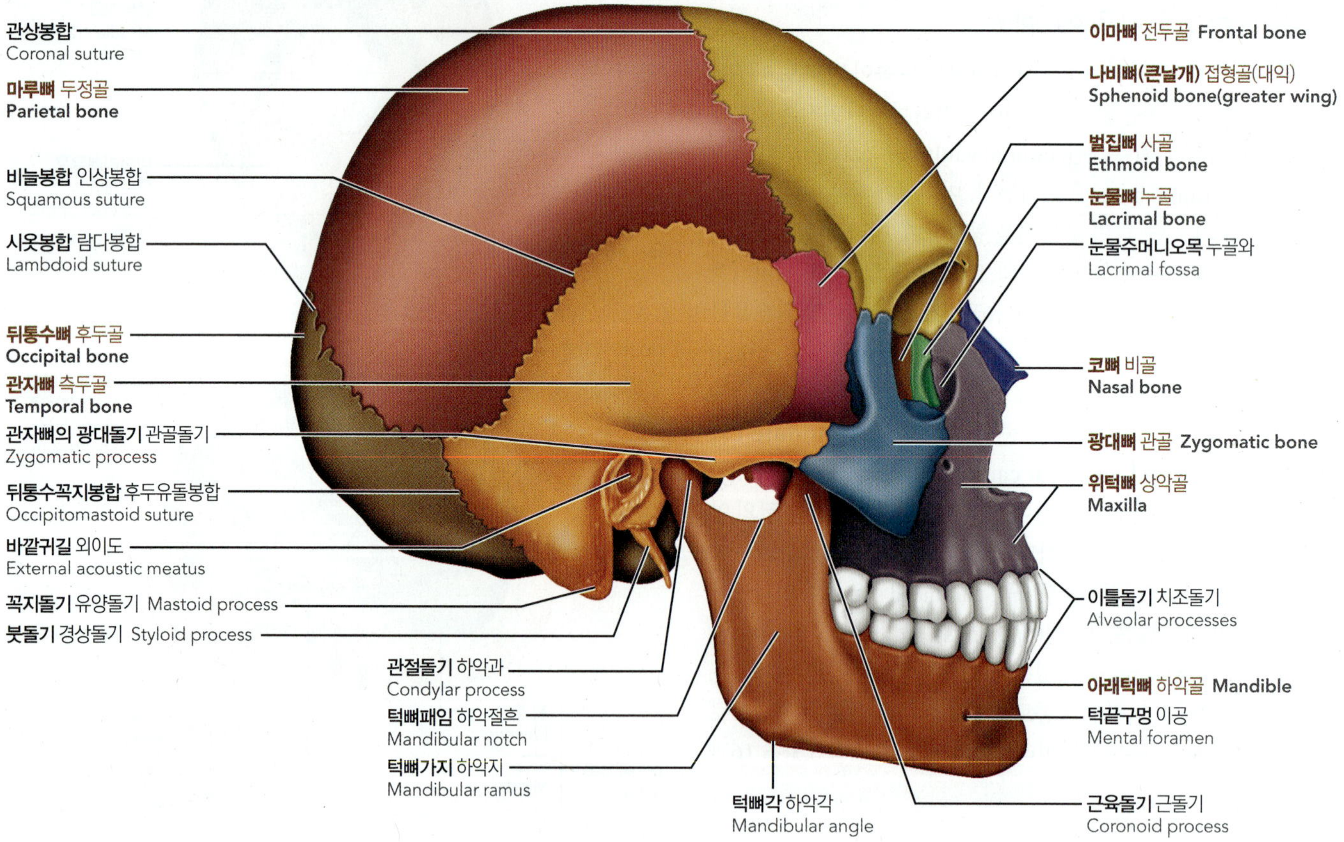

관상봉합
Coronal suture
마루뼈 두정골
Parietal bone
비늘봉합 인상봉합
Squamous suture
시옷봉합 람다봉합
Lambdoid suture
뒤통수뼈 후두골
Occipital bone
관자뼈 측두골
Temporal bone
관자뼈의 광대돌기 관골돌기
Zygomatic process
뒤통수꼭지봉합 후두유돌봉합
Occipitomastoid suture
바깥귀길 외이도
External acoustic meatus
꼭지돌기 유양돌기 Mastoid process
붓돌기 경상돌기 Styloid process
관절돌기 하악과
Condylar process
턱뼈패임 하악절흔
Mandibular notch
턱뼈가지 하악지
Mandibular ramus
턱뼈각 하악각
Mandibular angle
이마뼈 전두골 Frontal bone
나비뼈(큰날개) 접형골(대익)
Sphenoid bone(greater wing)
벌집뼈 사골
Ethmoid bone
눈물뼈 누골
Lacrimal bone
눈물주머니오목 누골와
Lacrimal fossa
코뼈 비골
Nasal bone
광대뼈 관골 Zygomatic bone
위턱뼈 상악골
Maxilla
이틀돌기 치조돌기
Alveolar processes
아래턱뼈 하악골 Mandible
턱끝구멍 이공
Mental foramen
근육돌기 근돌기
Coronoid process

A. 오른쪽 바깥면

그림 6.4 머리뼈의 가쪽면. *(계속)*

수뼈와 만나는 부위에 형성되며(그림 6.4, 6.5) 그리스어 람다(λ)와 닮아 이름이 붙여졌다.

이 봉합들은 머리뼈에 따라 모양이 조금씩 다르며, 나이가 듦에 따라 봉합선은 점점 닫혀져 거의 눈에 뜨지 않게 된다.

봉합뼈 Sutural Bones

봉합뼈(sutural bone)는 모양, 크기 및 위치가 다양한 작은 뼈로 봉합 속에 위치하는데, 특히 시옷봉합 부위에 많이 나타난다(그림 6.5). 봉합뼈는 모든 사람들에게서 나타나는 것은 아니며, 태아 성장기 동안 주요 머리뼈 사이에서 발달하여 평생 지속되지만, 그 중요성은 아직 밝혀지지 않았다.

이마뼈 Frontal Bone (그림 6.6)

이마뼈는 이마와 눈확의 천장을 형성하고 있으며(**그림 6.6**), 눈확의 바로 위에 눈썹이 위치하는 *눈썹활*(미궁, superciliary arch)을 형성하기 위해 살짝 튀어나와 있다. 각 눈확 위의 가장자리인 **눈확위모서리**(안와상연, supraorbital margin)의 구멍을 **눈확위구멍**(안와상공, supraorbital foramen) 또는 *눈확위패임*(안와상절흔, supraorbital notch)이라 하며, *눈확위신경*(안와상신경, supraorbital nerve, 5번 뇌신경 가지)과 이마에 분포하는 동맥이 이곳을 통과한다. 정중선에 위치한 눈썹활 사이에 있는 이마뼈의 평평한 부분을 **미간**(glabella)이라 하며, 이곳 바로 아래에서 코뼈와 만나는 부분을 *이마코봉합*(전두비골봉합, frontonasal suture)이라 한다. 미간 옆의 이마뼈 부분에는 공기가 차 있는 **이마굴**(전두동, frontal sinus)이 있다(그림 6.3).

안쪽부위는 뇌의 *이마엽*(전두엽, frontal lobe)을 담고 있는 **앞머리뼈우묵**(anterior cranial fossa)의 일부를 형성한다(그림 6.2B, 6.9).

뒤통수뼈 Occipital Bone (그림 6.5, 6.7)

뒤통수뼈는 머리뼈의 뒷부분과 바닥부위를 형성하며(그림 6.5), 마루뼈와 만나서 시옷봉합을 형성하고 관자뼈와 만나서 *뒤통수꼭지봉합*(후두유돌봉합, occipitomastoid suture)을 형성한다(그림 6.4). 뒤통수뼈의 바깥면에서 몇 가지 특징적인 구조를 볼 수 있다(그림 6.5, 6.7). 바깥면 중앙부의 두피에서 촉지되는 **바깥뒤통수뼈융기**(외후두융기, external occipital protuberance)는 머리뼈의 바닥과 뒤쪽 벽이 만나는 부위의 돌출부이다. 바깥뒤통수뼈융기에서 큰구멍을 향해 앞으로 뻗어 있는 *바깥뒤통수뼈능선*(외후두능, external occipital crest)이 있으며, 이 능선에 부착하는 *목덜미인대*(항인대, ligamentum nuchae)는 목 뒤의 정중선에 위치한 탄력 있는 시트 모양의 인대로 목뼈를 머리뼈에 연결시켜준다. 뒤통수뼈융기에서 옆으로 뻗어나가는 **위·아래목덜미선**(상·하항선, superior and inferior nuchal lines)에는 목과 등의 많

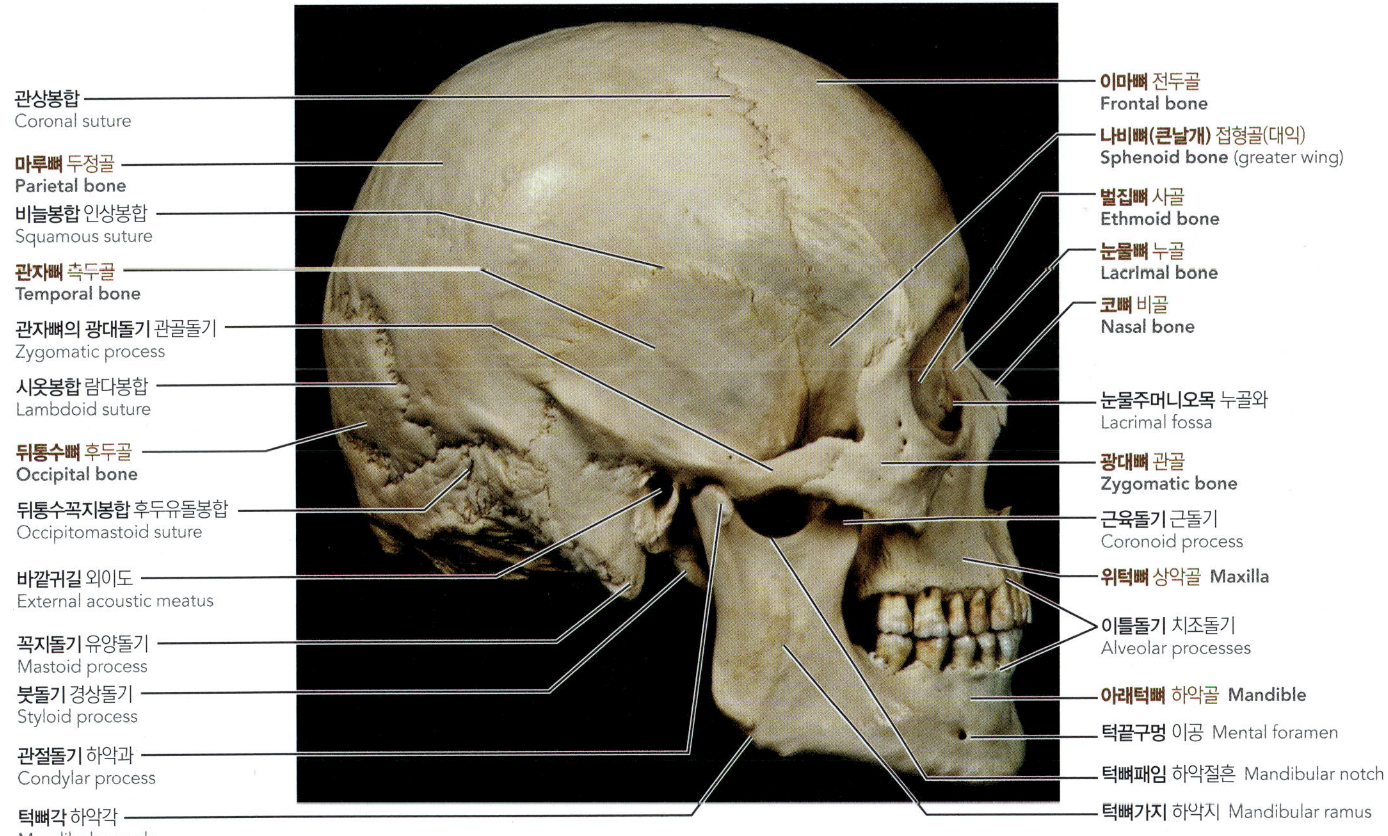

그림 6.4 머리뼈의 가쪽면.

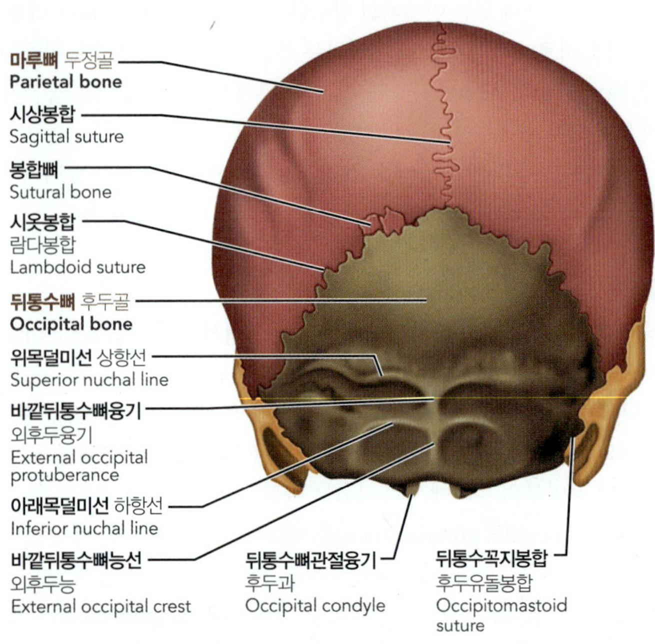

그림 6.5 머리뼈의 뒷면.

은 근육과 인대들이 부착되며, 위목덜미선은 목의 위쪽부위 경계를 이룬다.

뒤통수뼈 바닥의 **큰구멍**(대후두공, foramen magnum)은 뇌와 척수가 연결되는 부위이다(**그림 6.7**). 큰구멍의 가쪽에는 바위모양의 돌출부위인 뒤통수뼈관절융기(occipital condyle)가 있어 1번째 목뼈와 관절을 이루고 고개를 앞뒤로 흔드는 "yes" 운동을 하게 한다. 각 뒤통수뼈관절융기의 안쪽 및 위쪽으로 12번째 뇌신경이 통과하는 혀밑구멍(hypoglossal canal)이 위치한다. 큰구멍의 앞쪽으로 뒤통수뼈는 바닥부분을 통해 나비뼈와 연결되어 있다.

뒤통수뼈의 안쪽부위는 **뒤머리뼈우묵**(후두개와, posterior cranial fossa)의 벽을 형성하고(그림 6.2), 소뇌를 보호한다.

관자뼈 Temporal Bones (그림 6.4, 6.8)

관자뼈는 옆면에서 가장 잘 보이고(그림 6.4), 마루뼈 아래에 위치하며 머리뼈의 아래 옆쪽 부분과 머리뼈바닥의 일부를 형성한다. *Temporal*과 *temple*이라는 단어는 라틴어 'time'에서 왔으며, 이것은 세월의 흐름을 나타내는 흰머리가 처음 관자놀이에서 먼저 나타난다는 사실에서

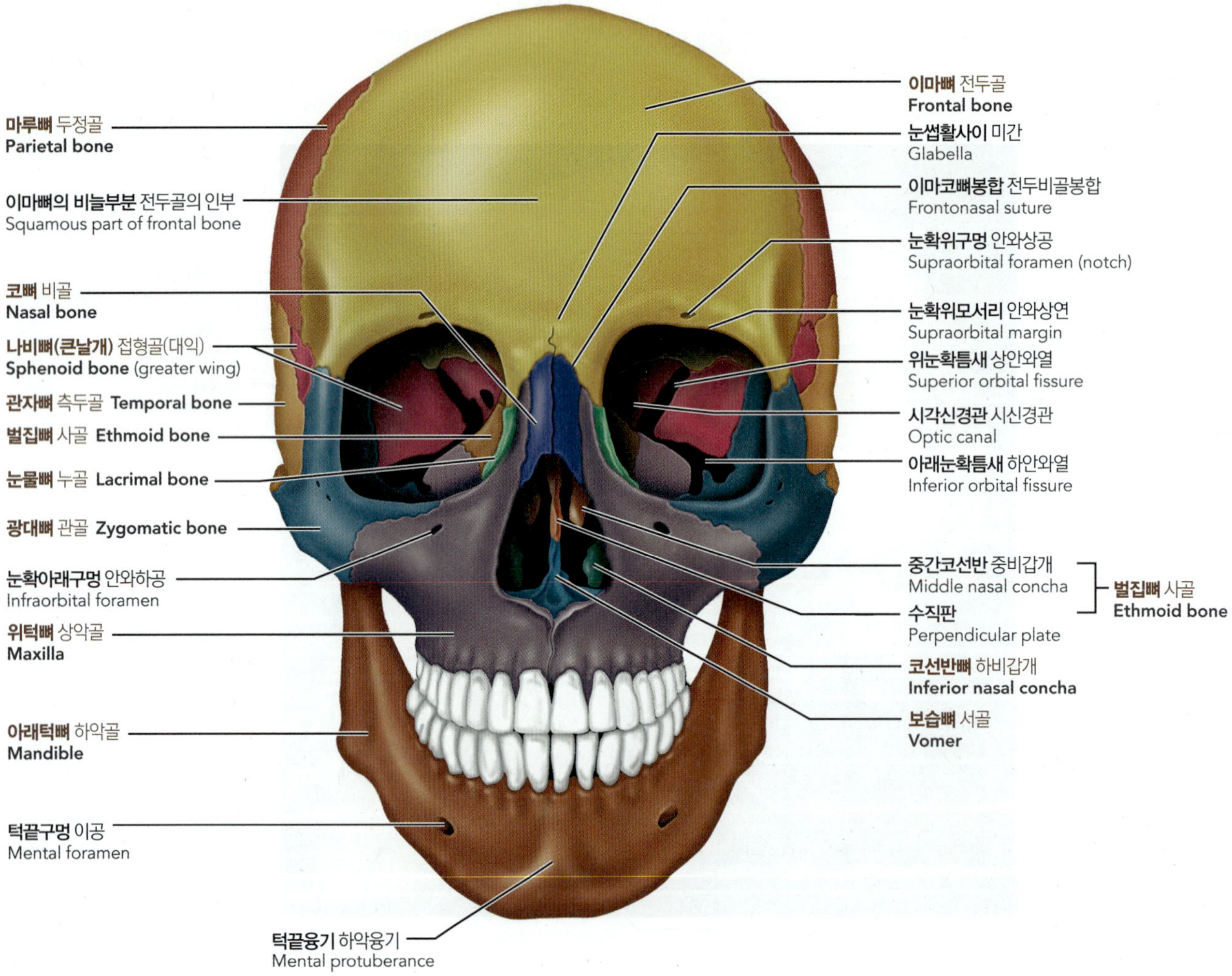

마루뼈 두정골
Parietal bone
이마뼈의 비늘부분 전두골의 인부
Squamous part of frontal bone
코뼈 비골
Nasal bone
나비뼈(큰날개) 접형골(대익)
Sphenoid bone (greater wing)
관자뼈 측두골 Temporal bone
벌집뼈 사골 Ethmoid bone
눈물뼈 누골 Lacrimal bone
광대뼈 관골 Zygomatic bone
눈확아래구멍 안와하공
Infraorbital foramen
위턱뼈 상악골
Maxilla
아래턱뼈 하악골
Mandible
턱끝구멍 이공
Mental foramen
턱끝융기 하악융기
Mental protuberance
이마뼈 전두골
Frontal bone
눈썹활사이 미간
Glabella
이마코뼈봉합 전두비골봉합
Frontonasal suture
눈확위구멍 안와상공
Supraorbital foramen (notch)
눈확위모서리 안와상연
Supraorbital margin
위눈확틈새 상안와열
Superior orbital fissure
시각신경관 시신경관
Optic canal
아래눈확틈새 하안와열
Inferior orbital fissure
중간코선반 중비갑개
Middle nasal concha
수직판
Perpendicular plate
벌집뼈 사골
Ethmoid bone
코선반뼈 하비갑개
Inferior nasal concha
보습뼈 서골
Vomer

A. 앞면

그림 6.6 머리뼈의 앞면. *(계속)*

유래되었다.

관자뼈는 복잡한 형태로 되어 있으며, *비늘부분*(인부, squa-mous), *고막틀부분*(고실부, tympanic) 및 *바위부분*(암양부, pe-trous)의 세 부분으로 나뉜다. 편평한 **비늘부분**은 비늘봉합으로 마루뼈와 접해 있으며, 앞쪽으로 얼굴의 광대뼈와 만나기 위해 돌출되어 있는 **광대돌기**(관골돌기, zygomatic process)가 있다(**그림 6.8**). 이 두 개의 뼈는 만나서 뺨에 있는 돌출부, 즉 *광대활*(관골궁, zygomatic arch)을 형성한다. 광대돌기의 아래 면에 있는 타원형의 **턱관절오목**(하악와, mandibular fossa)은 아래턱뼈(하악골, mandible)의 관절돌기(하악과, condyle)와 관절하여 자유로운 움직임이 가능한 *턱관절*(측두하악관절, temporomandibular joint)을 형성한다.

고막틀부분은 **바깥귀길**(외이도, external acoustic meatus)을 둘러싸며, 이 관을 통해 소리가 귀로 들어온다. 바깥귀길부터 고막(tympanic membrane)까지가 바깥귀이다. 건조한 머리뼈는 고막이 제거되어 *중간귀안*(중이강, middle ear cavity)의 일부분이 바깥귀길을 통해 보인다.

관자뼈의 바위부분은 뒤쪽으로 뒤통수뼈와 앞쪽으로 나비뼈 사이에 형성된 뼈로 된 쐐기모양으로 머리뼈 바닥의 일부를 형성한다. 머리안에서 이 부분은 산의 능선과 같은 형태로, 뒤쪽 경사는 뒤머리뼈우묵의 벽을, 앞쪽 경사는 뇌의 관자엽을 담고 있는 중간머리뼈우묵의 벽을 형성한다. 바위부분의 안에는 중간귀와 속귀의 공간들이 위치하고 있으며, 여기에는 청각과 균형감각의 감각기관이 들어 있다.

뒤머리뼈와 관자뼈의 바위부분 경계에 있는 **목정맥구멍**(경정맥공, jugular foramen)은 9번, 10번, 11번 뇌신경과 속목정맥(내경정맥, internal jugular vein)이 통과하며(그림 6.7A), 바로 그 앞쪽에 있는 **목동맥관**(경동맥관, carotid canal)으로는 대뇌에 혈액을 공급하는 속목동맥(내경동맥, internal carotid artery)이 통과한다. 관자뼈의 바위부분과 나비뼈 사이에 있는 톱날 모양으로 열려 있는 구멍을 **파열구멍**(파열공, foramen lacerum)이라고 한다. 파열구멍은 살아 있는 사람에서는 연골에 의해 거의 막혀져 있지만 건조된 머리뼈에서는 찢어진 틈새 같이 보인다. **속귀길**(내이도, internal acoustic meatus)은 바위부분의 뒤쪽에 위치하며(그림 6.9), 7번과 8번 뇌신경인 얼굴신경(안면신경, facial nerve)과 속귀신경(내이신경, vestibulocochlear nerve)이 통과한다.

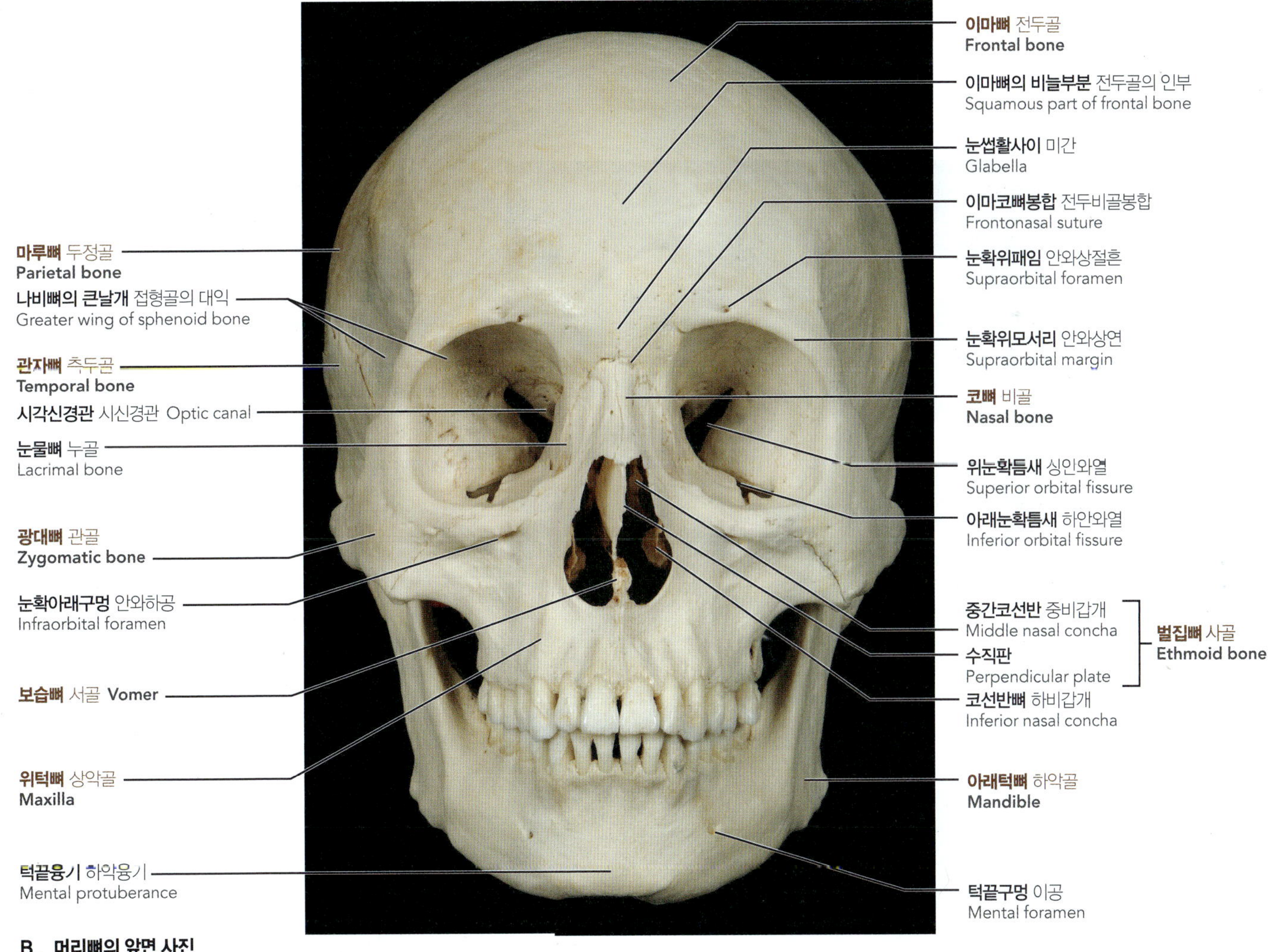

B. 머리뼈의 앞면 사진

그림 6.6 머리뼈의 앞면.

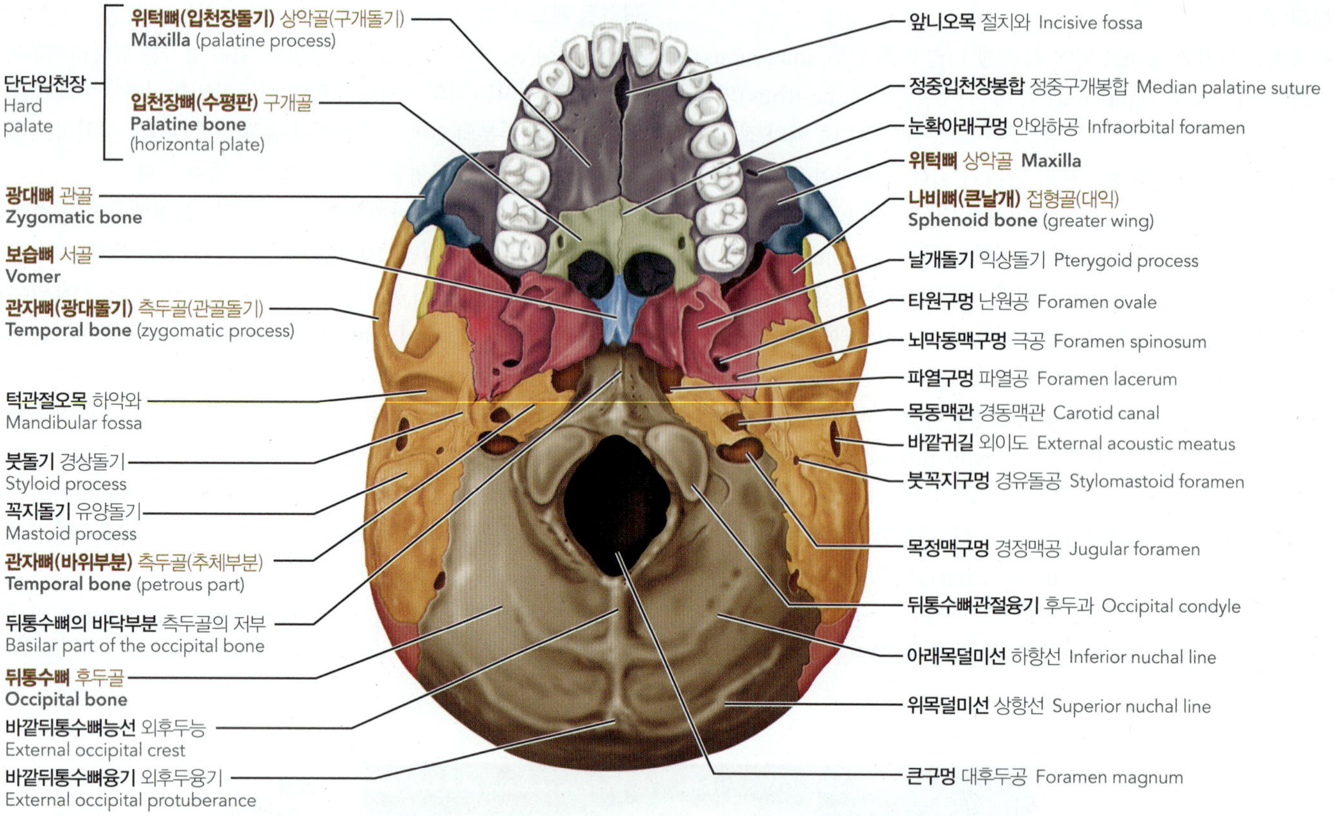

단단입천장
Hard
palate
위턱뼈(입천장돌기) 상악골(구개돌기)
Maxilla (palatine process)
입천장뼈(수평판) 구개골
Palatine bone
(horizontal plate)
광대뼈 관골
Zygomatic bone
보습뼈 서골
Vomer
관자뼈(광대돌기) 측두골(관골돌기)
Temporal bone (zygomatic process)
턱관절오목 하악와
Mandibular fossa
붓돌기 경상돌기
Styloid process
꼭지돌기 유양돌기
Mastoid process
관자뼈(바위부분) 측두골(추체부분)
Temporal bone (petrous part)
뒤통수뼈의 바닥부분 측두골의 저부
Basilar part of the occipital bone
뒤통수뼈 후두골
Occipital bone
바깥뒤통수뼈능선 외후두능
External occipital crest
바깥뒤통수뼈융기 외후두융기
External occipital protuberance
앞니오목 절치와 Incisive fossa
정중입천장봉합 정중구개봉합 Median palatine suture
눈확아래구멍 안와하공 Infraorbital foramen
위턱뼈 상악골 Maxilla
나비뼈(큰날개) 접형골(대익)
Sphenoid bone (greater wing)
날개돌기 익상돌기 Pterygoid process
타원구멍 난원공 Foramen ovale
뇌막동맥구멍 극공 Foramen spinosum
파열구멍 파열공 Foramen lacerum
목동맥관 경동맥관 Carotid canal
바깥귀길 외이도 External acoustic meatus
붓꼭지구멍 경유돌공 Stylomastoid foramen
목정맥구멍 경정맥공 Jugular foramen
뒤통수뼈관절융기 후두과 Occipital condyle
아래목덜미선 하항선 Inferior nuchal line
위목덜미선 상항선 Superior nuchal line
큰구멍 대후두공 Foramen magnum

A. 아랫면(아래턱뼈를 제거함)

단단입천장 경구개
Hard palate
턱관절오목 하악와
Mandibular fossa
꼭지돌기 유양돌기
Mastoid process
광대뼈
Zygomatic bone
관자뼈의 광대돌기 측두골의 관골돌기
Zygomatic process of temporal bone
광대활 관골궁
Zygomatic arch
타원구멍 난원공 Foramen ovale
파열구멍 파열공 Foramen lacerum
뇌막동맥구멍 극공 Foramen spinosum
목동맥관 경동맥관
Carotid canal
붓돌기 경상돌기
Styloid process
목정맥구멍 경정맥공
Jugular foramen
뒤통수뼈관절융기 후두과
Occipital condyle
큰구멍 대후두공
Foramen magnum
위목덜미선 상항선
Superior nuchal line

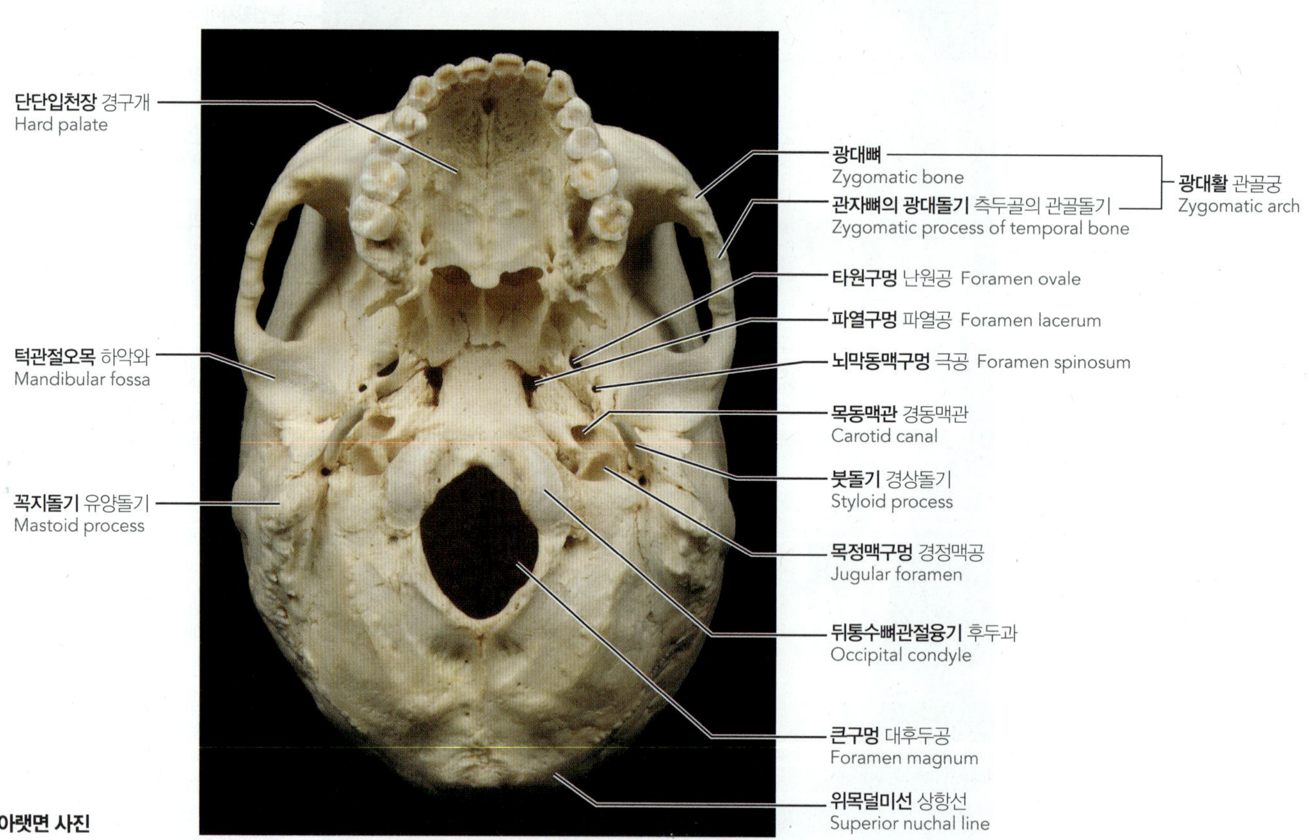

B. 아랫면 사진

그림 6.7 머리뼈의 아랫면.

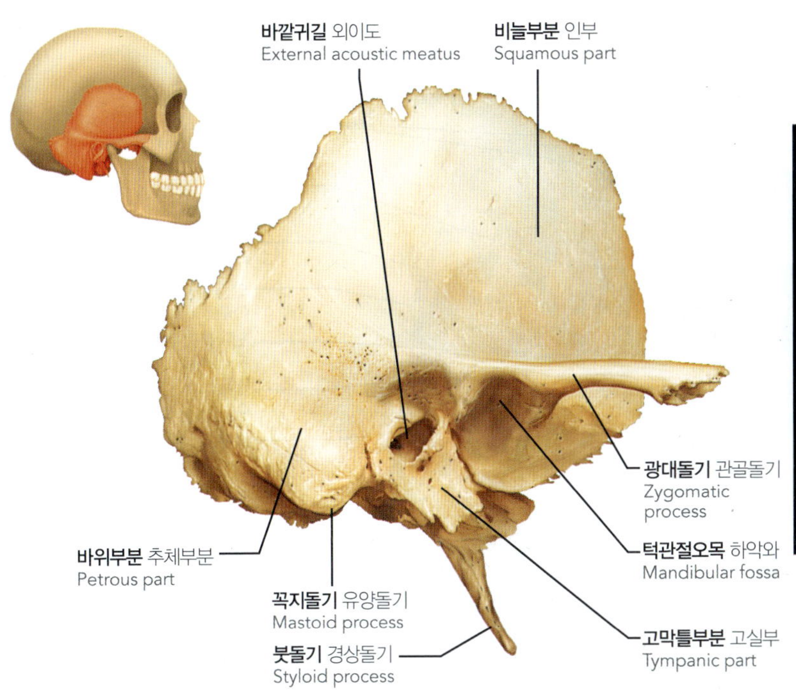

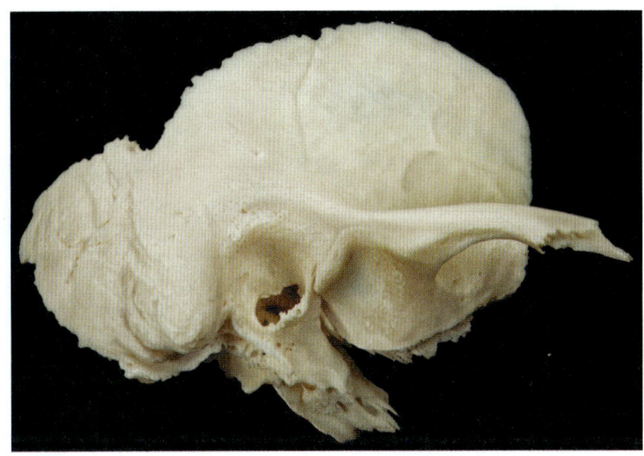

그림 6.8 관자뼈의 오른쪽 가쪽면.

관자뼈 바위부분에서 아래쪽으로 돌출되어 있는 바늘모양의 **붓돌기**(경상돌기, styloid process)(그림 6.8)는 혀와 인두의 일부 근육, 머리뼈와 목뿔뼈(설골, hyoid bone)를 연결하는 인대가 붙는다.

붓돌기의 가쪽 및 뒤쪽으로는 목 근육이 붙도록 돌출된 **꼭지돌기**(mastoid process)가 있으며 귀의 바로 뒤쪽에서 만져볼 수 있다. **붓꼭지구멍**(경유돌공, stylomastoid foramen)은 붓돌기와 꼭지돌기 사이에 있으며(그림 6.7A), 7번 뇌신경인 얼굴신경의 가지가 통과한다.

꼭지돌기는 가운데귀 공간 바로 뒤쪽에 위치한 꼭지벌집(유돌봉소, mastoid air cell)이라고 하는 공기로 채워진 공간들이 많이 있어서, 감염이 목에서 시작되어 가운데귀와 꼭지벌집으로 퍼질 수 있다. 꼭지벌집이 얇은 뼈지붕에 의해 뇌와 분리되어 있기 때문에 이러한 꼭지돌기염(mastoiditis)은 뇌까지 쉽게 퍼질 수 있어서 예전에는 심각한 질병이었으나, 1940년대 후반 이후로는 항생제 이용이 가능해졌다.

나비뼈 Sphenoid Bone (그림 6.9, 6.10)

나비뼈는 머리뼈바닥의 중앙에 날개를 편 나비 모양으로 다른 머리뼈들과 중앙에서 만나고 있는 머리뼈의 핵심 부분으로, 복잡한 모양과 방향으로 인해 공부하기 쉽지 않은 뼈이다. 나비뼈의 일부는 머리뼈의 대부분의 방향에서 볼 수 있고 뇌신경과 혈관이 통과하는 여러 개의 구멍이 있다(그림 6.9).

나비뼈는 **몸통**과 세 쌍의 돌기 즉, *큰날개*(대익, greater wing), *작은날개*(소익, lesser wing) 및 *날개돌기*(익상돌기, pterygoid process)로 이루어져 있다**(그림 6.10)**. 몸통의 윗면에는 안장 무양의 돌출부인 **안장**(터어키안, sella turcica)이 있으며, 안장의 중앙에는 뇌하수체(pituitary gland)가 있는 오목한 *뇌하수체오목*(뇌하수체와, hypophyseal fossa)이 있다. 나비뼈몸통 안에는 한 쌍의 **나비굴**(접형동, sphenoidal sinus)이 있다**(그림 6.11)**. **큰날개**(greater wing)는 나비뼈몸통에서 가쪽으로 돌출되어 중간머리뼈우묵, 눈확을 형성하며, 바깥쪽으로는 관자뼈 비늘부분앞쪽으로 머리뼈의 가쪽벽을 형성하고(그림 6.9), 뿔 모양의 **작은날개**(lesser wing)는 앞머리뼈우묵과 눈확의 일부를 형성한다(그림 6.9). **날개돌기**(pterygoid precess)는 큰날개의 아래쪽으로 돌출되어 있으며(그림 6.7, 6.10), 안쪽판과 가쪽판으로 형성된 날개돌기는 음식을 씹을 때 턱을 다물도록 하는 날개근육(익돌근, pterygoid muscle)의 부착점을 제공한다.

나비뼈는 다섯 개의 주요 구멍이 각 면에 있는데(그림 6.9, 6.10), 안장 바로 앞쪽에 있는 **시각신경관**(시신경관, optic canal)은 2번 뇌신경인 시각신경(시신경, optic nerve)을 눈확에서 머리뼈안으로 통과시키며, 다른 네 개의 구멍은 각 면에 초승달 모양의 횡렬로 나비뼈몸통 옆에 위치한다. 가장 앞에 있는 **위눈확틈새**(상안와열, superior orbital fissure)는 큰날개와 작은날개 사이의 긴 틈으로 뇌신경(3, 4, 6번 뇌신경, 눈 운동을 지배) 등을 눈확으로 드나들게 하며, 이 틈새는 눈확의 앞면에서도 관찰할 수 있다(그림 6.10B, 6.6). 큰날개의 안쪽 부분에 있는 **원형구멍**(정원공, foramen rotundum)과 원형구멍의 뒤가쪽에 있는 **타원구멍**(난원공, foramen ovale)은 5번 뇌신경의 두 개의 큰 가지(위턱신경과 아래턱신경)가 통과하며, 타원구멍 뒤가쪽의 조그만 **가시구멍**(극공, foramen spinosum)으로는 마루뼈와 관자뼈 비늘부분의 넓은 안쪽면에 혈액을 공급하는 중간뇌막동맥(중경막동맥, middle meningeal artery)이 지나간다.

벌집뼈 Ethmoid Bone (그림 6.11, 6.12)

머리뼈의 가장 깊은 곳에 있는 **벌집뼈(그림 6.12)**는 나비뼈의 앞면과 코뼈의 뒷면에 위치하며, 코안과 눈확 사이 안쪽에 뼈로 된 대부분을 형

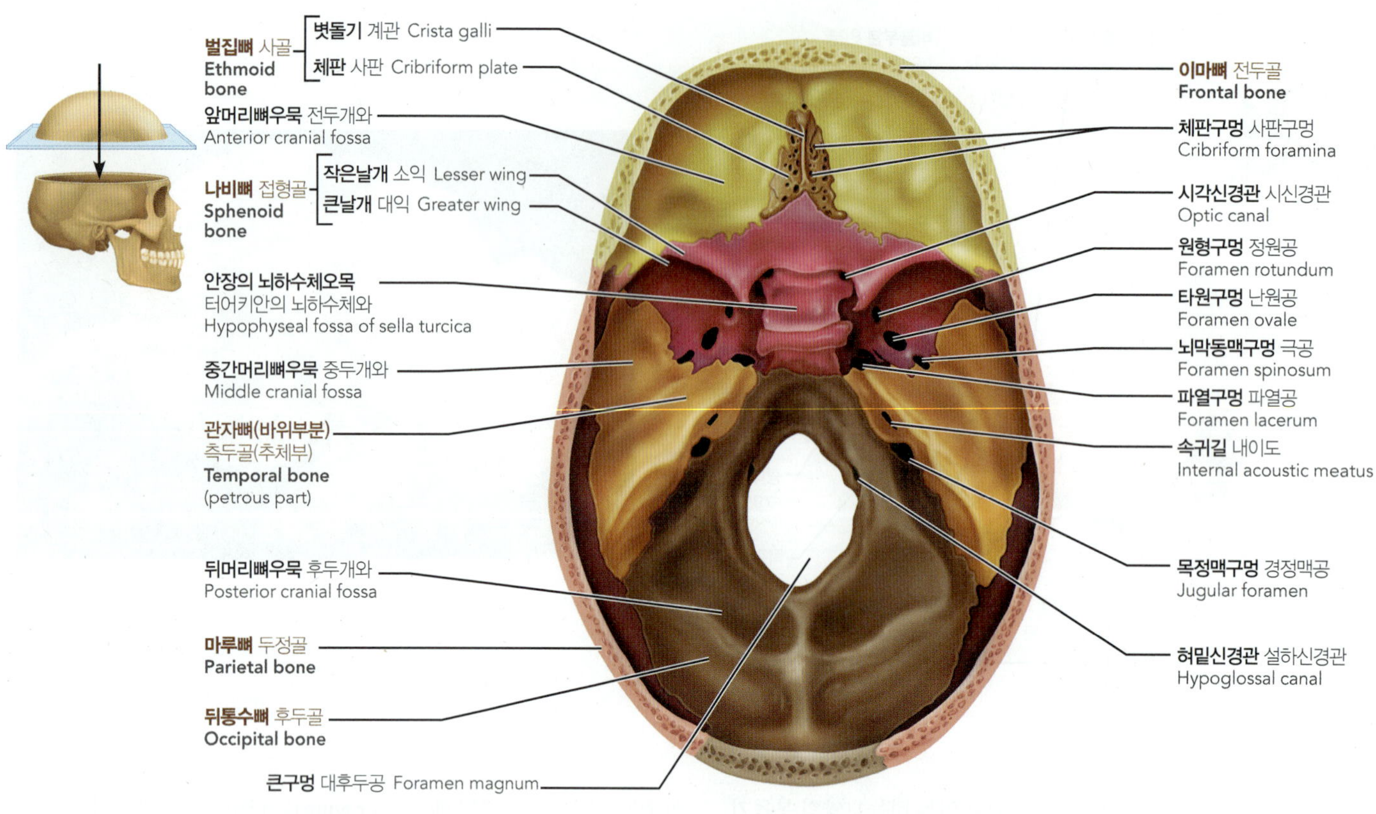

A. 윗면(머리덮개뼈를 제거함)

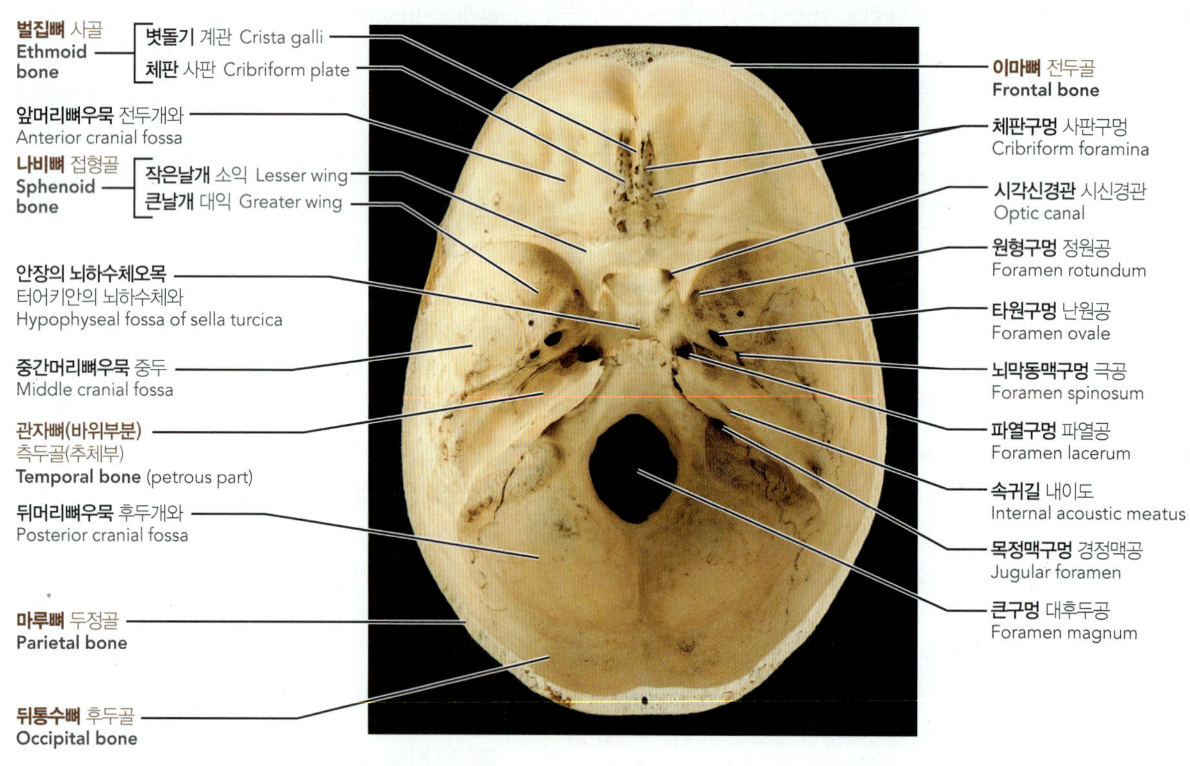

B. 윗면(머리덮개뼈를 제거함)

그림 6.9 머리뼈안의 바닥면.

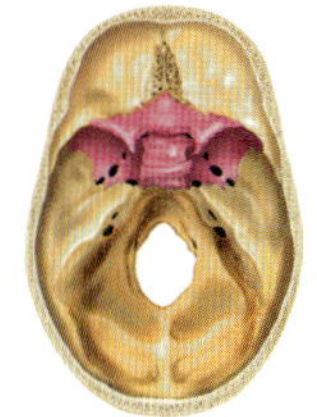

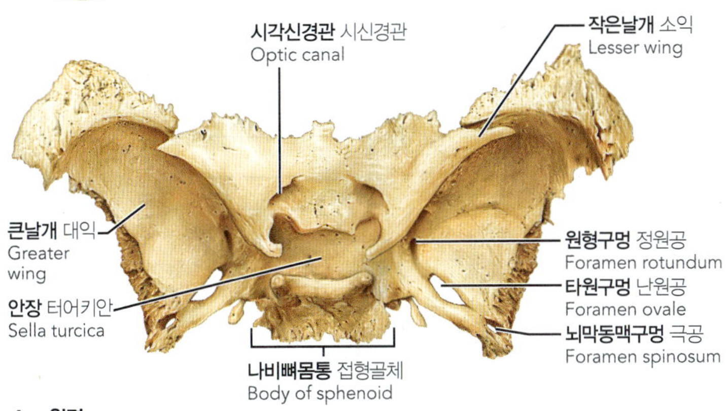

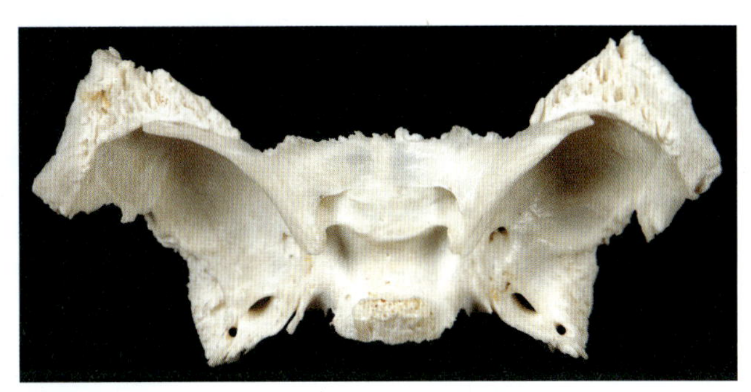

A. 윗면

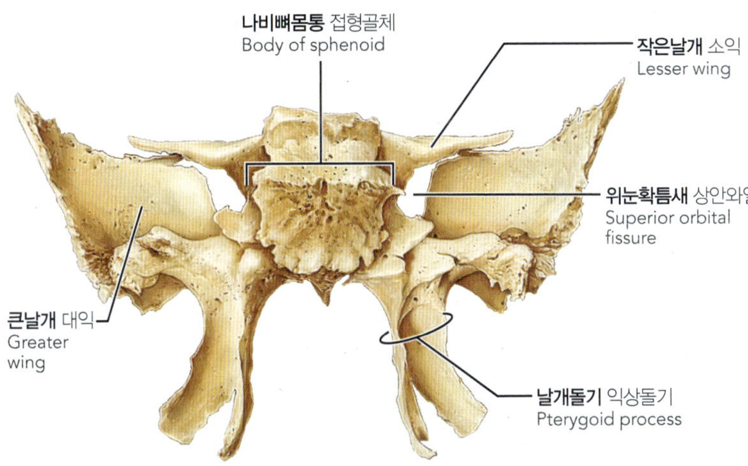

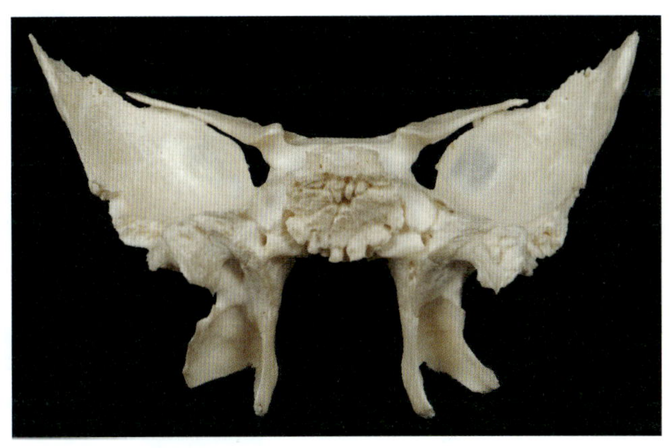

B. 뒷면

그림 6.10 나비뼈.

성한다(그림 6.11). 벌집뼈는 아주 얇고 섬세한 뼈로서 완성된 머리뼈에서는 일부만 관찰할 수 있다.

벌집뼈의 윗면에 있는 한 쌍의 수평판인 **체판**(사판, cribri-form plate)은 코안의 지붕과 앞머리뼈우묵의 바닥을 이루고 있으며(그림 6.9), 체판의 작은 구멍인 *체판구멍*(cribriform foramina)은 1번 뇌신경인 후각신경(후신경, olfactory nerve)의 섬유들이 코안으로부터 뇌로 지나가는 통로이다. 두 개의 체판 사이 정중선에 돌출되어 있는 **볏돌기**(계관, crista galli)는 섬유성 막인 대뇌낫(대뇌겸, falx cerebri)을 부착시켜 머리뼈안에서 뇌를 고정하는 데 도움을 준다.

벌집뼈는 코징중면에서 아래쪽으로 돌출된 **수직판**(per-pendicular plate)을 형성하여, 코안을 양쪽 공간으로 나누는 코중격의 윗부분을 형성한다(그림 6.6). 수직판의 양쪽 옆으로는 **벌집굴**(사골동, ethmoid sinus)로 뚫려 있는 벌집뼈미로가 위치하며, 벌집뼈미로에서 안쪽방향으로 뻗어 코안으로 돌출된 조개껍질 모양의 가느다란 위코선반과 **중간코선반**(superior and middle nasal conchae)이 위치한다(그림 6.14A). 벌집뼈 미로의 가쪽면에는 눈확의 안쪽벽을 형성하는 **눈확판**(안와판, orbital plate)이 위치한다.

이해 수준 체크하기

- ☐ **1.** 앞머리뼈우묵을 형성하는 뼈는 무엇인가?
- ☐ **2.** 볏돌기, 꼭지돌기, 목덜미선, 안장, 눈확위구멍, 광대돌기를 포함하는 뼈는 무엇인가?
- ☐ **3.** 왼쪽 마루뼈와 관절하는 4개의 뼈 이름은 무엇인가? 이 4개의 뼈와 왼쪽 마루뼈가 결합하는 봉합선은 무엇인가?

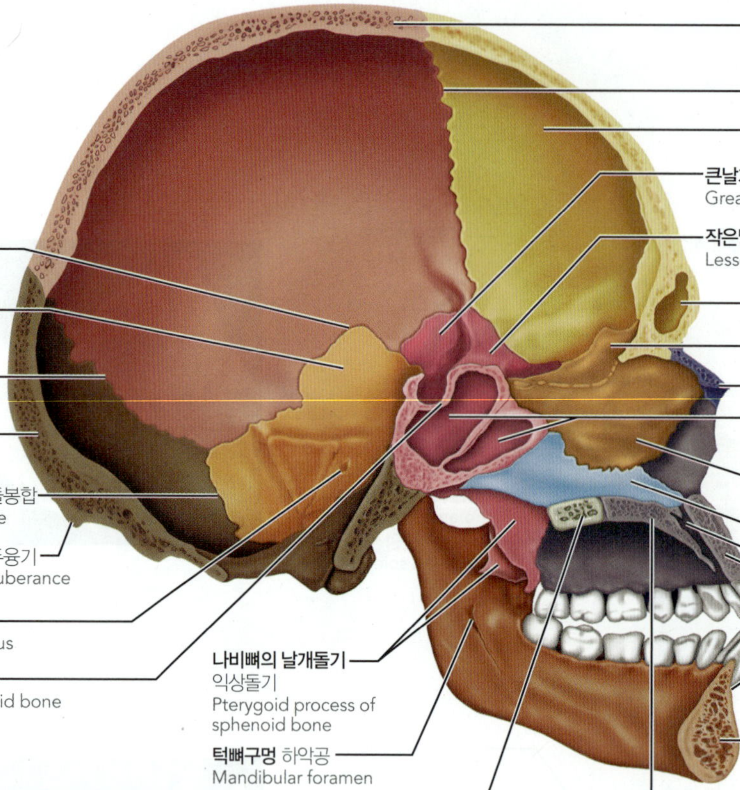

마루뼈 두정골
Parietal bone
관상봉합 Coronal suture
이마뼈 전두골
Frontal bone
큰날개 대익
Greater wing
작은날개 소익
Lesser wing
나비뼈 접형골
Sphenoid bone
이마굴 전두동 Frontal sinus
볏돌기 계관 Crista galli
코뼈 비골 Nasal bone
나비굴 접형골동
Sphenoidal sinus
벌집뼈 사골(수직판)
Ethmoid bone
(perpendicular plate)
보습뼈 서골 Vomer
앞니관 절치관 Incisive canal
위턱뼈 상악골 Maxilla
이틀돌기 치조돌기
Alveolar process
아래턱뼈 하악골
Mandible
비늘봉합 인상봉합
Squamous suture
관자뼈 측두골
Temporal bone
시옷봉합 람다봉합
Lambdoid suture
뒤통수뼈 후두골
Occipital bone
뒤통수꼭지봉합 후두유돌봉합
Occipitomastoid suture
바깥뒤통수뼈융기 외후두융기
External occipital protuberance
속귀길 내이도
Internal acoustic meatus
나비뼈의 안장 터어키안
Sella turcica of sphenoid bone
나비뼈의 날개돌기
익상돌기
Pterygoid process of
sphenoid bone
턱뼈구멍 하악공
Mandibular foramen
입천장뼈 구개골
Palatine bone
위턱뼈의 입천장돌기 상악골의 구개돌기
Palatine process of maxilla

A. 정중시상면의 왼쪽 머리뼈안

큰날개 대익
Greater wing of
sphenoid bone
작은날개 소익
Lesser wing of
sphenoid bone
이마굴 전두동
Frontal sinus
볏돌기 계관
Crista galli
벌집뼈 사골(수직판)
Ethmoid bone
(perpendicular plate)
입천장뼈 구개골
Palatine bone
바위부분 암양부
Petrous part of
temporal bone
바깥뒤통수뼈융기
외후두융기
External occipital
protuberance
속귀길 내이도
Internal acoustic
meatus
안장과 나비굴
터어키안과 접형동
Sella turcica and
sphenoidal sinus

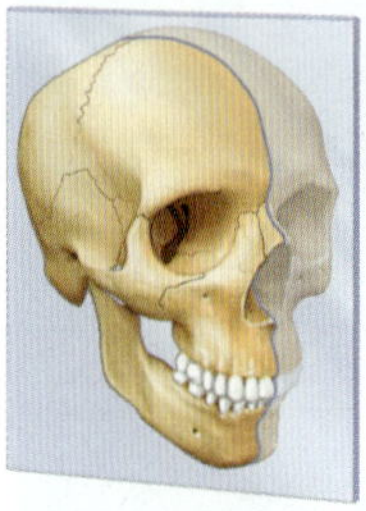

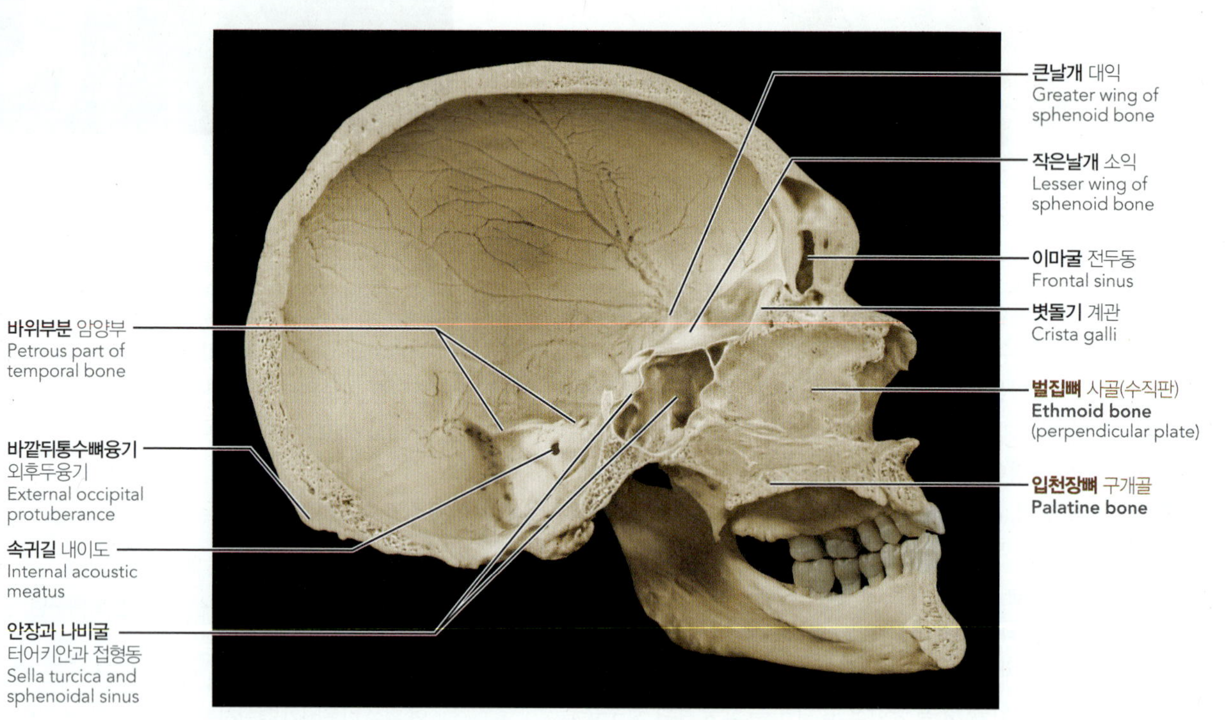

B. 정중시상면의 머리뼈 사진

그림 6.11 머리뼈의 가쪽면.

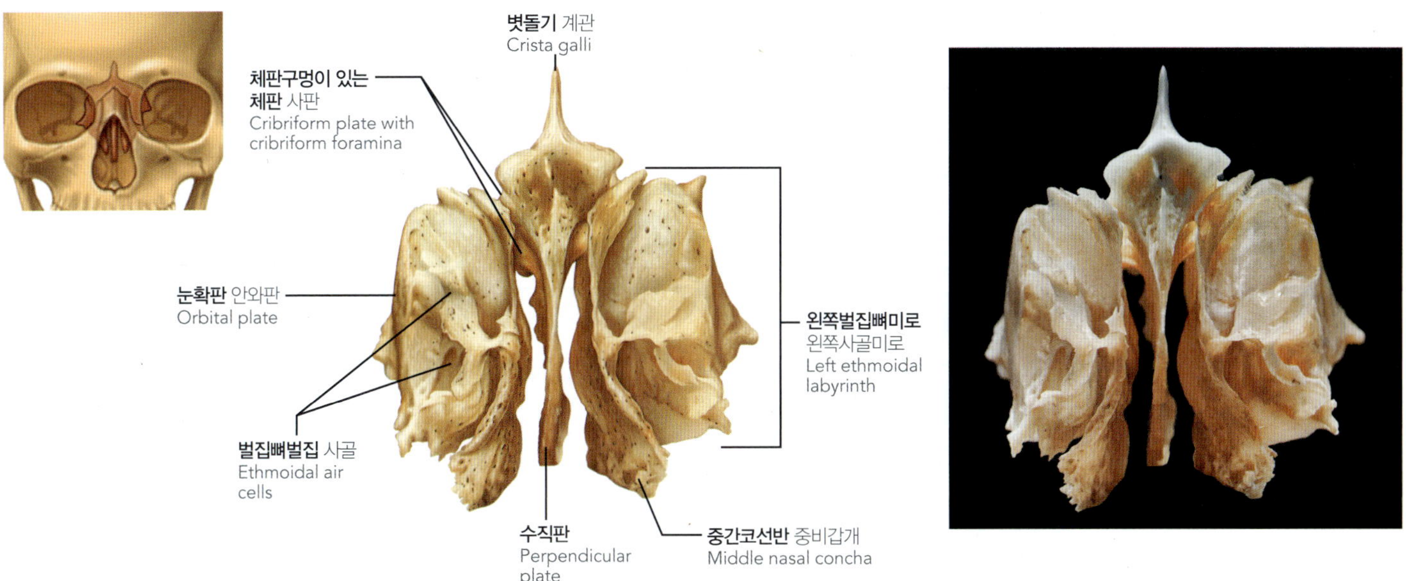

그림 6.12 벌집뼈 앞면.

6.1c 얼굴뼈 Facial Bones

8종 14개의 뼈로 구성된 얼굴뼈(그림 6.4, 6.6)는 한 개의 뼈인 아래턱뼈(하악골, mandible)와 보습뼈(서골, vomer)가 있으며, 한 쌍으로 이루어진 위턱뼈(상악골, maxillary bone), 광대뼈(관골, zygomatic bone), 코뼈(비골, nasal bone), 눈물뼈(누골, lacrimal bone), 입천장뼈(구개골, palatine bone) 및 코선반뼈(하비갑개, inferior nasal conchae)가 있다.

아래턱뼈 Mandible (그림 6.13A)

U자 모양의 **아래턱뼈**(mandible, lower jaw bone)는 얼굴에 있는 뼈 중에서 가장 크고 강하며**(그림 6.13A)**, 아래쪽 턱선을 형성하는 *턱뼈몸통*(하악체, mandibular body)과 몸통과 수직을 형성하는 두 개의 *턱뼈가지*(하악지, ramus)로 구성된다. **턱뼈가지**는 턱뼈몸통과 뒤쪽에서 만나서 **턱뼈각**(하악각, mandibular angle)을 형성하며, 각각의 턱뼈가지는 위쪽에서 두 개의 돌기, 즉 근육돌기와 관절돌기로 나뉜다. 앞쪽의 납작한 삼각형의 돌기인 **근육돌기**(근돌기, coronoid process)는 음식을 씹을 때 아래턱을 들어 올리는 관자근(측두근, temporalis muscle)이 부착하고, 뒤쪽의 **관절돌기**(하악과, condylar process)는 위쪽으로 확장되어 턱뼈머리(head of mandible)를 형성하고, 관자뼈와 결합하여 턱관절(측두하악관절, temporomandibular joint)을 형성한다. 근육돌기와 관절돌기는 턱뼈패임(mandibular notch)에 의해 구분된다.

아래턱뼈 몸통은 치아를 수용하며 턱을 형성하는 데 관여한다. 몸통의 윗면은 **이틀돌기**(치조돌기, alveolar process)가 있어서 치아확(dental alveoli)이라고 하는 치아를 담을 수 있는 소켓 모양을 형성한다. 몸통 앞면의 정중선에는 태아기 때 두 개의 아래턱이 융합한 흔적인 희미한 선이 있는데 이를 턱뼈결합선(하악결합, mandibular symphysis)이라 한다. 이 결합선에 있는 **턱끝융기**(mental protuberance)는 턱을 형성한다(그림 6.6).

턱뼈가지 안쪽에 있는 **턱뼈구멍**(하악공, mandibular foramen)(그림 6.13A)은 턱뼈몸통으로 들어가 아랫니의 뿌리로 가는 신경(아래이틀신경, inferior alveolar nerve, 뇌신경 5번의 가지)과 혈관의 통로이기 때문에, 아랫니 치료 과정 중 이 구멍을 통해 마취제를 주입한다. 턱뼈몸통 앞가쪽에 위치한 **턱끝구멍**(이공, mental foramen)으로는 아래턱과 아랫입술로 가는 신경과 혈관이 통과한다.

위턱뼈 Maxillary Bones (그림 6.6, 6.13B)

위턱뼈(maxillary bone, maxillae)는 위턱과 얼굴의 중앙부를 형성하고, 아래턱뼈를 제외한 다른 모든 얼굴뼈들과 관절하고 있는 핵심 얼굴뼈이다(그림 6.6, 6.13B).

위턱뼈는 위턱뼈몸통, 이마돌기, 광대돌기, 이틀돌기 및 입천장돌기의 다섯 부분으로 구성되어 있다. 아래턱뼈처럼 위턱뼈도 치아를 수용하는 **이틀돌기**(치조돌기, alveolar process)가 있고, **입천장돌기**(구개돌기, palatine process)는 이틀돌기에서 중앙으로 돌출되어 **단단입천장**(경구개, hard palate)의 앞쪽 부위를 형성한다(그림 6.7A). **이마돌기**(전두돌기, frontal process)는 이마뼈를 향해 위쪽으로 뻗어 있고 콧대의 가쪽면의 일부를 형성한다(그림 6.6). 위턱뼈는 코안의 바로 가쪽에 위치하고 있어서 가장 큰 코곁굴인 **위턱굴**(상악동, maxillary sinus)이 있으며, 눈확의 아래쪽에서 윗니의 뿌리까지 뻗어 있다. 가쪽으로, 위턱뼈는 **광대돌기**(관골돌기, zygomatic process) 부위에서 광대뼈와 관절한다.

다른 몇 개의 뼈와 함께 위턱뼈는 눈확의 바닥에 있는 **아래눈확틈새**(하안와열, inferior orbital fissure)를 형성하며, 이 틈새로 위턱신경(5번 뇌신경의 가지) 혹은 눈확아래신경(안와신경, infraorbital nerve)을 포함한 몇 개의 혈관과 신경이 통과한다(표 6.1). 눈확아래신경은 앞쪽으로 뻗어서 **눈확아래구멍**(안와하공, infraorbital foramen)을 통해 얼굴로 간다.

광대뼈 Zygomatic Bones (그림 6.4, 6.6)

광대뼈(zygomatic bone)는 불규칙한 모양으로 뒤쪽으로는 관자뼈의 광대돌기, 위쪽으로는 이마뼈의 광대돌기, 앞쪽으로는 위턱뼈의 광대

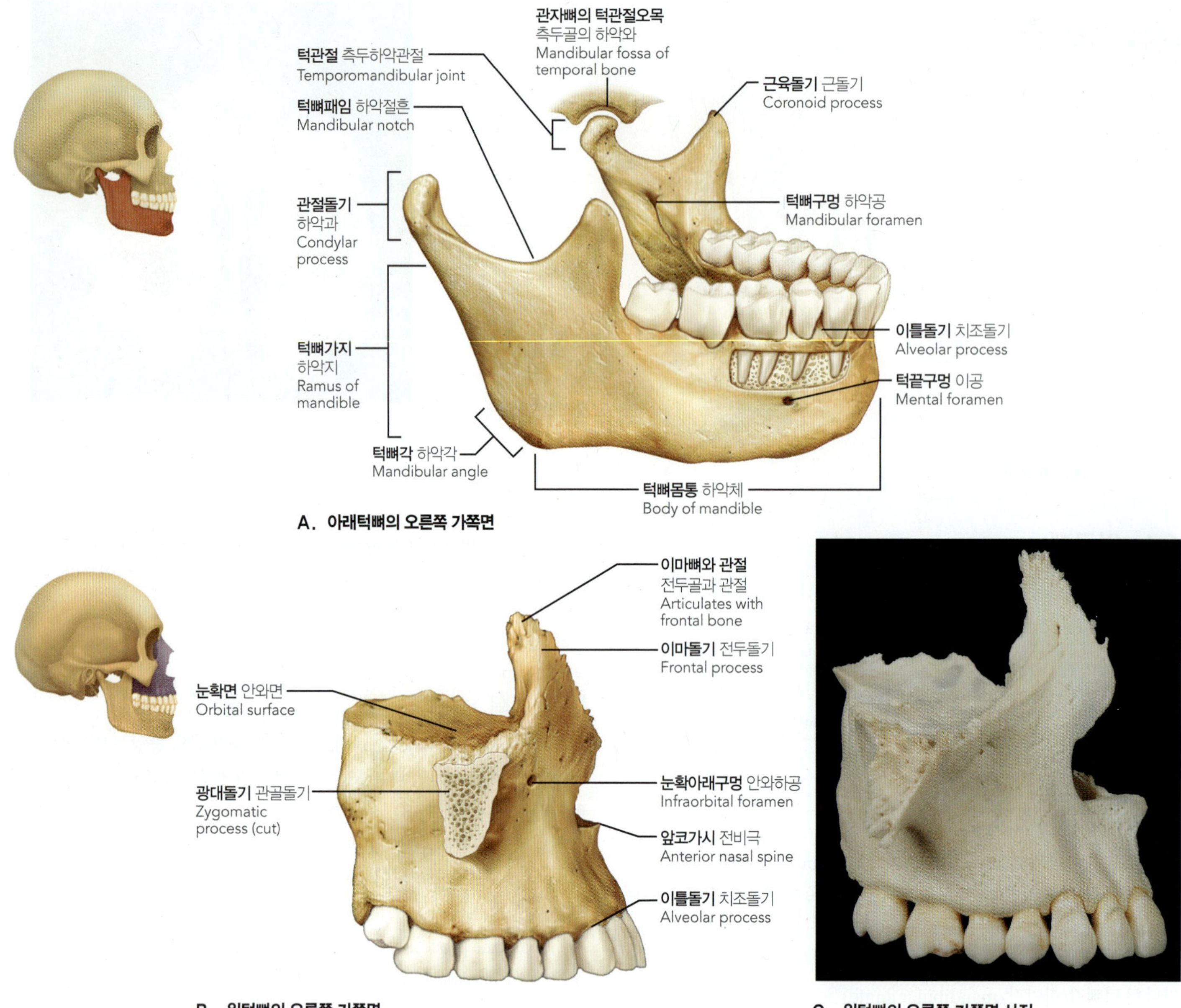

그림 6.13 아래턱뼈와 위턱뼈의 해부학적 구조.

돌기와 결합한다(그림 6.4). 광대뼈는 볼의 돌출부를 형성하고 눈확의 테두리를 구분한다.

코뼈 Nasal Bones (그림 6.6)

한 쌍으로 이루어진 직사각형의 **코뼈**(nasal bone)는 정중선에서 융합하여 콧대를 형성하며, 위쪽으로는 이마뼈, 가쪽으로는 위턱뼈, 뒤쪽으로는 벌집뼈의 수직판과 관절을 이루고 아래쪽으로는 바깥코 뼈대의 대부분을 형성하는 코연골과 연결된다(그림 21.2).

눈물뼈 Lacrimal Bones (그림 6.4)

섬세한 손톱 모양의 **눈물뼈**(lacrimal bone)는 안쪽 눈확벽에 있으며, 위로는 이마뼈, 뒤쪽으로는 벌집뼈, 앞쪽으로는 위턱뼈와 관절을 이룬다. 각 눈물뼈는 *눈물샘오목*(lacrimal fossa)을 형성하는 깊은 고랑을 가지고 있으며, 눈물샘오목 안쪽에 위치한 *눈물주머니*(누낭, lacrimal sac)는 눈물을 모아 눈의 표면에서 코안으로 흐르게 한다.

입천장뼈 Palatine Bones (그림 6.7, 6.14)

위턱뼈의 뒤쪽에 위치한**(그림 6.14A)** L 모양의 **입천장뼈**(palatine bone)는 한 쌍으로 구성되며, 아래쪽 **수평판**(horizontal plate)에서 서로 관절하여, 단단입천장의 뒷부분을 형성한다. **수직판**(perpendicular plate)은 코안 가쪽벽의 뒷부분과 눈확의 일부를 형성한다(그림 6.16).

보습뼈 Vomer (그림 6.14B)

가느다란 쟁기 모양의 **보습뼈**(vomer)는 코안에 위치하며 코중격(비중격, nasal septum)의 아래 부분을 형성한다(그림 6.6, 6.7, 6.14B).

표 6.1 머리뼈 *(계속)*

그림	뼈의 종류 및 설명*	특징
	머리뼈 CRANIAL BONES	
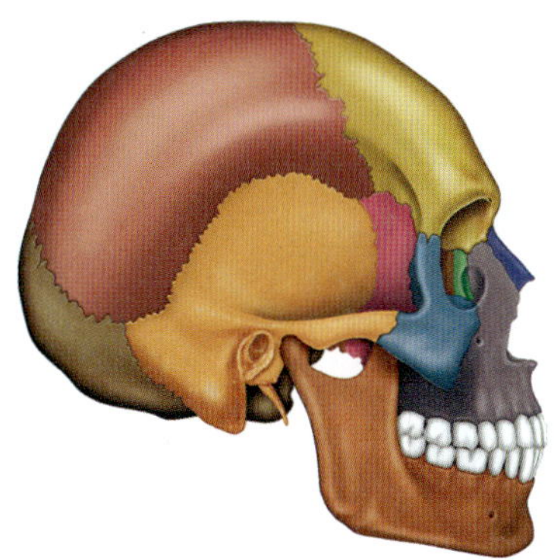	**이마뼈 Frontal (1)** 이마, 눈확의 윗부분, 앞머리뼈우묵 형성 굴이 있음	**눈확위구멍(패임):** 눈확위동맥과 신경의 통로
	마루뼈 Parietal (2) 머리뼈의 위쪽과 가쪽면 형성	
머리뼈의 가쪽면(그림 6.4)	**뒤통수뼈 Occipital (1)** 머리뼈의 뒷부분과 바닥 형성	**큰구멍:** 뇌줄기에서 척주관으로 가는 척수의 통로 **혀밑신경관:** 혀밑신경(12번 뇌신경)의 통로 **뒤통수뼈관절융기:** 고리뼈(1번째 목뼈, C_1)와 관절 **바깥뒤통수뼈융기와 목덜미선:** 근육의 부착 부위 **바깥뒤통수뼈능선:** 목덜미인대의 부착 부위
	관자뼈 Temporal (2) 머리뼈의 아래가쪽면과 중간머리뼈우묵 형성 비늘부분, 고막부분 및 바위부분으로 구성	**광대돌기:** 볼의 돌출부를 만드는 광대활 형성 **턱관절오목:** 턱관절돌기와 관절 **바깥귀길:** 바깥귀에서 고막까지 연결하는 통로 **붓돌기:** 일부 목 근육과 혀 근육 및 목뿔뼈와 연결된 인대의 부착점 **꼭지돌기:** 일부 목 근육의 부착점 **붓꼭지구멍:** 7번 뇌신경(얼굴신경)이 통과 **목정맥구멍:** 속목정맥, 9번, 10번, 11번 뇌신경 통과 **속귀길:** 7번과 8번 뇌신경이 통과 **목동맥관:** 속목동맥이 통과
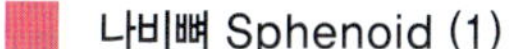 *머리뼈 윗면, 머리덮개뼈를 제거함* (그림 6.9)	**나비뼈 Sphenoid (1)** 머리뼈의 주축. 중간머리뼈우묵과 눈확 형성 주요 부분: 몸통, 큰날개, 작은날개 및 날개돌기	**안장:** 뇌하수체를 수용하는 뇌하수체오목 부분 **시각신경관:** 2번 뇌신경과 눈동맥 통과 **위눈확틈새:** 3번, 4번, 6번, 5번 뇌신경의 일부(V_1, 눈신경), 눈정맥 통과 **원형구멍(2):** 5번 뇌신경의 가지 V_2(위턱신경) 통과 **타원구멍(2):** 5번 뇌신경의 가지 V_3(아래턱신경) 통과 **뇌막동맥구멍(2):** 중간뇌막동맥이 통과
	벌집뼈 Ethmoid (1) 앞머리뼈우묵 일부 형성 코중격과 코안의 천장, 가쪽벽 형성, 눈확의 안쪽벽 형성	**볏돌기:** 경질막의 대뇌낫 부착점 **체판:** 후각신경(1번 뇌신경)의 섬유가 통과 **위·중간코선반:** 코안의 가쪽벽 일부를 형성, 코안의 난류를 증가시킴

*각각의 뼈 이름 앞에 있는 색깔 표시는 그림에 있는 뼈의 색깔과 일치한다(그림 6.4~6.16). 뼈 이름 옆에 있는 괄호 안의 숫자는 우리 몸에 있는 뼈의 총 수를 나타낸다.

표 6.1 머리뼈

그림	뼈의 종류 및 설명*	특징
	얼굴뼈 FACIAL BONES	
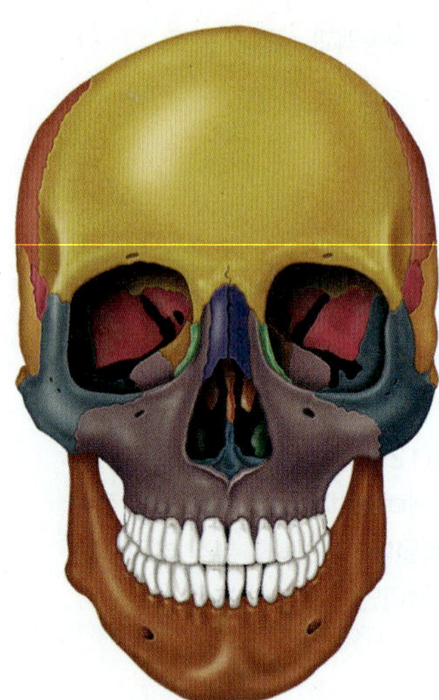 *머리뼈의 앞면*(그림 6.6)	**코뼈 Nasal (2)** 콧대 형성	
	눈물뼈 Lacrimal (2) 눈확의 안쪽벽 형성	**눈물샘오목:** 눈물을 코안으로 흘려보내는 눈물주머니가 위치함
	광대뼈 Zygomatic (2) 볼과 눈확의 일부 형성	
	코선반뼈 Inferior nasal concha (2) 코안의 가쪽벽 일부 형성	
	아래턱뼈 Mandible (1) 아래턱	**근육돌기:** 관자근의 부착 부위 **턱관절돌기:** 관자뼈와 턱관절을 형성 **턱끝융기:** 턱을 형성 **치아확:** 치아를 수용 **턱뼈구멍:** 아래이틀신경이 통과 **턱끝구멍:** 턱과 아랫입술의 혈관과 신경이 통과
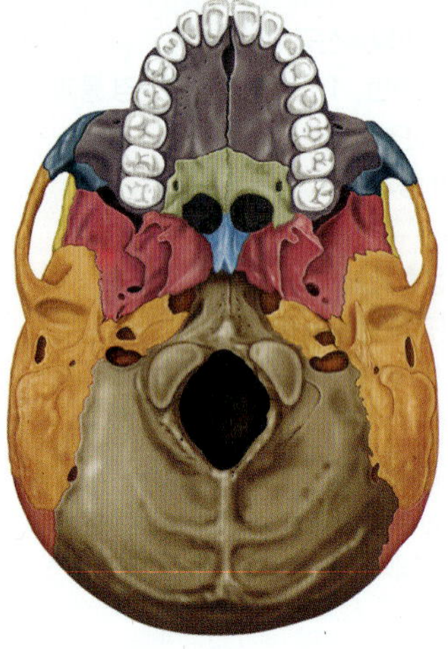 *머리뼈의 아랫면, 아래턱뼈를 제거함* (그림 6.7)	**위턱뼈 Maxilla (2)** 얼굴의 중추 뼈 위턱, 단단입천장, 눈확 및 코안벽의 일부 형성	**치아확:** 치아를 수용 **광대돌기:** 광대활 형성 **입천장돌기:** 단단입천장의 앞면을 형성 **이마돌기:** 콧대의 가쪽면 형성 **앞니오목:** 단단입천장을 통하여 혈관과 신경이 지나가는 통로(융합된 입천장돌기) **아래눈확틈새:** 혈관, 광대신경, 5번 뇌신경의 가지(위턱신경) **눈확아래구멍:** 얼굴의 피부로 가는 눈확아래신경이 통과
	입천장뼈 Palatine (2) 단단입천장의 뒤쪽과 코안, 눈확의 작은 부분 형성	
	보습뼈 Vomer (1) 코중격의 아래 부분	
	귓속뼈 Auditory ossicle 망치뼈〈malleus〉, 모루뼈〈incus〉, 등자뼈〈stapes〉(각각 2개), 가운데귀안에서 관찰 소리의 전달과 관련(15장 참조)	

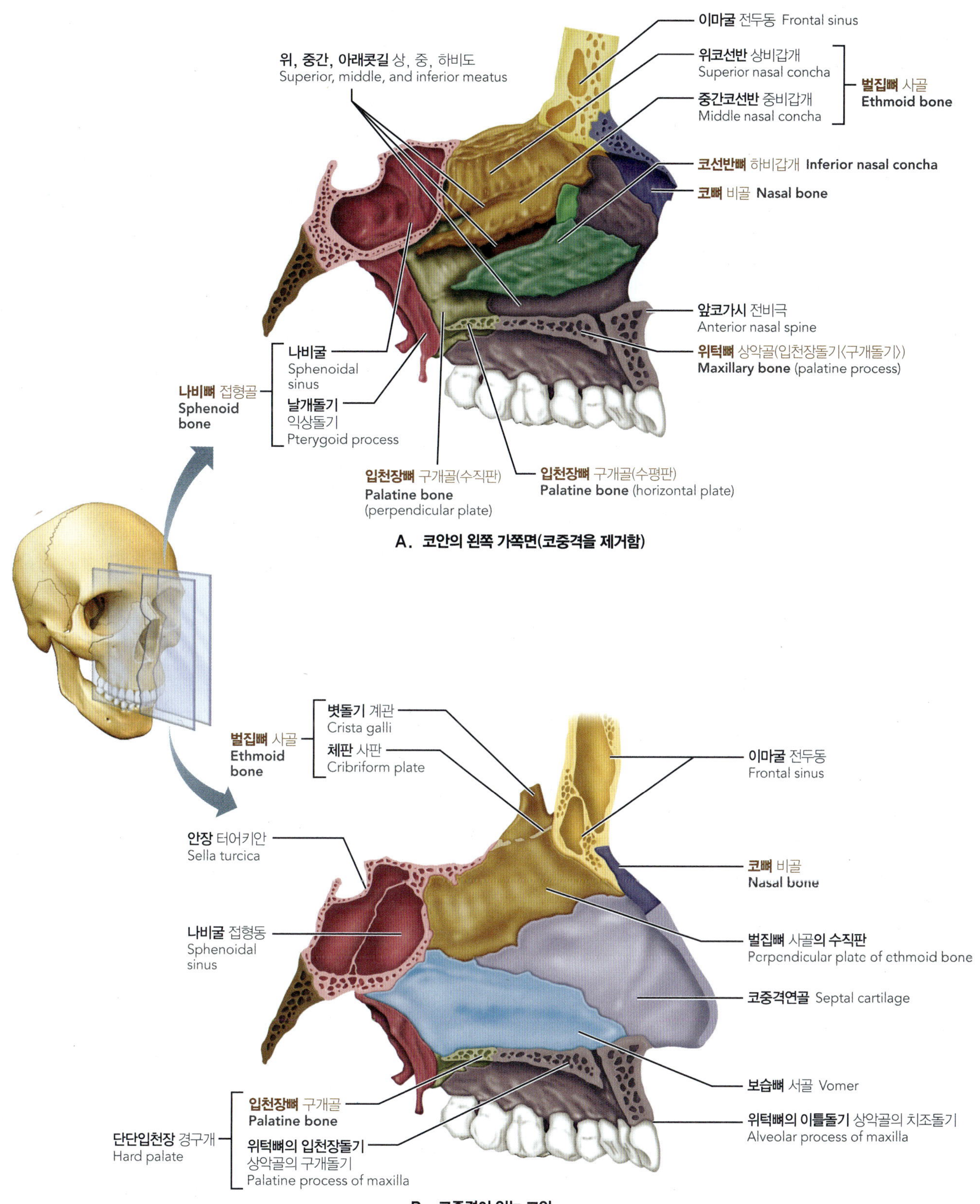

그림 6.14 코안(비강, Nasal cavity)의 뼈.

코선반뼈 Inferior Nasal Conchae (그림 6.14A)

한 쌍의 **코선반뼈**(하비갑개, inferior nasal conchae)는 얇고 구부러진 뼈로서 코안에 위치하며(그림 6.6, 6.14A), 코안의 가쪽벽에서 안쪽으로 돌출해 있다. 벌집뼈의 중간코선반 바로 아래에 있으며, 3쌍의 선반 중 가장 크다.

✓ 이해 수준 체크하기

- ☐ 4. 위턱뼈와 관절하는 뼈는 무엇인가?
- ☐ 5. 단단입천장을 구성하는 뼈와 돌기는 무엇인가?
- ☐ 6. 이틀돌기는 무엇이며 어느 뼈에 위치하는가?

6.1e 머리뼈의 특정 부위 Special Parts of the Skull

학습 성과

- ▸ 코안(비강), 코곁굴(부비동), 그리고 눈확(안와)의 경계선을 설명할 수 있다.

머리뼈에는 4개의 특정 부위 즉, 많은 뼈로 형성된 코안과 눈확, 코안의 확장인 코곁굴 및 목뿔뼈(설골, hyoid bone)가 있다.

코안 Nasal Cavity (그림 6.14)

코안(비강, nasal cavity)은 뼈와 연골로 구성되어 있으며, *천장*은 벌집뼈의 체판에 의해 형성되고 *바닥*은 위턱뼈의 입천장돌기와 입천장뼈의 수평판으로 이루어져 있다. 코의 바닥을 형성하는 구조들은 입천장도 구성하고 있으며, 이를 단단입천장이라고 한다. 코안의 *가쪽벽*은 코뼈, 벌집뼈의 위, 중간코선반, 코선반뼈, 위턱뼈의 이마돌기, 입천장뼈의 수직판에 의해 형성된다(그림 6.14A). 가쪽벽에 있는 3개의 각 코선반 아래로는 길(meatus)이라고 하는 고랑 형태의 공기통로가 있으며, **위, 중간** 및 **아래 콧길**이 있다.

코안은 코중격에 의해 오른쪽과 왼쪽으로 나뉘며, 코중격을 형성하는 뼈는 아래쪽은 보습뼈, 위쪽은 벌집뼈의 수직판으로 이루어진다(그림 6.14B). 한 개의 연골로 이루어진 *코중격연골*(septal cartilage)은 코중격의 앞면에 위치한다.

코안의 벽들은 점막으로 덮여 있어 흡입된 공기를 습하고 따뜻하게 하며, 점막에서 분비하는 점액은 공기 중의 먼지를 제거한다. 3쌍의 소용돌이 모양의 코선반(nasal conchae)은 코안에서 공기가 소용돌이치도록 하여 흡입된 공기가 코안의 점막층과 더 많이 접촉함으로써 보다 효율적으로 가온, 가습 및 여과 기능을 하게 한다.

코곁굴 Paranasal Sinuses (그림 6.15)

코안 주변의 뼈들, 이마뼈, 벌집뼈, 나비뼈, 양쪽 위턱뼈는 안쪽으로 공기로 채워진 빈 공간인 **코곁굴**(부비동, paranasal sinus)을 가지고 있다. 코곁굴은 코안이 확장된 구조로 코안과 마찬가지로 점막으로 덮여 있어 흡입된 공기를 가온, 가습 및 여과하는 역할을 한다. 코곁굴은 머리뼈를 가볍게 하고 X선으로 찍었을 때 나방이 좀먹은 것과 같은 모습으로 관찰된다. 코곁굴은 대부분은 코선반 밑에 있는 길에 있는 조그만 통로를 통해 코안과 연결된다. 코곁굴에 관한 자세한 내용은 21장을 참조한다.

눈확 Orbits (그림 6.16)

눈확(orbit)은 원뿔 모양의 뼈 공간(bony cavity)으로 눈, 눈을 움직이는 근육, 지방 및 눈물샘을 지지한다. 눈확의 벽은 7종의 뼈 즉, 이마뼈, 나비뼈, 광대뼈, 위턱뼈, 입천장뼈, 눈물뼈 및 벌집뼈로 구성된다(**그림 6.16**). 눈확에는 위눈확틈새(상안와열, superior orbital fissure), 아래눈확틈새(하안와열, inferior orbital fissure), 시각신경관(optic canal) 및 눈물샘오목이 위치한다.

목뿔뼈 The Hyoid Bone (그림 6.17)

목뿔뼈(설골, hyoid bone)는 정확히 머리뼈의 일부는 아니지만 연관성을 지닌 목뿔뼈는 목 앞면의 아래턱뼈 밑에 위치한다(**그림 6.17**). 목뿔뼈는 활처럼 생겼으며, 몸통과 두 쌍의 뿔로 구성되며, 이 뿔은 *cornu* (라틴어로 '뿔'을 의미함)라고 불린다. 목뿔뼈는 뼈대에서 다른 뼈와 직접적으로 관절하지 않는 유일한 뼈로, 작은뿔은 *붓목뿔인대*(경상설골인대, stylohyoid ligament)에 의해 관자뼈의 붓돌기에 고정되어 있으며, 다른 인대는 목뿔뼈를 아래에 있는 후두에 연결시킨다. 이 뼈는 혀를 움직이고 몸통과 큰뿔은 연하작용 동안 인두를 올리거나 내리는 목 근육의 부착점이 된다.

✓ 이해 수준 체크하기

- ☐ 7. 코선반을 구성하는 뼈와 기능은 무엇인가?
- ☐ 8. 눈확을 형성하는 머리뼈와 얼굴뼈는 무엇인가?
- ☐ 9. 코안의 가쪽벽에 위치하는 코곁굴은 무엇이며, 코곁굴은 어떠한 유형의 막이 둘러싸고 있는가?

6.2 척주 THE VERTEBRAL COLUMN

학습 성과

- ▸ 척추사이원반과 척주굽이의 기능을 설명할 수 있다.
- ▸ 척주의 일반적인 구조와 구성 요소를 설명할 수 있다.
- ▸ 전형적인 척추뼈의 구조와 목뼈(경추), 등뼈(흉추), 허리뼈(요추)의 특징을 설명할 수 있다.

척주(vertebral column)(**그림 6.18**)는 26개의 불규칙한 뼈로 연결된 유연하고 휘어진 구조로, 머리뼈와 골반(pelvis)을 연결하여 신체의 지지축을 이루고, 몸통의 무게를 다리로 전달한다. 또한 민감한 척수(spinal cord)를 보호하고 갈비뼈, 목 근육 및 등 근육의 부착점을 제공한다. 태아와 유아기의 척주는 33개의 분리된 뼈인 **척추뼈**(vertebrae)로 이루어져 있다가 아래쪽에 있는 9개의 뼈는 융합되어 엉치뼈(천골, sacrum)와 꼬리뼈(미골, coccyx)를 형성한다. 그 외 24개의 뼈는 *척추사이원반*(추간원판, intervertebral disc)에 의해 각각 하나씩 척추뼈로 분리되어 있다.

6.2a 척주의 부위와 정상적인 굽이 Regions and Normal Curvatures

성인 척주의 길이는 약 70 cm이며, 위치하는 부위에 따라 5 부위로 구분한다. 목에 있는 7개의 뼈는 **목뼈**(경추, cervical vertebrae), 그 다음은 **등뼈**(흉추, thoracic vertebrae), 아래쪽 등을 지지하는 5개의 뼈는 **허리뼈**(요추, lumbar vertebrae)이며, 이 세 부위의 척추 수는 일반적인 식사 시간인 오전 7시, 정오 12시, 오후 5시를 떠올리면 기억하기 쉽다. 척추뼈는 목에서 허리 부위로 갈수록 지탱해야 하는 무게가 증가하기 때문에 점차적으로 커진다. 허리뼈 아래는 골반의 엉덩뼈와 관절을

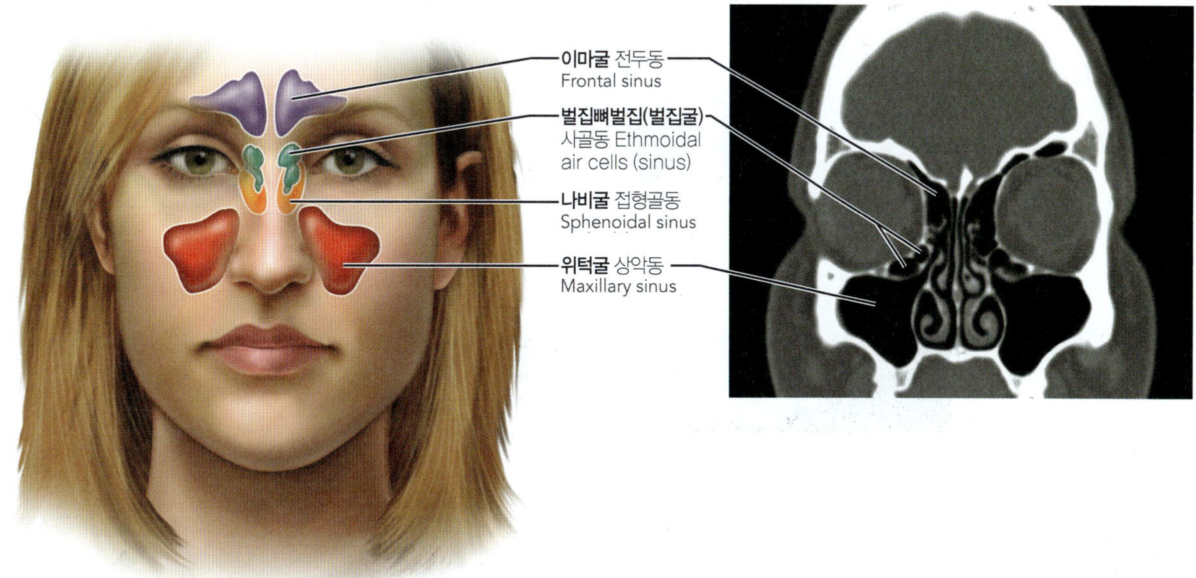

A. 코안의 왼쪽 가쪽면(코중격 제거함)

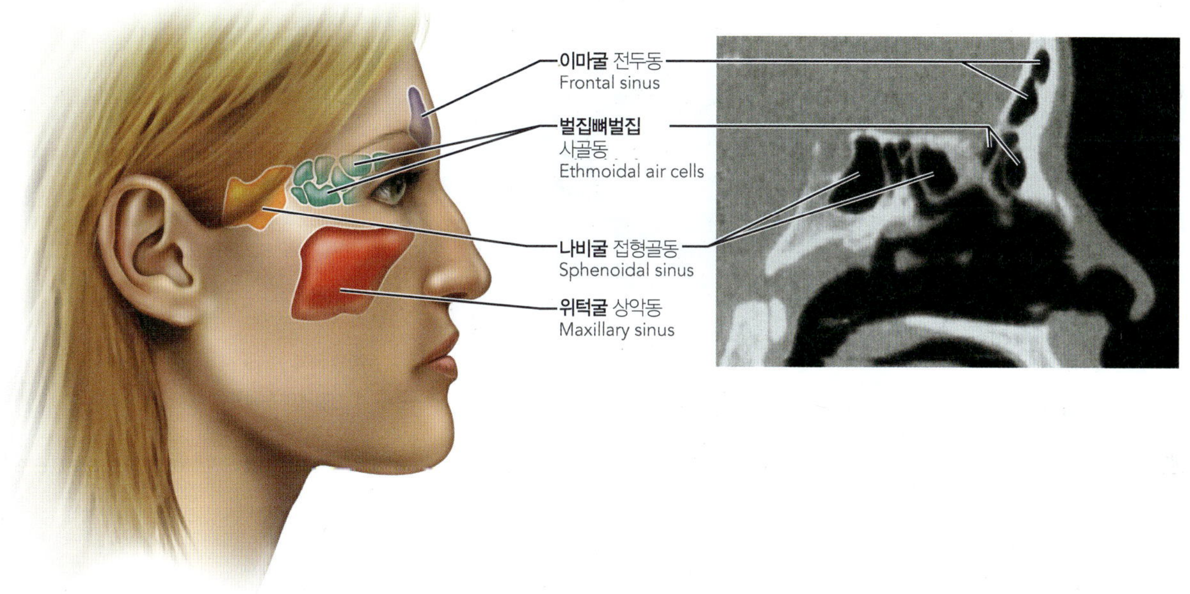

B. 코중격이 있는 코안

그림 6.15 코곁굴(부비동, Paranasal sinuses). 왼쪽(그림), 오른쪽(CT scan)

이루는 **엉치뼈**(천추, sacrum)가 있으며, 척주의 가장 아래쪽은 작은 **꼬리뼈**(미추, coccys)가 위치한다. 모든 사람(대부분의 포유류)은 7개의 목뼈를 가지고 있으며, 약 5%에서는 다른 척추뼈 수의 변이가 관찰된다.

척주를 옆에서 보면, S자 모양의 4개의 굽이를 볼 수 있는데(그림 6.18 오른쪽), 목과 허리굽이는 뒤쪽으로 오목하고 등과 엉치굽이는 뒤쪽으로 볼록하다. 이 굽이는 척주의 탄력성을 높여 곧고 단단한 막내기가 아니라 스프링처럼 기능할 수 있도록 해준다.

등굽이(흉추만곡, thoracic curvature)와 **엉치굽이**(천추만곡, sacral curvature)는 둘 다 출생 시 뒤로 볼록하게 잘 발달되어 있어 *일차굽이*(일차만곡, primary curvature)라 하며, 신생아의 척주는 마치 다리가 4개인 동물처럼 아치형(C 모양)으로 굽어 있다. 이차굽이(이차만곡, secondary curvature)인 **목굽이**(경추만곡, cervical curvature)와 **허리굽이**(요추만곡, lumbar curvature)는 뒤로 오목하며 유아기의 처음 2년 동안 척추사이원반의 모양이 변하면서 발달한다. 목굽이는 출생 전에 존재하지만 3개월령 아기가 머리를 들 때까지는 나타나지 않으며, 허리굽이는 약 1년 쯤 아기가 걷기 시작할 때 나타난다. 허리굽이는 상체의 무게를 다리로 전달시켜 서 있는 동안 최적의 균형을 유지하게 한다.

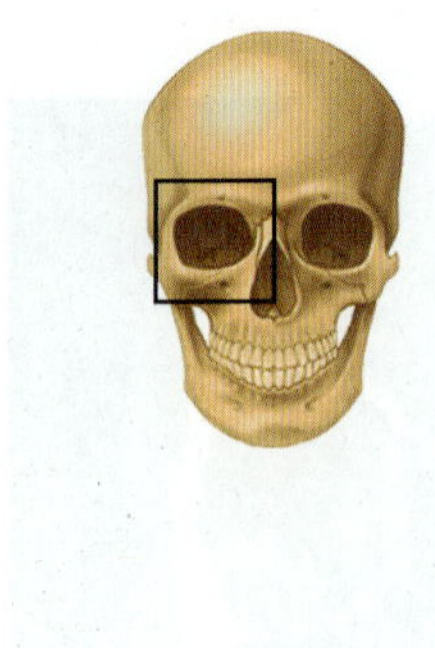

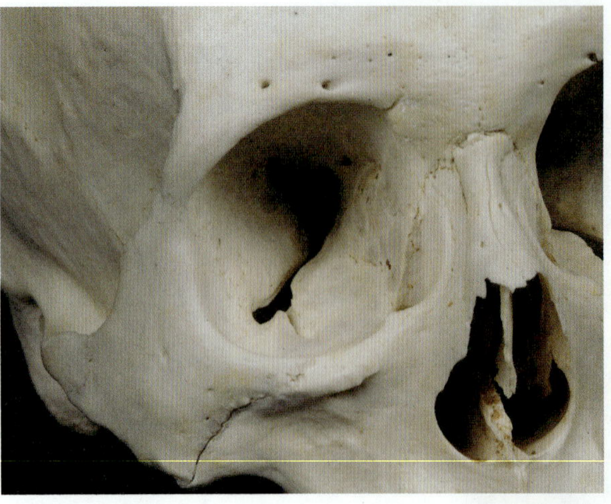

A. 오른쪽 눈확(사진)

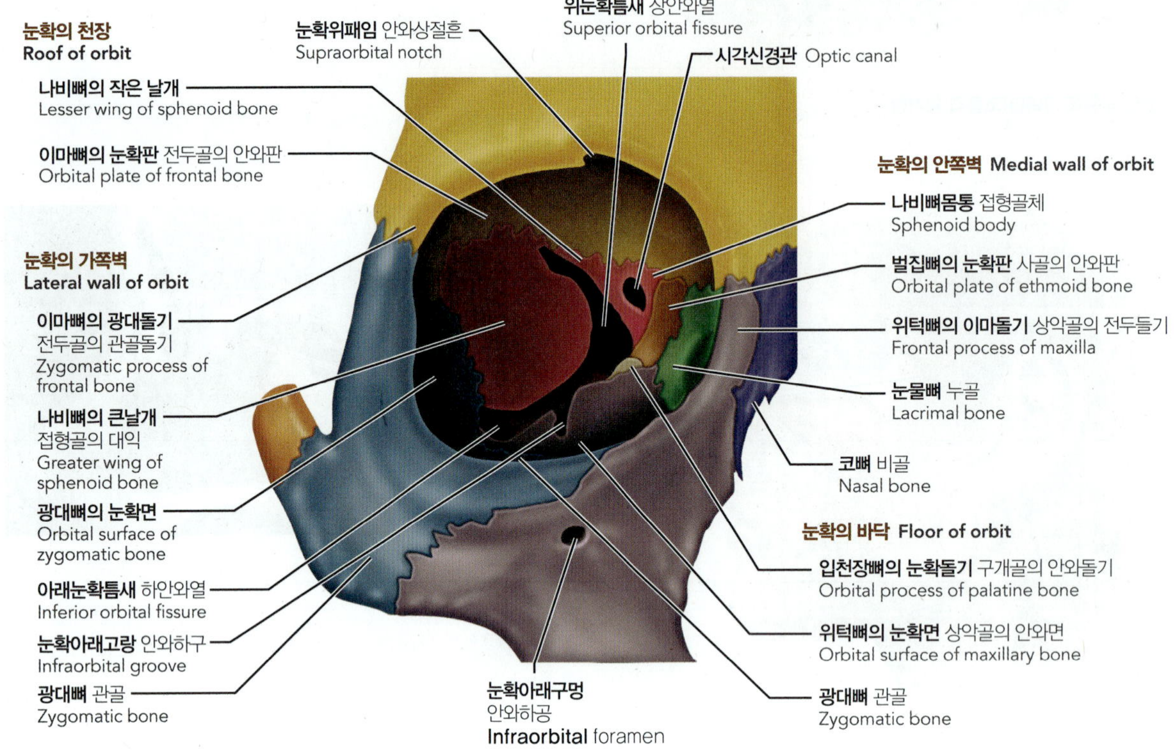

B. 오른쪽 눈확을 구성하는 7개의 뼈

그림 6.16 눈확(안와, Orbit).

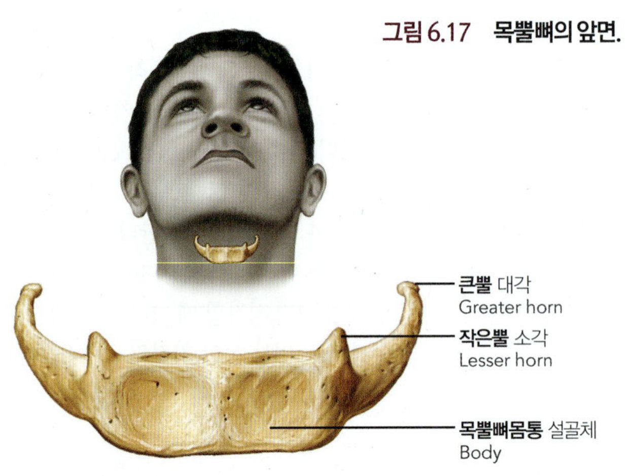

그림 6.17 목뿔뼈의 앞면.

6.2b 척추의 인대 Ligaments of the Spine

척주는 떨리는 통신 송신탑처럼 혼자의 힘으로 똑바로 설 수 없으며, 정교한 지지 구조에 의해 고정되어야 한다. 이러한 역할은 등에 있는 끈 모양의 인대와 몸통 근육에 의해 이뤄지며, 주요 지지 인대는 **앞·뒤세로인대**(anterior and posterior longitudinal liga-ments, 그림 6.19)로 목에서 엉치까지 척추뼈몸통의 앞, 뒤면을 따라 수직으로 뻗어 있다. 넓고 두꺼운 앞세로인대는 척추와 척추사이원반에 강하게 부착되어 지지 및 등의 과신전(뒤쪽으로 많이 굽혀진 상태)을 막아주며, 좁고 상대적으로 약한 뒤세로인대는 척추사이원반에만 부착되어 과굽힘(hyperflexion)을 방지한다.

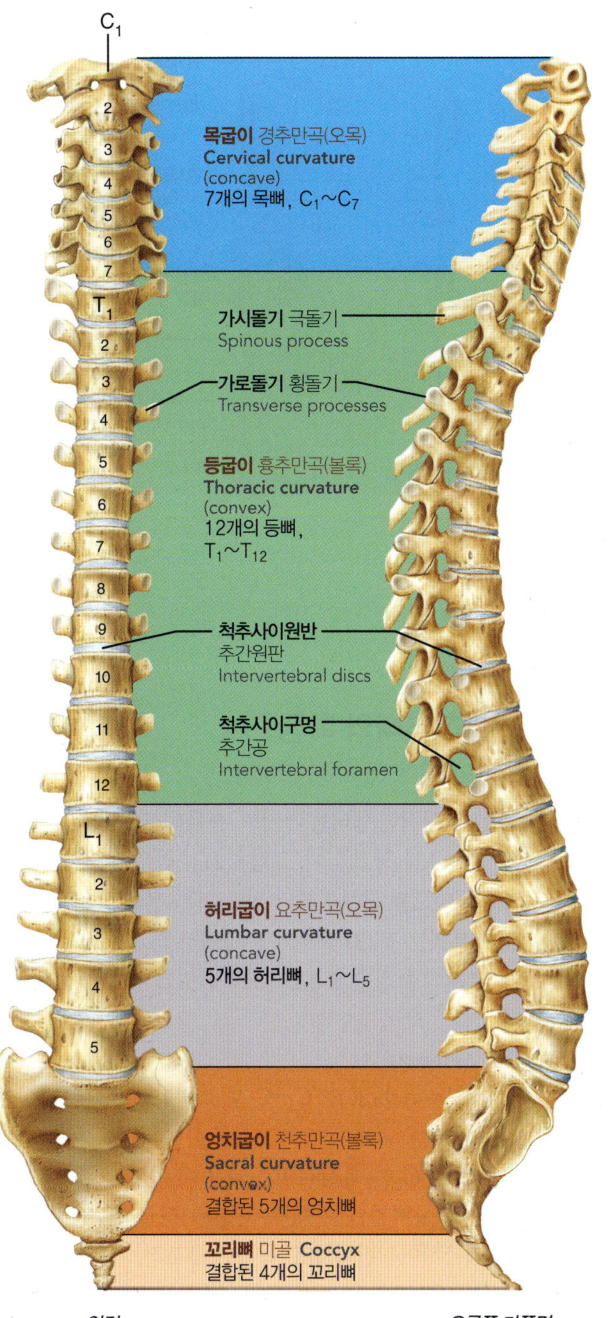

그림 6.18 척주. 척주의 오른쪽 가쪽면에서 본 척주굽이. 척주의 뒷면을 기준으로 볼록(convex)과 오목(concave)을 표시.

몇몇 다른 뒤쪽 인대들은 바로 위와 아래의 척추를 연결시켜주는데(그림 6.19A), 그 중 **황색인대**(ligamentum flavum)는 인접한 척추의 척추고리판(추궁판, lamina)을 연결시켜준다. 황색인대는 탄성 있는 결합조직으로 되어 있어 특히 강해서 앞으로 구부릴 때 늘어나며, 직립 자세로 곧게 펴면 다시 원래 형태로 돌아간다.

6.2c 척추사이원반 Intervertebral Discs

척추사이원반(intervertebral discs)(그림 6.19)은 안쪽에는 **속질핵**(nucleus pulposus), 바깥쪽에는 약 12개의 동심 고리로 이루어진 **섬유테**(섬유륜, annulus fibrosus)로 구성된 쿠션 역할을 하는 패드이다. 속질핵은 젤라틴성으로 고무공과 같은 역할을 하여 척추에 가해지는 압박성 스트레스를 흡수할 수 있게 해준다. 섬유테는 바깥쪽은 인대로, 안쪽은 섬유연골로 구성된 고리로 속질핵을 둘러싸고 있어 척추에 압력이 가해질 때 속질핵이 팽창되는 것을 막아준다. 또한 섬유테고리는 인접한 척추뼈를 함께 묶는 끈과 같은 역할을 하여 척추의 장력을 버티고, 압축하는 힘을 흡수한다. 인접한 고리에 있는 아교섬유는 X 형태로 교차하고 있어 척추의 비틀림을 막아주며, 뼈단위 층판들에서 관찰되는 비틀림방지 구조와 유사한 형태이다.

척추사이원반은 걷거나 달리는 동안 충격 흡수제의 역할을 하고 척주가 구부러질 수 있게 해주며, 압력을 받는 부위에서는 편평해지고 척추사이공간에서 가쪽으로 약간 빠져 나온다. 척추사이원반은 허리와 목 부분에서 가장 두껍고, 척주 길이의 약 25%를 차지한다. 하루가 끝날때 쯤, 젤라틴성 속질핵에서의 체액 손실과 압박으로 납작해지게 되어, 아침에 일어났을 때보다 밤에는 약 1~2 cm 정도 더 키가 작아질 수 있다.

이해 수준 체크하기

- ☐ **10.** 압력을 받을 경우 척추사이원반의 팽창하는 부위와 비트는 힘(twisting force)에 저항하는 부위는 어디인가?
- ☐ **11.** 척주의 이차굽이는 언제, 어떻게 발달하는가?
- ☐ **12.** 척추사이원반이 뒤가쪽 방향으로 탈출하는 이유는 무엇인가?

6.2d 척추뼈의 일반적인 구조

General Structure of Vertebrae

모든 영역 내 척추뼈는 유사한 구조를 가지고 있으며, 다음과 같은 전형적인 특징을 가진다(**그림 6.20**).

- 척추뼈의 앞부분은 체중을 지탱하는 부분인 원반 형태의 척추뼈몸통(추체, vertebral body)이다.
- 척수뼈의 뒷부분은 2개의 고리뿌리(수궁근, pedicle)와 2개의 고리판(추궁판, lamina)으로 구성된 척추뼈고리(추궁, vertebral arch)가 위치한다. 고리뿌리는 척추뼈몸통에서 뒤쪽으로 돌출되어 척추뼈고리의 옆면을 형성하는 짧고 뼈로 이루어진 벽 부분이다. 2개의 고리판은 가로돌기에서 가시돌기 방향으로 뻗어 척추뼈고리의 뒷부분을 이루는 납작한 뼈 판이다. 척추뼈고리는 척추뼈구멍(추공, vertebral foramen)에 위치하는 척수와 척수신경을 보호한다.
- 척추뼈몸통과 척추뼈고리로 둘러싸인 큰 구멍은 척추뼈구멍(추공, verbetral foramen)으로, 인접 척추뼈의 연속적인 척추뼈구멍은 척수와 척수신경뿌리가 통과하는 길다란 척주관(vertebral canal)을 형성한다.
- 가시돌기(극돌기, spinous process)는 2개의 고리판이 만나는 정중부위에서 뒤쪽으로 돌출된 부분으로, 척주를 움직이고 안정화시키는 근육 및 인대의 부착점이 된다.
- 가로돌기(횡돌기, transverse process)는 각 고리뿌리와 고리판이 만나는 부위에서 가쪽으로 돌출된 구조로, 가시돌기와 유사하게 근육이나 인대의 부착점으로 역할을 한다.

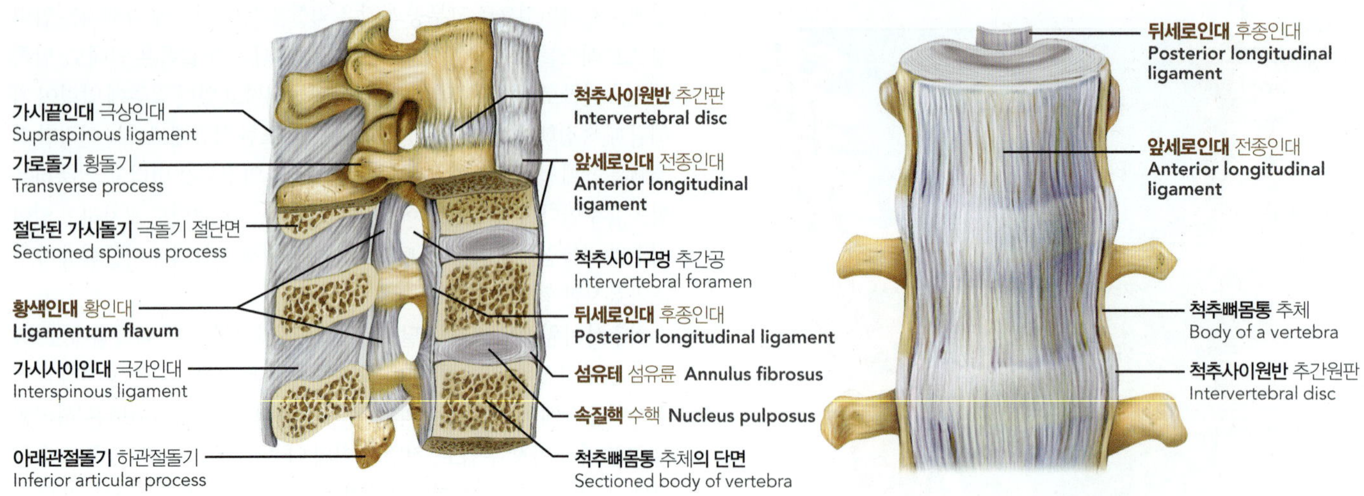

그림 6.19 척추의 인대와 척추사이원반.

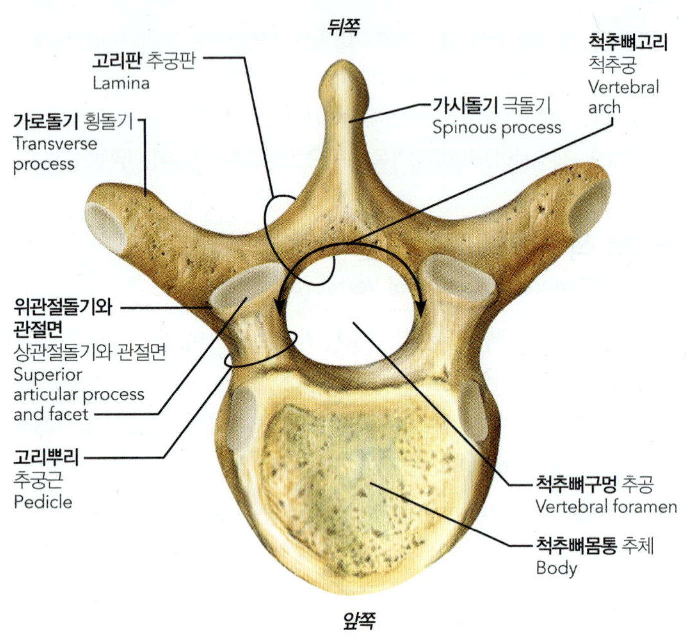

그림 6.20 전형적인 척추의 구조(윗면). 뼈의 특징만 표시.

- 관절돌기(articular process)는 고리뿌리와 고리판이 만나는 부위에서 위쪽 또는 아래쪽으로 돌출된 부분으로 인접한 척추뼈 사이에서 움직관절을 형성한다. 각 척추뼈의 아래관절돌기(하관절돌기, inferior articular process)는 바로 아래에 위치한 척추뼈의 위관절돌기(상관절돌기, superior articular process)와 관절한다. 인접한 척추뼈는 척추사이원반과 관절돌기에 의해 관절을 형성하며, 관절돌기의 매끈한 연결면을 관절면(articular facet)이라 한다.
- 고리뿌리의 위쪽 및 아래쪽 경계에 있는 패임은 인접한 척추뼈 사이에서 가쪽 통로인 척추사이구멍(추간공, intervertebral foramen)을 형성하며, 척수에서 빠져나온 척수신경이 이 구멍을 통과한다.

6.2e 부위별 척추뼈의 특징

Regional Vertebral Characteristics

각 부위의 척추는 전형적인 형태를 가지며, 특유의 기능과 운동을 할 수 있도록 특징적인 구조를 하고 있다(**그림 6.21**). 척추의 일반적인 운동 형태는 (1) 척주를 앞으로 구부리거나 뒤로 펴는 것 (2) 상체를 오른쪽이나 왼쪽으로 구부리는 것 (3) 척주의 긴 축에서 척추를 회전시키는 것이며, 각각의 척추뼈의 특징을 표 6.2에 요약하였다.

목뼈 Cervical Vertebrae

목뼈(경추, cervical vertebrae)는 C_1~C_7로 표시하며, 7개의 가장 작고 가벼운 뼈이다.

처음 두 개인 C_1과 C_2는 특징적이며, 1번째 목뼈를 *고리뼈*(환추, atlas)라 하고 2번째 목뼈를 *중쇠뼈*(축추, axis)라고 한다(**그림 6.22**). 두 뼈 사이에는 척추사이원반이 없고 독특한 구조적, 기능적 특징을 갖고 있다.

고리뼈*(1번째 목뼈, atlas, C_1)* 척추뼈몸통과 가시돌기가 없으며, 본래 뼈고리로서 **앞·뒤고리**(anterior and prstierior arches)와 양쪽 면에 **가쪽덩이**(외측괴, lateral mass)를 갖고 있다. 가쪽덩이의 위·아랫면에 있는 관절면 중 위관절면은 머리뼈의 뒤통수뼈융기와 관절하여, 마치 그리스신화에서 아틀라스가 하늘을 지탱하는 것처럼 머리뼈를 받치는 구조를 한다. 이 관절은 "예" 라고 머리를 끄덕일 때 목에서 머리를 굽히고 펴는 작용을 한다. 아래관절면은 중쇠뼈와 관절을 이룬다.

중쇠뼈*(2번째 목뼈, axis, C_2)* 중쇠뼈는 몸통, 가시돌기 및 다른 전형적인 척추뼈 돌기들을 가지고 있으나, 특징적으로 몸통에서 위쪽으로 돌출된 혹 모양의 치아돌기(치돌기, dens)를 가지고 있다. 치아돌기는 발생과정 중 중쇠뼈와 합쳐진 고리뼈의 "소실된" 몸통 부분이다. 고리뼈의 앞고리 부분에 안착되어, 치아돌기는 고리뼈와 머리뼈의 회전을 위한 중심축으로 역할을 하며, 이 관절은 "아니오" 할 때 머리를 좌우로

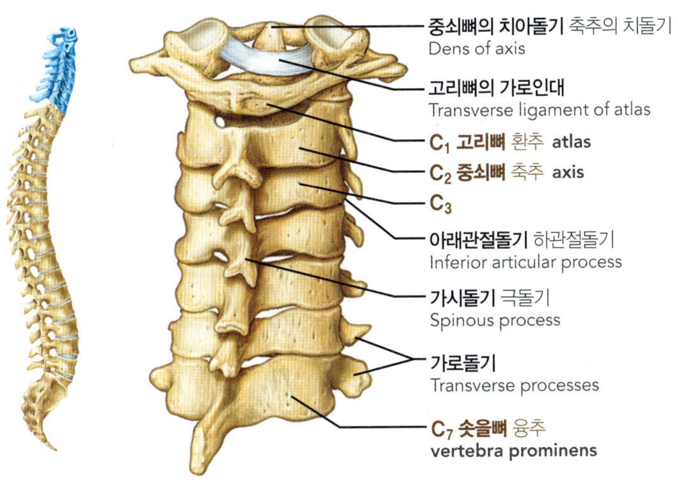

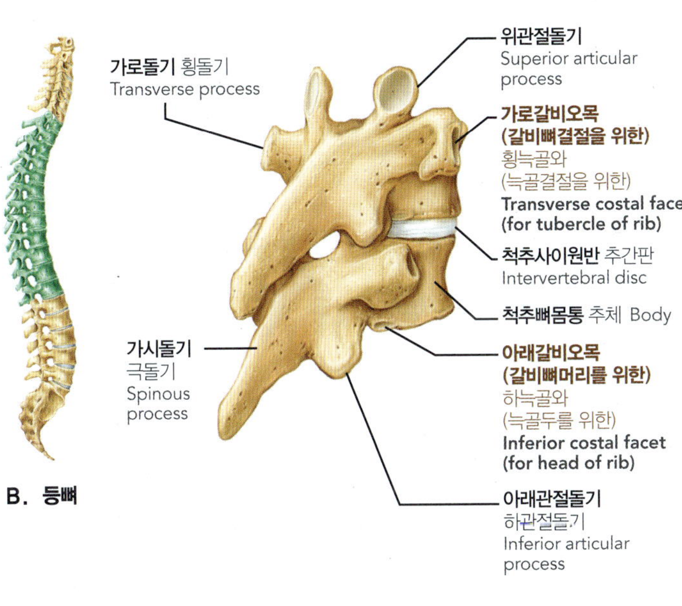

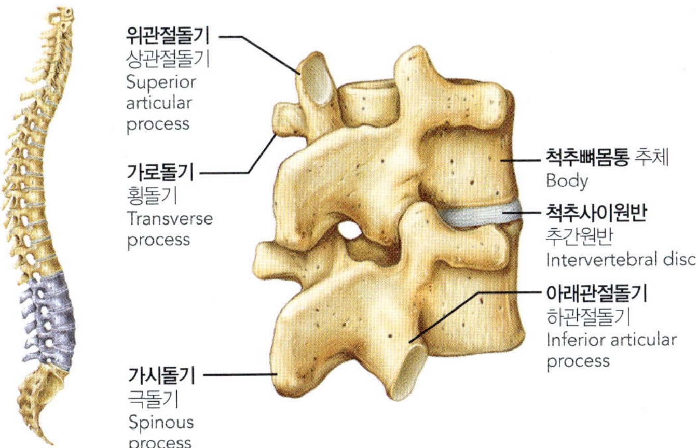

그림 6.21 관절을 형성한 척추의 뒤가쪽면. 목뼈(A)에서 솟을뼈(융추, C_7)에 돌출된 가시돌기가 보임.

회전하는 데 관여한다. "Axis" 라는 중쇠뼈의 명칭은 치아돌기가 목의 축을 중심으로 머리를 회전시키기 때문에 지어진 이름이다.

전형적인 목뼈(C_3~C_7) 다음과 같은 특징을 가지고 있다(표 6.2).

- 척추뼈몸통은 타원형이고 앞뒤(전후경)보다는 가로(횡경)가 넓다.
- C_7을 제외한 목뼈의 가시돌기는 짧고 뒤쪽으로 똑바로 돌출되어 있으며 끝이 둘로 갈라져 있다.
- 척추뼈구멍은 크고 일반적으로 삼각형이다.
- 각 가로돌기에는 **가로돌기구멍**(횡돌공, transverse foramen)이 있고 뇌로 가는 척추동맥이 통과한다.
- 위관절면(상관절면, superior articular facet)은 위뒤쪽을 향해 있고 아래관절면(하관절면, inferior articular facet)은 아래 앞쪽을 향해 있어 이 관절은 비스듬한 면에 위치한다. 이러한 관절의 형태는 목에서 넓은 운동 범위를 제공한다.

C_7의 가시돌기는 끝이 갈라져 있지 않고 다른 목뼈보다 더 길어 **솟을뼈**(융추, vertebra prominens)라고 하며(그림 6.21A), 피부를 통해 쉽게 만져지기 때문에 척추 확인의 지표로 사용된다. 이 지표를 찾으려면, 뒤쪽 정중선에서 목의 뒤쪽을 따라 아랫 방향으로 손가락을 따라내려가면 목뼈의 가시돌기를 느낄 수 있고, 그 중 가장 두드러진 부분이 C_7이다.

등뼈 Thoracic Vertebrae

등뼈(흉추, thoracic vertebrae)는 12개이며, T_1~T_{12} (그림 6.21B, 표 6.2)는 모두 갈비뼈(rib)와 관절한다. 등뼈의 특징은 다음과 같다.

- 위쪽에서 보면, 척추뼈몸통은 심장 모양이다.
- 가쪽으로, 척추뼈몸통의 양쪽에는 2개의 **반관절면**(demifacet)이 있으며, 위쪽 경계에는 **위갈비오목**(상늑골와, superior costal facet)이, 아래쪽 경계에는 **아래갈비오목**(하늑골와, inferior costal facet)이 존재한다. 이 관절면들은 갈비뼈의 머리와 관절하며, 대부분의 갈비뼈 머리는 두개의 척추뼈 몸통에, 즉, 위쪽 척추뼈의 아래갈비오목과 아래쪽 척추뼈의 위갈비오목에 함께 관절한다. T_1은 이러한 전형적인 형태와 달리, 1번째 갈비뼈와 관절하는 관절면(full facet)과, 2번째 갈비뼈와 관절하는 반관절면(demifacet)을 가지고 있으며, T_{10}~T_{12}의 척추뼈몸통은 각각에 상응하는 갈비뼈와 관절하는 하나의 관절면만을 갖는다.
- 가시돌기는 길고 아래로 향해 있다.
- 척추뼈구멍은 원형이다.
- T_{11}과 T_{12}를 제외한 가로돌기는 갈비뼈결절(tubercle)과 관절하는 **가로갈비오목**(횡늑골와, transverse costal facet)이 있다(그림 6.21B).
- 인접한 척추뼈와 관절하는 위,아래관절면은 관상면(frontal plane)에 위치하고 있어서, 위관절면은 뒤로, 아래관절면은 앞을 향해 있다(그림 6.21B). 이러한 관절의 형태는 굽힘과 폄을 제한하지만 인접한 척추뼈 사이에 회전을 가능하게 하여, 대부분의 몸통을 회전시

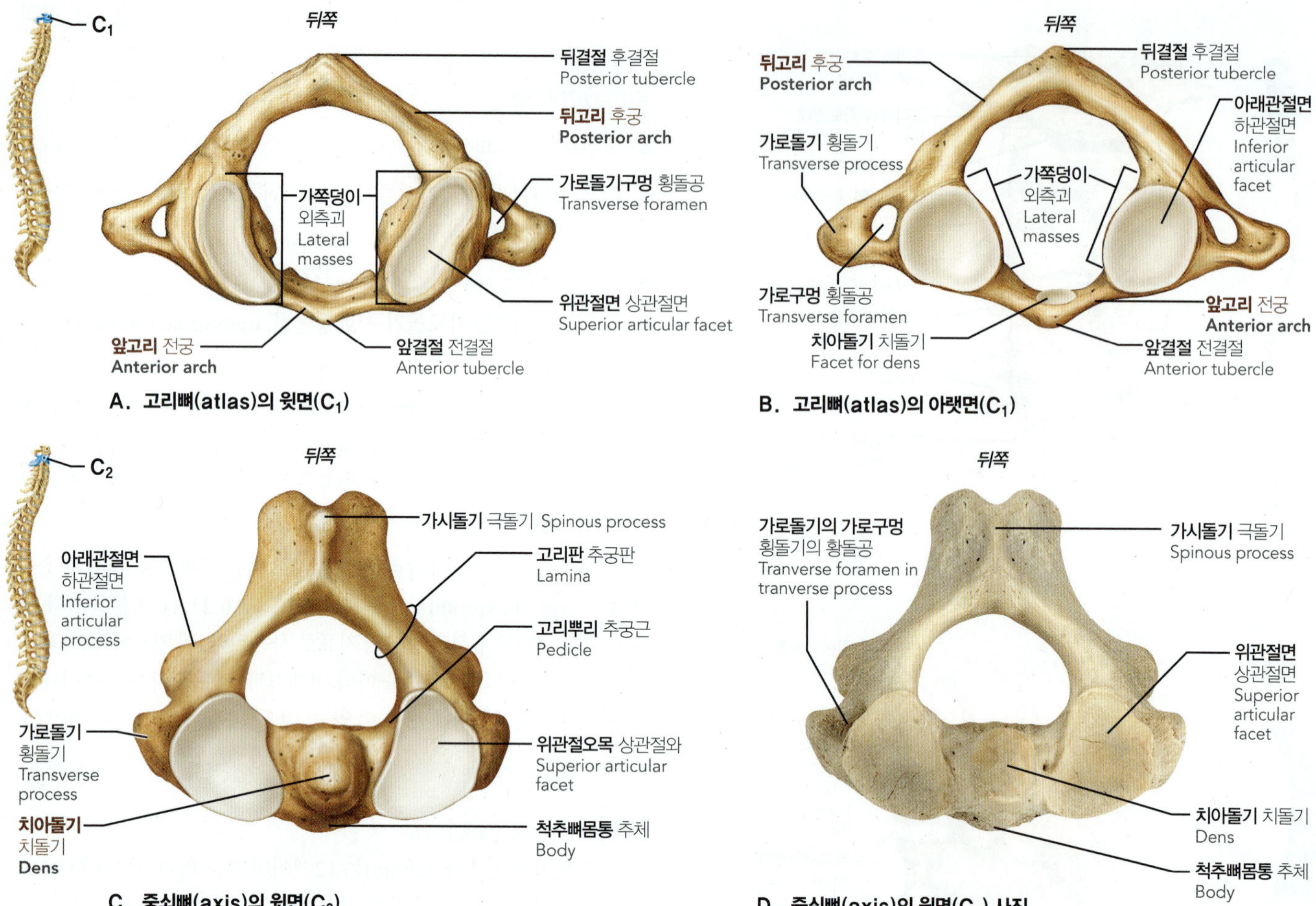

그림 6.22 **1번째, 2번째 목뼈(제 1, 2 경추).**

키는 힘은 주로 척주의 등 부위에서 나온다. 가쪽 굽힘도 가능하지만 갈비뼈에 의해 제한적으로 나타난다.

허리뼈 Lumbar Vertebrae

등의 작은 부분인 허리 부분은 대부분의 스트레스를 받고 있는 부분이기 때문에, 5개로 구성된 허리뼈(L_1~L_5)는 체중 부하를 견딜 수 있는 구조적 특징을 지닌다. 허리뼈의 특징은 다음과 같다.

- 척추뼈몸통은 크고 위에서 보았을 때 콩팥 모양이다(표 6.2).
- 고리뿌리와 고리판은 다른 척추뼈보다 짧고 두껍다.
- 가시돌기는 짧고 납작한 손도끼 모양이며, 큰 등 근육이 붙을 수 있게 튼튼하고 뒤쪽으로 곧게 돌출되어 있다.
- 척추뼈구멍은 삼각형이다.
- 위관절면은 뒤안쪽으로 시상면(sagittal plane)을 바라보고 있으며, 아래관절면은 앞가쪽을 향해 있다(그림 6.21C). 이러한 관절의 형태는 허리뼈의 회전을 방지하여 안정성을 제공하고 허리 부위의 굽힘과 폄 작용을 가능하게 한다. 예를 들어, 윗몸 일으키기를 하거나 땅에 있는 동전을 집기 위해 앞쪽으로 몸을 굽힐 때 허리 부위가 굽혀진다. 또한, 가쪽 굽힘 역시 허리 부위에서 가능하다.

엉치뼈 Sacrum

휘어 있으면서 삼각형 모양의 엉치뼈는 골반의 뒷벽을 형성하며(그림 6.23), 5개의 융합된 **엉치척추뼈**(S_1~S_5)로 구성되어 있어, 엉치뼈의 주된 특징은 전형적인 척추뼈 형태에서 변형된 모양을 지닌다. 엉치뼈는 위쪽으로 한 쌍의 위관절돌기와 척추사이원반을 통해 L_5와 관절하고, 아래로는 꼬리뼈와 관절을 이룬다.

첫 번째 엉치척추뼈의 앞위 가장자리인 **엉치뼈곶**(갑각, scarl promontory)은 골반강을 향해 앞쪽으로 불룩 튀어나와 있고, 인체의 무게 중심은 이곳에서 약 1 cm 뒤쪽에 위치한다. 엉치뼈의 앞면에는 엉치척추뼈가 합쳐진 선을 따라 4개의 가로능선(transverse ridge)이 있다. 엉치신경의 앞가지(배쪽가지)가 통과하는 **앞엉치뼈구멍**(전천골공, anterior sacral foramina)의 가쪽에 위치한 부분은 단순히 가쪽부분(lateral part)이라 부르며, 이 부분은 위쪽 방향의 **엉치뼈날개**(천골익, ala)쪽으로 확장된다(엉치뼈날개는 S_1-S_5의 융합된 갈비 부분으로, 배아기 갈비 부분은 모든 척추뼈와 연결되어 형성되지만, 가슴 부위에서만 실제 갈비뼈로 남게 되고, 다른 부위에서는 가로돌기의 앞면에 합쳐진다). 엉치뼈날개는 볼기뼈의 관절면과 관절을 이루어 골반의 엉치엉덩관절(sacroiliac joint)을 형성한다.

표 6.2 목뼈, 등뼈, 허리뼈의 특징 (계속)

특징	목뼈(3~7)	등뼈	허리뼈
척추뼈몸통(Body)	작고, 좌우로 넓음	목뼈보다 크고, 심장 모양. 두 개의 갈비오목이 있음	크고, 콩팥 모양
가시돌기 (Spinous process)	짧고 둘로 갈라짐 뒤쪽으로 돌출	길고 뾰족하며 아래로 돌출	짧고 뭉툭하며 직사각형 모양 뒤쪽으로 돌출
척추뼈구멍(Vertebral foramen)	삼각형	원형	삼각형
가로돌기 (Transverse process)	가로돌기구멍이 있음	앞면에 갈비뼈결절과 관절하는 면이 있음 (T_{11}과 T_{12}는 예외)	가늘고 뾰족
위, 아래관절돌기 (Superior and inferior articulating processes)	위관절면은 위뒤쪽, 아래관절면은 아래 앞쪽을 향함	위관절면은 뒤쪽, 아래관절면은 앞쪽을 향함	위관절면은 뒤안쪽(안쪽), 아래관절면은 앞가쪽(가쪽)을 향함
운동 범위 (Movements allowed)	굽힘과 폄, 옆으로 굽힘과 회전 가능 가장 넓은 운동 범위를 가짐	회전, 옆으로 굽힘은 가능하지만 갈비뼈에 의해 제한됨 굽힘과 폄은 제한됨	굽힘과 폄, 약간의 옆으로 굽힘 가능, 회전 불가능

위쪽면 SUPERIOR VIEW

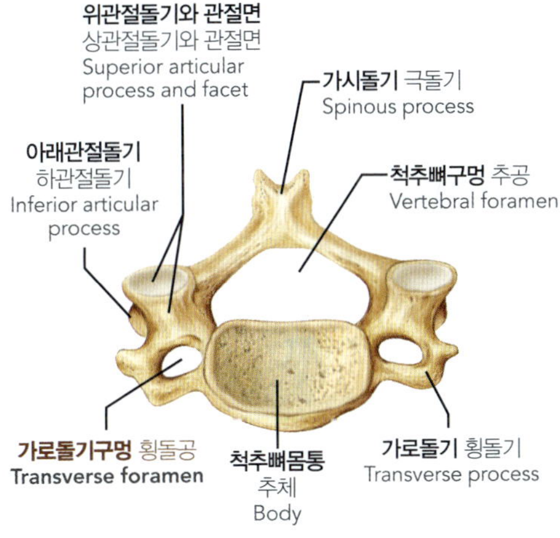

A. 목뼈

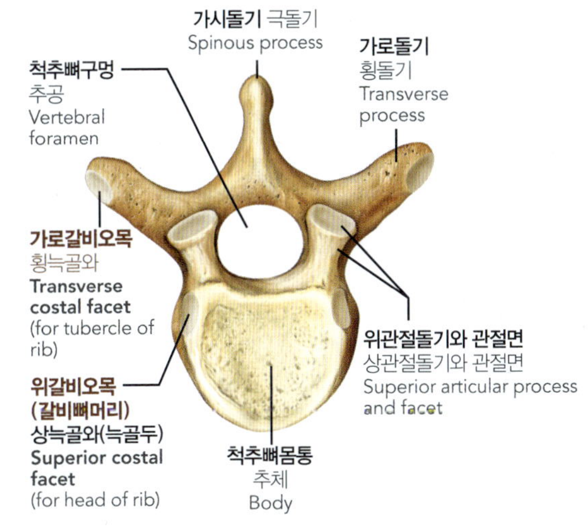

B. 등뼈

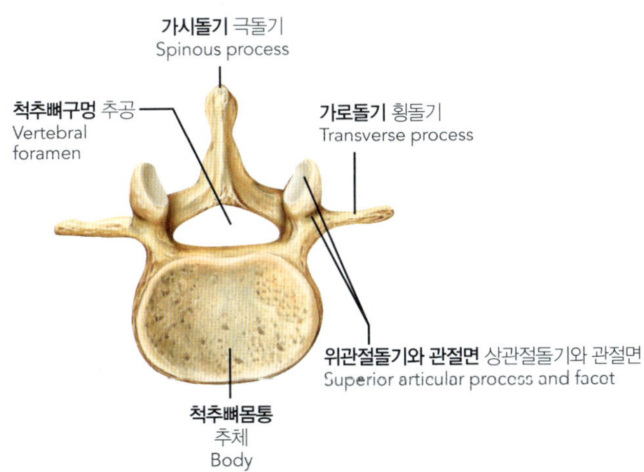

C. 허리뼈

표 6.2 목뼈, 등뼈, 허리뼈의 특징

특징	목뼈(3~7)	등뼈	허리뼈

오른쪽 가쪽면 RIGHT LATERAL VIEW

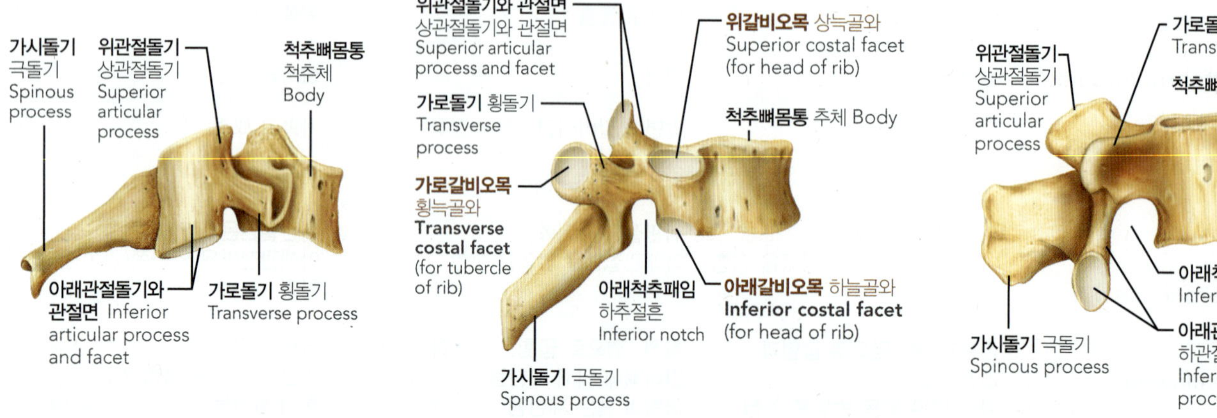

A. 목뼈 B. 등뼈 C. 허리뼈

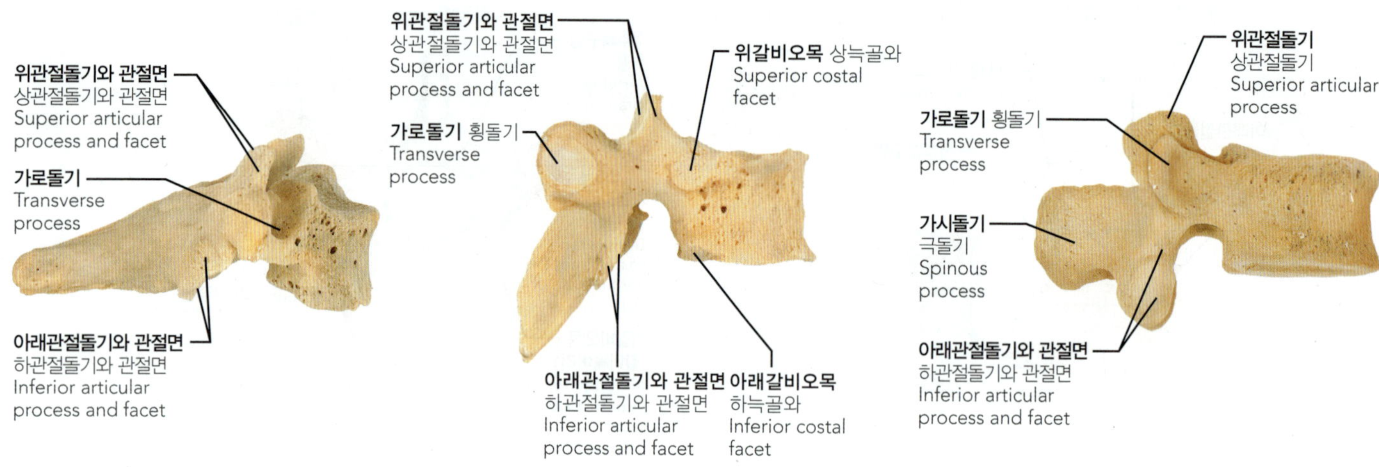

엉치뼈의 뒷면 정중선 부분에는 엉치척추뼈의 가시돌기가 합쳐져서 형성된 울퉁불퉁한 **정중엉치뼈능선**(정중천골능선, median sacral crest)이 있으며, 가쪽으로는 엉치신경의 뒤가지(등쪽가지)가 통과하는 뒤엉치뼈구멍(후천골공, posterior sacral foramina)이 위치한다. 이 구멍의 바로 가쪽으로는 엉치척추뼈의 가로돌기의 끝부분인 가쪽엉치뼈능선(lateral sacral crest)이 위치한다.

척주관은 엉치뼈 안에서 엉치뼈관(천골관, sacral canal)을 통해 계속되며, 5번째(때로는 4번째) 엉치척추뼈의 고리판이 중앙 부위에서 융합되지 못하면, 척주관 끝 부분의 아래쪽으로 커다란 통로인 엉치뼈틈새(천골열공, sacral hiatus)가 존재한다.

꼬리뼈 Coccyx

꼬리뼈(tailbone)는 새의 부리 모양을 닮았다고 하여 그리스 단어 "뻐꾸기(cuckoo)"라는 단어에서 이름이 유래된 작고, 삼각형의 뼈로, 3~5개의 꼬리척추뼈가 함께 융합된 뼈이다.

이해 수준 체크하기

- ☐ 13. 척추뼈의 위관절돌기와 관절하는 것은 무엇인가?
- ☐ 14. 모든 목뼈가 가지고 있는 독특한 특징 하나는 무엇인가?
- ☐ 15. 등뼈 T_{12}와 허리뼈 L_1을 구별하는 방법은 무엇인가?
- ☐ 16. 정중엉치뼈능선을 형성하는 척추의 부위는 어디인가?

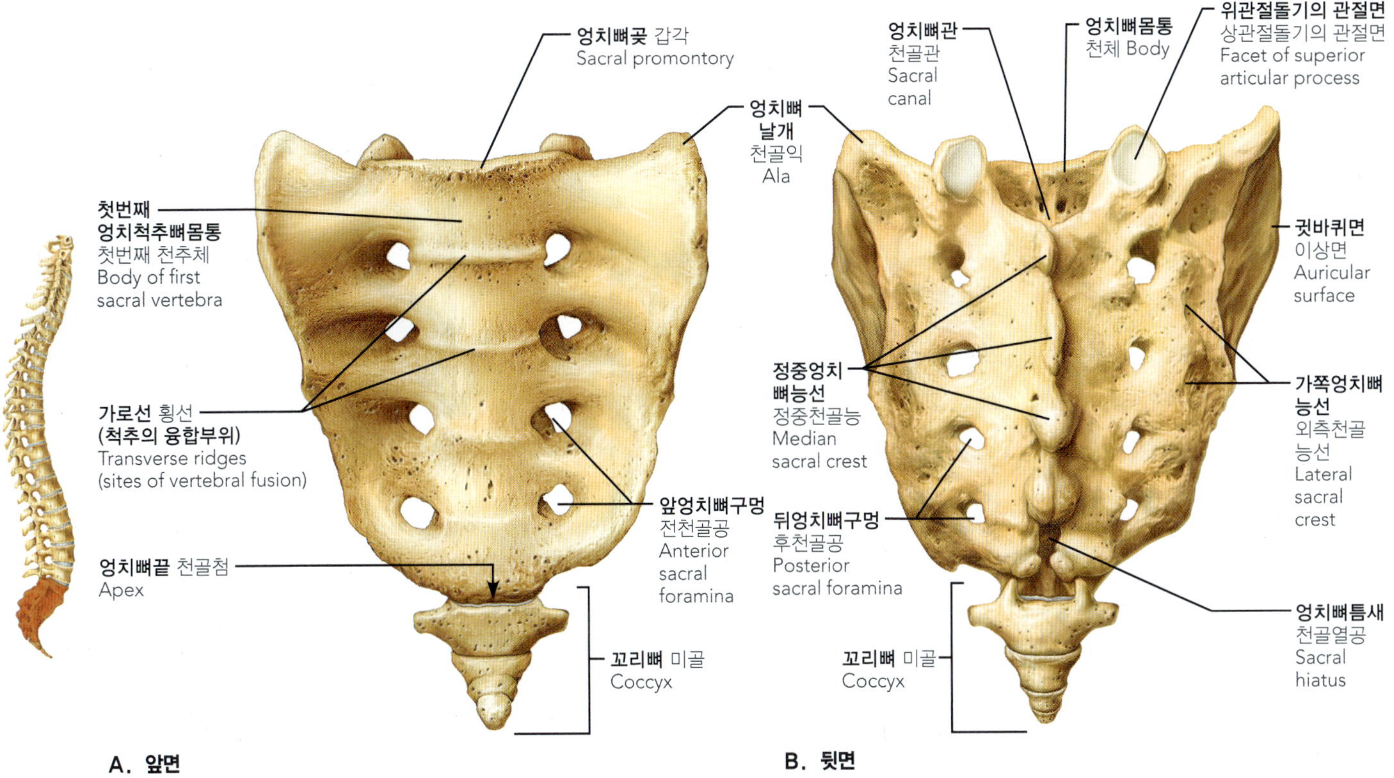

그림 6.23 엉치뼈와 꼬리뼈.

6.3 가슴우리 THE THORACIC CAGE

학습 성과

- 갈비뼈와 복장뼈의 특징을 설명할 수 있다.
- 참갈비뼈와 거짓갈비뼈를 구분하고 뜬갈비뼈와의 연관성을 설명할 수 있다.
- 전형적인 갈비뼈와 척추의 관절 형태를 설명할 수 있다.

가슴우리(흉강, thoracic cage)는 통 모양의 가슴 부위의 뼈대 골격을 의미하며, 앞쪽에는 복장뼈(흉골, sternum)와 갈비연골(늑연골, costal cartilage), 뒤쪽으로는 12개의 등뼈, 가쪽으로는 12쌍의 갈비뼈(늑골, rib)로 이루어져 있다(**그림 6.24**). 가슴우리는 새장(bird cage) 모양의 뼈 구조물로서 심장, 허파, 기타 장기를 보호하며 팔이음뼈(상지대, shoulder girdle)와 양팔을 지지하고 등, 목, 가슴 및 어깨의 많은 근육들의 부착점이 된다. 갈비뼈 사이의 *갈비사이공간*(늑간, intercostal space)에는 갈비사이근육(늑간근, intercostal muscle)이 있어서 호흡하는 동안 가슴을 들어 올리고 내린다.

6.3a 복장뼈 Sternum

복장뼈(흉골, sternum)는 가슴의 앞쪽 정중에 위치하는 약 15 cm 길이의 짧은 칼 모양의 납작뼈로 **복장뼈자루**(흉골병, manubrium), **복장뼈몸통**(흉골체, body), 및 **칼돌기**(검상돌기, xiphoid process)로 구성되어 있다.

넥타이 매듭과 유사한 모양의 복장뼈자루의 **빗장패임**(쇄골절흔, clavicular notch)은 위가쪽으로 빗장뼈와 관절하고, 이 바로 아래쪽으로 1번째와 2번째 갈비뼈가 관절한다. 중간부분인 복장뼈몸통은 복장뼈의 대부분을 차지하며, 복장뼈는 사춘기 이후에 합쳐지는 네 개의 분절로 구성되며, 하나는 다른 분절보다 작다. 복장뼈몸통의 옆면에는 2번째에서 7번째 갈비뼈의 갈비연골과 관절하는 패임 부분이 있으며, 칼돌기는 복장뼈 아래쪽 끝에 있는 혀 모양의 돌기 부위로, 어렸을 때는 유리연골판으로 구성되어 40세 정도까지 완전히 뼈되기가 이루어지지 않는다. 일부 사람에서 칼돌기는 뒤쪽으로 돌출되어 있으며, 가슴 부위의 타격은 칼돌기를 심장이나 간 쪽으로 밀어 넣어 대량 출혈이 야기될 수 있다.

복장뼈에는 촉진이 가능한 세 개의 주된 해부학적 지표, 즉 **목아래패임**(경정맥절흔, jugular notch), **복장뼈각**(흉골각, sternal angle) 및 **칼몸통결합**(검상흉관절, xiphisternal joint)이 있다(그림 6.24A, C).

- 목아래패임(jugular notch, 또는 복장위패임, suprasternal notch)은 복장뼈자루 위모서리 중앙에서 만져지는 부위이다. 손가락을 목의 앞면 아래로 쓸어내리면, 손가락이 목아래패임에 닿게 된다. 목아래패임은 일반적으로 2번째와 3번째 등뼈 사이의 척추사이원반과 동일한 수평면에 위치한다(그림 6.24C).
- 바로 아래로는 복장뼈자루와 몸통이 만나는 앞면에 가로방향으로 약간 융기된 복장뼈각(sternal angle)이 있다. 이 섬유연골관절은 경첩과 같이 작용하여 숨을 들이마실 때 복장뼈몸통을 앞쪽으로 움직이도록 한다. 복장뼈각은 4번째와 5번째 등뼈 사이의 척추사이원반과 동일한 수평면에 위치하며, 앞쪽으로는 2번째 갈비뼈와 동일

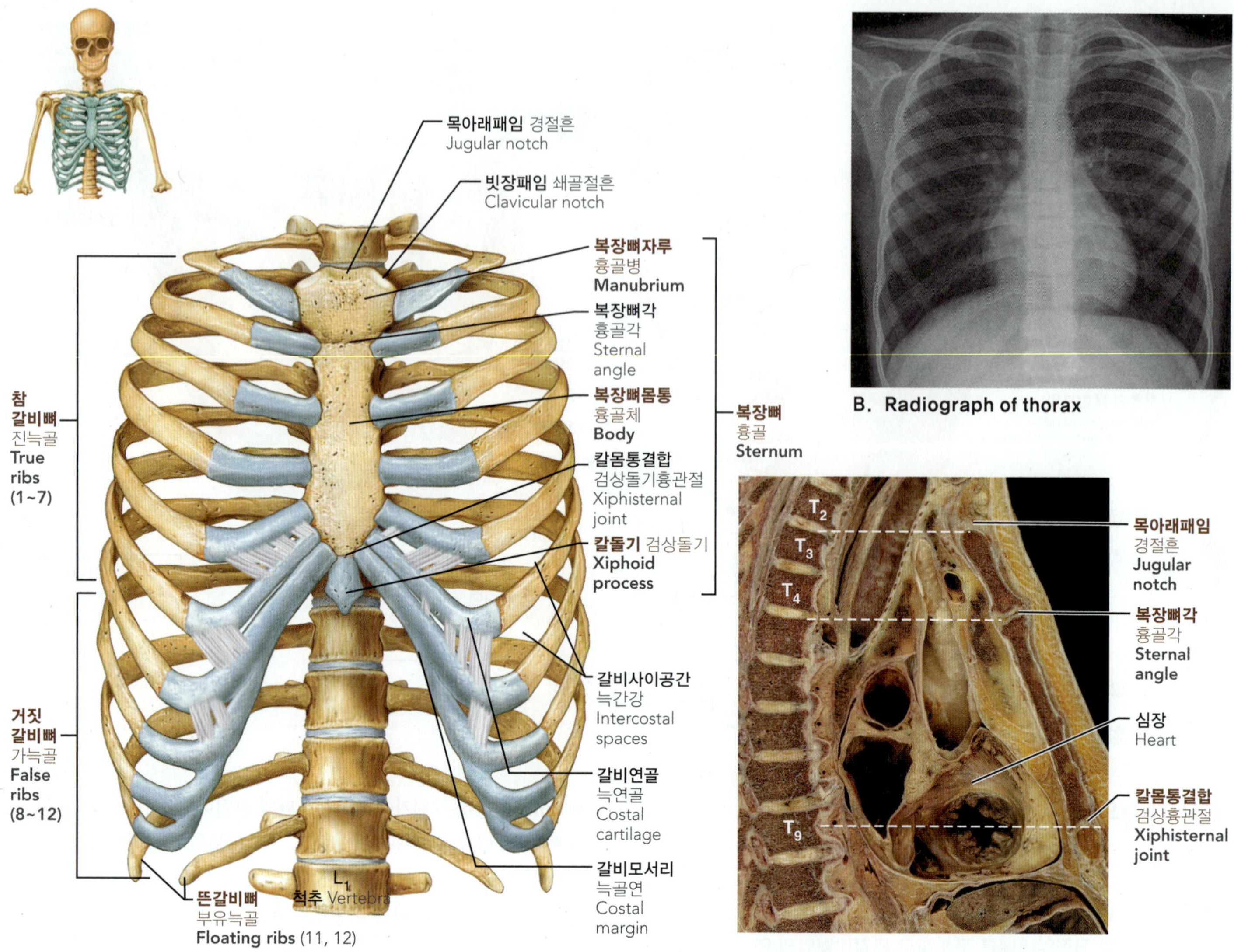

그림 6.24 가슴우리.

한 높이에 위치하고 있어서 2번째 갈비뼈를 찾는 지표로 이용할 수 있다. 2번째 갈비뼈를 찾은 후, 다른 갈비뼈들을 세어 내려가 위치를 확인할 수 있어서(너무 깊어서 촉진이 불가능한 첫째 및 12번째 갈비뼈는 제외), 가슴우리의 내부 장기를 찾는 수평 기준선으로 이용할 수 있다.

- 칼몸통결합은 복장뼈몸통과 칼돌기가 합쳐지는 부위로 9번째 등뼈 높이에 위치하며, 이 위치의 안쪽 깊숙이 심장이 가로막 위로 위치한다.

6.3b 갈비뼈 Ribs

갈비뼈(늑골, rib)는 가슴우리의 볼록한 면을 형성하는 12쌍의 뼈로(그림 6.24A), 모든 갈비뼈는 뒤쪽으로 등뼈와 관절하고 앞안쪽으로 뻗어 가슴의 앞쪽에 닿는다. 위쪽의 7쌍은 갈비연골(늑연골, costal cartilage)을 통해 복장뼈에 직접 닿는 **참갈비뼈**(진늑골, true rib)라 하고, 아래쪽 5쌍(갈비뼈 8~12번째)은 복장뼈에 간접적으로 닿거나 닿지 않기 때문에 **거짓갈비뼈**(가늑골, false rib)라 한다. 이 중 8~10번째 갈비뼈는 위쪽 갈비연골과 만나 간접적으로 복장뼈에 연결되지만, 11~12번째 갈비뼈는 복장뼈에 연결되지 않기 때문에 **뜬갈비뼈**(부유늑골, floating rib)라 하고, 뜬갈비뼈의 갈비연골은 몸통의 가쪽 벽에 있는 근육에 묻혀 있다. 갈비뼈는 1~7번째로 갈수록 길이가 증가하고 8~12번째에서는 길이가 줄어든다. 가슴우리의 아래 모서리 즉, **갈비뼈모서리**(늑골연, costal margin)는 7~10번째 갈비뼈의 갈비연골에 의해 형성되고, 오른쪽과 왼쪽 갈비뼈모서리는 칼몸통결합 부위에서 나뉘게 되며, 명치각(흉골하각, infrasternal angle)을 형성한다.

전형적인 갈비뼈는 굽어진 납작뼈이며(그림 6.25), 갈비뼈의 대부분은 **몸통**(body, shaft)이 차지한다. 몸통의 위쪽 경계는 매끄럽지만 아래쪽의 경계는 날카롭고 가늘며 안쪽 면에 **갈비뼈고랑**(늑골구, costal groove)이 있다. 몸통 부위 외에 각 갈비뼈는 머리, 목, 결절(tubercle)을 가지고 있으며, 쐐기 모양의 **갈비뼈머리**(head of rib)는 2개의 관절면을 통해 척추뼈몸통과 관절을 형성한다. 하나의 관절면은 동일한 번호의 등뼈몸통과 관절하며, 또 다른 관절면은 바로 위 번호의 척추뼈몸통과 관절을 이룬다(그림 6.25B). **갈비뼈목**(neck of rib)은 갈비뼈머리에서 가쪽에 있는 짧고, 좁아진 부위이며, 갈비뼈목 바로 가쪽으로 뒤쪽면에 돌출된 갈비뼈결절(tubercle of rib)은 동일한 번호의 등뼈 가로돌기와 관절한다(그림 6.25C). 갈비뼈각(angle of rib) 부위에서 결절의 가쪽으로, 몸통은 앞쪽으로 급격히 휘어져서 앞쪽에서 갈비연골로 연장된다. 갈비연골은 갈비뼈를 복장뼈에 유연하지만 단단하게 부착시켜 가슴우리가 탄력성을 갖도록 한다.

다른 갈비뼈와 달리 1번째 갈비뼈는 위쪽에서 아래쪽으로 납작하고 넓은 형태를 하고 있으며(그림 6.24A), 팔에 혈류를 공급하는 주된 혈관인 빗장밑혈관은 위쪽 표면에 있는 고랑을 따라 주행한다. 전형적인 갈비뼈 유형과 다른 점들은 다음과 같다. 1번째 갈비뼈와 10~12번째 갈비뼈는 오직 하나의 척추뼈몸통과 관절을 이루며, 11~12번째 갈비뼈는 척추뼈 가로돌기와 관절을 하지 않는다.

이해 수준 체크하기

- ☐ **17.** 복장뼈각을 정의하고, 복장뼈각과 관절하는 갈비뼈는 무엇인가?
- ☐ **18.** 갈비뼈머리와 관절하는 등뼈의 특징적인 부위는 어디인가? 갈비뼈결절과 관절하는 부위는 어디인가?

6.4 몸통뼈대의 질환
DISORDERS OF THE AXIAL SKELETON

학습 성과

- 입천장갈림증의 원인과 증상을 설명할 수 있다.
- 척주의 비정상굽이의 세가지 유형을 분류하고 척주관협착증을 설명할 수 있다.

6.4a 입천장갈림증 Cleft Palate

몇 가지 선천적 이상은 머리뼈 변형을 야기할 수 있으며, 가장 흔한 유형은 입천장갈림증(구개열, cleft palate)으로 입천장의 오른쪽 및 왼쪽 절반이 중앙에서 연결되지 않아 나타난다. 이러한 결함은 입과 코안 사이에 구멍을 형성하여 빠는 힘이나 아기의 수유를 방해한다. 입천장갈림증은 음식을 코안이나 허파로 들어가게 하여 폐렴을 야기하고, **입술갈림증**(구순열, cleft lip)을 수반하는 경우가 많으며(**그림 6.26**), 이는 외과적으로 치료가 가능하다. 최근 임신 초기에 산모가 엽산을 포함한 멀티비타민을 복용하면 입천장갈림증의 빈도가 감소한다고 알려졌다.

6.4b 허리척주관협착증 Stenosis of the Lumbar Spine

허리척주관협착증(요추척추관협착증, stenosis of lumbar spine)은 허리 부위의 척주관이 좁아진 상태로, 척수신경 뿌리를 압박하여 통증을 야기한다. 척주관절과 인대의 퇴행성 또는 관절염성 변화로 인해, 혹은 척주관으로 돌출된 뼈돌기로 인해 척주관이 좁아질 수 있다.

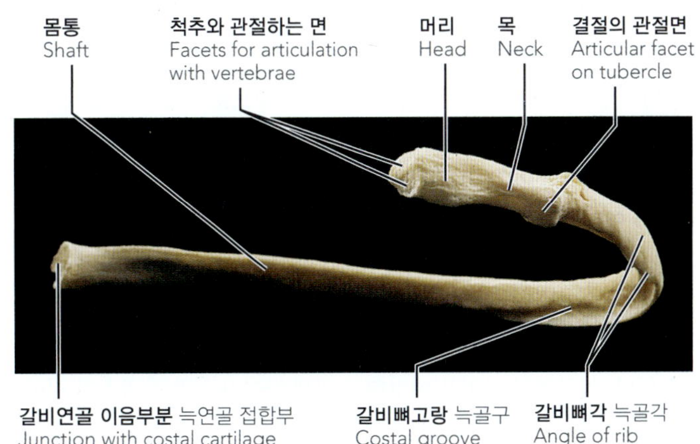

A. 갈비뼈(오른쪽 6번째), 뒷면

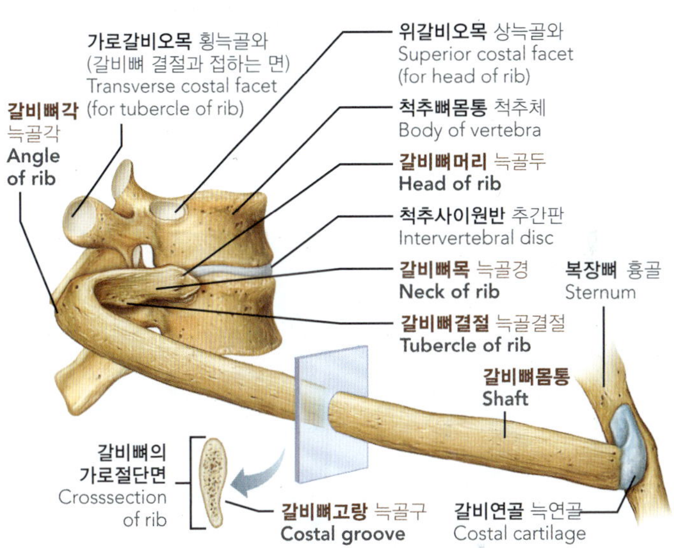

B. 갈비뼈의 등뼈와 복장뼈 관절

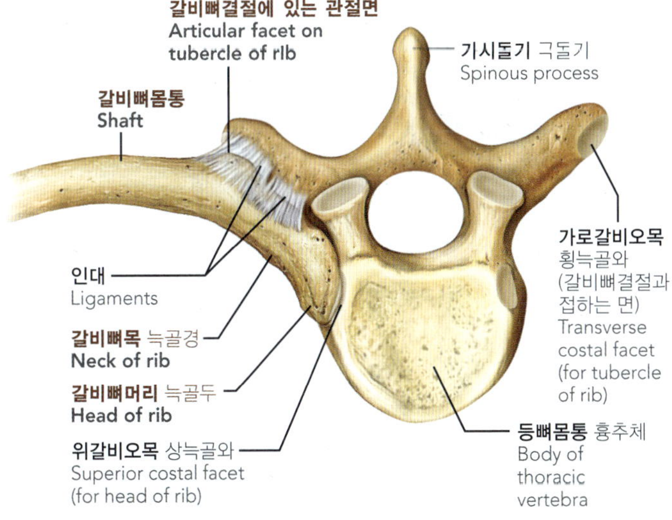

C. 갈비뼈와 등뼈의 관절, 윗면

그림 6.25 갈비뼈.

6.4c 비정상 척주굽이 Abnormal Spinal Curvatures

몇 가지 형태의 비정상 척주굽이가 있으며, 일부는 선천적으로, 일부는 질환이나 잘못된 자세, 또는 척주근육의 불균형으로 나타날 수 있다.

척주옆굽음증(척추측만증, scoliosis)은 등뼈 부위에서 가장 흔히 관찰되는 척주가 옆으로 10도 이상 굽어진 상태이다(**그림 6.27A**). 원인을 알 수 없는 한 가지 유형은 주로 청소년기에 특히 여성에서 흔히 나타나며, 더 심한 경우는 비정상적인 척추의 구조, 양쪽 다리 길이의 불균형, 또는 근육 마비로 인해 나타난다. 등의 한쪽 근육이 제대로 기능하지 못하면, 반대쪽 근육들은 저항없이 수축하여 척주를 배열에서 벗어나게 한다. 영구적인 기형을 예방하기 위해 아이가 성장을 멈추기 전에 교정기나 수술로 교정을 하며, 심한 경우에는 허파를 압박하여 호흡곤란을 야기할 수 있다.

척주뒤굽음증(척주후만증, kyphosis)은 뼈엉성증에 따른 척주 골절로 나타나기 때문에 나이든 여성에서 가장 흔히 나타나는 등굽이가 과도한 상태이며(그림 6.27B), 척주의 결핵이나 뼈연화증으로 인해서도 나타날 수 있다.

척주앞굽음증(척주전만증, lordosis)은 허리굽이가 과도해진 상태로, 일시적인 경우는 보통 비만 남성 또는 임신 여성과 같이 앞에 큰 짐을 들고 있는 사람에서 흔히 나타난다. 척주뒤굽음증과 마찬가지로 척주의 결핵이나 뼈연화증으로 인해 나타날 수도 있다.

6.5 전 생애 동안의 몸통뼈대

THE AXIAL SKELETON THROUGHOUT LIFE

학습 성과

- 성장에 따른 몸통뼈대의 변화를 설명할 수 있다.

머리뼈의 막뼈는 발달 두 번째 달 말에 뼈되기가 시작하며, 이러한 납작뼈에서 뼈조직은 중간엽막 안쪽의 뼈되기중심에서 바깥쪽으로 형성된다. 태어날 때, 머리뼈는 불완전한 상태로, 아직 뼈되기가 진행되지 않고 막으로 남아 있는 **숫구멍**(천문, fontanelle)에 의해 분리되어 있다(**그림 6.28**). **앞숫구멍**(anterior fontanelle), **뒤숫구멍**(posterior

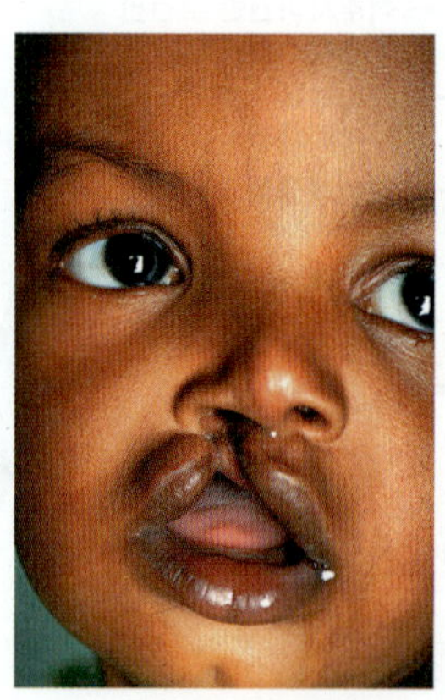

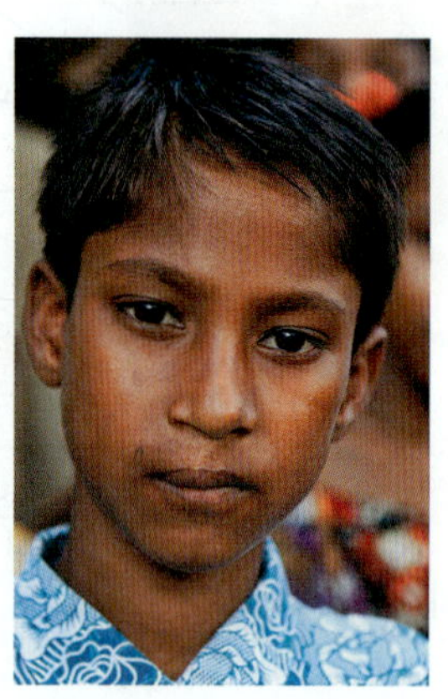

그림 6.26 입술갈림증과 입천장갈림증. 입술갈림증과 입천장갈림증(왼쪽)은 외과적으로 치료가 가능하다(오른쪽).

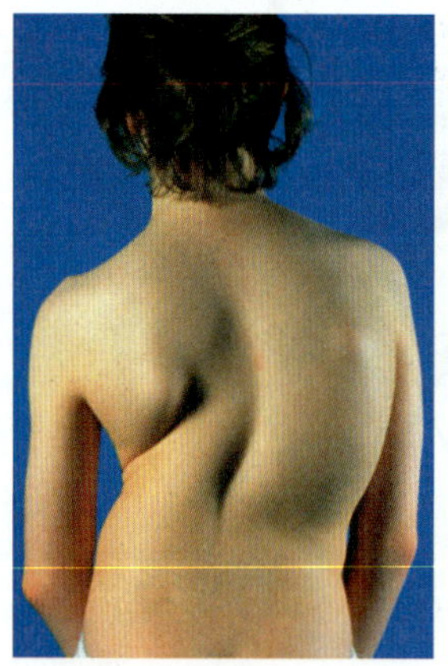

A. 척주옆굽음증 Scoliosis

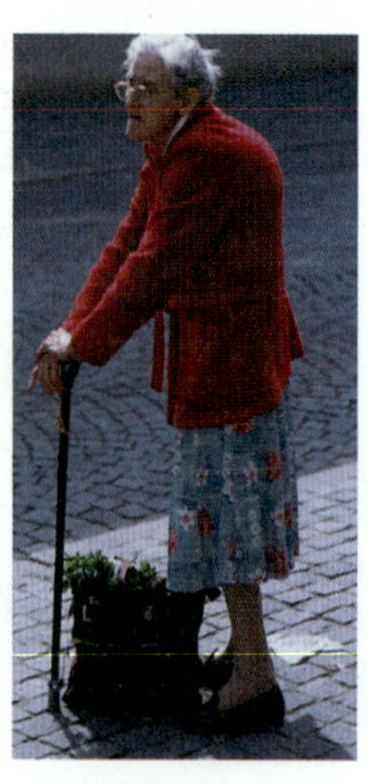

B. 척주뒤굽음증 Kyphosis

그림 6.27 비정상적인 척주굽이.

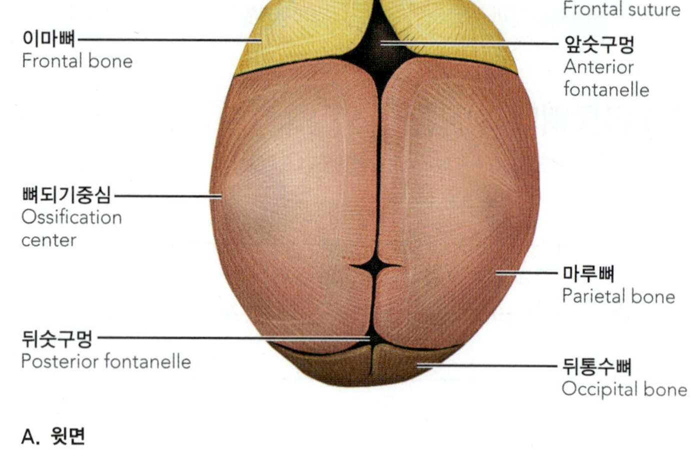

A. 윗면

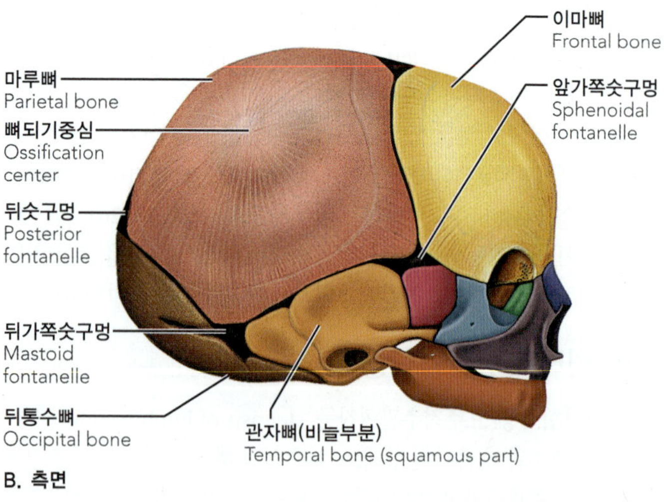

B. 측면

그림 6.28 신생아의 머리뼈. 숫구멍과 뼈되기중심을 관찰하시오.

fontanelle), **뒤가쪽숫구멍**(mastoid fontanelle), **앞가쪽숫구멍**(sphenoidal fontanelle)과 같은 주된 숫구멍은 아기가 태어날 때 좁은 산도를 통과할 수 있도록 머리뼈를 약간 압축시켜주고, 아기의 뇌가 성장하는 공간을 형성해준다. 아기 머리뼈의 부드러운 부분인 숫구멍에서 쏟아지는 물줄기와 같은 아기의 맥박을 느낄 수 있다. 크고, 다이아몬드 모양의 앞숫구멍은 출생 후 1년 반에서 2년 사이에 느낄 수 있으며 나머지는 출생 후 1년 말 정도에 뼈로 대체된다.

머리덮개뼈와 얼굴뼈는 막뼈되기에 의해 중간엽에서 직접적으로 형성되는 반면, 머리뼈바닥에 위치한 뼈들은 연골속뼈되기에 의해 연골에서 뼈되기가 이루어진다. 구체적으로, 머리뼈의 연골속뼈는 뒤통수뼈(머리뼈의 가장 뒤위쪽 부분은 제외), 관자뼈의 바위부분, 나비뼈의 대부분 및 벌집뼈가 해당된다.

출생 시, 머리뼈는 얇고, 이마뼈와 아래턱뼈는 쌍으로 있던 뼈가 유년기 동안 중앙에서 합쳐지기 시작하며, 관자뼈의 고막틀부분은 신생아에서는 C자 모양의 고리 형태를 하고 있다.

머리뼈는 평생에 걸쳐 변하지만, 주로 유년기 동안 큰 변화가 나타난다. 출생 시, 아이의 뇌머리뼈는 작은 얼굴 부위에 비해 상대적으로 크고(그림 6.28), 위턱뼈와 아래턱뼈는 상대적으로 작아 얼굴 윤곽은 편평하다. 9개월령이 되면, 머리뼈의 크기는 이미 성인 크기의 절반 정도가 되며, 2살이면 성인 크기의 3/4, 8~9살이면 머리뼈는 거의 성인 크기가 된다. 하지만, 6~13세 사이에 턱, 광대뼈, 코가 점차 두드러지기 시작하면서 얼굴 부분이 머리뼈에서 성장하기 때문에 머리는 더욱 커 보이게 된다. 얼굴의 성장은 코, 코곁굴, 씹기근육의 확장 및 큰 영구치의 발달과 함께 나타난다.

척주앞굽음증이나 척주옆굽음증과 같은 척주의 문제는 팔다리 긴뼈들의 급격한 성장이 많은 근육들을 늘리기 때문에 초등학생 시절 나타날 수 있으며, 아이들은 약간 뒤쪽으로 치우쳐 있는 상대적으로 큰 머리의 무게의 균형을 유지하기 위해 배 부분을 앞으로 내밀고 있기 때문에 보통 약간의 척주앞굽음증을 가지고 있다. 유년기 동안 가슴부분은 더 넓어지지만, 진정한 어른의 자세(머리는 곧고, 어깨는 뒤로, 배는 안쪽으로, 가슴은 앞으로 내민 자세)는 청소년기까지는 발달하지 않는다.

노화는 뼈대의 많은 부분들, 특히 척주에 많은 영향을 주며, 척추사이원반의 수분 함량은 감소하게 되어, 원반은 차츰 얇아지고 탄성이 줄어들며 디스크탈출의 위험도는 증가하게 된다. 55세까지 대개 키가 몇 센티미터 정도는 감소하게 되며, 짧아진 몸통, 즉 노인에서 관찰되는 dowager's hump는 척주뒤굽음증으로 이어지는 척주의 뼈엉성증에 의해서 나타날 수 있다.

가슴우리는 갈비연골의 뼈되기로 인해 나이가 들면서 점점 견고해지고, 이로 인한 가슴우리의 탄력 감소는 얕은 호흡을 유도하여 허파에서의 효과적인 가스교환을 방해한다.

노화에 따라 모든 뼈의 질량이 감소한다는 점을 기억해보자. 머리뼈는 질량이 적게 감소하지만, 나이든 사람의 얼굴 윤곽이 변하기에는 충분하다. 아래턱뼈와 위턱뼈의 뼈조직은 감소하기 때문에 턱은 작아 보여 다시 어릴 때의 형태처럼 보이게 되며, 치아가 빠지게 되면, 이틀부분이 재흡수되기 때문에 턱뼈의 소실은 더욱 빨라진다.

이해 수준 체크하기

□ **19.** 유년기 동안 두 개의 뼈가 합쳐져서 성인에서는 하나의 뼈를 형성하는 머리뼈는 무엇인가?

□ **20.** 노화에 따른 퇴행성 뼈 손실과 관련한 비정상 척주굽이는 무엇인가?

요약 Chapter Summary

1. 몸통뼈대는 몸의 축을 형성하고 머리뼈, 척주 및 가슴우리로 구성되며, 팔다리뼈대는 팔이음뼈(어깨), 다리이음뼈, 사지뼈로 구성된다.

6.1 머리뼈 THE SKULL

2. 머리뼈는 둥근 천장과 바닥막을 형성하여 뇌를 보호한다. 얼굴뼈는 눈, 호흡 및 소화기계의 통로를 제공하고 얼굴근육의 부착을 도와준다.
3. 머리뼈의 대부분은 고정된 봉합으로 연결되어 있다.
4. 머리뼈는 마루뼈와 관자뼈 각 1쌍, 이마뼈, 뒤통수뼈, 나비뼈 및 벌집뼈 각 1개로 총 6종 8개의 뼈로 구성되어 있다(표 6.1 참조).
5. 14개의 얼굴뼈는 1쌍으로 이루어진 위턱뼈, 광대뼈, 코뼈, 눈물뼈, 입천장뼈, 코선반뼈와 1개의 뼈인 아래턱뼈와 보습뼈로 되어 있다(표 6.1 참조).
6. 코안과 눈확은 머리뼈의 매우 복잡한 부위이며, 각각 많은 뼈로 구성된다(그림 6.14, 6.16).
7. 공기로 채워진 코곁굴은 이마뼈, 벌집뼈, 나비뼈, 위턱뼈에 있으며, 코안이 확장된 곳이다.
8. 목 앞쪽에 있는 목뿔뼈는 휘어져 혀가 움직일 수 있는 공간을 만들어 준다.

6.2 척주 THE VERTEBRAL COLUMN

9. 척주는 26개의 불규칙적인 뼈로 24개의 척추뼈, 엉치뼈, 꼬리뼈를 포함한다.
10. 척주는 주요 다섯 부분으로 분류된다. 목뼈(7), 등뼈(12), 허리뼈(5), 엉치뼈, 꼬리뼈이다. 목굽이와 허리굽이는 뒤쪽으로 오목하고, 등굽이와 엉치굽이는 뒤쪽으로 볼록하다.
11. 등굽이와 엉치굽이는 일차굽이로 출생 시 나타난다. 이차굽이 중 목굽이는 아이가 머리를 가누기 시작하면서 나타나고 허리굽이는 걷기 시작하면서 발달한다.
12. 척주는 척추몸통의 앞, 뒤를 목뼈에서 엉치뼈까지 수직으로 뻗어 있는 앞·뒤세로인대에 의해 지지되고 있으며, 인접한 척추뼈의 척추고리판을 연결시켜 주는 탄력성이 강한 황색인대에 의해서도 지지된다.
13. 척추사이원반의 속질핵과 섬유테는 충격 흡수와 신축성을 주며, 탈출된 디스크는 주로 속질핵의 돌출에 의한 섬유테의 파열을 의미한다.
14. C_1을 제외한, 목뼈, 등뼈, 허리뼈에는 몸통이 있고 2개의 가로돌기, 2개의 위관절돌기와 아래관절돌기 그리고 1개의 가시돌기와 척추뼈고리가 있다.
15. 고리뼈와 중쇠뼈(C_1과 C_2)는 비전형적인 척추이다. 고리형의 고리뼈는 머리뼈를 지지하고 고개의 끄덕임을 가능하게 하며 중쇠뼈의 치아돌기에 의해 머리회전이 가능하다.
16. 목뼈, 등뼈 및 허리뼈는 각각의 특징을 가지고 있다(표 6.2). 각 부위별 척주의 관절 방향은 가능한 움직임을 결정하고, 엉치뼈와 꼬리뼈는 융합된 척추뼈로 골반의 뒤벽을 구성한다.

6.3 가슴우리 THE THORACIC CAGE

17. 가슴안은 12쌍의 갈비뼈, 복장뼈 및 등뼈로 구성된다.
18. 복장뼈는 복장뼈자루, 몸통 및 칼돌기로 구성되며, 목아래패임, 복장뼈각, 칼몸통결합은 중요한 지표가 된다.
19. 첫 일곱 쌍의 갈비뼈는 참갈비뼈이고 나머지는 거짓갈비뼈이며, 11~12번은 뜬갈비뼈이다. 전형적인 갈비뼈는 관절면을 가진 갈비뼈머리, 갈비뼈목, 갈비뼈결절 및 몸통으로 구성된다. 갈비연골은 각 갈비뼈의 앞쪽(배쪽, ventral) 끝에 있다.

6.4 몸통뼈대의 질환 DISORDERS OF THE AXIAL SKELETON

20. 선천적 결함인 입천장갈림증은 단단입천장 뼈가 중앙에서 합쳐지지 않을 때 나타나며, 허리척주관협착증은 허리 부위의 척주관이 병적으로 좁아진 상태이다. 척주옆굽음증, 척주뒤굽음증, 척주앞굽음증은 비정상 척주굽이의 세 유형이다.

6.5 전 생애 동안의 몸통뼈대 THE AXIAL SKELETON THROUGHOUT LIFE

21. 숫구멍은 유아기 머리뼈에서 관찰되는 머리뼈 사이의 막으로 덮인 부분이며, 뇌의 성장 공간 제공 및 출산 시 산도 통과를 쉽게 해준다.
22. 대부분 머리뼈는 막뼈이며, 연골속뼈는 뒤통수뼈와 나비뼈 대부분, 관자뼈 바위부분 및 벌집뼈만 해당한다.
23. 어린 시절 머리뼈 성장은 뇌의 급격한 성장과 밀접하게 관련이 되며, 유년기 이후 치아 발달, 코와 코곁굴, 씹기근육의 확장으로 얼굴이 커지게 된다.
24. 노년기에는 척추사이원반이 얇아지고, 뼈엉성증과 수반하여 점차적으로 키가 줄어들게 된다.

7 뼈 II: 팔다리뼈대

Bones, Part 2: The Appendicular Skeleton

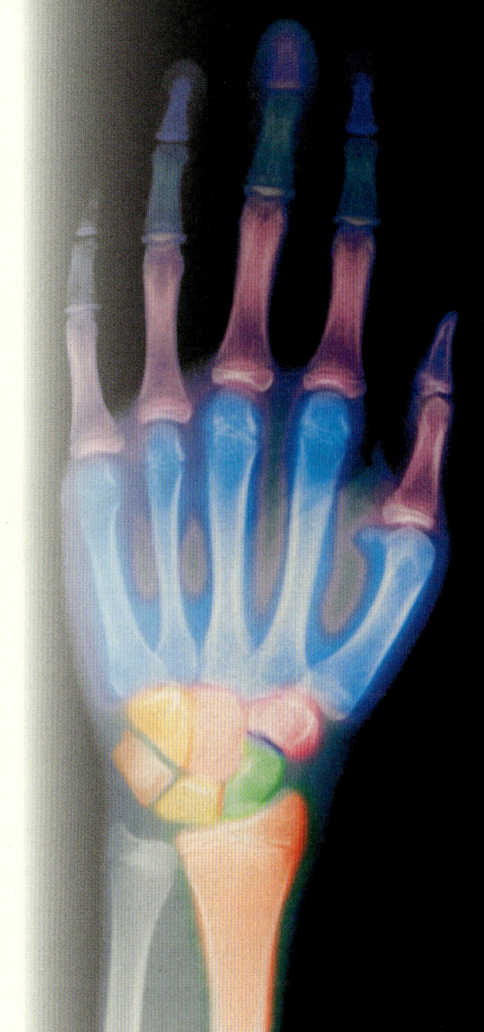

▲ *12세의 손(X선 영상)*

기억해야 할 어근 — Roots to Remember

arcus = a bow, arch (아시, 궁)
auricul = ear (귓바퀴-)
brachi = arm (위팔)
calc = heel (발뒤꿈치)
capit = head (머리)
carp = wrist (손목)
clavicul = key (빗장뼈)
corac = crow (까마귀)
cox = hip (엉덩관절)
cune = wedge (쐐기-, 쐐기모양의)
fovea = pit (오목, 와)
hamat = hooked (굽은, 갈고리모양의)
ilia = flank (엉덩-, 엉덩뼈-)
ischi = hip (궁둥뼈-)
linea = line (선)
malle = hammer (망치)
meta = between, after (그 후에, 다음의, 뒤에)
obtur = close, stop up (막힘, 폐쇄)
olecran = elbow (팔꿈치)
pect = breast (가슴-, 가슴과 관련된)
pelv = basin (골반-)
phalan = battle line (손가락뼈, 발가락뼈)
pis = pea (콩)
pubi = genital region (생식 부위)
scaph = bowl or boat (배모양-, 손배뼈-)
styl = a pillar, stake (붓-, 못 모양)
sulc = groove (고랑-)
tars = ankle (발목뼈-)
triquetr = triangular (세모-, 삼각-)
trochle = pulley (도르래, 활차)

위에 열거한 어근을 기초로 하여, 다음 용어의 의미를 설명하시오.

1. **supraspinous fossa** (가시위오목)
2. **subscapular** (어깨밑)
3. **intertubercle sulcus** (결절사이고랑)
4. **medial epicondyle of humerus** (위팔뼈 안쪽위관절융기)
5. **interosseous membrane** (뼈사이막)
6. **hip dysplasia** (엉덩관절이형성증)
7. **arcuate line** (활꼴선)
8. **auricular surface** (귓바퀴면)

정답은 해답부록을 참조하시오.

팔다리뼈와 팔다리이음뼈는 몸통뼈대에 부착되어 있다. 그래서 이들을 **팔다리뼈대**(appendicular skeleton)라고 한다(**그림 6.1** 참조). 팔이음(pectoral girdle)은 위팔을 몸통에 부착시키며, 다리이음(pelvic girdle)은 다리를 안정감 있게 몸통에 연결시켜준다. 팔뼈와 다리뼈의 기능은 서로 다르지만 기본적인 뼈의 구조적 배열은 같다. 팔과 다리는 기본적으로 세 부분으로 구성된다. 즉, 팔은 위팔(arm), 아래팔(forearm), 손(hand) 부위로 나뉘며, 다리는 넓적다리(thigh), 종아리(leg), 발(foot) 부위로 나뉜다.

팔다리뼈대는 사람들이 활동, 이동 및 물건을 다루는 생활양식에 따라 광범위한 움직임을 수행할 수 있다. 걷거나 공을 던지고 연필로 글을 쓰고 차를 운전할 때 팔다리뼈대를 이용한다. 팔다리뼈대의 뼈들은 이 장에서 세밀하게 그림과 함께 기술하고 있다. 팔이음뼈와 팔뼈부터 시작한다.

7.1 팔이음 THE PECTORAL GIRDLE

학습 성과

- 팔이음을 형성하는 뼈를 구분하고 이들의 기능을 설명할 수 있다.
- 어깨뼈와 빗장뼈의 중요한 뼈의 특징을 확인할 수 있다.

팔이음(pectoral girdle)은 앞쪽에 있는 *빗장뼈*(clavicle)와 뒤쪽의 *어깨뼈*(scapula)로 구성된다(**그림 7.1**). 쌍을 이룬 빗장뼈와 어깨뼈 및 이들 뼈에 부착된 근육이 어깨를 형성한다. *이음*(girdle)이란 말은 몸을 완전히 둘러싼 띠라는 의미를 내포하지만 이 설명이 완전히 맞는 것은 아니다. 앞쪽에서 빗장뼈의 안쪽 끝은 복장뼈 및 1번째 갈비뼈와 연결되고 가쪽끝은 어깨에 있는 어깨뼈와 연결된다. 어깨뼈의 안쪽모서리가 서로 만나거나 몸통뼈대에 서로 연결되지 않기 때문에 두 개의 어깨뼈는 뒤쪽에서 완전히 고리를 이루지 않는다.

팔을 몸통에 부착시키는 것 이외에도 팔이음뼈에는 팔을 움직이는 여러 가지 근육의 부착점이 있어 팔을 가볍고 쉽게 움직일 수 있게 한다. 이러한 팔의 운동은 다음 두 가지 요인에 의해 일어난다.

1. 빗장뼈만 몸통뼈대에 부착되어 있고 어깨뼈는 가슴우리를 따라 자유롭게 움직일 수 있기 때문에 팔을 어깨뼈와 함께 움직일 수 있다.
2. 어깨관절의 소켓인 어깨뼈의 접시오목은 깊이가 얕아서 위팔뼈의 운동을 제한하지 않고 유연하게 하지만 안정성이 없어 탈구가 쉽게 일어난다.

7.1a 빗장뼈 Clavicles

깃뼈(collarbone)라고도 부르는 **빗장뼈**(clavicle)는 S자 모양의 뼈이며 앞면에서는 가슴우리의 위쪽에 수평으로 놓여 있다(그림 7.1A). 원뿔 모양의 **복장끝**(sternal end)은 안쪽으로 복장뼈자루(manubrium)와 관절하고 납작한 **봉우리끝**(acromial end)은 가쪽의 어깨뼈봉우리와 관절한다(그림 7.1B, C). 빗장뼈의 안쪽 2/3는 앞쪽으로 볼록해서 빗장뼈를 만질 때 앞쪽으로 돌출된 형태를 만질 수 있고, 가쪽 1/3은 앞쪽으로 오목하다. 윗면은 거의 매끈하지만 아래면은 빗장뼈를 갈비뼈와 어깨뼈에 연결시키는 근육과 인대의 부착을 위해 융기부위와 고랑이 있다. 예를 들면, 봉우리끝 부위의 두꺼운 **마름인대선**(trapezoid line)과 **원뿔인대결절**(conoid tubercle)(그림 7.1C)은 어깨뼈의 부리돌기를 연결하는 인대의 부착 부위가 되며 복장끝 부위에 있는 거친 부

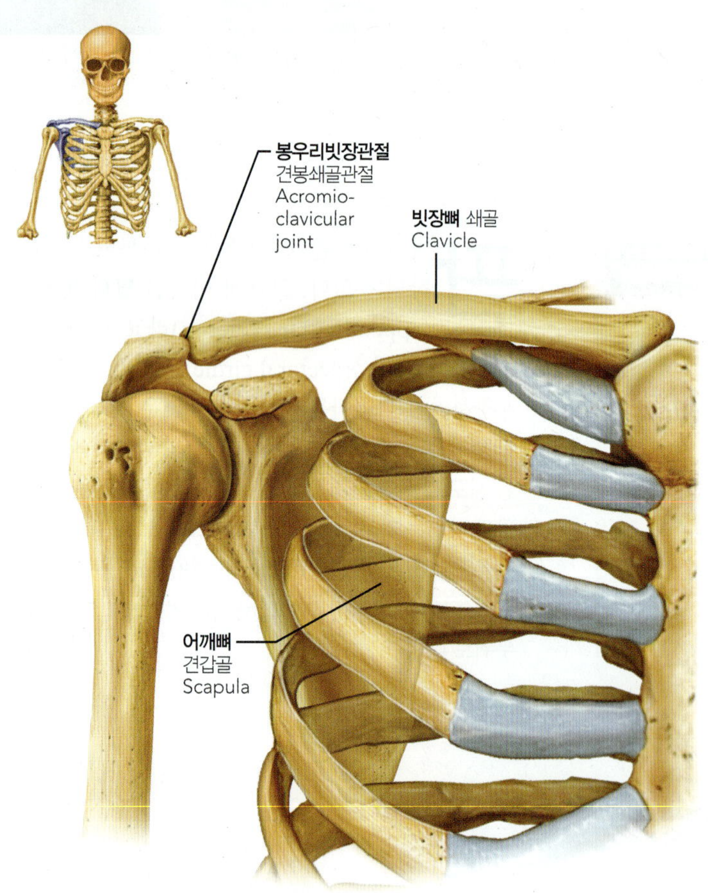

A. 관절을 이루고 있는 팔이음뼈

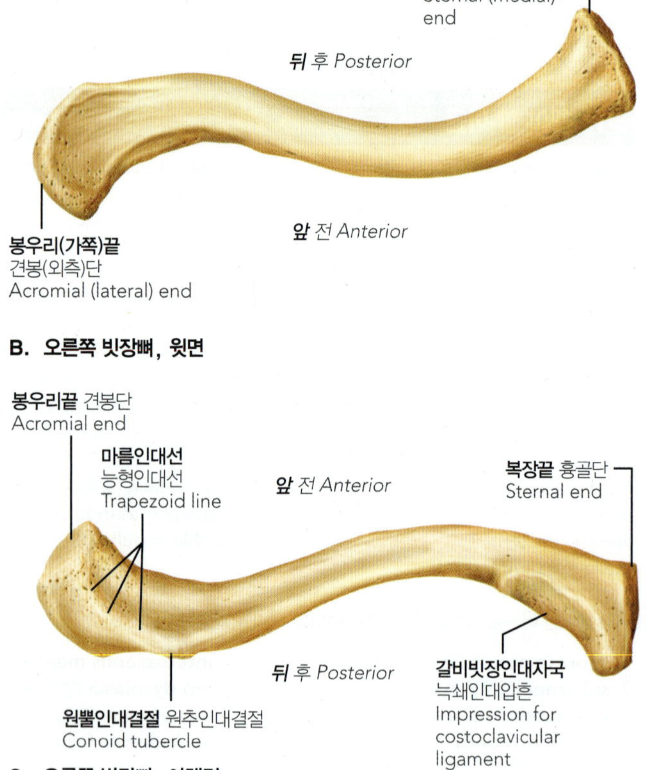

B. 오른쪽 빗장뼈, 윗면

C. 오른쪽 빗장뼈, 아랫면

그림 7.1 팔이음뼈와 빗장뼈.

위는 1번째 갈비뼈와 연결하는 갈비빗장인대가 부착한다.

빗장뼈는 다음과 같은 몇 가지 기능을 한다. 근육의 부착점이 될 뿐만 아니라 어깨뼈와 팔을 가슴에서 가쪽으로 당길 때 잡아주는 지지대 역할을 한다. 이러한 작용은 빗장뼈가 골절될 때 확실히 관찰할 수 있는데, 이때 전체적인 어깨부위가 안쪽으로 무너지게 된다. 빗장뼈는 양팔을 앞쪽으로 하고 차를 밀 때처럼, 팔에서 몸통뼈대 쪽으로 압박하는 힘을 전달한다.

7.1b 어깨뼈 Scapulae

어깨뼈(scapulae)는 어깨뼈날개(shoulder blade)라고도 하며 얇은 삼각형인 납작뼈로(**그림 7.2**) 2번째와 7번째 갈비뼈 사이에서 가슴우리의 뒤쪽면에 위치한다. 어깨뼈에는 3개의 모서리가 있는데 **위모서리**(superior border)는 짧고 예리하며, **안쪽모서리**(medial border)는 *척추쪽모서리*(vertebral border)라고도 하며 척주와 평행하게 위치한다. 두꺼운 **가쪽모서리**(lateral border)는 *겨드랑이모서리*(axillary border)라고도 하며 겨드랑이와 접해 있고 위쪽은 얕은 오목인 **접시오목**(glenoid cavity)에서 끝난다(그림 7.2C). 접시오목은 위팔뼈와 관절하여 어깨관절을 이룬다.

어깨뼈에는 또한 3개의 각(angle)이 있다. **가쪽각**(lateral angle)에는 접시오목이 위치하고, 그 외 위모서리와 안쪽모서리가 만나는 **위각**(superior angle), 안쪽모서리와 가쪽모서리가 만나는 **아래각**(inferior angle)이 있다. 아래각은 팔을 올리고 내릴 때 움직이며, 어깨 운동을 학습하기 위한 중요한 지표가 된다.

어깨뼈의 앞면 또는 갈비면은 약간 오목하고 비교적 특징이 없다. **부리돌기**(coracoid process)는 어깨뼈 위모서리의 가쪽 부분에서 앞쪽으로 돌출되었다. *Corac*이란 용어는 까마귀의 부리와 유사하다는 의미이지만 이 돌기는 굽은 손가락과 같은 모양이다. 이 돌기에는 팔의 위팔두갈래근이 부착하고 빗장뼈와 연결하는 강한 인대도 부착한다. 부리돌기 바로 안쪽에는 **어깨뼈패임**(suprascapular notch)이 있고 가쪽에는 접시오목이 있다.

뒤쪽면에는 피부를 통해 쉽게 느낄 수 있는 돌출된 어깨뼈가시(spine of scapula)가 있고, 어깨뼈가시는 빗장뼈의 봉우리끝과 관절하는 편평한 돌출부인 봉우리(acromion) 부위에서 가쪽으로 끝난다.

어깨뼈의 양쪽 면에는 몇 개의 큰 오목이 있는데 위치에 따라 이름을 붙이면 어깨뼈가시의 아래와 위에 있는 오목한 공간을 각각 **가시아래오목**(infraspinous fossa)과 **가시위오목**(supraspinous fossa)(그림 7.2B)이라 하며, 어깨뼈 앞면에 있는 얕은 오목을 **어깨뼈밑오목**(subscapular fossa)이라고 한다(그림 7.2A). 이들 오목에는 같은 이름의 근육이 부착한다.

이해 수준 체크하기

- ☐ 1. 어깨뼈의 어느 부분이 빗장뼈와 관절을 이루는가?
- ☐ 2. 팔이음뼈는 어떻게 몸통뼈대에 부착되는가?
- ☐ 3. 어깨뼈에 있는 3개의 오목을 명명하고 그들의 위치를 설명한다.

7.2 팔 THE UPPER LIMB

학습 성과

- 팔에 있는 뼈들과 그 중요한 특징을 구분하고, 서로 어떻게 관절을 이루는지를 기술할 수 있다.

팔의 뼈대를 이루는 뼈는 30개이며 위팔뼈(그림 8.3, 8.6), 아래팔뼈, 손뼈로 구성된다(표 7.1).

7.2a 위팔 Arm

해부학자들은 어깨와 팔꿉 사이의 팔을 설명하기 위해 *arm* 또는 *brachium*이란 용어를 사용한다. 위팔의 유일한 뼈인 **위팔뼈**(humerus)는 팔에서 가장 크고 긴뼈이며(**그림 7.3**), 어깨뼈와 관절하여 어깨관절을 이루고, 팔꿉에서는 노뼈(radius) 및 자뼈(ulna)와 관절하여 팔꿉관절을 이룬다.

위팔뼈의 몸쪽끝은 반구형의 **머리**(head)가 있어 어깨뼈의 접시오목과 관절하고, 머리 바로 아래에는 약간 잘룩한 **어깨뼈의 해부목**(anatomical neck)이 있다. 목의 아래에는 가쪽에 **큰결절**(greater tubercle)이 위치하고 안쪽에는 **작은결절**(lesser tubercle)이 위치하며, 그 사이에는 **결절사이고랑**(intertubercular sulcus)이 위치한다. 이 두 개의 결절에는 돌림근띠근육(rotator cuff muscle)이 부착한다. 결절사이고랑은 위팔두갈래근의 힘줄이 접시오목 가장자리에 부착하도록 인도하는 통로 역할을 한다(그림 7.2C). 위팔뼈의 **외과목**(surgical neck)은 그 이름이 뜻한 바와 같이 골절이 흔히 일어나는 부위이며 두 결절 밑에 있다. 위팔뼈 몸통 중간 부위에는 가쪽으로 **세모근거친면**(deltoid tuberosity)이 있고, 이 V자형의 거친 면에는 어깨세모근이 부착한다. 세모근거친면 근처에서 **노신경고랑**(radial groove)이 몸통 뒷면을 따라 비스듬히 내려간다. 이 고랑은 팔의 중요한 신경인 노신경이 지나가는 부위이다.

위팔뼈의 먼쪽끝에는 두 개의 관절융기가 있는데 안쪽에 있는 **위팔뼈도르래**(trochlea)는 자뼈와 관절하고 가쪽에 있는 **위팔뼈작은머리**(capitulum)는 노뼈와 관절한다(그림 7.3C). 위팔뼈도르래는 옆으로 돌려둔 모래시계와 같은 모습이며 위팔뼈작은머리는 공의 반쪽과 같이 보인다. 관절돌기의 옆으로 **안쪽위관절돌기**(medial epicondyle)와 **가쪽위관절돌기**(lateral epicondyle)가 있어 아래팔 근육의 부착 부위가 된다. 위관절돌기의 바로 위쪽에는 **안쪽과 가쪽관절융기위능선**(medial, lateral supracondylar ridge)이 있다(그림 7.3A).

위팔뼈도르래 바로 위의 위팔뼈 뒷면에는 깊게 패인 **팔꿈치오목**(olecranon fossa)이 있고, 앞면의 안쪽에는 보다 얕은 **갈고리오목**(coronoid fossa)이 위치하고, 가쪽에는 **노오목**(radial fossa)이 위치한다. 이들 오목들은 아래팔이 움직일 때 아래팔뼈에 있는 같은 이름의 돌기와 관절하여 움직인다(그림 7.3C, D).

7.2b 아래팔 Forearm

아래팔(forearm, antebrachium)의 뼈대를 형성하는 평행하게 위치한 2개의 긴뼈는 노뼈와 자뼈로(**그림 7.4**), 몸쪽 부분은 위팔뼈와 관절하

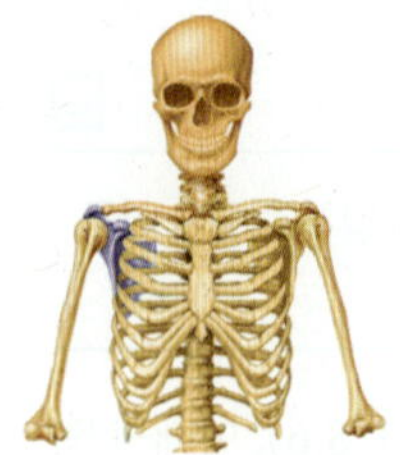

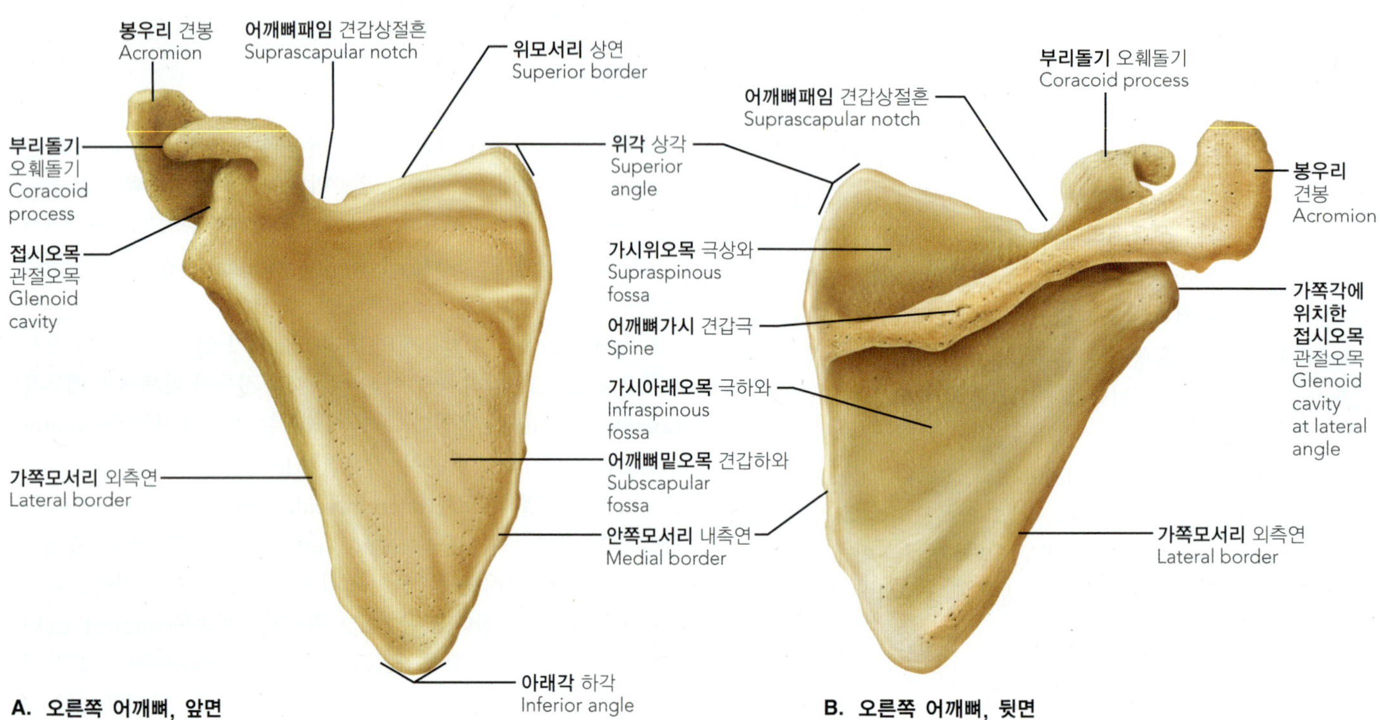

A. 오른쪽 어깨뼈, 앞면

B. 오른쪽 어깨뼈, 뒷면

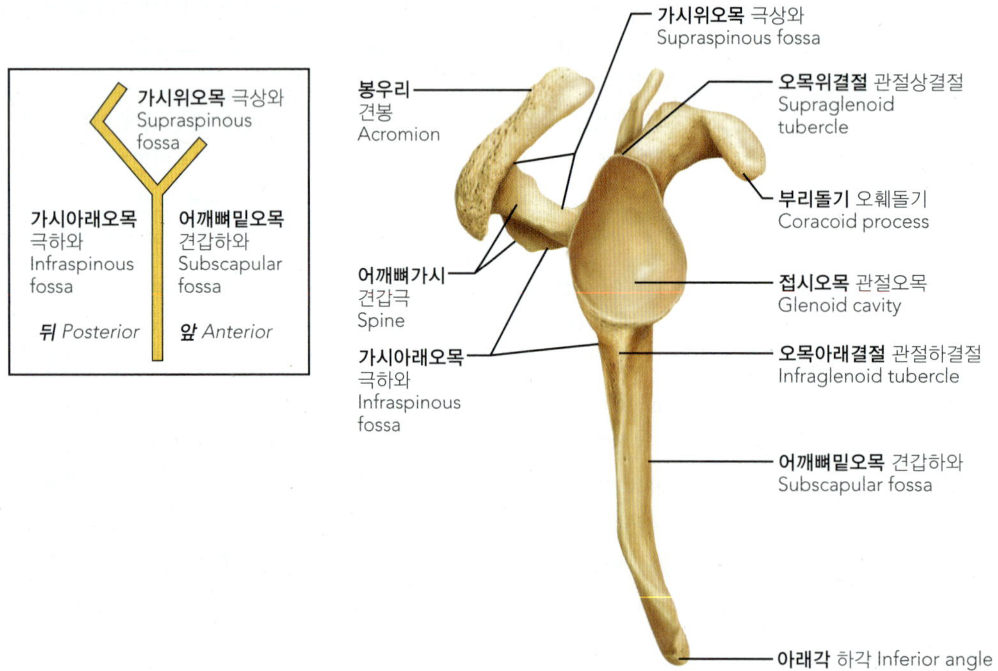

C. 오른쪽 어깨뼈, 가쪽면

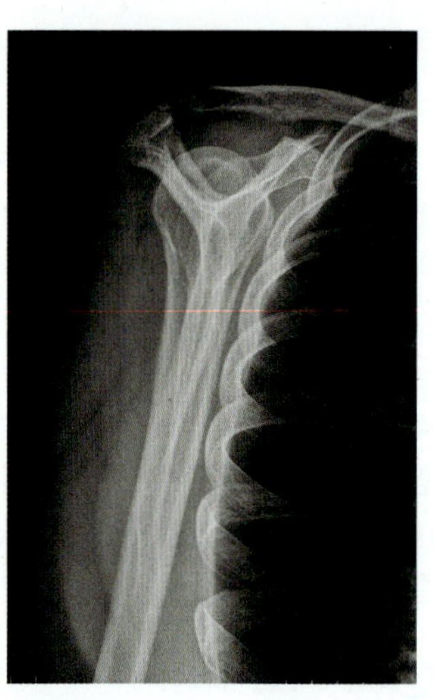

D. 어깨뼈의 방사선사진, 가쪽(Y view)

그림 7.2 어깨뼈.

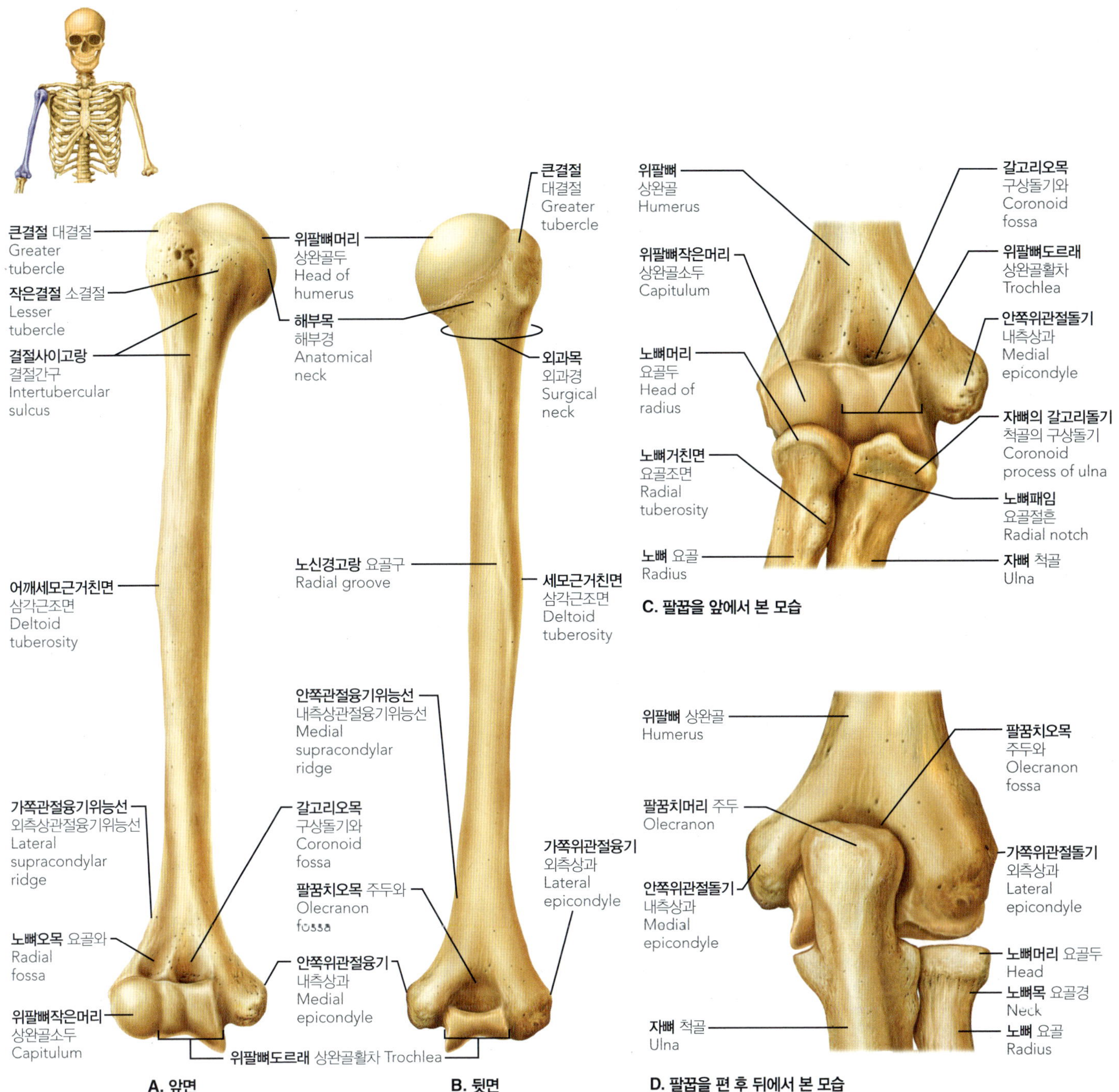

그림 7.3 오른쪽 팔의 위팔뼈와 팔꿉의 관절을 형성하는 뼈.

며 먼쪽 부분은 손목뼈와 관절한다. 노뼈와 자뼈는 몸쪽과 먼쪽에서 서로 관절하는 노자관절(radioulnar joint)을 형성하고 전체적인 길이를 따라 납작한 막인 **뼈사이막**(interosseous membrane)에 의해 서로 연결되어 있다. 해부학적 자세에서, 노뼈는 가쪽에 위치하고 자뼈는 안쪽에 위치하나 아래팔을 회전하여 손바닥이 뒤루 향할 때 노뼈의 먼쪽 끝이 자뼈와 교차되어 2개의 뼈가 X자 모양을 이룬다.

자뼈 Ulna

자뼈(ulna)는 노뼈보다 약간 길고 위팔뼈와 팔꿉관절을 형성하는 주된 뼈로, 멍키렌치(스패너)처럼 생겼다. 몸쪽끝 두 개의 튀어나온 돌기인 **팔꿈치머리**(olecranon)와 **갈고리돌기**(coronoid process)는 **도르래패임**(trochlear notch)이라고 하는 깊은 오목에 의해 분리되어 있다(그림 7.4C). 이 두 개의 돌기가 함께 위팔뼈도르래를 움켜쥐는 형태로(그림 7.3C) 경첩관절을 형성하여 아래팔을 굽히거나 펴게 한다. 아래팔을 최대한 폈을 때 팔꿈치머리는 위팔뼈의 팔꿈치오목에 고정되며(그림 7.3D), 아래팔을 굽혔을 때 자뼈의 갈고리돌기는 위팔뼈의 갈고리오목으로 들어간다. 갈고리돌기 가쪽에 매끄러운 함몰 부위를 **노패임**(radial notch)이라 하는데(그림 7.4C), 이 부위에서 노뼈머리와 관절한다.

먼쪽에서, 자뼈의 몸통은 좁고, 노뼈와 관절하는 손잡이 모양의 **자뼈머리**(head of ulna)에서 끝난다(그림 7.4D). 안쪽에는 **붓돌기**(ulnar styloid process)가 있고 그곳에 있는 인대는 손목까지 연결된다. 자뼈의 머리는 섬유연골의 관절원반에 의해 손목뼈와 분리되어 있고 손을 움직이는 기능과는 거의 관계가 없다.

노뼈 Radius

노뼈(radius)는 자뼈와 반대로 몸쪽끝이 얇고 먼쪽으로 갈수록 넓어진다(그림 7.4). 몸쪽 부위의 **노뼈머리**(head of radius)는 실뭉치의 끝부분처럼 생겼으며(그림 7.3C, D), 노뼈머리의 윗면은 오목하여 위팔뼈 작은머리와 관절하고, 안쪽으로는 자뼈의 노패임과 관절하여 *몸쪽노자관절*(proximal radioulnar joint)을 형성한다. 해부학적 자세의 앞

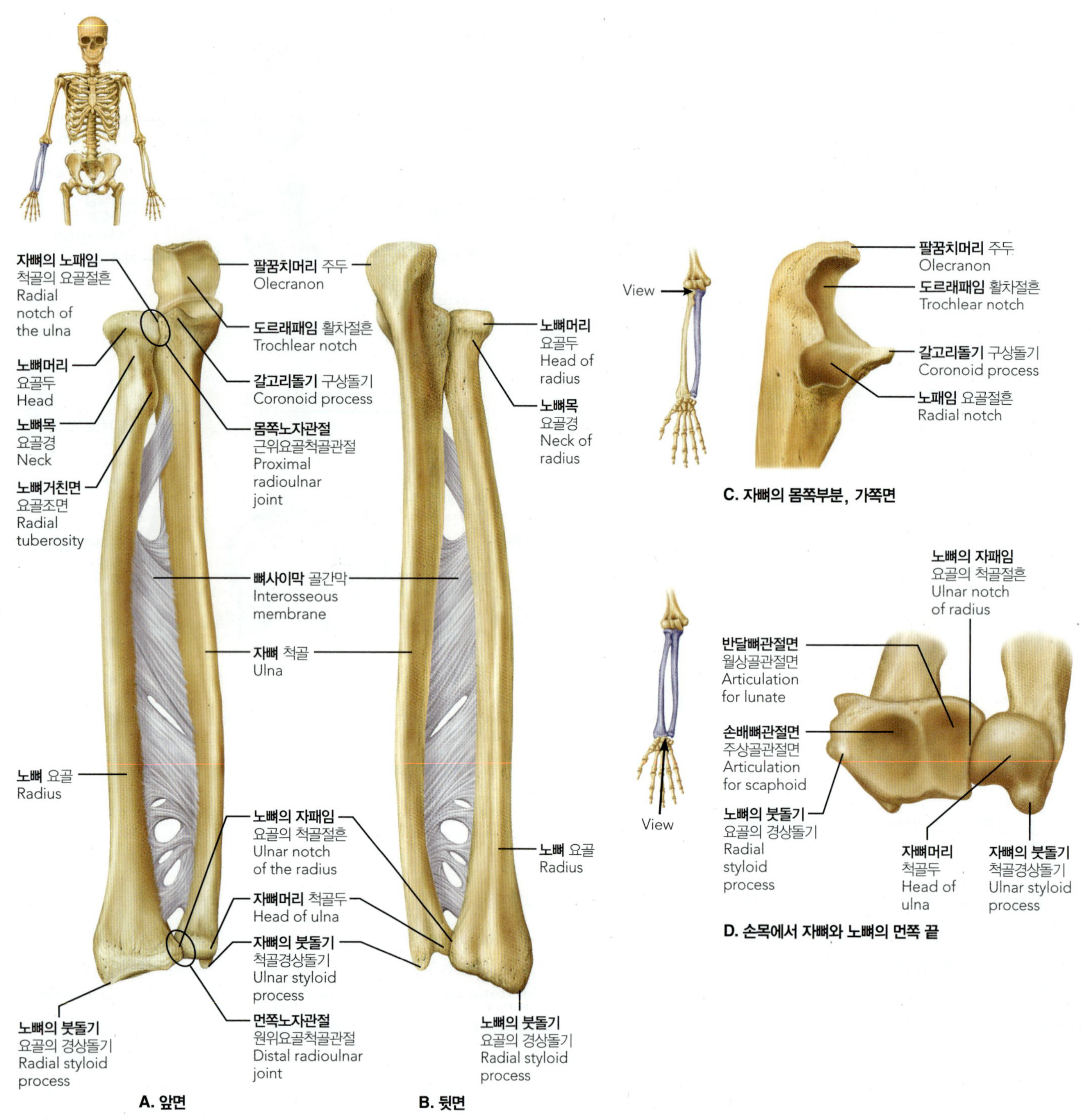

그림 7.4 오른쪽 아래팔의 노뼈와 자뼈.

면에서, 노뼈머리 바로 먼쪽에는 거친 돌출 부위인 **노뼈거친면**(radial tuberosity)이 위치하고, 이곳에 위팔두갈래근이 부착한다. 노뼈의 먼쪽 끝(그림 7.4D)의 안쪽에는 **자패임**(ulnar notch)이 위치하며, 자뼈머리와 관절하여 *먼쪽노자관절*(distal radioulnar joint)을 이룬다. 가쪽에는 **노뼈붓돌기**(radial styloid process)가 위치하여 손목까지 주행하는 인대가 부착하는 부위이다. 먼쪽 관절면은 오목하여 손목의 손목뼈와 관절한다. 자뼈는 주로 팔꿉관절에 관여하지만 노뼈는 손목관절에 관여하는 주요한 아래팔뼈이다. 노뼈가 회전할 때 손은 노뼈와 함께 움직인다.

먼쪽의 노뼈붓돌기와 자뼈붓돌기는 반대쪽 손의 엄지와 검지로 손목에 인접한 아래팔의 먼 부위의 등쪽면을 잡아서 촉진해 볼 수 있다(그림 7.5). 이 위치에서 엄지는 노뼈붓돌기를, 검지는 자뼈붓돌기를 만질 수 있으며, 노뼈붓돌기는 자뼈붓돌기보다 먼쪽 약 1cm 정도에 위치한다.

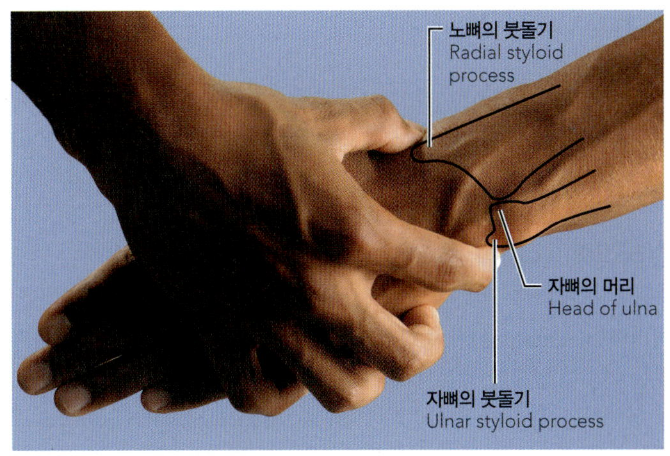

그림 7.5 **노뼈와 자뼈의 붓돌기 위치.**

7.2c 손 Hand

손의 뼈대는 손목에 위치한 손목뼈, 손바닥에 위치한 *손허리뼈*(metacarpus) 및 손가락을 구성하는 *손가락뼈*(phalanges)로 구성되어 있다(그림 7.6).

손목뼈 Carpus

손목시계는 사실 손목에 차는 것이 아니고 먼쪽아래팔에 차야 한다. 진정한 **손목**(carpus)은 손의 몸쪽, 즉 손목관절의 먼쪽이다. 손목뼈는 8개의 구슬 크기의 짧은뼈인 **손목뼈**(carpal)로 구성되며 인대에 의해 밀접하게 연결되어 있어 미끄러지듯 움직이기 때문에 손목 전체는 아주 유연하다. 손목뼈는 각각 4개의 뼈들(그림 7.6)이 몸쪽과 먼쪽에 2열로 배열되어 있다. 몸쪽열은 가쪽에서 안쪽으로 **손배뼈**(scaphoid), **반달뼈**(lunate), **세모뼈**(triquetrum), **콩알뼈**(pisiform)가 위치하고 있으며, 손배뼈와 반달뼈만이 노뼈와 손목관절을 이룬다. 먼쪽열에는 가쪽에서 안쪽으로 **큰마름뼈**(trapezium), **작은마름뼈**(trapezoid), **알머리뼈**(capitate), **갈고리뼈**(hamate)가 위치한다. 간단한 연상기호는 몸쪽열 가쪽부분에서 안쪽으로, 먼쪽열 가쪽부분에서 안쪽부분으로 위치한 손목뼈의 이름을 기억하는 데 도움이 될 수 있다. **S**ally **L**eft **T**he **P**arty

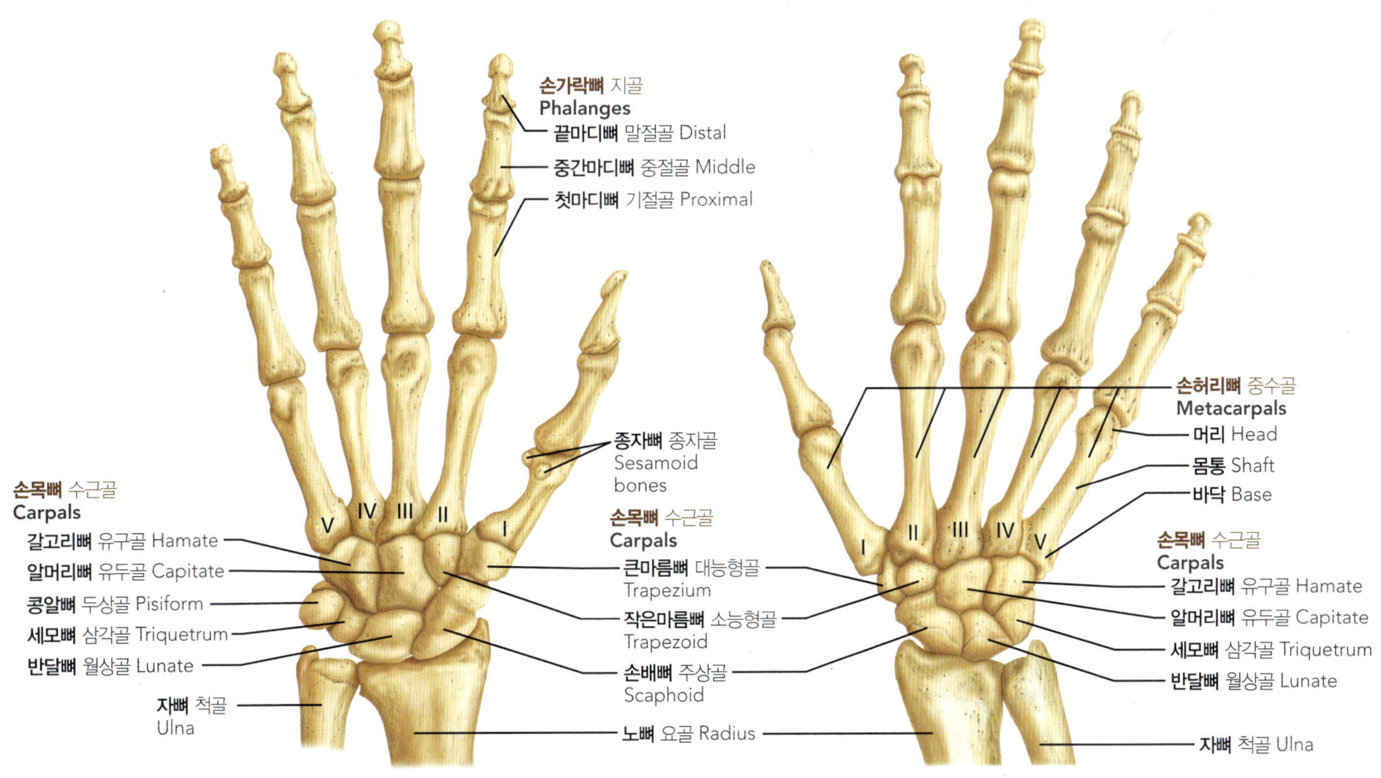

그림 7.6 **손의 뼈.** A. 손목뼈, 손허리뼈 및 손가락뼈를 나타낸 오른쪽 손의 앞쪽(손바닥쪽)면의 모습. B. 뒷쪽면의 모습.

To **T**ake **C**armen **H**ome (샐리는 카르멘을 집으로 데려가기 위해 파티를 떠났다).

손배뼈는 가장 흔하게 골절되는 손목뼈로서 너무 과도하게 손을 젖히면서 넘어질 때 발생한다. 넘어지는 충격이 손배뼈를 구부러지게 하여 손배뼈의 좁은 중간 부분에서 골절이 일어나게 된다.

손허리뼈 Metacarpus

5개의 손허리뼈는 손목에서 먼쪽으로 방사상으로 뻗어 손바닥 또는 **손허리뼈**(metacarpus)를 형성한다. 이런 조그맣고 긴 뼈들은 개별적으로는 이름이 없지만 엄지손가락에서 새끼손가락까지 I~V번까지 번호를 붙인다(그림 7.6). 손허리뼈바닥(base of metacarpals)은 몸쪽으로 손목뼈와 관절하고, 안쪽과 가쪽면에서 서로 관절을 이룬다. 먼쪽으로는, 둥글납작한 모양의 손허리뼈머리(head of metacarpals)가 손가락의 첫마디뼈(proximal phalanx)와 관절하여 손가락관절을 형성한다. 엄지손가락과 연결되는 1번째 손허리뼈(metacarpal I)는 가장 짧고 잘 움직인다.

손가락뼈 Phalanges of the Fingers

손가락은 엄지에서 시작해서 I~V번까지 번호가 붙여진다. 손가락에는 **손가락뼈**(phalange)라고 하는 축소형 긴 뼈가 위치하며, 이 용어의 단수형은 phalanx라고 한다. 대부분 사람들은 3번째(III)번째 손가락이 가장 길다. 엄지손가락을 제외한 각 손가락은 3개의 손가락뼈를 갖는다. *첫마디뼈*(proximal), *중간마디뼈*(middle), *끝마디뼈*(distal)로 구성되어 있으며(그림 7.6), 엄지손가락은 중간마디뼈가 없다.

이해 수준 체크하기

- ☐ 4. 해부학적 자세에서 아래팔의 가쪽에 위치하는 뼈는 무엇인가?
- ☐ 5. (a) 위팔뼈작은머리, 도르래패임, 자뼈머리, 노패임이 위치한 뼈의 이름과 (b) 이들과 관절하고 있는 뼈들의 이름을 기술한다.
- ☐ 6. 위팔뼈에서 해부목과 외과목의 차이점은 무엇인가?
- ☐ 7. 손바닥에 위치하는 뼈들의 이름을 설명한다.

7.3 다리이음 THE PELVIC GIRDLE

학습 성과

- 볼기뼈를 구성하는 뼈의 이름과 다리이음뼈의 구조·기능을 설명할 수 있다.
- 남성과 여성의 골반을 비교하고 대조할 수 있다.

다리이음(pelvic girdle)은 다리를 척주에 연결하고 상체의 무게를 다리에 전달하며 골반안의 내부 장기를 보호한다. 팔이음뼈는 가슴우리에 거의 부착되지 않는 반면, 다리이음뼈는 가장 강력한 인대에 의하여 몸통뼈대에 부착한다. 더욱이 어깨뼈의 접시오목은 얕게 되어 있지만 다리이음뼈에 있는 소켓은 깊은 컵 모양으로서 넙다리뼈머리가 강하고 안전하게 위치하도록 해준다. 결론적으로 다리는 팔보다 덜 자유롭지만 보다 안정적이다.

다리이음뼈는 1쌍의 **볼기뼈**(hip bone)와 엉치뼈(몸통뼈대의 일부분)로 구성되어 있다(**그림 7.7**). **coxal bone** 또는 **pelvic bone**이라고 부르는 각 볼기뼈는 앞쪽에서 반대쪽 볼기뼈와 관절하고, 뒤쪽에서는 엉치뼈(sacrum)와 결합한다. 볼기뼈, 엉치뼈, 꼬리뼈에 의해 형성된 깊고 대야 같은 구조를 *골반*(pelvis)이라고 한다(그림 7.7A).

볼기뼈는 크고 불규칙한 모양이다(그림 7.7B, C). 어린 시절에는 *엉덩뼈*(ilium), *궁둥뼈*(ischium), *두덩뼈*(pubis)의 3개 뼈로 분리되어 있고, 성인이 되면 융합이 되고 경계가 불분명해지지만, 융합된 볼기뼈의 다른 부분들을 언급하기 위해 각 이름들은 남아있다. 엉덩뼈, 궁둥뼈, 두덩뼈가 Y자 형태로 결합된 부위에는 깊은 반구형 소켓이 형성되는데, 이를 **절구**(acetabulum)라 하며 골반의 가쪽에 위치하며(그림 7.7B), 엉덩관절에서 구형의 넙다리뼈머리와 관절한다.

7.3a 엉덩뼈 Ilium

엉덩뼈(ilium)는 크고 나팔꽃 모양의 뼈로 볼기뼈의 윗부분을 형성한다. 아래는 **몸통**(body), 위는 **날개**(ala)로 구성되어 있다. 엉덩뼈날개의 두터워진 위테두리를 **엉덩뼈능선**(iliac crest)이라고 하고, 많은 근육들이 부착되며, 이 중 가장 두꺼운 부분을 엉덩뼈능선의 **엉덩뼈결절**(iliac tubercle)이라고 한다(그림 7.7B). 엉덩뼈능선 끝은 앞쪽으로는 **위앞엉덩뼈가시**(anterior superior iliac spine)가 뭉툭하게 돌출하였고, 뒤쪽으로는 **위뒤엉덩뼈가시**(posterior superior iliac spine)가 날카롭게 돌출하였다. 위앞엉덩뼈가시는 피부를 통하여 쉽게 만져지므로 중요한 해부학적인 지표가 된다. 위뒤엉덩뼈가시의 위치는 피부주름으로 패어 있는 곳을 가리키는데 볼기부위와 허리부위가 결합하는 등의 중간에서 가쪽으로 대략 5 cm 정도 떨어져 있다(그림 10.37 참조). 이러한 위엉덩뼈가시의 아래에는 **아래앞, 아래뒤엉덩뼈가시**(anterior posterior inferior iliac spine)가 위치하고 있다.

뒤쪽으로 아래뒤엉덩뼈가시의 바로 아래 엉덩뼈는 깊게 패여서 **큰궁둥패임**(greater sciatic notch)을 형성한다. 궁둥신경은 우리 몸에서 가장 큰 신경으로 이 패임을 통하여 뒤쪽 넙다리로 들어간다. 엉덩뼈의 넓은 뒤가쪽면, 즉 볼기면(gluteal surface)에는 볼기근이 부착하는 세개의 능선, 즉 뒤, 앞과 아래볼기근선(posterior, anterior, inferior gluteal lines)이 위치한다.

엉덩뼈날개의 속면은 오목하다. 이 넓은 오목을 **엉덩뼈오목**(iliac fossa)이라고 한다(그림 7.7C). 이 오목의 뒤쪽에 위치한 거친 **귓바퀴면**(auricular surface)은 엉치뼈와 관절하여 엉치엉덩관절(sacroiliac joint)을 형성하고, 이 관절을 통해 체중이 척주에서 골반까지 전달된다. 귓바퀴면으로부터 앞쪽과 아래쪽으로 주행하는 강한 능선을 **활꼴선**(arcuate line)이라 부르고, 참골반(true pelvis)의 위쪽경계를 나누는 선이 된다. 엉덩뼈의 아래쪽은 뒤쪽으로는 궁둥뼈(녹색)와 앞쪽으로는 두덩뼈(빨간색)와 결합한다.

7.3b 궁둥뼈 Ischium

궁둥뼈(ischium)는 볼기뼈의 뒤아래쪽을 형성한다(그림 7.7B). 활 모양으로 두껍고 위쪽에 있는 궁둥뼈**몸통**(body)과 얇고 아래쪽에 위치

표 7.1 팔뼈

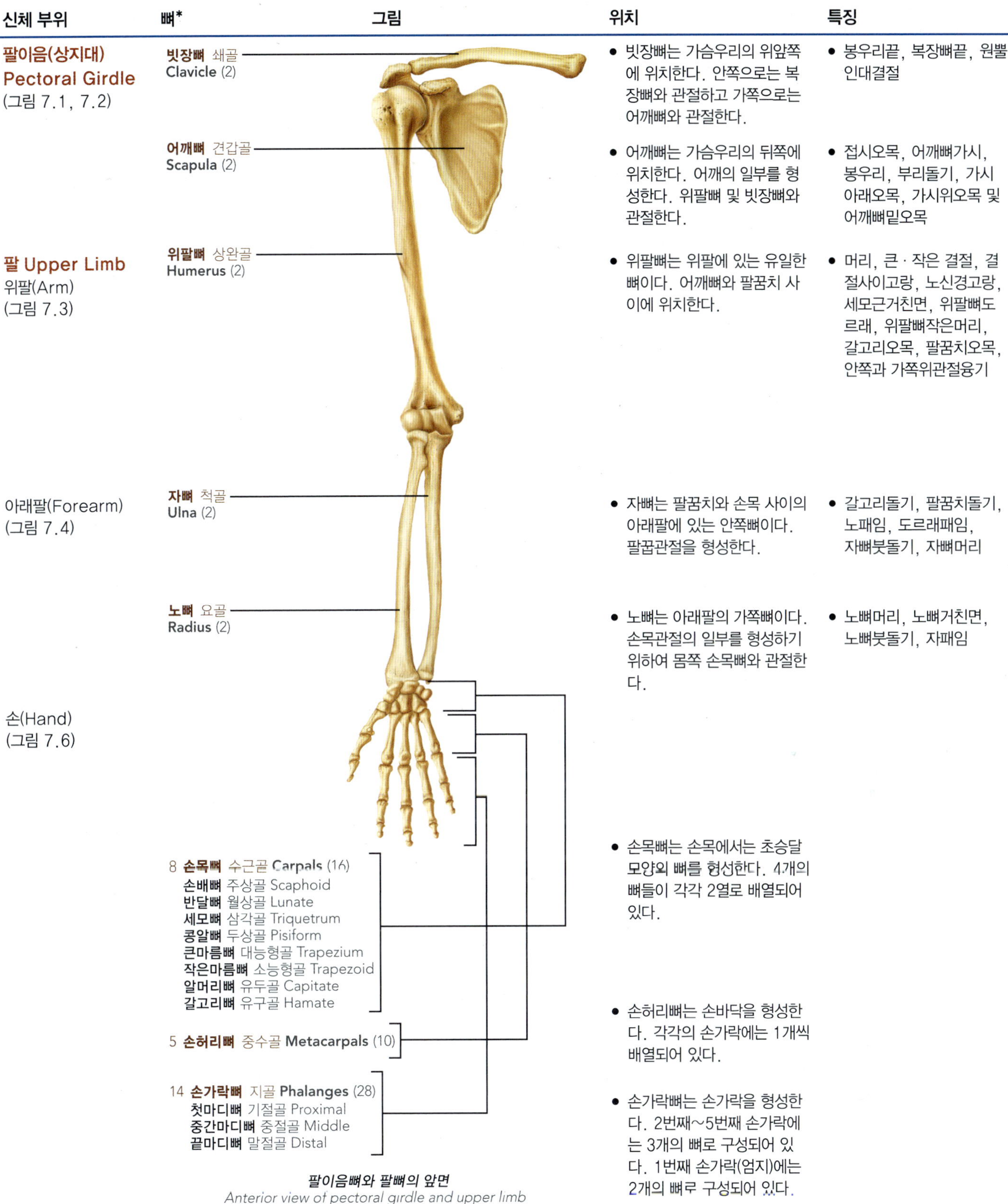

신체 부위	뼈*	그림	위치	특징
팔이음(상지대) Pectoral Girdle (그림 7.1, 7.2)	**빗장뼈** 쇄골 Clavicle (2)		• 빗장뼈는 가슴우리의 위앞쪽에 위치한다. 안쪽으로는 복장뼈와 관절하고 가쪽으로는 어깨뼈와 관절한다.	• 봉우리끝, 복장뼈끝, 원뿔인대결절
	어깨뼈 견갑골 Scapula (2)		• 어깨뼈는 가슴우리의 뒤쪽에 위치한다. 어깨의 일부를 형성한다. 위팔뼈 및 빗장뼈와 관절한다.	• 접시오목, 어깨뼈가시, 봉우리, 부리돌기, 가시아래오목, 가시위오목 및 어깨뼈밑오목
팔 Upper Limb 위팔(Arm) (그림 7.3)	**위팔뼈** 상완골 Humerus (2)		• 위팔뼈는 위팔에 있는 유일한 뼈이다. 어깨뼈와 팔꿈치 사이에 위치한다.	• 머리, 큰·작은 결절, 결절사이고랑, 노신경고랑, 세모근거친면, 위팔뼈도르래, 위팔뼈작은머리, 갈고리오목, 팔꿈치오목, 안쪽과 가쪽위관절융기
아래팔(Forearm) (그림 7.4)	**자뼈** 척골 Ulna (2)		• 자뼈는 팔꿈치와 손목 사이의 아래팔에 있는 안쪽뼈이다. 팔꿉관절을 형성한다.	• 갈고리돌기, 팔꿈치돌기, 노패임, 도르래패임, 자뼈붓돌기, 자뼈머리
	노뼈 요골 Radius (2)		• 노뼈는 아래팔의 가쪽뼈이다. 손목관절의 일부를 형성하기 위하여 몸쪽 손목뼈와 관절한다.	• 노뼈머리, 노뼈거친면, 노뼈붓돌기, 자패임
손(Hand) (그림 7.6)	8 **손목뼈** 수근골 Carpals (16) **손배뼈** 주상골 Scaphoid **반달뼈** 월상골 Lunate **세모뼈** 삼각골 Triquetrum **콩알뼈** 두상골 Pisiform **큰마름뼈** 대능형골 Trapezium **작은마름뼈** 소능형골 Trapezoid **알머리뼈** 유두골 Capitate **갈고리뼈** 유구골 Hamate		• 손목뼈는 손목에서는 초승달 모양의 뼈를 형성한다. 4개의 뼈들이 각각 2열로 배열되어 있다.	
	5 **손허리뼈** 중수골 **Metacarpals** (10)		• 손허리뼈는 손바닥을 형성한다. 각각의 손가락에는 1개씩 배열되어 있다.	
	14 **손가락뼈** 지골 **Phalanges** (28) **첫마디뼈** 기절골 Proximal **중간마디뼈** 중절골 Middle **끝마디뼈** 말절골 Distal		• 손가락뼈는 손가락을 형성한다. 2번째~5번째 손가락에는 3개의 뼈로 구성되어 있다. 1번째 손가락(엄지)에는 2개의 뼈루 구성되어 있다.	

팔이음뼈와 팔뼈의 앞면
Anterior view of pectoral girdle and upper limb

*뼈의 이름 옆의 괄호 안의 숫자는 우리의 몸 전체에서 관찰되는 총 뼈의 갯수를 나타낸다.

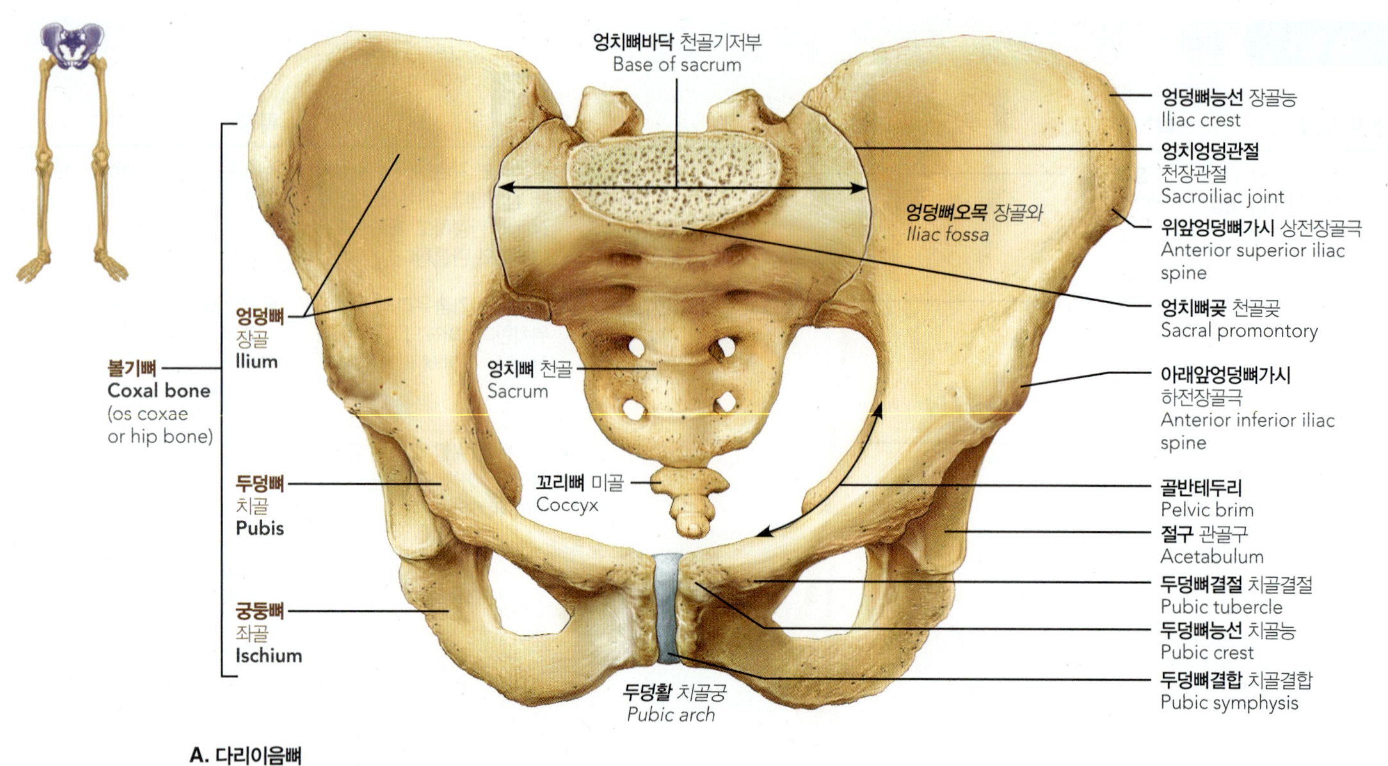

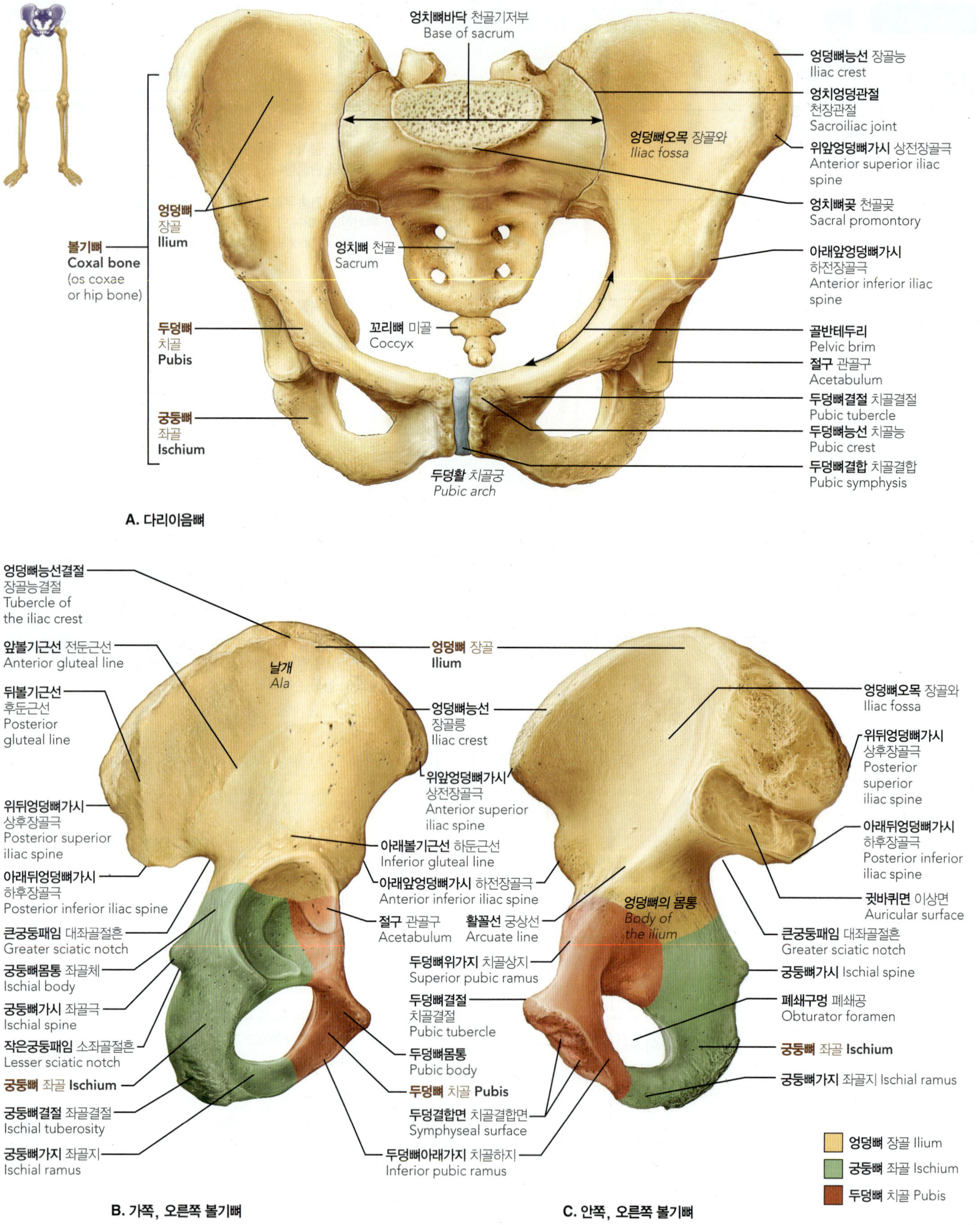

A. 다리이음뼈

엉덩뼈능선결절
장골능결절
Tubercle of the iliac crest

앞볼기근선 전둔근선
Anterior gluteal line

뒤볼기근선
후둔근선
Posterior gluteal line

날개
Ala

엉덩뼈 장골
Ilium

엉덩뼈능선
장골릉
Iliac crest

위앞엉덩뼈가시
상전장골극
Anterior superior iliac spine

위뒤엉덩뼈가시
상후장골극
Posterior superior iliac spine

아래볼기근선 하둔근선
Inferior gluteal line

아래뒤엉덩뼈가시
하후장골극
Posterior inferior iliac spine

아래앞엉덩뼈가시 하전장골극
Anterior inferior iliac spine

큰궁둥패임 대좌골절흔
Greater sciatic notch

절구 관골구
Acetabulum

활꼴선 궁상선
Arcuate line

궁둥뼈몸통 좌골체
Ischial body

두덩뼈위가지 치골상지
Superior pubic ramus

궁둥뼈가시 좌골극
Ischial spine

두덩뼈결절
치골결절
Pubic tubercle

작은궁둥패임 소좌골절흔
Lesser sciatic notch

두덩뼈몸통
Pubic body

궁둥뼈 좌골 **Ischium**

두덩뼈 치골 **Pubis**

궁둥뼈결절 좌골결절
Ischial tuberosity

두덩결합면 치골결합면
Symphyseal surface

궁둥뼈가지 좌골지
Ischial ramus

두덩뼈아래가지 치골하지
Inferior pubic ramus

엉덩뼈오목 장골와
Iliac fossa

위뒤엉덩뼈가시
상후장골극
Posterior superior iliac spine

아래뒤엉덩뼈가시
하후장골극
Posterior inferior iliac spine

엉덩뼈의 몸통
Body of the ilium

귓바퀴면 이상면
Auricular surface

큰궁둥패임 대좌골절흔
Greater sciatic notch

궁둥뼈가시 Ischial spine

폐쇄구멍 폐쇄공
Obturator foramen

궁둥뼈 좌골 Ischium

궁둥뼈가지 좌골지 Ischial ramus

엉덩뼈 장골 Ilium
궁둥뼈 좌골 Ischium
두덩뼈 치골 Pubis

B. 가쪽, 오른쪽 볼기뼈

C. 안쪽, 오른쪽 볼기뼈

그림 7.7 다리이음뼈. **A.** 두 개의 볼기뼈, 엉치뼈, 꼬리뼈와 관절을 이룬 골반뼈. **B.** 오른쪽 볼기뼈를 가쪽에서 본 모습(앞쪽은 오른쪽). **C.** 오른쪽 볼기뼈를 안쪽에서 본 모습(앞쪽은 왼쪽).

한 궁둥뼈**가지**(ramus)로 구성되어 있고 앞쪽으로는 궁둥뼈가지가 두덩뼈와 결합한다. 삼각형의 **궁둥뼈가시**(ischial spine)는 절구 뒤쪽에 위치하고 안쪽으로 돌출되어 있다. 이 가시는 엉치뼈와 꼬리뼈로부터 기시한 *엉치가시인대*(sacrospinous ligament)의 부착점이 된다(그림 7.8A). 궁둥뼈가시 아래쪽에는 **작은궁둥패임**(lesser sciatic notch)이 있는데 이곳을 통해 신경과 혈관이 지나가 샅(항문과 외부생식기 주위)을 지배한다. 궁둥뼈몸통의 아랫면은 거칠고 두꺼운 **궁둥뼈결절**(ischial tuberosity)이 위치한다. 앉을 때 체중은 궁둥뼈결절에 의해 지탱이 되는데, 이 부위가 볼기뼈에서 가장 강한 부분이다. 강력한 *엉치결절인대*(sacrotuberous ligament)(그림 7.8A)는 엉치뼈에서 궁둥뼈결절까지 주행을 하고 골반을 지지하고 있다. 궁둥뼈결절은 또한 넙다리뒤근육의 부착점이 된다.

7.3c 두덩뼈 Pubis

두덩뼈(pubis)는 볼기뼈의 앞부분을 형성하며 해부학적 자세에서 거의 수평이고 그 위에 방광이 놓인다. 두덩뼈는 편평한 **두덩뼈몸통**에서 확장된 **두덩뼈위가지**와 **두덩뼈아래가지**(superior and inferior pubic rami)가 V자 모양을 이룬다(그림 7.7B, C). 두덩뼈몸통은 안쪽에 위치하고 있고 앞쪽 경계는 두꺼워져 **두덩뼈능선**(pubic crest)을 형성한다(그림 10.14 참조). 두덩뼈능선 가쪽끝에는 돌기 모양의 두덩뼈결절(pubic tubercle)이 있으며, 이곳에 *고샅인대*(inguinal ligament)가 부착한다(그림 10.14 참조). 두덩뼈의 두 가지(ramus)는 가쪽으로 펼쳐져 있는데, *두덩뼈아래가지*(inferior pubic ramus)는 궁둥뼈가지와 결합되어 있고, *두덩뼈위가지*(superior pubic ramus)는 엉덩뼈와 궁둥뼈의 몸통과 함께 결합되어 있다. *두덩뼈빗*(pectineal line)이라 불리는 얕은 융기는 두덩뼈위가지를 따라서 놓여 있고, 골반테두리의 앞부분을 형성한다.

큰 구멍인 **폐쇄구멍**(obturator foramen)은 궁둥뼈와 두덩뼈 사이에 위치한다(그림 7.7B, C). 일부 혈관과 신경이 이 구멍을 통과하지만 폐쇄구멍은 거의 완벽하게 섬유성막인 폐쇄막으로 막혀 있다. 사실 *obturator*라는 단어는 문자 그대로 'closed up (막힘)'을 의미한다.

정중선에서 2개의 두덩뼈몸통은 두덩사이원반에 의해 관절, 즉 두덩결합(pubic symphysis)을 이룬다(그림 7.7A). 이 관절 아래쪽의 두덩뼈아래가지와 궁둥뼈가지는 뒤집어진 V자 모양과 같이 활 모양의 **두덩활**(pubic arch, subpubic angle)을 형성한다. 이 활에 의하여 형성된 각은 남성골반과 여성골반을 구별하는 데 도움을 준다.

7.3d 골반의 구조와 분만

Pelvic Structure and Childbearing

뼈골반은 *거짓골반*[false (greater) pelvis]과 *참골반*[true (lesser) pelvis] 두 가지로 나뉜다(그림 7.8). 나누는 경계는 **골반테두리**(pelvic brim)이다. 골반테두리는 두덩뼈능선으로부터 활꼴선을 지나 둥근 엉치뼈날개의 아래모서리를 지나 엉치뼈곶까지 이어지는 난원형인 능선

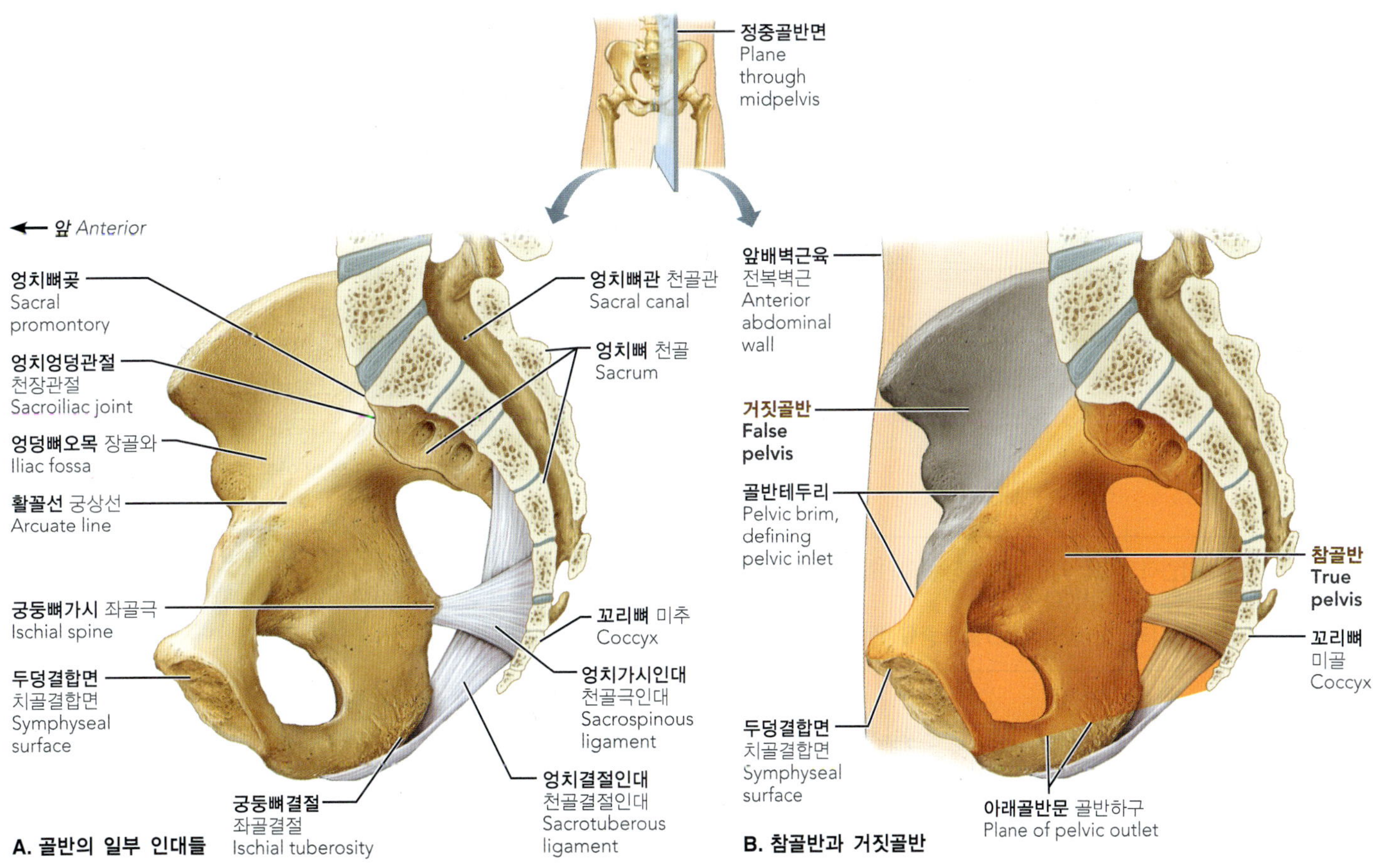

그림 7.8 골반의 정중시상단면.

이다(그림 7.7A). 엉덩뼈날개에 의해 경계지어지는 골반테두리 위쪽의 **거짓골반**은 실제로 배의 일부분으로 배안 장기를 지지한다. 참골반은 골반테두리 아래쪽에 위치하는 깊은 사발 모양의 구조로서 골반 장기가 위치한다.

전형적인 남녀 골반은 여러 가지 차이점이 관찰된다(표 7.2). 해부학자들은 이러한 차이를 기준으로 골반을 조사한 결과 90%의 확실성을 갖고 뼈대의 성별을 결정할 수 있다고 말한다. 여성 골반은 분만을 위해 적합하게 남성 골반보다 넓고 얇으며 가벼운 경향이 있다. 이러한 특징들은 참골반에서 더욱 넓으며, 태어날 때 태아의 머리가 빠져나갈 수 있을 만큼 충분히 넓다.

위골반문(pelvic inlet)는 골반테두리에 의해 둘러싸인 부분으로(그림 7.8B), 가장 큰 지름은 좌우의 지름이다(표 7.2). 분만이 시작되면 태아의 머리는 이마가 한쪽 엉덩뼈를 향하고 뒷머리 부분은 맞은편 엉덩뼈를 향한 상태로 위골반문에 진입한다. 어머니의 엉치뼈곶이 너무 크면 참골반으로 가는 태아의 입구가 막힐 수 있다.

아래골반문(pelvic outlet)은 참골반의 아래모서리에 있다(표 7.2 아래 사진 참조). 아래골반문의 앞쪽 경계는 두덩활이고 가쪽 경계는 궁둥뼈결절이며 뒤쪽 경계는 엉치뼈와 꼬리뼈이다. 꼬리뼈와 궁둥뼈가시 둘 다 아래골반문으로 돌출되어 있어서 날카롭고 각진 꼬리뼈 또는 비정상적으로 큰 궁둥뼈가시는 분만을 방해할 수 있다. 아래골반문에서 가장 넓은 부위는 앞뒤 지름이다. 일반적으로 태아의 머리가 위골반문을 통과한 후 머리가 회전을 해서 이마는 뒤로, 뒷머리가 앞으로 향하면서 어머니의 몸으로부터 빠져 나오게 된다(그림 24.27 참조). 즉, 분만 동안 태아의 머리는 참골반의 넓은 부분을 따라 1/4 정도 회전한다.

이해 수준 체크하기

- ☐ **8.** 다리이음부위의 앞 부분을 형성하는 뼈는 어느 뼈인가?
- ☐ **9.** 앉을 때에 무게를 견딜 수 있는 볼기뼈의 특이한 부분을 명명한다.
- ☐ **10.** 골반부위에 손을 얹을 때 어떤 구조가 손에 위치하는가?
- ☐ **11.** 남성과 여성에서 두덩활, 큰궁둥패임, 엉치뼈의 구조적 차이는 무엇인가?

7.4 다리 THE LOWER LIMB

학습 성과

- ▸ 다리의 뼈들을 확인하고 그들의 중요한 특징을 확인할 수 있다. 그리고 서로 어떻게 관절하는지를 설명할 수 있다.
- ▸ 발을 지탱하는 3가지의 활을 명명하고 그들의 중요성을 설명할 수 있다.

다리는 직립 시 체중을 받고 뛰거나 달릴 때 강한 힘을 받는다. 다리뼈는 팔뼈들보다 더 두껍고 강하다. 다리는 넓적다리, 종아리, 발의 세 부분으로 되어 있다(표 7.3).

7.4a 넓적다리 Thigh

넙다리뼈(femur)는 넓적다리에 있는 유일한 뼈이다. 몸에서 가장 크고 길며 강한 뼈로(그림 7.9B), 280 kg/cm^2 (약 1/4 인치당 2 톤)정도의 뼈에 가해지는 힘을 견딜 수 있는 튼튼한 구조이다. 넙다리뼈는 무릎으로 내려가면서 안쪽으로 향해 무릎관절을 정중선에서 몸의 무게 중심에 가깝게 위치시켜 균형을 잘 잡을 수 있게 한다. 여성에서는 골반이 넓기 때문에 넙다리뼈가 안쪽을 향해 주행하는 것이 더욱 뚜렷하며, 넙다리뼈와 세로로 위치한 정강뼈 사이에 더 큰 각을 형성한다. 그러므로 여성 운동선수의 무릎에서 문제를 자주 발생시킨다.

공모양의 넙다리뼈머리(head of femur)에는 중심에 작게 패인 자국인 **넙다리뼈머리오목**(fovea capitis)이 있으며, 이곳에서 볼기뼈 절구까지 짧은 인대인 넙다리뼈머리인대(ligament of the head of the femur)가 연결한다. 넙다리뼈머리는 **넙다리뼈목**(neck of femur)으로 연결되며, 넙다리뼈목은 넙다리뼈몸통과 연결되기 위해 가쪽으로 기울어져 있다. 이렇게 기울어진 형태는 넙다리뼈가 골반의 아래부분보다는 가쪽면과 관절을 한다는 점을 반영한다. 넙다리뼈목은 가장 약한 부분으로서 종종 '골절'이 빈발하는 부위이다.

넙다리뼈목과 몸통의 연결 부위에는 가쪽으로는 **큰돌기**(greater trochanter)가 뒤안쪽으로는 **작은돌기**(lesser trochanter)가 위치하여 근육의 부착점을 제공한다. 두 돌기는 앞쪽으로 **돌기사이선**(intertrochanteric line)에 의해서 연결되고, 뒤쪽으로 뚜렷한 **돌기사이능선**(intertrochanteric crest)에 의해 연결되어 있다. 뼈몸통의 뒷면에 위치한 돌기사이능선의 아래에는 **볼기근거친면**(gluteal tuberosity)이 있다. 이 거친면 아래쪽으로는 길게 수직으로 달리는 능선인 **거친선**(linea aspera)이 위치하며, 이곳 역시 근육이 부착된다.

먼 쪽으로, 넙다리뼈는 끝 쪽으로 넓어져 큰 바퀴 모양의 **가쪽 및 안쪽관절융기**(lateral and medial condyle)를 형성하며, 정강뼈와 관절하는 관절면이다. 이 융기의 옆으로 가장 돌출된 지점을 **가쪽 및 안쪽위관절융기**(lateral and medial epicondyle)라 하고 근육과 인대가 부착된다. **모음근결절**(adductor tubercle)은 안쪽위관절융기의 윗부분에 있는 돌출부이다. 앞쪽으로, 두 관절융기는 무릎뼈와 관절하는 매끈한 **무릎면**(patellar surface)에 의해 구분되고, 뒤쪽으로는 깊은 **융기사이오목**(intercondylar fossa)에 의해 구분된다. 각각의 관절융기에서 거친선까지 위쪽으로 펼쳐진 선을 **가쪽 및 안쪽관절융기위선**(lateral and medial supracondylar line)이라고 한다.

무릎뼈(patella)는 삼각형의 종자뼈로 앞쪽 넓적다리의 넙다리네갈래근을 정강뼈에 고정하는 힘줄에 싸여 있다(그림 7.9A). 앞쪽으로는 무릎관절을 보호하고 무릎을 지나 작용하는 넙다리네갈래근의 지렛대 기능을 개선시킨다.

7.4b 종아리 Leg

해부학자는 무릎과 발목 사이의 다리 일부분을 종아리(leg)라고 한다. 2개의 평행한 *정강뼈*(tibia)와 *종아리뼈*(fibula)는 종아리의 뼈대를 형성한다(그림 7.10). 정강뼈는 나무막대 같은 종아리뼈보다 단단

표 7.2 남성과 여성의 골반 비교

특징	여성	남성
일반적인 구조와 기능적인 변형	골반이 앞으로 기울어져 있으며, 분만에 알맞게 되어 있다. 참골반은 산도가 된다. 참골반 안은 폭이 넓고 얕으며 남성보다 더 큰 용량을 갖는다.	여성에 비해 앞으로 덜 기울어져 있으며, 남성의 무거운 체격과 강한 근육을 지탱하기에 알맞게 되어 있다. 참골반 안은 폭이 더 좁고 깊다.
뼈의 두께(Bone thickness)	뼈는 가볍고 얇고 더 매끈하다.	뼈가 크고 무거우며, 두껍고 좀 더 돌출되어 있다.
절구(Acetabula)	작고 사이가 넓다.	여성보다 크며, 사이가 좁다.
두덩활(Pubic arch)	넓고 보다 둥글다(80°~90°)	각이 여성보다 날카롭다(50°~60°).
앞면(Anterior view)	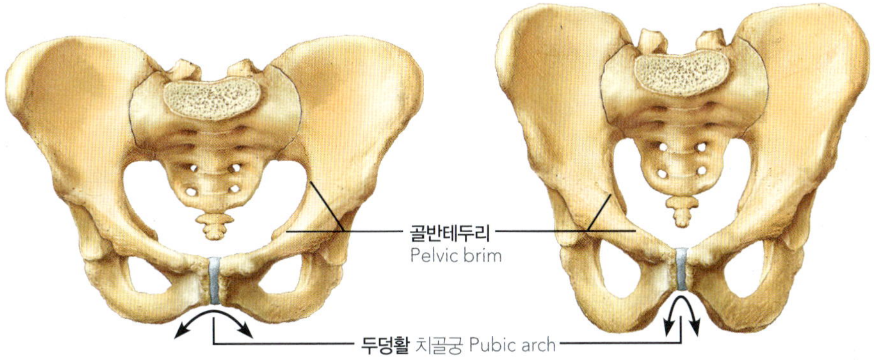 골반테두리 Pelvic brim 두덩활 치골궁 Pubic arch	
엉치뼈(천골, Sacrum)	넓고 짧으며 엉치굽이가 두드러진다.	좁고 길며 엉치뼈곶이 앞으로 나와 있다.
꼬리뼈(미골, Coccyx)	운동성이 있고 곧다.	운동성이 적고 앞으로 구부러져 있다.
큰궁둥패임(대좌골절흔, Greater sciatic notch)	넓고 얕다.	좁고 길다.
왼쪽 기쪽면(Left lateral vicw)	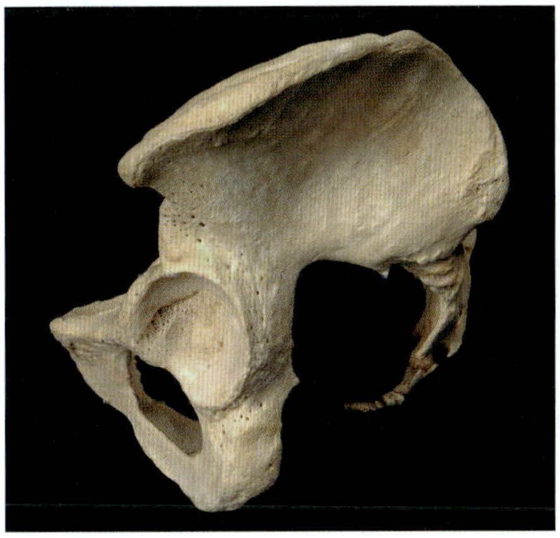	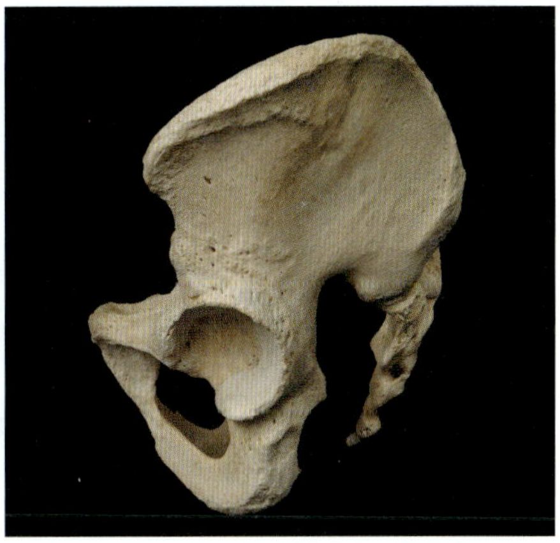
위골반문[(골반입구)〈골반테두리〉, Pelvic inlet 〈brim〉]	남성보다 넓고 타원형이다.	여성보다 좁고 심장 모양이다.
아래골반문(골반출구, Pelvic outlet)	남성보다 넓으며 궁둥뼈결절의 길이가 짧고 벌어져 있으며 가쪽으로 돌출해 있다.	여성보다 좁으며 궁둥뼈결절의 길이가 더 길고 날카로우며, 안쪽을 향한다.
아래뒤쪽면(Posteroinferior view)	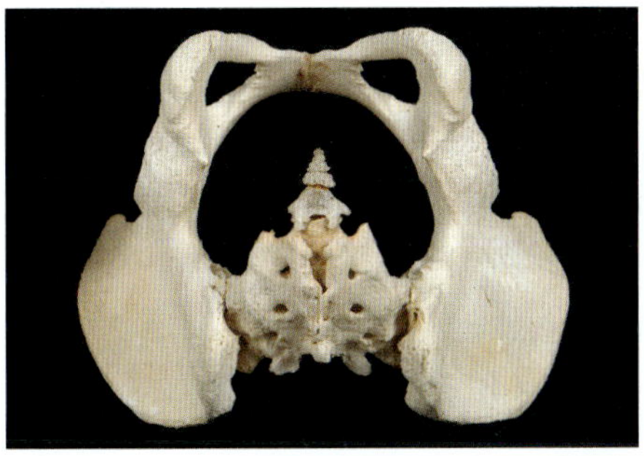	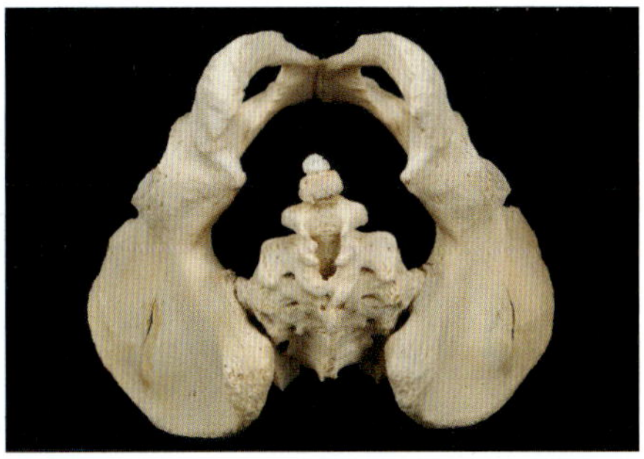

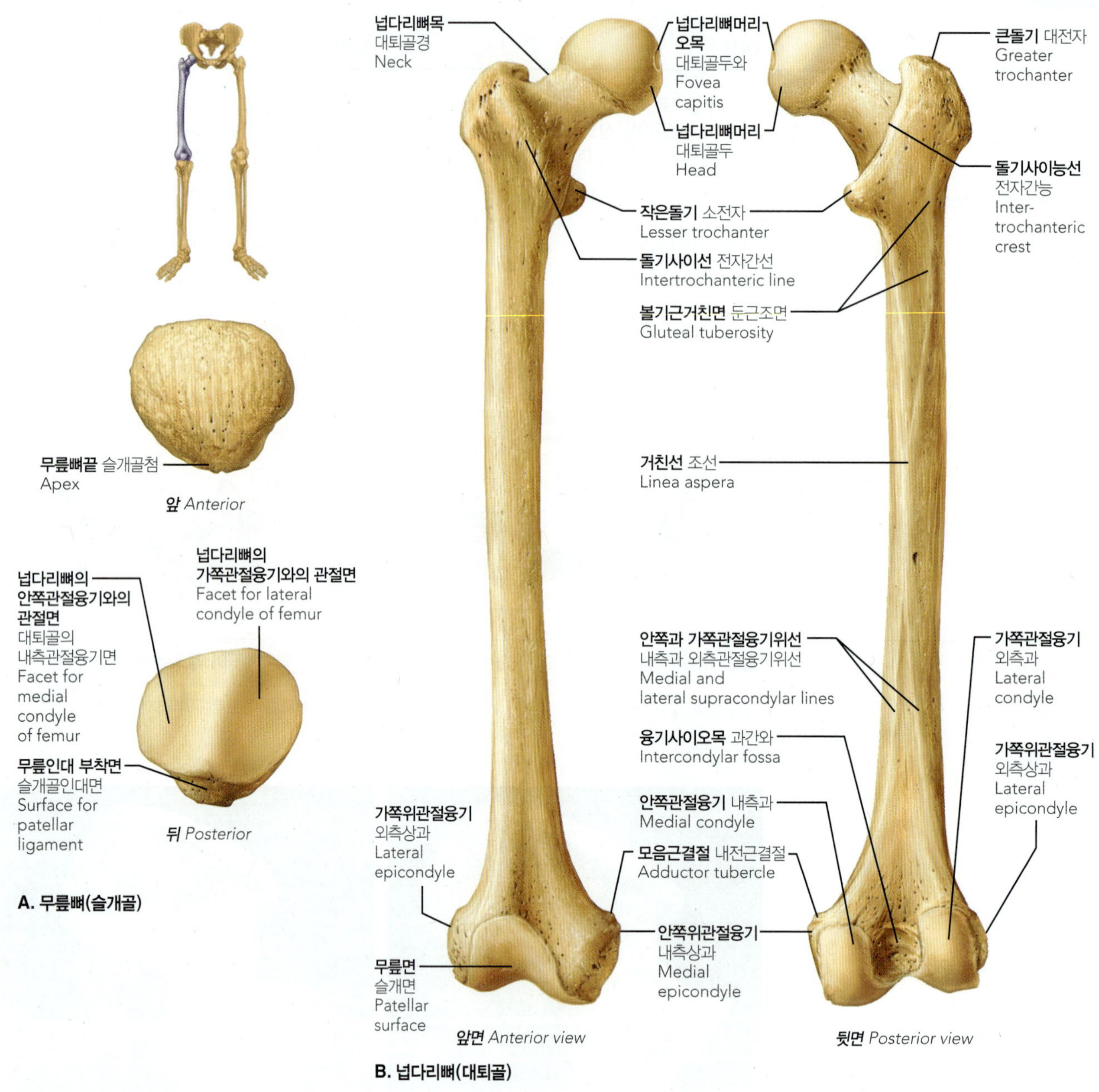

그림 7.9 오른쪽 무릎뼈와 넙다리뼈.

하고 안쪽에 놓여 있다. 두 뼈는 몸쪽과 먼쪽에서 함께 관절하고 있지만 아래팔의 자뼈와 노뼈의 관절과는 달리 *정강종아리관절*(tibiofibular joint)에서는 거의 운동이 일어나지 않는다. **뼈사이막**(interosseous membrane)은 전체 길이를 따라 정강뼈와 종아리뼈를 연결한다. 정강뼈는 넙다리뼈와 함께 무릎관절을 형성하고 발목관절에서는 발의 목말뼈와 관절한다. 종아리뼈는 무릎관절에 관여하지 않고 단지 발목관절을 안정화시키는 데 도움을 준다.

정강뼈 Tibia

정강뼈(tibia)는 체중을 넙다리뼈로부터 발로 전달한다. 넙다리뼈 다음으로 크기와 강도가 강한 뼈이다. 정강뼈의 몸쪽 끝은 두개의 두꺼운 체커처럼 생긴 **넓은 몸쪽 및 가쪽관절융기**(medial and lateral condyles)가 몸통의 윗면에 나란히 놓여 있으며, 넙다리뼈의 관절융기와 관절한다. 정강뼈의 관절융기는 불규칙한 돌기인 **관절사이융기**(intercondylar eminence)에 의해 분리된다. 정강뼈의 가쪽관절융기의 아래 부분에는 종아리뼈와 관절하는 관절면이 있고, *위정강종아리관절*(superior tibiofibular joint)을 형성한다(그림 7.10A, D). 관절융기아래의 정강뼈 앞면에는 **정강뼈거친면**(tibal tuberosity)이 있는데(그림 7.10C) 이곳에 무릎인대가 부착한다.

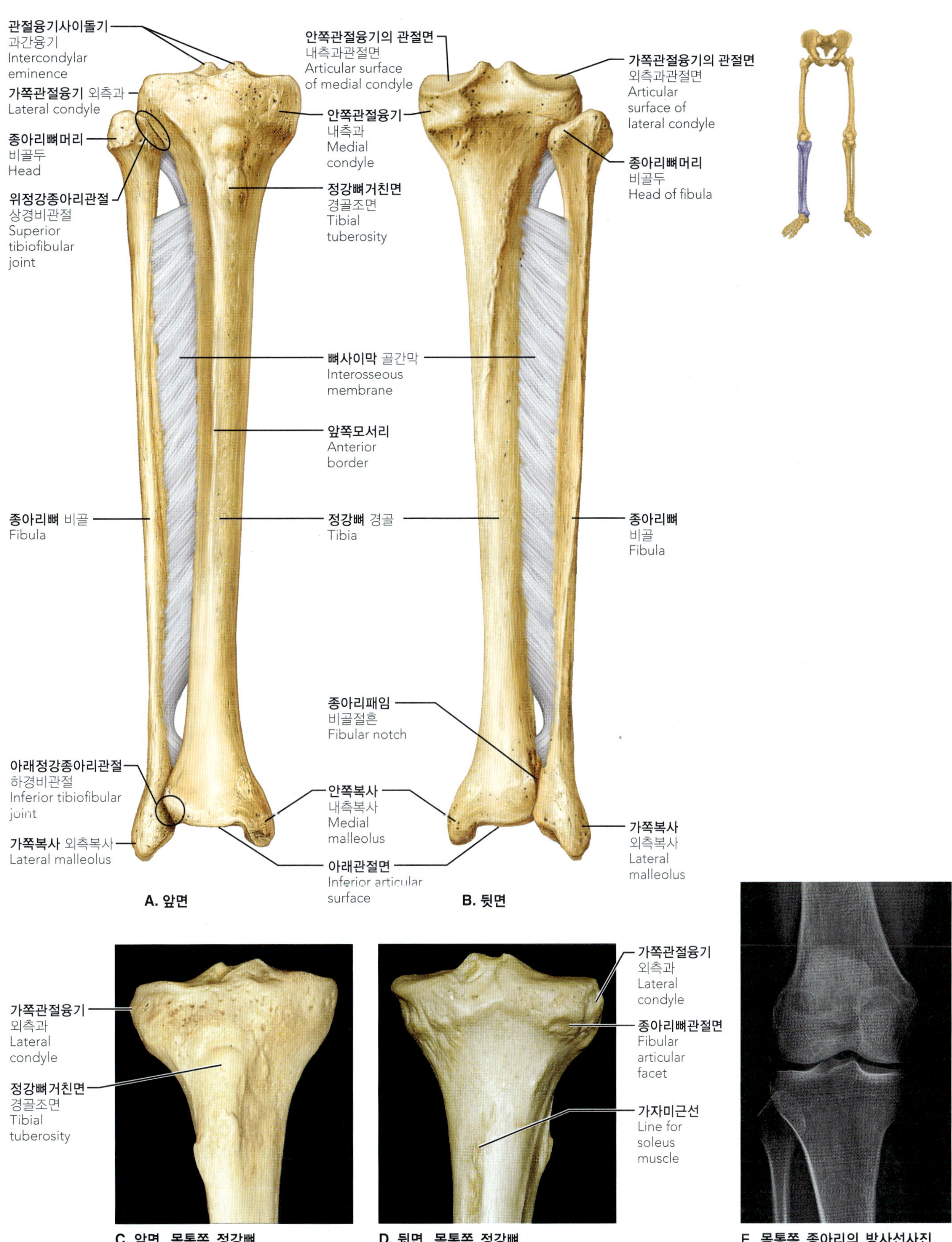

그림 7.10 오른쪽 종아리의 종아리뼈와 정강뼈.

표 7.3 다리의 뼈

신체 부위	뼈*	위치	특징
다리이음(하지대) **Pelvic Girdle** (그림 7.7)	**볼기뼈** Coxal (2) (hip)	• 볼기뼈는 엉덩뼈, 궁둥뼈, 두덩뼈의 결합에 의해 형성되었다. 볼기뼈는 앞쪽에서는 두덩결합에 의해 결합되고 뒤쪽에서는 엉치뼈와 엉치엉덩관절을 형성한다. 양쪽 볼기뼈와 엉치뼈로 구성된 다리이음뼈는 대야와 같은 모양을 하고 있다.	• 엉덩뼈능선, 앞과 뒤엉덩뼈가시, 귓바퀴면, 큰궁둥패임, 작은궁둥패임, 폐쇄구멍, 궁둥뼈거친면, 궁둥뼈가시, 절구, 두덩뼈활, 두덩뼈능선, 두덩뼈결절
다리(하지) **Lower Limb** 넓적다리(Thigh) (그림 7.9)	**넙다리뼈** 대퇴골 Femur (2)	• 넙다리뼈는 넓적다리 부위의 유일한 뼈이다. 엉덩관절과 무릎관절 사이에 있고 인체에서 가장 긴 뼈이다.	• 넙다리뼈머리, 큰돌기 및 작은돌기, 넙다리뼈목, 가쪽관절융기, 안쪽관절융기, 가쪽위관절융기, 안쪽위관절융기, 볼기근거친면, 거친선
무릎(Kneecap) (그림 7.9)	**무릎뼈** 슬개골 Patella (2)	• 무릎뼈는 넙다리네갈래근의 힘줄내에서 형성된 종자뼈이다.	
종아리(Leg) (그림 7.10)	**정강뼈** 경골 Tibia (2)	• 정강뼈는 종아리에서 보다 안쪽에 위치하며, 보다 큰 뼈이다. 무릎과 발 사이에 위치함.	• 안쪽 및 가쪽관절융기, 정강뼈거친면, 앞쪽모서리, 안쪽복사
	종아리뼈 비골 Fibula (2)	• 종아리뼈는 다리의 가쪽에 있는 뼈, 나무막대와 같다.	• 종아리머리, 가쪽복사뼈
발(Foot) (그림 7.11)	7 **발목뼈** 족근골 Tarsals (14) **목말뼈** 거골 Talus **발꿈치뼈** 종골 Calcaneus **발배뼈** 주상골 Navicular **입방뼈** 입방골 Cuboid **가쪽쐐기뼈** 외측설상골 Lateral cuneiform **중간쐐기뼈** 중간설상골 Intermediate cuneiform **안쪽쐐기뼈** 내측설상골 Medial cuneiform	• 발목뼈는 발의 몸쪽부분을 형성하는 7개의 뼈, 목말뼈는 발목관절에서 다리뼈와 관절한다. 발꿈치뼈는 가장 큰 발목뼈로서 뒤꿈치를 형성한다.	
	5 **발허리뼈** 중족골 Metatarsals (10)	• 발허리뼈는 5개의 뼈로서 I~V번까지 번호를 붙여서 명명한다.	
	14 **발가락뼈** 지골 Phalanges (28) **첫마디뼈** 기절골 Proximal **중간마디뼈** 중절골 Middle **끝마디뼈** 말절골 Distal	• 발가락뼈는 발가락을 형성하며, II~V번 발가락뼈는 3개이며, I번 발가락뼈는 2개이다.	

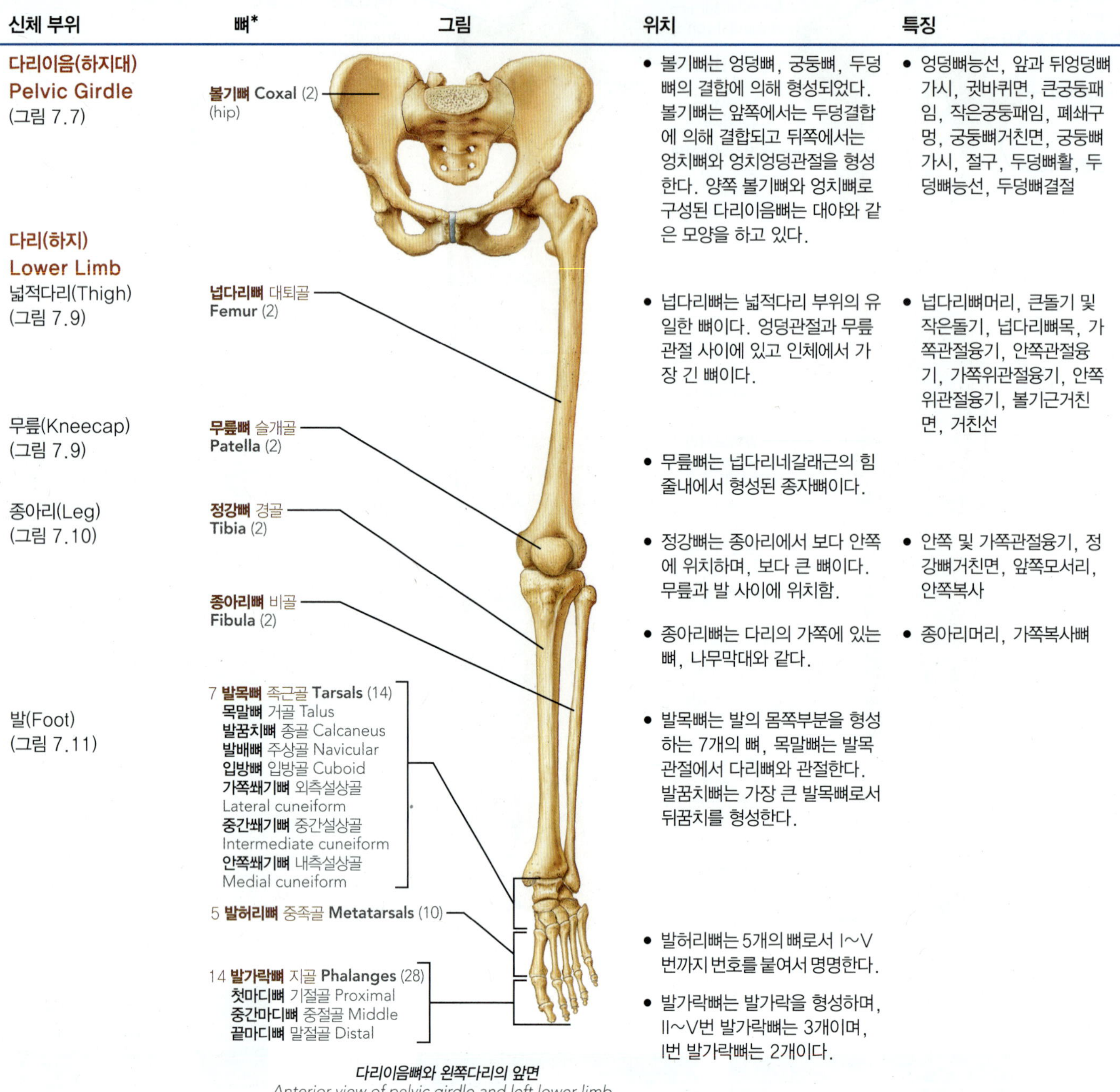

다리이음뼈와 왼쪽다리의 앞면
Anterior view of pelvic girdle and left lower limb

*뼈의 이름 옆의 괄호 안의 숫자는 우리의 몸 전체에서 관찰되는 총 뼈의 개수를 나타낸다.

정강뼈 몸통을 가로절단하면 삼각형 모양이다. 날카로운 **앞모서리**(anterior border)는 피부 아래에 놓여 있어 쉽게 만져진다. 먼쪽으로 정강뼈끝은 편평한데 목말뼈와 관절한다. 이 관절면 안쪽, 즉 정강뼈 아래쪽으로 돌출된 구조를 **안쪽복사**(medial malleolus)라고 하는데 발목에서 안쪽으로 돌출된 구조를 형성한다. 먼쪽 정강뼈의 가쪽 부위에 위치한 **종아리패임**(fibular notch)은 종아리뼈와 관절하여 *아래정강종아리관절*(inferior tibiofibular joint)을 형성한다.

종아리뼈 Fibula

종아리뼈(fibula)는 정강뼈 가쪽에 위치하며 양쪽 끝으로 확장된 얇고 긴 뼈이다. 위쪽 끝을 **머리**(head)라 하고, 아래쪽 끝을 **가쪽복사**(lateral malleolus)라고 한다. 가쪽복사는 발목의 가쪽에 돌출된 구조를 형성하고 발의 목말뼈와 관절한다. 종아리뼈의 몸통은 뚜렷한 능선이 발달하였고 무게를 지탱하지는 않지만 몇 개의 근육이 이곳에서 기시한다.

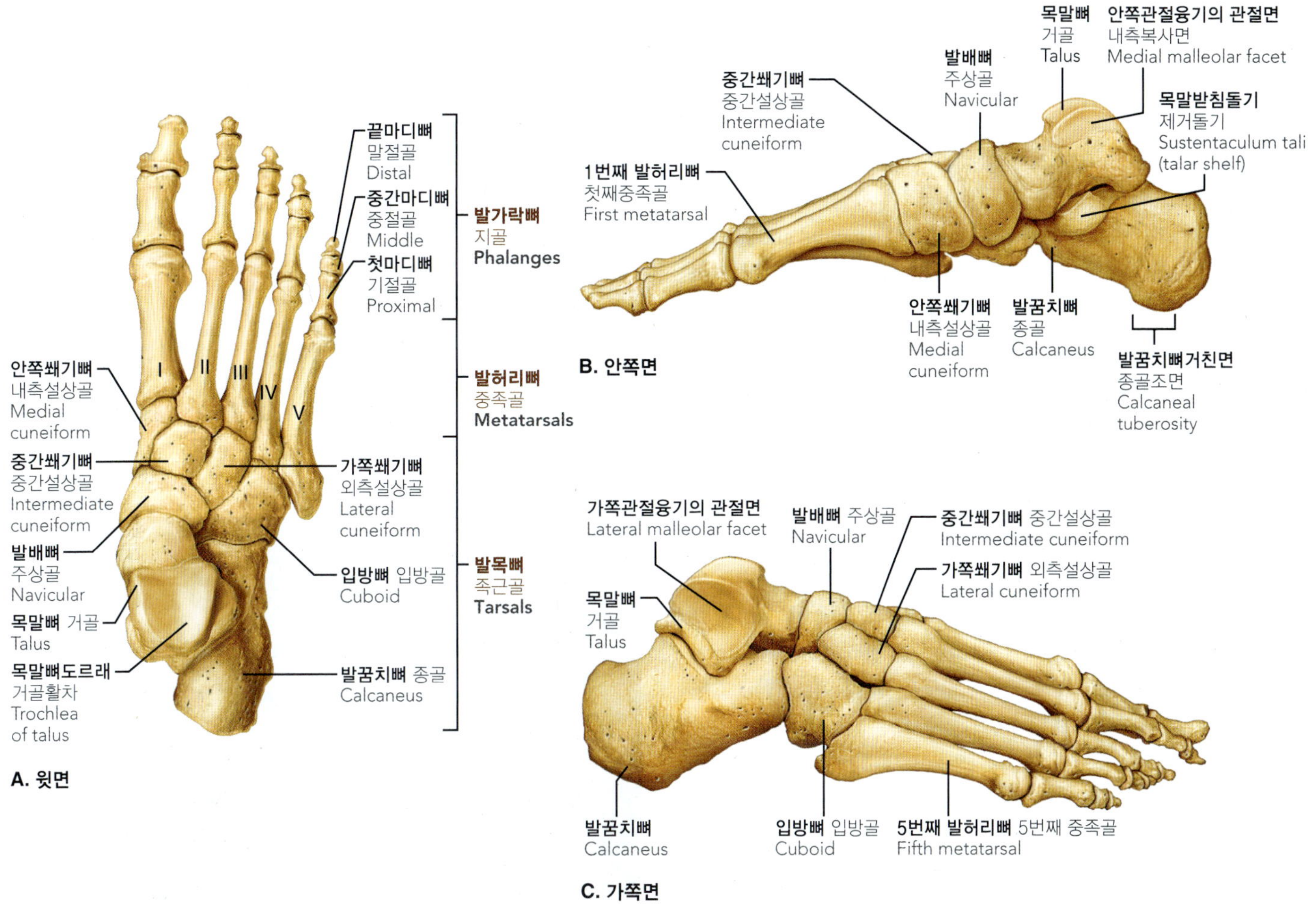

그림 7.11 오른쪽 발의 뼈.

7.4c 발 Foot

발의 뼈대는 *발목뼈*, *발허리뼈*, *발가락뼈*로 구성된다(**그림 7.11**). 발은 2가지 중요한 기능을 가진다. 첫째, 체중을 지탱하고, 둘째, 걷거나 뛸 때 몸을 전방으로 추진시키는 지렛대 역할을 한다. 한 개의 뼈로 이 두 가지 목적을 수행할 수 있지만 울퉁불퉁한 땅에서는 잘 적응하지 못한다. 그래서 여러 부분으로 나누어진 구조는 발을 유연하게 하여 이런 문제를 해결할 수 있다.

발목뼈 Tarsus

발목뼈(tarsus)는 발의 뒤쪽 절반을 구성하고 7개의 뼈로 구성되어 있으며 손의 손목뼈에 유사하다. 체중은 주로 가장 크고, 뒤쪽에 위치한 두 개의 발목뼈인 **목말뼈**(talus)와 **발꿈치뼈**(calcaneus)에 전달된다. 목말뼈는 위로는 정강뼈 및 종아리뼈와 관절하고, 강한 발꿈치뼈는 발뒤꿈치를 형성한다. 정강뼈는 **목말뼈도르래**(trochlea of the talus)에서 목말뼈와 관절한다(그림 7.11A). 아래쪽으로 목말뼈는 발꿈치뼈와 관절한다. 종아리근육의 두꺼운 힘줄은 발꿈치뼈의 뒷면에 부착하고, 지면에 닿는 발꿈치뼈 부위를 **발꿈치뼈융기**(calcaneal tuberosity)라고 한다. 발꿈치뼈의 안쪽에 위치한 선반 같은 돌기를 **목말받침돌기**(sustentaculum tali, talar shelf)라고 한다(그림 7.11B). 나머지 발목뼈는 가쪽에 **입방뼈**(cuboid), 안쪽에 **발배뼈**(navicular), 앞쪽에 **안쪽쐐기뼈**(medial cuneiform), **중간쐐기뼈**(intermediate cuneiform), **가쪽쐐기뼈**(lateral cuneiforms)가 위치한다.

발허리뼈 Metatarsus

손의 손허리와 유사한 발의 발허리(metatarsus)는 **발허리뼈**(metatarsal)라고 하는 5개의 조그맣고 긴 뼈로 구성되어 있다. 이 뼈는 발의 안쪽부터 번호를 붙여 I~V번 발허리뼈라고 명명한다(그림 7.11A). 엄지발가락의 바닥에 있는 1번째 발허리뼈는 가장 크고 체중을 유지하는 데 중요한 역할을 한다. 발허리뼈는 손바닥의 손허리뼈보다 더 평행하게 주행한다. 먼쪽으로 발허리뼈는 발가락의 첫마디뼈와 관절하고 1번째 발허리뼈의 머리는 발볼을 형성한다.

발가락뼈 Phalanges of the Toes

14개의 발가락뼈는 손가락보다 작고 덜 정교하지만 그들의 일반적인 구조와 배열은 같다. 단지 두 개의 발가락뼈를 가지고 있는 *엄지발가락*(hallux)을 제외한 각 발가락에는 3개의 발가락뼈가 있다. 손의 경우처럼 발가락뼈도 *첫마디뼈*(proximal phalange), *중간마디뼈*(middle phalange), *끝마디뼈*(distal phalange)로 구성되어 있다.

발바닥활 Arches of the Foot

복합적인 요소로 구성된 구조는 활 모양의 구조일 때만 지탱할 수 있다. 발바닥에는 3개의 활, 즉 안쪽과 *가쪽긴발바닥활*(medial and lateral longitudinal arch)과 *가쪽세로발바닥활*(transverse arch)로 구성되어 있다(그림 7.12). 발바닥활은 발뼈의 맞물림 모양, 강한 인대, 근육이 활동하는 동안 일부 힘줄의 견인 등에 의해 유지되며 인대와 힘줄은 탄력성을 제공한다. 그 결과로 발에 무게가 가해졌을 때 휘어지고 무게가 사라지면 되돌아온다.

발자국을 살펴보면 발꿈치에서 1번째 발허리뼈의 먼쪽끝까지의 안쪽 경계는 자국이 생기지 않는데 이것은 **안쪽세로발바닥활**(medial longitudinal arch)이 지면 위로 충분히 휘어져 있기 때문이다. 목말발배관절(talonavicular joint) 근처의 목말뼈는 안쪽긴발바닥활의 중추뼈로서 활은 발꿈치뼈에서 시작하여 목말뼈쪽으로 올라가서 3개의 안쪽 발허리뼈 쪽으로 내려온다(그림 7.12B). **가쪽세로발바닥활**(lateral longitudinal arch)은 매우 낮고 체중의 일부를 발꿈치뼈나 5번째 발허리뼈 머리쪽으로 재배치할 수 있게 발의 가쪽 부분을 들어올리며, 입방뼈가 이 활의 중추뼈로 작용한다. 두 개의 세로발바닥활은 가로발바닥활의 대들보와 같은 역할을 하고 **가로발바닥활**(transverse arch)은 발의 측면에서 맞은편으로 목말뼈와 발허리뼈 사이의 관절을 따라 비스듬하게 형성된다. 3개의 발바닥활들은 서로 반원을 형성하여 서 있거나 걸을 때 생기는 하중의 반은 발꿈치에, 나머지 반은 발허리뼈머리로 분배한다.

여러 가지 힘줄들이 발뼈 아래에 위치하며 발의 활을 유지하는 데 도움을 준다. 이러한 힘줄과 관련된 근육은 걸을 때보다 서 있을 때 덜 활동적이다. 그러므로 하루종일 서서 일하는 사람들은 발의 활이 무너져 '평발(flat feet)'이 될 수 있다. 발바닥활에 도움이 되는 신발을 신지 않고 딱딱한 지면을 달리는 것 역시 발바닥활을 파괴시키는 원인이 될 수 있다.

이해 수준 체크하기

- ☐ **12.** 넙다리뼈머리와 관절하는 볼기뼈의 특징적인 구조는 무엇인가?
- ☐ **13.** 발목의 양쪽면에 있는 두 개의 앙상한 뼈의 돌출부는 어떤 구조로 형성되어 있는가?
- ☐ **14.** 다음의 특징이 위치하는 뼈는 무엇인가?
  가쪽복사(lateral malleolus), 거친선(linea aspera), 작은돌기(lesser trochanter), 종아리패임(fibular notch), 목말받침돌기(sustentaculum tali, talar shelf), 정강뼈거친면(tibial tuberosity).
- ☐ **15.** 발의 안쪽긴발바닥활의 중요 부분은 무엇인가? 발의 활은 어떻게 체중을 분산시키는가?

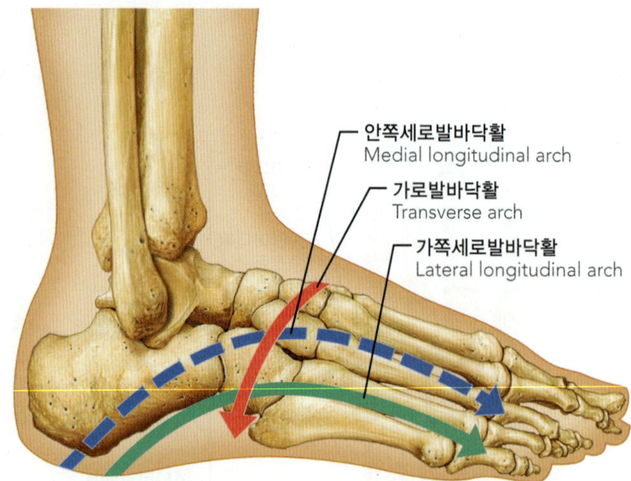

A. 오른쪽 발의 가쪽면

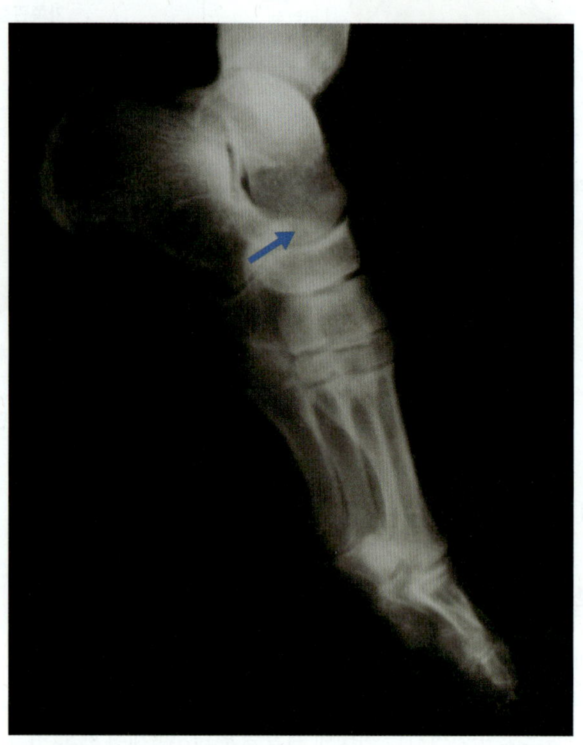

B. X선 영상, 오른쪽 발의 안쪽면. 안쪽세로발바닥활의 중요 부분을 화살표로 표시

그림 7.12 발의 활.

7.5 팔다리뼈대의 질환
DISORDERS OF THE APPENDICULAR SKELETON

학습 성과 

▸ 두 가지 선천적 질환인 엉덩관절이형성증과 곤봉발을 설명할 수 있다.

팔다리뼈대의 대부분의 질환은 앞서 표 4.2에서 설명된 각 뼈의 골절과 관련되며, 다른 두 가지 주된 질환은 선천적 기형이다.

엉덩관절이형성증(고관절이형성증, hip dysplasia, 엉덩관절의 선천적 탈구)은 비교적 흔한 선척적 질환이며, 아이의 4% 정도가 이와 관련한 치료를 받는다. 보통 남성보다는 여성에 더 영향을 주는 이 질환은 절구가 완전하게 형성되지 않거나, 엉덩관절의 인대가 느슨해진 상태로, 넙다리뼈가 소켓에서 쉽게 미끄러지는 경향이 있다(**그림 7.13A**). 영구적인 손상을 방지하기 위해서 초기 진단과 치료가 필수적이며, 치료는 보통 넙다리뼈를 적절한 위치에 고정시키기 위해 부목이나 벨트를 이용하여 절구가 적절히 잘 발달하고 인대가 스스로 잘 고정시킬 수 있게 한다. 심한 경우 또는 진단이 늦어진 경우는 엉덩관절의 인대를 치료하고, 팽팽하게 잘 고정시킬 수 있도록 외과적 수술을 시행한다.

곤봉발(만곡족, 휜발, clubfoot)은 700명 중 1명 정도에서 발생하는 질환으로, 발바닥이 안쪽을 향하고 발가락이 아래쪽을 향하는 질환이다(그림 7.13B). 유전적 원인 또는 태아 발생 동안 발의 비정상적 위치 등으로 인해 발생할 수 있으며, 성장 중인 발의 위치를 바로 잡기 위해 깁스를 하거나 심한 경우에는 수술을 시행한다.

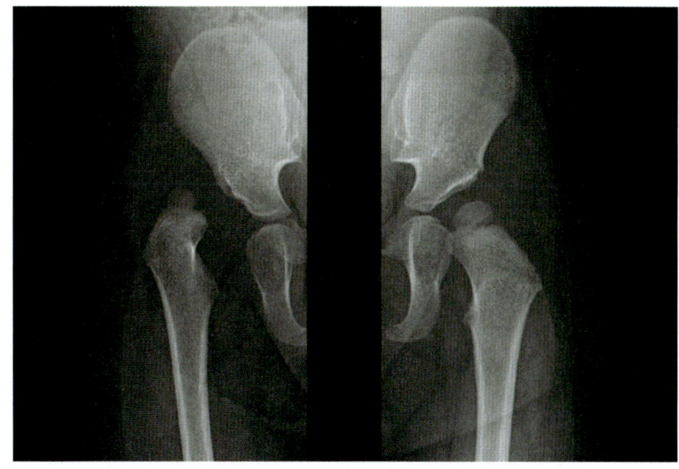

A. 엉덩관절이형성증. 유아의 정상적인 엉덩관절 구조(오른쪽), 엉덩관절에서 넙다리뼈머리가 빠진 상태(왼쪽)

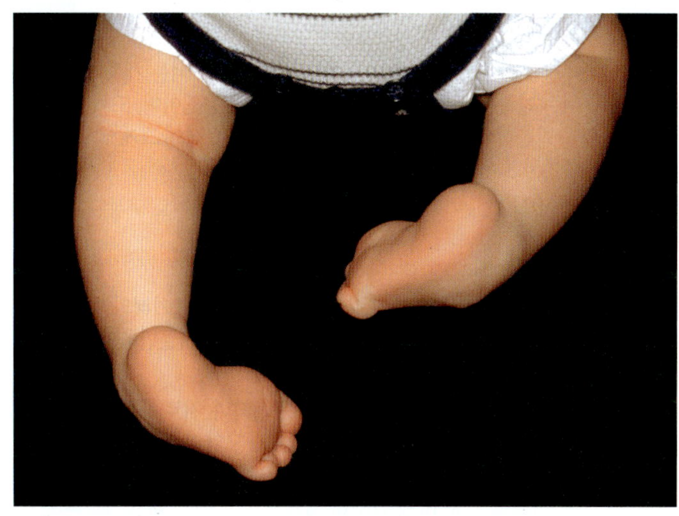

B. 곤봉발. 양쪽 발이 모두 안쪽으로 휘어져 있고, 왼쪽 발은 전형적인 곤봉발의 위치를 보여준다.

그림 7.13 다리의 선천적 질환

7.6 전 생애 동안의 팔다리뼈대

THE APPENDICULAR SKELETON THROUGHOUT LIFE

학습 성과

- 성장에 따른 머리와 몸통 길이에 비교하여 팔다리 길이가 어떻게 변하는지 설명할 수 있다.

어린 시절, 팔다리뼈대 성장은 키를 늘려주고 신체의 비율도 변화시키며(**그림 7.14**), 특히 연령에 따라 상-하체 비율(upper-lower(UL) body ratio)이 변하게 된다. 비율 계산 시, 하체는 다리이음뼈의 윗부분에서 지면까지, 상체는 전체 키에서 하체 부분을 뺀 수치를 이용한다.

출생 시, 상-하체 비율은 대략 1.7:1 정도이며, 머리와 몸통은 다리길이의 1.5배 이상이지만, 이때부터 다리는 더 빠르게 성장하여 10세 즈음에는 상-하체 비율이 1:1 정도가 되고 그 뒤로는 거의 변하지 않는다. 사춘기 동안, 여성의 골반은 추후 분만 준비를 위해 넓어지고 남성의 전체적인 골격은 더욱 탄탄해진다.

성인 키에 도달하면, 건강한 팔다리뼈대는 중년까지 거의 변하지 않지만, 그 이후로 차츰 뼈대질량이 줄어들어 뼈엉성증과 팔다리 골절이 흔히 나타나게 된다.

이해 수준 체크하기

- ☐ **16.** 남성과 여성에서 각각 사춘기 동안 뼈대에 나타나는 주된 변화는 무엇인가?
- ☐ **17.** 볼기뼈가 어떻게 형성되는지를 고려하여, 엉덩관절 이형성증 초기에 부목 등을 이용하면 성공적으로 치료할 수 있는 이유는 무엇인가?

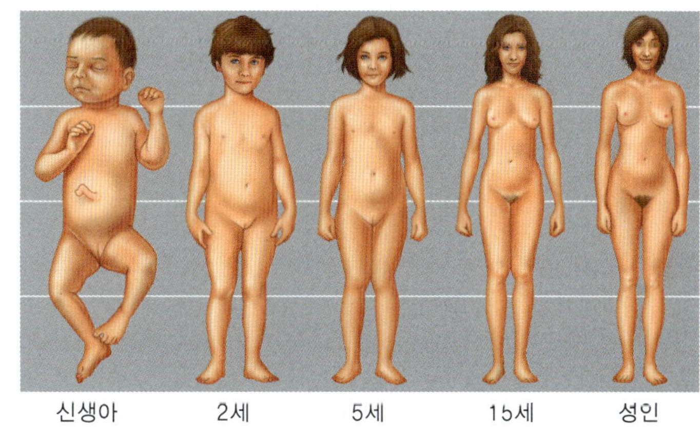

그림 7.14 생애 동안의 신체 비율 변화. 성장하는 동안, 팔과 다리는 머리나 몸통보다 빠르게 성장한다. 그림에서 동일한 키로 표현된 다른 나이대의 신체 비율을 볼 수 있다.

요약 Chapter Summary

1. 팔다리뼈대는 팔이음뼈, 팔뼈, 다리이음뼈, 다리뼈로 구성되어 있다.

7.1 팔이음 THE PECTORAL GIRDLE

2. 팔이음은 빗장뼈(clavicle)와 어깨뼈(scapula)로 구성되어 있으며, 움직일 수 있도록 특수화되었고, 위팔을 가슴우리에 부착시켜 준다.
3. 빗장뼈는 안쪽으로 복장뼈자루(manubrium)와 관절하고 가쪽으로는 어깨뼈와 관절한다. 빗장뼈는 가슴우리에서 팔을 가쪽으로 유지시키고, 팔에서 가슴으로 미는 힘을 전달한다.
4. 삼각형 모양의 어깨뼈는 빗장뼈 및 위팔뼈와 관절한다(어깨뼈의 가장자리, 각 특징은 표 7.1에 요약하였다).

7.2 팔 THE UPPER LIMB

5. 팔은 30개의 뼈로 구성되어 있으며, 움직일 수 있도록 특수화되었다.
6. 위팔의 뼈대는 위팔뼈로만 구성되어 있다. 위팔뼈머리는 어깨뼈의 접시오목과 관절하여 어깨관절을 형성한다.
7. 아래팔을 이루고 있는 뼈는 자뼈와 노뼈이다. 노뼈는 가쪽에 위치하고 자뼈는 안쪽에 위치한다. 이 뼈들은 매우 잘 움직이며, 노뼈가 자뼈 주위를 회전하게 한다. 몸쪽에서 자뼈는 팔꿉관절에 크게 역할을 하며, 먼쪽에서 노뼈는 손목관절을 주로 형성한다.
8. 손을 이루고 있는 뼈는 손목뼈, 손허리뼈, 손가락뼈로 구성된다.

7.3 다리이음 THE PELVIC GIRDLE

9. 무게를 지탱하게 특수화된 다리이음은 두 개의 볼기뼈와 엉치뼈로 구성된다. 이 뼈들은 서로 결합하여 대야 모양의 뼈골반을 형성하고, 다리를 몸통뼈대에 연결시켜준다.
10. 볼기뼈는 엉덩뼈, 궁둥뼈, 두덩뼈로 구성되며, 서로 융합되었다. 컵 모양의 볼기뼈절구는 이 세뼈가 융합한 Y자 모양의 부위에 위치한다.
11. 엉덩뼈는 볼기뼈의 위쪽에 넓게 퍼진 부분으로서 엉치뼈와 관절을 이룬다. 궁둥뼈는 휜 막대 모양의 뼈로서 앉을 때 무게가 궁둥뼈결절에 의하여 지지된다. V자 모양의 두덩뼈는 앞쪽에서 두덩결합으로 결합된다.
12. 위골반문 또는 골반테두리는 두덩뼈능선, 엉덩뼈의 활꼴선 및 엉치뼈곶으로 이어지는 타원형의 능선으로, 위쪽의 거짓골반과 아래쪽 참골반을 구분한다.
13. 남성의 골반은 대체로 깊고, 좁으며, 보다 크고 무거운 뼈로 되어 있다. 여성의 골반은 산도를 형성하므로 비교적 얕고 넓은 뼈 모양을 이룬다(표 7.2 참조).

7.4 다리 THE LOWER LIMB

14. 다리는 넓적다리, 종아리, 발로 구성되며, 무게를 지지하거나 이동할 수 있도록 특수화되었다(표 7.3 참조).
15. 길고 두꺼운 넙다리뼈는 넓적다리를 이루고 있는 유일한 뼈로, 둥근 모양의 머리는 절구와 관절을 형성한다.
16. 종아리에 있는 뼈는 안쪽의 정강뼈(무릎관절과 발목관절에 관여)와 가쪽의 얇은 종아리뼈이다.
17. 발을 구성하는 뼈는 발목뼈, 발허리뼈, 발가락뼈이다. 가장 중요한 발목뼈는 발꿈치뼈와 목말뼈이다. 목말뼈는 발목관절에서 종아리의 뼈들과 관절한다.
18. 발은 체중을 발꿈치와 발볼로 분산시키는 세 개의 발바닥활에 의하여 지지된다.

7.5 팔다리뼈대의 질환 DISORDERS OF THE APPENDICULAR SKELETON

19. 엉덩관절의 선천적 탈구인 엉덩관절 이형성증과 곤봉발은 흔한 선천적 결함이다.

7.6 전 생애 동안의 팔다리뼈대 THE APPENDICULAR SKELETON THROUGHOUT LIFE

20. 다리의 빠른 성장으로 상-하체비율은 출생 시 1.7:1에서 10세 이후로는 1:1 정도의 비율로 변한다.

8 관절

Joints

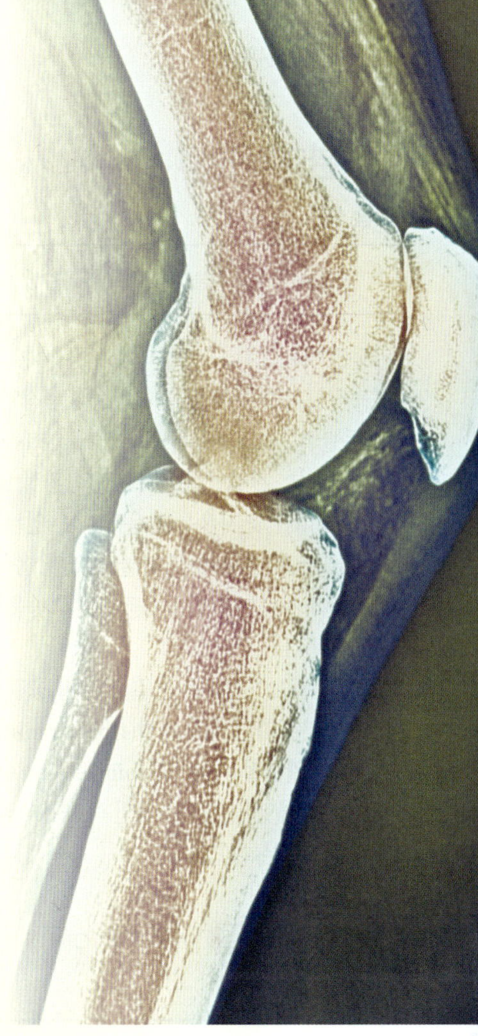

▲ *건강한 무릎관절(X선 영상)*

기억해야 할 어근

ab- = away (-로부터, -로부터 벌어지는, 벌어져서)
ad- = toward (-를 향하여, 가까운)
amphi = both (양 -, 쌍 -, 양쪽의)
ankylo = crooked, bent (굽음, 유착)
arthro = joint (관절-)
auto- = self (자기-, 자가-)
bursa = purse (윤활주머니)
cruci = cross (십자-, 십자형-)
delta = triangular (삼각형-, 델타(△)와 비슷한)
desm = band, ligament (인대-)
e-, ef-, ex- = out (밖-, 밖으로부터, -으로부터 떨어진 등을 뜻하는 접두어)
flex = bend (구부리다, 굴곡시키다)
gompho = bolt or peg (못박이관절, 관절확)
intra = within (내부-, 속-)
labrum, labri = lip (테두리, 입술, 순)
luxat = dislocate (탈구)
menisc = crescent (반달)
ovi = egg (난-, 난의)
poplit = back of knee (오금-)
pron = bent forward (엎드린-)
rota = a wheel, revolve (회전)
rheum = a watery flow (점막 혹은 물 같은 분비물)
scope, scopy = see (-경, -보개)
spondyl = vertebra (척추-)
supine = lying on back (바로누운-)
sutur = a seam (봉합)
syn-, sym- = together (함께, 결합된)
tract = drawn (길, 로, 도, 관)
vert = turn (돌다)

위에 열거한 어근을 기초로 하여, 다음 용어의 의미를 설명하시오.

1. **abduct** (벌리다)
2. **adduct** (모으다)
3. **protract** (내밀다)
4. **supinate** (뒤치다)
5. **flexion** (굽힘)
6. **syndesmosis** (인대결합)
7. **synchondrosis** (유리연골결합)
8. **gomphosis** (못박이관절)
9. **symphysis** (섬유연골결합)
10. **synostosis** (뼈융합)

정답은 해답부록을 참조하시오.

뼈대의 단단한 요소들은 **관절**(joint 또는 articulation)에서 만난다. 그리스어로 *arthro*는 관절을 의미하고, 관절을 과학적으로 연구하는 학문을 *관절학*(arthrology)(ar-throl'o-je)이라고 한다. 뼈의 두 가지 중요한 기능은 지지와 운동으로서 관절에서 뼈의 연결과 뼈에 부착된 뼈대근육의 수축이 운동을 유발한다. 댄서와 육상선수의 우아한 움직임은 관절에서 가능하게 하는 다양한 움직임을 보여준다. 관절은 어떤 뼈대 중에서도 가장 약한 부분이지만 관절의 구조는 손상, 찢어짐, 이탈하려는 다양한 힘에 저항할 수 있게 한다.

8.1 관절의 분류 CLASSIFICATION OF JOINTS

학습 성과 

▸ 관절을 구조와 기능에 의해 분류할 수 있다.

관절은 기능 또는 구조에 의해 분류한다. 움직이는 양에 초점을 맞추어 *기능적인 측면*에서 분류하면 전혀 움직일 수 없는 관절인 **못움직관절**(부동관절, synarthrosis, *syn* = together, *arthro* = joint)과 약간 움직일 수 있는 관절인 **좀움직관절**(반관절, amphiarthrosis, *amphi* = of both kinds) 및 자유롭게 움직일 수 있는 관절인 **움직관절**(가동관절, diathrosis, *di* = two)로 나눌 수 있다. 움직관절은 팔과 다리 관절의 대부분을 차지하는 반면 못움직관절과 좀움직관절은 대부분 몸통뼈대에서 관찰된다.

뼈를 서로 연결하는 물질과 관절 공간의 유무에 따라 *구조적인 측면*에서 분류하면 **섬유관절**(fibrous joint), **연골관절**(cartilaginous joint), **윤활관절**(synovial joint)로 나눌 수 있다(표 8.1).

이 장에서 관절은 구조적인 측면에 따라 분류하였고 경우에 따라서 기능적으로 분류하였다.

8.2 섬유관절 FIBROUS JOINTS

학습 성과 

▸ 일반적인 섬유관절의 구조를 설명할 수 있다. 섬유관절의 3가지의 예를 제시할 수 있다.

섬유관절(**그림 8.1**)에서 뼈들은 치밀규칙결합조직인 섬유조직에 의해 단단히 연결되어 있다. 섬유관절은 관절공간이 없고 움직이지 않거나 약간의 움직임만 있으며 *봉합*, *인대결합*, *못박이관절*로 나눈다.

8.2a 봉합 Sutures

봉합(suture)은 '이음새(seams)'라는 의미로, 뼈는 최소한의 섬유조직으로 단단히 결합되어 있다(그림 8.1A). 봉합은 머리뼈에서만 관찰되고 봉합의 섬유조직은 납작뼈를 둘러싸는 뼈막과 연속되어 있다. 봉합에서 관절을 이루는 뼈들의 가장자리는 서로 겹쳐져 있거나 맞물려 있다. 봉합은 뼈를 서로 결합할 뿐만 아니라 유아기 뇌와 함께 머리뼈의 확장이 가능하도록 성장한다. 중년기가 되면 섬유조직은 뼈되기가 되어 머리뼈는 서로 융합한다. 이 단계에서 닫힌 봉합은 명확하게 *뼈융합*(synostosis), 즉 '뼈연결(bony juction)'이라고 한다.

8.2b 인대결합 Syndesmosis

인대결합(syndesmosis)에서 뼈들은 봉합에서 관찰되는 섬유보다 더 긴 섬유조직성 띠인 인대로 연결되어 있다(그림 8.1B). 허용되는 운동량은 연결시켜 주는 섬유의 길이에 따라 차이가 있다. 먼쪽정강종아리관절은 그림 8.1B에서처럼 섬유가 짧아 실질적인 움직임이 차단된다. 그러나 노뼈와 자뼈의 뼈사이막처럼 섬유가 다소 길다면 큰 움직임이 가능하다(그림 7.4 참조).

8.2c 못박이관절 Gomphosis

못박이관절(gomphosis)은 peg-in-socket 관절로 한 뼈의 뾰족한 부분이 다른 뼈의 구멍에 못과 같이 틀어박힌 것을 말한다(그림 8.1C). 그 예로 치아와 이를 연결하는 관절에서 결합인대인 *치아인대*(periodontal ligament)에서 볼 수 있다.

8.3 연골관절 CARTILAGINOUS JOINTS

학습 성과 

▸ 연골관절을 설명하고 두 가지 주요한 유형의 예를 들 수 있다.

연골관절에서는 뼈가 연골에 의해 연결된다. 연골관절은 관절공간이 거의 없고 거의 움직이지 않으며 *유리연골결합*과 *섬유연골결합*의 두 형태로 이루어진다(**그림 8.2**).

표 8.1 관절의 종류

구조적 분류	구조적 특징	형태	운동성
섬유관절	인접한 뼈들을 아교섬유에 의하여 결합	1. 봉합(짧은 섬유) 2. 인대결합(긴 섬유) 3. 못박이관절(치아인대)	못움직임 약간 움직임 못움직임
연골관절	인접한 뼈들을 연골에 의하여 결합	1. 연골결합(유리연골) 2. 섬유연골(섬유연골)	못움직임 약간 움직임
윤활관절	인접한 뼈들은 관절공간에 의하여 분리되고, 뼈끝에는 관절연골이 덮여 있다. 관절은 관절주머니에 덮여 있으며, 관절주머니 안쪽에는 윤활막이 덮고 있다.	1. 평면 4. 타원 2. 경첩 5. 안장 3. 중쇠 6. 절구	자유롭게 움직임(움직관절) 움직임은 관절 형태에 좌우됨

8.3a 연골결합 Synchondrosis

유리연골에 의해 뼈가 연결되는 관절을 **연골결합**(synchondrosis)이라고 한다(그림 8.2A). 뼈끝판(epiphyseal plate)은 연골결합이며, 기능적으로 뼈끝판은 움직일 수 없는 못움직관절로 분류한다. 또 다른 예로 1번째 갈비연골과 복장뼈자루 사이의 관절은 못움직관절이다.

8.3b 섬유연골결합 Symphysis

섬유연골결합은 *섬유연골*(fibrocartilage)에 의해 뼈가 연결된 관절로서 **척추사이원반**(그림 8.2B)과 골반의 두덩결합 등에서 관찰된다. 비록 섬유연골이 섬유연골결합의 주 요소이나 뼈의 관절면은 얇은 유리연골로 덮여 있다. 관절연골은 뼈가 움직이는 동안 마찰을 감소시키는 기능을 한다(5장 참조). 섬유연골은 장력과 압박에 저항하며 충격을 흡수하는 기능을 한다. 두덩결합은 힘과 유연성이 있는 좀움직관절이다.

이해 수준 체크하기

☐ **1.** 다음의 용어들을 정의하라.
못움직관절(synarthrosis), 인대결합(syndesmosis), 연골결합(synchondrosis)
이 용어들 중 어느 것이 관절의 기능적인 분류인가?

☐ **2.** 섬유연골결합에서 관찰되는 연골은 무슨 유형의 연골인가? 이러한 유형의 관절을 관찰할 수 있는 부위를 설명한다.

8.4 윤활관절 SYNOVIAL JOINTS

학습 성과

- 모든 윤활관절이 갖고 있는 구조적인 특징들을 설명할 수 있다.
- 윤활관절의 기능 중에 습윤윤활의 역할을 설명할 수 있다.
- 관절원반, 윤활주머니, 힘줄집의 기능과 구조를 설명할 수 있다.

윤활관절(활막성관절)은 신체에서 가장 움직임이 많은 관절로 모두 움직관절(가동관절)이다. 각 윤활관절에는 액체로 채워진 *관절공간*(joint cavity)이 있다. 대부분의 신체의 관절, 특히 팔과 다리의 관절은 윤활관절로 되어 있다(표 8.3 참조).

8.4a 윤활관절의 일반적인 구조 General Structure of Synovial Joints

윤활관절(그림 8.3)은 다음과 같은 특징을 가지고 있다.

- **관절연골**(Articular cartilage). 마주 보는 뼈의 끝 부분은 유리연골로 구성된 관절연골에 의해 덮여 있다. 이러한 스펀지 같은 쿠션은 관절에 가해지는 압력을 흡수하여 뼈의 끝부분이 부서지는 것을 막는다.
- **관절공간**[Joint (articular) cavity]. 윤활관절만의 고유한 특징이고, 이 관절공간은 적은 양의 윤활액이 들어 있는 잠재적 공간이다.

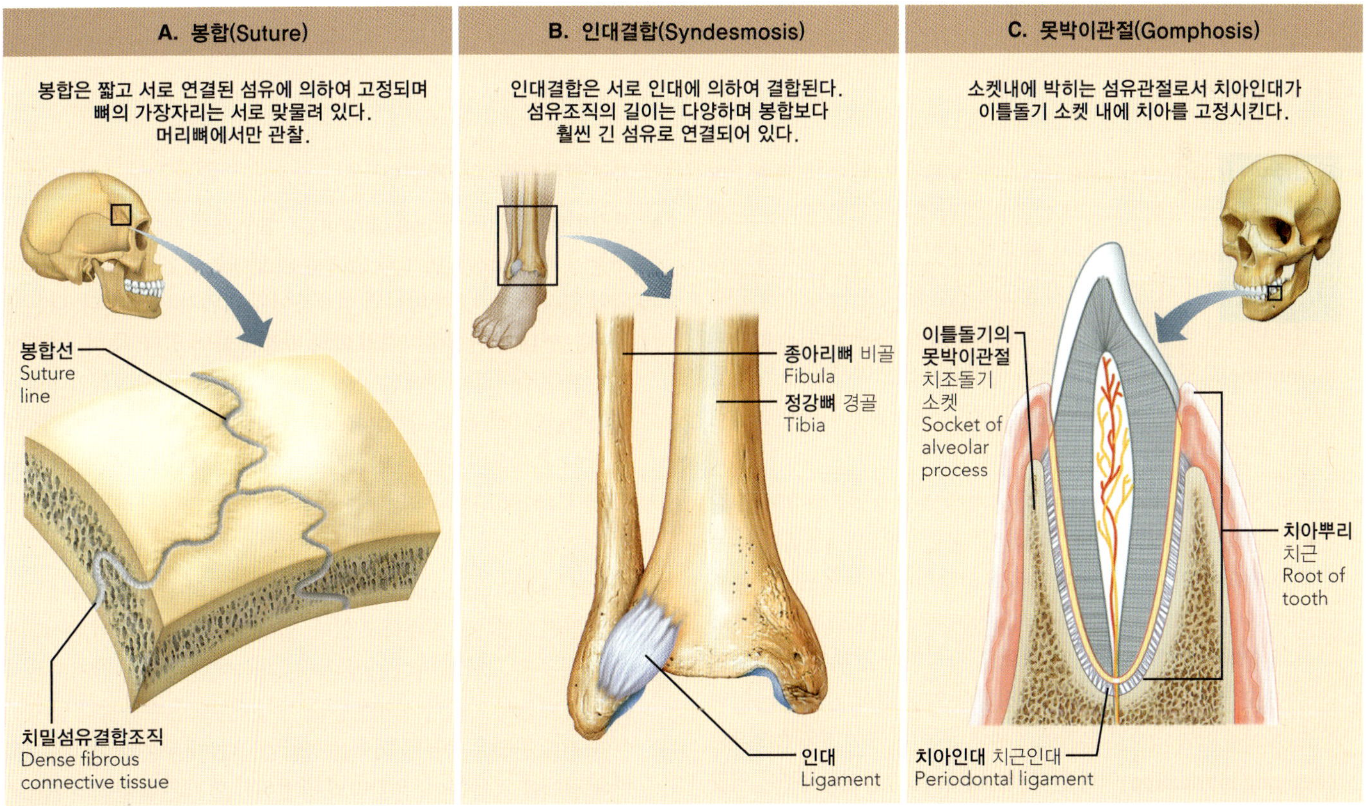

그림 8.1 섬유관절.

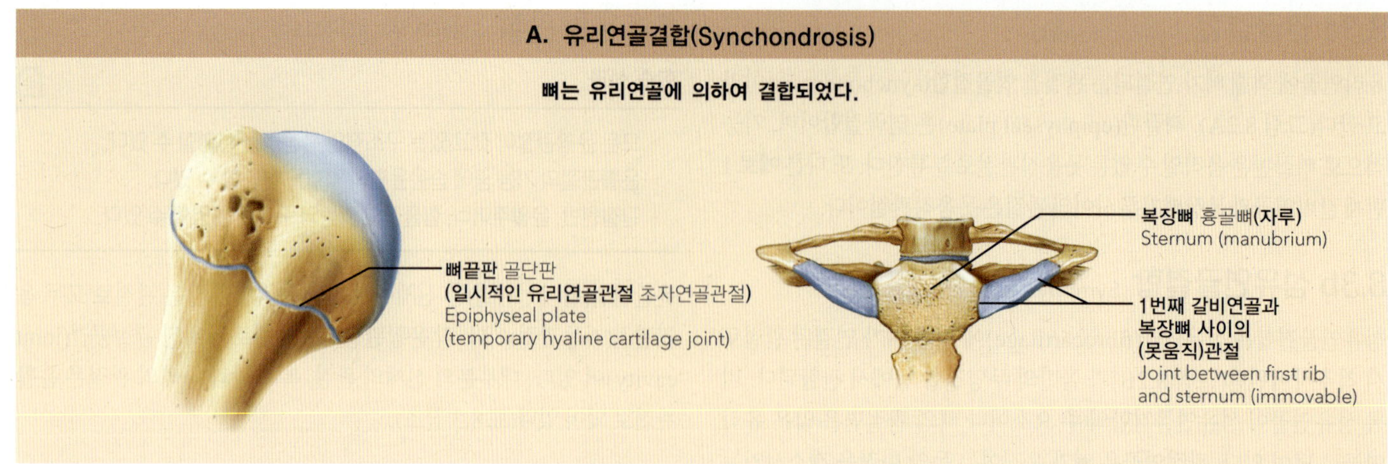

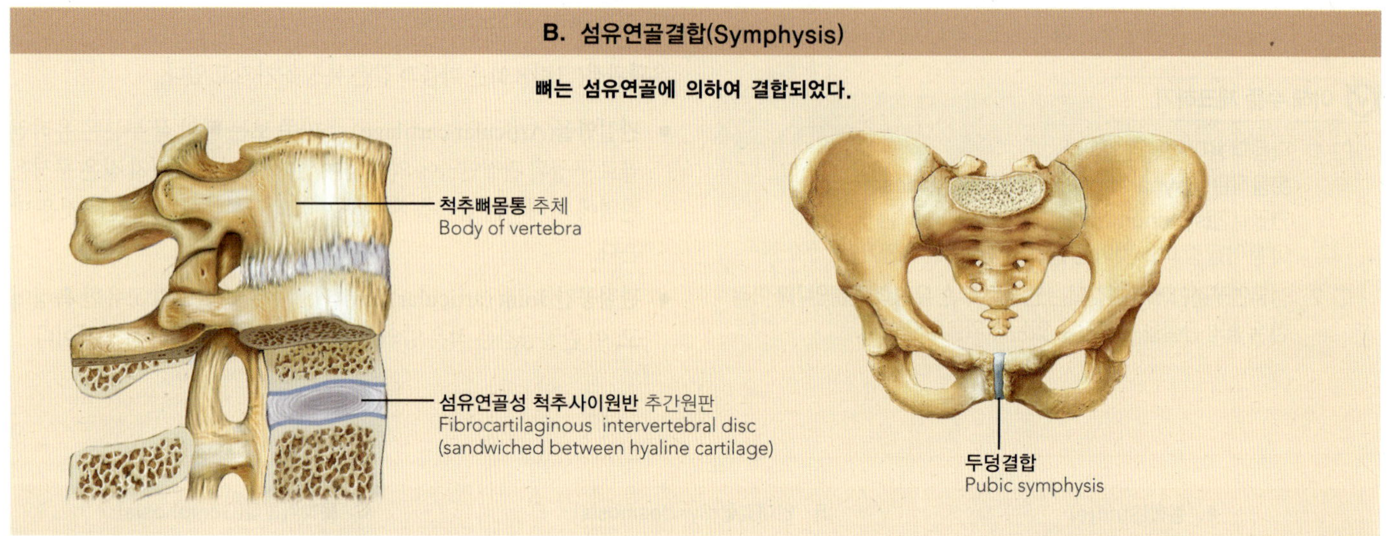

그림 8.2 연골관절.

- **관절주머니**(Articular capsule). 관절공간은 두 층의 관절주머니에 의해 둘러싸여 있다. 바깥층은 치밀불규칙결합조직으로 된 **섬유층**(fibrous layer)으로서 뼈에 붙어 있는 뼈막과 연속되어 있다. 이 층은 뼈가 서로 떨어지지 않도록 관절을 더 튼튼하게 해 준다. 관절주머니의 속층은 성긴결합조직으로 구성된 **윤활막**(synovial membrane)으로 관절주머니 속을 둘러싸고 있으며 연골에 의해 덮여 있지 않은 내부의 관절표면을 덮고 있다. 윤활막의 기능은 윤활액을 만드는 기능을 한다.
- **윤활액**(Synovial fluid). 관절공간 속에 있는 생달걀의 흰자와 같은 점액을 윤활액이라 한다. 윤활액은 윤활막의 모세혈관에서 누출된 혈액의 여과물이다. 윤활액은 윤활막의 섬유모세포에서 분비한 특별한 당단백질 분자를 포함하고 있어서 움직임을 용이하게 해주는 윤활제의 역할을 한다. 윤활액은 관절공간을 채우고, 관절연골 안에도 존재하며, 정상적인 움직임 동안 관절에 가해지는 압력은 관절연골 안과 밖으로 윤활액을 짜내며, 이러한 기전을 **습윤윤활**(weeping lubrication)이라 한다. 습윤윤활은 관절연골세포에 영양소를 공급하고, 연골의 자유면에 윤활유의 역할을 하여 최소한의 마찰로 뼈들을 움직이게 한다.
- **보강인대**(Reinforcing ligament). 일부 윤활관절은 띠와 같은 인대들에 의해 보강되어 있다. 대부분의 인대들은 *관절주머니* 형태로 되어 있다. 즉, 관절주머니의 섬유층이 두꺼워져 된 것이다. 다른 경우에는 인대가 관절주머니의 *안*과 *바깥*에 붙어 있다. 주머니바깥인대는 관절주머니 바깥에만 붙어 있으며, 무릎의 정강쪽곁인대와 종아리쪽곁인대에서 볼 수 있다(**그림 8.4**). 주머니속인대는 관절주머니 안에 존재하며 무릎의 앞십자인대와 뒤십자인대에서 볼 수 있다(그림 8.15E). 주머니속인대는 관절공간에서 분리된 윤활막으로 둘러싸여 있다.
- **신경과 혈관**(Nerve and vessel). 윤활관절의 관절주머니에는 많은 감각신경섬유가 지배하고 있다. 일부 섬유들은 관절이 손상되었을 때 통증을 느끼게 하며 관절주머니가 늘어난 정도를 감지하는 것은 신경계통이 자세나 신체운동을 감지하는 고유수용감각 중 하나이다. 윤활관절은 풍부한 혈액을 공급받는다. 대부분의 혈액은 윤활막에 혈액을 공급하며, 윤활막의 광범위한 혈관은 윤활액의 기초가 되는 혈액여과물을 만든다.

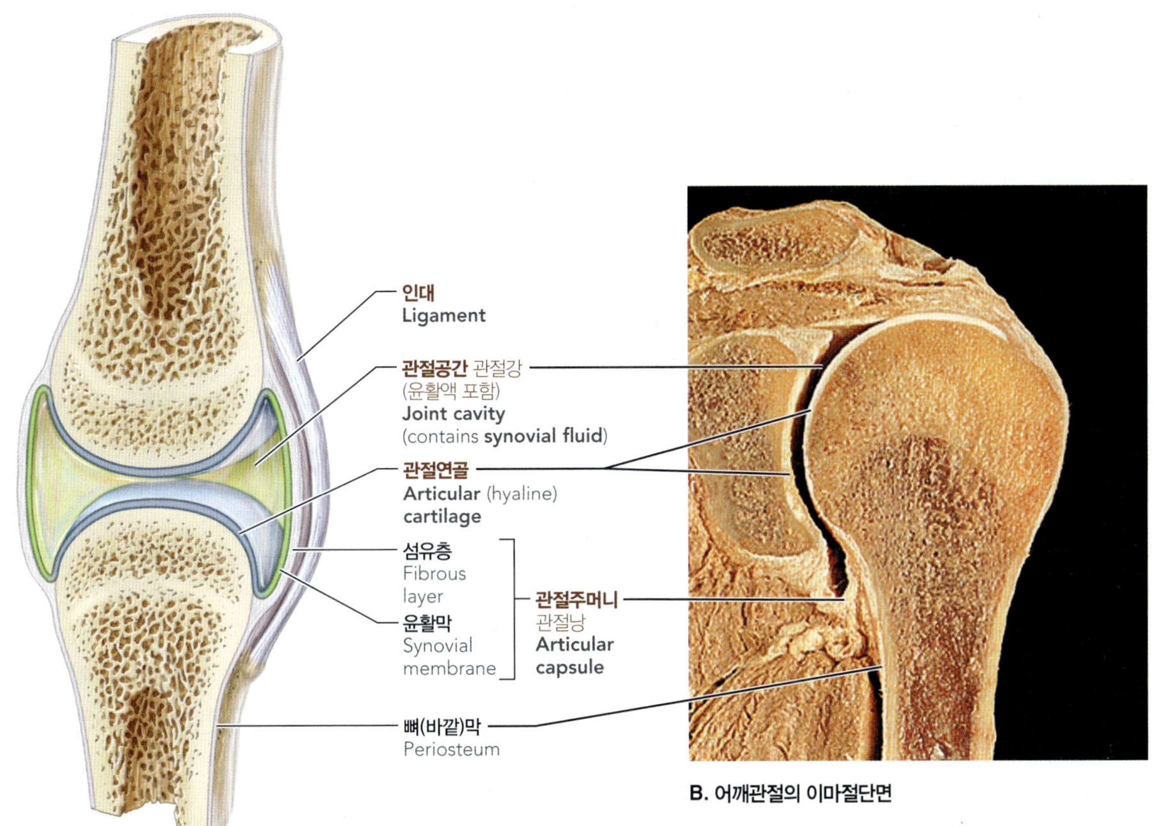

그림 8.3 윤활관절의 일반적인 구조.

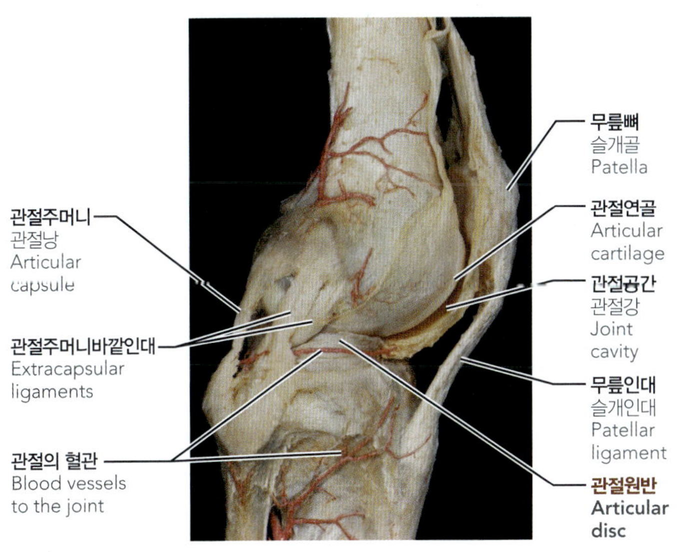

그림 8.4 **무릎의 해부.** 가쪽에서 본 모습.

각 윤활관절은 여러 가지 주요 신경과 혈관의 가지(분지)에 의하여 지배 받는다. 이 가지들은 많은 다양한 방향의 혈관에서 분지되어 관절주머니에 서로 겹쳐져서 분포하게 되며 기능적으로 풍부하게 분포한다(그림 8.4). 관절에서 정상적으로 움직일 때 하나의 혈관이 압박을 받으면 다른 혈관들이 열리면서 관절에 영양소를 제공하게 된다. 더 나아가서 관절에 상처가 나서 몇몇 신경과 혈관이 손상될 경우, 다른 신경과 혈관이 관절의 기능을 지속적으로 유지하게 한다.

- **관절원반**(Articular disc). 일부 윤활관절에는 **관절원반**(articular disc) 또는 **반달연골**(meniscus)이라 불리는 섬유연골원반이 있다(그림 8.4). 관절원반은 턱관절, 복장빗장관절, 무릎관절과 다른 몇몇 관절에서 관찰된다(표 8.3). 관절원반은 관절주머니로부터 안쪽으로 뻗어나가 관절공간을 완전히 또는 부분적으로 두 개의 공간으로 나눈다. 관절원반은 관절을 이루는 뼈끝의 모양이 다소 다른 형태인 관절 부분에서 관찰된다. 두 개의 관절면이 잘 맞지 않아서 힘의 부하가 집중되는 일정 부분에서는 서로 접촉할 때 관절연골이 손상되면서 뼈관절염이 유발된다. 관절 사이의 틈새를 메워 주고 맞음새를 향상시킴으로써 힘의 부하를 분산시키고 관절의 마모와 손상을 최소화한다. 이 원반들은 같은 관절에서 두 가지의 다른 움직임을 가능하게 해준다(턱관절의 경우에서처럼 원반의 각 면을 교차하면서 일어나는 대조적인 움직임의 경우이다).
- **윤활주머니와 힘줄집**(Bursae and tendon sheaths). 윤활주머니와 힘줄집에는 윤활액이 들어 있으며 윤활관절과 관계가 있다. 윤활액이 들어 있는 주머니와 같은 구조는 서로 움직임에 관여하는 신체 요소들 사이의 마찰을 줄이기 위해 'ball bearing'처럼 움직인다(그림 8.5). 주머니(purse)라는 라틴어의 뜻을 가진 **윤활주머니**(bursa)는 윤활막으로 둘러싸인 편평한 섬유주머니이다. 윤활주머니는 인

대, 근육, 피부, 힘줄 또는 뼈들이 서로 겹치거나 마찰이 일어나는 곳에 있다. **힘줄집**(tendon sheath)은 핫도그의 소시지를 감싸고 있는 빵과 같이 힘줄 주위를 감싸고 있는 긴 윤활주머니이다(그림 8.5A). 힘줄집은 관절공간을 통해 이동할 때와 같이 마찰에 영향을 받거나 좁은 통로(예: 팔목) 안에 있는 힘줄이 모여 있는 곳(예: 손목의 손목굴)에만 존재한다.

이해 수준 체크하기

☐ 3. 모든 윤활관절에 공통적으로 나타나는 6가지 특징들을 설명한다.

☐ 4. 관절원반과 관절연골은 어떻게 다른가?

☐ 5. 윤활액의 기능은 무엇인가?

8.4b 윤활관절에서의 운동
Movements Allowed by Synovial Joints

학습 성과

- 신체에서 흔히 일어나는 운동 유형의 종류를 설명할 수 있다.
- 윤활관절을 관절면의 형태와 허용되는 운동의 유형에 따라 6가지 범주로 분류하고, 각 유형에 따라 예를 들 수 있다.

근육의 수축은 뼈를 윤활관절에서 움직이게 하고 세 가지 기본 형태의 운동, 즉 (1) 뼈 표면이 다른 쪽을 향해 미끄러지는 *미끄러짐운동*, (2) 두 뼈 사이에서 각을 바꾸는 *각운동*, (3) 뼈의 긴 축에 대한 *회전운동*이 있다(그림 8.6, 표 8.2).

표 8.2 윤활관절에서의 운동

운동명	정의
미끄러짐(그림 8.6A)	두 뼈의 편평한 면끼리 서로 미끄러지는 운동
각운동(그림 8.6B~E)	
굽힘(굴곡)	주로 시상면에서, 두 뼈 사이의 각이 줄어드는 운동
폄(신전)	주로 시상면에서, 두 뼈 사이의 각이 커지는 운동
벌림(외전)	관상면에서 팔다리가 몸의 정중선으로부터 멀어지는 운동
모음(내전)	관상면에서팔다리가 몸의 정중선으로 다가오는 운동
휘돌림(회선)	팔다리나 손가락이 원뿔을 그리며 움직이는 운동
회전(그림 8.6F)	긴 축을 중심으로 뼈가 주변을 도는 운동
안쪽회전(내회전)	정중면을 향해 도는 운동
가쪽회전(외회전)	정중면에서 멀어지는 방향을 향해 도는 운동

미끄러짐운동 Gliding

미끄러짐운동(gliding)은 두 뼈의 거의 편평한 관절면이 서로 미끄러지는 운동을 말한다(그림 8.6A). 미끄러짐 운동은 손목뼈와 발목뼈 사이와 척추뼈의 편평한 관절돌기 사이에서 일어난다.

각운동 Angular Movements

각운동(angular movement)은 두 뼈 사이의 각을 감소시키거나 증가시키는 운동이다. 이러한 운동에는 굽힘, 폄, 벌림, 모음, 휘돌림 등의 운동이 있다(그림 8.6B~E).

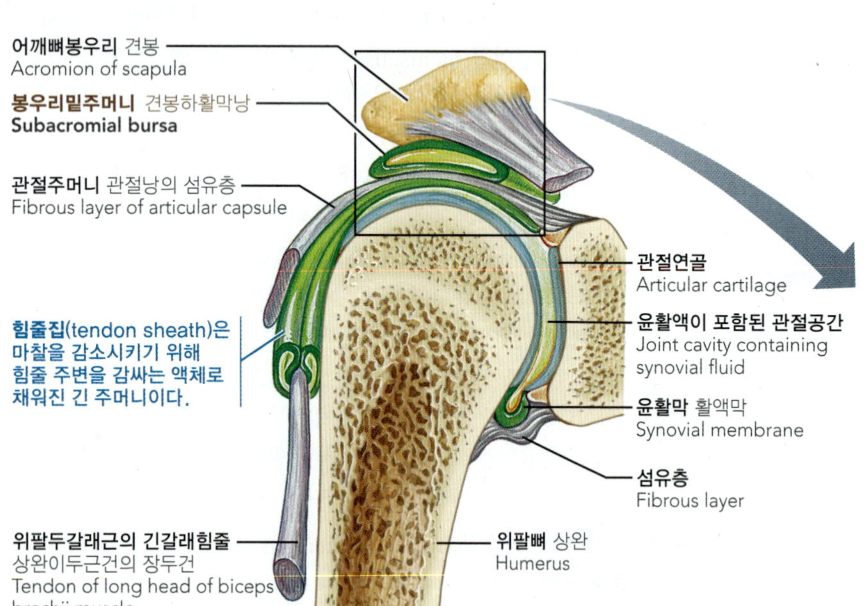

A. 오른쪽 어깨관절의 이마절단면

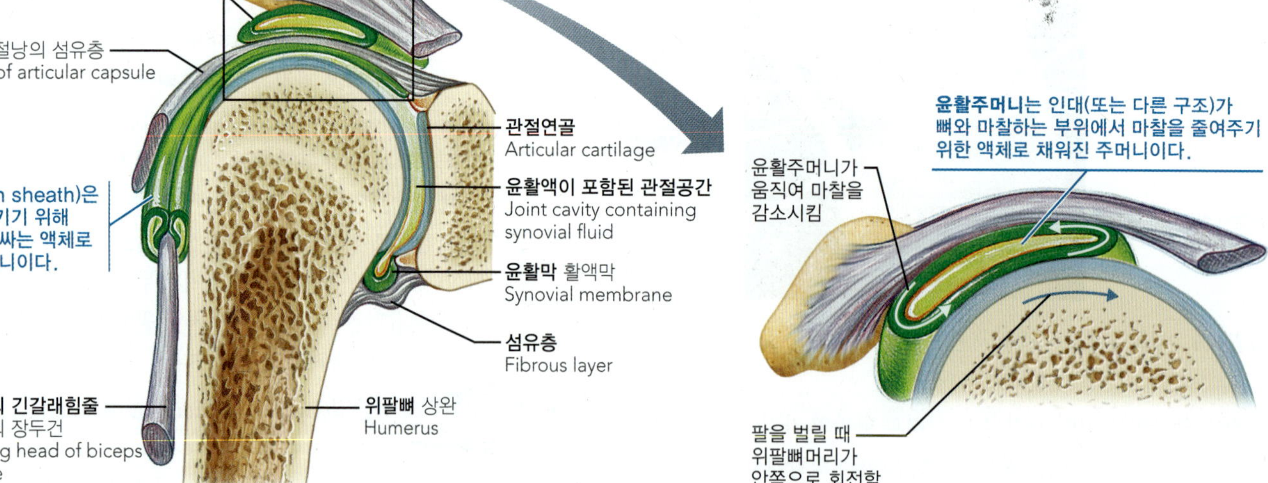

B. A를 확대

그림 8.5 윤활주머니와 힘줄집.

굽힘과 폄(Flexion and Extension). 굽힘과 폄은 주로 시상면에서 일어나는 운동이다.

굽힘(flexion)은 뼈 사이의 *각이 감소하는* 운동이며, 뼈들이 가까워지는 운동이다(그림 8.6B~D). 예를 들면, 목과 몸통의 굽힘(그림 8.6B, C), 주먹을 쥘 때와 같이 손가락의 굽힘, 팔꿉에서 위팔을 향해 일어나는 아래팔의 굽힘운동에서 볼 수 있다. 조금은 덜 명확한 예로서 앞쪽으로 움직일 때 팔이 어깨에서 굽혀지고(그림 8.6D) 넓적다리를 앞으로 움직일 때 볼기의 굽힘을 볼 수 있다.

폄(extension)은 굽힘의 반대작용이며 같은 관절에서 일어난다(그림 8.6B~D). 인접한 뼈 사이의 각을 증가시키고, 곧게 펴는 운동이다. 주먹을 쥐었다 손가락을 펴는 것은 폄의 예이다. 어깨와 엉덩관절에서 폄은 팔과 다리를 뒤로 향하게 하는 운동이다(그림 8.6D 어깨의 폄 참조). 정상적인 범위의 운동을 넘어 관절을 뒤쪽으로 더 구부리는 운동을 **젖힘**(hyperextension)이라고 한다. 느슨한 인대를 갖고 있는 사람은 보다 큰 범위의 운동을 일으켜 관절을 젖힐 수 있다.

벌림과 모음(Abduction and Adduction). 벌림과 모음은 이마면을 따라 몸의 일부가 움직인다.

벌림(abduction)은 '바깥으로 움직인다'라는 뜻의 라틴어에서 파생된 용어로 팔다리가 신체의 중심선으로부터 *바깥쪽*으로 움직이는 것을 말한다. 벌림의 예로 팔이나 넓적다리를 가쪽으로 올릴 때 볼 수 있다(그림 8.6E). 손가락과 발가락에서 *벌림*은 각 부분을 벌리는 운동으로 '중심선'은 가장 긴 손가락과 발가락인 세 번째 손가락과 두 번째 발가락이다. 신체의 중심으로부터 몸통을 좌우로 굽히는 운동을 벌림 대신에 *가쪽굽힘*(lateral flexion)이라고 한다.

모음(adduction)은 벌림과 반대작용으로서 신체 중심선을 *향하여* 움직이는 운동이다(그림 8.6E). 손가락과 발가락의 경우는 손과 발의 중심선(가장 긴 손가락이나 발가락)으로 향하는 움직임이다.

휘돌림(Circumduction). **휘돌림**은 원을 그리는 회전운동으로서 팔다리나 손가락을 움직여 원 모양을 나타내는 운동이다(그림 8.6E). 이 운동은 굽힘, 벌림, 폄, 모음 등이 결합하여 연속적으로 일어나는 동작이다.

회전(Rotation). **회전**은 뼈가 긴축을 중심으로 회전하는 운동이다. 이 운동은 가로면을 따라 일어나며, 1번째와 2번째 목뼈 사이에서 나타나는 유일한 운동이다. 전체적인 척주도 회전을 하여 몸통을 오른쪽 또는 왼쪽으로 비틀게 하고, 엉덩관절(hip joint)과 어깨관절(shoulder joint)에서도 회전운동이 일어난다. 회전은 팔다리를 정중선을 향하게 하거나 정중선으로부터 멀어지게 하는 운동으로서 다리의 **안쪽회전**(medial rotation)은 다리의 앞쪽 면을 신체의 정중선으로 향하게 하는 운동이고, **가쪽회전**(lateral rotation)은 안쪽회전의 반대이다.

특수운동 Special Movements

어떤 운동은 앞서 설명한 관절운동의 범주에 들어가지 않으며, 오직 일부 관절에서만 일어난다(그림 8.7).

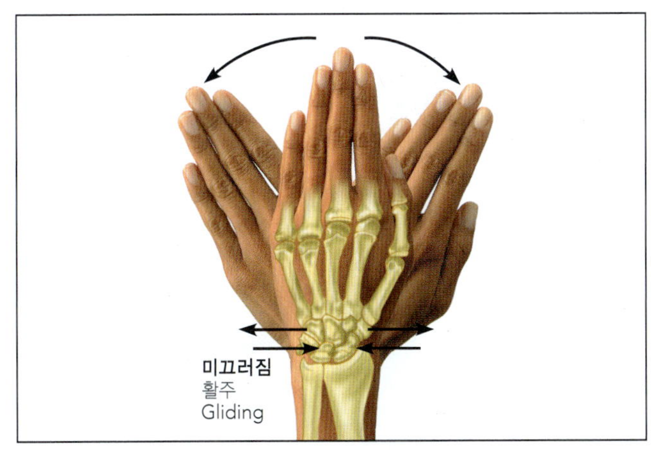

A. 손목에서의 미끄러짐 운동

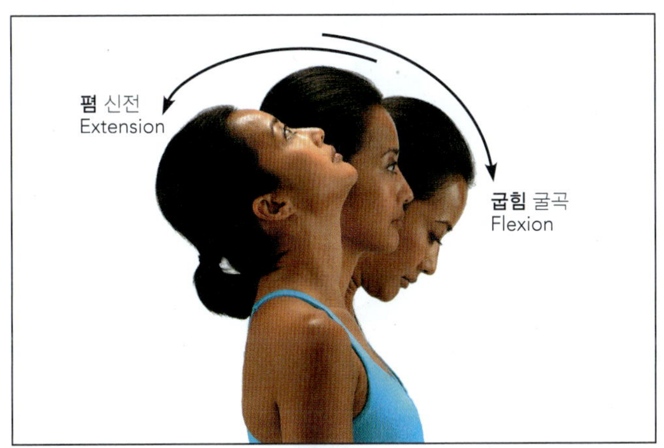

B. 각운동: 목의 굽힘과 폄

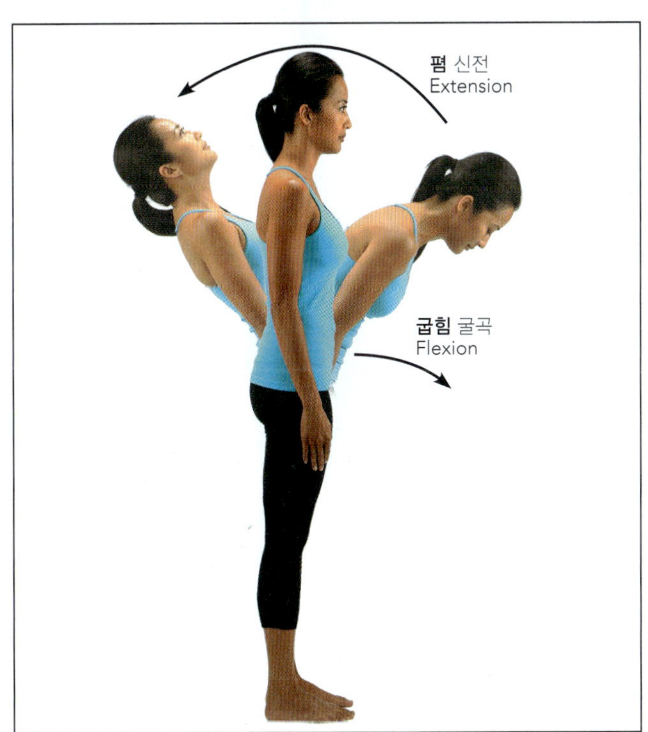

C. 각운동: 몸통의 굽힘과 폄

그림 8.6 윤활관절에서 일어나는 운동. 각각의 운동이 일어나는 축은 B, D, E에서 빨간색 점과 F에서 빨간색 막대로 나타냄. *(계속)*

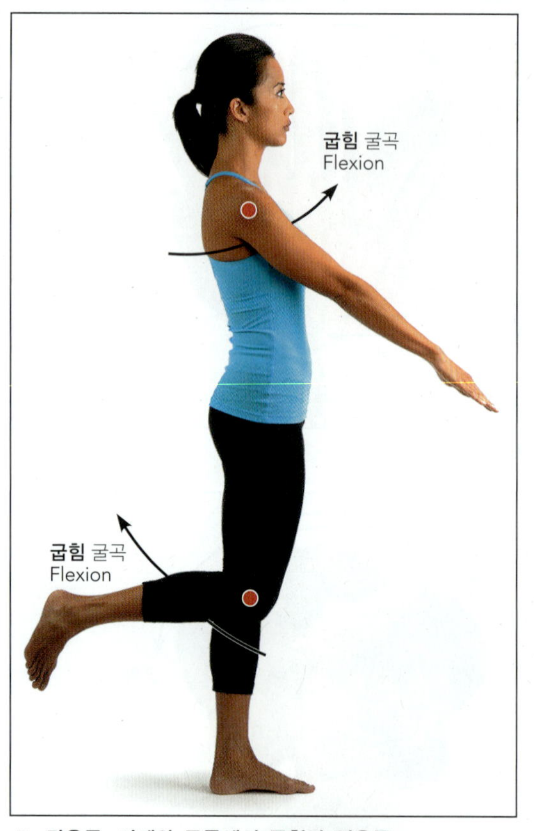

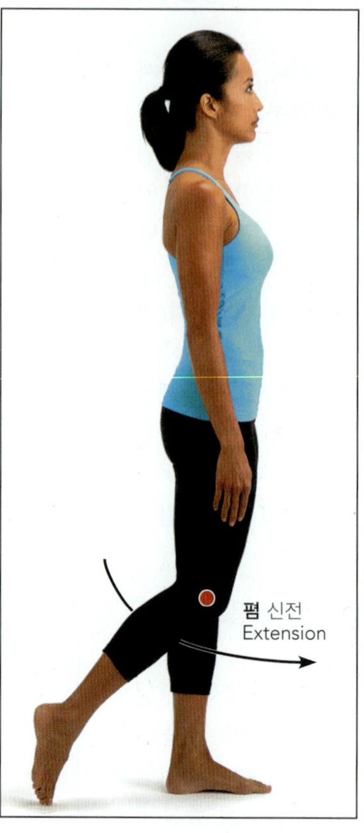

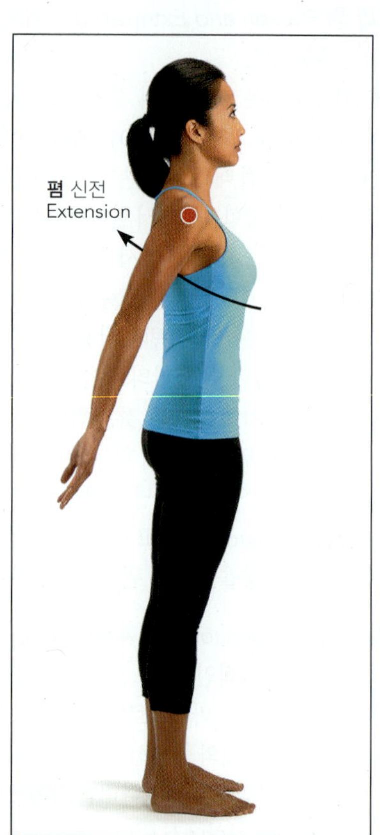

D. 각운동: 어깨와 무릎에서 굽힘과 폄운동

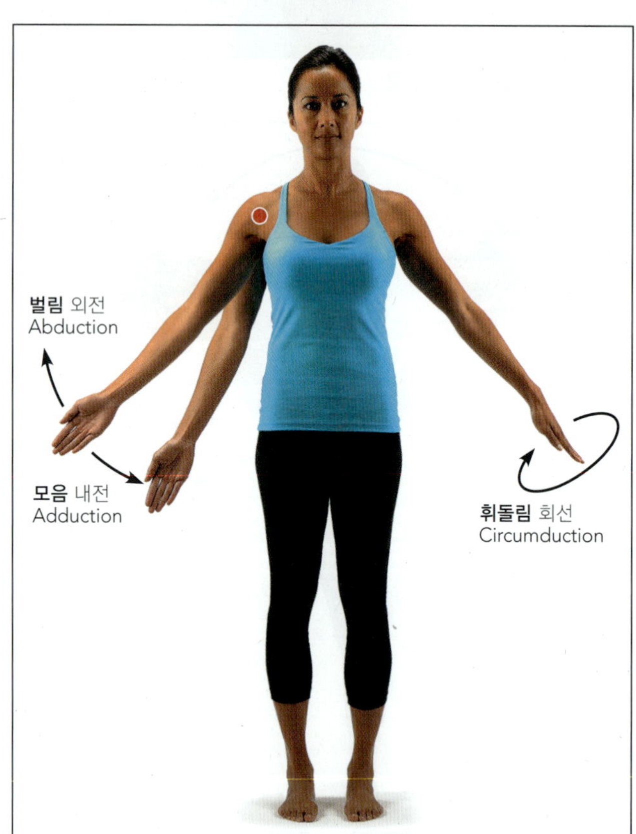

E. 각운동: 어깨와 위팔의 벌림, 모음, 휘돌림운동

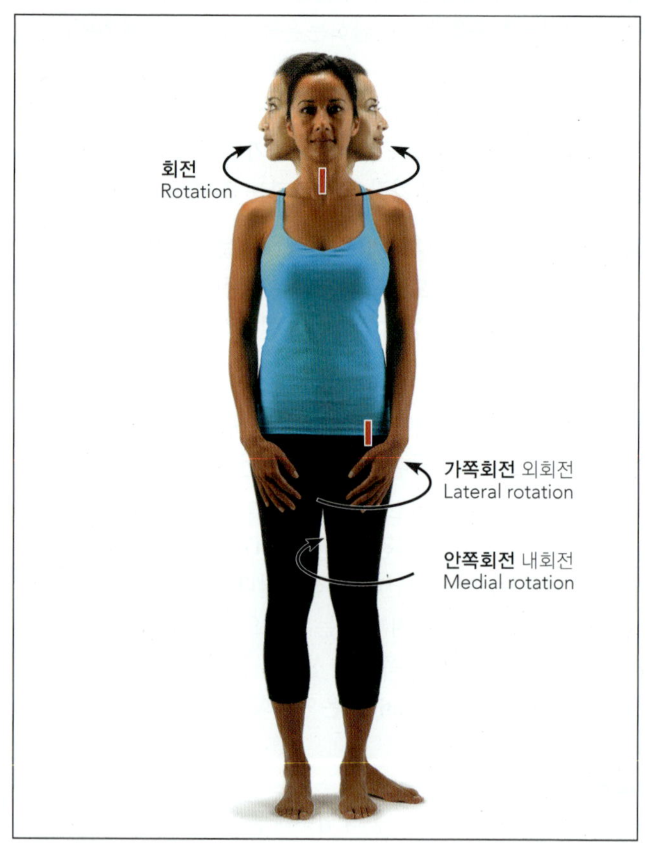

F. 머리, 목, 다리의 회전운동

그림 8.6 윤활관절에서 일어나는 운동.

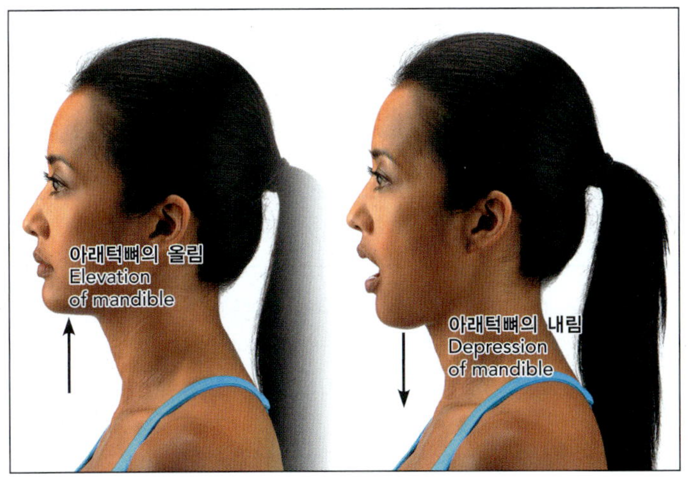

A. 올림(거상)
신체의 일부를 위로 올림

내림(하강)
신체의 일부를 아래로 내림

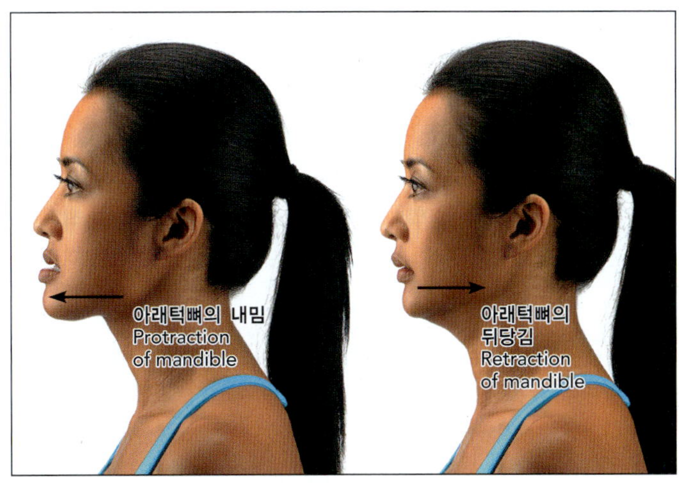

B. 내밈(전인)
앞쪽 방향으로 신체의 일부를 움직임

뒤당김(후인)
뒤쪽 방향으로 신체의 일부를 움직임

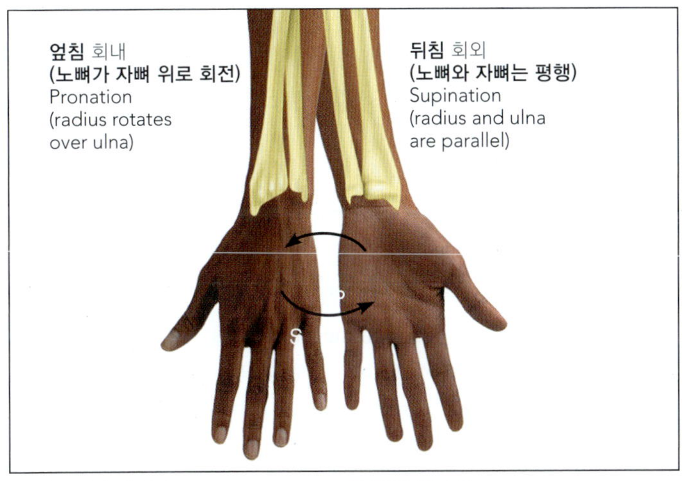

C. 엎침(회내) (P)
아래팔을 회전하여 손바닥을 뒤로 가게 함

뒤침(회외) (S)
아래팔을 회전하여 손바닥을 앞으로 가게 함

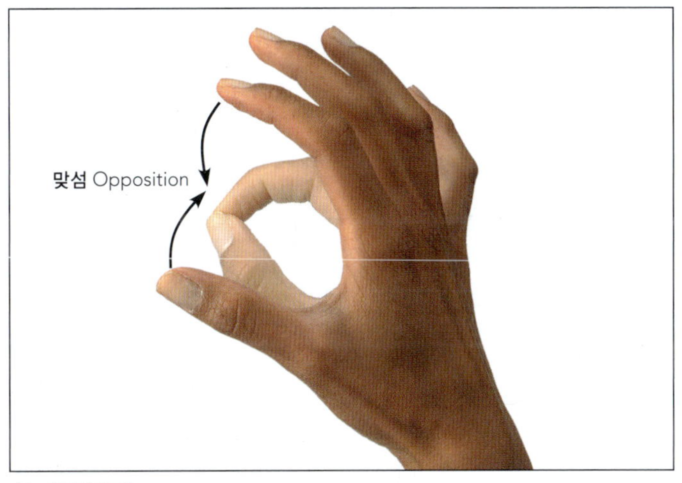

D. 맞섬(대립)
엄지손가락을 움직여서 다른 손가락 끝과의 접촉하게 함

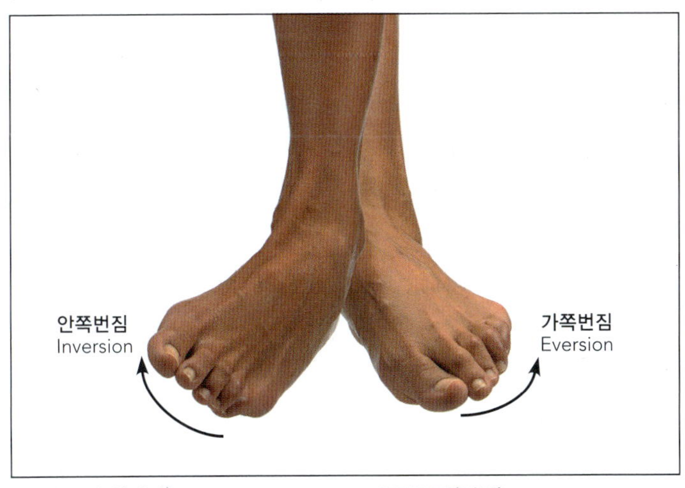

E. 안쪽번짐(내번)
발바닥을 안쪽으로 돌림

가쪽번짐(외번)
발바닥을 가쪽으로 돌림

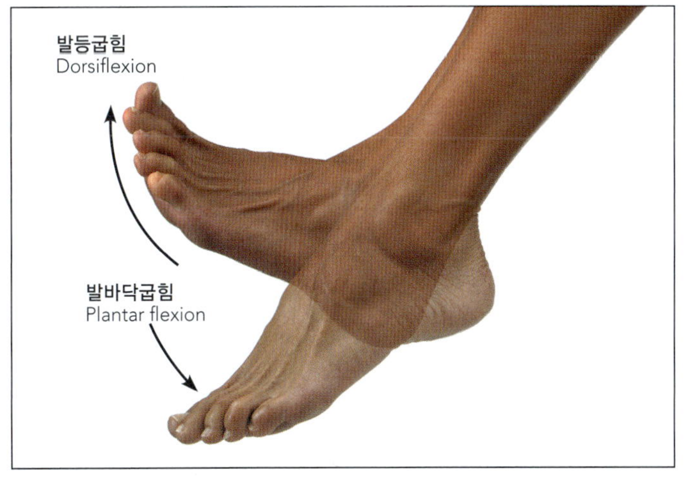

F. 빌등굽힘(배측굴곡)
발을 위로 올려 발등을 정강이에 가까이 함

발바닥굽힘(족측굴곡)
발바닥을 아래로 내려서 발뒤꿈치를 올림

그림 8.7 **인체에서 일어나는 일부 특수운동.** D, E, F의 빨간색 점은 운동이 일어나는 축을 나타냄.

올림과 내림(Elevation and Depression). **올림**은 신체의 일부분을 위쪽으로 올리는 운동을 말하며(그림 8.7A), 올라간 부분을 아래로 내리는 것을 **내림**이라고 한다. 우리가 무엇을 씹는 동안 아래턱에서는 올림과 내림이 반복적으로 일어난다.

내밈과 들임(Protraction and Retraction). 앞쪽이나 뒤쪽으로 각이 없는 운동을 각각 **내밈**과 **들임**이라고 한다(그림 8.7B). 아래턱을 앞으로 내밀면 아래턱뼈가 내밈이 되고 내민 턱을 다시 되돌릴 때 들임이 된다.

뒤침과 엎침(Supination and Pronation). **뒤침**과 **엎침**은 노뼈와 자뼈의 움직임과 관련된 운동이다. 뒤침은 아래팔이, 특히 노뼈가 가쪽으로 회전하여 손바닥이 앞쪽을 향하게 하는 운동으로(손등이 뒤쪽을 향하고 있음) 해부학적 자세의 기준이 된다(그림 8.7C). 엎침은 노뼈가 안쪽으로 회전하여 손바닥이 뒤쪽을 향하게 하는 운동이다(손이 뒤집혀져 있음). 엎침은 노뼈가 자뼈를 교차하여 두 뼈가 X자로 겹치게 한다.

맞섬(Opposition). 손바닥에서 1번째 손허리뼈와 큰마름뼈 사이의 안장관절에서 일어나는 운동을 엄지손가락의 *맞섬*이라고 한다(그림 8.7D). 이 운동은 같은 손안에서 엄지손가락과 다른 손가락의 끝을 마주하는 운동이다. 이러한 고유의 운동은 사람이 미세한 도구를 쥐거나 다룰 수 있게 한다.

안쪽번짐과 가쪽번짐(Inversion and Eversion). 안쪽번짐과 가쪽번짐은 발의 발목뼈사이관절에서 일어나는 특수한 운동이다. 발바닥을 안쪽으로 향하게 하는 것을 **안쪽번짐**, 발바닥을 바깥쪽으로 향하게 하는 것을 **가쪽번짐**이라고 한다(그림 8.7E).

발등굽힘과 발바닥굽힘(Dorsiflexion and Plantar Flexion). 발목관절에서 일어나는 발의 위아래로의 운동은 특수한 용어로 명명한다. 발을 들어 올려 발등이 정강이에 가까워지게 하는 운동을 **발등굽힘**이라 하고, 반대로 발을 내리거나 발뒤꿈치를 올리는 운동을 **발바닥굽힘**이라고 한다(그림 8.7F). 발에서의 발등굽힘은 손목에서 손의 폄과 상응하며 발바닥굽힘은 손의 굽힘과 상응한다.

8.4c 윤활관절의 유형 Types of Synovial Joints

뼈의 관절면의 형태는 윤활관절에서 허용하는 움직임을 결정한다. 윤활관절은 기능적으로 다음과 같이 설명된다.

- **무축**(Nonaxial). 인접한 뼈들이 특정 축을 중심으로 움직이지 않는다.
- **홑축**(Uniaxial). 하나의 축 주위에서 일어나는 움직임이다.
- **두축**(Biaxial). 두 개의 축 주위에서 일어날 수 있는 움직임으로 관절은 이마면과 시상면 양쪽을 따라서 움직일 수 있게 한다.
- **뭇축**(Multiaxial). 세 개의 축 모두에서 일어나는 운동으로 3개의 해부학적 면, 즉 이마면, 시상면, 가로면을 따라 움직임이 일어난다.

윤활관절은 관절의 형태에 따라 구조적으로 *평면관절*, *경첩관절*, *중쇠관절*, *타원관절*, *안장관절*, *절구관절*로 분류한다(**FOCUS 그림 8.8**). 신체 대부분의 윤활관절의 구조와 기능적인 특징에 따라 분류한 관절의 유형과 각 관절에서 일어나는 움직임에 대하여 요약하였다(**표 8.3**).

8.4d 윤활관절의 안정화에 영향을 주는 요소

Factors Influencing the Stability of Synovial Joints

학습 성과

▸ 윤활관절의 안정화에 영향을 주는 세 가지 요인을 기술할 수 있다.

관절은 운동 중 스트레스를 받기 때문에 탈구를 막기 위해 안정성이 있어야 한다. 윤활관절의 안정성은 관절면의 모양, 안정화시키는 인대의 수와 위치, 근육의 긴장도 등의 세 가지 요인에 기인한다.

관절면 Articular Surfaces

관절에서 뼈의 관절면은 상호보완적인 형태로 서로 맞게 되어 있다. 관절면의 모양은 관절이 어떤 운동을 할 수 있는지를 결정하지만, 관절의 안정성에 대한 기능은 하지 않는다. 대부분의 관절들은 얕은 소켓으로 되어 있다. 일부 관절은 안정성을 제공하기 위하여 깊은 소켓이나 고랑을 갖고 있으며, 둥근 머리와 깊은 소켓이 관절하는 엉덩관절(hip joint)이 대표적이며, 팔꿉관절과 발목관절에서도 관찰된다.

인대 Ligaments

윤활관절의 관절주머니와 인대는 뼈들을 서로 고정시켜주고, 뼈가 원치 않는 운동을 하거나 과도한 운동을 방지하게 한다. 관절의 안쪽 또는 아래 부분에 위치한 인대는 과도한 벌림(abduction)에 저항하고, 가쪽과 위쪽에 위치한 인대는 모음(adduction)에 저항하며, 앞쪽인대는 과도한 폄(extension)과 가쪽회전에 저항하고, 뒤쪽 인대는 과도한 굽힘(flexion)과 안쪽회전에 저항한다. 일반적으로 인대가 많을수록 관절은 더욱 강해진다. 그러나 다른 안정적인 요소가 불충분하면 인대에 과도한 긴장이 가해지고 늘어나게 된다. 한번 엿처럼 늘어난 인대는 그대로 유지된다. 그러나 인대가 끊어지지 않는다면 그 정상적인 길이의 6% 정도만 늘어날 수 있다. 엄지손가락을 뒤로 젖혀 아래팔에 닿게 하거나 양 발꿈치를 목 뒤로 올려놓을 수 있는 사람들의 관절을 '이중관절(double-jointed)'이라고 하지만, 그들이 일반 사람들보다 관절을 더 많이 가지고 있는 것은 아니다. 이러한 사람은 관절의 인대나 관절주머니가 대부분의 사람들보다 더 헐겁거나 늘어나기 쉬울 뿐이다.

근육긴장 Muscle Tone

관절의 안정화에 관여하는 다른 중요한 인자는 **근육긴장**(muscle tone), 즉 운동이 일어나지 않을 때조차도 나타나는 근육의 일정하며 낮은 정도의 수축력이다. 근육긴장은 관절을 덮고 있는 관절주머니의 바깥쪽을 가로지르는 근육힘줄의 긴장을 유지함으로써 관절의 안정화를 도와준다. 이러한 방법으로 근육은 인접한 뼈 표면을 서로 고정시켜 주는 인대와 같이 기능을 한다. 이러한 안정화와 관련된 인자는 특히 어깨관절과 무릎관절을 보강하거나 발바닥활에 있는 관절을 지지하는 데 중요하다.

그림 8.8 윤활관절(Synovial Joints) (계속)

관절표면의 형태는 윤활관절에서 나타날 수 있는 운동의 형태를 결정한다.
윤활관절은 6가지 구조적 형태로 분류할 수 있다.

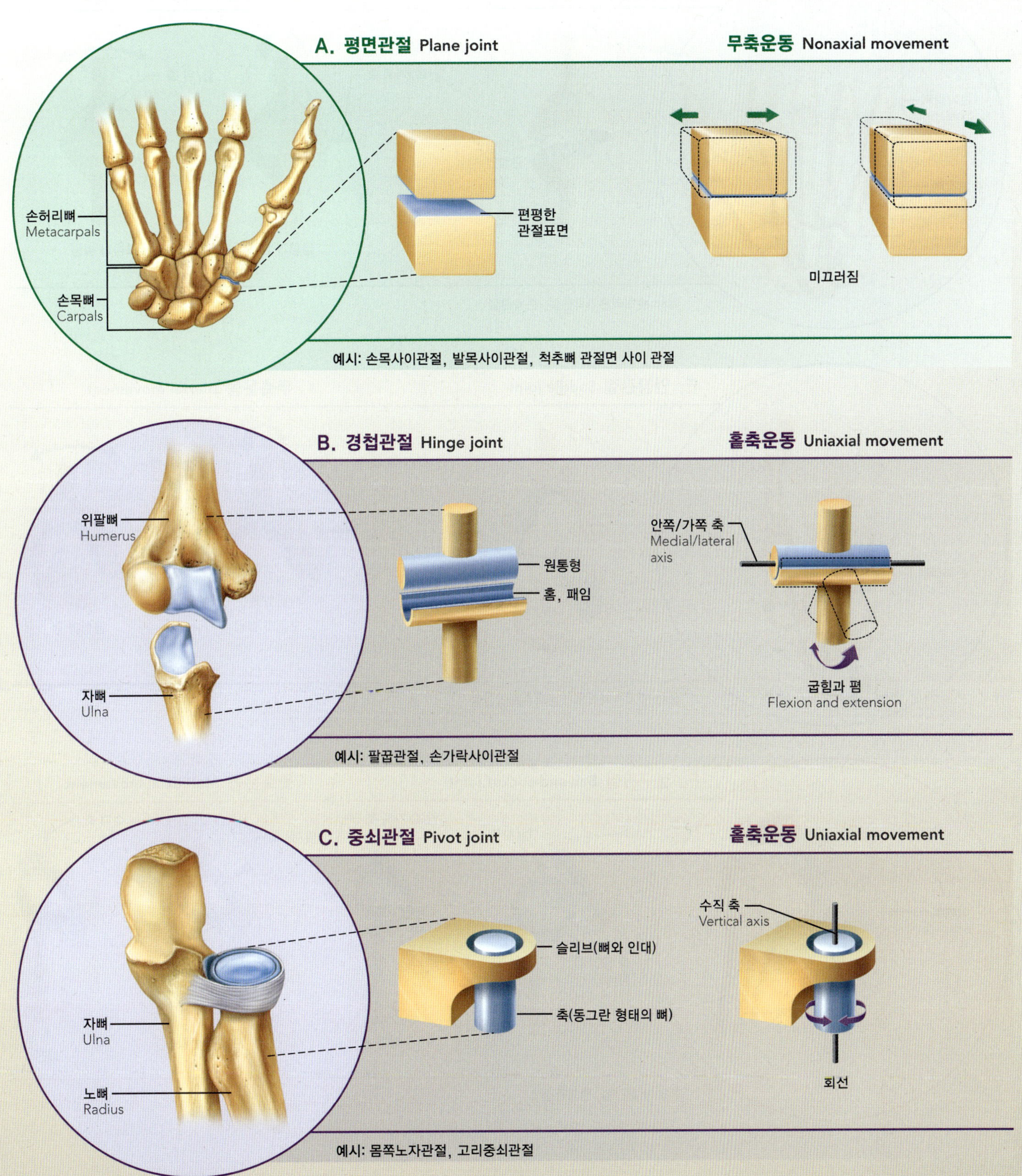

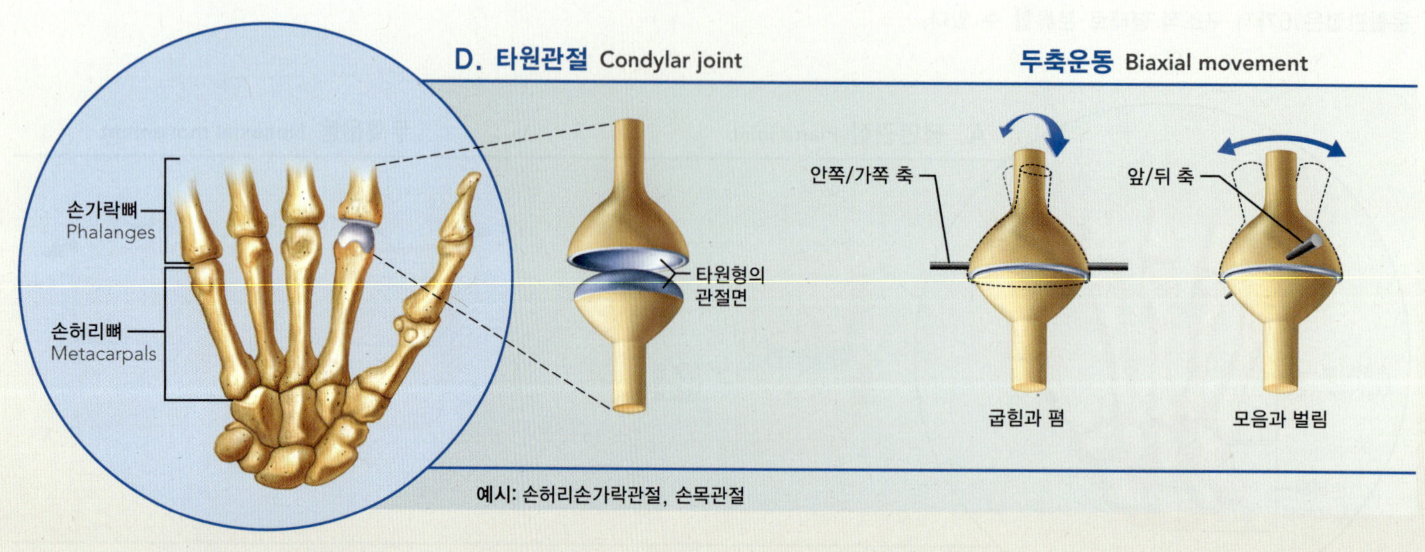
D. 타원관절 Condylar joint
두축운동 Biaxial movement
손가락뼈
Phalanges
손허리뼈
Metacarpals
타원형의
관절면
안쪽/가쪽 축
앞/뒤 축
굽힘과 폄
모음과 벌림
예시: 손허리손가락관절, 손목관절

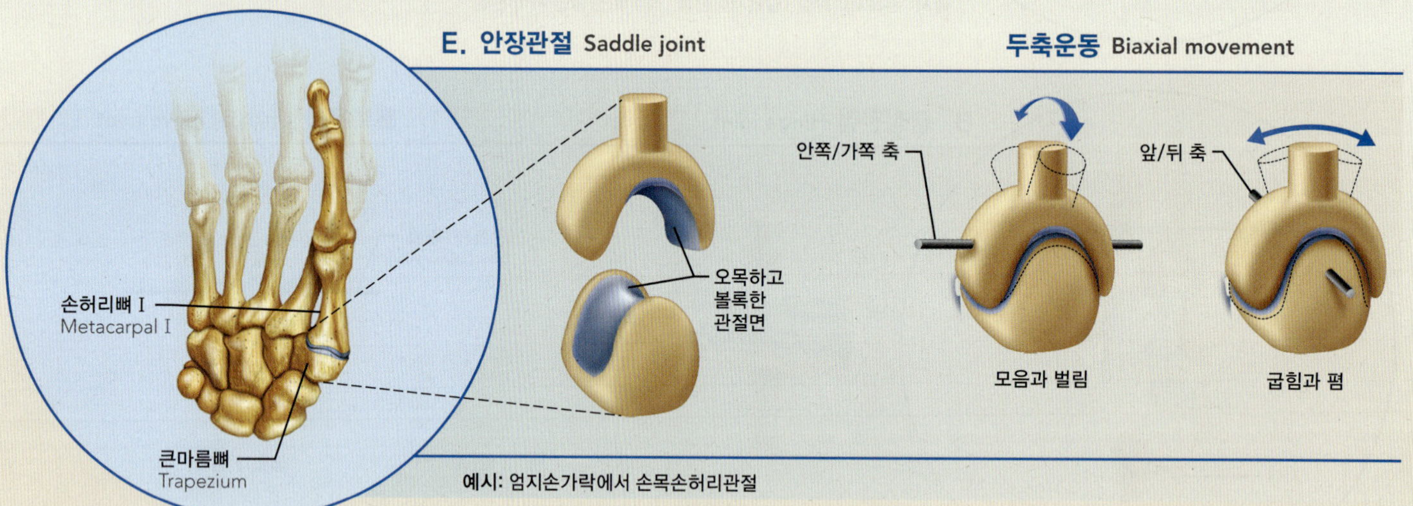
E. 안장관절 Saddle joint
두축운동 Biaxial movement
손허리뼈 I
Metacarpal I
큰마름뼈
Trapezium
오목하고
볼록한
관절면
안쪽/가쪽 축
앞/뒤 축
모음과 벌림
굽힘과 폄
예시: 엄지손가락에서 손목손허리관절

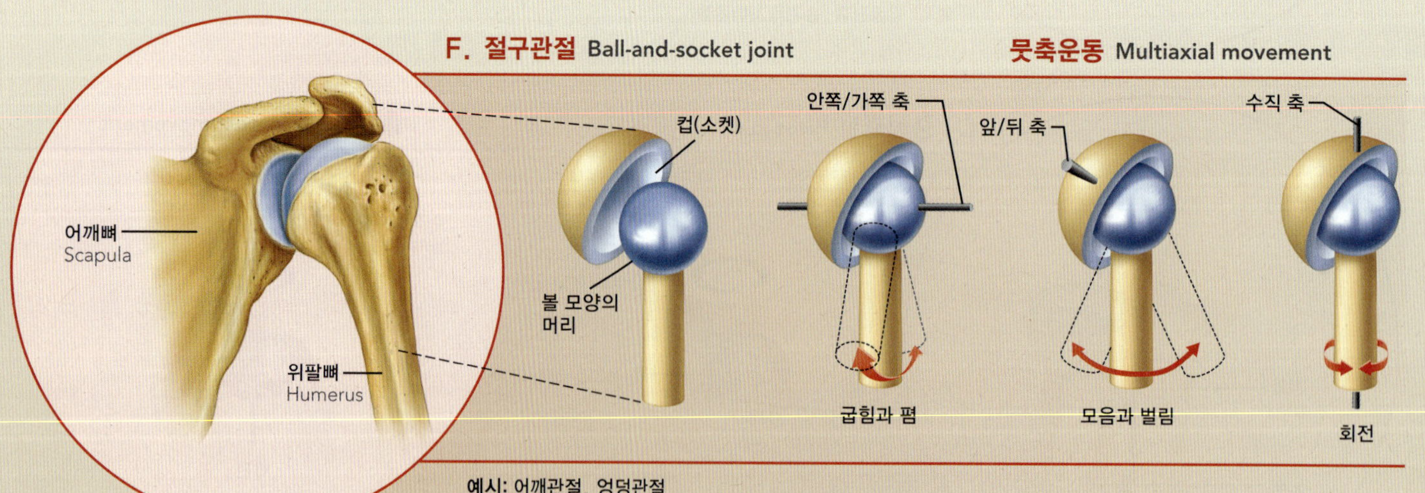
F. 절구관절 Ball-and-socket joint
뭇축운동 Multiaxial movement
어깨뼈
Scapula
위팔뼈
Humerus
컵(소켓)
볼 모양의
머리
안쪽/가쪽 축
앞/뒤 축
수직 축
굽힘과 폄
모음과 벌림
회전
예시: 어깨관절, 엉덩관절

표 8.3 관절의 구조와 기능적 특징 *(계속)*

그림	관절	관절하는 뼈	구조적 형태	기능적 유형(허용된 운동)
	머리뼈 두개골 Skull	머리뼈와 얼굴뼈	섬유관절, 봉합	못움직관절, 운동성 없음
	턱관절 악관절 Temporo-mandibular	관자뼈와 아래턱뼈	윤활관절, 변형된 경첩관절* (관절원반 포함)	움직관절, 미끄러짐운동과 훌축회전, 약간의 가쪽운동, 올림, 내림, 내밈, 뒤당김
	고리뒤통수관절 환추후두관절 Atlanto-occipital	뒤통수뼈와 고리뼈	윤활관절, 타원관절	움직관절, 두축, 굽힘, 폄, 가쪽굽힘, 휘돌림
	고리중쇠관절 환축관절 Atlantoaxial	고리뼈(C_1)와 중쇠뼈(C_2)	윤활관절, 중쇠관절	움직관절, 훌축, 회전(머리)
	척추사이관절 추간관절 Intervertebral	인접한 척추	연골관절, 섬유연골관절	반관절, 약간의 운동
	척추사이관절 추간관절 Intervertebral	관절돌기	윤활관절, 평면관절	움직관절, 미끄러짐운동
	갈비척추관절 늑추관절 Costovertebral	척추(가로돌기 혹은 척추뼈몸통)와 갈비뼈	윤활관절, 평면관절	움직관절, 미끄러짐운동(갈비뼈)
	복장빗장관절 흉쇄관절 Sternoclavicular	복장뼈와 빗장뼈	윤활관절, 얕은안장관절(관절원반 포함)	움직관절, 뭇축(빗장뼈가 모든 축으로 이동할 수 있게 함)
	복장갈비관절(첫째) 흉늑관절 Sternocostal (first)	복장뼈와 1번째 갈비뼈	연골관절, 연골결합	못움직관절, 움직임이 없음
	복장갈비관절 흉늑관절 Sternocostal	복장뼈와 2번째에서 7번째 갈비뼈	윤활관절, 두 개의 평면관절	움직관절, 미끄러짐운동

● 섬유관절
● 연골관절
● 윤활관절

* 변형된 경첩관절은 구조적으로 두융기관절이다.

이해 수준 체크하기

□ 6. 다음의 관절에서 일어나는 모든 움직임들을 설명한다.
(a) 팔꿉관절, (b) 엉덩관절, (c) 발목관절,
(d) 고리뒤통수관절(atlantoaxial joint),
(e) 손허리손가락관절(metacarpophalangeal joint).

□ 7. 관절의 형태에 따라 6번 질문에서 명명한 각 관절을 분류한다. 각 관절이 훌축, 두축, 뭇축인지를 설명한다.

□ 8. 엎침(pronation)과 뒤침(supination)을 정의한다. 어느 관절들에서 이러한 움직임을 관찰할 수 있는가?

8.5 윤활관절의 예 SELECTED SYNOVIAL JOINTS

학습 성과

▸ 턱관절, 복장빗장관절, 어깨관절, 팔꿉관절, 손목관절, 엉덩관절, 무릎관절, 발목관절의 주요 특징을 설명할 수 있다.

중요한 윤활관절들에는 턱관절, 복장빗장관절, 어깨관절, 팔꿉관절, 손목관절, 엉덩관절, 무릎관절, 발목관절이 있다. 이들의 관절에는 관절공간, 관절연골, 관절주머니, 윤활막이 포함되어 있음을 명심하라.

8.5a 턱관절 Temporomandibular Joint

턱관절(temporomandibular joint, TMJ)은 변형된 경첩관절로서 귀 앞쪽에 위치한다(**그림 8.9**). 이 관절에서 아래턱뼈 관절돌기(condylar process)는 관자뼈의 비늘 부분의 아래면과 관절을 이루고, 관절면은 턱관절의 특징인 섬유연골로 덮여 있다. 아래턱뼈 관절돌기는 계란 모양이고, 관자뼈의 관절면은 복잡한 모양을 이루며, 뒤쪽으로는 오목한 **턱관절오목**(mandibular fossa)을 형성하고, 반면에 앞쪽으로는 **관절결절**(articular tubercle)이라고 하는 두꺼운 돌출부를 형성한다. 관절은 느슨한 관절주머니로 싸여 있으며 관절주머니의 가쪽면은 두꺼워져 **가쪽인대**(lateral ligament)를 형성한다. 관절주머니 안에는 윤활공간을 위와 아래 구역으로 나누는 관절원반이 있다(그림 8.9B). 관절원반의 두 관절면은 턱관절에서 뚜렷한 운동을 하게 한다. 첫째, 오목한 아래면은 아래턱뼈 관절돌기와 맞물려서 경첩과 같이 아래턱의 올림과 내림 운동을 하게 한다. 둘째로 관절원반의 윗면은 입을 넓게 열 때 관

표 8.3 관절의 구조와 기능적 특징 *(계속)*

그림	관절	관절하는 뼈	구조적 형태	기능적 유형(허용된 운동)
	봉우리빗장관절 견봉쇄골관절 Acromioclavicular	어깨뼈봉우리와 빗장뼈	윤활관절, 평면관절 (관절원반 포함)	움직관절, 미끄러짐운동, 회전
	어깨관절 견관절 Shoulder (glenohumeral)	어깨뼈와 위팔뼈	윤활관절, 절구관절	움직관절, 뭇축, 굽힘, 폄, 모음, 벌림, 휘돌림, 회전
	팔꿉관절 주관절 Elbow	위팔뼈와 자뼈(노뼈)	윤활관절, 경첩관절	움직관절, 홑축, 굽힘, 폄
	몸쪽노자관절 근위요척관절 Proximal radioulnar	노뼈와 자뼈	윤활관절, 중쇠관절	움직관절, 홑축, 아래팔의 긴축회전은 뒤침과 엎침운동을 허용
	먼쪽노자관절 원위요척관절 Distal radioulnar	노뼈와 자뼈	윤활관절, 중쇠관절 (관절원반 포함)	움직관절, 홑축, 회전
	손목관절 완관절 Wrist	노뼈와 몸쪽손목뼈	윤활관절, 타원관절	움직관절, 두축, 굽힘, 폄, 모음, 벌림, 휘돌림
	손목뼈사이관절 수근간관절 Intercarpal	인접한 손목뼈	윤활관절, 평면관절	움직관절, 미끄러짐운동
	엄지손가락의 손목손허리관절 엄지손가락의 수근중수관절 Carpometacarpal of digit I (thumb)	손목뼈(큰마름뼈)와 첫째 손허리뼈	윤활관절, 안장관절	움직관절, 두축, 굽힘, 폄, 모음, 벌림, 휘돌림, 맞섬
	둘째~다섯째손가락의 손목손허리관절 둘째~다섯째 손가락의 수근중수관절 Carpometacarpal of digits II-V	손목뼈와 손허리뼈	윤활관절, 평면관절	움직관절, 미끄러짐운동
	손허리손가락관절 Metacarpo-phalangeal	손허리뼈와 몸쪽손가락첫마디뼈	윤활관절, 타원관절	움직관절, 두축, 굽힘, 폄, 모음, 벌림, 휘돌림
	손가락뼈사이관절 Interphalangeal	인접한 손가락뼈	윤활관절, 경첩관절	움직관절, 홑축, 굽힘, 폄

● 섬유관절
● 연골관절
● 윤활관절

절돌기가 앞쪽으로 미끄러지게 한다. 이러한 앞쪽으로의 운동은 관절결절 치밀뼈에 부딪치는 관절돌기를 버티게 하여 땅콩이나 사탕처럼 단단한 음식을 먹을 때 턱관절오목의 얇은 천장을 통해 위쪽으로 힘을 받지 않게 한다. 아래턱뼈가 앞쪽으로 미끄러지는 것을 설명하기 위하여 바깥귀길 바로 앞에 위치한 아래턱뼈 관절돌기에 손가락을 대고 하품을 해보자. 위쪽 부분은 턱관절을 좌우로 미끄러지게 한다. 씹는 동안 뒤쪽 치아가 교합쪽으로 당겨질 때, 아래턱뼈는 가쪽운동(측방운동, lateral excursion)을 한다(그림 8.9C). 이러한 가쪽운동은 고유한 포유류의 씹는 구조이며 소와 말이 씹을 때 쉽게 관찰된다.

8.5b 복장빗장관절 Sternoclavicular Joint

복장빗장관절(sternoclavicular joint, SC)은 안장관절이다(**그림 8.10A**). 독특한 형태의 안장관절은 복장빗장관절 및 1번째 손허리뼈와 큰마름뼈 사이의 관절 두 부위에서 관찰된다. 말안장 모양의 복장뼈 빗장관절면과 1번째 갈비연골의 위쪽면은 빗장뼈의 안쪽면과 관절한다. 관절공간의 관절원반은 관절공간을 나눈다. 이 관절은 **앞복장빗장인대**(anterior sternoclavicular ligament), **뒤복장빗장인대**(posterior sternoclavicular ligament), 왼쪽 빗장뼈와 오른쪽 빗장뼈의 안쪽 끝을 잇는 **빗장사이인대**(interclavicular ligament), 1번째 갈비연골과 빗장뼈의 아래면을 잇는 **갈비빗장인대**(costoclavicular ligament)인 네 종류의 인대에 의하여 둘러싸여 있다. 복장뼈(sternum)에서 기시하는 근육, 목빗근(sternocleidomastoid muscle), 복장목뿔근(sternohyoid muscle), 복장방패근(sternothyroid muscle)들은 이 관절의 안정화에 기여한다.

이러한 독특한 모양의 관절은 다양하고 복합적인 운동을 하게 하며(그림 8.10B), 위팔의 운동에 중요한 역할을 한다. 복장빗장관절의 세 가지 유형의 운동을 이해하기 위해 우선 복장뼈와 빗장뼈의 연결 부위에 한 손을 얹는다. 첫째, 복장빗장관절의 올림과 내림을 느끼기 위하

표 8.3 관절의 구조와 기능적 특징

그림	관절	관절하는 뼈	구조적 형태	기능적 유형(허용된 운동)
	엉치엉덩관절 천장관절 Sacroiliac	엉치뼈와 엉덩뼈	어린이에서는 윤활관절, 성인에서는 섬유관절이고 증가함	어린이에서는 움직관절, 성인에서는 반관절
	두덩결합 치골결합 Pubic symphysis	두덩뼈	연골결합, 섬유연골결합	반관절, 약간의 미끄러짐운동 (임신기간은 더 많은 미끄러짐운동) 가능
	엉덩관절 고관절 Hip	볼기뼈와 넙다리뼈	윤활관절, 절구관절	움직관절, 뭇축, 굽힘, 폄, 모음, 벌림, 회전, 휘돌림
	무릎관절 경대퇴관절 (정강넙다리관절) Knee (tibiofemoral)	넙다리뼈와 정강뼈	윤활관절, 변형된 경첩관절*(관절원반 포함)	움직관절, 두축, 굽힘, 폄, 약간의 회전운동이 허용
	무릎관절 대퇴슬개관절 (넙다리무릎관절) Knee (femoropatellar)	넙다리뼈와 무릎뼈	윤활관절, 평면관절	움직관절, 미끄러짐운동(무릎뼈)
	몸쪽정강종아리관절 근위경비골관절 Superior tibiofibular	정강뼈와 종아리뼈 (몸쪽)	윤활관절, 평면관절	움직관절, 미끄러짐운동(종아리뼈)
	먼쪽정강종아리관절 원위경비골관절 Inferior tibiofibular	정강뼈와 종아리뼈 (먼쪽)	섬유성관절, 인대결합	못움직관절, 발등굽힘을 하는 동안 약간의 '탄력성'이 있음
	발목관절 족관절 Ankle	목말뼈와 관절하는 정강뼈와 종아리뼈	윤활관절, 경첩관절	움직관절, 홑축, 발등굽힘, 발바닥굽힘
	발목뼈사이관절 족근간관절 Intertarsal	인접한 발목뼈	윤활관절, 평면관절	움직관절, 미끄러짐운동
	발목발허리관절 족근중족관절 Tarsometatarsal	발목뼈와 발허리뼈	윤활관절, 평면관절	움직관절, 미끄러짐운동, 안쪽번짐, 가쪽번짐
	발허리발가락관절 중족지관절 Metatarsophalangeal	발허리뼈와 몸쪽발가락첫마디뼈	윤활관절, 타원관절	움직관절, 두축, 굽힘, 폄, 모음, 벌림, 휘돌림
	발가락뼈사이관절 족지절간관절 Interphalangeal	인접한 발가락뼈	윤활관절, 경첩관절	움직관절, 홑축, 굽힘, 폄

● 섬유관절
● 연골관절
● 윤활관절

* 변형된 경첩관절은 구조적으로 두융기관절이다.

여 어깨를 으쓱해 본다. 둘째, 팔을 앞과 뒤로 최대한 뻗어서 내밈과 들임 운동을 한다. 그리고 마지막으로 뒤쪽 회전을 느껴보기 위해 팔을 벌리거나 굽혀 보자(이 움직임은 아주 미묘하다). 복장빗장관절은 유일하게 팔이음뼈를 몸통뼈대에 연결시키는 유일한 뼈 부분이다. 그러나 복장빗장관절은 잘 보강되어 아주 안정적인 관절이다. 안쪽방향으로 강한 타격을 가하면 복장빗장관절이 탈구되기보다는 빗장뼈가 골절되는 경우가 일반적이다.

이해 수준 체크하기

☐ **9.** 턱관절과 복장빗장관절에는 모두 관절원반이 들어 있다. 각 관절에서 이 원반의 기능은 무엇인가?

☐ **10.** 이 장에서 관절원반을 포함하고 있는 다른 관절에 대하여 설명한다.

8.5c 어깨관절 Shoulder (Glenohumeral) Joint

어깨관절(shoulder joint)은 신체에서 가장 자유로운 관절의 운동을 위해 안정성이 다소 약하며(**그림 8.11**), 위팔뼈머리(humerus head)와 어깨뼈(scapula)의 얕은 접시오목(glenoid cavity)이 절구관절을 이루고 있다. 비록 관절오목이 **접시테두리**(glenoid labrum)라 불리는 섬유연골테에 의해 약간 더 깊어지긴 했지만(그림 8.11A, D), 얕은 관절공간으로 인해 안정화가 떨어진다. 관절주머니(articular capsule)는 얇고(그림 8.11C) 느슨하며(관절운동의 자유도와 관련한 특성) 접시오목의 가장자리에서부터 위팔뼈의 해부목까지 이어져 있다. 관절주머니가 강하게 두꺼워진 부분은 위쪽의 **부리위팔인대**(coracohumeral ligament)로 팔의 무게를 지탱해 준다. 관절주머니의 앞쪽부분은 약간 두꺼워진 다소 약한 세겹의 **접시위팔인대**(glenohumeral ligament)가 있다(그림 8.11D).

어깨관절을 지나가는 근육의 힘줄(tendon)은 관절을 더욱 안정하게 하며 이들 중 하나는 위팔두갈래근 긴갈래의 힘줄이다(그림 8.11A, D). 이 힘줄은 위팔뼈의 결절사이고랑을 지나 관절공간 안을 통과하여 접시테두리의 위쪽 가장자리에 부착한다. 이러한 구조가 위팔뼈머리를 접시오목에 단단히 고정시키는 기능을 한다. 다른 네 개의 힘줄과 이와 관련된 근육들은 **돌림근띠**(rotator cuff)를 형성하여 어깨관절 주변을 둘러싸면서 관절주머니와 합쳐진다(그림 8.11E). 돌림근띠를 이루는 근육은 어깨밑근, 가시위근, 가시아래근, 작은원근으로 구성되어 있다 (10장 참조). 팔을 세게 움직이면 돌림근띠가 심하게 늘어나거나 찢어질 수 있다. 야구 경기에서 공을 강하게 자주 던지는 투수들은 돌림근띠에 부상을 입기 쉽다.

8.5d 팔꿉관절 Elbow Joint

팔꿉관절(elbow joint)(그림 8.12)은 굽힘운동과 폄운동만이 가능한 경첩관절이다. 노뼈(radius)와 자뼈(ulna) 모두 위팔뼈(hume-rus)의

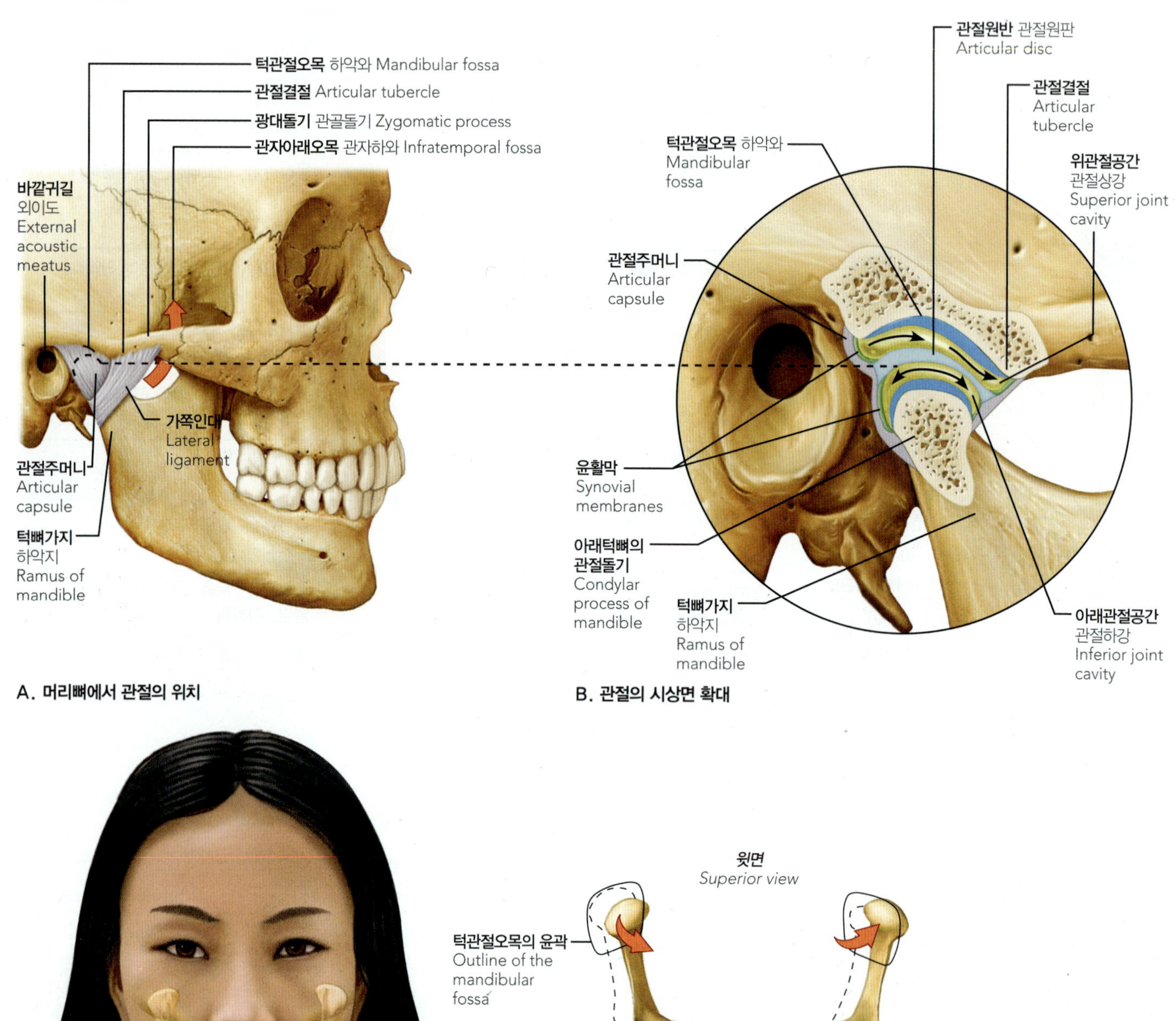

그림 8.9 턱관절.

관절융기와 관절을 형성하고 있지만 위팔뼈가 자뼈의 도르래패임에 의하여 움켜쥐는 모양으로 경첩관절을 이루므로 안정된 관절을 형성한다. 관절주머니는 위팔뼈와 자뼈, 그리고 노뼈 머리를 둥글게 고리 모양으로 감싸고 있는 **노뼈머리띠인대**(radial anular ligament)에 붙어 있다(그림 8.12B~D). 가쪽과 안쪽으로 관절주머니는 강한 인대로 두꺼워져 가쪽과 안쪽으로 움직이지 못하도록 방지해 준다. 가쪽면에는 삼각형 모양의 띠인 **노쪽곁인대**(radial collateral ligament)가 위치하고(그림 8.12B), 안쪽면에는 **자쪽곁인대**(ulnar collateral ligament)가 위치하고 있다(그림 8.12C, D). 위팔두갈래근이나 위팔세갈래근과 같은 팔근육의 힘줄은 팔꿉관절을 가로질러 위치하므로 관절에 안정감을 준다(그림 8.12A).

8.5e 손목관절 Wrist Joint

손목관절(wrist joint)에는 두 개의 중요한 관절면인 **손목관절**(radio-carpal)과 **손목뼈사이관절**(intercarpal joint), 또는 손목뼈중간관절(midcarpal joint)이 있다. 손목관절은 노뼈와 몸쪽 손목뼈인 손배뼈(scaphoid)와 반달뼈(lunate) 사이에 형성된 타원관절로서 굽힘, 폄, 벌림, 모음, 휘돌림 운동이 가능하다**(그림 8.13A, B)**. 손목뼈사이관절은 손목뼈의 몸쪽열과 먼쪽열 사이에 형성된 관절로서 인접한 뼈들끼리 서로 미끄러짐 운동을 가능하게 한다(그림 8.13B).

손목은 여러 가지 인대에 의해 매우 안정화되어 있다(그림 8.13C). 아래팔뼈부터 손목뼈까지 펼쳐진 네 개의 주요 인대, 즉 앞쪽으로는 **바닥쪽노손목인대**(palmar radiocarpal ligament), 뒤쪽으로는 **등쪽노손목인대**(dorsal radiocarpal ligament), 가쪽으로는 **노쪽손목곁인대**(radial collateral ligament), 안쪽으로는 **자쪽손목곁인대**(ulnar collateral ligament)가 관절을 보강하고 있다. 손목뼈 사이에는 손목뼈를 서로 연결시켜주고, 손허리뼈에 연결해주는 여러 개의 작은 인대가 있다(그림 8.13C).

이해 수준 체크하기

- ☐ **11.** 어깨관절, 팔꿉관절, 손목관절 중에 어느 관절이 가장 안정적인가? 가장 불안정한 관절은 어느 것인가?
- ☐ **12.** 어깨관절의 안정화에 가장 많이 기여하는 구조는 무엇인가?
- ☐ **13.** 팔꿉관절을 형성하는 아래팔뼈는 무엇인가? 손목관절을 형성하는 아래팔뼈는 무엇인가?

8.5f 엉덩관절 Hip Joint

엉덩관절(hip joint)은 어깨관절과 같이 절구관절이며**(그림 8.14)**, 매우 넓은 운동 범위를 가지지만 어깨관절만큼 넓지는 않다. 엉덩관절의 운동은 모든 가능한 축에서 일어나지만 관절의 인대와 깊은 소켓에 의해 제한적이다.

엉덩관절은 공 모양의 넙다리뼈머리(femoral head)와 컵 모양으로 깊게 패인 **절구**(acetabulum)에 의해 형성된다. 섬유연골로 이루어진 둥근 테인 절구테두리가 절구의 깊이를 더욱 깊게 만든다(그림 8.14A, B). 넙다리뼈머리보다 절구테두리의 지름이 더 작기 때문에 넙다리뼈가 소켓에서 쉽사리 빠져나오지 못하므로 엉덩관절의 탈구는 거의 일어나지 않는다. 관절주머니는 절구의 주변에서 넙다리뼈목까지 이어져 있다(그림 8.14C, D).

관절주머니의 바깥쪽에 위치하는 3개의 두꺼운 인대가 관절을 보강한다. 3개의 인대는 강하고 V자 모양으로 관절의 앞부분에 위치하고 있는 **엉덩넙다리인대**(iliofemoral ligament), 관절주머니 아래 부분에 삼각형 모양으로 두꺼워진 **두덩넙다리인대**(pubofemoral ligament)(그림 8.14D), 뒷부분에 나선 모양으로 위치하고 있는 **궁둥넙다리인대**(ischiofemoral ligament)(그림 8.14C)가 있다. 이러한 3개의 인대는 서 있을 때 넙다리뼈머리가 절구 속에 고정되도록 배열되어 관절의 안정성을 증가시킨다.

넙다리뼈머리인대(ligament of the head of the femur)(그림 8.14A,

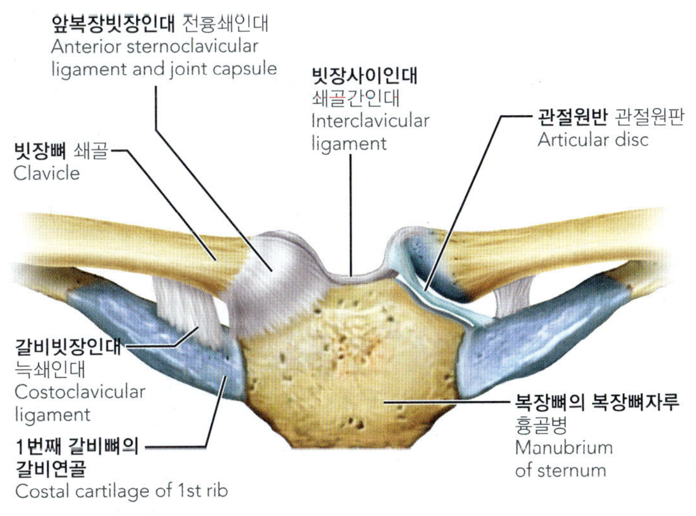

A. 복장빗장관절의 앞면 구조

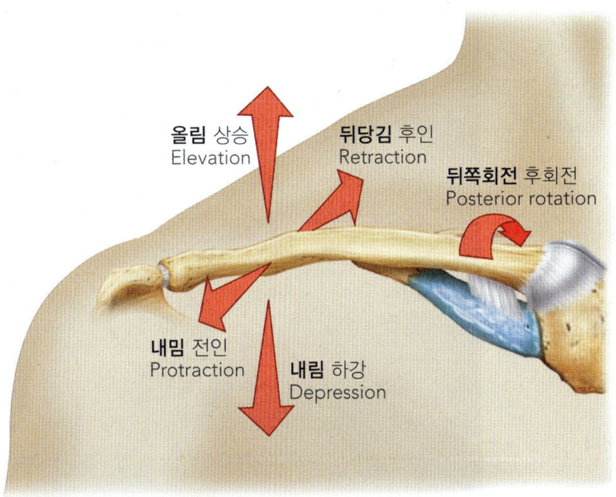

B. 복장빗장관절의 운동

그림 8.10 복장빗장관절.

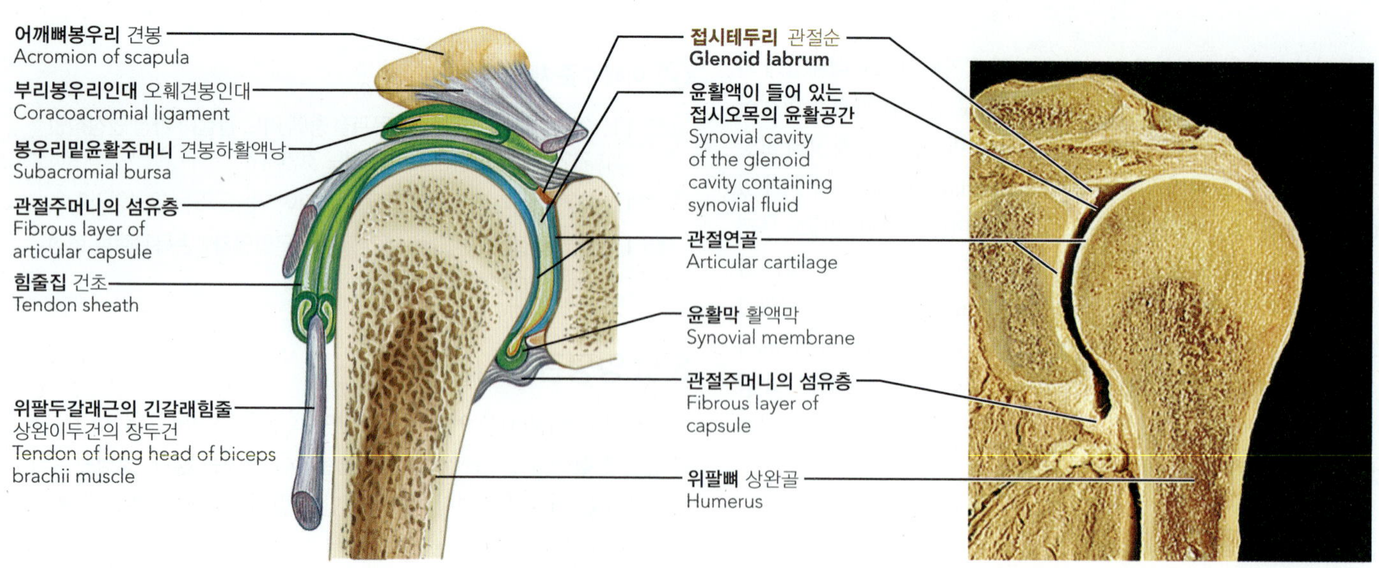

A. 오른쪽 어깨관절의 이마절단면

B. A와 일치하는 사체 사진

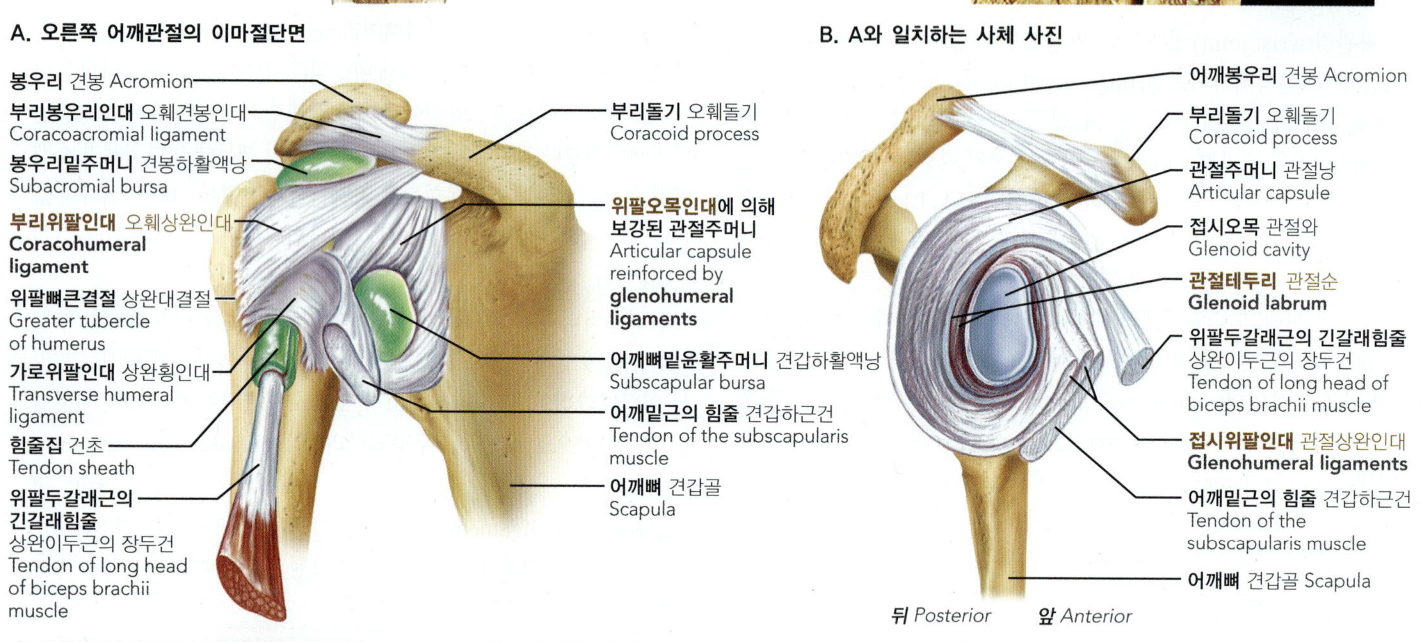

C. 오른쪽 어깨관절과 관절주머니의 앞면

D. 오른쪽 어깨관절의 소켓을 가쪽에서 본 모습(위팔뼈를 제거한 가쪽)

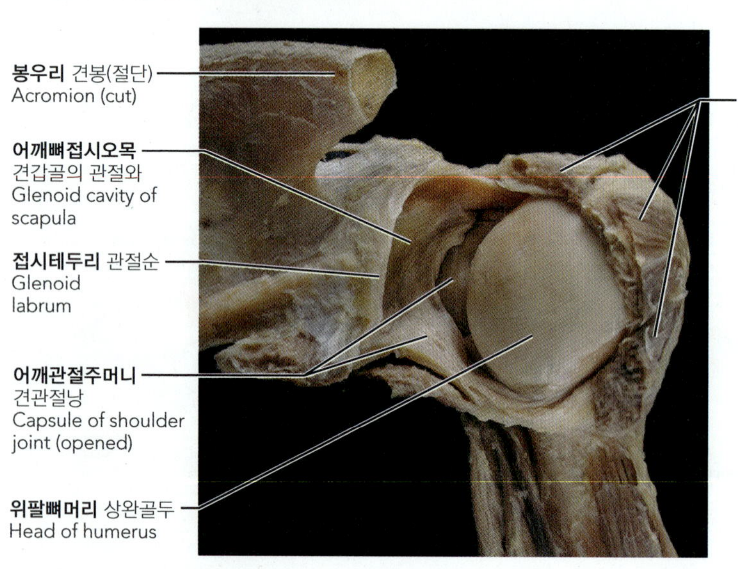

E. 개방된 어깨관절 사진(뒤면)

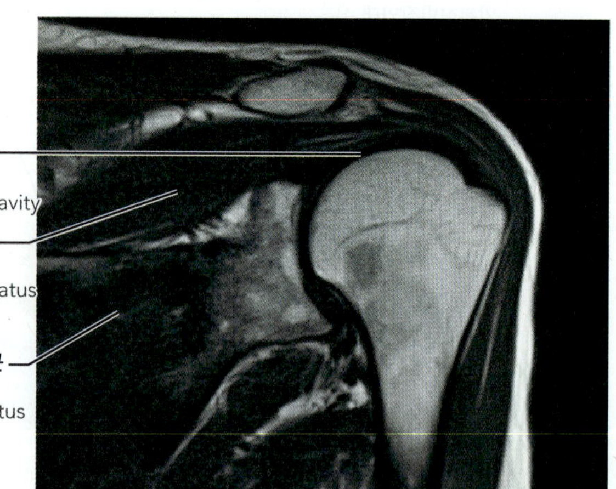

F. 어깨관절 MRI 사진, 관상면, 뒤쪽에서 촬영

그림 8.11 어깨관절.

B)는 넙다리뼈머리에서 절구의 아랫부분까지 달리는 관절주머니 속에 있는 띠 모양의 편평한 인대이다. 볼기를 움직일 때, 이 인대는 느슨하기 때문에 엉덩관절의 안정화에는 기여하지 않는다. 이 인대의 기계적인 기능은 알려져 있지 않지만, 넙다리뼈머리를 지배하는 동맥이 지나가고 있다. 이 동맥이 손상되면 엉덩관절에 관절염을 초래하기도 한다.

엉덩관절을 지나가는 근육의 힘줄, 관절을 둘러싸고 있는 넙다리근육과 볼기근들 모두 관절을 더욱 안정감 있게 만들지만, 엉덩관절의 안정감에 있어 가장 중요한 요인은 컵 모양으로 패인 소켓과 관절주머니 인대들이다.

8.5g 무릎관절 Knee Joint

무릎관절(knee joint)은 몸에 있는 관절 중 가장 크고 복잡한 관절(그림 8.15)이며 주로 경첩관절의 움직임을 보이지만 무릎을 굽힌 자세나 다리를 펴는 동안 약간의 안쪽회전과 가쪽회전을 가능하게 한다. 구조적으로 넙다리뼈와 정강뼈는 모두 두 개의 관절융기면을 가지고 있으므로 복합관절과 두 개의 관절융기관절로 되어 있다. 이 관절에서 넙다리뼈의 바퀴 모양의 융기가 차 바퀴가 돌듯이 정강뼈의 거의 편평한 관절융기를 따라 도는 형태를 취한다. 무릎뼈와 넙다리뼈 아래 끝 사이에 형성된 관절에서는 무릎관절공간을 공유한다. 이 부위에는 평면관절인 *넙다리무릎관절*(femoropatellar joint)이 위치하여 무릎을 굽힐 때 무릎뼈가 넙다리뼈의 먼쪽 부분을 지나 미끄러지게 한다(그림 8.15A).

무릎관절의 관절공간은 불완전하게 나누어져 있으며 "막힌 골목"으로 연결되는 것 같은 몇몇 확장부위와 함께 매우 복잡한 구조로 되어 있다(그림 8.15A). 많은 윤활주머니가 관절 주변에 분포하고 있으며 그림에 일부가 표기되어 있다. 무릎이 앞쪽으로 심하게 부딪힐 경우 피부 바로 밑에 있는 **무릎앞피부밑주머니**(subcutaneous prepatellar bursa)가 손상될 수도 있다.

섬유연골로 이루어진 두 개의 반달이 넙다리뼈와 정강뼈의 관절융기 사이에 형성된 관절공간 내에 위치한다. 정강뼈의 관절융기 바깥쪽에 부착되어 있는 C자 모양의 **가쪽반달**(lateral menisci)과 **안쪽반달**

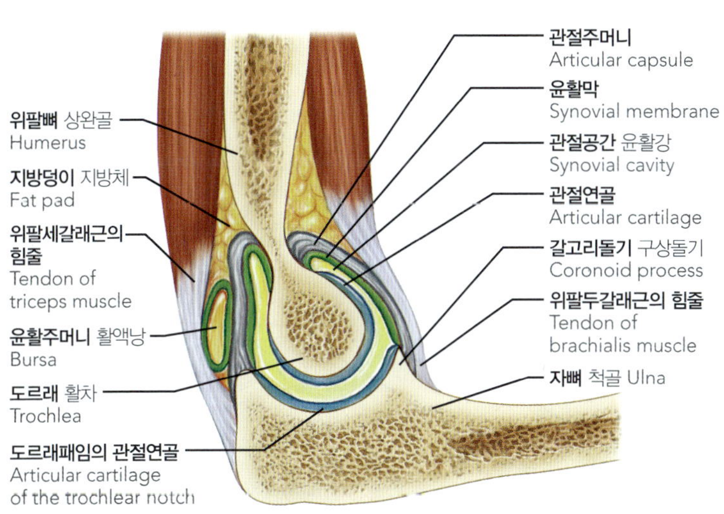

A. 오른쪽 팔꿉의 정중시상절단면(가쪽면)

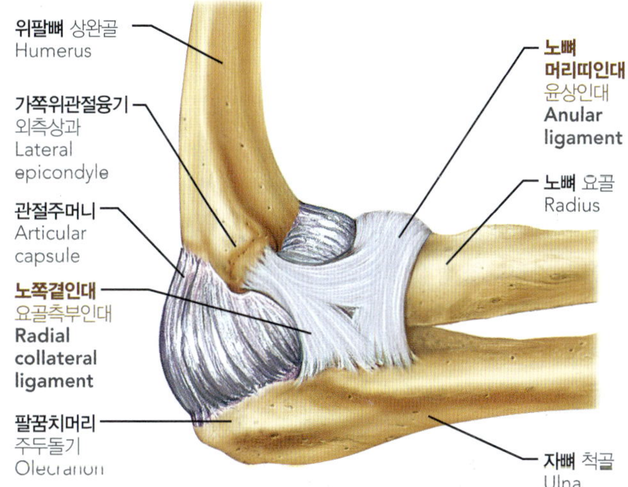

B. 팔꿉관절의 가쪽면

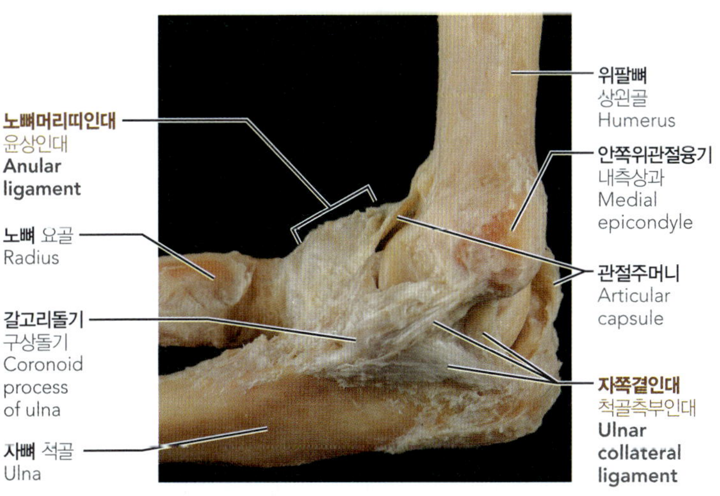

C. 오른쪽 팔꿉의 안쪽면을 보여주는 사체 사진

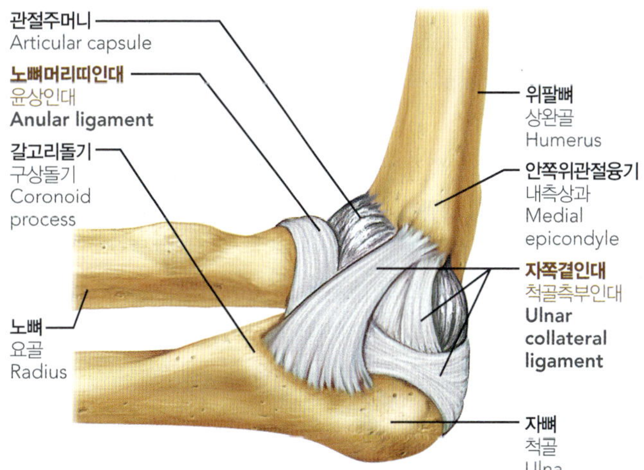

D. 오른쪽 팔꿉의 안쪽면

그림 8.12 팔꿉관절.

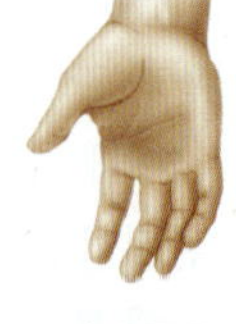

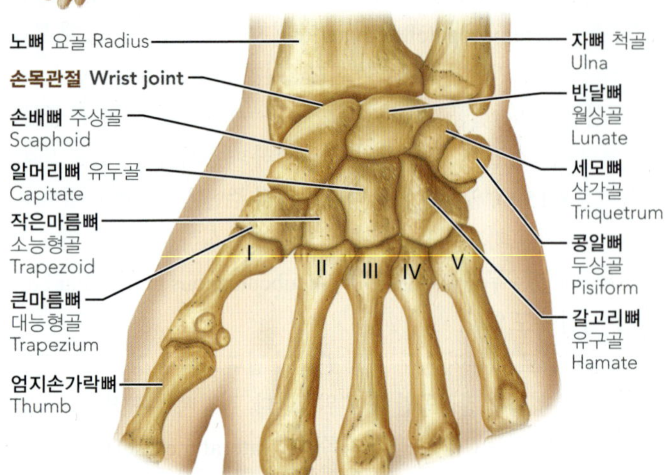

A. 오른쪽 손목의 앞쪽(손바닥)면

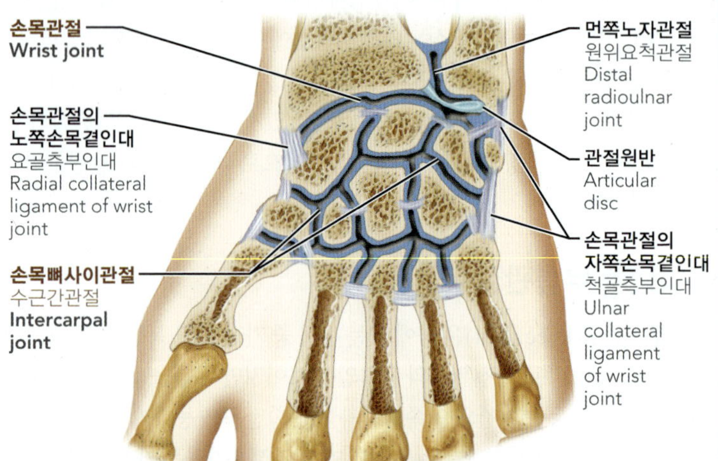

B. 손목관절의 관상면

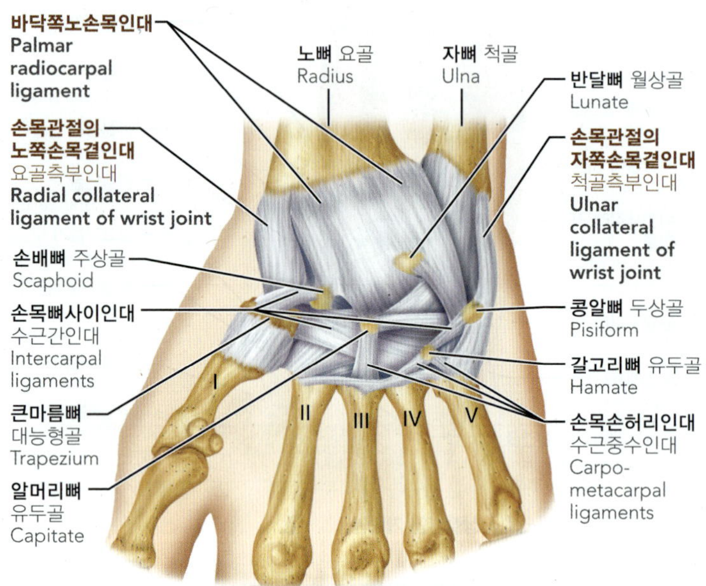

C. 손목의 인대의 앞쪽면(손바닥)

그림 8.13 손목관절.

(medial menisci)(그림 8.15B)은 굽힘, 폄, 회전운동 중 관절융기들이 안정화되도록 도와주며, 압박 받는 힘과 윤활액을 분산시켜 준다. 또한 정강뼈 위에 있는 넙다리뼈가 좌우로 움직이는 것을 막아준다.

무릎관절의 관절주머니는 무릎의 뒤쪽과 가쪽에 위치하며(그림 8.15D) 넙다리뼈와 정강뼈의 관절융기를 대부분 덮고 있다. 앞쪽으로 관절주머니는 없지만, 대신에 앞쪽은 무릎뼈에서 정강뼈까지 아래쪽으로 달리는 세 개의 넓은 인대(그림 8.15C)인 **무릎인대**(patellar ligament)와 이 인대 양쪽에 위치한 **안쪽과 가쪽무릎지지띠**(medial and lateral patellar retinacula)에 의해 덮여 있다. 무릎인대는 넓적다리 앞쪽의 넙다리네갈래근(quadriceps femoris)의 힘줄로부터 이어진 것이다. 의사들은 무릎인대를 톡톡 두드려 무릎반사(knee-jerk reflex)를 검사한다.

무릎의 관절주머니는 몇개의 주머니인대와 주머니바깥인대에 의해 지지되며 무릎을 펼 때 모두 팽팽해져 무릎에서 다리의 젖힘을 방지한다.

1. 가쪽곁인대와 안쪽곁인대는 각각 관절주머니의 가쪽과 안쪽에 위치하고 있다(그림 8.15C~E). **가쪽곁인대**(fibular collateral ligament)는 넙다리뼈의 가쪽위관절융기로부터 종아리뼈머리까지 이어진다. **안쪽곁인대**(tibial collateral ligament)는 넙다리뼈의 안쪽위관절융기로부터 정강뼈의 안쪽관절융기까지 이어진다. 이들은 다리의 폄을 중단해주고 젖힘을 예방해주며, 무릎에서 좌우로 움직이는 것을 막아준다.
2. 관절주머니의 뒤쪽면을 가로지르는 **빗오금인대**(oblique popliteal ligament)는 관절주머니와 합쳐지는 반막근(semimembranosus)의 힘줄 일부로, 관절을 안정화시키는데 도움을 준다(그림 8.15D).
3. **활꼴오금인대**(arcuate popliteal ligament)는 위쪽으로는 오금근(popliteus muscle)을 넘어 종아리뼈머리부터 관절주머니의 뒷부분까지 활 모양으로 붙어 있다(그림 8.15D).

이 외에도 무릎관절은 *십자인대*(cruciate ligament)라고 하는 두 개의 강한 *주머니속인대*(intracapsular ligament)가 X자 형태로 서로 교차하여 안정화된다(그림 8.15A, B, E). 각각의 십자인대는 정강뼈에서 넙다리뼈로 주행하고 정강뼈의 부착 부위에 따라 명명한다. **앞십자인대**(anterior cruciate ligament)는 정강뼈의 *앞쪽*에 위치한 융기사이부위에서 시작하여 뒷쪽으로 넙다리뼈의 가쪽관절융기의 안쪽면 벽에 부착한다. **뒤십자인대**(posterier cruciate ligament)는 정강뼈의 *뒤쪽*융기사이부위에서 시작하여 앞쪽으로 넙다리뼈의 안쪽관절융기의 가쪽면에

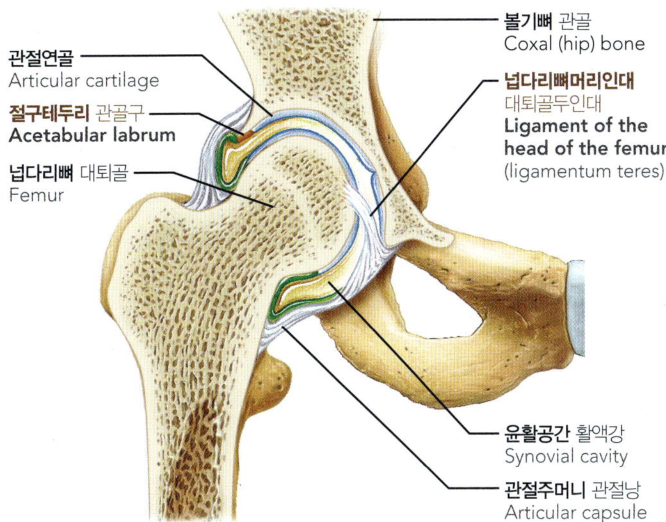

A. 오른쪽 앞엉덩관절의 이마절단면

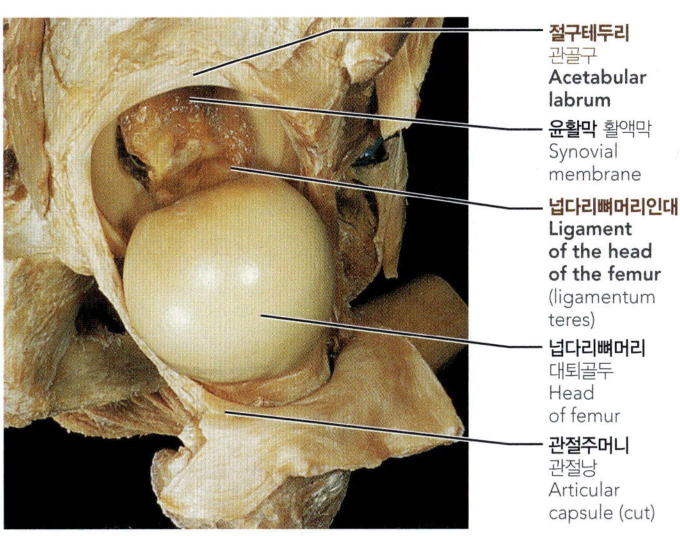

B. 엉덩관절의 내부 모습 사진, 가쪽면

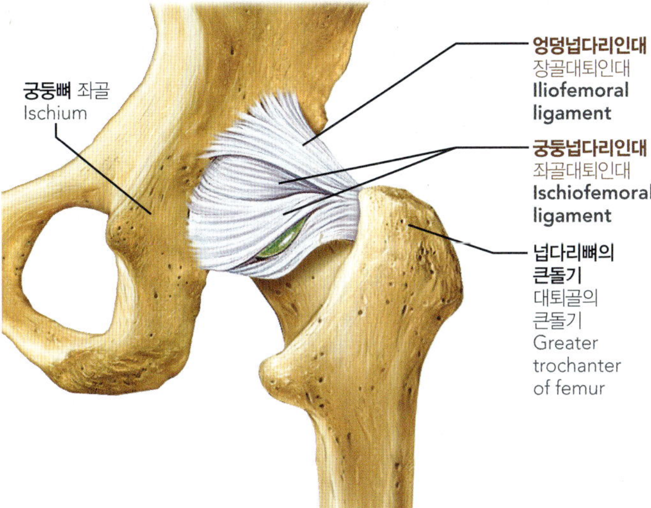

C. 오른쪽 엉덩관절을 뒤쪽면, 관절주머니는 제 위치에 있음

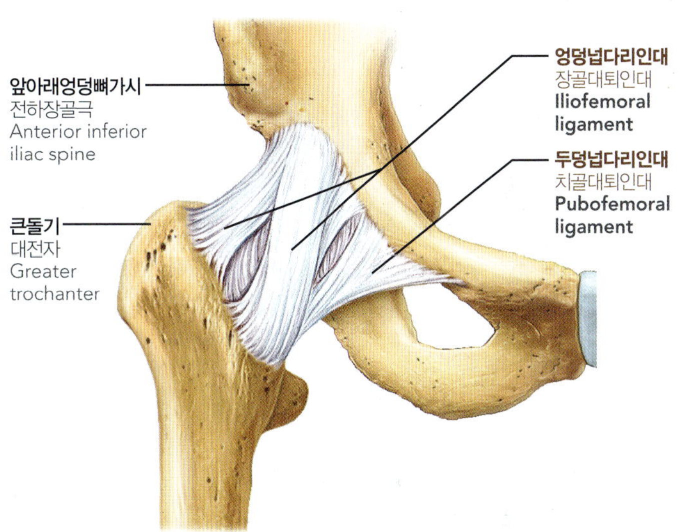

D. 오른쪽 엉덩관절을 앞쪽면, 관절주머니는 제 위치에 있음

그림 8.14 엉덩관절.

부착한다.

기능적으로 십자인대는 무릎관절에서 바람직하지 못한 움직임이 일어나는 것을 방지하는 억제대로서 작용한다(그림 8.16). 앞십자인대는 정강뼈의 앞쪽 미끄러짐을 방지하는 것을 돕고 앞십자인대보다 강한 뒤십자인대는 넙다리뼈의 앞쪽을 향한 움직임이나 정강뼈 뒤쪽을 향한 움직임을 방지한다. 또한 2개의 십자인대는 사람이 서 있을 때 함께 작용하여 무릎을 고정하는 기능을 한다.

많은 근육들의 힘줄은 관절주머니를 보강하고 무릎관절의 중요한 안정화 장치로서 작용한다. 가장 중요한 힘줄은 넙다리네갈래근과 반막근 힘줄이며(그림 8.15C, D), 이러한 근육들의 강노와 긴장이 강해질수록 무릎 부상의 빈도는 적어진다.

무릎은 서 있는 자세에서 신체를 지지하기 위한 고정장치이다. 사람이 일어날 때 구부린 다리를 무릎에서 펴게 한다. 그리고 넙다리뼈의 관절융기가 정강뼈의 관절융기 위를 볼베어링처럼 움직인다. 그리고 다리가 완전히 펴질 즈음에 넙다리뼈의 가쪽관절융기는 안쪽관절융기가 멈추기 전에 회전하는 것을 멈춘다. 이것은 두 개의 십자인대와 곁인대가 단단하게 신장되고 모든 움직임이 멈출 때까지 넙다리뼈가 정강뼈 위에서 안쪽으로 회전하게 한다(그림 8.16B). 이러한 인대의 긴장은 정강뼈 위에서 넙다리뼈를 가쪽으로 회전시키는 오금근에 의해 풀릴 때까지 무릎을 굽힐 수 없게 단단한 구조로 고정시킨다.

8.5h 발목관절 Ankle Joint

발목관절(ankle joint)은 정강뼈와 종아리뼈가 결합된 아래끝과 발의 목말뼈 사이에 형성된 경첩관절(hinge joint)로(그림 8.17), 이 관절은 발등굽힘과 발바닥굽힘만 허용한다. 안쪽번짐과 가쪽번짐은 발목뼈

사이관절에서 일어난다(그림 8.17A). 발목관절의 관절주머니는 앞쪽과 뒤쪽은 얇고 안쪽과 가쪽은 인대에 의해 두꺼워졌다. 강한 **안쪽인대**[medial (deltoid) ligament]는 정강뼈의 안쪽복사(medial malleolus)에서 발꿈치뼈(calcaneus)의 목말받침돌기, 목말뼈(talus), 발배뼈(navicular)에 걸쳐 길게 부착되어 있다(그림 8.17B). 발목의 반대쪽에 있는 **가쪽인대**(lateral ligament)는 종아리뼈의 가쪽복사로부터 발뼈까지 연결되었으며 세 개의 띠로 구성되어 있다(그림 8.17C, D). 수평으로 달리는 **앞목말종아리인대**(anterior talofibular ligament)와 **뒤목말종아리인대**(posterior talofibular ligament), 그리고 아래뒤로 달리는 **발꿈치종아리인대**(calcaneofibular ligament)는 발꿈치뼈에 부착한다. 기능적으로 안쪽인대와 가쪽인대는 목말뼈와 발이 앞뒤로 미끄러지지 못하도록 방지한다.

발목관절은 깊게 U자 모양의 소켓을 형성하는데, 종아리뼈와 정강뼈의 아래 끝은 **앞·뒤 정강종아리인대**(anterior and posterior tibio-

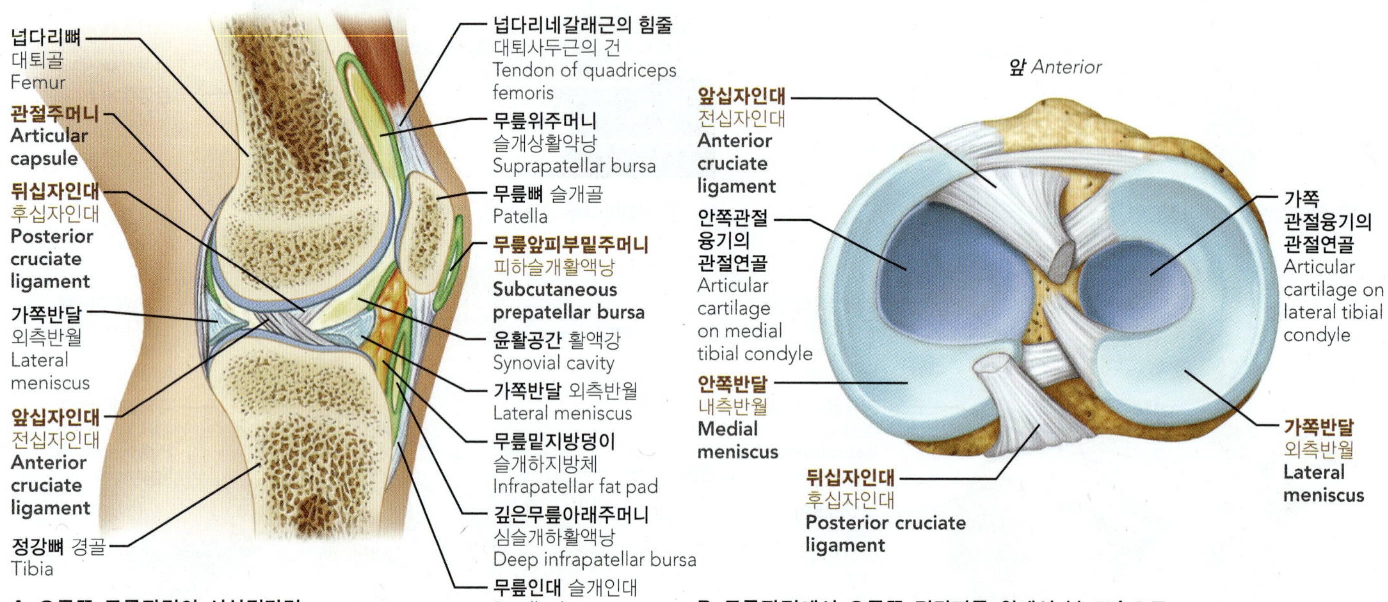

A. 오른쪽 무릎관절의 시상절단면

B. 무릎관절에서 오른쪽 정강뼈를 위에서 본 모습으로 발달연골과 십자인대가 관찰된다

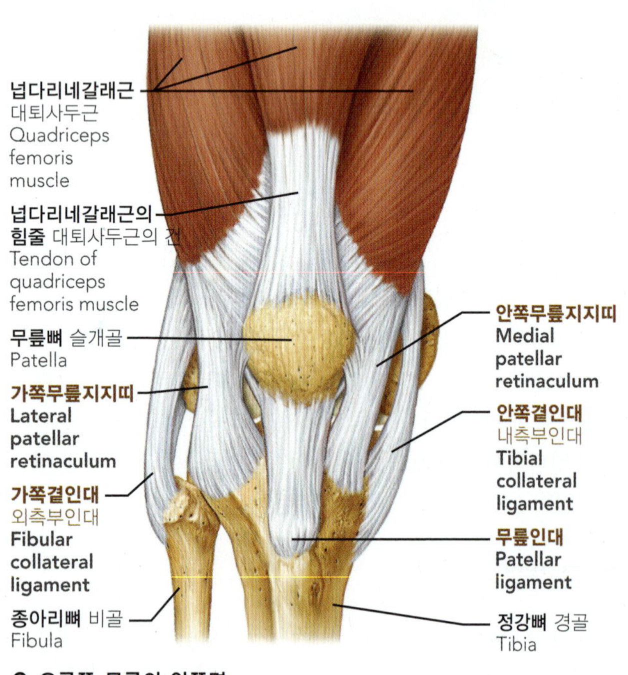

C. 오른쪽 무릎의 앞쪽면

큰모음근의 힘줄
대내전근의 건
Tendon of adductor magnus
장딴지근의 안쪽갈래
비복근의 내측두
Medial head of gastrocnemius muscle
오금근
슬와근
Popliteus muscle (cut)
안쪽곁인대
내측부인대
Tibial collateral ligament
반막모양근의 힘줄
반막상근의 건
Tendon of semimembranosus muscle
넙다리뼈 대퇴골
Femur
관절주머니
Articular capsule
빗오금인대
사슬와인대
Oblique popliteal ligament
장딴지근의 가쪽갈래
비복근의 외측두
Lateral head of gastrocnemius muscle
윤활주머니 활액낭
Bursa
가쪽곁인대
외측부인대
Fibular collateral ligament
활꼴오금인대
궁상슬와인대
Arcuate popliteal ligament
정강뼈 경골
Tibia

D. 인대를 포함하는 무릎관절주머니의 뒤쪽면

그림 8.15 무릎관절. *(계속)*

fibular ligament)와 뼈사이막(interosseus membra-ne)의 아래 부분에 의해 연결되어 있다(그림 8.17C, D). 이러한 인대에 의하여 결합된 관절을 정강종아리인대결합(tibiofibular syndesmosis)이라 하며, 소켓을 안정화시켜 힘이 발로부터 발목에 전달되게 한다.

이해 수준 체크하기

- ☐ **14.** 볼기와 무릎에서 발견되는 주머니속인대를 명명한다.
- ☐ **15.** 강력한 안쪽번짐에 의하여 발목이 삐는 경우 어느 인대가 상처를 받게 되는가?
- ☐ **16.** 무릎의 관절면은 안정성에 기여하지 못한다. 무릎관절의 안정화에 도움을 주는 추가적인 구조적 특징은 무엇인가?

8.6 관절의 질환 DISORDERS OF JOINTS

학습 성과

- ▸ 관절의 흔한 부상을 알고 이와 관련한 문제에 대해 설명할 수 있다.
- ▸ 관절염의 유형을 설명할 수 있다.

관절의 구조와 기능은 관절이 다양한 장애에 더욱 취약하게 한다. 관절은 단단한 뼈대와 같은 강한 힘을 받지만 연조직으로 구성되어 있기 때문에 외상성 스트레스로 인해 손상받기 쉽다. 관절의 움직임으로 마찰과 마모가 일어나기 때문에, 관절은 염증성 및 퇴행성 과정을 겪게 된다.

8.6a 관절 손상 Joint Injuries

관절 손상의 세가지 주된 유형은 찢어진 연골, 삠, 탈구이다.

찢어진 연골 Torn Cartilage

무릎관절에서 대부분의 연골 손상은 무릎의 관절반달 파열과 관련되지만, 다른 관절의 관절연골 파열 및 과도한 사용은 경쟁을 하는 운동선수들, 특히 체조선수에서 점차 늘고 있다.

무릎연골 파열은 동시에 높은 압력 및 마모력을 받을 때 종종 발생한다. 예를 들어, 공을 되돌리기 위해 달려드는 테니스 선수는 관절주머니와 여기에 부착된 안쪽반달이 찢어질 정도로 강한 힘으로 굽혀진 무릎을 안쪽으로 회전시킬 수 있다(그림 8.18). 연골은 혈관이 없기 때문에 스스로 복구될 수 없어서, 찢어진 연골은 보통 그대로 유지된다. 연골 조각은 관절을 고정시키고 움직임에 영향을 줄 수 있어서 권장되는 치료법은 외과적으로 손상된 관절을 제거해주는 것이다.

관절경수술(arthroscopic surgery)은 하나의 작은 절개부를 통해 관절 안으로 삽입한 소형 비디오와 수술 장비를 이용하여 연골 파편을 제거하고 인대를 복구하는 수술법으로, 흉터 및 조직 손상을 최소하하고 치유를 빠르게 한다. 이 수술법은 무릎뿐만 아니라 많은 관절에도 이용된다.

삠 Sprains

삠(염좌) 상태에서는 관절을 강화시키는 인대가 늘어나거나 찢어지게 되며, 가장 흔히 발생하는 부위는 척주의 허리부분, 발목, 무릎이다. 부

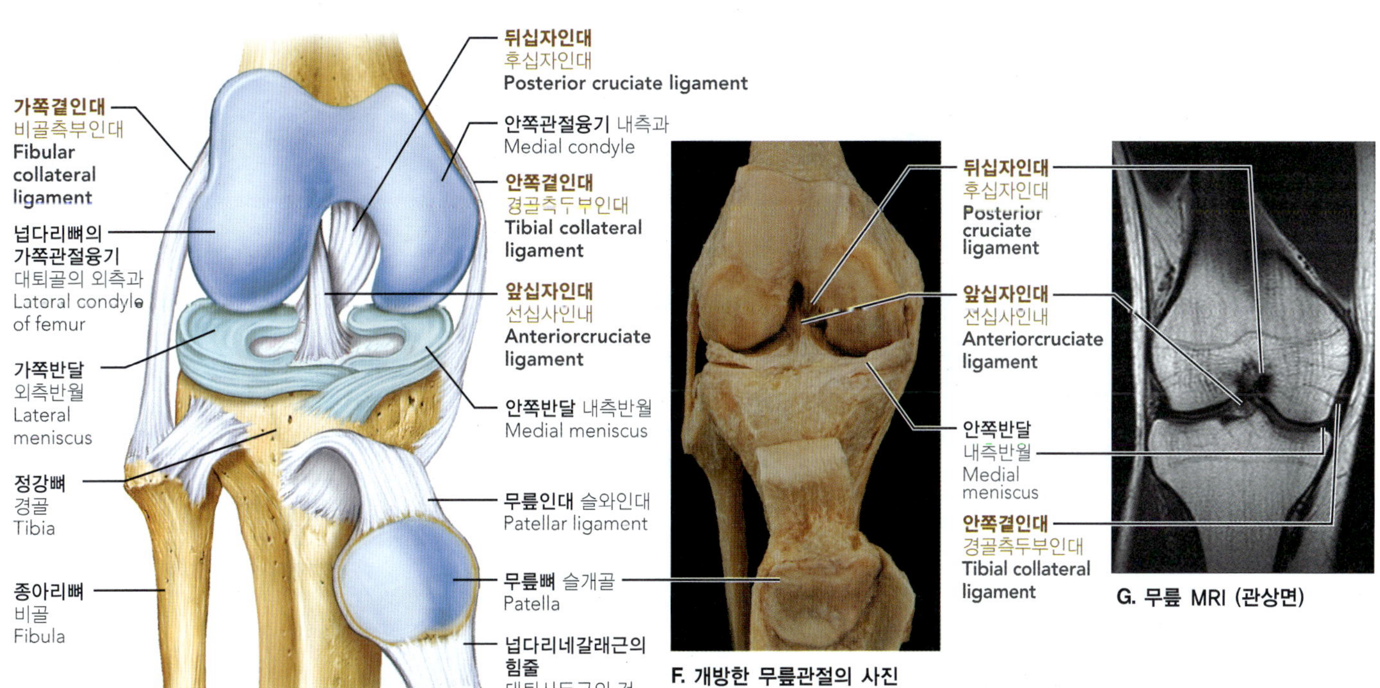

E. 굽힌 무릎을 앞에서 본 모습으로 십자인대가 관찰된다 (관절주머니는 제거하였고 넙다리네갈래근의 힘줄은 절단 후 먼쪽으로 제쳐 놓았다).

F. 개방한 무릎관절의 사진 (그림 E와 유사한 모습)

G. 무릎 MRI (관상면)

그림 8.15 무릎관절.

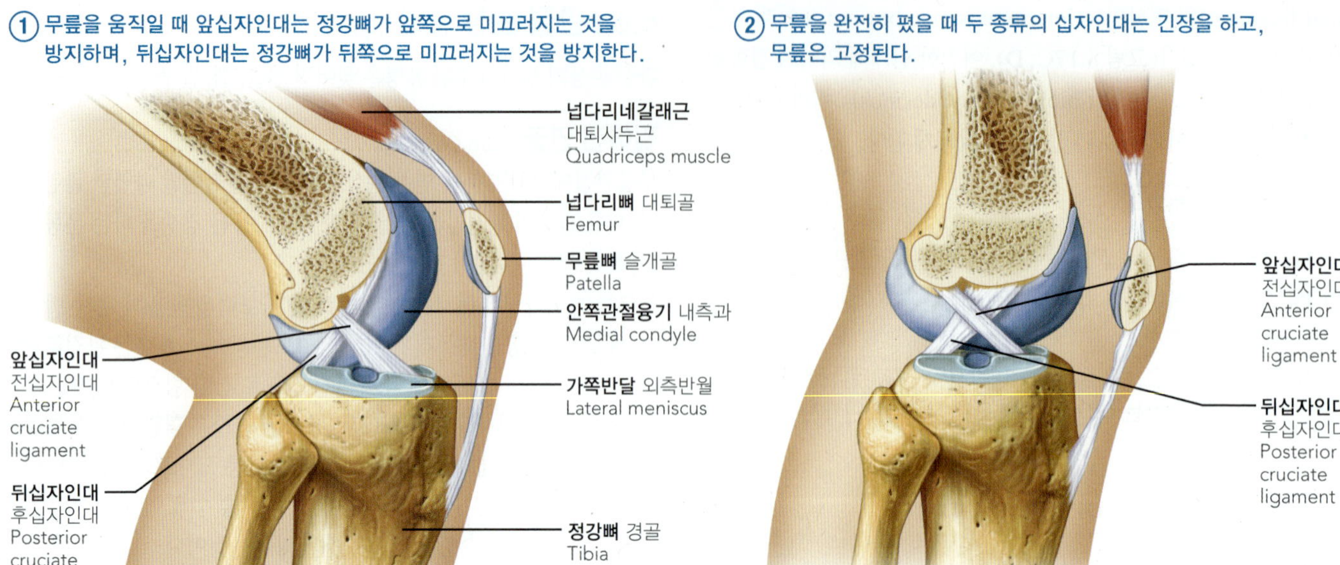

그림 8.16 십자인대.

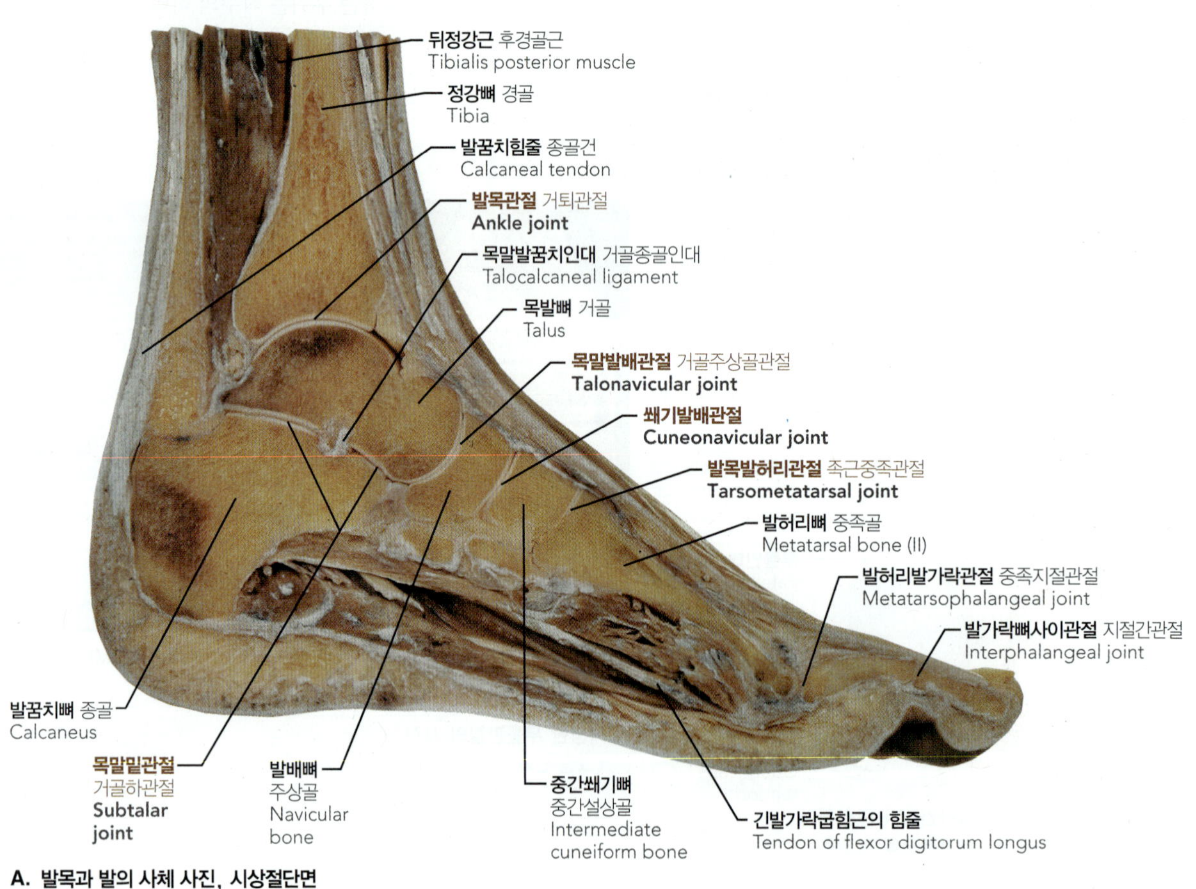

A. 발목과 발의 사체 사진, 시상절단면

그림 8.17 발목관절. *(계속)*

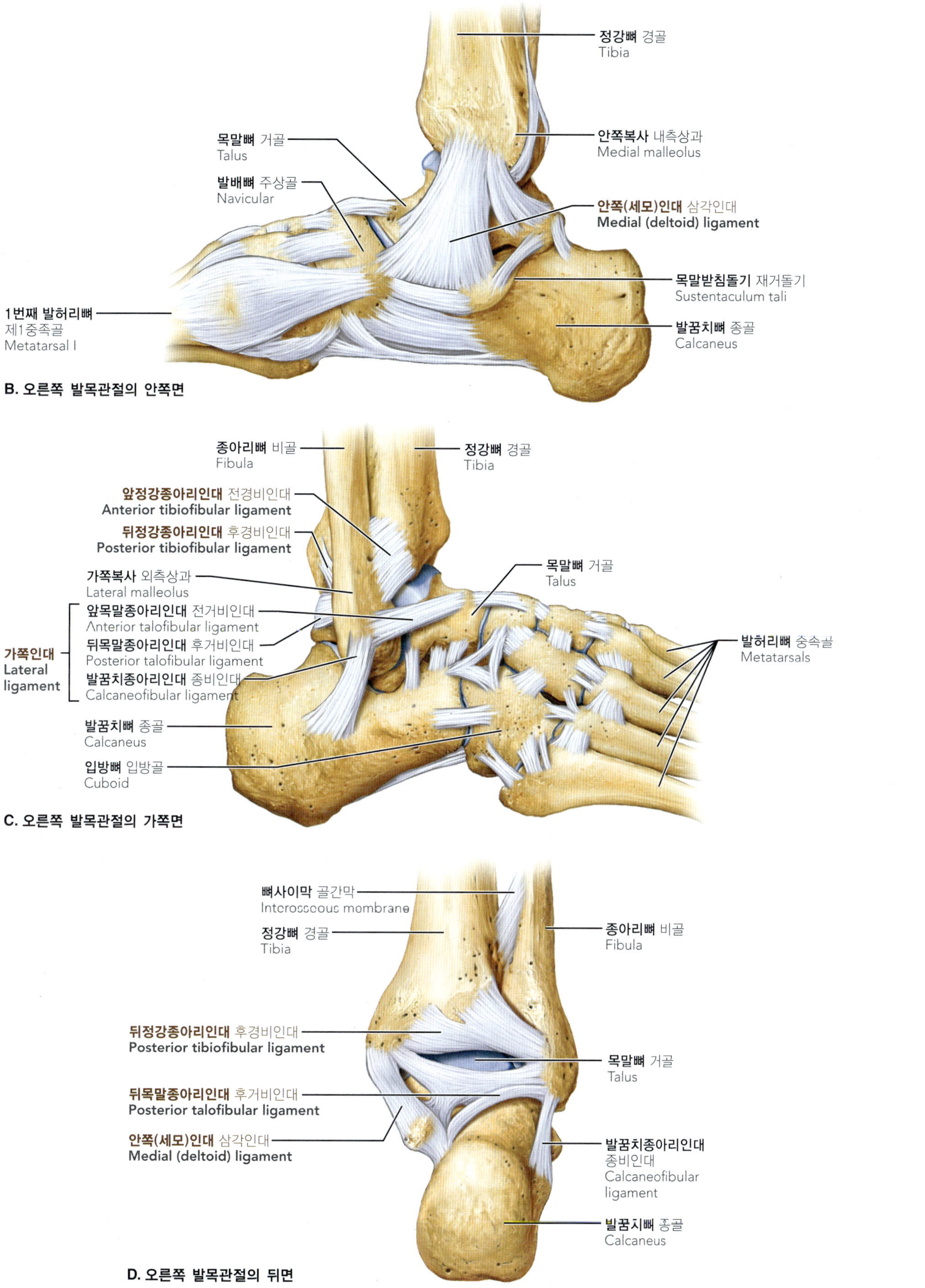

정강뼈 경골
Tibia

목말뼈 거골
Talus

안쪽복사 내측상과
Medial malleolus

발배뼈 주상골
Navicular

안쪽(세모)인대 삼각인대
Medial (deltoid) ligament

목말받침돌기 재거돌기
Sustentaculum tali

1번째 발허리뼈
제1중족골
Metatarsal I

발꿈치뼈 종골
Calcaneus

B. 오른쪽 발목관절의 안쪽면

종아리뼈 비골
Fibula

정강뼈 경골
Tibia

앞정강종아리인대 전경비인대
Anterior tibiofibular ligament

뒤정강종아리인대 후경비인대
Posterior tibiofibular ligament

목말뼈 거골
Talus

가쪽복사 외측상과
Lateral malleolus

가쪽인대
Lateral ligament

앞목말종아리인대 전거비인대
Anterior talofibular ligament

뒤목말종아리인대 후거비인대
Posterior talofibular ligament

발꿈치종아리인대 종비인대
Calcaneofibular ligament

발허리뼈 중족골
Metatarsals

발꿈치뼈 종골
Calcaneus

입방뼈 입방골
Cuboid

C. 오른쪽 발목관절의 가쪽면

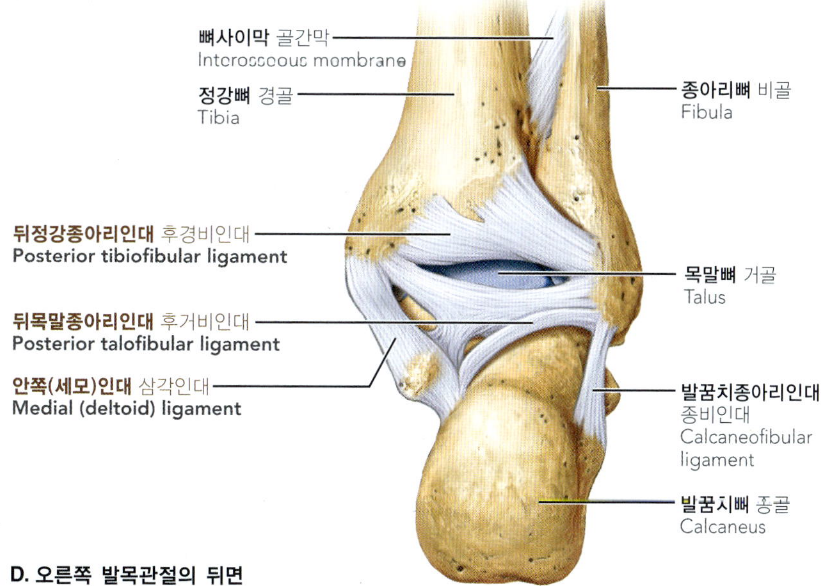

D. 오른쪽 발목관절의 뒤면

그림 8.17 발목관절.

분적으로 찢어진 인대는 결국 스스로 회복되지만, 인대는 혈관이 잘 발달되어 있지 않아서 치유 속도가 느리다. 삠은 통증을 야기하고 움직이지 못하게 하는 반면, 완전히 파열된 인대는 관절의 염증이 주변 조직에 손상을 야기하고 손상된 인대를 뭉치게 하기 때문에 즉각적인 외과적 처치가 필요하다. 인대는 수백만개의 섬유가닥으로 구성되어 있어서 수술적인 과정으로 인대를 다시 봉합하는 것은 두 개의 머리빗을 함께 꿰매는 것과 유사하게 어려울 수 있다. 중요한 인대가 너무 심하게 손상되어 수복이 필요하면, 이를 제거하고 새로운 이식편이나 대체인대로 교체해야 한다.

탈구 Dislocation

탈구(dislocation, luxation)는 관절의 뼈가 정상적인 배열에서 밀려난 상태를 말하며, 보통 삠, 염증, 통증을 수반하고 관절을 움직이기 어렵게 한다. 탈구는 심각한 낙상이나 타격으로 나타날 수 있는 일반적인 스포츠 부상으로, 어깨, 손가락, 엄지손가락관절이 가장 흔히 탈구가 나타난다. 골절과 유사하게, 뼈끝을 의사가 적절한 위치로 복구시켜줘야 한다. 불완전탈구(아탈구, subluxation)는 관절의 부분적 또는 불완전한 탈구로, 뼈끝은 스스로 적절한 위치로 복구된다. 초기 탈구로 인해 관절주머니와 인대가 늘어나기 때문에, 한번 탈구된 관절은 반복적인 손상을 받기 쉬워지며, 관절주머니가 느슨해지면 관절은 다시 탈구될 가능성이 높다. 손상된 인대는 결국 원래의 길이로 다시 짧아지지만 이는 몇 년이 걸릴 수 있다.

8.6b 염증성 및 퇴행성 상태
Inflammatory and Degenerative Condition

관절에 영향을 주는 염증 상태는 윤활주머니와 힘줄집의 염증과 다양한 형태의 관절염이다.

주머니염(윤활낭염), 힘줄염, 힘줄윤활막염(건초염)
Bursitis, Tendonitis, and Tenosynovitis

윤활주머니의 염증인 주머니염은 관절염이나 세균 감염으로 인해서 발생할 수도 있으나, 보통 물리적인 충격이나 마찰에 의해 발생하며, 윤활주머니는 윤활액으로 부풀어 오른다. 무릎으로 넘어지면 **가정부무릎**(housemaid's knee)이라고 알려진 무릎앞피부밑주머니(subcutaneous prepatellar bursa, 그림 8.15A)의 통증을 수반하는 주머니염을 야기한다. 팔꿈치를 책상 위에 대고 문지르면 **학생팔꿉관절**(학생주관절, student's elbow) 또는 **팔꿈치머리주머니염**(팔꿈치머리윤활낭염, olecranon bursitis)을 야기하고, 뒤쪽 팔꿈치의 피부 깊숙이 위치한 윤활주머니가 부풀어오른다. 심한 주머니염은 윤활주머니에 염증을 감소시키는 약물을 투여하여 치료하고, 과도한 윤활액 축적은 바늘흡인을 통해 제거할 수 있다.

힘줄염은 힘줄의 염증이며, 힘줄윤활막염은 힘줄집의 염증으로, 보통 함께 나타난다. 이 두 가지 염증의 원인(과도한 사용 또는 감염), 증상(통증, 종창(부풀어오름), 압통), 치료(휴식, 냉찜질, 항염제) 방법은 주머니염과 유사하다.

관절염 Arthritis

관절염이라는 용어는 관절을 손상시키는 100여 가지 이상의 염증성 또는 퇴행성질환을 뜻한다. 관절염은 미국에서 가장 널리 퍼진 질환으로 미국인 5명 중 1명 정도에서 발병한다. 모든 형태의 관절염은 유사한 통증, 강직, 관절 종창 등 초기 증상이 어느 정도 유사하게 나타난다.

뼈관절염(퇴행성관절질환)*(Osteoarthritis, OA)* 관절염의 가장 흔한 유형은 **뼈관절염**으로, 마모성 관절염인 만성 퇴행성 질환이다. 정상적인 노화과정과 연관되어 노년층에서 가장 흔하며, 남성보다는 여성에 더 자주 발생하지만, 대부분 80세까지는 대부분 사람들이 뼈관절염을 앓게 된다. 뼈관절염에서 관절연골이 물러지고, 닳고, 갈라지고, 침식된다.

뼈관절염의 원인은 아직 밝혀지지 않았으나, 정상적인 관절의 이용은, 관절에서 연골기질(특히 아교섬유)을 분해하는 금속단백분해효소(metalloproteinase)를 분비시키지만, 연골세포는 더 많은 기질을 분비하여 손상된 부분을 복구시킨다. 관절의 긴장이 반복적으로 또는 과도하게 나타나면, 너무 많은 연골파괴효소가 분비되어 뼈관절염을 유발한다. 이러한 과정은 균일하지 않은 힘으로 인한 미세손상이 일어나는 부분에서 주로 발생하기 때문에, 잘못 배열되어 있거나 과도하게 사용된 관절에서 뼈관절염이 주로 발생된다.

관절연골의 바로 아래에 위치한 뼈도 영향을 받아 더욱 치밀해지고 굳어진다. 질병이 진행됨에 따라 손상된 연골의 가장자리 주변으로 자란 뼈돌기는 관절공간을 침범하여 관절의 움직임을 제한한다(그림 8.19). 환자들은 아침에 일어났을 때 뻐근함을 느끼지만 30분 이내 줄어든다. 하지만 관절을 사용할 때는 항상 통증을 느끼며 해당 관절은 움직이는 동안 거칠어진 표면이 마찰될 때 삐걱거리는 소리를 낸다.

뼈관절염이 자주 발생하는 관절은 손가락관절, 엉덩관절, 무릎관절이며, 척추뼈몸통 사이의 비윤활관절에서도 나타날 수 있으며, 특히 목뼈 부분과 허리뼈부분에서 발생한다.

뼈관절염은 서서히 진행되고 비가역적으로 나타나며, 엉덩관절이나 무릎관절과 관련된 일부 심한 경우를 제외하고는 심각하지는 않다. 염

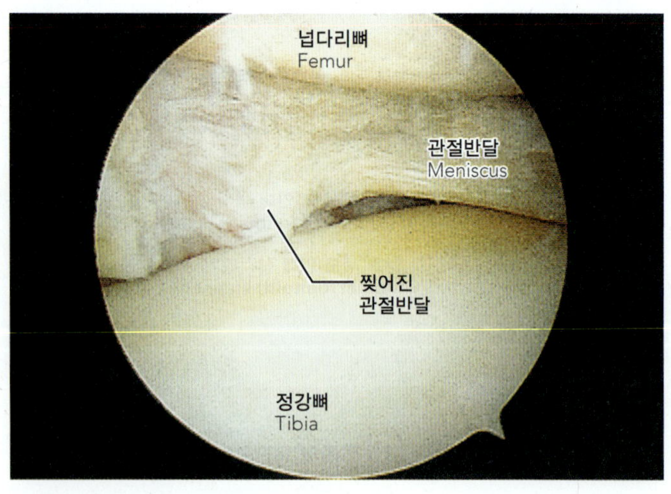

그림 8.18 찢어진 안쪽반달의 관절경 사진.

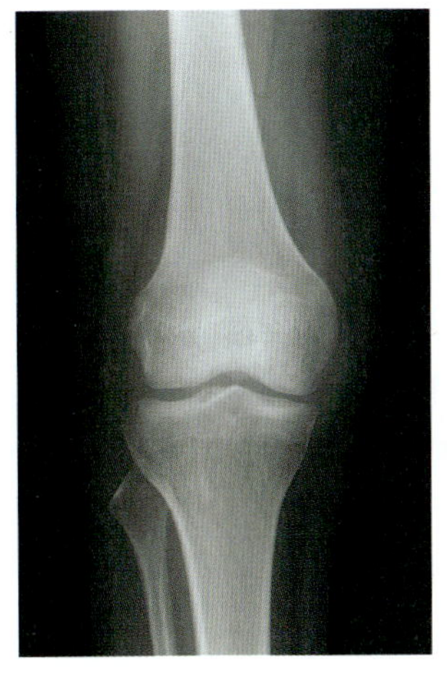

A. 정상 무릎

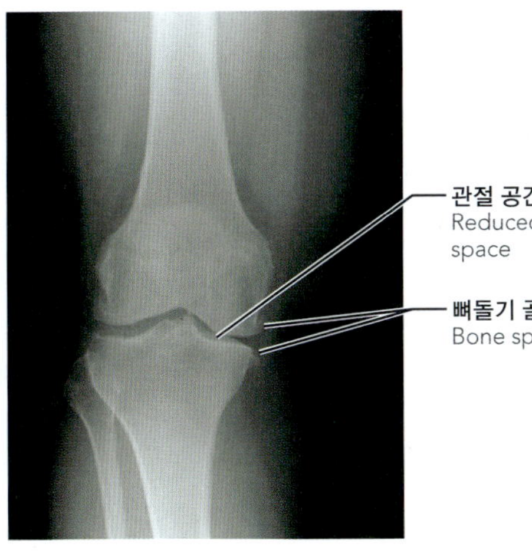

B. 뼈관절염

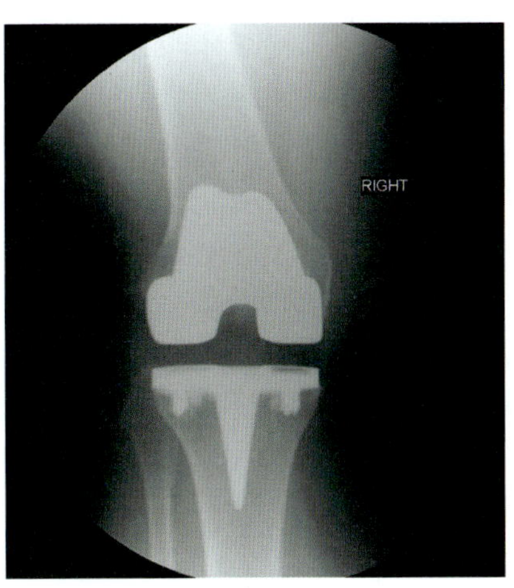

C. 인공 무릎관절 전치환술

그림 8.19 무릎의 뼈관절염.

증은 관절의 퇴행을 수반할 수도 하지 않을 수도 있으며, 일반적으로 심하지 않다. 많은 경우, 뼈관절염의 증상은 아스피린이나 아세트아미노펜과 같은 진통제와 함께 충격을 적게 주는 운동요법으로 조절할 수 있으며, 캡사이신을 관절 피부에 문지르는 것도 뼈관절염의 통증을 줄이는 데 도움이 된다. 노인들이 활동적인 생활 방식을 점차적으로 즐기면서 관절교체술(관절치환술)은 관절염으로 심하게 손상된 관절을 치료하는 흔한 방법이 되었다.

류마티스성관절염(Rheumatoid Arthritis, RA) 다른 유형의 관절염인 **류마티스성관절염**(RA)은 만성염증성 질환으로, 30~50세 사이에 주로 발병하지만 모든 연령에서 나타날 수 있다. 류마티스성관절염의 경과는 다양하며, 점진적으로 또는 몇 년 간격으로 갑자기 나타날 수 있으며, 갑작스런 재발과 증상의 완화가 나타난다. 류마티스성관절염은 많은 관절, 특히 손가락, 손목, 발목, 발의 작은 관절 부위에서 동시에, 그리고 양측성으로 나타난다. 관절 부위의 통증과 종창과 함께 빠엉성증, 근력 약화, 심혈관 문제 등이 나타날 수 있다.

류마티스성관절염은 면역체계가 자신의 조직을 공격하는 자가면역질환으로 원인은 아직 알려지지 않았지만, 관절에 일반적으로 존재하는 분자와 유사한 표면분자를 지닌 세균이나 바이러스 감염에 따라 나타나는 것으로 보인다. 우리 몸의 면역체계의 이러한 외부 분자들을 공격하기 위한 자극이 결국 관절조직까지 부적절하게 파괴하게 된다.

류마티스성관절염은 윤활막 염증으로 시작하는데, 윤활막에 위치한 모세혈관은 관절공간으로 조직액과 백혈구를 유출하게 되며, 이러한 과도한 윤활액들이 관절을 종창시킨다. 만성염증과 종창은 관절을 둘러싸는 결합조직을 더 악화시킨다. 손에서 손허리손가락관절과 손가락사이관절에 위치한 관절주머니가 파괴되면 류마티스성관절염으로 인한 특징적인 기형이 나타난다(**그림 8.20**). 시간이 지나면서 염증성 윤활막은 관절연골에 달라붙은 육아조직층인 판누스(pannus)로 두꺼워진다. 판누스는 연골을 파괴시키고 종종 뼈까지 침식시키며, 연골이 파괴됨에 따라 판누스는 뼈끝을 둘러싸는 섬유성 흉터조직으로 변하고, 이 흉터조직은 결국 뼈되기가 진행되어 뼈끝은 서로 융합되어 관절은 움직이지 못하게 한다. 이러한 최종 상태를 **관절굳음증**(관절강직, ankylosis)이라고 하며, 종종 구부러지고 변형된 손가락이 관찰된다.

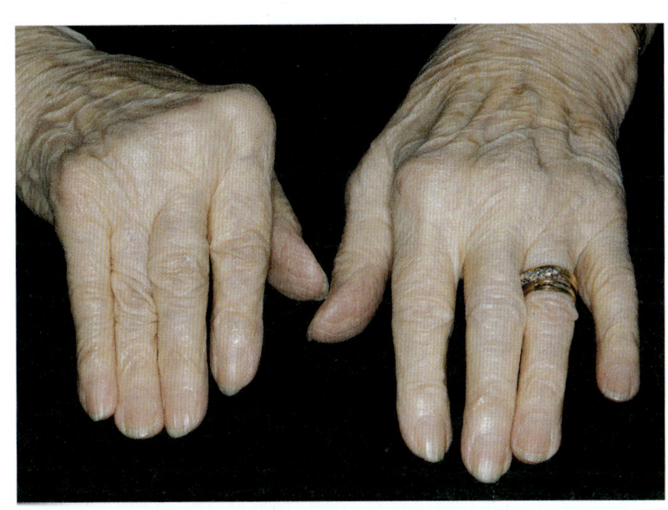

그림 8.20 류마티스성관절염(RA). RA의 전형적인 증상: 손가락의 뚜렷한 자쪽 편위 및 손허리손가락관절의 부종

류마티스성관절염을 치료하는 대부분의 약물은 항염증제나 면역억제제이며, 장기간 동안 투약이 필요하지만 부분적으로만 치료 효과가 있을 뿐 완전한 치유는 불가능하다. 심하게 손상된 환자에게는 관절보형물을 최종 수단으로 이용하게 되며, 일부 환자에서는 여러 개의 인공관절을 가지고 있는 경우도 있다.

통풍관절염(통풍)(Gouty arthritis (Gout)) 보통 사람들은 혈액 내 정상적인 핵산의 대사산물인 요산(uric acid)을 적절히 가지고 있으며, 요산은 소변을 통해 배출된다. 하지만 배출 비율이 낮아지면, 혈액 및 체액 내 요산수치는 비정상적으로 증가하게 되고, 산은 윤활막에서 단

단한 요산염결정으로 침전된다. 우리 몸의 염증반응은 결정을 공격하여 제거하려 하고, 이 과정에서 괴로울 정도의 통증성 공격인 **통풍성관절염**, 즉 **통풍**이 나타난다. 초기 반응은 보통 다리에서 하나의 관절, 주로 엄지발가락 바닥에서 나타나고, 다른 관절 부위의 반응은 수개월에서 수년 후 나타난다. 통풍은 여성보다는 남성에서 주로 빈번하게 나타나는데, 이는 남성이 보통 혈액 내 요산수치가 더 높기 때문이다(아마도 에스트로겐이 요산의 배출율을 높이기 때문).

치료를 하지 않으면 관절하는 뼈끝들이 융합되어 관절을 움직이지 못하게 한다. 다행히, 효과적인 치료방법이 있는데, 급성의 경우 이부프로펜과 같은 비스테로이드성 항염증제를 이용하고, 장기간 치료에는 요산염을 낮추는 약물과 식이요법(알코올과 붉은 고기를 피하는 식이요법)을 처방한다.

이해 수준 체크하기

☐ **17. 아래의 각 경우에 해당되는 관절염의 종류는?**
(a) 윤활막에 요산의 결정화
(b) 관절연골의 미란
(c) 윤활막의 염증을 일으키는 자가면역질환

☐ **18. 손상된 관절이 삠 또는 불완전 탈구 후 반복되는 손상에 더 취약한 이유는 무엇인가?**

8.7 전 생애 동안의 관절 THE JOINTS THROUGHOUT LIFE

학습 성과

▸ 관절이 형성되는 과정과, 나이가 들면서 기능이 어떻게 변하는지 설명할 수 있다.

윤활관절은 배아기 후반 연골성의 뼈모델 사이의 공간을 채우는 중간엽조직에서 발생한다. 이렇게 사이에 위치한 중간엽조직의 바깥부분은 점차 응축되어 관절주머니의 섬유막을 형성하고, 안쪽은 관절공간을 위한 빈 공간을 형성한다. 8주 정도가 되면, 이러한 관절은 형태나 배열에 있어서 성인의 관절과 유사해지는데, 즉 윤활막이 발생하고, 윤활액이 관절공간으로 분비된다. 이러한 기본적인 구조적 특징은 유전적으로 결정이 되지만, 출생 후 관절의 크기, 모양, 유연성은 사용에 따라 변하게 된다. 활동적인 관절은 사용하지 않는 관절보다 더 크게 성장하며 더 두꺼운 관절주머니, 인대, 뼈 지지대를 갖게 된다.

어린 시절, 관절부위의 많은 부상은 뼈몸통에서 뼈끝판이 찢어지거나 충격을 주게 되고, 이는 성인 초기에 성장판이 닫힌 후 뼈끝을 약하게 만든다. 그때부터, 유사한 정도의 부상은 삠(염좌)을 유발한다.

뼈관절염은 노화와 관련한 가장 흔한 관절 질환으로, 뼈가 힘을 유지하기 위해서 스트레스를 받아야 하는 것처럼, 관절 역시 건강하게 유지하기 위해서는 운동이 필요하다. 운동은 관절연골의 안과 밖으로 윤활액을 짜내어 연골세포에 영양분을 공급한다. 운동이 뼈관절염을 예방할 수는 없지만, 운동은 관절을 강하게 하고 관절연골의 변성을 늦추어 주고, 관절은 안정화시키는 근육을 강화시켜준다. 하지만, 과도한 운동은 뼈관절염을 더욱 악화시킬 수 있다. 물에서의 부력은 체중을 지탱해 주는 관절에 가해지는 스트레스를 상당히 줄여주기 때문에, 수영장에서 운동하는 사람들은 평생 동안 관절 기능이 양호하게 유지된다.

이해 수준 체크하기

☐ 19. 발생기 어느 시기에 윤활관절이 형성되는가?

요약 Chapter Summary

1. 관절은 뼈대를 이루는 뼈들이 결합하는 곳을 말한다. 뼈를 서로 연결하고 여러 가지 운동을 가능하게 한다.

8.1 관절의 분류 CLASSIFICATION OF JOINTS

2. 관절은 기능적으로 못움직관절(움직임이 없음), 좀움직관절(굴절이 한정된 관절) 또는 움직관절(자유로운 움직임이 가능)로 분류한다. 구조적으로는 섬유관절, 연골관절 또는 윤활관절로 분류한다.

8.2 섬유관절 FIBROUS JOINT

3. 섬유관절에서 뼈는 섬유결합조직으로 연결이 되어 있으며 관절공간은 없다. 거의 모든 섬유관절은 못움직관절(움직임이 없음)이다.
4. 섬유관절의 유형은 봉합(suture, 머리뼈사이에서 관찰), 인대결합, 못박이관절(gomphosis, 치아와 치아뿌리가 박히는 소켓사이의 관절)이 있다.

8.3 연골관절 CARTILAGINOUS JOINT

5. 연골관절에서 뼈는 연골에 의하여 결합되고, 관절공간은 없다.
6. 유리연골결합(synchondrosis)은 뼈끝판과 같이 유리연골로 연결된 움직일 수 없는 관절이다. 섬유연골결합(symphysis)은 좀움직임관절(약간 움직일 수 있음)로서 척추사이원반(intervertebral disc)과 두덩결합(pubic symphysis)과 같은 섬유연골관절이다.

8.4 윤활관절 SYNOVIAL JOINT

7. 우리 몸의 대부분의 관절은 윤활관절이며, 자유롭게 움질일 수 있는 움직관절이다.

8.4a 윤활관절의 일반적인 구조 General Structure of Synovial Joints

8. 윤활관절은 액체가 차 있는 관절공간이 있으며, 관절주머니에 의하여 덮여 있다. 관절주머니는 바깥쪽에는 섬유층으로 구성되어 있으며, 종종 인대에 의하여 보강되어 있다. 안쪽에는 윤활액을 분비하는 막인 윤활막으로 구성되어 있다. 관절을 이루는 뼈의 끝부분에는 충격을 흡수하는 관절연골로 덮여 있다. 관절주머니를 지배하는 신경은 관절의 늘어나는 것을 감지하는 센서 역할을 한다.
9. 윤활액은 주로 혈액의 여과물이며, 마찰을 줄여 주는 윤활액 분자들이 함유되어 있다. 연골로 덮여 있는 뼈의 끝부분은 관절연골에서 빠져나오는 윤활액으로 미끌거리는 층 위에서 미끄러진다. 이러한 기전을 습윤윤활(weeping lubrication)이라고 한다.

10. 일부 관절에는 섬유연골원반(menisci, 반달)이 존재하여, 하중을 골고루 분산시켜 한 개의 관절에서 두 가지 운동을 일어나게 한다.

11. 윤활주머니(bursae)와 힘줄집(tendon sheath)은 윤활관절과 관계가 있다. 윤활주머니는 윤활막으로 둘러싸인 섬유주머니이며, 주머니 안에는 윤활액이 들어 있다. 힘줄집은 윤활주머니와 유사하나 특정한 힘줄의 일부 주위를 둘러싸고 있다. 이들의 기능은 인접한 구조들이 서로 잘 미끄러지도록 해 주는 윤활장치들이다.

8.4b 윤활관절에서의 운동 Movements Allowed by Synovial Joints

12. 수축하는 근육은 윤활관절에서 세가지의 흔한 뼈의 운동인 미끄러짐 운동, 각운동(굽힘, 폄, 벌림, 모음, 휘돌림), 회전운동을 일으킨다.

13. 특수한 운동에는 올림, 내림, 내밈, 들임, 아래팔의 엎침과 뒤침, 엄지손가락의 맞섬, 발의 안쪽번짐과 가쪽번짐, 발의 발등굽힘과 발바닥굽힘이 있다.

8.4c 윤활관절의 유형 Types of Synovial Joints

14. 관절면의 모양은 관절에서 일어나는 운동의 종류를 나타낸다. 관절은 관절면의 모양에 따라 평면관절(무축관절), 경첩관절 또는 중쇠관절(홑축관절), 타원관절 또는 안장관절(두축관절) 또는 절구관절(뭇축관절)로 분류한다.

8.4d 윤활관절의 안정화에 영향을 주는 요소 Factors Influencing the Stability of Synovial Joints

15. 관절은 뼈대에서 가장 약한 부분이다. 관절을 안정화시키는 인자들은 관절면의 모양, 인대, 관절을 지나가는 힘줄의 긴장도이다.

8.5 윤활관절의 예 SELECTED SYNOVIAL JOINTS

16. 턱관절은 변형된 경첩관절로서 아래턱뼈 관절돌기, 관자뼈의 턱관절오목과 관절결절에 의하여 형성된다. 이 관절은 경첩과 같이 입을 열고, 아래턱뼈를 앞으로 미끄러지게 한다. 이 관절은 종종 앞방향으로 탈구를 일으키며, 스트레스에 의한 턱뼈 질환을 야기시키기도 한다.

17. 복장빗장관절은 빗장뼈의 안쪽끝과 복장뼈의 복장뼈자루에 의하여 형성된 안장관절이다. 이 관절은 올림, 내림, 들임, 내밈 및 약간의 회전운동을 하게 하고 매우 안정적인 관절이다.

18. 어깨관절은 위팔뼈 머리와 어깨뼈의 관절오목 사이에 형성된 절구관절이다. 이 관절은 우리 몸에서 매우 자유롭게 움직일 수 있는 관절이다. 소켓은 얕고 관절주머니는 느슨하며 인대가 위쪽과 앞쪽을 보강하고 있다. 위팔두갈래근의 힘줄과 돌림근띠가 관절을 안정화시킨다. 위팔뼈는 어깨관절에서 종종 앞쪽과 아래쪽으로 탈구된다.

19. 팔꿉관절은 자뼈와 노뼈가 위팔뼈와 관절을 형성하는 경첩관절이다. 굽힘과 폄운동을 가능하게 한다. 관절면은 상호보완적이므로 안정화에 도움을 준다. 가쪽곁인대와 안쪽곁인대가 아래팔을 좌우로 움직이지 못하게 한다.

20. 손목관절은 노뼈의 먼쪽과 몸쪽 손목뼈(손배뼈와 반달뼈) 사이에 형성된 타원관절로 손의 굽힘과 폄, 모음과 벌림 기능을 가능하게 한다. 몸쪽 손목뼈와 먼쪽 손목뼈 사이의 손목뼈사이관절은 미끄러짐관절로서 손목뼈사이에서 미끄러지는 운동을 가능하게 한다.

21. 엉덩관절은 넙다리뼈머리와 볼기뼈의 절구 사이에 형성된 절구관절이다. 무게를 지지할 수 있도록 알맞게 형성되었다. 관절면은 깊고, 안전하게 형성되었으며, 관절주머니는 세 개의 두꺼워진 인대에 의하여 강하게 보강되었다.

22. 무릎관절은 복잡하고 얕은 관절로서 넙다리뼈와 정강뼈 사이(앞쪽에서는 무릎뼈와 넙다리뼈가 관절을 형성)의 관절이다. 무릎의 폄, 굽힘 및 약간의 회전운동을 가능하게 한다. C자 모양의 반달이 정강뼈의 관절면에 붙어 있다. 관절주머니는 앞쪽은 없지만 그밖의 부위에서는 여러 개의 주머니인대와 주머니바깥인대들이 보강하고 있다. 예를 들면 안쪽곁인대와 가쪽곁인대는 다리의 모음, 벌림 및 젖힘(과신전)을 방지한다. 관절속 십자인대는 관절면이 앞뒤로 이탈하지 못하도록 방지하는 기능을 하고, 서 있을 때 무릎을 고정하는 기능을 한다. 이 관절을 지나가는 근육의 긴장도는 무릎을 안정화하는 데 주요한 기능을 한다. 신체 접촉을 많이 하는 스포츠를 할 때에는 가쪽 무릎이 차이므로 많은 무릎 손상이 일어나기 쉽다. 비접촉성 스포츠를 할 때에는 갑자기 멈추거나 방향을 바꿀 때에 앞십자인대의 손상이 일어난다.

23. 발목관절은 먼쪽 정강뼈와 종아리뼈 그리고 발의 목말뼈 사이에 형성된 경첩관절이다. 안쪽인대와 가쪽인대는 발바닥굽힘과 발등굽힘을 가능하게 하고 발의 앞쪽과 뒤쪽으로의 이탈을 방지한다. 발의 안쪽번짐과 가쪽번짐은 발목뼈사이관절에서 미끄러짐 운동을 가능하게 한다.

8.6 관절의 질환 DISORDERS OF JOINTS

8.6a 관절 손상 Joint Injuries

24. 외상은 관절연골을 찢어지게 할 수 있다. 스포츠에 의한 무릎반달 부상은 흔하며, 무릎으로의 직접적인 타격뿐만 아니라 비틀리는 힘에 의해서도 발생할 수 있다. 관절경수술은 무릎과 다른 관절 손상을 치료하는 데 이용된다.

25. 삠은 관절인대가 늘어나거나 찢어진 상태이며, 인대는 혈액 공급이 거의 없기 때문에 치유가 느리다.

26. 관절 탈구는 관절하는 뼈의 표면이 정상적인 배열에서 벗어난 상태로 반드시 치료해야 한다.

8.6b 염증성 및 퇴행성 질환 Inflammatory and Degenerative Conditions

27. 주머니염과 힘줄윤활막염은 윤활주머니와 힘줄집의 염증을 뜻하고, 힘줄염은 힘줄의 염증을 의미한다.

28. 관절염은 통증, 종창, 강직을 수반하는 관절의 염증성 또는 퇴행성 질환이다. 관절염은 다양한 종류가 있으며 수백만 명의 사람들에게 영향을 준다.

29. 뼈관절염은 관절연골에 먼저 영향을 주는 퇴행성 질환으로, 마모 또는 과도한 하중으로 인해 나타나며, 주로 노인들에서 흔히 발생한다. 체중을 지탱하는 관절에서 주로 발생한다.

30. 가장 심한 관절염인 류마티스성관절염은 윤활막에서부터 시작되는 심각한 관절 염증을 수반하는 자가면역질환이다.

31. 통풍은 윤활막에 요산염이 침착되어 나타나는 관절의 염증반응이다.

8.7 전 생애 동안의 관절 THE JOINTS THROUGHOUT LIFE

32. 관절은 배아기 연골성의 뼈모델 사이 공간을 채우는 중간엽조직에서 발생한다.

33. 관절은 뼈관절염이 주로 나타나는 시기인 중년 후반까지는 보통 잘 움직인다.

9 뼈대근육조직

Skeletal Muscle Tissue

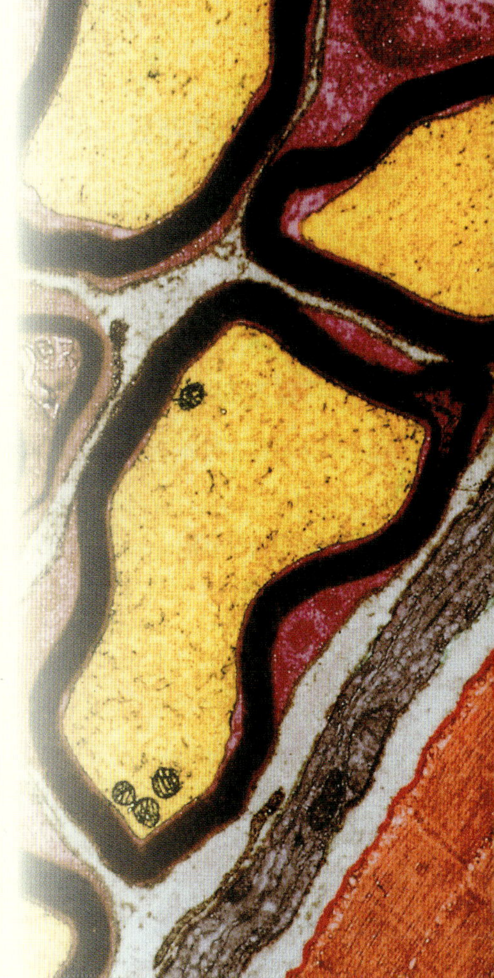

▲ *말이집신경섬유가 관찰되는 수축된 뼈대근육섬유(TEM)*

기억해야 할 어근 Roots to Remember

aero = air (공기)
-algia = pain (통증)
bouton = button (단추)
cis = on this side (~이쪽)
con– = with, together (함께)
ec- = out, out of (밖의)
fasci = bundle (다발)
lemma = sheath (싸개, 피복)
myo, mys = muscle (근육)
neuro = nerve (신경)
raphe = seam (솔기)
sarco = flesh (고기, 살)
striat = furrow, streak (고랑, 줄무늬)
tri = three (세개)
tropo = turn (회전)

위에 열거한 어근을 기초로 하여, 다음 용어의 의미를 설명하시오.

1. **epimysium** (근육바깥막)
2. **endomysium** (근육섬유막)
3. **sarcomere** (근육원섬유마디)
4. **myofibril** (근육원섬유)
5. **sarcoplasmic reticulum** (근육세포질그물)
6. **muscular dystrophy** (근육위축병)
7. **myofascial** (근육근막의)
8. **fibromyalgia** (섬유근육통)

정답은 해답부록을 참조하시오.

근육은 '작은 쥐'를 의미하는 라틴어에서 유래하였는데, 이는 피부 아래에서 근육이 수축하는 것이 마치 달리는 작은 쥐처럼 보였기 때문이다. 말할 것도 없이 일단 '근육'이라는 단어를 들으면 가장 먼저 역도선수의 물결치는 근육이 떠올려지곤 한다. 하지만 근육은 심장과 다른 속이 빈 기관벽의 주요 조직이기도 하다. 근육조직은 근육세포들과 이를 둘러싼 결합조직으로 구성된 복합조직이다. 이러한 형태의 복합조직으로 된 근육조직은 인체 부피의 거의 절반을 차지하고 있다.

9.1 근육조직의 개요 OVERVIEW OF MUSCLE TISSUE

학습 성과 

- ▶ 근육조직이 다른 조직과 구별되는 4가지 특성을 나열할 수 있다.
- ▶ 뼈대근육, 심장근육, 민무늬근육을 서로 비교하고 대조할 수 있다.

9.1a 근육조직의 특성 Properties of Muscle Tissue

근육조직은 다른 조직과 구별되는 4가지 기능적 특성을 가진다.

1. **수축성**(Contractility). 근육조직은 강하게 수축한다. 근육세포의 **근육잔섬유**(myofilament, *myo* = muscle)는 미세잔섬유의 특수한 형태로 근육세포를 짧아지게 할 수 있다. 두 종류의 근육잔섬유 중 하나는 *액틴*(actin) 단백질이고 다른 하나는 *미오신*(myosin) 단백질이다. 이는 인체의 모든 세포에 수축력을 발생시킨다. 이러한 수축하는 특성은 근육세포에서 매우 발달되었다.
2. **흥분성**(Excitability). 세포막을 따라 이동된 전기적 자극에 기인된 신경 자극 혹은 다른 자극이 근육세포를 흥분시킨다. 이러한 자극들은 근육세포에서 수축을 일으키기 시작한다.
3. **신전성**(Extensibility). 근육조직은 신전될 수 있다. 한쪽의 근육 수축은 반대쪽 근육을 신전시킨다. 예를 들어 속공간이 있는 기관(hollow organ)의 근육층은 기관에 포함된 물질, 소화기관의 음식물 및 방광의 소변에 의해 늘어난다.
4. **탄성**(Elasticity). 신전된 후 근육 조직은 수동적으로 안정 시의 길이로 회복된다.

근육 조직의 특수한 용어 Terminology Specific to Muscle Tissue

접두어로 **myo-** 또는 **mys-**(모두 'muscle'을 의미), **sarco-**('flesh'를 의미)는 근육을 의미한다. 이는 근육 세포의 특징적 구조를 나타내는 어근에 사용된다. 예를 들어, 근육 세포의 세포막을 **sarco-lemma** (근육세포막)라 한다. 세포질은 **sarcoplasm** (근육형질), 칼슘의 저장고인 세포질그물은 ***sarcoplasmic reticulum*** (근육세포질그물)이다. 수축성 단백질을 포함하고 있는 잔섬유는 ***myofilament*** (근육잔섬유)라 한다. 이 장에서는 이러한 어근을 사용하는 다른 용어에 대해서도 학습한다.

9.1b 근육조직의 기능 Functions of Muscle Tissue

근육조직의 가장 명확한 기능은 운동을 일으키는 것이다. 근육조직은 또한 우리몸의 통로를 열고 닫으며, 자세를 유지하고, 관절을 안정화하며, 열을 발생시키는 기능을 한다.

- **움직임**(Produce movement). 뼈대근육은 뼈대에 부착되어 뼈를 움직임으로써 몸을 움직인다. 내장기관의 벽을 형성하는 근육은 속이 빈 기관을 통하여 액체나 다른 물질 등을 압박하여 이동시킨다.
- **우리 몸의 통로를 열고 닫음**(Open and close body passage-way). *조임근*(sphincter muscle)은 밸브로 기능한다. 이완 시 물질이 이동하고, 수축 시 통로를 닫는다. 이 기능은 소화기관과 요로에서 특히 명백하다. 눈과 입 주위의 근육은 이러한 인체의 구멍을 개방하고 닫는다. 홍채의 근육섬유는 동공의 직경을 확장하고 수축한다.
- **자세 유지와 관절의 안정화**(Maintain posture and stabilize joint). 깨어 있을 때, 인체가 서 있거나 앉은 자세를 유지할 수 있도록 뼈대근육은 지속적으로 수축한다. 낮은 수준의 근육 수축을 지속하는 근육의 장력은 많은 윤활관절을 안정시키고 강해지는 것을 돕는다.
- **열 생산**(Generate heat). 근육 수축은 열을 생산한다. 이는 정상 체온 37° C(98.6° F)를 유지하는 데에 중요하다. 이 기능은 운동시에 명백해진다. 운동하면서 생산된 초과 열은 이를 낮추기 위하여 땀 분비를 자극한다.

9.1c 근육조직의 유형 Types of Muscle Tissue

근육조직은 다음과 같은 세 가지 유형인 *뼈대근육조직*, *심장근육조직* 그리고 *민무늬근육조직*으로 나눈다. 각 유형은 (1) *가로무늬*(striation)라 부르는 밝고 어두운 무늬의 유무, (2) *수의적* 또는 *불수의적*으로 수축이 조절되는지 여부에 따라 나뉜다.

뼈대근육조직 골격근조직, Skeletal Muscle Tissue

뼈대근육조직은 **뼈대근육**(skeletal muscle)에 위치하며 뼈대를 움직인다. 이 조직은 체중의 40%를 차지한다. 뼈대근육조직의 근육세포는 **가로무늬근육**(striated muscle)이다. 가로무늬근육조직은 어둡고 밝은 띠 모양이 근육세포를 가로질러 있다. 가로무늬는 조직학적으로 관찰할 때 볼 수 있다(그림 3.12A). 뼈대근육은 신경계통의 **수의적**(voluntary) 신경이 분포하여 의식적으로 조절된다. 뼈대근육조직의 세부적인 구조와 기능이 이 장의 요점이다(표 9.1).

심장근육조직 심근조직, Cardiac Muscle Tissue

심장근육조직은 심장의 벽에만 있고 **가로무늬근육**이나(그림 3.12B) **불수의적**(involuntary)으로 수축한다. 심장근육은 신경 자극이 없이 수축할 수 있다. 또한 심장근육은 신경계통의 불수의적 신경이 분포하여 심장박동의 빠르기를 지시하거나 의식적으로 조절할 수 없다(심장근육조직의 구조와 기능에 대한 자세한 내용은 18장에서 설명하고 있다).

민무늬근육조직 평활근조직, Smooth Muscle Tissue

민무늬근육조직은 위, 방광, 혈관 및 호흡기관과 같이 심장을 제외한 속이 빈 내장기관의 벽에서 발견된다. 민무늬근육의 근육세포는 **가로무늬가 없다**(그림 3.12C). 심장근육과 같이 민무늬근육을 지배하는 신경은 **불수의적** 신경이 분포한다(민무늬근육조직의 구조와 기능에 대한 자세한 내용은 22장에서 설명하고 있다).

심장근육과 민무늬근육은 *내장근육*(visceral muscle)으로 불리는데, 이는 모두 내장기관을 지배하는 불수의적 신경이 분포하고 있다. 세 가지 근육의 특징은 이 장의 마지막에 요약되어 있다(표 9.2).

표 9.1 뼈대근육의 구조와 조직 수준

	구조와 조직 수준	설명	결합조직 외장
근육 (Muscle) 〈기관〉	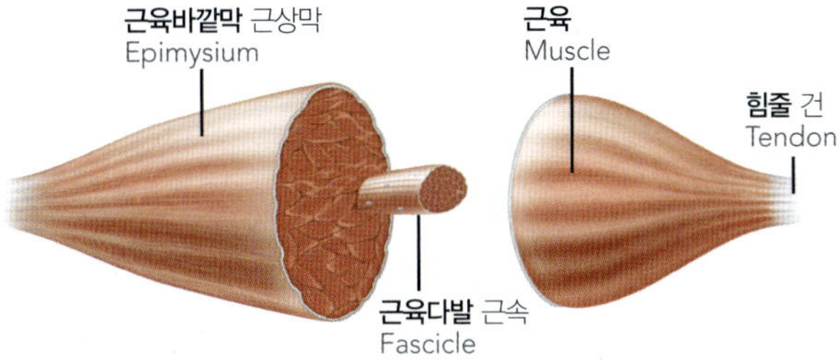 근육바깥막 근상막 Epimysium 근육 Muscle 힘줄 건 Tendon 근육다발 근속 Fascicle	근육은 결합조직으로 둘러싸인 수백에서 수천 개의 근육세포, 혈관 및 신경섬유로 구성된다.	근육바깥막에 싸여 있다.
근육다발 (Fascicle) 〈근육의 일부〉	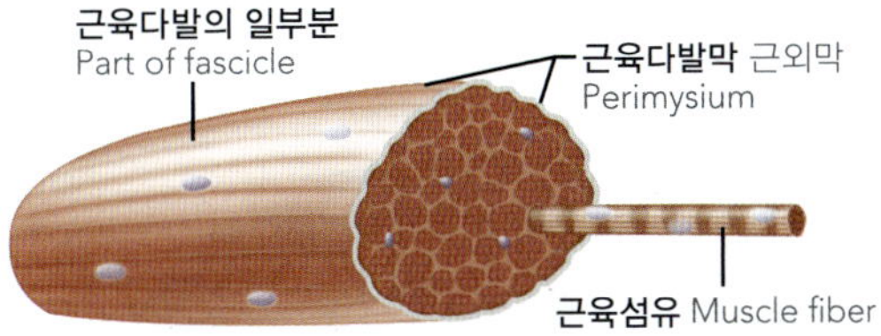 근육다발의 일부분 Part of fascicle 근육다발막 근외막 Perimysium 근육섬유 Muscle fiber	근육다발은 결합조직에 의해 다른 근육과 분리된 근육섬유의 다발이다.	근육다발막에 싸여 있다.
근육섬유 (Muscle fiber)〈세포〉	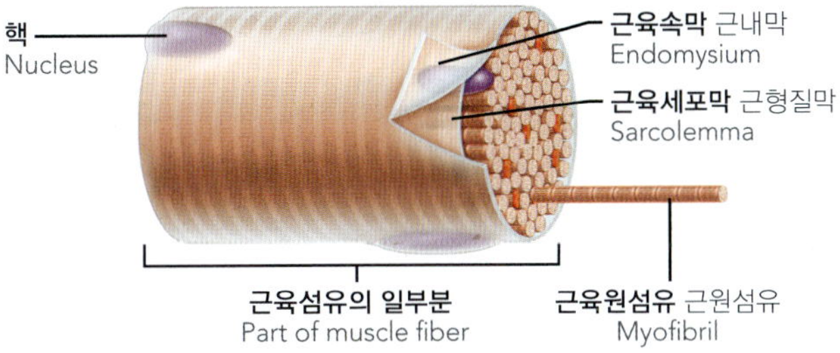 핵 Nucleus 근육속막 근내막 Endomysium 근육세포막 근형질막 Sarcolemma 근육섬유의 일부분 Part of muscle fiber 근육원섬유 근원섬유 Myofibril	근육섬유는 긴 뭇핵세포이다. 띠 모양이 나타난다.	근육속막에 싸여 있다.
근육원섬유 (Myofibril) 〈근육잔섬유를 포함한 세포소기관〉	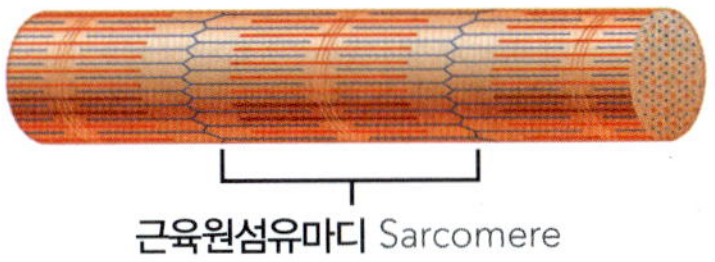 근육원섬유마디 Sarcomere	근육원섬유는 근육세포를 대부분 차지하고 있는 막대 같은 수축성 소기관이다. 띠 모양으로 보이는 근육원섬유마디가 배열되어 있다.	
근육원섬유마디 (근절, Sarcomere) 〈근육원섬유의 분절〉	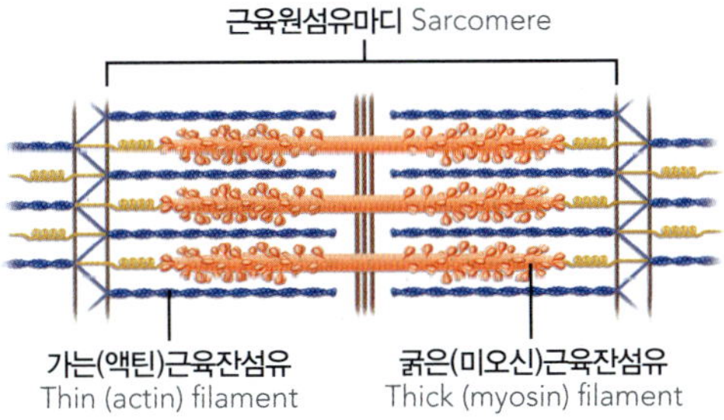 근육원섬유마디 Sarcomere 가는(액틴)근육잔섬유 Thin (actin) filament 굵은(미오신)근육잔섬유 Thick (myosin) filament	수축성 단백질인 근육잔섬유로 구성된 근육원섬유마디는 수축의 단위이다.	
근육잔섬유 또는 잔섬유 (Myofilament or Filament)	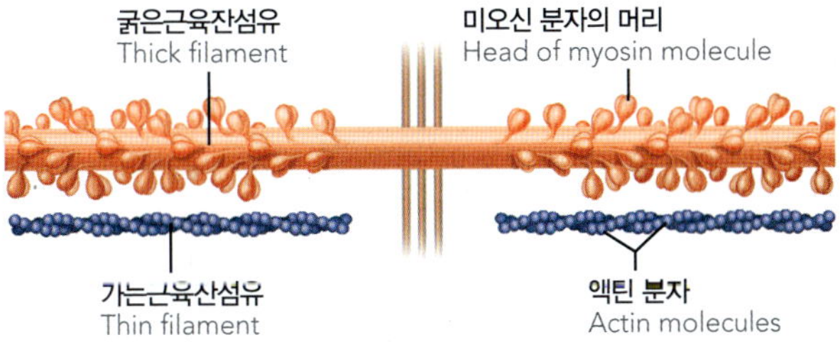 굵은근육잔섬유 Thick filament 미오신 분자의 머리 Head of myosin molecule 가는근육산섬유 Thin filament 액틴 분자 Actin molecules	수축성 근육잔섬유는 가는근육잔섬유와 굵은근육잔섬유 두 가지 형태가 있다. 굵은근육잔섬유는 미오신 분자의 다발이다. 가는근육잔섬유는 액틴 분자(다른 단백질도 포함된)이다. 가는근육잔섬유가 굵은근육잔섬유를 지나 미끄러짐(sliding)으로써 근육의 길이가 짧아진다. 티틴(titin) 분자로 구성된 탄성잔섬유는 A 띠의 구조를 유지시키고 근육이 수축한 후에 복원되도록 한다.	

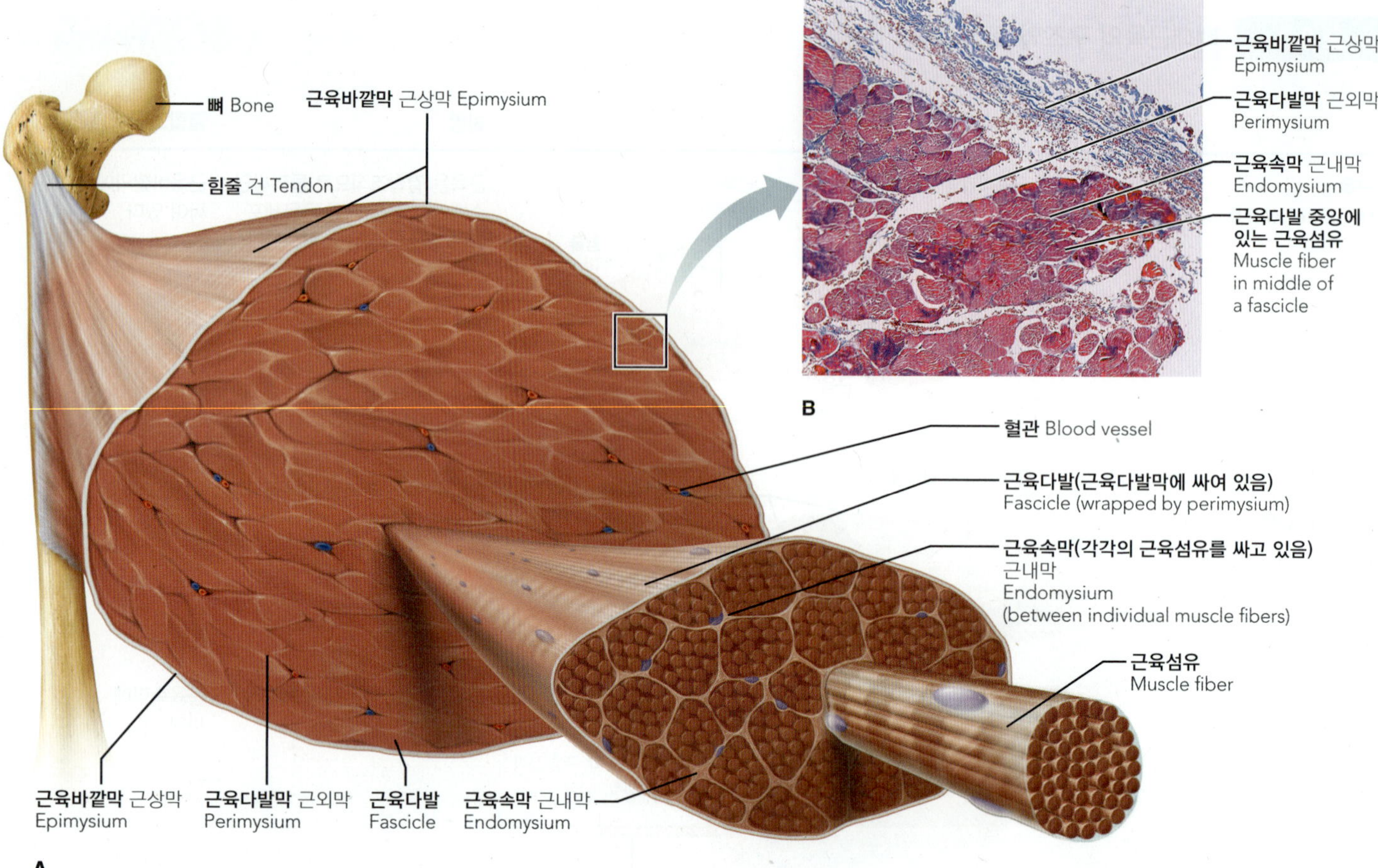

그림 9.1 **뼈대근육의 결합조직 집: 근육바깥막, 근육다발막, 근육속막.** A. 삽화. B. 뼈대근육 가로단면의 현미경 사진(40×).

이해 수준 체크하기

- □ 1. 모든 근육세포에서 나타나는 구조적 유사성은 무엇인가? 이 조직의 독특한 기능적 특성은 무엇인가?
- □ 2. 가로무늬가 있는 근육조직은 무엇인가? 내장근육이라고 불리는 근육은 무엇인가? 어떤 유형의 근육세포를 섬유라 하는가?

9.2 뼈대근육 SKELETAL MUSCLE

각 근육은 몇 종류의 조직으로 구성된 기관이다. 뼈대근육(골격근, skeletal muscle)은 뼈대근육조직과 함께 결합조직, 혈관 및 신경으로 구성되어 있다. 이 절에서는 뼈대근육의 육안적인 구조와 현미경적 구조를 관찰하고자 한다.

9.2a 뼈대근육의 맨눈해부 Gross Anatomy of a Skeletal Muscle

학습 성과

- 근육을 싸고 있는 결합조직층을 명명하고 근육의 혈관과 신경 분포를 요약할 수 있다.
- 근육다발을 정의할 수 있다.
- 근육의 이는곳(기시부, origin)과 닿는곳(정지부, insertion)을 통해 부착하는 다양한 방식을 설명할 수 있다.

결합조직과 근육다발 Connective Tissue and Fascicles

결합조직의 여러 집(초, sheath)들이 안과 밖에서 뼈대근육을 고정하고 있다(그림 9.1).

1. **근육바깥막**(근상막, Epimysium). 두껍고 불규칙한 결합조직이 전체 뼈대근육의 바깥면을 둘러싸고 있다. 이를 **근육바깥막**이라 하고 '근육의 바깥쪽'을 의미한다. 때때로 근육바깥막은 인접된 근육 사이에 있는 깊은근막과 섞여 있다.
2. **근육다발막**(근외막, Perimysium). 각각의 뼈대근육 안에서 근육세포는 집단적으로 나뉘어 있다. 다같이 묶여진 막대의 다발과 비슷하여 **다발**(fascicle)이라 하고, **근육다발막**이라 불리는 섬유성 결합조직으로 둘러싸여 있다.
3. **근육속막**(근내막, Endomysium). 근육다발 내의 각 근육섬유는 그물 섬유같은 느슨한 얇은 결합조직 막으로 둘러싸여 있다. 이 층을 **근육속막**이라 한다.

이런 섬유성 결합조직은 근육섬유를 함께 결합시키고 평행하게 배열하여 힘을 생산하기 위한 협력을 가능하게 한다. 이런 집들은 서로 연속적이다. 근육속막은 근육다발막과 병합되고, 다시 근육바깥막과 연속된다(그림 9.1B). 세 종류의 집은 모두 모여 뼈에 뼈대근육을 부착하는 결합조직 구조인 **힘줄**(tendon)을 형성한다(그림 9.1A). 근육섬유가 수축할 때 주위를 둘러싼 근육속막을 함께 잡아당긴다. 집들 간의 연속성 때문에

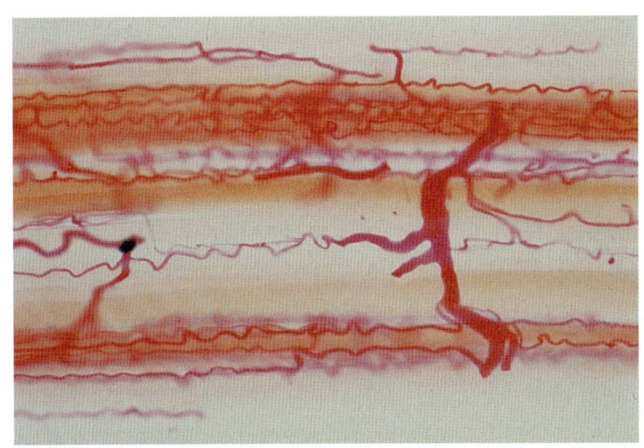

그림 9.2 **뼈대근육섬유를 싸고 있는 모세혈관그물의 현미경 사진.** 동맥공급은 검붉은 젤라틴으로 염색된 모세혈관그물을 통해 보여준다. 현미경사진에서 수평으로 주행하는 근육섬유는 주황색으로 염색되었다. 가장 가는 모세혈관의 물결치는 모습을 확인한다(75×).

이러한 당김이 근육다발막, 근육바깥막, 힘줄에 가해져 수축력을 전달하고 뼈를 움직이게 한다.

신경과 혈관 Nerves and Blood Vessels

일반적으로 뼈대근육은 하나의 신경, 하나의 동맥, 하나 또는 그 이상의 정맥이 분포한다. 신경과 혈관의 가지는 근육속의 결합조직에 분포하고 더 작은 가지는 개개의 근육섬유와 접하고 있다.

풍부한 혈액 공급은 근육 수축 시 영양과 산소에 대한 높은 요구도를 반영한다. 근육속막의 모세혈관은 그물을 형성하고 있다(**그림 9.2**). 근육섬유가 수축할 때의 물결 모양의 긴 모세혈관은 근육이 펴질 때 곧게 신장된다.

뼈대근육의 신경 분포는 다음 절에서 설명된다.

근육의 부착 Muscle Attachments

근육의 부착은 근육을 뼈에 연결하는 뼈에 위치한다. 각 뼈대근육은 최소한 하나 이상의 관절을 가로질러 다른 뼈에 부착된다. 근육이 수축하면 하나의 뼈는 움직이나 일반적으로 다른 뼈는 고정되어 있다. 움직임이 적은 뼈에 부착된 근육 부위를 **이는곳**(기시부, origin)이라 하며 움직임이 많은 뼈에 부착된 근육 부위를 **닿는곳**(정지부, insertion)이라 한다(**그림 9.3**). 그래서 근육이 수축하면 닿는곳이 이는곳 방향으로 당겨지게 된다. 팔과 다리의 근육들은 이는곳은 좀더 몸쪽(proximal)에 부착하고, 닿는곳은 좀더 먼쪽(distal)에 부착한다. 하지만 인체의 자세에 따라 이는곳과 닿는곳은 서로 바뀌기도 하며 중요한 것은 근육의 수축으로 움직임이 발생한다는 점이다. 예를 들어, 팔의 위팔근(상완근, brachialis muscle)은 위팔뼈(상완골, humerus)의 중심축이 이는곳이고 몸쪽 자뼈(척골, ulna)가 닿는곳이다(그림 9.3). 물건을 들어올릴 때와 같이 아래팔을 굽히는 근육의 기능으로 인체의 팔과 다리의 일반적 자세를 나타낼 때에는 적절한 용어이다. 만일 철봉에 매달려 턱걸이를 할 때 위팔의 자세와 움직임을 생각한다면, 이 상황에서 움직이는 것은 자뼈가 아니라 위팔뼈가 된다. 따라서 위팔근의 이는곳은 움직이고, 닿는곳은 고정된다.

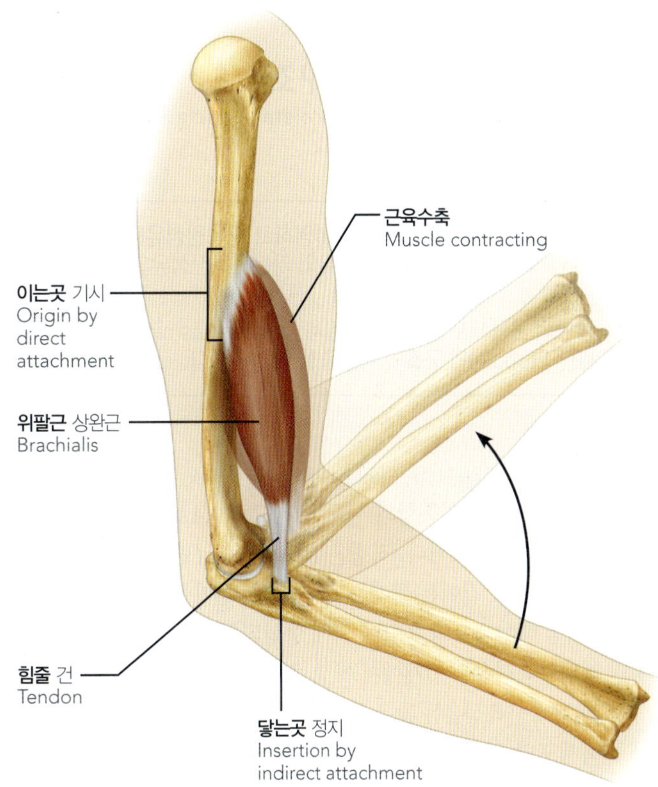

그림 9.3 **근육의 부착(이는곳과 닿는곳).** 근육이 수축하면 닿는곳이 이는곳을 향해 끌어당겨진다.

근육의 부착은 강한 섬유성 결합조직을 통해 이는곳과 닿는곳이 뼈의 뼈막과 부착된다. *직접부착*(direct or fleshy attachment)은 부착하는 결합조직의 끈이 짧아서 근육다발이 직접 뼈에 부착한다. *간접부착*(indirect attachment)은 근육섬유의 말단에 결합조직이 연장되어 끈 모양의 힘줄이나 천처럼 펼쳐지는 **힘줄막**(건막, aponeurosis)을 형성하여 부착한다. 직접부착에 비해 간접부착이 더 일반적이며 대부분의 근육은 힘줄을 가지고 있다. 뼈의 돌출된 부분에는 종종 힘줄과 뼈가 부착하는 부위가 되는데, 이를 결절(tubercle), 돌기(전자, trochanter), 능선(능, crest)이라 부른다(표 5.1). 비록 대부분의 힘줄과 힘줄막이 뼈에 부착되나 일부는 피부, 연골, 근막, 또는 **봉합선**(raphe)에 부착하기도 한다.

많은 근육들이 두 개 또는 그 이상의 관절에 걸쳐 있으며, 이러한 관절을 *2개의 관절근육*(biarticular muscle) 또는 *다관절근육*(multijoint muscle)이라 부른다. 예를 들어 위팔뼈에 이는곳을 가진 근육이 아래팔(전완, forearm)의 노뼈나 자뼈에 닿지 않고 손목뼈(carpal)에 부착된다고 한다. 이런 근육의 수축은 팔꿈치와 손목의 관절을 움직일 것이다.

이해 수준 체크하기

- ☐ **3.** 근육다발을 둘러싸고 있는 결합조직은 무엇인가?
- ☐ **4.** 근육의 이는곳과 닿는곳의 기능적 정의는 무엇인가? 사지(limbs)에서 전통적으로 근육의 이는곳과 닿는곳의 정의는 무엇인가?

9.2b 뼈대근육조직의 현미구조

Microscopic Structure of Skeletal Muscle Tissue

학습 성과

- 뼈대근육섬유의 현미경적 구조를 설명하고 근육원섬유마디와 근육원섬유 안의 수축성 굵은근육잔섬유와 가는근육잔섬유의 배열을 설명할 수 있다.
- 근육섬유의 근육세포질그물(근형질세망, sarcoplasmic reticu-lum)과 T세관(T tubule)의 구조와 기능을 설명할 수 있다.

뼈대근육섬유 골격근섬유, Skeletal Muscle Fiber

뼈대근육섬유는 길고 원통형의 세포이다(**그림 9.4A, B**). 상대적으로 볼 때 이는 거대한 세포이다. 직경은 10~100 μm(평균적으로 체세포의 10배 이상)이며, 길이는 짧게는 수 cm에서 길게는 수십 cm에 이른다. 수백 개의 배아세포의 융합에 의해 형성되었기 때문에 정확하지는 않지만 뼈대근육섬유는 인체에서 가장 큰 세포라 할 수 있다. 이러한 발달 방식 때문에 근육섬유는 많은 핵을 가지고 있다. 핵은 각 근육섬유 주위에 근육세포막(근형질막, sarcolemma) 아래에 분포되어 있다(그림 9.4B).

근육원섬유와 근육원섬유마디

근원섬유와 근절, Myofibrils and Sarcomeres

광학현미경으로 뼈대근육섬유에 있는 어둡고 막대 모양의 밝은 가로무늬(striation)를 볼 수 있다. 이러한 가로무늬는 긴 내부 구조인 소기관인 **근육원섬유**(myofibril)라 한다. 근육원섬유는 분지하지 않는 원통형으로 많은 수가 존재하고 근육세포질의 80% 이상 구성되어 있으며 특수화된 수축 소기관이다. 근육원섬유는 근육잔섬유를 포함하며(그림 9.4C), 앞에서 간단히 설명하였다. 하나의 근육섬유에 있는 근육원섬유는 근육세포막의 다른 내용물에 의해 또 다른 내용물과 분리된다. 그러한 내용물 중에 사립체(mitochondria)와 당질소포(글라이코솜, glycosome)가 있다. 둘 다 근육 수축을 위한 에너지를 공급한다. 불행하게도 조직학적인 절편(그림 9.4A)에서 각각의 근육원섬유를 구별하는 것은 인접한 근육원섬유의 가로무늬가 거의 완벽하게 서로 정렬되어 있기 때문에 어렵다.

근육원섬유는 반복적인 분절로 길게 배열되어 있기 때문에 **근육원섬유마디**(근절, sarcomere)라고 한다(그림 9.4C, D). 근육원섬유마디는 뼈대근육에서 수축의 기본적인 단위이고 각 근육원섬유마디의 두 끝 경계를 **Z선**(Z disc, Z line)이라 한다. 각 Z선에 부착되고 근육원섬유마디의 중심을 향해 펼쳐진 미세한 근육잔섬유를 **가는(액틴)근육잔섬유**[thin (actin) filament]라고 하며 단백질인 액틴으로 구성되어 있다. 근육원섬유마디의 중심에 있고 가는근육잔섬유의 안쪽 끝에 겹쳐지는 것이 **굵은(미오신)근육잔섬유**[thick (myosin) filament]의 원통형 다발이다. 굵은근육잔섬유는 미오신 분자로 구성되어 있다. 그것 또한 ATPase를 함유하며 에너지 방출을 위한 ATP (energy-storing molecule, 에너지 저장 분자)는 근육 수축 시 필요하다. 굵은근육잔섬유 양끝의 혹과 같은 것을 *미오신 머리*(myosin head)라 한다(그림 9.4D).

근육원섬유마디의 구조는 뼈대근육섬유에서 가로무늬의 형태로 나타난다. 어두운 띠는 근육원섬유마디에 있는 굵은근육잔섬유의 길이에 의해 만들어지고 가는근육잔섬유의 안쪽 끝을 따라서 굵은근육잔섬유가 겹쳐 있다. 각 근육원섬유마디의 굵은근육잔섬유 부분을 **A띠**(A band)라 하고(그림 9.4C) A띠 중심 부위는 가는근육잔섬유가 없는 **H띠**(H zone)이다. H띠 중심에 있는 **M선**(M line)은 굵은근육잔섬유를 고정하는 작은 막대가 위치한다(그림 9.4D). A띠 양쪽에 있는 두 영역은 가는근육잔섬유만을 포함하는데 이를 **I띠**(I band)라 부른다. 가로무늬의 밝고 어두운 부분에서 밝은 부분을 나타내는 근육원섬유마디의 I띠는 어떤 뼈대근육섬유의 길이를 나타낸다. 각 I띠는 2개의 인접한 근육원섬유마디의 일부분이고 그 중심에 Z선이 위치한다(그림 9.4C). 인접한 근육원섬유의 가로무늬가 완전히 배열된 것을 보면 근육세포에서 다양한 띠를 볼 수 있게 한다(그림 9.4A, B). 기억하기 쉽게, 어두운띠(dark)에는 "A" 가 있으므로; dark band는 A band이며, 밝은띠(light)에는 "I" 가 있으므로; light band는 I band이다. 이러한 개념은 실제로 이 부위는 편광빛이 어떻게 굴절되는지를 말해준다: A band 는 복굴절성(anisotropic)이며, I band는 단굴절성(isotropic)이다.

그림 9.4E는 가로단면에서 근육원섬유마디를 보여주고 각 부위에 배열되어 있는 모습과 근육잔섬유의 종류를 설명하고 있다.

티틴과 다른 근육원섬유 단백질

Titin and Other Myofibril Proteins

티틴(titin)은 근육원섬유마디에 있는 스프링과 같은 분자로서 과도한 신전을 억제한다. 근육원섬유마디 안의 티틴 분자는 탄성잔섬유에서 발견된다. 근육원섬유마디에 있는 티틴 분자들은 Z선에서 굵은근육잔섬유까지 걸쳐 있고 굵은근육잔섬유 내로 주행하여 M선에 부착한다(그림 9.4D). 티틴은 지금까지 발견된 단백질 중 가장 큰 단백질이며 2가지 기본적인 기능을 갖는다. (1) 근육원섬유마디의 제 위치에 굵은근육잔섬유를 고정함으로써 A띠를 유지하게 한다. (2) 근육이 뻗었을 때 펴고 뻗는 힘이 감소할 때 다시 접혀서 근육의 탄성에 기여한다. 티틴은 정상적인 범위의 신전 내에서는 신전에 대한 저항이 없지만 계속 풀리게 되면 더 팽팽해지므로 과도한 신전에 대해 강하게 저항하게 되어 근육원섬유마디를 끌어당기게 된다.

각 근육원섬유는 몇몇 단백질들이 Z선을 둘러싸고 있고 이런 단백질은 인접한 근육원섬유마디를 서로 결합한다.

근육세포질그물과 T세관 Sarcoplasmic Reticulum and T Tubules

뼈대근육섬유는 근육의 수축을 조절하는 2개의 세관 즉 근육세포질그물과 T세관을 포함한다(**그림 9.5**). **근육세포질그물**(sarcoplasmic reticulum, SR)은 정교한 세포질그물로 느슨한 스웨터 소매처럼 각 근육원섬유 주위의 가는 관들이 서로 연결되어 있으며, 가는 관의 대부분은 근육원섬유를 따라서 세로로 배열되어 있다. 근육세포질 그물세관의 끝을 **종말수조**(terminal cistern)라 하며 근육원섬유의 A띠와 I띠 사이의 결합부(A~I junction) 위에서 더욱 큰 수직의 교차관을 형성한

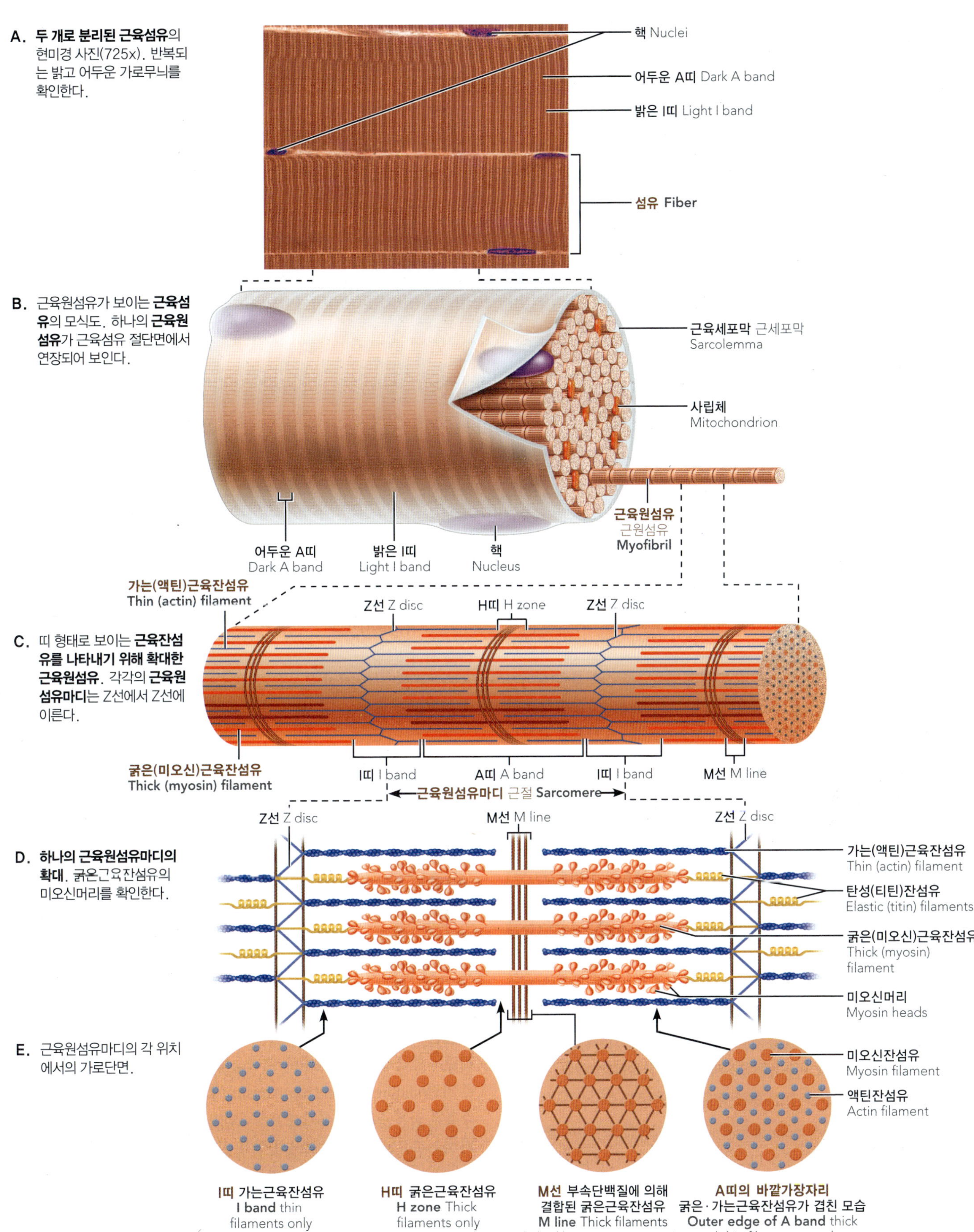

그림 9.4 뼈대근육섬유(세포)의 현미해부.

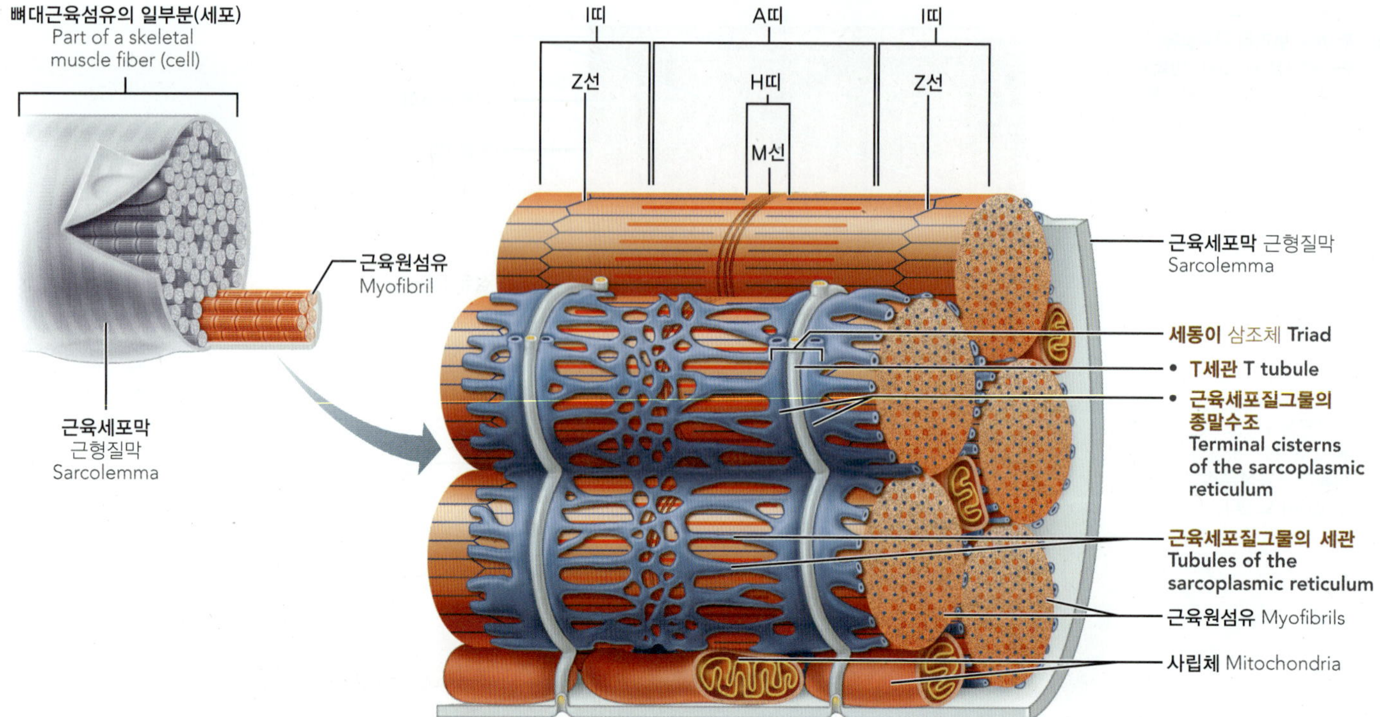

그림 9.5 **뼈대근육섬유에 있는 근육세포질그물과 T세관.**

다. 이런 종말수조는 T세관의 양쪽에 쌍으로 존재한다. 근육세포질그물은 많은 양의 칼슘이온(Ca^{2+})을 저장하여, 근육이 수축하도록 자극이 전달될 때 방출한다.

T세관(transverse tubule)은 쌍을 이룬 종말수조 사이를 주행하는 근육세포막이 길게 함입된 구조이다(그림 9.5). T세관의 복합체는 각 A~I 연결부에서 2개의 종말수조 옆에 위치하는데, 이 부위를 **세동이**(삼조체, triad)라 한다.

뼈대근육의 수축은 궁극적으로 신경자극에 의해 조절되며 근육섬유의 근육세포막을 따라서 이동한다. T세관은 근육세포막의 연속이므로 뼈대근육섬유의 깊은 부위까지 자극을 전달할 수 있다. T세관을 타고 내려간 자극(impulse)은 종말수조로부터 칼슘이온의 방출을 자극시킨다. 칼슘이온들은 세포질액(cytosol)을 통해 가는근육잔섬유 쪽으로 확산되고 그곳에서 수축을 유발하게 한다. 수축한 후에는 칼슘이온들은 펌프(pump)를 통해 근육세포질그물로 회수되고 저장된다.

이해 수준 체크하기

- □ 5. 다음의 구조에서 가장 작은 것에서 가장 큰 순서로 나열하고 각각을 정의한다. 근육원섬유, 근육잔섬유, 근육원섬유마디.
- □ 6. A띠에서만 볼 수 있는 근육잔섬유는 무엇인가?
- □ 7. 종말수조와 T세관의 기능은 무엇인가?

9.2c 뼈대근육조직의 기능해부
Functional Anatomy of Skeletal Muscle Tissue

학습 성과

- 근육 수축의 활주 기전(sliding filament mechanism)을 티틴(titin)의 역할을 포함하여 설명할 수 있다.
- 근육섬유의 신경근육이음부(신경근연접, neuromuscular ju-nction)를 통한 신경 분포를 설명하고, 운동 단위를 정의할 수 있다.
- 세 종류의 뼈대근육섬유를 비교하고 대조할 수 있다.

수축의 기전 Mechanism of Contraction

운동할 때 수반되는 근육의 수축에는 두 가지 형태가 있다. 집중성 수축과 편중성 수축이 있는데 *집중성 수축*(concentric contrac-tion)은 보다 친숙한 형태로 근육이 짧아지면서 일을 하는 것으로 책을 집거나 공을 찰 때 일어나는 운동이고, *편중성 수축*(eccentric contraction)은 근육을 늘어나게 할 때 힘을 발생시키는 근육에서 일어나는 운동이다.

집중성 수축(Concentric Contraction). 집중성 수축은 근육이 짧아지면서 힘을 발생하는 것이다. 뼈대근육의 집중성 수축은 **근육잔섬유활주 기전**(sliding filament mechanism)에 의해 설명할 수 있다**(그림 9.6)**. 수축은 굵은근육잔섬유의 미오신머리가 근육원섬유마디의 양쪽 끝에서 가는근육잔섬유에 부착하여, 안쪽 회전에 의해 근육원섬유마디의 중심쪽으로 가는근육잔섬유를 끌어당겨 일어난다. 미오신머리가 '경첩(hinge)' 부위에서 회전하여 원래 위치로 되돌아간 다음, 근육섬유의 길이를 따라서 가는근육잔섬유와 결합하여 다시 회전한다. 이러한 한쪽 방향으로만 회전하는 톱니바퀴(ratchet like)와 같은 주기가 1회 수축하는

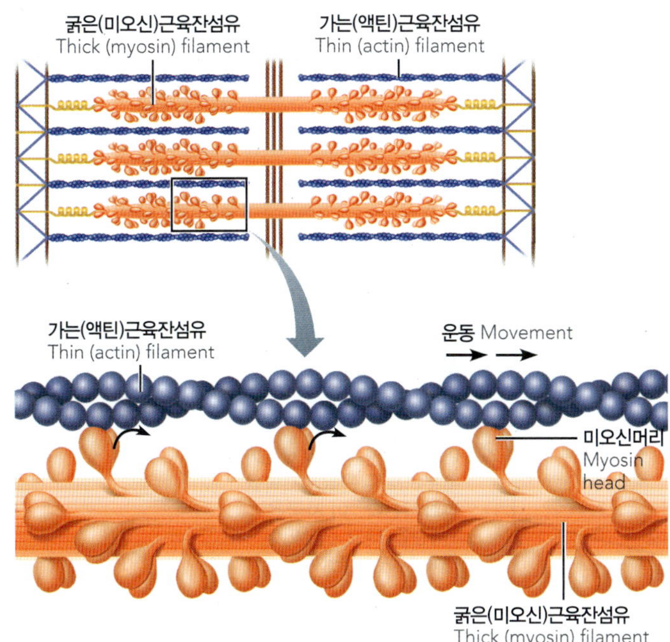

A. 미오신머리들은 가는근육잔섬유 내 액틴에 부착하고, 중심축은 근육원섬유마디의 중심을 향해 안으로 가는근육잔섬유를 끌어당긴다.

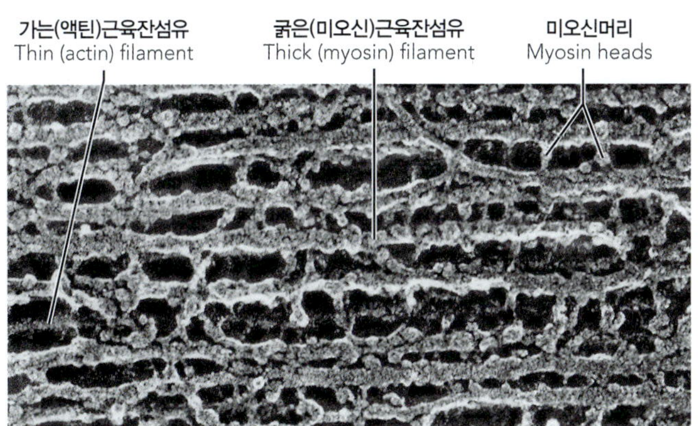

B. 근육원섬유마디의 일부분으로 동결할단법에 의한 투과전자현미경 사진으로 가는근육잔섬유와 함께 미오신머리의 관련성을 보여주고 있다.

그림 9.6 뼈대근육에서 집중성 수축을 위한 활주 기전.

① 근육섬유가 완전히 이완된 근육원섬유마디

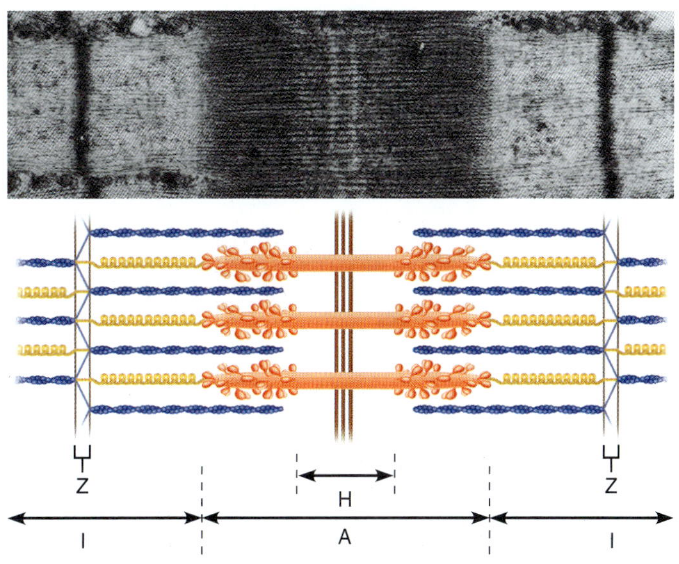

② 근육섬유가 완전히 수축한 근육원섬유마디

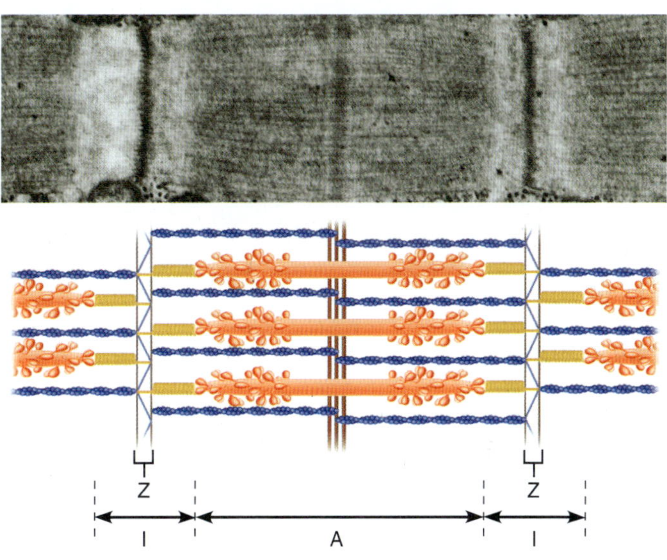

그림 9.7 뼈대근육 수축 시 가로무늬의 변화. ①은 이완된 상태, ②는 수축한 상태를 가리킨다. 전자현미경으로 32,000배 확대하였다.

동안 여러 번 반복된다. 굵은근육잔섬유와 가는근육잔섬유 자체가 짧아지는 것이 아니라 가는근육잔섬유가 굵은근육잔섬유로 미끄러져 들어가는 것이다. 근육잔섬유활주 기전은 근육세포질그물로부터 칼슘이온의 방출에 의해 그리고 가는근육잔섬유에 칼슘이온이 결합하여 시작된다. 이 과정은 ATP가 에너지로 공급된다.

수축은 뼈대근육의 가로무늬 형태에 영향을 미친다(**그림 9.7**). 완전히 이완된 근육원섬유마디(그림 9.7 ①)는 가는근육잔섬유가 굵은근육잔섬유와 부분적으로 겹친다. 이완된 근육원섬유마디에서의 A띠, I띠의 길이, 그리고 Z선의 위치를 주의해 보자. 근육이 수축할 때(그림 9.7 ②), 굵은근육잔섬유의 작용은 두 Z선을 서로 가까이 끌어당기고 각 근육원섬유마디를 짧아지게 한다. Z선이 서로 가까이 이동함으로써 I띠가 짧아지게 되고 H띠는 완전히 사라진다. 가는근육잔섬유와 굵은근육잔섬유가 겹치는 부위가 증가함에 따라 I띠와 H띠의 길이가 감소한다. 그러나 가는근육잔섬유의 길이는 변하지 않는다. A띠의 길이도 굵은근육잔섬유의 길이가 변하지 않기 때문에 변화가 없다.

편중성 수축*(Eccentric Contraction)*. 편중성 수축은 근육을 늘어나게 함으로써 힘을 발생시킬 때 일어난다. 이러한 형태의 수축은 조절된 운동과 중력에 저항하기 위해 중요하다. 편중성 수축은 집중성 수축 기전보다 알려진 것이 적다. 두 종류의 수축은 엎드려 팔굽혀 펴기를 할 때 모두 나타난다. 몸통을 위로 올리는 움직임에서 가슴근육들에서 집중적으로 집중성 수축이 일어나서 몸통을 바닥으로부터 들어올린다. 몸통을 아래로 움직일 때 똑같은 가슴근육들이 집중적으로 편중성 수축을 하여 중력에 대항하면서 몸통을 아래로 향하게 된다. 편중성 수축은 중력에 저항하는 많은 운동에서 나타난다. 계단을 내려갈 때, 내리

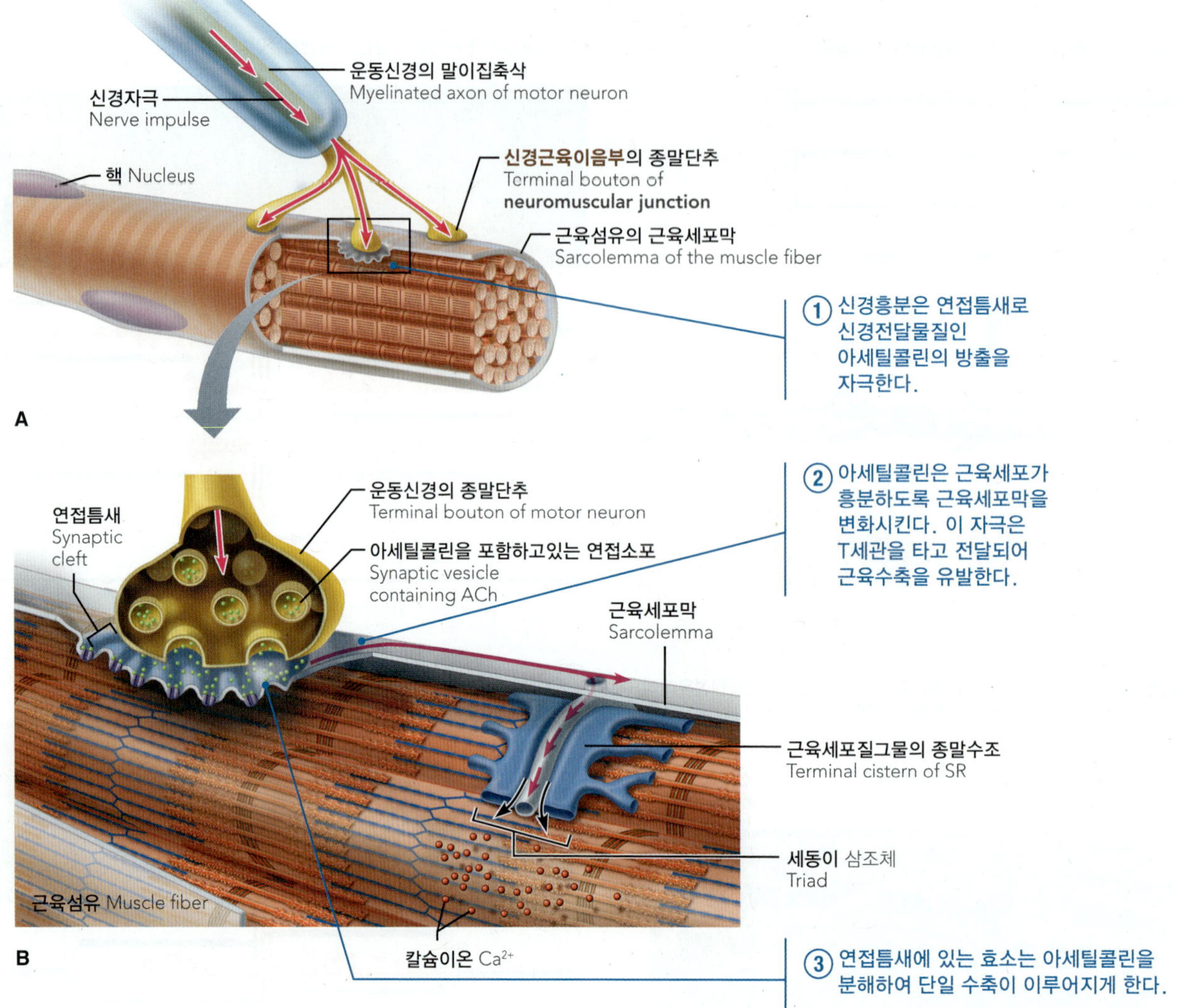

그림 9.8 신경근육이음부. **A.** 운동신경의 축삭말단은 뼈대근육섬유와 함께 3개의 신경근육이음부를 형성. **B.** 근육세포에 접하고 있는 하나의 신경근육이음부를 확대한 모습.

막을 달릴 때, 점프한 후 착지할 때, 근육이 제동장치처럼 작용하기 위해 근육은 편중성 수축을 한다.

근육의 폄 근육이완, Muscle Extension

근육조직은 신전되고, 근육섬유는 수축한 후 다시 펴져 원래 길이로 되돌아간다. 이런 신전을 일으키는 것은 무엇인가? 기본적으로 뼈대근육과 근육 내 근육섬유는 정상적인 근육의 움직임과 *반대*(opposite)되는 움직임에 의해 신전된다. 예를 들어, 어깨에서 팔을 정상적으로 *벌리면*(abduct) 이 관절에서 팔은 *모음*(adducting)에 의해 신전된다. 근육이 수축할 때보다도 오히려 신전될 때 가는근육잔섬유와 굵은근육잔섬유 사이의 겹치는 부위는 감소한다. Z선이 멀어지면 I띠와 H띠는 길어지고 A띠의 폭은 변하지 않는다.

근육섬유의 길이와 수축력
Muscle Fiber Length and the Force of Contraction

뼈대근육섬유의 적절한 휴식 시 길이는 근육이 수축할 때 최대의 인장력을 발생시킬 수 있는 길이다. 이 최적의 길이는 섬유가 약간 신전될 때 발생하고 가는근육잔섬유와 굵은근육잔섬유가 적당하게 신전되어 겹쳐질 때이다(그림 9.7 ①). 이러한 상태에서 미오신머리는 가는근육잔섬유의 전체 길이를 따라서 이동하고 끌어당겨진다. 다른 상태에서는 수축이 부적절하게 일어난다. 만약 근육섬유가 매우 많이 신전된다면 굵은근육잔섬유와 가는근육잔섬유는 전혀 겹쳐지지 않으며 미오신머리들은 어느 곳에도 부착할 수 없으므로 잡아당기는 힘도 일어날 수 없다. 반대로, 만약에 근육원섬유마디가 압박을 받게 되어 굵은근육잔섬유가 Z선에 닿게 되면 근육의 수축은 일어나지 않는다(그림 9.7 ②).

모든 뼈대근육이 적절하게 작동할 수 있는 길이의 범위를 갖게 되는데, 정상적인 휴식 시 길이의 약 80%에서부터 그 길이의 약 120%까지 늘어난다. 근육의 부착 부위는 최적의 범위 내에서 근육을 유지하려는 경향이 있다. 즉, 관절들은 정상적으로 어떤 뼈가 광범위하게 이동하는 것을 허용하지 않는다.

뼈대근육의 신경지배
골격근의 신경지배, Innervation of Skeletal Muscle

근육세포질그물로부터 방출된 칼슘이온과 뼈대근육의 일련의 수축은 신경자극에 의해 발생된다. 근육섬유를 지배하는 신경세포를 **운동신경**(motor neuron)이라 부른다. 신경세포는 신경세포체로부터 펼쳐진 세

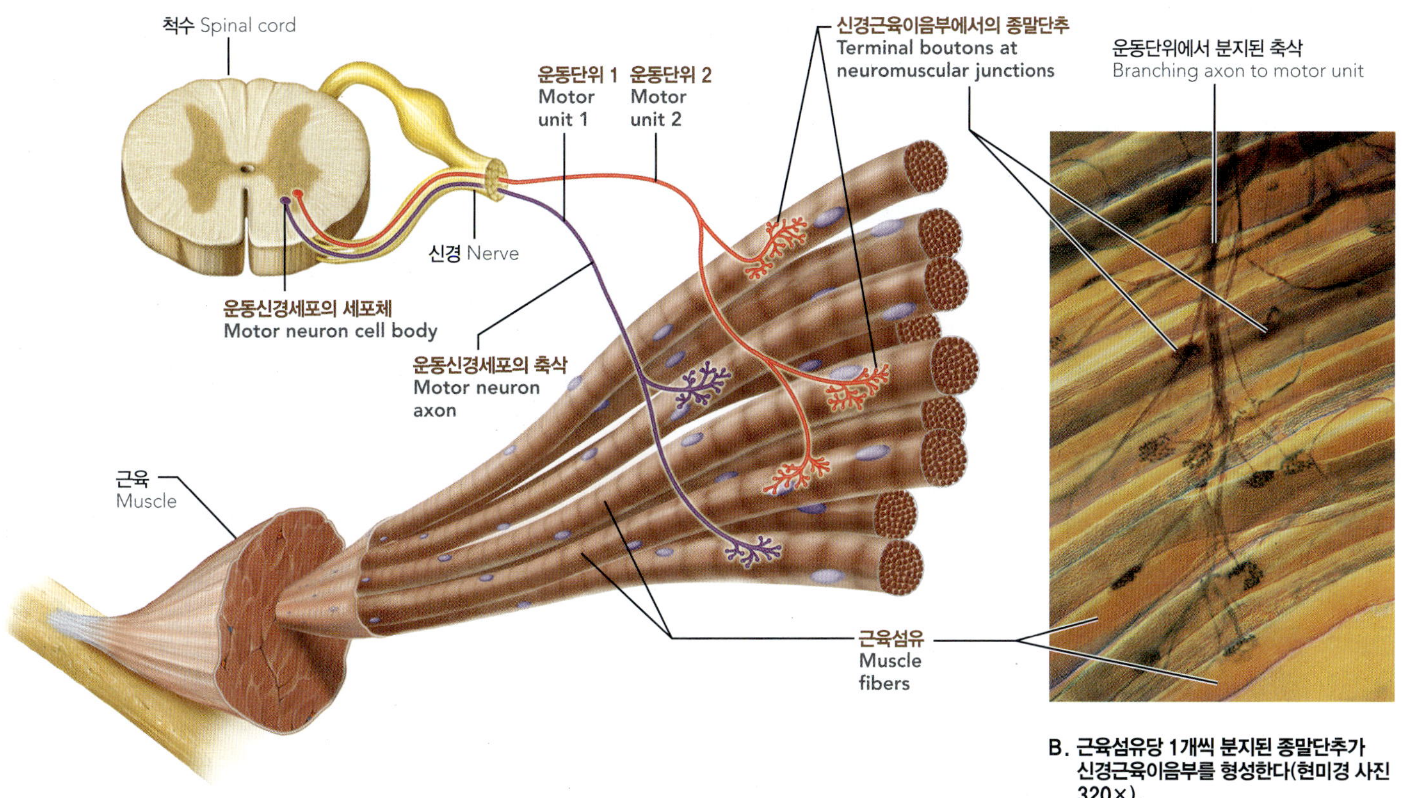

B. 근육섬유당 1개씩 분지된 종말단추가 신경근육이음부를 형성한다(현미경 사진 320×).

A. 미오신머리들은 가는근육잔섬유 내 액틴에 부착되고, 중심축은 근육원섬유마디의 중심을 향해 안으로 가는근육잔섬유를 끌어당긴다.

그림 9.9 운동단위. 각 운동단위는 하나의 운동신경과 그 신경이 분포하여 지배하는 모든 근육섬유로 구성된다.

포돌기를 갖고 있다. 가지돌기(수상돌기, dendrite)는 신경세포에서 자극을 받아들이는 수용체 영역이다. 축삭(axon)은 길고, 신경자극이 일어나 전달되는 부위이다(3장).

신경근육이음부(신경근육연접, Neuromuscular Junction). 뼈대근육에 있는 근육섬유는 근육섬유를 수축하게 하는 신호를 전달하는 신경말단에 의해 기능을 한다. 신경말단과 근육섬유가 만나는 곳을 **신경근육이음부**(neuromuscular junction 또는 motor end plate)(그림 9.8)라 부른다. 이음부의 신경부분은 축삭돌기의 끝이 확장된 부위로서 화학적 전달분자인 신경전달물질을 저장하고 있다. 이러한 확장된 부위를 **종말단추**(terminal bouton) 또는 *축삭말단*(axon terminal)이라고 한다. 축삭말단은 **연접틈새**(synaptic cleft)라 불리는 공간에 의해서 근육섬유의 근육세포막과 분리되어 있다(그림 9.8B). 축삭말단에는 신경자극이 말단에 도달할 때 신경전달물질을 방출하는 소포가 함유되어 있다(그림 9.8 ①). 신경근육이음부에서 신경전달물질인 아세틸콜린은 연접틈새로 확산되고 근육세포막의 수용체분자와 결합하여 신호가 전달되면 근육섬유의 수축이 시작된다(그림 9.8 ②).

신경근육이음부는 몇 개의 독특한 형태를 갖는다. 각각의 축삭말단은 근육세포막의 고랑과 같은 함몰 부위에 위치한다(그림 9.8B). 근육세포막의 함입된 부위는 바닥판으로 덮여 있고 바닥판은 아세틸콜린에스터라제라는 효소를 함유하고 있으며, 이 효소는 신경전달물질에 의해 수축한 후 아세틸콜린을 즉시 분해시킨다(그림 9.8 ③). 각각의 근육섬유의 신경자극은 섬유의 수축을 한 번 일으키며, 만약 아세틸콜린이 연접틈새에 남아 있다면 발생할 원치 않는 부가적인 수축을 방지한다.

운동단위(Motor Unit). 운동신경세포의 축삭은 뼈대근육에 있는 다수의 섬유를 지배하기 위하여 분지한다. 하나의 운동신경세포와 그 신경이 지배하는 모든 근육섬유들을 운동단위(motor unit)라고 한다. 두 개의 단순회된 운동단위가 묘사되어 있다(그림 9.9A). 운동신경이 흥분하면, 운동단위에 있는 모든 근육섬유들은 함께 수축한다. 비록 운동단위 150이 근육섬유의 평균 수치라 할지라도 많게는 수백 개, 적게는 4개가 될 수도 있다. 매우 미세한 조절을 요구하는 근육(손가락과 눈을 움직이는 근육)은 운동단위당 적은 수의 근육섬유를 지배하는 데 반해 크기가 크고 덜 정교하며 무거운 근육(엉덩근육)들은 큰 운동단위를 갖고 있다. 단일 운동단위의 근육섬유는 서로 모여 있지 않고 근육 전체에 퍼져 있으므로 결과적으로 단 한 개의 운동단위의 자극은 전체 근육에 약한 수축을 일으킨다.

서로 다른 근육에서 운동단위의 크기 차이 이외에도, 각각의 근육에는 많은 운동단위가 포함되어 있다. 운동을 일으키기 위하여 운동단위가 추가되는데 이를 동원(recruitment)이라 한다. 작은 힘이 요구되면 적은 수의 운동단위가 자극된다. 많은 힘이 필요할 때는 추가적인 운동단위가 동원된다. 이와 같은 근육은 책상에서 떨어뜨린 연필을 들어올릴 수 있거나 이 교재와 같은 무거운 교재를 들어올릴 수 있다.

이해 수준 체크하기

- ☐ 8. 가는근육잔섬유와 굵은근육잔섬유가 겹치는 것이 근육수축에서 중요한 이유는 무엇인가?
- ☐ 9. 근육이 수축할 때 길이의 변화가 나타나는 근육원섬유의 영역은 A띠, I띠, Z선 중 어디인가?
- ☐ 10. 운동단위와 신경근육이음부의 차이는 무엇인가?

뼈대근육섬유의 유형 Types of Skeletal Muscle Fibers

뼈대근육섬유(골격근섬유)는 두 가지 특징에 의해 다양한 유형으로 분류된다. (1) 어떻게 에너지(ATP)를 만드는지 그리고 (2) 얼마나 빨리 수축하는지에 따라 몇몇 근육은 주로 산소를 사용하여 ATP를 생산하는데, 이를 **산화형 섬유**(oxidative fiber)라 한다. 해당과정(glycolysis)에 의하여 산소 없이 ATP를 만드는 나머지 근육들을 **해당형 섬유**(glycolytic fiber)라 한다. 근육수축의 속도, 즉 빠르거나 느린 것은 섬유가 수축에 필요한 에너지를 얻기 위해 ATP를 얼마나 빨리 분해시키느냐에 달려 있으며, 이러한 특징에 의해 근육섬유는 일반적으로 3가지로 분류한다. *느린 산화형 섬유*(slow oxidative fiber, SO), *빠른 해당형 섬유*(fast glycolytic fiber, FG) 및 *빠른 산화형 섬유*(fast oxidative fiber, FO)(**그림 9.10**)이다. 인체 근육의 대부분은 3가지 섬유 유형을 모두 포함하고 있지만 비율은 근육에 따라 서로 다르게 분포한다.

***느린 산화형 섬유**(Slow Oxidative Fiber, SO).* 명칭이 말해주듯이 느린 산화형 섬유들은 유산소 대사를 통해 에너지를 얻는다. 즉, 많은 수의 사립체(유산소성 신진대사 위치)를 갖고 있고 모세혈관 공급이 풍부하다. 이 섬유들은 근육세포질에 있는 산소와 결합한 색소인 *미오글로빈*(myoglobin)이 풍부하기 때문에 붉은색을 띤다. 느린 산화형 섬유는 천천히 수축하고 충분한 산소가 존재하는 한 쉽게 피로하지 않으며 수축을 지속할 수 있다. 허리쪽의 자세 근육(postural muscle)은 이러한 유형의 섬유들이 많이 있어 척주를 똑바르게 하고 자세를 유지하기 위해 계속적으로 수축하게 한다. 느린 산화형 섬유는 가늘기 때문에 강력한 힘을 발생시키진 않는다.

***빠른 해당형 섬유**(Fast Glycolytic Fiber, FG).* 빠른 해당형 섬유는 창백하게 보이는데, 이유는 적은 양의 미오글로빈이 함유되어 있기 때문이다. 느린 산화형 섬유 직경의 약 두 배인 빠른 해당형 섬유는 많은 근육잔섬유를 포함하며, 보다 강력한 힘을 발생한다. 이 섬유는 ATP를 생성할 때 무산소 대사에 의존하므로 적은 사립체나 모세혈관을 함유하고 있지만, 연료 공급원인 글리코겐을 많이 함유하고 있는 당질소포(glycosome)을 갖고 있다. 빠른 해당형 섬유는 빠르게 수축하고 빨리 피로를 느낀다. 위팔의 근육에 흔히 존재하여 짧은 기간 동안 무거운 물체를 들어올리게 한다.

***빠른 산화형 섬유**(Fast Oxidative Fiber, FO).* 빠른 산화형 섬유는 다른 두 섬유와 비교해서 많은 특징이 있다. 빠른 해당형 섬유와 같이 빨리 수축하고 느린 산화형 섬유와 같이 산소에 의존하며 사립체의 수가 많고 미오글로빈 함량이 높으며 모세혈관의 공급이 풍부하다. 왜냐하면 빠른 산화형 섬유는 유산소 대사에 의존하기 때문이며 느린 산화형 섬유보다는 덜하지만 피로에 저항성이 있다. 빠른 산화형 섬유의 수축 속도는 다른 두 섬유의 중간 정도이다. 섬유의 직경도 중간 정도이며 빠른 해당형 섬유만큼 강력하지는 않지만 느린 산화형 섬유보다는 좀 더 강력하다. 다리에 있는 근육에서 풍부하며, 운동 시에 장기간 인체를 움직일 수 있다.

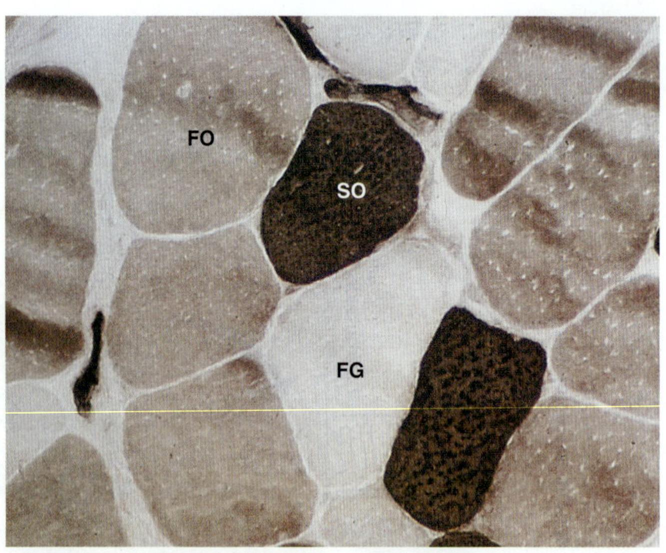

그림 9.10 각 뼈대근육에 있는 3가지 유형의 섬유들의 가로단면. 일반적으로 작은 섬유에서 큰 섬유까지 느린 산화형 섬유(SO), 빠른 산화형 섬유(FO), 빠른 해당형 섬유(FG)가 있다. 이 표본에 사용된 염색 기법은 많은 사립체, 사립체효소 및 다른 특징들에 의하여 섬유를 구분하게 한다(600×).

각각의 근육들은 세 종류의 근육섬유 유형이 혼합되어 있으며, 각 섬유는 다른 시간에 다른 과업을 수행한다. 종아리에 있는 근육을 예를 들면 빠른 해당형 섬유는 짧은 경주에서 몸을 추진하는 데 사용되고, 빠른 산화형 섬유는 장거리를 달리는 데 사용되며, 느린 산화형 섬유는 서 있는 자세를 유지하는 데 사용된다.

***훈련 효과**(Training Effects).* 모든 사람의 근육에는 세 가지 유형의 섬유가 혼합되어 있다 하더라도 어떤 사람은 한 가지 유형의 근육섬유를 상대적으로 더 많이 가지고 있다. 이러한 차이점은 발생학적으로 조절되어 힘이나 지구력과 같은 운동 능력에 영향을 미친다는 것은 의심할 여지가 없다. 그러나 훈련을 통해서 근육섬유의 유형을 변형시킬 수 있다. 특히 집중적인 저항력 훈련은 빠른 해당형 섬유를 빠른 산화형 섬유로 전환시킬 수 있다. 이 방법으로 전환된 근육섬유들은 훈련을 멈추면 원래 형태로 되돌아가기도 한다. 사실상 흥미로운 현상이 관찰된다. 훈련이 끝난 후 빠른 해당형 섬유의 비율은 훈련 전 수준보다 증가된다. 이러한 현상은 운동선수들간의 주요 경쟁을 위한 공통된 연습에 앞서 훈련을 감소시키라는 생리학적인 근거이다.

체중부하 훈련 또한 빠른 근육섬유의 강도와 직경을 증가시킨다. 역도는 수축단백질인 액틴과 미오신의 생산을 증가시키고 이러한 단백질을 함유한 근육잔섬유를, 그리고 근육잔섬유를 형성하는 근육원섬유 소기관의 생산을 증가시킨다. 근육원섬유의 수와 크기가 증가함에 따라 섬유는 커진다. 뼈대근육은 다핵이며 확대된 섬유는 새로운 단백질의 형성을 지시하고 지지할 부가적인 핵이 필요하다. 작은 미성숙 근육세포인 위성세포(satellite cell)는 근육섬유 밖의 근육 조직에 흩어져 있다. 이 세포는 근육섬유와 융합되어 근육섬유의 확대에 필요한 핵에

표 9.2 뼈대근육, 심장근육, 민무늬근육의 비교 *(계속)*

특징	뼈대근육	심장근육	민무늬근육
위치	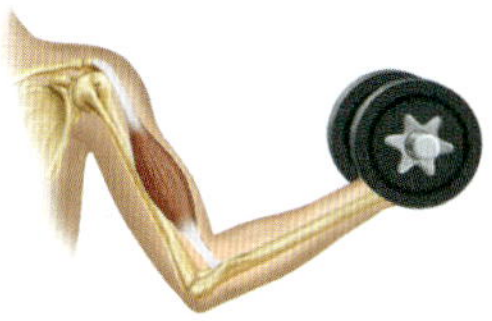 뼈대나 피부(얼굴근육)에 부착	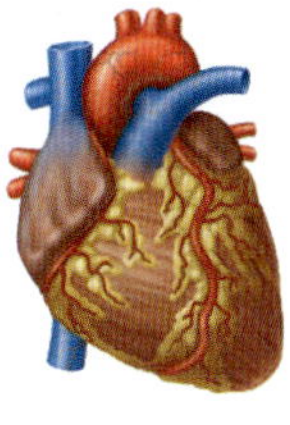 심장의 벽	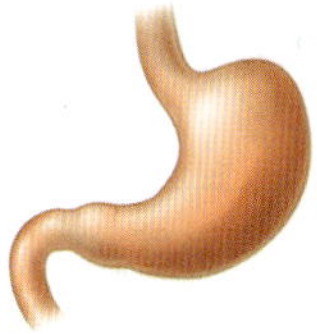 위, 호흡기, 방광, 혈관, 자궁과 같은 대부분 속이 빈 기관의 벽
세포의 모양과 외관	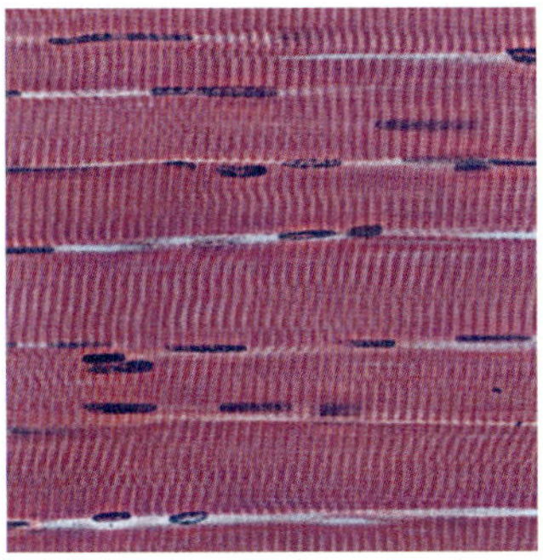 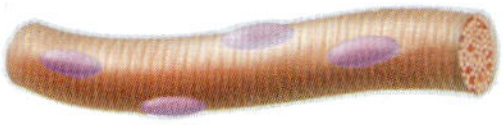 단일한 매우 긴 원통형의 뭇핵세포. 가로무늬 있음	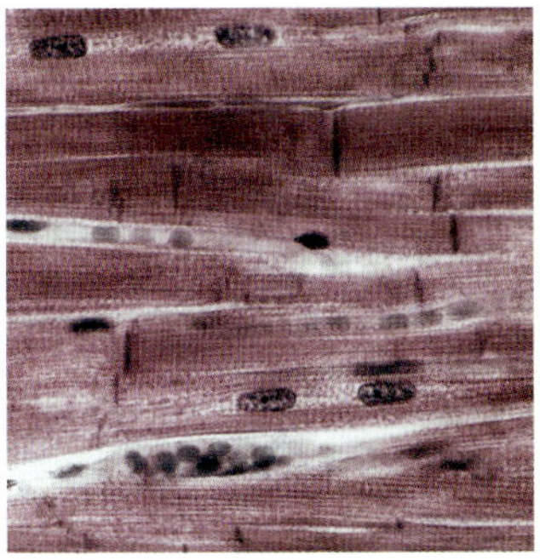 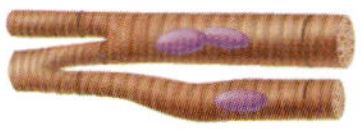 세포의 분지가 연속적인, 하나 혹은 두 개의 핵을 가진 세포. 가로무늬 있음	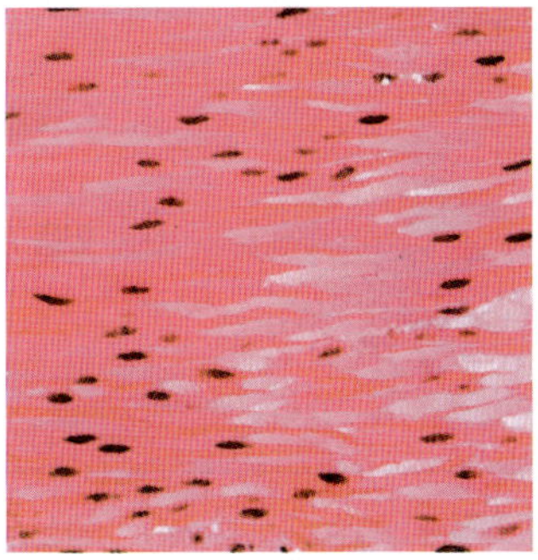 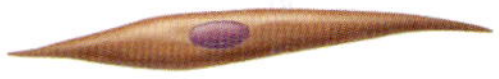 단일, 방추형, 단핵 세포. 가로무늬 없음
결합조직의 구성	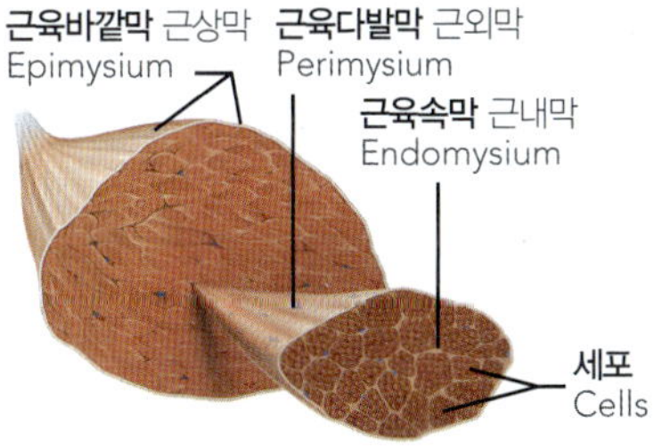 근육바깥막(근상막, Epimysium), 근육다발막(근외막, Perimysium), 근육속막(근내막, Endomysium)	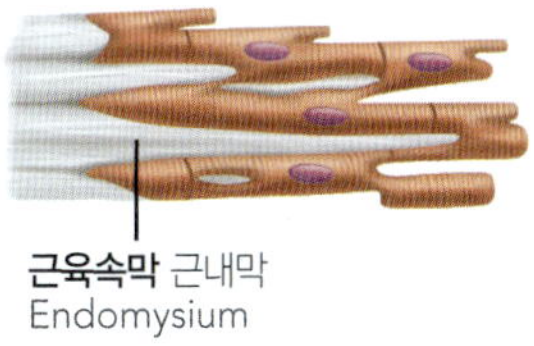 심장의 섬유성 뼈대에 부착된 근육속막(근내막, Endomysium)	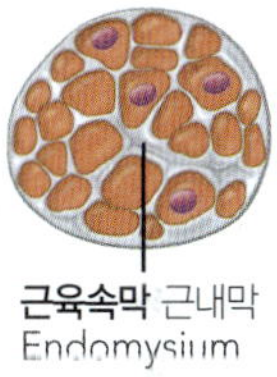 근육속막(근내막, Endomysium)
근육원섬유마디를 형성하는 구성물의 존재	있음	있음. 그러나 근육원섬유의 두께가 일정하지 않음	없음. 그러나 액틴과 미오신 잔섬유가 있음
T세관의 유무 및 위치	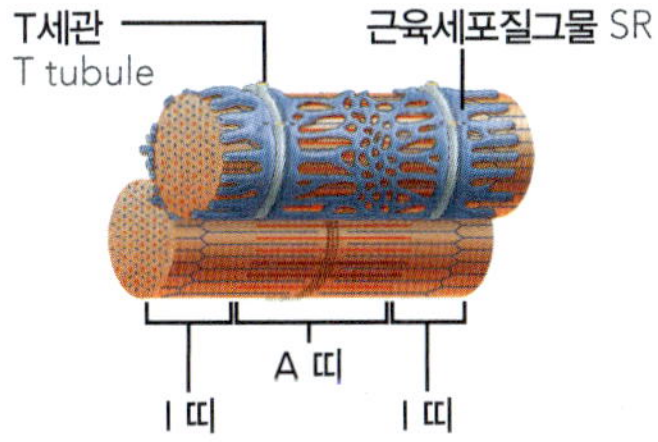 있음. 각 근육원섬유마디마다 A–I 이음부에 두 개	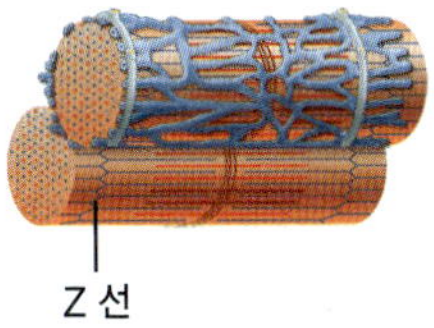 있음. 각 근육원섬유마디마다 하나의 Z선. 뼈대근육보다 직경이 큼	없음. 근육세포막을 따라 소포(caveolae)를 가지고 있음

표 9.2 뼈대근육, 심장근육, 민무늬근육의 비교

특징	뼈대근육	심장근육	민무늬근육
근육세보실그불의 발달	있음	뼈대근육보다 적음. 종말수조 적음	심장근육과 같음. 몇몇 근육세포질그물이 근육세포막에 접해 있음
칼슘이온(Ca^{2+})의 공급	근육세포질그물	근육세포질그물과 세포외액	근육세포질그물과 세포외액
틈새이음(gap junction)의 존재	없음	있음. 사이원반(intercalated disc)	있음. 단단위 근육(singe-unit muscle)
세포에 개별적인 신경근육이음부의 존재	있음	없음	단단위 민무늬근육(singe-unit smooth muscle)에는 없으며, 다단위 민무늬근육(multi unit smooth muscle)에 있음
수축 조절	몸신경계통의 신경종말에 의한 수의적 조절	불수의적, 내재계통 조절, 자율신경 조절, 신전	불수의적, 자율신경, 호르몬, 국소적인 화학물질, 신전
에너지	유산소와 무산소	유산소	주로 유산소

도움을 준다. 그러므로 근육섬유는 유사분열에 의해 수가 증가하지는 않으며, 수축단백질과 근육잔섬유를 만들어 냄으로써 직경을 증가시킨다. 이러한 과정에 의해서 역도선수에게 큰 근육이 발달된다.

이해 수준 체크하기

☐ 11. 올림픽 100미터 달리기에서 두 번(2008, 2012) 금메달리스트였던 우사인 볼트의 하지근육에서 우세한 유형의 근육섬유는 무엇인가?

9.3 뼈대근육 조직의 질환

DISORDERS OF SKELETAL MUSCLE TISSUE

학습 성과

▸ 근육퇴행위축, 근막통증증후군, 섬유근육통의 일부 증상을 설명할 수 있다.

우리 몸의 뼈대근육조직은 약간의 질환들을 경험하게 된다. 좋은 영양과 충분한 운동을 하면 전 생애에서 놀랄 정도로 감염에 저항한다. 뼈대근육 조직의 비감염성 질환에는 근육퇴행위축, 근막통증증후군, 섬유근육통이 있다.

9.3a 근육퇴행위축 Muscular Dystrophy

근육퇴행위축은 일반적으로 어린이에게서 나타나는 유전적으로 근육을 파괴하는 질환군이다. 영향을 받은 근육은 지방과 결합조직이 증가하여 커지고, 근육섬유는 퇴행한다(**그림 9.11**). 가장 흔하고 가장 심각한 형태는 성과 연관된 열성 유전질환으로서 유전되는 뒤시엔느 근육퇴행위축이다. 이 질환은 여성이 비정상적인 유전자를 운반하거나 전달하나 오로지 거의 남성에게만 발현된다. 3,600명의 소년들 가운데 1명 정도 영향을 미친다. 이러한 비극적인 질환은 대개 2세에서 7세 사이의 소년들에게서 진단된다. 활동적이고, 분명히 정상적인 어린이가 근육이 약해져 걸음이 서툴게 되어 자주 넘어지기 시작한다. 이 질환은 골

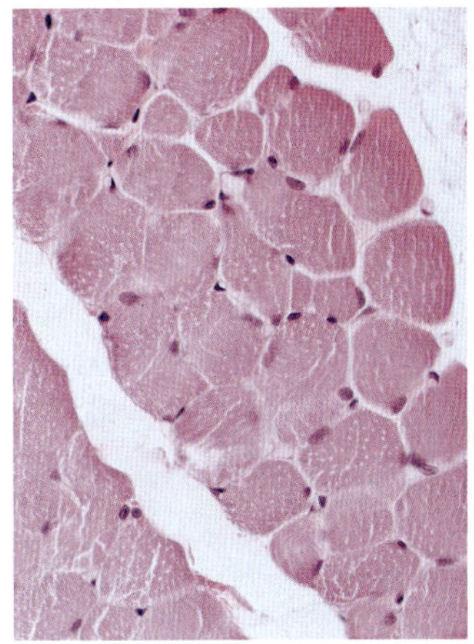
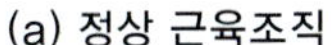

(a) 정상 근육조직

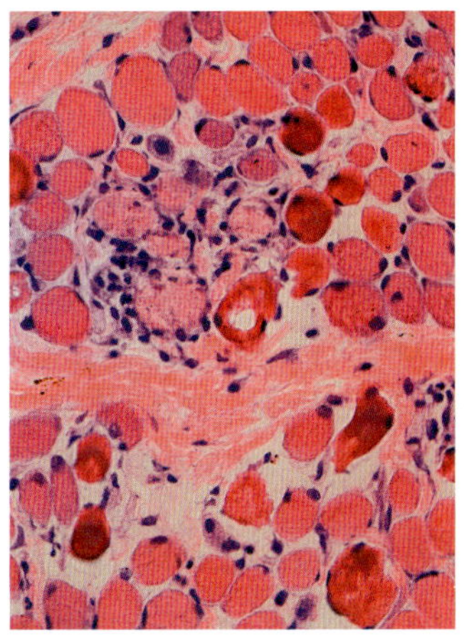

(b) 뒤시엔느 근육퇴행위축 환자의 근육조직

그림 9.11 뒤시엔느 근육퇴행위축. **(a)** 정상 근육조직의 가로절단 사진, 헤마톡실린 & 에오신(H&E)염색(135X). **(b)** 뒤시엔느 근육퇴행위축 환자의 근육조직, 가로단면, H7E 염색(115X)

반근육에서 시작하여 어깨근육, 머리와 가슴근육까지 진행된다. 환자는 30대를 지나 좀처럼 살지 못하고 대개 호흡기감염과 호흡이상에 의하여 사망에 이른다.

뒤시엔느 근육퇴행위축에서 질병에 걸린 근육섬유는 근육섬유의 세포뼈대와 세포밖바탕질을 연결하는 디스트로핀이라고 하는 막 아래의 단백질이 부족하다. 이러한 강화 단백질이 없으면 근육세포막이 약해져 찢어진다. 세포밖바탕질에 있는 칼슘 이온이 근육섬유로 계속 누수 근육섬유에 손상을 입혀 근육의 기능을 파괴시킨다.

디스트로핀 생산을 촉진하기 위하여 근육모세포인 배아근육세포를 이용하거나 유전자 치료요법을 이용한 치료가 임상적인 시도를 포함하여 개발 중이다. 영양이상의 근육에 dystrophin과 관련된 단백질이며, 기능적으로 dystrophin을 대체할 많은 urophin의 생산을 촉진하기 위한 다른 치료가 촉진되고 있다.

다른 종류의 근육퇴행위축으로는 myotonic dystrophy(근긴장성이영양증)가 있는데, 이 질환은 출생 후에서부터 60대까지 나타나는 질환이다. 이 질환의 증상은 근육이 약해지고 비정상정적인 심박동을 동반하는 뼈대근육경련으로서 선천적으로 서서히 진행되는 질환이다. 이 질환은 근본적으로 유전자 결함에 의하여 발병하며 유전되는 형태는 잘 밝혀졌다.

9.3b 근막통증증후군 Myofascial Pain Syndrome

이 질환에서 통증은 근육 위의 피부를 접촉했을 때 꽉 조여진 근섬유의 경련에 의하여 야기된다. 피부의 민감한 영역을 통증유발점(trigger point)이라고 한다. 근막통증증후군은 대체로 근육을 많이 사용하거나 긴장된 상태로 서 있을 때 일어나며 통증은 종종 통증유발점에서 떨어진 부위에서 느껴지는데, 이러한 예측할 수 없는 영역을 reference zone이라 한다. 이 질환은 매우 흔하며, 모든 국민의 반 이상에 영향을 미치며, 대개 30대에서 60대에 발병한다. 통증은 비스테로이드성 염증약과 통증부위의 근육을 신전하여 치료한다. 마사지도 역시 도움이 되며, 통증부위의 근육의 운동은 오랜기간 지속하면 회복될 수 있다.

9.3c 섬유근육통 Fibromyalgia

섬유근육통은 원인을 알 수 없는 의문의 만성통증증후군이다. 증상은 심한 근골격계의 통증, 피로, 수면이상, 두통이다. 모든 국민의 2%, 대개 여성에서 발병한다. 가장 흔한 통증 부위는 허리 또는 목이며, 그러나 섬유근육통은 신체에 광범위하게 퍼져 있는 최소한 18개의 표준화된 지점 가운데 11부위에서 통증이 있어야 이 질환으로 분류한다. 이 지점들은 모두 근육 위에 있는 것은 아니며 주요 원인이 근육에 이상이 있는 것 같이 보이지는 않는다.

그러나 근육섬유통은 근막통증증후근에 대한 잘못된 판단 때문에 이 장에 포함시켰다. 섬유근육통은 항우울제, 운동, 통증억제제로 치료한다.

이해 수준 체크하기

☐ **12.** 뒤시엔느 근육퇴행위축을 앓고 있는 소년의 근육조직에는 어떠한 변화가 나타나는가?

9.4 전 생애 동안의 뼈대근육조직

SKELETAL MUSCLE TISSUE THROUGHOUT LIFE

학습 성과

- 뼈대근육조직의 재생능력과 배아발생에 대하여 설명한다.
- 나이가 증가하면서 뼈대근육조직에서 일어나는 변화를 설명한다.

드문 예외이지만, 모든 근육조직은 배아의 중배엽인 근육모세포(myoblasts)에서 발생한다. 근육모세포는 융합하여 뼈대근육섬유를 형성한다(그림 9.12). 이러한 배아세포의 융합은 뼈대근육섬유가 다핵인 이유이다. 근육섬유는 가는근육잔섬유와 굵은근육잔섬유를 만들기 시작하여 수축능력을 얻게 된다. 일반적으로 뼈대근육은 배아가 약 2센디미디일 때인 7주째에 수축한다. 신경은 척수에서 근육덩어리쪽으로 성장하여 뼈대근육이 신경계통의 조절하에 있게 한다.

뼈대근육섬유는 형성된 후 유사분열을 하지 않는다. 어린이와 청소년기에는 뼈대근육섬유는 신체가 자라면서 길어지고 두꺼워진다. 뿐만 아니라 태아기 후반과 그 이 후에는 뼈대근육섬유는 흩어져있는 미분화된 근육모세포와 유사한 미성숙세포인 위성세포(satellite cell)에 의해 둘러싸여 있다(그림 9.12). 어린시절에는 위성세포는 근육섬유에 융합되어 존재하여 근육섬유의 성장을 도와준다.

근육이 손상되면, 위성세포는 손상된 근육조직에서 증식하여 손상을 복구하기 위하여 단백질을 생산하기 시작한다. 일부 위성세포는 주위의 근육섬유와 융합하고, 다른 위성세포는 위성세포로 남아 있는다. 그러나 뼈대근육조직의 재생능력은 완전하지 않으며 심하게 손상된 조직은 주로 흉터조직으로 대치된다.

뼈대근육조직의 강도는 남자와 여자가 차이가 있다. 평균적으로 성인 남성의 신체의 강도는 성인 여성의 강도보다 더 크다. 이러한 차이는 생물학적 기초에 의한다. 개인적으로는 다양하나, 평균적으로 여성의 뼈대근육조직은 남성의 체질량 42%와 비교하여 36%의 체질량으로 구성되어 있다. 남성의 보다 큰 근육의 발달은 운동의 효과가 아니라 대개 뼈대근육에 대한 안드로겐 호르몬(테스토스테론)의 효과이다. 남성은 대체적으로 여성보다 크기 때문에, 평균적인 힘의 차이는 근육량의 백분율 차이보다 크다. (그러나 단위 근육량당 신체의 힘은 두 성에서는 같다). 열심히 근육운동을 하면, 여성보다 남성에서 근육이 더 커지는 것은 남성의 성호르몬 영향 때문이다. 일부 운동선수들은 근육량을 증가시키기 위하여 인공 남성호르몬(스테로이드)을 많은 양 섭취한다. 이러한 불법적이고 위험한 실행은 "자세히 살펴보기"에서 설명한다.

인간은 나이가 증가하면서 뼈대근육조직에서 결합조직의 양은 증가하고 근육섬유의 수가 감소하여 근육은 섬유질이 많아져 더욱 근육질 상태가 된다. 뼈대근육섬유는 사람의 많은 체질량을 형성하기 때문에 많은 노인들에게서 체중은 감소한다. 근육의 소실은 80세에 대개 근육의 힘을 60%정도 감소시킨다. 이러한 상태를 글자그대로 '살소모' 즉 근육감소증(sarcopenia)이라 한다. 근육감소증은 노인들에게서 자주 심각하게 넘어져 건강에 중대한 문제를 일으킬 수 있다. 근육감소증을 일으키는 많은 요인들은 몸을 많이 움직이지 않는 생활, 부적절한 영양, 근육단백질의 합성 감소, 나이가 증가하면서 위성세포의 근육을 만드는 비율의 감소에 의하여 초래된다.

다행히도 근육감소증은 고령의 나이에도 운동에 의하여 반전시킬 수 있다. 노인들의 근력운동은 근육섬유의 소실을 지연시킬 수는 없지만 남은 근육섬유의 크기를 증가시켜 근육의 힘을 유지할 수 있다.

이해 수준 체크하기

□ **13.** 왜 뼈대근육섬유는 다핵인가?

□ **14.** 어떻게 노인들의 근육감소증을 예방하거나 또는 반전시킬 수 있는가?

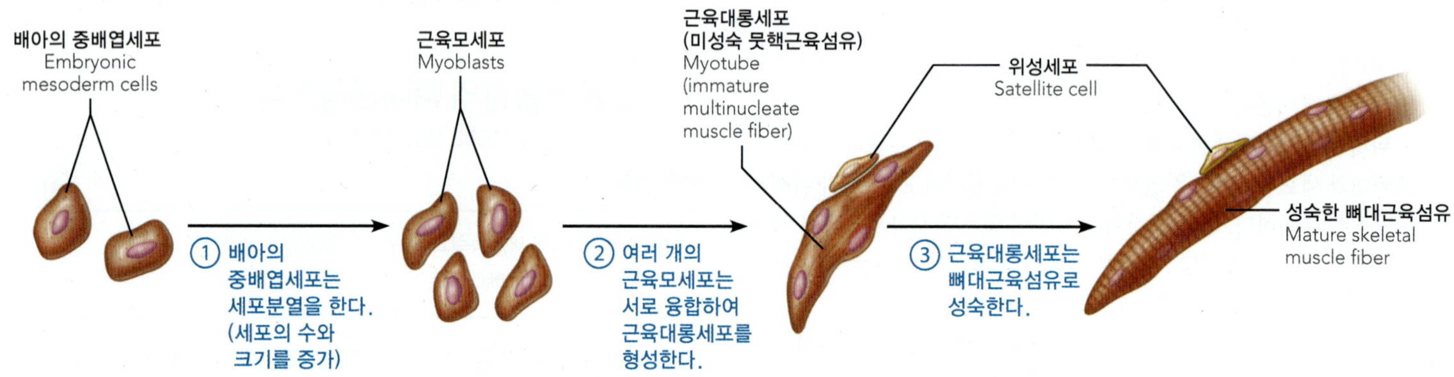

그림 9.12 근육모세포의 융합에 의해 다핵 뼈대근육섬유의 형성.

근육증강제 남용 Anabolic Steroid Abuse

테스토스테론은 소년에서 남성으로 육체적인 변화와 근육량과 뼈의 양을 현저하게 증가시키는 남성 성호르몬이다. 근육증강제는 제약회사에서 조작하여 제조한 테스토스테론 변이체이다. 이 약은 1950년대에 빈혈, 특정 근육소모성 질환 및 외과수술 후 움직일 수 없는 환자에게서 근육위축의 방지를 치료하기 위하여 도입되었다. 스테로이드의 과용량은 성장 중인 남성에서 남성화를 증가시킨다는 확신 때문에 많은 운동선수와 보디빌딩을 하는 사람들에게서 1960년대 초에 이 약이 사용되었다. 오늘날에는 거의 10명의 젊은 남성들 가운데 1명은 스테로이드를 사용해 본 적이 있으며, 이 약의 사용은 젊은 여성들에게도 빠르게 증가하고 있다.

많은 전문 보디빌더와 운동선수들이 이 약을 많이 사용하는 집단이라는 것은 의심할 여지가 없다. 근육증강제는 근육량과 힘을 증강시키고, 근육의 손상을 줄여 강한 운동을 가능하게 하고 회복시간을 줄여준다고 한다.

이 약이 모든 것을 가능하게 하는가? 연구 보고에 의하면 스테로이드 사용자는 등척성 힘과 체중을 증가시킨다고 한다. 그러나 증가된 힘이 개선된 운동선수의 실적으로 바뀌었는지는 뜨겁게 논쟁 중이다. 실적은 정교한 근육의 조화와 인내를 필요로 하므로 스테로이드의 효과는 아직 의문이 든다.

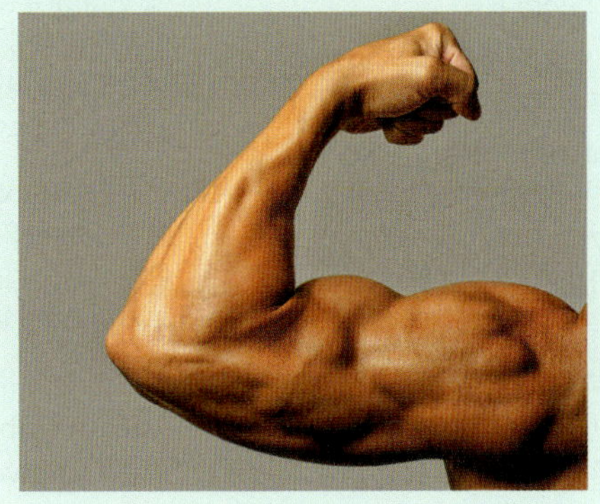

주장하고 있는 스테로이드의 이점이 그들의 위험보다 더 중요한가? 절대적으로 그렇지 않다. 스테로이드는 얼굴을 붓게 하고, 여드름 발생, 탈모를 일으킨다; 고환을 쪼글쪼글하게 하고 불임을 일으킨다; 간암 발생을 촉진시키는 간 손상; 사용자에겐 혈액내 콜레스테롤 농도를 변화시켜 심장동맥질환에 취약하게 한다. 이외에도 여성은 유방이 작아지고 음핵이 커지고, 신체에 털이 많아지고, 두피의 머리카락이 가늘어지는 남성적 특징이 발달한다. 근육증강제의 사용은 똑같이 정신적 위험을 위협하고 있다. 사용자의 1/3은 심각한 정신적 이상을 겪고 있다는 연구보고가 있다. 우울증, 망상, 조증의 행동이 — 이중인격이 흔들리고 극단적인 폭력 — 흔하게 나타난다.

스포츠에서 금지된 약물(세계도핑방지기구의 금지된 약물 목록)은 광범위하다. 천식, 감기, 독감, 알레르기와 같은 질환을 치료하는 데 사용하는 어떤 약물치료는 금지되었다. 추가로 아마추어나 전문 운동선수들이 사용하는 건강보조식품은 명확하게 영양소 표시가 작성되어 있을 수도 있고 안 되어 있을 수도 있다. 선택적인 안드로겐 수용체 조절자(SARM)는 일부 보조에에 불법적으로 포함되어 있다. 이러한 금지된 물질은 영양소 표시에 작성되어 있지 않거나 잘못된 이름으로 작성될 수도 있다. 엘리트와 전문가 수준의 시합 참가자들은 매우 주의하여야 하고, 그들이 섭취하고 주입하고 또는 몸에 부치는 식료품이 아닌 모든 물질에 대하여 잘 알려줘야 한다. 아마추어들은 잘 알려지지 않은 성분의 규제받지 않는 보조제를 똑같이 조심해야 한다.

한 종류의 약을 금지하면 다른 약들이 개발된다. 일부 사람들은 그들 자신을 죽이는 일만 빼고 승리를 위해 어느 것이나 시도하려고 한다. 그들은 자신도 모르게 그와 같은 일을 해야 하는가?

요약 Chapter Summary

9.1 근육조직의 개요 OVERVIEW OF MUSCLE TISSUE

1. 근육조직은 수축성(contractility), 흥분성(excitability), 신전성(extensibility), 탄성(elasticity)과 같은 특징을 가지고 있다. 수축력을 발생시키는 근육잔섬유는 근육세포의 근육형질내에서 높은 비율을 차지한다.
2. 근육조직은 움직임(movement), 인체 통로의 개방과 폐쇄(open and close body passageway), 자세 유지와 관절의 안정성(mai-ntain posture and stabilize joint) 그리고 열 생산(generate heat)의 기능이 있다.
3. 근육조직은 뼈대근육조직, 심장근육조직, 민무늬근육조직의 세 가지 유형이 있다. 뼈대근육은 뼈대에 부착되어 있고, 가로무늬근육을 가지며, 수의적으로 조절된다. 심장근육은 심장의 벽에 있고, 가로무늬근육이며, 불수의적으로 조절된다. 민무늬근육은 속이 빈 내장기관의 벽에 있으며, 가로무늬가 없고, 불수의적으로 조절된다. 뼈대근육과 민무늬근육(심장근 제외)의 세포는 근육섬유라고도 한다.

9.2 뼈대근육 SKELETAL MUSCLE

9.2a 뼈대근육의 맨눈해부 Gross Anatomy of a Skeletal Muscle

4. 각 뼈대근육은 하나의 기관(organ)이다. 뼈대근육의 결합조직은 전체 뼈대근육을 둘러싸고 있는 근육바깥막(epimysium), 근육다발을 싸고 있는 근육다발막(perimysium), 근육섬유를 싸고 있는 근육속막(endomysium)으로 구성되어 있다.
5. 모든 뼈대근육은 신경세포에 의해 수축이 자극된다. 뼈대근육은 풍부한 혈액 공급을 받는다. 미세한 신경섬유와 모세혈관은 근육속막에 분포하고 있다.
6. 움직임이 적은 뼈에 부착된 근육의 부위를 이는곳(origin)이라 하고 움직임이 많은 뼈에 부착된 근육 부위를 닿는곳(insertion)이라 한다.
7. 근육은 힘줄(tendon), 힘줄막(aponeurosis) 또는 직접 뼈에 부착된다. 어떤 근육은 두 개 혹은 그 이상의 관절을 경유한다.

9.2b 뼈대근육조직의 현미구조

Microscopic Structure of Skeletal Muscle Tissue

8. 뼈대근육섬유는 많은 배아세포의 융합에 의해 형성되었기 때문에 길고, 가로무늬를 형성한다. 그리고 많은 핵을 가지고 있다.

9. 근육원섬유(myofibril)는 원통 모양의 소기관으로 어둡고 밝은 띠로 구분되는 유형의 가로무늬가 관찰된다. 이는 근육세포질의 주요 구성물이다. 근육원섬유는 근육원섬유마디(근절, sarcomere)의 끝과 끝에 열(row)을 지어 배열되어 있다. 근육원섬유마디는 Z선에서 그 다음 Z선 사이에 펼쳐 있으며, 가는(액틴)근육잔섬유가 Z선에서 중심쪽으로 뻗어 있다. 근육원섬유마디의 중심에는 굵은(미오신)근육잔섬유가 있고 가는근육잔섬유와 겹쳐 있다.

10. 근육잔섬유는 뼈대근육섬유에서 가로무늬의 유형을 결정한다. 굵은근육잔섬유가 위치한 부분을 A띠(A band)라 하고, 가는근육잔섬유만 있는 부분을 I띠(I band)라 부르며, Z선(Z disc)은 인접한 근육원섬유마디에 가는근육잔섬유가 만나는 곳이며, M선(M line)과 H띠(H zone)는 굵은근육잔섬유만 있는 부분에 있다. 거대한 티틴(titin) 분자는 과도한 신전을 억제하고 근육의 탄성에 기여한다.

11. 근육의 조직 수준을 크기순으로 보면, 뼈대근육, 근육다발, 근육섬유, 근육원섬유, 근육원섬유마디 그리고 근육잔섬유이다(표 9.1).

12. 근육세포질그물(sarcoplasmic reticulum)은 근육섬유의 세포질그물이다. T세관은 근육세포막이 깊게 함입된 부위이며, 신경세포가 근육섬유를 자극하면 근육잔섬유가 활주를 시작(근육수축)하도록 종말수조로부터 칼슘이온을 방출시킨다.

9.2c 뼈대근육조직의 기능해부

Functional Anatomy of Skeletal Muscle Tissue

13. 근육 수축은 근육이 짧아지면서 일을 하는 집중성 수축(con-centric contraction)과 근육이 늘어나면서 힘을 발생시키는 편중성 수축(eccentric contraction)이 있다.

14. 활주 기전에 의하면 근육의 집중성 수축은 가는근육잔섬유가 굵은근육잔섬유의 미오신머리를 근육원섬유마디 중심쪽으로 끌어당겨 일으킨다.

15. 근육의 폄, 혹은 신전은 길항근의 수축에 의해 뼈대를 움직인다.

16. 뼈대에 부착된 근육은 최대의 수축력을 발생시킬 수 있는 최적의 길이를 유지하고자 한다.

17. 운동신경은 신경근육이음부(neuromuscular junction)에서 근육섬유에 신경을 분포시킨다. 축삭말단은 근육섬유를 수축하는 신호인 아세틸콜린을 방출한다. 근육세포막은 아세틸콜린에스터라세라는 효소를 연접틈새로 방출시켜 수축 신호가 전달된 후 아세틸콜린을 즉시 분해시킨다. 각 근육섬유는 신경근육이음부에 의해 지배된다.

18. 운동단위(motor unit)란 하나의 운동신경세포와 그 신경이 지배하는 모든 근육섬유들을 의미한다. 운동단위는 근육 전체에 퍼져 있으며 다양한 수의 근육섬유를 포함하고 있다. 운동단위 내의 모든 근육섬유는 동시에 수축한다.

19. 뼈대근육섬유는 3가지 유형이 있다. (1) 느린 산화형 섬유(slow oxidative fiber, 피로에 저항성 있고 자세를 유지), (2) 빠른 해당형 섬유(fast glycolytic fiber, 빠르게 수축), (3) 빠른 산화형 섬유(fast oxidative fiber, 장시간 동안 어느 정도 강한 수축력 발생)이다. 훈련을 통해 근육섬유의 형태가 달라질 수 있다.

9.3 뼈대근육조직의 질환 DISORDERS OF SKELETAL MUSCLE TISSUE

20. 뼈대근육조직의 질환에는 근육퇴행위축, 근막통증증후군, 섬유근육통이 있다.

9.4 전 생애 동안의 뼈대근육조직

SKELETAL MUSCLE TISSUE THROUGHOUT LIFE

21. 근육조직은 근육모세포라고하는 배아기 중배엽세포로부터 발생한다. 뼈대근육섬유는 여러개의 근육모세포의 융합에 의하여 형성된다.

22. 성숙한 뼈대근육조직은 주위의 위성세포에 의하여 일부 재생능력을 갖고 있다.

23. 평균적으로 남성은 여성보다 근육량이 더 많다. 이러한 차이는 남성의 성호르몬의 효과에 기인된다.

24. 뼈대근육은 혈관이 풍부하고 감염에 저항하나 나이가 들면 근육은 수축하여 섬유화되고 힘을 잃는다. 이러한 상태를 근육감소증이라 하는데 운동에 의하여 원상태로 되돌릴 수 있다.

10 몸의 근육

Muscles of the Body

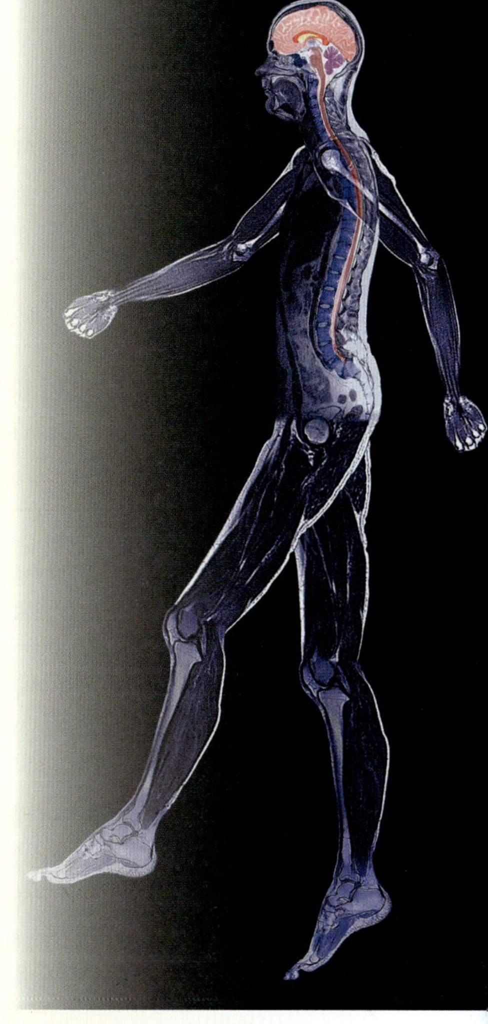

▲ *다리의 근육(MRI)*

기억해야 할 어근 Roots to Remember

ago = leader (지도자, 주장, 신도자)
anta, anti = against (대항, 저항)
-ceps = head (머리, 갈래)
delta = triangular (삼각형의)
dia- = across (~을 가로질러)
gaster, gastr = belly (배, 복부)
genio = chin (턱끝)
glute = buttock, rump (볼기)
gracil = slender (가느다란)
-issimus = superlative, the most (최고의, 최상의)
lat = broad, wide (넓은)
masseter = chewer (깨물기, 씹기)
ocul = eye (눈)
oris = mouth (입)
palp = touch (만짐, 촉진)
penna = feather (깃, 깃털)
phragm = partition (분할, 칸막이)
psoas = loin (허리)
quad = four (넷, 네개)
rectus = straight (곧은)
rhomb = diamond-shaped (마름모형)
risor = laughter (웃음)
sartor = tailor (재단사, 재봉사)
semi- = half (반, 절반)
serrat = saw (톱, 톱니)
sphinct = squeeze (조이다, 짜내다)
synerg = work together (협동)
teres = round (원, 원형)
trapez = trapezoid-shaped (부등변4각형, 사다리꼴)
vastus = large (넓은, 큰)

위에 열거한 어근을 기초로 하여, 다음 용어의 의미를 설명하시오.

1. **latissimus dorsi** (넓은등근)
2. **serratus anterior** (앞톱니근)
3. **diaphragm** (가로막)
4. **risoris** (입꼬리당김근)
5. **genioglossus** (턱끝혀근)
6. **triceps brachii** (위팔세갈래근)
7. **orbicularis oris** (입둘레근)
8. **vastus lateralis** (가쪽넓은근)

정답은 해답부록을 참조하시오.

근육계통(muscular system)은 뼈대근육섬유와 이들과 연관된 결합조직 및 부착물로 구성된 뼈대근육이 중심이 된다. 우리 몸을 구성하고 여러 종류의 움직임, 즉 눈을 깜빡이고, 발끝으로 서며, 음식물을 삼키고, 숨쉬고, 쇠망치를 휘두르는 것 등의 움직임은 근육계통에 의해 이루어지는 활동들이다. 개별적인 근육과 이들의 작용을 설명하기 전에, 이 장에서는 근육의 기능에 대한 기전, 즉 근육운동을 정의하는 물리적인 변수인 뼈대근육에서 근육다발의 배열, 지렛대의 원리, 관절을 지나 그대로 근육의 위치에 대하여 학습한다. 또한 근육의 발생학적 기원, 팔다리에서 근막의 구획, 근육의 이름을 붙이는 데 이용되는 기준에 대하여 학습한다. 이러한 일반적인 모든 개념들은 근육이 어떻게 움직임을 일으키는지를 이해하는 데 안내자가 될 것이며, 특수한 근육의 세부적인 내용들을 기억하는 데 도움을 줄 것이다. 마지막으로 근육과 뼈대사이의 해부학적 관계에 대한 이해를 높이기 위해 부위별 표면해부학을 학습하고 마무리한다.

10.1 근육기능의 역학 MECHANICS OF MUSCLE FUNTION

골격근은 뼈대에 부착되며 골격근의 수축으로 인해 몸의 움직임이 일어나게 된다. 근육이 뼈대에 작용하는 방식을 정의하는 여러 물리적 매개변수가 존재한다. 이러한 매개변수에는 근육 내의 다발 배열, 지레 역학의 원리, 관절을 가로지르는 근육의 위치가 포함된다.

10.1a 근육에서 근육다발의 배열

Arrangement of Fascicles in Muscles

학습 성과

- 뼈대근육에서 근육다발의 배열에 차이가 있음을 설명할 수 있다. 배열의 차이를 보이는 근육의 예를 설명할 수 있다.
- 근육다발의 배열과 기능적 관련성을 설명할 수 있다.

뼈대근육은 육안으로 볼 수 있을 만큼 큰 근육다발로 구성되어 있다. 서로 다른 근육에서 근육다발은 서로 다른 유형으로 배열되어 있다(**그림 10.1**). 근육다발의 배열은 근육의 기능이 무엇인지를 보여준다.

- 동심원 모양의 고리로 배열된 근육다발은 **원형**(circular) 형태이다(그림 10.1A). 이렇게 배열된 근육은 인체에서 외부에 열려 있는 구멍(opening)을 둘러싸고 있으며, 수축 시 닫는 기능을 한다. 이러한 원형근을 일반적으로 *조임근*(괄약근, sphincter)이라 한다. 예를 들어 입둘레근(orbicularis oris)은 입을 둘러싸고 있으며, 눈둘레근(orbicularis oculi)은 눈을 둘러싸고 있다.
- **수렴형**(convergent) 배열은(그림 10.1B) 근육의 이는곳이 넓고, 근육다발이 닿는곳의 힘줄을 향하여 수렴(converge)되는 근육이다. 이러한 근육은 삼각형 모양이거나 부채 모양이다. 앞가슴에 있는 큰가슴근이 그 예이다. 수렴형 근육은 근육섬유가 이는곳(origin)에서 닿는곳(insertion)으로 뻗어 있다.
- **평행형**(parallel) 배열은 근육다발의 장축은 근육의 장축에 평행으로 뻗어 있고, 근육섬유는 이는곳에서 닿는곳으로 뻗어 있다. 이러한 근육들은 방추형(fusiform)이며, 팔의 위팔두갈래근과 같이 중심부의 *힘살*(belly)이 확장되어 있거나(그림 10.1C), 다리의 넙다리빗근(sartorius)과 같이 끈 모양이다(그림 10.1D).
- **깃형**(pennate)의 배열은 근육다발은 짧고, 근육 전체의 길이에 걸쳐 있는 힘줄에 비스듬하게 부착되어 있다(그림 10.1E~G). 이러한 유형의 근육은 깃털처럼 보인다. **뭇깃모양**(multipennate)의 배열은 많은 깃털이 나란히 위치한 것처럼 보이며, 모든 깃은 하나의 큰 힘줄에 닿아 있다. 어깨의 둥근 형태를 형성하는 어깨세모근은 뭇깃형의 근육이다. 만약 근육다발이 힘줄의 양쪽 모두에 부착되는 형태라면 **깃모양**(bipennate) 근육이라고 한다. 넓적다리에 있는 넙다리곧은근은 깃모양의 근육이다. 근육다발이 힘줄의 한쪽에만 부착되는 형태라면 **반깃모양**(unipennate)의 근육이 된다. 앞쪽 종아리의 긴발가락폄근은 반깃모양의 근육이다.

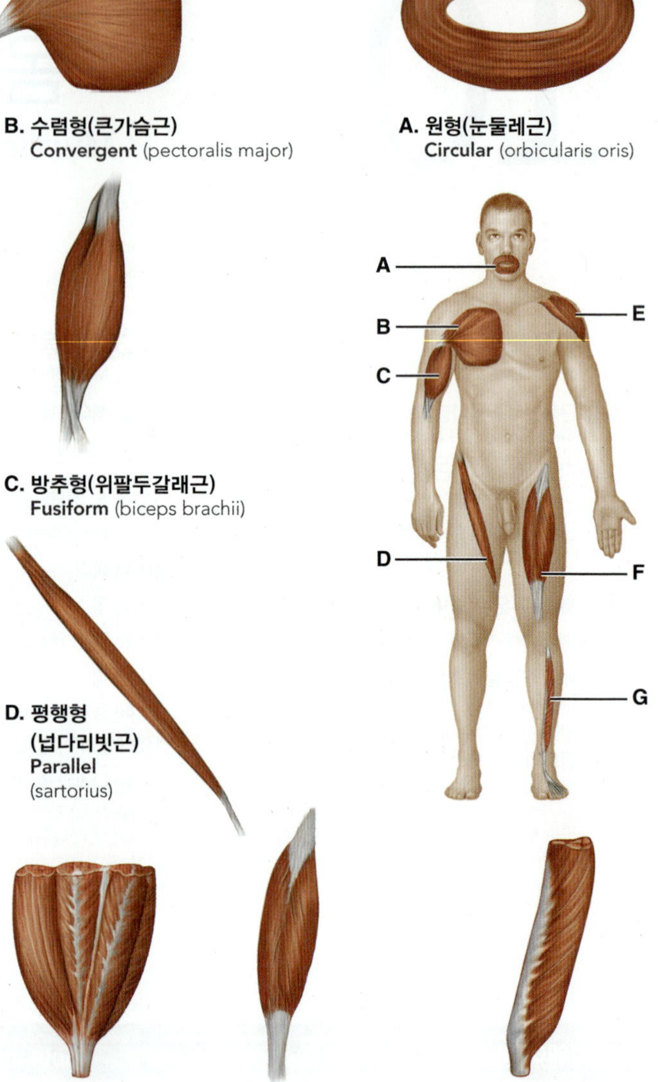

그림 10.1 근육에서 근육다발 배열의 유형.

근육다발의 배열은 두 가지 운동량에 영향을 미치는데, 근육이 짧아져서 생성되는 운동량(근육의 운동 범위)과 근육이 생성한 힘의 양[근육의 힘(근력)]에 영향을 미친다. 뼈대근육섬유가 수축할 때는 안정 시의 길이보다 1/3 이상 짧아진다. 근육의 장축에 좀 더 평행하게 배열된 섬유는 더 많이 근육이 짧아지므로 먼 거리까지 움직이게 된다. 근육다발이 평행한 근육은 더 큰 운동 범위를 가질 수는 있지만 일반적으로 힘이 강하지는 않다. 근육의 힘(power)은 근육이 지니고 있는 근육섬유의 총 수에 더 의존한다. 근육세포의 수가 많을수록 근력이 강하다. 작고 단단한 깃모양과 뭇깃모양의 근육은 많은 근육섬유를 지니고 있어서 거의 짧아지지는 않지만 매우 힘이 강하다.

이해 수준 체크하기

☐ 1. 근육다발의 배열 유형 중 근육의 장축을 향하여 이는곳에서 닿는곳까지 근육섬유가 배열된 유형을 무엇이라고 하는가?

☐ 2. 깃형의 근육이 평행형 근육보다 수축력이 강한 이유는 무엇인가?

10.1b 지렛대계통: 뼈-근육 상호관계

Lever Systems: Bone-Muscle Relationships

학습 성과

- 근육의 기능에 따라 3가지 유형의 지렛대계통을 설명하고, 각각 작용력, 받침점 및 부하의 상대적인 위치를 설명할 수 있다.

대부분의 뼈대근육의 작용은 일반 물건들을 움직일 때 보조적으로 사용되는 *지렛대의 원리*에 의해 움직인다. **지렛대**(lever)는 단단한 막대기로서 힘이 적용될 때 고정점인 지렛대의 **받침점**(fulcrum)에서 움직인다. 적용된 힘인 **작용력**(힘, effort)은 저항 또는 **부하**(짐, load)를 움직이기 위하여 사용된다. 지렛대계통의 예로 우리에게 친숙한 시소(see-saw)가 있다. 시소의 가운데에는 받침점이 있으며, 두 지렛대는 바깥쪽으로 펼쳐져 있다. 작용력(힘)은 시소 위에 있는 한 사람의 체중이며, 부하(짐)는 다른 사람의 체중이다. 각각 앉아 있는 받침점으로부터의 거리를 작용력팔(effort arm)과 부하팔(load arm)이라고 한다.

지렛대는 (1) 무거운 부하(짐)를 움직인다든지 혹은 (2) 부하를 더 멀리 더 빠르게 이동시키는 데 주어진 작용력(힘)을 이용하게 된다. **그림 10.2A**의 경우와 같이 부하가 지렛대의 받침점에 가까이 있고, 작용력이 받침점에서 멀리 떨어져 있다면 작은 작용력은 큰 부하를 움직일 수 있다. 이러한 지렛대를 **동력지렛대**(power lever)라 한다. 이 지렛대는 **역학적인 이점**(mechanical advantage)이 적용되어 작은 힘으로 큰 짐을 움직이게 한다. 그림 10.2A에서 지렛대를 이용하여 차를 들어 올리는 경우, 자동차 잭(jack) 손잡이를 사용하여 밑으로 눌러 차를 위로 움직일 때 근육의 힘은 거의 요구되지 않는다.

두번째의 경우, 작용력(힘)이 움직여야 할 부하(짐)보다 받침점 가까이에 적용된다면 부하를 움직이기 위하여 보다 큰 작용력이 필요할 것이다. 이러한 유형의 지렛대는 **역학적인 약점**(mechanical disadvantage)이 적용되어 큰 작용력(힘)으로 작은 부하(짐)를 움직이게 된다. 그러나 부하의 팔은 작용력의 팔보다 길기 때문에 부하는 먼 거리에서 빠르게 움직이게 된다(그림 10.2 B). 그래서 이러한 유형의 지렛대를 **속도지렛대**(speed lever)라고 한다. 속도지렛대를 사용하면 더 무거운 곡예사는 시소의 짧은끝으로 점프하여 더 가벼운 파트너를 공중으로 높이 올릴 수 있다.

모든 종류의 지렛대는 같은 일반적인 **지렛대 원리**(law of lever)를 따르고 있다. 작용력의 팔이 부하의 팔보다 길 때의 지렛대는 역학적인 이점이 적용되어 작용하고, 작용력의 팔이 부하의 팔보다 짧을 때의 지렛대는 역학적인 약점이 적용되어 작용한다. 시소의 예로 다시 돌아가보면, 자신보다 가벼운 사람과 시소를 탈 때 균형을 맞추기 위해서 무엇을 변화시켜야 할 지를 생각하여 그 방법을 찾았다면, 직관적으로 지렛대의 원리를 이해할 것이다.

이러한 모든 것들이 뼈대근육과 무슨 관계가 있는가? 뼈대계통에서 뼈대를 이루고있는 뼈는 *지렛대*로 작용하고, 관절(joint)은 *받침점*으로 작용한다. 근육의 수축은 근육이 뼈에 부착한 지점에 적용되는 *작용력*(힘)이 되고, *부하*(짐)는 몸의 일부분과 연결된 운동기구나 여행가방과 같은 물건의 움직임이 될 것이다.

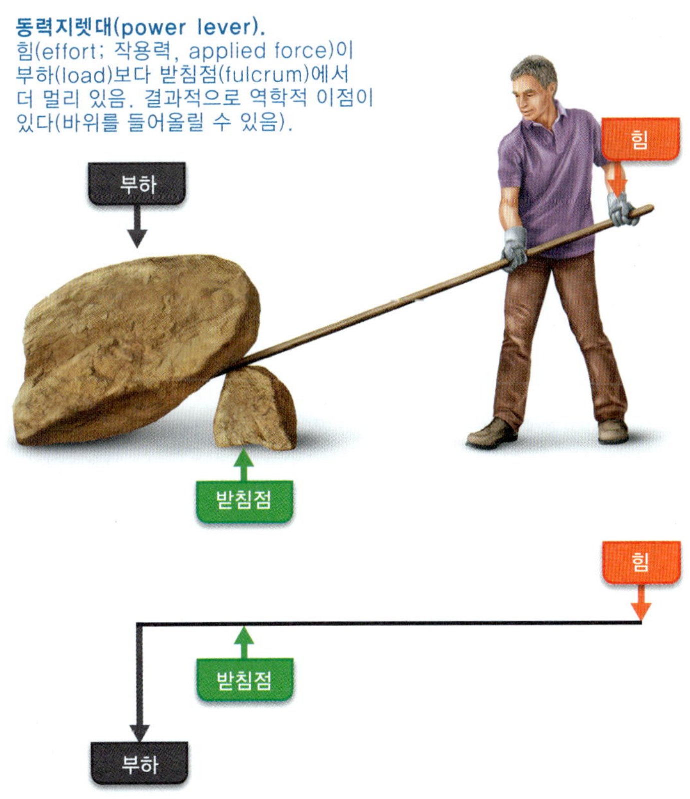

A. 역학적 이점이 있는 동력지렛대

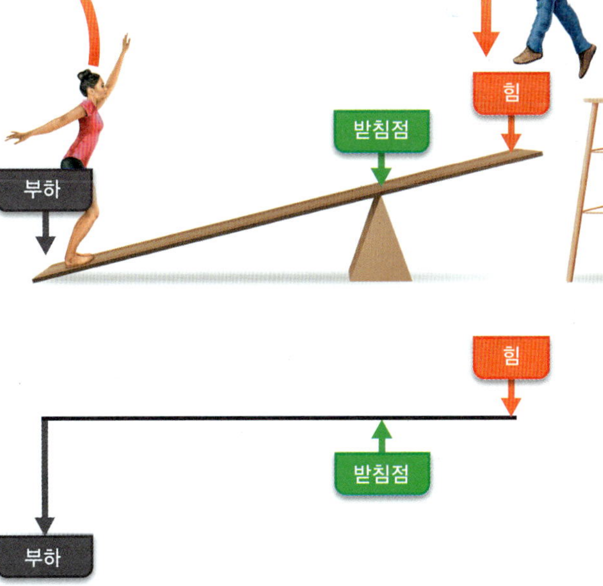

B. 역학적 약점이 있는 속도지렛대

그림 10.2 역학적 이점과 역학적인 약점에서 작용하는 지렛대계통.

1종 지렛대 First-Class Lever

지렛대는 힘(effort), 받침대(fulcrum), 부하(load)의 상대적인 위치에 따라 세 종류로 구분한다.

1종 지렛대(first-class lever)에서 받침대는 부하와 작용력이 가해지는 지점 사이에 위치한다(**그림 10.3A**). 시소와 가위는 1종 지렛대의 예이다. 1종 지렛대는 작용력의 팔과 부하의 팔 길이에 따라서 작용력을 위해서는 역학적인 이점으로 작용하고, 속도와 거리를 위해서는 역학적인 약점으로 작용한다. 뒷목근육은 머리를 지지하기 위하여 고리뒤통수관절(환추후두관절, atlanto-occipital joint) 주위에서 1종 지렛대계통으로 기능한다(그림 10.3A).

2종 지렛대 Second-Class Lever

2종 지렛대에서 부하와 작용력은 받침점의 같은 쪽에 위치한다. **2종 지렛대**(second-class lever)에서 외바퀴손수레(wheelbarrow)와 같이 작용력은 부하보다 받침대로부터 멀리 작용한다(그림 10.3B). 작용력의 팔은 부하의 팔보다 더욱 길어, 지렛대는 역학적인 이점으로 작용한다. 발가락 끝으로 서는 것은 2종 지렛대의 예이다(그림 10.3B). 즉, 발허리발가락관절(족근지절관절, metatarsophalangeal joint)이 받침점(fulcrum)이 되고 발바닥굽힘을 일으키는 장딴지의 근육은 작용력(힘, effort)이 되며, 몸이 위로 올라가는 것은 부하(짐, load)가 된다. 이러한 동력지렛대(power lever)에서 상대적으로 작은 근육의 작용력이 큰 부하를 움직이게 한다.

3종 지렛대 Third-Class Lever

3종 지렛대(third-class lever)에서 겸자 또는 핀셋과 같이 힘은 부하보다 받침점에 가까이 적용된다(그림 10.3C). 부하팔은 작용력팔보다 더 길다. 그래서 3종 지렛대는 역학적인 약점에서 작용한다. 인체에서의 예는(그림 10.3C) 위팔두갈래근(상완이두근, biceps brachii)(effort)이 아래팔을 굽히는(load) 경우이다. 이러한 지렛대계통에서 팔꿉(elbow)은 받침점(fulcrum)이 된다. 인체의 뼈대계통은 속도를 위하여 3종 지렛대계통으로서 작용한다. 이러한 곳에 위치한 근육들은 관절 가까이에 근육이 닿으므로(종지하여) 관절에 안정감을 주기 때문에 상대적으로 근육을 거의 수축하지 않고 달리거나 던질 때와 같이 빠르고 광범위한 운동을 가능하게 한다.

지렛대계통에서 부하, 받침점 및 작용력의 적용점의 상대적인 위치는 운동의 거리, 속도 및 움직이게 하는 부하에 대한 근육의 활동을 좌우한다. 역학적인 약점이 작용하는 지렛대계통에서는 운동을 일으키기 위해서는 많은 힘이 필요하나 속도와 거리에서는 이점이 있다. 역학적인 이점이 작용하는 지렛대계통에서는 작은 작용력으로 큰 부하를 움직일 수 있게 하나 운동의 거리는 희생을 당하게 된다. 이러한 유형의 지렛대는 운동의 힘이 우세한 곳에 위치한다.

이해 수준 체크하기

- ☐ **3.** 역학적인 이점에서 작용하는 지렛대계통의 유형은 무엇인가?
- ☐ **4.** 뼈대/근육 지렛대계통에서 받침점을 이루는 구조는 무엇인가?
- ☐ **5.** 신체에서 대부분의 뼈대근육은 역학적인 약점으로 작용한다. 이러한 배열의 이점은 무엇인가?

10.1c 근육의 작용과 상호작용
Muscle Actions and Interactions

학습 성과 

- ▸ 관절을 지나가는 근육의 위치가 근육의 작용을 어떻게 결정하는지를 설명할 수 있다.
- ▸ 주작용근, 대항근, 협동근 및 고정근의 기능을 설명할 수 있다.

다양한 많은 근육들이 서로 협동하여 하나의 움직임을 일으키는 것은 쉽게 이해할 수 있다. 그러나 그렇게 명확한 것은 아니지만 근육은 운동에 따라 서로 대항하여 작용한다. 모든 근육은 수축에 의해 당기는 작용만 할 수 있기 때문에, 각각의 근육이 수축할 때 일어나는 운동과 상반되는 운동을 할 수 없다. 따라서 하나의 근육 또는 근육무리가 할 수 있는 동작에 대해 그 동작을 취소할 수 있거나 반대의 동작을 할 수 있는 다른 근육들이 있어야 한다. 일반적으로 반대의 움직임을 일으키는 근육무리는 관절의 반대쪽에 위치한다(**그림 10.4**).

근육의 작용에 따라 근육은 여러 가지 *기능적* 유형으로 분류한다. 특정한 운동을 일으키는 주된 근육을 그 운동의 **주작용근**(주동근, prime mover) 또는 **작용근**(agonist)이라 한다. 예를 들면, 큰가슴근은 어깨에서 팔을 굽히는 주작용근이다(그림 10.4A). 때때로 두 개의 근육이 같은 움직임에 깊게 관여할 경우 이들 두 근육을 모두 작용근이라 부른다.

특정한 운동에 반대 작용을 하는 근육을 **대항근**(antagonist)이라고 한다. 주작용근이 활성화될 때 대항근은 늘어나거나 또는 이완된다. 그러나 대항근은 주작용근의 과도한 운동을 방지하기 위하여 또는 운동이 완료될 쯤 주작용근의 수축을 줄여주기 위해서 약간 수축을 한다. 대항근도 자기 자신의 근육의 기능에서는 주작용근이 될 수 있다. 즉, 한 운동에서의 대항근은 반대 운동에서는 주작용근으로 작용한다. 예를 들면, 큰가슴근에 의한 위팔의 *굽힘*은 위팔을 *펴는* 주작용근인 넓은등근이 대항근으로 작용한다(그림 10.4B). 쌍을 이루는 두 종류의 작용근/대항근이 골고루 발달하고, 서로 경쟁을 이루는 것은 매우 중요하다. 이러한 균형이 깨지면 상대적으로 더욱 발달한 근육이 관절에서 끊임없이 긴장되고, 유연성이 감소하여 불편한 운동이 일어나게 된다. 이러한 상황에 있는 사람을 근육이 *뻣뻣한 사람*(muscle bound)이라고 한다.

주작용근과 대항근 이외에도 대부분의 운동은 한 개 또는 그 이상의 근육이 관여하는데, 이와 같은 근육을 **협동근**(synergist)이라고 한다. 협동근은 움직임이 필요할 때 주작용근에 힘을 더하고자 할 때나 주작용근이 수축할 때 발생하는 불필요한 운동을 줄여주기 위해서 주작용근을 도와준다. 협동근의 두 번째 기능은 더 많은 설명이 필요하다. 일부 주작용근은 여러 개의 관절을 가로지르며 가로지르는 모든 관절의 움직임을 일으킨다. 그러나 협동근은 이러한 움직임의 일부를 취소시킨다. 예를 들면, 손가락을 굽히는 근육은 손목관절과 손가락관절 모두를 지나가나 손목을 구부리지 않고도 주먹을 쥘 수 있는 이유는 협력근이 손목관절을 안정화시키기 때문이다.

이외에도 일부 주작용근은 *같은 관절*에서 여러 종류의 운동을 일으킬 수 있다. 예를 들어, 넓은 등근은 어깨관절의 뒤와 안쪽을 가로지르기 때문에 (그림 10.4b) 어깨관절을 펼 뿐만 아니라 모으는 작용도 한다. 협동근은 이러한 움짐임들 중 일부 부적절한 움직임을 방지한다. 어깨관

A. 1종 지렛대

- 지렛대 요소들의 배열은 부하-받침점-작용력 순서이다.
- 역학적 이점 또는 단점은 받침대의 위치에 의해 결정된다.

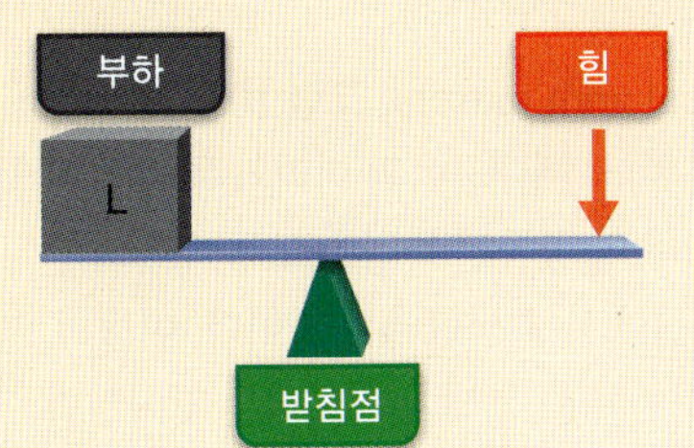

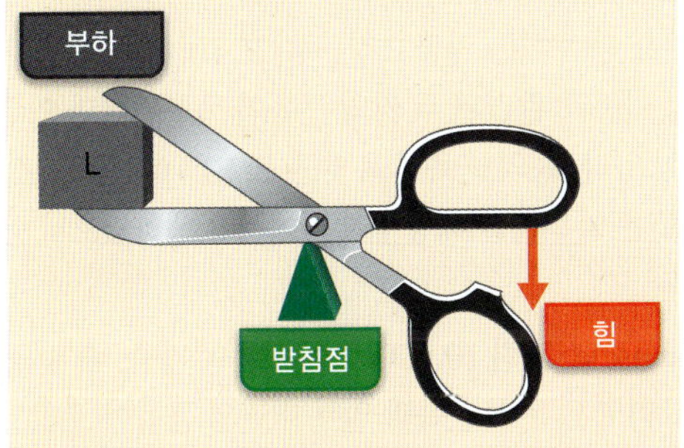

예: 가위

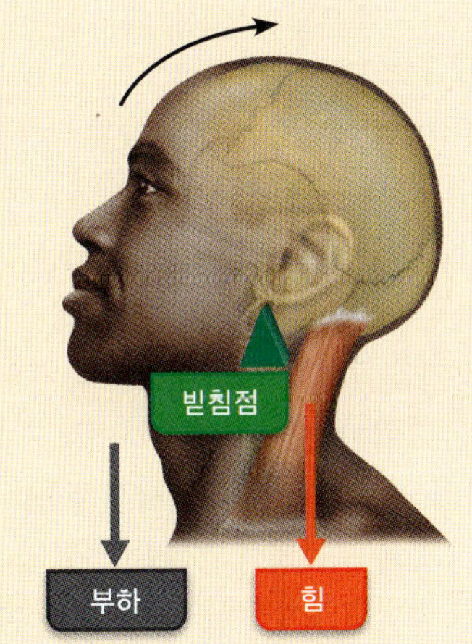

신체에서: 1종 지렛대의 작용은 가슴에서 머리를 위로 올릴 때 뒷목근육들은 작용력(힘)을 제공하며, 뒤통수고리관절은 받침점이 되고, 들어 올려지는 부하(짐)는 얼굴뼈대에 해당한다.

B. 2종 지렛대

- 지렛대 요소들의 배열은 받침점-부하-작용력 순서이다.
- 역학적 이점(작고 강력한 움직임)

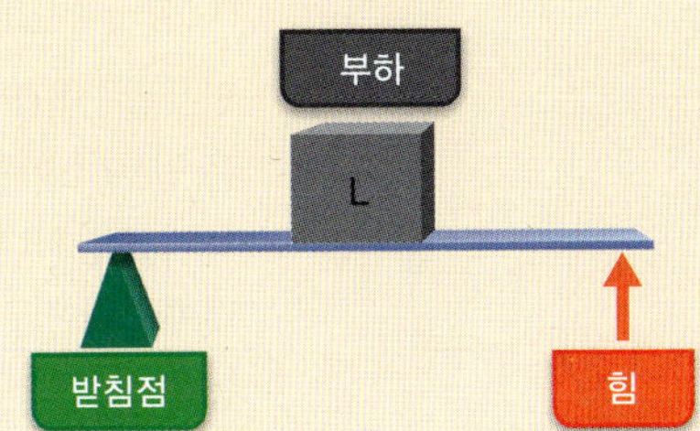

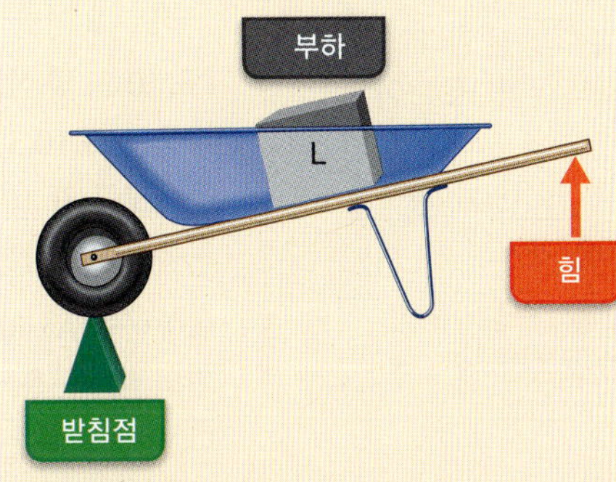

예: 외바퀴 손수레

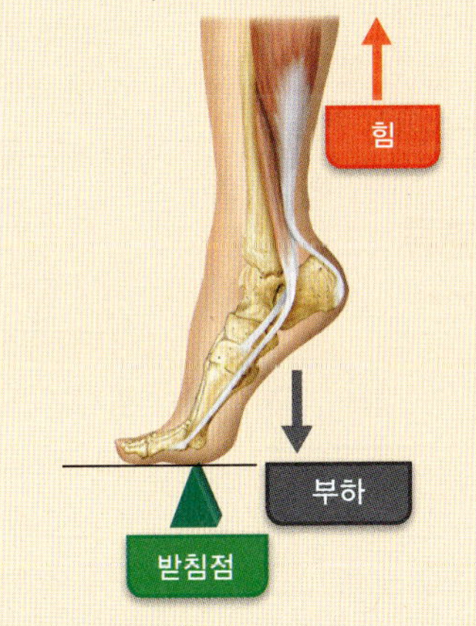

신체에서: 2종 지렛대레의 작용은 발끝으로 서 있을 때 작용한다. 작용력은 발뒤꿈치에서 위쪽으로 잡아당기는 장딴지의 근육이 작용하고 받침점은 발볼(ball of foot)에 있는 관절이 작용하고, 부하는 신체의 무게가 된다.

C. 3종 지렛대

- 지렛대 요소들의 배열은 부하-작용력-받침점 순서이다.
- 역학적 약점(빠르고 큰 움직임)

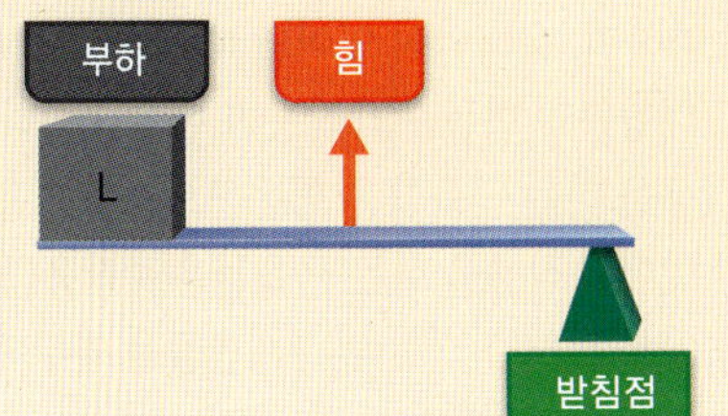

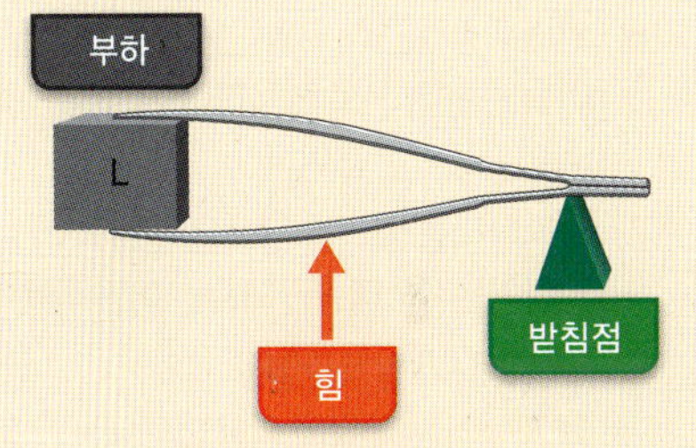

예: 겸자(핀셋)

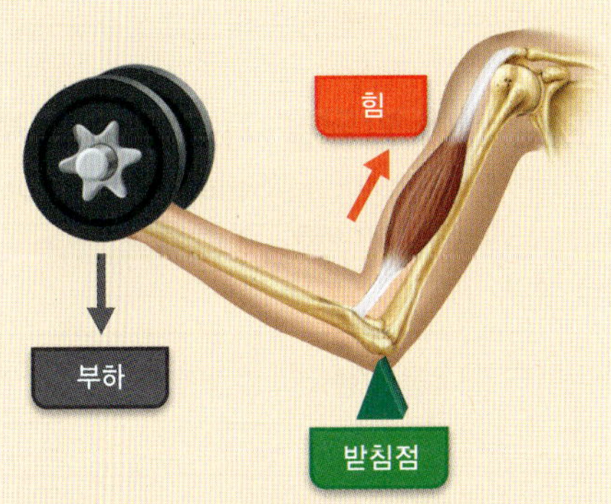

신체에서: 앞팔을 굽힐 때 위팔두갈래근의 작용은 3종 지렛대 작용의 한 예이다. 작용력은 아래팔의 몸쪽 노뼈에서 작용하고, 받침점은 팔꿉관절이 작용하며, 부하는 아래팔의 먼쪽과 손이 된다.

그림 10.3 **지렛대계통의 분류.**

절의 굽힘근인 큰가슴근(그림 10.4a)은 넓은등근의 협동근으로도 작용하여 넓은등근의 위팔폄운동을 제한함으로써 어깨관절이 모아지도록 한다.

일부 협동근은 뼈를 제 위치에 강하게 고정하여 신체를 움직이는 데 작용하는 주작용근의 안정된 토대를 제공한다. 이러한 협동근을 **고정근**(fixator)이라고 한다. 팔을 움직일 때 어깨뼈를 고정시키는 근육들이 그 예이다. 관절을 안정화하고 자세를 유지하는 근육들이 고정근으로서 작용한다.

요약하면, 움직임이 일어날 때 비록 주작용근이 주도적으로 보일지라도 대항근과 협동근의 작용 또한 중요하다. 같은 관절을 지나가고 같은 작용을 하는 근육들은 협동근으로써 작용하며, 같은 관절을 지나가지만 반대의 작용을 하는 근육들은 주작용근/대항근 쌍을 이룬다. 골격근을 공부할 때 이러한 일반개념들을 염두에 두어 근육의 작용에 대한 이해를 높이도록 한다.

이해 수준 체크하기

☐ 6. 위팔두갈래근과 위팔근은 모두 아래팔을 굽히는 작용을 한다. 이들 근육이 서로 작용하여 기능하는 것은 근육의 유형으로 보아 __________근이다.

☐ 7. 넓적다리를 벌리는 근육은 관절의 어느 쪽 면에 있는 엉덩이를 지나가는가? 대항근에서는 어떤 작용이 일어나는가?

☐ 8. 무릎관절과 발목관절을 제외한 대부분의 관절에서 관절의 뒷면을 지나가는 근육에 의해 일어나는 운동은 무슨 운동인가?

10.2 뼈대근육의 분류

ORGANIZATION OF SKELETAL MUSCLES

우리 몸의 많은 근육들은 발생학적 또는 기능적으로 분류할 수 있다. 근육을 분류하고 학습하는 것은 근육의 작용과 신경 분포를 더 쉽게 이해할 수 있으며 기계적 암기의 필요성을 줄이는 데 도움이 된다.

10.2a 배아 발달을 기초로 한 체계적인 분류

Organizational Scheme Based On Embryonic Development

학습 성과

- 신체의 근육을 발생학적 기원에 따라 4개의 기능적인 군(group)으로 나눌 수 있다.

신체를 구성하는 각각의 근육을 보기 전에 발생학적 기원과 일반적인 기능에 따라 근육을 군으로 분류하여 검토하는 것이 유용할 것이다. 이러한 분류 체계(classification scheme)는 많은 양의 뼈대근육을 배열하여 정리하는 데 도움을 줄 수 있을 것이다.

모든 근육은 중배엽(mesoderm)에서 발생한다. 발생 두 달째에 나타나는 중배엽부분에는 근육분절(myotome)과 내장쪽중배엽(splanchnic mesoderm)이 있다(**그림 10.5A, B**). 머리에서 처음 나타나는 일곱 개의 근육분절과 같은 구조를 전체적으로 **몸분절**(somitomere)이라고 한다.

발생에 기초하여 근육은 네 개의 근군인 (1) 내장기관의 근육, (2) 인두활근육, (3) 몸통근육 및 (4) 팔다리근육으로 분류한다.

1. **내장기관의 근육**(Muscles of visceral organ). 내장기관을 형성하는 근육조직은 민무늬근육과 심장근육이 있다. 이 근육은 초기 내장(early gut)의 내장쪽중배엽에서 발생한다(그림 10.5B). 내장근육은 뼈대근육을 형성하지 않기 때문에 이 장에서는 다루지 않는다(내장근육은 18장과 22장에서 다룬다).

2. **인두활근육**(Pharyngeal arch muscle, **그림** 10.5C). 이 근육군은 인두(소화관의 목부위)의 뼈대근육과 머리와 목에 있는 일부 근육이 포함된다. 이들 근육의 공통된 특징은 모두 배아의 인두 주변 넷째에서 일곱째 몸분절에서 발생한다는 것이다. 이들의 원래 기능은 삼킬 때 음식물을 인두를 통해 내려보내는 것이지만 이러한 기능이상으로 더 다양화되었다. 인두활근육의 다른 명칭은 **아가미분절근육**(branchiomeric muscle)이다.

   이 근육군의 주요 근육에는 얼굴표정근육(표 10.1), 씹기근육(표 10.2) 및 삼킴 기능과 관련된 두 쌍의 근육인 목뿔위근과 인두수축근(표 10.3)이 있다. 목의 근육인 목빗근(표 10.4)과 등근육인 등세모근(표 10.8)은 일부분만 해당 몸분절에서 발생하였으나 이 근육군에 포함된다.

3. **몸통근육**(Axial muscle, **그림** 10.5D). 이 근육은 가슴, 배 및 골반의 뼈대근육, 그리고 많은 목근육과 일부 머리의 근육이 포함된다. 이들 근육은 몸의 축(척주)의 앞과 뒤쪽에 위치하며 주요 기능이 몸통을 움직이고 자세를 유지하는 것이기 때문에 몸통근육이라고 한다. 이들은 근육분절과 일부 몸분절에서 기원한다.

   근육분절의 뒤쪽부위는 등의 깊은근육이 되어(표 10.4) 똑바로 서 있을 때 척주를 펴게 한다. 근육분절의 앞쪽부위는 몸통과 목의 앞가쪽 부분의 근육이 되며 척주를 굽히게 한다. 이들 근육에는 목의 앞근육(목뿔아래근, 표 10.3), 가슴의 호흡근육(표 10.5), 앞배벽의 근육(표 10.6)과 골반바닥의 근육(표 10.7)도 포함된다.

   발생중인 배아의 처음 세 개의 몸분절(somitomere)은 눈의 바깥기원근육인 안구근육이 되어 눈을 움직이게 하며, 뒤통수근육분절(occipital myotome)은 혀를 움직이는 근육(표 10.2)이 된다.

4. **팔다리근육**(Limb muscle, **그림** 10.5E). 팔과 다리는 팔다리싹(limb bud)으로서 앞쪽부위(ventral region)에서 발생하며, 팔다리근육은 근육분절 근처의 가쪽 부분에서 발생한다. 팔다리뼈의 뒤쪽에 있는 근육덩어리는 팔다리에서 폄근이 되며, 앞쪽덩어리는 팔다리에서 굽힘근이 된다. 팔다리를 이음뼈에 부착하는 근육과 이음뼈를 몸통에 부착하는 근육(표 10.8, 10.9, 10.14)도 이 근육군의 일부이다. 이들 근육은 운동과 물건을 조작하는 기능을 한다. 이들 근육은 같은 방법으로 발생하였기 때문에 팔과 다리의 근육이 유사하고 직접 비교할 수 있다.

   성인의 팔(표 10.9~10.13)에서 폄근은 팔의 뒤쪽면에 위치하여 아래팔, 손 및 손가락을 펴는 기능을 한다. 굽힘근은 팔의 앞쪽면에 위치하여 아래팔, 손 및 손가락을 굽히는 기능을 한다.

FOCUS 그림 10.4 근육 작용(Muscle Action)

근육의 작용은 관절을 지나는 근육의 위치에 의해 추측할 수 있다(주어진 예는 어깨관절과 관련된 근육).

A. 어깨관절의 앞면을 지나는 근육은 굽힘* 기능을 한다.

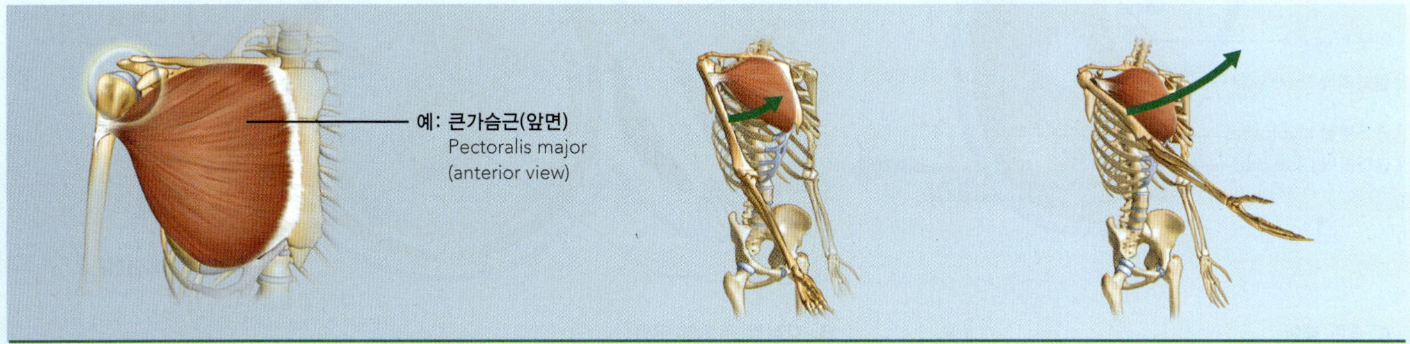

B. 어깨관절의 뒷면을 지나는 근육은 폄* 기능을 한다.

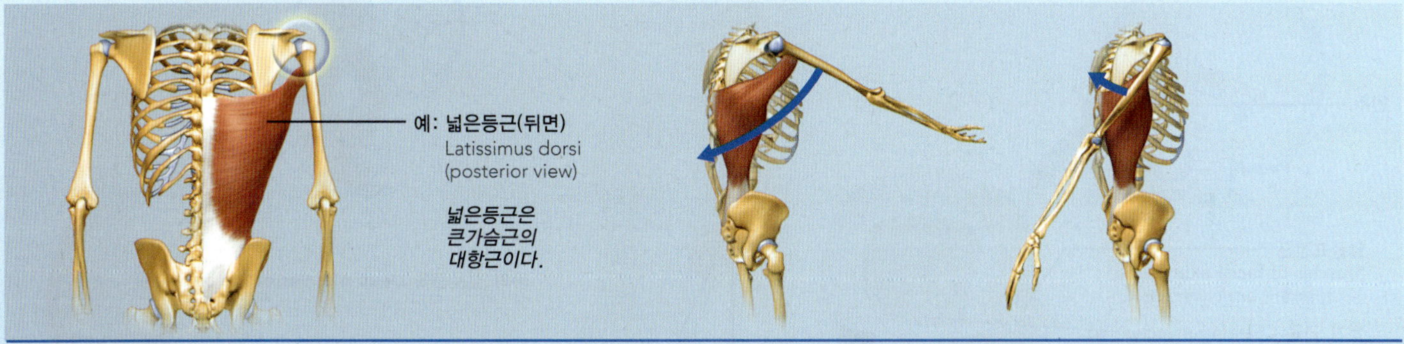

C. 어깨관절의 앞가쪽면을 지나는 근육은 벌림 기능을 한다.

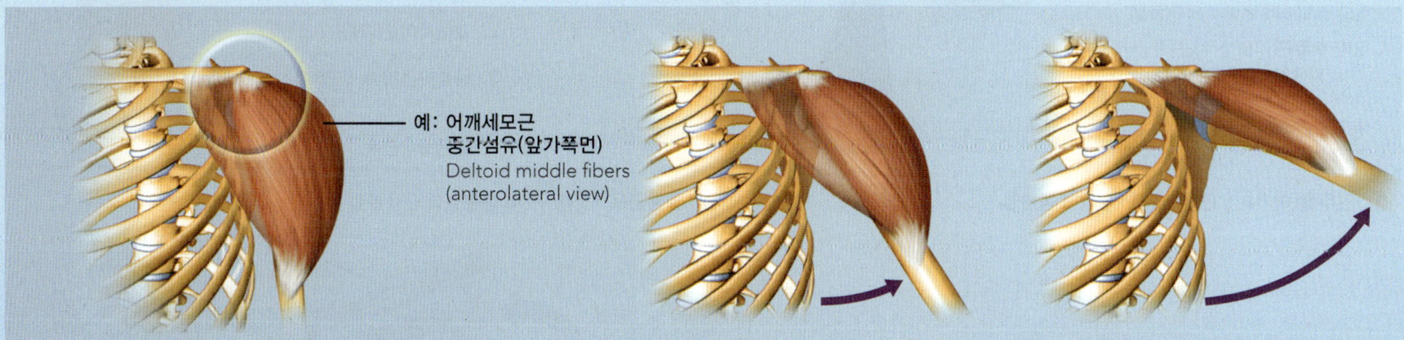

D. 어깨관절의 안쪽면을 지나는 근육은 모음 기능을 한다.

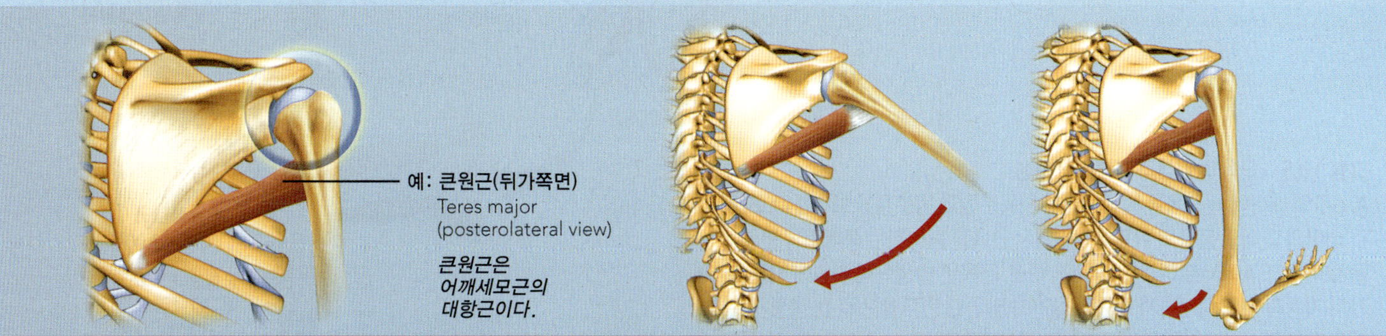

*이러한 일반적인 개념은 다리에서는 발생 중 회전하기 때문에 무릎관절과 발목관절에서는 적용되지 않는다. 이 관절을 지나는 근육은 뒤쪽은 굽힘 기능, 앞쪽은 폄 기능을 한다.

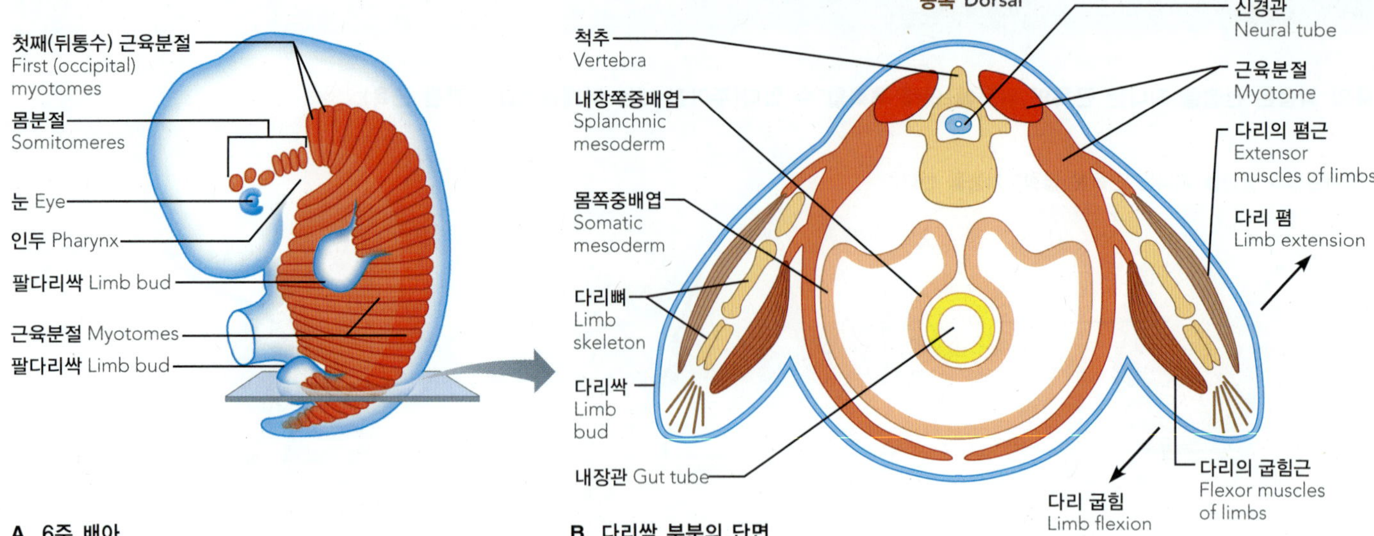

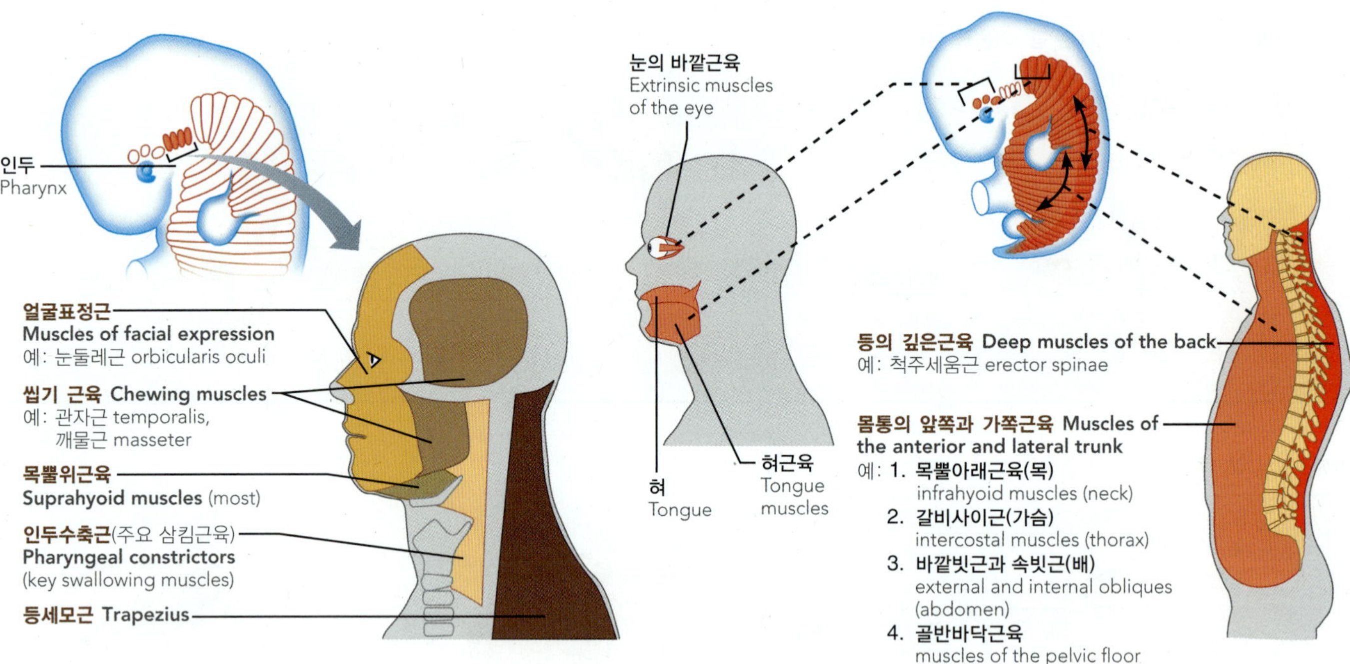

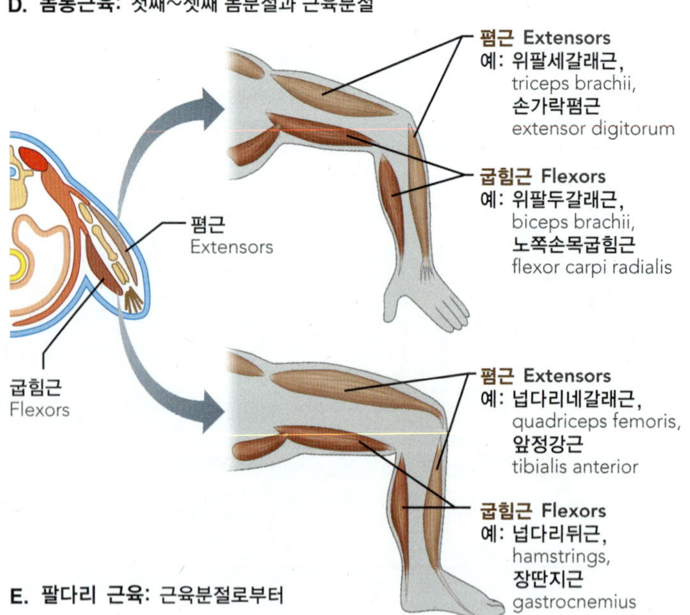

그림 10.5 근육의 발생과 기본적인 구성.
A. 6주의 배아에서 근육을 발생시키는 근육분절과 몸분절을 보여준다. B. 6주 배아의 다리와 몸통의 가로절단면에서 근육을 형성하는 중배엽의 분열을 보여준다. A에서 보여주는 절단면. C~E. 근육은 발생학적 기원에 따른 4가지 기능적 분류 중 3가지 종류만 설명하였다. C. 인두활근육. D. 몸통근육. E. 다리근육(4번째 기능적 분류인 내장근육은 여기에서는 나타내지 않음).

다리는 배아의 발생 중에 회전을 한다(표 10.14~10.17). 성인의 다리에서 폄근은 다리의 앞면에 위치하여 무릎에서 종아리를 펴고, 발목에서 발을 발등굽힘(dorsiflex)하거나 발가락을 펴는 기능을 한다. 굽힘근은 다리의 뒷쪽면을 차지하고 무릎에서 종아리를 굽히고, 발목에서 발바닥굽힘(plantar flex)을 하거나 발가락을 굽히는 기능을 한다.

이해 수준 체크하기

- ☐ 9. 다음과 같은 근육의 발생학적 근육군은 어디에 속하는가? (a) 넓적다리를 움직이는 근육, (b) 배근육, (c) 씹기근육.
- ☐ 10. 팔다리의 뒤쪽면에서 발생한 근육에 의해 일어나는 운동은 무엇인가?

10.2b 팔다리의 근육칸

Muscle Compartment of the Limbs

학습 성과

- ▸ 팔다리에서 근육의 칸을 구분할 수 있다. 각 칸 내 근육들의 일반적인 기능과 근육의 이름을 설명할 수 있다.

치밀섬유결합조직은 팔다리의 근육을 해부학적 **칸**(compa-rtment)으로 나눈다. 이러한 근막성 구획은 발생학적으로, 기능적으로 유사한 근육들로 이루어졌다. 같은 칸에 있는 근육들은 유사한 기능을 하며 협동적으로 특별한 운동(movement)을 수행하는 기능을 한다. 반대쪽 칸에 있는 근육들의 기능은 작용근/대항근으로 짝을 이루어 작용한다. 대부분의 경우에 각 칸들은 한 신경의 지배를 받고 있다.

팔 Upper Limb

팔은 두 칸, 즉 앞칸과 뒤칸으로 구분된다. 위팔의 앞칸 근육들은 어깨관절에서 위팔을 굽히거나 팔꿉관절에서 아래팔을 굽히는데, 이들은 근육피부신경(musculocutaneous nerve)의 지배를 받는다(**그림 10.6A**). 아래팔의 앞칸에 있는 근육들은 손목과 손가락을 굽히고 엎침(pronator) 기능을 하는데, 정중신경(median nerve) 또는 자신경(ulnar nerve)의 신경지배를 받는다(그림 10.6B).

위팔과 아래팔의 뒤칸의 근육은 각각 팔꿉과 손목을 펴는 작용을 한다. 이들 근육과 뒤침근(supinator), 위팔노근(brachioradialis)(발생학적으로는 뒤칸의 근육)은 모두 노신경(radial nerve)의 분지에 의해 지배를 받는다. 기능적으로 뒤침근은 아래팔을 뒤침하며, 팔꿉관절에서 앞칸을 가로지르는 위팔노근은 아래팔에서 굽힘근으로 작용한다.

(팔, 아래팔 및 손을 움직이는 근육들의 기능은 **표 10.10~10.12**에 요약하여 정리하였다.)

다리 Lower Limb

넓적다리 부분은 3개의 칸, 즉 뒤칸, 앞칸 및 안쪽칸으로 구분한다(**그림 10.7A**). 뒤칸의 근육들은 엉덩관절에서 넓적다리를 펴고 무릎관절에서 종아리를 굽히는데, 이들은 궁둥신경(sciatic nerve)의 정강신경에 의해 지배를 받는다. 앞칸의 근육은 엉덩관절에서 넓적다리를 굽히고 무릎관절에서 종아리를 펴는데, 이들은 넙다리신경(대퇴신경, femoral nerve)의 지배를 받는다. 안쪽칸의 근육들은 넓적다리를 모으는 근육으로서 대부분 폐쇄신경(obturator nerve)의 지배를 받는다.

종아리 또한 세 칸인 뒤칸, 앞칸, 가쪽칸으로 구분한다(그림 10.7B). 뒤칸은 발가락굽힘근(digital flexor muscle)과 발바닥굽힘근(plantar flexor)으로 정강신경(tibial nerve)의 지배를 받는다. 앞칸은 발가락폄근(digital extensor)과 발등굽힘근(dorsiflexor)으로서 이들 모두 깊은종아리신경(deep fibular nerve)의 지배를 받는다. 가쪽칸의 근육들은 종아리근(fibularis)으로서 발바닥굽힘과 발의 가쪽번짐(evert)에 관여하는 근육들로 얕은종아리신경(superficial fibular nerve)의 지배를 받는다.

(넓적다리와 종아리근육의 기능은 **표 10.14~10.16**에 요약 정리되어 있다.)

이해 수준 체크하기

- ☐ 11. 위팔두갈래근과 위팔근의 근육칸은 어디인가? 그리고 이 구획의 근육에 대한 대항근의 위치는 어디인가?
- ☐ 12. 넓적다리의 뒤쪽구획에 있는 근육들의 기능은 무엇인가? 이 근육의 기능에 대한 대항근의 기능을 하는 근육은 무엇인가?
- ☐ 13. 발바닥굽힘 작용을 하는 주작용근육에 대해 협동작용을 하는 근육 두 가지를 쓴다.

10.3 우리 몸의 주요 뼈대근육

MAJOR SKELETAL MUSCLES OF THE BODY

학습 성과

- ▸ 근육을 명명하는 데 사용되는 기준을 열거할 수 있다.
- ▸ 이 절에 있는 표(그림 10.1~10.17)에서 설명하는 근육들을 구분하고, 각 근육들의 이는곳, 닿는곳 및 주요 기능을 설명할 수 있다.

우리 몸은 600여 개의 근육들로 구성되어 있으며 이들을 모두 학습하기는 어려울 것이다. 그러나 무엇보다 선행되어야 할 것은 우리 몸의 움직임을 이해하는 것이다. 굽힘과 폄, 벌림과 모음, 안쪽돌림과 가쪽돌림, 내밈과 들임, 올림과 내림, 엎침과 뒤침, 맞섬, 발등굽힘과 발바닥굽힘, 안쪽번짐과 가쪽번짐(그림 8.6, 8.7 참조)이 있으며, 이 용어들은 근육의 작용을 설명할 때 사용되는 용어들이다. 몇몇 교수는 우리 몸의 일부 주요 근육들(**그림 10.8**)만을 배우게 할 수도 있으며, 또 일부 교수는 더 많은 근육에 대해 자세히 배우게 할 수도 있을 것이다.

더욱 세부적인 내용의 표(표 10.1~10.17)에는 신체를 구성하는 대부분의 근육의 이는곳, 닿는곳, 작용 및 신경지배에 대하여 설명하였다.

10.3a 뼈대근육의 명명

Naming the Skeletal Muscles

뼈대근육의 명칭은 근육을 표현하는 몇 가지의 방법과 몇몇 기준에 근거하여 명명되었다. 이러한 기준을 배우는 것은 근육의 이름을 배우는 어려움을 간소화할 수 있다.

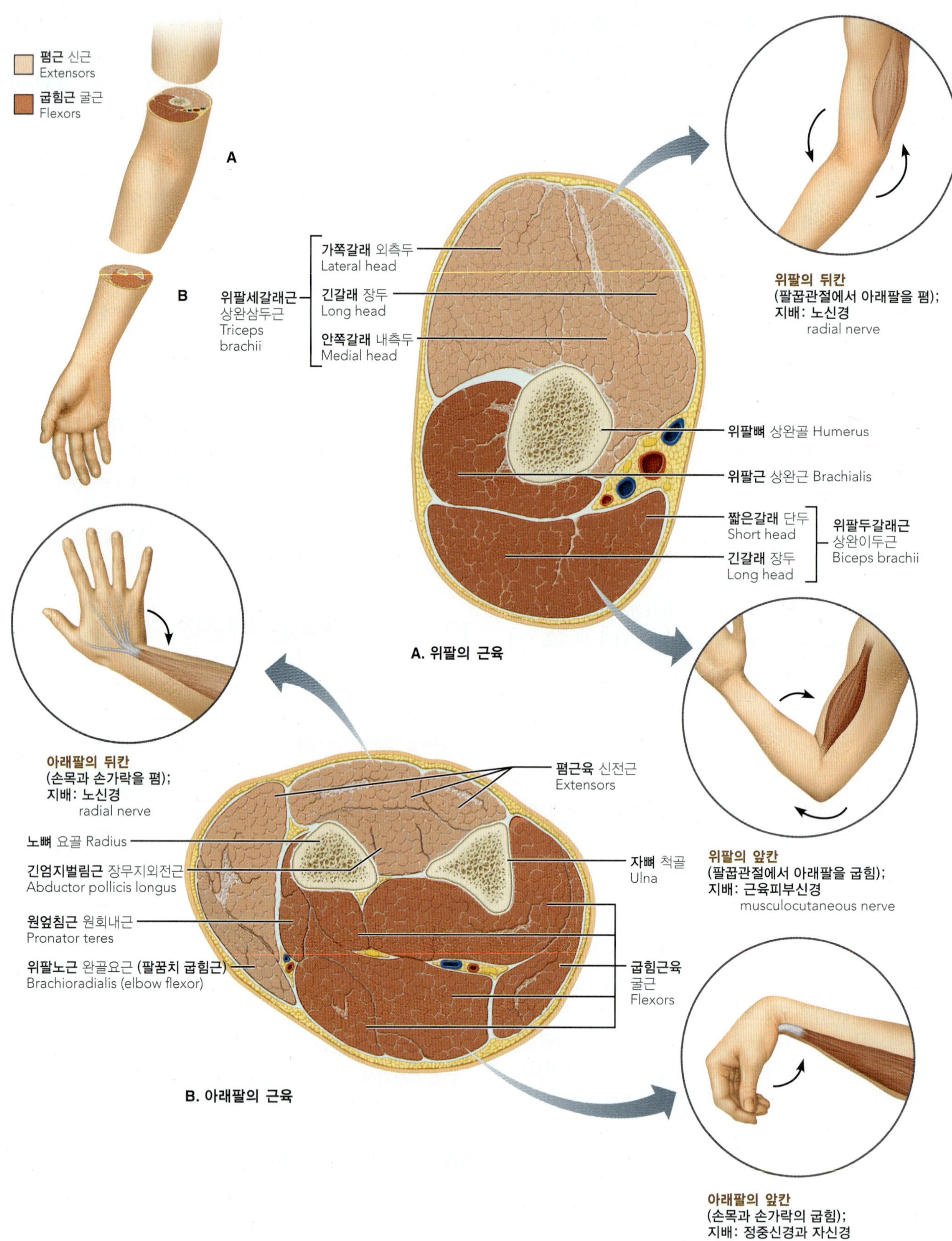

그림 10.6 위팔과 아래팔에서 근육의 칸.

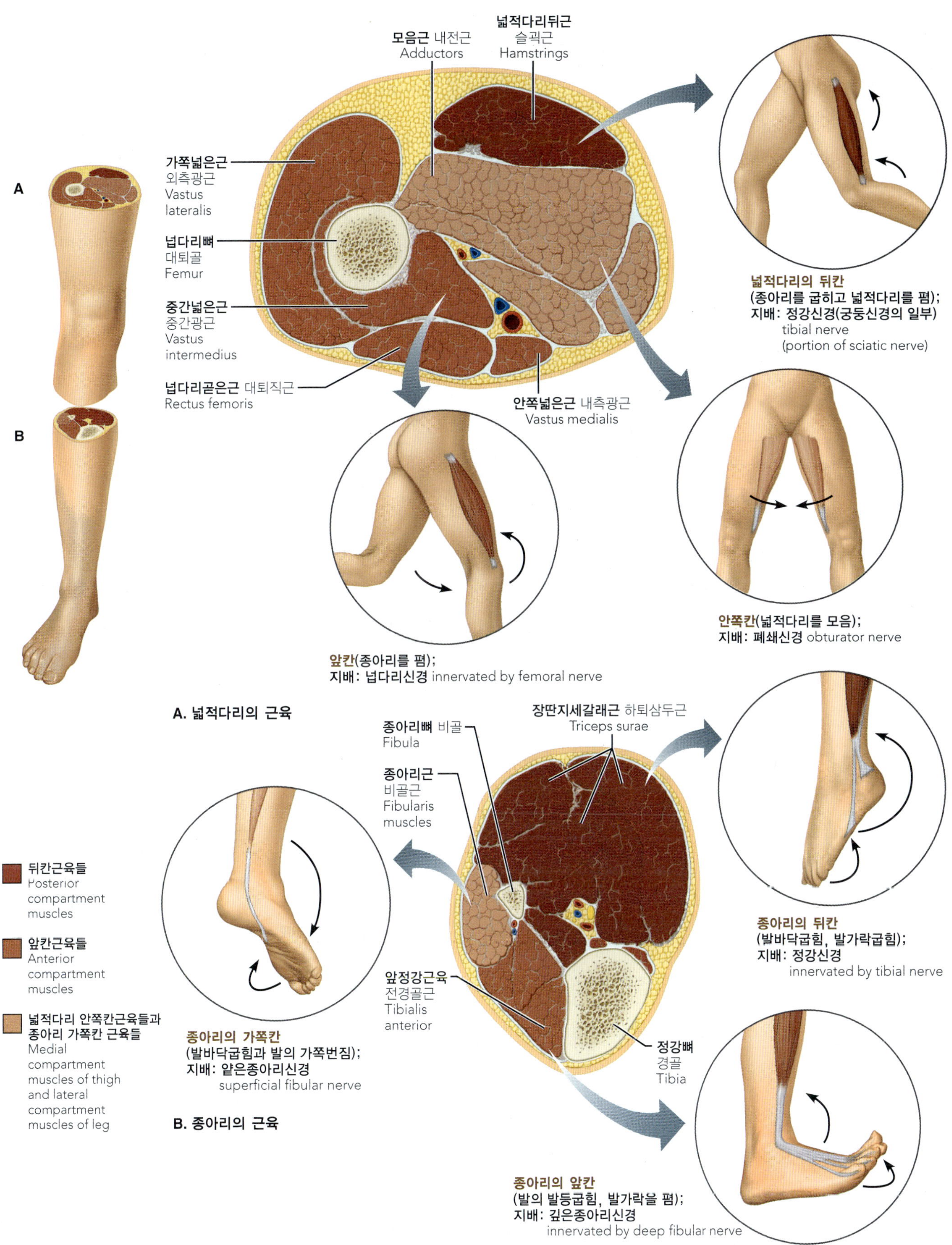

그림 10.7 넓적다리와 종아리에서 근육의 칸.

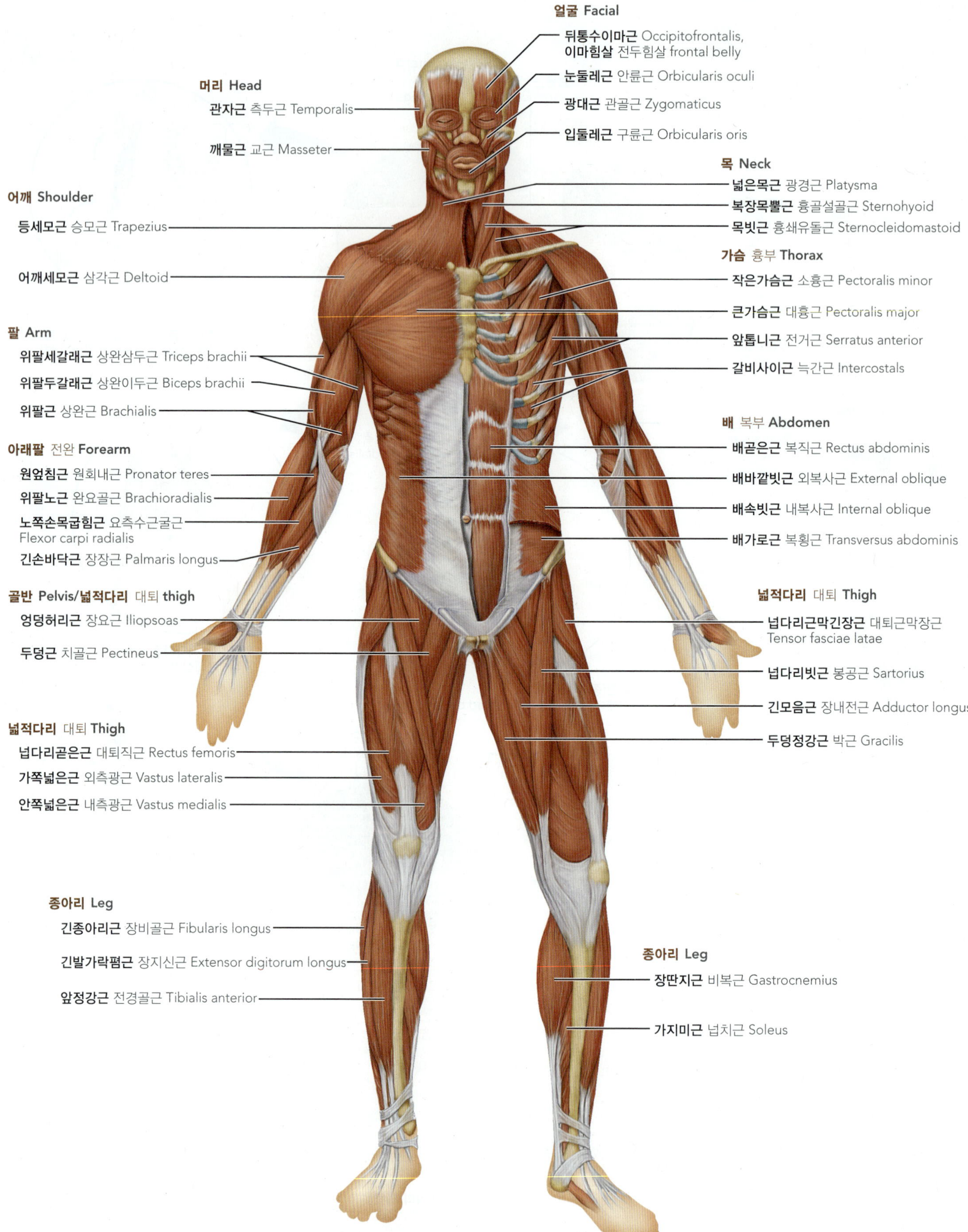

그림 10.8 몸 표면의 근육들. A. 앞면. 목과 몸통은 깊은근육을 보여 주기 위해서 신체의 왼쪽 부분을 부분적으로 해부하였다. *(계속)*

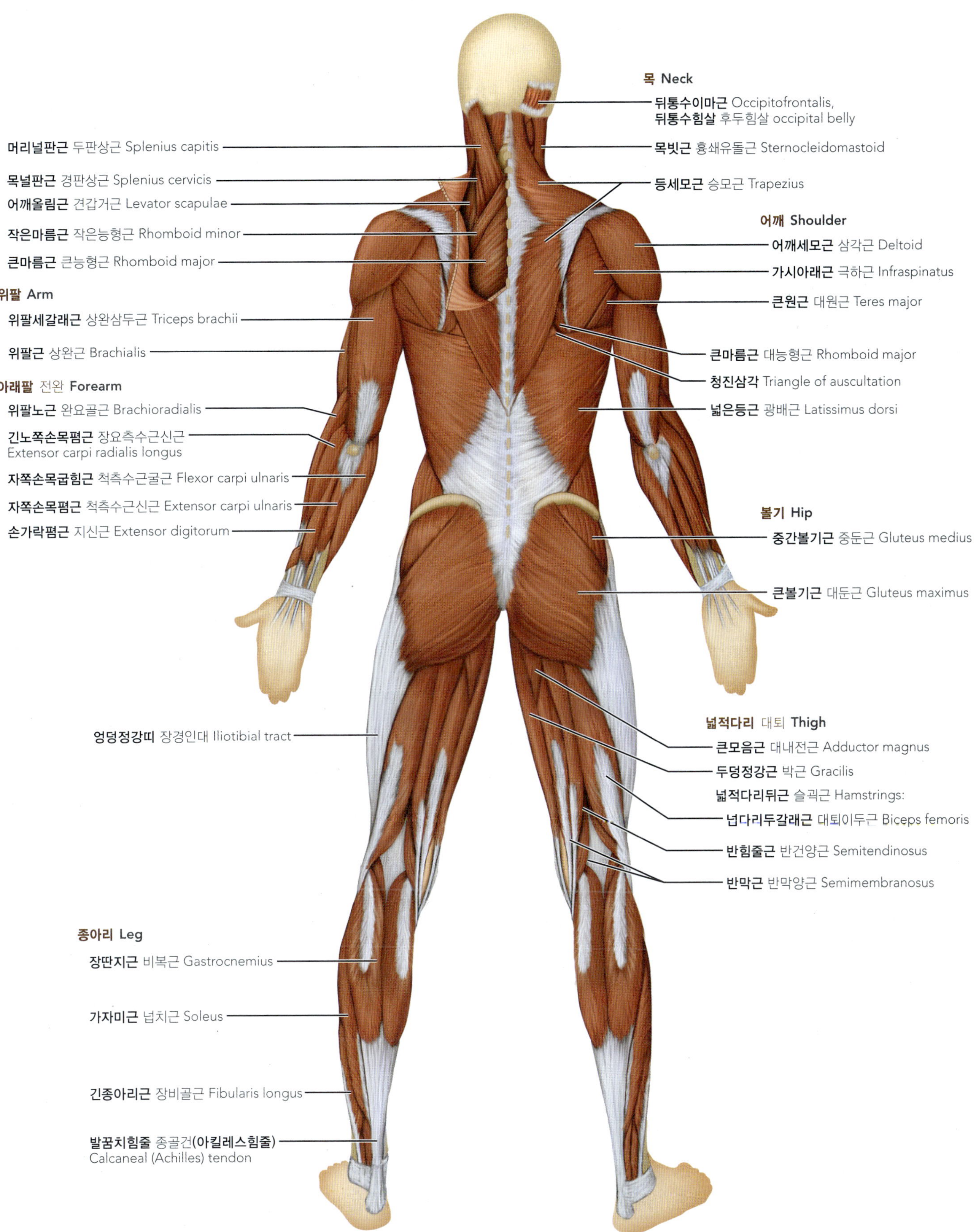

그림 10.8 **몸 표면의 근육들.** B. 뒤면. 깊은근육을 보여주기 위하여 왼쪽의 등세모근을 제거하였다.

- **위치**(Location). 어떤 이름은 근육이 위치하고 있는 곳의 이름을 가르킨다. 예를 들어 위팔근(brachialis, brachium=arm)은 위팔에 위치하고, 갈비사이근(intercostalis, costa=rib)은 갈비뼈 사이에 위치하고 있다.
- **모양**(Shape). 일부 근육은 근육의 모양에 따라 이름이 지어졌다. 예를 들어 어깨세모근(deltoid, delta=그리스문자 Δ)은 삼각형이고 오른등세모근과 왼등세모근은 함께 사다리꼴 모양을 형성한다.
- **근육의 상대적인 크기**(Relative size). 볼기에 있는 큰볼기근(gluteus maximus)과 작은볼기근(gluteus minimus)과 같은 일부 근육에서는 *큰*(maximus), *작은*(minimus), *긴*(longus) 및 *짧은*(brevis)과 같은 용어를 사용한다.
- **근육다발과 근육섬유의 방향**(Direction of fascicle and fiber). 일부 근육의 이름은 그들의 근육다발이 주행하고 있는 방향을 말해 준다. 이름 중에 곧은(rectus)이라는 용어는 신체의 정중선에 평행하게 뻗어 있는 것을 뜻하며, *가로*(transversus)와 *빗*(oblique)은 각각 근육다발(근육섬유)이 정중선에 직각으로 주행하거나 비스듬한 각(oblique angle)이 있음을 의미한다. 예를 들면, 배벽에 위치한 배곧은근(rectus abdominis), 배가로근(transverse abdominis) 및 바깥빗근(external oblique)에서 관찰할 수 있다.
- **근육의 부착점**(Location of attachment). 일부 근육의 이름은 이는곳과 닿는곳의 위치를 나타낸다. 이는곳은 근육의 움직임이 적은 근육의 부착점이 되고 닿는곳은 조금 더 움직임이 있는 운동점이 됨을 상기하자. 이는곳은 항상 처음에 붙혀진다. 그 예로서 아래팔에 있는 위팔노근(brachioradialis)은 위팔뼈(brachium)에서 시작하여 노뼈(radius)에 정지한다.
- **이는곳의 수**(Number of origin). *두갈래*(bicep), *세갈래*(tricep) 또는 *네갈래*(quadricep)의 용어를 가진 근육은 일어나는 곳이 각각 두 개, 세 개, 네 개가 있다는 것이다. 그 예로서 위팔두갈래근(biceps brachii)은 이는곳이 두 군데이다.
- **기능**(Action). *굽힘근*, *폄근*, *모음근* 또는 *벌림근*과 같은 용어는 근육의 기능이나 움직임을 의미한다. 그 예로서 긴모음근은 엉덩관절에서 넓적다리를 안쪽으로 모으는 기능을 한다. 아래팔과 다리근육의 이름들은 *폄근*과 *굽힘근*으로 시작하는 것이 많고, 손, 발, 손가락 및 발가락에서는 어떠한 움직임이 일어나는지를 의미하고 있다.

종종 근육의 이름을 다른 기준에 의하여 명명하는 것도 있다. 예를 들어 *긴노쪽손목폄근*(extensor carpi radialis longus)은 근육의 기능(폄근, extensor), 작용하는 관절(손목, carp), 아래팔의 노뼈를 따라 주행하는 위치(노쪽, radialis)를 의미한다. 또한 근육이 다른 손목폄근들보다 길다(긴, longus)는 것을 말한다. 긴 이름을 발음하기(정확히 기억하기)가 어렵지만 많은 정보를 내포하고 있다.

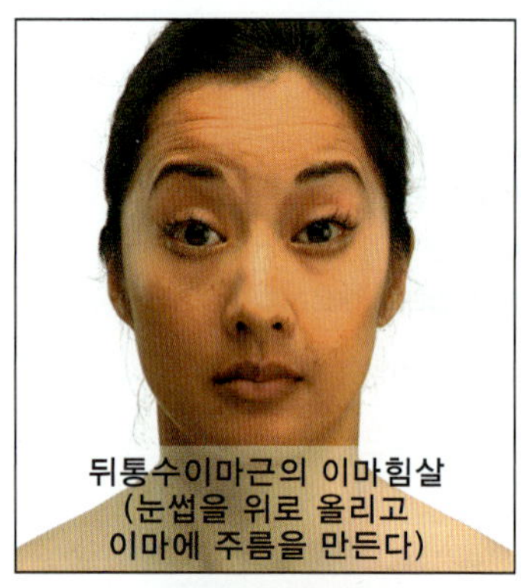

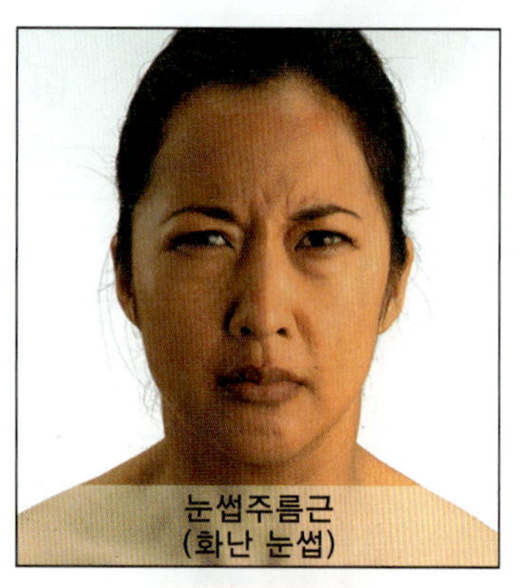

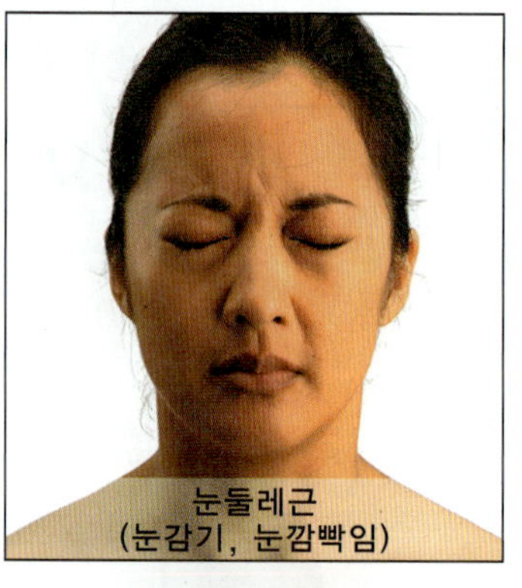

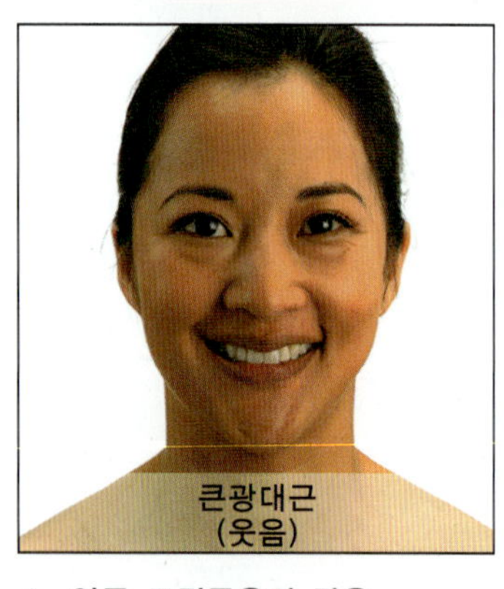

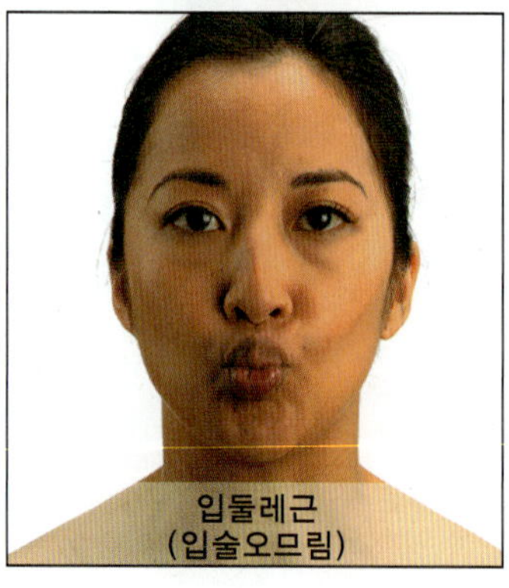

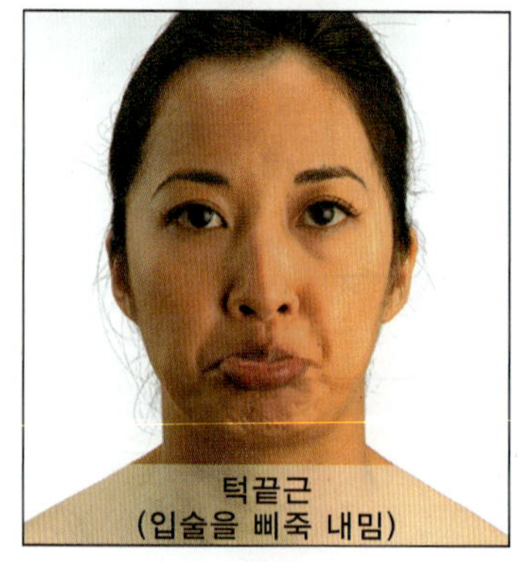

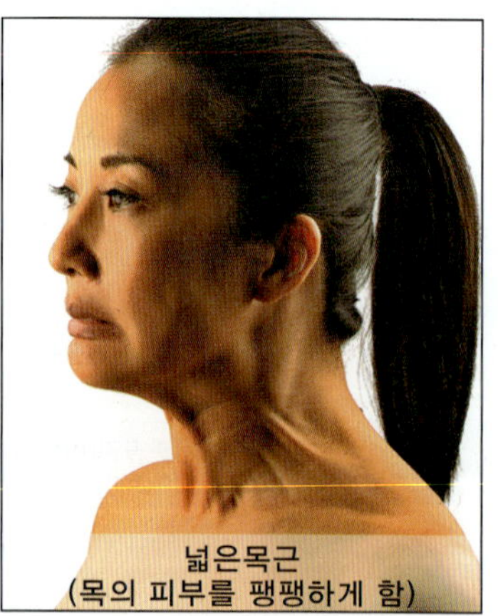

A. 얼굴 표정근육의 작용

그림 10.9 얼굴 표정근육들. *(계속)*

✓ 이해 수준 체크하기

□ **14.** (a) 넓은등근(latissimus dorsi), (b) 목빗근(sternocleido-mastoid), (c) 앞톱니근(serratus anterior), (d) 큰모음근(adductor magnus)의 근육 이름에서 이름을 명명하는 기준과 어근의 뜻을 찾는다.

10.3b 근육 구성 표

The Muscle Tables

표 10.1부터 표 10.17은 상세한 근육들을 보여 주고 있으며, 머리에서 발까지 근육의 기능과 위치에 따라 여러 개의 군으로 나누었다. 모든 표의 시작 부분에서는 군으로 나누어진 근육에 대해 설명하고 있다. 표에는 군별로 각 근육들의 모양, 위치, 부착점, 기능 및 신경지배에 대해 상세히 설명하였다. 모든 근육에 대한 그림도 함께 그려져 있다. 각 근육을 공부할 때 그림을 보면서 근육들의 부착점과 근육다발의 방향을 확인하고, 이러한 특징들과 기능과의 관계를 이해하는 노력을 해야 한다. 모든 근육은 여러 가지의 기능을 갖고 있다. 표에는 파란색 글자로 각각의 근육들의 주요 기능을 제시하였다. 근육의 기능을 이해하는 좋은 방법은 스스로 움직여 보고, 그 때 피부 밑에서 불룩 솟아오르는 근육이 수축하는 근육이라는 것을 느낄 수 있다.

표의 정리 순서는 다음과 같다.

- 머리의 근육 I: 얼굴 표정근육(**표 10.1**, **그림 10.9**)
- 머리의 근육 II: 씹기근육과 혀를 움직이는 근육(**표 10.2**, **그림 10.10**)
- 앞목과 목구멍의 근육: 삼킴작용(**표 10.3**, **그림 10.11**)
- 목과 척주의 근육: 머리의 운동과 몸통의 폄운동(**표 10.4**, **그림 10.12**)
- 가슴의 깊은근육: 호흡(**표 10.5**, **그림 10.13**)
- 배벽의 근육: 몸통의 운동과 배안 내장의 압박(**표 10.6**, **그림 10.14**)
- 골반바닥과 샅의 근육: 배골반 기관을 지지(**표 10.7**, **그림 10.15**)
- 앞·뒤 가슴의 얕은근육: 어깨뼈의 운동(**표 10.8**, **그림 10.16**)
- 어깨관절을 지나는 근육: 팔(위팔뼈)의 운동(**표 10.9**, **그림 10.17**)
- 팔꿉관절을 지나는 근육: 아래팔의 굽힘과 폄운동(**표 10.10**, **그림 10.17**)
- 아래팔의 근육: 손목, 손, 손가락의 운동(**표 10.11**, **그림 10.18~10.20**)
- 위팔, 아래팔, 손에 작용하는 근육들의 기능 요약(**표 10.12**)
- 손의 고유근육: 손가락의 미세한 운동(**표 10.13**, **그림 10.21**)
- 엉덩관절과 무릎관절을 지나는 근육: 넓적다리와 종아리의 운동(**표 10.14**, **그림 10.22~10.24**)
- 종아리의 근육: 발목과 발가락의 운동(**표 10.15**, **그림 10.25~10.27**)
- 넓적다리, 종아리, 발에 작용하는 근육들의 기능을 요약(**표 10.16**)
- 발의 고유근육: 발가락의 운동과 발의 지지(**표 10.17**, **그림 10.28**)

표 10.1 머리의 근육 I: 얼굴 표정근육(그림 10.9) *(계속)*

얼굴의 표정근육은 얼굴과 머리덮개의 피부 바로 깊은층에 위치한다. 이들 근육은 얇고, 모양이 다양하며 얼굴에 있는 인접한 다른 근육과 융합되기도 한다. 다른 뼈대근육과 다르게 뼈가 아닌 피부에 부착된다. 머리덮개의 주요 근육에는 앞쪽 부분과 뒤쪽 부분으로 구분되는 **머리덮개근**(epicranius)이 있다. 얼굴에서 얼굴뼈를 넓고 있는 근육은 눈썹을 올리고, 앞콧구멍을 벌렁거리게 하고, 입과 눈을 닫게 하며, 다른 사람에게 영향을 미치는 가장 좋은 도구 중 하나인 미소를 제공한다. 언어를 사용하지 않는 의사소통에서 얼굴근육의 가장 중요한 점은 뇌졸중의 경우와 같이 마비가 되었을 때 분명하게 나타난다는 점이다.

이 표에 열거한 모든 근육은 *7번 뇌신경*(CN VII)인 얼굴신경의 지배를 받는다. 안구를 여러 방향으로 움직이는 안구바깥근육은 눈과 특수감각에서 설명한다.

근육명	설명	이는곳	닿는곳	작용(기능)	신경지배
머리덮개근육(Muscles of the Scalp)					
뒤통수이마근 (후두전두근, Occipitofrontalis)	이마와 뒤통수힘살, 두 부분으로 나뉜 근육으로 머리덮개널힘줄에 의해 연결되었다. 두 근육은 교대로 머리덮개를 앞, 뒤로 당기는 작용을 한다.				
• 이마힘살 (전두힘살, Frontal belly)	앞이마와 머리의 천장부분을 덮음. 부착하는 뼈 없음	머리덮개널힘줄	눈썹과 코뿌리의 피부	널힘줄을 고정한 채 눈썹을 올림(놀랐을 때처럼). 앞이마 주름이 수평을 유지	얼굴신경(7번 뇌신경)
• 뒤통수힘살 (후두힘살, Occipital belly)	뒤쪽 뒤통수를 덮음 이마근의 이는곳을 고정	뒤통수뼈와 관자뼈	머리덮개널힘줄	널머리덮개를 뒤쪽으로 당김	얼굴신경

표 10.1 머리의 근육 I: 얼굴 표정근육(그림 10.9) (계속)

얼굴근육(Muscles of the Face)

눈썹주름근 (추미근, Corrugator supercilii)	눈썹아래안쪽 깊은곳에 위치한 근육. 눈둘레근과 함께 작용	이마뼈. 눈확위모서리안쪽	눈썹의 피부	눈썹을 안쪽, 아래로 내림. 이마에 세로주름을 만듦	얼굴신경
눈둘레근 (안륜근, Orbicularis oculi)	눈꺼풀에 있는 얇고, 편평한 조임근. 눈확 주변을 둘러쌈	이마뼈, 위턱뼈. 안쪽 눈꺼풀인대	눈꺼풀의 조직	눈을 감음. 윙크, 눈을 가늘게 뜨게하고 눈썹을 아래로 내림	얼굴신경
광대근 (관골근, Zygomaticus)	광대뼈에서 입모서리로 대각선 방향으로 뻗어 있는 한 쌍의 근육	광대뼈	입꼬리의 피부와 근육	입꼬리를 들어올림(웃는 근육)	얼굴신경
입둘레근 (구륜근, Orbicularis oris)	여러 방향으로 가는 섬유들로 여러 층으로 된 입술 근육. 대부분 원형으로 주행함	위턱뼈와 아래턱뼈의 이틀돌기, 입술둘레의 근육섬유	입술피부와 점막	입술을 다물게 함. 입술을 앞으로 뾰족하게 내밀게 함. 키스하거나 휘파람 부는 근육	얼굴신경
턱끝근 (이근, Mentalis)	턱끝에 V자 형태로 배열된 근육	앞니 아래의 아래턱뼈	턱끝의 피부	턱에 주름을 지게 함. 아랫 입술을 내밈	얼굴신경
넓은목근 (광경근, Platysma)	종이 같이 얇은 목의 얕은근육. 머리근육은 아니지만 얼굴의 표정에 관여함	목과 가슴의 근막	아래턱뼈의 아래모서리, 입꼬리부분의 피부와 근육	목의 피부를 팽팽하게 함(면도할 때). 아래턱뼈를 내리는 것을 도움. 아랫입술을 뒤,아래로 당김	얼굴신경

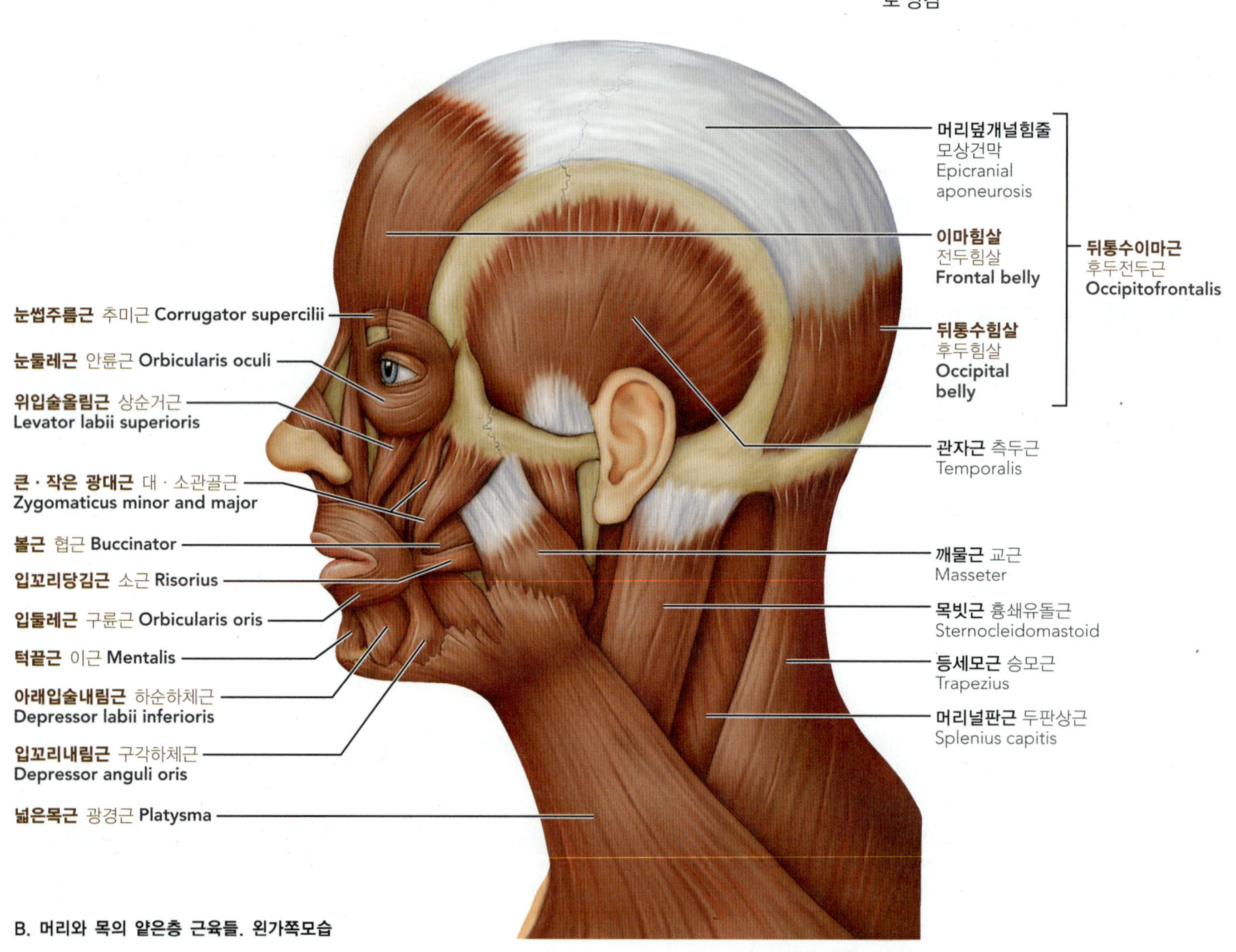

B. 머리와 목의 얕은층 근육들. 왼가쪽모습

그림 10.9 얼굴 표정근육들. *(계속)*

표 10.1 머리의 근육 I: 얼굴 표정근육(그림 10.9)

입꼬리당김근 (소근, Risorius)	광대근 아래가쪽에 위치한 가는 근육	깨물근과 넓은목근의 근막	입꼬리	입꼬리를 바깥으로 당김. 입술을 팽팽하게 만듦. 광대근의 협동근	얼굴신경
위입술올림근 (상순거근, Levator labii superioris)	눈확아래모서리와 입둘레근사이의 얇은 근육	광대뼈와 위턱뼈의 눈확아래모서리	위입술의 피부와 근육	입술을 벌림. 위 입술을 올리고 주름을 잡음	얼굴신경
아래입술내림근 (하순하체근, Depressor labii inferioris)	아래턱에서 아랫입술로 가는 작은 근육	정중선 가쪽의 아래턱뼈 몸통	아래입술의 피부와 근육	아랫입술을 끌어내림	얼굴신경
입꼬리내림근 (구각하체근, Depressor anguli oris)	아래입술내림근의 가쪽에 있는 작은 근육	앞니 아래의 아래턱뼈 몸통	입꼬리의 피부와 근육	입꼬리를 아래 가쪽으로 내림 (못마땅한 표현) 광대근의 대항근	얼굴신경
볼근 (협근, Buccinator)	볼에서 수평하게 주행하는 얇은 근육. 볼의 주된 근육. 깨물근의 깊은곳에 위치 (그림 10.10 참조)	어금니 가쪽의 위턱뼈 및 아래턱뼈의 이틀돌기	입둘레근 (구륜근)	볼을 압박(휘파람을 불거나 무언가를 빨 때처럼).	얼굴신경

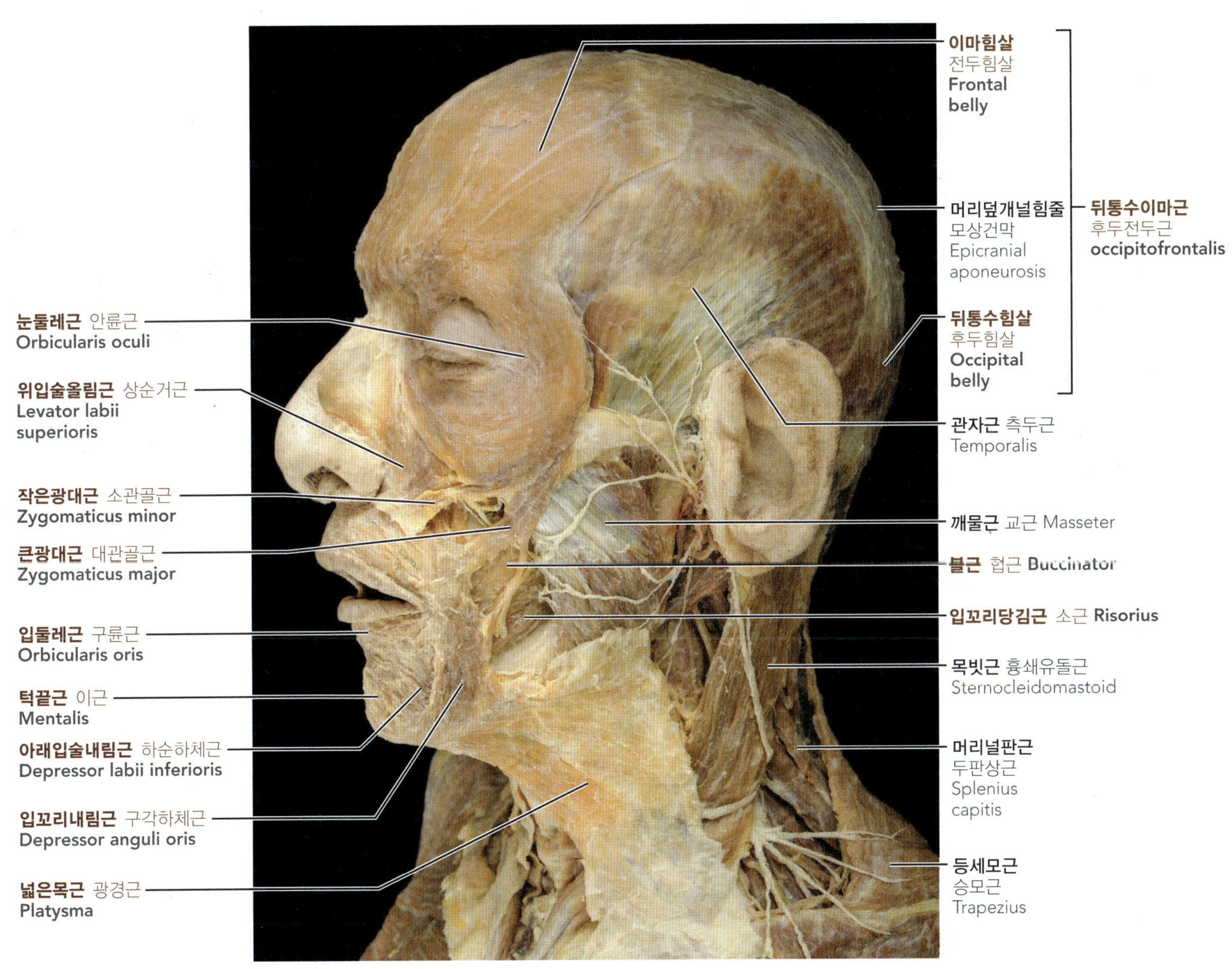

C. 머리와 목의 얕은층 근육들, 왼가쪽모습 사체해부사진

그림 10.9 얼굴 표정근육들. *(계속)*

표 10.2 머리의 근육 II: 씹기근육과 혀를 움직이는 근육(그림 10.10) *(계속)*

네 쌍의 주요 근육이 씹는 기능과 관련되어 있다. 모두 *5번 뇌신경*(CN V)인 삼차신경의 아래턱신경의 지배를 받는다. 턱을 닫거나 씹는 기능을 하는 주작용근은 힘이 있는 **깨물근**(교근, masseter)과 **관자근**(측두근, temporalis)으로서 이를 악물었을 때 피부를 통하여 돌출되는 근육이다. 좌우로 이를 가는 운동은 **날개근**(익돌근, pterygoid)에 의하여 일어나며, 뺨에 있는 **볼근**(협근, buccinator)(표 10.1 참조)도 씹기 기능에 관여한다. 턱을 내리기 위해서는 보통 중력의 작용으로 충분하지만 턱을 내리는 데 저항이 있을 경우에는 턱을 여는 근육들이 작용하게 된다[(**두힘살근**(digastric)과 **턱목뿔근**(mylohyoid), 표 10.3 참조)].

혀는 말을 하거나 음식을 씹을 때 혀를 말거나 접거나 밀어내게 하는 근육으로 구성되어 있다. 이러한 **혀의 자체근육(고유근육)**들은 혀의 모양을 변화시키나 혀를 움직이게 하지는 않으므로 소화계통에서 다루고 있다(22장). **혀의 바깥근육(외인근육)**만 이 표에서 다루었다. 이 근육은 혀를 가쪽, 앞쪽, 뒤쪽으로 움직이게 한다. 모든 혀근육은 *12번 뇌신경*(CN XII)인 *혀밑신경*(hypoglossal nerve)의 지배를 받는다.

근육명	설명	이는곳	닿는곳	작용(기능)	신경지배
씹기근육(Muscles of Mastication)					
깨물근 (교근, Masseter)	아래턱뼈가지의 가쪽면을 덮는 힘이 있는 근육	광대활과 광대뼈	아래턱뼈의 턱뼈각과 턱뼈가지	턱을 닫음. 아래턱뼈를 위로 당김	삼차신경(5번 뇌신경)의 아래턱가지
관자근 (측두근, Temporalis)	관자뼈, 이마뼈 및 마루뼈를 덮는 부채 모양의 근육	관자오목	광대활 깊은곳을 지나는 힘줄형태로 아래턱뼈 근육돌기	턱을 닫음. 아래턱뼈를 위, 뒤쪽으로 당김. 안정 시 아래턱뼈 유지. 아래턱을 뒤로 당길 때 깊은 앞쪽부분에서 도와줌	삼차신경(5번 뇌신경)의 아래턱가지
안쪽날개근 (내측익상근, Medial pterygoid)	아래턱뼈의 속 부분으로 가는 두 개의 갈래로 구성된 깊은근육으로 뼈에 의해 숨겨져 있음	나비뼈의 날개돌기 가쪽판, 위턱뼈 및 입천장뼈의 안쪽면	아래턱뼈각의 안쪽면	아래턱뼈를 내밀기 위해 가쪽날개근과 함께 작용하고 옆에서 옆으로 음식을 가는 운동을 함. 아래턱을 올릴 때 관자근과 깨물근의 협동근	삼차신경(5번 뇌신경)의 아래턱가지
가쪽날개근 (외측익상근, Lateral pterygoid)	두 개의 갈래로 구성된 깊은 근육. 안쪽날개근의 위쪽에 놓임	나비뼈의 큰날개, 날개돌기가쪽판	아래턱뼈 관절돌기와 턱관절 관절주머니	아래턱뼈를 내밀고 아랫니의 옆에서 옆으로 가는 운동을 일으킴	삼차신경(5번 뇌신경)의 아래턱가지
볼근 (협근, Buccinator)	(표 10.1 참조)	(표 10.1 참조)	(표 10.1 참조)	볼을 압박. 씹을 때 치아면에서 음식이 갈리는 동안 음식을 잡아줌	얼굴신경(7번 뇌신경)
혀를 움직이는 근육(Muscles Promoting Tongue Movements) (바깥근육, Extrinsic Muscles)					
턱끝혀근 (이설근, Genioglossus)	부채 모양의 근육. 혀의 아래부분의 대부분 형성. 아래턱에 부착되어 있어 혀가 뒤로 말려 호흡이 폐쇄되는 것을 방지	턱뼈결합 근처의 아래턱뼈 속면	목뿔뼈의 몸통과 혀의 아래면	혀를 내밀게 함. 다른 바깥근육들과 함께 혀를 내리거나 원위치로 오게 함	혀밑신경(12번 뇌신경)
목뿔혀근 (설골설근, Hyoglossus)	사각형으로 납작한 근육	목뿔뼈 큰뿔과 몸통	혀의 바닥	혀를 내리고 아래쪽으로 끌어당김	혀밑신경
붓혀근 (경돌설근, Styloglossus)	목뿔혀근에 직각 방향과 위쪽으로 가는 얇은근육	관자뼈의 붓돌기	혀의 가쪽 아랫면	혀를 당기고 올림	혀밑신경

표 10.2 머리의 근육 II: 씹기근육과 혀를 움직이는 근육(그림 10.10)

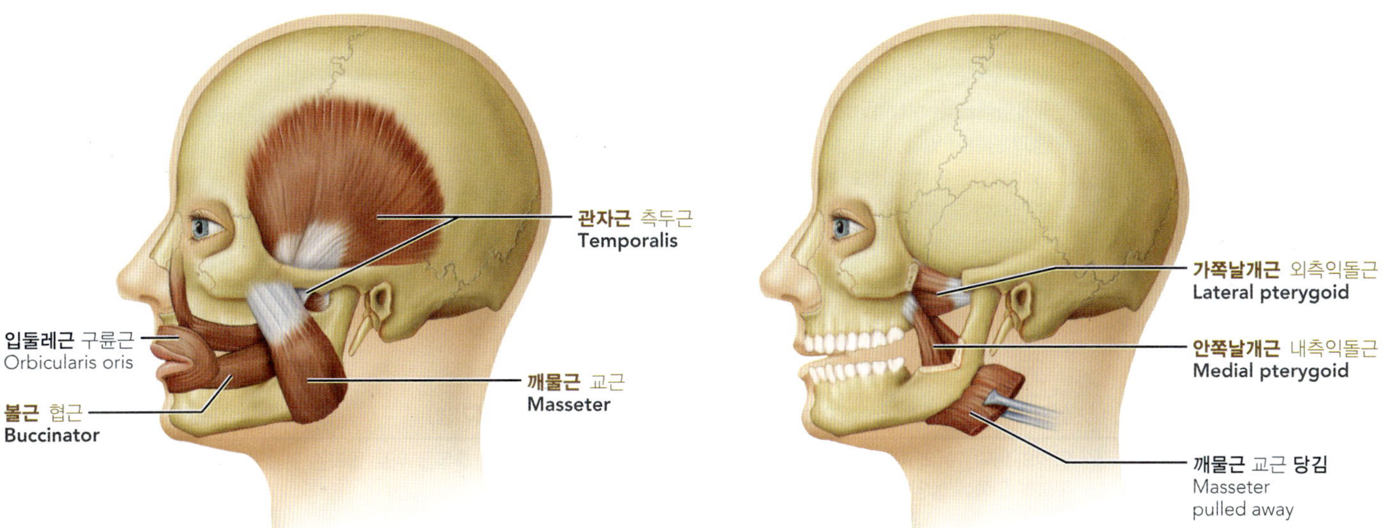

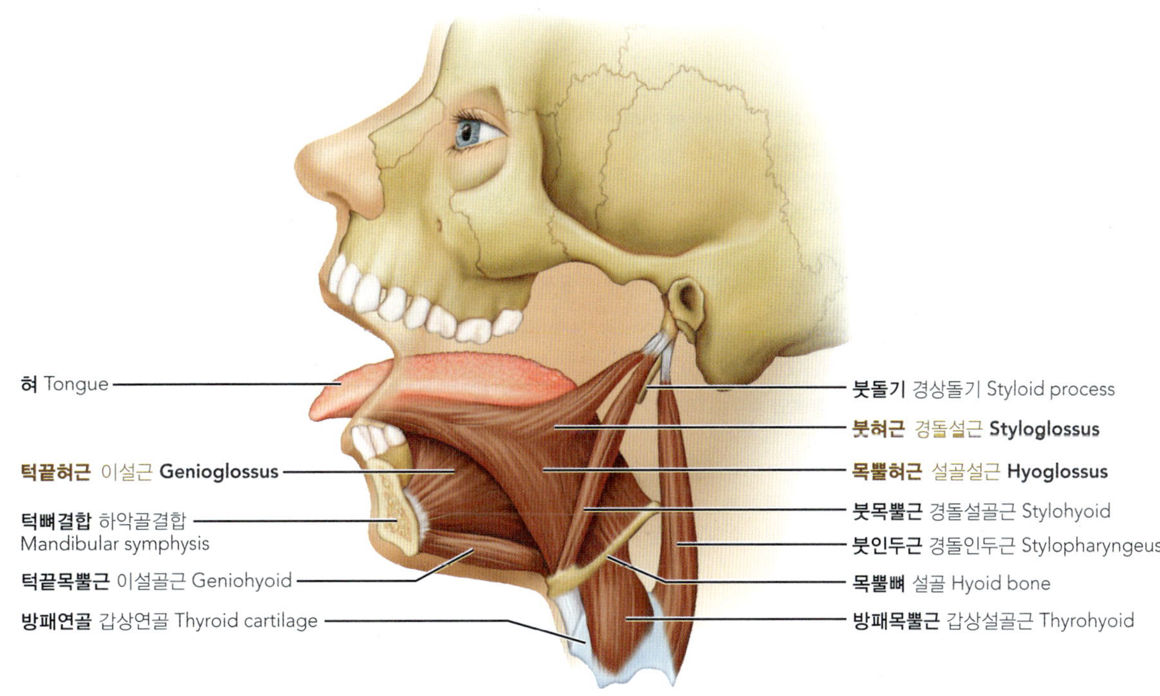

그림 10.10 씹기근육과 혀를 움직이는 근육, 왼가쪽 모습.

표 10.3 앞목과 목구멍의 근육: 삼킴작용(그림 10.11) (계속)

목은 목빗근(sternocleidomstoid muscle)에 의해 두 개의 삼각형 부위인 앞목삼각(anterior triangle)과 뒤목삼각(posterior triangle)으로 나뉜다(그림 10.11). 이 표는 목의 앞목삼각에 있는 근육들이다. 이 근육들은 각각 목뿔뼈의 위부분과 아래부분의 위치에 따라 **목뿔위근육**(suprahyoid)과 **목뿔아래근육**(infrahyoid)으로 나뉜다. 대부분의 이 근육은 삼키는 기능과 관련이 있다.

삼킴작용은 혀근육과 볼근이 음식을 인두를 향해 혀의 천장을 따라 뒤쪽으로 밀어낼 때 시작된다. 이때 인두와 목에 있는 많은 근육이 삼킴 과정을 완성하기 위해 연속적으로 수축한다.

목뿔위근육은 후두를 위쪽과 앞쪽으로 즉 후두덮개쪽으로 올려서 후두의 공기통로를 폐쇄(음식물이 폐로 들어가지 못하게 함)하는 데 도움을 준다. 목뿔뼈를 앞쪽으로 잡아당겨 목뿔위근은 음식을 받기 위하여 인두를 넓게 한다.

인두벽의 근육인 **인두수축근**(pharyngeal constrictor)은 음식을 아래쪽에 있는 식도로 밀어내는 기능을 한다.

삼킴작용이 끝날 때 **목뿔아래근육**은 원래 위치까지 목뿔뼈와 후두를 아래쪽으로 잡아당긴다.

삼킴작용에는 음식이 위쪽의 코안으로 올라가지 못하게 하는 기전도 포함된다. 이러한 기전은 호흡계통에서 설명한다.

근육명	설명	이는곳	닿는곳	작용(기능)	신경지배
목뿔위근육 (Suprahyoid Muscles)	입안의 바닥, 혀의 지주를 형성하고 삼키는 동안 목뿔뼈를 위로 올리고 후두를 위로 올리는 것을 돕는 근육. 목뿔뼈 위쪽에 놓임				
두힘살근 (악이복근, Digastric)	중간힘줄에 의해 두 개의 힘살로 구성되며 턱 아래에서 V자를 형성함	앞힘살:아래턱뼈의 아래모서리 뒤힘살:관자뼈의 꼭지돌기	목뿔뼈로 가는 결합조직 고리	입을 열고 아래턱뼈를 내림. 두개의 힘살이 함께 작용하여 목뿔뼈를 올리고 삼키고 발성하는 동안 목뿔뼈를 유지시킴	앞힘살: 삼차신경(5번 뇌신경)의 아래턱가지 뒤힘살:얼굴신경(7번 뇌신경)
붓목뿔근 (경돌설골근, Stylohyoid) (그림 10.10 참조)	턱뼈각 아래쪽에 위치한 얇은 근육. 두힘살근의 뒤힘살과 평행함	관자뼈 붓돌기	목뿔뼈	목뿔뼈를 위로 당겨 삼키는 동안 입의 바닥을 길게 함	얼굴신경
턱목뿔근 (악설골근, Mylohyoid)	두힘살근보다 조금 깊게 있는 편평하고 삼각형의 근육. 이 근육은 짝을 이루어 입의 앞쪽 바닥 부분을 형성한다.	아래턱뼈 안쪽면	목뿔뼈와 정중섬유솔기	목뿔뼈와 입 바닥을 위로 당겨 혀가 뒤쪽과 위쪽으로 휠 수 있게 하여 음식 덩어리를 힘을 가해 눌러 인두 속으로 밀어냄	삼차신경의 아래턱가지
턱끝목뿔근 (이설골근, Geniohyoid) (그림 10.10 참조)	안쪽에 한 쌍으로 있는 좁은 근육. 턱끝에서 목뿔뼈로 간다.	턱뼈결합의 속면	목뿔뼈	목뿔뼈를 위로 끌어 올리고 입의 바닥을 짧게 하여 삼키는 동안 음식을 받는 인두를 넓게 함	혀밑신경(12번 뇌신경)을 경유하는 1번 목신경
목뿔아래근육 (Infrahyoid Muscles)	삼키고 발성 시 목뿔뼈와 후두를 아래로 당기는 띠 모양의 근육				
복장목뿔근 (흉골설골근, Sternohyoid)	목의 안쪽근육. 얇고 목빗근에 덮여 있는 아래쪽을 제외하고 나머지는 얕은층에 위치함	복장뼈자루와 빗장뼈안쪽끝	목뿔뼈 아래모서리	아래턱이 고정되어 있을 때 목뿔뼈와 후두를 아래로 당김	목신경고리(목신경 얼기의 가느다란 신경뿌리)의 C_1~C_3
복장방패근 (흉골갑상근, Sternothyroid)	복장목뿔근에서 가쪽 깊은 부분	복장뼈자루 뒷면	방패연골	목뿔뼈와 후두를 아래로 당김	복장목뿔근과 같음
어깨목뿔근 (견갑설골근, Omohyoid)	중간힘줄에 의해 나뉜 두 개의 힘살을 가진 끈 모양 근육. 복장목뿔근의 가쪽	어깨뼈 위 모서리	목뿔뼈 몸통 아래모서리	목뿔뼈와 후두를 밑으로 당김	복장목뿔근과 같음
방패목뿔근 (갑상설골근, Thyrohyoid) (그림 10.10 참조)	복장방패근이 위쪽으로 연장된 것 처럼 보이는 근육	방패연골	목뿔뼈	목뿔뼈를 아래로 당기거나, 목뿔뼈 고정 시 후두를 위로 당김	혀밑신경을 경유하는 1번 목신경

표 10.3 앞목과 목구멍의 근육: 삼킴작용(그림 10.11) *(계속)*

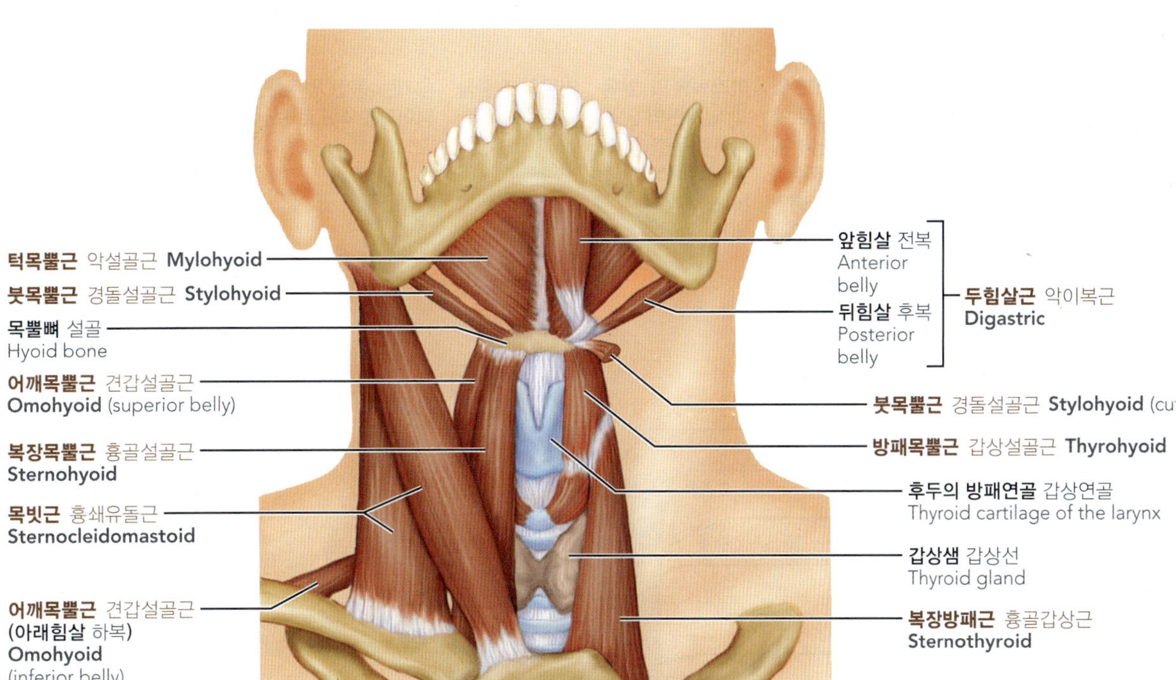

A. 목뿔위근과 목뿔아래근; 얕은층은 그림의 왼쪽에, 깊은층의 근육은 그림의 오른쪽에 나타내었다.

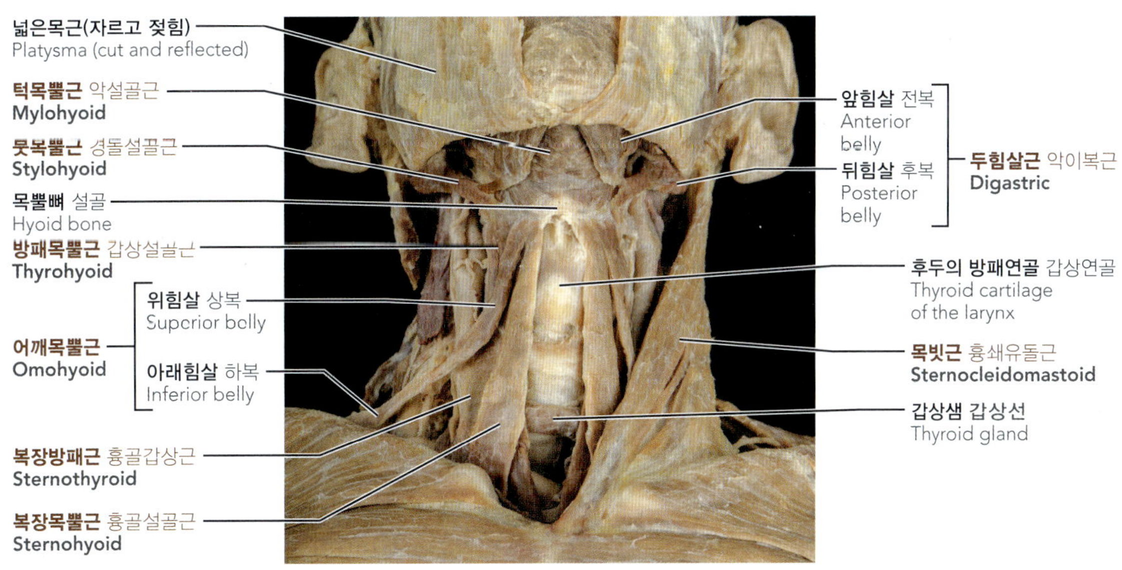

B. 목뿔위근과 목뿔아래근의 사체 해부 모습.

그림 10.11 삼킴작용을 하는 앞목과 목구멍의 근육. 삼키기에 관여하지 않는 목빗근은 해부학적 표지점으로 왼쪽에 표시되어 있다. *(계속)*

표 10.3 앞목과 목구멍의 근육: 삼킴작용(그림 10.11)

근육명	설명	이는곳	닿는곳	작용(기능)	신경지배
인두수축근육(Pharyngeal Constrictor Muscles)					
위, 중간, 아래인두수축근 (상, 중, 하인두수축근, superior, middle, and inferior pharyngeal constrictors)	인두벽을 둥글게 싸고 있는 섬유들로 세 쌍으로 구성됨. 위인두수축근이 제일 안쪽에, 아래인두수축근이 가장 바깥쪽에 배열됨. 대부분은 겹쳐 있음	아래턱뼈의 앞쪽과 날개판의 안쪽(위), 목뿔뼈(중간) 및 후두연골(아래)	인두의 정중솔기 뒤쪽	삼키는 동안 인두를 수축하여 음식덩어리를 식도로 보냄	인두신경얼기[미주신경(10번 뇌신경)의 가지]

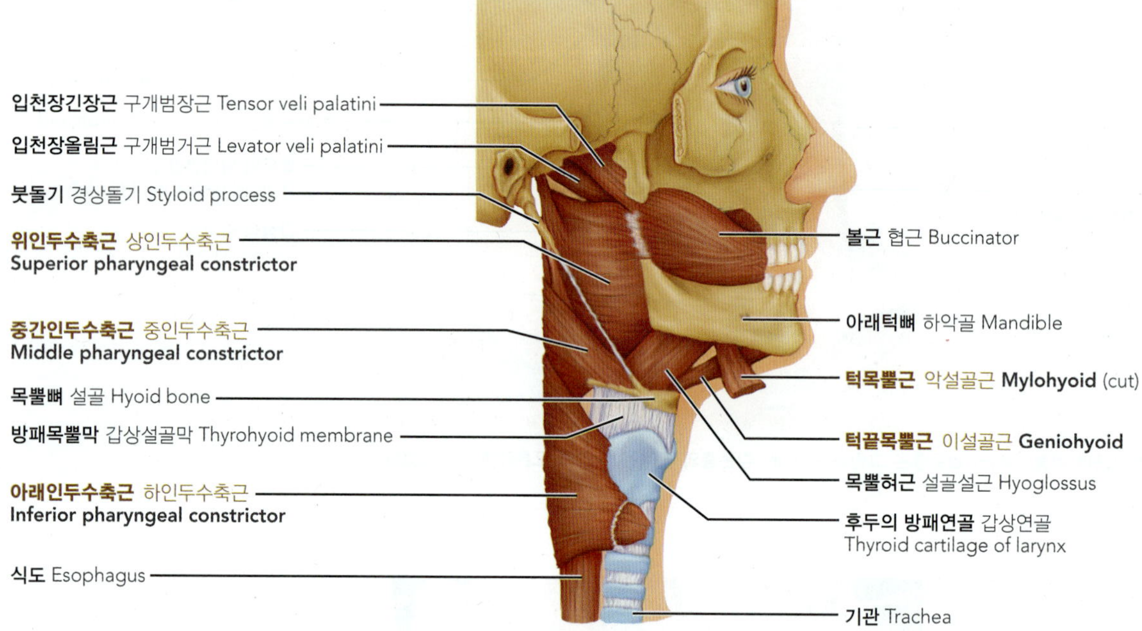

C. 인두수축근과 볼근(씹는 근육) 및 목뿔혀근(혀의 움직임을 촉진)의 고유한 해부학적 관계를 보여준다.

그림 10.11 삼킴작용을 하는 앞목과 목구멍의 근육.

표 10.4 목과 척주의 근육: 머리의 운동과 몸통의 폄운동(그림 10.12) (계속)

머리의 운동(Head Movement). 머리는 아래쪽의 몸통뼈대에서 이는 근육에 의해서 움직인다.

- 머리의 **굽힘**(flexion)은 주로 **목빗근**(sternocleidomastoid)에 의하여 일어나며(그림 10.12A), 일부 목뿔위근과 목뿔아래근의 도움을 받는다(표 10.3 참조).
- 머리와 목의 **가쪽굽힘**(lateral flexion)과 회전(rotation)은 목의 한쪽 편에 위치한 근육이 수축할 때에만 일어난다. 이러한 기능은 **목빗근**과 이 표에 서술한 목의 깊은근육에 의하여 일어난다.
- 머리의 폄운동은 등에 있는 등세모근의 도움을 받으나(그림 10.6B 참조), 머리의 주요 폄근은 등세모근의 깊은층에 위치한 **머리널판근**(splenius)이다(그림 10.12B, C).

몸통의 폄운동(Trunk Extension). 몸통의 폄운동은 등의 깊은근육인 내인성 등근육에서 일어난다(그림 10.12D, E). 이 근육은 자세를 잡는 근육으로서 정상적인 척주굽이를 유지해 준다. 이러한 등근육을 학습할 때, 이 근육이 깊은층의 근육임을 명심한다. 얕은층의 등근육은 이들 깊은층의 근육을 덮고 있으며(그림 10.8B), 팔뼈까지 주행하는 근육이다(그림 10.8).

등의 깊은근육은 엉치뼈에서 머리뼈까지 주행하는 넓고, 두꺼운 기둥을 형성한다(그림 10.12D 참조). 다양한 길이의 많은 근육들이 등쪽의 근육덩어리를 형성한다. 끈과 같은 각각의 근육을 잡아당겼을 때 아래에 있는 척추에서 한 개 또는 여러 개의 척추가 폄운동과 회전운동을 한다. 깊은층의 가장 큰 등근육을 **척주세움근**(erector spinae)이라고 한다. 깊은층의 많은 등근육은 길어서 한번에 척주의 많은 부위를 펼 수 있다. 이 근육이 신체의 한쪽편에서만 수축할 때 척주를 가쪽으로 굽어지게 한다. 이러한 가쪽굽힘은 자동적으로 일부 척주의 회전에 의해서도 일어난다. 척주가 운동할 때 척추의 관절면은 서로 미끄러짐운동을 한다.

한 척추와 인접한 척추 사이에는 짧은 근육이 많이 위치한다. 이러한 작은 근육은 척주의 회전과 폄운동 시 주로 협동근으로 작용하며, 척주의 안정화에 기여하는 근육이다. 이 표에서는 설명을 하지 않았지만 이는곳과 닿는곳을 조사함으로써 그 기능을 파악할 수 있다(그림 10.12E 참조).

이 표에 있는 몸통의 근육은 폄운동을 하는 근육이다. 몸통을 굽히는 근육은 척주 앞쪽에 위치한 근육에 의하여 기능을 한다(표 10.6 참조).

근육명	설명	이는곳	닿는곳	작용(기능)	신경지배
목의 앞가쪽근육(Anterolateral Neck Muscles, 그림 10.12A)					
목빗근 (흉쇄유돌근, Sternocleidomastoid) (그림 10.11A, B 참조)	목의 앞가쪽면에 있는 넓은목근의 속에 위치하는 두 개의 갈래를 갖는 근육	복장뼈의 복장뼈 자루와 빗장뼈의 안쪽부분	꼭지돌기, 뒤통수뼈 위목덜미선	머리를 굽히고 가쪽으로 돌림. 두 개의 근육이 동시에 수축하여 머리를 굽힘. 한쪽만 작용하면 각 근육은 머리를 반대쪽 어깨관절쪽으로 향하여 돌리고 기울어지거나 같은쪽으로 머리를 가쪽 굽힘함 머리를 반대쪽 방향으로 돌림	더부신경(11번 뇌신경). 목신경 C_2와 C_3(앞가지)
목갈비근(앞, 중간, 뒤) (사각근, Scalenes-anterior, middle, and posterior)	목의 앞쪽보다 조금 더 가쪽에 위치함. 넓은목근과 목빗근의 깊은 곳에 놓임	목뼈의 가로돌기	1번째, 2번째 갈비뼈의 앞가쪽	1번째, 2번째 갈비뼈를 올림(들숨 시 도움), 목을 굽히고 돌림	목신경
등의 속근육(Intrinsic Muscles of the Back, 그림 10.12B~E)					
널판근–머리부분과 목부분 (판상근, Splenius-capitis and cervicis protions) (그림 10.12 B, C)	두 부분(머리널판근, 목널판근)으로 나뉜 얇은근육으로 등뼈에서 머리뼈까지 넓게 뻗어 있음	목덜미인대*, 7번째 목뼈에서 6번째 등뼈 가시돌기	관자뼈의 꼭지돌기와 뒤통수뼈(머리널판근), 2번째~4번째 목뼈 가로돌기(목널판근)	머리를 폄. 머리널판근이 한쪽만 작용하면 머리는 회전하고 같은 쪽으로 가쪽굽힘이 됨	목신경(뒤가지)

*목덜미인대(ligament nuchae)는 정중시상단면에 위치하는 강한 탄력인대로 머리뼈의 뒤통수뼈로부터 목뼈의 가시돌기 끝을 따라 주행한다(그림 10.12C). 이 인대는 목뼈를 서로 연결하여 지나치게 머리와 목의 운동이 일어나지 못하게 하여 척주관내의 척수의 손상을 방지한다.

표 10.4 목과 척주의 근육: 머리의 운동과 몸통의 폄운동(그림 10.12) *(계속)*

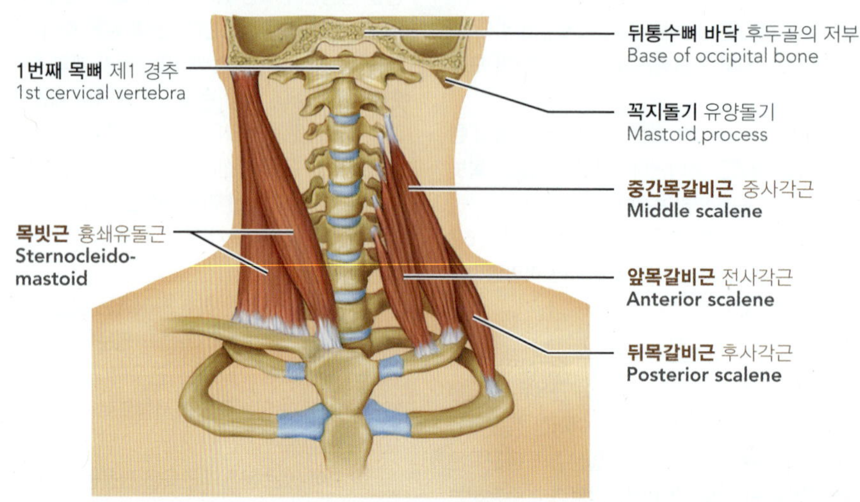

A. 앞에서 본 그림. 머리의 굽힘, 가쪽굽힘, 회전근육.

꼭지돌기 유양돌기
Mastoid process

머리널판근 두판상근
Splenius capitis

척추의 가시돌기
척추의 극돌기
Spinous processes
of the vertebrae

목널판근 경판상근
Splenius cervicis

B. 뒤에서 본 그림. 머리와 목을 펴는 깊은등근육. 얕은층

머리널판근 두판상근
Splenius capitis

가시돌기
Spinous processes

목널판근 경판상근
Splenius cervicis

C. 깊은등근육. 얕은층. 사체해부사진

그림 10.12 머리와 몸통을 움직이는 목과 척주의 근육. A. 얕은층의 넓은목근과 깊은층 목근육은 제거하였다. B. 어깨뼈를 움직이는 얕은층 근육은 제거하였다. C. 사체해부사진; 목의 얕은층 근육은 제거하였다. *(계속)*

표 10.4 목과 척주의 근육: 머리의 운동과 몸통의 폄운동(그림 10.12) *(계속)*

근육명	설명	이는곳	닿는곳	작용(기능)	신경지배
등의 고유근육(Intrinsic Muscles of the Back, 그림 10.12B~E)					
척주세움근 (척주기립근, Erector spinae) (그림 10.12D, 왼쪽)	등의 폄운동을 하는 주작용근이다. 양쪽의 척주세움근은 세 개의 기둥인 엉덩갈비근, 가장긴근, 가시근으로 구성되며 깊은등근육에서 중간층을 형성한다. 척주세움근은 허리부위에서 앞으로 숙이는 동작을 조절해 주며, 바로 서는 자세로 돌아오는 것을 촉진시키는 힘이 좋은 폄근으로 작용한다. 최대로 굽히는 동안(예: 손가락끝으로 바닥을 짚을 때처럼) 척주세움근은 이완되고 허리의 인대들은 완전히 긴장된다. 움직임의 반전은 이 근육들이 처음에는 작용하지 않고 넓적다리의 넙다리뒤근과 엉덩이의 큰볼기근에 의해 폄운동이 시작된다는 것이다. 이러한 특징의 결과로 구부린 자세로 있다가 갑자기 움직이거나 무거운 것을 드는 것은 허리의 근육과 인대 및 척추사이원반에 잠재적으로 손상을 일으킬 수 있다. 허리 구조물의 손상에 따라 척주세움근은 쉽게 통증성 경련을 일으킨다.				
• **엉덩갈비근** 허리, 등 및 목 부분 (장늑근, Iliocostalis)	척주세움근의 가장 가쪽 근육 무리. 골반에서 목까지 뻗어 있음	엉덩뼈능선(허리). 아래쪽 여섯 개의 갈비뼈(등), 3번째~6번째 갈비뼈(목)	갈비뼈의 각 (허리와 등엉덩갈비근), 4번째~6번째 목뼈의 가로돌기(목엉덩갈비근)	척주를 펴고 가쪽굽힘, 선 자세를 유지. 한쪽만 작용하여 같은쪽으로 척주를 굽힘	척수신경(뒤가지)
• **가장긴근** 등, 목 및 머리 부분 (최장근, Longissimus)	척주세움근의 중간층으로 세 부분으로 나뉜 근육 무리. 허리부분에서 머리까지 많은 근육이 있고 주로 척추의 가로돌기 사이를 지나감	허리뼈에서 목뼈의 가로돌기	등뼈와 목뼈의 가로돌기, 이름에서 보여지는 것처럼 갈비뼈 위쪽. 머리 부분은 관자뼈의 꼭지돌기	등과 목부분은 척주를 펴고 가쪽 굽힘. 한쪽만 작용하여 가쪽 굽힘. 머리부분은 머리를 같은 쪽으로 펴고 돌림	척수신경(뒤가지)
• **가시근** 등, 목부분 (극근, Spinalis)	척주세움근의 가장 안쪽의 근육기둥. 목 부분은 대개 발달이 미약하여 찾기 어려움	아래쪽 등뼈와 위쪽 허리뼈의 가시돌기	위쪽 등뼈와 목뼈의 가시돌기	척주를 폄	척수신경(뒤가지)
반가시근 등, 목, 머리 부분 (반극근, Semispinalis) (그림 10.12D, 오른쪽)	등의 고유근육 깊은층을 구성하는 근육. 등부터 머리까지 뻗어 있음	7번째 목뼈~12번째 등뼈의 가로돌기	뒤통수뼈(머리)와 목뼈 및 1번째~4번째 등뼈의 가시돌기	척추와 머리를 펴고 반대쪽으로 돌림. 반대쪽 목빗근과 협력하여 작용	척수신경(뒤가지)
허리네모근 (요방형근, Quadratus lumborum) (그림 10.22A)	배벽의 뒤쪽 부분을 구성하는 통통한 근육	엉덩뼈 능선과 허리근막	위쪽 허리뼈의 가로돌기와 12번째 갈비뼈의 이래모서리	분리하여 작용할 때 척주의 가쪽굽힘. 짝으로 작용할 때 허리뼈는 펴되고 12번째 갈비뼈는 고정됨. 선자세 유지. 강한 들숨 시 보조	T_{12}과 위쪽 허리신경(앞가지)

표 10.4 목과 척주의 근육: 머리의 운동과 몸통의 폄운동(그림 10.12)

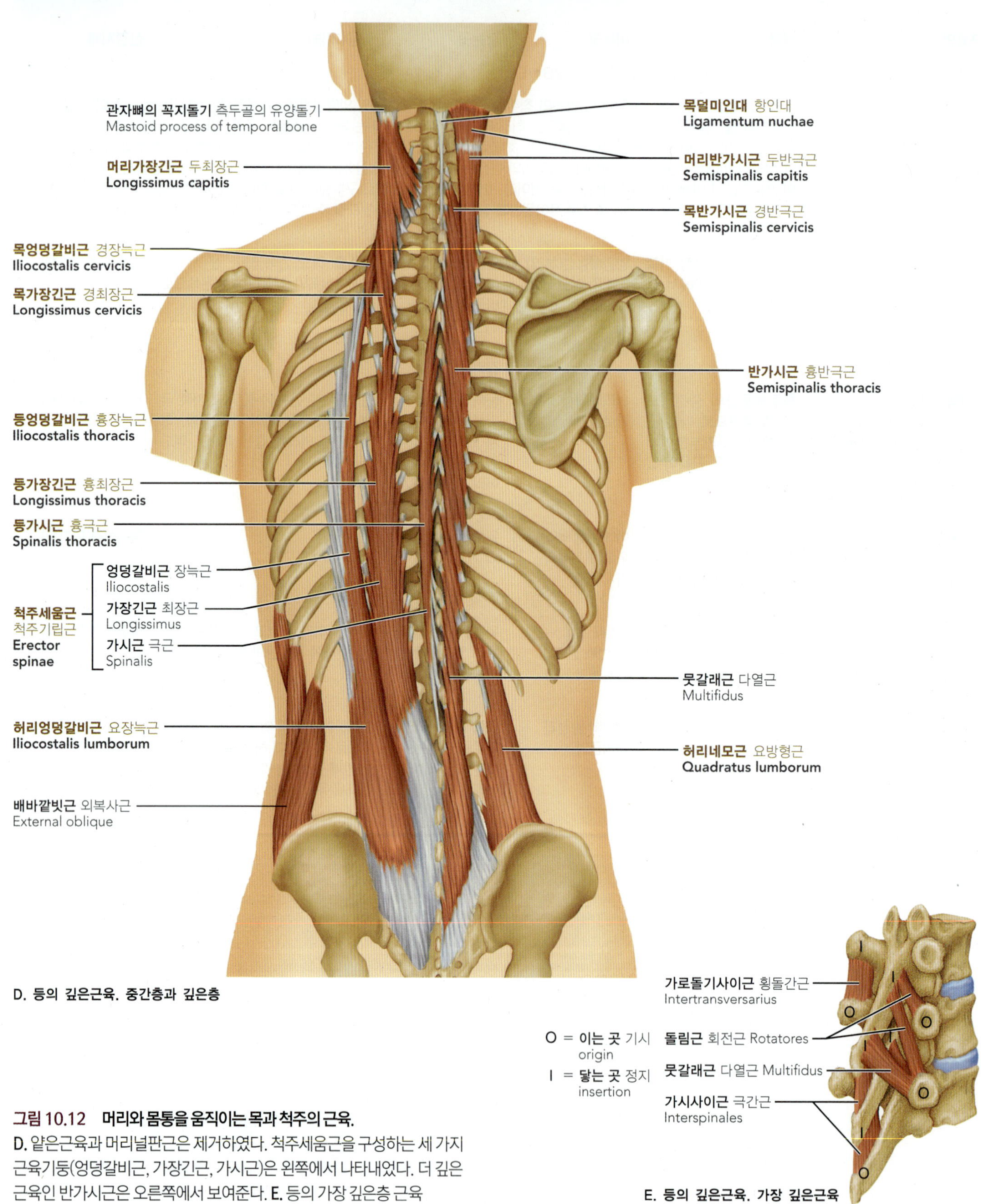

그림 10.12 머리와 몸통을 움직이는 목과 척주의 근육.
D. 얕은근육과 머리널판근은 제거하였다. 척주세움근을 구성하는 세 가지 근육기둥(엉덩갈비근, 가장긴근, 가시근)은 왼쪽에서 나타내었다. 더 깊은 근육인 반가시근은 오른쪽에서 보여준다. **E.** 등의 가장 깊은층 근육

표 10.5 가슴의 깊은근육: 호흡(그림 10.13) *(계속)*

가슴의 깊은근육의 주요 기능은 환기 또는 호흡에 필수적인 운동을 제공한다. 호흡에는 두 단계인 공기를 흡입하는 들숨(흡기)과 공기를 내뿜는 날숨(호기)이 있으며, 이들은 가슴안공간 부피의 주기적인 변화를 일으킨다.

가슴근육은 매우 짧다. 대부분 한 개의 갈비에서 다음에 위치한 갈비사이를 주행한다. 가슴근육은 가슴벽에서 세 층을 형성한다. **바깥갈비사이근**(외늑간근, external intercostal muscle)은 가장 얕은층의 근육이다. 이 근육은 가슴우리를 올려 앞뒤 직경과 가쪽 직경을 증가시킨다. 이와 같이 바깥갈비사이근은 흡기 시 기능을 한다. **속갈비사이근**(내늑간근, internal intercostal muscle)은 중간층의 근육으로서 가슴우리를 내려서 강하게 공기를 내보내는 운동을 한다. 가슴벽의 셋째 층과 더 깊은층의 근육은 갈비의 속면에 붙어 있다. 이 층은 세 층의 불연속적인 층으로 뒤쪽에서부터 앞쪽으로 *갈비밑근*(늑하근, subcostal), *맨속갈비사이근*(최내늑간근, innermost intercostal), *가슴가로근*(흉횡근, transverse thoracis)이 위치한다. 이 근육은 작고, 기능이 확실하지 않으므로 이 표의 목록에는 삽입하지 않았다.

호흡과 관련된 중요한 근육인 **가로막**(횡격막, diaphragm)(그림 10.13B, C)은 가슴안과 배골반안을 완전히 나누는 막을 형성한다. 이완된 상태에서 가로막은 돔 모양이다. 수축할 때는 아래쪽으로 움직여 가슴안의 용적을 증가시키기 위해서 편평해진다. 그러므로 가로막은 호흡과 관련된 힘 있는 근육이다. 호흡 중에는 규칙적으로 수축을 하나 배안쪽으로 내장을 밀어내기 위하여 수의적으로 수축하여 배골반안의 압력을 증가시킨다. 이러한 압력은 골반내장의 내용물(대변, 소변 또는 아기)을 배출하는 데 도움을 준다. 또한 무거운 물건을 올릴 때에도 도움을 준다. 가로막을 고정시키기 위하여 깊은 호흡을 할 때에 배는 무거운 물체를 올려 놓아도 휘지 않을 정도로 딱딱한 기둥이 된다. 앞배벽의 근육은 배안의 압력을 증가시키는 데 도움을 준다(표 10.6 참조).

목에서 기시하는 *가로막신경*(횡격신경, phrenic nerve)의 지배를 받는 가로막을 제외하고 이 표에서 설명한 모든 근육은 갈비사이를 주행하는 *갈비사이신경*(늑간근, intercostal nerve)의 지배를 받는다.

운동 중에 강한 호흡을 할 때에는 다른 근육들이 환기를 위하여 활동적으로 작용한다. 예를 들면, 강한 들숨 시에는 목의 목빗근과 목갈비근(사각근, scalene muscle)은 갈비를 올리는 데 도움을 준다(표 10.6). 강한 날숨 시에는 복부 내장을 압박하여 가로막을 위로 밀고 갈비뼈를 아래로 잡아 당기는 배근육의 도움을 받고 있다.

근육명	설명	이는곳	닿는곳	작용(기능)	신경지배
바깥갈비사이근 (외늑간근, External intercostals)	갈비뼈 사이의 11쌍 근육. 각 갈비뼈에서 아래 갈비뼈로 대각선으로(앞아래) 주행. 아래쪽 갈비사이공간에서 섬유는 배벽의 한부분을 형성하는 배바깥빗근으로 이어짐	갈비뼈의 아래모서리	바로 아래 갈비뼈의 위모서리	목갈비근에 의해 1번째 갈비뼈가 고정되어 바깥갈비사이근은 갈비뼈를 다른 갈비뼈쪽으로 들어 올려 가슴우리를 끌어올림. 들숨 시 도움. 가로막의 협동근	갈비사이신경
속갈비사이근 (내늑간근, Internal intercostals)	갈비뼈 사이의 11쌍 근육. 섬유는 바깥갈비사이근의 섬유에 직각으로 깊게 위치함(아래뒤방향). 아래쪽 속갈비사이근은 배벽의 배속빗근으로 이어짐	갈비뼈의 위모서리	바로 위 갈비뼈의 아래모서리(갈비고랑)	허리네모근에 의해 12번째 갈비뼈가 고정되어 배벽의 뒤쪽근육과 배의 빗근, 속갈비사이근은 함께 갈비뼈를 당겨 가슴우리를 끌어당김. 강제성 날숨 시 도움. 바깥갈비사이근의 대항근	갈비사이신경
가로막 (횡격막, Diaphragm)	대동맥, 아래내정맥 및 식도가 관통하는 넓은 근육. 가슴안의 바닥 형성. 이완 시 돔 모양. 섬유는 가슴우리 주변에서 부메랑 모양의 중심널힘줄로 모아짐	가슴우리의 아래 안쪽면과 복장뼈, 아래쪽 여섯 개의 갈비뼈의 갈비연골 및 허리뼈	중심널힘줄(중심건)	들숨의 주작용근. 수축 시 편평해져 가슴의 세로 직경을 증가시킴. 강하게 수축했을 때 복부 속 압력이 증가함	가로막신경

표 10.5 가슴의 깊은근육: 호흡(그림 10.13)

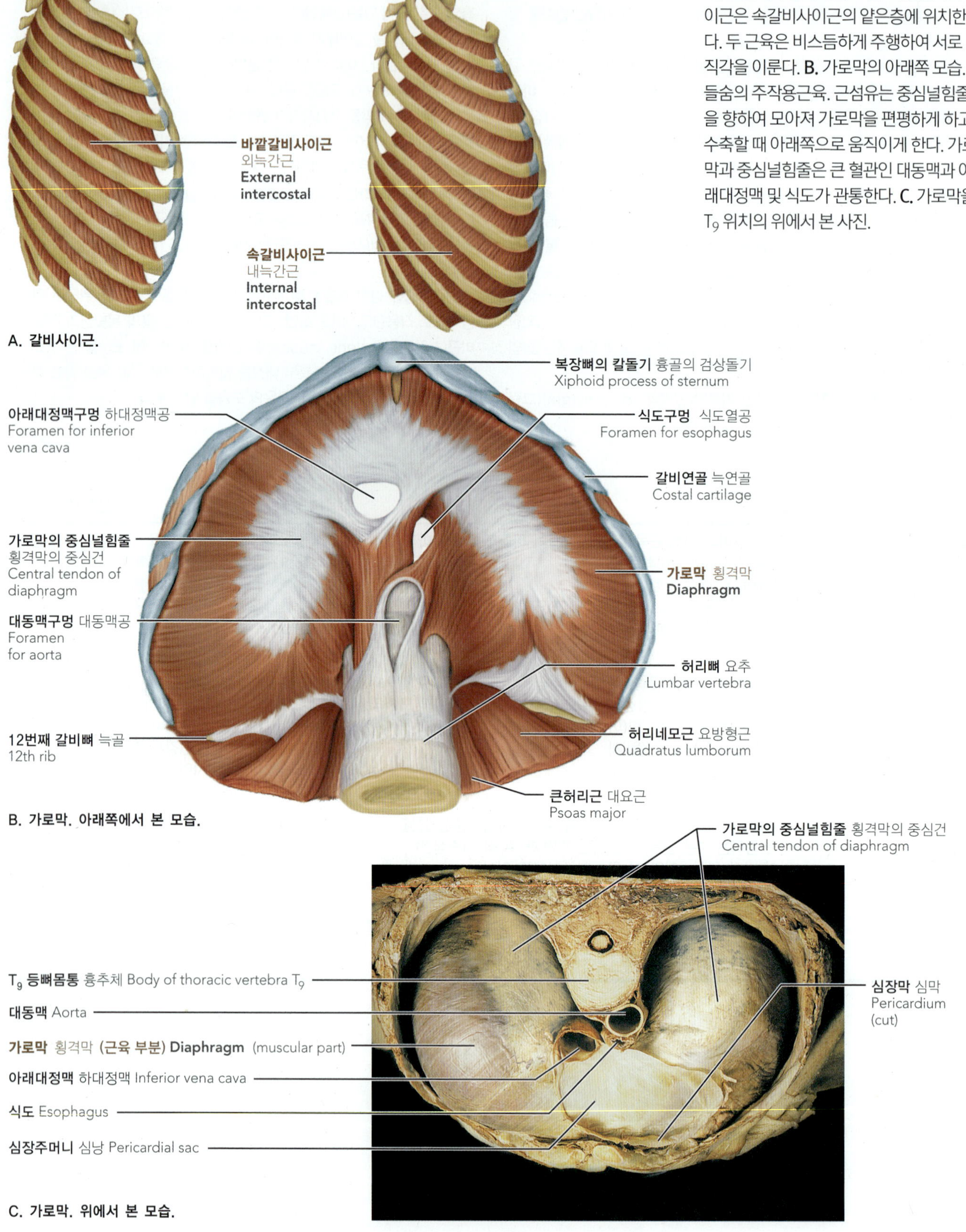

그림 10.13 호흡근육. A. 가슴의 깊은근육, 오른가쪽면에서 본 모습. 바깥갈비사이근은 속갈비사이근의 얕은층에 위치한다. 두 근육은 비스듬하게 주행하여 서로 직각을 이룬다. **B.** 가로막의 아래쪽 모습. 들숨의 주작용근육. 근섬유는 중심널힘줄을 향하여 모아져 가로막을 편평하게 하고 수축할 때 아래쪽으로 움직이게 한다. 가로막과 중심널힘줄은 큰 혈관인 대동맥과 아래대정맥 및 식도가 관통한다. **C.** 가로막을 T_9 위치의 위에서 본 사진.

표 10.6 배벽의 근육: 몸통의 운동과 배안 내장의 압박(그림 10.14) (계속)

배의 벽은 뼈로 보강되어 있지 않다(갈비뼈가 없음). 대신에 배벽은 종이 모양으로 넓게 펼쳐진 근육, 관련된 근막, 널힘줄로 구성되어 있다. 배벽의 앞쪽과 가쪽부분은 세 개의 근육이 넓고, 편평하게 펼쳐진 종이 모양의 근육인 **배바깥빗근**(외복사근, external abdominal oblique), **배속빗근**(내복사근, internal abdominal oblique) 및 **배가로근**(복횡근, transversus abdominis)이 서로 겹쳐서 형성되었다(그림 10.14A). 이 근육은 가슴에 있는 세 개의 갈비사이근과 연속되어 있다. 배바깥빗근의 근육다발은 아래안쪽 방향으로 주행하여 위안쪽 방향으로 주행하는 배속빗근의 근육다발과 직각을 이룬다. 반면에 배가로근의 근육다발은 거의 수평으로 주행한다. 이러한 서로 다른 근육다발의 주행 방향의 차이를 나타내는 배열은 서로 다른 방향으로 겹쳐서 쌓은 나무판인 합판에서 힘을 얻는 것과 같이 배벽에 큰 힘을 제공한다. 이 세 층의 근육은 앞쪽에서 넓고 하얀 널힘줄로 끝난다. 이러한 널힘줄은 쌍으로 된 네 번째 근육인 띠와 같은 **배곧은근**(복직근, rectus abdominis)을 둘러싼 후 안쪽으로 주행하여 **백색선**(백선, linea alba)에 종지한다. 백색선은 복장뼈에서 두덩결합까지 수직으로 주행하는 힘줄봉합선이다. 배곧은근은 널힘줄에 의하여 치밀하게 둘러싸여 있는데 이러한 구조를 **배곧은근집**(복직근초, rectus sheath)이라고 한다. 이 구조는 배곧은근이 몸통을 굽히기 위하여 수축할 때 활과 같이 앞으로 튀어나가지 못하게 하는 기능을 한다(그림 10.14B).

기능(Functions). 배벽에 있는 네 개의 근육은 몸통의 앞쪽굽힘(앉았다가 일어설 때), 가쪽굽힘 및 회전운동 기능을 한다. 동시에 수축할때는 갈비를 아래쪽으로 잡아당기고, 배안의 내장을 압박한다. 이러한 기능은 가로막을 위쪽으로 밀어내고 강한 날숨을 배출하는 데 도움을 준다. 배근육이 가로막과 함께 수축할 때는 기도는 닫히게 되고(발살바호흡법), 증가된 배안의 압력은 배뇨, 배변, 구토, 분만, 재채기, 기침, 트림, 소리지르기 및 코를 푸는 것과 같은 행동에 도움을 준다. 다음에 이러한 활동 가운데 한 가지를 시행하여 피부 아래에서 배벽의 근육이 수축하는 것을 느껴 보라. 이 근육은 배안의 내장을 지지하고, 몸통에 힘을 제공하는 데 도움을 준다. 이 근육은 무거운 물체를 들어올릴 때 수축하는데, 가끔 강하게 들어올릴 때에는 탈장이 초래될 수 있다.

근육명	설명	이는곳	닿는곳	작용(기능)	신경지배
앞쪽과 가쪽 배벽의 근육(Muscles of the Anterior and Lateral Abdominal Wall)					
	편평한 4쌍의 근육. 배안 내장을 지지하고 보호하는 기능. 척주의 굽힘과 가쪽굽힘				
배바깥빗근 (외복사근, External oblique)	3개의 가쪽 근육 중 가장 얕은층이며 큼. 섬유는 아래 안쪽으로 주행(바지주머니에 손을 넣을 때처럼 손가락을 폈을 때와 같은 방향). 근막은 아래쪽으로 돌아가 고샅인대를 형성	아래쪽 여덟 개의 갈비뼈 가쪽면	대부분은 널힘줄 형태로 백색선으로 닿음. 일부 근육섬유는 엉덩뼈능선의 앞쪽반과 두덩뼈결절, 두덩뼈능선으로 닿음	한 쌍이 동시에 수축했을 때 배벽을 압박하고 척주를 굽힘. 한 쪽만 작용하여 허리근육에 의한 몸통의 돌림과 가쪽굽힘. 몸을 대각선으로 웅크리는 작용	갈비사이신경 (T_7~T_{12})
배속빗근 (내복사근, Internal oblique)	대부분의 섬유가 위안쪽으로 주행. 아래쪽 섬유는 아래 안쪽으로 흩어짐	허리근막, 엉덩뼈능선, 고샅인대	백색선, 두덩뼈능선, 아래쪽 세 개 또는 네 개의 갈비뼈와 갈비모서리	배바깥빗근과 같음	갈비사이신경 (T_7~T_{12}) 및 L_1
배가로근 (복횡근, Transversus abdominis)	가장 깊은 배근육. 섬유는 가로 방향으로 주행	고샅인대, 허리근막, 마지막 여섯 개의 갈비연골, 엉덩뼈능선	백색선, 두덩뼈능선	복부내장 압박	갈비사이신경 (T_7~T_{12}) 및 L_1

표 10.6 배벽의 근육: 몸통의 운동과 배안 내장의 압박(그림 10.14) (계속)

근육명	설명	이는곳	닿는곳	작용(기능)	신경지배
앞쪽과 가쪽 배벽의 근육(Muscles of the Anterior and Lateral Abdominal Wall)					
	편평한 4쌍의 근육. 배안의 내장을 지지하고 보호하는 기능. 척주의 굽힘과 가쪽굽힘				
배곧은근 (복직근, Rectus abdominis)	중간에 있는 한 쌍의 근육. 두덩뼈에서 가슴우리까지 뻗어 있음. 가쪽근육의 널힘줄에 의해 덮여 있음. 세 개의 나눔힘줄에 의하여 나눠짐	두덩뼈능선과 두덩결합	5번째~7번째 갈비연골과 칼돌기	척주 중 허리부분을 굽힘 및 돌림. 갈비뼈를 고정하고 당겨 걸을 때 골반을 안정화하고 복부속 압력을 증가시킴. 윗몸일으키기를 하거나(sit-ups) 몸통을 웅크릴 때(curls) 작용	갈비사이신경 (T_6 또는 T_7~T_{12})

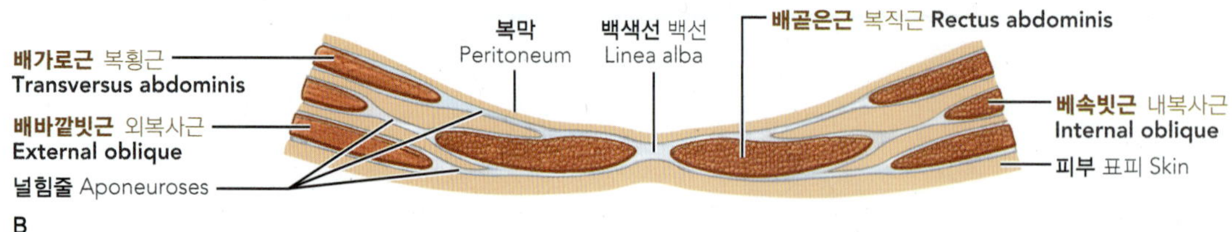

그림 10.14 배벽의 근육. **A.** 앞쪽과 가쪽의 배벽을 구성하는 근육들을 앞에서 본 모습. 얕은근육은 깊은근육을 노출시키기 위하여 부분적으로 잘라냈다. **B.** 앞쪽 배벽(중간 부분)의 가로단면. 가쪽 배벽근의 널힘줄이 어떻게 배곧은근집을 형성하는지를 보여주고 있다. *(계속)*

표 10.6 배벽의 근육: 몸통의 운동과 배안 내장의 압박(그림 10.14)

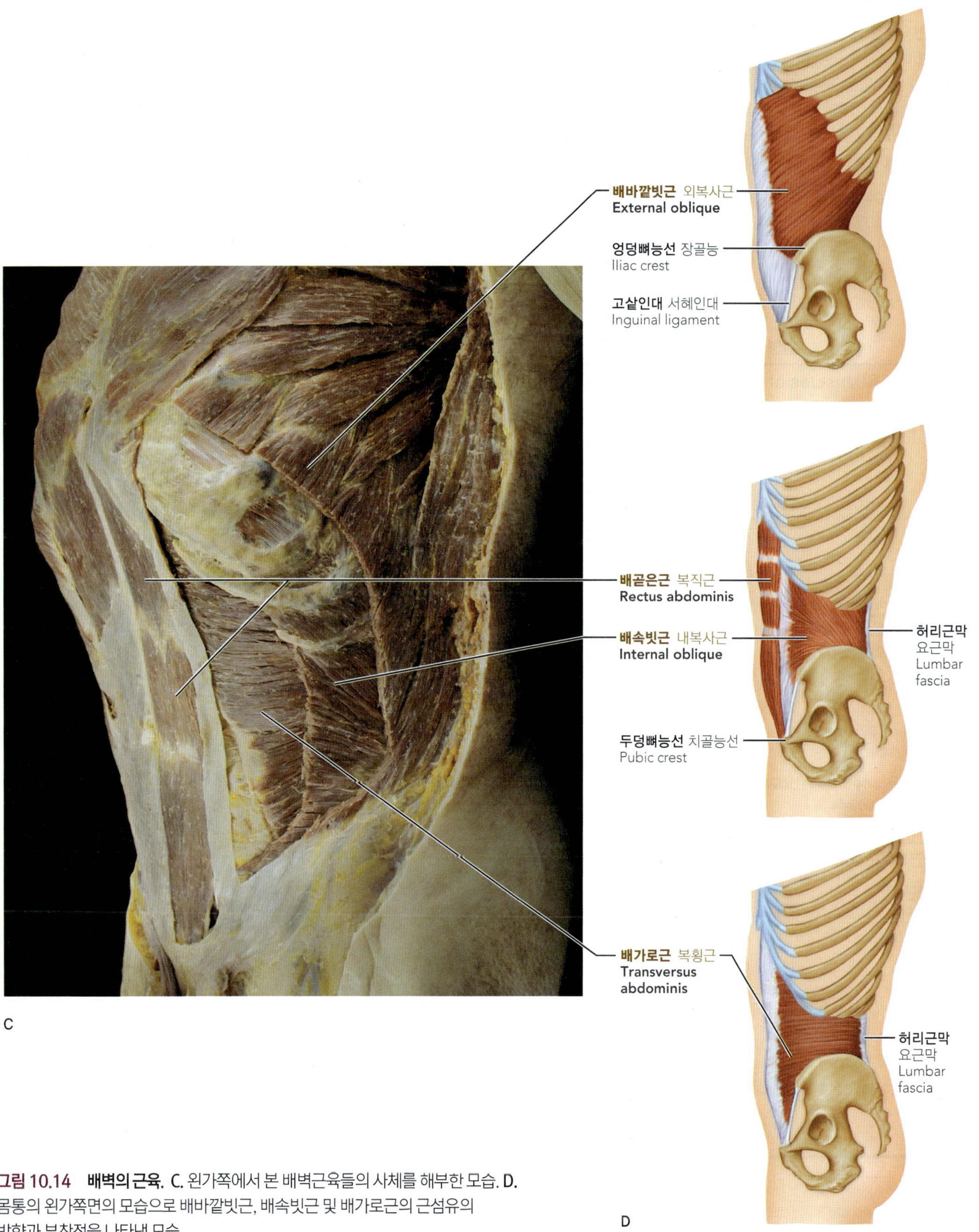

그림 10.14 **배벽의 근육.** C. 왼가쪽에서 본 배벽근육들의 사체를 해부한 모습. D. 몸통의 왼가쪽면의 모습으로 배바깥빗근, 배속빗근 및 배가로근의 근섬유의 방향과 부착점을 나타낸 모습.

표 10.7 골반바닥과 샅의 근육: 배골반 기관을 지지(그림 10.15) (계속)

골반바닥인 **골반가로막**(골반격막, pelvic diaphragm)(그림 10.15A)은 2개의 근육인 **항문올림근**(항문거근, levator ani)과 작은 **꼬리근**(미골근, coccygeus muscle)으로 구성된 넓게 펼쳐진 근육이다. 이 가로막은 골반내장을 지지하고, 뼈골반의 아래쪽 구멍을 막아주며, 배변 시 대변의 배출을 도와주기 위해 위쪽으로 올려주는 기능을 한다. 골반가로막은 직장, 요도(오줌 배출관), 여성에서는 직장과 요도 이외에 질이 관통한다.

골반바닥의 아래쪽 부위를 **샅**(perineum)이라고 한다(그림 10. 15B, C). 샅의 앞쪽 반절을 **비뇨생식삼각**(urogenital triangle)이라 하고 삼각형 모양의 근육막으로 되어 있다. 이곳에는 요도를 둘러싸고 있는 **바깥요도조임근**(external urethral sphincter)이 위치하고 있다. 사람들은 이 근육을 수의적으로 사용하여 배뇨를 억제하는 데 사용한다. 비뇨생식삼각 바로 아래에는 음경과 음핵에서 발기를 유지해 주는 **망울해면체근**(구해면체근, bulbocavernosus)과 **궁둥해면체근**(좌골해면체근, ischiocavernosus)이 위치하는 얕은샅공간이 위치한다. 샅의 뒤쪽 반절에는 항문을 둘러싸고 있는 **바깥항문조임근**(외항문괄약근, external anal sphincter)이 위치한다(그림 10.15B). 이 근육은 수의적으로 배변을 억제하는 데 사용된다. 이 조임근 바로 앞, 즉 샅의 중간 지점에는 강한 힘줄인 **샅중심체**(perineal body)가 위치하여 많은 샅근육이 이곳에 닿아 골반에 있는 무거운 내장을 지지하고 있다.

근육명	설명	이는곳	닿는곳	작용(기능)	신경지배
골반가로막의 근육(Muscles of the Pelvic Diaphragm, 그림 10.15A)					
항문올림근 (항문거근, Levator ani)	넓고 얇으며 세갈래 근육(두덩꼬리근, 두덩곧창자근과 엉덩꼬리근 부분). 섬유는 아래안쪽으로 가면서 정중선에서 만나기 전에 전립샘(또는 질), 요도 및 항문곧창자 연접부위 주변에서 근육성 "띠"를 형성함	두덩뼈에서 궁둥뼈로 골반안쪽에서 광범위한 선형으로 시작함	꼬리뼈의 속면, 반대쪽 항문올림근과 관통하는 구조물(부분)	골반 내 장기들을 지지하고 위치를 유지. 기침, 구토 및 배근육으로 밀어내는 동안의 골반안 압력을 올리게 하기 위해 아래쪽으로 밀어냄. 항문곧창자 연접부와 질 부위의 조임근 형성. 배변 시 항문을 들어올림	S_3, S_4와 아래곧창자신경(엉치신경가지)
꼬리근 (미골근, Coccygeus)	항문올림근 뒤쪽의 작은 삼각형 근육. 골반가로막의 뒤부분 형성	궁둥뼈가시	엉치뼈 및 꼬리뼈	골반 내 장기 지지. 꼬리뼈를 지지하고, 배변과 출산에 의해 뒤쪽으로 간 후 앞쪽으로 당김	S_4와 S_5
비뇨생식가로막의 근육(Muscles of the Urogenital Diaphragm, 그림 10.15B)					
깊은샅가로근 (심회음횡근, Deep transverse perineal muscle)	한 쌍이 궁둥뼈가지 사이를 걸치고 있음. 여성의 경우 질의 뒤쪽	궁둥뼈가지	샅중심체. 일부 섬유는 여성의 질벽 안	골반 장기 지지. 중심널힘줄 고정	음부신경
바깥요도조임근 (요도괄약근, External urethral sphincter)	요도와 질(여성)을 둘러싸는 근육	궁둥두덩뼈가지	중앙솔기	요도 수축. 배뇨의 수의적인 억제. 골반장기 지지를 도움	음부신경
얕은샅의 근육(Muscles of the Superficial Perineal Space, 그림 10.15C)					
궁둥해면체근 (좌골해면체근, Ischiocavernosus)	골반에서 음경이나 음핵의 바닥으로 감	궁둥뼈결절	음경이나 음핵의 해면체 다리	음경이나 음핵의 정맥 배출 지연과 발기 유지	음부신경
망울해면체근 (구해면체근, Bulbospongiosus)	남성에서는 음경 바닥을 둘러싸고 여성의 경우 음순의 깊은 곳에 있음	샅의 중심널힘줄과 음경정중솔기	음경이나 음핵의 해면체 앞쪽	남성 요도 비움. 음경과 음핵의 발기 도움	음부신경
얕은샅가로근 (천회음횡근, Superficial transverse perineal muscle)	요도(여성은 질)구멍의 뒤쪽에 쌍으로 된 근육 끈. 변화 있음. 가끔 없음	궁둥뼈결절	샅중심체	샅의 샅중심체를 고정하고 잡아줌	음부신경

표 10.7 골반바닥과 샅의 근육: 배골반 기관을 지지(그림 10.15)

앞 Anterior

두덩꼬리근 치골미골근
Pubococcygeus

엉덩꼬리근 장골미골근
Iliococcygeus

항문올림근
항문거근
Levator ani

두덩결합 치골결합
Symphysis pubis

비뇨생식가로막 비뇨생식격막
Urogenital diaphragm

요도 Urethra

질 Vagina

항문관 Anal canal

속폐쇄근 내폐쇄근
Obturator internus

꼬리뼈 미골
Coccyx

궁둥구멍근
이상근
Piriformis

항문올림근 항문거근
Levator ani

꼬리근 미골근
Coccygeus

골반가로막 골반격막
Pelvic diaphragm

A

뒤 Posterior

아래두덩가지 하치골지
Inferior pubic ramus

바깥요도조임근 외요도괄약근
External urethral sphincter

깊은샅가로근 심회음횡근
Deep transverse perineal muscle

샅중심체 건중심
Perineal body

항문 Anus

바깥항문조임근 외항문괄약근
External anal sphincter

요도구멍
요도구
Urethral opening

질구멍
질구
Vaginal opening

B

남성 Male

여성 Female

음경
Penis

정중솔기 정중봉선
Midline raphe

궁둥해면체근 좌골해면체근
Ischiocavernosus

망울해면체근 구해면체근
Bulbospongiosus

얕은샅가로근 천회음횡근
Superficial transverse perineal muscle

항문올림근 항문거근
Levator ani

큰볼기근 대둔근
Gluteus maximus

음핵
클리토리스
Clitoris

요도구멍
요도구
Urethral opening

질구멍
질구
Vaginal opening

항문
Anus

C

남성 Male

여성 Female

그림 10.15 **골반바닥과 샅의 근육.** **A.** 여성골반의 골반바닥근육들을 위에서 본 모습(항문올림근과 꼬리근). **B.** 샅에 있는 비뇨생식가로막의 근육들을 아래에서 본 모습. **C.** 샅의 피부 바로 밑에 위치한 샅의 얕은 공간에 있는 근육들.

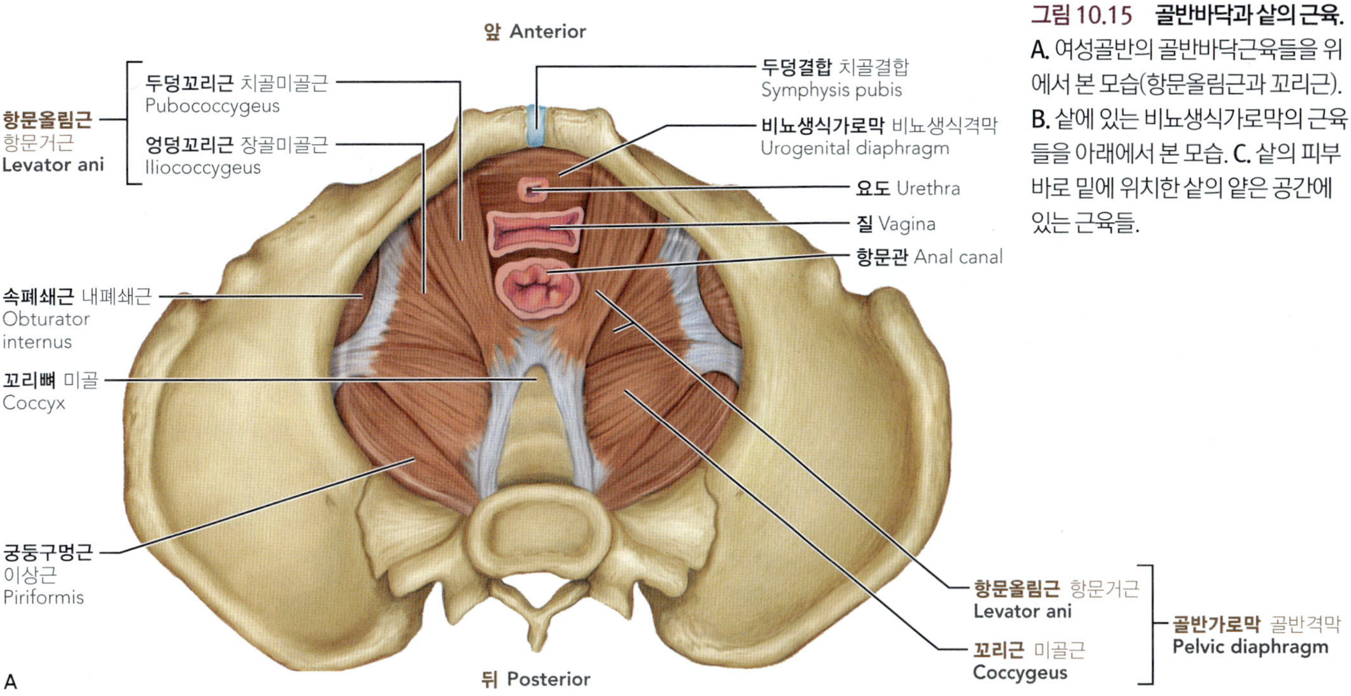

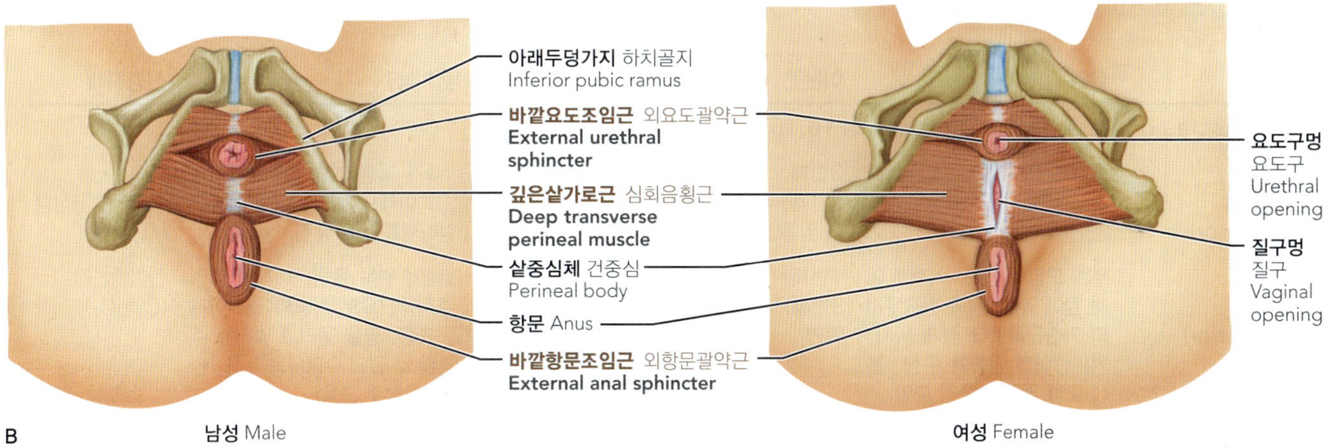

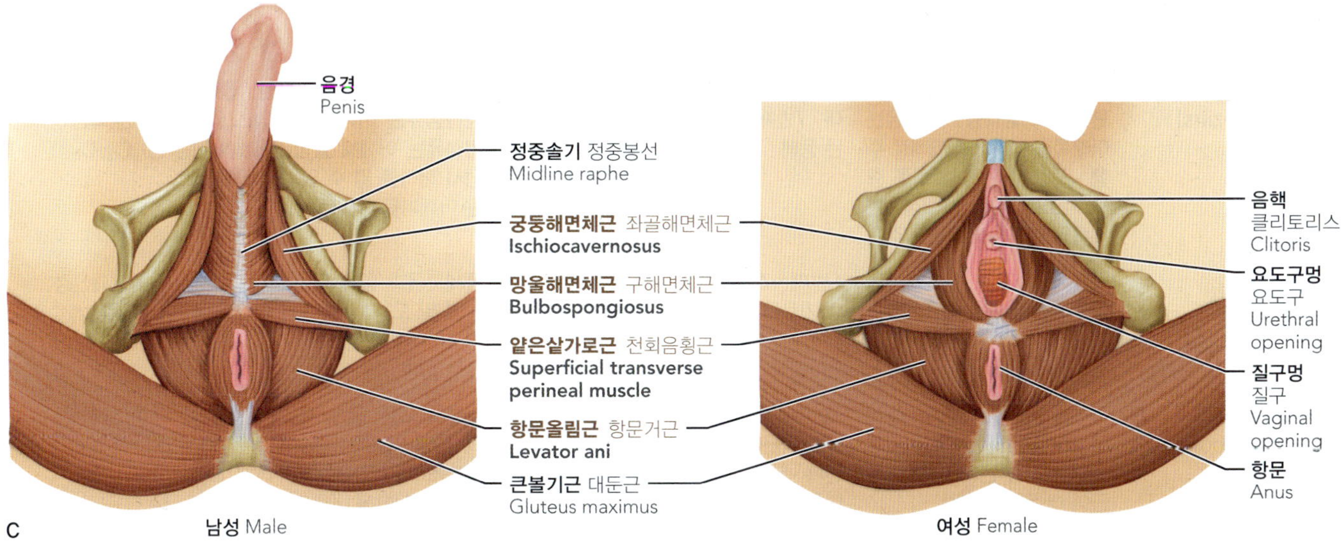

표 10.8 앞 · 뒤 가슴의 얕은근육: 어깨뼈의 운동(그림 10.16) (계속)

가슴에 있는 대부분의 얕은근육들은 갈비뼈와 척추에서 팔이음뼈까지 주행하는 외인성어깨근육(extrinsic shoulder muscle)이다. 이 근육은 어깨뼈를 제 위치에 고정하고, 어깨뼈를 움직여 팔의 운동 범위를 증가시킨다. 이 근군의 앞쪽에 속하는 근육에는 **큰가슴근**(대흉근, pectoralis major), **작은가슴근**(소흉근, pectoralis minor), **앞톱니근**(전거근, serratus anterior), **빗장밑근**(쇄골하근, subclavius)이 있다(그림 10.16A, B). 뒤쪽의 근육에는 얕은 층에 **등세모근**(승모근, trapezius)과 **넓은등근**(광배근, latissmus dorsi)이 위치하고, 그 밑에 위치하는 **어깨올림근**(견갑거근, levator scapulae)과 **마름근**(능형근, rhomboideus)이 있다(그림 10.16C, D). 큰가슴근과 넓은등근은 위팔뼈로 닿는다. 이 근육들은 주로 팔을 움직이는 기능을 한다(표 10.9).

어깨뼈는 가슴우리 뒤쪽에서 다양한 운동을 한다.

올림(Elevation). 축쳐진 어깨에서와 같이 어깨뼈를 *올릴* 때(위쪽으로의 운동)의 주작용근은 어깨올림근과 등세모근의 위쪽 근육다발이며, 마름근은 협동근으로 작용한다. 모든 이 근육들의 근육다발은 아래가쪽 방향으로 주행하는 것에 주의한다(그림 10.16C, D).

내림(Depression). 어깨의 *내림*(아래쪽으로의 운동)은 대체로 중력(팔의 무게)에 의하여 일어난다. 그러나 어깨뼈는 저항에 대항하여 내려야 할 때에는 앞톱니근, 작은가슴근 및 등세모근의 아래 부분에 의하여 작용한다. 모든 이 근육의 근육다발은 위쪽으로 주행하여 어깨뼈에 닿는다.

내밈(Protraction)/**벌림**(Abduction). 어깨뼈의 *내밈* 또는 *벌림*은 공을 주먹으로 쳐낼 때와 같이 어깨뼈를 앞쪽과 가쪽으로 움직이는 운동이다. 이러한 기능은 주로 앞톱니근의 수평으로 주행하는 근육다발이 어깨뼈를 앞가쪽으로 잡아당겨 움직이게 한다.

들임(Retraction)/모음(Adduction). 어깨뼈의 *들임* 또는 *모음*은 어깨뼈를 안쪽과 뒤쪽으로 움직이는 운동이다. 이 운동은 등세모근의 중간부분과 마름근에 의하여 움직인다.

위쪽으로 회전(Upward rotation). 어깨뼈의 *위쪽으로의 회전*(어깨뼈의 아래각이 가쪽으로 움직임)은 머리 위로 팔을 움직이게 하는 운동이다. 어깨뼈가시를 꽉 붙잡고 있는 등세모근의 윗쪽부분이 어깨뼈의 위쪽 가장자리를 안쪽으로 잡아당기는 동안 앞톱니근이 어깨뼈의 아래각을 가쪽으로 잡아당겨서 움직이게 한다.

아래쪽으로 회전(Downward rotation). 어깨뼈의 *아래쪽으로의 회전*(카누를 저을 때와 같이 아래각을 안쪽으로 잡아당김)은 어깨올림근이 위쪽 부분을 고정하고 있는 동안 마름근이 어깨뼈의 아래쪽 부분을 잡아당겨 움직이게 한다.

근육명	설명	이는곳	닿는곳	작용(기능)	신경지배
앞가슴근육(Muscles of the Anterior Thorax, 그림 10.16A, B)					
작은가슴근 (소흉근, Pectoralis minor)	큰가슴근보다 깊이 있는 납작하고 얇은 근육	3번째~5번째(또는 2번째~4번째) 갈비뼈 앞쪽면	어깨뼈의 부리돌기	갈비뼈가 고정되었을 때 어깨뼈를 내밀고 아래로 돌림. 어깨뼈 고정 시 갈비뼈를 위로 당김	안쪽, 가쪽가슴근신경 (C_6~C_8)
앞톱니근 (전거근, Serratus anterior)	부채 모양의 근육. 어깨뼈 아래 깊이 있음. 가쪽 가슴우리의 가슴근육보다 깊게 위치. 겨드랑이의 안쪽벽 구성. 톱니 모양, 들쭉날쭉한 모양	1번째~8번째(또는 9번째) 갈비뼈의 가쪽면	어깨뼈의 안쪽모서리의 앞쪽면	어깨뼈의 위쪽 돌림. 어깨뼈 내밈의 주작용근으로 가슴벽에서 어깨뼈를 고정. 팔을 올리고 벌리는 주된 역할 및 팔의 수평운동(누름, 펀치). 권투선수 근육	긴가슴신경 (C_5~C_7)
빗장밑근 (쇄골하근, Subclavius)	1번째 갈비뼈에서 빗장뼈까지 뻗어 있는 원통형 근육	1번째 갈비뼈의 갈비연골	빗장뼈 아래면의 고랑	팔이음뼈를 안정화 및 아래로 당김	빗장밑근신경 (C_5, C_6)
뒤가슴근육(Muscles of the Posterior Thorax, 그림 10.16C, D)					
등세모근 (승모근, Trapezius)	뒤 가슴벽의 가장 얕은근육. 편평하고 삼각형. 위섬유는 아래쪽을 향하여 어깨뼈로 주행. 중간섬유는 어깨뼈를 향해 가로로 주행. 아래섬유는 위쪽을 향하여 어깨뼈로 주행	뒤통수뼈, 목덜미인대, 7번째 목뼈와 모든 등뼈	봉우리, 어깨뼈가시, 빗장뼈 가쪽1/3	어깨뼈 고정, 올림, 들임, 돌림. 중간섬유는 어깨뼈를 들임(모임). 위섬유는 어깨뼈 올림, 어깨뼈 고정시 머리를 펼 수 있음. 아래섬유는 어깨뼈를 아래로 당김	더부신경 (11번 뇌신경), C_3, C_4
어깨올림근 (견갑거근, Levator scapulae)	목의 뒤쪽 가쪽, 등세모근의 깊은 쪽. 두꺼운 띠 모양 근육	1번째~4번째 목뼈의 가로돌기	어깨뼈의 위각과 어깨뼈가시 사이의 안쪽모서리	등세모근과 함께 작용하여 어깨뼈 올림 및 모음. 어깨뼈를 아래로 돌림. 어깨뼈 고정 시 머리를 같은쪽으로 굽힘	등쪽어깨신경, C_3~C_5
마름근 (능형근, Rhomboids)	어깨올림근의 아래쪽, 등세모근의 깊은 곳에 위치한 2개의 직사각형 근육, 작은마름근이 더 위쪽에 위치	7번째 목뼈와 1번째 등뼈(작은마름근), 2번째~5번째 등뼈(큰마름근)의 가시돌기	어깨뼈의 안쪽모서리	어깨뼈 고정. 등세모근의 중간섬유와 함께 어깨뼈 들임('광장어깨'). 어깨뼈 아래로 돌림(카누에서 노젓듯 팔을 저항에 대해 아래로 할 때)	등쪽어깨신경 (C_4 특히 C_5)

표 10.8 앞 · 뒤 가슴의 얕은근육: 어깨뼈의 운동(그림 10.16) *(계속)*

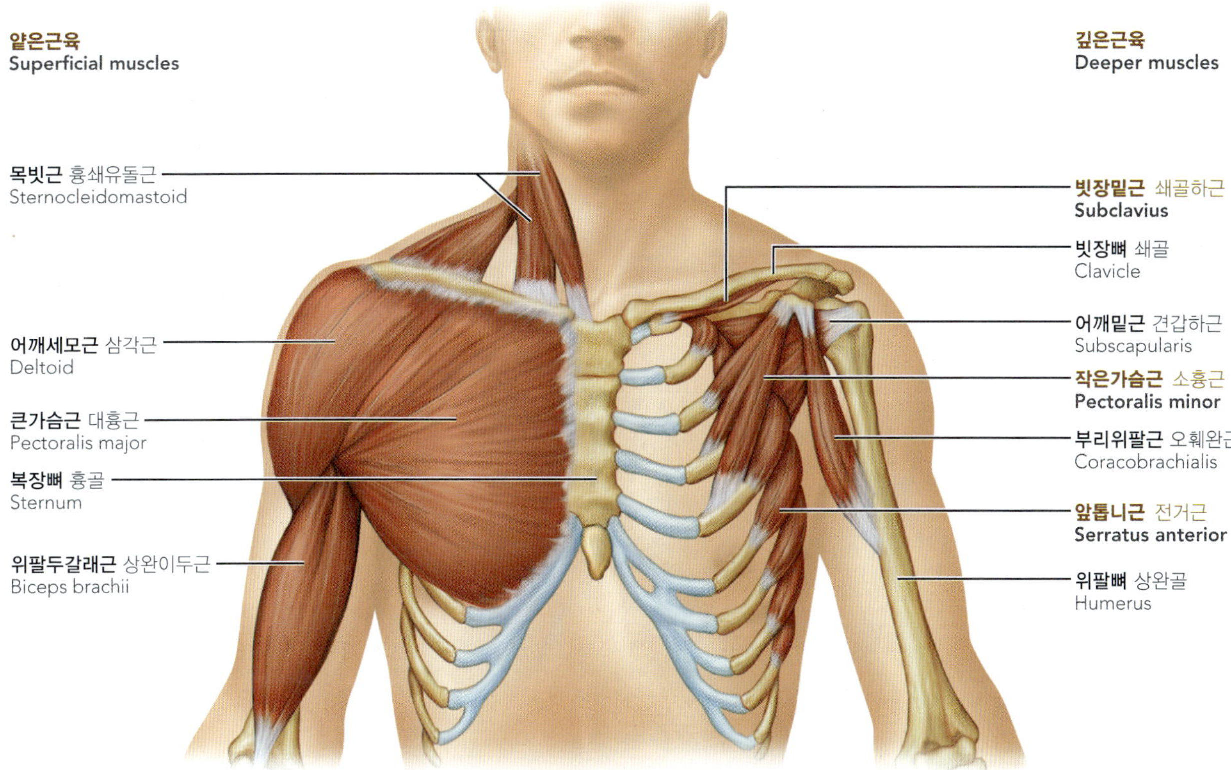

A. 어깨뼈를 움직이는 앞가슴 근육

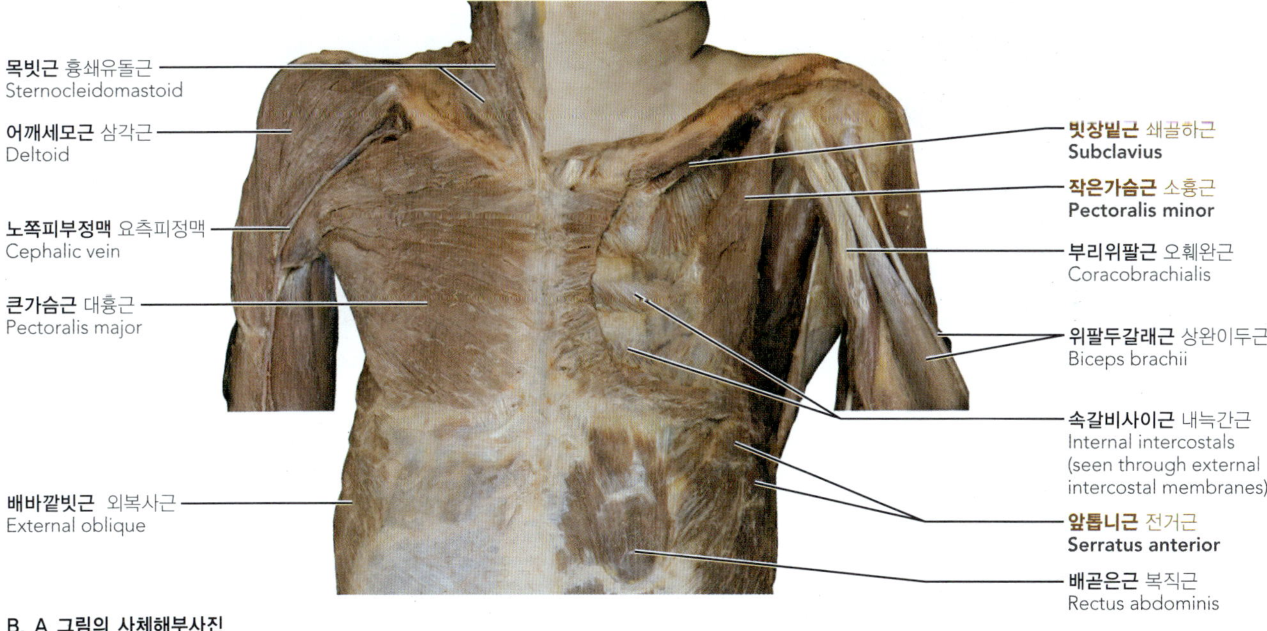

B. A 그림의 사체해부사진

그림 10.16 어깨와 팔에 작용하는 가슴과 어깨의 얕은층 근육. **A.** 앞쪽에서 본 모습. **B.** 사체를 해부하여 앞쪽에서 본 모습. *(계속)*

표 10.8 앞 · 뒤 가슴의 얕은근육: 어깨뼈의 운동(그림 10.16)

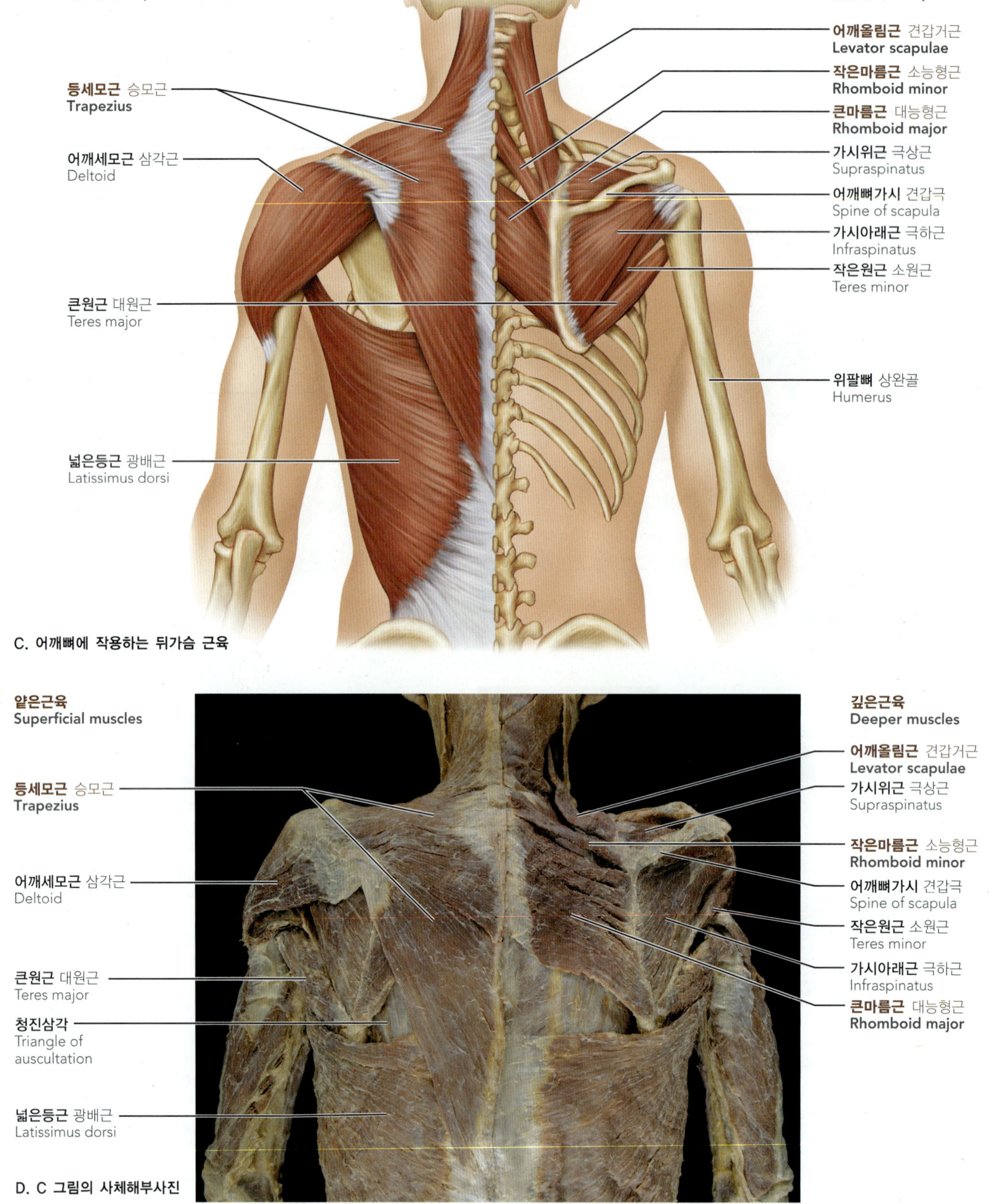

그림 10.16 어깨와 팔에 작용하는 가슴과 어깨의 얕은층 근육. C. 뒤쪽에서 본 모습. D. 사체를 해부하여 뒤쪽에서 본 모습.

표 10.9 어깨관절을 지나는 근육: 팔(위팔뼈)의 운동(그림 10.17) *(계속)*

어깨관절은 신체에서 가장 유연한 관절이나 불안정하다는 단점이 있다. 많은 근육들이 어깨관절을 지나 위팔뼈에 닿는다. 위팔뼈에 작용하는 대부분의 근육은 몸통뼈대에서 일어나는 넓은등근과 큰가슴근을 제외하고 모두 팔이음뼈에서 일어난다.

팔의 운동을 생각할 때는 *arm*이란 용어는 '위팔뼈가 위치한 부위'라는 것을 기억한다. 위팔뼈에 부착된 9개의 근육 중, 가장 큰 3개의 근육은 주작용근으로서 작용하는 **큰가슴근**(대흉근, pectoralis major), **넓은등근**(광배근, latissmus dorsi), **어깨세모근**(삼각근, deltoid)이다(그림 10.17A, B). 다른 6개의 근육은 협동근과 고정근으로 작용한다. 이들 근육 중 4개는 근육둘레띠(rotator cuff)를 구성하는 **가시위근**(극상근, supraspinatus), **가시아래근**(극하근, infraspinatus), **어깨밑근**(견갑하근, subscapularis), **작은원근**(소원근, teres minor)이다(8장 참조). 근육둘레띠는 위팔뼈의 탈구를 방지하기 위해 어깨관절주머니를 보강하고 있다. 나머지 2개의 근육은 주작용근의 협동근으로 작용하는 **큰원근**(대원근, teres major)과 **부리위팔근**(오훼완근, coracobrachialis)이다.

9개의 근육들의 상호작용은 복잡하고, 각각 여러가지 운동에 관여한다(근육의 작용에 대한 요약은 표 10.12 Part I 참조).

굽힘(Flexion). 어깨관절의 *앞쪽*에서 일어나는 근육은 위팔을 *굽힌다*(위팔을 앞쪽으로 올림). 이러한 굽힘근에는 큰가슴근, 어깨세모근의 앞쪽섬유 및 부리위팔근이 있다.

폄(Extension). 어깨관절의 *뒤쪽*에서 일어나는 근육은 위팔을 *편다*. 이러한 폄근에는 넓은등근, 어깨세모근의 뒤쪽섬유 및 큰원근이 있다.

벌림(Abduction). 어깨세모근의 중간부분은 팔을 *벌리는* 주작용근이며, 위팔뼈를 가쪽으로 잡아당기기 위해 위팔뼈의 위쪽면과 가쪽면까지 펼쳐져 있다.

모음(Adduction). 위팔의 주요 *모음근*은 앞쪽으로는 큰가슴근이며, 뒤쪽으로는 넓은등근이다.

회전(Rotation). 위팔의 *가쪽회전*과 *안쪽회전*은 주로 근육둘레띠를 구성하는 근육에 의하여 작용한다.

근육명	설명	이는곳	닿는곳	작용(기능)	신경지배
큰가슴근 (대흉근, Pectoralis major)	가슴의 위쪽을 덮고 있는 크고 부채 모양의 근육, 앞쪽 겨드랑오목 형성. 빗장부분과 복장부분으로 나뉨	빗장뼈의 복장 끝, 복장뼈, 1번째~6번째 갈비연골, 배바깥빗근막	위팔뼈의 큰결절능선	위팔의 굽히는 주작용근. 팔의 안쪽 돌림. 저항에 대한 팔 모음. 어깨뼈(팔) 고정 시 가슴우리를 위로 당겨서 기어오르거나 던지기, 밀기 및 강제성 들숨을 할 때 도움을 줌	안쪽가슴근신경, 가쪽가슴근신경 (C_5~C_8, T_1)
어깨세모근 (삼각근, Deltoid)	둥근 어깨를 형성하는 두꺼운 뭇깃근육. 근육주사 부위로 사용됨, 남성의 경우 매우 근육질로 보임	빗장뼈 가쪽 1/3, 어깨뼈봉우리, 어깨뼈가시	위팔뼈의 세모근거친면	모든 섬유가 동시에 수축할 때 위팔 벌림의 주작용근. 팔 모음을 하는 큰가슴근과 넓은등근의 대항근. 앞섬유만 작용한다면 강하게 팔을 굽힘, 안쪽 돌림하여 큰가슴근의 협력함. 뒤섬유만 작용하면 팔을 폄 및 가쪽 돌림. 걸을 때 팔의 규칙적인 앞뒤 움직임	겨드랑신경 (C_5와 C_6)
넓은등근 (광배근, Latissimus dorsi)	허리부분의 넓고 편평한 삼각형 근육. 광범위한 얕은층에서 일어남. 위쪽에서 등세모근에 의해 덮힘. 겨드랑 뒤쪽벽 형성	아래쪽 6개의 등뼈와 모든 허리뼈, 아래쪽 3~4개의 갈비뼈와 엉덩뼈능선	큰원근 주변을 나선형으로 둘러싸서 위팔뼈의 결절사이고랑의 바닥으로 들어감	위팔뼈 폄의 주작용근. 팔의 모음 및 안쪽돌림. 팔을 아래로 강력하게 치기, 공격성 타격, 망치질, 수영할 때 중요한 역할. 머리 위에서 양팔 닿기. 턱걸이운동처럼 몸을 위쪽과 앞쪽으로 당길 때	가슴등신경 (C_6~C_8)
큰원근 (대원근, Teres major)	두껍고 둥근 근육. 작은원근 아래쪽 위치. 겨드랑의 뒤쪽벽 구성(넓은등근과 어깨밑근과 함께)	어깨뼈 아래각의 뒤쪽면	위팔뼈 앞쪽의 작은결절능선. 넓은등근과 함께 혼합되어 들어감	위팔의 폄, 안쪽돌림과 모음. 넓은등근의 협력근	아래 어깨밑신경 (C_5~C_7)

표 10.9 어깨관절을 지나는 근육: 팔(위팔뼈)의 운동(그림 10.17) (계속)

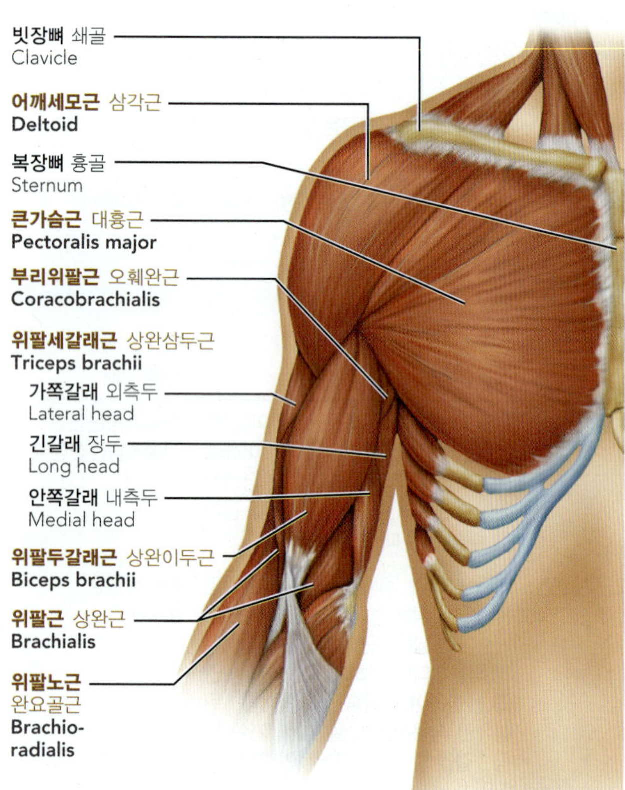

A. 팔(위팔)을 움직이는 앞쪽 얕은근육.

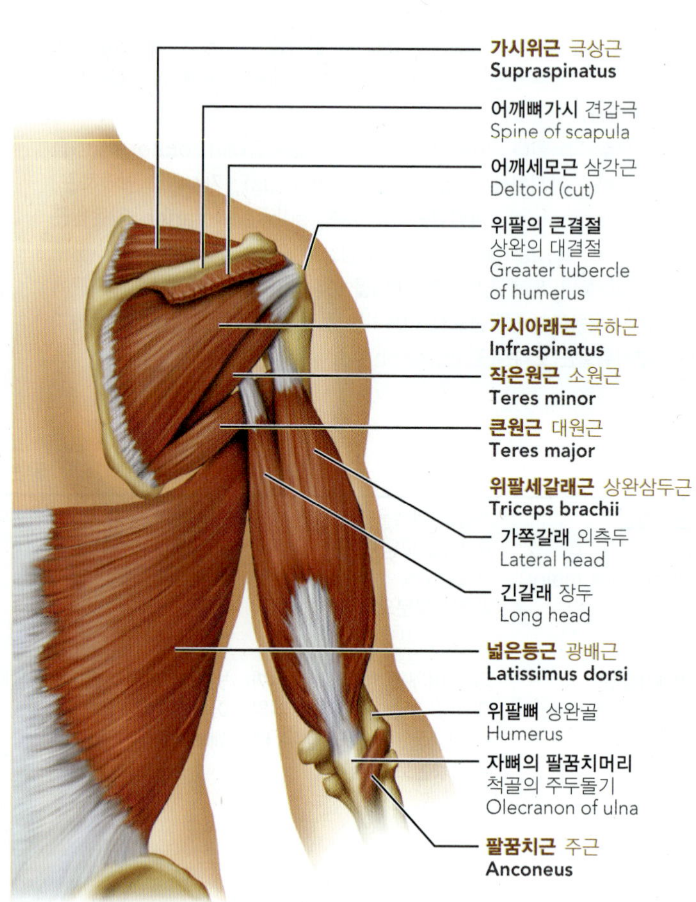

B. 팔(위팔)을 움직이는 뒤쪽 얕은근육.

그림 10.17 위팔과 아래팔을 움직이는 어깨관절과 팔꿉관절을 지나는 근육. 오른쪽 앞면과 뒷면
A. 앞에서 본 모습. 얕은근육 B. 뒤에서 본 모습. 어깨의 어깨세모근과 등세모근은 제거하였다. *(계속)*

표 10.9 어깨관절을 지나는 근육: 팔(위팔뼈)의 운동(그림 10.17)

근육명	설명	이는곳	닿는곳	작용(기능)	신경지배
어깨밑근 (견갑하근, Subscapularis)	근육둘레띠. 겨드랑의 뒤쪽벽의 일부분 형성. 어깨관절 앞쪽을 지나가는 힘줄	어깨뼈의 어깨아래오목	위팔뼈의 작은결절	위팔의 안쪽돌림. 큰가슴근 보조. 관절오목에 위팔뼈를 잡아줘 어깨관절을 안정	위, 아래어깨밑신경 (C_5와 C_6)
가시위근 (극상근, Supraspinatus)	근육둘레띠. 어깨뼈의 뒤쪽 위치로 명명됨. 등세모근의 깊은 부분	어깨뼈의 가시위오목	위팔뼈 큰결절의 윗면	위팔의 벌림의 시작. 어깨관절을 안정. 여행가방을 가지고 이동할 때처럼 위팔뼈의 아래쪽 아탈구 방지	어깨위신경 (C_5와 C_6)
가시아래근 (극하근, Infraspinatus)	근육둘레띠. 어깨세모근과 등세모근에 의해 부분적으로 덮여 있음. 어깨뼈의 위치로 명명함	어깨뼈의 가시아래오목	가시위근 닿는곳의 뒤쪽 위팔뼈 큰결절	위팔의 가쪽돌림. 관절오목에 위팔뼈 잡아줌, 어깨관절 안정	어깨위신경
작은원근 (소원근, Teres minor)	근육둘레띠. 작고, 긴 근육. 가시아래근 아래쪽에 있으며, 근육은 분리되지 않음	어깨뼈의 가쪽모서리	가시아래근 닿는곳 아래쪽의 위팔뼈의 큰결절	아래가시근과 동일작용	겨드랑신경 (C_5와 C_6)
부리위팔근 (오훼완근, Coracobrachialis)	팔의 앞쪽 부분에 위치하는 작고 원추형의 근육	어깨뼈의 부리돌기 끝	위팔뼈의 안쪽면	위팔의 굽힘과 모음. 큰가슴근의 협력근	근육피부신경 (C_5~C_7)

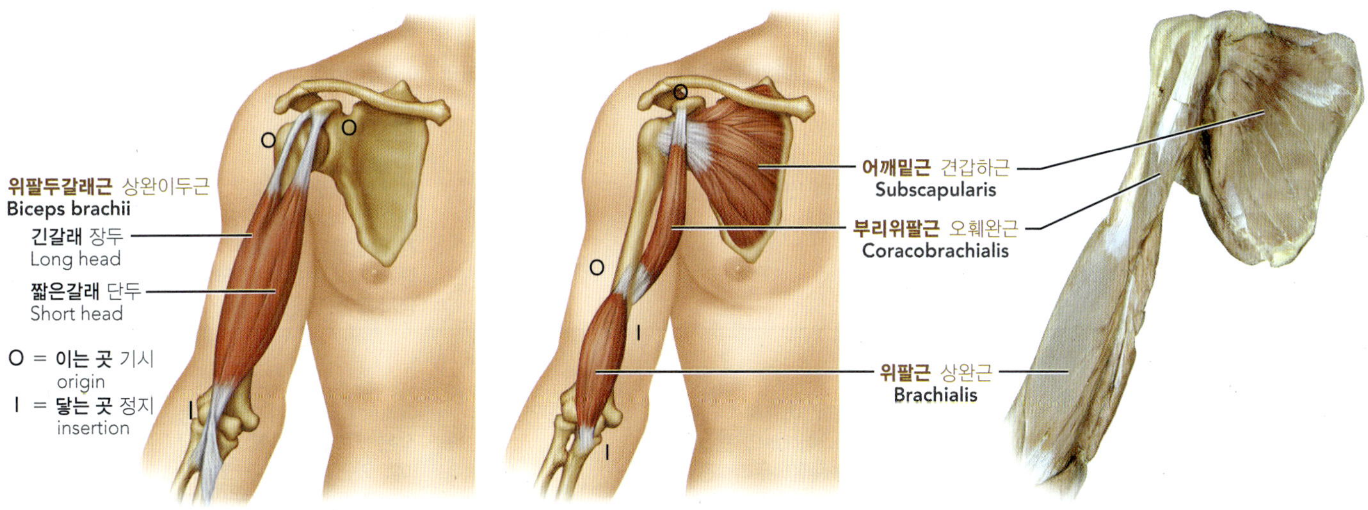

그림 10.17 위팔과 아래팔을 움직이는 어깨관절과 팔꿉관절을 지나는 근육. 오른쪽. C. 앞에서 본 그림. 위팔두갈래근, 어깨밑근, 부리위팔근, 위팔근 그림과 사체해부사진

표 10.10 팔꿉관절을 지나는 근육: 아래팔의 굽힘과 폄운동(그림 10.17)

이 표는 아래팔을 움직이고 위팔에 위치한 근육에 초점을 맞추었다. 이 근육들은 팔굽관절을 지나서 아래팔뼈에 종지하는 근육으로 굽힘과 폄운동을 한다. 위팔은 근막에 의하여 앞쪽의 굽힘구획과 뒤쪽의 폄구획으로 나뉜다.

폄운동(Extension). 아래팔의 주요 폄근인 **위팔세갈래근**(상완삼두근, triceps brachii)은 위팔뒤칸에 위치하며(그림 10.6) 노신경의 지배를 받는다.

굽힘운동(Flexion). 아래팔을 굽히는 주작용근은 **위팔두갈래근**(상완이두근, biceps brachii)과 **위팔근**(상완근, brachialis)이며 **근육피부신경**(musculocutaneous nerve)의 지배를 받는다.

위팔두갈래근은 아래팔을 굽히는 작용뿐만 아니라 몸쪽노자관절에서 노뼈를 회전시키는 뒤침운동에도 관여한다. 따라서 이 근육은 엎침 상태에서 팔굽관절을 굽혀 무거운 물체를 들어올릴 때는 비효율적이다(손바닥을 뒤쪽을 향한 상태에서 턱걸이를 할 때보다 앞쪽을 향한 상태에서 할 때가 더 힘든 이유이다).

위팔노근(완요골근, brachioradialis; 그림 10.18A)은 발생학적으로 뒤칸의 근육이지만, 팔굽관절의 앞을 가로지를 뿐만 아니라 아래팔을 굽히는 데 작용한다. 이 표에서는 위팔노근의 발생학적 기원과 신경지배를 반영하여 뒤칸의 근육으로 나열하였다.

이 표에 나열된 근육의 기능은 표 10.12 Part II에 요약하였다.

근육명		이는곳	닿는곳	작용(기능)	신경지배
뒤쪽근육(Posterior Muscles, 그림 10.17B)					
위팔세갈래근 (상완삼두근, Triceps brachii)	세 개의 갈래로 기시함. 긴갈래와 가쪽갈래는 안쪽갈래보다 얕은 층	긴갈래: 어깨뼈의 관절오목아래결절. 가쪽갈래: 위팔뼈 뒷면. 안쪽갈래: 노신경고랑 먼쪽 뒷면	자뼈의 팔꿈치머리	아래팔의 강력한 폄근(주작용근, 특히 안쪽갈래). 아래팔 굽힘근의 대항근. 긴갈래와 가쪽갈래는 저항에 대해 폄. 긴갈래는 어깨관절 안정과 팔 모음에 도움	노신경 (C_6~C_8)
팔꿈치근 (주근, Anconeus) (그림 10.19)	짧은 삼각형 근육. 위팔의 뒤쪽에서 위팔세갈래근과 밀접하게 연관됨	위팔뼈의 가쪽위관절융기	자뼈의 팔꿈치머리 가쪽	아래팔 엎침 시 자뼈를 벌림. 팔꿉을 펼 때 위팔세갈래근의 협력근	노신경
위팔노근 (완요골근, Brachioradialis) (그림 10.18A)	위팔 가쪽의 얕은근육. 팔꿈치오목의 가쪽 영역 형성. 위팔뼈의 먼쪽으로부터 아래팔의 먼쪽으로 폄. 폄근육	위팔뼈의 먼쪽 끝에서 가쪽위관절융기	노뼈의 붓돌기	아래팔의 굽힘 협력근. 수화물 옮길 때처럼 아래팔이 약간 굽힘되고 반 엎침 시 가장 크게 이득. 빠른 굽힘과 폄시 팔꿉관절을 안정화	노신경(중요한 예외로 노신경은 일반적으로 폄근들 지배)
앞쪽근육(Anterior Muscles)					
위팔두갈래근 (상완이두근, Biceps brachii) (그림 10.17C)	두 갈래의 방추 모양 근육. 힘살은 정지 지점에서 합쳐짐. 긴갈래는 어깨관절의 안정에 도움	짧은갈래: 어깨뼈 부리돌기 긴갈래: 어깨뼈의 관절오목위결절과 관절테두리. 긴갈래힘줄은 어깨관절주머니 속을 지나 위팔뼈의 결절사이고랑으로 내려감	노뼈거친면	아래팔의 굽힘, 뒤침. 이 동작은 거의 동시에 일어남(예: 와인병을 열 때 코르크 마개를 돌리고 당김). 어깨쪽에서 팔의 약한 굽힘근	근육피부신경 (C_5와 C_6)
위팔근 (상완근, Brachialis) (그림 10.17C)	위팔뼈 먼쪽의 위팔두갈래근보다 깊고 강한 근육	위팔근 앞면 먼쪽. 어깨세모근 정지부에 포함됨	자뼈의 갈고리돌기와 팔꿉관절주머니	아래팔의 굽힘(위팔두갈래근이 노뼈를 들어올리는 것처럼 자뼈를 들어올림)	근육피부신경

표 10.11 아래팔의 근육: 손목, 손 및 손가락의 운동(그림 10.18~10.20) *(계속)*

아래팔에 있는 많은 근육은 여러 가지 기본적인 기능을 수행한다. 일부 근육은 손목에서 손을 움직이게 하고 일부 근육은 손가락을 움직이게 한다. 일부 근육은 아래팔의 엎침과 뒤침 작용을 도와준다. 대부분의 이들 근육들은 몸통 쪽은 힘살로 구성되어 있고, 먼쪽은 긴 힘줄로 되어 있다. 모든 근육은 대체로 손으로 닿는다. 손목에서 이러한 힘줄은 깊은근막이 두꺼워져 생긴 띠와 같은 **굽힘근지지띠**(굴근지대, flexor retinaculum)와 **폄근지지띠**(extensor retinaculum)에 의해서 강하게 고정되어 있다. 손목에 있는 '지지띠'는 근육이 긴장할 때 바깥쪽으로 휘지 않도록 힘줄을 고정시켜준다. 손목과 손바닥에는 힘줄이 밀집해 있어서 서로 잘 미끄러지도록 마찰을 최소화하여 윤활작용을 하는 힘줄집에 의하여 둘러싸여 있다.

많은 아래팔근육은 위팔뼈의 먼쪽에서 일어나 팔꿉관절과 손목 및 손가락관절을 지나간다. 그러나 팔굽관절에서는 약하게 작용한다. 손목관절에서 아래팔의 근육은 손의 굽힘, 폄, 벌림 및 모음 기능을 하고 손가락관절에서는 손가락을 굽히거나 펴게 한다(손가락의 다른 운동은 손에 위치한 고유근육인 작은 근육에 의해서 일어난다. 이러한 손가락에 있는 고유근육은 표 10.13에서 설명하였다).

근막으로 된 구조가 아래팔의 근육을 두 개의 주요 구획인 *앞쪽굽힘근칸*과 *뒤쪽폄근칸*으로 나눈다. 두 칸에는 차례로 얕은근육과 깊은근육이 들어 있다(그림 10.20).

앞쪽굽힘근칸(Anterior flexor compartment)(그림 10.18). 앞칸에 있는 대부분의 굽힘근은 위팔뼈의 안쪽위관절융기에서 공통된 공통힘줄로 일어난다. 굽힘근은 아래팔의 앞쪽으로 내려오는 두 개의 신경인 정중신경과 자신경의 지배를 받는데, 대부분 정중신경의 지배를 받고 있다. 앞칸에 있는 두 개의 근육은 굽힘근이 아니고 엎침근인 **원엎침근**(원회내근, pronator teres)과 **네모엎침근**(방형회내근, pronator quadratus)이다.

뒤쪽폄근칸(Posterior extensor compartment)(그림 10.19). 일반적으로 뒤칸의 근육은 손과 손가락을 펴게 한다. 한 개의 예외적인 근육은 **손뒤침근**(회외근, supinator)으로 아래팔의 뒤침을 도와준다. 또 다른 예외적인 근육은 팔꿉에서 아래팔을 굽히는 위팔노근(표 10.10 참조)이다. 많은 뒤칸의 근육은 위팔뼈의 가쪽위관절융기로부터 공통힘줄로 일어난다. 모두 아래팔의 뒤쪽면에 있는 주요 신경인 **노신경**(radial nerve)의 지배를 받는다.

(아래팔근육의 기능은 표 10.12 Part Ⅲ에 요약하였다. 팔의 삼차원적 관계는 그림 10.20의 가로절단면에서 명확하게 관찰된다.)

근육명	설명	이는곳	닿는곳	작용(기능)	신경지배
Part I: 앞쪽근육(Anterior Muscles, 그림 10.18, 10.20)					
	앞칸에 있는 여덟 개의 근육을 가쪽에서 안쪽으로 나열하였다. 대부분의 근육은 위팔뼈 안쪽위관절융기에 부착된 공통힘줄에서 일어나며 부가적인 이는곳을 갖고 있는 경우가 있다. 이들 굽힘근의 닿는곳 힘줄 대부분은 굽힘근지지띠라고 하는 두꺼운 깊은근막에 의해 손목부위에서 묶여 있다.				
앞칸의 얕은근육(Superficial Muscles of Anterior Compartment)					
원엎침근 (원회내근, Pronator teres)	두갈래 근육. 위팔노근과 노쪽손목굽힘근의 몸쪽 부분 사이의 얕은층에서 보임. 팔꿈치오목의 안쪽 영역 구성	위팔뼈의 안쪽위관절융기. 자뼈의 갈고리돌기	노뼈몸통 중간 가쪽에 공통힘줄 형태로 닿음	아래팔의 엎침. 아래팔의 약한 굽힘	정중신경 (C_6와 C_7)
노쪽손목굽힘근 (요측수근굴근, Flexor carpi radialis)	아래팔을 대각선으로 지나감. 중간에서 통통한 힘살은 편평한 힘줄에 의해 재배치되어 손목에서 끝과 같이 됨	위팔뼈의 안쪽위관절융기	둘째와 셋째 손허리뼈 바닥. 닿는곳에서 쉽게 관찰되며, 손목에서 노동맥의 위치에 대한 가이드(맥박을 촉진하기 위해 사용되는)가 됨	손목의 강력한 굽힘. 손의 벌림. 아래팔 굽힘의 약한 협력	정중신경 (C_6와 C_7)
긴손바닥근 (장장근, Palmaris longus)	길게 힘줄로 정지하는 작고 통통한 근육. 종종 없음. 정중신경을 찾기 위한 길잡이로 사용됨. 손목부분에서 정중신경은 긴손바닥근의 가쪽에 위치함	위팔뼈의 안쪽위관절융기	손바닥의 근막 (널힘줄)	손 움직임 시 손바닥의 피부와 근막 긴장. 손의 약한 굽힘. 아래팔 굽힘의 약한 협력	정중신경 (C_7와 C_8)

표 10.11 아래팔의 근육: 손목, 손 및 손가락의 운동(그림 10.18~10.20) (계속)

근육명	설명	이는곳	닿는곳	작용(기능)	신경지배
앞칸의 얕은근육(Superficial Muscles of Anterior Compartment)					
자쪽손목굽힘근 (척측수근굴근, Flexor carpi ulnaris)	가장 안쪽의 근육. 두 갈래. 자신경이 이 근육의 힘줄 가쪽에 있음	위팔뼈의 안쪽위관절융기, 팔꿈치머리와 자뼈의 뒷면	콩알뼈, 갈고리뼈, 5번째 손허리뼈 바닥	자쪽손목폄근(뒤근육)과 함께 손목의 굽힘, 모음. 손가락폄 시 손목 고정	자신경 (C_8과 T_1)
얕은손가락굽힘근 (천지굴근, Flexor digitorum superficialis)	두 갈래의 근육. 아래팔의 몸쪽부분에서는 얕은층의 근육들에 덮여 보이지 않지만, 먼쪽 부분에서는 얕은층근육들의 힘줄 사이로 보임	위팔뼈의 안쪽위관절융기, 자뼈의 갈고리돌기. 노뼈 몸통	둘째~다섯째 손가락의 중간마디뼈로 가는 네 개의 힘줄	둘째~다섯째 손가락의 몸쪽 손가락사이관절, 손허리손가락관절 및 손목관절 굽힘. 빠르게 또는 저항에 대항하여 손가락을 굽힐 때 중요한 손가락 굽힘근	정중신경 (C_7, C_8과 T_1)

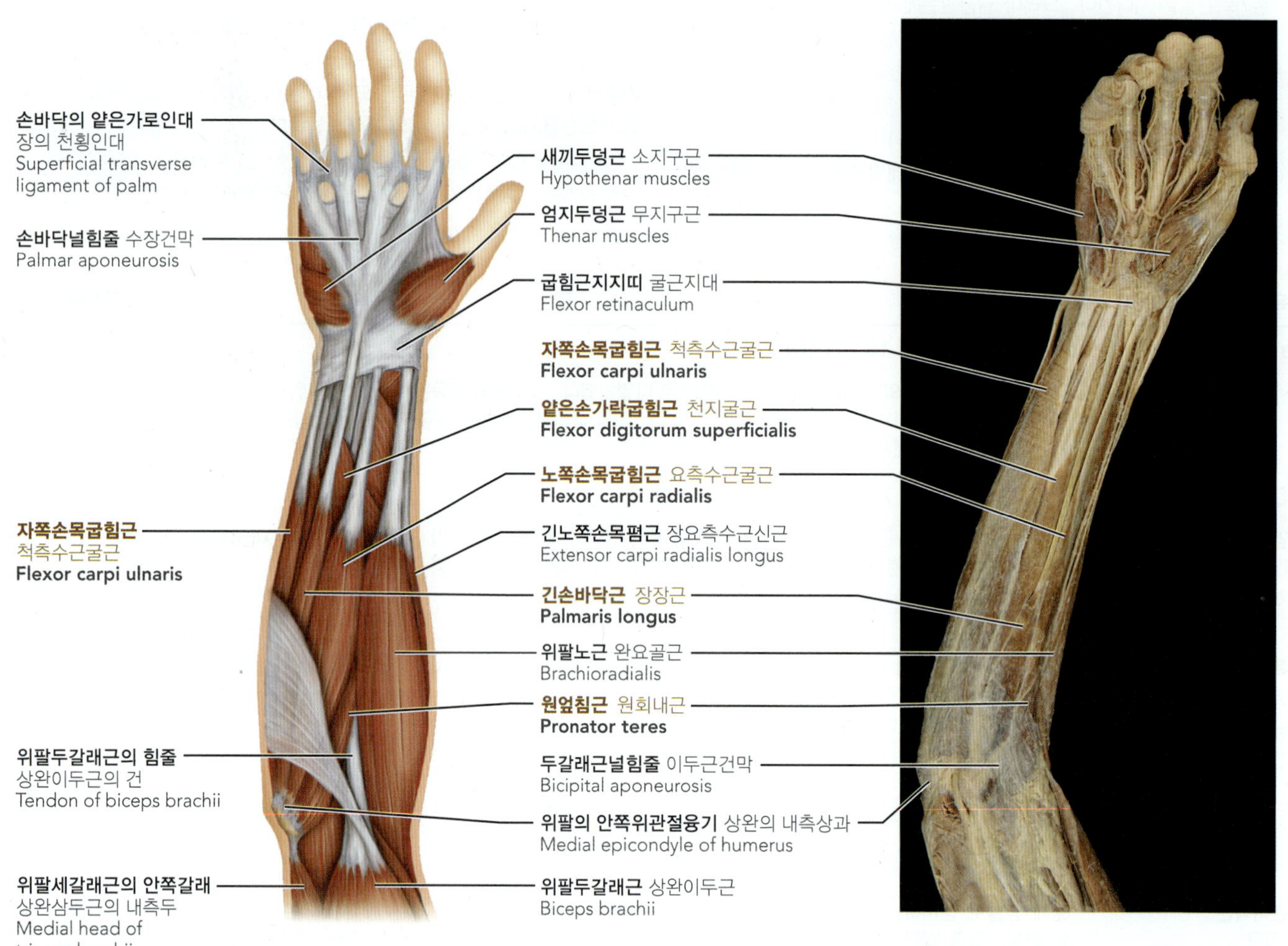

그림 10.18 손목과 손가락에 작용하는 아래팔 앞칸의 근육. (계속)

표 10.11 아래팔의 근육: 손목, 손 및 손가락의 운동(그림 10.18~10.20) *(계속)*

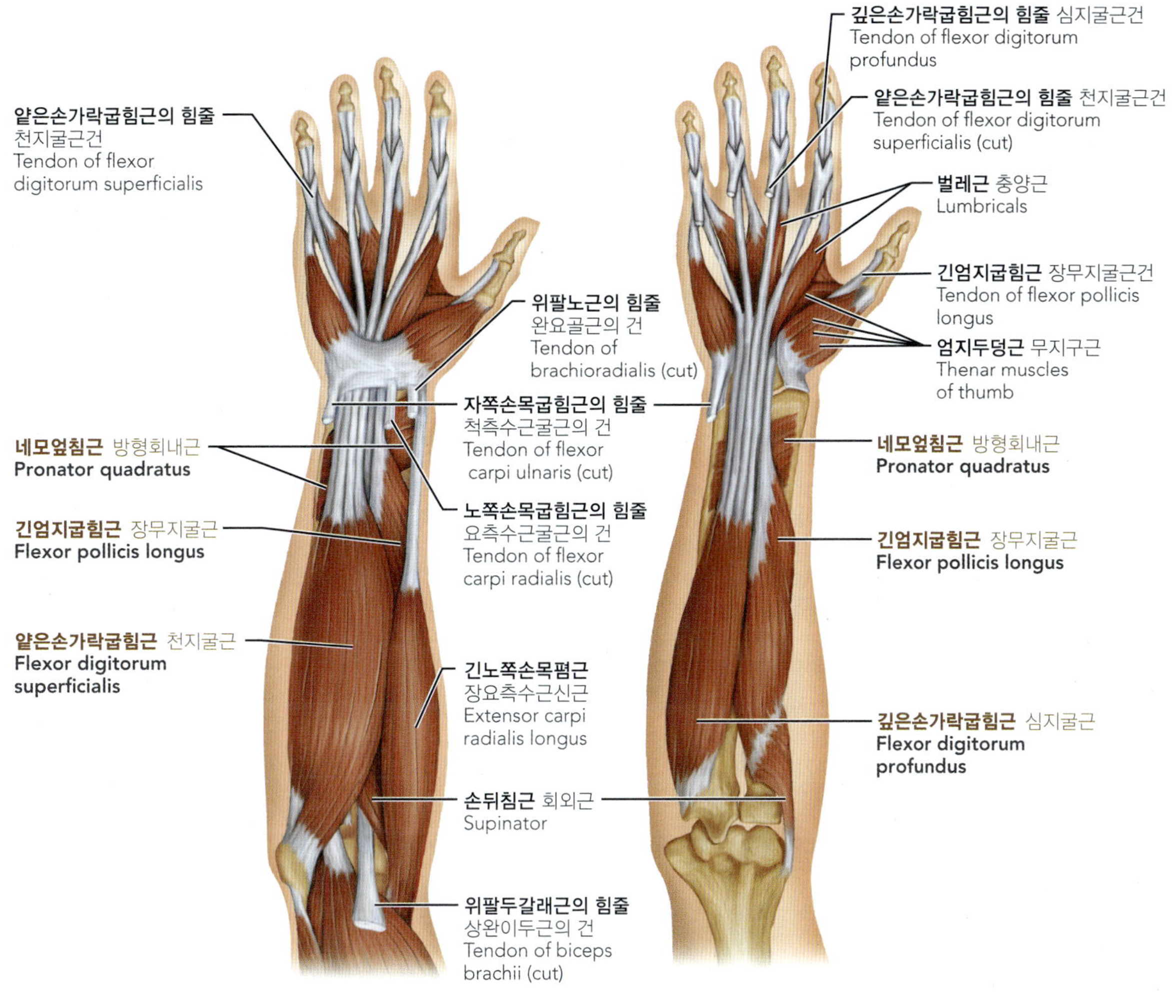

그림 10.18 손목과 손가락에 작용하는 아래팔 앞칸의 근육. **C.** 얕은손가락굽힘근을 노출시키기 위하여 위팔노근, 노쪽 · 자쪽손목굽힘근과 긴손바닥근을 제거하였다. **D.** 깊은근육. 얕은 층의 근육은 제거하였다. 아래팔 앞칸의 깊은층근육과 손의 고유근육을 그려 놓았다.

표 10.11 아래팔의 근육: 손목, 손 및 손가락의 운동(그림 10.18~10.20) *(계속)*

근육명	설명	이는곳	닿는곳	작용(기능)	신경지배
앞칸의 깊은근육(Deep Muscles of Anterior Compartment)					
긴엄지굽힘근 (장무지굴근, Flexor pollicis longus)	일부는 얕은손가락굽힘근에 덮여 있음. 깊은손가락굽힘근의 가쪽에 평행하게 있음	노뼈의 앞면과 뼈사이막	엄지끝마디뼈	엄지의 끝마디뼈 굽힘	정중신경의 가지 (C_7과 C_8)
깊은손가락굽힘근 (심지굴근, Flexor digitorum profundus)	광범위한 시작부. 전체적으로 얕은손가락굽힘근 위에 있음	자뼈의 앞안쪽면과 뼈사이막	둘째~다섯째 손가락의 끝마디뼈로 가는 네 개의 힘줄	둘째~다섯째 손가락의 모든 손가락사이관절, 손허리손가락관절 및 손목관절 굽힘. 손의 굽힘을 보조	안쪽 1/2은 자신경, 가쪽 1/2는 정중신경 (C_7과 C_8)
네모엎침근 (방형회내근, Pronator quadratus)	먼쪽 아래팔의 가장 깊은근육. 아래가쪽으로 지나감. 자뼈에서 유일하게 시작되는 근육이며 노뼈로 정지함	자뼈의 앞쪽 먼 곳	노뼈의 앞쪽 먼 곳	아래팔 엎침의 주작용근. 원엎침근과 함께 작용. 자뼈와 노뼈의 고정을 도움	정중신경 (C_7과 C_8)

Part II: 뒤쪽근육(Posterior Muscles, 그림 10.19, 10.20)

뒤칸(posterior fascial compartment)의 근육은 가쪽에서 안쪽으로 설명한다. 신경지배는 노신경(radial nerve) 또는 노신경 분지의 지배를 받는다. 뒤칸의 근육들 반 이상은 위팔뼈의 가쪽위관절융기의 뒷면과 인접한 근막에 부착된 공통된 폄근 힘줄에서 일어난다. 폄근의 힘줄은 손목의 뒷면에서 손목을 지나치게 폈을 때 활줄 모양(bowstringing)으로 휘는 것을 방지하기 위하여 *폄근지지띠*(extensor retinaculum)에 의하여 제 위치에 고정되어 있다. 손가락의 폄근은 손가락의 등쪽면을 넓게 덮고 있는 구조인 *폄근널힘줄*(extensor expansion)로 닿는다.

근육명	설명	이는곳	닿는곳	작용(기능)	신경지배
뒤칸의 얕은근육(Superficial Muscles of Posterior Compartment)					
위팔노근 (완요골근, Brachioradialis) (표 10.10)	뒤쪽근막구획에서 가장 앞쪽에 위치하는 근육으로 아래팔의 앞면에서 보임(위팔에서 시작하기 때문에 표 10.10에서 다룸. 그림 10.18A)	표 10.10	표 10.10	표 10.10	노신경 (C_5와 C_6)
긴노쪽손목폄근 (장요측수근신근, Extensor carpi radialis longus)	아래팔의 가쪽 위팔노근에 평행하며 위팔노근과 혼합됨	위팔뼈의 가쪽관절융기 위능선	2번째 손허리뼈 바닥	자쪽손목폄근과 함께 손목관절의 폄과 노쪽손목굽힘근과 함께 손을 벌림	노신경 (C_5와 C_6)
짧은노쪽손목폄근 (단요측수근신근, Extensor carpi radialis brevis)	긴노쪽손목폄근보다 더 짧고 깊게 있음	위팔뼈의 가쪽관절융기 위능선	3번째 손허리뼈 바닥	손목관절의 폄과 벌림. 긴노쪽손목폄근과 함께 작용하여 손가락 굽힘 시 손목을 고정	노신경(뒤뼈사이신경, 노신경의 가지, C_7과 C_8)
손가락폄근 (지신근, Extensor digitorum)	짧은노쪽손목폄근의 안쪽에 있음. 이 근육이 분리되어 새끼손가락쪽으로 가는 새끼폄근이 됨	위팔뼈의 가쪽관절융기 위능선	둘째~다섯째 손가락의 중간마디뼈와 끝마디뼈로 가는 네 개의 힘줄	손가락 폄의 주작용근. 손목관절을 폄. 손가락 벌림 가능	노신경(뒤뼈사이신경, C_7과 C_8)
자쪽손목폄근 (척측수근신근, Extensor carpi ulnaris)	뒤쪽근막구획의 얕은근육에서 가장 안쪽에 위치. 길고 날씬한 근육	위팔뼈의 가쪽관절융기 위능선과 자뼈의 뒤모서리	5번째 손허리뼈 바닥	노쪽손목폄근과 함께 작용하여 손목관절을 폄, 자쪽손목굽힘근과 작용하여 손목관절을 모음	노신경(뒤뼈사이신경, C_7과 C_8)

표 10.11 아래팔의 근육: 손목, 손 및 손가락의 운동(그림 10.18~10.20) *(계속)*

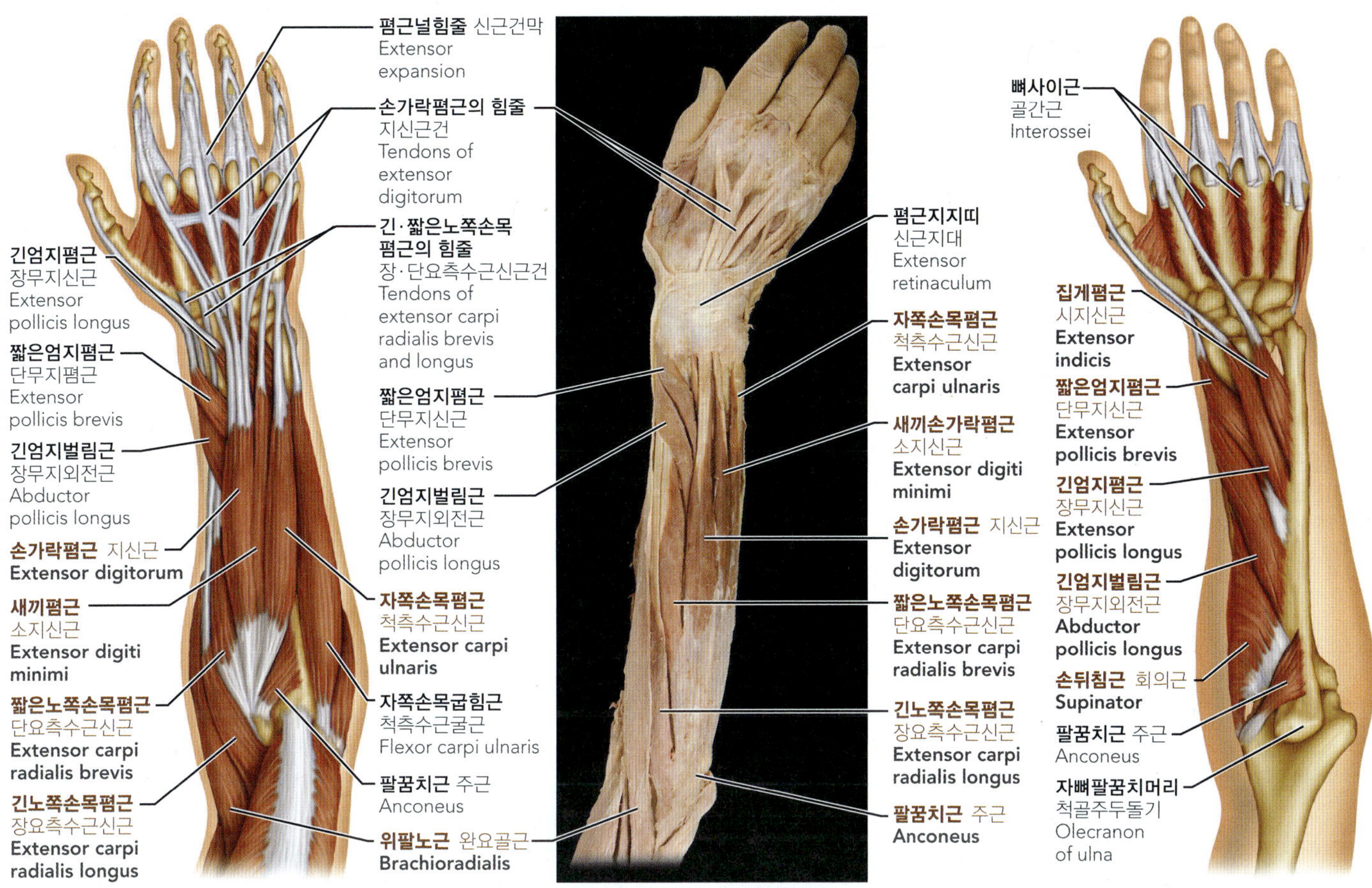

그림 10.19 손목과 손가락에 작용하는 아래팔 뒤쪽구획의 근육.

표 10.11 아래팔의 근육: 손목, 손 및 손가락의 운동(그림 10.18~10.20)

근육명	설명	이는곳	닿는곳	작용(기능)	지배신경
뒤칸의 깊은근육(Deep Muscles of Posterior Compartment)					
손뒤침근 (회외근, Supinator)	팔꿉의 뒷면에 있는 깊은근육. 얕은근육에 의해 숨겨짐	위팔뼈의 가쪽 관절융기. 자뼈 몸쪽	노뼈 몸쪽 끝	위팔두갈래근을 도와 아래팔을 뒤침. 느린 뒤침은 혼자 작용함. 엎침근의 대항근	노신경 (뒤뼈사이신경, C_6와 C_7)
긴엄지벌림근 (장무지외전근, Abductor pollicis longus)	긴엄지폄근의 가쪽에서 평행함. 손뒤침근 바로 먼쪽	노뼈와 자뼈의 뒷면. 뼈사이막	1번째 손허리뼈와 큰마름뼈 바닥	엄지손가락 벌림, 폄	노신경 (뒤뼈사이신경, C_7와 C_8)
짧은엄지폄근과 긴엄지폄근 (단무지신근과 장무지신근 Extensor pollicis brevis and Extensor pollicis longus)	공통된 시작부와 작용을 갖는 짝으로 된 깊은근육. 자쪽손목폄근에 의해 덮임	노뼈와 자뼈의 등쪽. 뼈사이막	엄지손가락 첫마디뼈 바닥(짧은), 엄지손가락의 끝마디뼈 바닥(긴)	엄지손가락 폄	노신경 (뒤뼈사이신경, C_7와 C_8)
집게폄근 (시지신근, Extensor indicis)	손목에 밀착되어 시작하는 조그마한 근육	자뼈의 먼쪽 뒷면. 뼈사이막	둘째 손가락의 폄근널힘줄. 손가락폄근의 힘줄로 합쳐짐	집게손가락 폄, 손목관절을 펴는 것을 도움	노신경 (뒤뼈사이신경, C_7와 C_8)

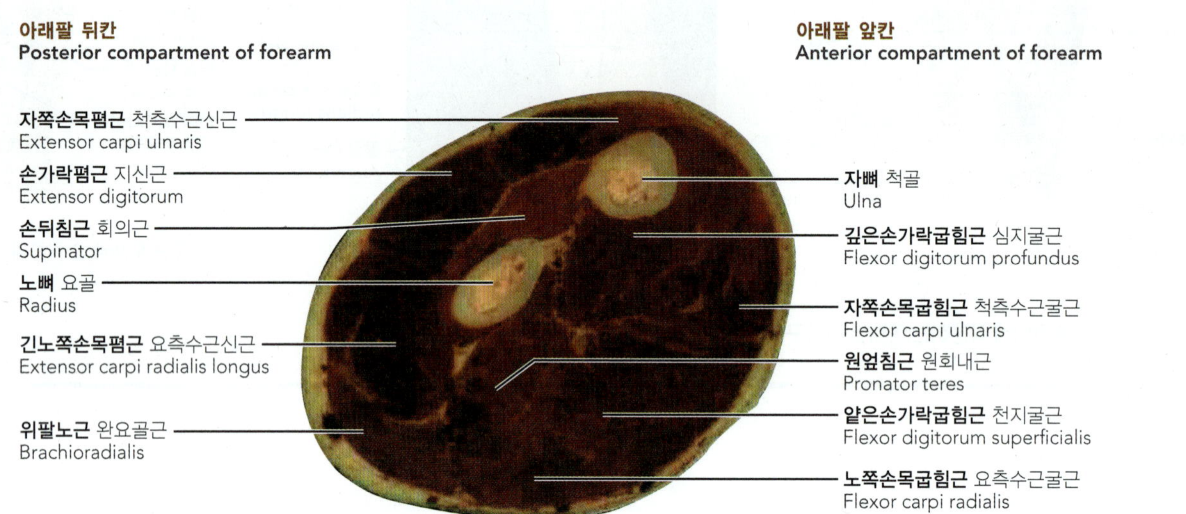

그림 10.20 아래팔 몸쪽부분의 가로절단면.

표 10.12 위팔, 아래팔 및 손에 작용하는 근육들의 기능을 요약(그림 10.7)

Part I: 위팔에 작용하는 근육 [주작용근, Prime Mover (PM)]	어깨에서의 작용 굽힘 Flexion	폄 Extension	벌림 Abduction	모음 Adduction	안쪽돌림 Medial rotation	가쪽돌림 Lateral rotation
큰가슴근 대흉근(Pectoralis major)	X (PM)			X (PM)	X	
넓은등근 광배근(Latissimus dorsi)		X (PM)		X (PM)	X	
큰원근 대원근(Teres major)					X	
어깨세모근 삼각근(Deltoid)	X (PM) (앞쪽근섬유)	X (PM) (뒤쪽근섬유)	X (PM)		X (앞쪽근섬유)	X (뒤쪽근섬유)
어깨밑근 견갑하근(Subscapularis)					X (PM)	
가시위근 극상근(Supraspinatus)			X			
가시아래근 극하근(Infraspinatus)						X (PM)
작은원근 소원근(Teres minor)				X (약함)		X (PM)
부리위팔근 오훼완근(Coracobrachialis)	X			X		
위팔두갈래근 상완이두근(Biceps brachii)	X					
위팔세갈래근 상완삼두근(Triceps brachii)				X		

Part II: 아래팔에 작용하는 근육	아래팔에 대한 작용 팔꿉 굽힘 Elbow Flexion	팔꿉 폄 Elbow Extension	엎침 Pronation	뒤침 Supination
위팔두갈래근 상완이두근(Biceps brachii)	X (PM)			X
위팔근 상완근(Brachialis)	X (PM)			
위팔세갈래근 상완삼두근(Triceps brachii)		X (PM)		
팔꿈치근 주근(Anconeus)		X		
원엎침근 원회내근(Pronator teres)	X (약함)		X	
네모엎침근 방형회내근(Pronator quadratus)			X (PM)	
위팔노근 완요골근(Brachioradialis)	X			
손뒤침근 회외근(Supinator)				X

Part III: 손목과 손가락에 작용하는 근육	손목에서의 작용 굽힘 Flexion	폄 Extension	벌림 Abduction	모음 Adduction	손가락에 대한 작용 굽힘 Flexion	폄 Extension
앞칸						
노쪽손목굽힘근 요측수근굴근(Flexor carpi radialis)	X (PM)		X			
긴손바닥근 장장근(Palmaris longus)	X (약함)					
자쪽손목굽힘근 척측수근굴근(Flexor carpi ulnaris)	X (PM)			X		
얕은손가락굽힘근 천지굴근(Flexor digitorum superficialis)	X (PM)				X	
긴엄지굽힘근 장무지굴근(Flexor pollicis longus)					X (엄지손가락)	
깊은손가락굽힘근 심지굴근(Flexor digitorum profundus)	X				X	
뒤칸						
긴 · 짧은노쪽손목폄근 장 · 단요측수근신근 (Extensor carpi radialis longus and brevis)		X	X			
손가락폄근 지신근(Extensor digitorum)		X (PM)				X (벌림)
자쪽손목폄근 척측수근신근(Extensor carpi ulnaris)		X		X		
긴엄지벌림근 장무지외전근(Abductor pollicis longus)			X		(엄지손가락 벌림)	
긴 · 짧은엄지폄근 장 · 단무지신근 (Extensor pollicis longus and brevis)						X (엄지손가락)
집게폄근 시지신근(Extensor indicis)						X (집게손가락)

표 10.13 손의 고유근육: 손가락의 미세한 운동(그림 10.21) *(계속)*

이 표는 전적으로 손에만 위치하는 작은 근육들에 대한 것이다. 모든 근육은 손등에는 없고 손바닥에 위치한다. 모든 근육은 손, 손허리뼈 및 손가락뼈를 움직이나 근육이 작기 때문에 미약하다. 그래서 이 근육은 대체로 미세한 운동(예를 들어, 바늘에 실을 꿰는 운동)을 조절한다. 손가락에서 힘 있는 운동(힘 있게 쥐는 운동)은 아래팔의 근육이 작용한다.

손바닥에 있는 고유근육은 세 개의 근군 (1) *엄지두덩*(thenar eminence)에 위치한 근육, (2) *새끼두덩*(hypothenar eminence)에 위치한 근육, (3) 손바닥 중간에 위치한 근육으로 나뉜다. 엄지두덩근과 새끼두덩근은 서로 마주보고 있다. 각각의 두덩에는 작은 굽힘근, 벌림근 및 맞섬근이 위치한다.

손바닥 중간에 있는 근육은 **벌레근**(충양근, lumbrical)과 **뼈사이근**(골간근, interossei)이 위치하여 손가락사이관절에서 손가락을 편다. 뼈사이근은 손가락의 주요 벌림근과 모음근이다.

엄지손가락과 손가락의 운동(Movements of the Thumb and Fingers). 엄지손가락의 운동은 다른 손가락의 운동과 다르게 설명된다. 엄지손가락은 나머지 손가락과 직각을 이루기 때문이다(그림 10.21A).

- 엄지손가락은 손바닥을 따라 다른 손가락과 같이 앞쪽으로 굽어지는 것이 아니라 안쪽으로 굽어진다.
- 엄지손가락은 다른 손가락처럼 뒤쪽으로 펴지는 것이 아니라 가쪽방향을 가리키면서 펴진다(히치하이킹을 할 때의 손모양).
- 손가락을 벌리는 것은 가운데 손가락을 기준으로 나머지 손가락을 가쪽으로 움직이는 운동이다. 그러나 엄지손가락을 벌리는 것은 앞쪽을 향하게 하는 운동이다.
- 손가락의 모음은 가운데 손가락을 향해서 원래 상태로 돌아오는 운동이다. 엄지손가락의 모음은 뒤쪽으로 돌아가는 운동이다.
- 엄지손가락의 맞섬은 새끼손가락을 향한 움직임이다(굽힘과의 차이는 손허리손가락관절의 움직임이 아닌 손목손허리관절의 움직임이라는 점). 손바닥에서 물체를 잡게 한다(예를 들면, 망치의 손잡이).

근육명	설명	이는곳	닿는곳	작용(기능)	지배신경
엄지두덩근육(Thenar Muscles in Ball of Thumb)					
짧은엄지벌림근 (단무지외전근, Abductor pollicis brevis)	엄지두덩의 가쪽. 얕은층	굽힘근지지띠와 손목뼈 주위	엄지손가락 첫마디뼈의 가쪽 바닥	엄지손가락을 벌림 (손목손허리관절에서)	정중신경 (C_8과 T_1)
짧은엄지굽힘근 (단무지굴근, Flexor pollicis brevis)	엄지두덩의 안쪽, 깊은층	굽힘근지지띠와 손목뼈 주위	엄지손가락 첫마디뼈 바닥의 가쪽면	엄지손가락을 굽힘 (손목손허리관절과 손허리손가락관절에서)	정중신경 (또는 가끔 자신경) (C_8과 T_1)
엄지맞섬근 (무지대립근, Opponens pollicis)	1번째 손허리뼈 위의 짧은엄지벌림근의 깊은층	굽힘근지지띠, 큰마름뼈	1번째 손허리뼈의 앞면 전체	맞섬: 엄지손가락을 새끼손가락 끝으로 움직임	정중신경 (또는 가끔 자신경)
엄지모음근 (무지내전근, Adductor pollicis)	가로섬유로 된 부채 모양. 다른 엄지두덩근육의 먼쪽. 빗갈래와 가로갈래	알머리뼈와 2번째~4번째 손허리뼈바닥. 3번째 손허리뼈 앞	엄지손가락첫마디뼈 바닥의 안쪽면	엄지손가락을 모으고 맞섬을 도움	자신경 (C_8과 T_1)

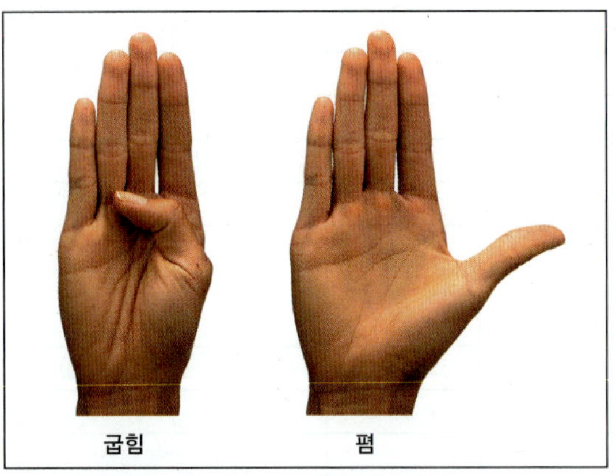

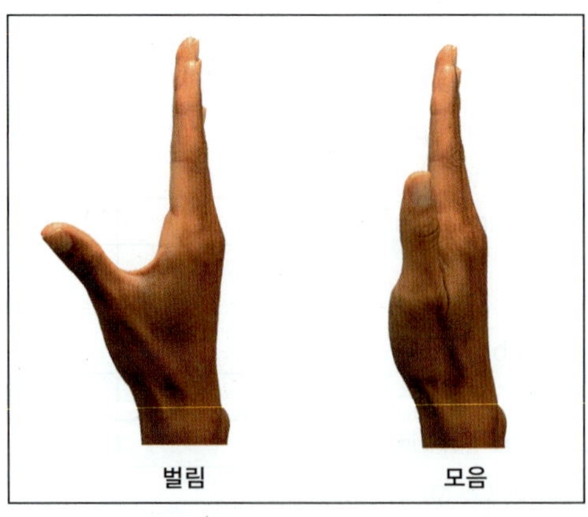

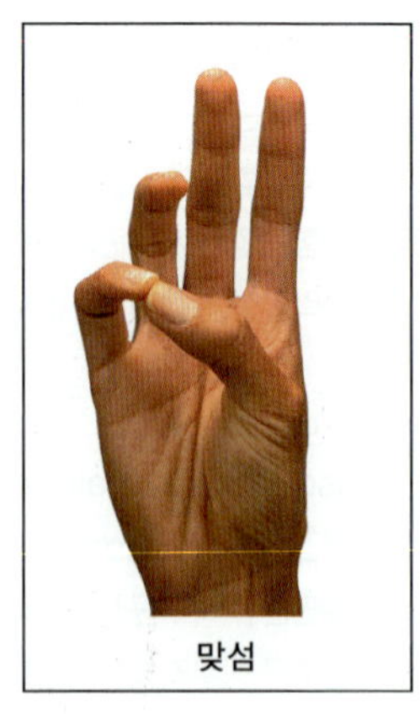

A. 엄지손가락의 움직임

그림 10.21 손의 고유근육. 오른손. *(계속)*

표 10.13 손의 고유근육: 손가락의 미세한 운동(그림 10.21) *(계속)*

근육명	설명	이는곳	닿는곳	작용(기능)	지배신경
새끼두덩근육(Hypothenar Muscles in Ball of Little Finger)					
새끼벌림근 (소지외전근, Abductor digiti minimi)	새끼두덩의 안쪽근육. 얕은층	콩알뼈	새끼손가락 첫마디뼈바닥 안쪽면	손허리손가락관절에서 새끼손가락을 벌림	자신경 (C_8과 T_1)
짧은새끼굽힘근 (단소지굴근, Flexor digiti minimi brevis)	새끼두덩의 가쪽, 깊은층	갈고리뼈와 굽힘근지지띠	새끼벌림근과 같음	손허리손가락관절에서 새끼손가락을 굽힘	자신경
새끼맞섬근 (소지대립근, Opponens digiti minimi)	새끼벌림근의 깊은층	짧은새끼굽힘근과 같음	5번째 손허리뼈 안쪽 모서리 전체	맞섬을 도움: 5번째 손허리뼈를 엄지손가락쪽으로 가져감	자신경

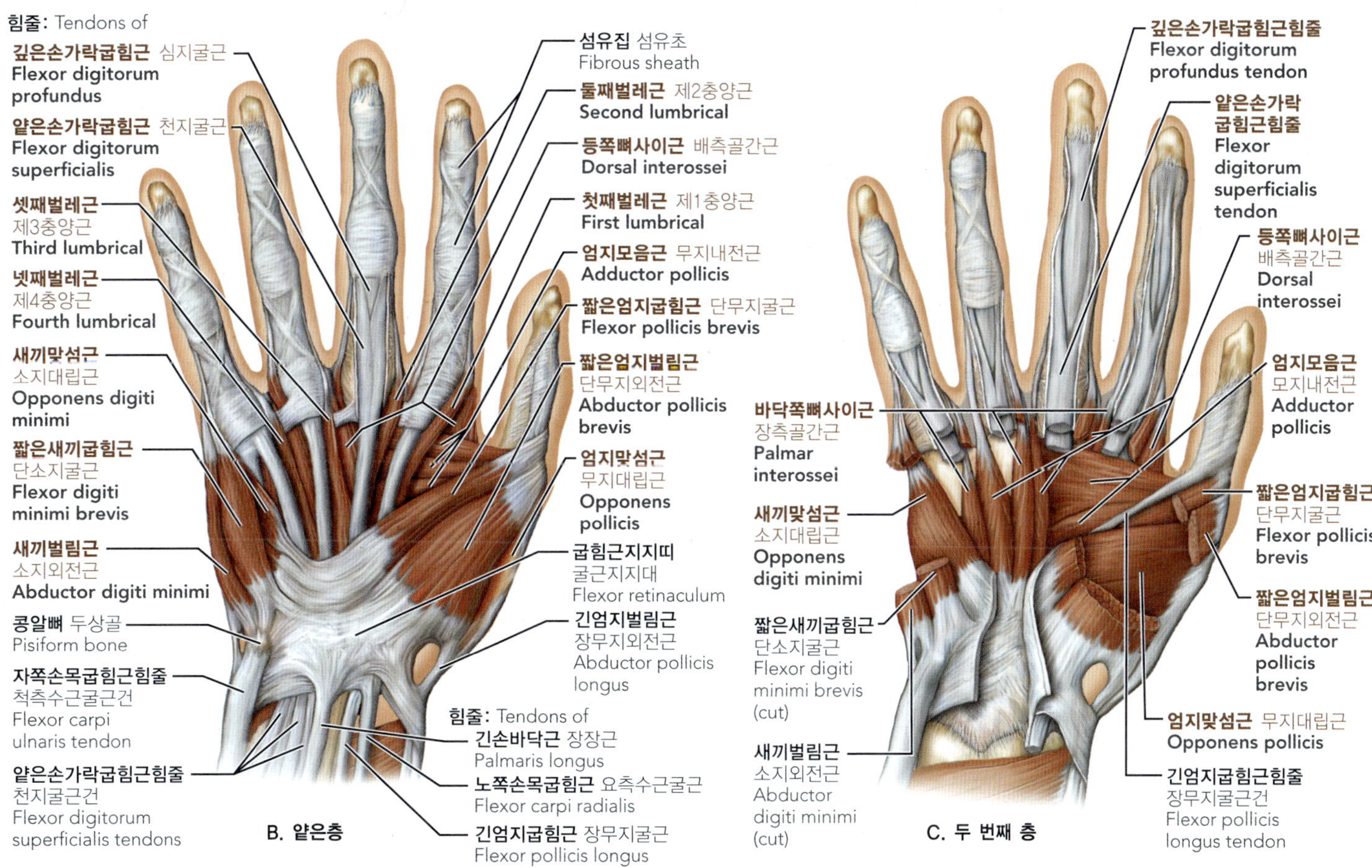

그림 10.21 손의 고유근육. 오른쪽 손을 앞에서 본 모습. *(계속)*

표 10.13 손의 고유근육: 손가락의 미세한 운동(그림 10.21)

근육명	설명	이는곳	닿는곳	작용(기능)	지배신경
중간손바닥근육(Midpalmar Muscles)					
벌레근 (충양근, Lumbricals)	손바닥에 있는 네 개의 벌레 모양 근육으로, 엄지손가락을 제외한 모든 손가락에 있음. 다른 근육의 힘줄에서 시작하기 때문에 좀 특이함	손바닥에서 깊은손가락굽힘근의 각 힘줄의 가쪽면	둘째~다섯째 손가락의 첫마디뼈에 있는 폄근널힘줄의 가쪽면	1번째 손마디뼈 위의 폄근널힘줄을 잡아당겨 손허리손가락관절에서 손가락을 굽히고 손가락사이관절에서 손가락을 폄	정중신경 (가쪽 두 개)과 자신경 (안쪽 두 개) (C_8과 T_1)
바닥쪽뼈사이근 (장측골간근, Palmar interossei)	손허리뼈 사이 공간에 있는 길고 뿔 모양의 근육. 등쪽뼈사이근의 앞쪽에 있음	3번째 손허리뼈 머리의 중간손가락면인 각 손허리뼈 가쪽. 셋째 손허리뼈쪽은 없음	둘째, 넷째 및 다섯째 손가락의 폄근널힘줄과 첫마디뼈 바닥의 안쪽 또는 가쪽부분	손가락 모음: 셋째 손가락 쪽으로 손가락을 당김. 벌레근과 함께 손가락사이관절에서 손가락을 펴고 손허리손가락관절에서 굽힘	자신경
등쪽뼈사이근 (배측골간근, Dorsal interossei)	손허리뼈 사이 공간을 채우는 네 개의 깃근육. 가장 깊은 손바닥근육으로 손등쪽에서 보임(그림 10.19)	손허리뼈 안쪽과 가쪽	손의 반대쪽의 둘째~넷째 손가락의 첫마디뼈를 지나가는 폄근널힘줄, 셋째 손가락은 양쪽 모두에 부착	손가락 벌림. 손가락사이관절에서 손가락 폄과 손허리손가락관절에서 손가락을 굽힘	자신경

참고: 바닥쪽뼈사이근과 등쪽뼈사이근의 이는곳과 닿는곳은 손가락에 따라 달라지므로 그림 10.21D와 E를 확인

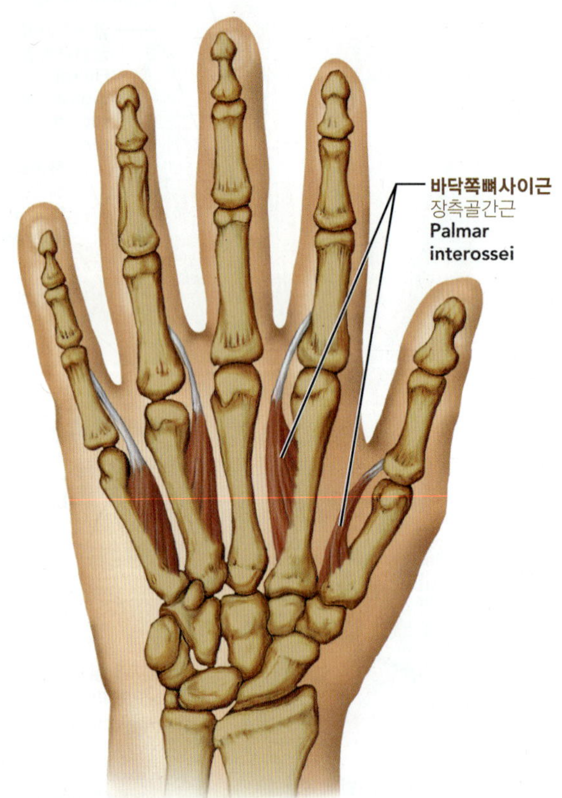

D. 바닥쪽뼈사이근(isolated)

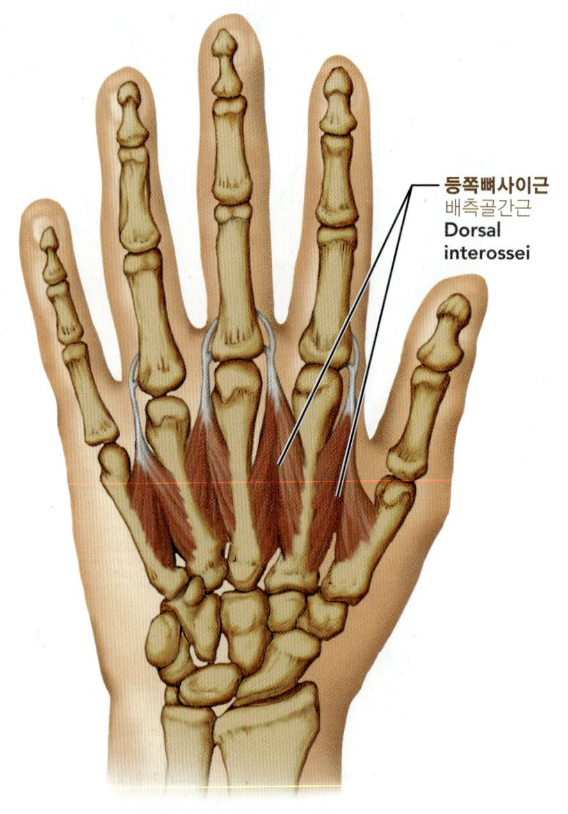

E. 등쪽뼈사이근(isolated)

그림 10.21 손의 고유근육. 오른쪽 손을 앞에서 본 모습.

표 10.14 엉덩관절과 무릎관절을 지나는 근육: 넓적다리와 종아리의 운동(그림 10.22~10.24) (계속)

이 표는 엉덩관절과 무릎관절 사이에 있는 근육에 대한 것이며, 두 관절에서 운동을 일으킨다.

엉덩이와 넓적다리의 **앞쪽근육**은 주로 엉덩관절에서는 **넓적다리를 굽히게 하고 무릎관절에서는 종아리를 펴게 한다.** 보행 시 앞흔들기를 일으킨다. 대조적으로 엉덩이와 넓적다리의 **뒤쪽근육**은 **넓적다리를 펴게 하고 종아리를 굽히게 한다.** 보행 시 뒤흔들기를 가능하게 한다. 세 번째 근육군인 안쪽 또는 모음근은 넓적다리의 안쪽 면에 있는 근육으로서 오직 넓적다리만을 움직이고 종아리는 움직이게 하지 않는다. 넓적다리에서 앞쪽근육, 뒤쪽근육 및 모음근육은 근막에 의해서 앞칸, 뒤칸 및 안쪽칸으로 나뉜다(그림 10.24). 넓적다리의 깊은근막(넙다리근막)은 압박붕대와 같이 모든 세 개의 근군을 둘러싸고 있다.

넓적다리의 운동(Movements of thigh). 엉덩관절은 넓적다리의 굽힘, 폄, 벌림, 모음 및 회전 운동을 가능하게 하는 절구관절이다.

- 엉덩관절에서 넓적다리를 굽히는 근육은 척주와 골반에서 일어나 엉덩관절 앞쪽을 지난다. 이 근육에는 **엉덩허리근**(장요근, iliopsoas), **넙다리근막긴장근**(대퇴근막장근, tensor fasciae latae), **넙다리곧은근**(대퇴직근, rectus femoris) 및 **두덩근**(치골근, pectineus)이 있다(그림 10.22A, B).
- 넓적다리의 폄근은 엉덩관절의 뒤쪽에서 기시하며, 이러한 근육에는 **큰볼기근**(대둔근, gluteus maximus)과 **넙다리뒤근육**(슬건근, hamstring muscle)이 있다(그림 10.23C, D).
- 엉덩관절의 안쪽에서 일어나 넓적다리를 모으는 근육들을 모음근이라 부른다(그림 10.22C).
- 넓적다리의 벌림은 엉덩관절의 가쪽에 위치한 볼기근육인 **중간볼기근**(중둔근, gluteus medius)과 **작은볼기근**(소둔근, gluteus minimus)이 주로 작용한다(그림 10.23A). 걸을 때 벌림근과 모음근의 기능은 다리를 움직이는 기능이 아니라 옆으로 몸통이 흔들리지 않게 하여 몸의 무게 중심이 항상 지상에 닿아 있는 다리 위에서 균형을 이루게 한다.
- 모음근들에 의해 넓적다리의 안쪽돌림이 일어나고 볼기의 깊은층 근육들에 의해 가쪽돌림이 일어난다(그림 10.23C).

종아리의 운동(Movements of the leg). 무릎관절의 주요 운동은 굽힘과 폄이다.

- 무릎관절에서 종아리의 폄은 넓적다리 앞칸에 있는 네 부분으로 된 **넙다리네갈래근**(quadriceps femoris)에 의해 일어난다(그림 10.22A, B).
- 무릎을 굽히는 주작용근은 넓적다리 뒤칸에 위치한 넙다리뒤근육(햄스트링)이다. 이 근육은 넙다리네갈래근의 대항근이다(그림 10.23 C, D).

넙다리근육의 삼차원적 관계와 근막구획은 가로절단면에서 보여준다(그림 10.24). 이 근육의 작용은 표 10.16 Part I에 요약하였다.

근육명	설명	이는곳	닿는곳	작용(기능)	지배신경
Part I: 앞쪽과 안쪽근육(Anterior and Medial Muscles, 그림 10.22)					
척추와 골반에서 이는 근육(Origin on the Pelvis or Vertebrae)					
엉덩허리근 (장요근, Iliopsoas)	엉덩허리근은 두 개의 근육과(엉덩근과 큰허리근) 밀접하게 연관되어 있다. 두 개의 근육은 고샅인대의 아래를 지나면서 한 개의 공통힘줄(엉덩허리근힘줄)을 형성한 후 넙다리뼈에 닿는다.				
• **엉덩근** (장골근, Iliacus)	큰 부채 모양 근육. 조금 더 가쪽에 위치	엉덩뼈오목, 엉치뼈 날개	엉덩허리근힘줄을 거처 넙다리뼈 작은돌기	엉덩허리근은 넓적다리 굽힘과 몸통을 굽히는 동작의 주작용근(인사할 때처럼)	넙다리신경 (L_2와 L_3)
• **큰허리근** (대요근, Psoas major)	길고, 두껍고, 안쪽에 위치. (정육점 주인들은 소고기나 돼지고기에서 이 근육을 안심이라고 함)	허리뼈와 12번째 등뼈의 가로돌기, 몸통, 척추사이원반	엉덩허리근힘줄을 거처 넙다리뼈 작은돌기	위와 같음. 척주의 가쪽굽힘 유발. 중요한 자세 근육	허리신경 (L_1~L_3)
넙다리근막긴장근 (대퇴근막장근, Tensor fasciae latae)	넓적다리의 앞가쪽면 근막층 사이에서 둘러싸여 있음. 기능적으로 넓적다리의 안쪽돌림과 굽힘에 관련되어 있음	엉덩뼈능선 앞부분, 위앞엉덩뼈가시	엉덩정강띠	엉덩정강띠를 잡아 당겨 팽팽하게 함. 넓적다리 굽힘, 벌림 및 안쪽돌림	위볼기신경 (L_4~S_1)

*엉덩정강띠(iliotibial tract)는 넙다리근막(fascia lata)의(즉, 넓적다리의 모든 근육을 둘러싸는 근막) 가쪽부분이 두꺼워져 형성된다. 이 띠는 엉덩뼈능선(iliac crest)에서 무릎까지 펼쳐진 힘줄성 띠이다(그림 10.22A).

표 10.14 엉덩관절과 무릎관절을 지나는 근육: 넓적다리와 종아리의 운동(그림 10.22~10.24) (계속)

근육명	설명	이는곳	닿는곳	작용(기능)	지배신경
넓적다리 앞칸의 근육(Muscles of the Anterior Compartment of Thigh, 그림 10.22, 10.24)					
넙다리빗근 (봉공근, Sartorius)	넓적다리 앞쪽에서 무릎으로 대각선 방향으로 가는 얇은 층의 끈 모양 근육. 몸에서 가장 긴 근육. 엉덩관절과 무릎관절 둘 다 지나감	위앞엉덩뼈가시	무릎의 안쪽면과 정강뼈의 위안쪽면	넓적다리의 굽힘, 벌림, 가쪽돌림. 종아리의 굽힘(약함)축구선수가 공 차는 것처럼. 책상다리 자세 만듦	넙다리신경 (L_2와 L_3)
넙다리네갈래근 (Quadriceps femoris)	네 개의 갈래를 갖고 있으며 넓적다리의 앞쪽과 가쪽의 통통한 근육을 형성한다. 이들 갈래(넙다리곧은근, 가쪽넓은근, 안쪽넓은근, 중간넓은근)는 넙다리네갈래힘줄이라는 무릎뼈에 닿는 온힘줄로 합쳐진 후, 무릎인대의 형태로 정강뼈거친면으로 닿는다. 넙다리네갈래근은 강력한 다리의 폄근으로 등산, 점프, 달리기, 앉은 자세에서 일어날 때 사용된다. 넙다리신경에 의해 지배받는다. 넙다리네갈래근의 긴장도는 무릎관절의 강화에 중요하다.				
• 넙다리곧은근 (대퇴직근, Rectus femoris)	넓적다리 앞쪽 얕은근육. 넓적다리를 곧게 내려감. 가장 긴 갈래로 엉덩관절을 지나는 유일한 근육	아래앞 엉덩뼈가시, 볼기뼈 절구의 위모서리	무릎인대를 거쳐 무릎뼈와 정강뼈거친면	종아리 폄, 넓적다리 굽힘	넙다리신경 (L_2~L_4)
• 가쪽넓은근 (외측광근, Vastus lateralis)	가장 큰 갈래의 근육으로 넓적다리의 가쪽면을 형성. 근육주사 부위	넙다리뼈큰돌기, 돌기사이선, 거친선	넙다리곧은근과 같음	종아리 폄, 무릎 안정	넙다리신경
• 안쪽넓은근 (내측광근, Vastus medialis)	넓적다리의 아래안쪽면을 구성함	거친선, 안쪽 관절융기위선, 돌기사이선	넙다리곧은근과 같음	종아리 폄. 아래 섬유는 무릎뼈를 안정시킴	넙다리신경
• 중간넓은근 (중간광근, Vastus intermedius)	넙다리곧은근에 의해 가려짐. 넓적다리 앞쪽에서 가쪽넓은근과 안쪽넓은근 사이에 위치	넙다리뼈 몸쪽의 앞가쪽면	넙다리곧은근과 같음	종아리 폄	넙다리신경
넓적다리 안쪽칸의 근육(Muscles of the Medial Compartment of Thigh, 그림 10.22, 10.24)					
두덩근 (치골근, Pectineus)	짧고, 편평한 근육. 넙다리뼈 몸쪽에서 짧은모음근 위에 있음. 안쪽의 긴모음근과 인접함	두덩뼈의 두덩근선(그리고 위가지)	작은돌기에서 넙다리뼈의 뒤쪽면에 있는 거친선으로 가는 선	넓적다리 모음, 굽힘, 안쪽돌림	넙다리신경, 때때로 폐쇄신경 (L_2와 L_3)
두덩정강근 (박근, Gracilis)	길고, 얇은 안쪽 넓적다리의 얕은근육	두덩뼈 몸통과 아래가지와 궁둥뼈 가지 인접부	정강뼈의 안쪽관절융기 바로 아래쪽 안쪽면	넓적다리 모음, 굽힘, 종아리 안쪽돌림, 특히 보행 시	폐쇄신경 (L_2와 L_3)
모음근 (Adductor)	이 큰 근육 덩어리는 세 개의 근육(긴모음근, 짧은모음근 및 큰모음근)으로 구성되며 넓적다리의 안쪽면을 구성한다. 이들은 골반의 아래부분에서 일어나 넙다리뼈의 여러 부분으로 닿는다. 말에 걸터앉는 것처럼 넓적다리를 누르는 등의 운동에 함께 이용된다. 걷는 동안에 발생하는 골반의 기울어짐을 방지하고 무릎을 굽혀 한쪽발을 들어올릴때 골반을 고정하는 데 중요한 근육이다. 모든 근육은 폐쇄신경에 의해 지배받는다. 이 근육의 염좌나 신장(stretching)을 '당겨진 서혜부(pulled groin)'라고 한다.				
• 긴모음근 (장내전근, Adductor longus)	큰모음근의 중간면에 위치. 모음근의 가장 앞쪽	두덩결합 근처 두덩뼈	넙다리뼈거친선	넓적다리 모음, 굽힘 및 안쪽돌림	폐쇄신경 (L_2~L_4)

표 10.14 엉덩관절과 무릎관절을 지나는 근육: 넓적다리와 종아리의 운동(그림 10.22~10.24) *(계속)*

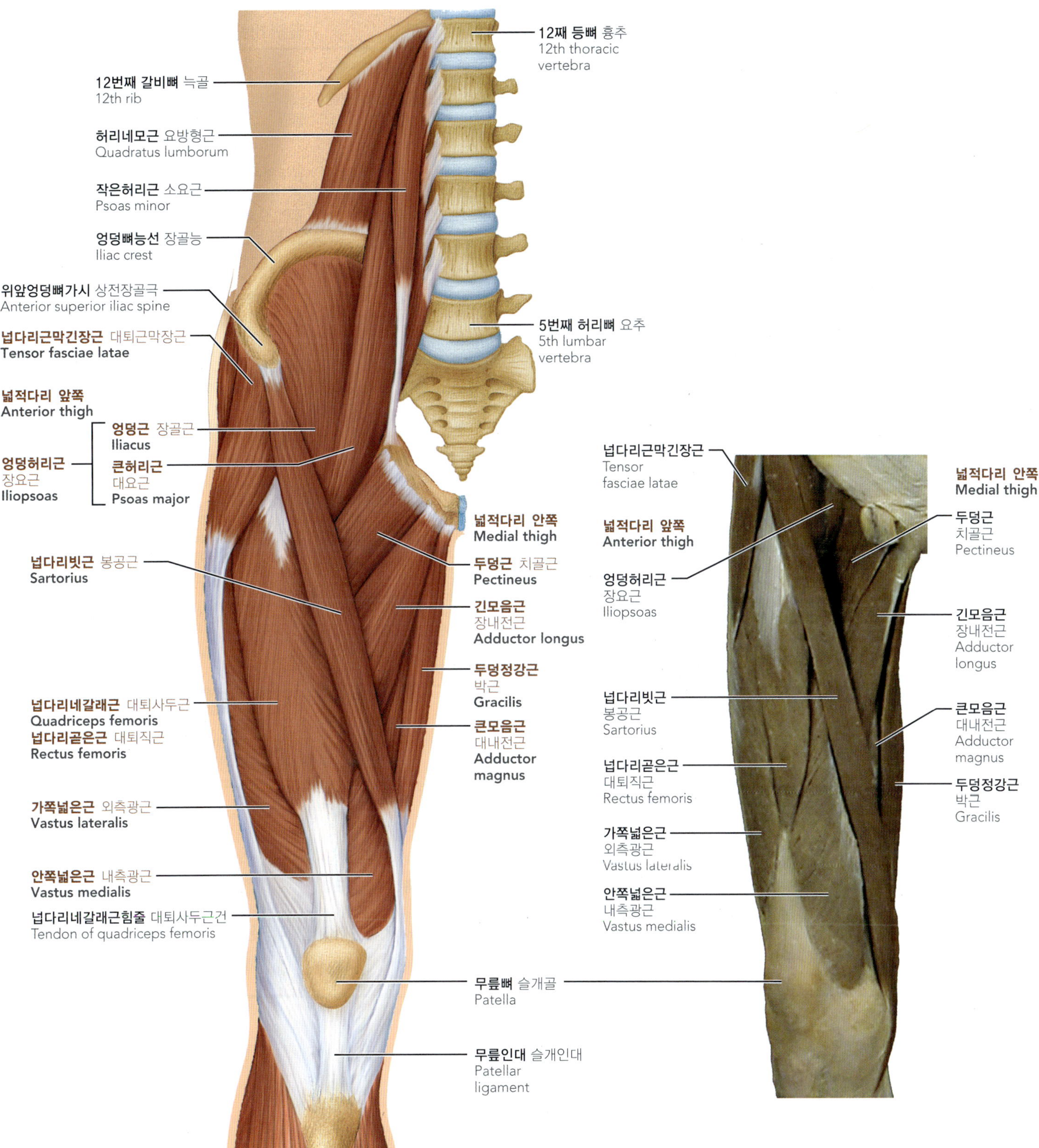

A. 넓적다리 앞쪽과 안쪽의 얕은층 근육들

B. 넓적다리 앞쪽과 안쪽의 얕은층 근육들, 사체해부사진

그림 10.22 오른쪽 넓적다리의 앞쪽과 안쪽근육. *(계속)*

표 10.14 엉덩관절과 무릎관절을 지나는 근육: 넓적다리와 종아리의 운동(그림 10.22~10.24) (계속)

근육명	설명	이는곳	닿는곳	작용(기능)	지배신경
넓적다리 안쪽칸의 근육(Muscles of the Medial Compartment of Thigh)					
• **짧은모음근** (단내전근, Adductor brevis)	바깥폐쇄근과 접촉. 긴모음근과 두덩근에 의해 가려짐	두덩뼈의 몸통과 아래가지	긴모음근 위쪽 거친선	넓적다리의 모음, 안쪽돌림	폐쇄신경 (L_2와 L_3)
• **큰모음근** (대내전근, Adductor magnus)	광범위한 닿는곳을 갖는 삼각형의 근육. 모음근의 일부이며 활동 중에는 넙다리뒤근의 일부임	궁둥뼈와 두덩뼈 가지 및 궁둥뼈결절	거친선, 안쪽관절융기위선 및 넙다리뼈의 모음근결절	앞부분은 넓적다리 모음, 안쪽돌림 및 굽힘. 뒷면은 넓적다리 폄 시 넙다리뒤근의 협동근	폐쇄신경, 궁둥신경 (L_2~L_4)

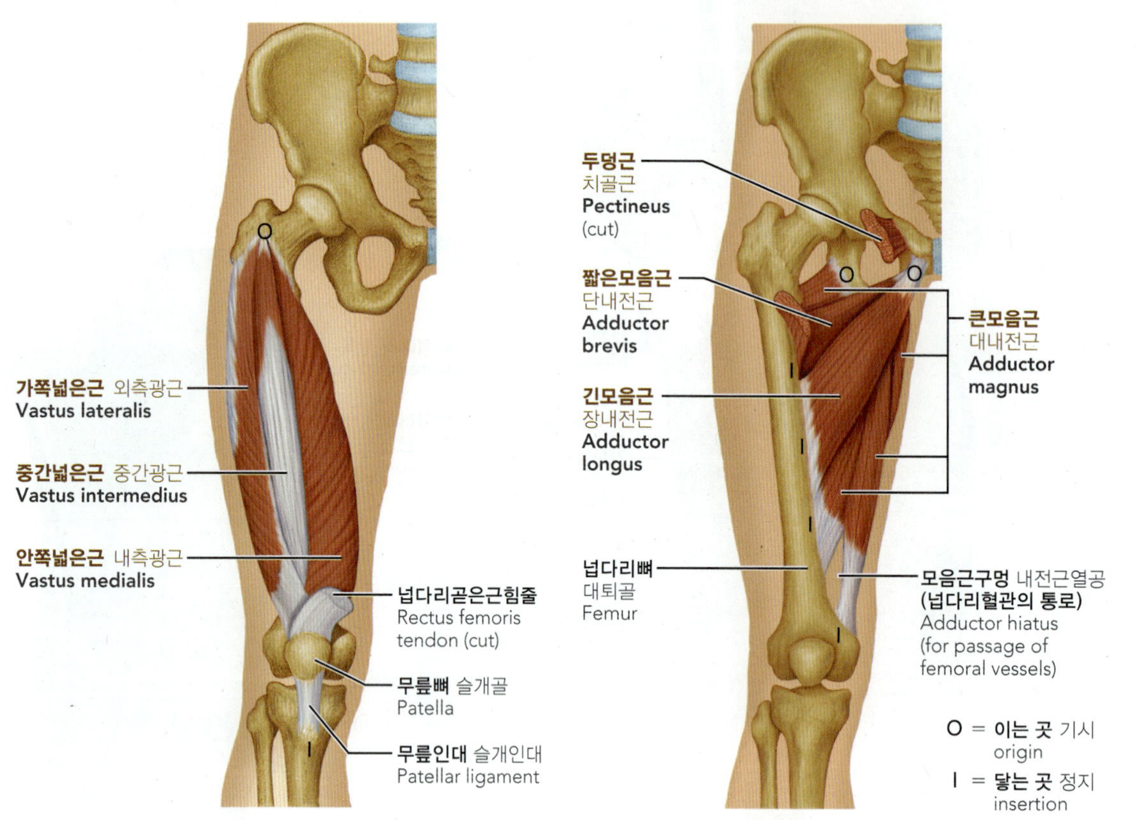

그림 10.22 오른쪽 넓적다리의 앞쪽과 안쪽근육. **C.** 넙다리네갈래근의 넓은근의 부착점을 노출시키기 위하여 넙다리곧은근과 이를 둘러싸고 있는 근육들은 제거되었다. **D.** 다른 근육들을 제거함으로써 이 근육의 이는곳과 닿는곳을 볼 수 있다.

표 10.14 엉덩관절과 무릎관절을 지나는 근육: 넓적다리와 종아리의 운동(그림 10.22~10.24) *(계속)*

근육명	설명	이는곳	닿는곳	작용(기능)	지배신경
Part II: 뒤쪽근육(Posterior Muscles, 그림 10.23)					
볼기근육들–골반 또는 엉치뼈에서 이는 근육(Gluteal Muscles—Origin on Pelvis or Sacrum)					
큰볼기근 (대둔근, Gluteus maximus)	볼기근육 중 가장 크고 가장 얕음. 엉덩이의 살을 형성. 다발들은 두껍고 굵음. 근육주사 부위(뒤볼기부위). 궁둥신경 위에 있음. 서 있을 때만 궁둥뼈결절을 덮음. 앉아 있을 때 위로 움직이고 궁둥뼈결절이 피부밑부위에 노출됨	등쪽엉덩뼈, 엉치뼈, 꼬리뼈	볼기근거친면, 엉덩정강띠	넓적다리 폄의 주작용근. 복잡하고 강력하며 넓적다리가 굽혀져 있을 때와 계단을 오르거나 달릴 때 가장 효과적으로 작용함. 일반적으로 서 있거나 걸을 때는 작용하지 않음. 넓적다리의 가쪽돌림 및 벌림	아래볼기신경 (L_5~S_2)
중간볼기근 (중둔근, Gluteus medius)	대부분 큰볼기근에 의해 덮인 두꺼운 근육. 근육주사의 중요 부위(앞볼기부위). 궁둥신경을 찌를 기회가 적기 때문에 뒤볼기부위보다 더 안전함	엉덩뼈의 가쪽면에 있는 앞과 뒤볼기근선 사이	넙다리뼈 큰돌기의 가쪽면으로 가는 짧은 힘줄	넓적다리의 벌림과 안쪽돌림. 골반의 안정화. 이 근육의 작용은 보행 시 매우 중요함. 땅을 디디고 있는 쪽의 이 근육은 골반을 벌림상태로 유지시켜 다리를 들어올린 쪽으로 골반이 내려가지 않도록 한다. 흔들기 단계에 있는(걷기위해 다리를 들어올리는) 다리를 땅에서 깨끗하게 들어올림	위볼기신경 (L_4~S_1)
작은볼기근 (소둔근, Gluteus minimus)	볼기근육 중 가장 작고 가장 깊음	엉덩뼈의 가쪽면에 있는 앞과 아래볼기근선 사이	넙다리뼈큰돌기의 앞 모서리	중간볼기근과 같음	위볼기신경 (L_4~S_1)
넓적다리 뒤칸의 근육(Muscles of the Posterior Compartment of Thigh, 그림 10.23, 10.24)					
넓적다리뒤근 (슬와근, Hamstrings)	넓적다리뒤근은 넓적다리의 뒤쪽(넙다리두갈래근, 반힘줄근 및 반막근)에 통통한 근육이다. 이 근육은 엉덩관절과 무릎관절을 지나가며 넓적다리 폄과 종아리 굽힘의 주작용근이다. 이들은 궁둥뼈결절로부터의 공통된 부위에서 시작되며 궁둥신경에의해 지배받는다(정강신경과 온종아리신경으로 구성되고 결합조직집에 의해 싸여 있음).				
• **넙다리두갈래근** (대퇴이두근, Biceps femoris)	가장 가쪽 근육. 두갈래로 시작됨	궁둥뼈결절(긴갈래). 거친선, 가쪽관절융기위선 및 먼쪽넓적다리(짧은갈래)	종아리뼈머리와 정강뼈의 가쪽관절융기로 닿기 위하여 아래가쪽(오금오목의 가쪽면 구성)으로 지나가는 온힘줄	넓적다리 폄과 종아리 굽힘. 무릎을 살짝 굽혔을 때 종아리를 가쪽돌림	궁둥신경–긴갈래는 정강신경, 짧은갈래는 온종아리신경 (L_5~S_2)
• **반힘줄근** (반건상근, Semitendinosus)	넙다리두갈래근의 안쪽에 위치. 넓적다리의 2/3 부분에서 아래로 내려가는 길고 얇은 힘줄이 됨	궁둥뼈결절	정강뼈위의 안쪽면	넓적다리 폄과 종아리 굽힘. 종아리를 안쪽돌림	궁둥신경–정강신경 부분 (L_5~S_2)
• **반막근** (반막상근, Semimembranosus)	반힘줄근의 깊은 부분	궁둥뼈결절	정강뼈의 안쪽관절융기. 무릎의 빗인대에서 넓적다리의 안쪽관절융기	넓적다리 폄과 종아리 굽힘. 종아리를 안쪽돌림	궁둥신경–정강신경 부분 (L_5~S_2)

표 10.14 엉덩관절과 무릎관절을 지나는 근육: 넓적다리와 종아리의 운동(그림 10.22~10.24) *(계속)*

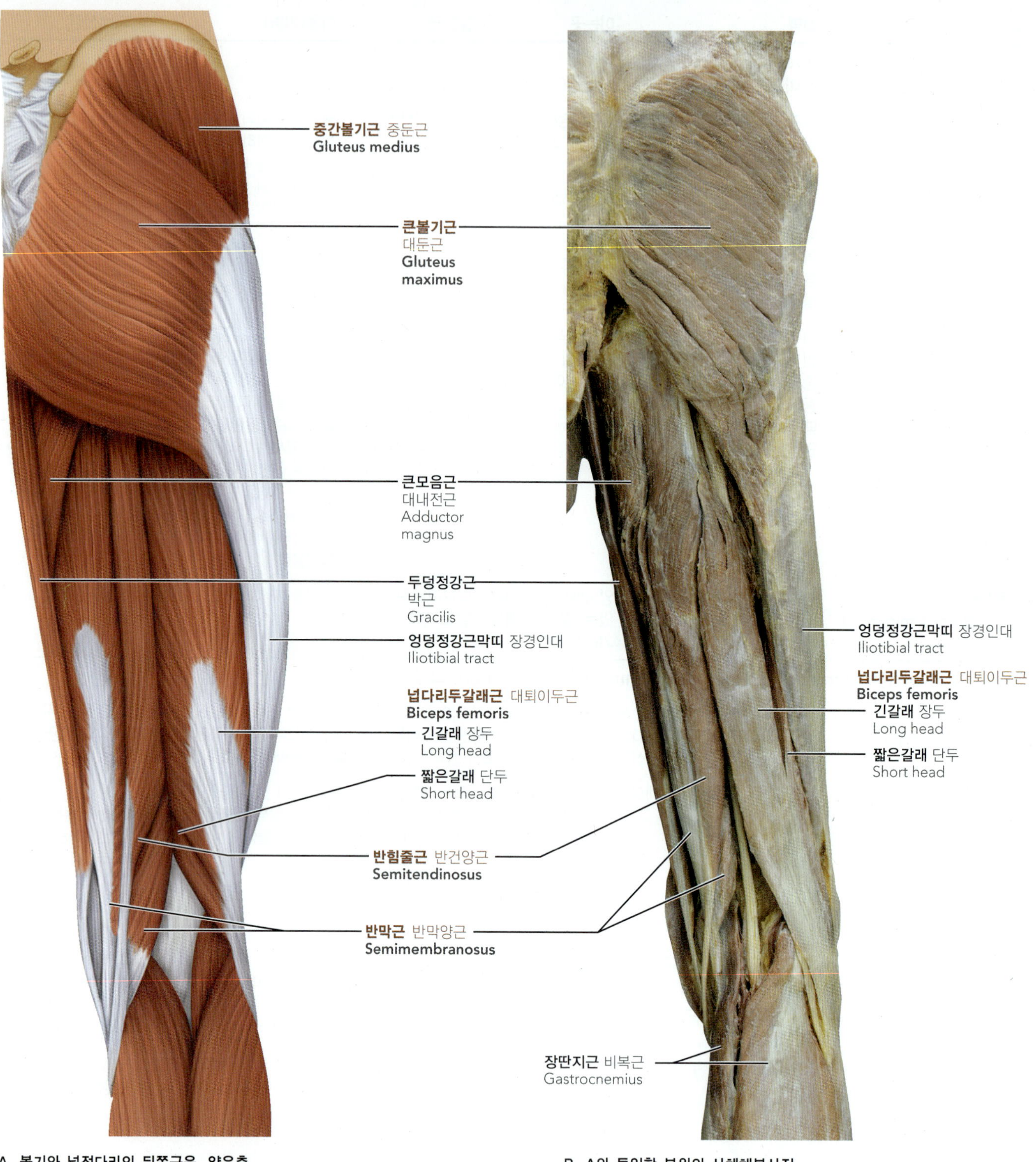

A. 볼기와 넓적다리의 뒤쪽근육. 얕은층

B. A와 동일한 부위의 사체해부사진

그림 10.23 오른쪽 볼기와 넓적다리의 뒤쪽근육들. *(계속)*

표 10.14 엉덩관절과 무릎관절을 지나는 근육: 넓적다리와 종아리의 운동(그림 10.22~10.24) (계속)

근육명	설명	이는곳	닿는곳	작용(기능)	지배신경
가쪽돌림근(Lateral Rotators)					
궁둥구멍근 (이상근, Piriformis)	엉덩관절의 뒷면에 위치하는 피라밋 모양의 근육. 작은볼기근의 아래쪽. 골반에서 큰궁둥패임 지남	엉치뼈의 앞가쪽면(반대쪽 큰궁둥패임)	넙다리뼈 큰돌기의 위모서리	편 넓적다리의 가쪽 돌림. 넙다리뼈 머리위에 정지하기 때문에 엉덩관절이 굽혀져 있을 때 넓적다리의 벌림을 도움. 엉덩관절을 안정화시킴	L_4~S_1
바깥폐쇄근 (외폐쇄근, Obturator externus)	넓적다리 위안쪽면의 편평하고 삼각형의 깊은근육	폐쇄막의 바깥면, 두덩뼈와 궁둥뼈의 바깥면 및 폐쇄구멍 둘레	넙다리뼈의 뒤쪽 돌기오목으로 가는 힘줄	궁둥구멍근과 같음	폐쇄신경 (L_3와 L_1)

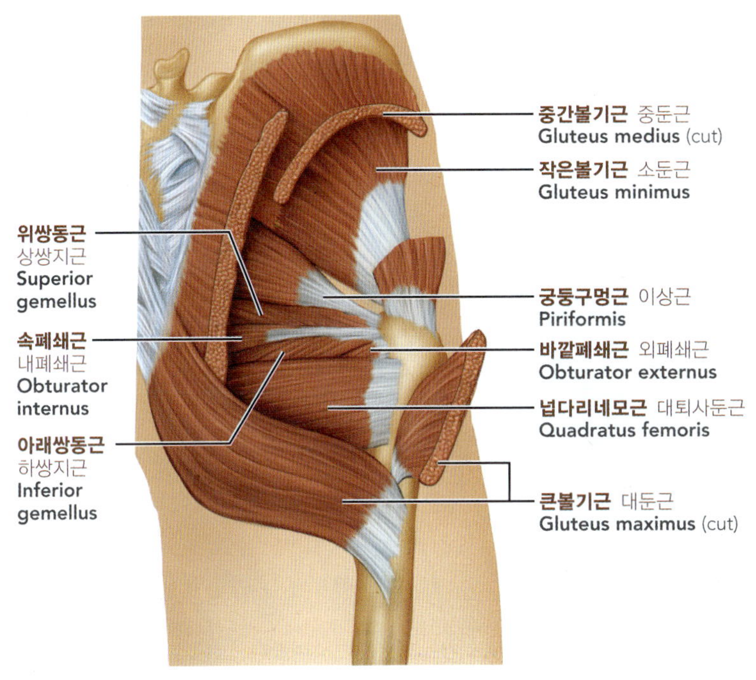

C. 넓적다리의 가쪽돌림 근육들, 볼기의 깊은층 근육들

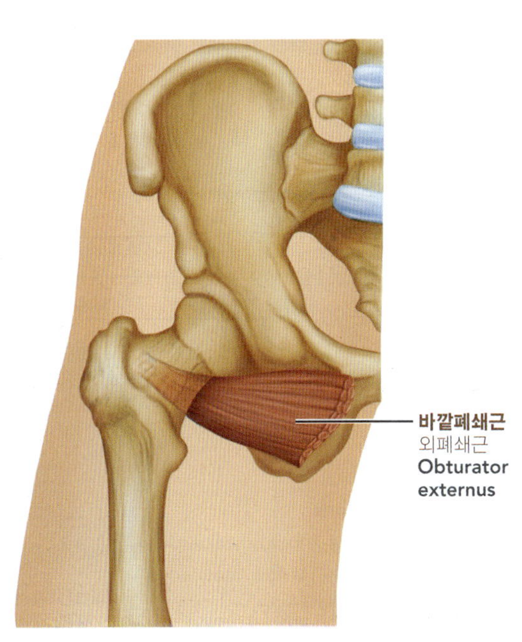

D. 분리한 바깥폐쇄근, 앞에서 본 모습

그림 10.23 오른쪽 볼기와 넓적다리의 뒤쪽 근육들. **C.** 얕은층의 큰볼기근과 중간볼기근은 제거하였다. **D.** 분리한 바깥폐쇄근(외폐쇄근, obturator externus)을 앞쪽에서 본 모습으로 앞쪽 골반의 이는곳에서 넓적다리의 뒤쪽면까지 주행한다.

표 10.14 엉덩관절과 무릎관절을 지나는 근육: 넓적다리와 종아리의 운동(그림 10.22~10.24)

근육명	설명	이는곳	닿는곳	작용(기능)	지배신경
가쪽돌림근(Lateral Rotators)					
속폐쇄근 (내폐쇄근, Obturator internus)	골반안에서 폐쇄구멍을 둘러쌈. 작은궁둥패임을 통해 골반을 떠나 앞쪽으로 돌아 넓적다리에 정지함	폐쇄막의 안쪽면, 큰궁둥패임, 폐쇄구멍의 테두리	넙다리뼈의 큰돌기	궁둥구멍근과 같음	속폐쇄근신경 (L_5–S_1)
쌍동근 (쌍자근, Gemellus)	공통의 정지부와 기능을 갖는 두 개의 작은 근육. 속폐쇄근의 골바바깥쪽 부분으로 간주되기도 함	궁둥뼈가시(위쌍동근), 궁둥뼈결절(아래쌍동근)	넙다리뼈의 큰돌기	궁둥구멍근과 같음	위쌍동근– 속폐쇄근신경 (L_5–S_1) 아래쌍동근– 넙다리네모근신경 (L_5–S_1)
넙다리네모근 (대퇴방형근, Quadratus femoris)	짧고, 두꺼운 근육. 가쪽돌림근육 중 가장 아래쪽. 골반으로부터 가쪽으로 폄	궁둥뼈결절	넙다리뼈의 돌기 사이능선	넓적다리의 가쪽돌림 및 엉덩관절을 안정화	넙다리네모근신경 (L_5–S_1)

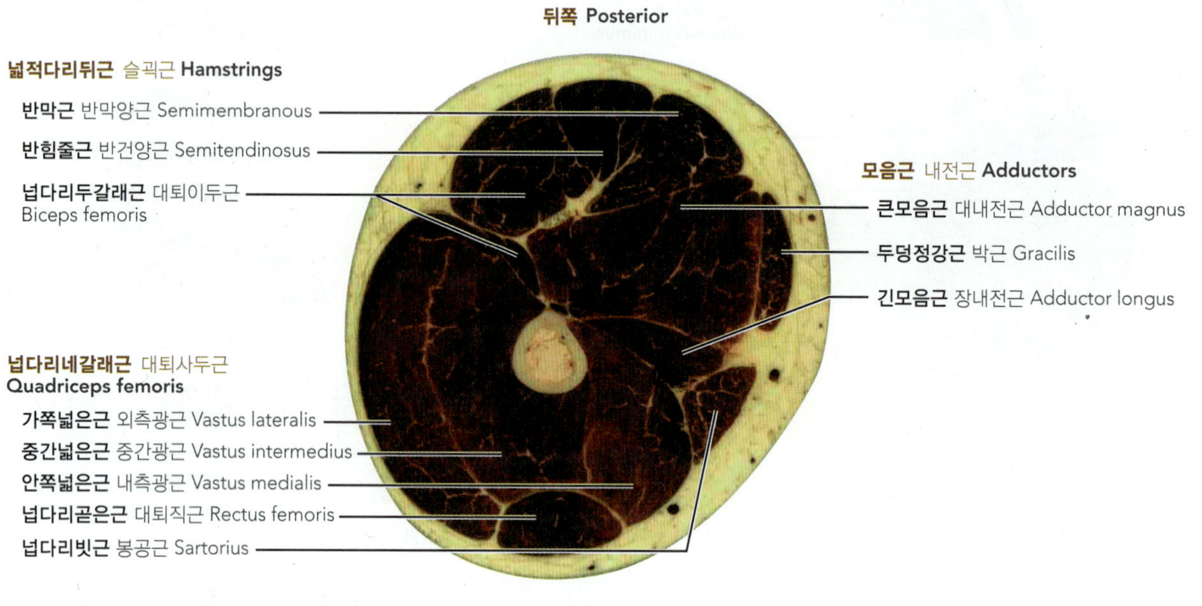

그림 10.24 넓적다리 중간부위의 가로절단면.

표 10.15 종아리의 근육: 발목과 발가락의 운동(그림 10.25~10.27) (계속)

종아리의 깊은근막은 넓적다리를 둘러싸고 있는 넙다리근막과 연속되어 있다. 피부 깊은층까지 압박하는 '무릎양말'과 같이 종아리근막은 종아리의 근육을 둘러싸고 있다. 운동 중에는 근육이 지나치게 부풀어 오르는 것을 방지해 주고 정맥의 배출을 도와주기 위해서 치밀하게 둘러싸고 있다. 종아리근막으로부터 안쪽으로 들어가 종아리의 근육을 앞칸, 가쪽칸, 뒤칸으로 나눈다(그림 10.7). 각각의 칸은 고유의 신경지배와 혈액의 공급을 받는다. 먼쪽으로 종아리근막은 두꺼워져 **폄근지지띠**(extensor retinaculum), **종아리근지지띠**(fibular retinaculum) 및 **굽힘근지지띠**(flexor retinaculum)를 형성한다. 이 지지띠는 발까지 주행하는 힘줄을 제 위치에 고정하는 '발찌'와 같은 기능을 한다. 손목과 손에서와 같이 먼쪽의 힘줄은 윤활작용을 하는 힘줄집에 덮여 있다.

종아리의 여러 가지 근육들은 발목관절에서(발등굽힘과 발바닥굽힘), 발목관절에서(발의 안쪽번짐과 가쪽번짐), 또는 발가락에서(굽힘과 폄) 운동을 일으킨다.

앞쪽폄근칸(Anterior Extensor Compartment). 종아리의 앞쪽폄칸(그림 10.25)에 있는 근육은 아래팔의 폄근육과 직접 비교할 만하다. 이 근육들은 발가락을 펴고 발을 발등굽힘을 하게 한다. 발등굽힘은 힘이 있는 운동이 아니지만 보행 시 발가락이 땅에 닿아 끌리지 않게 해준다.

가쪽칸(Lateral Compartment). 가쪽칸의 근육(그림 10.26)은 종아리근육(fibularis muscle)이다. 이 근육은 발을 가쪽번짐하게 하며 발목관절이 발바닥굽힘을 하게 한다.

뒤쪽굽힘근칸(Posterior Flexor Compartment). 뒤쪽굽힘근칸에 있는 근육(그림 10.27)은 아래팔의 굽힘근육과 비교할 만하다. 이 근육은 **발가락을 굽히고 발목관절이 발바닥굽힘**을 하게 한다. 발바닥굽힘은 발목에서 가장 힘 있는 운동이다. 이 근육은 신체의 체중을 들어 올린다. 발바닥굽힘은 발가락끝으로 서 있을 때 필수적인 운동이고 걸을 때, 달릴 때 및 앞으로 나아갈 때 운동을 하는 근육이다.

이 표에 있는 근육의 기능은 표 10.16 Part II에 요약하였다.

근육명	설명	이는곳	닿는곳	작용(기능)	지배신경
Part I: 종아리의 앞칸의 근육(Muscles of Anterior Compartment of Leg, 그림 10.25, 10.26)					
	종아리의 앞쪽 부분의 모든 근육들은 발목의 발등굽힘근이며 공통적으로 깊은종아리신경의 지배를 받는다. 앞쪽근육들의 마비는 발처짐을 야기하고 이러한 경우 보행 시 발가락이 끌리는 것을 방지하기 위해 한쪽 다리를 들어올린다. '정강이통증(shin splints)'은 앞쪽근육에 통증이 있는 염증성 상태이다.				
앞정강근 (전경골근, Tibialis anterior)	앞쪽 종아리의 얕은근육. 정강뼈의 날카로운 앞쪽면을 따라 가쪽으로 평행함	정강뼈의 가쪽관절융기와 정강뼈의 2/3 부분. 뼈사이막	안쪽쐐기뼈의 아래면과 1번째 발허리뼈에 힘줄형태로 닿음	발등굽힘의 주작용근. 발의 안쪽번짐. 안쪽세로발활 받침	깊은종아리신경 (L_4와 L_5)
긴발가락폄근 (장지신근, Extensor digitorum longus)	종아리 앞가쪽면의 반깃근. 앞정강근의 가쪽	정강뼈의 가쪽관절융기. 정강뼈의 몸쪽 3/4. 뼈사이막	폄근지지띠를 통해 둘째~다섯째 발가락 중간마디뼈와 끝마디뼈	발가락 폄의 주작용근(주로 발허리발가락관절). 발의 발등굽힘	깊은종아리신경 (L_5와 S_1)
셋째종아리근 (제3비골근, Fibularis tertius)	작은 근육. 대개 긴발가락폄근의 먼쪽부분으로 이어지고 혼합됨. 항상 존재하지는 않음	종아리뼈의 먼앞쪽면과 뼈사이막	5번째 발허리뼈의 등쪽에 힘줄형태로 닿음	발의 발등굽힘과 가쪽번짐	깊은종아리신경 (L_5와 S_1)
긴엄지폄근 (장무지신근, Extensor hallucis longus)	긴발가락폄근과 앞정강근의 깊은 부분	종아리뼈의 앞안쪽면과 뼈사이막	엄지발가락끝마디뼈의 등쪽면에 힘줄형태로 닿음	엄지발가락의 폄, 발의 발등굽힘	깊은종아리신경 (L_5와 S_1)
Part II: 종아리의 가쪽칸의 근육(Muscles of Lateral Compartment of Leg, 그림 10.26, 10.27)					
	이들 근육은 공통적으로 얕은종아리신경의 지배를 받는다. 발바닥굽힘과 발의 가쪽번짐 및 발목의 가쪽과 가쪽세로발바닥활을 받쳐준다.				
긴종아리근 (장비골근, Fibularis longus) (그림 10.25)	얕은가쪽근육. 종아리뼈 위에 있음	종아리뼈의 머리와 가쪽면의 위쪽	발바닥으로 감고 돌아가는 힘줄의 형태로 1번째 발허리뼈와 안쪽쐐기뼈에 닿음	발의 가쪽번짐, 발바닥굽힘	얕은종아리신경 (L_5과 S_1)
짧은종아리근 (단비골근, Fibularis brevis)	더 작은 근육. 긴종아리근의 깊은 부분. 온힘줄집(common sheath)에 싸여 있음	먼쪽 종아리뼈 몸통	가쪽복사의 뒤를 지나는 힘줄의 형태로 5번째 발허리뼈의 몸쪽끝으로 닿음	발의 가쪽번짐, 발바닥굽힘	얕은종아리신경 (L_5과 S_1)

표 10.15 종아리의 근육: 발목과 발가락의 운동(그림 10.25~10.27) (계속)

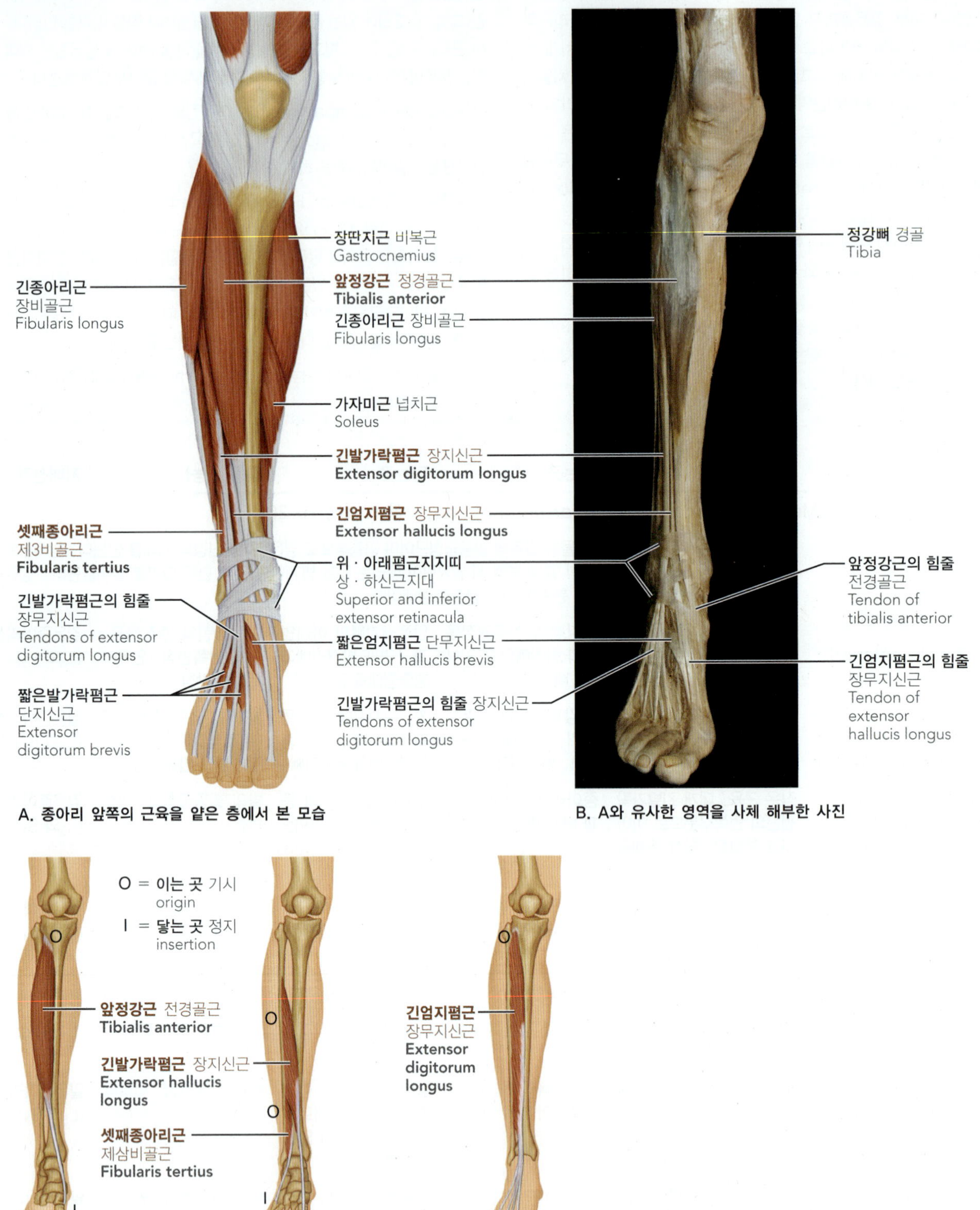

A. 종아리 앞쪽의 근육을 얕은 층에서 본 모습

B. A와 유사한 영역을 사체 해부한 사진

C. 이는 곳과 닿는 곳을 보여주기 위해 분리시켜 놓은 앞쪽구획의 종아리근

그림 10.25 오른쪽 종아리 앞칸의 근육들.

표 10.15 종아리의 근육: 발목과 발가락의 운동(그림 10.25~10.27) *(계속)*

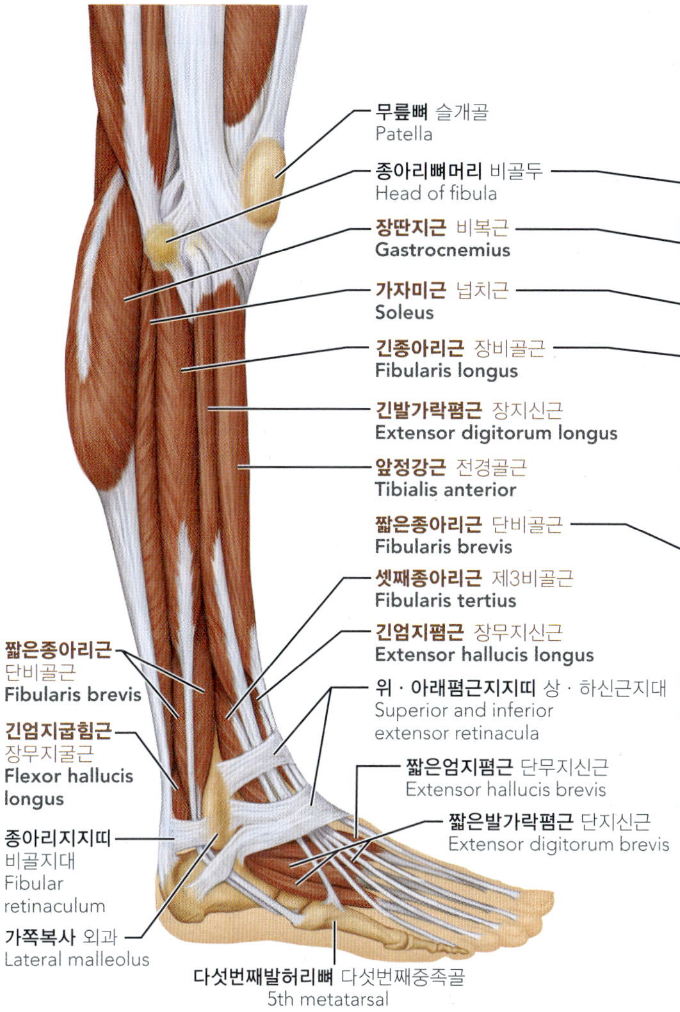

무릎뼈 슬개골
Patella
종아리뼈머리 비골두
Head of fibula
장딴지근 비복근
Gastrocnemius
가자미근 넙치근
Soleus
긴종아리근 장비골근
Fibularis longus
긴발가락폄근 장지신근
Extensor digitorum longus
앞정강근 전경골근
Tibialis anterior
짧은종아리근 단비골근
Fibularis brevis
셋째종아리근 제3비골근
Fibularis tertius
긴엄지폄근 장무지신근
Extensor hallucis longus
위 · 아래폄근지지띠 상 · 하신근지대
Superior and inferior
extensor retinacula
짧은엄지폄근 단무지신근
Extensor hallucis brevis
짧은발가락폄근 단지신근
Extensor digitorum brevis
짧은종아리근
단비골근
Fibularis brevis
긴엄지굽힘근
장무지굴근
Flexor hallucis
longus
종아리지지띠
비골지대
Fibular
retinaculum
가쪽복사 외과
Lateral malleolus
다섯번째발허리뼈 다섯번째중족골
5th metatarsal

A. 종아리의 가쪽면을 얕은 층에서 본 모습

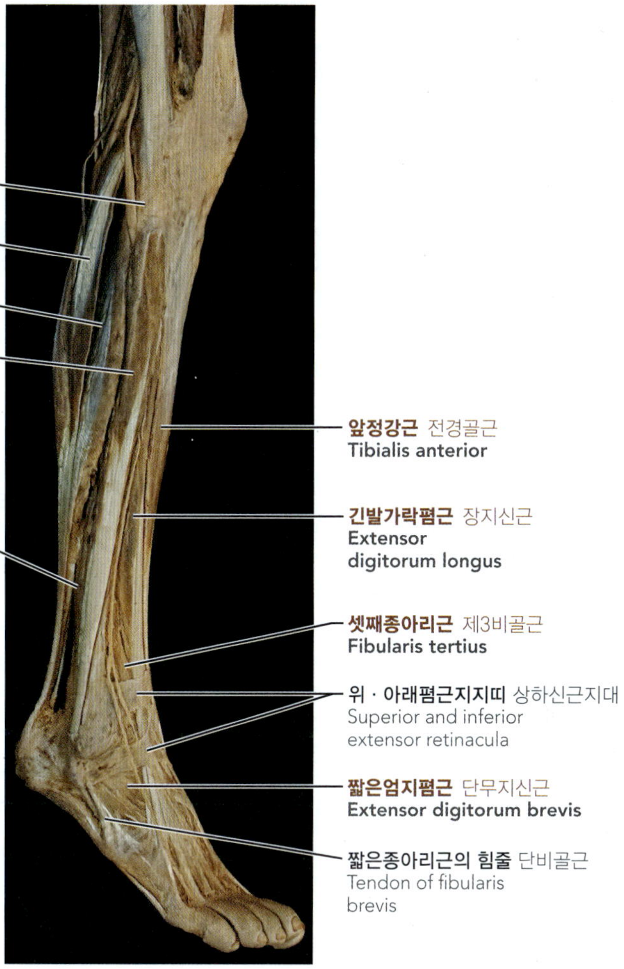

앞정강근 전경골근
Tibialis anterior
긴발가락폄근 장지신근
Extensor
digitorum longus
셋째종아리근 제3비골근
Fibularis tertius
위 · 아래폄근지지띠 상하신근지대
Superior and inferior
extensor retinacula
짧은엄지폄근 단무지신근
Extensor digitorum brevis
짧은종아리근의 힘줄 단비골근
Tendon of fibularis
brevis

B. A와 유사한 부위를 사체 해부한 사진

O = 이는 곳 기시
origin
I = 닿는 곳 정지
insertion
O
긴종아리근 장비골근
Fibularis longus
I
긴종아리근힘줄
장비골근건
Tendon of fibularis longus
O
짧은종아리근 단비골근
Fibularis brevis
I

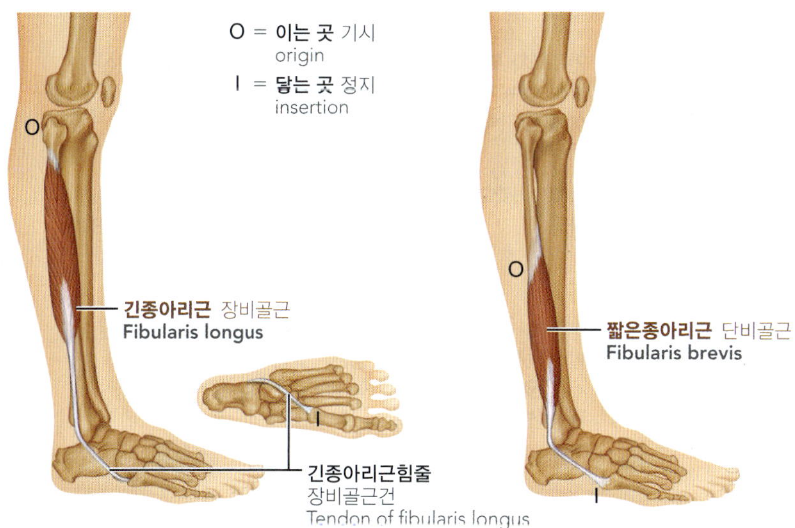

C. 분리시켜 놓은 종아리 가쪽 근육들

그림 10.26 오른쪽 종아리의 가쪽칸에 있는 근육.

표 10.15 종아리의 근육: 발목과 발가락의 운동(그림 10.25~10.27) (계속)

근육명	설명	이는곳	닿는곳	작용(기능)	지배신경
Part III: 종아리 뒤칸의 근육(Muscles of Posterior Compartment of Leg, 그림 10.27)					
	종아리의 뒤칸의 근육들은 정강신경에 의해 지배받는다. 이들은 발목의 발바닥굽힘에 관여한다.				
종아리 뒤칸의 얕은근육(Superficial Muscles of Posterior Compartment of Leg, 그림 10.27A,B)					
장딴지세갈래근 (하퇴삼두근, Triceps surae) (그림 10.26)	쌍으로 된 근육(장딴지근과 가자미근)은 뒤쪽 종아리의 모양을 만들고 온힘줄 형태로 뒤꿈치의 발꿈치뼈로 닿는다. 이를 발꿈치힘줄(아킬레스힘줄)이라 하며 우리 몸에서 가장 큰 힘줄이다. 발바닥굽힘의 주작용근				
• 장딴지근 (비복근, Gastrocnemius)	한 쌍의 얇은근육. 도드라진 두 개의 힘살은 종아리의 몸쪽 곡선을 만듦	넙다리뼈 안쪽과 가쪽 관절융기에서 두갈래로	발꿈치힘줄로 발꿈치뼈 뒤면	종아리가 펴진 상태에서 발바닥굽힘. 무릎관절을 지나가기 때문이며, 발의 발등굽힘 시 종아리를 굽힐 수 있음	정강신경 (S_1과 S_2)
• 가자미근 (넙치근, Soleus)	종아리의 뒷면에서 장딴지근보다 깊은곳에 있는 넓고 편평한 근육	정강뼈 위쪽으로부터 넓은 원뿔 모양의 시작부, 종아리뼈 및 뼈사이막	장딴지근과 같음	발바닥굽힘. 보행, 달리기 및 춤추는 동안 이동 및 자세를 잡는 근육으로서 중요함	정강신경 (S_1과 S_2)
장딴지빗근 (족척근, Plantaris)	일반적으로 작고 약한 근육이지만 크기과 넓이가 다양함. 없을 수 있음	가쪽관절융기 위의 넙다리뼈 뒤쪽	길고 얇은 힘줄형태로 발꿈치뼈에 닿거나 발꿈치힘줄로 합쳐짐	종아리 굽힘과 발의 발바닥굽힘을 보조	정강신경 (S_1과 S_2)
종아리 뒤칸의 깊은근육(Deep Muscles of Posterior Compartment of Leg, 그림 10.27C~F)					
오금근 (슬와근, Popliteus)	무릎 뒤쪽의 얇은 삼각형 근육, 아래안쪽 방향으로 정강뼈의 뒤면을 지남	넙다리뼈 가쪽관절융기와 무릎관절의 가쪽 반달	몸쪽 정강뼈	무릎관절을 굽히기 시작할 때, 완전폄상태에서 잠겨있는 무릎관절을 풀어주기 위해 종아리를 안쪽으로 돌리고 굽히는 작용을 함. 종아리가 고정된 상태에서 넓적다리의 가쪽돌림에 작용	정강신경 (L_4~S_1)
긴발가락굽힘근 (장지굴근, Flexor digitorum longus)	길고, 좁은 근육. 뒤정강근을 일부 덮으며 안쪽으로 감	정강뼈 뒤쪽에서 넓게 일어남	안쪽복사 뒤를 지난 힘줄이 나눠져 둘째~다섯째 발가락 끝마디뼈로 닿음	발바닥굽힘과 안쪽번짐. 발가락 굽힘. 땅에 발을 '잡아두는 것(grip)'도움	정강신경 (L_5~S_2)
긴엄지굽힘근 (장무지굴근, Flexor hallucis longus) (그림 10.26)	깃근육. 뒤정강근의 아랫면 가쪽에 있음	종아리뼈 몸통 중간부위. 뼈사이막	엄지발가락의 끝마디뼈 바닥	발바닥굽힘과 안쪽번짐. 엄지발가락 굽힘. 보행 시 '발끝떼기(push off)'근육	정강신경 (L_5~S_2)
뒤정강근 (후경골근, Tibialis posterior)	가자미근의 깊은 쪽에 있는 두껍고 편평한 근육. 뒤쪽 굽힘근들 사이에 위치	정강뼈 위쪽, 종아리뼈 및 뼈사이막	안쪽복사의 뒤를 지나 발바닥활의 아래쪽에서 몇몇 발목뼈와 2번째~4번째 발허리뼈로 닿음	발의 안쪽 번짐의 주작용근. 발바닥굽힘. 안쪽세로발바닥활 지탱	정강신경 (L_4와 L_5)

표 10.15 종아리의 근육: 발목과 발가락의 운동(그림 10.25~10.27) *(계속)*

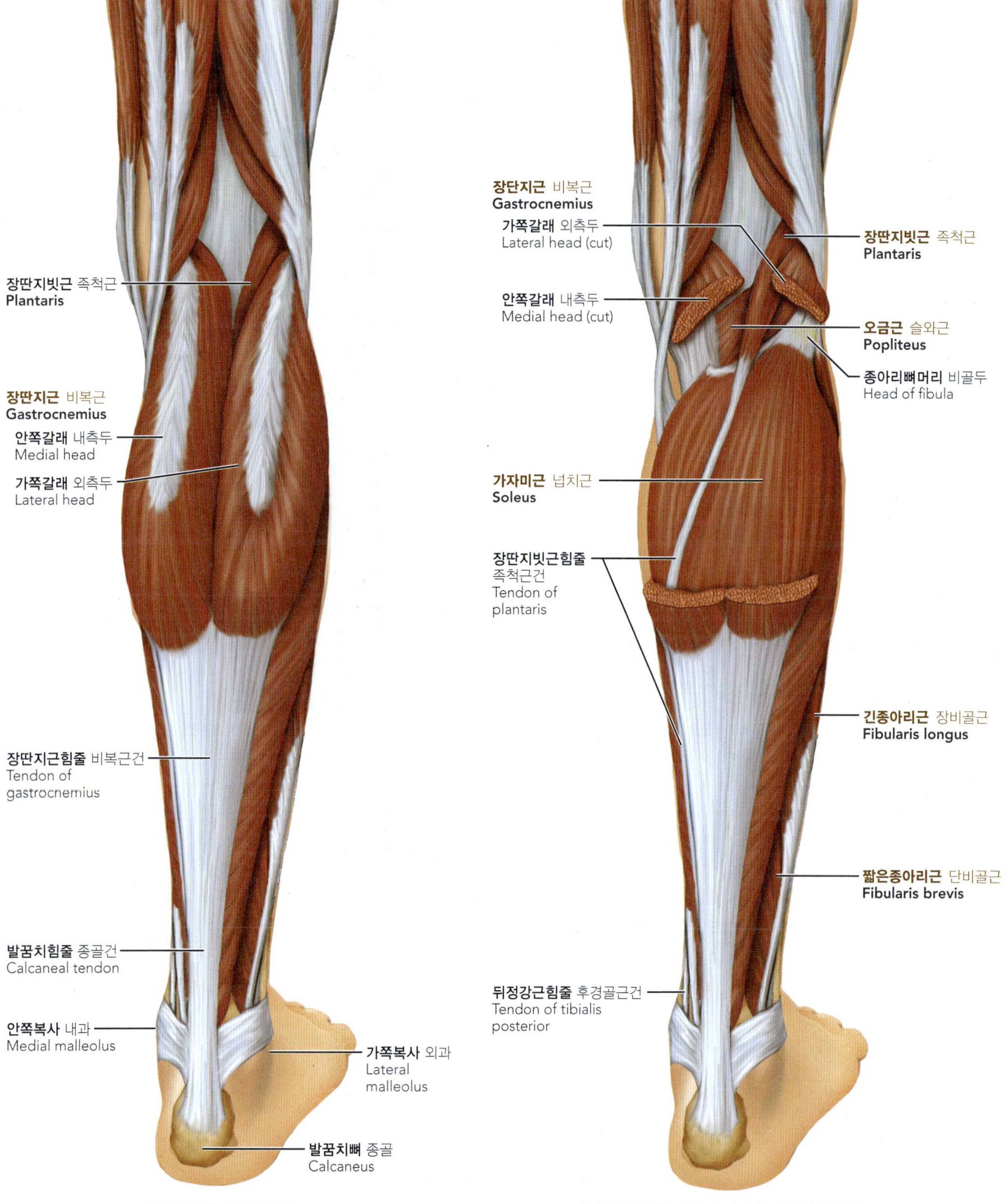

그림 10.27 오른쪽 종아리 뒤칸의 근육. *(계속)*

표 10.15 종아리의 근육: 발목과 발가락의 운동(그림 10.25~10.27)

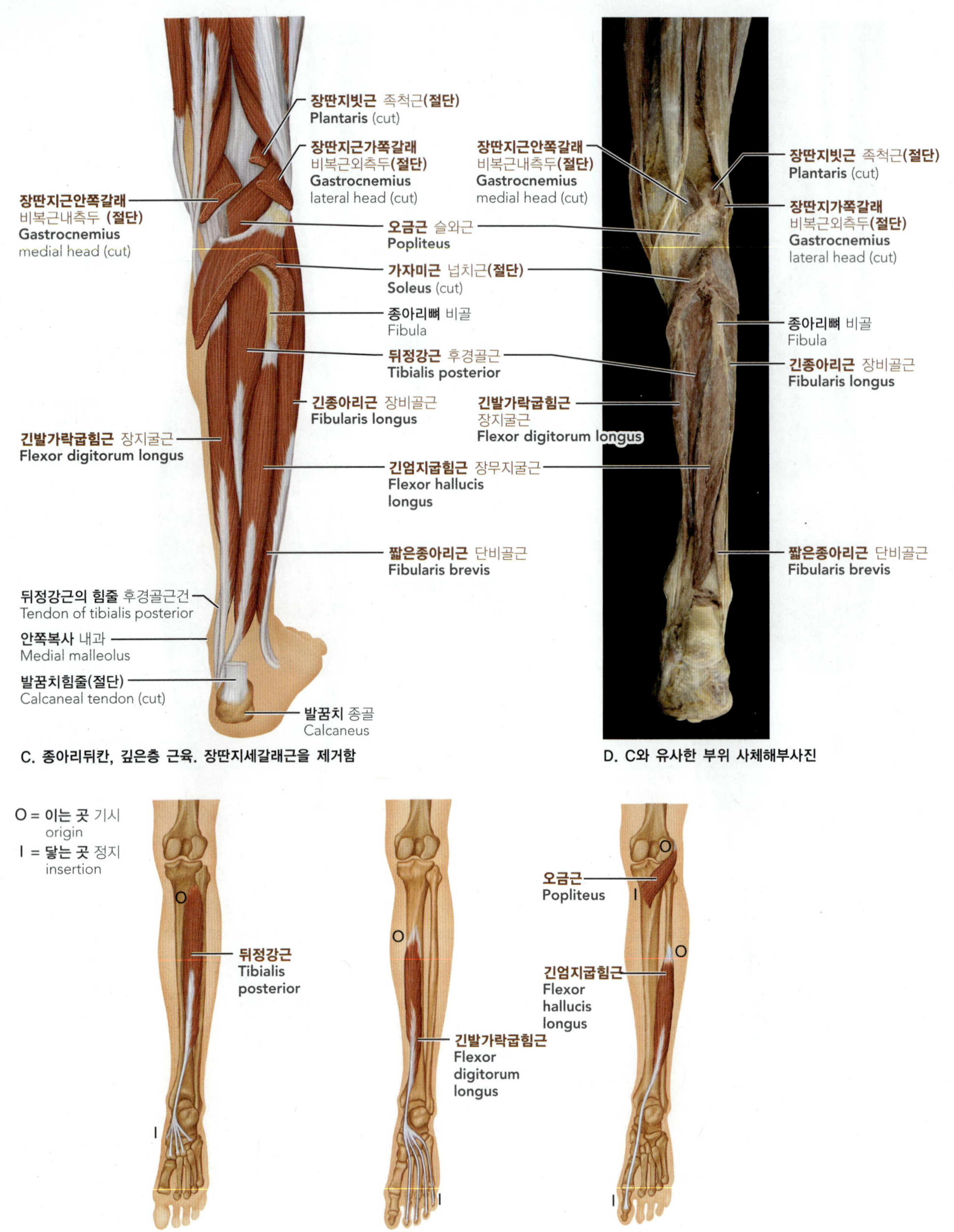

그림 10.27 오른쪽 종아리 뒤칸의 근육.

표 10.16 넓적다리, 종아리 및 발에 작용하는 근육들의 기능을 요약(그림 10.8) *(계속)*

Part I: 넓적다리와 종아리에 작용하는 근육[주작용근, Prime Mover (PM)]	엉덩관절에서의 작용						무릎에서의 작용	
	굽힘 Flexion	폄 Extension	벌림 Abduction	모음 Adduction	안쪽돌림 Medial rotation	가쪽돌림 Lateral rotation	굽힘 Flexion	폄 Extension
뒤쪽근육								
큰볼기근 대둔근(Gluteus maximus)		X (PM)	X			X		
중간볼기근 중둔근(Gluteus medius)			X (PM)		X			
작은볼기근 소둔근(Gluteus minimus)			X		X			
궁둥구멍근 이상근(Piriformis)			X			X		
속폐쇄근 내폐쇄근(Obturator internus)						X		
바깥폐쇄근 외폐쇄근(Obturator externus)						X		
쌍둥이근 쌍자근(Gemelli)						X		
넙다리네모근 대퇴방형근 (Quadratus femoris)						X		
넙다리두갈래근 대퇴이두근 (Biceps femoris)		X (PM)					X (PM)	
반힘줄근 반건양근(Semitendinosus)		X					X (PM)	
반막근 반막양근(Semimembranosus)		X					X (PM)	
장딴지근 비복근(Gastrocnemius)							X	
장딴지빗근 족척근(Plantaris)							X	
오금근 슬와근(Popliteus)							X (종아리를 안쪽으로 돌림)	
앞쪽근육								
엉덩허리근 장요근(Iliopsoas)	X (PM)							
넙다리근막긴장근 대퇴근막장근 (Tensor fasciae latae)	X		X		X			X
넙다리빗근 봉공근(Sartorius)	X		X			X	X	
넙다리곧은근 대퇴직근(Rectus femoris)	X							X (PM)
넓은근 광근(Vastus muscles)								X (PM)
안쪽근육								
큰모음근 대내전근(Adductor magnus)		X		X	X			
긴모음근 장내전근(Adductor longus)	X			X	X			
짧은모음근 단내전근(Adductor brevis)				X	X			
두덩정강근 박근(Gracilis)				X	X		X	
두덩근 치골근(Pectineus)	X			X	X			

표 10.16 넓적다리, 종아리 및 발에 작용하는 근육들의 기능을 요약(그림 10.8)

Part II: 발목과 발가락에 작용하는 근육	발목에서의 작용				발가락에서의 작용	
	발바닥굽힘 Plantar Flexion	발등굽힘 Dorsiflexion	안쪽번짐 Inversion	가쪽번짐 Eversion	굽힘 Flexion	폄 Extension
뒤칸						
장딴지근 비복근(Gastrocnemius)	X (PM)					
가자미근 넙치근(Soleus)	X (PM)					
장딴지빗근 족척근(Plantaris)	X					
긴발가락굽힘근 장지굴근(Flexor digitorum longus)	X		X		X (PM)	
긴엄지굽힘근 장무지굴근(Flexor hallucis longus)	X		X		X (엄지발가락)	
뒤정강근 후경골근(Tibialis posterior)	X		X (PM)			
앞칸						
앞정강근 전경골근(Tibialis anterior)		X (PM)	X			
긴발가락폄근 장지신근(Extensor digitorum longus)						X (PM)
셋째종아리근 제3비골근(Fibularis tertius)				X		
긴엄지폄근 장무지신근(Extensor hallucis longus)			X (약함)			X (엄지발가락)
가쪽칸						
긴·짧은종아리근 장·단비골근 (Fibularis longus and brevis)	X			X		

표 10.17 발의 고유근육: 발가락 운동과 발의 지지(그림 10.28) *(계속)*

발의 고유근육은 발가락을 굽히고, 펴고, 벌리고, 모으는 데 도움을 준다. 그리고 발바닥 안으로 들어오는 일부 종아리근육들의 힘줄과 함께 발바닥활을 지지한다. 발등(위쪽면)에는 한 개의 근육이 있고 발바닥면(발바닥)에는 많은 근육이 있다. 발바닥의 근육은 얕은층에서부터 깊은층으로 네 개의 층으로 구분한다. 전체적으로 발의 근육은 손의 손바닥에 있는 근육과 매우 유사하다.

근육명	설명	이는곳	닿는곳	작용(기능)	지배신경
발등근육(Muscles of Dorsum of Foot, 그림 10.26A)					
짧은발가락폄근 (단지신근, Extensor digitorum brevis) (그림 10.26A)	발등의 작고 네 부분으로 된 근육. 긴발가락폄근 힘줄 깊은 곳. 아래팔의 집게폄근과 엄지폄근에 해당함	발꿈치뼈 앞쪽. 폄근지지띠	엄지발가락 몸쪽 바닥. 둘째~넷째 발가락의 폄근널힘줄	발허리발가락관절에서 발가락 펴는 것을 도움	깊은종아리신경 (L_5과 S_1)
발바닥근육(Muscles of Sole of Foot, 그림 10.28)					
첫째층의 근육(가장 얕은층)					
• **짧은발가락굽힘근** (단지굴근, Flexor digitorum brevis)	발바닥의 중간에 있는 띠 모양의 근육. 아래팔의 얕은손가락굽힘근에 해당하며 같은 방법으로 발가락에 닿음	발꿈치뼈융기	둘째~넷째 발가락 중간마디뼈	발가락 굽힘	정강신경 (정강신경의 가지인 안쪽발바닥신경, S_1과 S_2)
• **엄지벌림근** (무지외전근, Abductor hallucis)	짧은발가락굽힘근의 안쪽에 있음(짧은엄지벌림근을 연상)	발꿈치뼈융기와 굽힘근지지띠	짧은엄지굽힘근 힘줄과 합쳐지면서 엄지발가락 첫마디뼈의 안쪽면	엄지발가락 벌림	정강신경, (안쪽발바닥신경, S_1과 S_2)
• **새끼벌림근** (소지외전근, Abductor digiti minimi)	세 개의 얕은근육 중 가장 가쪽에 있음(손바닥의 벌림근 연상)	발꿈치뼈융기	새끼발가락 첫마디뼈 바닥가쪽	새끼발가락 벌림, 굽힘	정강신경 (정강신경의 가지인 가쪽발바닥신경, S_2과 S_3)
둘째층의 근육					
• **발바닥네모근** (족척방형근, Quadratus plantae)	발바닥의 뒤쪽 1/2에 위치하며 짧은발가락굽힘근보다 깊은곳에 위치한 직사각형의 근육. 두 갈래(그림 10.28B, C)	발꿈치뼈의 안쪽과 가쪽	발바닥 중간의 긴발가락 굽힘근힘줄	긴발가락 굽힘근을 대각선으로 당겨 곧게 폄	정강신경 (가쪽발바닥신경, S_2과 S_3)
• **벌레근** (충양근, Lumbricals)	네 개의 작은 '벌레'(손의 벌레근처럼) 모양의 근육	긴발가락 굽힘근의 각각의 힘줄	둘째~다섯째 발가락을 덮고 있는 폄근널힘줄의 안쪽면	폄근널힘줄을 당겨, 발허리발가락관절부위에서 발가락을 굽히고 발가락사이관절에서 발가락을 폄	정강신경 (첫째 벌레근은 안쪽발바닥신경, 둘째~넷째 벌레근은 가쪽발바닥신경, L_5~S_2)

표 10.17 발의 고유근육: 발가락 운동과 발의 지지(그림 10.28) *(계속)*

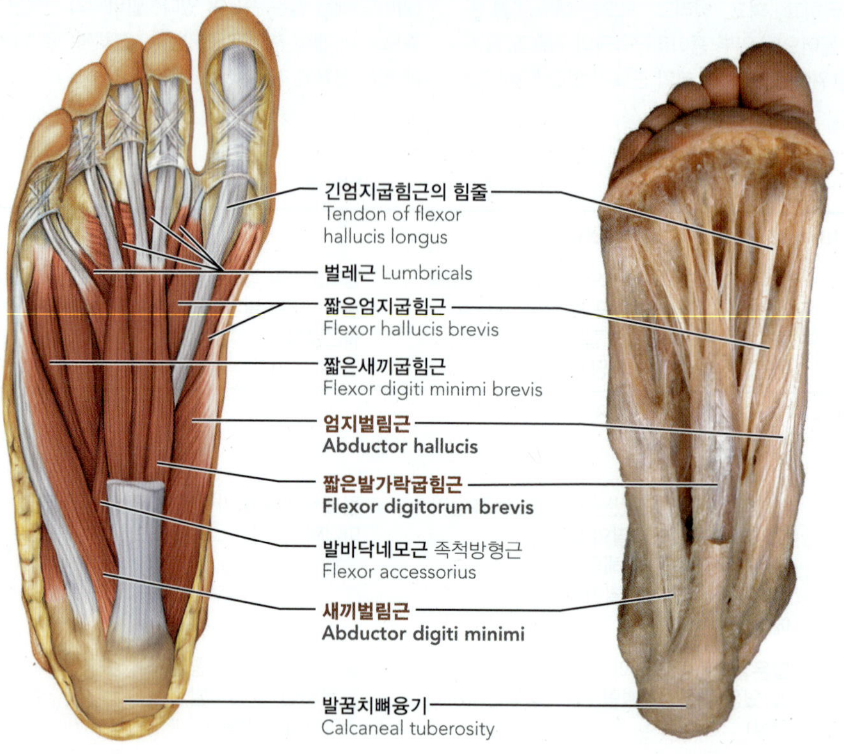

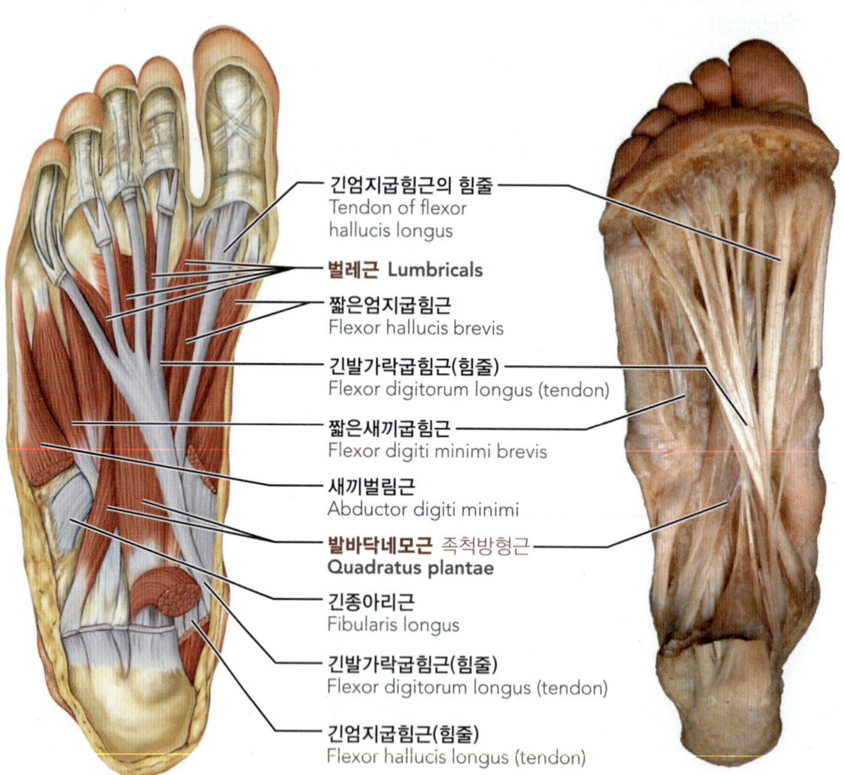

그림 10.28 오른쪽 발의 근육. A, B. 발바닥면, 얕은 층 두 층을 해부한 모습. *(계속)*

표 10.17 발의 고유근육: 발가락 운동과 발의 지지(그림 10.28) *(계속)*

근육명	설명	이는곳	닿는곳	작용(기능)	지배신경
발바닥근육(Muscles of Sole of Foot)					
셋째층의 근육					
• **짧은엄지굽힘근** (단무지굴근, Flexor hallucis brevis)	1번째 발허리뼈 덮음. 두 개의 힘줄로 갈라짐–엄지손가락의 짧은엄지굽힘근 연상(그림 10.28C)	가쪽쐐기뼈, 입방뼈	두 개의 힘줄로 엄지발가락 첫마디뼈 바닥의 양쪽으로 닿음. 각 힘줄속에 종자뼈 존재. 각 힘줄은 그 안에 종자뼈 있음	발허리발가락관절에서 엄지발가락 굽힘	정강신경 (안쪽발바닥신경, S_1과 S_2)
• **엄지모음근** (무지내전근, Adductor hallucis)	빗갈래와 가로갈래. 벌레근의 깊은 곳(엄지손가락의 엄지모음근 연상)	2번째~4번째 발허리뼈바닥과 긴종아리힘줄(빗갈래). 발허리발가락관절을 가로지르는 인대(가로갈래)	엄지발가락 첫마디뼈 바닥 가쪽면	발바닥 가로활을 유지하는 데 도움. 약한 엄지발가락 모음근	정강신경 (가쪽발바닥신경, S_2와 S_3)
• **짧은새끼굽힘근** (단소지굴근, Flexor digiti minimi brevis)	5번째 발허리뼈 덮음(손에서 같은 근육 연상)	5번째 발허리뼈바닥과 긴종아리근의 힘줄집	새끼발가락 첫마디뼈바닥	발허리발가락관절에서 새끼발가락 굽힘	정강신경 (가쪽발바닥신경, S_2와 S_3)
넷째층의 근육(가장 깊은 층)					
• **바닥쪽뼈사이근과 등쪽뼈사이근** (척측 및 배측골간근, Plantar and Dorsal interossei)	세 개의 바닥쪽뼈사이근과 4개의 등쪽뼈사이근. 위치, 부착부위 및 작용으로 볼 때 손의 바닥쪽뼈사이근, 등쪽뼈사이근과 유사함. 손의 경우 뼈사이근의 정렬축이 셋째 손가락인 반면, 발의 경우 뼈사이근의 정렬축은 둘째 발가락임	바닥쪽뼈사이근과 등쪽뼈사이근 참조(표 10.13)	바닥쪽뼈사이근과 등쪽뼈사이근 참조(표 10.13)	바닥쪽뼈사이근과 등쪽뼈사이근 참조(표 10.13)	정강신경 (가쪽발바닥신경, S_2와 S_3)

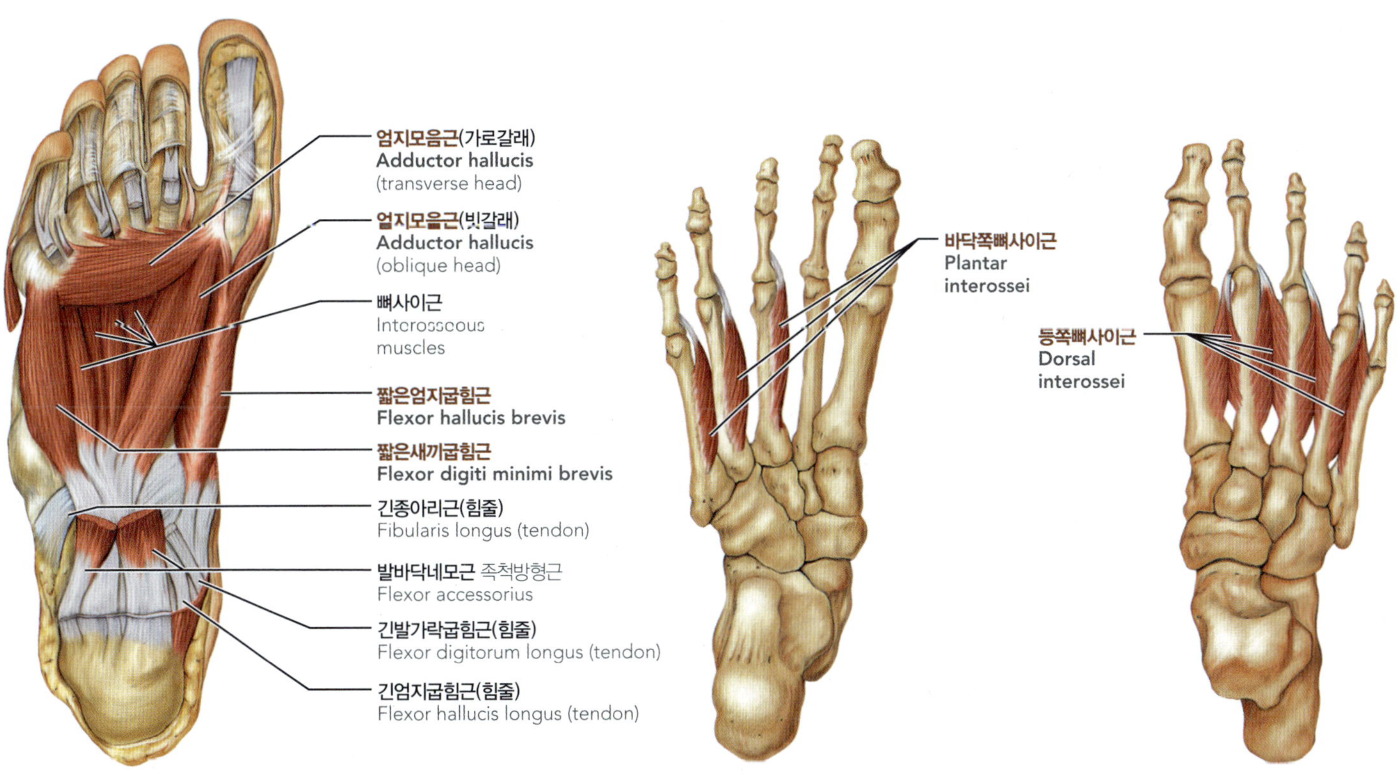

그림 10.28 오른쪽 발의 근육. C, D. 발바닥면. E. 오른쪽 발을 등쪽에서 본 모습, 깊은근육.

이해 수준 체크하기

- ☐ **15.** 호흡과 관련된 가장 중요한 근육은 무엇인가? 들숨과 강제성 날숨에 관여하는 다른 무엇인가?
- ☐ **16.** 어깨 관절에서 가능한 6가지의 움직임을 설명한다. 각각의 움직임을 일으키는 근육은 무엇인가?
- ☐ **17.** 발등굽힘근육의 주작용근은 무엇인가? 이 움직임이 보행 시 중요한 이유는 무엇인가?
- ☐ **18.** 보행 시 볼기근(중간볼기근, 큰볼기근) 중 그 기능이 덜한 근육은 무엇인가?

10.4 부위별 표면해부학

REGIONAL SURFACE ANATOMY

학습 성과

▸ 피부 아래에 있는 근육을 찾아내고 위치를 알아보기 위해 표면의 표지점(landmark)을 이용할 수 있다.

뼈대계통과 근육계통을 독립적으로 공부해 왔으나 이들 계통은 몸을 지지하고 움직이는 기능을 통합적으로 생각하는 것이 중요하다. 많은 임상 현장에서 신경과 혈관의 구조뿐만 아니라 특정 부위의 뼈대와 근육을 이해하는 것은 기능적인 평가를 위해서 필요하다.

표면해부학(surface anatomy)은 몸의 표면을 공부하는 것으로서 내부 기관에 대한 식견을 넓혀 준다. 손가락으로 피부를 통해 안쪽의 구조를 느끼는 것을 **촉진**(palpation)이라고 한다. 뼈대와 근육의 해부학적 많은 특징들은 몸의 표면에서 쉽게 보여지거나 촉진에 의해 그 위치를 확인할 수 있다. 이 절에서는 뼈대와 근육의 구조에 대해 배운 것을 더 강화하며, 이러한 요소가 다른 것들과 해부학적으로 어떻게 연결되어 있는지 알아보겠다. 이 절에서는 표면해부학적으로 접근하기 위하여 *국소적인* 부분을 다루었고, 특정 부분의 몸 구조들 사이의 해부학적 연관성에 초점을 맞추어 머리를 시작으로 몸통과 팔다리에서 알아보고자 한다. 여러분 자신의 몸 구조는 세밀하게 해부학적인 것을 기억하는 데 도움을 줄 것이다. 가능하다면 관찰하고 촉진할 수 있는 환자 역할이 가능한 학습 파트너와 함께 하라.

10.4a 머리 The Head (그림 10.29)

머리뼈 The Cranium

머리의 위쪽면을 만져 보고 피부밑에 있는 머리뼈가 표면과 근접해 있음을 느껴 보자. 이마에서 안구의 바로 위쪽에 있는 *눈썹활*(superciliary arch, 눈 위의 융기 부위)을 촉진하라(**그림 10.29A**). 다음에는 머리의 뒤쪽면으로 손을 움직여 혹 모양의 *바깥뒤통수뼈융기*(external occipital protuberance)를 만질 수 있다. 이 융기에서 손가락을 가쪽으로 가면 뒤통수뼈의 산맥 같은 *위목덜미선*(superior nuchal line)을 만질 수 있다. 이 선은 뒤 목의 근육들이 있는 부분의 위쪽임을 나타내며, 머리와 목 사이의 영역이다. 위목덜미선 위에서 등세모근(trapezius muscle)과 *머리널판근*(splenius muscle) 등의 뒤목 근육이 수축하는 것을 느껴보기 위해 머리를 펌 자세로 한다. 이제 당신의 귀 바로 뒤에 있는 머리뼈의 양옆에 현저하게 돌출된 *꼭지돌기*(mastoid process)를 만져 본다.

손을 관자놀이에 두고 이를 꽉 다물어 보자. *관자근*(temporalis muscle)이 수축하여 튀어나오는 것을 느낄 수 있다. 다음으로 눈썹을 올려보고 얼굴의 표정근인 *뒤통수이마근*(occipitofrontalis)이 수축하여 앞이마에 주름이 지는 것을 확인한다. 뒤통수이마근은 위쪽의 *머리덮개널힘줄*(epicranial aponeurosis)에서 시작한다. 이 널힘줄은 머리뼈의 위쪽면을 덮고 피부밑조직을 단단하게 연결시켜 주어 실제로 머리덮개(두피)를 형성한다. 확인하기 위해서 머리덮개를 눌러 본다. 머리덮개 밑에 있는 머리뼈 위에서 자유롭게 미끄러진다. 머리덮개가 머리뼈를 느슨하게 잡고 있기 때문에 사람들은 쉽게 '두피벗겨짐(scalped)'될 수 있다(예: 산업 재해). 몸에 있는 많은 동맥은 잘리거나 찢어진 후에 수축하고 막히지만 혈관이 매우 많은 두피는 그렇게 하지 못한다. 왜냐하면 머리덮개의 혈관은 혈관을 둘러싼 치밀결합조직에 의해 열린상태로 고정되어 있기 때문이다. 그 결과 머리덮개가 손상되면 다량의 출혈이 발생한다. 그러나 머리덮개는 혈관이 매우 많기 때문에 상처가 빨리 치유된다.

얼굴 The Face

얼굴은 눈, 코, 귀 및 입, 네 부분으로 나뉜다. 얼굴에서 눈 부위는 안구 주변에 있는 뼈로 되어 있다. *눈물오목*(lacrimal fossa)으로 알려진 고랑에는 눈물을 모으는 눈물주머니가 들어 있으며 눈확의 안쪽에서 만질 수 있다. 다음으로 코의 조금 위쪽부분을 만져 보면 양쪽 눈썹 사이에서 *코뿌리*(root)가 만져진다. 이것의 바로 아래, 양쪽 눈 사이에 *콧등*(bridge)이 있고 코뼈에 의해 형성된다(그림 10.29A).

바깥귀길(external acoustic meatus)을 둘러싸고 있는 *귓바퀴*(auricle)를 잡아 보자(그림 10.29B). 귀의 가쪽 테두리 또는 귓바퀴(helix)에서 아래쪽의 *귓불*(lobule)까지 따라간다. 귓불은 쉽게 뚫을 수 있는데 이는 통증에 대해 민감하지 않기 때문이며, 이곳은 의학적 검사를 위한 채혈 부위이기도 하다. 게다가 피부 표면에서 혈액 내 산소를 측정하는 도구인 *맥박산소측정기*(pulse oximeter)는 귓불을 이용한다.

앞쪽에서 귀의 바깥귀길로부터 안구쪽으로 손을 이동하여 피부의 깊은층에 위치한 *광대활*(zygomatic arch, 관골궁)을 본다. 이 뼈는 얼굴에 타격을 받으면 쉽게 부서질 수 있다. 다음으로 얼굴에서 웃고, 찌푸리고 인상을 쓰는 것을 본다. 지금 피부밑에 있는 *얼굴표정근*(muscle of facial expression)들의 기능을 확인해 보자(표 10.1).

아래턱부분에서 *아래턱뼈*(mandible)를 촉진하여 앞쪽의 *턱뼈몸통*(body of mandible)과 뒤쪽으로 올라가는 *턱뼈가지*(ramus of mandible)(그림 10.29A)를 확인한다. 아래턱뼈가지 위의 피부를 눌러, 씹을 때 *깨물근*(masseter muscle)이 튀어나오는 것을 느껴 보자. 깨물근의 앞쪽가장자리를 확인하고, 닿는곳인 아래턱뼈의 아래모서리부분과 아래턱뼈각의 위치를 추적한다. 마지막으로 *턱관절*(temporomandibular joint)을 느끼기 위해 바깥귀길의 바로 앞쪽에 손가락을 놓고 입을 열었다 닫았다를 몇 번 한다. 움직이는 뼈 구조물을 느낄 수 있으며, 이곳이 *아래턱뼈의 머리*부분이다.

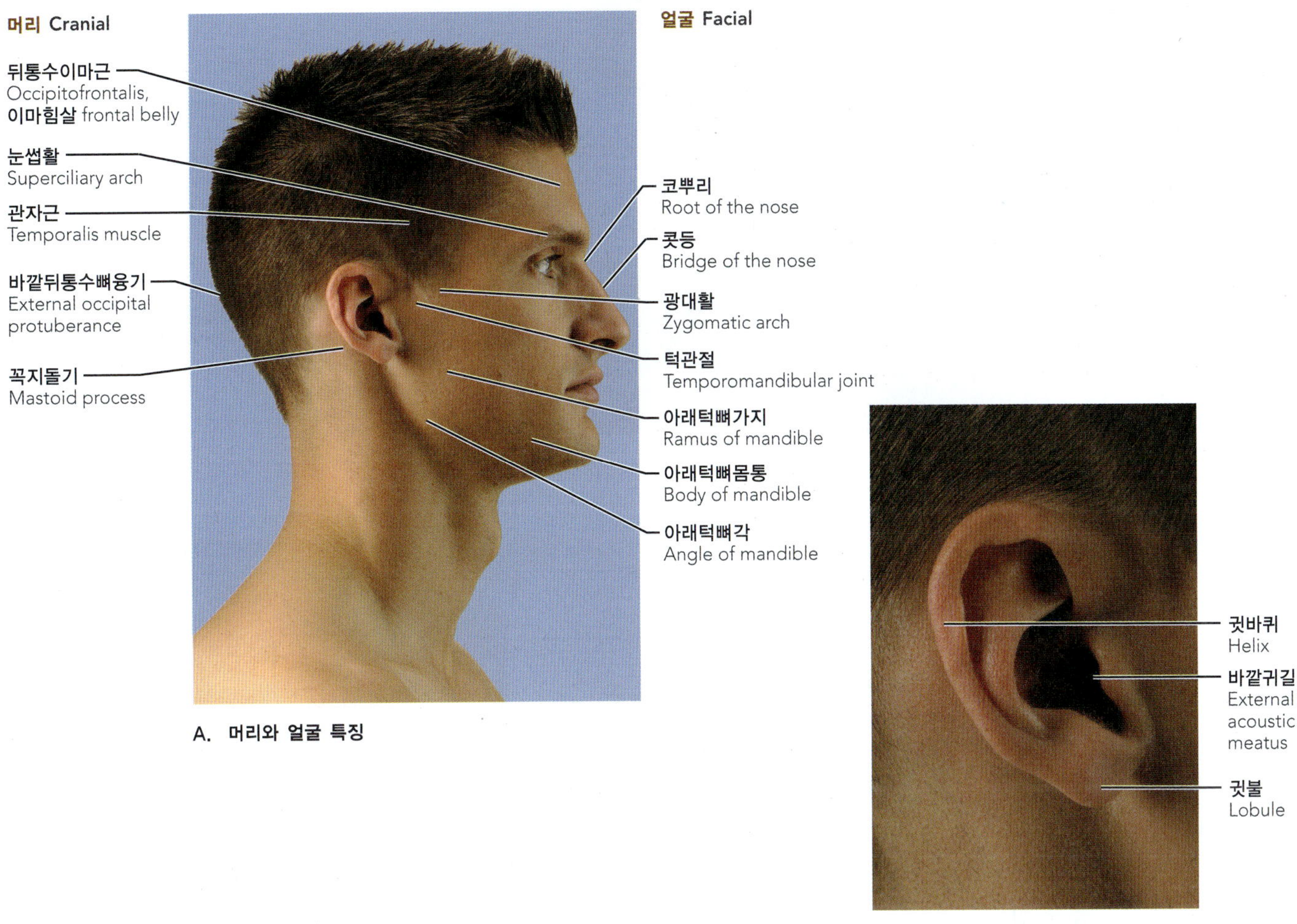

그림 10.29 머리의 가쪽 표면해부.

10.4b 목 The Neck (그림 10.30)

뼈 표지점 Skeletal Landmarks

목의 뒤쪽 정중선을 따라 아래로 손가락을 움직여 보면 목뼈의 *가시돌기*(spinous process)를 촉진할 수 있다. 특히 7번째 목뼈는 가장 많이 돌출되어 있다. 앞쪽으로 턱에 손을 올려놓고 목의 앞쪽 정중선을 따라 아래쪽으로 내려간다. 첫 번째로 접하게 되는 딱딱한 구조물은 U자 모양의 *목뿔뼈*(hyoid bone)**(그림 10.30A)**로서 입의 바닥과 목의 수직 부분 사이에 위치한다. 이곳 바로 아래에는 방패연골의 *후두융기*(laryngeal prominence, 아담의 사과 Adam's apple)를 촉진할 수 있을 것이다. 이 융기는 위쪽에서는 V자 모양의 패임으로 시작하고 아래쪽으로는 날가로운 세로 융기(ridge)로 계속된다. 융기 바로 아래에서 부드럽게 패인 곳[*반지방패인대*(cricothyroid ligament)에 의해 형성됨]을 지나 *반지연골*(cricoid cartilage)이 만져질 것이다.

목의 근육 Muscles of the Neck

목빗근(sternocleidomastoid)은 목에서 가장 뚜렷하게 만져지는 근육으로 목의 가장 중요한 표면 표지점으로 가장 잘 관찰되고 머리를 한쪽으로 돌렸을 때 확인된다. 거울 앞에 서서 얼굴을 오른쪽에서 왼쪽으로 몇번 돌려본다면 이 근육의 두갈래인, 안쪽의 *복장갈래*(sternal head)와 가쪽의 *빗장갈래*(clavicular head)를 확인할 수 있을 것이다(그림 10.30).

목에서 또 다른 큰 근육은 뒤쪽면에 있는 *등세모근*(trape-zius)이다. 어깨를 으쓱할 때 이 근육이 수축하는 것을 피부 깊은 곳에서 느낄 것이다.

목의 삼각 Triangles of the Neck

목빗근은 목을 뒤목삼각과 앞목삼각으로 나눈다(그림 10.30B). **뒤목삼각**(posterior triangle)은 앞쪽의 목빗근, 뒤쪽의 등세모근 및 아래쪽의 빗장뼈로 경계를 이룬다. **앞목삼각**(anterior triangle)은 위쪽의 아래턱뼈의 아래모서리, 앞쪽의 목의 정중선과 뒤쪽의 목빗근에 의해 경계를 이룬다.

뒤목삼각에는 많은 중요한 신경과 혈관이 위치하며(그림 10.30C), 여기에는 *더부신경*(11번 뇌신경)과 목신경얼기의 대부분, *가로막신경*(13장 참조)이 위치한다. 삼각의 아래부분에는 *바깥목정맥*, *팔신경얼기*의 줄기 및 *빗장밑동맥*이 얕은층에 위치한다.

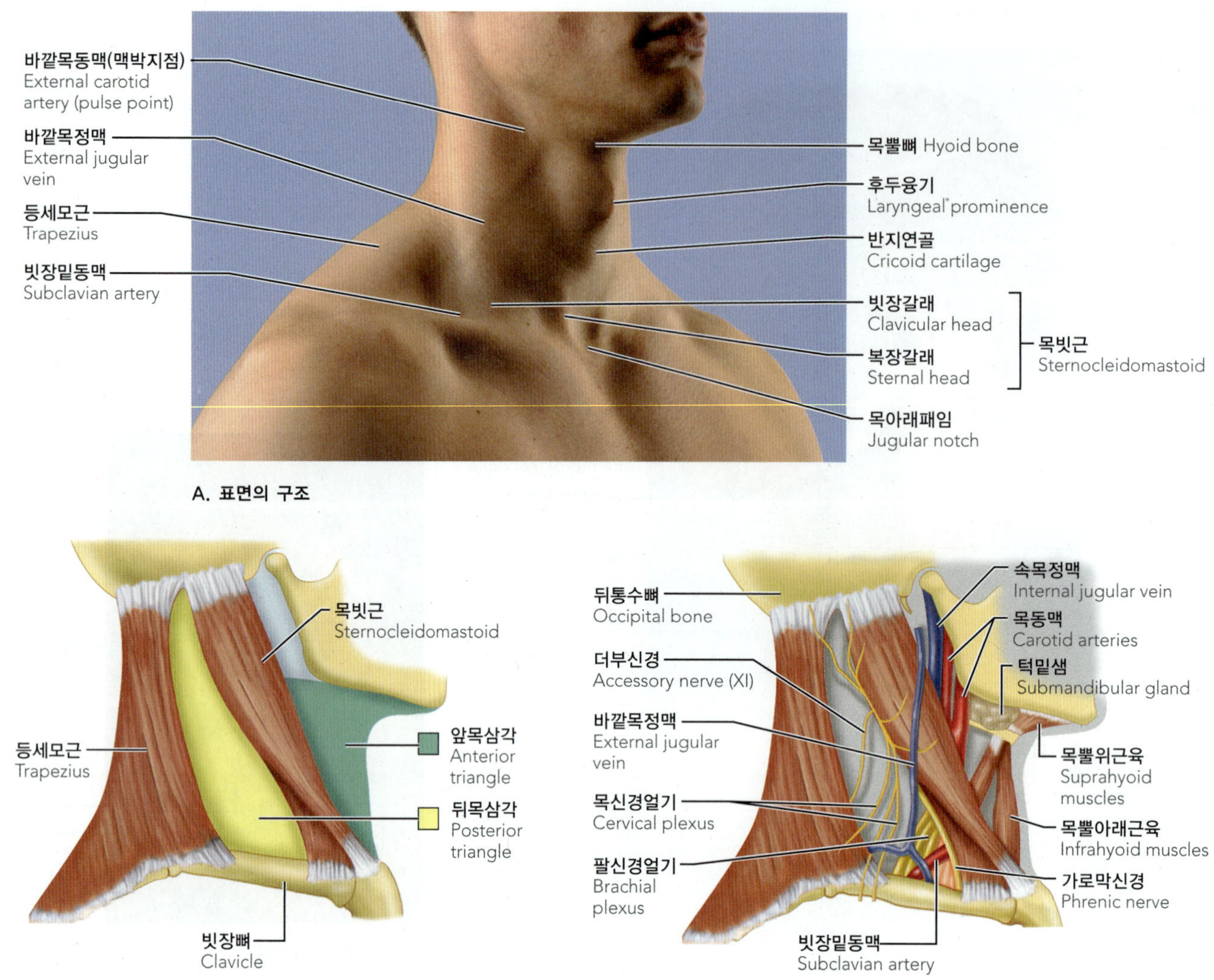

그림 10.30 목의 영역과 표면해부학.

목의 앞목삼각(그림 10.30C)에는 *턱밑샘*, *목뿔위근과 목뿔아래근*, 목동맥의 일부와 목빗근의 위를 지나가는 목정맥이 위치한다. *온목동맥과 속목정맥*은 목빗근의 깊은 곳으로 지나간다. 목빗근의 바로 앞쪽과 인두의 위쪽에서 목동맥의 맥박을 느낄 수 있으며, 이는 *바깥목동맥*의 맥박이다(그림 10.30A).

10.4c 가슴 The Thorax (그림 10.31)

뼈 표지점 Skeletal Landmarks

가슴우리(**그림 10.31**) 표면의 특징들은 촉진할 수 있다. 복장뼈는 복장뼈자루, 몸통 및 칼돌기 세 부분으로 구분된다(6장 참조). *목아래패임*(jugular notch)은 복장뼈자루의 위모서리에 있는 오목부분이다. *복장뼈각*(sternal angle)은 복장뼈자루와 복장뼈몸통의 연결 부위로서 2번째 갈비뼈의 위치를 알려주는 중요한 표지점이다. 갈비뼈는 가로로 되어 있으며 갈비뼈 속에 있는 가슴안 기관들의 위치를 알려준다(map). 이러한 지도화(mapping)에는 몸통벽의 세로선이 필요하다. 두 개의 세로선은 겨드랑 중심에서 가슴벽 가쪽 아래로 내려가는 **중간겨드랑선**(midaxillary line)과 빗장뼈의 중간지점에서 아래쪽의 고샅부위까지 내려가는 **빗장중간선**(midclavicular line)으로 젖꼭지 안쪽 약 1 cm 부분을 지나간다.

갈비모서리(costal margin)는 가슴벽 아래쪽 경계부를 나타낸다. **갈비아래각**(infrasternal angle)은 복장뼈 몸통과 칼돌기가 만나는 부위인 *복장칼관절*(xiphisternal joint) 부위에 위치한다.

가슴 근육 Muscles of the Thorax

앞가슴벽의 대표적인 얕은근육은 *큰가슴근*과 *앞톱니근*의 앞쪽근육다발이다(그림 10.31을 따라 두 근육을 가슴에서 촉진해 보자). 팔굽혀펴기(push-up)를 할 때 두 근육이 함께 수축하므로 한쪽 손으로 책상 위에서 팔굽혀펴기를 하면서 반대쪽 손으로 만져보면 이 근육들의 수축을 확인할 수 있다.

10.4d 배 The Abdomen (그림 10.31)

뼈 표지점 Skeletal Landmarks

앞배벽은 갈비모서리에서부터 내려가 다음과 같은 표지점들로 이루어지는 아래쪽 경계까지 뻗어 있다(그림 10.31).

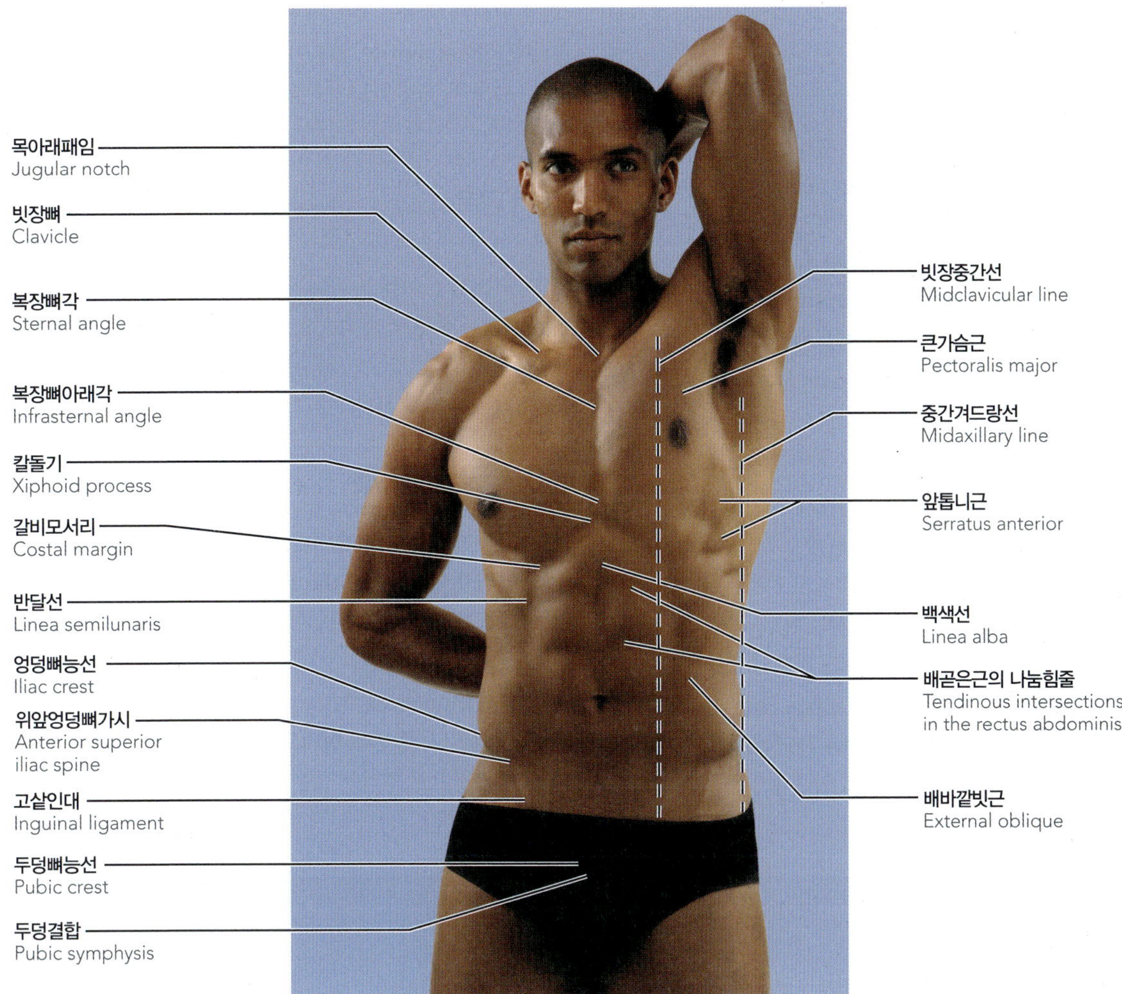

그림 10.31 **가슴과 배의 앞쪽.**

1. **엉덩뼈능선(엉덩뼈의 위모서리, Iliac crest).** 자신의 엉덩이에 편하게 손을 올려 놓으면 엉덩뼈의 위모서리인 엉덩뼈능선의 위치를 알 수 있다.
2. **위앞엉덩뼈가시(Anterior superior iliac spine).** 엉덩뼈능선의 가장 앞쪽 지점의 가시는 두드러지게 돌출되었고, 비만인 사람조차도 누구나 촉지할 수 있다.
3. **고샅인대(Inguinal ligament).** 고샅굴부위 피부의 고샅고랑에 있는 이 인대는 위앞엉덩뼈가시로부터 안쪽으로 주행하여 두덩뼈의 *두덩뼈결절*(pubic tubercle)에 부착하는 인대이다.
4. **두덩뼈능선(Pubic crest).** 안쪽의 *두덩결합*(pubic symphysis) 근처에 위치한 두덩뼈능선을 느끼기 위해서는 깊게 눌러야 한다. 두덩뼈능선에서 가장 가쪽 지점인 두덩뼈결절은 쉽게 만져지지만 두덩뼈능선은 깊게 눌러야만 확인할 수 있다.

배벽의 근육과 다른 배표면의 특징들

Muscles and Other Abdominal Surface Features

앞배벽의 중심에 있는 표지점은 *배꼽*(umbilicus)이다. 배꼽에서 위쪽과 아래쪽으로 *백색선*(linea alba)이 있으며, 세로고랑에 의해 마른 사람의 피부에서 관찰된다(그림 10.31). 이 힘줄선은 칼돌기에서 두덩결합까지 뻗어 있으며 배곧은근의 바로 안쪽에 있고 배바깥빗근, 배속빗근과 배가로근이 종지한다(표 10.6). 백색선은 길게 절단했을 때 손상받을 근육이 없고 출혈도 미약하기 때문에 배안의 외과수술 시 수술 부위로서 사용되는 부위이다.

배벽에 있는 백색선의 가쪽에는 세로로 주행하는 띠 모양의 *배곧은근*(rectus abdominis)이 있다. 무릎을 굽힌 상태에서 일어나 앉을 때 또는 의자에 비스듬히 등을 기대고 있다가 앞으로 숙일 때에 피부 바로 깊은 곳에서 이 근육이 수축하는 것을 느껴 보라. 마른 사람의 피부에서는 양쪽 배곧은근의 가쪽 모서리가 만드는 **반달선**(linea semilunaris)이라는 고랑이 있다. 근육량이 많은 사람은 배곧은근을 덮고 있는 피부 표면에 세 개로 된 가로고랑이 관찰되는데, 이는 곧은근을 나누는 섬유성 띠로서 *나눔힘줄*(tendinous intersection)이라고 한다. 이로 인해 수직으로 달리는 배곧은근에는 4개의 가로로 된 돌출된 부위가 관찰되는데 이 부위를 보디빌더들은 '식스팩'이라고 부른다.

앞배벽의 또다른 주요 근육은 가쪽의 *배바깥빗근*이다. 기침, 긴장 또는 배압을 상승시키는 다른 방법을 통해 이 근육이 수축하는 것을 느껴보자.

10.4e 등 The Back (그림 10.32)

등의 뼈 Bones of the Back

등의 중심에는 **뒤정중고랑**(posterior median furrow)이라 부르는 세로고랑이 있다(그림 10.32). 척주를 굽혔을 때 이 고랑에서 척추의 *가시돌기*(spinous process)를 볼 수 있다. 여러분의 등에서 몇 개의 가시돌기를 촉진해 보자(7번째 목뼈와 1번째 등뼈는 가장 현저하게 돌출되므로 쉽게 찾을 수 있다). 자신의 등에서 구조물을 찾기 어렵더라도 어깨뼈의 *긴* 안쪽 *모서리*뿐만 아니라 돌출된 *어깨뼈가시*와 몇 개의 갈비뼈 뒤쪽부분을 촉진할 수 있어야 한다. 어깨뼈는 얕은층에서 2번째와 7번째 갈비뼈 사이에 위치하며, 어깨뼈의 *아래각*은 7번째 등뼈의 가시돌기 높이에 위치하고, 어깨뼈가시의 안쪽 끝은 3번째 등뼈 가시돌기의 높이에 위치한다.

엉덩이에 편안하게 손을 대면 아래쪽 등부위에서 엉덩뼈능선을 촉지할 수 있다. 양쪽 능선의 가장 높은 지점을 뒤안쪽고랑과 몸의 가쪽면 사이 1/2 부분에서 찾는다(그림 10.32). 오른쪽과 왼쪽의 엉덩뼈능선 가장 높은지점을 연결하는 가로선은 **능선위선**(supracristal line)으로 4번째 허리뼈를 가로지르며 척추의 위치를 찾는 간단한 방법을 제공하고 있다. *허리천자*(lumbar puncture)를 하기 위해 4번째 허리뼈를 찾는 능력은 의사들에게 필수적이며, 바늘을 척주관의 바로 위쪽 또는 4번째 허리뼈 아래에 꽂는다.

엉치뼈(sacrum)는 엉덩이에 있는 틈새 바로 위에서 쉽게 만져지며, 항문 바로 뒤쪽에 있는 틈새의 가장 아래쪽의 꼬리뼈에서 확인할 수 있다.

등의 근육 Muscles of the Back

등의 가장 얕은근육은 위로는 *등세모근*이며 아래로는 *넓은등근*이다(그림 10.32). 이뿐만 아니라 깊은근육인 *척주세움근*(erector spinae muscle)은 척주 옆에 수직으로 달리는 두꺼운 끈과 같이 등의 아래쪽에서 잘 관찰된다. 당신의 척주를 펼 때 척주세움근이 수축하여 볼록하게 튀어 나오는 것을 본다.

10.4f 팔과 어깨 The Upper Limb and Shoulder

겨드랑 The Axilla (그림 10.33)

겨드랑의 바닥(base of the axilla)은 털이 자라는 팔 아래의 고랑이다(그림 10.33A). 바닥은 두 개의 두꺼운 **겨드랑주름**(axillary fold)이라는 둥근 모서리 사이에서 '계곡'을 형성한다. 바닥의 바로 앞쪽에는 **앞겨드랑주름**(anterior axillary fold)이 위치하며, 이 주름은 큰가슴근에 의해 형성된다. 다음의 **뒤겨드랑주름**(posterior axillary fold)은 위팔뼈의 닿는곳으로 향하는 넓은등근과 큰원근에 의해 형성된다.

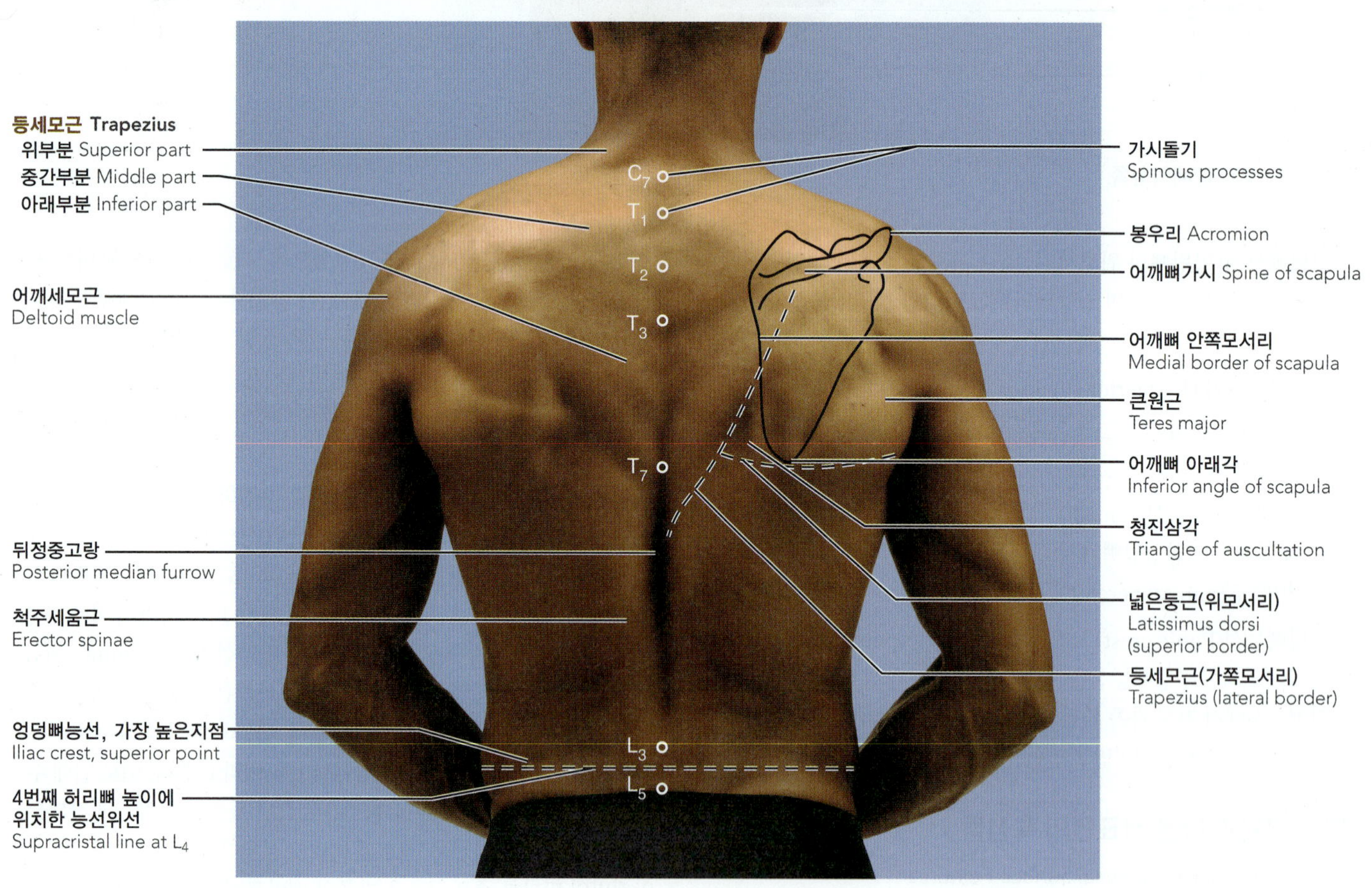

그림 10.32 등의 표면해부.

어깨 The Shoulder (그림 10.33)

뒤쪽에서 돌출된 어깨뼈가시를 찾아보고(그림 10.32), 가시를 따라 가쪽 끝으로 가면 어깨의 맨 꼭대기에 편평한 *어깨뼈봉우리*(acromion)가 있다. 다음으로 앞쪽에서 *빗장뼈*(clavicle)를 만져보고(그림 10.33A) 이 뼈가 복장뼈에서 어깨쪽으로 가면서 곡선 모양인 것을 찾는다. 이제 어깨의 위가쪽면에 빗장뼈와 어깨뼈봉우리 인접 부위가 있으며 이곳을 *봉우리빗장관절*(acromioclavicular joint)이라 한다. 이 관절을 찾기 위해서 한쪽 팔을 앞쪽으로 뒤틀리는 것을 반복해 보면서 다른 쪽 손으로 만져 보면 회전하는 동작을 촉진할 수 있다. 그 다음 어깨의 위쪽면에서 가장 가쪽 표지점인 위팔뼈의 *큰결절*(greater tubercle)을 찾는다. 이 부위는 어깨의 위쪽을 둥글게 하는 두꺼운 근육인 *어깨세모근*(deltoid muscle)에 의해 덮여 있다(그림 10.33B). 근육주사는 주로 어깨세모근에 주입하며 큰결절의 아래쪽 약 5 cm 정도에 위치한다(**그림 10.34**).

위팔 The Arm (그림 10.33)

팔에서 *위팔뼈*(humerus)는 위팔뼈 전체를 따라 촉지할 수 있으며, 특히 안쪽면과 가쪽면을 따라 촉지가 이루어진다. 저항에 대해 아래팔을

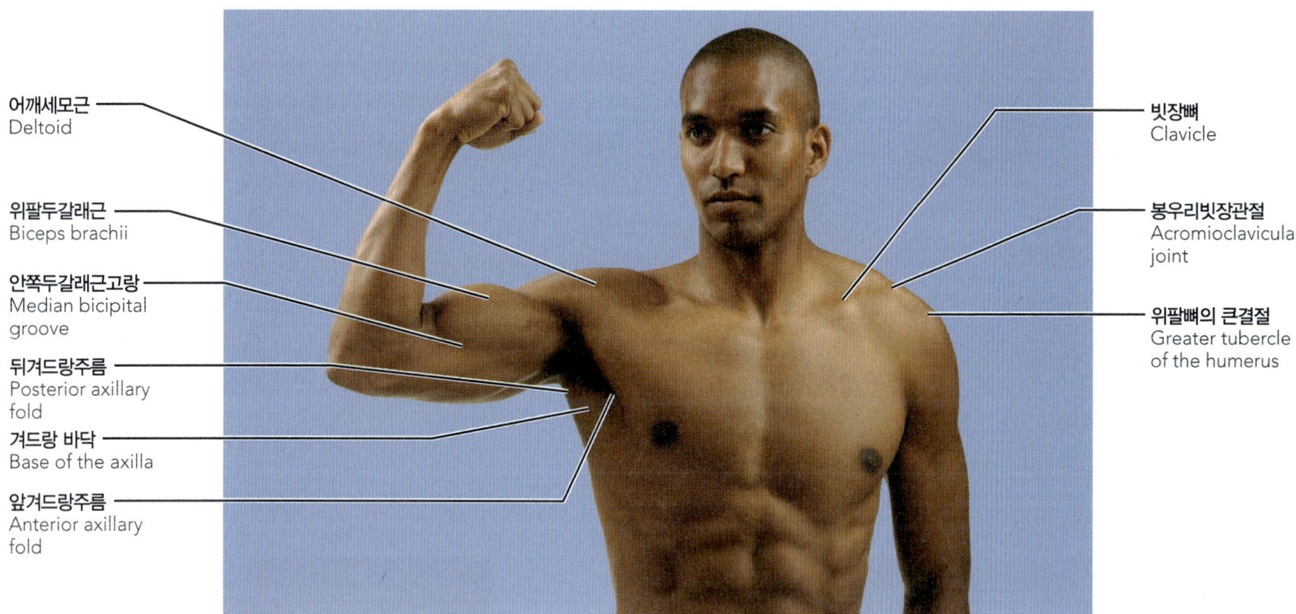

A

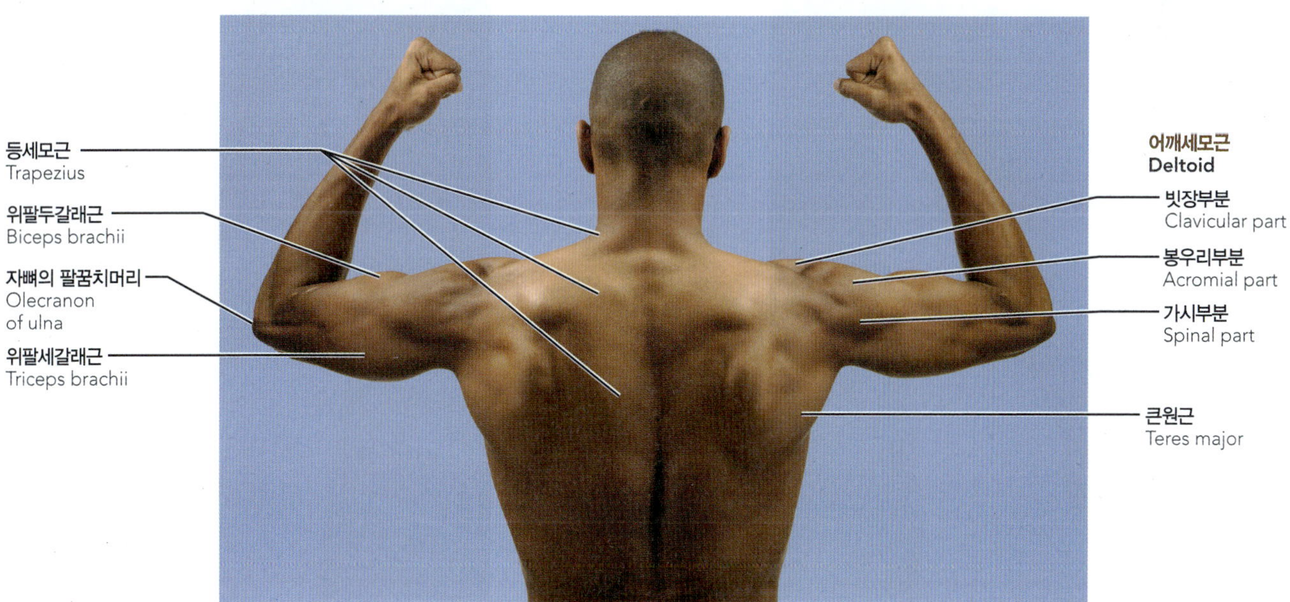

B

그림 10.33 어깨와 팔.

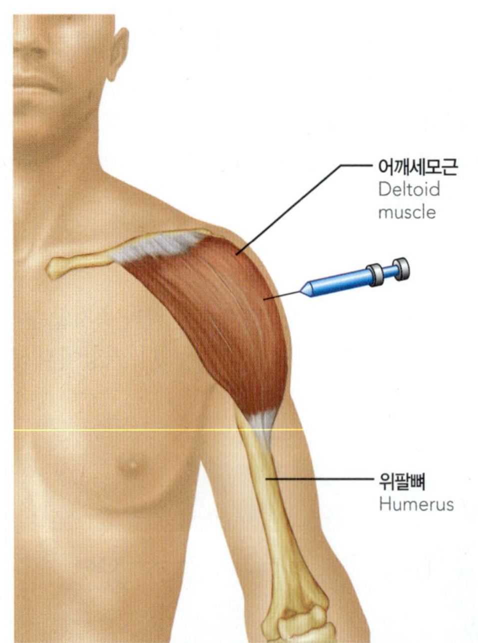

그림 10.34 어깨세모근의 근육주사.
이 부위는 1 mL 이하의 용량을 주입한다.

굽힐 때 팔의 앞쪽에서 *위팔두갈래근*(biceps brachii)이 수축하는 것을 느껴 보자. 위팔두갈래근의 안쪽 경계는 **안쪽두갈래근고랑**(medial bicipital groove)에 의해서 구별된다(그림 10.33A). 다음으로 저항에 대해 아래팔을 펼 때 팔의 뒤쪽에서 *위팔세갈래근*(triceps brachii)이 돌출되는 것을 느껴 보자. 위팔세갈래근(가쪽, 긴, 안쪽갈래)의 모든 갈래는 근육이 잘 발달된 사람의 피부에서 볼 수 있다**(그림 10.35A)**.

팔꿉 부위 The Elbow Region (그림 10.35)

위팔의 먼쪽부분인 팔꿉 근처에서 위팔뼈의 두 개의 돌출부인 *가쪽 및 안쪽위관절융기*(lateral and medial epicondyle)를 촉지해 보자(그림 10.35B). 위관절융기 사이의 뒤쪽 중간에서 팔꿉을 형성하는 *자뼈의 팔꿈치머리*(olecranon of the ulna)를 만진다. 여기는 *위팔세갈래근*의 닿는곳이다. 팔꿉을 폈을 때 두 개의 위관절융기와 팔꿈치머리는 모두 같은 가로선상에 있다. 만약 이 세 개의 뼈돌기들이 같은 선상에 있지 않으면 팔꿉은 탈구된 것이다. 이제 안쪽위관절융기의 뒷면을 느껴 보자. 여러분은 자신경을 만질 수 있다. '재미있는 뼈(funny bone)' 부분인 이 부위에서 이 신경을 강하게 두드리거나 누르면 아래팔과 손의 안쪽면을 따라 날카롭게 퍼지는 통증을 느낄 수 있다.

팔꿉의 앞면에 **팔오금**(cubital fossa)이라는 삼각형의 오목한 곳이 있다(그림 10.35B). 삼각형 모양의 위쪽 바닥은 위팔뼈의 위관절융기 사이의 가로선에 의해 형성되며, 삼각형 모양의 아랫면은 *위팔노근*(brachioradialis)과 *원엎침근*(pronator teres)에 의해 형성된다. 당신의 위팔에서 이들 경계를 찾아 보자. 위팔노근을 찾기 위해 저항에 대항하여 아래팔을 굽혀 아래팔 가쪽이 불룩해지는 것을 확인한다. 원엎침근을 느끼기 위해 저항에 대항하여 아래팔을 엎치면서 팔오금에서 이 근육 팔오금을 촉지한다.

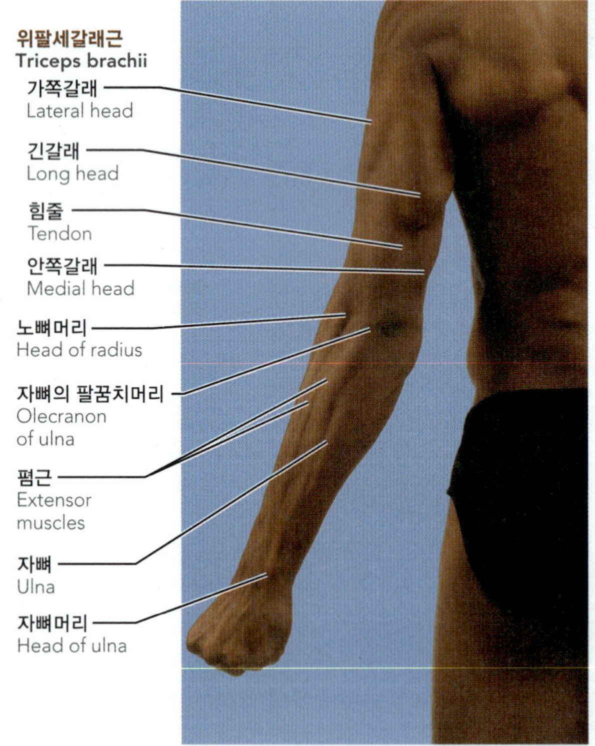

A. 왼쪽 팔과 아래팔의 뒷면

B. 왼쪽 위팔과 아래팔의 앞면

그림 10.35 위팔과 아래팔 표면의 특징.

아래팔과 손 The Forearm and Hand (그림 10.35, 10.36)

아래팔에는 안쪽의 *자뼈*와 가쪽의 *노뼈*가 평행하게 위치한다. 아래팔의 뒤쪽에서 윤곽이 뚜렷한 모서리처럼 전체적으로 자뼈를 느껴볼 수 있다(그림 10.35A). 팔꿈치머리에서 아래쪽으로 내려가면 더 확실해진다. 노뼈에서도 노뼈의 먼쪽 1/2을 촉지할 수 있지만 몸쪽 1/2은 근육에 의해 덮여 있다. 한편 몸쪽 끝에서 *노뼈 머리*가 돌아가는 것을 느낄 수 있다. 이러한 운동을 확인하기 위해서 아래팔을 펴고 팔꿉 부분의 뒤가쪽면이 움푹 들어가게 한다. 이 움푹 들어간 부위를 세개의 손가락으로 누른상태에서 문손잡이를 돌리듯이 손을 돌리면 노뼈머리의 회전을 느낄 수 있다. 먼쪽에서 가쪽에 있는 노뼈 붓돌기와 안쪽에 있는 자뼈 붓돌기를 확인한다(그림 7.5 참조).

다음으로 아래팔의 주된 근육군을 찾아 보자. 저항에 대항하여 손과 손가락을 굽히고, 앞쪽의 *굽힘근*(flexor muscle)이 수축하는 것을 느껴 보자(그림 10.35B). 그 다음 손목부위에서 손을 펴고 뒤쪽의 *폄근*(extensor muscle)이 팽팽해지는 것을 확인한다(그림 10.35A).

아래팔의 앞쪽에 있는 얕은근육의 힘줄은 손목 근처 앞쪽 표면에서 명확하게 관찰된다. 저항에 대해 주먹을 쥐면서 굽히면 손목의 주된 굽힘근의 힘줄이 아래팔 먼쪽 피부에서 돌출될 것이다. 가장 잘 보이는 것은 *노쪽손목굽힘근*(flexor carpi radialis)과 *긴손바닥근*(palmaris longus)의 힘줄일 것이다(**그림 10.36A**)(긴손바닥근은 모든 사람의 30% 정도가 적어도 한쪽 팔에서 없기 때문에 당신의 아래팔에서 두 개 대신에 하나의 두드러지는 힘줄만이 관찰될 수도 있다). 마지막으로 아래팔의 안쪽면에 *자쪽손목굽힘근*(flexor carpi ulnaris)의 힘줄이 위치한다.

엄지손가락을 쭉 펴고 뒤쪽을 뾰족하게 하면 손등의 엄지손가락 바닥에 삼각형의 오목한 부분인 **해부학코담배갑**(anatomical snuff box)이 형성될 것이다(그림 10.36B). 이 이름은 한때 사람들이 이 부위에 코담배를 얹어 들이마시면서 붙여진 것이다. 이곳에서 튀어나온 두 개의 모서리는 엄지벌림근과 엄지폄근의 힘줄에 의한 것으로 노뼈쪽에서는 *긴엄지벌림근*(abductor pollicis longus)과 *짧은엄지폄근*(extensor pollicis brevis), 자뼈쪽에서는 *긴엄지폄근*(extensor pollicis longus)이 위치한다. 코담배갑의 바닥쪽을 이루는 주된 뼈는 손목을 형성하는 손배뼈이지만 노뼈의 붓돌기도 이곳에 위치한다. 이 뼈가 골절로 인해 어긋났다면 노뼈 붓돌기는 코담배갑의 안쪽 대신 바깥쪽에서 확인이 될 것이다.

손과 손가락을 펴면 손등에서 *손가락폄근*(extensor digitorum)의 힘줄을 보게 된다(그림 10.36B).

10.4g 다리와 볼기부위 The Lower Limb and Gluteal Region

볼기부위 The Gluteal Region (그림 10.37)

엉덩이에 손을 올려 엉덩뼈능선의 위치를 찾아 보고 양쪽 가장 뒤쪽 지점을 따라가 보자. 작지만 날카로운 *위뒤엉덩뼈가시*(posterior superior iliac spine)가 있고, 등의 중심선으로부터 가쪽 피부에 세 손가락 넓이의 눈에 띄게 움푹 패인 곳이 있다(**그림 10.37**). 움푹 패인 이곳이 *엉치엉덩관절*(sacroiliac joint)이며 이 관절은 척주의 엉치뼈와 볼기뼈(hip bone)가 부착하는 곳이다.

볼기부위의 두드러진 특징은 엉덩이(buttocks)의 *융기*(볼)로서 피부밑지방과 두툼한 *큰볼기근*(gluteus maximus muscle)에 의해 형성된다(그림 10.37). 양쪽 엉덩이 융기 사이의 세로중심고랑을 **볼기틈새**(natal cleft) 또는 *엉덩사이틈새*(intergluteal cleft)라고 한다. 양쪽 융기의 아래쪽 모서리는 가로로 굵은 **볼기주름**(gluteal fold)이 있고, 이는 큰볼기근의 아래쪽 모서리에 해당한다. 앉거나 다리를 굽혀서 양쪽 볼기주름의 안쪽 바로 위에 있는 *궁둥뼈결절*(ischial tuberosity)을 촉지해 보자. 이 결절은 궁둥뼈의 아래쪽에 있는 튼튼한 부위로서 앉아 있을 때 몸의 체중을 받쳐 준다. 다음으로 엉덩이의 가쪽면에 손가락을 올려 넙다리뼈의 *큰돌기*(greater trochanter)를 촉지해 보자. 이 부위는 움푹 패인 곳(hollow) 바로 앞쪽이며 엉덩뼈능선의 아래쪽으로 손 너

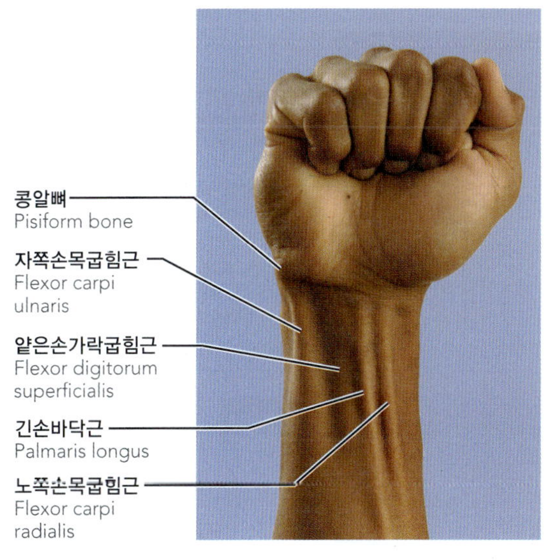

A. 아래팔 먼쪽의 앞면

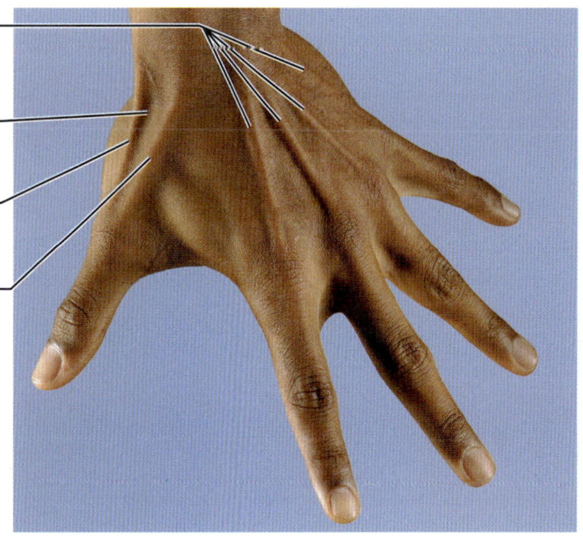

B. 손등

그림 10.36 아래팔 먼쪽과 손 표면의 특징.

비 정도이다. 이 돌기가 넙다리뼈 가쪽에서 가장 높은 지점이기 때문에 다리를 굽혔다 폈다 할 때 넙다리뼈가 움직이는 것을 느낄 것이다.

넓적다리 The Thigh (그림 10.38, 10.39)

넙다리뼈의 대부분은 두꺼운 근육에 의해 둘러싸여 있기 때문에 만져볼 수 있는 뼈 표지점이 적다. 넓적다리의 근육을 촉지해 보자. 앞쪽의 *넙다리네갈래근*(quadriceps femoris muscle), 안쪽의 *모음근*(adductor muscle)(**그림 10.38A**) 및 뒤쪽의 *뒤넙다리근*(hamstring)이다(**그림 10.39**). *가쪽넓은근*(vastus lateralis)은 근육주사 부위로 이용되며 넙다리네갈래근의 가쪽 근육이다(그림 10. 38A). 먼쪽에서 넓적다리의 *안쪽 및 가쪽관절융기*(medial and lateral condyles of the femur)와 관절융기 앞쪽의 *무릎뼈*(patella)를 확인한다(그림 10.38B).

넓적다리의 앞윗면에는 **넙다리삼각**(femoral triangle)이라는 삼각형 모양으로 패인 곳이 있다(그림 10.38A). 이 삼각의 위모서리는 고샅인대에 의해서 형성되고 두 개의 아래모서리는 *넙다리빗근*(sartorius muscle)과 *긴모음근*(adductor longus muscle)에 의해서 형성된다. 종아리로 들어가는 넙다리 동·정맥과 신경이 넙다리삼각에 위치한다.

무릎의 뒤쪽부위를 **다리오금**(popliteal fossa)이라 하고, 다이아몬드 모양으로 움푹 들어가 있으며(그림 10.39), 큰 근육에 의해 네 개의 모서리가 구분된다. *넙다리두갈래근*(biceps femoris)은 위가쪽모서리를, *반힘줄근*(semitendinosus muscle)과 *반막근*(semimembranosus muscle)은 위안쪽모서리를 형성하고, *장딴지근*(gastrocnemius muscle)의 두 갈래는 두 개의 아래모서리를 이룬다.

종아리와 발 The Leg and Foot (그림 10.38)

무릎뼈(무릎받이)를 찾아 보고 무릎뼈 아래쪽에 있는 두꺼운 *무릎인대*(patellar ligament)를 따라가면 종아리의 정강뼈 위쪽에 닿는곳이 확인되며, 이 부위에서 *정강뼈거친면*(tibial tuberosity)이라는 거친 돌출 부위를 만져볼 수 있다(그림 10.38B). 정강뼈의 날카로운 *앞모서리*(anterior border)를 따라 아래로 내려가면 정강뼈 전체 표면에 매우 근접한 뼈 표지점인 편평한 *안쪽면*(medial surface)이 있다. 이 부위는 정강이가 부딪혔을 때 멍이 잘드는 곳이다.

이제 종아리의 위쪽으로 돌아와서 무릎 바로 아래에서 정강뼈의 *가쪽 및 안쪽관절융기*(lateral and medial condyles of the tibia)를 촉지해 보자. 무릎을 구부리면 정강뼈가 움직여 정강뼈의 관절융기를 촉지할 수 있기 때문에 넙다리관절융기와 정강뼈 관절융기를 구분할 수 있다. 종아리의 위가쪽부분에서 불룩한 *종아리뼈머리*(head of the fibula)를 느껴 보자(그림 10.38B, C).

종아리의 가장 먼쪽에는 종아리뼈의 아래끝에 있는 발목의 가쪽융기인 *가쪽복사*(lateral malleolus)를 느낄 수 있다(그림 10.38D). 이 융기는 발목의 안쪽융기인 정강뼈의 *안쪽복사*(medial malleolus)보다 조금 낮게 위치함을 확인한다.

다음으로 종아리의 주된 근육과 뒤쪽 종아리의 근육을 촉지해 보자(그림 10.39). 발가락끝으로 서는 것은 장딴지근의 *가쪽 및 안쪽갈래*(lateral and medial heads of the gastrocnemius)를 느끼는 데 도움이 될 것이며, 이 근육 밑에는 넓은 *가자미근*(soleus muscle)이 있다. 또한 *발꿈치힘줄*[아킬레스, calcaneal (Achilles) tendon]의 긴장과 발의 발꿈치뼈 위에 이 힘줄의 종지부를 확인한다. 종아리의 앞면에서 발의 발등굽힘과 발바닥굽힘을 반복적으로 움직여서 *앞칸근육*(anterior muscle compartment)을 촉지한다(그림 10.38B). *앞정강근*(tibialis anterior muscle)과 *발가락폄근*(extensor digitorum muscle)이 수축하고 이완되는 것을 느낄 것이다. 그 다음 종아리의 가쪽 대부분을 덮는 *종아리근*(fibularis muscle)을 촉지해 보자(그림 10.38C). 이 근육들의 힘줄은 가쪽복사의 뒤쪽을 지나가고 가쪽복사의 약간 위쪽과 뒤쪽 부분에서 느껴졌을 것이다.

이제 발등(윗면)을 확인한다. 발가락을 펴면 *긴발가락폄근*(extensor digitorum longus muscle)과 *긴엄지폄근*(extensor hallucis longus muscle)의 힘줄이 보인다(그림 10.38D).

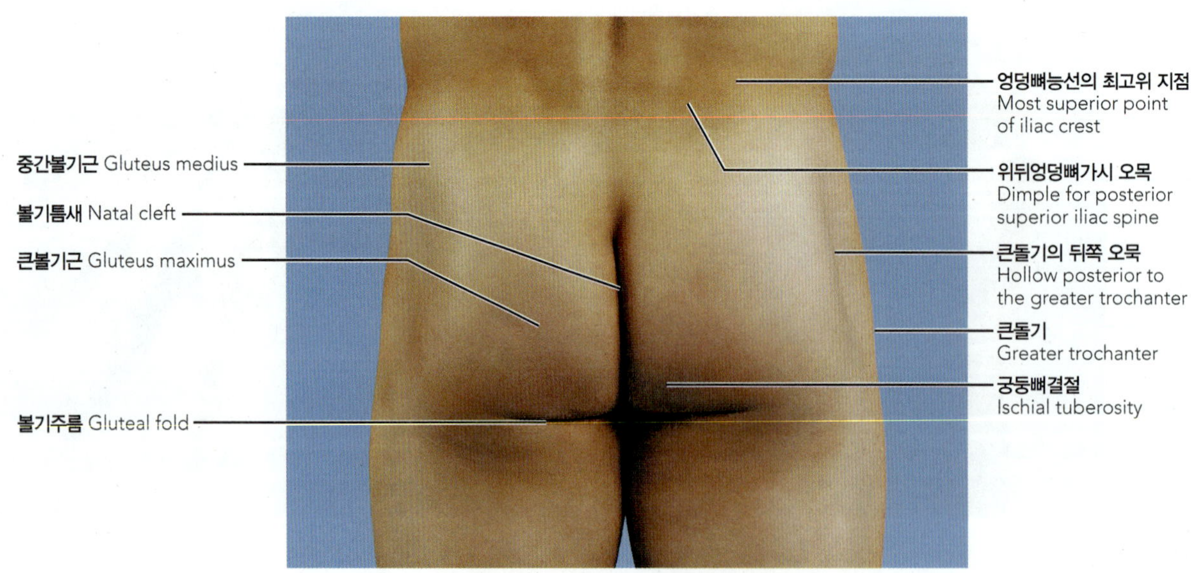

그림 10.37 엉덩이 부분. 이 부위는 위로는 엉덩뼈능선, 아래쪽으로는 볼기주름이 경계를 이룬다.

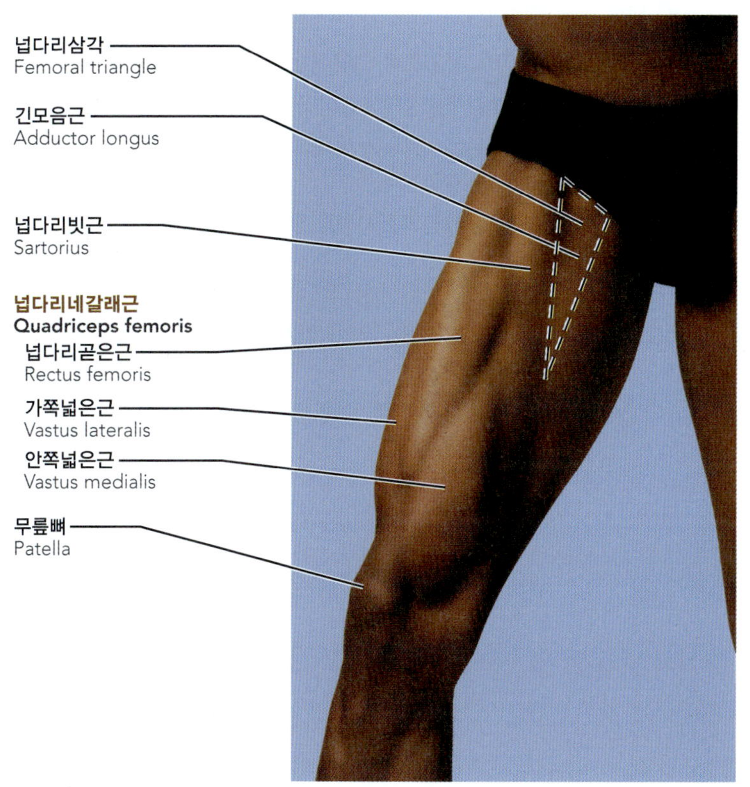

A. 앞쪽 넓적다리

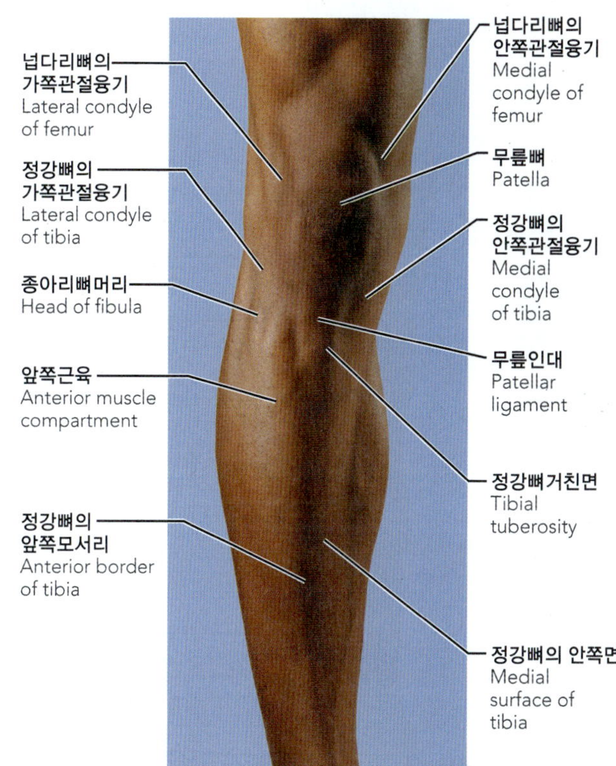

B. 앞쪽 무릎과 아래다리

무릎뼈
Patella
종아리뼈머리
Head of the fibula
종아리근
Fibularis muscles
가쪽복사
Lateral malleolus
안쪽복사
Medial malleolus

C. 종아리와 발의 가쪽

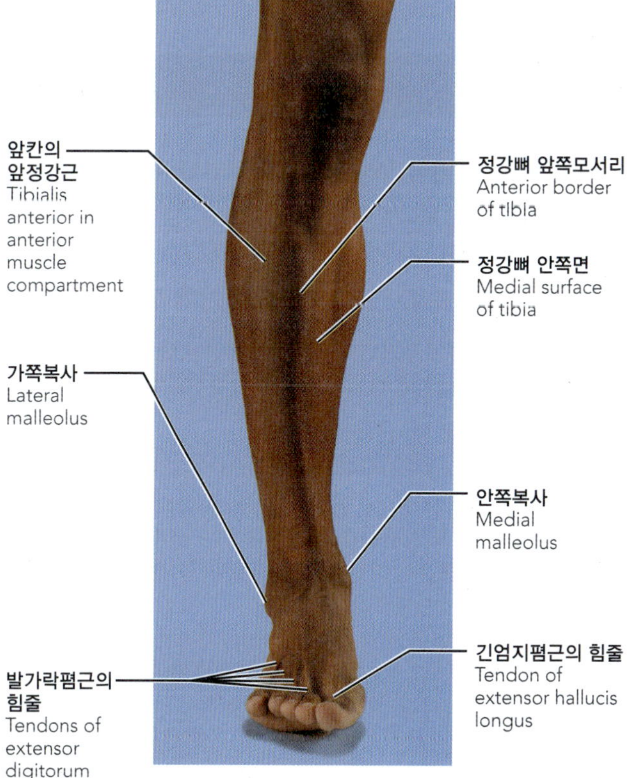

D. 종아리와 발의 앞쪽

그림 10.38 다리의 표면해부. 왼쪽 다리를 앞쪽과 가쪽에서 본 모습.

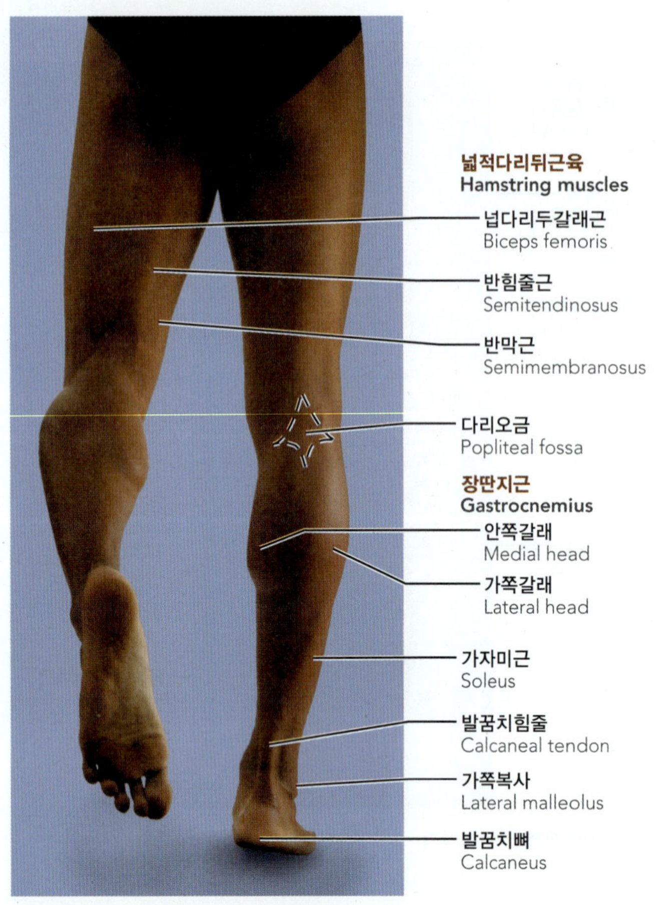

그림 10.39 아래다리 뒤쪽 표면해부.

이해 수준 체크하기

□ 19. 백색선은 어디에 있으며, 그곳에 닿는 근육은 무엇인가?

□ 20. 청진삼각의 경계를 정의하고 이 표지점의 중요성을 설명한다.

□ 21. 근육주사 부위로 이용되는 세 곳과 그 세 곳을 정하는 데 도움이 되는 표지점을 설명한다.

□ 22. 다음에 나오는 표면의 표지점을 찾을 수 있는 몸의 부위를 정의한다.
(a) 능선위선, (b) 반달선, (c) 팔오금, (d) 안쪽두갈래근고랑.

□ 23. 목의 뒤목삼각의 경계는 무엇인가? 목동맥의 맥박을 느낄 수 있는 곳은 어디인가?

□ 24. 주먹을 쥐었을 때 아래팔 먼쪽에서 2개의 힘줄이 돌출된다. 이 힘줄의 명칭을 쓴다.

요약 Chapter Summary

10.1 근육기능의 역학 MECHANICS OF MUSCLE FUNTION

10.1a 근육에서 근육다발의 배열 Arrangement of Fascicles in Muscles

1. 뼈대근육에서 근육다발의 배열은 원형(circular), 수렴형(convergent), 평행형(parallel) 및 깃형(pennate)으로 나눈다. 근육다발이 수렴형과 평행형으로 배열된 긴근육섬유(long muscle fiber)는 큰 범위의 움직임을 주로 일으킨다. 깃형으로 배열된 더 짧고, 밀도 있게 압축된 근육섬유(packed muscle fiber)는 힘을 만들어 낸다.

10.1b 지렛대계통: 뼈-근육 상호관계 Lever Systems: Bone-Muscle Relationships

2. 지렛대는 받침점 위에서 움직이는 단단한 막대기이다. 지렛대에 힘이 적용될 때, 부하(load)는 움직이게 된다. 인체에 비유하면 뼈는 지렛대이며, 관절은 받침점이 되고, 작용력(힘)은 뼈대근육이 닿는곳(insertion)을 잡아당겨 생성된다.
3. 작용력과 받침점의 거리가 부하와 받침점 사이의 거리보다 더 길 때, 지렛대는 역학적 이점으로 작용하며 이는 힘의 지렛대이다. 반면, 작용력과 받침점 사이의 거리가 부하와 받침점 사이의 거리보다 가까우면 이는 역학적 약점으로 작용하며, 이를 속도지렛대라고 한다.
4. 1종 지렛대(받침점이 부하와 작용력 사이에 위치한 것)는 역학적 이점 또는 약점으로 작용될 것이다. 2종 지렛대(부하가 받침점과 작용력 사이에 위치한 것)는 모두 역학적 이점으로 작용한다. 3종 지렛대(작용력이 부하와 받침점 사이에 위치한 것)는 모두 역학적 약점으로 작용한다. 몸에 있는 대부분의 근육은 3종 지렛대 작용을 하며, 따라서 힘의 움직임보다는 속도의 움직임을 나타낸다.

10.1c 근육의 작용과 상호작용 Muscle Actions and Interactions

5. 뼈대 근육은 대립되는 그룹이 가동관절을 가로질러 서로 반대쪽에 배열되어 있다. 하나의 근육군은 다른 근육군의 작용과 반대의 작용을 하거나 수정할 수 있다.
6. 주작용근(주동근)은 특정 움직임을 책임진다. 대항근은 특수한 운동에 반대로 작용한다. 협동근은 원하지 않는 움직임을 막고 관절을 안정화시켜 주작용근의 움직임을 돕는다.
7. 관절의 앞쪽에 위치한 근육들은 보통 굽힘작용을 한다. 뒷쪽에 위치한 근육들은 대체적으로 폄작용을 한다(무릎과 발목은 예외). 모음근(adductor)은 관절의 안쪽면에 위치하며 벌림근(abductor)은 가쪽면에 위치한다.

10.2 뼈대근육의 분류 ORGANIZATION OF SKELETAL MUSCLES

10.2a 배아 발달을 기초로 한 체계적인 분류 Organizational Scheme Based On Embryonic Development

8. 배아 발달과 일반적인 기능을 바탕으로 신체의 근육은 네 개의 기능적인 군으로 나눈다. 내장기관근육, 인두활근육, 몸통근육 및 팔다리근육이다.

9. 인두활근육은 뼈대근육으로서 몸분절과 인두 주변에서 발생한다. 일부는 발생 과정 중에 머리와 등으로 이동한다. 목과 몸통의 몸통근육은 근육분절에서 기원한다. 이들은 척추를 펴는 뒤쪽근육과 척추를 굽히는 앞쪽근육이 있다. 머리의 몸통근육 중 눈근육과 혀근육은 각각 몸분절과 뒤통수근절에서 발생한다. 팔다리근육은 근육분절의 앞가쪽에서 기원하고, 팔과 다리에서 유사한 배열을 보인다. 한쪽은 폄근이 되고 다른 한쪽은 굽힘근이 된다.

10.2b 팔다리의 근육칸 Muscle Compartment of the Limbs

10. 팔다리의 근육은 구획으로 나뉜다. 팔과 아래팔에서 앞쪽(굽힘근)과 뒤쪽(폄근)구획으로, 넓적다리에서는 뒤쪽, 앞쪽 및 안쪽구획으로, 종아리에서는 뒤쪽, 앞쪽 및 가쪽구획으로 나뉜다. 같은 구획에 위치하는 근육들은 일반적으로 유사한 기능과 신경지배를 갖는다. 팔과 다리의 근육에 대한 요약한 표는 근육의 작용, 상호작용 및 구획에 대한 좋은 복습 자료를 제공한다.

10.3 우리 몸의 주요 뼈대근육 MAJOR SKELETAL MUSCLES OF THE BODY

10.3a 뼈대근육의 명명 Naming the Skeletal Muscles

11. 근육은 위치, 모양, 상대적인 크기, 근육다발의 방향, 근육의 부착 부위, 시작되는 부위, 작용에 따라 명명된다.

10.3b 근육 구성 표 The Muscle Tables

12. 얼굴의 표정근육들(표 10.1)은 일차적으로 얼굴의 피부에 붙어 있고 얇은 근육이다. 뺨을 누르며, 웃음을 짓게 하고, 감정을 내비치게 한다.
13. 깨물근과 관자근은 씹기근육으로 아래턱뼈와 두 개의 날개돌기를 올려 음식을 가는 것을 돕는다. 혀의 바깥근육은 혀를 고정시키고 혀의 움직임을 조절한다(표 10.2).
14. 목의 앞쪽 깊은근육은 후두를 올리고 내려 삼킴 기능을 도와준다. 인두수축근은 음식을 식도로 밀어내는 기능을 한다(표 10.3).
15. 머리와 목의 굽힘과 돌림은 목의 앞가쪽에 있는 목빗근과 갈비근에 의해 이루어진다. 척추와 머리의 폄은 목의 뒤쪽 깊은근육에 의해 일어난다(표 10.4).
16. 호흡의 움직임은 가로막과 가슴우리의 갈비사이근 촉진된다(표 10.5). 가로막의 수축은 배벽근육의 도움을 받아 복압을 증가시킨다.
17. 앞배벽과 가쪽배벽의 판형근육(표 10.6)은 합판처럼 층을 이룬다. 이 층은 배안 내용물을 보호, 지지 및 압박하는 강력한 벽을 형성한다. 이 근육은 몸통을 구부릴 수도 있다.
18. 골반바닥 및 샅의 근육(표 10.7)은 골반 장기를 지지하고 배뇨 및 배변을 억제하며 발기를 돕는다.
19. 가슴의 얕은층 근육은 팔이음뼈에 부착되어 팔을 움직일 때 어깨뼈를 고정하거나 움직인다(표 10.8).
20. 어깨 관절에서 팔을 움직이는 근육은 팔이음뼈(표 10.9) 또는 몸통뼈대에서 시작된다. 4개의 근육이 어깨 관절을 안정화시키는 돌림근띠(회전근개)를 형성한다. 일반적으로 가슴 앞쪽에 위치한 근육은 팔을 구부리는 반면(큰가슴근), 뒤쪽 근육은 팔을 편다(넓은등근). 벌림은 대부분 어깨세모근에 의해 일어난다. 모음과 회전은 앞쪽과 뒤쪽 양쪽 모두의 많은 근육에 의해 일어난다.
21. 위팔에 있는 대부분의 근육은 아래팔을 움직인다(표 10.10). 앞칸근육은 아래팔의 굽힘근(위팔두갈래근, 위팔근)이고 뒤칸 근육은 아래팔의 폄근(위팔세갈래근)이다.
22. 아래팔 근육은 주로 손을 움직인다(표 10.11). 아래팔 앞긴 근육은 손과 손가락을 구부리지만(cf. 두 개의 엎침근도 존재), 뒤칸 근육은 대부분 폄근이다(cf. 한 개의 뒤침근도 존재). 표 10.12는 팔근육의 작용에 대한 요약을 보여준다.
23. 손의 고유근육은 손가락(표 10.13)의 미세한 움직임과 손바닥의 물체를 잡는 데 도움이 되는 맞섬운동을 가능하게 한다. 이 작은 근육은 엄지두덩, 새끼두덩, 중간손바닥근육으로 나뉜다.
24. 엉덩관절과 무릎관절을 연결하는 근육은 넓적다리와 종아리를 움직인다(표 10.14). 앞쪽 근육은 주로 넓적다리를 구부리고 종아리를 펴고(넙다리네갈래근), 안쪽 근육은 넓적다리를 모으며(모음근), 뒤쪽 근육(볼기근, 햄스트링)은 주로 넙적다리의 가쪽돌림 및 폄에 작용하며 종아리를 굽힌다.
25. 종아리의 근육은 발목과 발가락에 작용한다(표 10.15). 앞칸의 종아리 근육은 대부분 발의 발등쪽굽힘근(폄근무리)이다. 가쪽칸의 근육은 발의 가쪽번짐 및 바닥쪽굽힘근(종아리근무리)이고, 종아리 뒤칸근육은 강한 바닥쪽굽힘근(장딴지근과 가자미근, 굽힘근무리)이다. 표 10.16은 다리근육의 작용에 대한 요약을 보여준다.
26. 발의 내재 근육(표 10.17)은 발의 활을 지지하고 발가락을 움직이는 데 도움을 준다. 대부분 발바닥에 위치하며 4층으로 배열되어 있다. 이 근육들은 손바닥의 작은 고유근육과 비슷하다.

10.4 부위별 표면해부학 REGIONAL SURFACE ANATOMY

27. 표면의 표지점과 속기관과 연관된 표지점에 대해 공부하는 표면해부학은 뼈대와 근육의 해부학적 구조를 복습하고 더 공부하는 데 매우 좋다. 촉지를 통하여 표면에 있는 표지점을 알아내는 것은 구조와 기능을 평가하는 임상 능력에 중요하다.

10.4a 머리 The Head

28. 머리에서 피부를 통해 느껴 볼 수 있는 뼈와 근육의 구조는 눈썹활, 바깥뒤통수뼈융기, 위목덜미선, 꼭지돌기, 관자근 및 머리덮개근육이 있다.
29. 머리덮개는 머리의 윗면을 덮고 있는 피부와 혈관이 매우 많은 피부밑층 및 머리덮개널힘줄로 구성된다.
30. 얼굴은 눈, 코, 귀 및 입 부위로 나뉜다. 코의 뼈 부분은 코뿌리와 콧등이다. 귀의 주요 부분은 귓바퀴와 귓불이다.
31. 얼굴에서 만져지는 부위는 광대활, 아래턱뼈몸통, 아래턱뼈가지, 깨물근 및 턱관절 부분이다.

10.4b 목 The Neck

32. 목의 앞정중선을 따라 아래로 내려가면 목뿔뼈, 후두융기 및 반지연골을 촉지할 수 있다.
33. 목빗근은 목의 중요한 표면 표지점이다. 큰 등세모근은 목의 뒤쪽에 위치한다.
34. 목의 뒤목삼각은 앞쪽은 목빗근, 뒤쪽은 등세모근, 아래쪽은 빗장뼈에 의해 이루어진다. 앞목삼각은 위쪽은 아래턱뼈의 아래모서리, 앞쪽은 목정중선, 뒤쪽은 목빗근에 의해 경계를 이룬다.

10.4c 가슴 The Thorax

35. 목아래패임은 복장뼈자루의 윗면이다. 복장뼈각은 복장뼈자루와 복장뼈 몸통이 연결되는 부위에 있다. 복장뼈각에서 2번째 갈비뼈를 찾으면 아래쪽에서 다른 갈비뼈를 셀 수 있다. 중간겨드랑선과 빗장중간선은 가상의 선으로 각각 겨드랑과 빗장뼈의 중앙에서 아래쪽으로 내려가는 선이다. V자 모양의 갈비모서리(갈비아래각)의 꼭대기는 복장칼관절 부위이다.

10.4d 배 The Abdomen

36. 앞 배벽의 표면 표지점은 엉덩뼈능선, 위앞엉덩뼈가시, 고샅인대의 고랑, 두덩뼈결절, 두덩뼈능선, 두덩결합, 배꼽, 백색선고랑, 배곧은근, 반달선 및 배바깥빗근이다.

10.4e 등 The Back

37. 등의 뒤정중고랑에서 척추의 가시돌기를 세고 찾을 수 있다. 가장 쉽게 찾을 수 있는 척추는 7번째 목뼈와 1번째 등뼈(가장 많이 튀어나온 척추)이다. 또한 촉지할 수 있는 척추는 3번째 등뼈(어깨뼈가시의 안쪽끝 높이), 7번째 등뼈(어깨뼈 아래각 높이) 및 4번째 허리뼈(능선위선 높이)이다.

38. 등의 얕은근육은 등세모근과 넓은등근으로 어깨뼈의 안쪽모서리를 따라 위치하며, 청진삼각의 경계를 형성한다. 더 깊은 척주세움근은 척주의 옆에 위치한다.

10.4f 팔과 어깨 The Upper Limb and Shoulder

39. 겨드랑과 관련된 중요한 구조는 겨드랑 바닥, 앞겨드랑주름 및 뒤겨드랑주름이다.

40. 어깨에서 촉지할 수 있는 뼈의 표지점은 어깨뼈봉우리, 빗장뼈, 봉우리빗장관절 및 위팔뼈의 큰결절이다.

41. 어깨의 주요 근육은 어깨세모근이다.

42. 한쪽팔에서 위팔뼈, 위팔두갈래근 및 위팔세갈래근을 촉지할 수 있다. 안쪽두갈래근고랑은 팔의 안쪽면에 있다.

43. 팔꿉 부위의 뼈 표지점은 위팔뼈에 있는 두 개의 위관절융기와 자뼈의 팔꿈치머리로 모두 같은 가로선상에 있다.

44. 팔오금은 팔꿉관절의 앞면에 삼각형모양의 패인 곳으로 가쪽에서는 위팔노근, 안쪽에서는 원엎침근에 의해 경계를 이룬다.

45. 아래팔에서 촉지할 수 있는 뼈 구조물은 자뼈의 뒤쪽 전체와 노뼈의 먼쪽 1/2과 노뼈머리이다. 손목에서 노뼈의 붓돌기는 자뼈의 붓돌기보다 먼쪽에 있다.

46. 아래팔의 앞쪽과 뒤쪽에서 각각 굽힘근과 폄근을 촉지할 수 있다.

47. 손목 근처의 아래팔 앞쪽에는 노쪽손목굽힘근, 긴손바닥근(없는 사람도 있음) 및 자쪽손목굽힘근의 힘줄이 관찰된다.

48. 엄지손가락의 폄근 힘줄은 엄지의 바닥 뒤쪽에 있는 해부학코담배갑을 만든다. 노뼈의 붓돌기와 손배뼈가 이곳에 위치한다.

10.4g 다리와 볼기부위 The Lower Limb and Gluteal Region

49. 엉덩뼈능선의 뒤부분에는 위뒤엉덩뼈가시가 위치하며 피부가 움푹 들어간 부위이며 엉치엉덩관절이 위치하는 지점이다. 엉덩 부위의 또다른 뼈 표지점은 궁둥뼈결절과 넙다리뼈의 큰돌기이다.

50. 오른쪽과 왼쪽의 엉덩이 융기는 볼기틈새에 의해 나뉘고, 큰볼기근과 피부밑지방조직으로 구성된다. 볼기주름은 큰볼기근의 아래모서리이다. 궁둥뼈결절은 앉아 있는 동안 몸의 체중을 지지한다.

51. 넓적다리의 주요 근육은 넙다리네갈래근, 모음근 및 넙다리뒤근이다. 넓적다리에서 촉지할 수 있는 뼈 표지점은 무릎뼈와 넙다리뼈의 관절융기이다.

52. 넓적다리의 앞위쪽에 있는 넙다리삼각은 위쪽의 고샅인대, 가쪽의 넙다리빗근 및 안쪽의 긴모음근에 의해 경계를 형성한다.

53. 다리오금은 다이아몬드 모양의 움푹 패인 곳으로 무릎의 뒷면에 위치하며 네 개의 근육인 넙다리두갈래근(위가쪽), 반힘줄근과 반막근(위안쪽), 장딴지근의 두 갈래(아래안쪽과 아래가쪽)에 의해 경계를 이룬다.

54. 종아리에서 촉지할 수 있는 뼈 표지점은 정강뼈의 앞모서리와 안쪽면, 정강뼈거친면, 종아리뼈머리, 가쪽 및 안쪽복사이다.

55. 근육의 수축을 촉지할 수 있는 종아리의 주요 근육은 종아리에 있는 장딴지근과 가자미근, 앞쪽구획에 있는 근육 및 종아리뼈에 붙어 있는 종아리근이다.

56. 발등에서는 발등정맥활, 긴발가락폄근과 긴엄지폄근의 힘줄을 관찰할 수 있다.

11 신경계통과 신경조직의 기초

Fundamentals of the Nervous System and Nervous Tissue

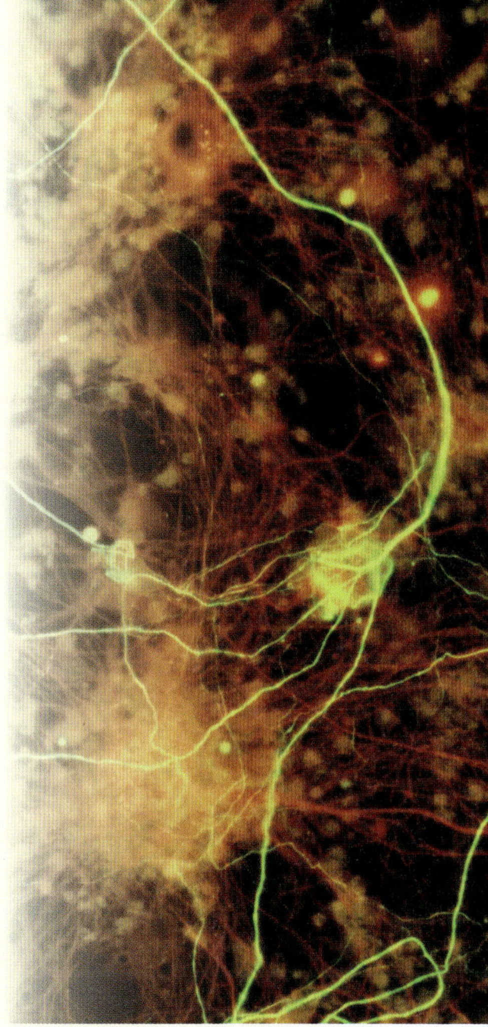

▲ *포유동물 겉질의 별아교세포와 신경섬유의 가지 (면역형광 현미경 사진)*

기억해야 할 어근 Roots to Remember

af- = towards (-쪽으로)
arbor = tree (나무)
astro = star (별)
axo = axle, axis (축)
chroma = color (색상)
dendro = tree (나무)
ef- = away (멀리)
ependymal = wrap (둘러싸다)
-feren = to carry (나르다)
gangli = swelling, knot (부종, 매듭)
glia = glue (접착제)
lemma = sheath (칼집)
mono = one (하나)
myel, myelo = marrow, the spinal cord (골수, 척수)
neur = nerve (신경)
oligo = few (소수)
phil, philo = loving (좋아하는, 사랑하는)
poly = many (많은)
propri = one's own (자신의 고유한)
sclero = hard (딱딱한)

위에 열거한 어근을 기초로 하여, 다음 용어의 의미를 설명하시오.

1. **somatic afferent division** (몸들신경섬유부분)
2. **postganglionic autonomic neuron** (연접이후자율신경세포)
3. **presynaptic neuron** (연접이전신경세포)
4. **oligodendrocyte** (희소돌기아교세포)
5. **neuralgia** (신경아교세포)
6. **neuroblastoma** (신경모세포종)

정답은 해답부록을 참조하시오.

당신이 고속도로에서 운전할 때 오른쪽에서 경적이 울리면 즉시 왼쪽으로 방향을 바꾼다. "나중에 보자. 6시에 재료를 준비할게." 라고 적힌 쪽지를 보면, "재료"가 타코 칩을 곁들인 칠리라는 것을 알고는 기대감에 침이 고인다. 당신이 자고 있는 동안 아기가 울면, 당신은 즉시 깨어난다. 이 사건들의 공통점은 무엇인가? 모두 우리 몸에서 항상 활동하고 있는 신경계 기능의 일상적인 예시들이다.

신경계통(nervous system)은 신체조절과 의사소통과 관련된 계통으로서 생각, 움직임 및 감정과 같은 활동을 전기적 신호로 소통하고 즉각적으로 반응한다.

이 장에서는 먼저 신경계통의 기능에 대한 개요와 신경계통의 분류를 다룬다. 이후 신경조직의 기능적 구성, 특히 *신경세포*(neuron)이라 불리는 신경세포를 중점적으로 다룰 것이며, 이는 신경이 어떻게 효율적인 방법으로 소통하는지를 이해하기 위한 열쇠이다. 마지막으로, 신경 계통의 구조적인 구성을 결정하는 신경세포가 어떻게 배열되어 있는가를 소개할 것이다.

11.1 신경계통의 기능적 구성

THE FUNCTIONAL ORGANIZATION OF THE NERVOUS SYSTEM

학습 성과 

- 신경계통의 주요 기능을 나열할 수 있다.
- 신경계통의 구조적 및 기능적 분류를 설명할 수 있다.

11.1a 신경계통의 기능 Functions of the Nervous System

신경계통에는 세 가지 상호 연관된 기능이 있다(그림 11.1).

1. **감각정보의 유입**(Sensory input). 체내외에서 발생하는 변화를 모니터한다. 신경계통은 수백만 개의 감각수용기들을 가지고 있으며 *자극*(stimuli)으로부터 얻어진 정보를 감각정보라고 한다.
2. **통합**(Integration). 감각정보를 분석, 해석하고, 각 상황에서 무엇을 해야 하는지 결정한다.
3. **운동정보의 유출**(Motor output). *효과기관*(effector org-an)인 근육과 샘(gland)들을 활성화시켜 반응한다.

예를 들면 운전 중에 오른쪽에서 울리는 경적을 들었다면 신경계통은 이 정보(경적은 '위험'을 의미)를 통합한 후 팔근육을 수축시켜 운전대를 왼쪽으로 회전시킨다. 다른 예로, 음식 맛을 볼 때 신경계통은 감각정보를 통합하여 침샘으로 신호를 보내 입에서 침이 분비되게 한다.

11.1b 신경계통의 기본적인 분류

Basic Divisions of the Nervous System

신경계통은 고도의 통합체이며 중추신경계통과 말초신경계통으로 나눌 수 있다(그림 11.2) **중추신경계통**(central nerous system, CNS)은 *뇌*(brain)와 *척수*(spinal cord)로서 신경계통의 명령중추(command center)이며 통합체이다. 이 계통은 신체 안팎에서 들어오는 감각정보를 해석하고 과거의 경험과 현재 상태에 근거하여 반응하도록 지시한다. 중추신경계통 이외의 부분을 **말초신경계통**(peripheral nervous system, PNS)이라 하며, 주로 뇌와 척수로부터 뻗어 나오는 신경들로 구성된다. *뇌신경*(cranial nerve)은 뇌와 신호를 주고 받으며, *척수신경*(spinal nerve)은 척수와 신호를 주고 받는다. 이들 말초신경계통은 신체의 모든 부분을 중추신경계통과 연결하는 통로 역할을 한다. 신경세포의 세포체가 중추신경계 밖에서 밀집되어 있는 구조를 *신경절*(ganglion)이라 하며, 이는 말초신경계에 속한다.

앞서 언급한 바와 같이 신경계통은 감각정보를 받아들이고, 운동하도록 지시한다(그림 11.3), **감각신경부분, 즉 들신경부분**(구심성, afferent)은 몸 전체에 분포하는 감각수용기로부터 중추신경계통으로 자극을 전달하는 신경섬유로 되어 있다. **운동신경부분, 즉 날신경부분**(원심성, efferent)은 중추신경계통으로부터 효과기관으로 명령을 전달한다. 이들은 근육을 수축시켜 운동반응을 일으키고 분비샘을 활성화시켜 분비를 유발한다. 감각신경과 운동신경은 기능을 하는 위치에 따라 다시 나뉜다. *몸영역*(somatic body region)은 피부와 뼈대근육, 뼈와 같이 신체의 바깥쪽을 구성하고 있는 부분이다. *내장영역*(visceral body region)은 소화관, 허파, 심장 및 방광 등과 같은 신체 내부 장기를 말한다. 말초신경계통은 네 부분으로 나눌 수 있다. (1) **몸(체성)감각신경**(somatic sensory): 피부, 인체의 벽, 팔다리, (2) **내장감각신경**(visceral sensory), (3) **몸(체성)운동신경**(so-matic motor): 뼈대근육, (4) **내장**

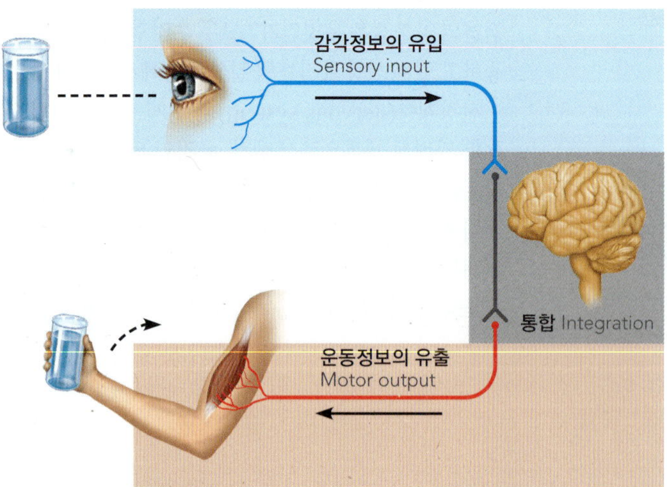

그림 11.1 신경계통의 기능.

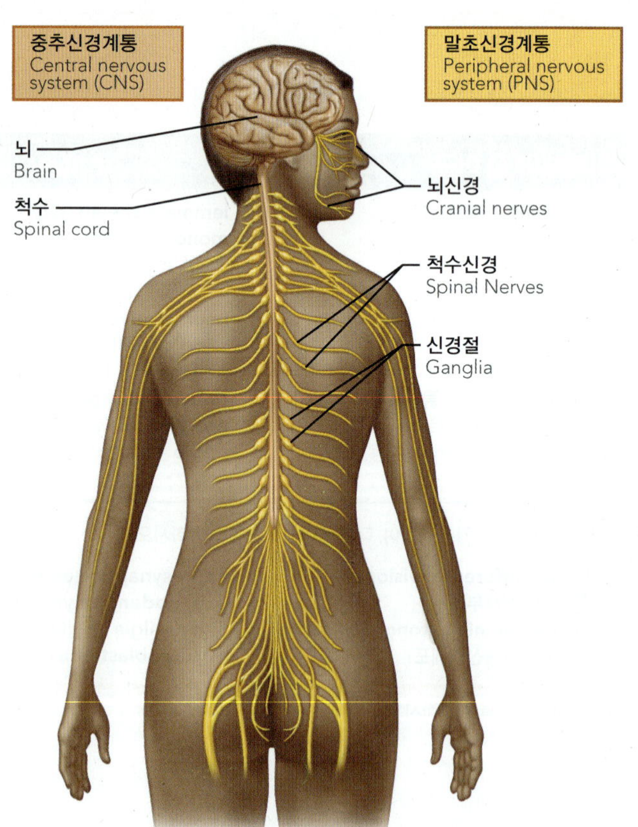

그림 11.2 신경계통의 분류: 중추신경계통과 말초신경계통.

운동신경(visceral motor): 민무늬근육, 심장근육, 샘, 털세움근(입모근, arrector pili mu-scles), 혈관내 민무늬근육, 땀샘 등이다. 신경계통의 세부 영역은 다음과 같다(표 11.1).

몸(체성)감각신경 Somatic Sensory, SS

일반몸감각(general somatic sense)은 몸 전체에 퍼져 있는 감각수용기에 의해서 감지한다. 통각, 압각, 진동각, 온도감각 등은 피부와 체표면에서 느낄 수 있다. 사포의 거친 표면, 뜨거운 초콜릿이 담긴 컵의 열기, 멍이나 과로한 근육에서 느껴지는 고통은 모두 일반몸(체성)감각의 예이다.

고유감각(proprioception)은 근육, 힘줄과 관절주머니에서 느끼는 감각을 말한다. 고유감각은 몸의 자세와 움직임을 느낀다. 다른 곳을 보면서 손가락을 굽히더라도 손가락의 움직임을 정확히 알 수 있는 것이 바로 고유감각이다.

특수감각(special somatic sense)은 수용기가 특정한 부위에 위치하고 있는 것을 말한다. 대부분의 특수감각은 머리에 모여 있는데 청각, **균형감각**(평형감각, equilibrium), 시각 등이다.

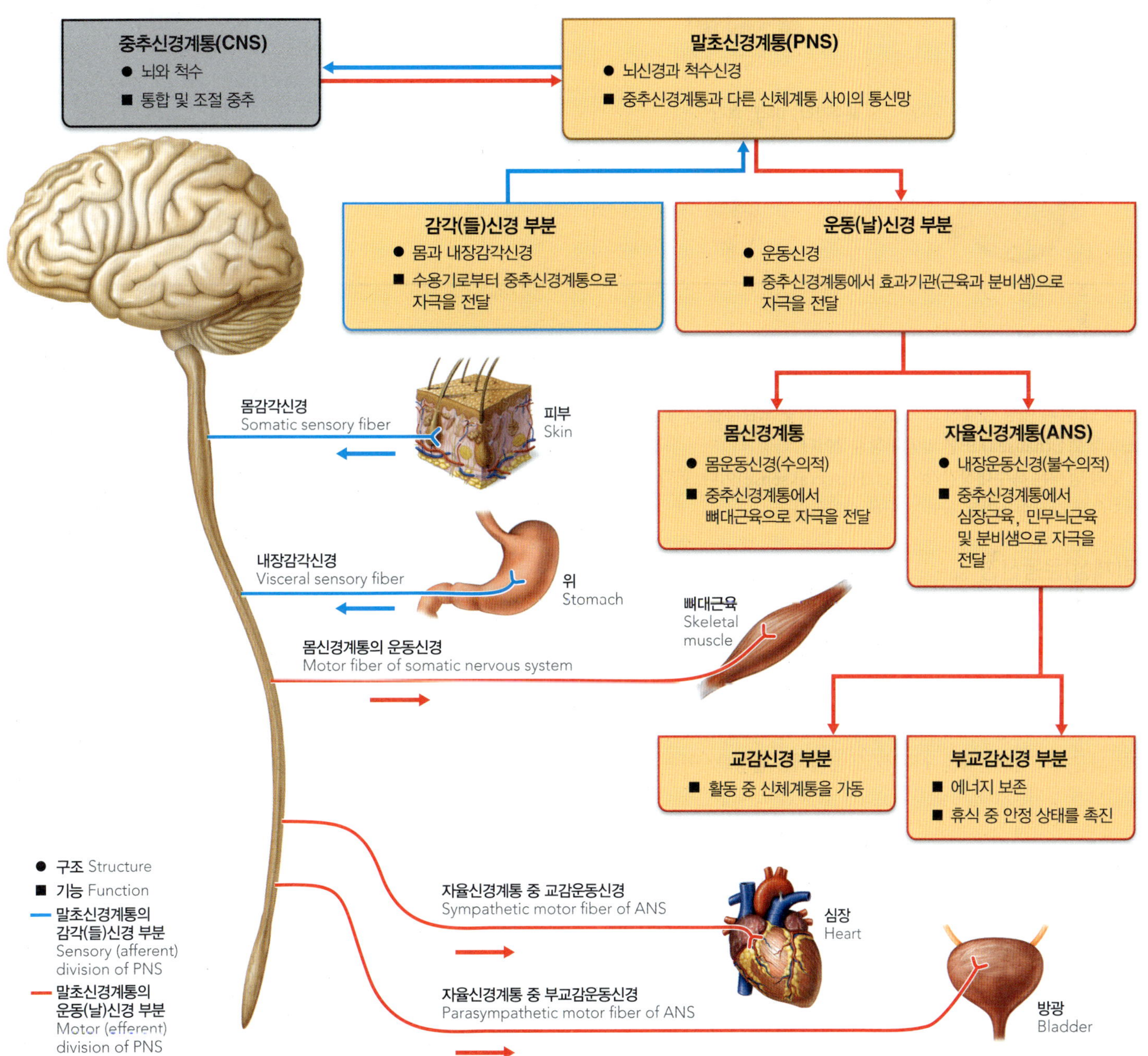

그림 11.3 신경계통 조직의 개략도.
내장기관은 내장감각신경과 자율신경계통의 운동신경의 지배를 받고 몸부분(사지와 체벽)은 몸신경계통의 운동신경과 몸감각신경에 의해 지배를 받는다. 화살표는 신경자극의 방향을 표시(척수와의 연결부분은 개략적인 위치임).

표 11.1 말초신경계통의 감각 및 운동신경섬유의 종류

감각신경		운동신경	
몸(체성)감각신경(SS)	**내장감각신경(VS)**	**몸(체성)운동신경(SM)**	**내장운동신경(VM, 자율신경계통)**
일반감각: 촉각, 통각, 압각, 진동각, 온도감각, 피부의 고유감각, 체벽, 사지	**일반감각:** 뻗침, 통각, 온각, 화학적 변화, 내장자극, 오심, 배고픔	모든 뼈대근육의 운동신경 지배	민무늬근육의 움직임, 심장근육 및 샘의 운동신경 지배
특수감각: 청각, 평형감각, 시각	**특수감각:** 미각, 후각		

내장감각신경 Visceral Sensory, VS

일반내장감각(general visceral sense)은 소화기도, 비뇨기도, 생식기관 및 그 밖의 내장 등에서 느끼는 신전, 통각, 온도감각을 의미한다. 배고픔과 오심(nausea) 또한 일반내장감각이다.

맛과 냄새는 **특수내장감각**(special visceral sense)이다. 화학물질을 감지하는 감각수용기는 혀와 코 안에 위치한다.

몸(체성)운동신경 Somatic Motor, SM

말초신경계통의 일반몸운동신경(general somatic motor) 영역은 뼈대근육의 수축을 자극하고 *수의적*으로 작동한다.

내장운동신경 Visceral Motor, VM

말초신경계통의 일반내장운동신경(general visceral motor) 영역은 민무늬근육과 심장근육을 수축시키고 분비샘을 활성화시키며 자율신경으로 구성되어 있으며 불수의적으로 작동한다. 내장운동신경세포는 내장기관들의 기능을 조절하는 *자율신경계통*(autonomic nervous system, ANS)을 구성한다(그림 11.3). 심장 박동과 소화기관을 통한 음식의 이동과 같은 활동들은 일반적으로 자율적으로 조절할 수 없기 때문에 자율신경계통은 불수의적 신경계통(involuntary nervous system)이라고 한다. 자율신경계통은 몸을 활동적으로 만드는 교감신경('fight or flight' 맞섬도피반응)과 에너지를 보존하고 소화를 촉진('rest and digest', 휴식과 소화)하는 부교감신경으로 분류한다.

신체계통의 구조와 기능을 구체적으로 학습하면서 신경계통의 조직을 이해하는 것은 많은 도움이 될 것이다.

이해 수준 체크하기

- ☐ 1. 구심성 흥분은 어느 방향으로 이동하는가? 이러한 흥분은 어떤 종류의 정보를 전달하는가?
- ☐ 2. 심장근육조직의 수축을 조절하는 신경계통은 어떻게 나누어지는가?
- ☐ 3. (a) 과로한 근육에서 오는 통증, (b) 오심, (c) 맛은 무슨 종류의 감각인가?

11.2 신경조직 NERVOUS TISSUE

신경계통은 세포가 조밀하게 모여 단단하게 얽혀 있는 **신경조직**(nervous tissue)으로 되어 있다. 신경조직은 (1) 전기적 신호를 내보낼 수 있는 *신경세포*(뉴런, neuron)와 (2) 신경세포를 둘러싸고 있는 버팀(지지)세포인 *신경아교세포*(neuroglia)로 이루어져 있다. 이들 두 세포는 같은 배아조직인 신경관(neural tube)과신경능선(neural crest)에서 발생하였다.

11.2a 신경세포 뉴런, The Neuron

학습 성과 

- 신경세포를 정의하고, 구조적 요소를 설명하며, 구조적 요소의 기능적 역할을 설명할 수 있다.
- 연접의 구조를 설명할 수 있다.
- 신경세포를 구조적, 기능적으로 분류할 수 있다.

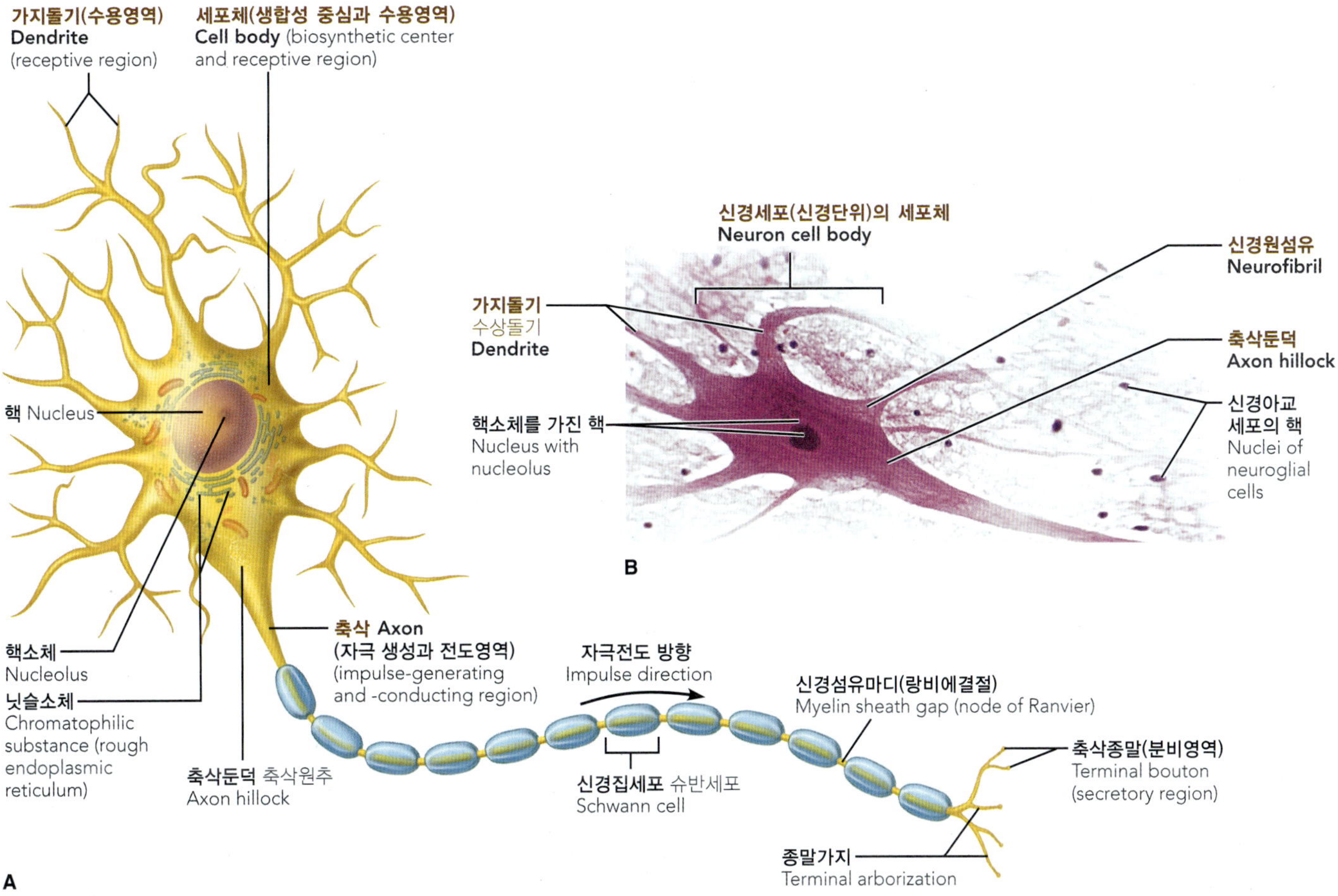

그림 11.4 전형적인 신경세포(신경단위)의 구조(운동신경세포). **A.** 운동신경세포의 도식, 화살표는 신호가 전달되는 방향을 의미한다. 이 신경세포의 축삭은 말이집으로 둘러싸여 있다. **B.** 전자현미경으로 세포체와 가지돌기를 보여준다.

신경계통은 기본적인 구조적 단위인 신경세포가 수억 개 있다(**그림 11.4**). 신경세포(뉴런, the neuron)는 전기적 신호를 신체의 한 부분에서 다른 부분으로 전달하는 고도로 분화된 세포이다.

- 신경세포는 신체의 한 부분에서 다른 부분으로 전기 신호를 전달하는 고도로 분화된 세포이다. 이 신호는 **신경흥분**(nerve impulse) 또는 **활동전압**(action potential)의 형태로 세포막을 따라 전하의 역전이 빠르게 이동하는 것을 말한다.
- 신경세포는 *수명이 매우 길다*. 100년 이상의 전 생애 동안 적절한 기능을 수행하며 생존할 수 있다.
- 신경세포는 분열하지 않는다. 신경계통에서 태아의 신경세포는 신호전달을 위한 연결 구조를 형성하지만, 점차적으로 유사분열 능력이 소실된다. 이는 매우 중요한 신경세포의 특성으로서 파괴된 신경세포는 재생되지 않는다. 그러나 CNS의 특정 부위에 존재하는 신경줄기세포는 이러한 특성이 적용되지 않는다.
- 신경세포들은 *대사율이 높아서* 산소와 포도당이 지속적이고 풍부하게 공급되어야 하며 산소 공급이 몇 분만 중단되어도 생존할 수 없다.

신경세포는 보통 크고, 복잡한 세포이다. 그 구조는 다양하지만, 신경세포는 모두 하나 혹은 그 이상의 *신경돌기*와 하나의 *세포체*로 구성된다(그림 11.4).

세포체 The Cell Body

세포체(cell body)의 크기는 신경세포(신경단위)에 따라 매우 다양하지만(5~140 μm), 모든 세포체는 세포질로 둘러싸인 하나의 핵을 가지고 있다. 가장 작은 신경세포에서도 핵은 구형으로 명확히 존재하며 중심에 어두운 핵소체(nucleolus)를 가지고 있다(그림 11.4A, B).

세포질에는 **닛슬소체**(chromatophilic substance, Nissl body)와 같은 모든 세포소기관을 포함하고 있다. 과립세포질그물(조면소포체, rough endoplasmic reticulum)과 리보소체(ribosome)들은 짙게 염색된다. 이 세포소기관들은 세포막과 세포질의 단백질 성분을 계속 합성한다. 중간잔섬유(intermediate filament, neurofilament) 다발인 **신경원섬유**(neurofibril)는 닛슬소체들 사이에서 그물 역할을 한다. 다른 중간잔섬유들과 마찬가지로 신경원섬유는 외부에서 힘을 받았을 때 세포의 형태를 유지시키는 역할을 한다.

신경세포체는 배아의 발생 중 신경세포돌기가 성장하는 중심점이다. 대부분의 신경세포에서 신경세포체의 막은 다른 신경세포에서 신호를 받아들이는 수용기 역할을 한다.

대부분의 신경세포체는 중추신경계통 내에 위치하며, 중추신경계 내의 신경세포체의 집단을 핵이라고 하며, 말초신경계통에 있는 신경세포체의 집단을 **신경절**(ganglia, 단수: ganglion)이라 한다(그림 11.2).

신경세포돌기 Neuron Processes

모든 신경세포의 세포체로부터 그 일부가 돌출되어 나오는 것을 **신경세포돌기**(process)라 하고 구조와 기능이 서로 다른 *가지돌기*(수상돌기, dendrite)와 *축삭*(axon)으로 구성된다(그림 11.4). 이 단원에서 설명하는 신경세포돌기는 전형적인 신경세포의 돌기이며, 예로 운동신경세포를 이용한다. 운동신경세포는 신경돌기를 가지는 여러 신경세포와 유사하지만, 감각신경세포와 일부 작은 신경세포(tiny neuron)는 여기에서 설명되는 '전형적인' 방식과는 다르다.

가지(수상)돌기(Dendrites). 대부분의 신경세포는 세포체에서 뻗어 나온 **가지돌기**를 가지고 있다. 실제로 세포체에 존재하는 모든 세포소기관은 가지돌기에도 존재하며, 닛슬소체는 각 가지돌기의 시작부분까지 뻗어 있다. 가지돌기는 다른 신경세포로부터 오는 전기적 신호를 세포체로 전달하는 통로 역할을 한다.

축삭(Axon). 각각의 신경세포는 원뿔 모양으로 생긴 **축삭둔덕**(축삭소구, axon hillock)에서 시작되는 하나의 축삭만을 가지고 있다. 축삭은 일정한 직경을 가진 돌기이며, 신호를 만들어 세포체에서 내보내는 역할을 한다.

축삭과 축삭둔덕에는 닛슬소체와 골지복합체가 없고 리보소체 또한 드물지만, 모든 세포소기관은 단백질 합성을 필요로 하기 때문에 반드시 세포체로부터 단백질을 받아야 한다. 신경잔섬유, 액틴잔섬유, 미세관은 특히 축삭에 많이 존재하여 축삭의 구조를 유지할 수 있게 한다. 이 세포뼈대 요소들은 세포체와 물질을 주고 받아 축삭을 재생하고 회복할 수 있게 해주는데, 이것을 축삭운반(axonal transport)이라고 한다.

신경세포의 축삭은 길이가 다양하다. 예를 들어, 발의 근육을 지배하는 운동신경세포의 축삭은 허리신경에서 발바닥까지 1 m 이상 뻗어 있다. 긴 축삭을 **신경섬유**(nerve fiber)라고 한다.

직경이 큰 축삭은 직경이 작은 축삭보다 흥분을 더 빨리 전달하는데, 물리의 기본적인 원칙에 따르기 때문이다. '전선'의 직경이 굵어질수록 전기가 통하는 통로의 저항은 감소한다(그림 11.4A).

가지돌기보다 수가 훨씬 적지만, 축삭의 길이에 따라서 가지를 내기도 한다. **축삭곁가지**(axon collateral)는 축삭으로부터 거의 직각으로 뻗어나간다. 축삭이 갈라지는지 여부와 상관없이 말단에서는 가지를 많이 내어 **나무모양**(terminal arborization)을 이룬다. 신경세포 하나당 1만 개 이상의 가지를 내기도 한다. 그것들은 혹 모양으로 끝나는데 이것을 **종말단추**(terminal boutons)(그림 11.4A) 또는 축삭종말(axon terminals)이라고 한다.

신경흥분은 축삭을 따라 축삭종말로 전도되어 *신경전달물질*(neurotransmitter)을 방출시킨다. 신경전달물질은 축삭이 접해 있는 신경세포나 효과기관을 흥분시키거나 억제시킨다. 축삭의 직경은 세포체에 따라 다양하며, 직경이 클수록 전기적 저항이 줄어들어 신호를 더 빨리 전달한다.

연접 시냅스, Synapse

신경세포들이 서로 소통하는 부위를 **연접**(synapse)이라고 한다(**그림 11.5A**). 신경계통에 존재하는 대부분의 연접들은 화학적 전달물질을 통해 정보를 전달한다. 그러나 중추신경계통에 존재하는 일부 신경세포는 틈새이음(교통반, gap junction)를 통해 신호를 전기적으로 전달한다. 신호는 대부분의 연접을 한 방향으로만 통과할 수 있기 때문에 정보의 방향을 결정한다.

연접을 향해 신호를 전달하는 신경세포를 **연접이전신경세포**(presynaptic neuron)라 하고, 연접으로부터 신호를 받아 전달하는 신경세포를 **연접이후신경세포**(postsynaptic neuron)라고 한다(그림 11.5A). 대부분의 중추신경계통 신경세포는 연접이전신경세포와 연접이후신경세포의 역할을 모두 하는데, 정보를 받기도 하고 신속히 정보를 보내기도 한다.

연접에는 크게 두 종류가 있다. 대부분의 연접은 한 신경세포의 축삭종말과 다른 신경세포의 가지돌기 사이에 존재하는 **축삭가지돌기연접**(축삭수상돌기연접, axodendritic synapse)이며, 그 외 축삭과 신경세포의 세포체 사이에도 존재한다.

연접이전신경세포의 축삭종말에는 연접을 가로질러 신호를 전달하는 신경전달물질이 채워져 있는 주머니 형태의 **연접소포**(synaptic vesicle)가 존재한다. 신경전달물질을 분비할 때 많은 에너지를 필요로 하기 때문에 축삭종말에는 사립체가 풍부하게 존재한다. 연접에서 두 신경세포의 세포막은 **연접틈새**(시냅스 간극, synaptic cleft)에 의해 분리되어 있다.

연접은 어떻게 기능하는가? 흥분이 연접이전신경세포의 축삭을 따라 이동할 때, 흥분은 연접이전막(presynaptic membrane)과 결합하여 연접소포를 자극한다. 결합된 부분은 이내 파열되어 소포에서 신경전달물질 입자가 방출되고, 연접틈새에서 확산되어 연접이후막(postsynaptic membrane)에 결합된다. 이 결합에 의해 연접이후막의 막전위가 변하여, 신경흥분을 생성하는 막의 기능에 영향을 미친다.

신경세포의 분류 Classification of Neurons

신경세포의 구조와 기능에 따라 다음과 같이 분류할 수 있다.

신경세포의 구조적 분류(Structural Classification of Neurons). 신경세포는 세포체에서 뻗어 나온 돌기의 수에 따라 *뭇극*(다극, multipolar), *두극*(양극, bipolar), *홑극*(단극, unipolar)*신경세포*로 분류한다(**표 11.2**).

뭇극신경세포(multipolar neuron). 대부분의 신경세포는 세 개 이상의 돌기를 가진 뭇극신경세포이며(표 11.2, 1열), 여러 개의 가지돌기와 하나의 축삭을 가지고 있다. 그러나 작은 뭇극신경세포는 축삭이 없이 신호전달을 가지돌기에만 의존하는 것도 있다. 운동신경세포와 대부분의 사이신경세포(개재뉴런, interneuron)를 포함하여 99% 이상의 대부분의 신경세포는 뭇극신경세포이다.

두극신경세포(bipolar neuron). 두극신경세포는 세포체에서 양쪽으

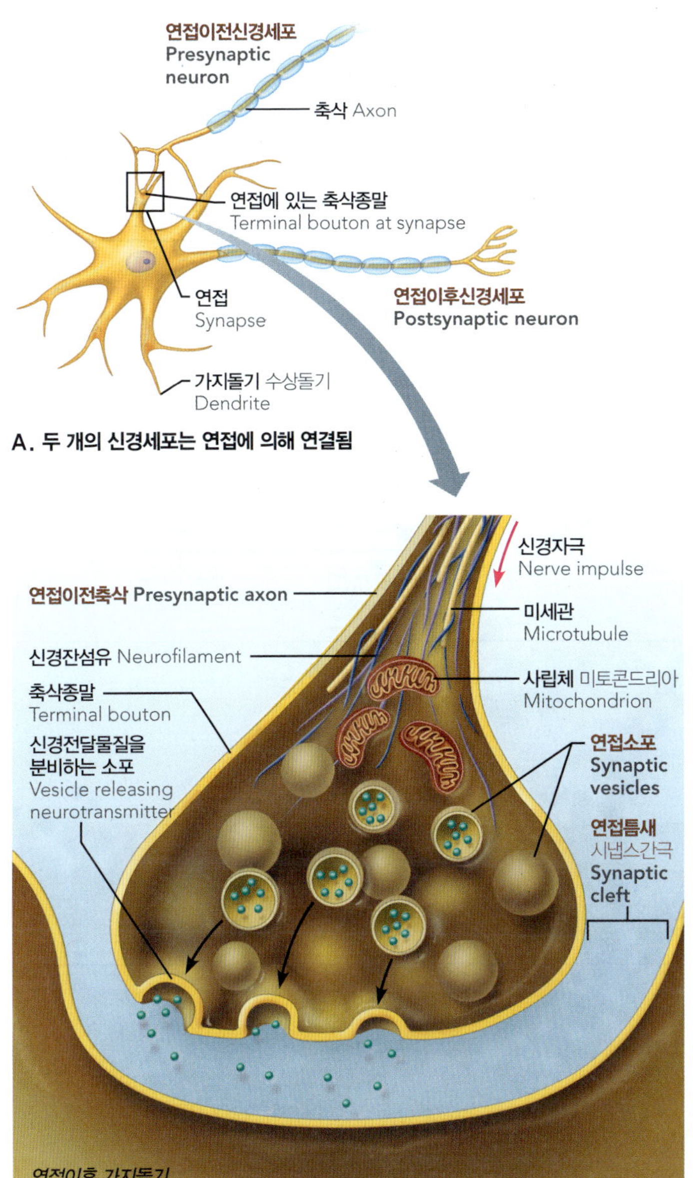

A. 두 개의 신경세포는 연접에 의해 연결됨

B. 연접을 확대한 그림

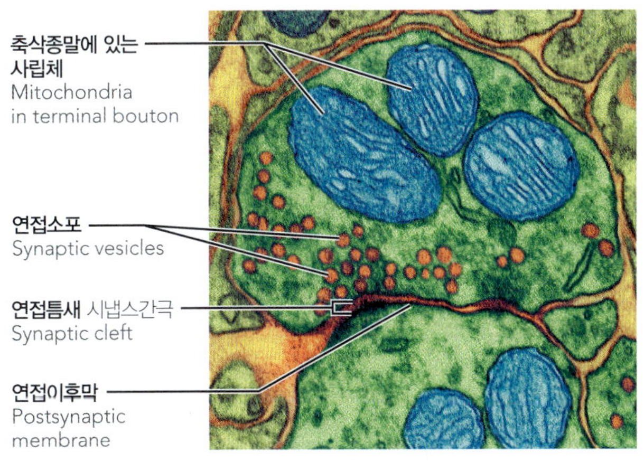

C. 연접의 투과전자현미경 사진(17,000×, 인공채색)

그림 11.5 축삭가지돌기연접(axodendritic synapse)의 구조.

로 두 개의 돌기가 뻗어 나와 있고(표 11.2, 2열), 특수한 감각기관[속귀(내이), 코의 후각상피, 망막]에 존재하며 감각신경세포의 역할을 한다.

홑극신경세포(unipolar neuron). 홑극신경세포는 하나의 돌기가 세포에서 뻗어 나와 두 개로 갈라져 뒤집어진 T자 모양으로 생긴 신경세포이다(표 11.2, 3열). 대부분의 홑극신경세포는 처음에는 두극신경세포이었다가 성장하면서 세포체 근처에서 두 돌기가 합쳐진다. 그러므로 *거짓홑극신경세포*(위단극뉴런, pseudounipolar neuron)라고 부르기도 하며, 대부분 감각신경세포에서 관찰한다. 신경세포체 근처의 하나의 짧은 돌기가 두 개의 긴 가지로 나뉜다. 이 가지 중 중추신경계통으로 향하는 가지를 **중심돌기**(central process)라 하고, 수용기(receptor)가 있는 말초로 향하는 가지를 **말초돌기**(peripheral process)라고 한다.

홑극신경세포의 돌기들은 가지돌기인가 축삭인가? 중심돌기는 명백히 축삭인데, 이는 (1) 신경흥분을 전달하며, (2) 흥분을 세포체로부터 먼 곳으로 이동시키기 때문이다. 이 두 기준에 의해 축삭으로 정의된다. 반면 말초돌기는 애매하다. 축삭처럼 신경흥분을 생성하고 전달하지만, 이 신호들은 세포체를 *향해* 이동하는데, 이는 가지돌기의 기본적인 특징이다. 가지돌기와의 기능적 유사성에도 불구하고 말초돌기는 축삭(axon)으로 불리는데, 이는 세부적인 구조가 축삭과 동일하기 때문이다. 그러므로 홑극신경세포는 가지돌기를 갖지 않는다. 말초축삭의 종말에 있는 수용기말단이 감각 자극을 받아 말초축삭을 통해 세포체로 신호를 전달한다.

신경세포의 기능적 분류(Functional Classification of Neurons). 중추신경계통을 중심으로 신호의 이동 방향에 따라 *감각신경세포*(sensory neuron), *운동신경세포*(motor neuron), *사이신경세포*(interneuron)로 구분할 수 있다(표 11.2, 마지막 행).

감각신경세포(sensory neuron) 또는 들신경세포(afferent neuron). 말초신경계통의 감각신경부분을 형성하며(그림 11.3), 말초신경계통의 수용기로부터 중추신경계통으로 흥분을 전달하는 구심성 신경세포이다. 사실상 모든 감각신경세포는 홑극신경세포이며 세포체는 중추신경계통 밖의 신경절에 위치한다. 즉, 세포체에서 나와 하나의 돌기가 두 개로 나뉘어져 하나는 중추신경계통 중심으로 향하고(중심돌기, central process), 하나는 수용기와 이어져 있나(말초돌기, peripheral process). 두 돌기는 하나로 기능하며 말초수용기에서 중추신경계통으로 신경흥분을 직접 전달한다.

운동신경세포(motor neuron) 또는 *원심성세포*(efferent neuron). 말초신경계통의 운동부분을 구성한다(그림 11.3). 이 신경세포는 중추신경계통에서 효과기관(근육 및 샘)으로 흥분을 이동시킨다. 운동신경세포는 뭇극신경세포이며, 일부 자율신경계통의 신경세포를 제외하고는 세포체는 중추신경계통에 위치한다. 운동신경세포는 효과기관의 세포와 연접하여 근육을 수축하거나 또는 샘에서 분비를 자극한다.

사이신경세포(interneuron) 또는 *연합신경세포*(association neuron). 중추신경계통 내에서 운동신경세포와 감각신경세포 사이에 위치한다(표 11.2). 사이신경세포는 복잡한 신경로들 사이를 연결하며, 인체 신경세포의 99.98%를 차지하고 중추신경계통에서 많은 정보를 처리한다. 대부분의 사이신경세포는 뭇극신경세포이지만 크기와 가지의 형태에서는 상당한 차이를 보인다.

표 11.2 신경세포의 구조적 분류 비교 (계속)

신경세포의 유형

뭇극신경세포 Multipolar	두극신경세포 Bipolar	홑극신경세포 Unipolar (Pseudounipolar)

구조적 분류: 세포체에서 뻗어나온 신경세포돌기의 수에 따른 신경세포의 유형

세포체로부터 많은 수의 신경세포돌기가 뻗어 나온다. 하나의 축삭 외엔 모두 가지돌기이다.

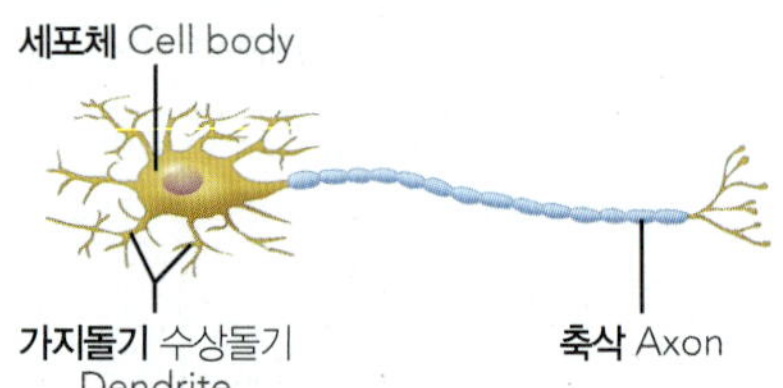

세포체로부터 두 개의 신경세포돌기가 뻗어 나온다: 하나는 융합된 가지돌기, 다른 하나는 축삭

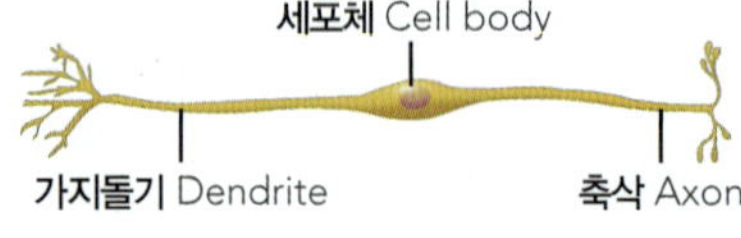

세포체로부터 하나의 신경세포돌기가 뻗어 나와 중심돌기와 말초돌기를 형성하며, 이 둘이 합해져서 하나의 축삭을 이룬다.

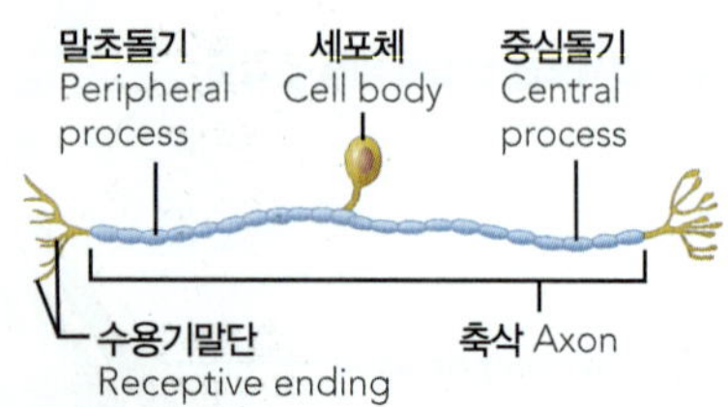

세포 구조와 세 가지 기능적 영역 간의 관계

- 수용영역(자극을 받음)
- 전도영역(잠재적 행동의 생성/이동)
- 분비영역(신경전달물질을 분비하는 축삭종말)

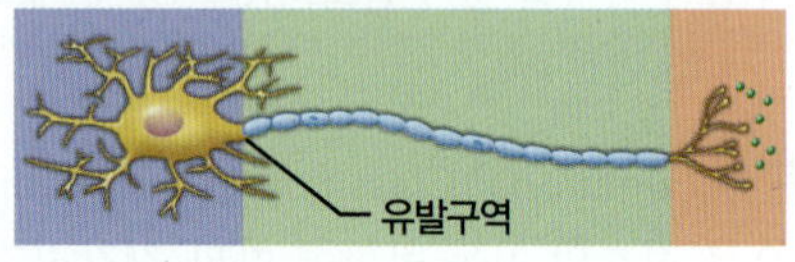

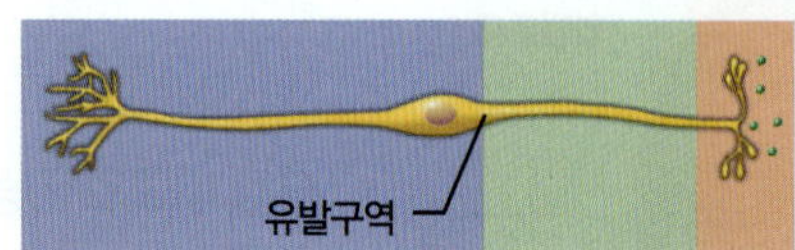

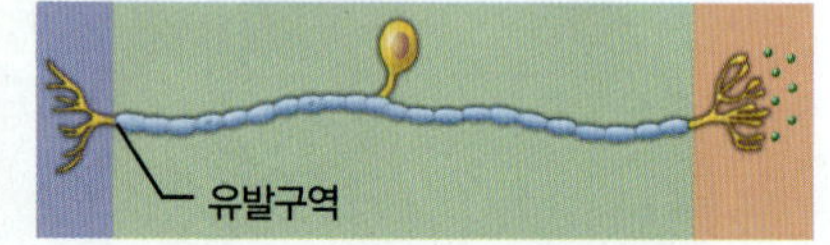

인체 내의 분포

뭇극신경세포 Multipolar	두극신경세포 Bipolar	홑극신경세포 Unipolar (Pseudounipolar)
체내에 가장 많음. 중추신경계통의 주된 신경세포.	드묾. 일부 특수한 감각기관에서 발견됨(후각점막, 눈, 귀).	주로 말초신경계통에서 발견됨. 척수의 뒤뿌리신경절(dorsal root ganglion)과 뇌신경의 감각신경절(sensory ganglion)에서만 흔하게 발견된다.

구조의 다양성

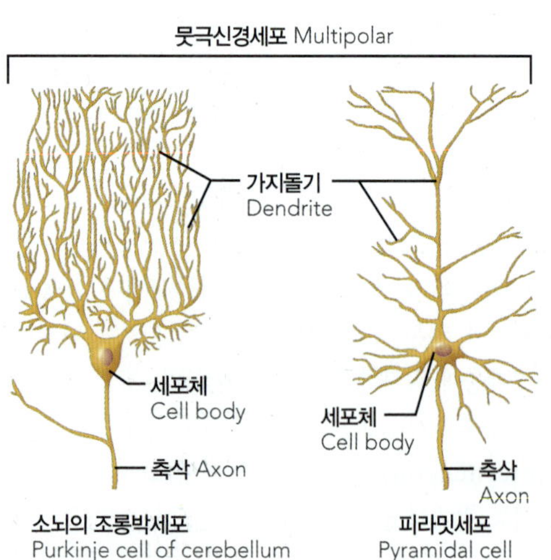

소뇌의 조롱박세포
Purkinje cell of cerebellum

피라밋세포
Pyramidal cell

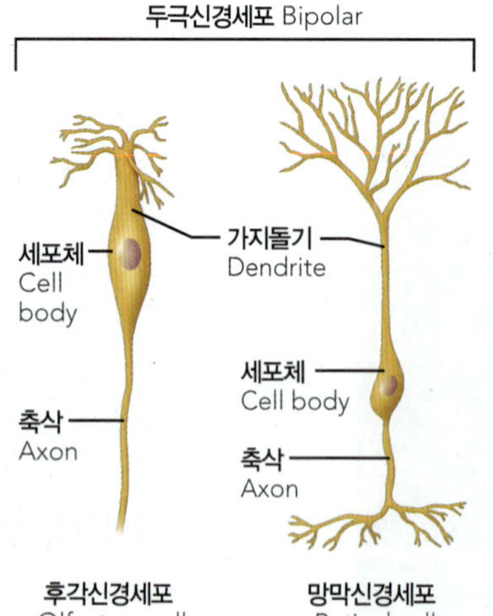

후각신경세포
Olfactory cell

망막신경세포
Retinal cell

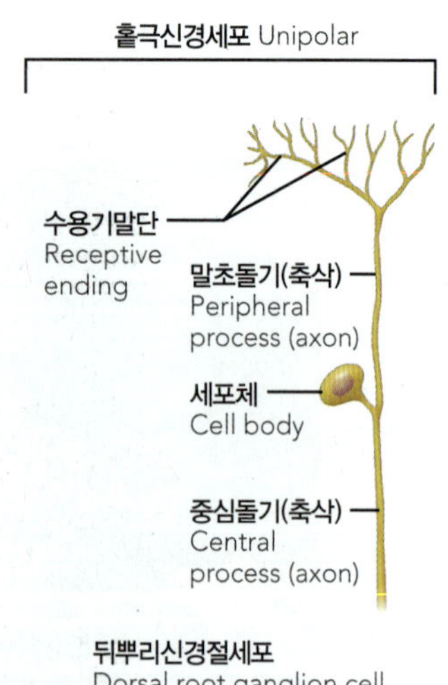

뒤뿌리신경절세포
Dorsal root ganglion cell

표 11.2 신경세포의 구조적 분류 비교

신경세포의 유형		
뭇극신경세포 Multipolar	**두극신경세포** Bipolar	**홑극신경세포** Unipolar (Pseudounipolar)
기능 계통: 흥분 전도의 방향에 따른 신경세포의 종류		
1. 대다수의 뭇극신경세포는 중추신경계통 내에서 흥분을 전도하는 **사이신경세포**(interneuron)이며, 감각입력신호와 운동출력신호를 통합시킨다. 일련의 중추신경계통 신경세포 중 하나의 세포이며 또는 감각신경세포와 운동신경세포를 연결하는 하나의 신경세포이다. 2. 몇몇의 뭇극신경세포는 중추신경계통에서 효과기관(근육 및 샘)으로 원심성 경로를 따라 흥분을 전도하는 운동신경세포이다.	모든 두극신경세포는 특수한 감각기관에 위치하는 **감각신경세포**(sensory neuron)이다. 예를 들어, 망막에 있는 두극신경세포는 눈에서 뇌로 시각정보를 전달하는 역할을 한다[신경세포의 중간신경섬유(intermediate chain of neuron)를 통해서].	대다수의 홑극신경세포는 **감각신경세포**이며, 구심성 통로를 통해 해석을 담당하는 중추신경계통으로 흥분을 전달한다[이 감각신경세포는 일차감각신경세포 또는 첫 번째 감각신경세포(first order sensory neuron)라 불린다].

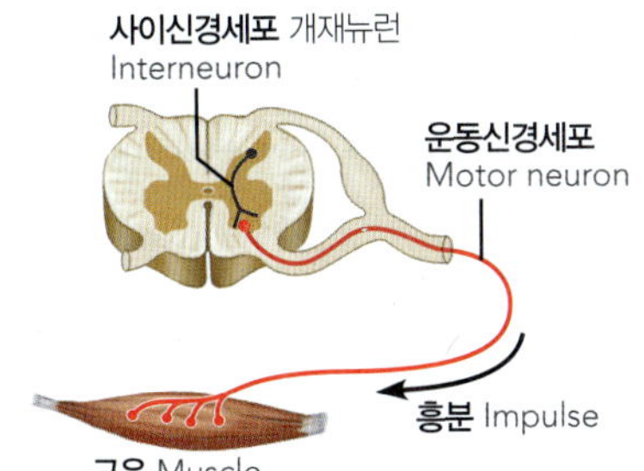

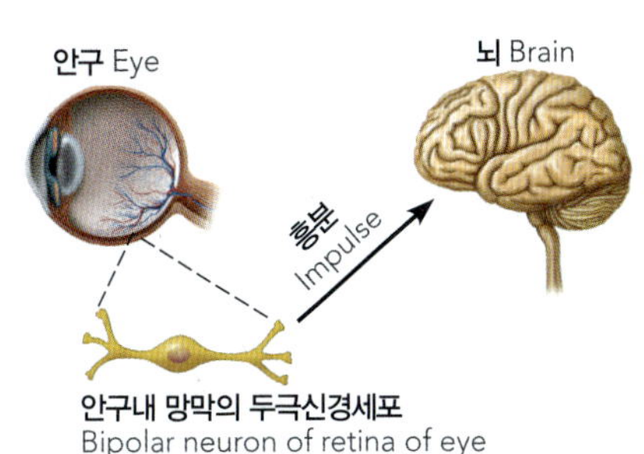

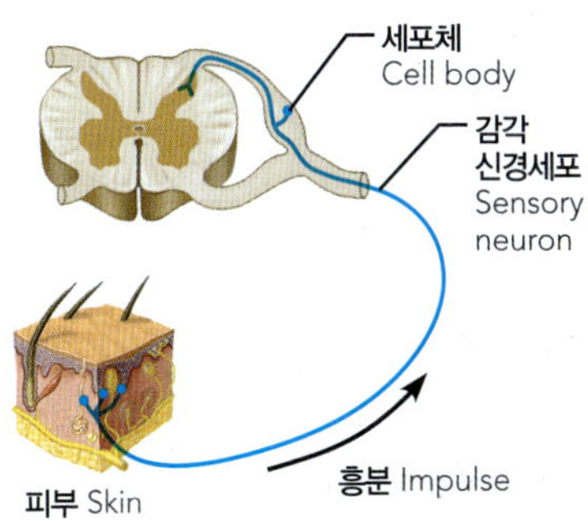

이해 수준 체크하기

- ☐ 4. 자극을 수용하는 신경세포돌기는 어느 것인가?
- ☐ 5. 전기적 흥분이 한 신경세포에서 다른 신경세포로 이동하는 방법을 설명한다.
- ☐ 6. 대다수 감각신경세포의 구조적 형태는 어떠한가?
- ☐ 7. 체내에서 가장 많은 신경세포의 종류는 무엇인가? 말초신경계통의 어떤 신경세포가 이에 속하는가?

11.2b 신경아교세포 Neuroglia

학습 성과 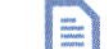

- 신경조직 내 신경아교세포의 여섯 종류를 나열하고 신경조직 내의 위치와 기능에 따라 분류할 수 있다.
- 말이집의 구조를 설명할 수 있다.

모든 신경세포는 **신경아교세포**(neuroglia, glial cell)라는 버팀세포와 밀접하게 관련되어 있다. 신경아교세포는 모두 여섯 종류로 중추신경계통에 네 종류가 있고, 말초신경계통에 두 종류(**그림 11.6**)가 있다. 각 버팀세포는 특수한 기능을 가지고 있으며 다음과 같다.

- 일반적으로 신경세포에 지지 구조를 제공한다.
- 버팀세포들은 가까이 있는 신경세포들의 전기적 활동을 서로 방해하지 않도록 신경세포들을 분리하고 격리시킨다.

중추신경계통의 신경아교세포 Neuroglia in the CNS

대부분의 신경아교세포는 신경세포처럼 가지돌기와 중심에 위치한 세포체로 구성된다(그림 11.6A~D). 신경아교세포는 크기가 신경세포보다 작고, 핵이 더 진하게 염색되므로 신경세포와 구별된다(그림 11.4). 이들은 중추신경계통에서 신경세포보다 수가 많으며(10:1), 뇌 무게의 약 절반 정도를 차지하고, 신경세포와 달리 신경아교세포는 평생 분열을 계속한다.

별아교세포(성상세포, Astrocyte). 별 모양의 별아교세포는 중추신경계통에서 가장 많으며(**그림 11.6**), 수많은 돌기들은 신경세포와 모세혈관에 부착되어 있다. 신경세포가 다량의 글루탐산염(glutamate)을 연접에 방출하면, 별아교세포는 글루탐산 흡수 속도를 증가시킨다. 동시에 접하고 있는 모세혈관에서 혈당을 공급받아 글루탐산염의 흡수에 필요한 에너지를 저장한다. 또한 이온을 흡수하고 방출하여 신경세포 주위의 이온을 통제하는데, 이는 축삭 밖의 이온 농도를 정확히 유지시켜 흥분이 발생되고 전달될 수 있게 하는 데 중요한 역할을 한다. 별아교세포는 또한 신경의 성장에 필요한 물질들을 공급하여 신경조직에서 신경연접의 형성을 돕고, 기억에 관여하는 칼슘 신호를 전달한다. 이 세포들은 더 이상 신경세포를 돕는 수동적인 버팀세포로 취급되지 않으며 오히려 신경 활동에서 적극적인 역할을 수행하는 것으로 보인다. 다수의 별아교세포의 활동을 이해하고자 관련 연구들이 지속적으로 진행되고 있다.

미세아교세포(미세교세포, Microglia Cell). 미세아교세포는 중추신경계통에서 크기와 수가 가장 적다. 세포체에서 여러 방향으로 가늘고 긴 돌기들이 뻗어 나와 있는 모양을 하고 있다(그림 11.6B). 중추신경계통의 큰포식세포(대식세포, macrophage)로 죽은 신경조직들과 외부에서 침투한 미생물을 탐식하며, 단핵구(monocyte)로 태아기에 중추신경계통으로 이동된다. 다른 신경아교세포와는 달리 미세아교세포는 신경조직에서 생성되지 않는다. 체내의 큰포식세포처럼 혈구 중 단핵구에서 파생된다. 단핵구는 미세아교세포가 되어 배아기와 태아기 동안 중추신경계통으로 이동한다.

뇌실막세포(Ependymal Cell). 배아기 때 중추신경계통은 텅 빈 신경관을 형성하고 생애에 걸쳐 그 중심공간(central cavity)을 채운다. 뇌실막세포는 뇌와 척수의 뇌실 내부를 둘러싸고 있는 단층상피로서(그림 11.6C) 그 모양은 편평세포에서 원주세포까지 다양하다. 이 세포는 뇌실을 채우고 있는 *뇌척수액*(cerebrospinal fluid)과 중추신경계통을 싸고 있는 조직액 사이에서 투과성 막을 형성하고 뇌척수액의 순환을 돕기도 한다.

희소돌기아교세포(희돌기교세포, Oligodendrocyte). 희소돌기아교세포(그림 11.6D)는 가지(dendra)가 적다(oligo)는 의미에서 지어진 이름으로, 별아교세포보다 가지(돌기)가 적다. 이들은 중추신경계통에서 축삭의 주위를 에워싸고 있으며, 축삭을 둘둘 감아 *말이집*(수초, myelin sheath)이라는 절연막(insulating covering)을 형성한다.

말초신경계통의 신경아교세포 Neuroglia in the PNS

말초신경계통에는 *위성세포*(satellite cell)와 *신경집세포*(슈반세포, Schwann cell)가 있는데(그림 11.6E), 모양이 매우 유사하여 주로 위치로 구분한다. **위성세포**는 신경절에서 신경세포의 세포체를 감싸고 있으며, **신경집세포**는 말초신경계통의 축삭을 감싸서 말이집을 형성한다.

말이집 Myelin Sheaths

말이집은 중추신경계통에서는 희소돌기아교세포에서 형성하고, 말초신경계통에서는 신경집세포에서 형성된다. 말이집은 지질단백질로 되어 있고 체내의 굵은 축삭들을 감싸고 있는 분절 구조로 축삭 주위에서 동심원 모양으로 층을 형성한다(그림 11.7A). 말이집은 축삭의 전기적 흐름이 원활하도록 절연층을 형성하여 흥분전도 속도를 증가시켜 적은 에너지로 효과적인 전달이 이루어질 수 있게 한다.

말초신경계통의 말이집(Myelin Sheaths in the PNS). 말초신경계통의 말이집은 신경집세포에 의하여 형성되는데(그림 11.6E), 이는 태아기부터 출생 후 1년까지 발달된다. 말이집을 형성하기 위해서 신경집세포는 축삭을 둘둘 말게 된다(그림 11.7A ①, ②). 초기에는 축삭을 느슨하게 둘러싸고 있으나, 점차 신경집세포의 세포질이 세포막층 사이에서 압착된다. 신경집세포가 축삭을 감고나면 신경집세포막으로 된 여러 층이 축삭을 단단하게 감싸게 되는데 이것이 바로 말이집이다(그림 11.7A ③). 신경집세포의 핵과 세포질 대부분은 말이집의 바깥쪽으로 밀려난다.

인접한 신경집세포는 직접 붙어 있지 않기 때문에 말이집들 사이에는 틈이 생기게 된다. 이틈을 **신경섬유마디**[myelin sheath gap, 랑비에

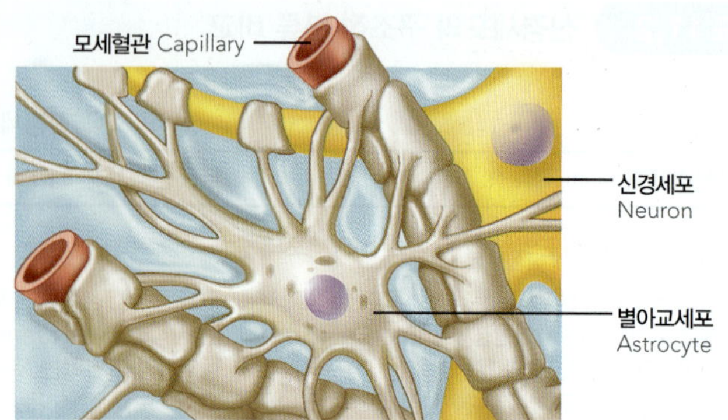

A. 중추신경계통에 가장 많은 신경아교세포인 별아교세포

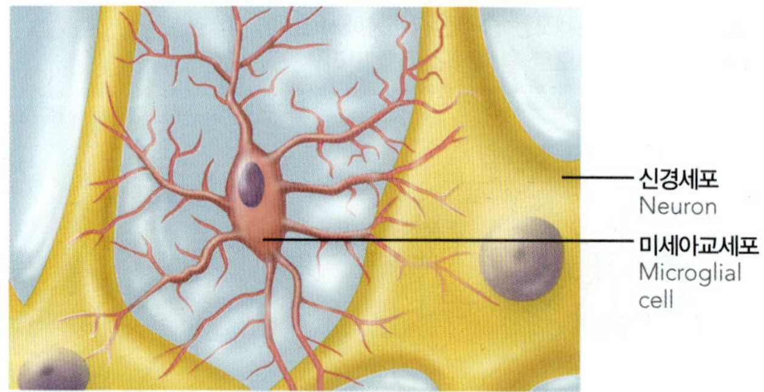

B. 중추신경계통에서 방어를 담당하는 미세아교세포

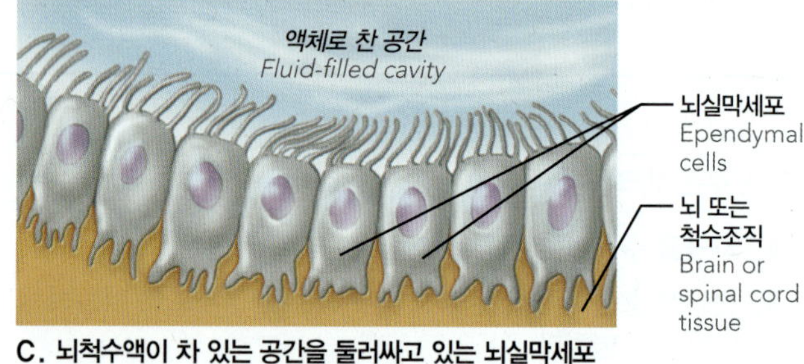

C. 뇌척수액이 차 있는 공간을 둘러싸고 있는 뇌실막세포

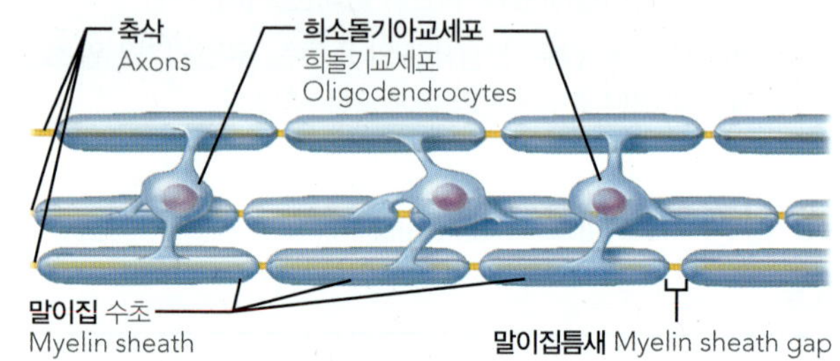

D. 희소돌기아교세포는 중추신경계통에서 긴 축삭 주위를 둘러싸는 말이집을 형성하는 돌기를 가지고 있다.

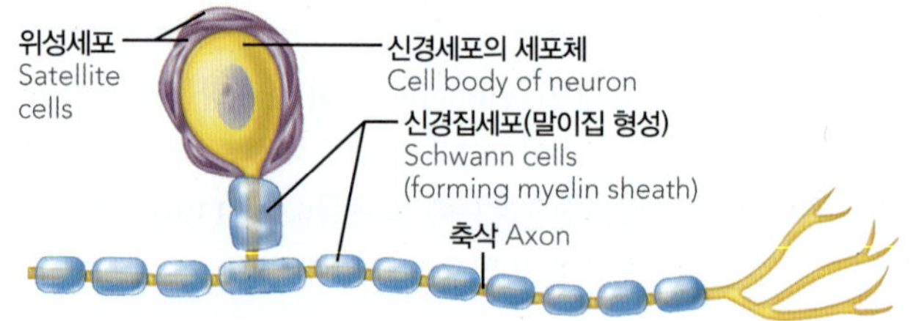

E. 말초신경계통에서 신경세포를 둘러싸는 위성세포와 신경집세포(말이집을 형성)

그림 11.6 신경아교세포. **A~D.** 중추신경계통의 4가지 유형의 신경아교세포. **E.** 말초신경계통의 신경아교세포.

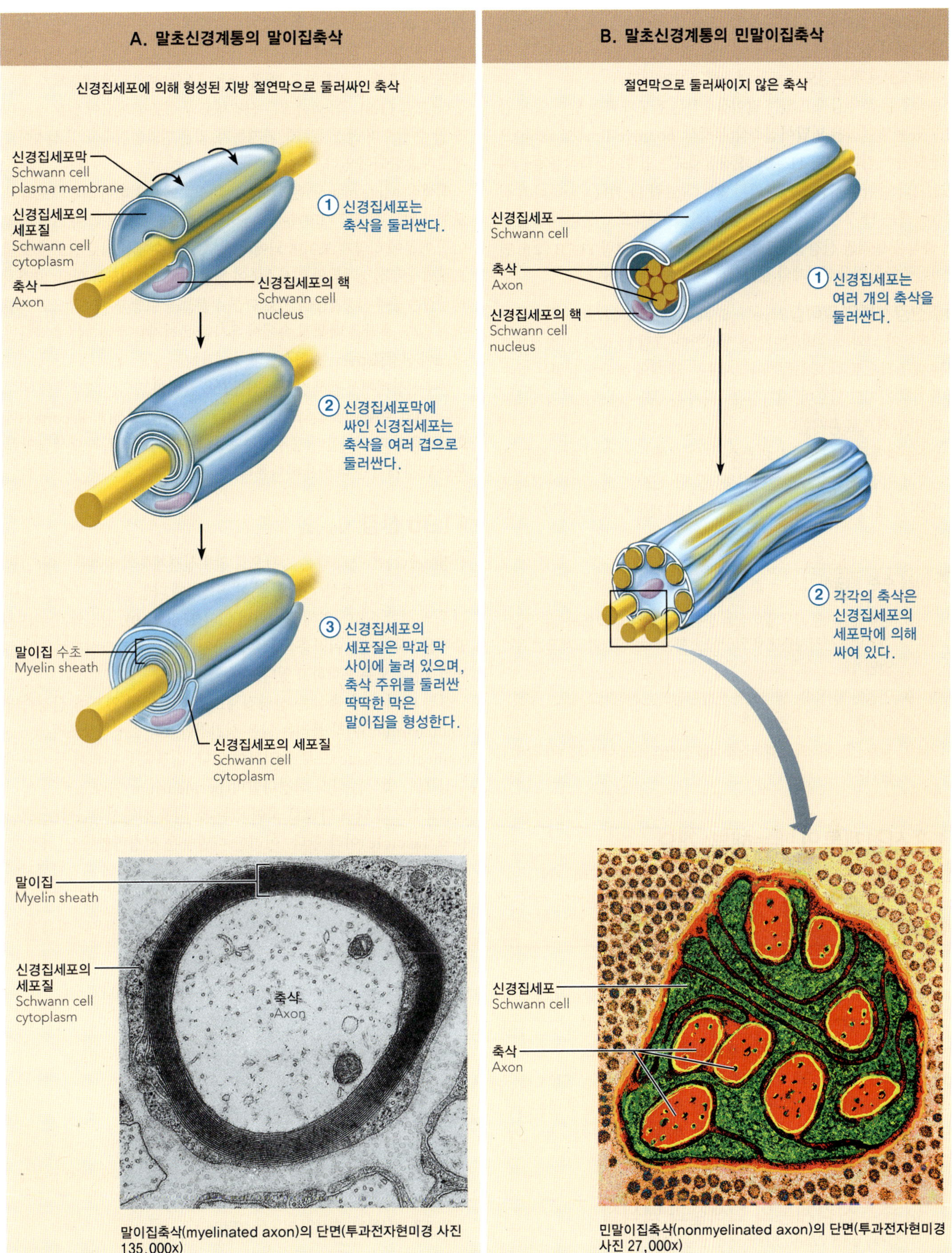

그림 11.7 말초신경계통의 말이집축삭과 민말이집축삭을 싸고 있는 신경집세포.

결절(node of Ranvier)]라 하며 약 1 mm씩 떨어져 있다. 말이집이 있는 축삭에서 신경흥분은 말이집을 뛰어 넘어 신경섬유마디 사이를 전도하게 되므로 흥분전도 속도는 더욱 빨라지게 된다.

축삭을 두껍게 감싸고 있는 말이집축삭은 전도가 빠른 반면 얇게 감싸고 있는 말이집은 **민말이집축삭**(무축삭, nonmye-linated axon)으로 전도가 느리다(그림 11.7B). 신경집세포는 민말이집축삭을 둘러싸고 있으나 단단한 층을 형성하지는 않는다(그림 11.7B ①). 하나의 신경집세포는 15개 이상의 민말이집축삭을 부분적으로 둘러싸고 있으며, 축삭을 둘러싼 신경집세포에는 홈이 형성된다(그림 11.7B ②). 민말이집축삭은 자율신경계와 감각신경 일부에서 발견된다.

***중추신경계통의 말이집**(Myelin Sheaths in the CNS).* 희소돌기아교세포가 뇌와 척수의 말이집을 형성한다(그림 11.6D). 신경집세포와는 대조적으로 각 희소돌기아교세포는 몇 개의 축삭을 감싸는 다수의 돌기를 가지고 있으며, 신경섬유마디가 존재하지만 말초신경계통보다 더 먼 간격으로 존재한다.

말초신경계통과 마찬가지로 중추신경계통에서 가장 직경이 작은 축삭은 민말이집축삭이다. 민말이집축삭은 별아교세포와 같이 아교세포의 많은 긴 돌기에 둘러싸여 있으며 중추신경계통에 매우 풍부하게 존재한다.

이해 수준 체크하기

- ☐ **8.** 중추신경계통에서 말이집을 형성하는 신경아교세포는 무엇인가? 말초신경계통에서 말이집을 형성하는 신경아교세포는 무엇인가?
- ☐ **9.** 연접이 발생하는 영역에서 흔히 관찰되는 신경아교세포는 무엇인가?
- ☐ **10.** 말초신경계통의 민말이집축삭을 신경집세포(슈반세포)가 감싸는가?

11.3 신경계통의 맨눈해부: 개요

GROSS ANATOMY OF THE NERVOUS SYSTEM: AN OVERVIEW

학습 성과

- ▸ 중추신경계통의 백색질과 회색질을 구별할 수 있다.
- ▸ 신경을 정의하고 신경을 이루고 있는 구성 요소들을 설명할 수 있다.

지금까지 신경조직을 구성하는 신경세포와 신경아교세포의 구조와 기능을 살펴보았다. 이 두 조직이 중추신경계통의 뇌와 척수, 말초신경계통의 신경절을 구성한다. 여기서는 중추신경계통과 신경들의 기본적인 구조들을 다룬다(중추신경계통 기관들의 자세한 구조와 기능은 12장, 말초신경계통은 13, 14장에서 다룬다).

11.3a 중추신경계통의 회색질과 백색질

Gray and White Matter of the CNS

뇌와 척수는 신경세포의 배열에 따라 회색질과 백색질로 구분한다. **회색질**(gray matter)은 중추신경계통의 중심공간을 둘러싸고 있는 회색을 띤 영역이다. 척수에서는 나비 모양의 영역으로 등쪽 반은 사이신경세포의 세포체가 위치하고, 배쪽 반은 운동신경세포의 세포체가 위치한다(**그림 11.8**). 즉, *회색질은 신경세포의 세포체가 모여 있는 부분*이라 할 수 있으며 신경세포체, 가지돌기, 짧은 민말이집축삭 및 신경아교세포가 혼합되어 있다.

백색질(white matter)은 회색질의 바깥쪽에 위치하며 신경세포의 세포체가 없고 수백만 개의 축삭이 위치하고 있다. 축삭을 감싸고 있는 말이집 때문에 하얗게 보이며 뇌에서 척수로, 척수에서 뇌로 신호를 보냄으로써 중추신경계통의 의사소통이 원활히 이루어지도록 한다. 따라서 *백색질은 중추신경계통의 서로 다른 부분들을 주행하는 축삭으로 이루어져 있다*. 축삭은 백색질 속에서 유사한 목적지를 주행하는 축삭다발이 모여 **신경로**(tract)를 형성한다.

중추신경계에서 백색질은 중심공간을 둘러싸고 있는 바깥쪽에 위치한다. 뇌의 두 부위(소뇌와 대뇌)에서는 얇은 층인 **겉질**(피질, cortex)에 회색질층이 더 위치한다(중추신경계통의 구조와 회색질과 백색질의 분포는 12장에서 좀 더 자세히 다룬다).

11.3b 신경 Nerves

신경(nerve)은 끈과 같은 기관으로 말초신경계통의 일부분이다(그림 11.2). 각 신경은 축삭(신경섬유)이 평행하게 다발을 이루고 있으며 여러 층의 결합조직에 의해 둘러싸여 있다(**그림 11.9**). 신경의 대부분은 말이집축삭과 민말이집축삭 모두를 가지고 있으며 감각신경섬유와 운동신경섬유 모두 포함하고 있다.

신경 내에서 각 축삭은 신경집세포로 둘러싸여 있으며 **신경속막**(endoneurium)이라 불리는 얇은 성긴결합조직(소성결합조직, loose connective tissue)으로 둘러싸여 있다. 신경속막에 의해 둘러싸인 수십 개의 축삭은 다시 **신경다발막**(perineurium)이라고 하는 성긴결합조직으로 싸여 다발로 묶여 있는데, 이를 **신경섬유다발**(신경섬유속, fascicle)이라 한다. 이러한 다발들은 **신경바깥막**(신경상막, epineurium)에 싸여 있다. 신경의 결합조직에는 축삭과 신경집세포에 영양을 공급하는 혈관이 분포하고 있다(그림 11.9).

신경세포, *신경섬유*, *신경*이라는 용어는 혼동하기 쉬우나 다음을 기억해 두자.

- **신경세포**(뉴런, neuron)는 신경세포(nerve cell)이다.
- **신경섬유**(nerve fiber)는 긴 축삭이다.
- **신경**(nerve)은 말초신경계통에 있는 신경섬유의 집단이다.

이해 수준 체크하기

- ☐ **11.** 축삭다발들을 감싸고 있는 결합조직은 무엇인가?
- ☐ **12.** 중추신경계통에서 연접은 백색질과 회색질 중 어디에서 관찰되는가?
- ☐ **13.** 백색질이 흰색인 이유를 설명한다.

말초신경계통 PNS
감각(구심성) 신경섬유
Sensory (afferent) fiber
척수신경
Spinal nerve
운동(원심성) 신경섬유
Motor (efferent) fiber
중추신경계통 CNS
회색질 Gray matter
• 짧은 민말이집(무수) 사이신경세포
• 사이신경세포와 운동신경세포의 세포체
• 신경아교세포
백색질 White matter
• 말이집과 민말이집축삭의 신경로
• 신경아교세포
중심공간 Central cavity

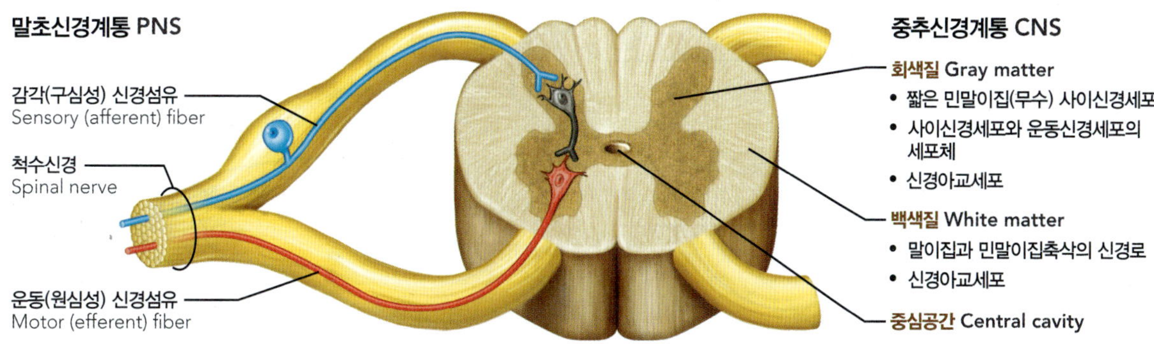

그림 11.8 척수의 단면. 말초신경계통과 중추신경계통의 연결

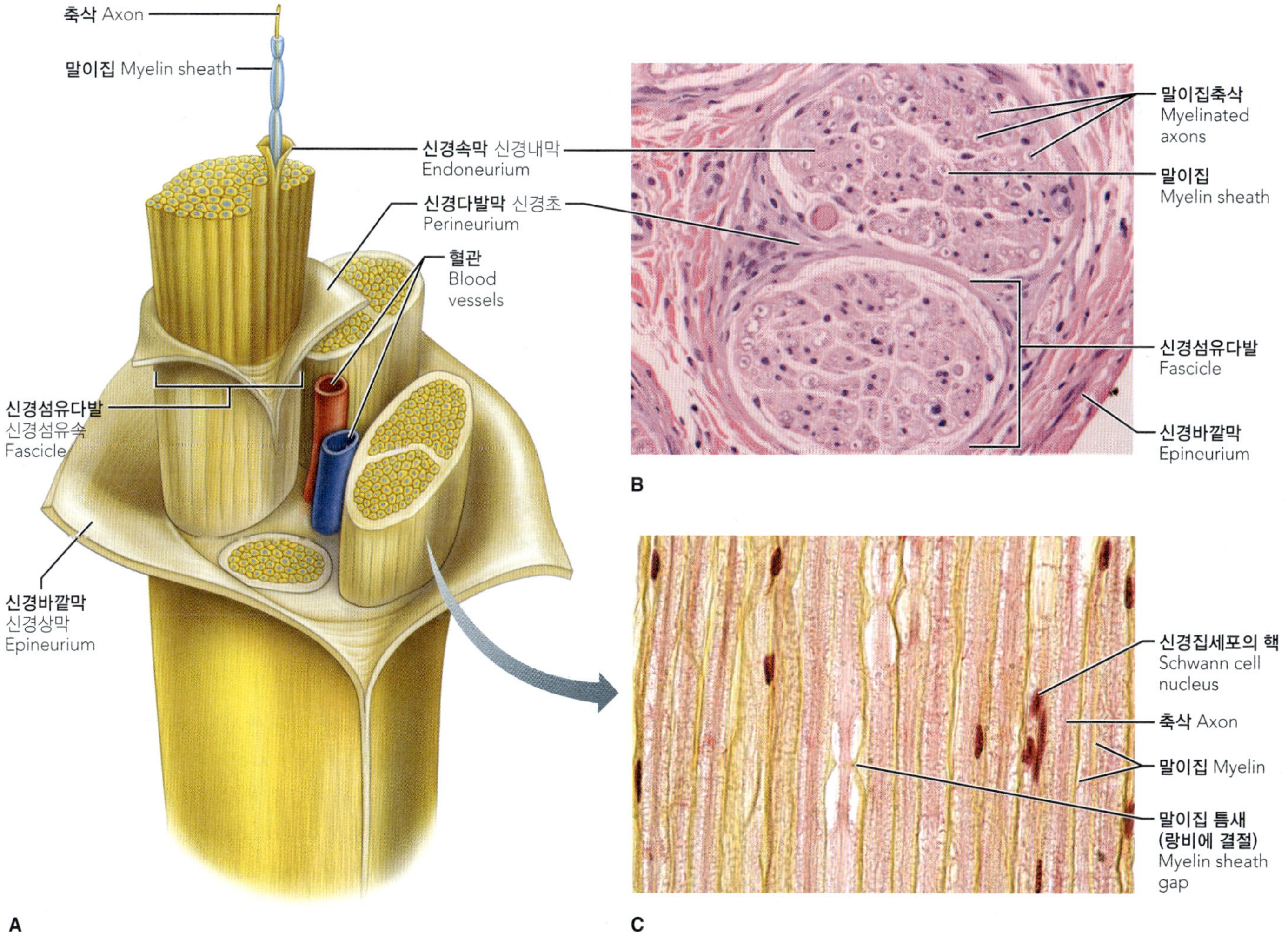

축삭 Axon
말이집 Myelin sheath
신경속막 신경내막
Endoneurium
신경다발막 신경초
Perineurium
혈관
Blood
vessels
신경섬유다발
신경섬유속
Fascicle
신경바깥막
신경상막
Epineurium
A
말이집축삭
Myelinated
axons
말이집
Myelin sheath
신경섬유다발
Fascicle
신경바깥막
Epineurium
B
신경집세포의 핵
Schwann cell
nucleus
축삭 Axon
말이집 Myelin
말이집 틈새
(랑비에 결절)
Myelin sheath
gap
C

그림 11.9 신경의 구조. **A.** 신경 내부의 신경섬유와 결합조직을 관찰하기 위해 3차원의 절단면을 도식하였다. **B.** 신경 일부의 절단면을 전자현미경으로 스캔하였다(H&E stained, 200×). **C.** 신경의 세로절단면을 광학현미경으로 관찰하였다(265×).

11.4 신경의 통합 NEURONAL INTEGRATION

학습 성과

- 말초신경계통과 중추신경계통이 구조적으로 어떻게 연결되어 있는지 설명할 수 있다.
- 반사를 정의하고, 반사활의 기본 구조를 설명한다. 단일연접반사와 뭇연접반사의 차이점을 설명할 수 있다.

신경계통은 말초신경계통과 중추신경계통으로 나누어지고, 각 부분은 기능적으로 상호 연관되어 있다.

말초신경계통은 감각신경섬유와 운동신경섬유가 함께 다발을 이룬 신경들로 이들은 신체 각 부분에 정보를 보내고 정보를 받는 역할을 한다(그림 11.8). 말초신경계통의 들섬유들은 감각자극에 반응하여 자극정보를 중추신경계통으로 전달하며, 날섬유들은 중추신경계통의 운동자극들을 근육과 샘에 전달하여 근육을 수축시키고 샘이 분비물을 내보낼 수 있게 한다.

중추신경계통은 사이신경세포들로 구성되어 있으며 (1) 감각정보를 받아들여 처리하고, (2) 이 정보를 중추신경계통의 특정영역으로 보내고, (3) 적절한 운동반응을 일으킨다.

말초신경계통과 중추신경계통 사이를 구조적으로 연결하는 부분은 중추신경계통의 회색질에 존재하며 신경통합의 가장 간단한 예가 반사활(반사궁, reflex arc)이다.

11.4a 반사활 반사궁, Reflex Arcs

반사활(reflex arc)은 가장 단순한 반사행동을 일으키는 신경계통의 기본구조이다. 자극에 대해 빠르고 자동적인 운동반응인 **반사**(reflex)는 반사활을 통해 발생되는 능동적인 행동이다. 뜨거운 난로를 만졌을 때 손을 반사적으로 떼는 것이나 자극 있는 음식에 대한 위의 구토 반응이 그 예이다. 반사에는 뼈대근육을 수축시키는 *몸반사*(somatic reflex)와 민무늬 근육, 심장근육 및 샘에 작용하는 *내장반사*(visceral reflex)가 있다.

기본적으로 모든 반사활은 다음과 같이 5가지의 필수 구성요소가 있다**(그림 11.10)**.

① *수용기*(Receptor). 자극을 감지하는 부분이며, 감각신경세포의 말초돌기 끝에 존재한다. 바늘로 피부를 찔렀을 때 감각신경세포의 통각수용기가 자극되는 과정이다.

② *감각신경세포*(Sensory neuron). 중추신경계통으로 신호를 보내는 구심성 신경세포이다.

③ *통합중추*(Integration center). 중추신경계통에서 하나 혹은 그 이상의 연접을 이룬다(그림 11.10). 가장 단순한 반사활은 감각신경세포와 운동신경세포 사이에 하나의 연접을 이루고 있다. 더욱 복잡한 반사에서는 여러 개의 연접들이 연결되며 사이신경세포의 긴 사슬을 통해 뇌와 같은 중추신경계통의 다른 영역으로 신호를 보낸다.

④ *운동신경세포*(Motor neuron). 반사중추에서 효과기관으로 날신호를 보내는 원심성 신경세포이다.

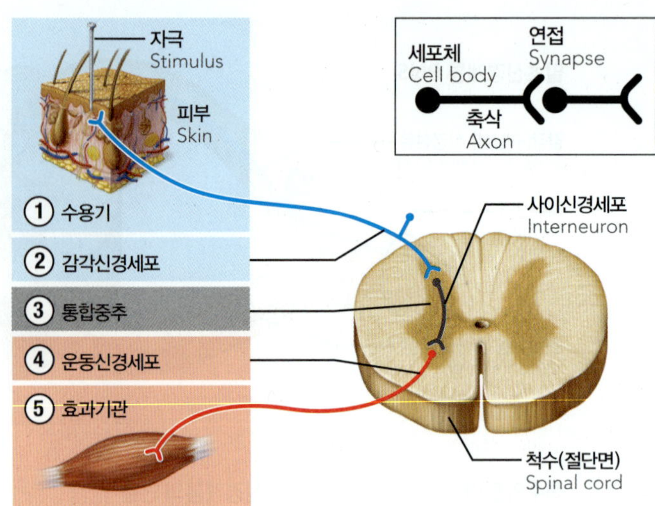

그림 11.10 반사활의 구성 요소. 내외적 환경의 변화를 감지하는 수용체. 효과기관은 근육이나 분비샘이다.

⑤ *효과기관*(Effector). 날 신호에 반응하여 수축하거나 분비작용을 하는 근육이나 샘 세포를 말한다.

단일연접반사 Monosynaptic Reflex

가장 단순한 반사인 **단일연접반사**(monosynaptic reflex, **그림 11.11**)는 감각신경세포와 운동신경세포 사이에 사이신경세포가 없고 단 하나의 연접만이 존재한다. 그 예로 무릎반사가 있다. 무릎인대(슬개인대, patellar ligament)를 반사망치로 치면 넙다리네갈래근(대퇴사두근, quadriceps of femoris muscle)이 펴진다. 근육이 신장되면 감각신경세포는 즉시 척수의 운동신경세포를 활성화시키고 운동신경세포는 넙다리네갈래근이 수축하도록 신호를 보내게 된다. 그 결과 망치로 쳐서 신장된 근육이 다시 수축한다.

인체의 많은 근육들은 단일연접반사의 일종인 *뻗침반사*(신전반사, stretch reflex)로 몸의 균형과 자세를 유지한다. 몸이 흔들리면 감각신경세포가 근육의 신장을 감지하고 운동신경세포가 근육을 수축시켜 넘어지는 것을 막기 위하여 자세를 유지한다. 연접이 하나밖에 없기 때문에 뻗침반사는 반사들 중에 가장 빠른 반사이므로 우리가 넘어지지 않고 몸의 자세를 유지할 수 있게 한다.

뭇연접반사 Polysynaptic Reflex

인체에서 단일연접반사보다 훨씬 흔한 반사는 **뭇연접반사**(polysynaptic reflex)로, 하나 혹은 그 이상의 사이신경세포가 감각신경세포와 운동신경세포 사이에서 반사 경로를 형성하고 있다. 사이신경세포가 존재하면 적어도 두 개 이상의 연접이 존재한다는 것을 의미하므로 뭇연접반사라고 한다. *회피반사*(withdrawal reflex)는 벗어나려는 행동으로 세 개의 신경세포가 관여하는 다반사이다(그림 11.11B). 바늘로 손가락을 찌르면 감각신경세포는 자극을 받아들이고 중추신경계통의 사이신경세포에 신호를 보내 활성화시킨다. 사이신경세포는 운동신경세포에 신호를 보내 근육을 수축시켜 회피반응을 일으킨다.

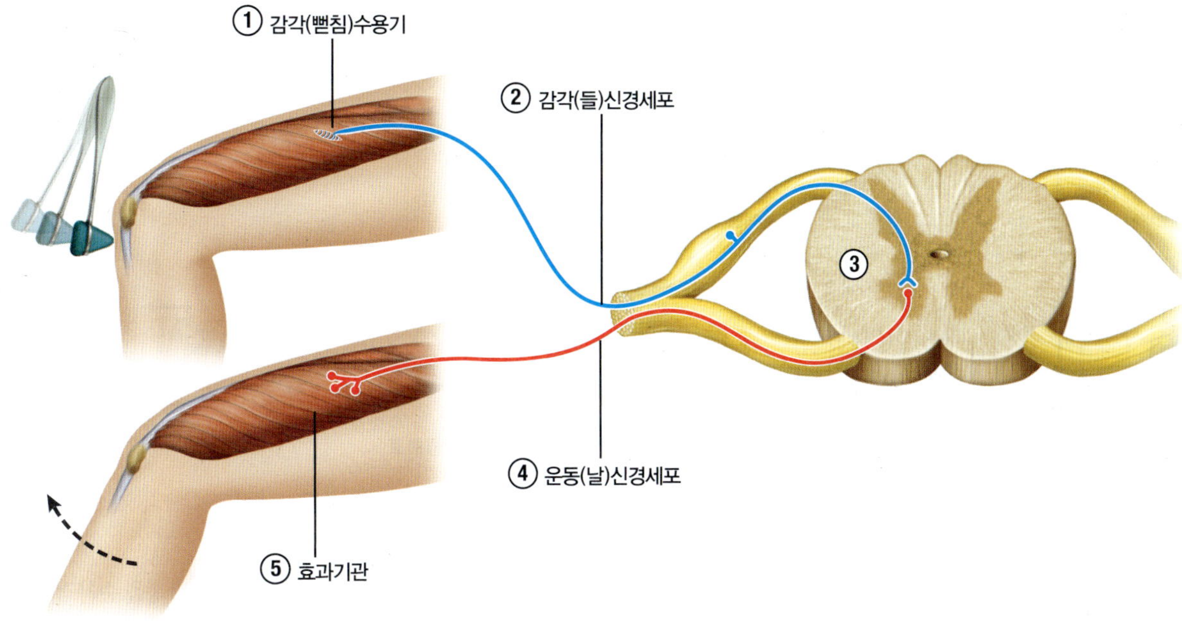

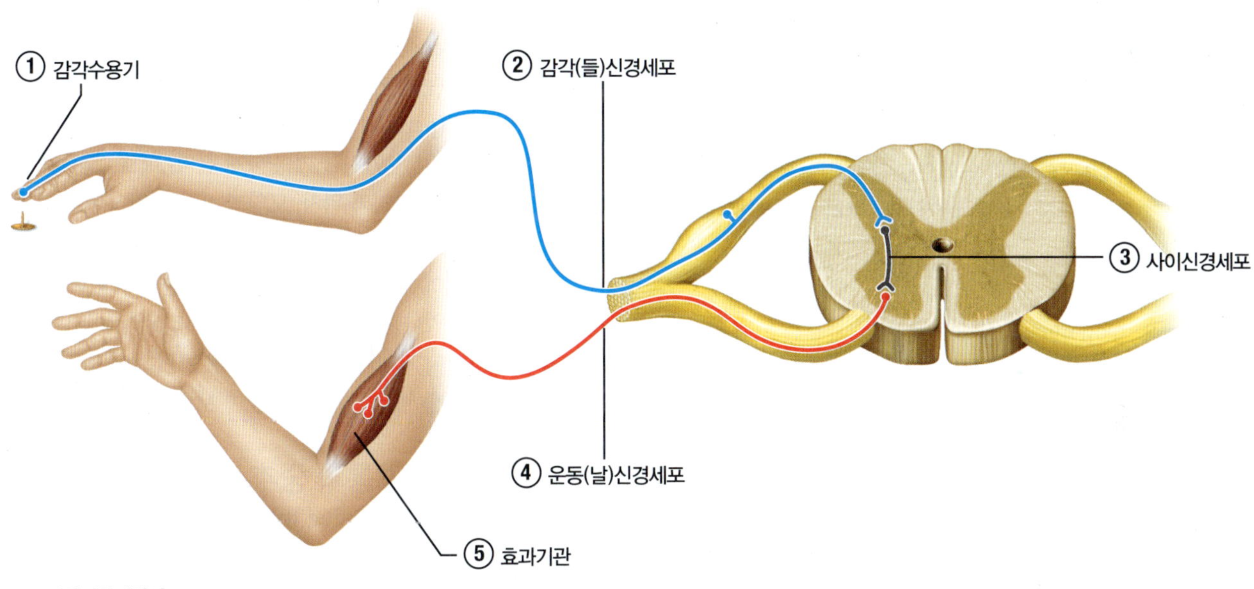

그림 11.11 **반사활의 종류.** **A.** 단연접반사활은 두 개의 신경세포와 하나의 연접을 가지고 있다. **B.** 다연접반사활은 두 개 이상의 신경세포(그림은 세개)를 가지며 따라서 최소 2개 이상의 연접이 있다.

11.4b 신경세포회로 Neuronal Circuits

학습 성과

- 중추신경계통에서 사이신경세포의 역할을 설명할 수 있다.
- 순차적 과정과 병렬적 과정을 구별할 수 있다.
- 수렴회로와 확산회로를 정의하고 각각의 예를 들 수 있다.

반사활은 신경계통의 기본 구조를 보여주지만, 신경계통은 단순한 반사활의 연속 그 이상이다. 사이신경계통의 역할을 이해해야 복잡성을 이해할 수 있는데 모든 신경세포의 99% 이상이 사이신경세포이며, 반사활 내부의 신경세포뿐만 아니라 중추신경계통 내부 신경세포에 전체적으로 존재한다. 중추신경계통의 복잡성은 수많은 사이신경세포로 조직화되어 정보를 처리하는 신경세포회로에서 기인한다. 통상적으로 하나의 신경세포는 많은 수의 다른 신경세포와 연접을 이룬다. 중추신경계통 내의 사이신경세포는 여러 경로로 다른 신경들과 연결된다. 이를 **신경세포회로**(neuronal circuit)라고 한다(**그림 11.12**).

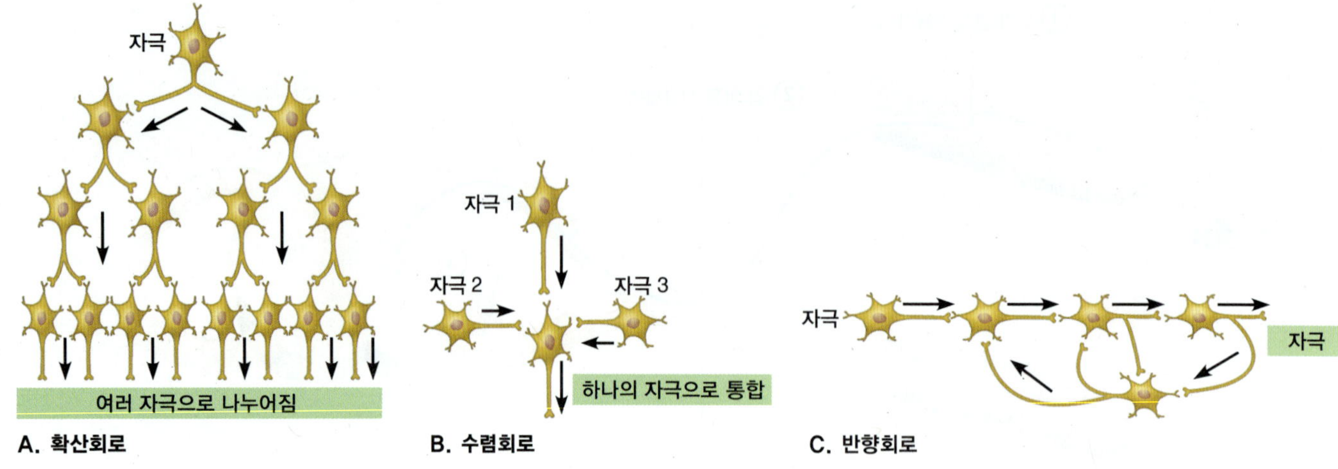

그림 11.12 신경세포회로의 종류.

확산회로 Diverging Circuit

확산회로(diverging circuit, 그림 11.12A)에서 하나의 연접이전신경세포는 몇 개의 다른 신경세포와 연접을 이룬다. **확산**(divergence)의 예는 앞에서 언급된 뻗침반사이다. 근육의 뻗침은 다양한 감각신경세포를 자극한다. 각 감각신경세포는 척수의 회색질에서 직접 100~150개의 신경세포와 연접을 이룬다. 이런 신경세포의 일부는 신전된 근육에 직접 신경이 분포되어 있고 수축을 자극하는 운동신경세포이다. 다른 것들은 길항근 그룹의 활동을 억제하는 역할을 하는 사이신경세포이고, 또 다른 것들은 CNS의 상위 영역으로 감각 정보를 투사하는 사이신경세포이다. 이러한 확산으로 인해 정보는 여러 신경 경로에 분포하게 된다.

수렴회로 Converging Circuit

많은 신경세포들이 하나의 연접이후신경세포와 연접을 이룰 때의 회로를 **수렴회로**(converging circuit)라 한다(그림 11.12B). 예로, **수렴**(convergence)은 하나의 운동신경섬유가 여러 다른 신경섬유로부터 흥분성 및 억제성 자극 모두를 받을 때 발생한다. 이러한 자극은 표적운동신경세포에 의해 통합되어 신경자극을 전달할지 또는 안 할지에 따라 영향을 미친다. 확산과 수렴은 신경세포가 정보를 통합할 때 중추신경계통 전체에서 나타난다.

반향회로 Reverberating Circuit

반향회로(reverberating circuit)에서 하나의 신경세포는 같은 회로 내에서 다른 신경세포의 피드백을 받는다. 한 신경세포 축삭의 곁가지로 돌아오고 그 회로 내에서 원래 신경세포와 다시 연접을 이룬다(그림 11.12C). 이런 경로에서 신호는 연접피로가 발생하거나 다른 신호에 의해 회로가 중단될 때까지 계속 전달된다. 반향회로는 호흡하거나 걸을 때 팔을 움직이는 것 같은 여러 가지 규칙적인 활동의 조절을 담당한다.

순차적 과정 Serial Processing

신경계통에서 정보는 두 가지 방식으로 처리된다. 차례로 일대일로 연접된 신경세포들은 **연속적**으로 연결되며 그 과정을 **순차적 과정**(serial processing)이라 한다. 이러한 방식으로 연결된 신경세포들은 하나의 사슬로 연결된 것처럼 하나의 신경세포에서 다음 신경세포로 단일 통로로 신호를 전달한다. 반사활이 하나의 예이다(그림 11.11).

병렬적 과정 Parallel Processing

정보를 처리하는 두 번째 방식에서는 신경세포가 **평행하게** 연결되어 있어 **병렬적 과정**(parallel processing)이라 한다. 병렬적 과정은 하나의 감각 자극이 다양한 인지를 가능하게 한다. 예로, 친구가 걸어오는 것을 볼 때 친구의 움직임과 위치, 모양과 색을 평가하면서 여러 경로가 망막의 시각정보를 병렬적으로 처리한다. 또한 자극은 인지와 기억을 담당하는 뇌 영역에서 친구를 알아보고 이름을 상기하며 지난번에 언제 만났는지를 기억하는 과거 경험에 의해 처리된다. 이러한 복합적 과정은 병렬적 과정이 거의 동시에 발생된다. 병렬적 과정은 뇌가 놀라운 속도로 자극을 평가하고 다양한 경로로 정보를 통합하도록 한다.

11.4c 말초신경계통과 중추신경계통 사이의 통합 Integration Between the PNS and CNS

신경회로는 감각신경세포와 운동신경세포 사이에 존재하는 사이신경세포의 그물을 형성한다. **그림 11.13**은 통증 자극과 관련된 신경로에 대한 그림, 즉 신경로에 초점을 맞추어 단순화한 그림이지만 중추신경계통 내 신경세포의 구성을 개념화하는 데 유용하다. 예를 들면, 손가락에 화상을 입으면 즉각적인 반응인 척수반사가 일어나서 손을 반사적으로 움직여 멀리한다(그림 11.13A). 동시에 감각정보는 겉질 경로를 따라 뇌까지 간다. 사이신경의 긴 신경섬유가 이 자극을 감각신호를 해석하는 뇌 영역에 전달하면 통증감각을 인지하게 된다(그림 11.13B ①, ②). 일반적으로는 반사적으로 손을 멀리하고 나서야 통증을 느끼게 되는데, 이는 중추신경계통이 정보를 처리하는 데 시간이 필요하기 때문이다. 통증에 반영하여 뇌의 운동영역은 비반사적인 운동반응이 일어난다(그림 11.13B ③). 예를 들면 손가락을 찬물에 넣고 흔드는 운동을 들 수 있다(12장에서 감각신호를 해석하는 부위와 중추신경계통에서 운동반응이 어디에서 시작하는가를 배울 것이다).

FOCUS 그림 11.13 신경경로

감각자극은 몇 개의 신경경로를 통해 신호를 유도한다. 첫 반사활은 중추신경계통의 사이신경세포에 의해 매개되는 느린 반응을 유도한다.

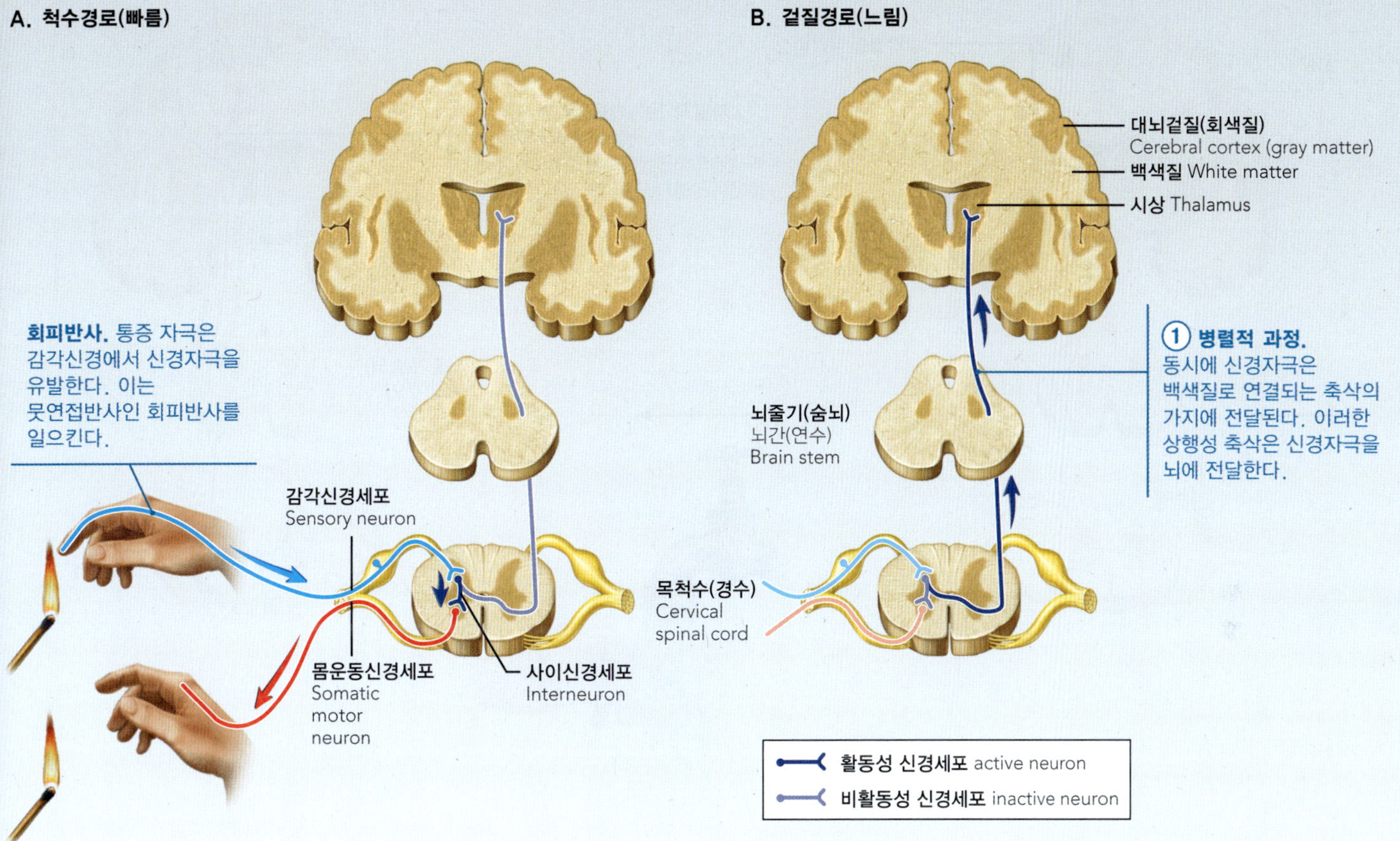

이해 수준 체크하기

- ☐ 14. 반사활에 사이신경세포가 없다면, 뻗침반사를 할 때 통합중추는 어떤 기능을 하는가?
- ☐ 15. 뜨거운 난로를 만졌을 때 반사적으로 손을 치우게 된다. 통증은 손을 치운 후에 느낀다. 손을 치우는 것보다 통증을 느끼는 데 더 오래 걸리는 이유는 무엇인가?
- ☐ 16. 전위를 신경자극으로 변경하면서 여러 신경세포가 하나의 신경세포에 연접을 이루는 신경회로는 무엇인가?

11.5 신경조직의 질환

DISORDERS OF NERVOUS TISSUE

학습 성과

- 다발성 경화증이 수초 및 축삭 기능과 어떤 관련이 있는지 설명할 수 있다.
- 말초신경계에서 신경세포가 재생되는 과정을 설명할 수 있다.

11.5a 다발성 경화증 Multiple Sclerosis, MS

다발성 경화증(MS)은 뇌와 척수의 수초를 파괴하여 중추신경계의 신경 신호를 방해하고 감각 장애와 근육 약화를 유발하는 진행성 질환이다. 개인에 따라 강도가 크게 달라지는 이 질병은 장애 및 회복이 주기적으로 일어나는 것이 특징이다. 신체 일부의 피부에 무감각 또는 통증, 시력 장애, 근육 약화 또는 마비, 균형 유지 어려움, 어눌한 언어, 방광 요실금, 피로 및 우울증 등의 징후 및 증상이 영향을 받는 CNS의 부위에 따라 다양하게 나타난다.

MS의 원인은 아직 완전히 밝혀지지 않았다. 면역계가 중추신경계의 축삭 주변의 수초를 공격하여 축삭의 신호전달을 방해하는 자가면역질환으로 알려져 있다. 림프구라고 불리는 면역계 세포는 수초를 분해하고 대식세포는 식균작용을 통해 잔해를 제거한다. 또한, 손상은 축삭 자체를 파괴할 수 있는 염증을 동반한다.

MS는 다양한 방식으로 다양한 사람들에게 영향을 미친다. 일부는 단 한 번의 장애를 일으키고 재발없이 회복되며, 대부분은 10년 이상 장애와 재발이 반복되며, 일부는 첫 1년 이내에 급속하고 지속적으로 악

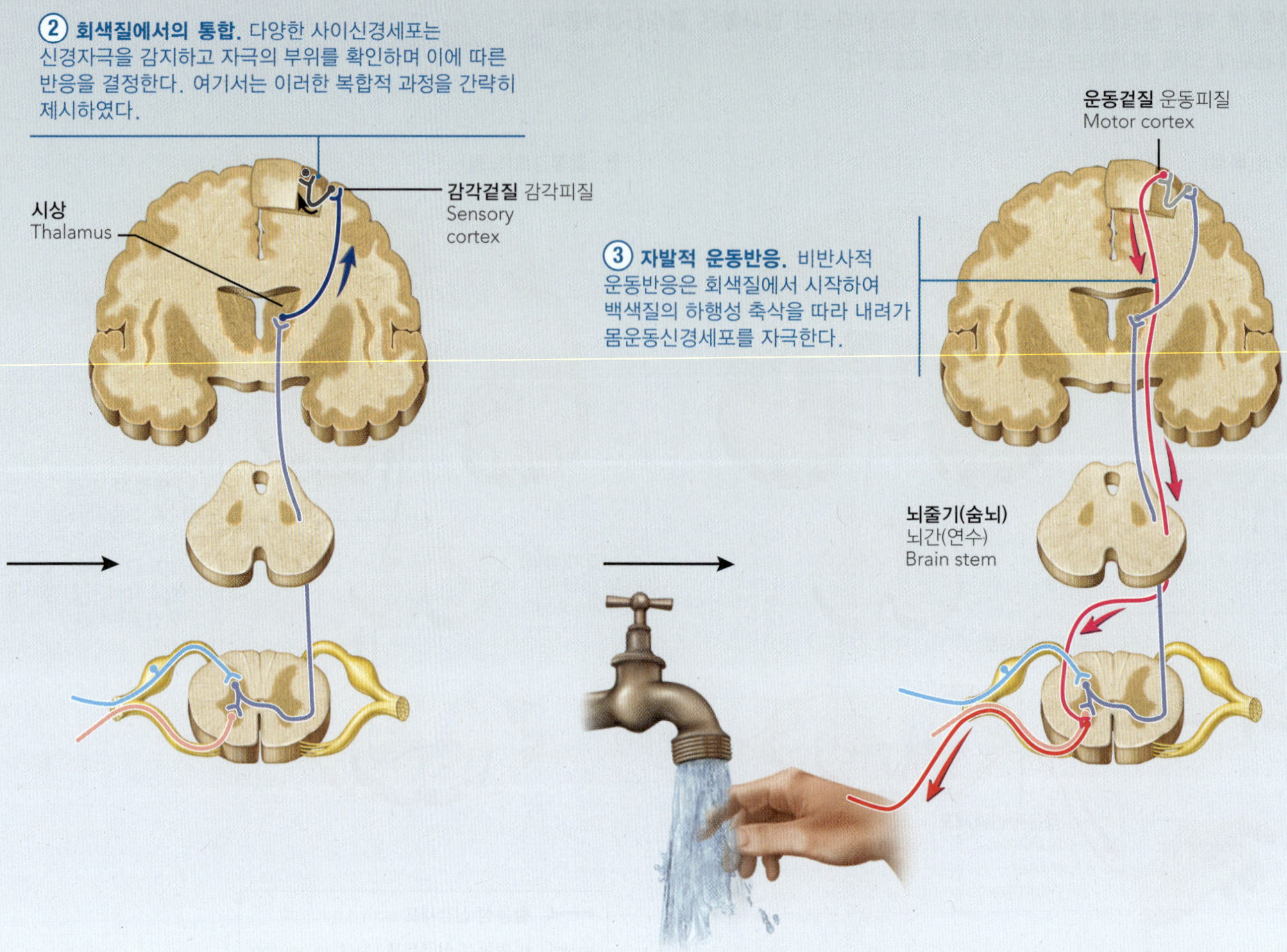

FOCUS 그림 11.13 신경경로

② 회색질에서의 통합. 다양한 사이신경세포는 신경자극을 감지하고 자극의 부위를 확인하며 이에 따른 반응을 결정한다. 여기서는 이러한 복합적 과정을 간략히 제시하였다.

시상
Thalamus

감각겉질 감각피질
Sensory cortex

③ 자발적 운동반응. 비반사적 운동반응은 회색질에서 시작하여 백색질의 하행성 축삭을 따라 내려가 몸운동신경세포를 자극한다.

운동겉질 운동피질
Motor cortex

뇌줄기(숨뇌)
뇌간(연수)
Brain stem

화되기도 한다. 회복은 설명할 수 없는 면역 반응의 중단으로 인해 발생하는 것으로 보이며, 이는 축삭이 스스로 복구하고 기능을 회복할 시간을 준다. 그러나 10~15년의 주기적인 재발 후에는 축삭의 축적된 손상이 너무 커서 다발성 경화증 환자의 50%가 질병의 두 번째 10년에 급격히 악화된다.

MS는 인지하기 쉽지 않다. MS에 대한 결정적이지만 침습적인 검사는 척수 주변 공간에서 채취한 뇌척수액에서 MS 특이적 항체를 식별하는 것이다. 덜 침습적인 접근 방식은 두개골 외부에서 감지된 뇌파를 모니터링하여 측정한 시각적 신호가 눈에서 뇌를 통해 이동하는 데 걸리는 시간의 지연을 확인하는 것이다. 마지막으로, 자기공명영상은 질병의 특징적인 병변을 드러낼 수 있다(**그림 11.14**).

치료는 증상을 완화시키는 방향으로 진행된다. 항염증성 스테로이드 약물은 재발의 심각성과 기간을 줄이지만 발작 빈도를 줄이지는 않는다. 인터페론 및 글라티라머 아세테이트와 같은 다른 약물은 면역 체계를 조절하여 재발의 빈도와 새로운 병변의 출현을 줄이는 역할을 한다. 림프구 활성을 억제하는 암 치료제인 미톡산트론은 더 진행된 단계의 질병을 치료하는 데 성공했다.

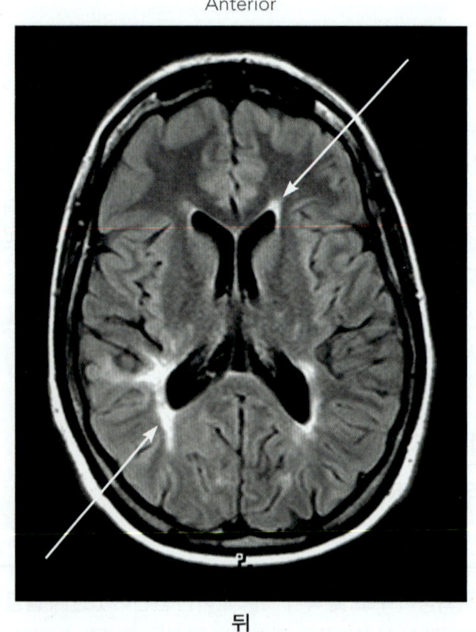

그림 11.14 다발성 경화증. 다발성경화증 환자의 뇌 MRI, 횡단면. 병변은 백색질 내에 밝은 흰색 반점으로 나타난다.

11.5b 신경세포 재생 Neuronal Regeneration

태아 기간 이후에 죽거나 손상된 신경세포의 효과적인 대체가 없기 때문에 신경 손상은 어린이와 성인에게 영구적인 기능 장애를 일으키게 된다. 그러나 축삭만 파괴되면 세포체는 종종 생존하고 축삭이 재생될 수 있다(그림 11.15). PNS에서 신경이 절단되면 대식세포가 침입하여 손상에서 먼쪽의 축삭을 파괴한다(그림 11.15 ②). 축삭 미세섬유는 원래 축삭을 둘러싸고 있는 생존 슈반 세포에 의해 형성된 재생 튜브 내에서 하루에 대략 1.5 mm의 속도로 손상된 부위에서 주변부로 자랄 수 있다(그림 11.15 ③). 따라서 기능의 부분적인 회복과 함께 표적 기관의 궁극적인 신경재분포가 PNS에서는 가능한 경우도 있다(그림 11.15 ④). CNS에서는 신경아교세포는 다시 자라는 축삭을 안내하는 띠를 형성하지 않으며 심지어 성장 억제 화학물질을 분비하여 이러한 축삭을 방해하기도 한다. 따라서 척수나 뇌의 손상 이후에는 효과적인 재생이 이루어지지 않는다.

이해 수준 체크하기

- ☐ 17. 말초 신경과 척수의 백색질은 모두 축삭 돌기로 구성된다. 말초 신경 손상 후에는 기능을 회복할 수 있지만 척수 손상 후에는 기능을 회복할 수 없는 이유는 무엇인가?
- ☐ 18. 수초의 기능과 CNS의 백색질 신경로의 기능에 대한 이해를 바탕으로 다발성 경화증에서 발생하는 CNS의 수초 손실이 이 질병의 전형적인 징후와 증상을 유발할 수 있는 방법을 설명한다.

11.6 전 생애 동안의 신경조직

NERVOUS TISSUE THROUGHOUT LIFE

학습 성과

- ▸ 배아의 신경계 발달에 대해 설명할 수 있다.

11.6a 신경조직의 배아 발달

Embryonic Development of Nervous Tissue

신경계는 신경관과 신경능선을 형성하기 위해 함입되는 등쪽 외배엽에서 발달한다(그림 11.16; 또는 그림 3.7 참조). 신경관의 벽은 거짓중층 신경상피세포층으로 시작되어 CNS가 된다. 이 세포들은 분열하고 바깥쪽으로 이동하여 다시 분열하지 않는 신경모세포(미래의 신경세포)와 신경아교세포가 된다(그림 11.16B). 이 신경아교세포들 중 가장 초기 세포들은 신경표피에서 바깥쪽으로 뻗어 있으며 어린 신경세포가 최종 목적지에 도달하기 위해 이동하는 경로를 제공한다. 신경표피 바깥쪽의 신경모세포들이 모여 미래의 회색질인 날개판과 바닥판을 형성한다(그림 11.16C). 등쪽에서, 날개판의 신경모세포는 사이신경세포가 되어 CNS에 남게 된다. 배쪽에서, 바닥판의 신경모세포는 운동신경세포가 되고 축삭을 길게 뻗어 효과 기관에 이르게 된다. (일부 사이신경세포는 바닥판에서도 형성되어 운동신경세포 사이에 남기도 한다.) 어린 사이신경세포에서 나온 축삭돌기는 CNS의 길이방향으로 자라면

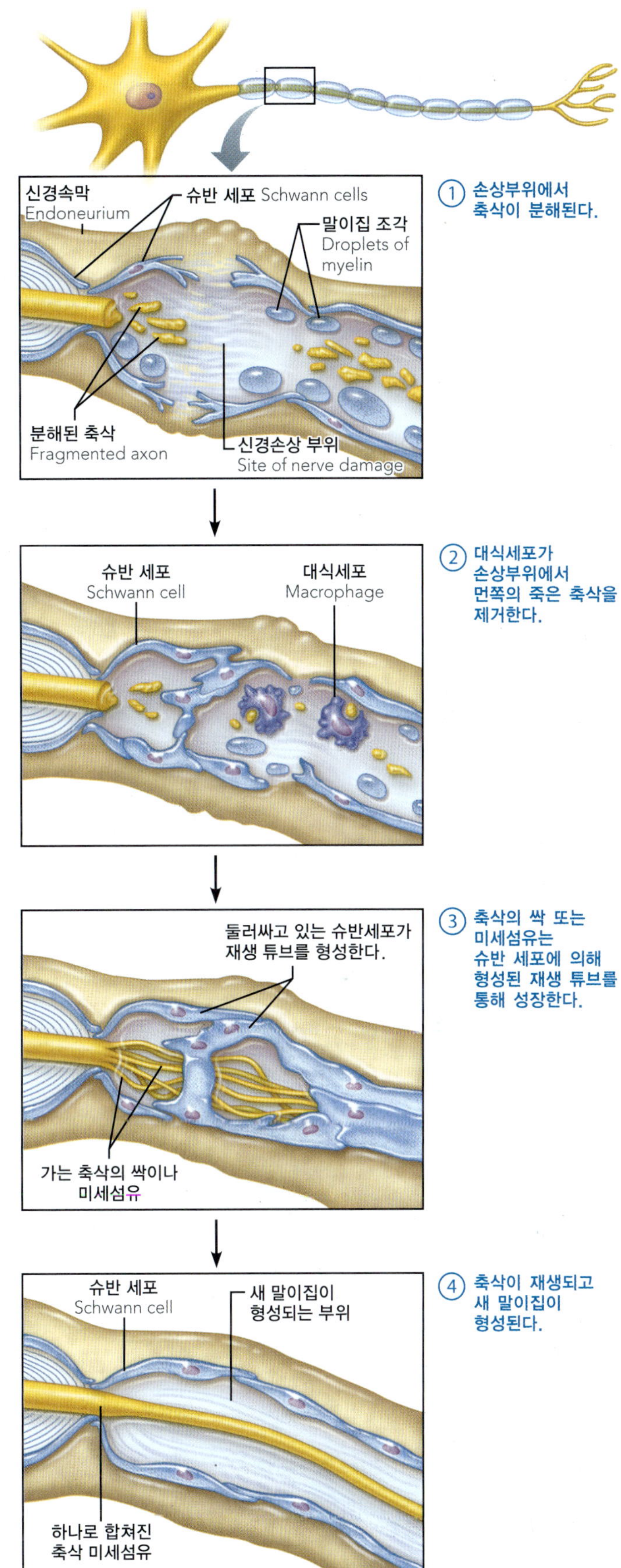

그림 11.15 말초 신경에서 축삭의 재생.

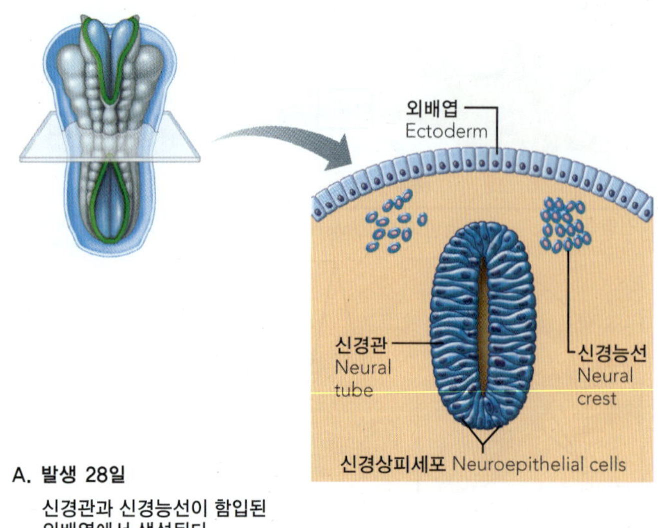

A. 발생 28일
신경관과 신경능선이 함입된 외배엽에서 생성된다.

신경모세포
Neuroblasts
신경상피세포
Neuroepithelial cells

B. 발생 5주
신경관의 신경상피세포는 분열한 후 바깥쪽으로 이동하여 신경모세포와 신경아교세포가 된다.

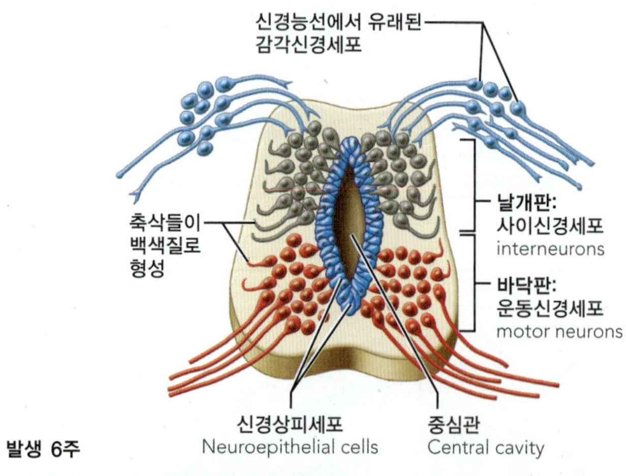

C. 발생 6주
- 신경능선세포는 감각신경세포를 형성한다.
- 등쪽 신경모세포는 날개판(미래의 사이신경세포)을 형성한다. 사이신경세포로부터 뻗어나온 긴 축삭들은 백색질을 형성한다.
- 배쪽 신경모세포는 바닥판(미래의 운동신경세포)을 형성한다.

그림 11.16 배아기 5주와 6주의 신경계의 발달.

서 백색질을 형성한다. 이러한 변화는 척수와 뇌 모두에서 발생한다.

지금까지 설명한 대부분의 변화는 발생의 두 번째 달에 일어나지만, 신경세포는 약 여섯 번째 달까지 계속 빠르게 형성된다. 그때쯤이면 신경세포 형성이 현저하게 느려지지만 느린 속도로 아동기까지 계속될 수도 있다. 신경세포 형성이 느려지기 직전에 초기 신경아교세포들은 별아교세포와 희소돌기아교세포로 분화된다. 세포 분열이 느려짐에 따라 신경표피는 뇌실막세포층으로 분화된다.

감각신경세포는 신경관이 아니라 신경능선에서 발생한다(그림 11.16C). 이것은 감각신경세포의 세포체가 CNS 외부에 있는 이유를 설명한다. 운동신경세포 및 사이신경세포와 마찬가지로 감각신경세포는 태아기에 분열을 멈춘다.

신경과학자들은 신경세포가 어떻게 서로 만나 연접을 형성하는지 적극적으로 조사하고 있다. 성장하는 축삭이 성장원뿔에서 길어지면서 **(그림 11.17)**, 다른 신경세포와 별아교세포에서 방출되는 신경성장인자와 같은 화학 신호에 끌리게 된다. 동시에, 수상돌기는 접근하는 축삭에 도달하고 연접을 형성하기 위해 얇고 넓은 확장부위를 만든다. 어떤 연접이 만들어지고 지속되는지는 (1) 축삭이 처음에 받은 신경성장인자의 양과 (2) 연접이 확립된 후 사용되는 정도의 두 가지 요인에 의해 결정된다. 올바르지 않거나 기능하지 않는 연결을 만드는 신경세포는 세포사멸(계획된 세포사멸)을 통해 죽도록 신호를 받는다. 배아기 동안 형성된 많은 신경세포 중 약 절반이 출생 전에 죽게 된다. 신경세포의 이러한 초기 과잉 생산은 필요한 모든 신경 연결이 만들어지고 잘못된 연결이 제거되도록 한다. 어린 시절과 청소년기에 학습은 특정 연접을 강

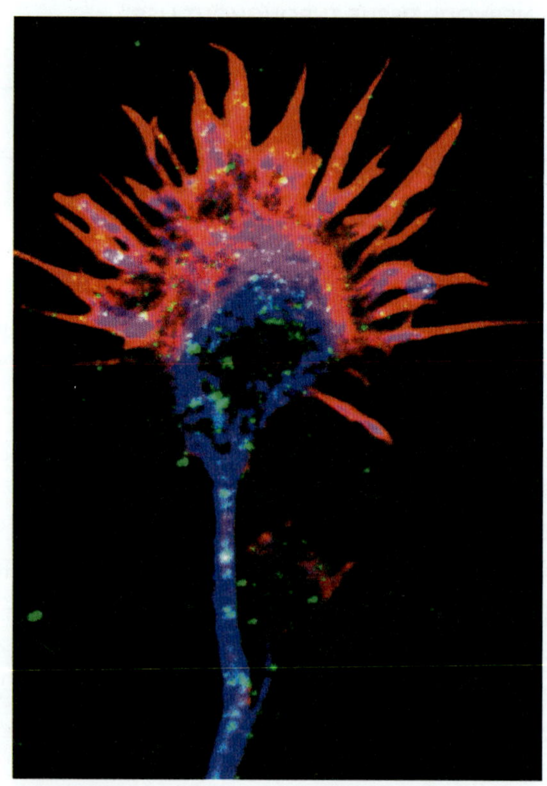

그림 11.17 신경세포의 성장원뿔. 형광염색은 성장하는 축삭(1400x)에서 미세소관(파란색)과 액틴 미세섬유(빨간색)를 보여준다.

화하고 다른 연접을 제거한다. 이것은 정상적인 현상이다. 최근 연구는 과도한 연접을 촉진하는 유전자가 개인을 정신분열증에 걸리게 할 수 있음을 시사한다.

앞서 언급했듯이 완전히 분화된 신경세포는 분열하지 않는다. 더욱이, 출생 후 기간에는 죽은 신경세포는 어떤 신경줄기세포에 의해서도 명백하게 대체되지 않는다. 따라서 이러한 줄기세포는 전통적으로 존재하지 않는 것으로 생각되었다. 이것을 새로운 신경세포는 없다는 원리이다. 그러나 신경줄기세포가 성인에서 발견되면서 새로운 신경세포가 없다는 원리는 뒤집혔다. 뇌실막아래영역의 일부 분열하는 세포는 성인 뇌의 두 영역인 해마와 후각망울에서 새로운 신경세포를 형성하는 것으로 나타났다(**그림 12.19**). 아마도 그러한 줄기세포는 언젠가 뇌손상이나 퇴행성 뇌질환이 있는 사람들에게 새로운 신경세포와 새로운 신경망을 형성하도록 유도될 수 있을 것이다.

이해 수준 체크하기

- ☐ **19.** 바닥판의 신경모세포에서 어떤 종류의 신경세포가 형성되는가?
- ☐ **20.** 감각신경세포의 발생은 세포체가 CNS 외부에 위치하는 이유를 어떻게 설명하는가?

요약 Chapter Summary

11.1 신경계통의 기능적 구성
THE FUNCTIONAL ORGANIZATION OF THE NERVOUS SYSTEM

11.1a 신경계통의 기능 Functions of the Nervous System

1. 신경계통은 체내 대부분의 기관을 조절한다. 주요 기능은 환경 내에서 정보를 감시하고 통합하며 반응하는 것이다.

11.1b 신경계통의 기본적인 분류 Basic Divisions of the Nervous System

2. 중추신경계통은 척수와 뇌로 구성된다. 말초신경계통은 중추신경계통 외의 신경계통이며 신경과 신경절로 구성된다.
3. 신경계통은 감각정보를 받고 운동명령을 내린다. 감각신호는 말초신경계통의 감각수용기로부터 중추신경계통으로 전달된다. 운동신호는 중추신경계통으로부터 말초신경계통을 통해 근육이나 분비선 같은 효과기관으로 전달된다. 감각유입과 운동유출의 유형은 몸(체성), 내장(몸의 내부), 일반적(광범위한) 및 특수한(국소화된) 유형으로 분류된다(그림 11.3, 표 11.1).
4. 고유감각은 근육, 힘줄, 관절주머니에서 신전의 정도를 감시하는 감각이다. 그러므로 고유감각은 몸의 자세나 움직임을 느끼는 것이다.

11.2신경조직 NERVOUS TISSUE

11.2a 신경세포 The Neuron

5. 신경세포는 전기적 신호를 전도하도록 특수화되고, 오래 생존하면서 분열하지 않는 세포이다. 각 세포는 세포체와 신경돌기를 가지고 있다. 신경돌기는 축삭과 가지돌기가 있다.
6. 신경세포체는 중앙부에 어두운 핵소체를 포함한 하나의 핵을 가지고 있다. 세포질에는 지지 기능을 하는 신경원섬유 및 과립세포질그물과 리보솜으로 구성된 닛슬소체가 있다. 세포체의 닛슬소체는 단백질과 신경세포막을 합성하여 지속적으로 신경돌기를 포함한 세포의 성분을 재건하고 유지한다. 신경절에 존재하는 세포체를 제외한 모든 신경세포체는 중추신경계통에 존재한다.
7. 대부분의 신경세포는 다른 신경세포로부터 신경세포체로 흥분을 전달하는 수용영역인 가지돌기를 다수 가지고 있다.
8. 대부분의 신경세포는 신경세포체로부터 신경흥분을 생성하고 전도하는 하나의 축삭을 가진다. 흥분은 원뿔 모양의 축삭둔덕에서 생성되어 축삭의 앞부분에서 시작하여 연접을 이루고 신경전달물질을 분비하는 축삭종말로 전달된다.
9. 연접은 신경세포사이가 기능적으로 연결된 부분이다. 연접은 전기적이거나, 좀 더 일반적 형태인 화학적인 것일 수 있다. 주요한 두 가지 형태의 연접은 축삭가지돌기연접(axodendritic)과 축삭세포체연접(axosomatic)이다.
10. 연접에서 정보는 연접이전신경세포에서 연접이후신경세포로 전달된다. 연접이전신경세포 내의 연접소포는 연접이전막에 있다가 연접틈새로 신경전달물질 분자를 유리시킨다. 연접이후막에 결합한 후 신경전달물질은 연접이후신경세포에서 신경흥분이 생성되도록 영향을 미친다.
11. 해부학적으로 신경세포는 세포체에서 뻗어 나온 돌기의 갯수에 따라 뭇극, 두극, 홑극신경세포로 분류한다.
12. 기능적으로 신경세포는 흥분을 전도하는 방향에 따라 분류한다. 감각신경세포는 중추신경계통으로 흥분을 전도하고 운동신경세포는 중추신경계통에서 멀어지는 방향으로 흥분을 전도하며 사이신경세포는 중추신경계통 내부에서 감각신경세포와 운동신경세포 사이에 존재한다.

11.2b 신경아교세포 Neuroglia

13. 신경세포를 지지하고 보호하며 영양을 공급하고 절연체를 형성하는 신경의 지지세포를 신경아교세포라 한다.
14. 중추신경계통에 있는 신경아교세포는 별 모양의 별아교세포, 포식세포인 미세아교세포, 중심공간을 둘러싸고 있는 뇌실막세포 및 말이집을 형성하는 희소돌기아교세포를 포함한다.
15. 두꺼운 축삭은 말이집에 의해 싸여 있고, 말이집은 축삭을 따라 흥분전도가 빨리 진행되도록 한다.
16. 말이집은 축삭의 둘레를 여러 층으로 싸는 신경아교세포막의 바깥막이다. 이 막은 말초신경계통에서는 신경집세포에 의해 형성되고 중추신경계통에서는 희소돌기아교세포에 의해 형성된다.

11.3 신경계통의 맨눈해부: 개요
GROSS ANATOMY OF THE NERVOUS SYSTEM: AN OVERVIEW

11.3a 중추신경계통의 회색질과 백색질 Gray and White Matter of the CNS

17. 대부분의 중추신경계통은 안쪽에 신경세포체가 위치하는 회색질이 존재하며, 이는 신경로로 구성된 바깥쪽의 백색질에 의해 둘러싸여 있다. 연접은 회색질에서 이루어진다. 중추신경계통의 백색질은 중추신경계통의 한 부분에서 다른 부분으로 정보를 전달한다. 뇌와 척수의 중심에는 중심공간이 위치한다.

11.3b 신경 Nerves

18. 말초신경계통에서 축삭의 다발을 신경이라고 한다. 각 축삭은 신경속막에 의해 싸여 있다. 각 축삭의 신경섬유다발은 신경다발막에 의해 싸여 있다. 전체 신경은 신경바깥막에 의해 싸여 있다. 신경은 한 종류 이상의 조직을 포함하고 있기 때문에 기관이라 할 수 있다.

11.4 신경의 통합 NEURONAL INTEGRATION

19. 말초신경계통의 신경은 말초신경계통과 중추신경계통 사이에 감각과 운동 정보를 전달한다. 중추신경계통의 회색질에서는 사이신경세포에 의해 말초신경계통의 신경세포를 서로 연결한다.

11.4a 반사활 반사궁, Reflex Arcs

20. 반사는 자극에 대해 자동적인 신속한 반응이다. 반사는 체성이나 내장성일 수 있다.

21. 반사는 반사활이라는 신경세포 고리에 의해 매개된다. 반사활의 필수 구성 요소는 수용기, 감각신경세포, 통합중추, 운동신경세포 및 효과기관 다섯 가지이다.

22. 균형을 유지하기 위한 빠른 반사는 감각과 운동, 두 개의 신경세포만을 필요로 한다. 이를 단일연접뻗침반사라 한다.

23. 체내 대부분의 반사는 뭇연접반사이다. 회피반사는 이러한 반사의 가장 단순한 형태로 감각신경세포, 사이신경세포 및 운동신경세포 세 가지 신경세포가 관여한다.

11.4b 신경세포회로 Neuronal Circuits

24. 중추신경계통의 사이신경세포는 복합적인 신경세포회로를 형성한다. 이러한 회로에는 수렴, 확산 또는 반향회로가 있다. 정보는 순차적으로 또는 병렬적 과정에 의해 처리된다.

11.4c 말초신경계통과 중추신경계통 사이의 통합

Integration between the PNS and CNS

25. 단순반사활은 전체 신경계통의 구조적 계획을 반영한다. 감각신호는 반사적 반응을 유발하도록 중추신경계통에서 신경세포회로에 의해 처리된다. 중추신경계통에서 사이신경세포를 통한 겉질 과정은 의식적인 감각과 비반사적인 운동 행위를 수행하게 한다.

11.5 신경조직의 질환 DISORDERS OF NERVOUS TISSUE

11.5a 다발성 경화증 Multiple Sclerosis

26. 다발성 경화증은 중추신경계통의 수초가 파괴되어 신경 기능 장애를 일으키는 자가면역 질환이다. 재발 및 회복의 주기가 특징이다. 일반적인 증상으로는 시각 장애, 근육 약화, 피로 및 우울증이 있다.

11.5b 신경세포 재생 Neuronal Regeneration

27. 손상 후 효과적인 축삭 재생은 PNS에서 일어날 수 있지만 CNS에서는 일어나지 않을 수 있다.

11.6 전 생애 동안의 신경조직 NERVOUS TISSUE THROUGHOUT LIFE

11.6a 신경조직의 배아 발달

Embryonic Development of Nervous Tissue

28. 뇌와 척수는 배아 신경관에서 발생하고, 신경상피세포의 분열로 시작한다. 이러한 세포는 바깥쪽으로 이동하여 등쪽 날개판의 신경모세포(미래의 사이신경세포), 배쪽 바닥판의 신경모세포(미래의 운동신경세포 및 일부 사이신경세포) 및 신경아교세포가 된다. 신경관 바깥에 있는 신경능선의 신경모세포는 감각신경세포가 된다. 신경모세포에서는 축삭이 자라서 효과기관으로 향한다.

12 중추신경계통

The Central Nervous System

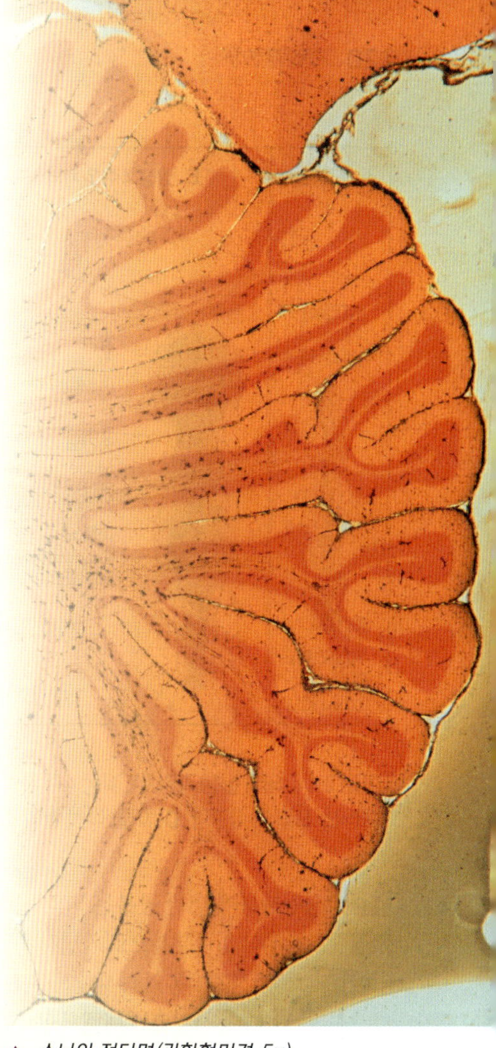

▲ *소뇌의 절단면(광학현미경 5x)*

기억해야 할 어근 Roots to Remember

aqua = water (물)
arachno = spider (거미)
cele = sac (주머니)
cereb = brain (뇌)
chiasm = crossing (교차)
commis = united (연합된)
conus = cone (뿔)
decuss = crossing (교차)
dura = tough (강한)
encephal = brain (뇌)
equin = horse (말)
falx = sickle (낫)
folia = leaves (잎)
fornix = arch (아치모양)
funicul = rope or cord (로프, 끈)
gyra = round (둥근, 원형의)
homuncul = little man (인간, 작은 생명체)
lemnisc = ribbon (리본, 끈, 띠 같은)
limbus = headband (머리띠)
mater = mother (어머니)
meningo = membrane (막)
pia = tender (부드러운, 연한)
plegia = a blow or strike (강타, 치다, 불다)
rostr = snout (코, 주둥이)
rubro = red (빨간, 붉은)
tect = roof (천장)
tentori = tent (천막)
thalam = inner room (골방)
vermi = worm (벌레)
vita = life (생명)

위에 열거한 어근을 기초로 하여, 다음 용어의 의미를 설명하시오..

1. **cerebellum** (소뇌)
2. **interventricular foramen** (뇌실사이구멍)
3. **periaqueductal gray matter** (중간뇌수도관 회색질)
4. **suprachiasmatic nucleus** (시각교차위핵)
5. **anencephaly** (무뇌증)
6. **myelomeningocele** (척수수막류)
7. **cauda equina** (말총)
8. **falx cerebri** (대뇌낫)
9. **pia mater** (연막)
10. **limbic gyrus** (둘레이랑)

정답은 해답부록을 참조하시오.

이 장에서는 **중추신경계통**(central nervous system, CNS)을 이루고 있는 뇌(brain)와 척수(spinal cord)를 공부한다. 조직학적으로 보았을 때 중추신경계통은 수많은 전화 통화를 처리하기 위해 이리저리 서로 얽혀 있는 전화선과 비슷하다. 최근 과학자들은 중추신경계통을 슈퍼컴퓨터와 비교하기도 한다. 이렇게 중추신경계통을 전화선이나 컴퓨터와 비교할 수 있는 것은 뇌와 척수 사이의 연결 때문이지만 사람 뇌의 복잡함을 대변하지는 못한다. 뇌가 사람마다 다르기 때문에 사람마다 행동, 개성 및 지능이 모두 다르게 나타나며, 이 때문에 뇌의 복잡함을 이해하는 것은 매우 어렵다.

이 장에서는 중추신경계통에서만 활용되는 용어가 있다. 입쪽과 꼬리쪽이 그 용어인데, '중추신경계통의 위부분은 **입쪽**(앞쪽, rostrally)을 향하며, 중추신경계통의 아래부분은 **꼬리쪽**(뒤쪽, caudally)을 향한다'와 같이 뇌의 위치를 기술할 때 활용한다.

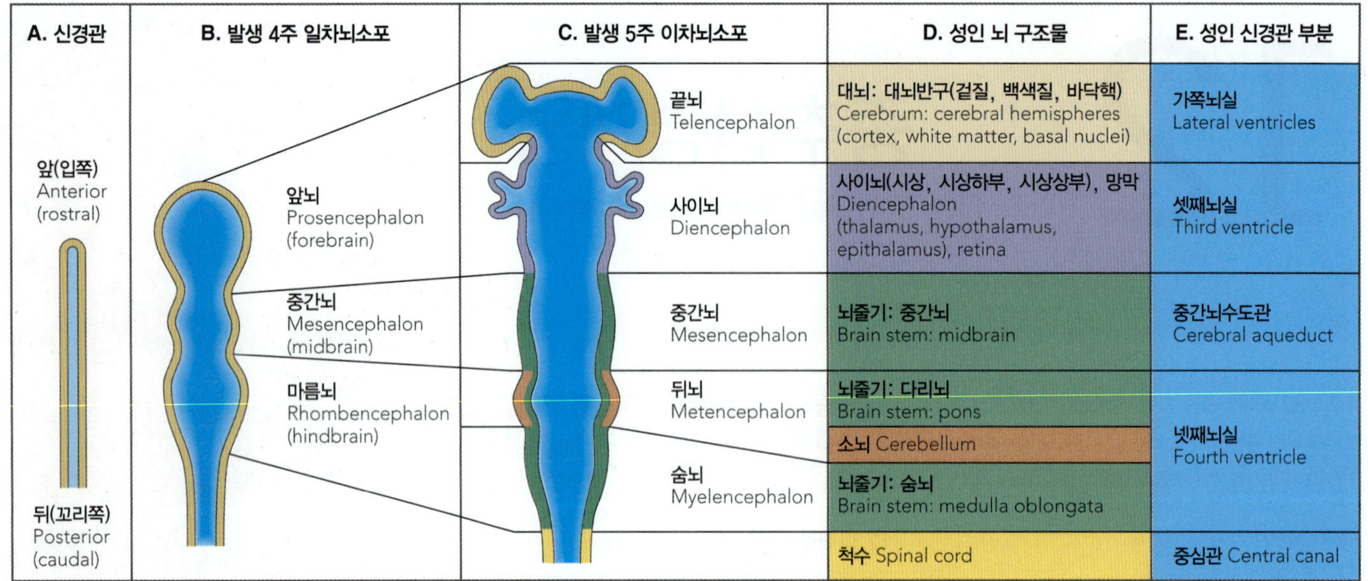

그림 12.1 뇌의 발생 과정. A. 발생 4주 무렵에 형성된 신경관은 나뉘기 시작하고, **B.** 일차뇌소포로 나뉜 다음, **C.** 연속적으로 분화하여 발생 5주 무렵에는 이차뇌소포를 형성한다. **D.** 이들 다섯 개의 소포가 분화하여 어른 뇌 구조를 형성한다. **E.** 신경관에서 유래한 성인 뇌의 구조물(중추신경계통의 가운데 공간).

중추신경계통에 대한 공부는 뇌의 원초적 구조와 기능을 담당하는 꼬리쪽부분부터 입쪽부분으로 가면서 진행한다. 척수의 구조와 기능을 알아보고, 중추신경계통의 해부학적 구조를 공부한다. 중추신경계통의 감각신경로와 운동신경로에 대해서 공부한다.

12.1 뇌 THE BRAIN

학습 성과

- 뇌 발생의 다섯 단계를 설명할 수 있다.
- 성인 뇌의 주요한 부분의 이름을 설명할 수 있다.
- 뇌실의 이름과 위치를 설명한다.
- 뇌의 회색질과 백색질의 분포에 대하여 설명한다.

뇌는 일상적이지만 필수적인 생명유지 활동에서부터 복잡한 신경기능까지 다양한 영역의 기능을 담당하고 있다.

- 뇌는 자율신경계통과 내분비계통을 조절하여 심장박동, 호흡 및 혈압을 조절한다.
- 뇌에서 시작된 뇌신경을 통해 머리부위와 목부위를 지배하며 가슴안과 배안의 장기를 지배한다.
- 뇌는 지능, 의식, 기억, 감각운동통합, 감정, 행동과 사회화에 관계된 고등 기능을 수행한다.

사람의 뇌는 주먹 두 개 크기의 분홍색을 띠는 회색 조직이며, 단단한 정도는 순두부와 비슷하다. 성인 뇌의 무게는 약 1500 g이다.

12.1a 뇌의 발생 Embryonic Development of the Brain

뇌의 발생을 공부하면 성인 뇌의 구조를 이해하는 데 도움이 된다. 뇌는 발생 4주 무렵에 신경관(neural tube)의 입쪽에서 발생한다(**그림 12.1A**). 이 부분은 확장하기 시작하여 세 개의 **일차뇌소포**(primary brain vesicle)를 형성한다(그림 12.1B). 세 개의 일차뇌소포는 다음과 같다. **앞뇌**(prosencephalon, forebrain), **중간뇌**(mesencephalon, midbrain), **마름뇌**(rhombencephalon, hindbrain)이다. 신경관의 꼬리쪽은 척수가 된다.

발생 5주에 세 개의 일차뇌소포는 다섯 개의 **이차뇌소포**(se-condary brain vesicle)를 형성한다(그림 12.1C). 앞뇌는 **끝뇌**(telencephalon)와 **사이뇌**(diencephalon)로 나뉘고, 중간뇌는 나뉘지 않고 그대로 남아 있으며, 마름뇌는 **뒤뇌**(metencephalon)와 **숨뇌**(myelencephalon)로 나뉜다. 이 시기에는 두 개의 주요한 굽이인 *중간뇌굽이*(midbrain flexure)와 *목굽이*(cervical flexure)가 발달한다(**그림 12.2A**).

각각의 이차뇌소포는 빠르게 성장하여 성인 뇌의 주요한 구조를 형성한다(그림 12.1D).

- 끝뇌는 가쪽으로 두 개의 팽윤을 형성하여 **대뇌반구**(cerebral hemisphere)를 만들고, 이들이 합쳐져 **대뇌**(cerebrum)를 형성한다.
- **사이뇌**(diencephalon)는 **시상**(thalamus), **시상하부**(hypo-thalamus) 및 **시상상부**(epithalamus) 세 부분으로 발달한다.
- 중간뇌(mesencephalon)는 **중간뇌**(midbrain)를 형성한다.
- 뒤뇌의 앞쪽은 **다리뇌**(pons)를 형성하고, 뒤뇌의 뒤쪽 덮개는 **소뇌**(cerebellum)를 형성한다.
- 숨뇌(myelencephalon)는 **숨뇌**(medulla oblongata)를 형성한다.

중간뇌, 다리뇌 및 숨뇌를 합쳐 **뇌줄기**(brain stem)라고 한다. 발생의 끝 단계에서 신경관의 가운데 공간이 커지면서 **뇌실**(ventricle)을 형성한다(그림 12.1E).

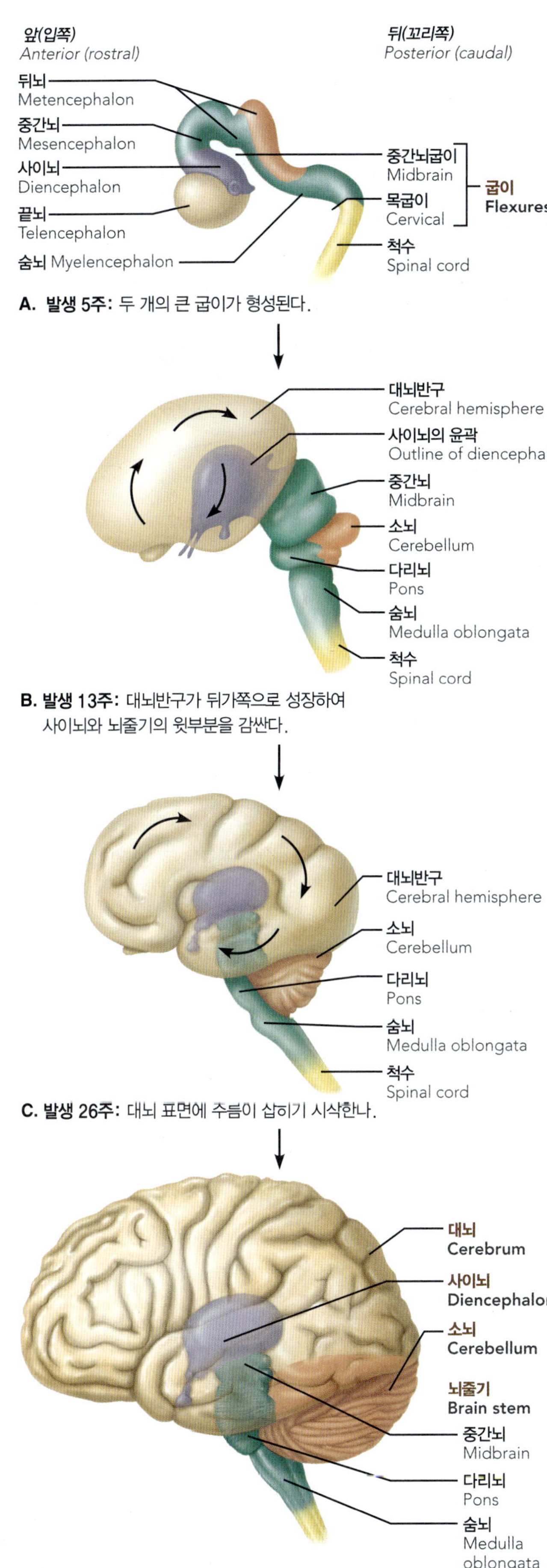

그림 12.2 발생 5주부터 출생까지의 뇌 발생. **A.** 발생 5주 무렵 두 개의 큰 굽이가 형성되어 끝뇌와 사이뇌가 뇌줄기를 향하게 한다. **B~D.** 각각 대뇌반구의 발생 13주, 발생 26주와 출생 시의 모습. 대뇌의 주름은 발생 26주 무렵에 시작되어 발생이 진행할수록 점점 더 명확해진다. 뒤가쪽으로 성장한 대뇌반구는 투시도에 나타난 것처럼 사이뇌와 뇌줄기의 위부분을 감싸게 된다.

배아발생의 후반부와 태아기 동안 뇌가 빠르게 성장하기 때문에 뇌 부위의 위치가 약간 변한다(그림 12.2). 머리뼈에 갇혀 있어서 대뇌반구는 뒤쪽으로 성장하여 사이뇌와 중간뇌를 감싸게 된다. 또한 대뇌반구가 성장하면서 말발굽 모양으로 굽어진다(그림 12.2B와 C의 화살표 방향 참조). 발생 26주째가 되면 대뇌반구의 지속적인 성장 때문에 대뇌반구 표면에 주름이 생기고(그림 12.2C), 출생할 때에는 마치 호두처럼 고랑과 이랑이 발달하게 된다(그림 12.2D). 고랑과 이랑이 생기면서 대뇌반구의 표면적이 넓어지기 때문에 제한된 공간 속에서도 많은 수의 신경세포를 포함할 수 있게 된다.

12.1b 뇌의 기본적인 부분과 구성

Basic Parts and Organization of the Brain

해부학적으로 뇌는 네 부분으로 나눌 수 있는데(그림 12.2D), (1) *뇌줄기*(숨뇌, 다리뇌와 중간뇌), (2) *소뇌*, (3) *사이뇌*, (4) 두 개의 대뇌반구로 이루어진 *대뇌*이다. 뇌의 깊은 곳에 빈 공간이 있다는 것을 잊지 않으면 뇌의 기본 구조의 공간적인 연관성을 알게 된다. 뇌 구조의 공간적인 연관성을 알아야만 꼬리쪽(뇌줄기)에서 머리쪽(대뇌)으로 이동하면서 공부할 뇌의 네 부분을 이해하는 데 도움이 된다. 우선 뇌의 깊은 곳에 위치한 뇌실부터 공부하기로 한다.

뇌실 Ventricles of the Brain

뇌실은 뇌의 가운데 공간이 확장된 것으로 뇌실막세포(ependymal cell)에 의해 덮여 있으며, 뇌실막세포에서 분비한 뇌척수액(cerebrospinal fluid)으로 채워져 있다(**그림 12.3**). 여러 개의 뇌실들은 서로 연결되어 있고 척수의 중심관(central canal)으로 연결된다.

- 한 쌍인 **가쪽뇌실**(lateral ventricle)은 한 때 *첫째뇌실*과 *둘째뇌실*로 불리기도 했으며, 대뇌반구 속에 위치한다. 대뇌반구가 발생할 때 말발굽 모양으로 굽어지기 때문에 가쪽뇌실은 이를 반영하여 말발굽 모양으로 굽어져 있다. 두 개의 가쪽뇌실은 앞쪽에서는 매우 가깝게 위치하지만 *투명사이막*(septum pellucidum, 그림 12.3A)에 의해 나뉘어져 있다.
- **셋째뇌실**(third ventricle)은 사이뇌 속에 위치한다. 앞쪽에서 **뇌실사이구멍**(interventricular foramen)을 통해 가쪽뇌실과 연결된다.
- 중간뇌 속에는 **중간뇌수도관**(cerebral aqueduct)이라는 도관이 가운데 공간에 있으면서 셋째뇌실과 넷째뇌실을 연결한다.
- **넷째뇌실**(fourth ventricle)은 뇌줄기 속(다리뇌와 숨뇌의 위쪽 절반의 뒤쪽)에 위치한다. 넷째뇌실의 벽에는 세 개의 구멍, 즉 한 쌍의 **가쪽구멍**(lateral aperture)과 넷째뇌실 천장에 **정중구멍**

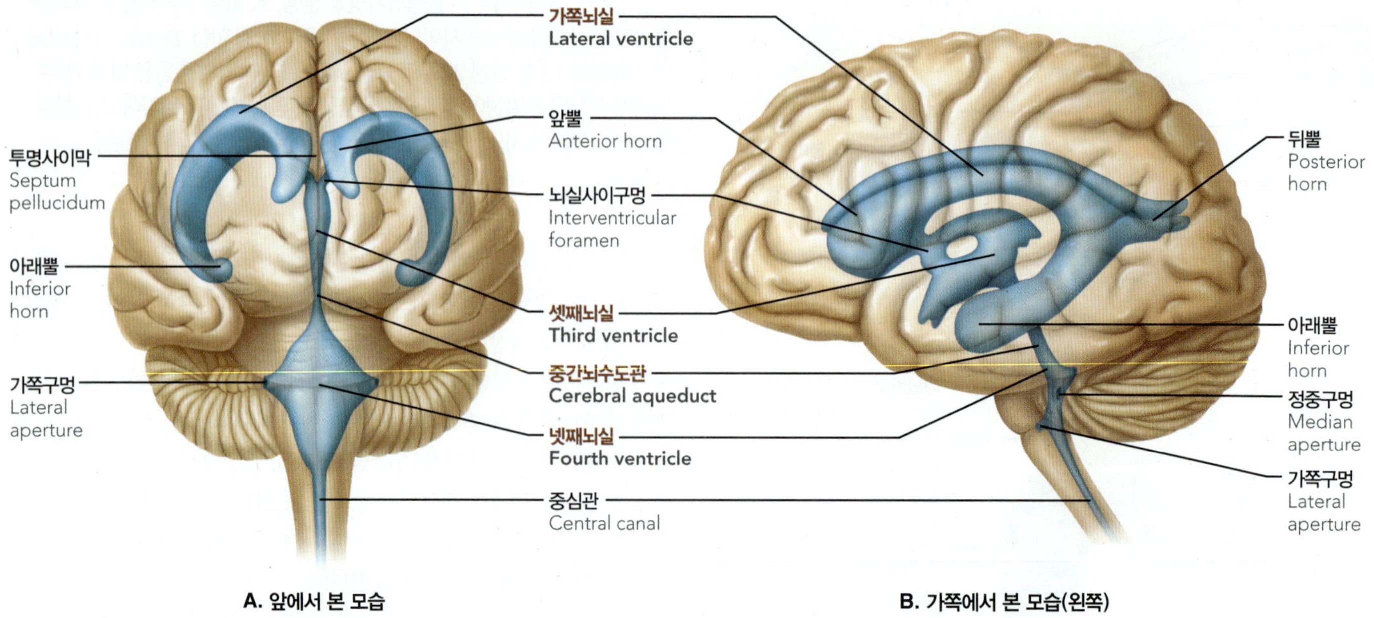

그림 12.3 **뇌실.** A와 B에는 가쪽뇌실, 앞뿔, 뒤뿔과 아래뿔 등이 표시되어 있다.

(median aperture)이 열려 있다. 이 구멍들은 뇌실과 *거미막밑공간*(subarachnoid space)을 연결시킨다. 이 연결 때문에 뇌척수액은 뇌실과 거미막밑공간을 채울 수 있게 된다.

- 넷째뇌실은 꼬리쪽으로 숨뇌와 척수에 있는 중심관으로 연결된다.

회색질과 백색질의 분포

Distribution of Gray Matter and White Matter

뇌에서 회색질과 백색질의 분포는 매우 독특하다. 중추신경계통의 회색질은 짧고 말이집에 싸여 있지 않은 세포질 돌기와 신경세포의 세포체를 포함한다. 한편 백색질은 말이집에 싸여 있거나 싸여 있지 않은 축삭들로 구성된다. 척수처럼 뇌에도 속이 빈 뇌실 주위에 회색질이 있으며, 이 회색질 부위는 백색질로 둘러싸여 있다. 그러나 뇌에는 척수에서는 나타나지 않는 다른 부위에 또 다른 회색질이 존재한다(**그림 12.4**). 이러한 차이는 뇌가 발생할 때 특정한 신경세포 무리들이 백색질 바깥쪽으로 이동했기 때문이다. 소뇌와 대뇌에 있는 대다수의 신경세포가 백색질 바깥쪽으로 이동했기 때문에 뇌의 표면에는 회색질이 위치하게 되었다. 회색질이 뇌의 표면 쪽에 위치한 부위를 **겉질**(cortex)이라고 하며 소뇌의 표면을 **소뇌겉질**(cerebellar cortex), 대뇌의 표면을 **대뇌겉질**(cerebral cortex)이라고 한다. 신경세포체는 회색질에 위치하여야 하는데, 회색질이 아닌 뇌의 다른 부분에 신경세포의 세포체가 무리지어 있는 것을 **뇌핵**(brain nucleus)(세포핵과 혼동해서는 안 됨)이라고 정의한다. 뇌에 많은 양의 회색질이 존재하고 이 회색질에는 정보를 처리하는 사이 신경세포들이 매우 많이 분포하기 때문에 중추신경계통은 복잡한 신경기능을 수행할 수 있게 된다.

이해 수준 체크하기

☐ **1.** 끝뇌(telencephalon)와 중간뇌(mesencephalon)로부터 발생되는 성인 뇌의 구조물은 무엇인가?

☐ **2.** 뇌핵(brain nucleus)이란 무엇인가?

☐ **3.** 셋째뇌실과 넷째뇌실을 연결하는 구조물은 무엇인가? 뇌줄기를 구성하는 각 부위의 구조물의 위치는 무엇인가?

12.1c 뇌줄기 The Brain Stem

학습 성과

- 뇌줄기의 세 부분을 구별하고 각각의 주요한 구조물을 설명할 수 있다.
- 뇌줄기의 구조물들과 뇌의 일반적인 기능을 연관시켜 설명할 수 있다.

뇌의 주요한 네 개의 부분 중에서 가장 꼬리쪽에 위한 부분이 바로 뇌줄기이다. 꼬리쪽에서 입쪽으로 가면서 뇌줄기는 숨뇌, 다리뇌 및 중간뇌 세 부분으로 구성되고(**그림 12.5~12.7**), 각 부분의 길이는 약 2.5 cm 정도이며, 전체 뇌 용적의 2.5%를 차지한다. 뒤통수뼈 바닥부분과 뒤머리뼈우묵에 위치한 뇌줄기의 기능은 크게 네 가지이다.

1. 뇌와 척수를 오가는 모든 신경로가 거쳐 가는 통로이다.
2. 얼굴과 머리부위의 신경을 지배한다. 열두 쌍의 뇌신경 중에서 열 쌍이 뇌줄기에서 시작한다.
3. 생존에 필수적인 엄격하게 조정된 자율적인 행동들을 유발한다.
4. 청각반사와 시각반사를 통합한다.

뇌줄기는 척수와 마찬가지로 안쪽에 위치한 회색질을 바깥쪽에서 백색질이 감싸고 있다. 그런데 뇌핵의 회색질 또한 뇌줄기의 백색질에 위치

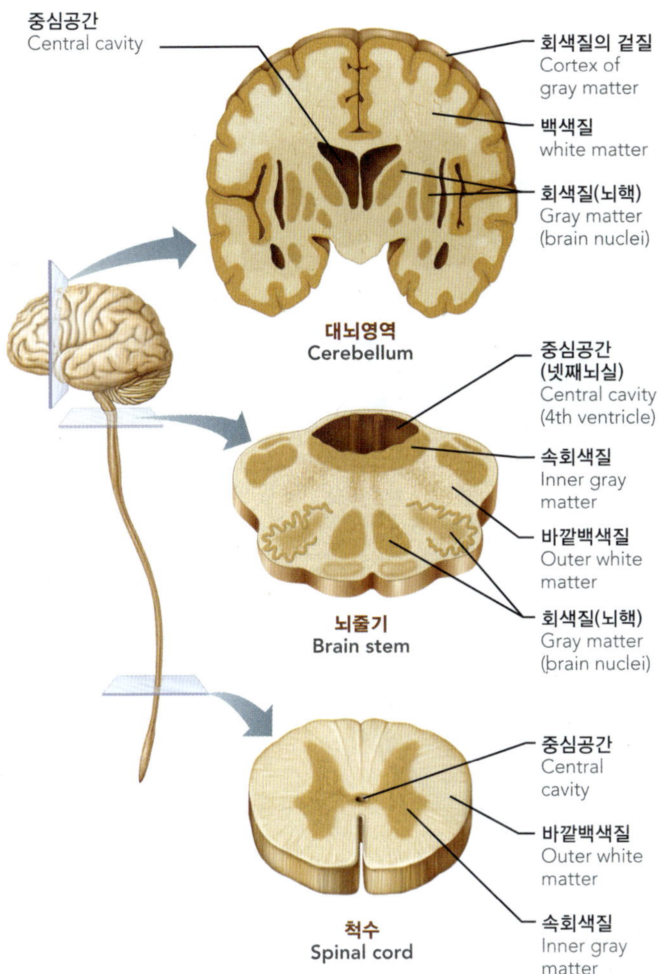

그림 12.4 중추신경계통에서 회색질과 백색질의 분포 양상(매우 단순화 시켰음). 각 단면에서 등쪽면이 위쪽을 향하고 있다. 소뇌와 대뇌의 겉질은 회색질이다.

하고 있다. 뇌줄기를 구성하는 세 부분은 뇌의 일반적인 기능과 연관지어 공부할 것이다.

숨뇌 The Medulla Oblongata

숨뇌는 영어로 간단하게 'medulla'라고도 부르며, 뇌줄기의 가장 꼬리쪽에 위치한다(그림 12.6). 또한 숨뇌는 머리뼈의 큰구멍 높이에서 척수와 연속된다. 앞서 설명한 것처럼 넷째뇌실이 위쪽숨뇌의 뒤쪽에 위치한다. 척수와 뇌를 연결시키는 신경로들은 반드시 숨뇌를 거쳐야만 한다.

- 숨뇌의 앞쪽 중심 부분에서 양 옆쪽으로 **피라밋**(pyramid)이라고 불리는 두 개의 세로능선이 있다(그림 12.6A). 피라밋은 대뇌의 피라밋세포에서 시작된 신경섬유인 *피라밋로*(pyramidal tract)가 지나기 때문에 팽대되었고, 뇌줄기와 척수를 거쳐 대뇌의 운동명령을 척수에 전달한다. 숨뇌의 꼬리쪽에는 70~90%의 피라밋로가 뇌의 반대쪽으로 건너가는 부분인 **피라밋교차**(decussation of the pyramid)라는 구조가 있다. 피라밋교차 때문에 대뇌반구는 각자의 반대쪽 몸의 운동을 조절하게 된다(왼쪽 대뇌반구는 오른쪽 몸의 움직임을 조절, 그림 12.17 참조).
- 피라밋의 가쪽에는 **올리브**(olive)라는 돌출 부위가 있고(그림 12.6B), 가로단면을 보면 흰색 신경섬유 사이로 회색질이 파도치듯 분포하는 **아래올리브핵**(inferior olivary nucleus)이 위치한다(그림 12.7C). 아래올리브핵은 소뇌로 전달되는 감각정보를 전달하는 역할을 하는데, 감각정보 중에서도 척수에서 전달된 고유감각 정보를 전달한다. **중계핵**(relay nucleus)은 정보 전달과정에서 정보를 손질하여 전달한다. **아래소뇌다리**(inferior cerebellar peduncle)는 소뇌와 숨뇌를 연결하는 섬유들이 모인 곳이다(그림 12.6C, D).
- 숨뇌의 꼬리쪽 속에는 **널판핵**(nucleus gracilis)과 **쐐기핵**(nucleus cuneatus)이라는 두 개의 중요한 중계핵이 있다. 오름섬유들은 피부와 고유감각수용기에서 시작된 일반감각과 구별감각을 대뇌로 전달한다.

네 쌍의 뇌신경(13장에서 다루게 됨)이 숨뇌에서 시작된다(그림 12.6). 이러한 뇌신경과 연관된 뇌핵은 감각을 수용하는 *감각핵*(sensory nucleus)이거나 운동신호를 보내는 *운동핵*(motor nucleus)이다. 감각핵과 운동핵은 넷째뇌실 근처에 가깝게 위치하고 있어 숨뇌의 가로단면에서 관찰할 수 있다(그림 12.7C).

- 속귀신경(vestibulocochlear nerve, 8번 뇌신경)은 숨뇌와 다리뇌가 만나는 곳에서 시작되고 청각과 평형감각을 전달하는 감각신경이다. *안뜰핵*(vestibular nucleus)과 *달팽이핵*(cochlear nucleus)은 각각 안뜰신경과 달팽이신경의 정보를 대뇌에 전달한다. 이 핵들은 숨뇌의 뒤가쪽 부분에 위치한다.
- 혀인두신경(glossopharyngeal nerve, 9번 뇌신경)은 혀와 인두 부위를 지배하며, 혀인두신경과 연관된 뇌핵은 운동을 담당하는 *의문핵*(nucleus ambiguus)과 감각을 담당하는 *고립핵*(solitary nucleus)에 위치한다.
- 미주신경(vagus nerve, 10번 뇌신경)은 가슴과 배에 있는 장기를 지배한다. 미주신경과 연관된 뇌핵은 *미주신경뒤핵*(dorsal motor nucleus of the vagus), *고립핵* 및 *의문핵*에 위치한다.
- 혀밑신경(hypoglossal nerve, 12번 뇌신경)은 혀의 운동을 지배한다. 운동핵인 *혀밑신경핵*(hypoglossal nucleus)은 숨뇌의 뒤안쪽, 넷째뇌실에 가까이 위치한다.

뇌줄기의 중심 부분을 지나는 성긴 뇌핵무리들을 **그물체**(reticular formation)라고 한다(그림 12.7). 그물체에 있는 뇌핵은 뇌줄기의 길이 방향으로 양쪽에 세 개의 기둥을 형성하며, 정중앙의 *솔기핵*(raphe nucleus)무리가 있고 가쪽 방향으로 **안쪽핵무리**, **가쪽핵무리**가 있다. 그물체의 핵들은 뇌신경의 운동핵 근처에 무리지어 있으면서 반사작용과 자율신경계통을 조절하는 역할을 한다. 내장 활동에 관여하는 그물체의 가장 주요한 핵들은 다음과 같다.

- *심장중추*(cardiac center)은 심장근육의 수축력과 심장박동수를 조절한다.
- *혈관운동중추*(vasomotor center)은 혈관 벽에 분포하는 민무늬근

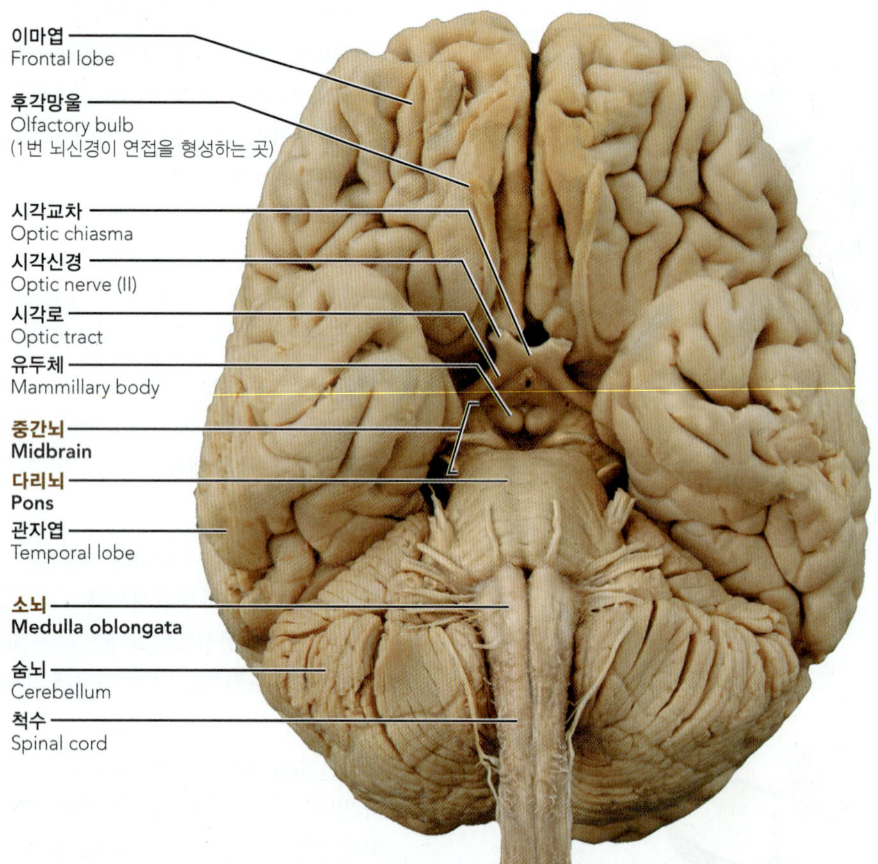

그림 12.5 뇌줄기를 구성하는 세 부분이 보이도록 하여 위에서 본 모습: 숨뇌, 다리뇌 및 중간뇌. 이 그림에서 중간뇌는 아주 일부만이 보인다.

을 조절하여 혈관을 좁히거나 넓혀서 혈압을 조절한다. 동맥혈관이 수축하면 혈압이 상승하고 동맥혈관이 이완하면 혈압이 하강한다.

- *숨뇌호흡중추*(medullary respiratory center)는 호흡의 리듬과 호흡 빈도를 조절한다.

다리뇌 The Pons

뇌줄기의 두 번째 부위인 다리뇌는 중간뇌와 숨뇌 사이에 쐐기 모양으로 돌출되어 있다(그림 12.6). 뒤쪽으로 넷째뇌실에 의해 소뇌와 구별된다. 이름에서 알 수 있듯이 다리뇌는 뇌줄기와 소뇌를 다리처럼 앞쪽에서 연결시킨다.

대뇌겉질에서부터 시작된 두꺼운 *피라밋로*가 다리뇌의 앞쪽을 지난다. **다리뇌핵**(pontine nucleus)은 대뇌겉질과 소뇌를 연결시키는 역할을 하며 피라밋로를 구성하는 일부 섬유가 다리뇌핵에 연결된다(그림 12.7B). 이와 같은 연결에 의해 수의적 움직임이 조절된다. 다리뇌핵의 축삭은 **중간소뇌다리**(middle cerebellar peduncle)를 거쳐 소뇌와 연결된다(그림 12.6C, D).

몇 개의 뇌신경이 다리뇌에서 시작한다(그림 12.6A).

- 삼차신경(trigeminal nerve, 5번 뇌신경)은 얼굴 피부의 감각과 씹기근육을 지배한다.
- 갓돌림신경(abducens nerve, 6번 뇌신경)은 눈을 움직이는 근육 중 가쪽곧은근을 지배한다.
- 얼굴신경(facial nerve, 7번 뇌신경)은 얼굴표정근육을 지배하고, 맛을 느끼게 한다.

가로단면을 보면 다리뇌 속의 그물체핵(그림 12.7B)은 뇌신경핵보다 앞쪽에 위치하고 자율신경을 조절하는 기능을 한다.

중간뇌 The Midbrain

뇌줄기의 세 부분 중에서 가장 위쪽에 있는 중간뇌는 사이뇌와 다리뇌 사이에 위치한다. 중간뇌의 가운데 공간에는 중간뇌수도관이 있어 중간뇌를 뒤쪽인 **중간뇌덮개**(tectum)와 앞쪽인 **대뇌다리**(cerebral peduncle)로 나눈다(그림 12.7A).

중간뇌에 있는 중계핵들과 신경섬유들은 중추신경계통의 여러 부분을 연결한다.

- **대뇌다리**는 중간뇌의 앞쪽에 위치하며(그림 12.6A), 대뇌를 지탱하는 기둥처럼 생겼기 때문에 이 부분의 이름이 대뇌다리로 명명되었다. 대뇌다리에는 대뇌에서 시작하여 척수로 향하는 피라밋로가 지나가고 있다. 대뇌다리에서 *피라밋로*가 지나가고 있는 앞쪽 부분을 **대뇌섬유다리**(crus cerebri)라고 한다.
- 뒤쪽에 위치한 **위소뇌다리**(superior cerebellar peduncle)는 중간뇌와 소뇌를 연결하는 신경섬유가 지나가고 있다(그림 12.6C, D).

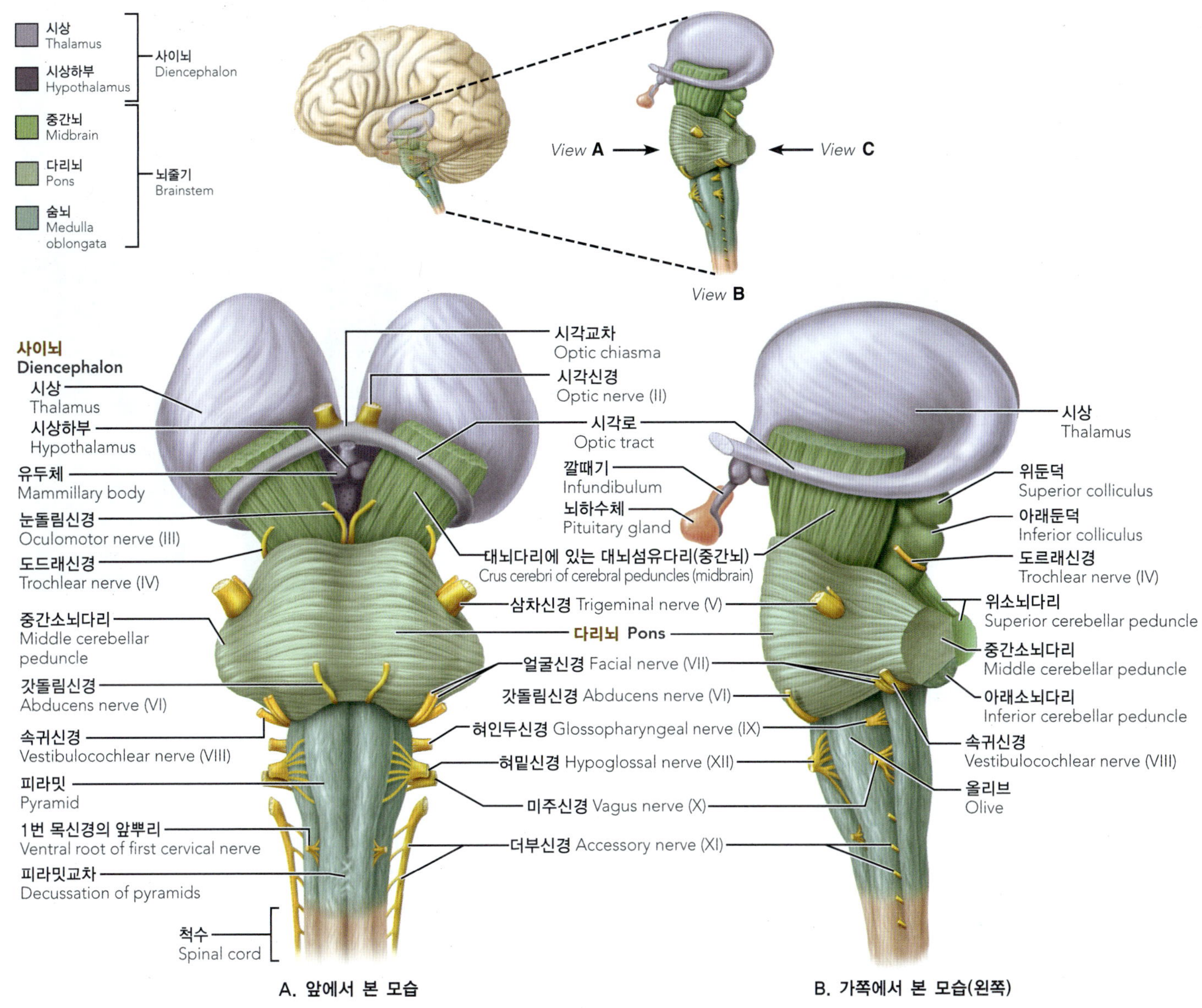

그림 12.6 세 방향에서 바라본 뇌줄기(초록색)와 사이뇌(보라색). *(계속)*

- 가로단면을 보면 중간뇌의 백색질에는 두 개의 검은색 뇌핵이 존재한다(그림 12.7A). 띠 모양인 **흑색질**(substantia nigra)은 신경세포의 세포체 속에 멜라닌 색소를 함유하고 있어서 검은색을 나타내며, 대뇌다리에서 피라밋로보다 깊은 곳에 위치한다. 흑색질은 대뇌 깊은 곳에 위치한 회색질인 *바닥핵*(basal nucleus)과 연결되어 수의적인 운동을 조절하는 기능을 한다. 파킨슨병(Parkinson's disease)은 흑색질 속의 신경세포의 퇴화에 의하여 발생한다.
- 타원형인 **적색핵**(red nucleus)은 흑색질보다 깊은 곳에 위치한다. 신경세포의 세포체 속에 혈류가 풍부하고 철 색소를 함유하고 있어 붉은색을 나타낸다. 적색핵의 기능은 팔다리의 굽힘작용을 도와주며, 소뇌와 밀접한 관계가 있다.

눈돌림신경(oculomotor nerve, 3번 뇌신경)과 도르래신경(trochlear nerve, 4번 뇌신경)의 핵은 중간뇌수도관을 감싸고 있는 회색질인 **수도관주위회색질**(periaqueductal gray matter)의 앞쪽 부분에 위치한다(그림 12.7A). 이 두 뇌신경은 눈의 운동을 조절한다.

중간뇌의 가로단면을 보면 자율신경작용을 조절하는 핵을 관찰할 수 있다(그림 12.7A). 중간뇌수도관 주위의 *수도관주위회색질*은 두 가지 작용을 한다. 첫째, 교감신경 반응에 관여하여 중간뇌와 대뇌를 연결시켜서 두려움과 관련된 교감신경 작용을 유발한다. 심장박동수를 증가시키고, 혈압을 상승시키며, 피부에 소름이 돋게 하고 손상을 입었을 때 통증을 억제한다. 둘째, 교감신경 작용이 진행되는 동안 발생한 내장 통증(예: 구토)에 반응한다.

중간뇌덮개를 구성하고 있는 **네언덕체**(corpora quadrige-mina)는 청각반사와 시각반사를 통합하는 뇌핵이 위치한다(그림 12.6C, D).

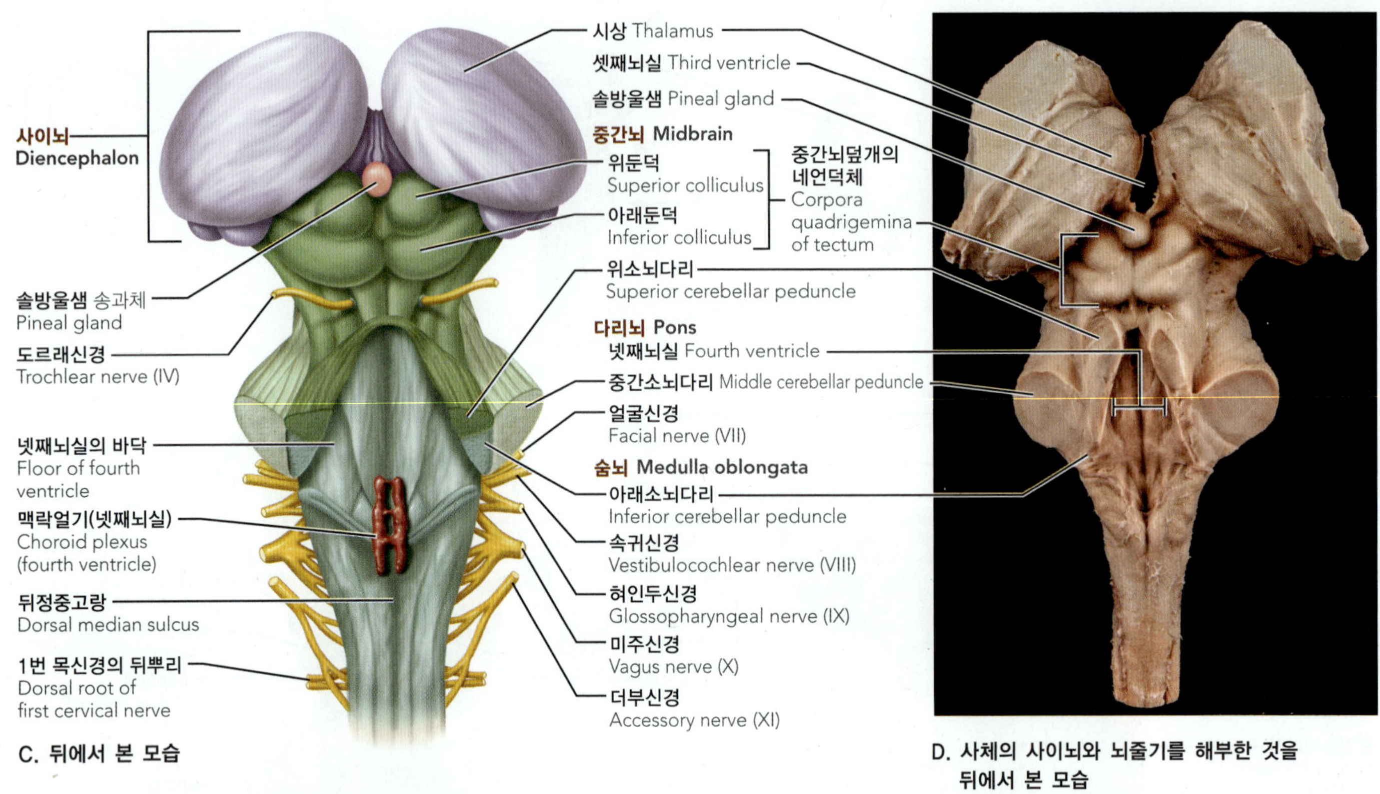

C. 뒤에서 본 모습

D. 사체의 사이뇌와 뇌줄기를 해부한 것을 뒤에서 본 모습

그림 12.6 세 방향에서 바라본 뇌줄기(초록색)와 사이뇌(보라색).

이 뇌핵들은 중간뇌 뒤면에 네 개의 둔덕을 형성한다. 두 개의 **위둔덕**(superior colliculus)은 시각반사를 담당하여 무의식중에 물체를 바라볼 때 움직이는 물체를 따라가는 눈의 운동에 관여한다. 두 개의 **아래둔덕**(inferior colliculus)은 청각반사를 담당하여 소리에 반응하며, 소리가 난 곳으로 머리와 눈을 향하게 하는 기능에 관여한다.

이해 수준 체크하기

□ 4. 뇌줄기의 일반적인 기능을 설명하고 다음 구조물들의 기능을 써라.
(a) 피라밋(pyramid), (b) 안뜰핵과 달팽이핵(vestibular and cochlear nucleus), (c) 대뇌다리(cerebral peduncle), (d) 수도관주위회색질(periaqueductal gray matter), (e) 삼차신경핵(trigeminal nucleus).

□ 5. 위 구조물들의 뇌줄기에서 위치는 어디인가?

□ 6. 네언덕체(corpora quadrigemina)란 무엇인가?

12.1d 소뇌 The Cerebellum

학습 성과

- 소뇌의 구조와 기능을 설명할 수 있다.

브로콜리처럼 생긴 소뇌는 뇌에서 두 번째로 큰 부분이고 뇌 용량의 11%를 차지한다. 소뇌는 다리뇌와 숨뇌의 뒤쪽에 위치하며, 넷째뇌실에 의해 이들과 구별된다**(그림 12.8)**. 기능적으로 소뇌는 뇌의 다른 부분들에 의해 조절되는 몸의 움직임을 부드럽게 하고, 조화롭게 하며, 자세와 평형을 유지하는 기능을 돕는다.

소뇌는 두 개의 **소뇌반구**(cerebellar hemisphere)와 이들을 안쪽에서 연결시키는 **소뇌벌레**(vermis)로 구성된다(그림 12.8C). 소뇌의 표면은 **소뇌이랑**(folia)이라는 판 모양으로 주름이 잡혀 있고, **소뇌틈새**(fissure)라는 깊은 고랑이 소뇌이랑을 나눈다. 소뇌반구는 세 엽으로 구별된다. 크기가 큰 **앞엽**(anterior lobe) 및 **뒤엽**(posterior lobe)과 작은 **타래결절엽**(flocculonodular lobe). 앞엽과 뒤엽은 몸통과 팔다리의 움직임을 조율한다. 타래결절엽은 뒤엽의 앞쪽에 숨겨져 있고(그림 12.8B), 머리와 눈의 움직임을 조율하고 평형(균형)을 유지할 수 있게 자세를 조정한다.

소뇌는 세 부분, 즉 바깥쪽 겉질인 회색질, **소뇌나무**(arbor vitae)라고 불리는 백색질과 깊은 곳에 위치한 회색질인 **깊은소뇌핵**(deep cerebellar nucleus)으로 구분된다(그림 12.8D). 소뇌겉질은 신경세포가 밀집된 계산기로서 몸의 움직임을 부드럽게 해준다. 소뇌나무는 소뇌겉질을 왕래하는 축삭들로 구성된다. 깊은소뇌핵은 소뇌겉질에서 시작된 정보를 다른 뇌부분으로 중개하는 축삭을 형성한다.

소뇌에 의해 조절되는 정보는 다음과 같은 방식을 따른다.

1. **소뇌는 대뇌에서 몸을 움직이려는 계획이 세워질 때부터 대뇌에서 정보를 받는다.** 대뇌의 *운동겉질*(motor cortex)은 수의적 운동을 시작하게 하고 그 정보는 대뇌겉질을 거쳐 다리뇌의 다리뇌핵을 지나 소뇌의 앞엽 및 뒤엽의 가쪽부분에 정보가 도달한다.
2. **소뇌는 계획된 움직임과 현재 몸의 위치 및 운동과 비교한다.** 평

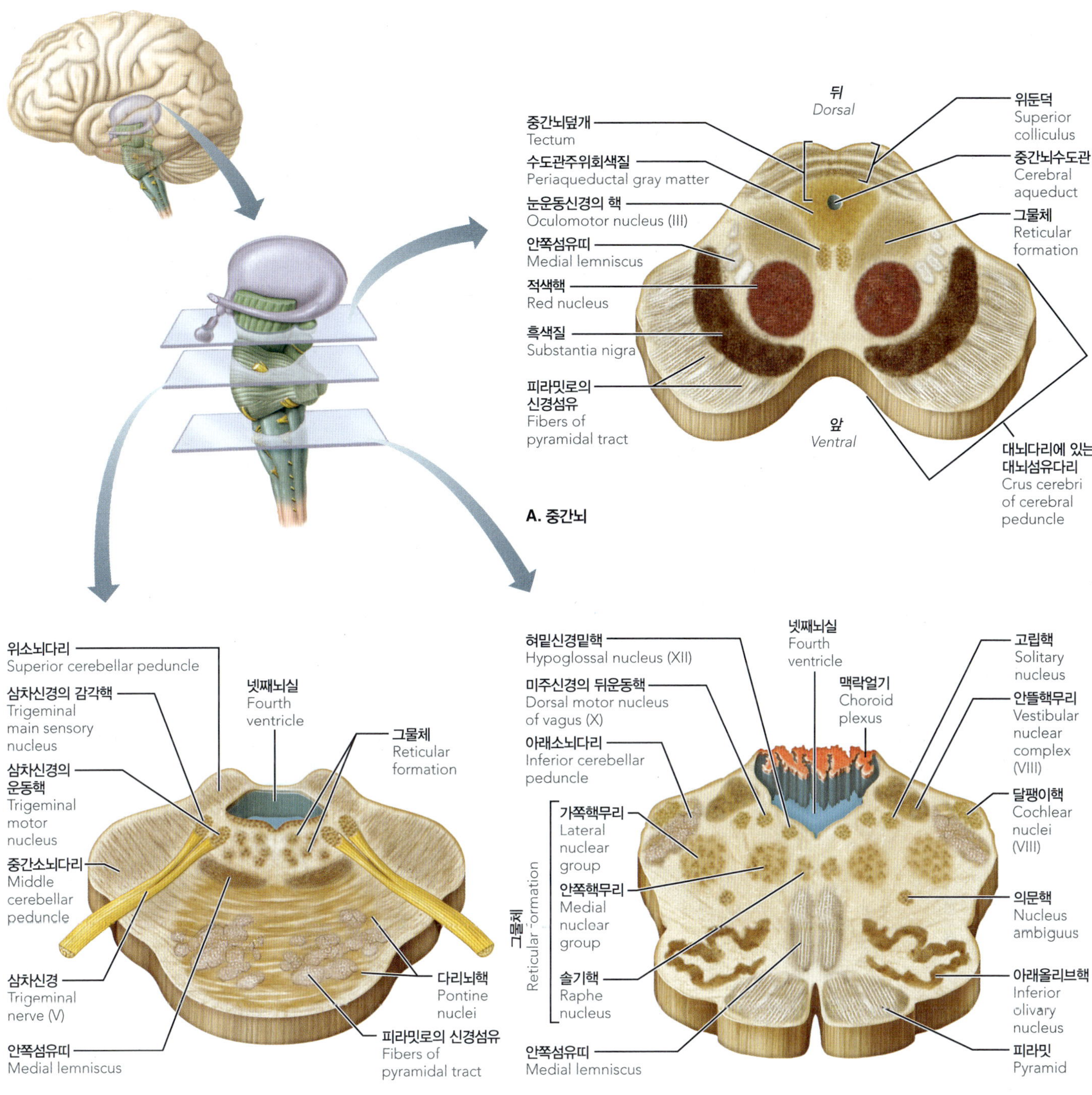

그림 12.7 뇌줄기의 가로단면.

형 및 머리 위치 정보가 숨뇌에 있는 안뜰핵에서부터 타래결절엽으로 전달된다. 팔다리, 목과 몸통의 현재 근육 상태는 고유감각수용기를 통해 척수를 거쳐 소뇌벌레와 앞엽 및 뒤엽의 안쪽 부분에 정보가 도달된다.

3. **소뇌는 계획된 운동과 현재 몸의 위치 사이의 차이점에 대해 어떻게 하면 조율이 가능한지에 대한 정보를 대뇌겉질로 보낸다.** 소뇌로부터의 되먹임을 받아 대뇌의 운동겉질은 척수도 전달된 운동명령을 계속해서 재조정하여 운동들을 미세하게 조절하여 운동들이 잘 조화를 이루도록 한다.

또한 소뇌는 높은 수준의 인지기능에도 관여한다. 새로운 운동 능력을 배울 때, 소뇌는 실수를 통해 움직임을 교정한다. 연습 이후에 운동능력을 습득하게 되면 그 운동 능력은 자동적으로 수행된다. 예를 들어 자전거 타기, 악기 연주하기 및 키보드 입력하기 등이다. 습득한 운동 능력의 기억을 *운동기억*(motor memory)이라고 한다. 소뇌는 언어, 문제 풀이 및 과제 계획에도 관여한다. 인지기능은 경험하고 인지한 일련의 사건을 인식하고 예측하는 데 활용된다.

소뇌다리 The Cerebellar Peduncles

위, 중간 및 아래소뇌다리는 소뇌와 뇌줄기를 연결하는 두꺼운 섬유로이다(그림 12.6C, D, 12.8). 이 섬유로들은 소뇌를 드나드는 정보를 운반한다.

- **위소뇌다리**(Superior cerebellar peduncle). 소뇌와 중간뇌를 연결시켜서 소뇌에서 시작된 출력 정보를 대뇌겉질에 전달한다.
- **중간소뇌다리**(Middle cerebellar peduncle). 다리뇌와 소뇌를 연결시켜서 대뇌겉질과 다리뇌핵에서 시작된 출력 정보를 소뇌에 전달한다.
- **아래소뇌다리**(Inferior cerebellar peduncle). 숨뇌에서 시작하여 안뜰핵(평형)과 척수(고유감각)에서 시작된 입력 정보를 소뇌에 전달한다.

소뇌를 드나드는 신경섬유는 모두 **같은쪽**(ipsilateral)을 지배하며 오른쪽 소뇌는 오른쪽 몸, 즉 같은쪽을 지배한다는 것을 뜻한다.

이해 수준 체크하기

- □ **7.** 두 개의 소뇌반구를 연결하는 구조물의 이름을 설명한다.
- □ **8.** 타래결절엽으로 받아들이는 감각정보의 종류를 설명한다.
- □ **9.** 소뇌와 뇌줄기를 연결하는 3개의 백색섬유로를 설명한다. 뇌줄기의 각 부위로 연결되는 섬유로를 설명한다.

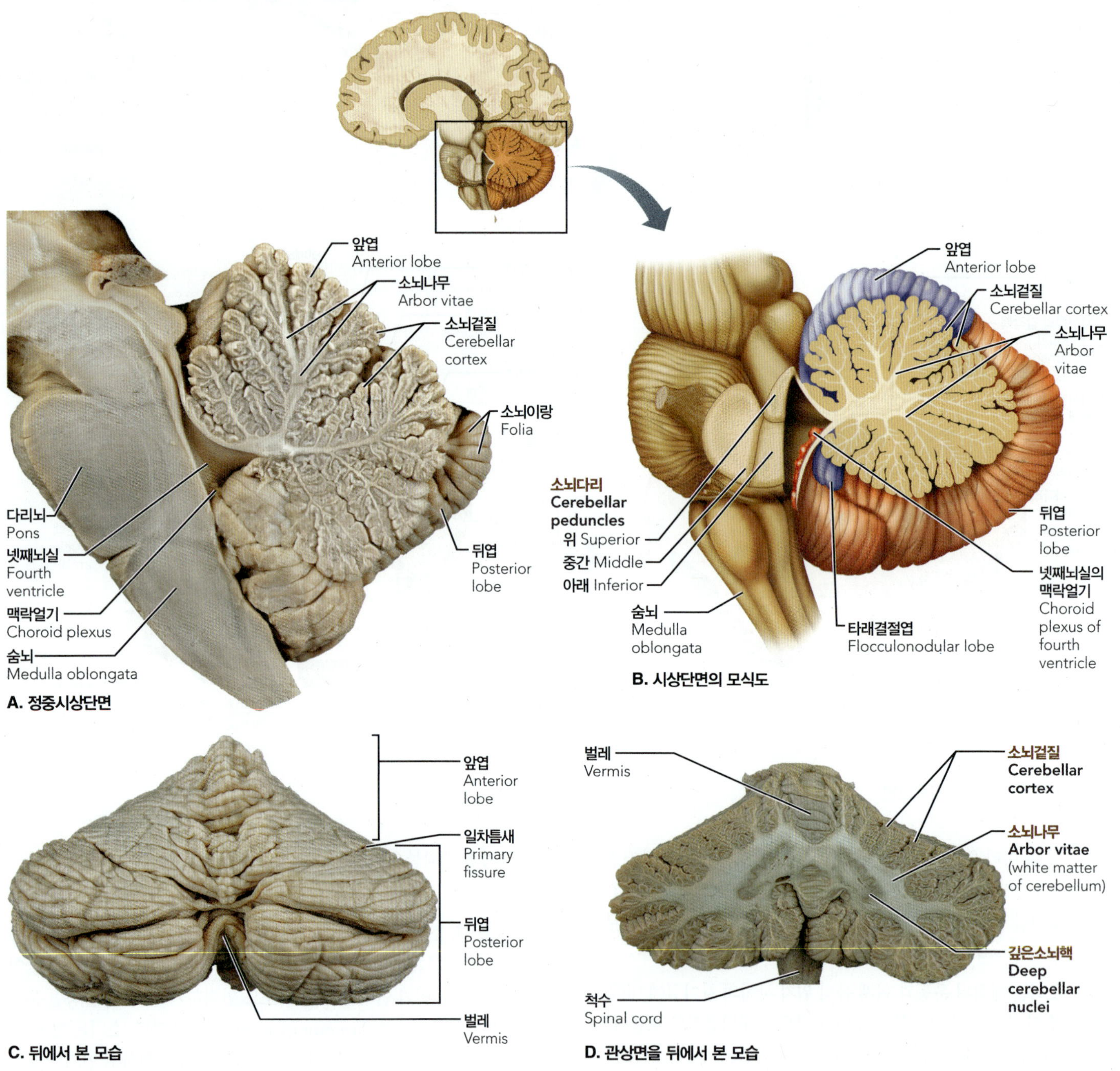

그림 12.8 소뇌.

12.1e 사이뇌 The Diencephalon

학습 성과

▸ 사이뇌의 세 부분과 각각의 기능을 설명할 수 있다.

사이뇌는 뇌의 주요한 네 부위 중에서 세 번째로 큰 부위이며, 앞뇌의 중심부를 형성하고 대뇌반구에 둘러싸여 있다**(그림 12.9)**. 사이뇌는 크게 시상, 시상하부, 시상상부 세 부위로 구성된다. 이들의 경계는 셋째뇌실이며, 주로 회색질로 이루어져 있다.

시상 The Thalamus

달걀 모양인 **시상**(thalamus)은 한 쌍으로 된 구조물(그림 12.6C)로서 사이뇌의 80%를 차지하며, 셋째뇌실의 위가쪽벽을 형성한다(그림 12.9B). *Thalamus*는 그리스어로 '속에 있는 방'을 뜻하며 이름만으로도 뇌의 깊은 곳에 있다는 것이 잘 설명된다. 오른쪽 시상과 왼쪽시상은 정중앙 부분에서 **시상사이붙음**(interthalamic adhesion)에 의해 연결된다(그림 12.9A).

시상은 대뇌겉질에 축삭을 보내는 여러 개의 핵으로 구성된다. Y자 모양의 백색질인 *속섬유판*(internal medullary lamina)은 이들 핵을 세 무리, 즉 앞핵무리, 안쪽뒤쪽핵을 포함하는 안쪽핵무리, 가쪽핵무리로 구분한다**(그림 12.10A)**. 입력되는 감각자극 중 후각을 제외한 모든 감각 정보가 시상으로 전달되어 시상의 하나 이상의 핵과 연접을 이룬다. 예를 들어,

- 배쪽뒤가쪽핵은 대뇌겉질의 일차감각영역으로 전달되는 감각 정보를 중계한다.
- 안쪽무릎체(medial geniculate body)는 청각정보를 받아들여 대뇌의 청각겉질과 연결시킨다.
- 가쪽무릎체(lateral geniculate body)는 시각정보를 받아들여 대뇌의 시각겉질에 신호를 보낸다.

시상을 통해 중계되는 정보는 감각정보만이 아니다. *대뇌겉질과 정보를 주고받는 뇌의 모든 부분은 반드시 시상의 핵을 통해 신호를 주고받아야만 한다*. 따라서 시상은 대뇌겉질로 가기 위한 '관문'이다.

시상은 대뇌겉질에 정보를 중계할 뿐만 아니라 시상을 지나는 정보를 처리하기도 한다. 즉 시상의 핵들은 대뇌겉질로 향하는 정보를 체계화하며 이를 증폭시키거나 약화시킬 수 있다. 예를 들어, 시상은 시끄러운 카페에서 마주앉은 사람과 대화에 집중할 수 있게 해 준다.

시상하부 The Hypothalamus

'시상의 아래쪽'이란 뜻의 **시상하부**(hypothalamus)는 사이뇌의 아래쪽 부분이며(그림 12.9), 셋째뇌실의 아래가쪽벽을 형성한다. 뇌의 아래쪽 면(그림 12.5)에서 볼 때, **시각교차**(optic chiasma, 둘째 뇌신경인 시각신경이 교체하는 지점)와 **유두체**(mammillary body, 시상하부 바닥에서 돌출한 원형 둔덕)의 뒤모서리 사이에 위치한다. 시상하부에서 아래쪽으로 돌출된 구조는 뇌하수체(pituitary gland, 16장 참조)이다.

시상하부는 시상과 마찬가지로, 회색질에 여러 개의 뇌핵이 위치한다(그림 12.10B). 주요 기능은 내부 장기의 활동을 조절하며, 다음과 같은 기능을 한다.

- **자율신경계통(autonomic nervous system) 조절.** 자율신경계통은 내장에 있는 민무늬근, 심장근육과 샘의 분비를 조절하는 말초운동신경세포로 구성되어 있다는 것을 기억하자. 시상하부는 자율신경을 직접 조절하는 뇌의 주요한 부분 중 하나이다. 자율신경을 조율하기 때문에 심박동수, 혈압, 소화계통, 땀샘과 침샘을 포함한 다른 내장 기능을 조절한다. 시상하부는 중간뇌의 수도관주위회색질 및 뇌줄기의 그물체와 연결되어 이 구조물들이 내장 기능을 조절하는 것에 영향을 준다.
- **체온 조절.** 시상하부에는 체온을 재는 온도계가 들어 있다고 할 수 있다. 시상하부의 뇌핵은 혈액 온도를 감지하고 말초에서 온도수용기의 감각자극을 받아들인다. 시상하부는 땀을 흘려서 체온을 낮추거나 몸을 떨어서 체온을 상승시킨다. 시상하부의 체온중추는 발열(fever)을 유도하기도 한다.
- **배고픔과 갈증 조절.** 시상하부는 혈액 속의 영양소와 이온 농도를 감지함으로써 배고픔과 갈증을 느끼게 하여 영양소와 이온의 농도를 적절하게 유지시킨다.
- **수면주기(sleep-wake cycle)를 조절.** 시상하부는 뇌의 다른 부분과 연관되어 복잡한 수면 현상을 조절한다. 교차위핵(suprachiasmatic nucleus, 그림 12.10B)은 몸에 있는 생물학적 시계라고 할 수 있다. 교차위핵은 24시간 주기 리듬(circadian rhythm)을 갖게 하고 시각신경을 통해 전달된 빛과 어둠에 반응하여 24시간 주기 리듬을 동기화시킨다. **시각앞핵**(preoptic nucleus)은 이런 자극에 반응하여 수면을 유도한다. 유두체 근처의 다른 핵은 잠을 깨우는 역할을 한다.
- **내분비계통(endocrine system)의 조절.** 시상하부는 다른 내분비 기관의 활동을 조절하는 뇌하수체에 영향력을 미쳐 내분비계통의 호르몬 분비를 조절한다(16장 참조).
- **감정 조절.** 시상하부는 뇌에서 감정을 담당하는 *둘레계통*(limbic system)에 포함된다. 시상하부 속에 기쁨, 분노 및 두려움과 관계된 영역이 있다.
- **동기에 의한 행동(motivational behavior) 조절.** 시상하부는 보상이 행동을 조절한다. 예를 들어 시상하부는 음식 섭취에 대한 동기에 영향을 줌으로써 얼마만큼 먹을지를 결정하게 하고, 성욕과 성 행동에도 영향을 미친다.
- **기억의 형성.** 유두체는 대뇌의 핵심적인 기억처리장치인 *해마계통*(hippocampal formation)으로부터 많은 정보를 받는다.

시상하부의 손상은 내장기능이상과 감정의 이상을 초래한다. 그래서 시상하부가 손상되면 체중이 급격히 감소하거나 비만, 수면 장애, 탈수 및 다양한 형태의 정동장애가 발생할 수 있다.

시상상부 The Epithalamus

시상상부(epithalamus)는 사이뇌의 셋째 부분으로서 가장 뒤쪽에 위치하며(그림 12.9), 셋째뇌실의 천장을 형성한다. 시상상부는 아주 작은 뇌핵 무리와 한 개의 **솔방울샘**(pineal gland)으로 구성된다. 뇌실막

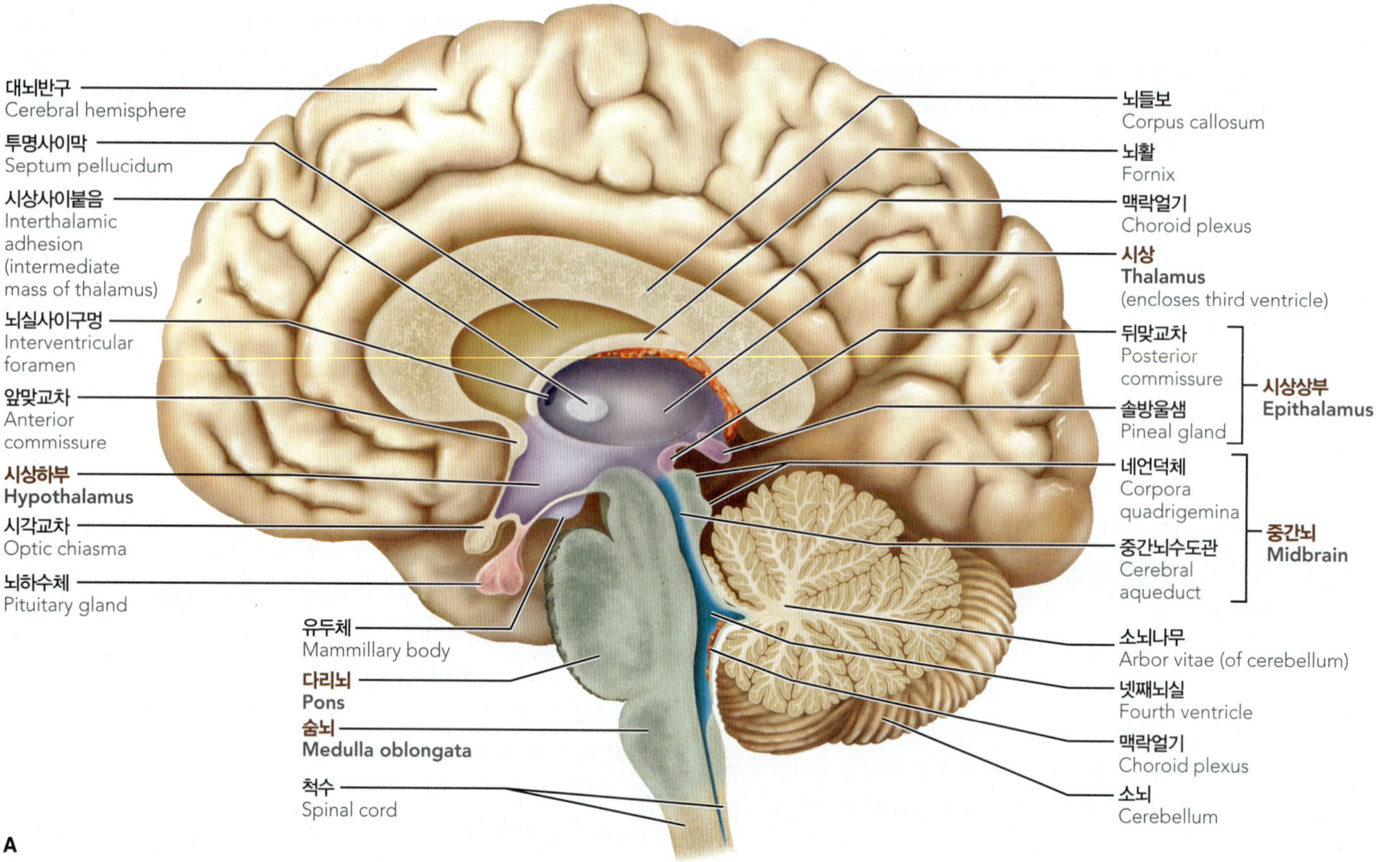

대뇌반구
Cerebral hemisphere
투명사이막
Septum pellucidum
시상사이붙음
Interthalamic adhesion (intermediate mass of thalamus)
뇌실사이구멍
Interventricular foramen
앞맞교차
Anterior commissure
시상하부
Hypothalamus
시각교차
Optic chiasma
뇌하수체
Pituitary gland
유두체
Mammillary body
다리뇌
Pons
숨뇌
Medulla oblongata
척수
Spinal cord
뇌들보
Corpus callosum
뇌활
Fornix
맥락얼기
Choroid plexus
시상
Thalamus
(encloses third ventricle)
뒤맞교차
Posterior commissure
솔방울샘
Pineal gland
시상상부
Epithalamus
네언덕체
Corpora quadrigemina
중간뇌수도관
Cerebral aqueduct
중간뇌
Midbrain
소뇌나무
Arbor vitae (of cerebellum)
넷째뇌실
Fourth ventricle
맥락얼기
Choroid plexus
소뇌
Cerebellum

A

가쪽뇌실
Lateral ventricle
셋째뇌실
Third ventricle
앞맞교차
Anterior commissure
시상하부
Hypothalamus
시각교차
Optic chiasm
유두체
Mammillary body
다리뇌
Pons
숨뇌
Medulla oblongata
뇌들보
Corpus callosum
뇌활
Fornix
시상
Thalamus
뒤맞교차
Posterior commissure
솔방울샘
Pineal gland
시상상부
Epithalamus
네언덕체
Corpora quadrigemina
중간뇌수도관
Cerebral aqueduct
중간뇌
Midbrain
소뇌나무
Arbor vitae
넷째뇌실
Fourth ventricle
소뇌
Cerebellum

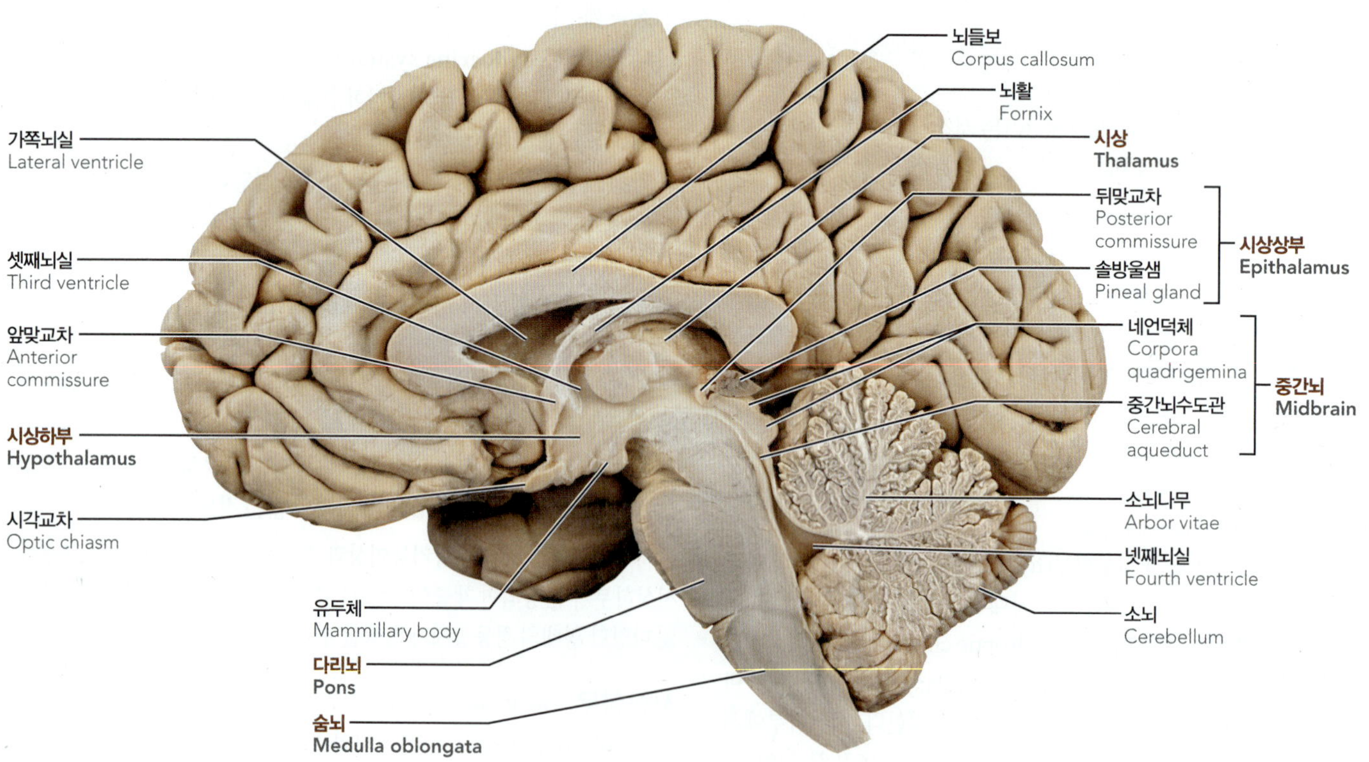

B

그림 12.9 뇌의 정중시상단면. **A.** 사이뇌(보라색)와 뇌줄기(초록색)가 구별되어 표시된 모식도. **B.** 사체의 뇌를 정중시상단면으로 자른 모습.

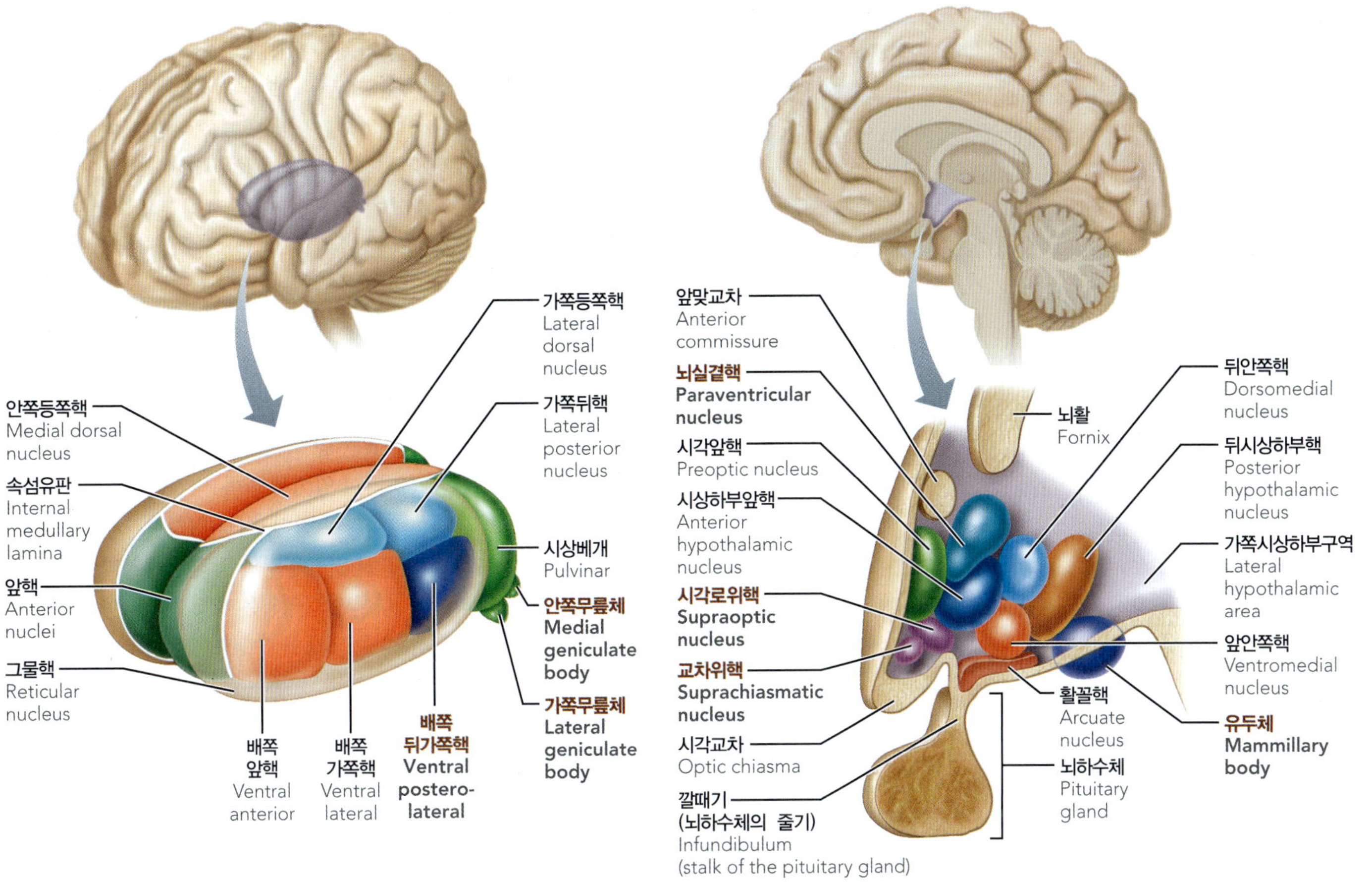

안쪽등쪽핵 Medial dorsal nucleus
속섬유판 Internal medullary lamina
앞핵 Anterior nuclei
그물핵 Reticular nucleus
배쪽앞핵 Ventral anterior
배쪽가쪽핵 Ventral lateral
배쪽뒤가쪽핵 Ventral postero-lateral
가쪽등쪽핵 Lateral dorsal nucleus
가쪽뒤핵 Lateral posterior nucleus
시상베개 Pulvinar
안쪽무릎체 Medial geniculate body
가쪽무릎체 Lateral geniculate body

A. 시상에 있는 주요한 뇌핵
(시상을 가쪽에서 감싸고 있는 그물핵은 투명한 구조로 표시되었음)

앞맞교차 Anterior commissure
뇌실곁핵 Paraventricular nucleus
시각앞핵 Preoptic nucleus
시상하부앞핵 Anterior hypothalamic nucleus
시각로위핵 Supraoptic nucleus
교차위핵 Suprachiasmatic nucleus
시각교차 Optic chiasma
깔때기(뇌하수체의 줄기) Infundibulum (stalk of the pituitary gland)
뇌활 Fornix
뒤안쪽핵 Dorsomedial nucleus
뒤시상하부핵 Posterior hypothalamic nucleus
가쪽시상하부구역 Lateral hypothalamic area
앞안쪽핵 Ventromedial nucleus
활꼴핵 Arcuate nucleus
유두체 Mammillary body
뇌하수체 Pituitary gland

B. 시상하부에 있는 주요한 뇌핵

그림 12.10 시상과 시상하부에 있는 뇌핵.

세포에서 유래한 솔방울샘은 호르몬을 분비하는 기관이다. 시상하부의 영향을 받아 솔방울샘은 **멜라토닌**(melatonin)을 분비하고 수면주기에 있어서 멜라토닌은 우리 몸에게 밤을 맞이할 준비를 하도록 신호를 보낸다.

이해 수준 체크하기

☐ 10. 시상은 뇌의 어느 영역에 축삭을 보내는가?
☐ 11. 장기 조절 중추로서의 기능을 담당하는 사이뇌의 부분은 어디인가? 그리고 그 기능을 설명한다.

12.1f 대뇌 The Cerebrum

학습 성과 

- 대뇌겉질에 있는 주요한 엽, 틈새 및 기능적 영역에 대하여 설명할 수 있다.
- 대뇌백색질 속에 있는 세 종류의 섬유로를 설명할 수 있다.
- 바닥핵의 구성과 기능을 설명할 수 있다.

대뇌는 뇌의 가장 위쪽 부분으로 두 개의 대뇌반구로 구성되며 뇌 용적의 83%를 차지한다. 대뇌가 뇌에서 가장 크다 보니 *대뇌*(cerebrum)를 지칭할 때에도 *뇌*(brain)라고 잘못 부르는 경우가 많다. 대뇌반구는 사이뇌와 뇌줄기를 감싸고 있다.

대뇌반구에는 여러 개의 틈새가 있어 뇌의 주요한 부분을 구분할 수 있다. **대뇌가로틈새**(transverse cerebral fissure)는 대뇌반구와 소뇌를 구분하고(**그림 12.11A**), 정중앙에 있는 **대뇌세로틈새**(longitudinal cerebral fissure)는 대뇌반구의 오른쪽과 왼쪽을 구분한다(그림 12.11B). 대뇌는 회색질인 *대뇌겉질*(cerebral cortex), 회색질 속에 위치한 *대뇌백색질*(cerebral white matter)과 백색질 속에 위치한 *대뇌깊은회색질*(deep gray matter of the cerebrum)로 구성된다.

대뇌겉질에 있는 엽 Lobes of the Cerebral Cortex

대뇌반구의 표면에는 좁은 **고랑**(sulcus)들이 많이 있다. 고랑과 고랑 사이의 뇌 능선을 **이랑**(gyrus)이라고 한다(그림 12.11C). 사람마다 고랑과 이랑의 발달 정도는 비슷하기 때문에 고랑과 이랑은 해부학적 위치를 정하는 데 있어서 중요하다. 깊은 고랑은 대뇌반구를 다섯 엽으로 구별한다. 이마엽(frontal lobe), 마루엽(parietal lobe), 뒤통수엽(occipital lobe), 관자엽(temporal lobe), 대뇌섬(insula)이다(그림 12.11, **표 12.1**). 대부분 엽의 이름은 엽을 덮고 있는 머리뼈의 이름을 따른다.

- **이마엽**(Frontal lobe). 이마뼈 깊은 곳에 위치하여 앞머리뼈우묵을 채우고 있다. **중심고랑**(central sulcus)은 이마엽과 마루엽을 구분한다. 중심고랑 바로 앞에 위치한 **중심앞이랑**(precentral gyrus)에는 *일차운동겉질*(primary motor cortex)이 위치한다. 이마엽의 기능은 운동과 언어에 대한 계획, 시작 및 집행을 한다. 이마엽의 가장 앞쪽 부분은 사고, 계획 수립, 의사 결정, 작동 기억과 여러 가지 수행 기능 등 고차원적인 인지 기능을 담당한다.
- **마루엽**(Parietal lobe). 마루뼈 깊은 곳에 위치하며, 중심고랑 뒤쪽부터 **마루뒤통수고랑**(parieto-occipital sulcus) 사이에 위치한다. **가쪽고랑**(lateral sulcus)은 마루엽의 아래쪽 경계를 형성한다. 중심고랑 바로 뒤에 위치한 **중심뒤이랑**(postcentral gyrus)은 *일차몸감각겉질*(primary somatosensory cortex)이 위치한다. 마루엽은 감각 자극을 처리하여 (1) 일반몸감각을 의식하게 하고, (2) 물체, 소리 및 얼굴을 의식하게 하고, (3) 언어를 이해하도록 한다.
- **뒤통수엽**(Occipital lobe). 뒤통수뼈 깊은 곳에 위치하며 대뇌의 뒤쪽부분을 형성한다. 마루엽과는 **마루뒤통수고랑**에 의해 구별된다. 뒤통수엽은 시각겉질을 함유하고 있다.
- **관자엽**(Temporal lobe). 대뇌반구의 가쪽에 위치하며, 관자뼈 깊은 곳에 위치하여 중간머리뼈우묵을 채우고 있다. 가쪽고랑에 의해 마루엽 및 이마엽과 구별된다. 관자엽은 청각겉질과 후각겉질에 위치하고 있다. 또한, 물체, 단어 및 얼굴을 인식하도록 하고 언어를 이해할 수 있게 해 준다.
- **대뇌섬**(Insula). 가쪽고랑보다 깊은 곳에 묻혀 있고 가쪽고랑의 바닥부분을 형성한다(그림 12.11D). 대뇌섬은 관자엽, 마루엽 및 이마엽에 의해서도 덮여 있다. 대뇌섬에는 맛을 느끼는 기능과 일반 내장감각을 담당하고 있다.

대뇌겉질의 기능적 영역 Functional Areas of the Cerebral Cortex

대뇌겉질은 의식의 근원인 신경계통의 '최고경영진'이다. 대뇌겉질은 감각을 인지하여 수의적인 움직임을 개시하고 조절하며 의사소통, 기억 및 사물과 언어를 이해할 수 있도록 한다. 회색질인 대뇌겉질은 신경세포의 세포체, 가지돌기(dendrite) 및 아주 짧은 민말이집축삭을 함유하지만 신경섬유로는 포함하지 않는다. 회색질의 두께는 겨우 2~4 mm이지만, 많은 수의 고랑과 이랑은 표면적을 세 배 이상 늘여서 약 2500 cm^2나 되며, 회색질은 전체 뇌 용적의 40%를 차지하고 있다.

조직학적으로 여섯 층인 대뇌겉질에는 약 10억 개의 신경세포가 있는 것으로 알려져 있다. 1909년에 독일의 신경과학자인 Korbinian Brodmann은 여섯 층의 두께를 비교하여 대뇌겉질을 47개의 구조적 영역으로 나누었다. Brodmann의 구조적 지도가 제안된 이후 대뇌겉질의 *기능적*(functional) 영역을 구별하려는 열의가 생겨났다. 역사적으로 보았을 때 뇌의 기능적 영역을 결정하려는 방법들은 매우 단순했다고 할 수 있다. 정신질환을 앓고 있는 환자에 대한 연구, 뇌손상이 있는 동물과 정상 동물의 신경활동의 비교 연구, 또는 뇌수술 도중에 노출된 대뇌 표면의 전기적 활성에 대한 연구 등이 이에 해당된다. 그러나 1990년도 이후에 발명된 **기능적 뇌영상기술**(functional neuroimaging technique)인 PET와 MRI로 인해 뇌과학은 획기적인 발달을 하게 되었다. 이 기술로 뇌로 공급되는 혈류를 영상으로 확인할 수 있기 때문에 정신 활동에 참여하고 있는 영역을 구별할 수 있게 되었다. **그림 12.12**는 말하기와 듣기 과제를 수행하는 동안 얻어진 PET 영상으로 왼쪽 이마엽과 관자엽에서 노랗고 붉은색이 관찰되며, 이는 이 영역에서 산소를 많이 소모하고 있음을 의미한다. 따라서 이마엽과 관자엽은 말하기, 듣기와 연관되어 있음을 알 수 있다.

대뇌겉질에서 대략 세 개의 기능적 영역이 확인된다(그림 12.13). 감각의 의식적인 인식을 돕는 *감각영역*(sensory area), 다양한 정보를 통합하여 원하는 행동을 할 수 있도록 돕는 *연합영역*(association area), 수의적 운동기능을 조절하는 *운동영역*(motor area)이다. 주요한 감각은 각각을 담당하는 감각영역이 있어서 이를 각 감각의 **일차감각겉질**(primary sensory cortex)이라고 한다. 이들 일차감각겉질은 감각정보를 처리하는 부위와 연결된 연합영역인 **감각연합영역**(sensory association area)을 갖는다. 다른 연합영역은 대뇌겉질의 여러 곳에서 시작된 정보를 수용하고 통합하는 기능을 수행하여 이를 **다중연합영역**(multimodal association area)이라고 한다. 끝으로, 수의적인 운동을 계획하고 시작하는 부위를 **운동영역**(motor area)이라고 한다. 정보는 대뇌겉질의 영역을 통해 다음과 같은 계층적인 방식으로 처리된다.

1. 감각정보는 일차감각겉질에서 받아들여서 정보가 도착함으로써 감각을 인지하게 된다.
2. 정보는 감각연합영역으로 중계되어 입력된 감각에 의미를 부여한다.
3. 다중연합영역은 여러 개의 감각연합영역에서 병렬적인 입력을 받아서 모든 감각 입력을 통합한 다음 감각정보에 대해 완벽하게 이해한다. 또한, 다중연합영역은 과거의 경험과 현재의 감각을 통합하여 분석한 다음 운동 반응을 만들어 낸다.
4. 운동계획이 운동영역(운동겉질)에 의해 수행된다.

예를 들어, 수업 도중에 요란하게 울리는 경적 소리를 들었다면

1. 일차감각겉질은 경적 소리를 감지한다.
2. 청각연합겉질은 경적 소리가 화재경보임을 인식한다.
3. 다중연합영역은 화재 경보와 과거 기억(소방 대피 훈련인지, 실제인지)을 통합하고 다른 감각정보(불에 탄 냄새가 나는지, 뜨거운 열기가 느껴지는지, 소방차가 출동한 소리가 나는지)와도 통합한다. 그 다음 다중연합영역은 운동 반응을 만들어 낸다(빨리 가까운 비상구로 대피).
4. 운동겉질은 필요한 수의적 운동을 시작하고 운동 계획을 실행하여 교실 밖으로 대피하게 한다.

이 과정의 처리 속도는 엄청나게 빠르고, 순식간에 운동 반응을 할 수 있다.

앞으로 대뇌겉질의 기능적 영역에 대해 자세히 알아보기로 한다. 그러기 위해서는 운동 및 감각 *영역*과 운동 및 감각 *신경세포*를 잘 구별해서 이해해야 한다. 대뇌겉질에 존재하는 모든 신경세포는 중추신경

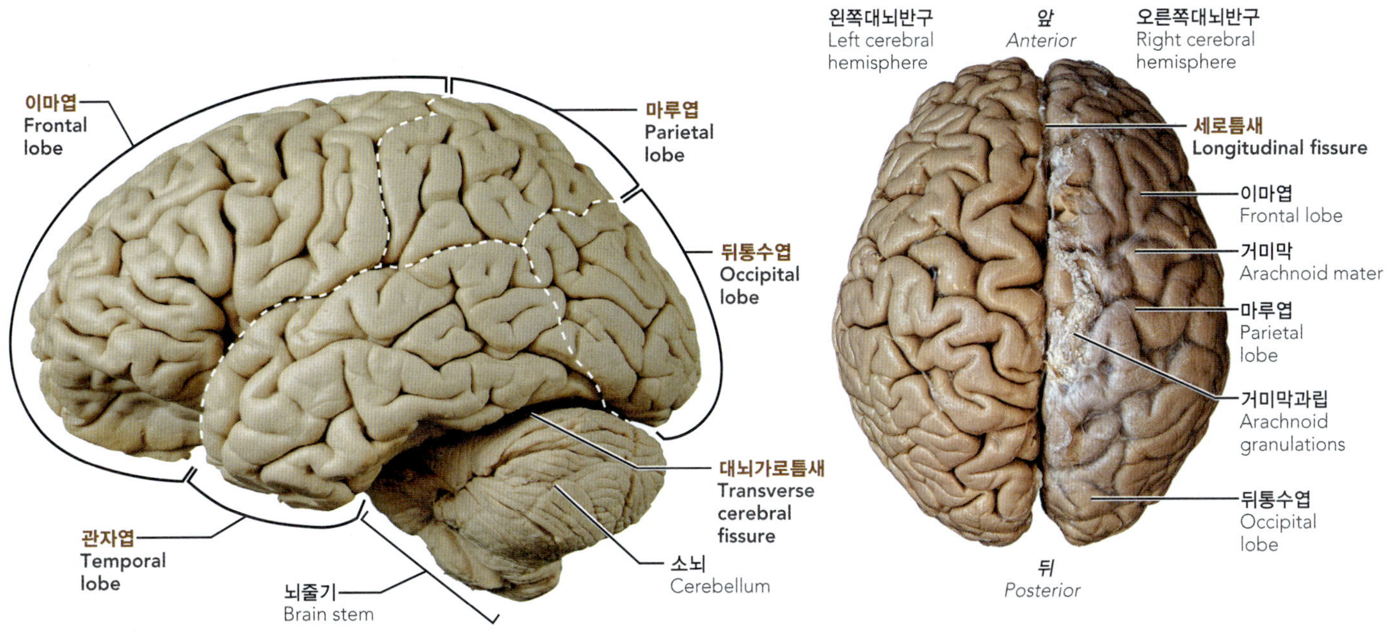

이마엽
Frontal lobe
마루엽
Parietal lobe
뒤통수엽
Occipital lobe
대뇌가로틈새
Transverse cerebral fissure
관자엽
Temporal lobe
뇌줄기
Brain stem
소뇌
Cerebellum

A. 뇌를 가쪽에서 본 모습(왼쪽)

왼쪽대뇌반구
Left cerebral hemisphere
앞
Anterior
오른쪽대뇌반구
Right cerebral hemisphere
세로틈새
Longitudinal fissure
이마엽
Frontal lobe
거미막
Arachnoid mater
마루엽
Parietal lobe
거미막과립
Arachnoid granulations
뒤통수엽
Occipital lobe
뒤
Posterior

B. 뇌를 위쪽에서 본 모습

중심고랑
Central sulcus
중심앞이랑
Precentral gyrus
중심뒤이랑
Postcentral gyrus
이마엽
Frontal lobe
마루엽
Parietal lobe
마루뒤통수고랑
Parieto-occipital sulcus
가쪽고랑
Lateral sulcus
뒤통수엽
Occipital lobe
관자엽
Temporal lobe
틈새
Fissure (a deep sulcus)
이랑
Gyrus
겉질(회색질)
Cortex (gray matter)
고랑
Sulcus
백색질
White matter

C. 대뇌의 엽과 고랑

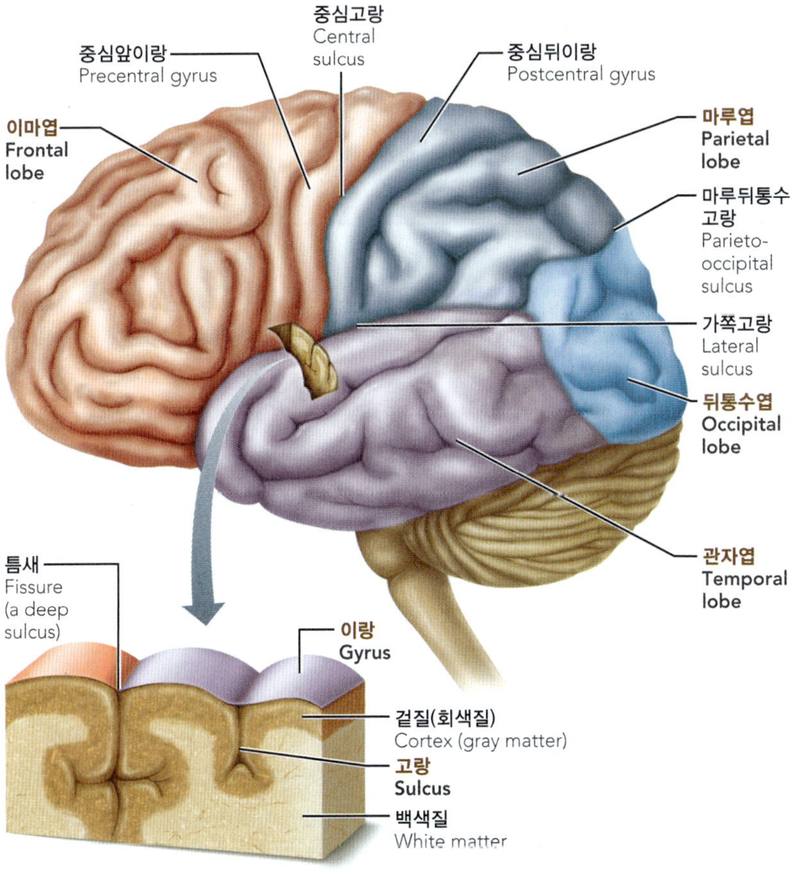

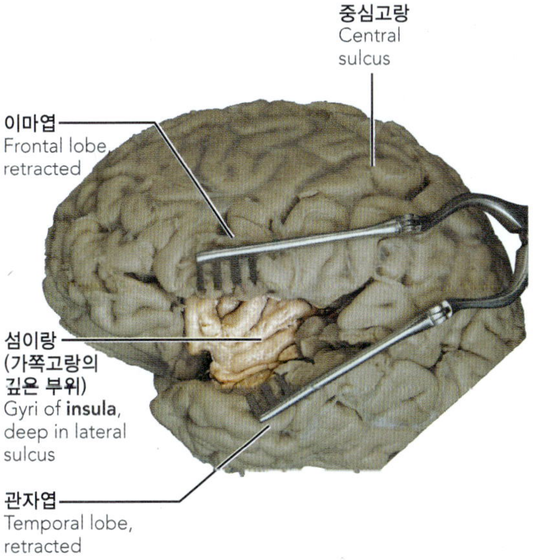

중심고랑
Central sulcus
이마엽
Frontal lobe retracted
섬이랑
(가쪽고랑의 깊은 부위)
Gyri of insula, deep in lateral sulcus
관자엽
Temporal lobe, retracted

D. 대뇌섬의 위치

그림 12.11 대뇌반구에 있는 엽, 이랑, 고랑 및 틈새.

표 12.1 대뇌의 구조와 기능

구조	기능(기능적 영역)
대뇌겉질	
이마엽(Frontal lobe)	수의운동(일차운동겉질) 운동의 계획(이마앞겉질) 눈운동(이마엽눈운동영역) 언어의 생산(브로카영역) 인지기능의 수행(앞연합영역) 감정반응(둘레연합영역)
마루엽(Parietal lobe)	일반몸감각(몸감각겉질과 몸감각연합영역) 물체, 소리 및 몸의 공간적 위치를 파악(뒤연합영역) 언어의 이해(베르니케영역)
뒤통수엽(Occipital lobe)	시각(시각겉질과 시각연합영역)
관자엽(Temporal lobe)	청각(청각겉질과 청각연합영역) 후각(후각겉질) 물체의 구별(뒤연합영역) 감정반응과 기억(둘레연합영역)
대뇌섬(Insula)	맛(미각겉질)
대뇌백색질	
교차섬유(Commissural fibers)	두 개의 대뇌반구에서 서로 대응하는 겉질을 연결시킴
연합섬유(Association fibers)	한 개의 대뇌반구 속에서 다른 겉질을 연결시킴
투사섬유(Projection fibers)	대뇌겉질을 중추신경계통의 꼬리쪽 구조에 연결시킴
깊은대뇌회색질	
바닥핵[Basal nuclei (ganglia)]	운동겉질과 연합하여 운동을 조절함
앞뇌바닥핵(Basal forebrain nuclei)	각성, 학습, 기억 및 운동을 조절함. 아세틸콜린이 풍부한 곳임
담장(Claustrum)	기능은 아직 명확하지 않음. 대뇌겉질과 둘레계통 사이의 정보를 통합하는 것으로 알려져 있음

계통을 공부하는 한 사이신경세포라고 정의할 수 있다.

감각영역(Sensory Areas). 마루엽, 관자엽 및 뒤통수엽에 있는 대뇌겉질에서는 감각을 의식적으로 느낄 수 있는 영역이 있으며, **그림 12.13**에서 짙은 보라색으로 표시된 부분이다. 각각 고유의 일차감각겉질을 갖는다. 일반몸감각과 특수감각인 시각, 청각, 후각, 미각, 평형감각이다. 일차감각겉질은 감각자극을 인식하게 하는데, 소리를 듣고 사물을 보며 다리의 통증을 느끼게 한다. 일차감각겉질에 인접한 감각연합영역은 감각자극에 관여하여 감각자극에 어떤 의미를 부여하는데, '지금 들리는 소리가 종소리', '지금 보고 있는 사람은 애인', '다리의 통증은 멍 때문에 생겼다'와 같은 예를 통해 알 수 있다. 그림 12.13A에 감각연합영역을 청록색으로 표시하였다.

1. **몸감각영역**(Somatosensory area). **일차몸감각겉질**(pri-mary somatosensory cortex)은 몸에서 비롯된 일반감각정보(피부의 닿는 느낌, 압력, 떨림, 통증, 온도, 근육과 관절의 고유감각)를 받아서 감각을 의식하게 하며, 마루엽의 중심뒤이랑에 위치하고 있다(그림 12.13). 일반몸감각은 피부와 말초에 있는 감각수용기를 통해 받아들여지고 차례대로 척수, 뇌줄기 및 시상으로 중계되어 일차몸감각겉질로 전달된다. 일차몸감각겉질에 있는 신경세포에서 전달된 정보를 처리하여 몸의 어느 부분에서 자극이 전달되었는지를 인식한다.

몸감각겉질에는 몸의 특정 부위에서 전달된 자극을 인식하는 부분이 정해져 있다. 따라서, 중심뒤이랑위에 몸의 자극 전달 부위를 '지도'처럼 그릴 수 있다. 일차감각겉질 부위에 몸의 부위를 지도처럼 표시한 것(**그림 12.14**)을 **감각소인도**(sensory homunculus)라고 한다. 몸통은 거꾸로 그려져 있고 얼굴은 아래가쪽을, 발가락은 위안쪽을 향하고 있다. 몸감각겉질에 표시된 영역이 넓으면 넓을수록 몸 부위의 감각을 담당하는 감각수용기가 더 많아서 감각이 더 민감한 것을 의미한다. 그러므로 입술과 손가락 끝이 우리 몸에서 가장 민감한 곳이며 감각소인도에서도 가장 크게 표시되어 있다.

일차몸감각겉질은 오른쪽 대뇌반구에서 왼쪽 몸의 각각을 전달받는다. **반대쪽투사**(contralateral projection)에 의해 감각이 전달된다. 뇌의 다른 부위도 반대쪽투사 방식으로 신호가 전달된다.

일차몸감각겉질이 손상되면 닿는 느낌, 누르는 느낌 및진동 느낌을 의식하지 못하게 된다. 또한, 통증과 온도감각을 느끼기는 하지만 감각의 강도는 현저히 감소한다.

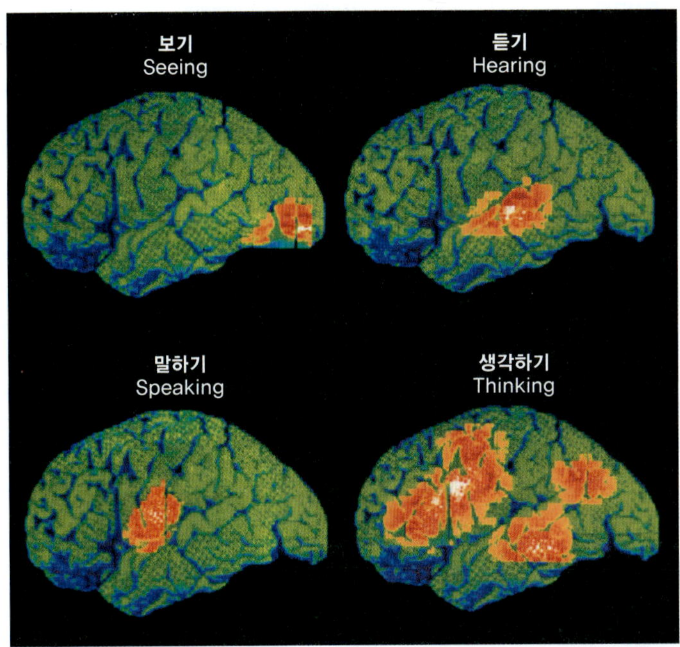

그림 12.12 대뇌겉질의 기능적 신경영상(fMRI). 빨간색과 주황색 영역은 각 활동을 수행하는 대뇌겉질 영역에서 증가된 혈류를 보여준다.

몸감각연합겉질(somatosensory association cortex)은 일차몸감각겉질 바로 뒤에 위치하며(그림 12.13), 일차몸감각겉질과 연결되어 전달된 감각을 분석하여 어떤 감각인지를 특정화시켜 인지한다. 예를 들어 주머니에 손을 넣으면 몸감각연합부위에서 과거의 경험과 현재 만지고 있는 물체를 연결시켜 동전인지 또는 열쇠인지를 인지하게 된다.

2. **시각영역**(Visual areas). **일차시각겉질**(primary visual co-rtex)인 **새발톱고랑**(calcarine sulcus)은 뒤통수엽의 뒤안쪽에 묻혀 있다(그림 12.13A, B). 모든 감각영역 중에서 일차시각겉질이 가장 넓은 부위를 차지하며 망막(retina)에서 시작된 시각정보를 받는다. 시각겉질도 반대쪽 투사에 의해 감각이 전달된다. 오른쪽 시야는 왼쪽 시각겉질, 왼쪽 시야는 오른쪽 시각겉질로 정보가 전달된다. 일차시각겉질에서는 아주 낮은 단계의 분석이 진행되어 두 눈으로 받아들인 시각정보를 병합한다. 만약 일차시각겉질이 손상되면 물체를 보는 것을 인식하지 못해 기능적으로 앞을 못 보게 된다.

   일차시각겉질을 감싸고 있는 **시각연합영역**(visual asso-ciation area)은 뒤통수엽의 대부분을 차지한다. 시각연합영역은 일차시각겉질과 연결되어 시각정보를 처리하여 색깔, 형태 및 움직임을 분석한다.

3. **청각영역**(Auditory areas). **일차청각겉질**(primary audi-tory cortex)은 소리를 인식하는 기능을 하며, 가쪽주름 안쪽에 있는 관자엽의 위쪽 모서리에 위치한다(그림 12.13A). 속귀에 있는 소리 수용기가 음파에 의해 흥분되면, 그 자극은 일차청각겉질로 전달되어 소리의 강도 및 리듬, 높낮이를 인식하게 된다.

   일차청각겉질의 뒤가쪽에 위치한 **청각연합영역**(audi-tory association area)은 인식된 소리자극이 천둥소리인지 또는 음악소리인지를 구별한다.

4. **안뜰겉질**(Vestibular cortex). 평형겉질이라고도 하는 안뜰겉질은 평형감각을 인식한다. 즉, 머리의 위치를 인식하며, 대뇌섬의 뒤쪽부위에 위치한다.

5. **미각겉질**(Gustatory cortex). 미각겉질은 맛을 인식하며 대뇌섬에 위치한다.

6. **후각겉질**(Olfactory cortex). 일차후각겉질은 관자엽의 안쪽부분의 *조롱박겉질*(piriform cortex)이라는 부위에 위치하며, 이 부위는 갈고리처럼 생긴 **갈고리이랑**(uncus)이 특징적이다. 후각신경이 코안에서 후각겉질로 자극을 전달함으로써 냄새를 인식하게 한다.

   후각겉질은 *후각뇌*(rhinencephalon)로 불리는 뇌 영역의 한 부분이다. 후각뇌는 조롱박겉질, **후각로**(olfactory tract), **후각망울**(olfactory bulb) 그리고 주변의 일부 구조들과 같이 후각 신호를 직접 수용하는 대뇌의 모든 부위를 포함한다.

7. **내장감각영역**(Visceral sensory area). 내장감각겉질은 가쪽고랑의 깊은 곳인 대뇌섬에 위치하며, 가슴안과 배안에 있는 내장의 일반적인 감각(통증, 압박, 배고픔 등) 정보를 받는다.

운동영역(Motor Areas). 운동기능을 조절하는 겉질은 *일차운동겉질*, *운동앞겉질*, *이마엽눈운동영역* 및 *브로카영역*으로 구성된다.

1. **일차운동겉질**(Primary motor cortex). **일차운동겉질**은 일차감각겉질의 바로 앞쪽인 중심앞이랑에 위치한다(그림 12.13). 일차운동겉질에는 **피라밋세포**(pyramidal cell)라는 크기가 큰 신경세포가 존재한다. 피라밋세포의 긴 축삭돌기들이 모여 뇌줄기와 척수를 거쳐 내려오는 **피라밋로**(pyramidal tract)를 형성한다. 피라밋세포의 축삭은 반대쪽(오른쪽 피라밋세포는 몸의 왼쪽 부분)에 위치한 팔, 손가락 및 얼굴에 있는 뼈대근육을 움직이는 운동신경세포와 신경연접을 형성한다.

   일차운동겉질에 우리 몸 부위가 공간적으로 배열되어 있고, 이와 같은 배열을 운동겉질에 시도처럼 그릴 수 있으며 이를 **운동소인도**(motor homunculus)라고 한다(그림 12.14의 왼쪽). 일차감각겉질과 마찬가지로 운동소인도에는 몸이 거꾸로 표시되어 얼굴은 아래가쪽을, 발가락은 위안쪽을 향하고 있다. 얼굴과 손을 담당하는 영역이 다른 부위보다 크다. 얼굴과 손의 근육은 보다 많은 수의 피라밋세포가 운동조절에 관여하기 때문에 섬세하고 숙련된 운동을 할 수 있다.

   운동소인도의 개념이 피라밋세포가 모든 근육을 일대일로 움직인다는 것을 의미하지 않는다. 각각의 피라밋세포는 연관된 근육무리를 수축하여 훈련된 움직임을 수행하게 한다.

2. **운동앞겉질**(Premotor cortex). 중심앞고랑의 바로 앞에 **운동앞겉질**이 위치한다(그림 12.13). 이 부위는 복잡한 운동을 계획하고 조율한 다음 운동계획을 일차운동겉질에 전달하여 실행하게끔 한다. 운동앞겉질은 감각겉질과 연합겉질에서 분석된 고급정보를 받

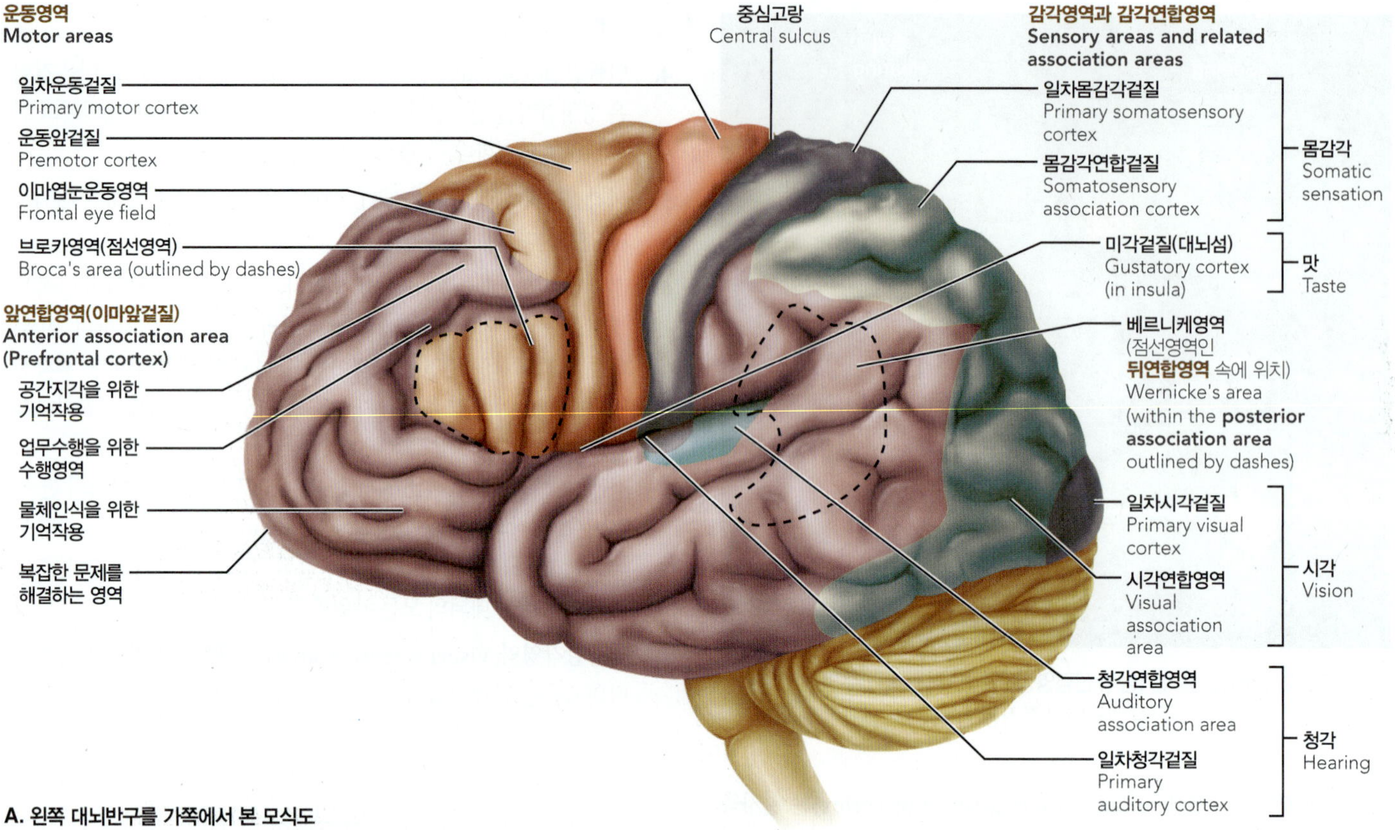

A. 왼쪽 대뇌반구를 가쪽에서 본 모식도

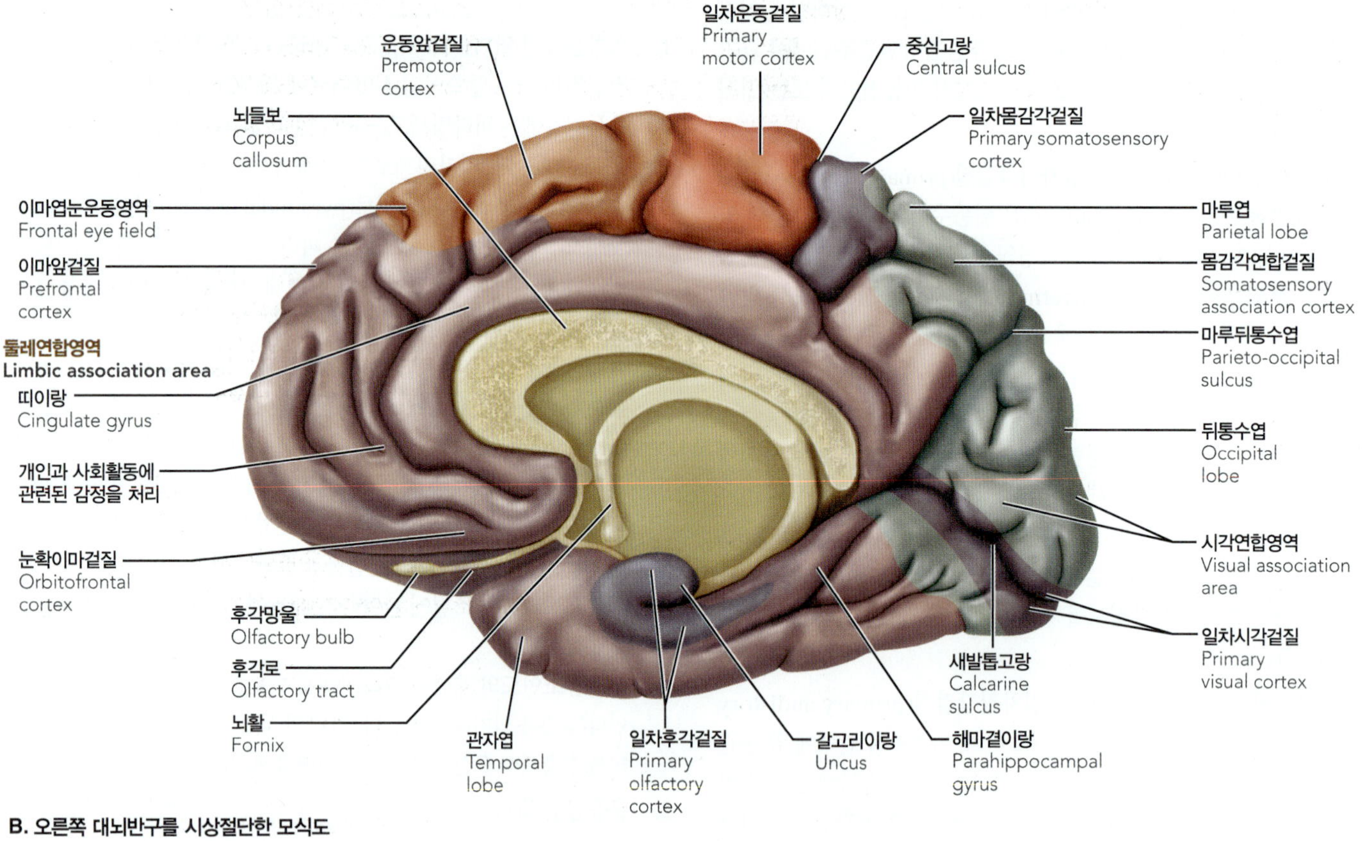

B. 오른쪽 대뇌반구를 시상절단한 모식도

그림 12.13 대뇌겉질의 기능영역.

는다. 이 정보를 활용하여 공간 지각력에 대한 감각들에 의존하여 수의적인 행동을 조절한다. 그래서 팔을 움직여서 장애물을 피해 물건을 집을 수 있고 야구를 할 때 외야에 높이 뜬 공을 잡을 수 있게 된다.

3. **이마엽눈운동영역**(Frontal eye field). **이마엽눈운동영역**은 운동앞겉질의 앞쪽에 위치한다(그림 12.13). 이마엽눈운동영역은 무엇인가를 재빨리 쳐다보거나 움직이는 물체를 주시할 때처럼 눈의 수의적 운동을 조절한다.
4. **브로카영역**(Broca's area). **브로카영역**은 왼쪽 대뇌반구 또는 *언어우성*(language-dominant) 대뇌반구에서 운동앞겉질 아래부분의 앞쪽에 위치한다(그림 12.13A). 브로카영역은 말하기에 필요한 운동을 조절한다. 또한 브로카영역은 언어를 이해하는 연합영역과 광범위하게 연결되어 있다. 오른쪽 대뇌반구 또는 *직관-감정*(intuitive-emotional) 대뇌반구에서 운동앞겉질 아래부분의 앞쪽에는 말하는 단어의 감정을 조절하는 영역이 위치한다. 브로카영역이 손상된 사람은 다른 사람들이 하는 말을 이해하지만, 자신이 말하려 할 때는 어눌하고, 느리며, 발음을 제대로 하지 못한다.

***복합연합영역**(Multimodal Association Areas).* **복합연합영역**은 다양한 감각 형식과 감각연합영역에서 시작된 감각을 수용한다. 따라서 복합연합영역은 다양한 감각정보를 서로 연관시킬 수 있다. 복합연합영역은 새로운 감각정보를 과거의 경험과 연관시켜서 적당한 운동 반응을 계획한다.

세 개의 복합연합영역이 있는데, **뒤연합영역**(posterior association area), **앞연합영역**(anterior association area, 그림 12.13A)과 **둘레연합영역**(limbic association area, 그림 12.13B)이다.

1. **뒤연합영역**(Posterior association area). 뒤연합영역은 마루엽과 관자엽에 위치한 시각, 청각, 몸감각 연합영역들이 인접한 곳에 위치하며, 감각의 통합된 인지를 위해 시각, 청각, 몸감각 정보들을 통합한다. 뒤연합영역의 중요 기능 중 하나는 외부와 우리 몸을 비교 인식하여 우리 몸의 위치를 정확하게 인지하는 것이다. 이러한 '몸감각'은 매 순간 우리 몸의 위치를 결정하기 위해 고유감각기관, 시각계통, 안뜰기관으로부터 끊임없는 정보 입력을 필요로 한다.

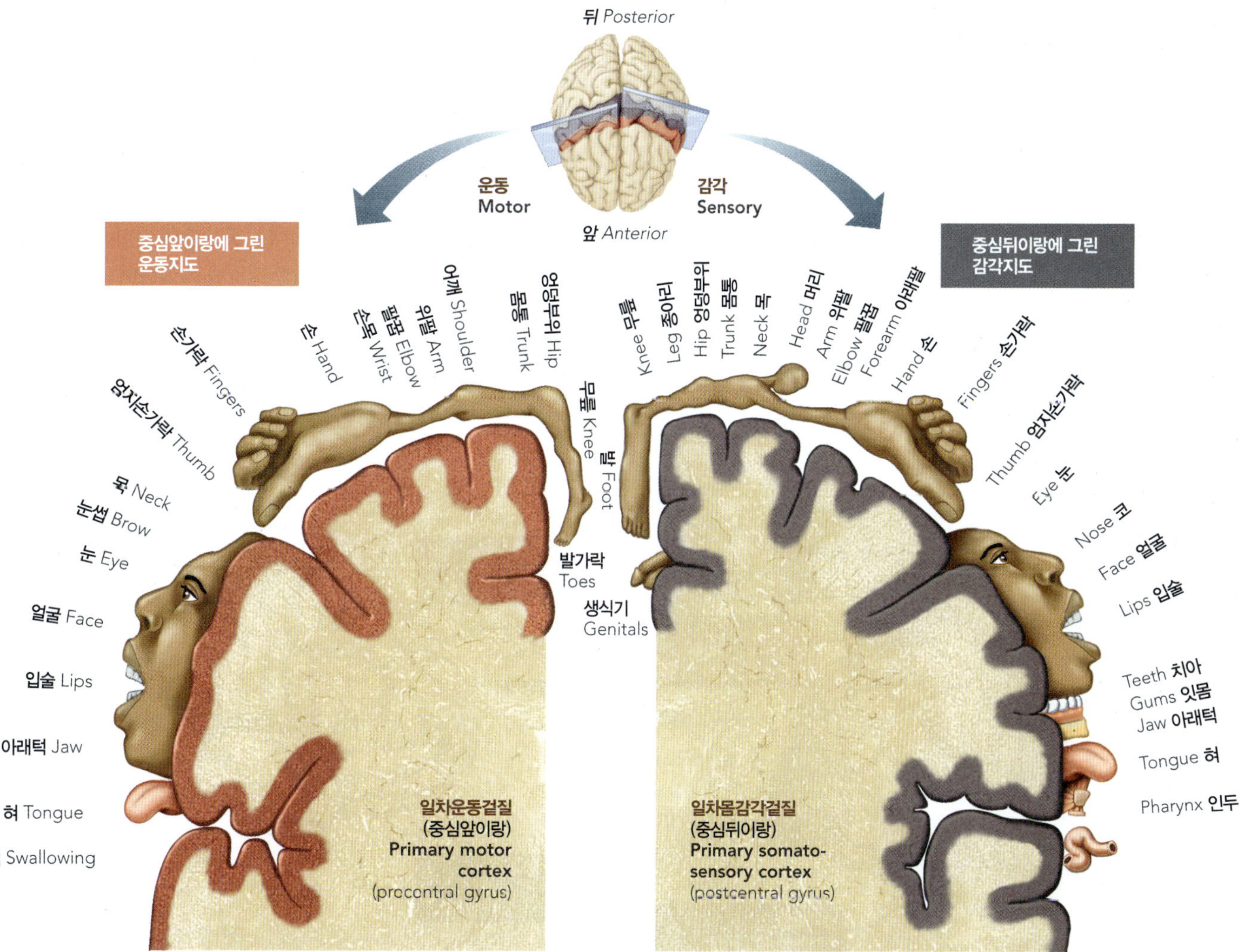

그림 12.14 대뇌의 일차운동겉질과 일차몸감각겉질에 우리 몸을 표시한 모식도. 몸을 지배하는 겉질에 있는 신경세포의 수에 따라 몸의 부분을 다른 비율로 하여 그림을 그렸기에 그림이 클수록 신경세포의 수도 많음(소인도).

뒤연합영역은 공간 속에서 팔다리를 어떻게 움직일 지를 결정하기 위해 감각정보들을 통합하여 운동들을 지시하는 앞연합영역(운동영역)으로 중계한다.

뒤통수엽에서 시작된 시각 정보가 뒤연합영역으로 확장된 다음 크게 두 흐름으로 갈려서 앞쪽으로 정보가 전달된다(그림 12.15). **등쪽흐름**(dorsal stream)은 뒤마루엽겉질로 확장한 다음 중심뒤이랑으로 전달되어 물체의 공간적인 관련성을 인식한다. 이 경로는 사물의 위치를 인지하게 하므로 'where pathway'라고도 한다. **배쪽흐름**(ventral stream)은 관자엽의 아래부분을 지나며, 물체를 인지하고, 읽고 있는 단어를 인지하며 얼굴을 인지(얼굴 인지는 비누성 반구에서만 관여)하도록 한다. 이 경로는 사물의 속성을 인지하게 하므로 'what pathway'라고도 한다.

시각정보의 처리와 마찬가지로 청각자극의 처리는 두 개의 경로를 통해 청각연합영역에서 복합연합영역으로 전달된다(그림 12.16). 뒤가쪽경로는 마루엽에서 이마엽의 가쪽을 연결시켜서 청각 자극의 위치를 인식시킨다(where pathway). 앞가쪽경로는 앞관자엽에서 이마엽의 아래쪽을 연결시켜서 소리를 인식시킨다(what pathway).

뒤연합영역의 또 다른 주요한 기능은 언어의 이해와 언어 소통을 연관시키는 것이다. 대부분의 사람들은 왼쪽 대뇌반구에 있는 뒤연합영역이 언어우성을 나타내며 언어를 이해하는 기능을 하고 [*베르니케영역*(Wernicke'area)], 눈에 보이는 사물의 이름을 대고 단어를 읽는 것처럼(관자엽을 통한 'what pathways') 언어의 시각적 속성과 청각적 속성의 조화를 구현한다(그림 12.15, 12.16). 베르니케영역은 언어의 운동영역인 브로카영역과 광범위하게 연결되어 있다. 베르니케영역이 손상되면 말은 잘 하지만 다른 사람의 말과 글을 잘 이해하지 못하게 된다.

오른쪽 대뇌반구(비우성 반구)에 있는 뒤연합영역은 단어들의 창조적 해석과 말의 억양과 같은 감정적 함축성 조절에 관여한다.

2. **앞연합영역**(Anterior association area) 또는 **이마앞겉질**(prefrontal cortex). 앞연합영역은 이마엽의 앞쪽 넓은 부위에 위치하고(그림 12.13A), 뒤연합영역에서 전달된 감각에 대한 고급 정보를 받고, 둘레연합영역과의 연결을 통해 과거의 경험과 감각을 통합한 다음 운동 반응을 계획한다. 끊임없이 전달되는 근육과 관절의 고유감각, 시각정보, 평형정보를 기반으로 우리 몸의 조화로운 움직임을 분석하고 반응하도록 조절한다.

   또한 사색, 인식, 기억 및 정보 활용과 같은 운동 및 인지기능을 앞연합영역에서 담당한다. 앞연합영역의 기능에 의해 사색의 처리, 이론적인 분석에 의한 판단, 본능의 조절, 일의 계획, 복잡한 문제의 해결, 정신건강의 유지, 사회활동, 동감과 인식을 할 수 있다. 이러한 기능들은 뇌의 감정영역인 둘레부위와 밀접하게 연결되어 있기 때문에 감정과 관련이 있다. 사람이 동물과 구별되는 것이 바로 앞연합영역의 어마어마한 정교함 때문이다.

   앞연합영역의 종양 또는 손상은 정신병이나 인격장애를 유발할 수 있어, 감정의 기복이 심해지거나 신중함과 판단력이 소실될 수 있다. 발생학적으로 앞연합영역이 뇌에서 가장 늦게 성숙되는 부분이며, 20대 초반이 되어야 완전히 성숙되기 때문에 청소년기에 판단력이 약하게 된다.

3. **둘레연합영역**(Limbic association area). 둘레연합영역은 대뇌반구의 안쪽면에서 관자엽, 마루엽 및 이마엽과 연관되어 위치하고(그림 12.13B), 띠이랑(cingulate gyrus), 해마(hippocampus) 및 해마곁이랑(parahippocampal gyrus)을 포함하며, 기억과 감정 기능을 담당한다. 감각 및 운동을 과거 경험과 통합하여 기억 형성을 돕고, 과거 경험을 활용하여 운동 반응에 영향을 끼친다. 또한 복잡한 인격과 사회활동에 대한 감정을 처리하여 감정 반응을 조절한다. 둘레계통의 기능은 나중에 다시 설명한다.

겉질의 좌우 기능 분화(*Lateralization of Cortical Functioning*). 대뇌반구는 서로 다른 부위를 지배하고 있어서 오른쪽 대뇌반구는 왼쪽

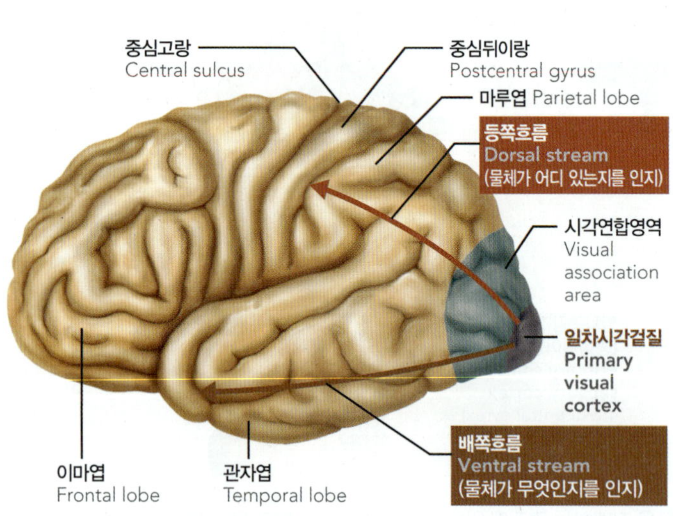

그림 12.15 다중연합영역을 거친 시각 경로.

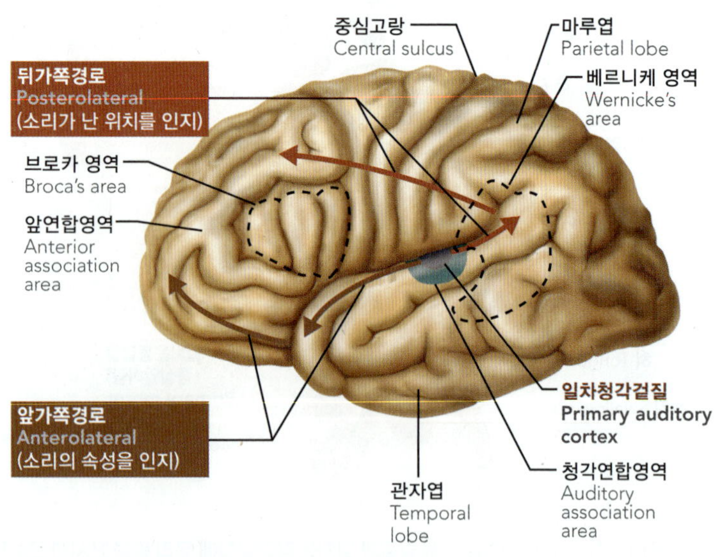

그림 12.16 다중연합영역을 거친 청각 경로.

몸을, 왼쪽 대뇌반구는 오른쪽 몸을 조절한다. 게다가 대뇌반구는 인지 기능이 특화되어 있다. 대부분의 사람(90~95%)에서 왼쪽대뇌반구는 언어능력, 계산, 논리적 사고에 관여(우성)하는 반면, 오른쪽대뇌는 공간 지각력, 얼굴 표정의 판단, 직관력, 감정 및 예술 활동에 관여(우성)한다. 오른쪽 대뇌반구는 일의 전체를 판단하지만 왼쪽 대뇌반구는 세분화하여 일을 분석한 다음 논리적으로 해석한다. 나머지 5~10%의 사람에서는 대뇌반구의 기능이 뒤바뀌거나 두 대뇌반구가 똑같이 인지 기능을 공유하기도 한다.

담당하는 기능이 다름에도 불구하고, 두 대뇌반구의 구조는 거의 같으며 대뇌반구를 연결하는 백색질인 *교차섬유*(commissural fiber)가 존재하기 때문에 대부분의 기능과 기억들을 공유한다.

이해 수준 체크하기

- ☐ **12.** 일차감각겉질과 감각연합영역의 기능적 차이는 무엇인가?
- ☐ **13.** 복잡한 움직임을 계획하는 대뇌겉질의 기능적 영역은 어디인가? 이러한 움직임을 실행하는 신호를 보내는 곳은 어디인가?
- ☐ **14.** 반대쪽투사를 정의한다.
- ☐ **15.** 뒤통수엽의 손상으로 초래되는 장애는 무엇인가?

대뇌백색질 White Matter of the Cerebrum

대뇌겉질의 회색질 아래쪽에 백색질이 있다. 다양한 영역의 대뇌겉질의 세포는 서로 소통하거나 뇌줄기와 척수를 연결하기 위한 신경섬유가 대뇌 백색질을 형성한다. 대부분의 백색질은 말이집에 싸여 큰 무리로 묶여 신경로를 형성한다. 이 신경섬유들은 *교차섬유*, *연합섬유* 및 *투사섬유*로 구성된다(**그림 12.17**, 표 12.1).

- **교차섬유**(Commissural fiber). 중추신경계통의 한 쪽에서 다른 쪽으로 가로질러가는 섬유이다. 대뇌의 교차섬유는 오른쪽과 왼쪽에 위치한 회색질을 서로 연결시켜서 조화된 기능을 수행하도록 한다. 가장 큰 교차섬유는 **뇌들보**(corpus callosum)로, 가쪽뇌실의 위쪽과 세로틈새의 깊은 곳에 위치한다(그림 12.17A).
- **연합섬유**(Association fiber). 같은 대뇌반구의 다른 부위를 연결시킨다. 짧은 연합섬유는 주변 대뇌 겉질의 영역을 연결하고, 긴 연합섬유는 넓게 분리된 대뇌겉질을 연결한다.
- **투사섬유**(Projection fiber). 대뇌겉질에서 중추신경계통의 아래쪽으로 내려가거나 아래쪽 부분에서 대뇌겉질로 올라가는 섬유이다. 감각 정보가 대뇌겉질에 도달하고 운동 명령이 전달되는 것은 바로 투사섬유를 통해 일어난다. 대부분의 교차섬유와 연합섬유가 수평으로 진행하는 반면, 투사섬유는 수직으로 진행한다.

대뇌백색질의 깊은 곳에 **속섬유막**(internal capsule)이라는 투사섬유 묶음이 있어서 시상과 대뇌의 깊은 회색질인 *바닥핵* 사이를 지난다(그림 12.17). 속섬유막의 위쪽에는 대뇌겉질로 들어오고 나가는 투사섬유가 넓게 펼쳐진 **대뇌부챗살**(corona radiata)이 있다.

대뇌의 깊은 회색질 Deep Gray Matter of the Cerebrum

대뇌의 깊은 회색질은 운동을 조절하는 데 관여하는 *바닥핵*(basal nucleus, basal ganglion), 기억에 관련된 *앞뇌바닥핵*(basal forebrain nucleus), 아직 기능이 밝혀지지 않은 *담장*(claustrum)이 위치한다(표 12.1). *편도체*(amygdaloid body)도 대뇌의 깊은 회색질에 속하지만 둘레계통에 포함되기 때문에 뇌 기능에서 설명하기로 한다.

바닥핵(*Basal Nuclei*). 대뇌백색질 속과 겉질아래에 위치한 뇌핵무리를 합쳐서 **바닥핵***이라고 한다. 바닥핵과 관련된 구조물은 **꼬리핵**(caudate nucleus), **조가비핵**(putamen) 및 **창백핵**(globus pallidus)이다(**그림 12.18**). 속섬유막이 꼬리핵과 조가비핵 사이를 지날 때 줄무늬를 형성하기 때문에 합쳐서 새줄무늬체(striatum)라고도 한다(그림 12.17A). 꼬리핵은 시상 위쪽으로 휘어지면서 바닥핵의 안쪽에 위치한다. 창백핵과 조가비핵은 속섬유막보다 가쪽에 위치한다(그림 12.17A).

기능적으로 바닥핵은 대뇌겉질과 협력하여 운동을 조절하는 신경계산기 같은 역할을 한다. 바닥핵은 겉질 영역의 정보를 받아들여 정보를 처리한 다음 시상을 거쳐 운동겉질에 정보를 내 보낸다. 중간뇌의 흑색질(그림 12.18A) 또한 바닥핵의 기능에 영향을 준다.

바닥핵의 기능은 대뇌겉질에 의해 체계화되고 작동되는 수의 운동의 개시, 정지 및 근육수축력을 조절하며, 적당한 근육을 선택하여 운동을 시키며 대항근의 작용은 억제한다. 또한, 반복적인 운동을 조절하여 습관적인 운동을 익히게 한다. 끝으로 바닥핵은 시간의 경과를 어림잡게 하는 기능도 한다.

앞뇌바닥핵(*Basal Forebrain Nuclei*). **앞뇌바닥핵**은 네 개의 구조물인 *사이막핵*(septal nucleus), *대각섬유줄*(diagonal band of Broca), *수평섬유줄*(horizontal band of Broca) 및 *바닥세포*(basal nucleus of Meynert)로 구성된다. 이 구조물들은 앞뇌바닥에서 아세틸콜린을 분비하는 세포들의 일부이며, 시상하부의 앞쪽과 뒤쪽에 위치한다. 이 들은 각성, 학습, 기억 및 운동조설에 관여한다. 앞뇌바닥핵이 퇴화하면 아세틸콜린의 활성도가 감소하여 알츠하이머병과 연관된 치매 증상을 나타낸다. 알츠하이머병의 초기 증상은 건망증과 주의 지목 시간의 감소이다. 질병이 진행하면서 기억력 감퇴가 점점 심해지고 언어 기능이 악화되며 사색, 판단, 인격과 연관된 기능에 이상이 생기고 감정의 기복이 심해진다.

이해 수준 체크하기

- ☐ **16.** 대뇌겉질에서 중추신경계통의 꼬리쪽 부분과 연결하는 섬유는 무엇인가?
- ☐ **17.** 꼬리핵은 가쪽뇌실을 기준으로 할 때 어디에 위치하는가?

---

* 역사적으로 대뇌의 깊은 회색질을 '바닥신경절(basal ganglion)'이라고 했었지만 현재는 '바닥핵(basal nucleus)'이라고 한다. 그 이유는 신경절의 정의가 말초신경계통에 위치한 신경세포의 세포체로 되어 있기 때문이다. 여전히 바닥신경절을 사용하는 책도 있지만 이 책에서는 바닥핵으로 정의하기로 한다.

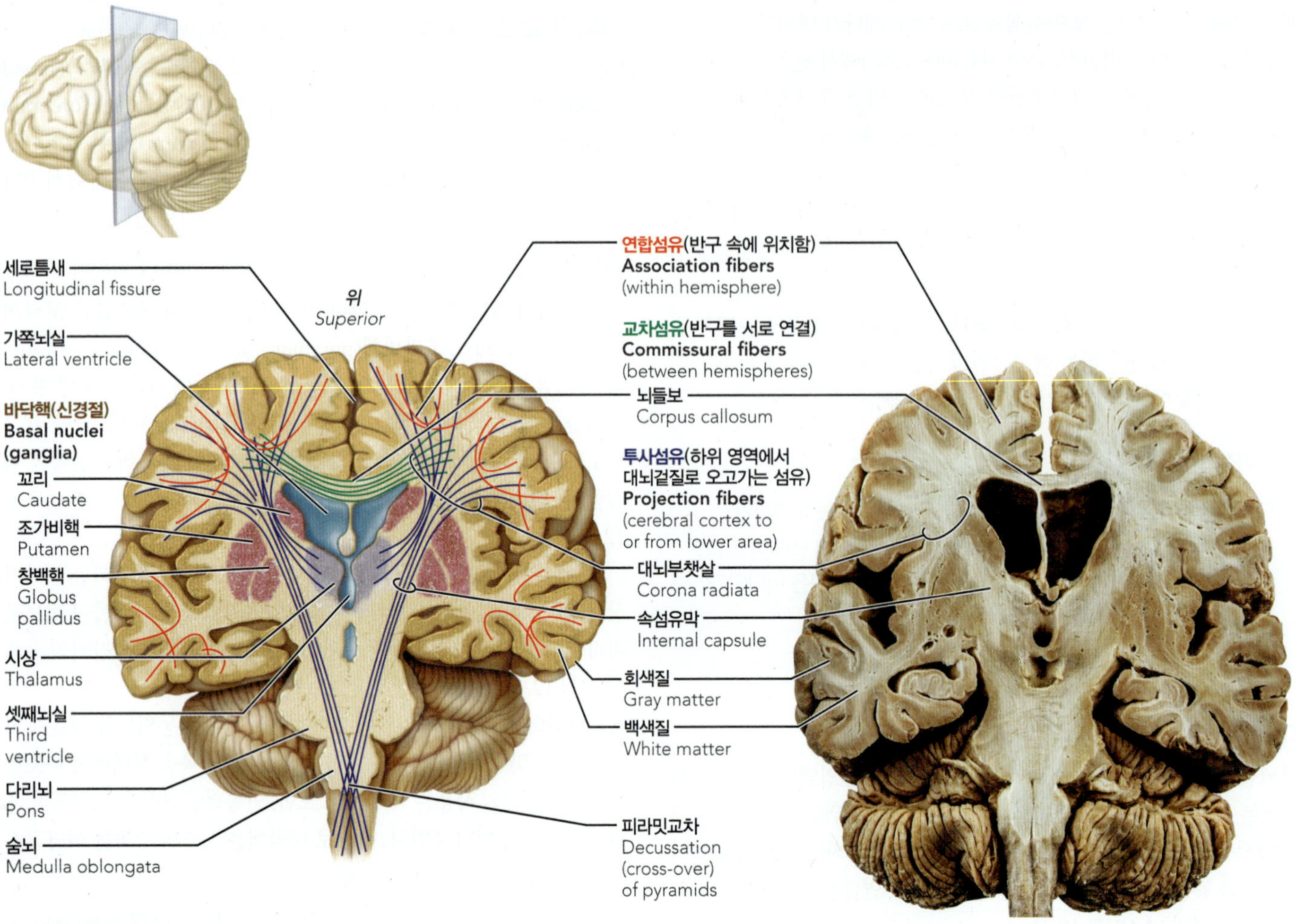

위
Superior
세로틈새
Longitudinal fissure
가쪽뇌실
Lateral ventricle
바닥핵(신경절)
Basal nuclei
(ganglia)
꼬리
Caudate
조가비핵
Putamen
창백핵
Globus
pallidus
시상
Thalamus
셋째뇌실
Third
ventricle
다리뇌
Pons
숨뇌
Medulla oblongata
연합섬유(반구 속에 위치함)
Association fibers
(within hemisphere)
교차섬유(반구를 서로 연결)
Commissural fibers
(between hemispheres)
뇌들보
Corpus callosum
투사섬유(하위 영역에서
대뇌겉질로 오고가는 섬유)
Projection fibers
(cerebral cortex to
or from lower area)
대뇌부챗살
Corona radiata
속섬유막
Internal capsule
회색질
Gray matter
백색질
White matter
피라밋교차
Decussation
(cross-over)
of pyramids

A. 관상절단면

연합섬유
Association fibers
교차섬유
Commissural fibers
뇌들보
Corpus callosum
투사섬유
Projection fibers
대뇌부챗살
Corona radiata
속섬유막
Internal capsule
회색질
Gray
matter

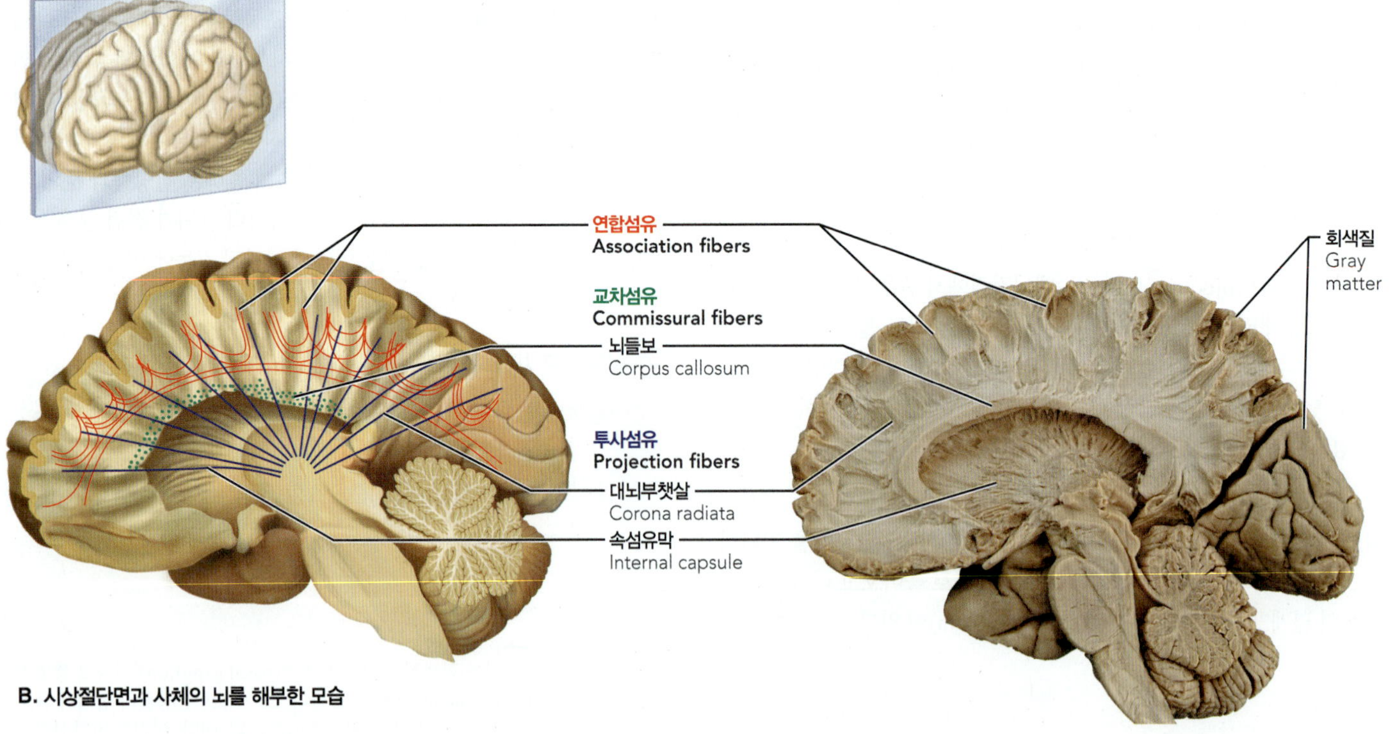

B. 시상절단면과 사체의 뇌를 해부한 모습

그림 12.17 대뇌반구의 백색질(신경섬유들). 교차섬유, 연합섬유 및 투사섬유는 대뇌에 위치하면서 대뇌와 중추신경계통의 하위구조를 연결시킨다.

12.1g 뇌의 기능적 계통 Functional Brain Systems

학습 성과

- 둘레계통과 그물체의 위치와 기능을 설명할 수 있다.

뇌의 기능적 계통은 신경세포가 멀리 떨어져 있더라도 같은 기능을 수행하는 네트워크를 형성하는 것이다. 이 절에서는 두 개의 중요한 계통인 *둘레계통*(limbic system)과 *그물체*(reticular formation)에 대해 알아보자.

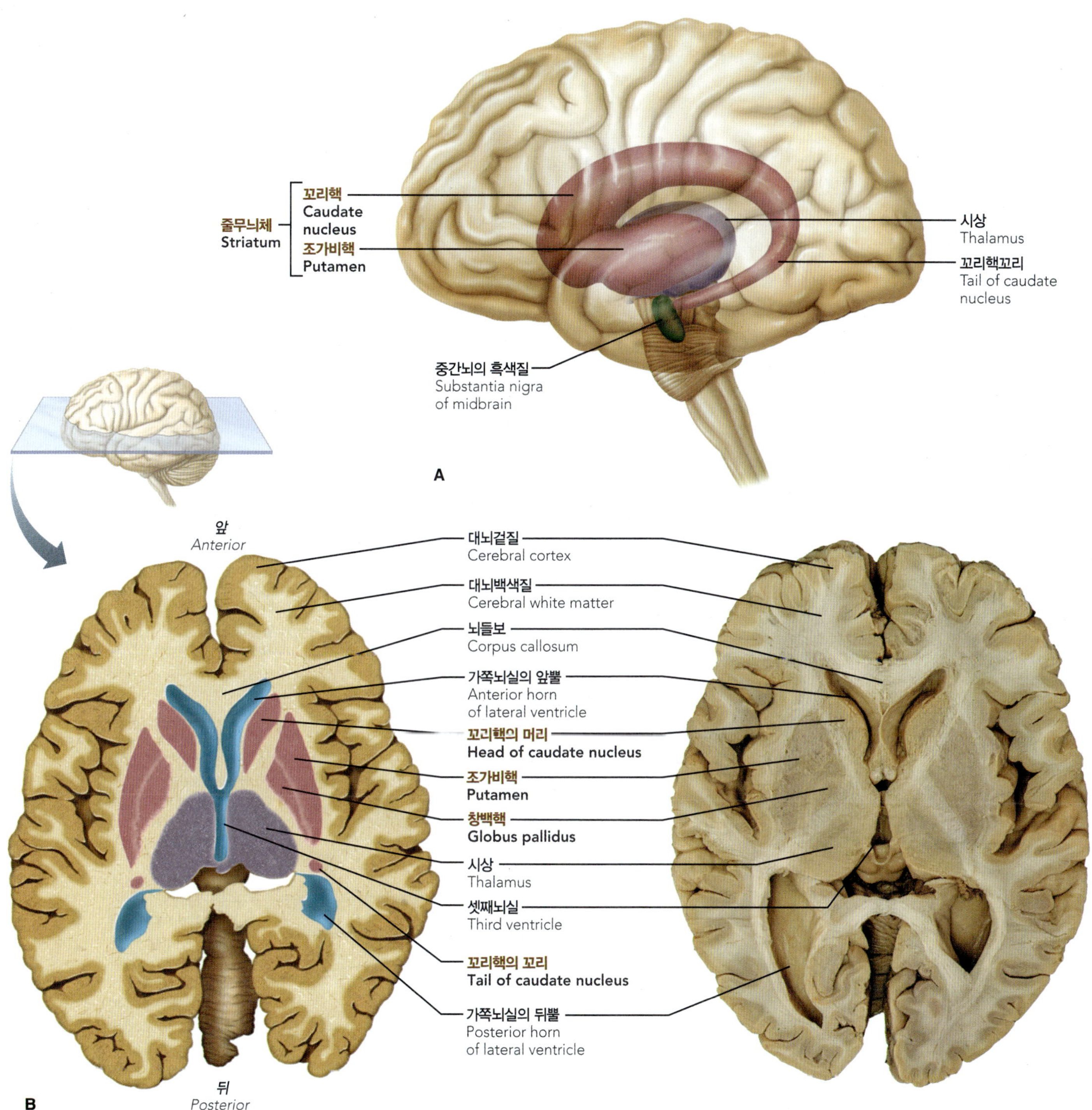

그림 12.18 바닥핵. A. 대뇌 깊은 곳에 위치한 바닥핵의 입체적인 모습. B. 바닥핵이 시상, 가쪽뇌실 및 셋째뇌실과의 연관성을 보여주는 대뇌와 사이뇌의 가로단면.

둘레계통 The Limbic System

둘레계통은 '감성적인 뇌'를 의미하기도 한다. 감정에 대응하여 발생한 동작 및 행동과 관련되고, 여러 감정에 대한 우리 몸의 반응을 조절하며, 기억을 생산하고 저장하며 또는 기억을 떠올리는 기능을 한다. 둘레계통은 대뇌반구의 안쪽면과 사이뇌에 위치한다**(그림 12.19)**. 대뇌에서는 둘레계통에 속하는 구조물은 넓은 고리를 형성하며, *띠이랑*, *사이막핵*, *편도체*의 일부와 *해마계통*이 둘레계통을 형성한다. 사이뇌에서는 *앞시상핵*과 *시상하부*가 둘레계통에 포함된다. **뇌활**(fornix)을 포함한 다른 섬유로들은 멀리 떨어진 둘레계통을 서로 연결한다. 둘레계통은 후각신호를 처리하는 후각뇌와도 연관된다. 따라서 냄새에 의해 감정이 유발되기도 한다.

둘레계통의 주요한 뇌 부분은 다음과 같다.

- **띠이랑**(Cingulate gyrus). 뇌들보 위에 위치한 대뇌겉질이며(그림 12.19), 모든 대뇌겉질과 연결되어 있다. 감각부분과의 연결을 통해 띠이랑은 이들 감각에 대한 감정적인 반응을 조절하기 때문에 통증을 느끼면 언짢은 기분이 생기는 것이다. 또한 시상하부 및 이마앞겉질과 연결되어 감정에 대한 내장 및 행동 반응을 생산한다.
- **해마계통**(Hippocampal formation). 관자엽에 위치하며, **해마**(hippocampus)와 **해마곁이랑**(parahippocampal gyrus)으로 구성된다. 이 부위들은 기억을 해독하고 강화하며 저장된 기억을 떠올리는 기능을 한다. 해마계통은 다른 대뇌겉질에서 기억해야 할 정보를 받아들이고 이 자료를 처리하여 대뇌겉질로 보내면 대뇌겉질에서 장기간 기억으로 저장된다.
- **편도체**(Amygdaloid body). 겉질 아래에 위치한 회색질 중에서 두려움과 교감신경 반응을 처리하는 핵심적인 뇌핵이다. 편도체는 두려움과 관련된 감정을 바탕으로 기억을 형성한다. 사람들이 공포스러운 경험들을 다시 떠올리게 되면 편도체가 기억들을 끄집어내고 사람들이 원래의 감정을 재경험하도록 한다. 이러한 기능은 과거의 경험한 감정적 경험을 통해 어려움이나 위험한 상황에서 올바른 판단을 할 수 있도록 도움을 준다.

외상후 스트레스장애(post-traumatic stress disorder, PTSD)는 편도체의 과잉 반응과 이마앞겉질(둘레연합영역) 및 해마의 이상에 의해 경험했던 기억이 너무나 과도한 스트레스 반응을 유발시키는 임상 증상이다.

둘레계통은 뇌의 다양한 부위와 서로 연결되어 있다. 둘레계통에서 시작된 대부분의 정보는 시상하부와 그물체를 거쳐 내장 반응을 조절한다. 그래서 화가 나면 소화가 잘 안 되고, 고혈압이나 속쓰림을 경험하게 된다. 둘레계통은 이마앞겉질과 광범위하게 서로 연결되어, 감정뇌에서 조절된 느낌과 사색뇌에서 조절된 생각이 서로 긴밀하게 상호작용을 하게 된다.

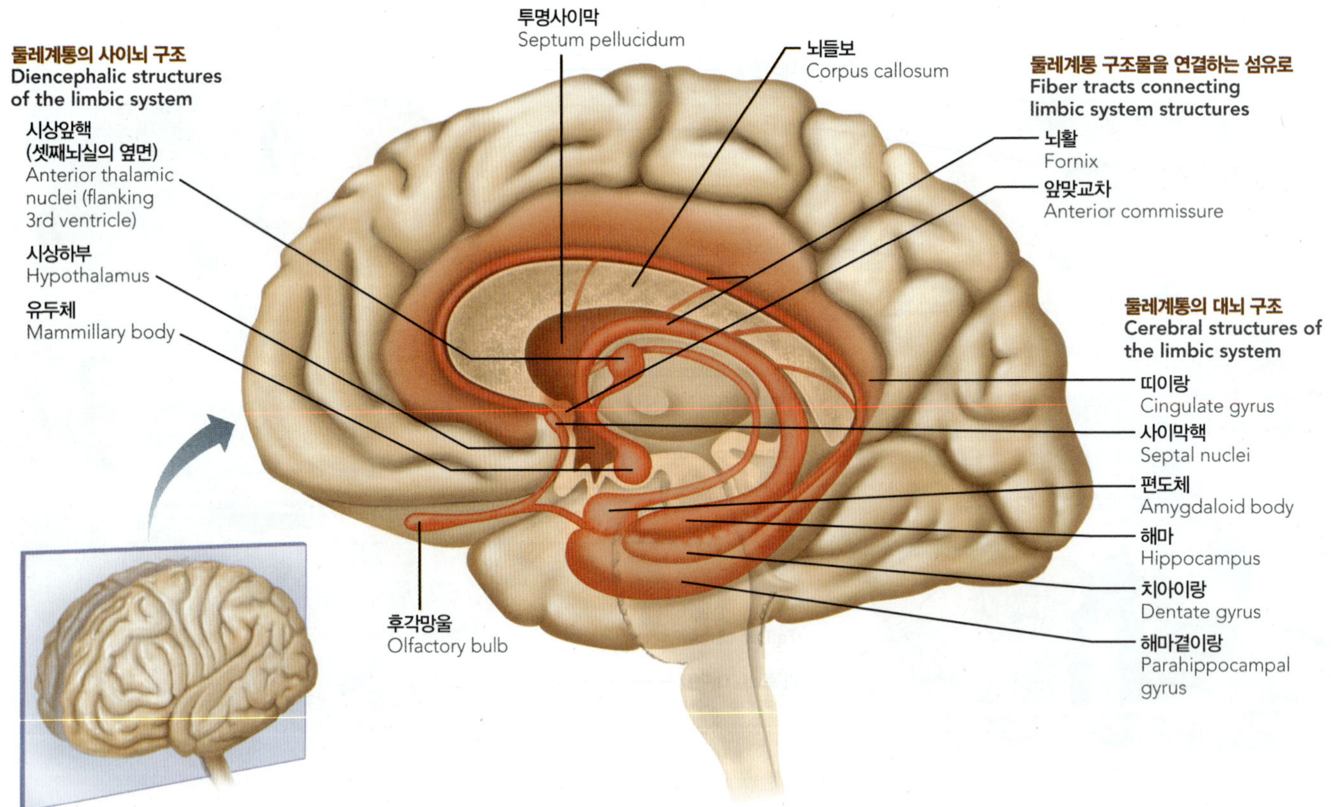

그림 12.19 둘레계통. 대뇌와 사이뇌를 안쪽에서 본 모습이며 감정-내장기관을 담당하는 둘레계통을 관찰할 수 있다.

그물체 The Reticular Formation

그물체(reticular formation)는 뇌줄기의 중심 부위를 지난다(그림 12.20). 그물체에 위치한 신경세포는 길이가 길고 가지가 여러 개인 축삭을 가지고 있어서 시상, 소뇌 및 척수 등 넓은 부위에 투사 정보를 보낸다. 이렇게 넓게 퍼진 연결 때문에 그물체는 뇌를 전체적으로 각성시키는 기능을 할 수 있다. 어떤 그물체신경세포는 시상을 거쳐 대뇌에 연속적인 자극을 보내서 대뇌겉질이 명료한 의식 상태를 유지하도록 한다(그림 12.20의 왼쪽). 그물체에서 의식의 명료함과 각성을 유발하는 부위를 **그물체활성계**(reticular activating system, RAS)라고 하며, 다리뇌와 숨뇌의 안쪽핵무리에 주로 위치한다(그림 12.7).

오름감각신경로에 있는 모든 축삭들은 그물체활성계의 신경세포와 연접을 이루어서 그물체 신경세포의 활성을 유지시키고 대뇌에 대한 각성 효과를 촉진시킨다. 시각, 청각 및 촉각에 의해 각성이 유지되며, 정신적인 명료함 때문에 시끄러운 교실에서도 학생들이 공부를 할 수 있게 된다. 그물체활성계는 주변 환경의 혼잡함도 그물활성계를 자극한다. 또한, 그물체활성계는 수면과 수면에서 각성되는 단계에도 관여한다. 전신마취, 알코올 섭취, 신경안정제 및 수면제는 그물체활성계를 억제하여 각성과 의식의 명료성을 저하시킨다. 그물체활성계가 심하게 손상되면 혼수 상태가 되기도 한다.

그물체의 내림신경로(그림 12.20의 오른쪽)는 축삭이 그물척수신경로를 통해 척수로 보낸다. 어떤 내림신경로는 몸운동신경세포에 영향을 끼쳐 자세근육을 조절하며, 어떤 내림신경로는 잠을 잘 때 운동신경세포를 억제하여 근육의 긴장도를 감소시킨다. 그물체의 축삭은 자율신경세포에 영향을 끼쳐 심박동, 혈압 및 호흡과 관련된 내장의 기능을 조절한다(그림 12.7C의 가쪽핵무리의 기능 참조). 또한, 그물체의 내림신경로는 통증 자극의 전도를 억제하여 통증의 인식을 조절하기도 한다.

뇌의 주요한 부분의 기능들이 표 12.2에 정리되어 있으니 복습하기 바란다.

이해 수준 체크하기

- ☐ 18. 그물체는 어디에서 정보를 받고 어디로 투사하는가?
- ☐ 19. 편도체가 충분했을 때 나타나는 감정적인 반응은 무엇인가?

12.1h 뇌의 보호 Protection of the Brain

학습 성과

- ▸ 뇌를 감싸고 있는 뇌척수막을 설명하고, 뇌척수막과 뇌척수액이 중추신경계통의 구조물들을 어떻게 보호하는지 설명할 수 있다.
- ▸ 뇌척수액이 만들어지는 원리와 뇌척수액이 순환하는 양상을 설명할 수 있다.

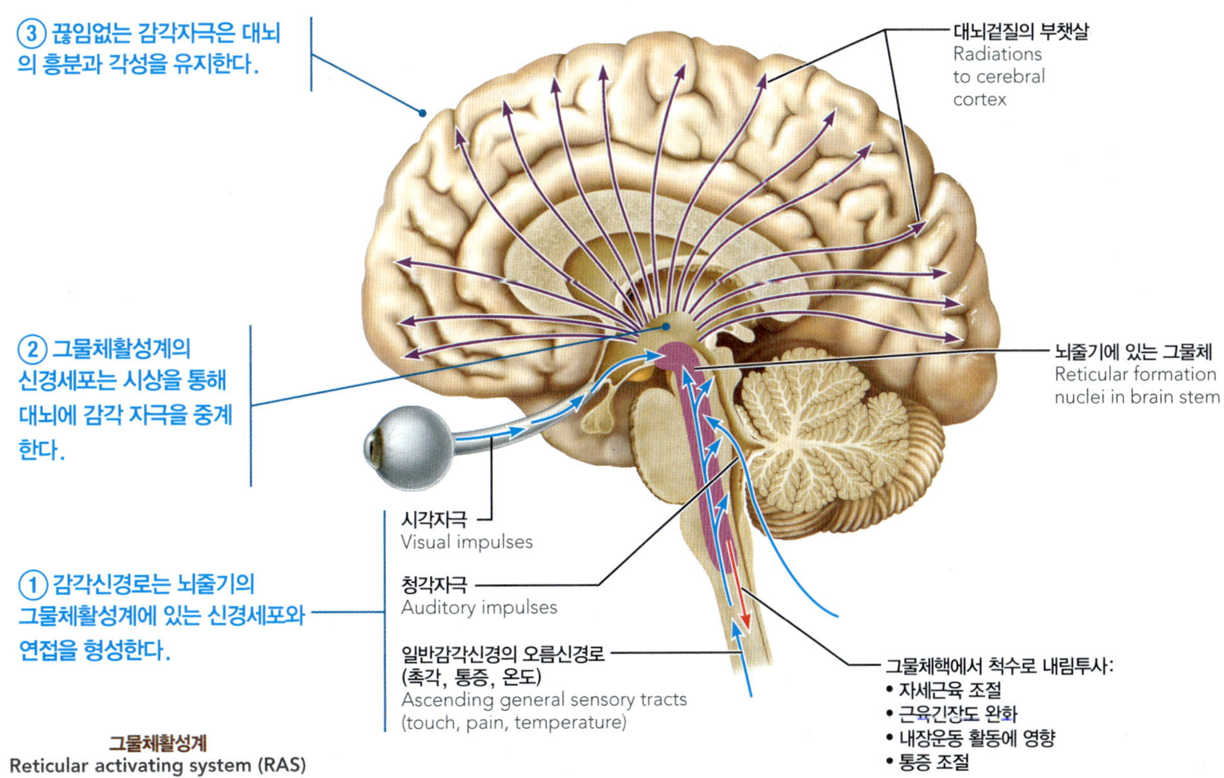

그림 12.20 **그물체.** 그물체는 뇌줄기 전체에 퍼져 있는 뇌의 기능적 계통이다. 그물체의 일부인 그물체활성계(RAS)는 대뇌겉질의 각성과 명료함을 유지시킨다.

표 12.2 뇌의 주요 부분의 기능 *(계속)*

부위	기능
뇌줄기 Brain Stem	
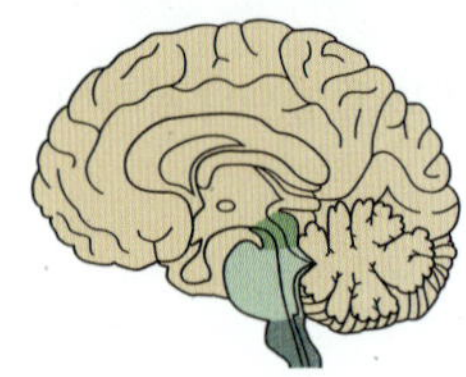	**숨뇌 Medulla oblongata** • 투사섬유를 함유한다. • 피라밋교차가 일어나는 곳이다. • 널판핵과 쐐기핵을 거쳐 피부와 고유감각수용기에서 시작된 오름감각신경로를 중계한다. • 아래올리브핵을 거쳐 소뇌로 감각정보를 중계한다. • 여덟째에서 열두째 뇌신경의 핵을 함유한다. • 심장박동, 혈압, 호흡, 구토, 기침을 조절하는 내장기관을 조절하는 운동핵을 함유한다.
	다리뇌 Pons • 투사섬유를 함유한다. • 대뇌에서 소뇌로 정보를 중계하는 다리뇌핵을 함유한다. • 다섯째에서 일곱째 뇌신경핵을 함유한다. • 그물체가 위치한다.
	중간뇌 Midbrain • 투사섬유를 함유한다(피라밋로를 함유한 한 쌍의 대뇌다리). • 겉질밑운동중심이 위치한다(적색핵과 흑색질). • 3번과 4번 뇌신경의 핵이 위치한다. • 시각반사(위둔덕)와 청각반사(아래둔덕)의 기능을 한다.
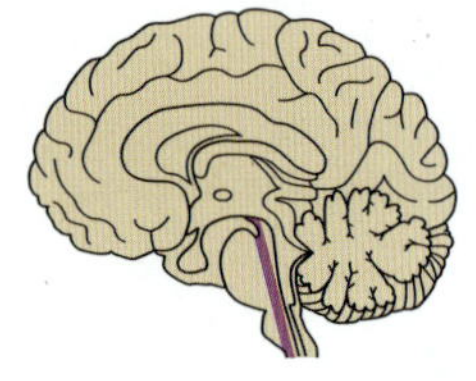	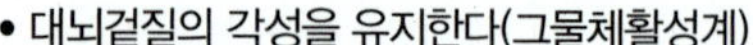 **그물체 Reticular formation–기능적 계통** • 대뇌겉질의 각성을 유지한다(그물체활성계). • 반복적인 자극을 걸러낸다. • 뼈대근육과 내장근육의 조절을 돕고 통증을 조절한다.

신경조직은 매우 섬세하고 신경세포는 아주 작은 충격에도 손상될 수 있으며 손상되면 재생이 되지 않는다. 뇌는 머리뼈 속에 위치하고 *뇌척수막*(meninges)이라는 결합조직과 뇌실에서 생산된 *뇌척수액*(cerebrospinal fluid)이라는 액체 속에 위치하여 외부 충격으로부터 보호되고 있다. 내부적으로는 *혈액뇌장벽*(blood brain barrier)이 혈액을 통해 운반되는 독성 화학물질이나 세균과 같은 유해물질로부터 뇌를 보호하고 있다.

뇌척수막 Meninges

뇌척수막은 뇌와 척수의 바로 바깥쪽을 감싸는 세 층의 결합조직으로 구성된 막이며, 기능은 다음과 같다.

- 중추신경계통을 덮고 보호한다.
- 중추신경계통에 혈액을 공급하는 혈관을 감싸고 보호한다.
- 뇌척수액을 함유하고 있다.

뇌척수막은 겉에서 속으로 가면서 *경막*(dura mater), *거미막*(arachnoid mater), *연막*(pia mater)으로 구성되며(**그림 12.21**), 뇌척수막은 척수까지 연장되기 때문에 중추신경계통 전체를 감싼다.

경막*(Dura Mater)*. 아주 질긴 **경막**은 뇌척수막에서 가장 강한 부분이다. 척수를 감싸는 경막은 한 층인데 반해서, 뇌를 감싸는 경막은 두 층의 치밀한 결합조직섬유로 이루어져 있다(그림 12.21). 바깥층은 머리뼈의 뼈막인 **뼈막층**(periosteal layer)이며, 안쪽층은 **수막층**(meningeal layer)으로 뇌의 바깥쪽을 싸고 있는 진정한 의미의 뇌경막이다. 두 층의 경막은 합쳐져 있으나 혈액으로 차 있는 *경막정맥굴*(dural venous sinus, 19장 참조)에서만 분리되어 있다. 경막정맥굴은 뇌에서 비롯된 정맥혈액을 모아서 속목정맥으로 보낸다. 가장 큰 경막정맥굴은 위쪽 정중앙에 위치한 *위시상정맥굴*(superior sagittal sinus)이다.

경막은 안쪽으로 확장하여 머리뼈안을 구획 짓기도 한다(**그림 12.22**). 이러한 구획 때문에 뇌의 움직임이 제한되며 다음과 같은 칸막이 있다.

- **대뇌낫**(Falx cerebri). 크기가 크고 낫 모양으로 생긴 수직 방향의 섬유가 경막에서부터 대뇌반구의 사이인 세로틈새를 따라 내려온다. 앞쪽에서는 벌집뼈의 볏돌기에 부착한다.
- **소뇌낫**(Falx cerebelli). 대뇌낫의 뒤부분에서 연속된 소뇌낫은 뒤머리뼈우묵에 있는 소뇌의 벌레부분을 따라 수직 방향으로 내려온다.

표 12.2 뇌의 주요 부분의 기능

부위	기능
소뇌 Cerebellum	
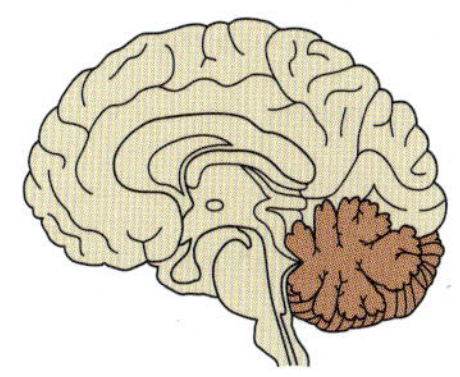	**소뇌 Cerebellum** • 대뇌운동겉질, 고유감각수용기, 시각 및 평형 경로에서 온 정보를 처리한다. • 대뇌운동겉질과 겉질밑운동중심에 정보를 제공하여 부드럽고 조화롭게 뼈대근육을 움직이는 것을 돕는다. • 자세 유지와 평형을 담당한다.
사이뇌 Diencephalon	
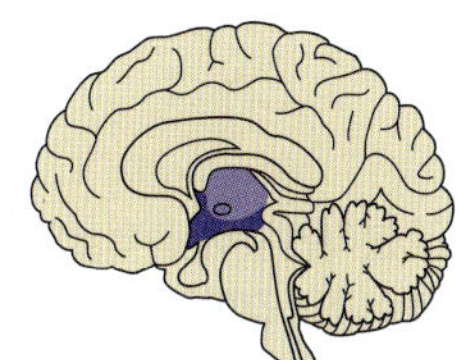	**시상 Thalamus** • 감각을 해석하는 대뇌겉질에 감각정보를 중계한다. • 대뇌운동겉질과 겉질밑운동중심인 바닥핵과 소뇌 사이에 자극을 중계한다. • 기억처리에 관여한다. **시상하부 Hypothalamus** • 자율신경계통의 최고 조절 중추이다. • 체온, 음식 섭취, 수분 섭취, 갈증, 생체리듬과 욕구를 조절한다. • 뇌하수체에서 호르몬의 분비를 조절한다. • 뇌하수체 뒤엽으로 항이뇨호르몬과 옥시토신을 분비한다.
대뇌반구 Cerebral Hemispheres	
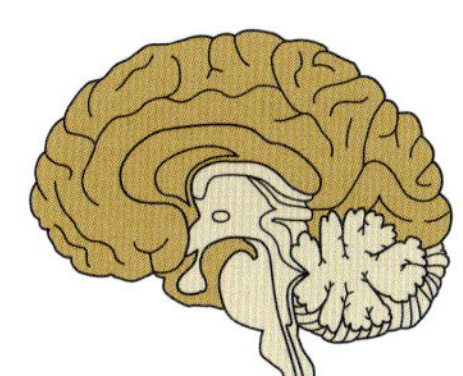	**겉질 회색질 Cortical gray matter** • 감각정보를 해석하고 정보를 보낸 몸 부위를 인지한다. • 수의적이며 숙련된 뼈대근육의 작용을 조절한다. • 지능활동과 감정활동을 담당한다. **바닥핵 Basal nuclei (ganglia)** • 뼈대근육의 운동을 조절하는 것을 돕는 겉질밑운동중심이다.
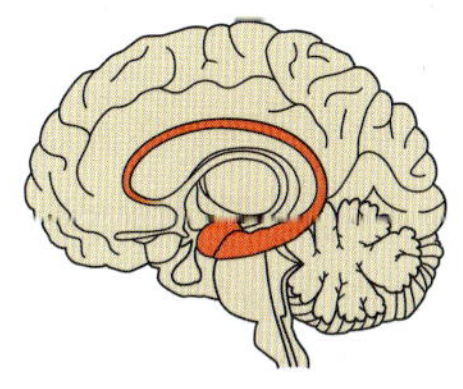	**둘레계통 Limbic system** • 대뇌반구의 안쪽면과 사이뇌(띠이랑, 해마계통, 편도체, 시상하부와 앞시상핵)를 포함한다. • 감정반응을 조절한다. • 기억의 생성과 기억을 떠올리는 기능을 한다.

- **소뇌천막**(Tentorium cerebelli). 마치 천막처럼 소뇌 위를 덮고 있으면서 대뇌와 소뇌를 가로 방향으로 나누는 구조물이 소뇌천막이다. 소뇌천막 속에 *가로정맥굴*(transverse sinus)이 위치한다.

거미막(Arachnoid Mater). **거미막**은 경막의 바로 밑에 위치하며(그림 12.21), 경막과 거미막 사이의 잠재공간을 **경막밑공간**(subdural space)이라고 한다. 경막밑공간이 *잠재공간*(potential space)이라고 불리는 이유는 평상시에는 틈새가 거의 없지만 질병이나 외상에 의해 출혈이 발생할 경우 상당한 양의 액체 또는 혈액이 채워질 수 있기 때문이다. 경막과 거미막은 뇌 표면에 있는 고랑 속으로 파고들지 않는다.

거미막의 깊은 곳에는 거미막을 아래쪽 연막과 연결시켜 주는 거미집 같은 섬유가 존재하는 **거미막밑공간**(subarachnoid space)이 있다. 이 공간에 있는 거미집 같은 구조 때문에 막의 이름이 *거미막*이라고 불리게 되었다. 거미막밑공간은 뇌척수액으로 채워져 있고, 뇌에 혈액을 공급하는 큰 동맥들이 위치한다.

뇌의 위쪽부분에서는 거미막이 매듭처럼 돌출한 **거미막과립**(arachnoid granulation)이 경막을 통해 위시상정맥굴 같은 경막정맥굴 속으로 돌출되어 있다(그림 12.21). 이들은 뇌척수액이 거미막밑공간에서 경막정맥굴로 흐를 수 있게 하는 판막 역할을 한다.

연막(Pia Mater). **연막**은 아주 가는 혈관이 풍부하게 분포하는 섬세한 막이다. 다른 뇌척수막과 달리 연막은 뇌 표면에 밀착되어 고랑 속에

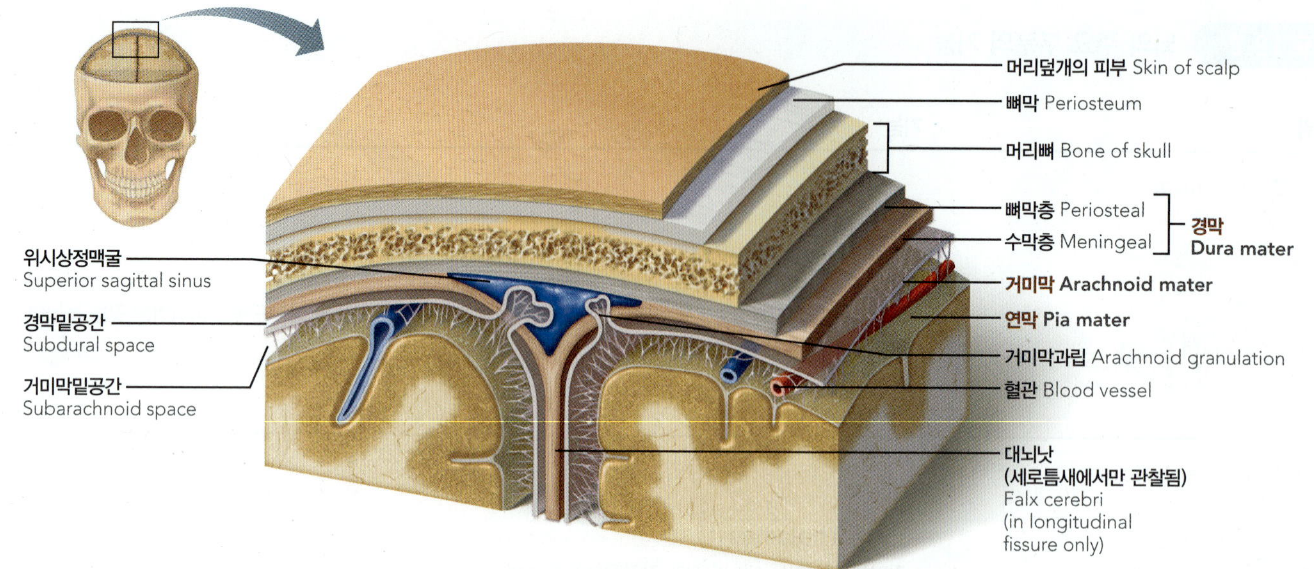

그림 12.21 뇌를 감싸고 있는 뇌척수막. 관상절단면에서 관찰한 뇌척수막은 경막, 거미막, 연막 세 층이다. 경막의 뼈막층과 수막층이 분리된 곳에 정맥굴이 형성되고 이 그림에서는 위시상정맥굴이 보인다. 경막의 수막층이 세로틈새에서 확장하여 아래로 내려오면서 대뇌낫을 형성한다. 뇌척수액이 경막에 있는 정맥굴로 되돌아오는 통로인 거미막과립이 보인다.

파고든다. 연막의 동맥들이 뇌조직으로 들어가면서 동맥을 싸는 연막의 일부가 뇌 속으로 같이 들어간다.

뇌척수액 Cerebrospinal Fluid

뇌척수액(cerebrospinal fluid, CSF)은 거미막밑공간을 포함하여 뇌와 척수의 중심부에 있는 도관을 채우고 있는 액체 성분이다. 뇌척수액의 기능은 신경조직을 보호하고 영양소를 공급한다.

- 뇌척수액은 중추신경계통을 감싸고 부력을 제공하는 액체 성분이다. 뇌와 척수는 뇌척수액 속에 떠 있는 상태이기 때문에 자체의 무게에 의해 섬세한 장기들이 부딪히지 않게 한다.
- 중추신경계통을 감싸는 뇌척수액은 압력에 저항하여 외부의 충격이 왔을 때 뇌와 척수를 완충하는 역할을 한다.
- 뇌척수액은 뇌에 영양소를 공급하는 것을 돕고, 신경세포에서 생산된 노폐물을 제거하며 호르몬과 같은 중추신경계통의 다른 부분들 사이의 화학적 신호를 운반한다. 뇌척수액은 혈장과 비슷한 성분을 가지고 있지만 나트륨과 염소 이온은 혈장보다 많고 단백질은 더 적다.

놀랍게도 이러한 기능을 수행하기 위한 뇌척수액은 아주 적은 양만이 필요로 한다. 단지 100~160 mL 정도가 존재하고 있다.

뇌척수액은 뇌실에서 생산되어 신경계통의 중심부에 있는 도관과 거미막밑공간을 흘러서 경막정맥굴로 재흡수된다(**그림 12.23**).

① 뇌척수액은 뇌실의 천장에 위치하고 모세혈관이 풍부한 **맥락얼기**(choroid plexus)에서 생산된다(그림 12.23A). 각 맥락얼기는 모세혈관이 풍부한 연막조직의 바깥쪽이 한 층의 뇌실막세포로 덮인 구조이다(그림 12.23B). 뇌척수액은 모세혈관과 뇌실막세포에서 혈장이 걸러지면서 끊임없이 생산된다. 뇌실에서 뇌척수액은 자유롭게 이동한다.

② 뇌척수액의 일부는 척수의 중심관으로 흘러가고, 대부분의 뇌척수액은 넷째뇌실의 가쪽 및 정중구멍을 통해 거미막밑공간으로 흘러간다.

③ 거미막밑공간에서 뇌척수액은 뇌와 척수를 바깥면에서 감싼다.

④ 뇌척수액은 거미막과립을 통과하여 경막정맥굴의 혈액 속으로 흘러간다.

뇌척수액은 하루에 500 mL 정도의 혈액에서 만들어져 혈액으로 되돌아간다.

혈액뇌장벽 Blood Brain Barrier

뇌는 신경조직에 산소와 영양소를 공급하는 풍부한 모세혈관을 지니고 있다. 그러나 다른 부위의 모세혈관에서 통과할 수 있는 혈액내 성분들이 뇌에 있는 모세혈관에서는 통과하지 못한다. 요소, 세균의 독소 및 음식의 독소 등 혈액에 존재하는 독소들은 중추신경계통을 보호하고 있는 **혈액뇌장벽**(blood brain barrier) 때문에 모세혈관에서 뇌조직으로 이동하지 못한다.

혈액뇌장벽은 모세혈관 벽을 구성하는 특이한 형태의 상피세포로 구성된다. 뇌에 있는 모세혈관의 상피는 서로 치밀결합에 의해 연결되어 우리 몸에서 가장 투과도가 낮은 모세혈관을 형성한다. 그렇지만 혈액뇌장벽 때문에 모든 물질이 이동을 못하는 것은 아니다. 신경세포들에게 필요한 모든 영양소들(산소 포함)과 이온들은 모세혈관의 상피세포를 통과하거나 세포막의 특별한 수송 기전에 의해 운반된다. 게다가 모든 세포막을 잘 통과하는 지용성 물질, 알코올, 니코틴과 마취액은 혈액뇌장벽을 지나 신경세포로 전달될 수 있다(자세한 내용은 19장에서 다룬다).

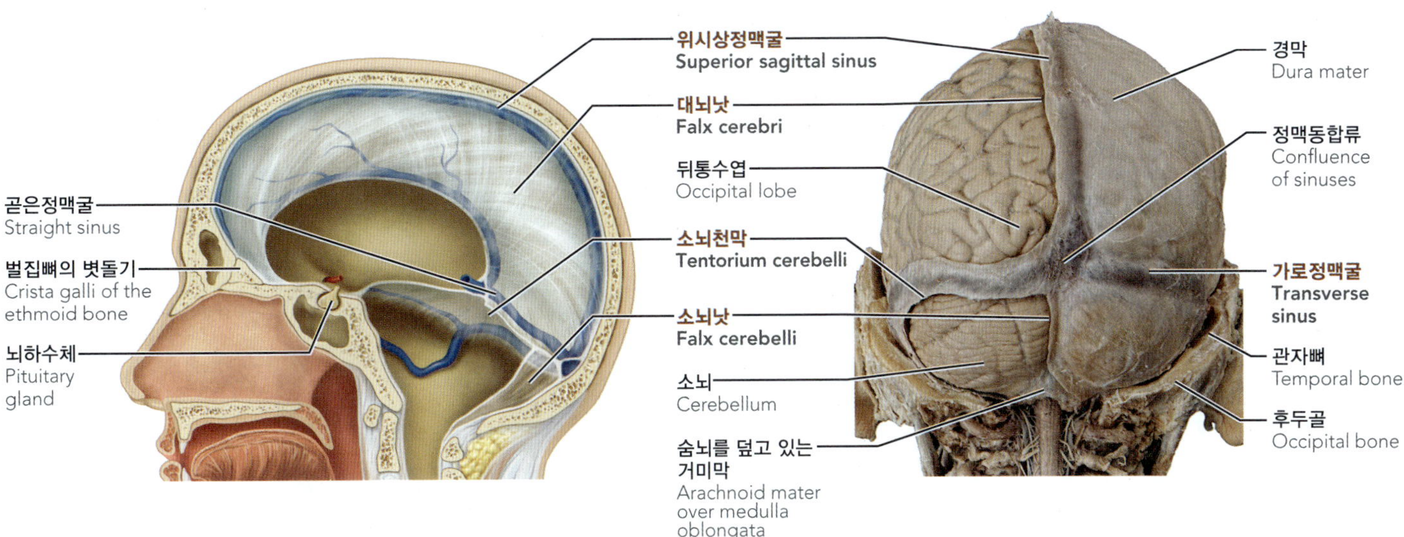

A. 정중시상면에서 본 모습

B. 해부한 상태를 뒤에서 본 모습

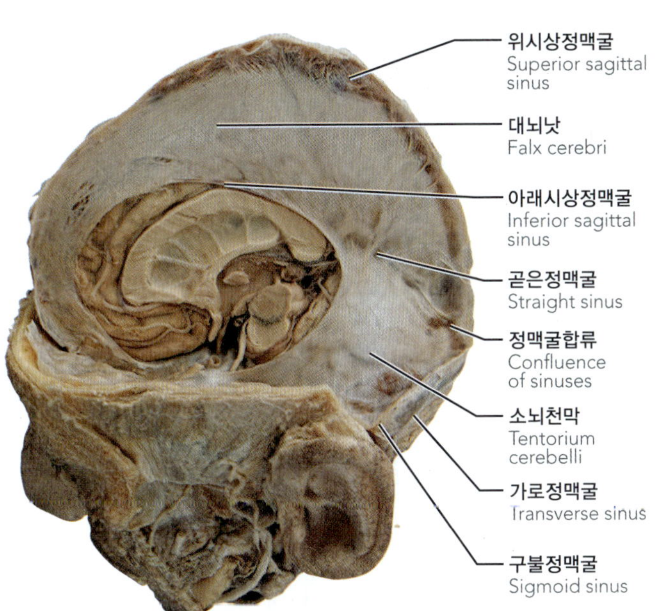

C. 안쪽에서 경막의 칸막과 정맥굴을 본 모습

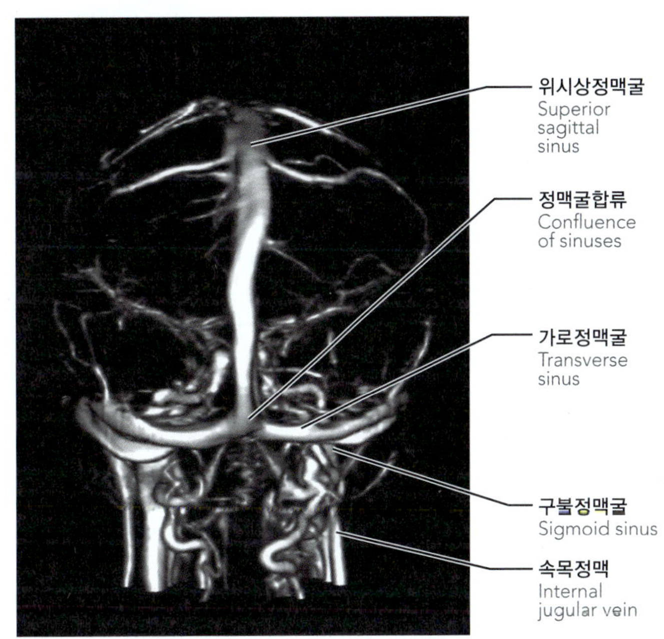

D. 대뇌정맥의 MRI, 이마면

그림 12.22 **머리뼈안에 있는 경막의 칸막과 경막에 있는 정맥굴.**

이해 수준 체크하기

- ☐ **20.** 경막에서 세로틈새를 따라 내려온 구조물은 무엇인가?
- ☐ **21.** 뇌척수액이 만들어지는 장소와 어떻게 혈액으로 돌아오는지를 설명한다.

12.2 척수 THE SPINAL CORD

학습 성과

- 척수의 맨눈해부학적 구조를 설명할 수 있다.
- 척수의 가로단면에서 백색질과 회색질을 구분할 수 있다.
- 척수의 회색질에 있는 신경세포의 구성에 대하여 설명할 수 있다.

척수(spinal cord)는 세 가지 기능을 한다.

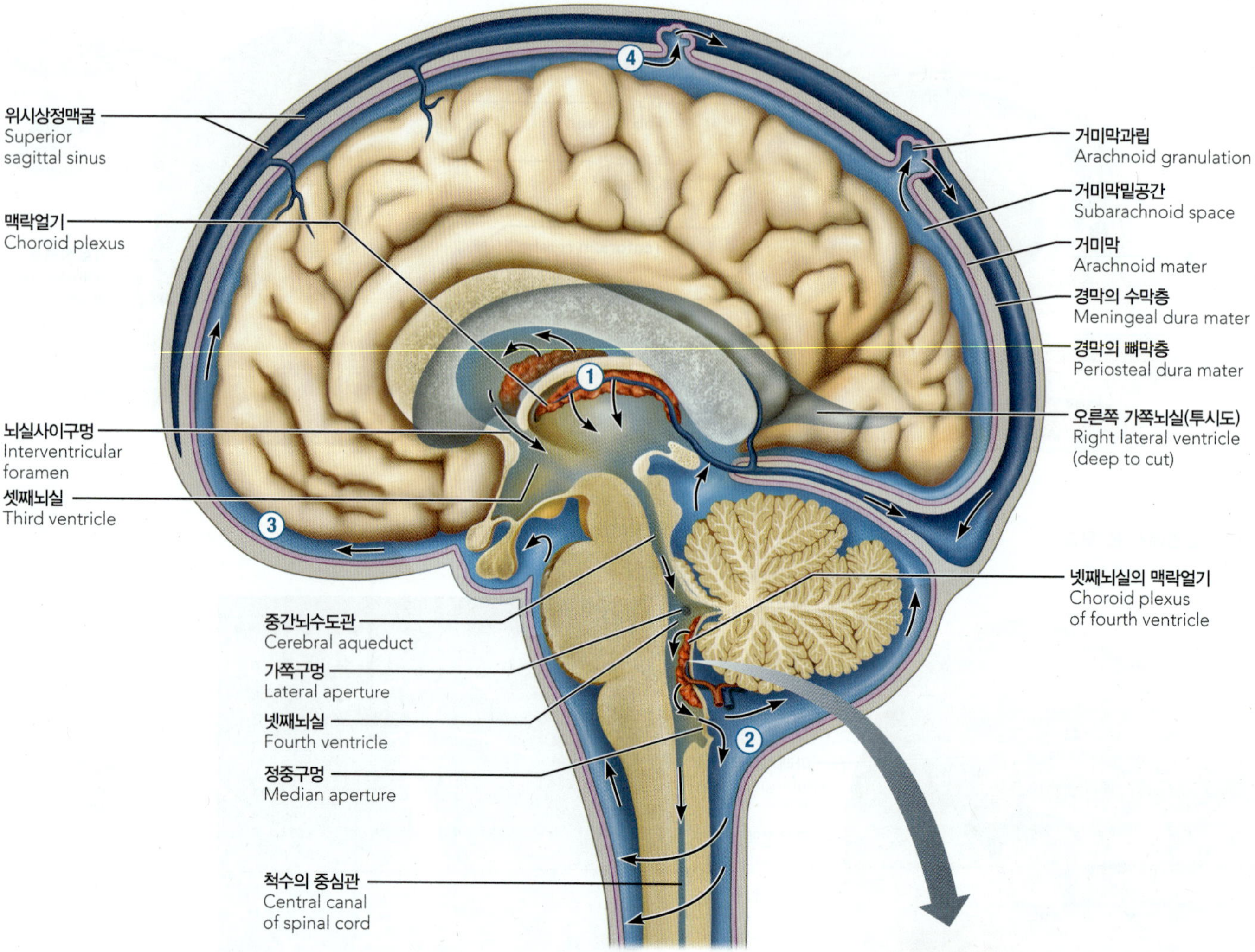

위시상정맥굴
Superior sagittal sinus
맥락얼기
Choroid plexus
뇌실사이구멍
Interventricular foramen
셋째뇌실
Third ventricle
중간뇌수도관
Cerebral aqueduct
가쪽구멍
Lateral aperture
넷째뇌실
Fourth ventricle
정중구멍
Median aperture
척수의 중심관
Central canal of spinal cord
거미막과립
Arachnoid granulation
거미막밑공간
Subarachnoid space
거미막
Arachnoid mater
경막의 수막층
Meningeal dura mater
경막의 뼈막층
Periosteal dura mater
오른쪽 가쪽뇌실(투시도)
Right lateral ventricle (deep to cut)
넷째뇌실의 맥락얼기
Choroid plexus of fourth ventricle
1
2
3
4

① 뇌척수액은 각 뇌실의 맥락얼기에서 생성된다.

② 뇌척수액은 정중구멍과 가쪽구멍을 통해 뇌실과 거미막밑공간을 흐르며, 일부는 척수의 중심관으로 흐른다.

③ 뇌척수액은 거미막밑공간을 흐른다.

④ 뇌척수액은 거미막과립을 통하여 경막정맥굴에 흡수된다.

뇌실막세포
Ependymal cells
모세혈관
Capillary
연막의 결합조직
Connective tissue of pia mater
맥락얼기의 단면
Section of choroid plexus
노폐물과 불필요한 용질을 흡수함
뇌실안
Cavity of ventricle
CSF는 당, 산소, 비타민, 이온(Na+, Cl−, Mg2+ 등)이 포함된 여과액

A. 뇌척수액의 순환

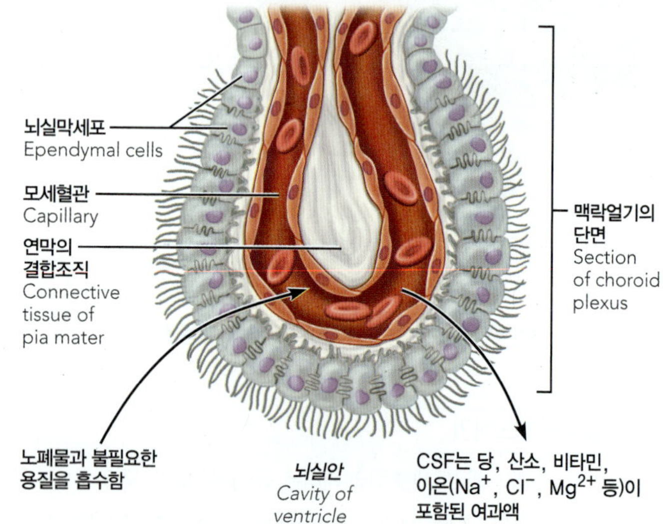

B. 뇌척수액은 맥락얼기에서 생산됨

그림 12.23 뇌척수액(CSF)의 생산, 위치와 순환.

A. 뇌척수액의 위치와 순환 양상. 화살표가 순환하는 방향이다.

B. 맥락얼기는 한 층의 뇌실막세포와 구멍이 많은 모세혈관의 치밀결합에 의해 형성되고 긴 섬모를 지니고 있다. 구멍이 많은 모세혈관에서 새어나온 액체를 뇌실막세포가 받아들여 뇌실에서 뇌척수액이 된다.

1. 척수신경을 통해 척수는 머리 아래쪽 몸의 *감각*과 *운동*을 지배한다.
2. 백색질 속에 있는 오름신경로와 내림신경로를 통해 척수는 뇌와 몸 사이의 신호를 전달한다.
3. 회색질에서의 감각신경과 운동신경이 통합되어 척수는 *반사작용*을 한다(그림 11.13).

척수는 척주속의 척주관에 위치한다. 척주관은 연속적으로 관절을 이루고 있는 척추뼈의 척추뼈구멍에 의해 형성된다. 척수는 뒤통수뼈의 큰구멍에서 시작하여 1번째 또는 2번째 허리뼈까지 위치한다(**그림 12.24**). 척수의 아래쪽 끝부분은 가늘어 **척수원뿔**(conus medullaris)을 형성한다(그림 12.24A, D). **종말끈**(filum terminale)이라는 긴 결합조직이 척수원뿔에서 연장하여 꼬리뼈에 부착하고, 이 종말끈이 척수를 척추에 고정시키기 때문에 척수는 몸의 운동에도 불구하고 움직이지 않는다.

31쌍의 *척수신경*(spinal nerve)이 뒤뿌리(dorsal nerve root)와 앞뿌리(ventral nerve root)를 거쳐 척수에 연결된다(그림 12.24A, C). 척수신경은 척추사이구멍을 통해 몸의 가쪽 방향을 향해 주행한다. 척수신경(31쌍)은 목분절(8쌍), 가슴분절(12쌍), 허리분절(5쌍), 엉치분절(5쌍) 및 꼬리분절(1쌍)로 구성된다. 목분절에는 목척추뼈가 7개 있지만, 1번째 목뼈 위쪽에 한 쌍의 신경이 더 존재하기 때문에 목분절은 8쌍의 척수신경을 갖는다. 나머지 목신경들은 각각 목뼈 아래를 지난다. 반면 가슴신경, 허리신경 및 엉치신경은 각각 이름을 따온 척추뼈의 아래를 지난다(척수신경의 자세한 내용은 13장에서 다룬다).

팔과 다리를 지배하는 신경이 시작하는 척수의 목과 허리부분은 다른 척수부위와 구분되는 팽대된 구조를 지니고 있는데, 이를 **목팽대**(cervical enlargement)와 **허리팽대**(lumbar enlargement)라고 한다(그림 12.24A). 척수 자체는 척주관의 끝까지 내려가지 않기 때문에 허리와 엉치신경은 신경다발만 아래쪽으로 내려오게 된다. 이러한 신경다발의 생김새가 마치 말꼬리 모양과 닮아, 이를 **말총**(cauda equina)이라고 한다.

척수는 발생 과정의 첫 3개월에 꼬리뼈까지 자라지만, 그 이후로는 척추뼈만 성장하고 척수의 성장은 멈추기 때문에 성인에서 척수는 척주관의 끝까지 차지하지 않는다. 출생 무렵, 척수의 끝은 3번째 허리뼈 높이에 위치하고 성인이 되면 1번째와 2번째 허리뼈 사이 높이에 위치한다.

척수는 신경외배엽(neuroectoderm)에서 생기며 주변 분절구조물과의 연결을 갖게 된다. **척수분절**(spinal cord segment)이라는 임상적 용어는 척수신경의 축삭들이 시작되는 척수부위를 가리킬 때 사용한다(**그림 12.25**). 각각의 척수분절은 척수신경이 시작된 부위를 나타낸다. 예를 들어 척수신경 T_1분절은 척수의 가슴분절 중 첫째부위에서 시작된 신경을 의미하며, 척수분절 L_5 역시 척수의 허리분절 중에서 다섯째부위에서 시작된 신경을 의미한다.

그런데 척수분절은 척수신경보다는 약간 위쪽에 위치한다. 예를 들어, 척수분절 T_5의 위치는 4번째 등뼈 높이에 위치하고, 허리와 엉치쪽에서는 보다 높은 곳에 위치하여 허리분절 L_1의 위치는 11번째 등뼈 높이에 위치하고 엉치분절 S_1의 위치는 1번째 허리뼈 높이에 위치한다.

척수는 앞뒤 직경보다 좌우 직경이 더 넓다(**그림 12.26**). **뒤정중고랑**(posterior median sulcus)과 척수를 오른쪽과 왼쪽으로 구분하는 **앞정중틈새**(anterior median fissure)가 있다(그림 12.26B, C).

12.2a 척수의 백색질 White Matter of the Spinal Cord

척수는 겉질이 백색질이며 속질이 회색질이다. 척수의 백색질은 척수와 척수부위, 척수와 뇌를 연결시키는 축삭들로 구성된다. 이 축삭들은 신경자극을 전달하는 방향에 의해 세 무리로 구별된다.

- **오름신경섬유**(Ascending fiber). 척수의 오름신경섬유는 몸의 감각 정보를 뇌에 전달한다.
- **내림신경섬유**(Descending fiber). 척수의 내림신경섬유는 뇌에서 시작된 운동 명령을 척수에 전달하여 뼈대근육과 내장근육 및 샘분비를 자극한다.
- **교차신경섬유**(Commissural fiber). 교차신경섬유는 한 쪽 척수의 정보를 다른 쪽 척수로 전달하는 신경섬유이다.

척수의 백색질은 세 개의 **섬유단**(funiculus)인 **뒤섬유단**(posterior funiculus), **앞섬유단**(anterior funiculus)과 **가쪽섬유단**(lateral funiculus)으로 구성된다(그림 12.26B, C). 앞섬유단과 가쪽섬유단은 회색질의 앞뿔에서 확장된 가상선에 의해 구분된다. 각 섬유단에는 비슷한 기능과 목적지를 가진 축삭들이 모여 있다. 중추신경계통과 말초신경계통의 통합을 설명하면서 감각과 운동신경로를 자세히 설명하기로 한다.

12.2b 척수의 회색질과 척수뿌리 Gray Matter of the Spinal Cord and Spinal Roots

대뇌와 마찬가지로 척수의 회색질은 신경세포의 세포체, 짧은 민말이집 신경돌기와 신경아교세포로 구성된다. 가로단면에서 척수의 회색질은 알파벳 H를 닮아 있다(그림 12.26). H자의 가로선 부위를 **회색질맞교차**(gray commissure)라고 하며 중추신경계통의 서로 다른 쪽을 연결시키는 민말이집축삭이 위치한다. 회색질맞교차의 가운데 부분에는 척수의 가운데 빈 공간인 **중심관**(central canal)이 있다. H자의 뒤쪽 부위는 **뒤뿔**(posterior horn)이고, 앞쪽 부위는 **앞뿔**(anterior horn)이다. 3차원적으로 생각했을 때 이 뿔들은 척수의 전체 길이를 지나는 회색질기둥이다. 척수의 가슴과 허리분절에는 가쪽에 작은 회색질이 덧붙어 있는데, 이를 **가쪽뿔**(lateral horn)이라고 한다(그림 12.26C).

척수의 회색질에 있는 신경세포는 기능적으로 조직화되어있다(**그림 12.27**). 뒤뿔에 있는 신경세포는 모두 사이신경세포이다. 이들 사이신경세포는 척수 바깥쪽에 위치한 *척수신경절*(dorsal root ganglion) 속의 신경세포체를 거친 감각정보를 받는다. 이때 척수신경절의 축삭은 *뒤뿌리*(dorsal root)를 거쳐 척수로 연결된다. 앞뿔과 가쪽뿔에 위치한 운동신경세포의 세포체들은 *앞뿌리*(ventral root)를 통해 축삭을 내보내서 근육과 샘을 지배한다. 사이신경세포는 앞뿔에도 존재한다(그림 12.27에서는 강조되지 않았음). 척수에 있는 앞뿔의 크기는 앞뿔에서 지배하는 뼈대근육의 양에 따라 달라진다. 각각 팔과 다리를 지배하는 목분절과 허리 분절에서 척수의 앞뿔이 가장 크며, 이 분절들을 앞에서

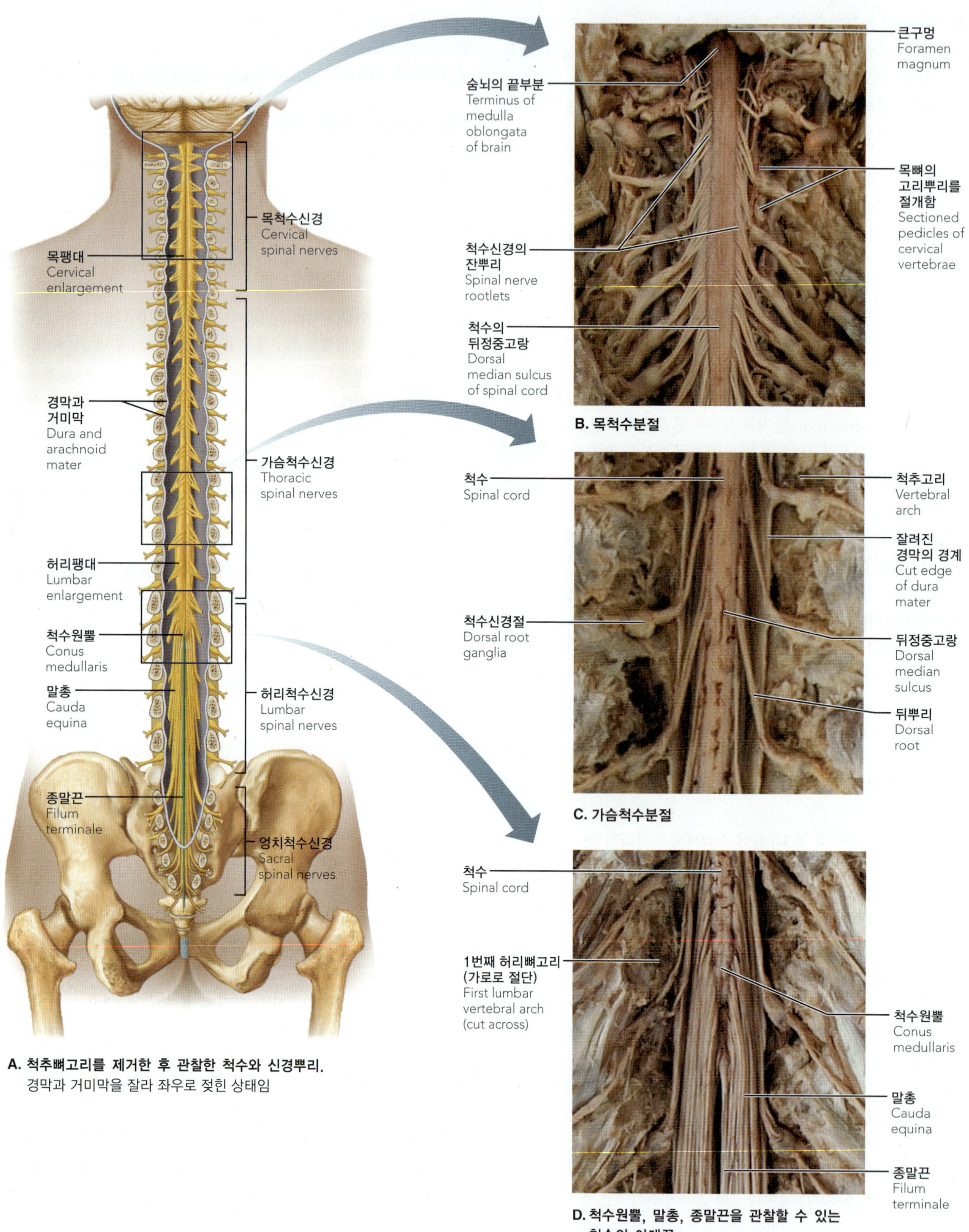

A. 척추뼈고리를 제거한 후 관찰한 척수와 신경뿌리. 경막과 거미막을 잘라 좌우로 젖힌 상태임

B. 목척수분절

C. 가슴척수분절

D. 척수원뿔, 말총, 종말끈을 관찰할 수 있는 척수의 아래끝

그림 12.24 척수의 맨눈해부 구조를 뒤에서 본 모습.

말한 목팽대, 허리팽대라고 한다.

척수의 회색질은 몸부분과 내장부분을 지배하는 구조물의 차이에 따라 구분되기도 하고, **몸감각**(somatic sensory, SS), **내장감각**(visceral sensory, VS), **내장운동**(visceral motor, VM)과 **몸운동**(somatic motor, SM) 네 구역으로 나뉘기도 한다. 이 구역들은 11장의 표 11.1에 정리된 말초신경계통의 기능적 구별과 일치한다.

12.2c 척수의 보호 Protection of the Spinal Cord

뇌와 마찬가지로 척수는 뼈(척추뼈), 뇌척수막과 뇌척수액에 의해 보호되고 있다(그림 12.26A). **척수경막**(spinal dura mater)이라는 질긴 막은 뇌를 감싸는 뇌경막과는 약간 다르다. 뇌경막처럼 주변 뼈와 부착하지 않으며 실제로는 두 층인 뇌경막의 수막층(meningeal layer)이 연속된 것이 바로 척수경막이다. 따라서 척수경막의 바깥쪽에는 지방조직과 정맥얼기가 존재하는 **경막바깥공간**(epidural space)이 정상적으로 존재한다. 또한 경막바깥공간에 척수신경절이 위치하기 때문에 마취약을 경막바깥공간에 투여하여 감각 자극을 차단하여 통증을 완화시키거나 마취시킬 수 있다. 척수에 있는 경막밑공간, 거미막, 거미막밑공간 및 연막은 모두 뇌에서 연속된 구조물이다.

척수를 감싸는 연막은 2번째 허리뼈 부분에서 종말끈으로 변해 꼬리뼈에 닿고, 경막과 거미막은 2번째 엉치뼈까지 내려온다(그림 12.24A, D). **치아인대**(denticulate ligament)는 척수 전체 길이에 걸쳐서 연막이 가쪽으로 확장된 것으로 가쪽에서 척수를 경막과 고정시킨다.

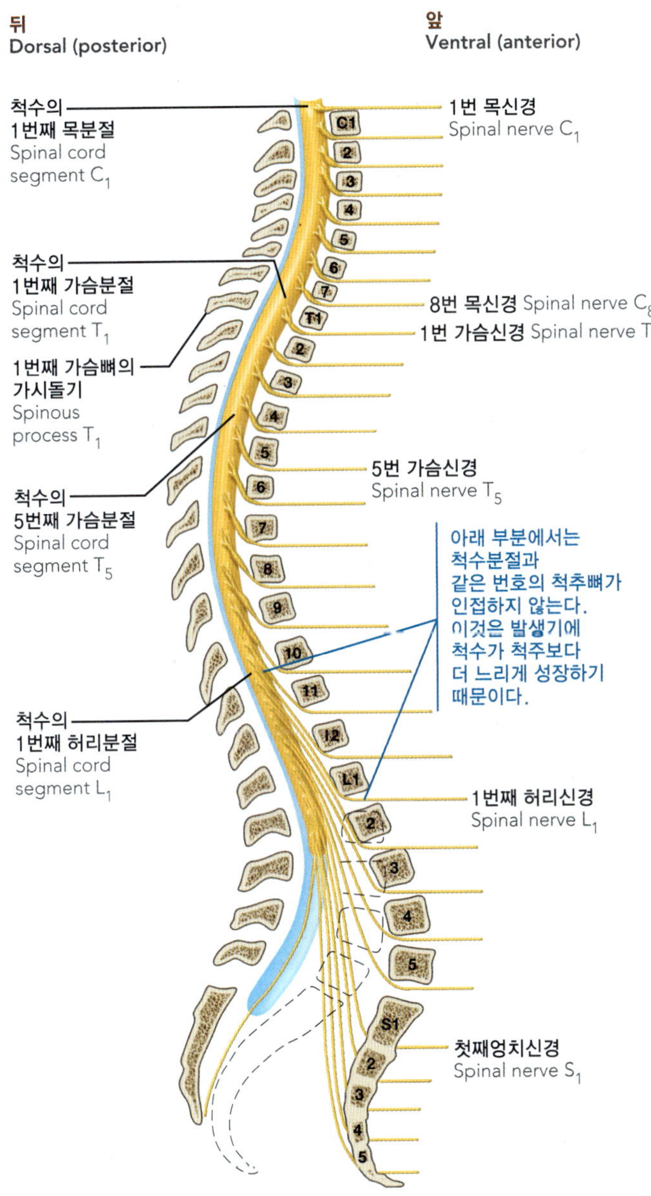

그림 12.25 척수분절. 척수분절과 척수신경의 위치를 나타낸 척수의 시상절단 모식도. 척추뼈몸통을 오른쪽에 숫자로 표시하였다. 허리와 엉치부분은 앞쪽으로 배열하여 척수신경이 출현하는 곳을 표시하였다.

이해 수준 체크하기

- ☐ **22.** 3번째 허리뼈의 척추뼈구멍을 통하여 지나가는 신경구조물은 무엇인가?
- ☐ **23.** 신체와 뇌 사이의 정보를 서로 전달하는 두가지 길을 제공하는 척수 회색질 또는 백색질의 부위는 어디인가?
- ☐ **24.** 만약, 척수의 아래 목분절 앞뿔의 손상이 발생한다면 어떤 장애가 나타나는가?
- ☐ **25.** 뇌척수액이 채워진 공간의 경계를 이루는 두 가지 수막을 설명한다.

12.3 중추신경계통의 감각신경로와 운동신경로

SENSORY AND MOTOR PATHWAYS IN THE CENTRAL NERVOUS SYSTEM

학습 성과

- 척수에 있는 주요 오름신경로와 내림신경로를 구분하고 각각이 전달하는 자극을 설명할 수 있다.
- 뇌로 전달되거나 뇌에서 시작된 신경로를 추적하며 설명할 수 있다.

이전까지 뇌와 척수의 해부학 및 기능에 대하여 살펴보았기 때문에, 지금부터는 중추신경계통을 구성하는 뇌와 척수가 어떻게 다른 몸부분과 연결되며 중추신경계통 사이의 연결과 말초 사이의 연결을 공부하기로 한다.

뇌는 중추신경계통의 백색질을 통해 주행하는 다중신경세포 경로를 통해 말초와 연결된다. 이러한 경로들은 서로를 연결하는 신경섬유들로 구성되며 중추신경계통의 한 곳에서 발생된 정보를 다른 곳으로 중계한다. 중추신경계통의 위쪽부분으로 정보를 전달하는 경로는 **오름신경로**(ascending pathway)라고 하고, 중추신경계통의 아래쪽 부분으로 정보를 전달하는 것을 **내림신경로**(descending pathway)라고 한다.

오름신경로와 내림신경로를 간단히 설명하면 다음과 같다.

- 대부분의 신경로는 주행 경로를 따라 일부 지점에서, 중추신경계의 한쪽에서 다른 쪽으로 *교차한다*(decussate).
- 두 개 또는 세 개의 신경세포가 연속해서 연결된 경로는 주어진 연결을 따라 연속적으로 이어진다.
- 경로들은 몸을 지배하는 위치에 따라 공간적으로 배열되어 있다. 예

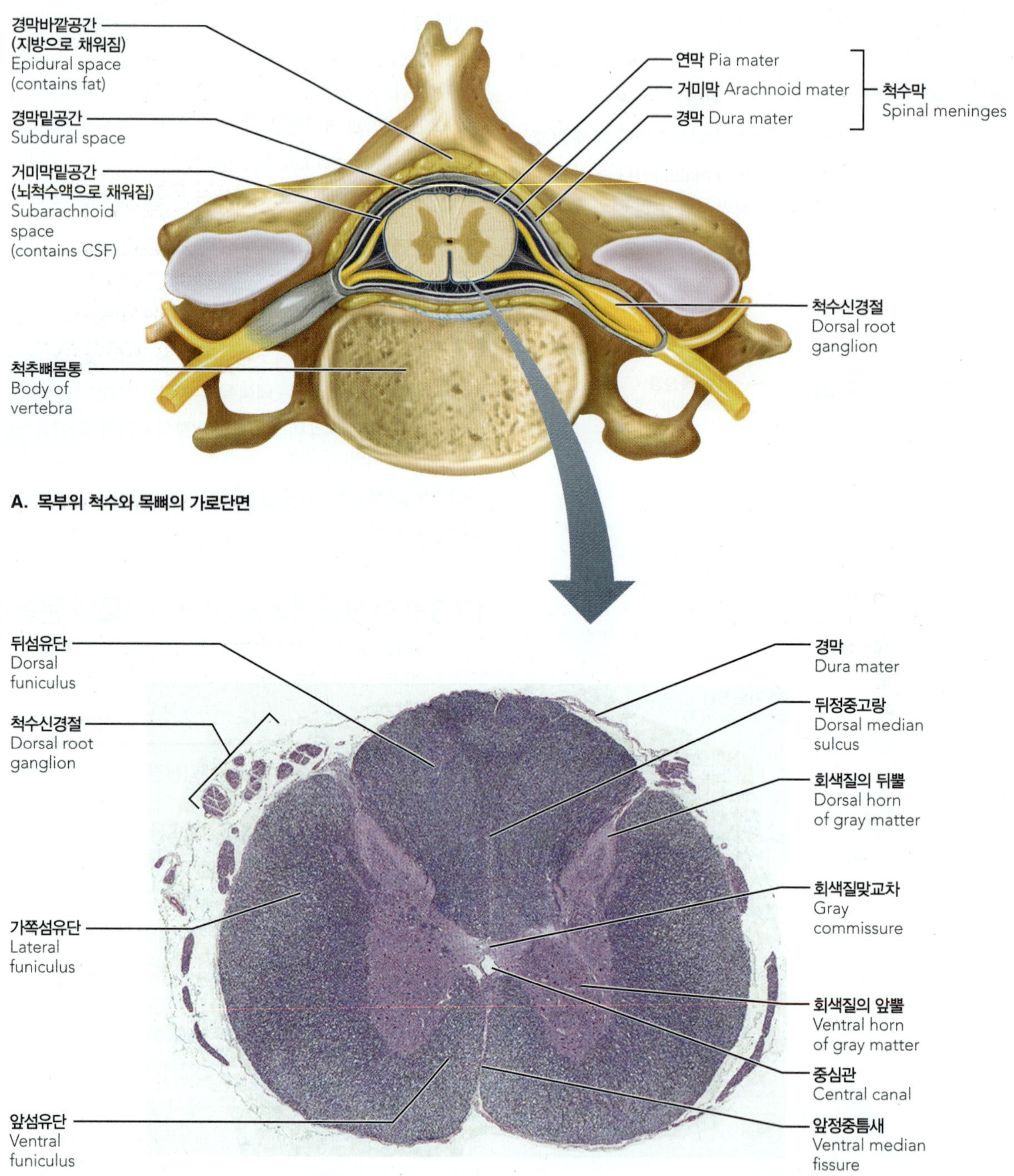

그림 12.26 척수의 해부학 구조. *(계속)*

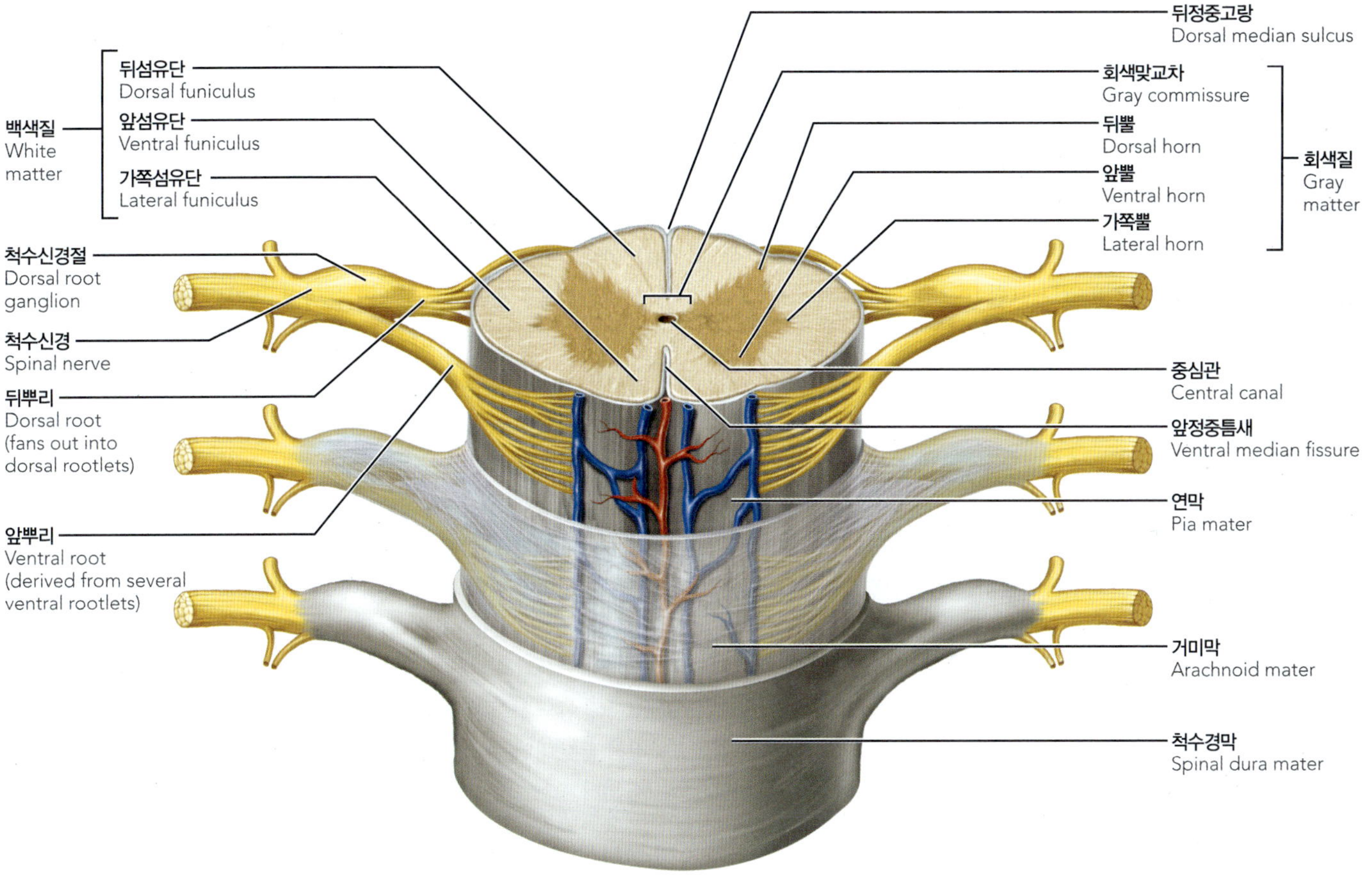

뒤정중고랑
Dorsal median sulcus
백색질
White matter
뒤섬유단
Dorsal funiculus
앞섬유단
Ventral funiculus
가쪽섬유단
Lateral funiculus
회색맞교차
Gray commissure
뒤뿔
Dorsal horn
앞뿔
Ventral horn
가쪽뿔
Lateral horn
회색질
Gray matter
척수신경절
Dorsal root ganglion
척수신경
Spinal nerve
뒤뿌리
Dorsal root (fans out into dorsal rootlets)
앞뿌리
Ventral root (derived from several ventral rootlets)
중심관
Central canal
앞정중틈새
Ventral median fissure
연막
Pia mater
거미막
Arachnoid mater
척수경막
Spinal dura mater

C. 가슴부분에서 척수와 이를 덮는 척수막

그림 12.26 척수의 해부학적 구조.

뒤뿔(사이신경세포)
Dorsal horn (interneurons)
뒤뿌리(감각)
Dorsal root (sensory)
척수신경절
Dorsal root ganglion
몸감각신경
Somatic sensory neuron
내장감각신경
Visceral sensory neuron
내장운동신경
Visceral motor neuron
몸운동신경
Somatic motor neuron
척수신경
Spinal nerve
앞뿌리(운동)
Ventral root (motor)
앞뿔(운동신경)
Ventral horn (motor neurons)
SS
VS
VM
SM
SS 몸감각신경의 정보를 받는 사이신경세포의 분포 부위
VS 내장감각신경의 정부를 받는 사이신경세포의 분포 부위
VM 내장운동(자율신경)신경세포의 분포 부위

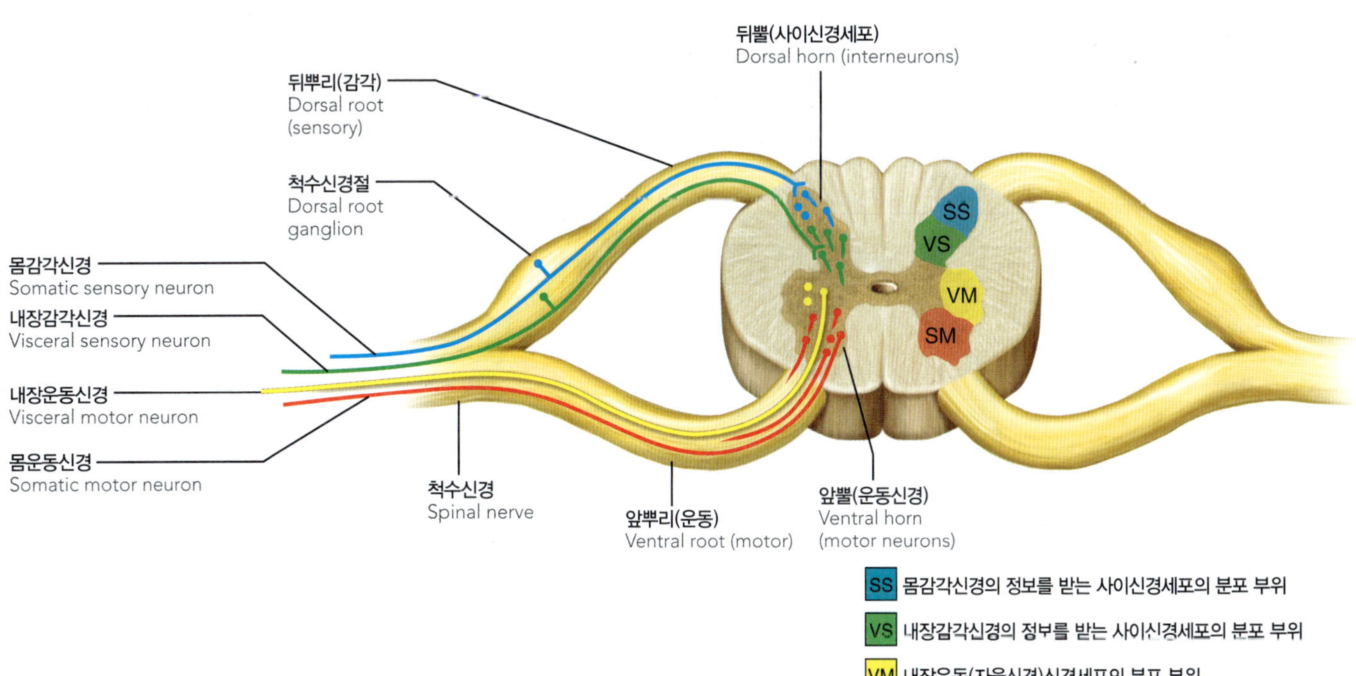

그림 12.27 척수에서 회색질의 체계적인 구조. 척수의 회색질은 뒤쪽의 감각영역과 앞쪽의 운동영역으로 나뉜다. 뒤뿌리와 앞뿌리는 말초신경계통의 일부분이며 척수의 일부분은 아니다.

를 들어, 오름신경로에서 몸의 위쪽부분의 정보를 전달하는 축삭은 몸의 아래쪽 정보를 전달하는 축삭보다 가쪽에 위치한다.

- 뇌 또는 척수에 있는 모든 신경로는 좌우 대칭으로 배열되어 있다.

척수를 거쳐 가는 모든 경로는 오름 또는 내림 **척수신경로**(spinal tract)라고 한다. **오름신경로**(ascending tract)는 뇌에 감각 정보를 전달한다. **내림신경로**(descending tract)는 뇌에서 비롯된 운동 명령을 몸의 효과기에 전달한다. 척수의 중요 오름신경로와 내림신경로를 척수의 목분절 가로단면에 표시하였다(**그림 12.28**). 대부분의 척수로의 이름은 정보의 시작과 목적지로 표현한다.

12.3a 오름신경로 Ascending Pathways

오름신경로는 일반몸감각자극이 둘 또는 세 개의 신경세포를 거쳐 뇌의 여러 부분으로 전달되는 것이다(**그림 12.29**). 오름신경로에 있는 첫 번째 신경세포를 *일차신경세포*(first-order neuron)라고 하며 감각수용기에서 시작된 감각정보를 척수에 전달하는 감각신경세포이다(그림 12.29A, B의 아래쪽). 일차신경세포는 중추신경계통에 있는 *이차신경세포*(second-order neuron)와 연접을 한다(12.29A, B의 가운데). 어떤 오름신경로에서는 이차신경세포가 *삼차신경세포*(third-order neuron)와 연접을 형성하기도 한다(그림 12.29A, B의 위쪽).

세 개의 주요한 오름신경로는 *척수소뇌로*(spinocerebellar pathway,), *뒤기둥경로*(dorsal column pathway)와 *척수시상로*(spinothalamic pathway)이다(그림 12.29, 표 12.3).

척수소뇌로 Spinocerebellar Pathway

척수소뇌로는 척수의 뒤뿔에 있는 이차신경세포에서 시작하여 소뇌에서 종지하며(그림 12.29A의 왼쪽), 다리와 몸통의 고유감각을 소뇌에 전달하여 몸운동을 조율하는 데 필요한 정보를 제공한다. 여기의 섬유들은 교차하지 않거나 두 번 교차하여 교차의 효과를 없애기 때문에 몸의 한쪽 정보를 같은쪽 소뇌에 전달한다(오른쪽 정보를 오른쪽 소뇌에, 왼쪽 정보를 왼쪽 소뇌에 전달).

뒤기둥–안쪽섬유띠로 Dorsal Column–Medial Lemniscal Pathway

뒤기둥로(dorsal column pathway, 그림 12.29A의 오른쪽)는 섬세한 촉감, 압력과 고유감각의 일부를 전달한다. 이 감각들은 분별감각으로 몸 표면에서 매우 정확하게 구별할 수 있다. 뒤기둥경로에서

- 감각신경세포인 일차신경세포의 축삭은 척수로 들어간 다음 축삭가지를 안쪽에 있는 **얇은다발**(fasciculus gracilis) 또는 가쪽에 있는 **쐐기다발**(fasciculus cuneatus)에 보낸다. 이 다발 속을 지나 숨뇌로 정보를 보낸다.
- 숨뇌에서 다발을 거쳐 올라온 축삭들은 **널판다발핵**(nucleus gracilis) 또는 **쐐기핵**(nucleus cuneatus)에 있는 이차신경세포와 연접을 형성한다. 이 뇌핵의 축삭에 의해 형성된 신경로를 **안쪽섬유띠**(medial lemniscus)라고 하며(그림 12.29A), 숨뇌에서 교차하여 다리뇌와 중간뇌를 지나 시상까지 올라간다.
- 시상에 있는 삼차신경세포는 축삭을 중심뒤이랑에 있는 일차몸감각겉질로 보내면, 여기서 감각정보를 처리하여 정확한 감각을 인식하게 된다.

척수시상로 Spinothalamic Pathway

척수시상로(그림 12.29B)는 통증, 온도감각, 압력과 피부에 닿지만 정확히 구별하지 못하는 비분별감각을 전달한다. 척수시상로에서

- 일차신경세포의 축삭은 척수에 전달되어 뒤뿔에 있는 이차신경세포인 사이신경세포와 연접을 형성한다.

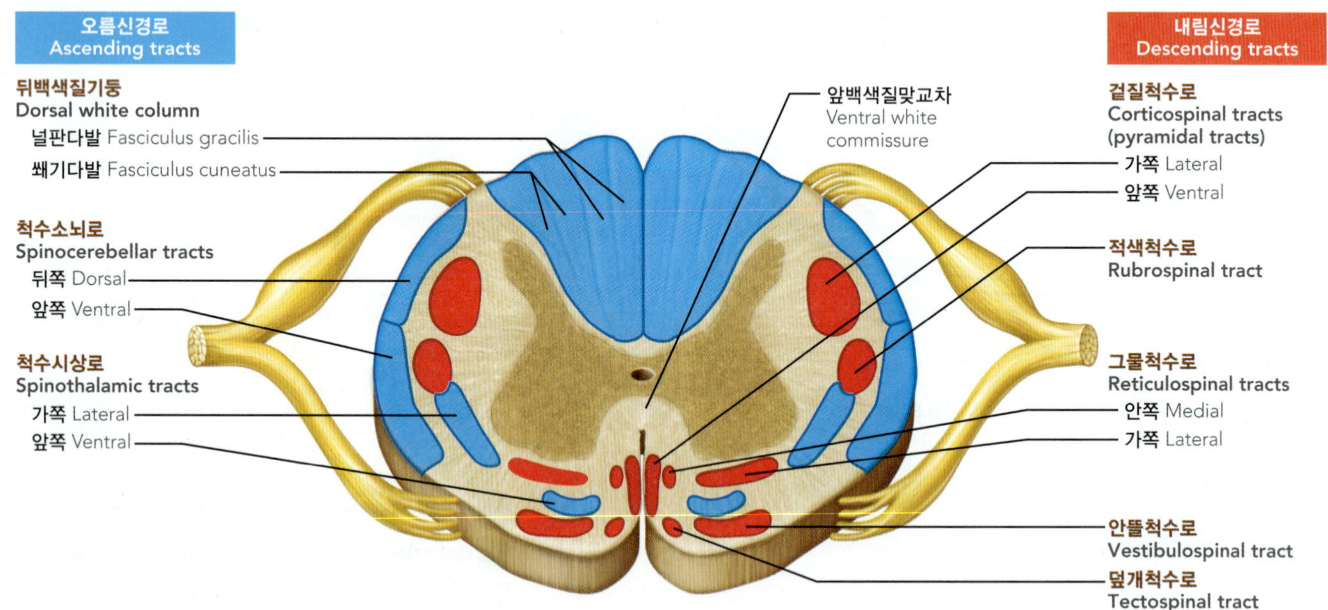

그림 12.28 척수의 목부분에 분포하는 주요한 백색질의 신경섬유로.

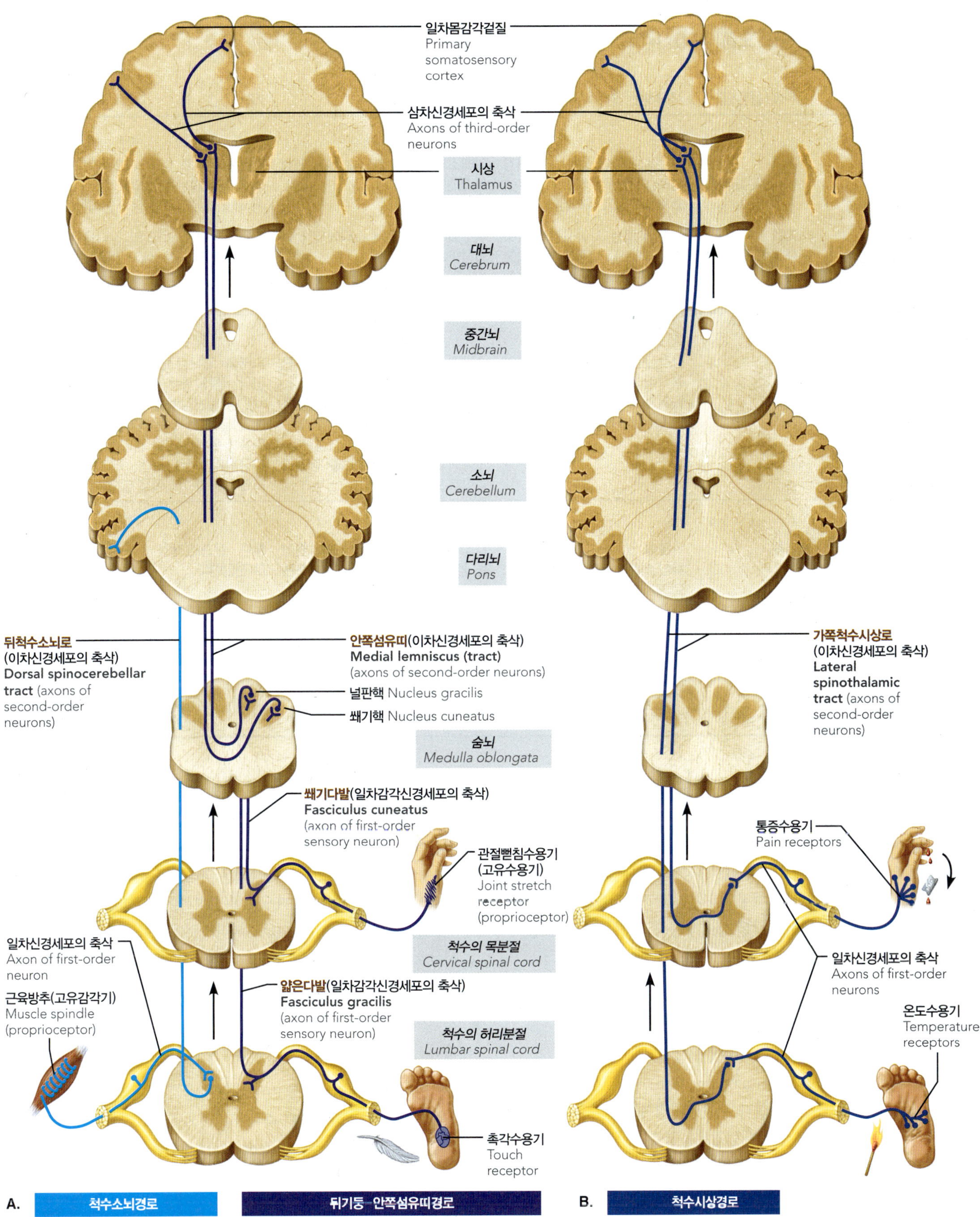

그림 12.29 척수의 오름신경로. 대뇌는 관상면이고 나머지는 가로단면. **A.** 척수소뇌경로는 소뇌로 고유감각을 전달하기 때문에 잠재의식이 된다. 뒤기둥-안쪽섬유띠 경로는 분별감각과 의식할 수 있는 고유감각을 대뇌겉질에 전달한다. **B.** 척수시상경로는 비분별감각인 통증, 온도, 압박과 같은 감각을 일차몸감각겉질에 전달한다.

표 12.3 척수의 중요 오름(감각)신경로

척수로	위치(섬유단)	시작하는 곳	끝나는 곳	기능
척수소뇌로				
뒤척수소뇌로 (Dorsal spinocerebellar*)	가쪽 (척수의 뒷부분)	같은쪽 뒤뿔에 있는 사이신경세포(이차신경세포). 섬유는 교차하지 않고 올라간다.	아래소뇌다리를 거쳐 소뇌에 연접을 형성한다.	같은쪽 몸통과 다리의 고유감각수용기의 자극을 같은쪽 소뇌로 전달. 소뇌에서 이들 고유감각을 잠재 인식한다.
앞척수소뇌로 (Ventral spinocerebellar*)	가쪽 (척수의 앞부분)	뒤뿔에 있는 사이신경세포(이차신경세포). 나중에 다리뇌에서 같은쪽으로 되돌아갈 교차한 섬유를 포함한다.	위소뇌다리를 거쳐 소뇌에 연접을 형성한다.	같은쪽 몸통과 다리의 감각을 같은쪽 소뇌로 전달. 소뇌에서 이들 고유감각을 잠재 인식한다.
뒤기둥-안쪽섬유띠로				
쐐기다발과 얇은다발 (Fasciculus cuneatus and fasciculus gracilis)	뒤쪽	감각신경세포(일차신경세포)의 축삭이 뒤뿌리를 거쳐 척수로 들어가며, 축삭가지는 같은쪽에 있는 흰기둥으로 들어간다.	숨뇌에 있는 이차신경세포인 널판핵과 쐐기핵과 연접을 형성한다. 이 핵들의 축삭은 안쪽섬유띠를 통해 교차하여 올라가서 시상에 있는 삼차신경세포와 연접을 형성한다. 시상의 신경세포는 정보를 몸감각겉질로 보낸다.	피부와 고유감각수용기의 분별감각, 압각, '몸의 위치(팔다리와 관절의 위치)' 등 일반감각을 반대쪽 몸감각겉질에 전달한다. 얇은다발은 팔, 몸통의 위쪽과 목의 감각을 전달하며 6번 가슴신경까지만 담당하며, 쐐기다발은 다리와 몸통의 아래쪽을 담당한다.
척수시상로				
가쪽척수시상로 (Lateral spinothalamic)	가쪽	뒤뿔에 있는 사이신경세포(이차신경세포). 축삭은 반대쪽으로 교차한 이후에 올라간다.	시상에 있는 삼차신경세포와 연접을 형성한 다음 시상의 신경세포는 정보를 몸감각겉질로 보낸다.	통증, 온도감각을 반대쪽 몸감각겉질로 전달한다.
앞척수시상로 (Ventral spinothalamic)	앞쪽	뒤뿔에 있는 사이신경세포(이차신경세포). 축삭은 반대쪽으로 교차한 이후에 올라간다.	시상에 있는 삼차신경세포와 연접을 형성한 다음 시상의 신경세포는 정보를 몸감각겉질로 보낸다.	비분별감각과 압력에 대한 감각을 반대쪽 몸감각겉질로 전달한다.

*이 척수소뇌로들은 다리와 몸통의 정보만을 전달한다. 팔과 목에 해당하는 신경로(앞척수소뇌로, 쐐기소뇌로)는 이 책에서 설명하지 않기로 한다.

- 사이신경세포의 축삭은 척수에서 반대쪽으로 교차하여, 앞쪽섬유단과 가쪽섬유단에서 **척수시상로**(spinothalamic tract)를 형성하여 시상으로 올라간다.
- 시상에 있는 삼차신경세포의 축삭은 중심뒤이랑에 있는 일차몸감각겉질로 투사되고, 여기서 감각정보를 처리하여 감각을 의식하게 된다. 뇌는 척수시상로에서 전달된 정보가 통증, 뜨거움, 차가움 등이므로 기분 나쁜 감각으로 해석한다.

12.3b 내림신경로 Descending Pathways

내림신경로는 뇌의 운동 명령을 척수에 전달한다(그림 12.30). 각 신경로에는 *위운동신경세포*(upper motor neuron)와 *아래운동신경세포*(lower motor neuron)가 위치한다. 위운동신경세포는 뇌의 회색질에 위치하여 긴 축삭을 척수에 있는 내림경로를 통해 보낸다. 이 축삭들은 척수의 앞뿔에 위치한 아래운동신경세포와 연접한다. 아래운동신경세포의 축삭은 척수의 앞뿌리를 거쳐 근육이나 샘에 분포한다.

내림신경로는 크게 (1) 피라밋로인 *직접로*(direct pathway), (2) 피라밋로를 제외한 경로인 *간접로*(indirect pathway) 두 무리로 나눌 수 있다(표 12.4).

직접로 피라밋로, Direct Pathways (Pyramidal Tracts)

직접로는 대뇌겉질에 있는 피라밋세포에서 시작된 축삭이 척수까지 직접 내려가는 것이다. 피라밋세포는 뇌의 일차운동겉질에 위치한 큰 신경세포이다. 피라밋세포의 긴 축삭들은 **피라밋로**(pyramidal tract) 또는 **겉질척수로**(corticospinal tract)를 형성하여 정확하고 숙련된 수의적 운동을 조절한다(그림 12.30A). 피라밋로에서,

- 위운동신경세포인 피라밋세포의 축삭은 운동겉질에서 시작하여 뇌줄기를 지나 척수의 회색질인 앞뿔까지 내려온다.
- 척수의 앞뿔에서 내려온 축삭은 몸운동신경세포를 활성화시키는 사이신경세포 또는 직접 몸운동신경세포와 연접을 형성한다.

이러한 방식으로 피라밋로를 따라 내려온 신호는 손과 손가락에 있는 근육을 지배한다. 피라밋로의 축삭은 내려오면서 교차한다. 숨뇌에 있는 *가쪽겉질척수로*(lateral corticospinal tract)에서 교차하거나, 척수에 있는 *앞겉질척수로*(ventral corticospinal tract)에서 교차한다.

간접로 피라밋바깥길, Indirect Pathways (Extrapyramidal Tracts)

간접로는 뇌줄기 겉질아래에 있는 운동핵에서 시작한다. 역사적으로 이 간접로는 피라밋세포와 독립적인 경로라고 인식되어 *피라밋바깥길*(추

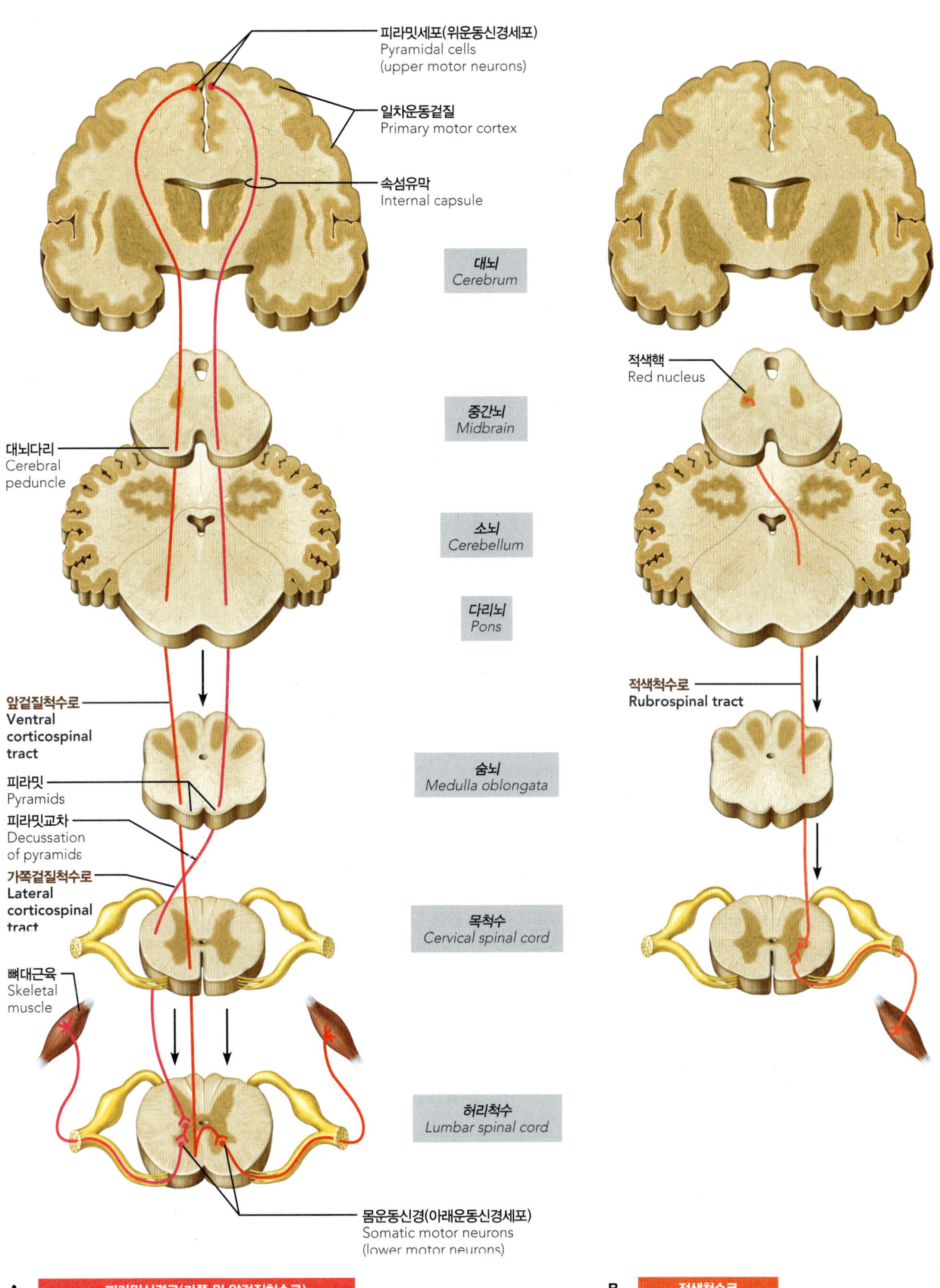

그림 12.30 척수의 내림신경로. 대뇌는 관상면이고 나머지는 가로단면. **A.** 피라밋신경로(가쪽 및 앞겉질척수로)는 대뇌겉질에서 시작하여 숙련된 수의적 운동을 조절한다. **B.** 간접경로의 하나인 적색척수로는 근육긴장도를 조절하는 것을 돕는다.

표 12.4 척수의 중요 내림(운동)신경로

척수로	위치(섬유단)	시작하는 곳	끝나는 곳	기능
직접로(피라밋로)				
가쪽겉질척수로 (Lateral corticospinal)	가쪽	대뇌의 운동겉질에 있는 피라밋세포. 숨뇌의 피라밋교차에서 교차한다.	척수의 앞뿔에서 몸운동신경세포에 영향을 주는 사이신경세포 또는 직접 몸운동신경세포와 연접을 형성한다.	반대쪽 척수에 있는 운동신경세포(뼈대근육 조절)에 운동명령을 전달한다. 팔다리근육의 수의적 운동을 조절한다.
앞겉질척수로 (Ventral corticospinal)	앞쪽	대뇌의 운동겉질에 있는 피라밋세포. 척수에서 교차한다.	바로 위의 설명과 마찬가지로 앞뿔.	반대쪽 몸통근육의 수의적 운동을 조절한다.
간접로				
적색척수로 (Rubrospinal)	가쪽	뇌줄기인 중간뇌의 적색핵(적색핵 바로 아래에서 반대쪽으로 교차한다).	바로 위의 설명과 마찬가지로 앞뿔.	반대쪽 몸의 팔다리근육(주로 굽힘근)의 근육긴장도를 조절하는 운동명령을 전달한다.
덮개척수로 (Tectospinal)	앞쪽	뇌줄기인 중간뇌의 위둔덕(척수에서 반대쪽으로 교차한다).	바로 위의 설명과 마찬가지로 앞뿔.	움직이는 물체를 눈이 따라갈 수 있도록 목을 움직인다.
안뜰척수로 (Vestibulospinal)	앞쪽	뇌줄기인 숨뇌에 있는 안뜰핵(교차하지 않고 내려간다).	바로 위의 설명과 마찬가지로 앞뿔.	같은쪽 팔다리근육을 활성화시키고 근육긴장도를 유지시키며, 몸통의 폄근육과 머리의 운동명령을 전달한다. 서 있거나 움직일 때 균형을 유지시킨다.
그물척수로(앞, 안쪽 및 가쪽) [Reticulospinal (ventral, medial and lateral)]	앞쪽과 가쪽	뇌줄기의 그물체(다리뇌와 숨뇌의 안쪽핵무리). 교차하거나 교차하지 않는 섬유도 있다.	바로 위의 설명과 마찬가지로 앞뿔.	근육긴장도를 조절하고 내장근육을 움직이는 명령을 전달한다. 숙련되지 못한 운동을 조절할 수 있다.

체외로, extrapyramidal tract)이라고 하며, 이 용어는 현재까지도 임상에서 사용하고 있다. 그러나 최근 연구를 통해 피라밋세포가 이 경로에 영향을 끼치는 것으로 밝혀졌다. 따라서, 이 경로를 *간접로*(indirect pathway) 또는 *뭇신경세포신경로*(multineuronal pathway)라고 부르기도 한다. 간접로는 중간뇌의 덮개인 위둔덕에서 시작된 **덮개척수로**(tectospinal tract), 안뜰핵에서 시작된 **안뜰척수로**(vestibulospinal tract), 적색핵에서 시작된 **적색척수로**(rubrospinal tract, 그림 12.30B)와 그물체에서 시작된 **그물척수로**(reticulospinal tract)로 구성된다. 이 신경로들은 무의식적이며, 거칠고, 자세유지와 관련된 몸운동을 조절한다(표 12.4).

이제까지 설명한 감각신경로와 운동신경로는 모두 머리 아래쪽 부분에 대한 내용이다. 일반적으로 머리부위의 감각과 운동이 몸통 또는 팔다리와 비슷하지만, 관련된 신경세포가 척수가 아닌 뇌줄기와 뇌신경에 의해 조절된다는 점이 다른 점이라고 할 수 있다.

이해 수준 체크하기

- ☐ **26.** 섬세한 촉감을 전달하는 감각신경로는 무엇인가?
- ☐ **27.** 시상을 통하여 전달되는 감각신경로는 무엇인가? 통하지 않는 신경로는 무엇인가?
- ☐ **28.** 일차운동겉질에서 시작되는 운동신경로는 무엇인가?
- ☐ **29.** 오름신경로와 내림신경로 중에서 교차하지 않는 신경로는 무엇인가?

12.4 중추신경계통의 질환

DISORDERS OF THE CENTRAL NERVOUS SYSTEM

학습 성과 

- 척수에 중상을 입었을 때의 영향을 설명할 수 있다.
- 뇌진탕의 징후와 증상을 설명할 수 있다.

많은 질환이 중추 신경계에 영향을 줄 수 있다. 이 장에서는 척수 손상으로 시작하여 뇌 질환의 순서로 논의된다.

12.4a 척수 손상 Spinal Cord Damage

교통 사고, 스키 또는 다이빙 사고, 낙상 및 총상으로 인한 척수 손상은 척수를 짓누르거나 찢어버리거나 절단할 수 있다. 절단은 뇌와 신체, 즉 척수 사이의 연결이 끊어졌기 때문에 절단 아래 신체 부위의 수의적 운동과 의식 감각의 완전한 상실로 이어진다. 척수의 T_1과 L_2 분절 사이에 손상이 발생하면 다리는 영향을 받지만 팔은 영향을 받지 않는다. 이 상태를 하반신 마비라고 한다. 손상이 척수의 목뼈 부위에 있는 경우 팔다리 모두 영향을 받는 사지마비가 일어난다. 가로막에 대한 운동신경세포가 척수 분절 C_3~C_5에 있기 때문에 중간목보다 위쪽에서의 척수 절단은 사람의 호흡 능력을 제거한다. 이러한 부상은 피해자가 사고 현장에서의 인공소생술과 이후 인공호흡기로 생명을 유지하지 않는 한 치명적이다.

척수 손상을 평가할 때 척수 분절이 해당 척추 높이보다 약간 더 위쪽에 있다는 것을 기억하는 것이 중요하다(그림 12.25).

12.4b 뇌 기능 장애 Brain Dysfunction

뇌 기능 장애는 다양하고 광범위하다. 외상성 뇌손상은 (자세히 살펴보기: 외상성 뇌손상)에서 논의되고, 여기서는 두 가지 중요한 퇴행성 뇌질환인 뇌혈관 장애와 알츠하이머병에 대해 논의한다.

뇌혈관 장애 Cerebrovascular Accidents

일반적으로 뇌졸중이라고 하는 **뇌혈관 장애**(CVA)는 신경계의 가장 흔한 장애이며 미국에서 세 번째 주요 사망 원인이다. CVA는 뇌 영역으로의 혈액 흐름이 막히거나 중단되어 산소 부족으로 뇌조직이 죽을 때 발생한다. 이러한 조직의 혈액 부족을 허혈("혈액 정체")이라고 한다.

CVA는 파열되거나 찢어진 뇌혈관(출혈성 뇌졸중) 또는 뇌혈관을 막는 혈전(허혈성 뇌졸중)으로 인해 발생한다. 발생하는 신경학적 결함은 손상된 동맥과 그 동맥이 공급하는 뇌 영역에 따라 다르다. CVA에서 살아남은 사람들은 신체의 한쪽이 마비되거나 감각 또는 언어 장애가 있을 수 있다. 일부 생존자는 재활 치료를 통해 잃어버린 능력을 부분적으로 회복할 수 있다. 손상되지 않은 신경세포가 손상된 뇌영역으로 퍼지고 손실된 기능을 대신하는 새로운 가지를 내기 때문이다. 이것은 손상된 CNS가 자체적으로 재배치되는 재생 과정인 신경 가소성의 예이다. 그러나 신경세포 확산은 약 5 mm 정도로 제한되기 때문에 손상 부위가 크면 회복이 완료되지 않는다.

CVA를 치료하기 위한 전략에는 (1) 혈전으로 인한 뇌졸중에 대한 조직형 플라스미노겐 활성화제(tPA)와 같은 혈전 용해제의 조기 투여; (2) 더 빠른 신경 영상 기술을 사용하여 진행 중인 CVA의 조기 검출; (3) 손상된 신경세포가 죽지 않도록 유지하기 위한 신경보호 약물(현재 개발 중)의 투여가 있다.

자세히 살펴보기 A CLOSER LOOK

외상성 뇌손상 Traumatic Brain Injury

매년 미국에서 140만 건의 외상성 뇌손상(TBI)이 낙상(28%), 교통 사고(20%), 스포츠 부상(21%) 및 폭력(30%)으로 발생한다. 신경조직의 손상은 (1) 신경조직에 멍을 유발하는 직접적인 타격, (2) 신경섬유를 찢는 전단력, (3) 머리뼈내 출혈 및 부종으로 인해 머리뼈내압 상승 및 신경조직 압박으로 인해 발생한다.

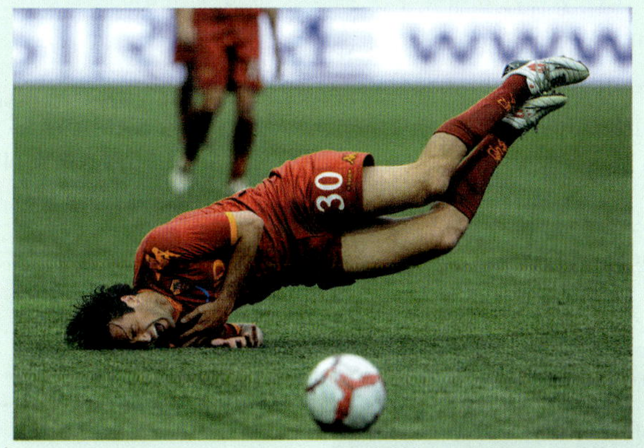

뇌척수액으로 둘러싸인 뇌는 본질적으로 머리뼈에서 떠 있다. 머리뼈에 충격을 가하는 모든 외부 힘은 뇌를 머리뼈 내에서 움직이게 하여 뇌를 머리뼈에 부딪치고 신경조직을 손상시킨다. 타격의 힘이 충분히 크면 뇌가 머리뼈의 반대쪽에 부딪힐 수도 있다. 이것은 반대쪽 충격 손상을 참조할 수 있다.

뇌가 머리뼈내에서 강제로 움직이면서 길고 돌출된 축삭돌기가 늘어난다. 전단력은 축삭을 찢어 광범위축삭손상을 일으킬 수 있다. 이러한 힘은 광범위하게 분산된 축삭돌기에 영향을 미치고 정보를 보내는 능력을 방해하여 신경 회로를 방해한다. 주어진 시간에 축삭 연결은 기능적 신경회로를 재확립하기 위해 다시 자랄 수 있다. 그러나 연결이 잘못되어 장기적인 기능적 결함을 초래할 수 있다.

반대쪽 충격 손상과 광범위축삭손상은 모두 흔들린 아이 증후군과 자동차 충돌의 전형적인 급속 감속으로 인한 부상에서 전형적으로 나타난다.

충격 부위의 내부 출혈은 신경조직을 압박한다. 부종과 뇌의 수분 흡수로 인한 부종은 머리뼈내압을 상승시켜 신경조직을 더욱 압박하여 추가적인 손상을 유발한다. 큰 우려는 부상 당시 진단되지 않은 경질막밑 또는 거미막밑공간으로의 출혈을 초래하는 부상이다. 머리에 타격을 받은 직후 피해자는 명석하고 정상적인 행동을 할 수 있다. 그러나 혈액 및 기타 액체가 뇌 조직 주변 및 내부에 축적됨에 따라 균형 문제, 조정 문제 및 감각 결핍과 같은 신경 징후가 나타날 수 있다. 결과적으로 증가된 머리뼈내압은 호흡, 심박수 및 혈압을 제어하는 뇌줄기 기능에 영향을 미치고 잠재적으로 사망을 유발할 수 있다. 따라서 모든 유형의 미리 손상이 있는 사람은 비정상적인 동공 반사, 불균형, 일관성 없는 언어 및 비정상적인 행동과 같은 신경학적 징후의 발생을 관찰해야 한다.

가벼운 뇌손상(뇌진탕)은 가장 흔한 유형의 뇌손상이다. 이러한 부상은 혼란, 방향 감각 상실, 기억 상실과 같은 정신 상태의 일시적인 변화를 일으킨다. 짧은 의식 상실이 발생할 수도 있고 발생하지 않을 수도 있다. 경미한 뇌손상의 증상으로는 두통, 현기증, 메스꺼움, 피로, 과민성 등이 있다. 중등도 뇌손상은 몇 분에서 몇 시간 동안의 의식상실로 정의된다. 중등도의 뇌 손상은 며칠 또는 몇 주 동안 지속될 수 있는 혼란을 야기한다. 신경성 장애는 장기간 지속되거나 영구적일 수 있는 신체적, 인지적, 행동적 손상을 초래한다. 심각한 뇌손상은 며칠, 몇 주 또는 몇 달 동안 지속되는 의식 상실 또는 혼수 상태를 초래한다.

모든 TBI의 약 75%는 스포츠 활동 중에 발생하는 대부분의 뇌 손상을 포함하여 경증으로 분류된다. 그러나 경미한 부상은 무시할 만한 부상이 아니다. 경미한 뇌손상은 종종 특히 경쟁적인 운동선수에 의해 무시될 수 있다.

신경조직은 경미한 부상 후 스스로 복구하는 데 최소 2주가 필요하다. 뇌가 치유되지 않으면 다른 충격으로 인해 추가 부상이 발생할 수 있다. 첫 번째 충격이 완전히 치유되기 전에 두 번째 충격이 발생하면 뇌가 너무 심하게 부어서 치명적일 수 있다. 이 상태를 2차 충격 증후군이라고 한다. 어느 쪽도 심각하지 않지만 두 번째 부상으로 인한 극심한 부기는 뇌줄기 기능을 변경할 수 있으며 부상의 누적 효과는 치명적인 결과를 초래할 수 있다.

반복적인 뇌손상은 결합되어 심각한 신경학적 결손을 유발한다. 연구에 따르면 반복적인 머리 부상을 입은 운동선수는 뇌진탕을 겪지 않은 사람보다 주의력, 기억력, 조직화 및 복잡한 문제 해결에 대한 테스트를 잘 수행하지 못한다.

머리 외상을 예방하는 것이 중요하다. 신체접촉이 있는 스포츠의 경우 운동선수의 머리 보호 장비와 머리 부상 후 언제 경기에 복귀해야 하는지에 관한 현명한 결정이 필수적이다.

알츠하이머병 Alzheimer's Disease

알츠하이머병은 뇌의 진행성 퇴행성 질환으로 궁극적으로 치매(인지 장애)를 초래한다. 65세 이상의 미국인 중 12%가 이 질환을 앓고 있으며, 85세 이상의 사람 중 최대 절반이 알츠하이머를 앓고 있다. 일반적으로 노인에게 나타나지만 알츠하이머병은 중년에 시작될 수 있다. 알츠하이머병에 걸린 사람들은 기억 상실(특히 최근 사건의 경우), 주의 집중 시간 단축, 우울증 및 방향 감각 상실을 포함하여 다양한 정신적 결함을 보인다. 이 질병은 수년에 걸쳐 악화되어 결국에는 대뇌겉질 손상이 너무 심해져 환자가 완전히 무력해지고 환경에 반응하거나 움직임을 제어할 수 없게 된다.

알츠하이머병은 기억과 사고와 관련된 모든 영역인 앞뇌바닥 및 대뇌겉질 연합영역의 구조적 변화로 시작된다. 질병이 진행됨에 따라 손상은 대뇌의 다른 영역으로 확산된다. 대뇌 이랑은 축소되고 심실은 확대되며 궁극적으로 많은 신경세포가 손실된다. 기능적 신경영상은 마루엽의 대뇌겉질에서 신경 활동의 큰 손실을 기록했다(**그림 12.31**).

질병의 원인은 불분명하다. 현미경으로 보면 알츠하이머 환자의 뇌 조직에는 신경세포 사이의 아밀로이드 플라크와 신경세포 내의 신경 섬유 엉킴을 볼 수 있다. 특징적인 플라크는 건강한 뇌의 모든 세포에서 발견되는 더 큰 아밀로이드 전구체 단백질의 구성요소인 아밀로이드 베타 단백질(A-베타)에서 형성된다. A-베타는 오랫동안 질병의 주요 원인으로 여겨져 왔다. 연접 활동을 감소시키고 신경세포 기능을 방해한다. 그러나 PET 스캔은 일부 건강한 뇌와 알츠하이머 환자의 뇌에서 A-베타 축적을 보여주었으며, 이는 이 질병에 A-베타 플라크보다 더 많은 것이 있음을 시사한다. 알츠하이머 발병의 다른 요인으로는 머리 외상이나 가벼운 뇌졸중으로 인한 신경세포에 대한 염증 및 스트레스의 영향이 연구되고 있다. 인구가 고령화되고 알츠하이머 환자의 수가 증가함에 따라 이 질병이 희생자, 간병인 및 사회 전반에 미치는 사회적, 경제적 영향은 점점 더 증가하고 있다.

정상 알츠하이머병

앞

그림 12.31 알츠하이머병의 뇌 활동 차이. 왼쪽은 정상인, 오른쪽은 알츠하이머병 환자의 PET 스캔. 빨간색과 노란색은 포도당 대사가 가장 높기 때문에 신경 활동이 높음을 나타낸다. 마루엽 겉질의 대사 결함은 알츠하이머 환자의 스캔에서 화살표로 표시된다.

12.5 전 생애 동안의 중추신경계통

THE CENTRAL NERVOUS SYSTEM THROUGHOUT LIFE

학습 성과 

- 선천성 장애인 뇌없음증, 뇌성마비, 척추갈림증의 원인과 결과를 기술할 수 있다.
- 노화가 뇌구조에 미치는 영향을 설명할 수 있다.

12.5a 배아 발달과 선천적 장애

Embryonic Development and Congenital Conditions

발생 첫 달에 형성된 뇌와 척수는 태아기 내내 계속 성장하고 성숙한다. 많은 선천적 기형이 이 기간 동안 발생하며 가장 심각한 것은 선천성 수두증, 신경관 결손 및 뇌성마비이다.

신경관 결손은 신경관 폐쇄의 지연으로 인해 발생한다(그림 2.7). 뇌없음증("뇌가 없는")으로 알려진 신경관 결함은 신경관의 입부분이 닫혀 완전한 뇌를 형성하지 못하여 발생한다. 결과적으로 대뇌와 소뇌는 발생하지 않는다. 뇌줄기와 바닥핵(신경절)의 흔적만 형성된다. 뇌없음증 신생아는 완전히 식물인간이며 일반적으로 정의되는 의식 활동이 없다. 출생 직후에 죽는다. 신생아 5000명 중 약 1명이 뇌없음증이다.

척추갈림증("갈래 척추")은 다양한 신경관 결손을 포함한다. 이러한 결함은 신경관의 꼬리 부분이 닫히지 않거나 뼈의 척추활이 불완전하게 형성되어(척추판 부재) 발생한다. 척수와 수막 형성의 지연은 뼈 척추판의 형성을 막는다. 매우 지연된 경우에는 신경고랑이 닫히지 않고 기능도 하지 않지만 대부분의 경우 완전한 척수가 형성된 이후 손상된다. 신생아 2,500명 중 약 1명은 척추갈림증이 있으며 결손은 허리엉치 부위에서 가장 흔하다.

가장 흔한 변종인 **낭성 척추갈림증**에서 척수 주변의 수막은 유아의 척추에서 등쪽으로 돌출된 **수막탈출**이라고 하는 주머니 모양의 낭종으로 확장된다. 척수가 낭종의 등쪽 부분으로 이동하면 "수막 주머니에 있는 척수"인 **수막척수탈출**이라고 한다(그림 12.32). 낭종의 벽이 얇기 때문에 주변 양수의 요소와 같은 자극 물질이 벽을 통과하여 태아 기간 동안 척수에 손상을 줄 수 있으며, 출생 후 육체적인 충격과 감염이 발생할 수 있다. 일반적으로 이 결함이 있는 어린이는 작은 뒤머리뼈우묵을 가지고 있어 숨뇌와 소뇌의 일부가 머리뼈 큰구멍으로 확장되어 뇌실을 수축시키고 수두증을 유발한다. 즉각적인 외과적 개입은 수두증을 완화할 수 있으며 때때로 마비를 예방할 수 있다.

척추갈림증이 있는 아기는 좁은 산도를 통과하는 동안 수막탈출의 압박과 척수 손상을 방지하기 위해 제왕절개로 분만해야 한다. 물론 제왕절개 분만을 계획하려면 태아 초음파 검사나 임신 중기 전에 시행하는 산모 혈청 알파태아단백(AFP) 검사를 통해 척추갈림증을 진단해야 한다. 산모 식사에서 비타민 B 엽산의 부적절한 양은 발생 중인 태아에서 신경관 결손의 위험을 증가시킨다. 이 비타민의 보충 형태인 엽산은 이제 미국에서 판매되는 모든 빵, 밀가루 및 파스타 제품에 첨가된다. 1998년에 이러한 제품의 엽산 강화가 의무화된 이후로 신경관 결손의 유병률은 27% 감소했다.

뇌성마비로 알려진 선천적 장애는 수의근이 제대로 제어되지 않거나 마비되는 중추신경계 장애이다. 이러한 장애는 대뇌겉질 손상으로 유발되지만 드물게 소뇌나 바닥핵(신경절)의 손상으로 인해 발생하기도 한다. 태반의 감염 및 출생 중 외상과 같은 태아 뇌로의 혈액 공급을 방해하는 기타 요인은 뇌성 마비를 유발할 수 있다. 경련성 마비, 언어 장애 및 기타 운동 장애 외에도 발작, 정신 지체, 난청 및 시각 장애가 나타날 수 있다. 뇌성마비는 어린이가 걷지 못하는 가장 큰 원인이다. 만삭 출생 1000명 중 2명꼴로 발생하며 미숙아에서 70배 더 자주 발생한다.

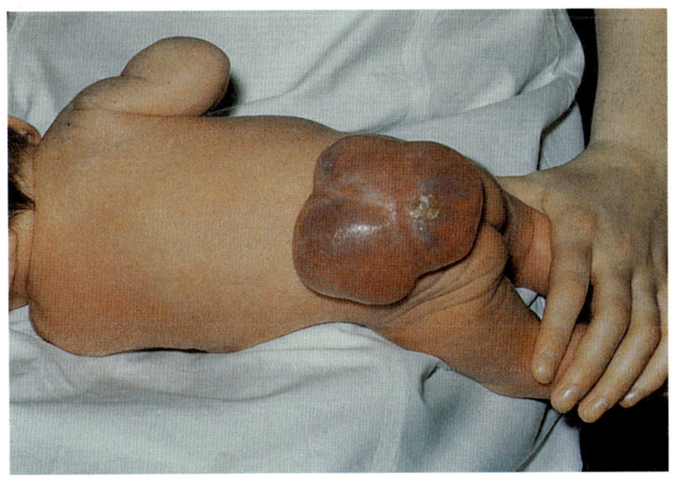

그림 12.32 허리에 척수수막탈출이 있는 신생아.

12.5b 뇌의 출생 후 변화 Postnatal Changes in the Brain

출생 후 정상적인 뇌의 다른 부분은 다른 시기에 발생을 완료하고 성장하는 아기의 뇌에서 만들어진 신경 연결은 경험에 의해 강하게 형성된다. PET 스캔은 5일 된 아기의 시상과 몸감각겉질은 활성화되어 있지만 시각겉질은 그렇지 않다는 것을 보여준다. 이 발견은 이 연령의 영아가 촉각에 반응하지만 시력이 좋지 않다는 관찰을 뒷받침한다. 11주가 되면 더 많은 겉질이 활성화되고 아기는 물건을 만질 수 있다. 8개월이 되면 겉질이 매우 활성화된다. 아이는 자신이 보는 것을 생각하고 기억할 수 있으며 언어의 소리를 이해하기 시작한다. 생후 10~18개월에 이마앞엽이 둘레계통과 통신하기 시작하여 아동이 정서적 충동을 제어하기 시작할 수 있다. 신경계의 성숙은 어린 시절을 통해 계속되며 축삭은 점차 수초화가 진행되고 두꺼워진다.

어린 두뇌의 뛰어난 유연성에도 불구하고 학습이 더 이상 가능하지 않은 결정적인 시기가 있다. 예를 들어, 아무도 5세 이후에 모국어를 배운 적이 없으며, 아동기 학대는 이마엽의 성숙을 너무 크게 지연시켜 정상적인 인지기능이 달성되지 않을 수 있다. 최근 연구에 따르면 이러한 결정적인 시기는 이전에 믿었던 것만큼 경직되지 않아서 발달지연 아동에게 희망을 주고 있다.

이전에는 뇌의 회로가 아동기 후반에 완전히 형성되는 것으로 생각되었지만 새로운 연구 결과에 따르면 이러한 성숙은 20대 초반이 될 때까지 완료되지 않는다. 십대의 경우 "이성적" 이마엽이 조직화되는 시기에 성호르몬의 영향으로 인해 "감정적" 둘레계통 구조가 더 빠르게 발달한다. 이것은 일부 십대들이 위험하고 스릴을 추구하는 행동에 대해 현명한 판단을 포기하는 이유를 설명할 수 있다.

뇌는 젊은 성인이 되면 최대 무게에 도달하지만 나이가 들면서 줄어들고 인지 능력이 서서히 감소한다. 전통적으로 이러한 감소는 신경세포의 죽음 때문이라고 생각되었지만, 이제 개선된 기술을 통해 적어도 대뇌겉질과 해마에서는 신경세포의 수가 노화에 따라 감소하지 않는다는 것이 증명되었다. 나이가 들면서 뇌 기능이 저하되는 이유는 신경 회로의 변화나 연접에서 방출되는 신경전달물질의 양이 감소하기 때문일 수 있다. 연구에 따르면 노인은 대뇌겉질의 더 많은 영역을 사용하여 이러한 감소를 보상하며 정신적으로 활동적인 상태를 유지하면 뇌 수축 속도를 늦출 수 있다. 마지막으로, 맥락얼기는 노년기에 석회화되어 노년기에 뇌척수액 생성을 크게 감소시킨다.

이해 수준 체크하기

□ **30.** 뇌졸중을 앓은 사람들은 일반적으로 손상된 뇌조직의 반대쪽에 기능적 결함이 있다. CNS의 오름 및 내림신경로에 대한 지식과 관련하여 이것을 설명한다.

□ **31.** 신생아에서 대뇌겉질의 어느 영역이 활성화되는가? 겉질의 어느 부분이 성인기 초기까지 완전히 발달하지 않는가?

요약 Chapter Summary

12.1 뇌 THE BRAIN

1. 뇌는 수의적 및 불수의적 운동을 시작하고, 감각자극을 해석하고 통합하며, 의식과 인지 기능을 책임지고 있다. 뇌는 기본적인 생명을 유지하는 활동을 조절하고, 뇌신경을 통해 머리부위의 신경지배에 관여한다.

12.1a 뇌의 발생 Embryonic Development of the Brain

2. 뇌는 배아기 신경관의 위쪽에서 발생한다. 5주 무렵, 원시적인 앞뇌는 끝뇌와 사이뇌로 변하고, 원시적인 중간뇌는 중간뇌로 변하며, 원시적인 뒤뇌는 뒤뇌와 숨뇌로 변한다. 출생 후 발생은 계속되어 끝뇌는 대뇌로 변하고, 중간뇌는 뇌줄기의 중간뇌 부분으로 변하며 뒤뇌는 뇌줄기의 다리뇌와 소뇌로 변하고 숨뇌는 뇌줄기의 숨뇌 부분으로 변한다.
3. 대뇌반구는 매우 빨리 성장하여 사이뇌와 뇌줄기의 위쪽을 감싼다. 팽창한 대뇌반구의 표면은 주름이 잡히기 시작하여 고랑과 이랑을 형성한다.

12.1b 뇌의 기본적인 부분과 구성 Basic Parts and Organization of the Brain

4. 뇌는 크게 대뇌, 사이뇌, 뇌줄기(중간뇌, 다리뇌, 숨뇌) 및 소뇌로 구별된다.
5. 뇌줄기와 사이뇌는 바깥쪽이 백색질, 안쪽이 회색질로 구성되며, 대뇌와 소뇌는 이 두 층의 바깥쪽에 회색질인 겉질이 더 존재한다.
6. 두 개의 가쪽뇌실이 대뇌반구에 있고, 사이뇌에 셋째뇌실이 있다. 중간뇌에 중간뇌수도관이 있으며, 뇌줄기인 다리뇌와 숨뇌 속에 넷째뇌실이 있다.

12.1c 뇌줄기 The Brain Stem

7. 숨뇌에는 피라밋로에 의해 형성된 피라밋과 피라밋교차가 있다. 올리브에는 소뇌와 연결되는 중계핵이 있다. 쐐기핵과 얇은다발핵은 분별감각 자극을 시상에 중계한다. 8번~12번 뇌신경의 핵이 넷째뇌실 근처에 위치한다. 숨뇌에 있는 그물체에서 호흡, 심장박동, 혈압과 여러 내장기관을 조절한다.
8. 다리뇌의 앞쪽에는 피라밋로와 소뇌에 투사하는 다리뇌핵이 위치한다. 다섯째에서 일곱째 뇌신경핵이 넷째뇌실 근처에 위치한다.
9. 중간뇌는 중간뇌덮개와 대뇌섬유다리 속의 피라밋로를 함유한 한 쌍의 대뇌다리로 구성된다. 중간뇌덮개에서 위둔덕은 시각반사를, 아래둔덕은 청각반사를 조절한다. 적색핵과 흑색질은 운동기능에 관여한다. 수도관주위회색질은 공포 반응을 유발한다. 중간뇌는 셋째와 넷째 뇌신경의 핵이 있어서 눈의 운동을 조절한다.

12.1d 소뇌 The Cerebellum

10. 소뇌는 몸 움직임을 부드럽고 조화롭게 하고 평형을 유지하고 자세를 잡도록 돕는다. 소뇌반구와 소뇌벌레로 구성된 소뇌는 가로방향의 틈새에 의해 앞엽, 뒤엽과 타래결절엽으로 구별된다. 소뇌의 표면에는 잎사귀 모양인 소뇌이랑과 틈새들이 많다.
11. 얕은 층에서 깊은 층으로 가면서, 소뇌는 겉질, 소뇌나무와 깊은소뇌핵으로 구성된다.
12. 소뇌겉질은 현재 몸운동에 대한 감각정보를 받아들인 다음 운동이 제대로 이루어지는지를 점검한다. 이러한 방식으로 소뇌는 대뇌와 끊임없이 소통하여 정확한 수의적 운동을 조율한다.
13. 소뇌는 소뇌를 거쳐가는 정보들이 이동시키는 신경섬유에 의해 형성된 위·중간·아래소뇌다리를 통해 뇌줄기와 연결된다. 소뇌로 오는 정보는 모두 같은쪽에서 비롯된 것이다.

12.1e 사이뇌 The Diencephalon

14. 시상, 시상하부와 시상상부로 구성된 사이뇌는 셋째뇌실을 감싼다.
15. 달걀 모양인 시상은 한 쌍이며 뇌핵 무리로 구성되며 대뇌겉질로 가는 관문이다. 시상은 후각을 제외한 모든 감각 자극을 중계하는 역할을 하며, 전달된 신호를 감각겉질에 절단하고 대뇌겉질과 소통하는 뇌 부분에 자극을 전달한다.
16. 뇌핵들로 구성된 시상하부는 내장기관을 조절하는 데 중요한 역할을 한다. 또한 시상하부는 수면주기, 배고픔, 갈증, 체온, 자율신경계통, 뇌하수체의 분비를 조절하고 감정과 행동을 조절하는 데에도 관여한다.
17. 시상상부는 솔방울샘을 포함한다. 솔방울샘은 멜라토닌을 분비하여 수면주기 중에서 수면 단계를 유발하는 데 영향을 준다.

12.1f 대뇌 The Cerebrum

18. 대뇌를 구성하는 두 개의 대뇌반구의 표면에는 고랑, 이랑과 틈새가 있다. 대뇌반구에는 이마엽, 마루엽, 뒤통수엽, 관자엽과 대뇌섬 등 다섯 개의 엽이 있다.
19. 대뇌겉질은 의식적 감각지각, 운동의 시작과 생각하는 것과 관련된 기능을 수행한다. 여섯 층으로 이루어진 대뇌겉질은 브로드만과 다른 연구자들에 의해 연구되었다.
20. 대뇌겉질은 기능적으로 세 영역으로 나뉜다. 마루엽, 뒤통수엽과 관자엽에 위치한 감각영역은 일차몸감각겉질, 일차시각겉질, 일차청각겉질, 미각겉질, 평형겉질과 후각겉질이다. 각각의 감각연합영역은 일차감각겉질 바로 곁에 있다. 이마엽에 있는 운동영역은 일차운동겉질, 운동앞겉질, 이마엽눈운동영역과 언어를 담당하는 브로카영역이다.
21. 대뇌반구로 전달되는 감각과 대뇌반구에서 시작된 운동명령은 반대쪽 몸과 관련된다. 일차몸감각겉질과 일차운동겉질 위에 담당하고 있는 몸을 지도처럼 표현하면 감각소인도와 운동소인도를 작성할 수 있다.
22. 일차운동겉질에서 시작된 피라밋로는 뇌줄기를 거쳐 내려와서 척수로 전달된다. 척수에는 숙련된 수의 운동을 수행하는 운동 신경세포가 존재한다.
23. 복합연합영역은 마루엽, 관자엽과 이마엽에 존재한다. 이 영역은 과거의 경험과 새롭게 받아들인 감각을 조절하여 운동 반응을 계획한다. 고차원적인 시각 및 청각 정보의 처리는 관자엽(물체를 인지하고 소리를 분별하는 배쪽흐름)과 뒤마루엽(공간 관련성과 소리의 위치를 분별하는 등쪽흐름)이 담당한다. 언어 영역은 왼쪽 대뇌반구의 가쪽고랑에서 담당한다.
24. 대부분의 사람에서 왼쪽 대뇌반구는 언어와 수학 능력을 우성으로 담당하며 오른쪽 대뇌반구는 시각-공간 감각과 창조적인 활동을 우성으로 담당한다.
25. 대뇌백색질에는 대뇌반구를 서로 연결하는 교차섬유, 대뇌반구의 서로 다른 겉질을 연결하는 연합섬유와 뇌줄기와 척수와 서로 연결되는 투사섬유가 있다.
26. 바닥핵은 대뇌의 회색질 깊은 곳에 있는 성분 중 하나이다. 바닥핵의 구조는 꼬리핵, 조가비핵과 창백핵을 포함한다. 기능적으로 바닥핵은 대뇌의 운동겉질과 협동하여 복잡한 운동을 조절한다.
27. 시상하부의 앞쪽과 등쪽에 위치한 앞뇌바닥핵은 각성, 학습, 기억 및 운동조절에 관여하는 앞뇌바닥핵-아세틸콜린계통을 형성한다.

12.1g 뇌의 기능적 계통 Functional Brain Systems

28. 둘레계통은 대뇌반구의 안쪽면과 사이뇌에 위치한다. 둘레계통은 뇌에서 '감정-내장'을 통합하는 기능을 하며 기억을 저장하거나 저장된 기억을 떠올리는 작용을 한다. 띠이랑은 감정에 대한 행동 반응을 조절하고, 해마는 기억을 강화하며, 편도체는 두려움에 대한 반응을 조절한다.

29. 그물체는 뇌줄기에 길게 분포하고 있는 미만성 뇌핵을 포함한다. 그물체활성계는 대뇌겉질의 의식 수준과 내림 운동신경로인 그물체척수로를 지탱하여 자세를 유지하는 근육에 영향을 끼치며, 근육의 긴장도를 감소시키고, 내장운동 기능에 영향을 끼친다.

12.1h 뇌의 보호 Protection of the Brain

30. 세 층의 뇌척수막이 척수와 뇌를 연속적으로 감싼다. 뇌를 감싸고 있는 경막이 속으로 돌출하여 뇌를 머리뼈에 잘 고정시키는 칸막(대뇌낫, 소뇌낫, 소뇌천막)을 형성한다.

31. 뇌척수액은 뇌실의 천장에 있는 맥락얼기에 있는 혈장에서부터 만들어진다. 뇌척수액은 뇌실, 거미막밑공간을 순환하여 위시상정맥굴에 있는 거미막과립을 거쳐 혈액으로 돌아간다.

32. 혈액뇌장벽은 별아교세포, 뇌혈관의 모세혈관 사이(상피세포 사이에 완전한 치밀결합이 존재)에 있으면서 물질을 선별적으로 이동시킨다. 혈액뇌장벽은 물, 산소, 영양소와 지용성 물질이 신경세포로 들어가게 하지만 독성물질이 유입되는 것을 예방한다.

12.2 척수 THE SPINAL CORD

33. 척수에서 시작된 척수신경은 목, 팔다리와 몸통을 지배한다. 척수는 반사의 중심이며 뇌와 연결되는 신경로를 포함하고 있다. 척수는 큰구멍에서 시작하여 1번째 또는 2번째 허리뼈 높이까지 위치한다. 척수의 끝부분을 척수원뿔이라고 한다.

34. 31쌍의 척수신경의 뿌리가 척수와 연결된다. 신경다발의 아래쪽 부분은 말꼬리처럼 생겨서 말총이라고 한다. 척수에는 팔과 다리를 지배하는 부분이 보다 커진 구조를 지녀서 목과 허리부분에 팽대가 있다.

12.2a 척수의 백색질 White Matter of the Spinal Cord

35. 척수의 백색질은 뒤·가쪽·앞섬유단으로 나뉘며, 이 섬유단에는 오름신경로와 내림신경로가 들어 있다.

12.2b 척수의 회색질과 척수뿌리 Gray Matter of the Spinal Cord and Spinal Roots

36. 알파벳 H를 닮아 있는 척수의 회색질에는 운동신경세포를 함유하는 두 개의 앞뿔과 사이신경세포를 함유하는 두 개의 뒤뿔이 있다. 뒤뿔은 몸감각영역과 내장감각영역으로 나뉘고 앞뿔은 몸운동영역과 내장운동영역으로 나뉜다.

37. 척수신경의 뿌리인 앞뿌리와 뒤뿌리는 척수와 연결된 말초신경계통의 구조물이다.

12.2c 척수의 보호 Protection of the Spinal Cord

38. 세 층의 뇌척수막이 뇌와 척수를 보호하고 있으며, 가장 바깥에서부터 경막, 거미막 및 혈관이 풍부한 연막으로 구성된다.

39. 뇌척수액은 중추신경계통에 부력을 제공하여 충격으로부터 보호하며, 거미막밑공간, 뇌실, 뇌와 척수에 있는 가운데 공간을 채운다.

12.3 중추신경계통의 감각신경로와 운동신경로 SENSORY AND MOTOR PATHWAYS IN THE CENTRAL NERVOUS SYSTEM

12.3a 오름신경로 Ascending Pathways

40. 척수의 섬유단에 위치한 오름신경로는 말초에서 뇌로 감각을 전달하는 역할을 한다. 오름신경로는 소뇌로 전달되는 척수소뇌로(고유감각)와 몸감각겉질로 전달되는 뒤기둥-안쪽섬유띠로(분별감각과 고유감각)와 척수시상로(통증, 온도감각, 비분별감각) 등 세 개의 경로가 있다.

12.3b 내림신경로 Descending Pathways

41. 척수의 섬유단에 위치한 내림신경로는 뇌를 몸에 있는 근육과 연결시키는 운동 기능을 담당한다. 내림신경로는 숙련된 수의적 운동을 조절하는 피라밋로(겉질척수로)와 무의식적이며, 거칠고, 자세 유지와 관련된 몸운동을 조절하는 피라밋바깥길로 구성된다.

12.4 중추신경계통의 질환 DISORDERS OF THE CENTRAL NERVOUS SYSTEM

12.4a 척수 손상 Spinal Cord Damage

42. 척수의 절단, 찢김 또는 으깸은 손상 부위 아래쪽의 자발적인 움직임과 감각을 영구적으로 제거한다.

12.4b 뇌 기능 장애 Brain Dysfunction

43. 머리에 타격을 가하면 뇌진탕이 발생할 수 있다. 이러한 손상은 머리뼈 내 출혈과 뇌의 부종으로 인해 악화될 수 있다.

44. 뇌혈관 장애(뇌졸중)는 뇌 조직으로 가는 혈관이 막히거나 뇌로 가는 혈류가 차단되어 조직이 괴사할 때 발생한다.

45. 알츠하이머병은 대뇌겉질과 해마에 영향을 미치는 퇴행성 뇌질환이다. 정신 기능은 점진적으로 감소한다.

12.5 전 생애 동안의 중추신경계통 THE CENTRAL NERVOUS SYSTEM THROUGHOUT LIFE

46. 뇌와 관련된 선천적 결함에는 선천성 수두증, 신경관 결함(무뇌증, 척추갈림증), 뇌성마비가 있다. 척추갈림증은 수막탈출 또는 수막척수탈출 낭종과 관련이 있다.

47. 뇌는 어린 시절에 많은 신경 연결을 형성하며, 모두 어린 시절의 경험을 기반으로 한다. 뇌의 성장은 청년기에 멈추고 인지 기능은 나이가 들면서 천천히 감소한다.

13 말초신경계통

The Peripheral Nervous System

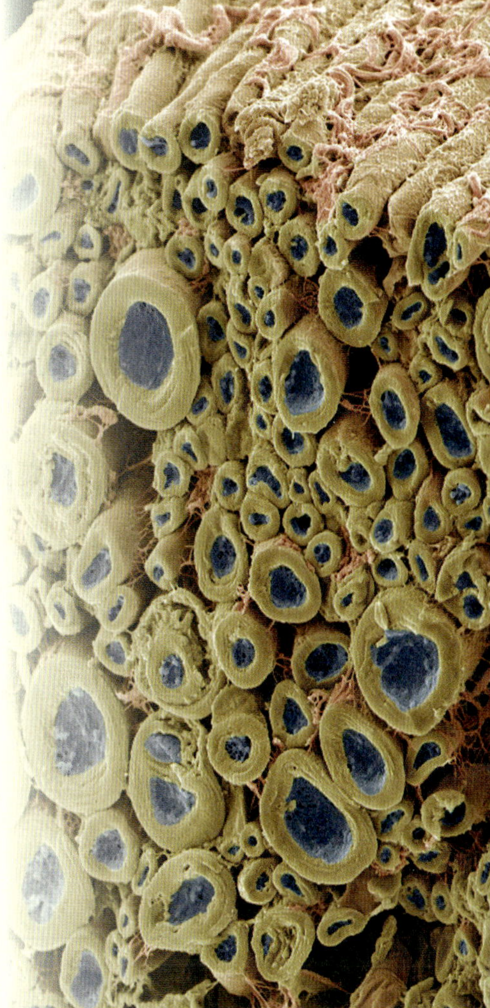

▲ 인간의 말초신경계통의 말이집축삭 및 이와 관련된 결합조직(TEM)

기억해야 할 어근 Roots to Remember

axilla = armpit (겨드랑)
baro = pressure (압력)
cutane = skin (피부)
esthesi = sensation (감각)
extern = outside (바깥)
fusi = spindle (방추)
glosso = tongue (혀)
herpes = creeping (기는)
noci = harm (피해)
osmi = a smell, odor (냄새)
peripher = outer surface (바깥쪽 표면)
phren = diaphragm (가로막)
plex, plexus = interwoven (짜여진)
propri = one's own (고유의, 자신의)
pudenda = shameful (부끄러운)
ramus = branch (가지)
sciatic = of the hip (엉덩이의)
therm = heat (열)
vag = wondering (궁금한)
vestibul = a porch (현관)

위에 열거한 어근을 기초로 하여, 다음 용어의 의미를 설명하시오.

1. **cervical plexus** (목신경얼기)
2. **brachial plexus** (팔신경얼기)
3. **axillary nerve** (겨드랑신경)
4. **sciatic nerve** (궁둥신경)
5. **phrenic nerve** (가로막신경)
6. **obturator nerve** (폐쇄신경)
7. **common fibular nerve** (온종아리신경)
8. **posterior femoral cutaneous nerve** (뒤넙다리피부신경)
9. **hypoglossal nerve** (혀밑신경)
10. **ulnar nerve** (자신경)

정답은 해답부록을 참조하시오.

외부 세계에 대한 감각과 운동의 연결이 없다면 인간의 두뇌의 복잡성은 쓸모가 없었을 것이다. 우리의 정신은 환경으로부터의 감각 정보의 지속적인 흐름에 따라 달라진다. 눈을 가린 자원자들이 따뜻한 물탱크(감각이 상실된 탱크)에 떠 있게 되었을 때, 그들은 환각을 느끼기 시작했다. 한 사람은 분홍색과 자주색 코끼리를 보았고, 또 다른 사람은 합창 소리를 들었으며, 다른 사람은 미각의 환각을 느꼈다. 정상적인 감각은 또한 CNS에서 보낸 운동 지시를 이행할 수 있는 능력에 달려 있다. 많은 척수손상 환자는 이동할 수 없거나 자신이 필요한 것을 스스로 해결할 수 없는 존재임을 깨닫고 절망한다. 뇌와 척수의 바깥쪽에 위치한 신경계통인 **말초신경계통**(PNS)은 몸과 외부 세계를 연결해준다.

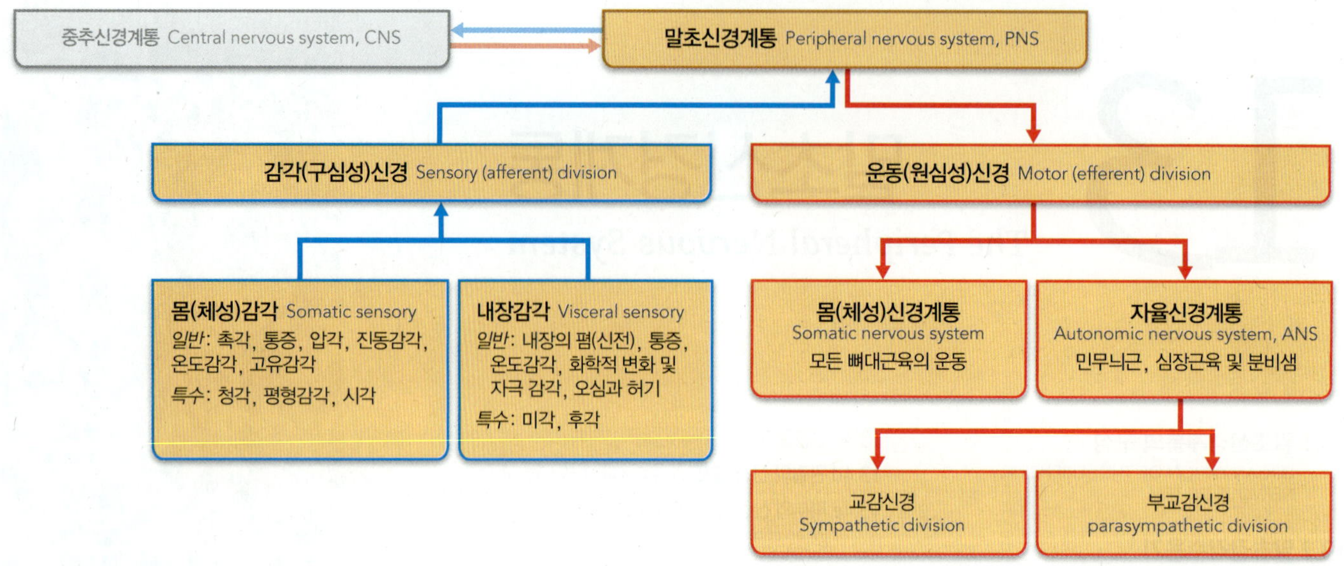

그림 13.1 말초신경계통(PNS)의 구조적 조직도.

13.1 말초신경계통의 구성

ORGANIZATION OF THE PERIPHERAL NERVOUS SYSTEM

학습 성과

- 말초신경계통의 개요를 설명할 수 있다.
- 말초신경계통의 구조적 구성요소를 설명할 수 있다.

인체의 전신에 분포된 신경을 통하여 중추신경으로 정보가 수용되고 행동이 시작된다. 말초신경계통은 기능적으로 감각신경과 운동신경으로 나뉜다(**그림 13.1**, 11장 참조). 말초신경계통의 감각신경과 운동신경은 *몸*(체성, somatic)과 *내장*(visceral)으로 다시 분류된다. 또한 감각은 *일반감각*(general)과 *특수감각*(special)으로 구분된다. 말초신경계통에서 내장운동 요소는 *자율신경계통*(autonomic nervous system, ANS)이라 한다. 자율신경계통은 *교감신경*(sympathetic nerve)과 *부교감신경*(parasympathetic nerve)으로 나뉜다(14장 참조).

이러한 기능적 구조, 즉 각 양식(몸감각, 내장감각, 몸운동, 내장운동)의 신경자극을 반영하는 말초신경계통의 구조를 이해하는 것이 중요하다. 다음은 말초신경계통의 구조이다.

- **감각수용기**(Sensory receptor). 감각수용기는 인체 내부와 외부로부터의 자극(환경 변화)을 받아들여 감각신경 축삭(sensory axon) 말단으로 신호를 전달한다. 감각신경 일반감각에 대한 감각수용기는 이 장에서 설명하고 있다. 특수한 감각수용기 세포를 통한 특수감각은 15장 특수감각에서 설명한다.
- **신경**(Nerve)과 **신경절**(Ganglion). 신경은 말초에 있는 축삭의 다발이며, 신경절은 감각신경의 세포체와 같이 말초에 있는 신경세포체의 집단이다(11장). 대부분의 신경은 감각신경과 운동신경의 축삭을 포함하고 있어 *혼합신경*(mixed nerve)이다. 뇌에 접하고 있는 몇몇 뇌신경은 감각의 기능만 하거나 운동의 기능만 가지기도 한다. 이 장에서는 *뇌신경*과 *척수신경*의 몸 기능에 초점을 두고 있다. 내장의 신경 분포는 14장 자율신경계통에서 논의할 것이다.
- **운동종말판**(Motor ending). 운동종말판은 근육과 샘(선, gland)과 같은 효과기 기관에 분포하는 운동신경 축삭의 말단이다. 근육과 샘에 분포한 운동종말판은 9장 뼈대근육의 신경 분포, 18장 심장근육의 신경 분포, 22장 민무늬근육과 샘의 신경 분포에서 설명한다.

이해 수준 체크하기

□ 1. 일반 몸감각의 종류의 예를 두 가지 나열하라. 특수내장감각의 예를 하나 나열한다(필요 시 표 11.1 참조).

□ 2. 모든 신경이 감각과 운동신경섬유를 같이 포함하고 있는가?

13.2 말초감각수용기

PERIPHERAL SENSORY RECEPTORS

학습 성과 

- 말초감각수용기를 인체의 위치, 감각 및 구조에 따라 분류할 수 있다.

말초감각수용기(peripheral sensory receptor)들은 감각자극을 받아들여 감각신경의 축삭에 신호를 전하는 구조물이다. 대부분의 수용기는 (1) *감각신경의 자유신경종말*(free nerve ending of sensory nerve), (2) 감각신경세포에 감각정보를 전달하는 특수한 상피세포나 작은 신경세포인 *수용기세포*(receptor cell)로 분류된다. 자유신경종말은 일반감각정보(촉각, 통증, 압각, 온도감각, 고유감각)를 받아들이며, 특수한 수용기 세포는 특수감각정보(미각, 시각, 청각, 평형감각)를 받아들인다.

감각수용기는 구조와 기능에 따라 분류된다.

13.2a 기능적 분류 Functional Classification

기능적 분류에 따른 수용기들은 위치와 감지하는 자극의 형태에 따라 분류된다.

수용기 위치 Location of Receptors

감각수용기는 내적 환경과 외적 환경을 모두 감시하며, 인체에서의 위치나 반응하는 자극의 위치에 따라 구분한다.

- **바깥수용기**(외수용기, exteroceptor). 인체 외부에서 발생하는 자극에 민감하다. 대부분의 바깥수용기는 인체 표면이나 그 가까이에 위치한다. 촉각, 압각, 통각, 온도감각 수용기와 대부분의 특수감각수용기가 이에 속한다.
- **속수용기**(내수용기, interoceptor). *내장수용기*(visceroce-ptor)라고도 불리며, 소화관, 방광, 허파와 같은 내장기관의 자극을 받아들인다. 서로 다른 속수용기는 화학적 농도의 변화, 미각 자극, 조직의 신장, 온도와 같은 다양한 자극을 감지한다. 이들의 활성화는 내장 통증, 오심, 허기 또는 포만감을 느끼도록 한다.
- **고유감각수용기**(proprioceptor). 뼈대근육, 힘줄, 관절, 인대와 같은 뼈대근육기관에 위치한다. 고유감각수용기는 운동기관(locomotory organ)의 신장된 정도를 감시하고 인체의 움직임을 중추신경계통으로 전달한다.

자극의 형태 Stimulus Type

감각수용기는 많은 형태의 자극을 감시한다. 감각수용기를 활성화시키는 자극의 형태에 따라 분류한다.

- **기계수용기**(Mechanoreceptor). 촉각, 압각, 신장, 진동, 가려움과 같은 기계적인 힘에 반응한다. 기계수용기의 한 종류로 **압력감각수용기**(baroreceptor)는 혈압을 감시한다.
- **온도수용기**(Thermoreceptor). 온도 변화에 반응한다.
- **화학수용기**(Chemoreceptor). 액체 내의 화학물질(맛이나 냄새 나는 분자들)과 혈중 화학물질의 변화에 반응한다.
- **광수용기**(Photoreceptor). 눈에서 빛에 대해 반응한다.
- **통각수용기**(Nociceptor). 통증과 같은 유해 자극에 반응한다.

13.2b 구조적 분류 Structural Classification

특수감각은 15장에서 논의되므로 이 장에서는 **일반감각수용기**(general sensory receptor)에 대해 논의한다. 광범위하게 분포된 수용기들은 촉각, 압각, 진동, 신장, 통각, 온도감각 및 고유감각을 감시하는 감각신경의 신경종말이다. 구조적으로 감각수용기는 두 가지 그룹으로 나뉘며(표 13.1), (1) *자유*신경종말(free nerve ending) (2) 결합조직으로 싸여진 *피막*신경종말(encapsulated nerve ending)이다.

일반감각수용기를 학습하다 보면 구조적 형태와 자극 사이에 일대일로 대응하는 것이 아니라 하나의 감각수용기가 몇 가지 다른 종류의 자극에도 반응할 수 있음을 알 수 있다.

자유신경종말 Free Nerve Endings

감각신경의 **자유신경종말**은 거의 모든 조직에 분포하고 있으며, 특히 상피와 상피 아래의 결합조직에 풍부하다(그림 13.2). 이 수용기들은 통증과 온도감각에 반응하는 통각수용기와 온도수용기에서 볼 수 있다. 자유신경종말은 기능적으로 구심성 감각을 감시하는 점이 특징이며 *정서적*으로 반응하도록 한다. 인간은 통증에 대해 정서적으로 반응한다!

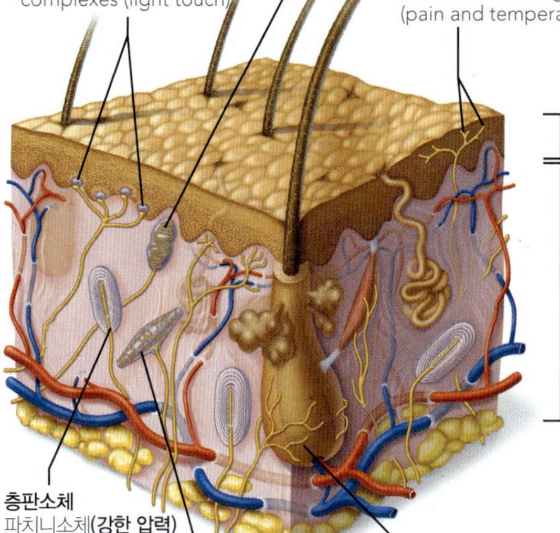

그림 13.2 자유신경종말과 피막으로 둘러싸인 일반감각수용기의 구조. 촉각소체는 털이 있는 피부에서 흔히 관찰되는 것은 아니나 여기에서는 피부의 구조 그림을 위하여 포함시켰다.

가려움 수용체는 진피의 자유신경종말로 구성된다. 이 수용체는 얇은 직경 때문에 1997년까지 발견되지 않았다. 가려움이 별개의 감각이라기 보다는 가벼운 통증 정도로 인식하고 있던 과학자들을 놀라게 한 발견이었다. 가려움 수용체는 염증 부위에 존재하는 히스타민과 같은 화학물질에 의해 활성화된다.

상피 촉각세포(epithelial tactile complex, Merkel disc)는 피부의 표피에 있으며 감각 신경 종말이 분포한 원반 모양의 촉각 상피세포로 구성된다. 이는 가벼운 촉각에 **천천히 적응하는 기계수용기**(mechanoreceptor)로 오랜 시간 연속되는 자극에도 반응을 지속하여 활동 전압을 보낸다. **털주머니수용기**(hair follicle receptor)는 털주머니를 둘러싸고 있는 자유신경종말로 머리털의 움직임과 같은 가벼운 촉각을 감지하는 기계수용기이다. 이는 **빠르게 적응**하는 특징을 나타내며, 자극이 남아 있어도 감각은 사라진다. 모기가 팔에 앉을 때 가려운 감각은 털주머니수용기 때문이다.

피막신경종말 Encapsulated Nerve Endings

모든 피막신경종말은 결합조직성 피막으로 둘러싸인 하나 또는 그 이상의 감각신경섬유의 종말로 구성된다. 이는 모두 기계수용기로 피막

표 13.1 일반감각수용기의 구조적 기능적 분류

구조적 분류	그림	기능적 분류 위치 Location (L) 자극 형태 Stimulus (S)	인체의 위치
자유신경종말 **Free nerve endings** 감각신경세포의 자유신경종말	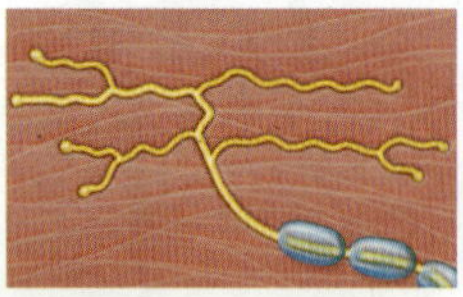	L: 바깥수용기, 내부자극수용기, 고유감각수용기 S: 통각수용기(통증), 온도수용기(열, 냉), 기계수용기(압력), 화학수용기	대부분의 인체 조직, 치밀결합조직(인대, 힘줄, 관절주머니, 뼈막)과 상피(표피, 각막, 점막, 샘)
변형된 자유신경종말: 상피 촉각세포 (Merkel disc)	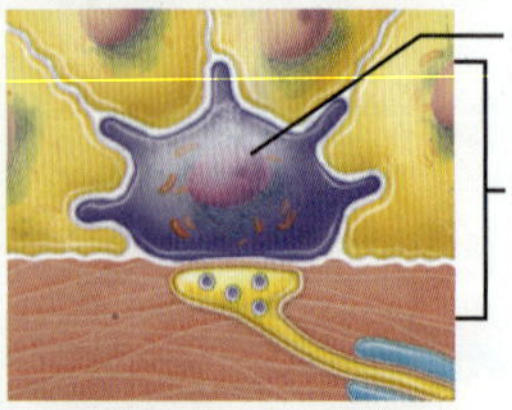 촉각세포 Tactile cell 촉각원반 Tactile disc	L: 바깥수용기 S: 기계수용기(가벼운 압력)	표피
털주머니 수용기 (Hair follicle receptor)	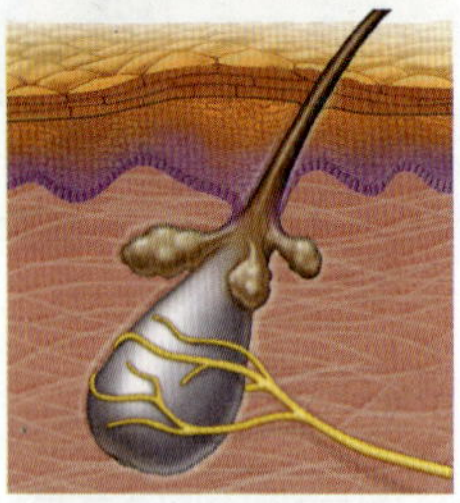	L: 바깥수용기 S: 기계수용기(털의 움직임)	털주머니(모낭)의 안과 주변을 둘러쌈
피막신경종말 **Encapsulated** 촉각소체 (마이스너소체, Meissner's corpuscle)	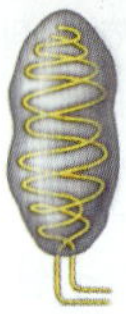	L: 바깥수용기 S: 기계수용기(가벼운 압력, 촉각의 분별, 저주파 진동)	털이 없는 피부의 진피, 유두, 바깥생식기, 손가락끝, 눈꺼풀
층판소체 (파치니소체, Pacinian corpuscle)	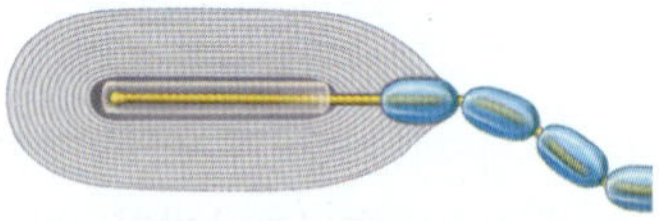	L: 바깥수용기, 속수용기, 고유감각수용기 S: 기계수용기(심부 압력, 신장, 고주파 진동), 빠르게 적응	진피와 피부밑조직(피하조직), 뼈막, 장간막, 힘줄, 인대, 관절주머니, 발바닥, 바깥생식기, 유두
망울소체 (루피니종말, Ruffini ending)	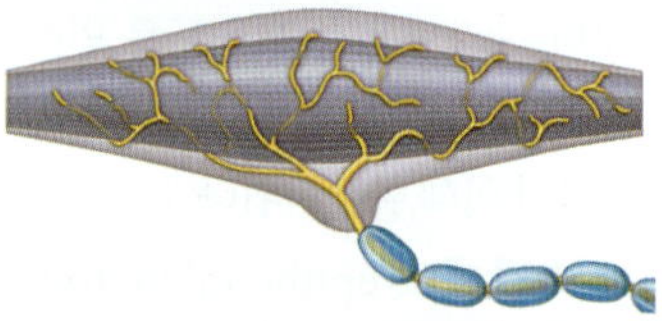	L: 바깥수용기, 고유감각수용기 S: 기계수용기(심부 압력, 신장): 느리게 적응	진피 깊은 부분, 피부밑조직, 관절주머니
고유감각수용기 **Proprioceptors** 근육방추	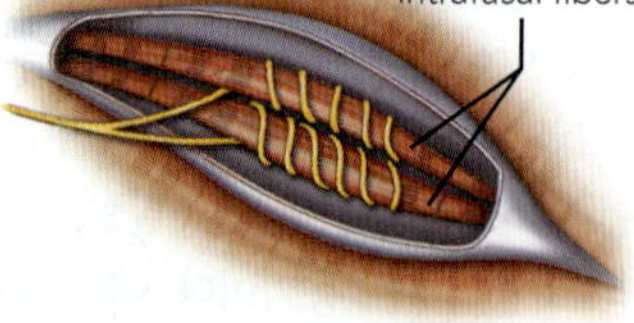 방추속근섬유 Intrafusal fibers	L: 고유감각수용기 S: 기계수용기(근육의 신장)	뼈대근육, 특히 팔다리의 뼈대근육
힘줄기관 (Tendon organ)		L: 고유감각수용기 S: 기계수용기(힘줄의 신장)	힘줄
관절운동수용기 (Joint kinesthetic receptor)	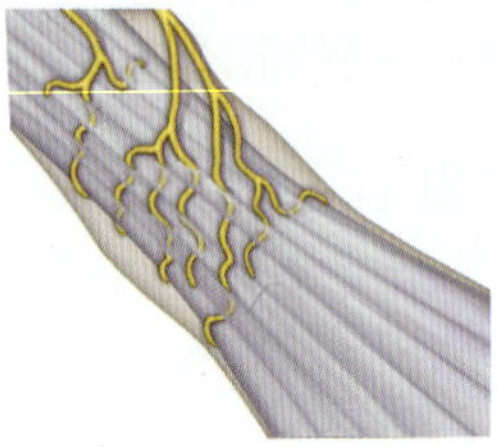	L: 고유감각수용기 S: 기계수용기, 통각수용기	윤활관절의 관절주머니

은 자극을 증폭시키거나 잘못된 형태의 자극을 걸러낸다. 피막신경종말은 모양과 크기 및 인체의 분포가 매우 다양하며 주요 형태는 *촉각소체*(마이스너소체, Meissner's corpuscle), *층판소체*(파치니소체, Pacinian corpuscle), *망울소체*(루피니종말, Ruffini ending)이다(그림 13.2).

촉각소체(Tactile Corpuscle). **촉각소체**(마이스너소체, Meissner's corpuscle)는 슈반세포(Schwann cell)에 둘러싸인 나선형 신경종말이며 달걀 모양의 결합조직성 피막에 싸여 있다. 표피 밑의 진피유두에 있으며 작고 다양한 접촉에 빠르게 적응하는 수용기이다. 발바닥, 손바닥, 손가락 끝, 유두, 입술과 같이 털이 없는 피부에 주로 분포한다. 촉각소체는 털이 없는 피부에서 '가벼운 촉각'을 수용하는 역할을 하며, 털이 있는 피부에서는 털주머니수용기가 이 기능을 수행한다.

층판소체(Lamellar Corpuscle). **층판소체**(파치니소체, Pacinian corpuscle)는 피부 밑의 피부밑조직과 진피 내 깊숙이 흩어져 있다. 이들은 강한 압력에 민감하나 첫 번째 가해진 압력에만 반응한다. 그러므로 층판소체는 빠르게 적응하는 수용체이고 *진동*과 작동/정지(on/off)하는 압력 자극을 감지하는 데 가장 적합하다. 이 수용체는 가장 큰 소체성 수용체로 길이 1~2 mm, 폭 0.5~1 mm로 육안으로도 볼 수 있다. 이 수용체의 절단면은 잘린 양파와 비슷하며, 이 수용체의 신경종말은 60겹 이상의 납작한 세포성 막으로 둘러싸여 있고 결합조직피막에 덮여 있다.

망울소체(Bulbous Corpuscle). **망울소체**(루피니종말, Ruffini ending)는 진피에 있으며 얇고 편평한 피막으로 싸여진 신경종말이다. 층판소체처럼 압력과 촉각에 반응한다. 그러나 이 수용체는 천천히 적응하므로 피부에 가해지는 *지속적인 압력*을 감지할 수 있다.

고유감각수용기(Proprioceptor). 고유감각수용기는 운동기관에서 신전을 감지하는 피막에 둘러싸여진 신경종말들이다. 고유감각수용기에는 *근육방추*(근방추, muscle spindle), *힘줄기관*(골지건기관, tendon organ), *관절운동수용기*(joint kinesthetic receptor)가 있다.

근육방추(신경근육방추, neuromuscular spindle)는 근육이 수축할 때 근육의 길이의 변화를 측정하고 늘어난 것을 원래의 길이로 돌린다(그림 13.3). 평균적으로 하나의 근육은 50~100개의 근육방추를 가지고 있는데 근육다발 사이의 근육다발막(근외막, perimysium)에 있다. 구조적으로 각 근육방추는 결합조직피막에 둘러싸인 **방추속근섬유**(근방추내섬유, intrafusal muscle fiber)라 부르는 변형된 뼈대근육섬유를 가지고 있다. 방추속근섬유는 **방추바깥근섬유**(근방추외섬유, extrafusal muscle fiber)보다 가로무늬(횡문, striation)가 훨씬 적다. 방추속근섬유는 두 종류의 감각신경종말의 지배를 받는다. **일차감각신경종말**[primary sensory ending 또는 고리나선신경종말(annulospiral ending)]은 방추 중심에 있는 방추속근섬유의 비수축성 중심 주변을 휘감고 있으며 이 수용기들은 근육방추의 신장 비율과 신장 크기에 의해 자극된다. **이차감각신경종말**[secondary sensory ending 또는 꽃술신경종말(flower spray ending)]은 방추끝(spindle end, 방추에서 유일하게 수축되는 부분)을 감지하고 신장의 정도에만 반응한다.

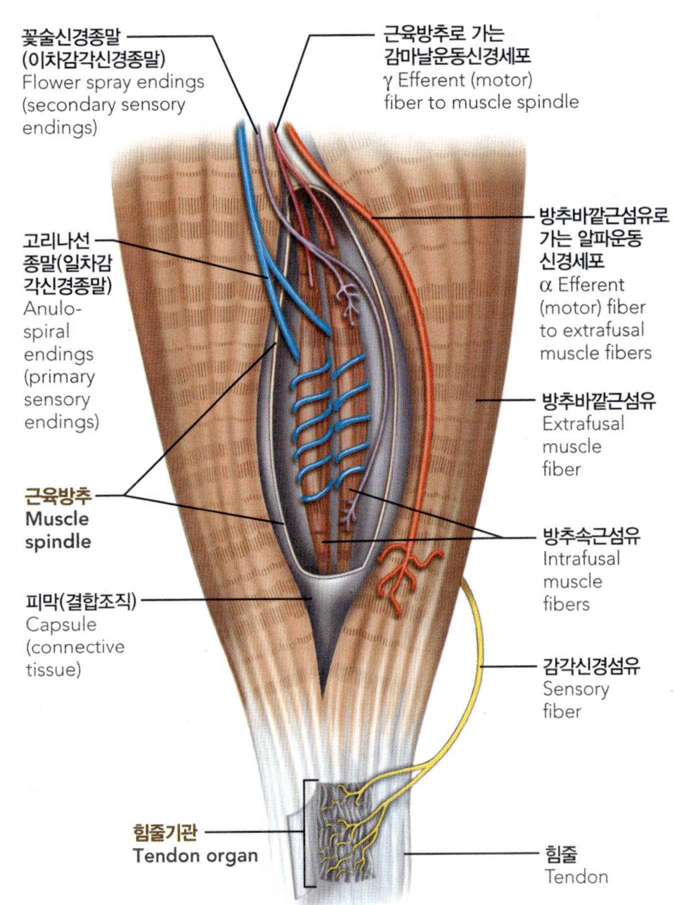

그림 13.3 고유감각수용기의 구조: 근육방추와 힘줄기관. 명확하게 보기 위해 수초는 신경섬유에서 모두 제거되었다.

근육은 길항근의 수축에 의해 늘어나며 그리고 균형을 잃어서 발생되는 움직임에 의해서도 늘어난다. 근육방추는 다음과 같은 방식으로 길이 변화를 감지한다.

- 전체 근육이 늘어났을 때 방추속섬유 또한 늘어난다. 근육이 신장되면 방추에 연결된 일차, 이차감각신경종말을 활성시키고 척수와 뇌로 가는 신경흥분을 띰추게 한다.
- 중추신경계는 **알파날신경**[알파원심뉴런, α (alpha) efferent neuron](그림 13.3)이라 불리는 척수운동신경세포를 자극하여 근육을 수축하고 과도하게 늘어나지 않도록 방지한다. 이런 반응은 낙상을 방지하는 단일연접척수반사(monosynaptic spinal reflex)에 의해 시작될 수 있다. 또한 이 반사 반응은 신장에 저항하여 수축되지 않은 근육들에 의해 생기는 *근육의 긴장도*를 조절하는 소뇌에 의해 조절될 수 있다.

또한 방추속섬유는 척수운동섬유인 **감마날신경**[감마원심뉴런, γ (gamma) efferent neuron]의 지배를 받는다(그림 13.3). 이 신경들은 신장에 대한 방추의 민감도를 조절한다. 즉, 뇌가 감마운동신경을 자극하면 방추속근섬유가 수축하고 아주 적은 신장이 감각신경종말을 자극할 수 있게 되어 방추가 근육의 신장을 민감하게 감지한다. 감마운동신경은 체조선수나 등반가처럼 균형반사가 필요할 때 가장 활동적이 된다.

골지힘줄기관(Golgi tendon organ)은 근육-힘줄연결부위에 있는 고유감각수용기로서 힘줄의 긴장도를 감지한다(그림 13.3). 이는 피막으로 덮여 있는 힘줄섬유(아교섬유 다발)로 되어 있으며 안에 감각신경종말이 뒤얽혀 있다. 근육이 수축하여 힘줄이 늘어날 때 힘줄기관이 자극되고 감각신경이 소뇌로 정보를 보낸다. 또한 이 수용기는 척수반사를 유도하는데 수축된 근육을 이완시키고 길항근을 자극시킨다. 이 완화반사는 달리기 같은 굽힘과 폄 운동의 재빠른 변화가 필요한 운동에 중요하다.

관절운동수용기(joint kinesthetic receptor)는 윤활관절(synovial joint)에서 신장을 감지하는 고유감각수용기이다. 특히 관절주머니 안에 감각신경종말을 가지고 있으며 네 가지 형태의 관절운동수용기가 각 관절주머니 내에 존재한다.

1. ***층판소체*(파치니소체**, Pacinian corpuscle): 급속하게 적응하는 신장수용체(신전수용체, stretch receptor)로 가속과 빠른 관절운동을 감지하는 데 이상적이다.
2. ***망울소체*(루피니종말**, Ruffini ending): 느리게 적응하는 신장수용체로 느리고 지속적인 운동을 하는 관절의 신장과 부동관절의 위치를 감지하는 데 이상적이다.
3. ***자유신경종말***: 대체로 통각수용기이다.
4. ***힘줄기관*과 유사한 수용기**: 관절에서의 기능은 알려져 있지 않다.

다른 두 종류의 고유수용기와 마찬가지로 관절 수용기는 신체 움직임에 대한 정보를 소뇌와 대뇌 및 척수 반사활로 보낸다.

이해 수준 체크하기

- ☐ 3. 통증감각에 반응하는 감각수용기의 기능적인 유형을 나열하고 이런 수용기의 구조를 설명하라. 구조적 형태는 무엇인가?
- ☐ 4. 고유감각수용기는 몸감각계통인가 혹은 내장감각계통인가?
- ☐ 5. 피막수용기는 어떤 자극에 반응하는가?

13.3 뇌신경 CRANIAL NERVES

학습 성과

▸ 12쌍의 뇌신경의 각 명칭을 알고 신경의 분포를 설명할 수 있다.

이 절에서는 머리뼈의 여러 구멍(공, foramina)을 통과하는 12쌍의 **뇌신경**(cranial nerve)에 대해 설명한다**(그림 13.4)**(머리뼈구멍을 보려면 그림 6.9 참조). 이 신경들은 뇌의 앞쪽에서 뒤쪽 방향으로 1~12까지 번호가 매겨져 있다. 1, 2번 뇌신경은 앞뇌에 있고 나머지는 뒤쪽의 뇌줄기에 있다. 예외적으로 미주신경(10번)만이 복부까지 신경가지가 뻗어 있으며 나머지 뇌신경들은 머리와 목을 지배하고 있다.

12쌍의 뇌신경과 명칭의 기원을 다음에서 간략히 설명하고 있다.

I. **후각신경(후신경**, olfactory nerve). 냄새를 맡는 감각신경이다.

II. **시각신경(시신경**, optic nerve). 뇌의 성장과 더불어 발달하기 때문에 시각신경은 사실 진짜 신경이 아니다. 좀 더 정확하게 뇌의 신경로(brain tract)라 할 수 있다.

III. **눈돌림신경(동안신경**, oculomotor nerve). *Oculomotor*는 '눈을 움직이는 것'이란 뜻이다. 이 신경은 눈확에서 안구를 움직이게 하는 근육인 4개의 *바깥눈근육*(외안근, extrinsic eye muscle)을 지배한다.

IV. **도르래신경(활차신경**, trochlear nerve). *Trochlea*는 '도르래'를 뜻하는 단어로 눈확에서 도르래 모양의 인대를 통해 바깥눈근육을 지배한다.

V. **삼차신경**(trigeminal nerve). *Trigeminal*이란 3겹이란 뜻으로 3개의 주요 가지를 낸다. 얼굴을 지배하는 일반감각신경과 씹기근육을 지배한다.

VI. **갓돌림신경(외전신경**, abducens nerve). 안구를 가쪽으로 돌리는 근육을 지배한다.

VII. **얼굴신경(안면신경**, facial nerve). 얼굴의 표정근육과 다른 구조들을 지배한다.

VIII. **속귀신경(전정와우신경**, vestibulocochlear nerve). 청각과 평형감각을 담당하는 신경으로 *청각신경*(auditory nerve)이라고도 한다.

IX. **혀인두신경(설인신경**, glossopharyngeal nerve). 혀와 인두를 지배하고 있다.

X. **미주신경**(vagus nerve). *미주*(vaga)란 '방랑자'를 뜻하며 머리를 벗어나 가슴(thorax)과 복부(abdomen)의 내장을 지배한다.

XI. **더부신경(부신경**, accessory nerve). 이 신경은 *척수더부신경*(spinal accessory nerve)이라고 한다. 척수의 목 부위에서 기시하여 큰 구멍을 통하여 머리뼈로 들어간 후 미주신경과 함께 머리뼈를 빠져나온다. 이 신경은 등세모근과 목빗근을 지배하는 운동신경이다.

XII. **혀밑신경(설하신경**, hypoglossal nerve). 혀 아래를 주행하며 혀를 움직이는 운동신경이다.

뇌신경은 머리에 분포하는 감각신경섬유와 운동신경섬유로 되어 있다. 감각신경의 세포체는 수용기 기관(예: 코, 눈)이나 뇌의 바깥쪽에 뇌신경을 따라 위치한 **뇌신경절**(cranial sensory ganglion) 내에 있다(V, VII~X). 대부분의 뇌운동신경의 세포체는 뇌줄기의 회색질(gray matter of the brain) 내에 위치한다(그림 12.7).

신경섬유 구성에 따라 12개의 뇌신경을 세 그룹으로 분류할 수 있다(그림 13.4C).

1. **감각신경**(I, II, VIII). 냄새(I), 시각(II), 청각과 평형감각(VIII)을 담당하는 *특수한 감각섬유*가 있다.
2. **운동신경**(III, IV, VI, XI, XII). 눈, 목, 혀의 뼈대근육을 지배하는 *몸운동섬유*가 있다.
3. **혼합신경**(V, VII, IX, X). 이 혼합신경은 미각(특수내장감각)을 포함하여, 얼굴, 입, 내장(일반내장감각)으로 각 신경을 보낸다. 또한 인두활근육(pharyngeal arch muscle)에서 유래한 씹기근육(V)과 얼굴표정근육(VII)을 지배한다.

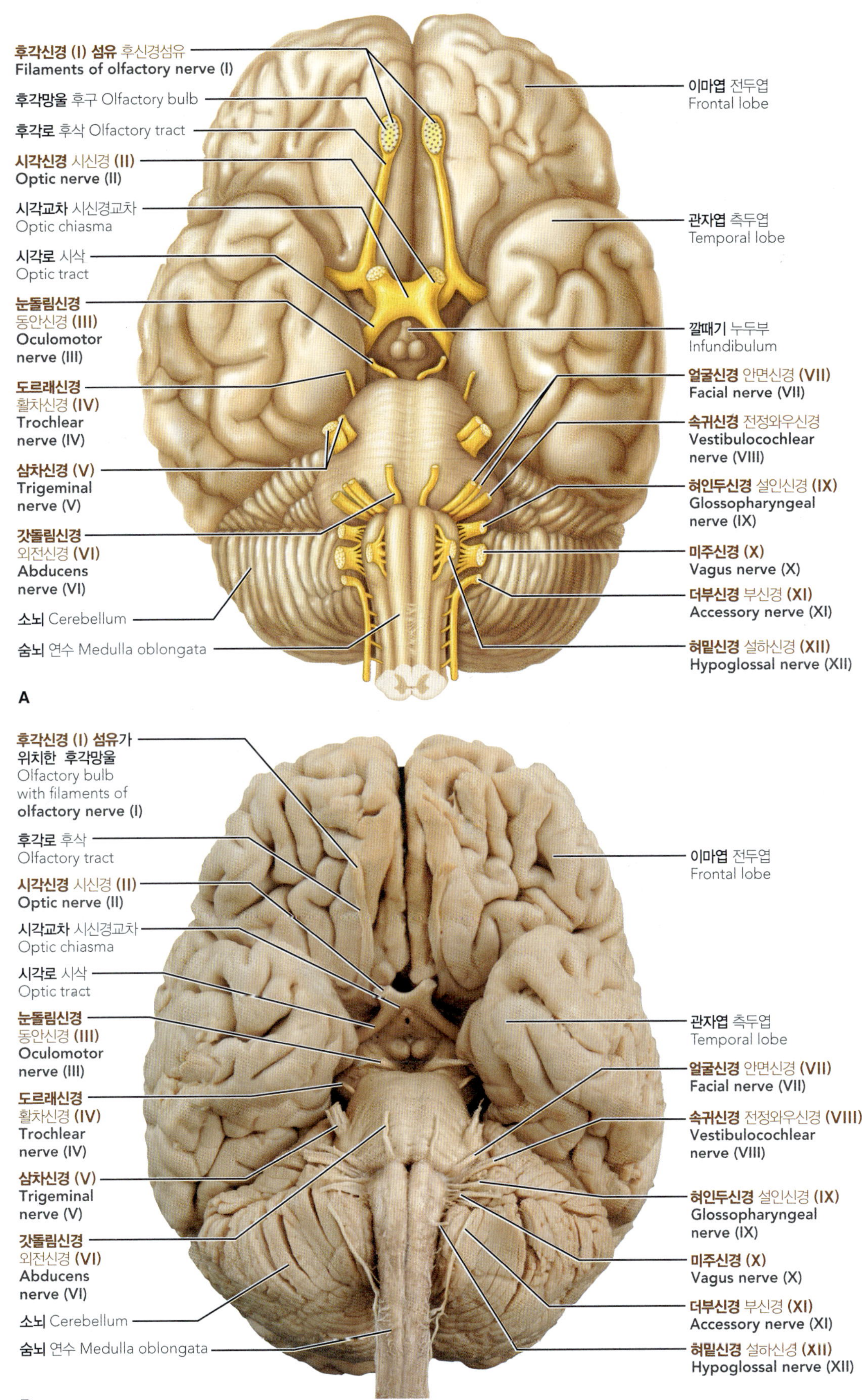

그림 13.4 12쌍의 뇌신경. **A.** 뇌의 배쪽면, **B.** 사체 해부, 배쪽면. *(계속)*

뇌신경	감각기능		운동기능	
	몸 감각 (SS)	내장 감각 (VS)	몸 운동 (SM)	내장운동: 부교감 (VM)
I 후각신경		후각		
II 시각신경	시각			
III 눈돌림신경			SM	VM
IV 도르래신경			SM	
V 삼차신경	일반감각		SM	
VI 갓돌림신경			SM	
VII 얼굴신경	일반감각	일반감각과 미각	SM	VM
VIII 속귀신경	청각, 평형감각		일부	
IX 혀인두신경	일반감각	일반감각과 미각	SM	VM
X 미주신경	일반감각	일반감각과 미각	SM	VM
XI 더부신경			SM	
XII 혀밑신경			SM	

C

그림 13.4 12쌍의 뇌신경. C. 뇌신경의 기능에 따른 요약. 몸운동기능을 가진 뇌신경은 고유감각신경을 포함한다.

또한 4개의 뇌신경[운동신경(III, VII, XI, X)]은 내장근육과 분비샘(gland)을 조절하는 일반내장운동섬유(general visceral motor fiber)이다. 이 운동섬유들은 자율신경계통(autonomic nervous system, ANS)의 부교감신경에 속한다(그림 13.1). 자율신경계통은 2개의 운동신경이 연접을 통해 장기를 지배하며 두 번째 신경의 세포체는 말초신경계통의 *자율신경절*(autonomic motor ganglion)에 있다(표 13.2).

뇌신경 각각에 대한 설명은 표 13.2에 자세히 기술되었다. 이 표에서는 머리뼈의 구멍을 통과하는 각 뇌신경의 경로를 파란색 글씨로 강조하여 나타내었다.

이해 수준 체크하기

- ☐ **6.** 목정맥구멍을 통과하는 뇌신경은 무엇인가?
- ☐ **7.** 특수몸감각신경섬유를 포함하는 뇌신경은 무엇인가? 각각 전달되는 특수감각은 어떤 것이 있는가?
- ☐ **8.** '얼굴에 분포하는 큰 감각신경'은 어떤 신경인가? 얼굴의 표정근에 분포하는 뇌신경은 무엇인가?

13.4 척수신경 SPINAL NERVES

학습 성과

- ▸ 척수신경의 분포를 설명하고 신경가지(rami)로부터 척수뿌리(spinal root)를 구별할 수 있다.
- ▸ 등, 몸통, 팔다리의 몸신경 분포를 설명할 수 있다.
- ▸ 신경얼기를 정의할 수 있다. 배쪽가지(ventral rami)에 의해 형성된 4개의 신경얼기의 명칭과 각각 지배하는 몸의 영역을 이해하고, 각 신경얼기에서 분지하는 주요 신경을 설명할 수 있다.
- ▸ 피부분절을 정의하고 관절의 신경지배에서 Hilton의 법칙을 설명할 수 있다.

31쌍의 **척수신경**(spinal nerve)은 각각 수많은 신경섬유를 가지고 있으며 척수로부터 시작된다(그림 13.5). 이 신경은 척수에서 뻗어 나오는 위치에 따라 명명되었다.

- 8쌍의 목신경(경신경, cervical nerve) (C_1~C_8)
- 12쌍의 가슴신경(흉신경, thoracic nerve) (T_1~T_{12})
- 5쌍의 허리신경(요신경, lumbar nerve) (L_1~L_5)
- 5쌍의 엉치신경(천신경, sacral nerve) (S_1~S_5)
- 1쌍의 꼬리신경(미신경, coccygeal nerve) (Co_1)

목뼈는 7개이지만 목신경은 8쌍이다. 1번 목신경(C_1)은 1번 목뼈보다 *위쪽*에 있고 마지막 목신경(C_8)은 7번째 목뼈의 *밑*에 있다. 목신경을 제외한 모든 척수신경은 같은 위치의 척추뼈 밑에서 나온다. 각 척수신경은 머리 밑으로는 신체의 모든 부위에 연결되어 있다

각 척수신경은 **등쪽뿌리**(후근, dorsal root)와 **배쪽뿌리**(전근, ventral root)에 의해 척수와 연결된다(그림 13.6). 각 뿌리는 동일한 척수분절의 전 길이를 따라 부착된 일련의 **잔뿌리**로부터 형성된다. 등쪽뿌리에는 척수신경절에서 나오는 감각섬유가 포함된 반면, 배쪽뿌리에 척수의 배쪽회색기둥(ventral gray column of the spinal cord)에서 나오는 운동섬유가 포함된다. 척수신경은 등쪽뿌리와 배쪽뿌리가 결합하여 형성된다. 척수신경과 척수신경절은 척추뼈고리의 다리(pedicle) 사이에 있는 척추사이구멍(intervertebral foramina) 내에 있다.

척추사이구멍 바로 가쪽에서 각 척수신경이 **등쪽가지**(dorsal ramus)와 **배쪽가지**(ventral ramus)로 분지된다. 배쪽가지 바닥부의 연결부가 *교감신경줄기신경절*(sympathetic trunk ganglion)로 이어지는 *교통가지*(rami communicantes)이다. 척수신경의 각 가지들은 운동신경섬유와 감각신경섬유 모두 포함하고 있다.

표 13.2 뇌신경 (계속)

CN I 후각신경(Olfactory nerves)

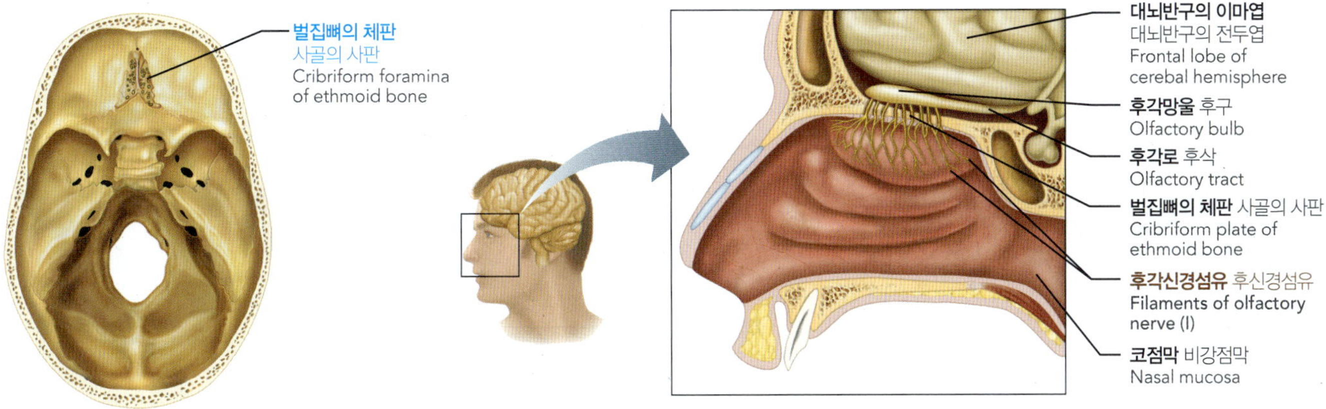

감각기능(내장감각) (Sensory function)	특수 내장 감각, 후각
기원(Origin)	코안의 후각상피세포에 위치하는 후각수용기세포(olfactory receptor cell)
경로(Pathway)	후각망울(olfactory bulb)과 연접하기 위하여 벌집뼈의 체판(cribriform plate of ethmoid bone)을 통과한다. 후각망울 신경세포의 후각신경섬유는 후각로(olfactory tract)가 되어 이마엽의 아래에서 뒤쪽으로 주행하여 대뇌반구(cere-bral hemisphere)의 일차후각겉질(primary olfactory cortex)에서 종지한다(그림 15.3).

CN II 시각신경(Optic nervers)

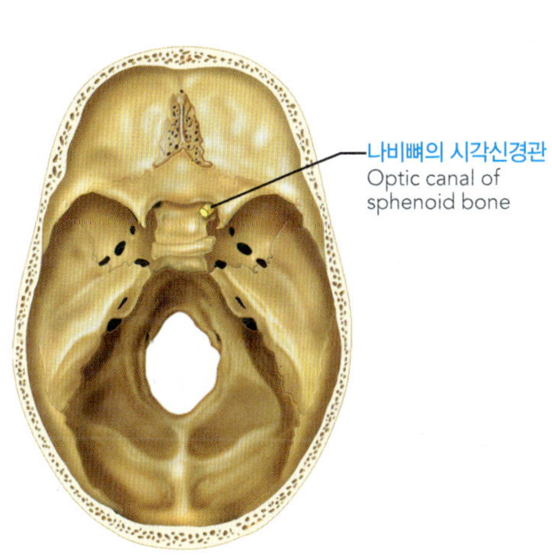

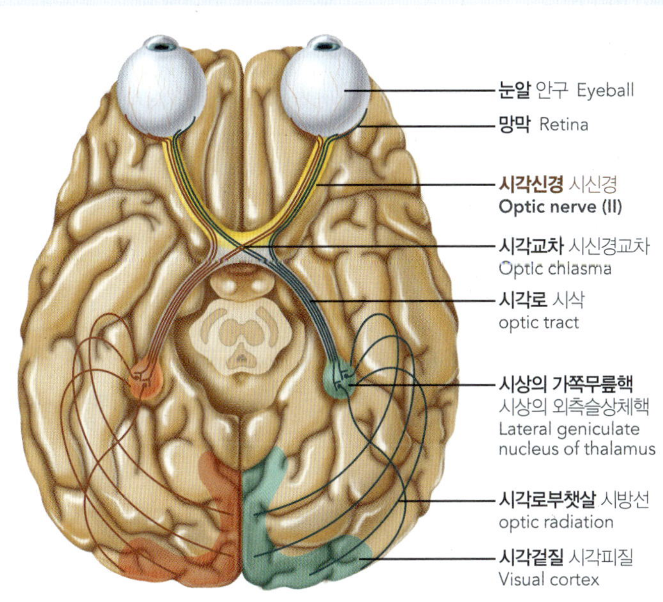

감각기능(몸감각) (Sensory function)	특수몸감각, 시각
기원(Origin)	안구의 망막
경로(Pathway)	나비뼈의 시각신경관(optic canal of sphenoid bone)을 통과한다. 시각신경은 좌우가 서로 만나 시각교차(optic chiasma)를 형성하고 이곳에서 부분적으로 시각신경이 교차한 다음 시각로(optic tract)가 되어 시상(thalamus)으로 들어가서 연접을 이룬다. 이 시상섬유(thalamic fiber)는 뒤통수엽(occipital lobe)의 일차시각겉질(시각피질, Visual cortex)에서 끝난다(그림 15.14).

표 13.2 뇌신경 (계속)

CN Ⅲ 눈돌림신경(Oculomotor nerves)

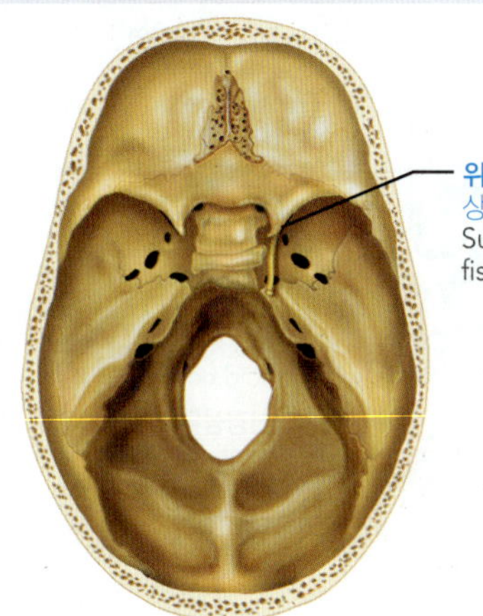

안쪽곧은근 내직근
Medial rectus muscle

위곧은근 상직근
Superior
rectus muscle

눈꺼풀올림근
안검거근
Levator palpebrae
muscle

아래빗근 하사근
Inferior oblique
muscle

섬모체신경절
모양체신경절
Ciliary ganglion

아래곧은근 하직근
Inferior
rectus muscle

위눈확틈새 상안와열
Superior orbital fissure

다리뇌 교
Pons

부교감신경
Parasympathetic
motor fibers

눈돌림신경 동안신경
Oculomotor
nerve (III)

몸운동기능(몸운동) **(Somatic motor function)**	안구에 직접 붙어 있는 4개의 바깥눈근육을 지배한다. **위곧은근**(superior rectus), **안쪽곧은근**(medial rectus), **아래곧은근**(inferior rectus), **아래빗근**(inferior oblique muscle). 위눈꺼풀을 올리는 위눈꺼풀올림근(levator palpebrae superioris)에 분포한다. 고유감각신경섬유(proprioceptor afferent fiber)가 바깥눈근육 4개로부터 나온다.
내장운동기능(부교감) **(Visceral motor function)**	홍채의 조임근(constrictor muscle) 렌즈를 조절하는 섬모체근(ciliary muscle)
기원(Origin)	중간뇌(중뇌, midbrain)의 눈돌림핵(oculomotor nucleus)
경로(Pathway)	위눈확틈새(superior orbital fissure)를 통해 눈확에 이른다. 뇌줄기로부터 오는 부교감신경은 *섬모체신경절*(ciliary ganglion)에서 나온 신경절이 후신경이 홍채와 섬모에 분포한다.

CN Ⅳ 도르래신경(활차신경, Trochlear nerves)

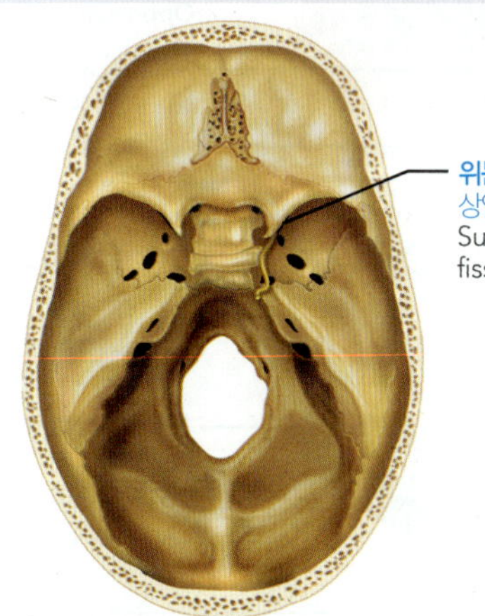

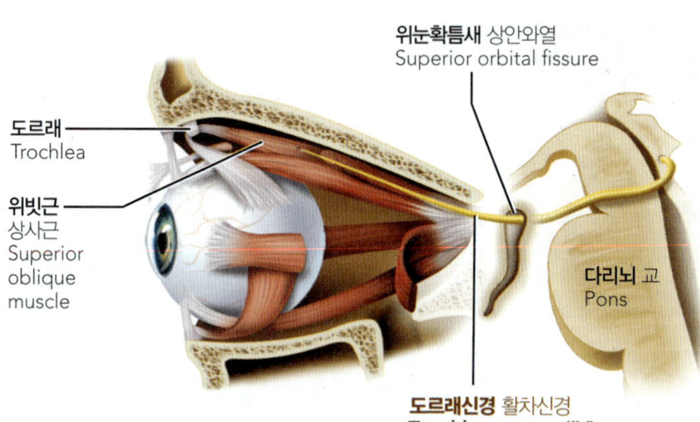

몸운동기능(몸운동) **(Somatic motor function)**	**위빗근**(superior oblique muscle)을 지배한다. 이 근육은 눈확의 천장에 위치하고 그 명칭이 유래한 도르래를 통해 근육의 힘줄이 통과한다. 위빗근으로부터 고유감각신경섬유(afferent proprioceptor fiber)가 나온다.
기원(Origin)	등쪽중간뇌(dorsal midbrain)의 도르래핵(trochlear nucleus)
경로(Pathway)	중간뇌의 앞쪽으로 나와 위눈확틈새(superior orbital fissure)를 통하여 눈확에 들어간다.

표 13.2 뇌신경 *(계속)*

CN V 삼차신경(Trigeminal nerves)

큰 삼차신경은 세 개의 가지로 나뉜다: 눈신경 ophthalmic (V_1), 위턱신경 maxillary (V_2), 아래턱신경 mandibular (V_3) 가지.

이 혼합 신경은 촉각, 온도 및 통증에 대한 얼굴의 일반적인 몸감각 신경이다. 아래턱 신경은 씹기 근육에 몸운동 신경을 공급한다.

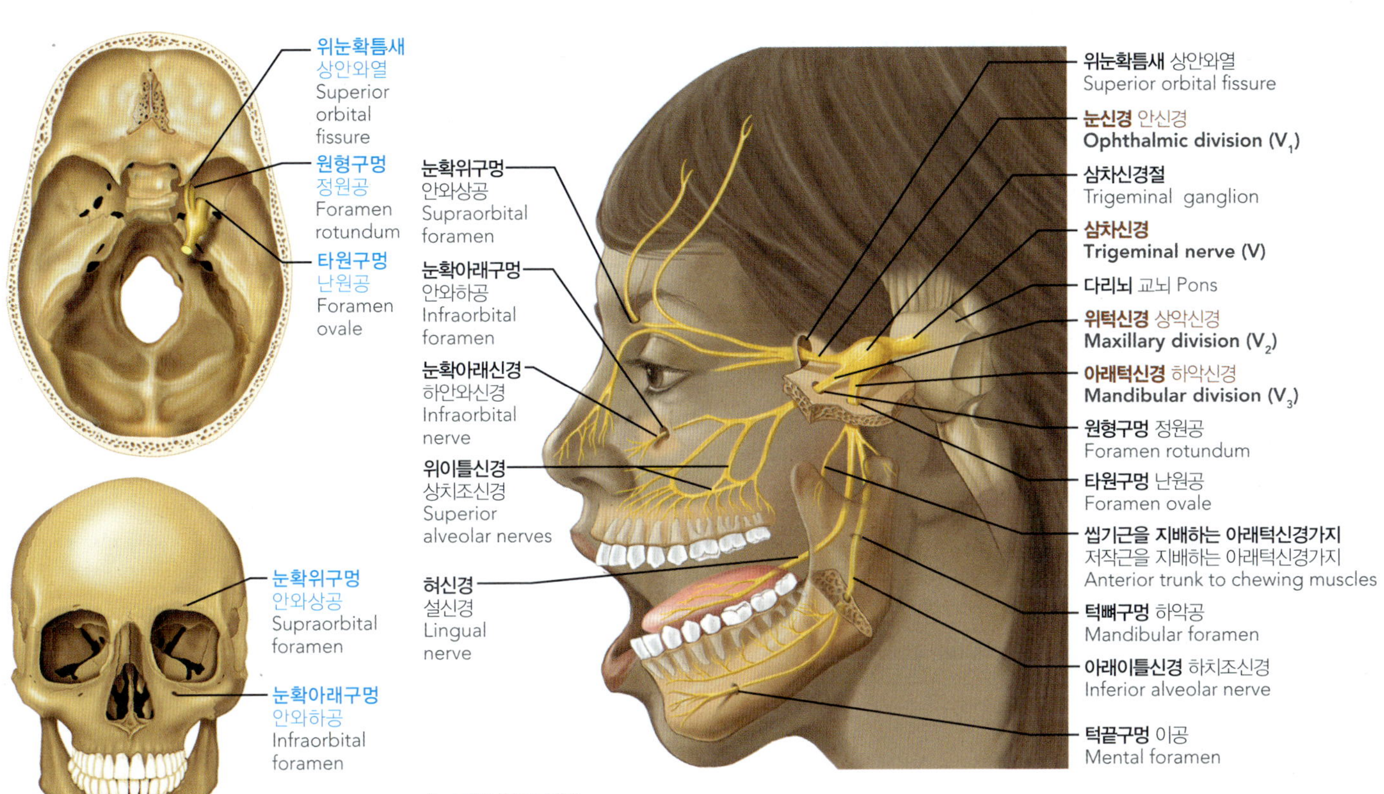

A. 삼차신경의 분포

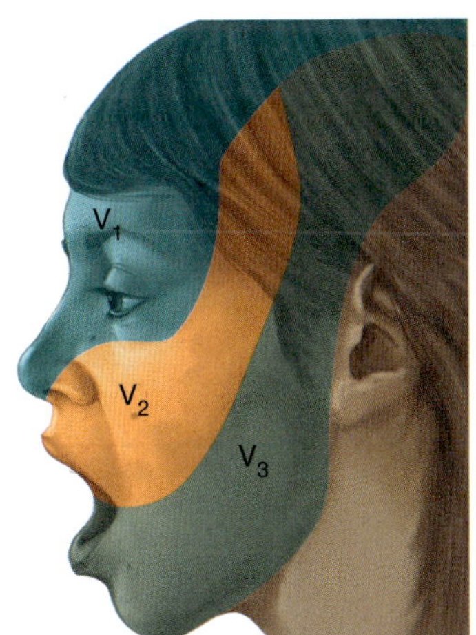

B. 삼차신경의 감각신경섬유의 분포

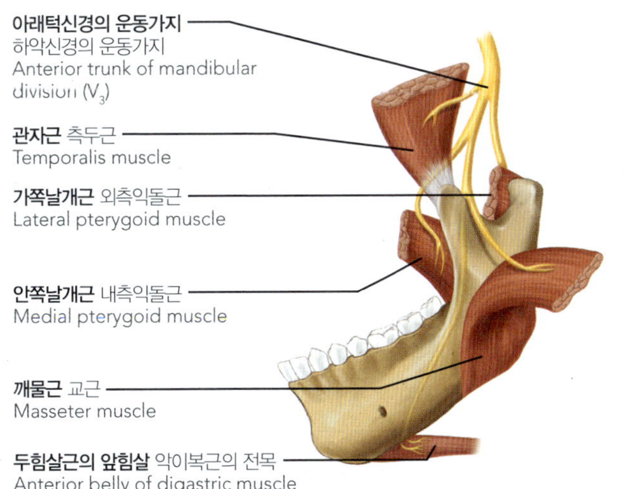

C. 삼차신경의 운동신경섬유[아래턱신경(V_3)]의 분포

표 13.2 뇌신경 (계속)

CN V 삼차신경(Trigeminal nerves)

감각기능(몸감각) **(Sensory function)**	V_1 앞이마, 위눈꺼풀, 코, 코안점막, 각막과 눈물샘의 일반적인 몸감각을 담당한다. V_2 뺨, 윗입술, 아래눈꺼풀, 코안 점막과 입천장, 윗니의 일반적인 몸감각을 담당한다. V_3 턱, 관자 영역, 혀 앞쪽, 아랫니의 일반적인 몸감각을 담당한다.
몸운동기능(몸운동) **(Somatic motor function)**	V_3 씹기근을 지배한다: **관자근, 깨물근, 날개근, 두힘살근의 앞힘살** 이 근육들에서 고유감각들신경섬유(afferent proprioceptor fiber)가 나온다.
기원(Origin)	피부와 얼굴 점막의 감각수용기 운동신경은 다리뇌의 삼차신경운동핵에서 나온다.
경로(Pathway)	**머리뼈** / **피부가지** V_1 위눈확틈새 / 눈확위구멍 V_2 원형구멍 / 눈확아래구멍 V_3 타원구멍 / 턱끝구멍 턱뼈구멍 감각신경의 세포체는 세 개의 가지 모두 삼차신경절에 위치한다. 신경섬유는 다리뇌의 삼차신경핵에서 나온다.

CN VI 갓돌림신경(외전신경, Abducens nerves)

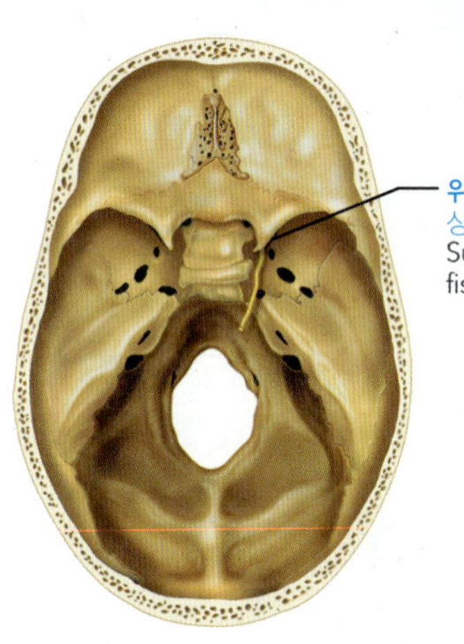

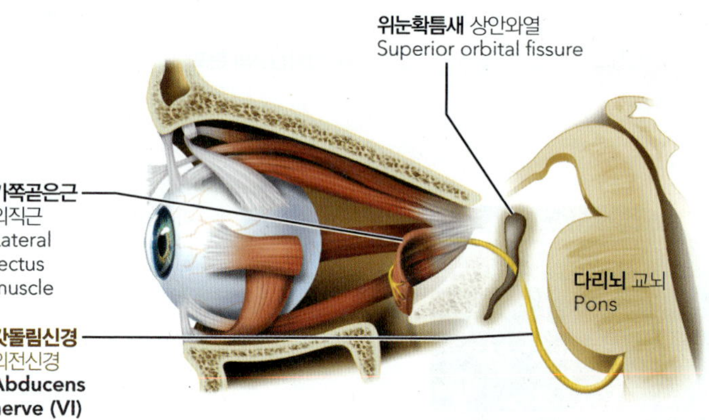

몸운동기능(몸운동) **(Somatic motor function)**	**가쪽곧은근**(lateral rectus muscle)을 지배한다. 이 근육은 눈을 외전시킨다. 가쪽곧은근에서 고유감각신경섬유(afferent proprioceptor fiber)가 나온다.
기원(Origin)	아래쪽 다리뇌의 갓돌림핵에서 나온다.
경로(Pathway)	위눈확틈새(superior orbital fissure)를 통하여 눈확에 들어간다.

표 13.2 뇌신경 *(계속)*

CN Ⅶ 얼굴신경(안면신경, Facial nerves)

혼합신경: 얼굴의 주요 몸운동신경, 샘을 지배하는 부교감신경, 혀에서 특수감각인 미각을 담당한다.

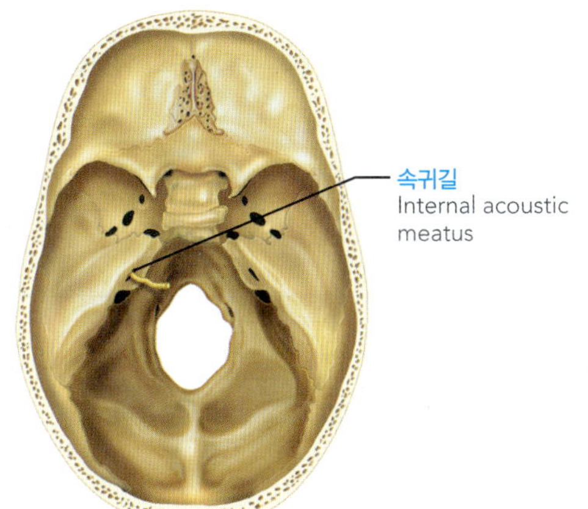

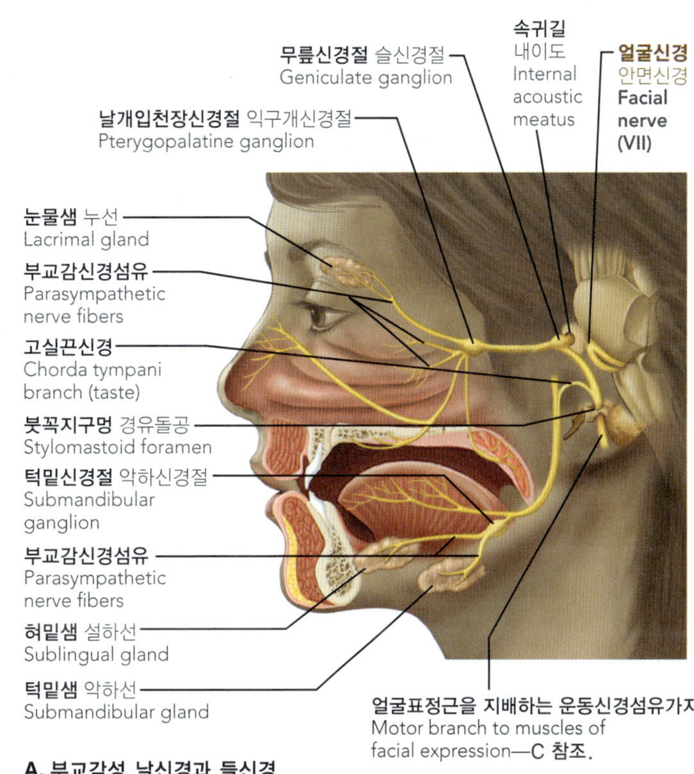

A. 부교감성 날신경과 들신경

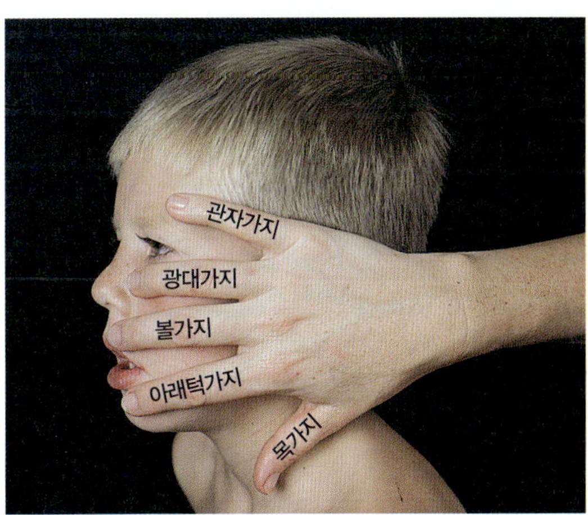

B. 얼굴신경의 주요 5가지 운동신경의 주행 경로를 기억하는 쉬운 방법

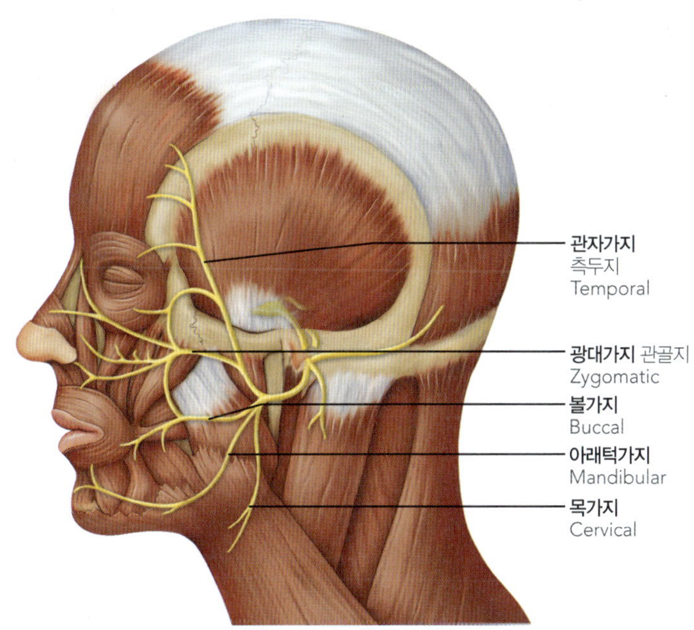

C. 얼굴표정근과 머리근육에 분포하는 운동신경

표 13.2 뇌신경 (계속)

CN Ⅶ 얼굴신경(안면신경, Facial nerves)

감각기능(내장감각, 몸감각) **(Sensory function)**	혀의 앞쪽 3분의 2를 지배하는 특수내장감각인 미각 귀의 일반적인 몸감각
몸운동기능(몸운동) **(Somatic motor function)**	**얼굴근육**에 분포하는 5개의 주요 가지: 관자가지, 광대가지, 볼가지, 아래턱가지, 목가지, **두힘살근의 뒤힘살**(악이복근 전목, posterior belly of digastric) 근육에서 고유감각신경섬유(afferent proprioceptor fiber)가 나온다.
내장운동기능(부교감)(내장운동) **(Somatic motor function)**	눈물샘, 코샘, 입천장샘, 턱밑샘 및 혀밑샘에 분포한다.
기원(Origin)	다리뇌에서 가쪽으로 나온다.
경로(Pathway)	신경은 속귀길(internal acoustic meatus)을 통해 관자뼈로 들어간다. 침샘과 혀에 고실가지가 분포한다. 붓꼭지구멍(경유돌공, stylomastoid foramen)을 통해 빠져나와 얼굴의 가쪽면으로 주행한다. 감각신경의 세포체는 *무릎신경절*(geniculate ganglion)에 위치한다. 신경절이후부교감신경세포의 세포체는 십자신경에 위치한 *날개입천장신경절*(pterygopalatine ganglion)과 *턱밑신경절*(submandibular ganglion)에 위치한다.

CN Ⅷ 속귀신경(전정와우신경, Vestibulocochlear nerves)

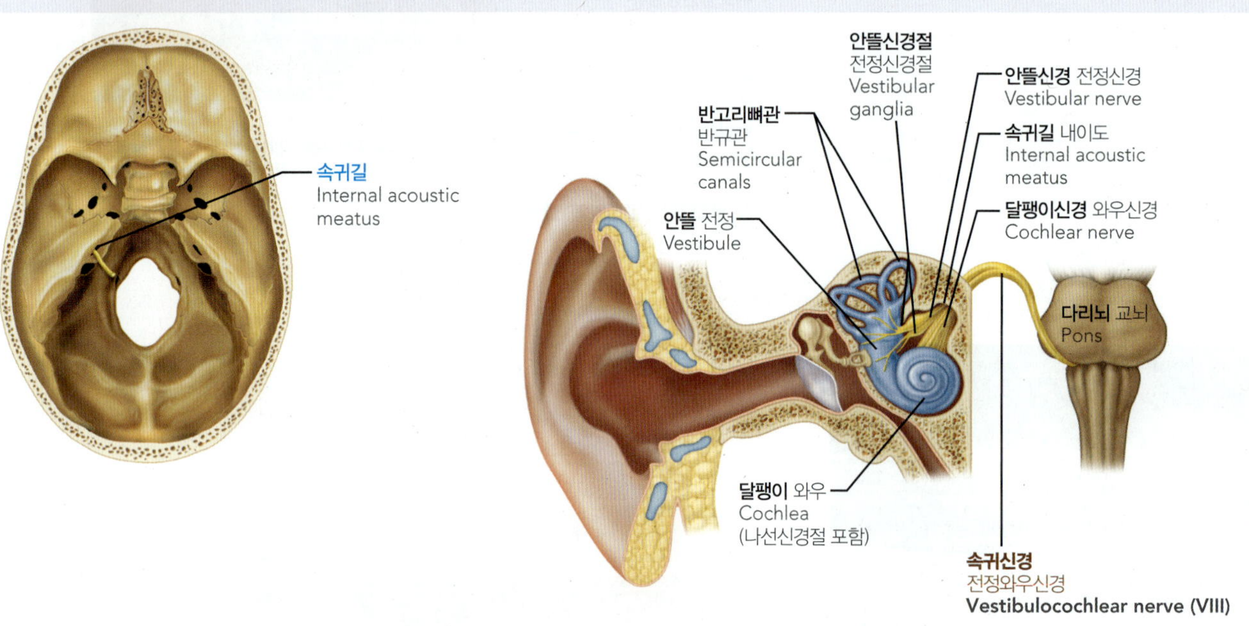

감각기능(몸감각) **(Sensory function)**	안뜰신경가지: 특수몸감각, 평형감각 달팽이신경가지: 특수몸감각, 청각 작은 운동신경은 감각수용기의 민감성을 조절한다.
기원(Origin)	속귀에 있는 청각기관(달팽이)과 평형기관(반고리뼈관과 안뜰)
경로(Pathway)	관자엽의 속귀에서 속귀길(내이도, internal acoustic meatus)을 통해 들어간다. 안뜰달팽이신경(전정와우신경, vestibulocochlear nerve)으로 융합되어 다리뇌로 들어간다. 안뜰신경의 감각신경세포체는 *안뜰신경절*(전정신경절, vestibular ganglion)에 위치한다(그림 15.18). 달팽이신경의 감각신경세포체는 달팽이안의 *나선신경절*(spiral ganglion)에 있다(그림 15.19).

표 13.2 뇌신경 *(계속)*

CN IX 혀인두신경(설인신경, Glossopharygeal nerves)

혀의 뒤쪽 1/3(일반 및 특수 감각), 인두, 귀밑샘을 지배하는 혼합 신경

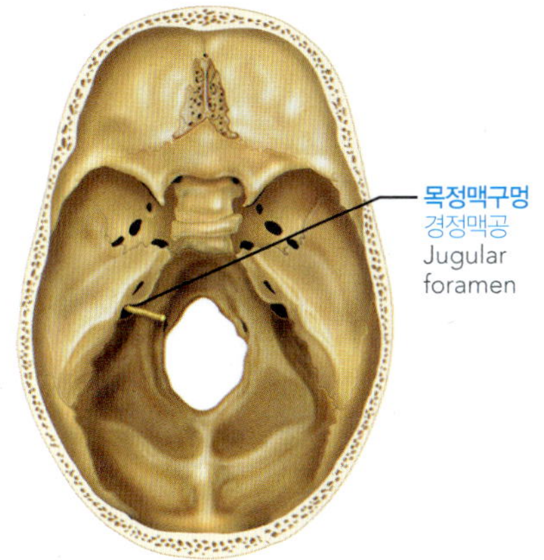

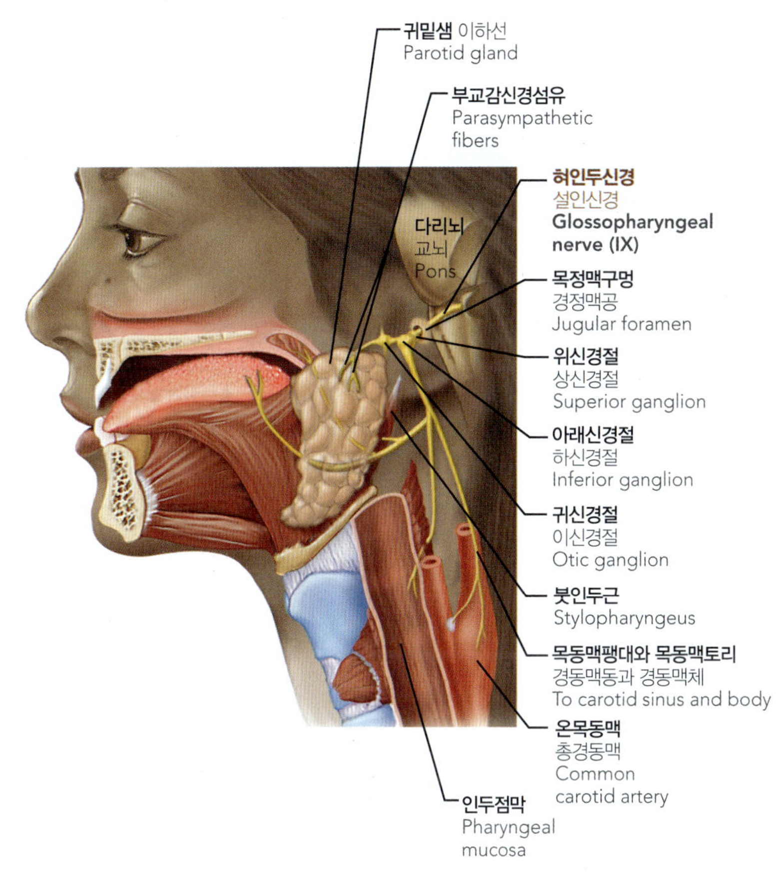

감각기능(내장감각, 몸감각) (Sensory function)	혀의 뒤쪽 3분의 1의 특수내장감각인 미각 일반적인 내장감각은 혀의 뒤쪽 3분의 1을 지배, 인두 점막, 화학수용기로서 목동맥토리(혈중 O_2와 CO_2를 감지하며 호흡률과 깊이의 조절)와 압력수용기로서 목동맥팽대(혈압의 조절). 일반적인 몸감각은 바깥귀의 일부 영역을 지배
몸운동기능(Somatic motor function)	삼키는 동안 인두를 들어올리는 인두근과 **붓인두근**(stylopharyngeus)에 분포한다. 근육에서 고유감각신경섬유(afferent proprioceptor fiber)가 나온다.
내장운동기능(부교감)(내장운동) (Somatic motor function)	귀밑샘에 분포한다.
기원(Origin)	숨뇌에서 나온다.
경로(Pathway)	목정맥구멍(jugular foramen)을 통과하여 인두에 분포한다. 이 감각신경세포의 세포체는 *위·아래신경절*(superior·inferior ganglia)에 위치한다. 부교감성 운동신경의 신경세포체는 *귀신경절*(이신경절, otic ganglion)과 삼차신경절(trigeminal ganglion)에 위치한다.

표 13.2 뇌신경 (계속)

CN X 미주신경(Vagus nerves)

혼합 신경; 주요 기능은 가슴 및 배의 내장에 대한 부교감 신경 분포이다.

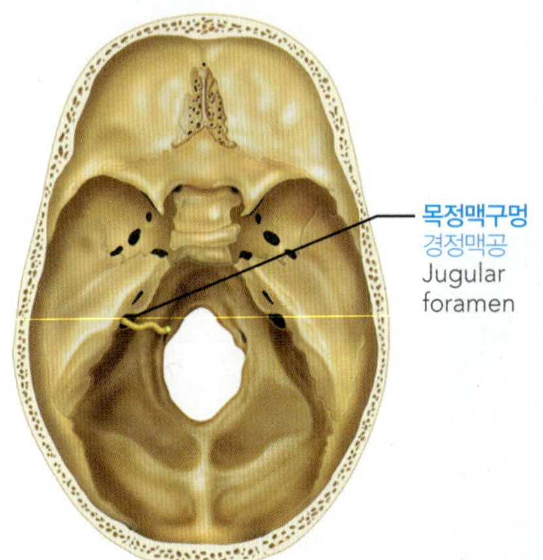

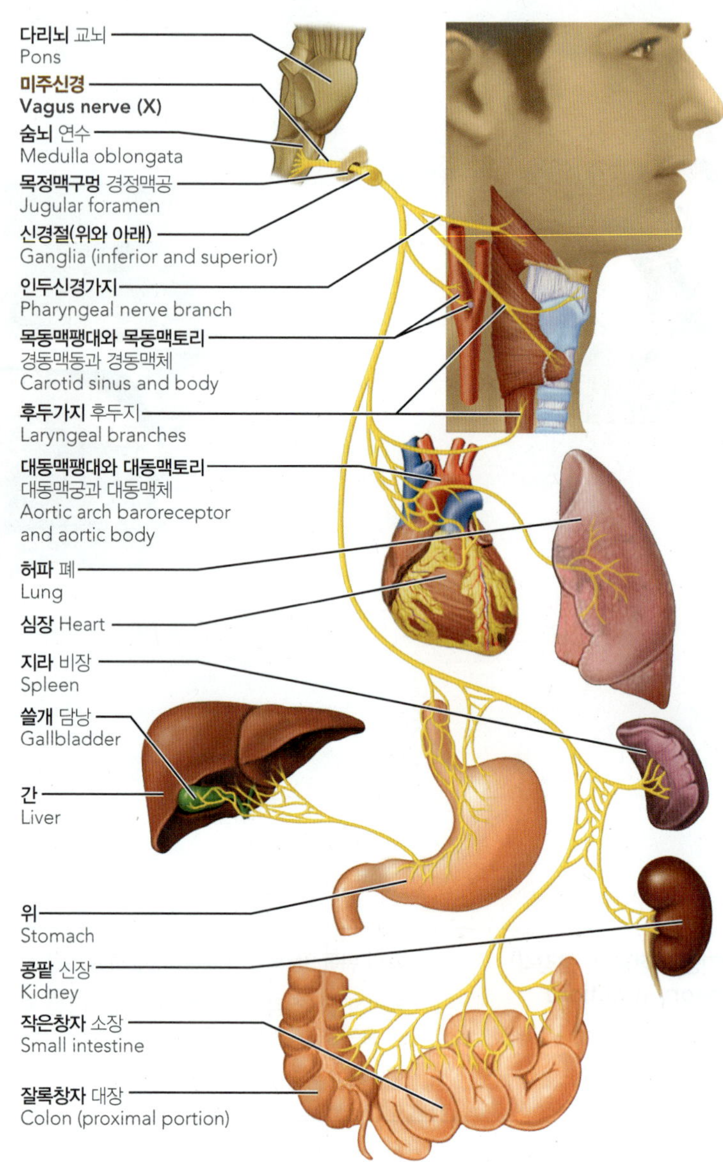

감각기능(내장감각, 몸감각) **(Sensory function)**	가슴과 복부 장기부터 인두와 후두, 경동맥토리(혈압을 감지하는 압력수용기)와 대동맥토리(호흡에 대한 화학수용기)의 일반내장감각을 수용한다. 후두덮개에 있는 미뢰로부터 특수한 내장감각인 미각을 수용한다. 바깥귀의 일반 몸감각을 수용한다.
몸운동기능(몸운동) **(Somatic motor function)**	삼키기와 발성에 관여하는 **인두근**과 **후두근**에 분포한다. 후두와 인두근육에서 고유감각신경섬유(afferent proprioceptor fiber)가 나온다.
내장운동기능(부교감)(내장운동) **(Somatic motor function)**	심장, 허파, 복부 장기에 분포하며, 심박동, 호흡, 소화계통의 작용을 조절한다.
기원(Origin)	숨뇌에서 나온다.
경로(Pathway)	머리뼈의 목정맥구멍(경정맥공, jugular foramen)을 통해 목으로 내려가 가슴과 복부로 간다(그림 14.4).

표 13.2 뇌신경

CN XI 더부신경(부신경, Accessory nerves)

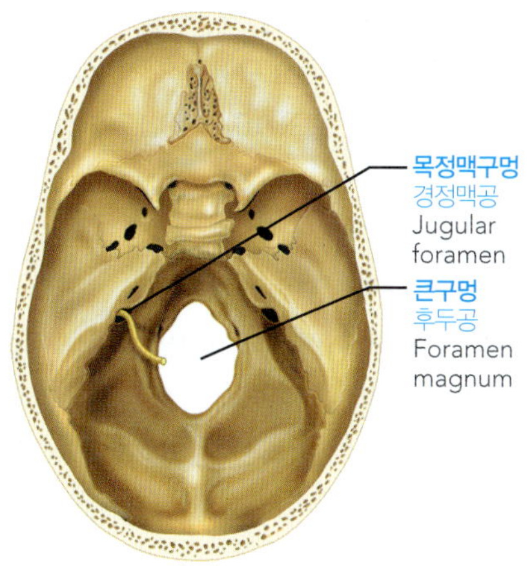

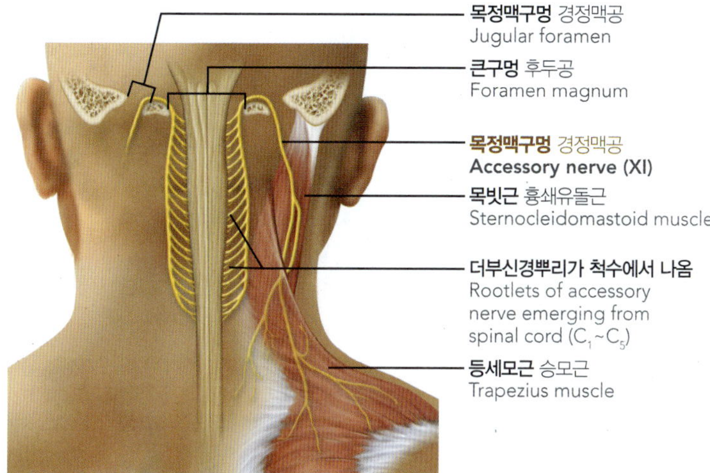

몸운동기능(몸운동) (Somatic motor function)	**등세모근**과 **목빗근**에 분포하여 목과 머리를 움직인다. 이 근육들에서 고유감각신경섬유(proprioceptor afferent fiber)가 나온다.
기원(Origin)	척수신경뿌리는 $C_1 \sim C_5$의 앞 뿌리에서 나온다. 뇌신경과 척수신경이 합쳐지는 것으로 간주되며, 뇌신경의 뿌리는 미주신경의 부분을 형성하는 것으로 보여진다.
경로(Pathway)	척수신경뿌리는 척수를 따라 상행하여 머리뼈의 큰구멍(foramen magnum)을 통과하고, 목정맥구멍(jugular foramen)으로 나온다.

CN XII 혀밑신경(설하신경, Hypoglossal nerves)

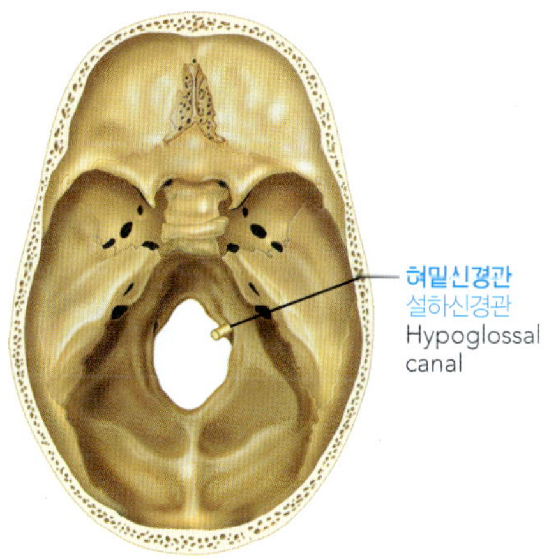

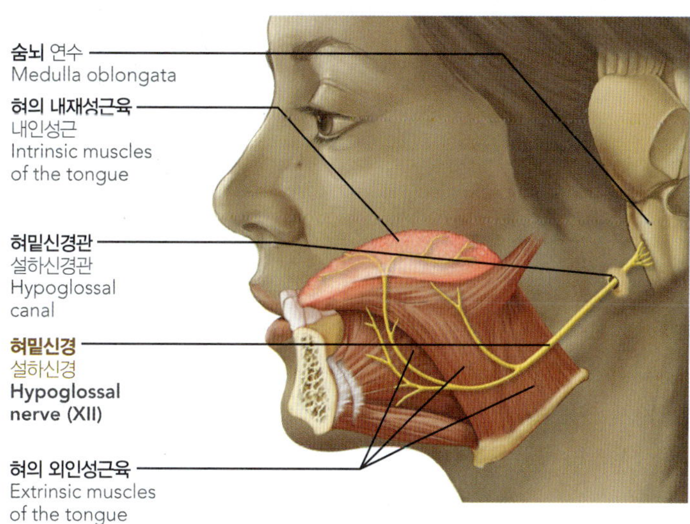

몸운동의기능(몸운동) (Somatic motor function)	**혀의 내재성근육**과 **외인성근육**에 분포한다. 씹기, 삼키기 및 말하는 동안에 혀를 움직인다. 고유감각신경섬유(afferent proprioceptor fiber)는 이 근육들로부터 되돌아온다.
기원(Origin)	숨뇌에서 나온다.
경로(Pathway)	혀밑신경관(hypoglossal canal)을 통해 머리뼈 밖으로 나와 혀로 간다.

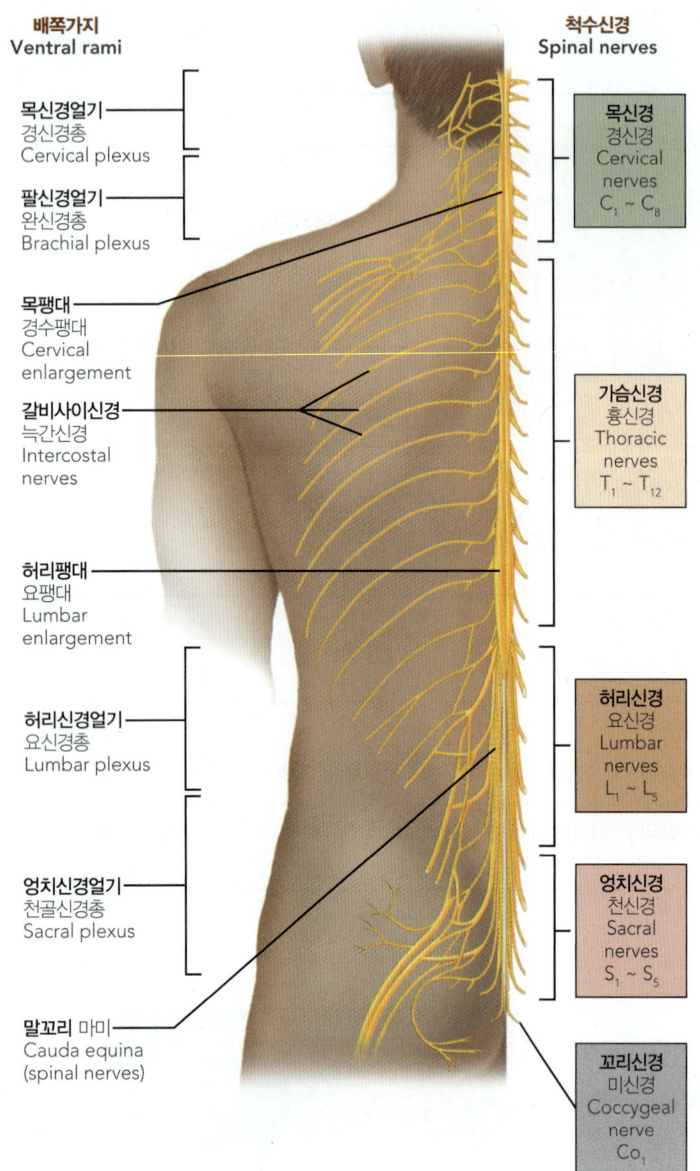

그림 13.5 척수신경(뒤면).

이 장의 다음 부분은 등쪽가지와 배쪽가지 및 그 분지에 초점을 두고 있다(그림 13.6B). 등쪽가지와 배쪽가지는 목 아래의 신체의 뼈대근육과 피부를 지배한다. 등쪽가지는 목과 몸통(등쪽)의 등쪽 부분을 지배하며, 배쪽가지는 더 넓은 영역인 팔다리, 목, 몸통의 앞쪽과 옆쪽 부분을 지배한다.

척수 *뿌리*(root)와 척수 *가지*(rami)의 차이를 구별하는 것은 중요하다(그림 13.7). 유사하게 이름 붙인 구조들을 혼동하면 안된다.

- 척수 뿌리(root)는 척수신경 안쪽(medial)에 있으며 감각신경(등쪽뿌리)과 운동신경(배쪽뿌리)으로 엄격히 구분된다.
- 척수 가지(rami)는 척수신경의 가쪽(lateral) 분지로서 각각 감각신경섬유와 운동신경섬유 모두 들어 있다.

다음 절에서는 신체의 여러 부위를 지배하는 가지(rami)와 이들의 분지가 어떻게 지배하는지를 학습할 것이다. 먼저 등·앞가슴벽 및 배벽의 신경 지배에 대하여 학습한다. 그리고 *신경얼기*(nerve plexus)의 구조적 역할과 해부학적 구조를 학습한다. 마지막으로 목, 위팔, 다리, 관절 및 피부의 신경 지배를 학습한다. 이 책에는 주요 근육군의 신경 지배에 대하여 설명하였다(신경 지배에 대한 내용은 표 10.1~10.17에 정리하였다).

13.4a 등의 신경 분포 Innervation of the Back

등쪽신경가지에 의한 등(몸통의 뒤쪽과 목)의 신경지배는 가지런히 분할된 양상을 나타낸다. 각 등쪽 신경 가지는 척수에서 나오는 부분과 일치되는 피부와 근육의 영역에 수평으로 신경가지를 낸다(그림 13.6B). 이런 신경지배 양상은 배쪽신경가지에 의한 신경지배보다 훨씬 더 간단하다.

13.4b 앞쪽 가슴벽과 배벽의 신경 분포 Innervation of the Anterior Thoracic and Abdominal Wall

가슴(흉곽, thorax)에서는 단순하게 분할된 배쪽신경가지가 있다. **갈비사이신경**(늑간신경, intercostal nerve)은 갈비뼈의 깊은 곳을 따라 앞쪽으로 주행한다(그림 13.5, 13.6B). 이 신경은 갈비사이근육과 앞쪽과 옆쪽 가슴의 피부, 그리고 가슴우리 아래에 있는 대부분의 배벽(복벽, abdominal wall)을 지배한다. 갈비사이신경은 주행하면서 인접한 피부에 분포하는 **가쪽피부가지**(lateral cutaneous branch)와 **앞쪽피부가지**(anterior cutaneous branch)를 분지한다.

가슴신경 중 2개의 신경은 특별하다. T_{12}는 12번째 갈비뼈의 아래쪽에 위치하므로 *갈비밑신경*(늑골하신경, subcostal nerve)이라 한다. 1번 갈비사이신경은 대부분이 팔신경얼기(상완신경총, brachial plexus)로 들어가기 때문에 예외적으로 작다.

이해 수준 체크하기

- ☐ 9. T_4 척수신경 등쪽뿌리(dorsal root)의 손상은 어떤 영역의 결함을 가져오는가? T_4 척수신경의 등쪽가지(dorsal ramus) 손상은 어떤 영역의 결함을 가져오는가?
- ☐ 10. 어떤 척추 아래로 다음의 척수신경이 나오는가?
  (a) C_5 목신경, (b) L_3 허리신경.

13.4c 신경얼기 Nerve Plexuses

신경얼기(신경총, nerve plexus)는 신경들의 그물망이다. T_2~T_{12}를 제외한 모든 척수신경의 배쪽가지들은 다른 배쪽가지들과 결합하여 척주의 가쪽에서 복잡한 신경얼기를 형성한다(그림 13.5). 이와 같이 얽힌 그물망은 목신경얼기, 팔신경얼기, 허리신경얼기, 엉치신경얼기를 형성하여 주로 팔다리를 지배한다. 이 신경얼기는 배쪽신경가지만으로 만들어진다. 신경얼기안에서 배쪽가지의 신경섬유는 서로 교차하고 재분배되어 (1) 각 신경얼기의 가지는 각기 다른 척수신경으로부터 나온 신경

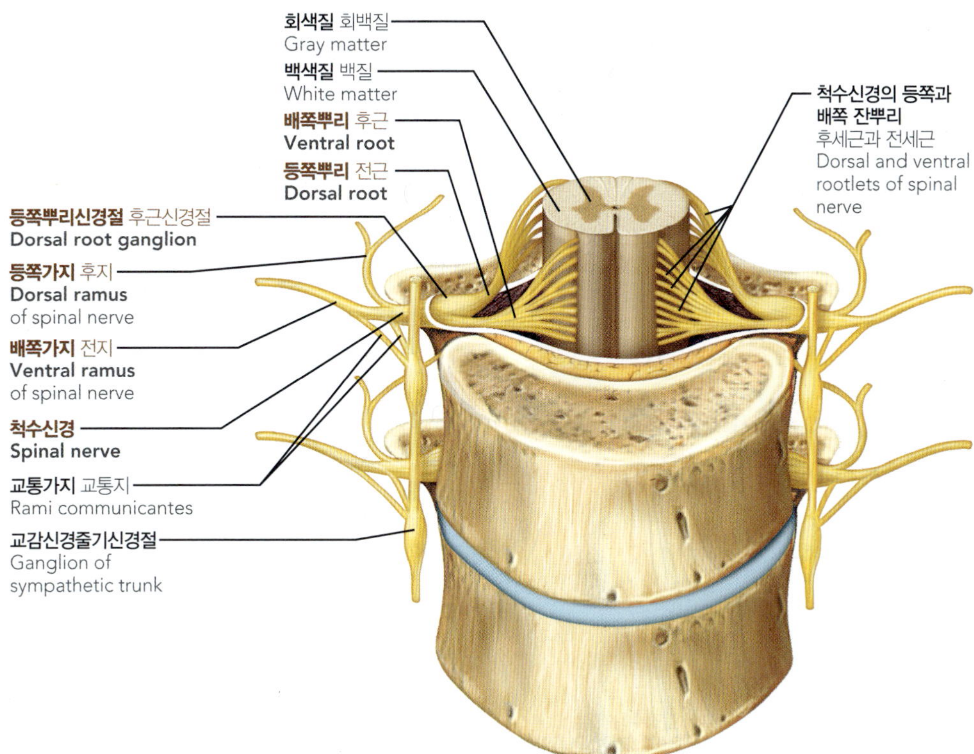

A. 척수, 관련된 신경 및 척추뼈의 앞면. 등쪽과 배쪽 잔뿌리는 안쪽에서 나와 척수신경을 형성한다.

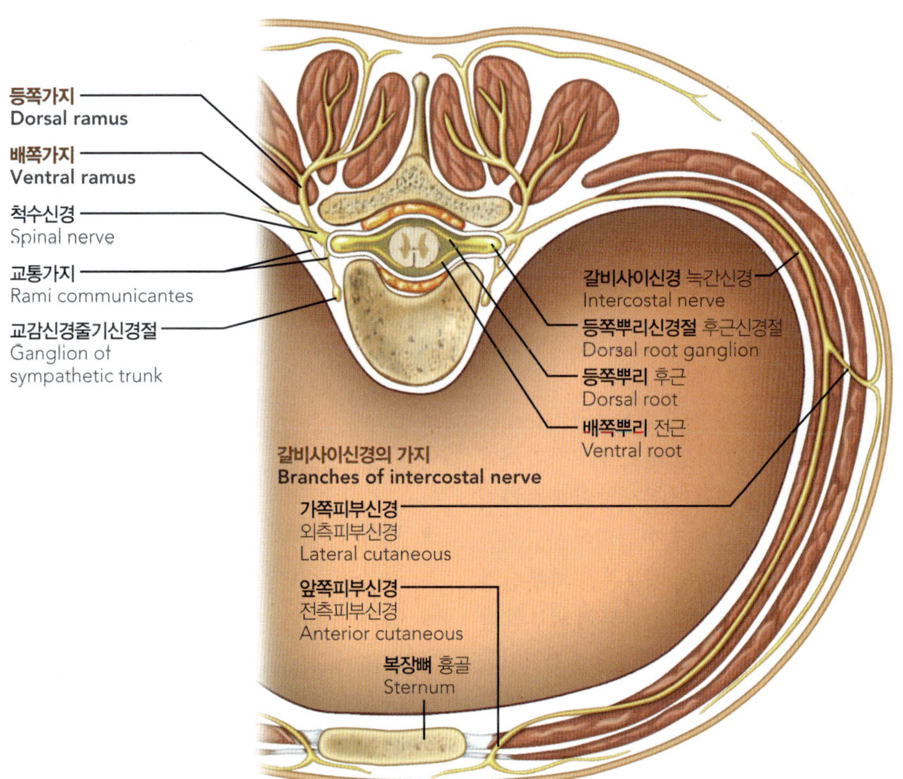

B. 척수신경의 주요 뿌리와 가지를 보여주는 가슴의 가로단면

그림 13.6 척수신경의 형성과 척수신경가지의 분포. B에서 등쪽과 배쪽가지의 분포를 주의하여 살펴본다. 가슴에서 배쪽가지는 갈비사이신경이 된다. 등쪽가지는 등의 피부와 등근육을 지배한다.

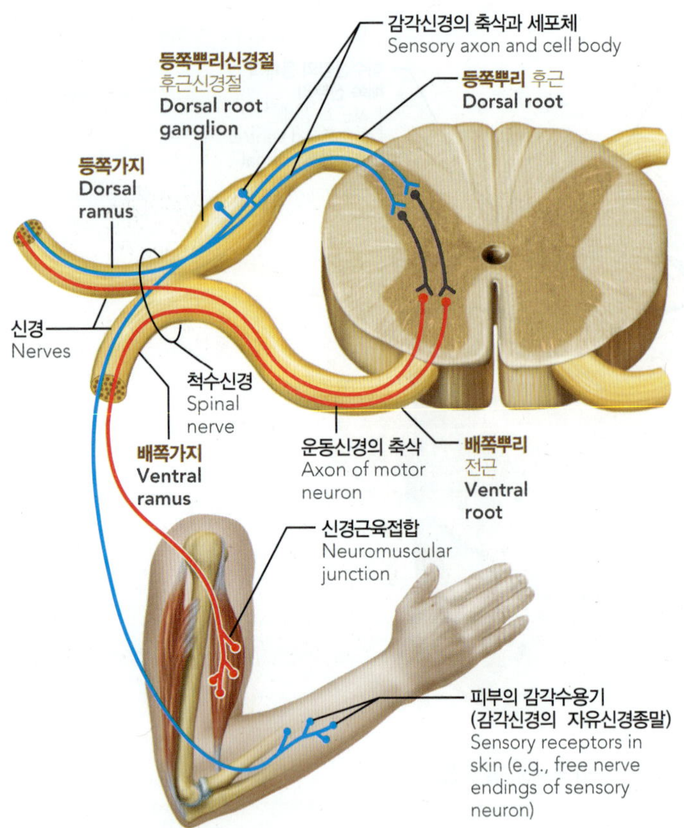

그림 13.7 **척수신경의 기능적 구성 성분.** 척수신경의 가지와 척수와의 연결.

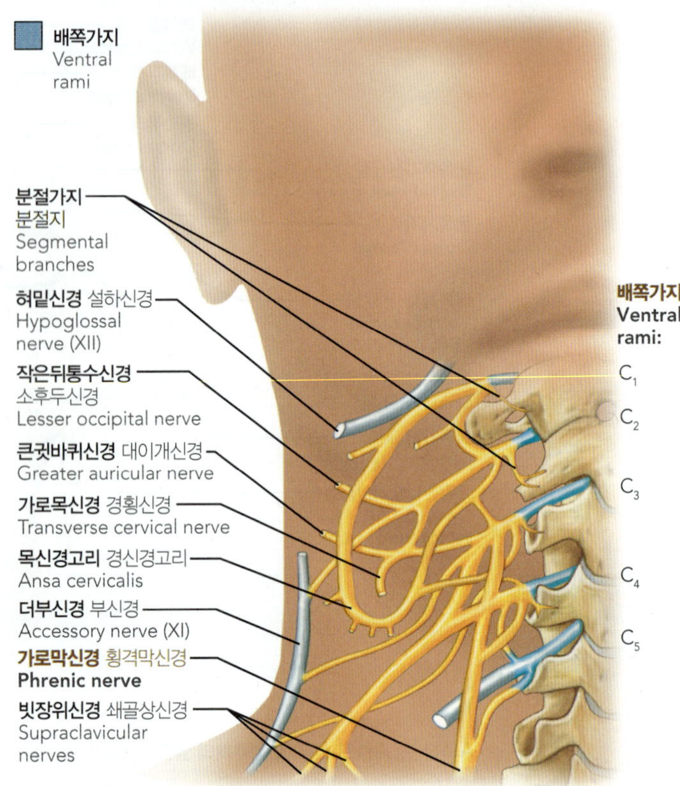

그림 13.8 **목신경얼기(앞면).** 회색으로 표시된 신경은 목신경얼기에 연결되지만 속하지 않는다.

섬유를 포함하며, (2) 각 척수신경으로부터 나온 신경섬유는 각기 다른 경로나 신경가지를 통하여 인체의 말초 부위에 이르게 된다. 따라서 팔다리의 근육은 하나 이상의 척수신경으로부터 지배를 받으므로 하나의 척수분절이나 척수뿌리가 손상되어도 팔다리근육은 완전히 마비되지 않는다.

목신경얼기(경신경총)와 목의 신경 분포

The Cervical Plexus and Innervation of the Neck

목신경얼기(cervical plexus)는 목의 목빗근(흉쇄유돌근, sternocleidomastoid muscle) 아래 깊숙이 위치하고 목의 뒤목삼각까지 뻗어 있다(그림 10.30). 이 신경얼기는 1번~4번 목신경의 배쪽가지로 구성되어 있고 가지가 나오는 곳으로부터 서로 연결되어 불규칙한 고리를 형성한다(그림 13.8). 목신경얼기가지의 대부분은 **피부신경**(cutaneous nerve)으로 목과 머리의 뒷부분, 어깨 윗부분의 피부의 감각을 전달한다. 다른 가지들은 앞쪽 목부분의 근육에 운동신경가지를 보낸다(표 13.3).

이 신경얼기에서 가장 중요한 신경은 **가로막신경**(횡격막신경, phrenic nerve)인데 C_3, C_4, C_5로부터 신경섬유를 받는다. 가로막신경은 가슴우리 아래쪽으로 가서 가로막(횡격막, diaphragm)에 분포하고 가로막의 운동과 감각을 지배한다. 가로막신경이 모두 잘리면 호흡 정지가 일어난다.

팔신경얼기와 팔의 신경 분포

The Brachial Plexus and Innervation of the Upper Limb

팔신경얼기(그림 13.9A)는 목과 겨드랑에 위치하며 팔로 가는 거의 대부분의 신경들이 여기서 나온다. 팔신경얼기는 목빗근의 가쪽 경계면에서 빗장뼈(쇄골, clavicle) 바로 위쪽인 목의 뒤목삼각 부분에서 만질 수 있다(그림 10.30).

팔신경얼기는 C_5~C_8의 배쪽가지와 T_1의 배쪽가지가 섞여 형성되었다. 간혹 C_4와 T_2의 척수신경섬유가 포함되기도 한다.

팔신경얼기는 매우 복잡하며, 안쪽(medial)에서 가쪽(lateral) 방향으로 팔신경얼기의 구성은 다음과 같다.

- **배쪽가지**(Ventral rami). 척수 분절 C_5~T_1의 배쪽가지가 팔신경얼기의 뿌리*를 형성한다.
- **줄기**(Trunk). 배쪽가지는 3개의 *줄기*를 형성한다.
- **갈래**(Division). 각 줄기는 배쪽과 등쪽의 2개의 *갈래*로 나뉜다.
- **다발**(Cord). 6개의 신경갈래들이 3개의 *다발*로 합쳐진다.

C_5~T_1의 배쪽가지인 5개 뿌리는 앞목갈비근 깊숙이 놓여 있다. 이 근육의 가쪽 경계면에서 **위, 중간, 아래 줄기**가 형성되며, 여기에서 **앞쪽**과 **뒤쪽 갈래**로 나누게 된다.

*척수신경의 등쪽·배쪽뿌리와 팔신경얼기의 뿌리를 혼동하지 말라.

표 13.3 목신경얼기(경신경총)의 신경가지(그림 13.8)

신경	배쪽가지	신경 분포 영역
피부가지: 얕은 곳(Cutaneous branches: superficial)		
작은뒤통수신경(소후두신경, lesser occipital n.)	C_2, C_3	목의 뒤쪽면 피부
큰귓바퀴신경(대이개신경, greater auricular n.)	C_2, C_3	귀의 피부, 귀밑샘(이하선, parotid gland)을 덮고 있는 피부
가로목신경(경횡신경, transverse cervical n.)	C_2, C_3	목의 앞면과 가쪽면의 피부
빗장위신경(쇄골상신경): 앞, 중간, 뒤신경(supraclavicular: anterior, middle, posterior n.)	C_3, C_4	가슴 앞면과 어깨 부위의 피부
운동가지: 깊은 곳(Motor branches: deep)		
목신경고리(경신경고리, ansa cervicalis)	C_1~C_3	목의 목뿔아래근육들(Infrahyoid muscles): 어깨목뿔근(견갑설골근, omohyoid m.), 복장목뿔근(흉골설골근, sternohyoid m.), 복장방패근(흉골갑상근, sternothyroid m.)
분절가지(분절지, segmental branches)	C_1~C_5	목의 깊은 근육들인 턱끝목뿔근(이설골근, geniohyoid m.), 방패목뿔근(갑상설골근, thyrohyoid m.)과 목갈비근(사각근, scalene m.), 어깨올림근(견갑거근, levator scapulae m), 등세모근(승모근, trapezius m.), 목빗근(흉쇄유돌근, sterno-cleidomastoid m.)
가로막신경(횡격신경, phrenic nerve)	C_3~C_5	가로막(횡격막, diaphragm)

- 앞쪽갈래(그림 13.9의 노란색)는 팔의 앞쪽부분(굽힘근)과 피부를 지배하는 신경이다.
- 뒤쪽갈래(그림 13.9의 초록색)는 팔의 뒤쪽부분(폄근)과 피부를 지배하는 신경이다.

각 갈래들은 빗장뼈 밑을 지나 겨드랑으로 들어간다. 위와 중간줄기에서 온 앞쪽갈래는 **가쪽다발**이 되고 아래줄기에서 나온 앞쪽갈래는 **안쪽다발**을 형성한다. **뒤쪽다발**은 3개의 줄기에서 나온 뒤쪽갈래들이 모여 형성된다. 다발은 겨드랑동맥(액와동맥, axillary artery)을 기준으로 해서 명명된다. 몇몇 신경들이 가슴과 어깨에 있는 근육과 피부로 가기 위해 다발들에서 갈라져 나온다(그림 13.9B).

팔신경얼기는 겨드랑이에서 끝나게 되는데 이곳에서 겨드랑동맥을 따라 내려온 3개의 다발(cord)로부터 위팔을 지배하는 주요 신경들을 형성한다(그림 13.9). 5개의 신경은 앞쪽갈래의 *근육피부신경*(근피신경, musculocutaneous n.), *정중신경*(median n.), *자신경*(척골신경, ulnar n.)과 뒤쪽갈래의 *겨드랑신경*(액와신경, axillary n.), *노신경*(요골신경, radial n.)이다(표 13.10).

근육피부피신경(근피신경, Musculocutaneous Nerve). **근육피부신경**(그림 13.9D, 13.10)은 가쪽다발의 주요 종말신경가지로 팔 앞쪽으로 내려와 부리위팔근(오훼상완근, coracobrachialis)을 지나 위팔두갈래근(상완이두근, biceps brachii)과 위팔근(상완근, brachialis) 사이로 내려와서 팔을 굽히는 근육에 작용한다. 또한 팔꿈치를 지나 아래팔의 가쪽 피부에 분포하여 아래팔 가쪽의 피부감각을 지배한다.

정중신경(Median Nerve). **정중신경**(그림 13.9A, 13.10)은 아래팔의 앞쪽 근육과 손바닥의 가쪽 부분의 근육에 분포한다. 가쪽과 안쪽 다발에서 나온 후 가지를 내지 않고 팔로 내려와 위팔두갈래근의 안쪽과 뒤쪽으로 간다. 팔꿈치를 지나 아래팔 대부분의 굽힘근에 가지를 낸다. 손으로 내려와서는 손바닥의 가쪽에 위치한 5개의 내인성 근육을 지배한다. 정중신경은 아래팔을 엎침(회내, pronation)시키고, 손가락과 손목을 굽히며 엄지손가락을 지배한다.

자신경(척골신경, Ulnar Nerve). **자신경**(그림 13.9A, 13.10)은 팔신경얼기의 안쪽다발에서 시작하여 팔의 안쪽면을 따라 팔꿈치를 향해 내려오다 안쪽위관절융기(내측상과, medial epicondyle) 뒤로 돌아 나와 아래팔의 안쪽을 따라 내려온다. 이 신경은 자쪽손목굽힘근(척측수근굴근, flexor carpi ulnaris)과 일부 깊은손가락굽힘근(심지굴근, flexor digitorum profundus)에 분포한다. 이 신경은 손까지 이어져 손바닥의 안쪽 피부와 대부분의 내인성 손근육에 분포한다. 등쪽가지는 손등의 안쪽 피부에 분포한다.

겨드랑신경(액와신경, Axillary Nerve). **겨드랑신경**(그림 13.10, 그림 13.11)은 뒤쪽다발의 가지로서 위팔뼈의 목(상완경, neck of humerus) 뒤쪽을 감아돌면서 어깨세모근(삼각근, deltoid) 및 작은원근(소원근, teres minor)과 어깨의 피부 및 관절주머니(관절낭)에 분포한다.

노신경(요골신경, Radial Nerve). **노신경**(그림 13.10, 13.11)은 팔신경얼기 중 가장 큰 가지로서 뒤쪽다발에서 분지된다. 이 신경은 노신경고랑(요골신경구, radial groove)을 따라서 위팔뼈(상완골, humerus)

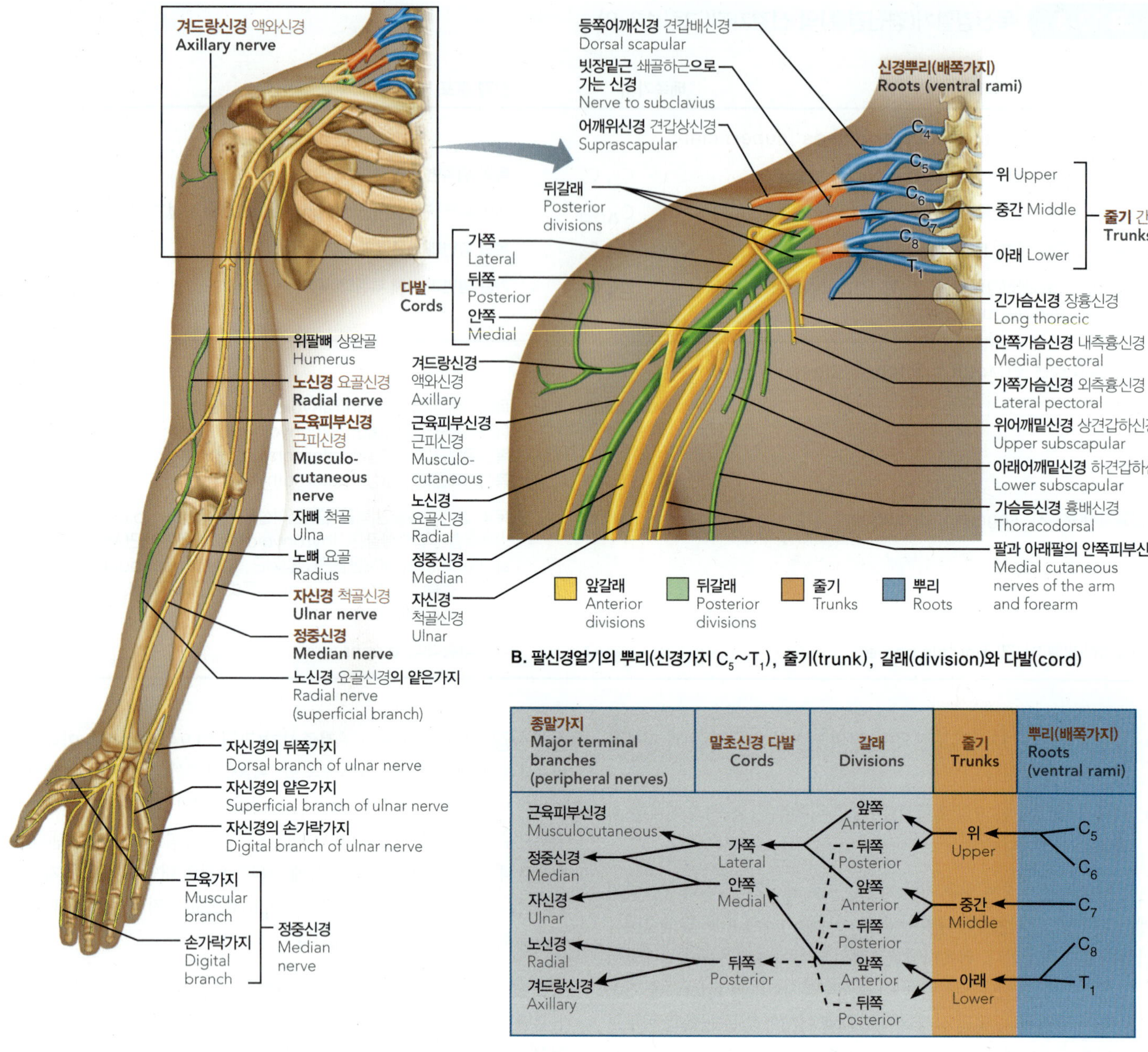

A. 팔의 주요 신경

C. 팔신경얼기 내 신경들의 관계 요약

그림 13.9 팔신경얼기(앞면). *(계속)*

를 감싸고 위팔세갈래근(상완삼두근, triceps brachii)에 가지를 낸다. 그 후 팔꿈치의 가쪽위관절융기(외측상과, lateral epicondyle) 뒤를 돌아 앞쪽으로 주행한다. 이곳에서 얕은가지와 깊은가지로 나뉘는데, 얕은가지는 위팔노근(상완요골근, brachioradialis) 밑에서 노뼈의 가쪽 경계선을 따라 내려가고 손등의 가쪽면에 있는 피부에 분포한다. 깊은가지는 대부분의 아래팔의 폄근에 분포하기 위해 뒤쪽으로 주행한다.

팔신경얼기의 작은 분지들은 어깨를 움직이는 몸통의 근육과 어깨뼈 주위의 근육을 지배한다(**표 13.4**).

이해 수준 체크하기

- □ **11.** C_5의 척수손상을 가진 환자는 독립적으로 호흡을 할 수 있는가?
- □ **12.** 팔과 아래팔의 모든 폄근을 지배하는 신경은 무엇인가?
- □ **13.** 팔꿈치의 타격으로 안쪽위관절융기를 지나는 자신경이 손상되었다. 검사 시에 어떤 감각과 운동의 결함이 나타날 수 있는가?
- □ **14.** 위에서 언급된 C_5의 척수손상을 가진 환자는 위팔 근육의 어떤 기능이 손상되는가?

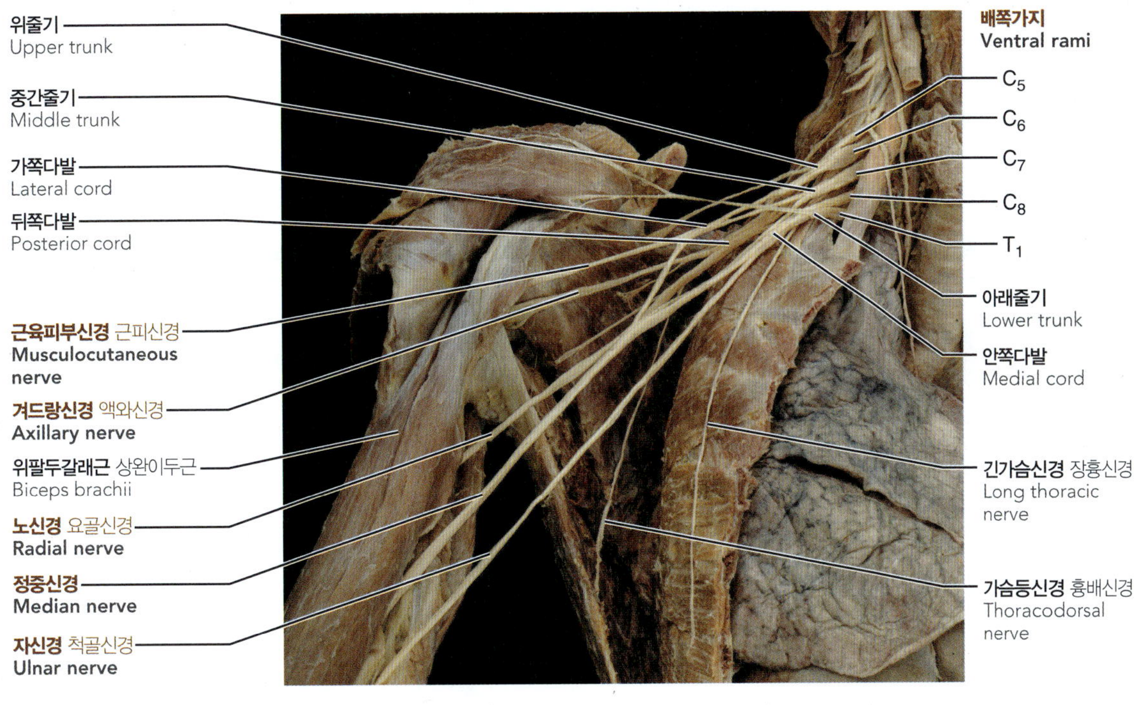

D. 팔신경얼기(앞면)

그림 13.9 팔신경얼기(앞면).

표 13.4 몸통과 어깨근육에 분포하는 팔신경얼기(완신경총)의 가지

신경	배쪽가지	신경 분포 영역
등쪽어깨신경 (배측견갑신경, dorsal scapular)	C_5 척수가지	마름근(능형근, rhomboid m.)과 어깨올림근(견갑거근, levator scapulae)
긴가슴신경(장흉신경, long thoracic)	C_5~C_7 척수가지	앞톱니근(전거근, serratus anterior m.)
어깨밑신경(견갑하신경, subscapular)	뒤신경다발: C_5와 C_6 척수가지	큰원근(대원근, teres major m.)과 어깨밑근(견갑하근, subscapular m.)
가슴등신경(흉배신경, thoracodorsal)	뒤신경다발: C_6~C_8 척수가지	넓은등근(광배근, latissimus dorsi)
어깨위신경(견갑상신경, suprascapular)	위줄기(upper trunk)(C_5, C_6)	어깨관절(견관절, shoulder joint); 가시위근(상극근, supraspinatus m.)과 가시밑근(하극근, infraspinatus m.)
가슴신경(흉신경, pectoral)	가쪽과 안쪽다발의 척수가지(C_5~T_1)	큰가슴근(대흉근, pectoralis major m.)과 작은가슴근(소흉근, pectoralis minor m.)

허리신경얼기와 다리의 신경 분포

The Lumbar Plexus and Innervation of the Lower Limb

허리신경얼기(lumbar plexus)(그림 13.12)는 4개의 허리신경(L_1 ~L_4)에서 기원하여 큰허리근(대요근, psoas major muscle) 내에 위치한다. 이 신경얼기의 보다 작은 신경은 배벽근(복벽근, abdominal wall muscles)의 일부와 엉덩허리근(장요근, iliopsoa)을 지배하나 주요 신경가지는 아래로 내려와 넓적나리(내퇴, femur)의 앞쪽에 분포한다.

넙다리신경(대퇴신경, Femoral Nerve). 이 신경얼기의 가장 큰 가지인 **넙다리신경**은 고샅인대(서혜인대, inguinal ligament) 깊숙이 지난다(그림 10.38A). 이는 넓적다리로 가서 수많은 큰 가지들로 분지한다. 이 중 운동가지는 넙다리근의 앞면에 위치한 넙다리네갈래근(대퇴사두근, quadriceps femoris)을 포함하여 넓적다리의 주요 굽힘근과 무릎의 폄근육을 지배한다. 피부신경가지(cutaneous branch)는 넓적다리 앞면의 피부와 무릎부터 발까지의 안쪽 피부 표면을 담당한다.

폐쇄신경(Obturator Nerve). **폐쇄신경**은 골반의 폐쇄구멍(obturator foramen)을 통과하여 넓적다리 안쪽으로 들어와 넙다리모음근(내전근, adductor muscle)과 넓적다리의 위와 안쪽의 피부를 지배한다.

그림 13.10 위팔의 신경분포(Innervation of the Upper Limb)

팔신경얼기의 앞쪽 갈래(anterior division)는 앞쪽구획에 있는 위팔, 아래팔 및 손의 굽힘근을 지배한다. 이 신경들은 아래팔과 손의 피부에도 분포한다.

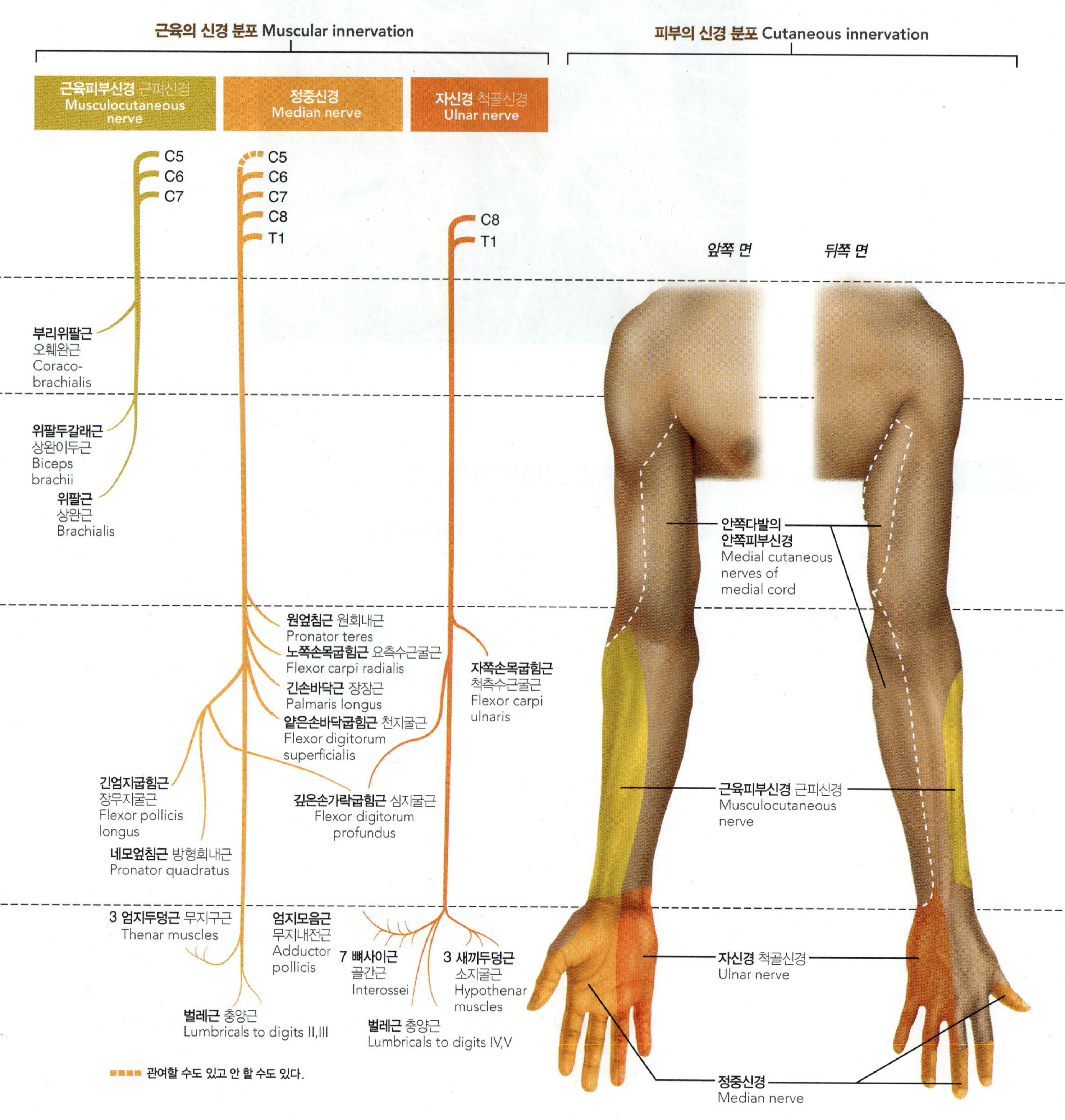

팔신경얼기의 뒤쪽갈래(posterior division)는 뒤쪽 구획에 있는 팔의 폄근을 지배한다.
이 신경들은 팔 아래팔 및 손의 뒤쪽 피부에도 분포한다.

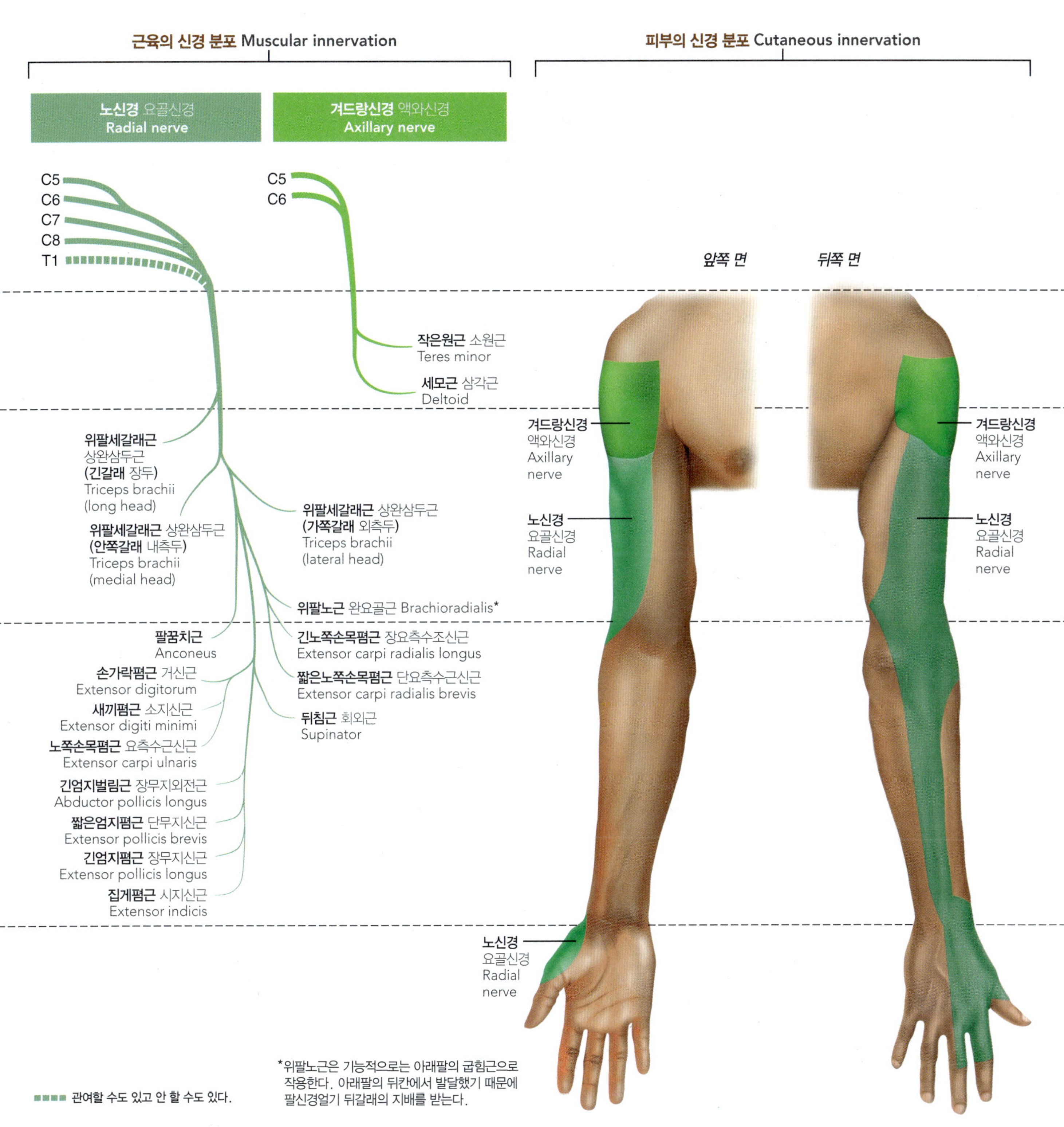

*위팔노근은 기능적으로는 아래팔의 굽힘근으로 작용한다. 아래팔의 뒤칸에서 발달했기 때문에 팔신경얼기 뒤갈래의 지배를 받는다.

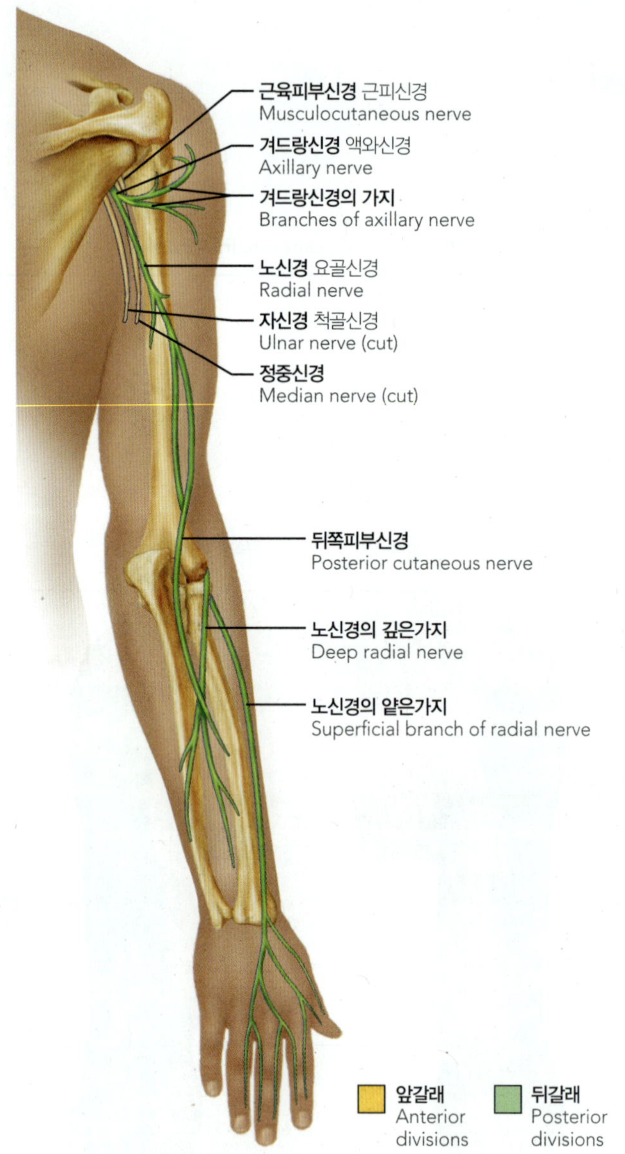

그림 13.11 겨드랑신경과 노신경의 분포(뒷면).

이 신경얼기의 주요 가지는 다리의 신경 분포(**그림 13.13**)에 요약되어 있다. 다른 작은 가지들은 **표 13.5**에 요약되어 있다.

엉치신경얼기와 다리의 신경지배

The Sacral Plexus and Innervation of the Lower Limb

엉치신경얼기(lumbar plexus)(**그림 13.14**)은 L_4~S_4 척수신경에서 기시하며 허리신경얼기의 바로 아래에 위치한다. 허리신경얼기에서 온 몇몇 신경섬유들이 **허리엉치신경줄기**(lumbosacral trunk)를 경유하여 엉치신경얼기에 포함되기 때문에 두 신경얼기는 종종 *허리엉치신경얼기*로 간주되기도 한다. 엉치신경얼기에는 약 12개의 신경가지가 있으며 이들 중 약 반은 엉덩이와 다리를 지배하고 나머지는 골반내 기관들과 샅(회음, perineum)을 지배한다. 중요한 신경가지는 그림 13.13에 요약되어 있다.

궁둥신경(좌골신경, Sciatic Nerve). 엉치신경얼기의 주요 신경가지인 **궁둥신경**은 우리 인체에서 가장 굵고 긴 신경이다(그림 13.13, 13.14C). 이 신경은 넓적다리의 앞쪽과 안쪽부분을 제외한 다리 전체에 분포한다. 이 신경은 *정강신경*(경골신경, tibial nerve)과 *온종아리신경*(총비골신경, common fibular nerve)으로 나뉘는데 이들은 피막(sheath)으로 싸여 있으며 골반의 큰궁둥패임(대좌골절흔, greater sciatic notch)을 거쳐 큰볼기근(대둔근, gluteus maximus muscle)의 아래를 지나 엉덩관절(고관절, hip joint) 안쪽에서 뒤쪽으로 주행한다. 이 신경은 넓적다리의 모든 폄근과 넙다리뒤근(슬굴곡근, hamstring muscle), 큰모음근(대내전근, adductor magnus)의 일부분에 운동신경가지를 내며 무릎 바로 위에서 정강신경과 온종아리신경으로 나뉜다.

정강신경(경골신경, Tibial Nerve). **정강신경**(그림 13.13, 13.14C)은 오금(슬와부, popliteal fossa)(그림 10.39)을 통과하여 장딴지를 거쳐 가자미근(soleus muscle) 깊숙이 내려간다. 발목에서 안쪽복사뼈(내과, medial malleolus) 뒤쪽을 지나 **안쪽발바닥신경**(내족저신경, medial plantar nerve)과 **가쪽발바닥신경**(외족저신경, lateral plantar nerve)으로 나뉜다. 정강신경가지들은 종아리의 뒤쪽면에 있는 거의 모든 근육에 분포하고 (1) 발바닥신경을 통해 발바닥의 피부, (2) **장딴지신경**(비복신경, sural nerve)을 통해 종아리의 뒤쪽에 분포한다.

온종아리신경(총비골신경, Common Fibular Nerve). **온종아리신경**(common fibular nerve, common peroneal nerve)(그림 13.13, 13.14C)은 기시 지점에서 아래로 내려와 종아리뼈 머리(비골두, head of the fibula)를 감싸고 돌아 주행하며 얕은·깊은 종아리신경(천 및 심비골신경, superficial and deep peroneal nerve)으로 나뉜다. **얕은종아리신경**(superficial fibular nerve)은 무릎관절과 종아리 앞쪽과 가쪽 근육 및 발등의 피부를 지배한다. **깊은종아리신경**(deep fibular nerve)은 종아리 앞쪽의 근육을 지배한다.

엉치신경얼기의 다른 가지(Additional Branches of the Sacral Plexus). 엉치신경을 제외하고 두 번째로 큰 신경가지는 **위·아래볼기신경**(상·하둔신경, superior and inferior gluteal nerve)이며, 두 신경은 볼기근육에 분포한다(그림 13.14). 엉치신경얼기의 다른 가지들은 골반바닥근육(골반저근육, pelvic floor muscle)과 넓적다리의 가쪽돌림근(회전근, lateral rotator)에 분포한다(**표 13.6**). **음부신경**(pudendal nerve)은 샅의 피부와 근육을 지배하며 남성의 음경을 발기시키고 배변과 배뇨를 수의적으로 조절할 수 있게 한다(표 10.9). 샅으로 들어가기 위해 앞쪽으로 가서 궁둥뼈결절(좌골결절, ischial tuberosity) 바로 안쪽에 놓이게 된다. 출산 중 통증을 없애거나 생식기 부위의 수술을 위해 **음부신경차단**(pudendal nerve block) 시 주사바늘을 궁둥뼈결절 바로 안쪽으로 삽입한다.

13.4d 관절의 신경 분포

Innervation of Joints of the Body

관절의 손상은 흔하기 때문에 윤활관절(synovial joint)을 지배하는 신경은 반드시 알아 두어야 한다. 모든 관절주머니들은 몇 개의 서로 다른 신경들로부터 감각신경가지를 받기 때문에 모두 다 암기한다는 것은 매우 어렵다.

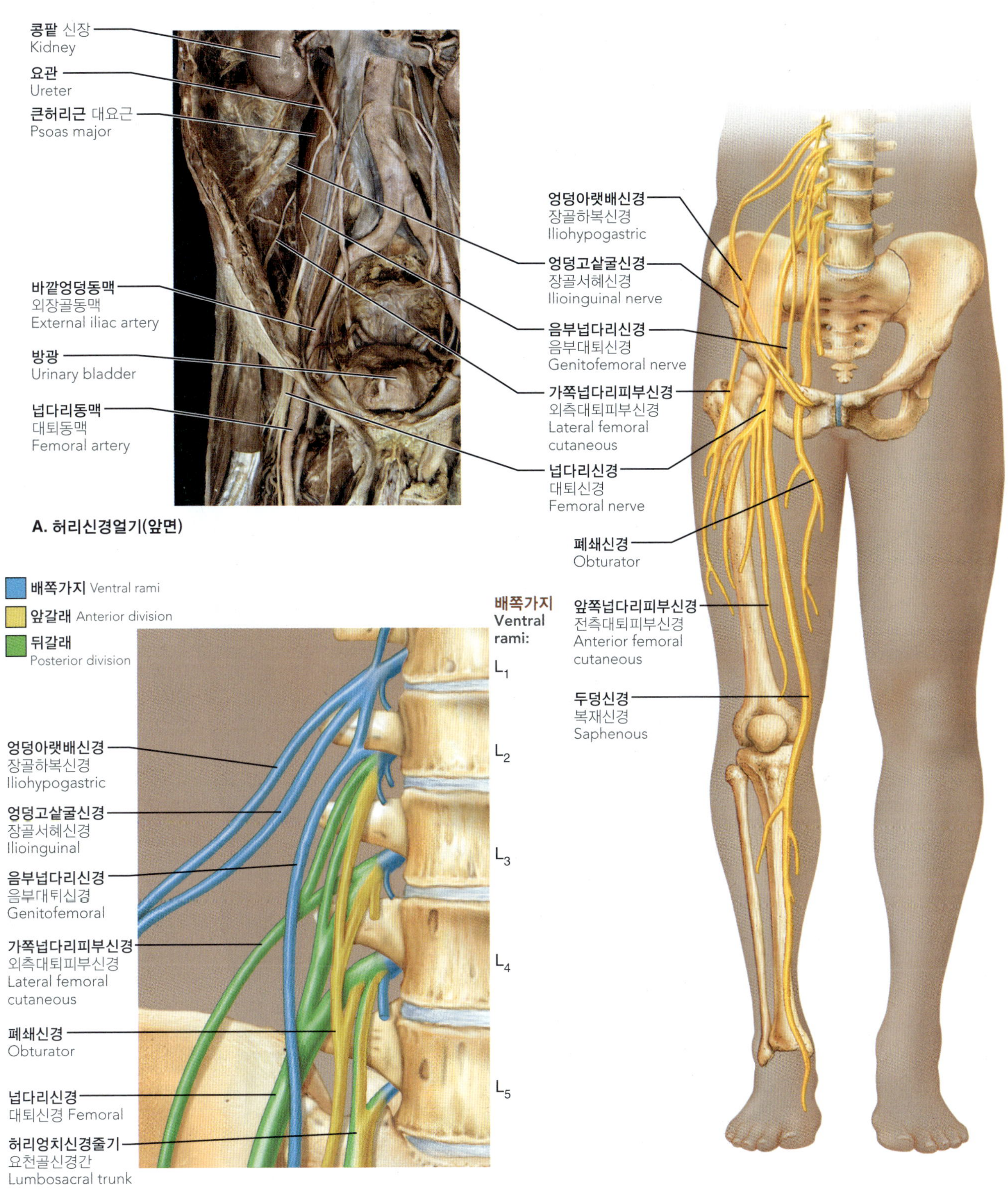

A. 허리신경얼기(앞면)

B. 허리신경얼기의 주요 가지

C. 허리신경얼기에서 다리로 가는 주요 신경 분포

그림 13.12 허리신경얼기.

그림 13.13 다리의 신경분포(Innervation of the Lower Limb)

허리신경얼기는 넓적다리의 앞쪽구획과 안쪽구획을 지배하며, 넓적다리와 종아리의 앞쪽구획과 안쪽구획의 피부에도 분포한다.

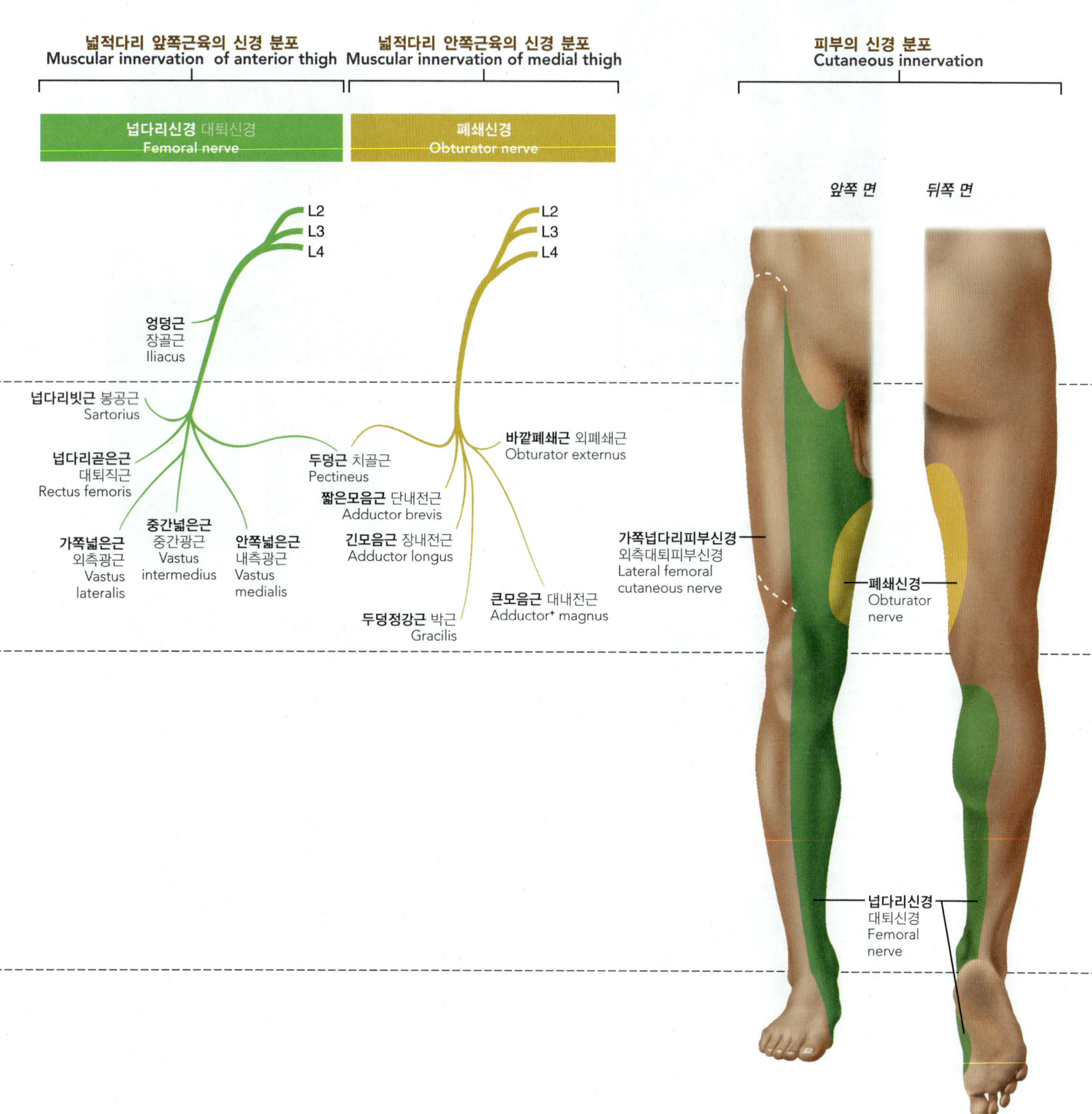

+큰모음근은 폐쇄신경과 정강신경의 지배를 받는다.

엉치신경얼기는 넓적다리 뒤쪽과 종아리 전체 근육을 지배하며, 종아리의 가쪽과 뒤쪽 영역 그리고 발의 피부를 지배한다.

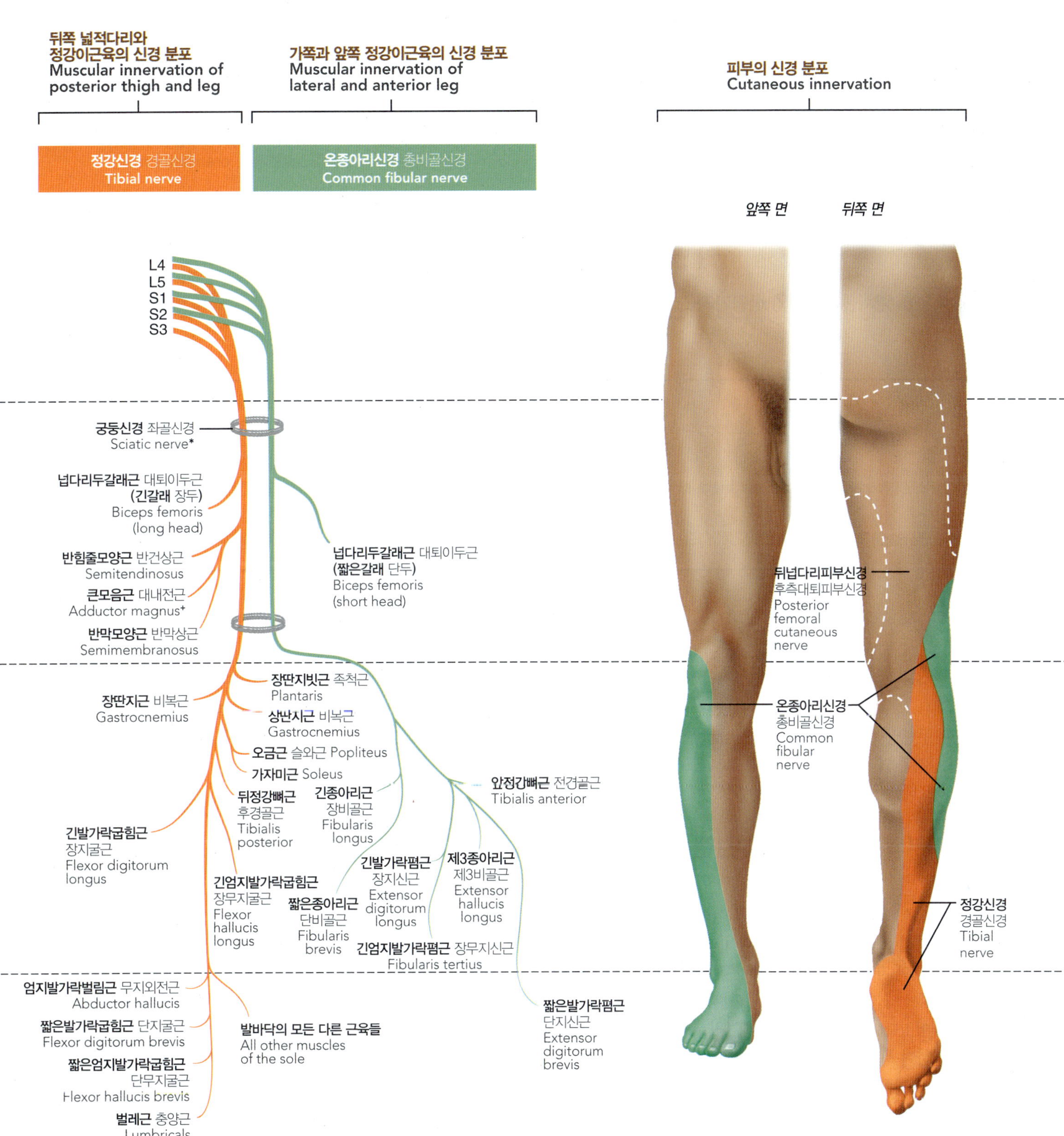

*궁둥신경은 공통된 결합조직으로 싸인 정강신경과 온종아리신경으로 구성되어 있다.

표 13.5 허리신경얼기(요신경총)의 가지(그림 13.12)

신경	배쪽가지	신경 분포 영역
엉덩아랫배신경 (장골하복신경, iliohypogastric)	L_1	엉덩이부위와 아래허리부위의 피부, 복벽의 안쪽배빗근과 배가로근 대부분의 고유감각과 운동
엉덩고샅굴신경(장골서혜신경, ilioinguinal)	L_1	바깥생식기관의 피부, 넓적다리 몸쪽 안쪽부위의 피부
음부넙다리신경 (음부대퇴신경, genitofemoral)	L_1, L_2	배벽의 배속빗근과 배가로근의 운동. 남자의 음낭(scrotum), 여자의 대음순(labia majora), 고샅굴 가운데 부위 아래의 넓적다리 앞면의 피부, 남자의 고환올림근(고환거근, cremaster m.)
가쪽넙다리피부신경 (외측대퇴피부신경, lateral femoral cutaneous)	L_2~L_3	넓적다리 가쪽의 피부, 복막(peritoneum)으로 가는 일부 감각신경

표 13.6 엉치신경얼기의 신경가지(그림 13.13)

신경	배쪽가지	신경 분포 영역
위볼기신경(Superior gluteal)	L_4, L_5, S_1	중간, 작은볼기근(gluteus medius and minimus), 넙다리근막긴장근(tensor fasciae latae)을 지배하는 운동신경
아래볼기신경(Interior gluteal)	L_5~S_2	큰볼기근(gluteus maximus)을 지배하는 운동신경
뒤넙다리피부신경(Posterior femoral cutaneous)	S_1~S_3	볼기, 뒤쪽넓적다리 및 오금부의 피부: 길이가 다양함, 장딴지와 뒷꿈치에 분포하기도 함
음부신경(Pudendal)	S_2~S_4	샅부위의 근육, 피부 대부분, 바깥항문조임근을 지배함

주어진 관절에 어떤 신경이 지배하는가를 추측하기 위해 가장 도움이 되는 지침으로 **힐튼의 법칙**(Hilton's law)이 사용된다. 즉, *관절을 움직이는 근육을 지배하는 신경이 관절과 관절주위의 피부도 지배한다*는 법칙이다. 예를 들어 무릎관절에서 보면 넙다리네갈래근육, 넙다리뒤근육과 두덩정강근육(표 10.15)이 무릎 주위를 지나고, 이들 근육으로 가는 신경은 넙다리신경, 폐쇄신경 그리고 궁둥신경의 가지(그림 13.13)들이기 때문에 이들 신경 모두 무릎관절에 분포한다.

13.4e 피부의 신경 분포: 피부분절

Innervation of the Skin: Dermatomes

하나의 척수신경에서 유래한 피부신경가지에 의해 지배를 받는 피부 영역을 **피부분절**(dermatome)이라 한다. C_1을 제외한 모든 척수신경은 신경의 위치에 따라 피부 영역을 지배한다. 피부분절 분포도(그림 13.15)는 척수신경가지에 손상을 받은 환자의 무감각 영역의 기록에 의하여 만들어졌다. *몸통*에서 피부분절은 척수신경이 나오는 지점과 수평을 유지하며 폭이 거의 일정하다. 그러나 *팔다리*에서는 피부분절의 분포가 그리 명확하지 않다. 팔의 피부는 C_5~T_1(또는 T_2)의 배쪽가지인 팔신경얼기에 의해 지배되고, 다리에서 앞쪽은 허리신경이 담당하고 다리의 뒤쪽은 엉치신경이 담당한다.

피부분절은 피부분절 분포도에 나타나 있는 것처럼 명확히 분리되어 있지는 않으며 몸통의 피부분절은 약 50% 정도 겹쳐지는 것으로 생각된다. 따라서 한 척수신경이 파괴되어도 파괴된 척수신경이 지배하는 피부의 감각이 완전히 없어지는 것은 아니다. 그러나 팔다리에서는 겹치는 영역이 적으며 어떤 부위는 하나의 척수신경에 의해 지배받기도 한다.

이해 수준 체크하기

- ☐ **15.** 넓적다리에 분포하는 3개 신경의 이름을 나열하고 각각의 신경이 지배하는 근육 구획을 설명한다.
- ☐ **16.** 힐튼의 법칙(Hilton's law)을 이용하여 팔꿈치 관절의 신경 분포를 설명한다.
- ☐ **17.** L_5 허리뼈 위치에서 척추사이원반이 탈출되면 종아리 앞가쪽면의 감각이 소실되는데, 그 이유를 설명한다.
- ☐ **18.** 배꼽 위치의 복부에 둥글게 발생한 대상포진은 어느 척수신경에 바이러스가 감염되었기 때문에 일어나는가?

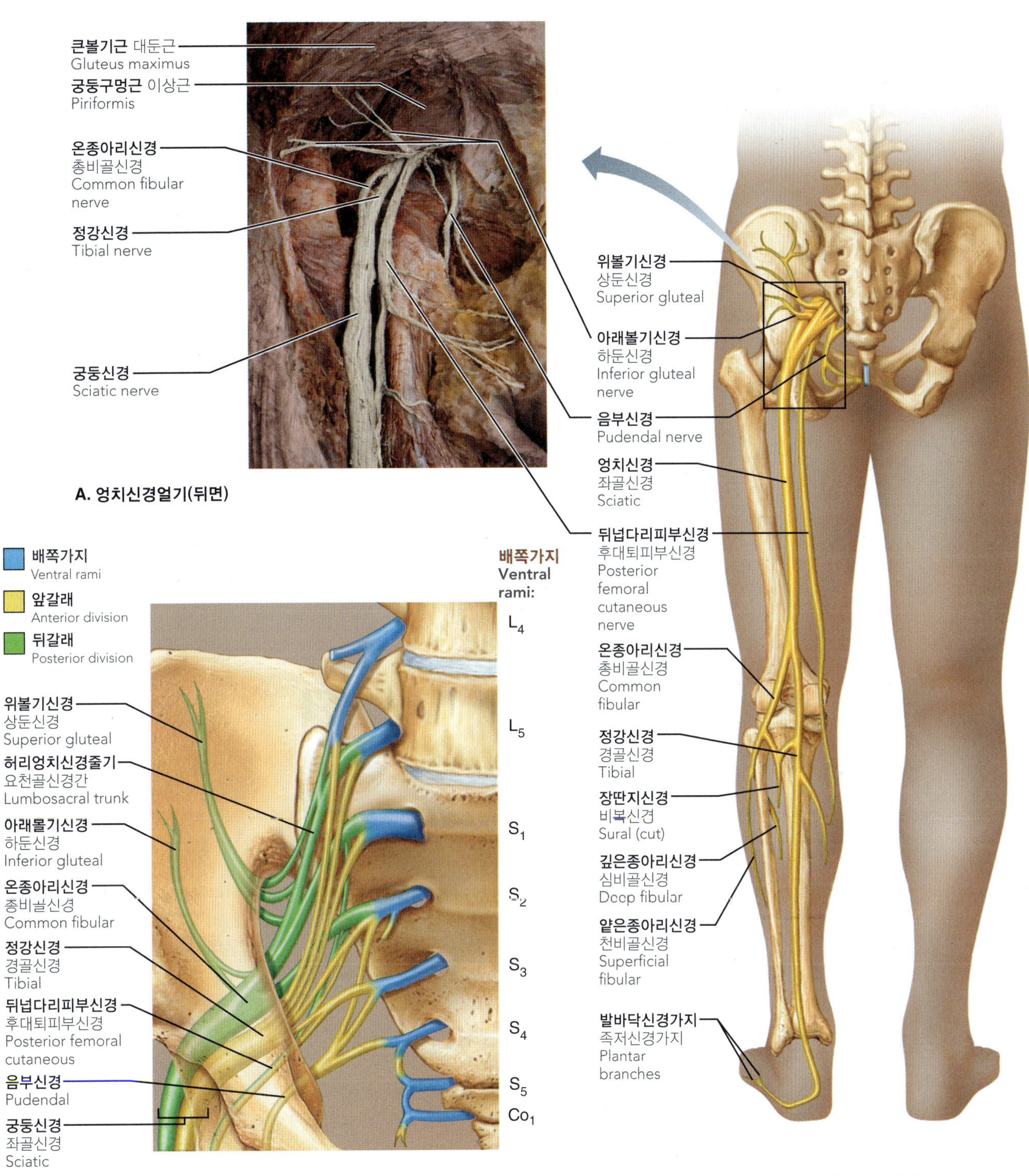

그림 13.14 엉치신경얼기.

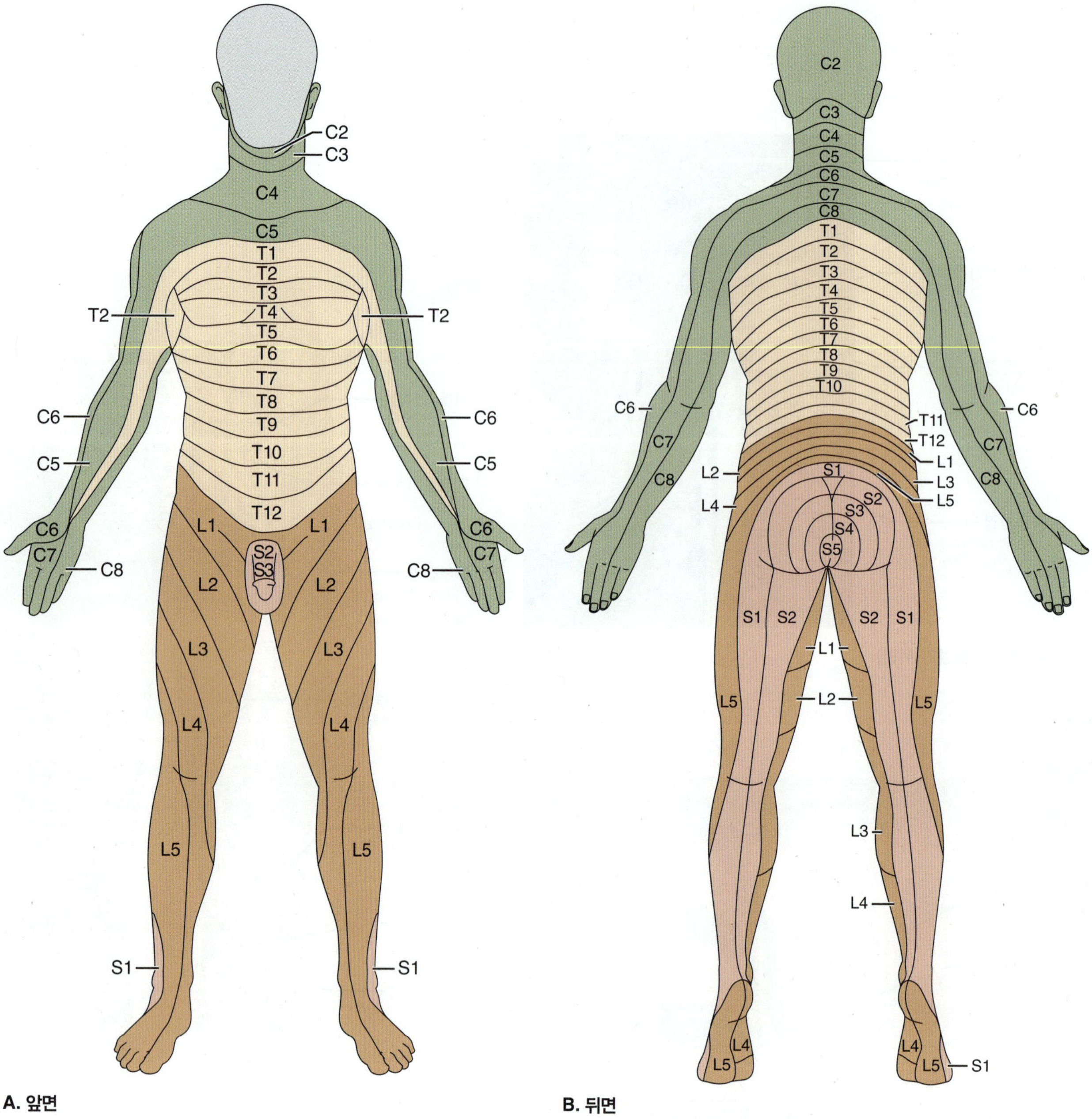

A. 앞면

B. 뒤면

그림 13.15 피부분절 분포도. 피부분절은 하나의 척수신경의 감각신경가지(배쪽과 등쪽 모두)에 의해 지배받는 피부의 영역이다. 팔다리에서 인접한 피부분절 사이에는 겹침이 있을 것으로 추정한다.

13.5 말초신경계통의 질환

DISORDERS OF THE PERIPHERAL NERVOUS SYSTEM

학습 성과

- 대상포진, 편두통, 말초신경병증의 원인과 증상을 설명할 수 있다.

이 절에서는 감각신경세포와 관련된 두 가지 질환(대상포진 및 편두통)과 감각 및 운동신경 분포 모두에 영향을 미칠 수 있는 한 가지 질환(말초신경병증)을 살펴본다. 다른 운동질환(소아마비 및 소아마비후 증후군)에 대한 정보는 자세히 보기를 참조한다.

13.5a 대상포진 Shingles

대상포진은 피부를 신경지배하는 감각신경세포의 수두-대상포진 바이러스 감염이다. 이는 일반적으로 몸통 한쪽에만, 보통 하나 또는 여러 개의 인접한 피부분절에 국한된 비늘 모양의 고통스러운 수포 발진이 특징이다. 이 질병은 어린 시절 감염된 수두 바이러스가 피부 병변에서 감각신경세포의 말초돌기를 통해 감각신경절의 세포체로 운반되어 발생한다. 신경절세포의 핵에서 바이러스는 면역 체계에 의해 억제되어 수년간 휴면 상태로 남아 있다. 나이, 스트레스 또는 다른 의학적 상태(HIV 감염, 암 치료, 장기 이식)로 인해 면역 체계가 약화되면 바이러스가 증식하여 축삭을 통해 피부로 다시 이동하여 대상포진의 염증성 발진을 일으킬 수 있다. 발진은 몇 주 동안 지속되고, 몇몇 경우에는 치유와 회복의 주기로 발작이 재발한다. 대상포진은 1,000명 중 1~2명에게 영향을 미치며 대부분 50세 이상이다. 치료는 진통제를 투여하고 특정 조건에서는 항바이러스제를 투여하는 것이다.

대상포진 발병 후 일부 환자는 대상포진 바이러스가 감각신경섬유를 손상시키고 감각 경로를 방해하는 경우 **대상포진후 신경통**을 경험한다. 피부의 감각신호는 과장되며, 가벼운 접촉(의복 등)이나 약간의 온도 변화(예: 야외 활동)에도 극심한 통증을 유발한다. 이 상태는 몇 달 동안 지속될 수 있으며 통증이 심각하고 예측할 수 없기 때문에 쇠약해질 수 있다.

어린이에게 사용되는 수두 백신과 유사한 대상포진 바이러스 백신은 대조군에 비해 60세 이상 인구의 대상포진 발병률을 50% 줄이는 데 효과적인 것으로 나타났다.

13.5b 편두통 Migraines

편두통은 2,950만 명의 미국인에게 영향을 미치는 극도로 고통스럽고 일시적인 두통이다. 편두통의 원인은 오랫동안 논의되어 왔지만 이제는 삼차신경에 의한 대뇌동맥의 감각신경 분포와 관련이 있는 것으로 알려져 있다. 뇌줄기의 신호는 눈신경의 감각신경 말단이 대뇌 동맥에 화학물질을 방출하여 이 동맥이 확장하도록 한다. 이러한 확장은 감각신경종말을 압박하고 자극하여 두통을 유발한다. 트립탄과 맥각 유도체 약물은 뇌로 가는 혈관을 수축시켜 편두통을 완화한다. 이들은 아세트아미노펜이나 나프록센과 같은 진통 효과가 있는 일반 의약품과 함께 처방될 수 있다.

자세히 살펴보기 A CLOSER LOOK

소아마비후 증후군: 일부 "회복된" 소아마비 피해자의 곤경
Postpolio Syndrome: The Plight of Some "Recovered" Polio Victims

소아마비 또는 영아마비는 20세기 전반기에 미국에서 가장 두려운 전염병이었다.

소아마비는 대변 오염이나 호흡기 비말 또는 타액을 통해 가장 일반적으로 전파되는 바이러스에 의해 발생한다. 입으로 들어가 장에서 증식한 다음 운동신경세포로 이동한다. 초기 증상은 발열, 두통, 목과 등의 뻣뻣함을 포함하여 독감과 유사하지만, 약 10%의 경우 더 진행되어 척수 또는 뇌의 일부 운동신경세포가 파괴된다. 그 결과 특정 신경의 운동 기능이 상실되고 근육이 마비된다(호흡근육 포함, 철제 폐에 있는 희생자 사진 참조).

다행히도 소아마비에 걸린 사람들 중 약 3%만이 영구적으로 마비되었다. 나머지는 근육의 전체 또는 부분 사용을 회복했다. 이 전염병은 1950년대 중반 Salk 및 Sabin 소아마비 백신의 개발로 사라졌다. 적극적인 예방 접종을 통해 1991년 서반구 전역에서 소아마비를 퇴치한 이후 전 세계적인 박멸 노력은 큰 성공을 거두었다. 2018년 현재 야생 소아마비 바이러스는 아프가니스탄과 파키스탄의 두 국가에서만 풍토병으로 남아 있다.

파괴적인 전염병이 과거의 일이 된 것처럼 보이지만 많은 생존자들은 회복 후 약 30년 후에 새로운 증상이 나타난다. 추위에 대한 민감성; 근육과 관절의 날카롭고 타는 듯한 통증; 그리고 이전에 회복되었던 근육의 쇠약과 손실 등의 증상들을 소아마비후 증후군(PPS)이라고 한다.

PPS의 원인은 알려져 있지 않다. 연구에 따르면 소아마비 생존자에서도 우리 모두와 마찬가지로 평생 동안 신경세포가 감소한다. 손상되지 않은 신경계는 손실을 보상하기 위해 근처의 신경세포를 동원할 수 있다. 그러나 소아마비 생존자들은 이미 많은 운동신경세포를 잃었다. 소아마비 환자가 회복되면서, 남아 있는 건강한 운동신경세포는 운동신경 분포를 상실한 근육에 다시 신경을 공급하기 위해 가지를 뻗었다. 이로 인해 운동 단위가 확대되었다. 이러한 확대된 운동 단위의 퇴행은 근육 약화와 피로를 초래한다.

다행히도 PPS는 천천히 진행되며 생명을 위협하지는 않는다. 희생자는 더 많이 쉬고 지팡이, 보행기 및 보조기를 사용하여 소모되는 근육을 지지하여 에너지를 절약할 수 있다. 그럼에도 불구하고 많은 PPS 환자들은 감정적으로 황폐해진다. 오래된 적이 돌아오는 것에 놀라고 치료법이 없기 때문에 분노한다.

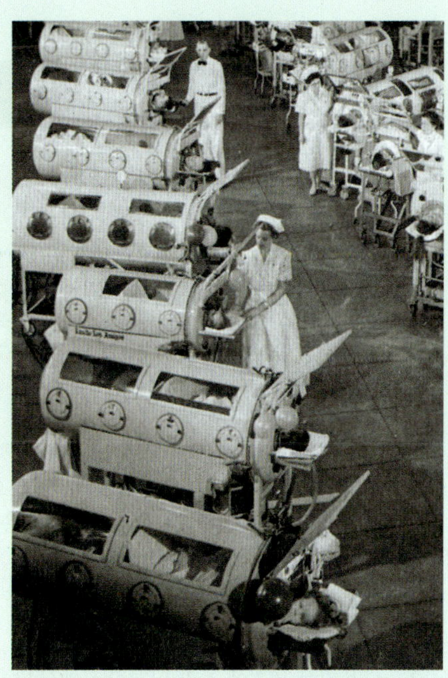

철제 폐는 호흡근육이 마비된 소아마비 환자에게 호흡을 돕는 기능을 했다. 철제 폐에서 몇 주 지내고 나서 많은 환자들이 스스로 호흡할 수 있는 능력을 회복했다.

13.5c 말초신경병증 Peripheral Neuropathy

말초신경병증은 신경 기능을 방해하는 말초신경의 모든 병리학적 상태를 말한다. 개별 신경이 영향을 받는 경우를 단일신경병증이라고 한다. 여러 신경이 관련되면 다발성 신경병증이라고 한다. 신경병증의 증상은 영향을 받는 신경 섬유에 따라 다르다. 감각신경 침범의 증상은 감각이상, 심한 통증, 작열감 또는 감각 상실을 포함한다. 운동섬유가 영향을 받으면 근육 약화와 마비가 발생한다. 말초신경병증은 개별 신경의 외상이나 신경을 압박하는 반복적인 손상으로 인해 발생할 수 있다. 많은 전신질환(당뇨병, 자가면역 장애, HIV, 비타민 B 결핍 및 알코올 중독)도 말초신경병증을 유발할 수 있다. 실제로 모든 당뇨병 환자의 70%는 약간의 신경 기능장애가 있다. 말초신경병증의 치료는 신경 기능장애의 원인을 치료하고 증상의 완화, 특히 통증 완화를 지향한다.

13.6 전 생애 동안의 말초신경계통

THE PERIPHERAL NERVOUS SYSTEM THROUGHOUT LIFE

학습 성과

- PNS의 발생을 인체 바깥의 기본 분절 패턴과 연관 지을 수 있다.

척수 신경은 발생 4주 차 후반에 형성되기 시작한다. 운동 축삭은 초기 척수에서 바깥쪽으로 자라는 반면, 감각 말초 축삭은 척수신경절의 신경능선에서 나온다(그림 11.16). 이러한 운동 및 감각 축삭 다발은 연속적으로 발달하는 척추뼈 사이에서 빠져나와 초기 척수신경을 형성하기 위해 모인다. 31개의 척수신경 각각은 운동 섬유를 단일 근육분절로 보내고 감각 섬유는 피부분절의 분절된 패턴을 따라 분포한다. 뇌신경은 거의 비슷한 방식으로 머리에 분포한다. 감각신경세포 중 일부(일부 특별한 감각을 위한 신경세포)는 **외배엽 신경판**이라고 하는 머리 외배엽의 판 모양의 두꺼워진 부분에서 발생한다. 다른 것들은 신경능선에서 발생한다.

발생 5주 동안 신경은 지배하는 기관에 도달한다. 얼마 지나지 않아 배아근육의 일부가 새로운 위치로 이동하고 일부 피부분절이 늘어나는 팔다리를 따라 당겨지면서 위치가 바뀐다. 상당한 거리를 이동할 수 있지만 이러한 근육과 피부 영역은 항상 원래의 신경 공급을 유지한다.

PNS에서 감각수용체는 나이가 들면서 어느 정도 위축되고 얼굴과 목 근육의 긴장도가 감소한다. 반사는 나이가 들어감에 따라 약간 느려지지만 이것은 말초신경섬유의 변화보다 중추 처리의 둔화를 반영하는 것으로 보인다.

이해 수준 체크하기

- ☐ **19.** 단어 어근에 대한 지식을 사용하여 다음 용어를 정의한다. (a) neuralgia, (b) paresthesia, (c) neuropathy.
- ☐ **20.** 소아마비 후 증후군은 잠복해 있던 소아마비 바이러스가 다시 활동하기 때문에 발생하는가?

요약 Chapter Summary

13.1 말초신경계통의 구성 ORGANIZATION OF THE PERIPHERAL NERVOUS SYSTEM

1. 말초신경계통(PNS)은 감각수용기(sensory receptor), 효과기에 분포하는 운동종말판(motor ending), 신경(nerve)과 신경절(ganglion)로 구성된다. 대부분의 신경은 감각신경섬유와 운동신경섬유를 모두 포함하는 혼합신경이나 어떤 신경은 순수한 감각신경 혹은 순수한 운동신경이기도 한다.

13.2 말초감각수용기 PERIPHERAL SENSORY RECEPTORS

2. 감각수용기는 인체의 내부와 외부로부터의 자극(환경 변화)을 감시한다. 일반감각에 대한 다양한 수용기들은 감각신경의 자유신경종말(free nerve endings of sensory nerve)의 형태이며, 특수 감각은 감각신경세포에 감각정보를 전달하는 특수한 상피세포에 국한된다.

13.2a 기능적 분류 Functional Classification

3. 수용기는 위치에 따라 인체 외부에서 발생하는 자극에 대한 바깥수용기(exteroceptor), 내장기관의 자극을 받아들이는 내부수용기(interoceptor), 그리고 근육과 뼈대의 신장을 감시하는 고유감각수용기(proprioceptor)로 분류한다.
4. 수용기는 자극의 형태에 따라 기계수용기(mechanoreceptor), 온도수용기(thermoreceptor), 화학수용기(chemoreceptor), 광수용기(photoreceptor) 그리고 통각수용기(nociceptor)로 분류한다.

13.2b 구조적 분류 Structural Classification

5. 감각신경의 신경종말은 일반감각 정보를 감시한다. 구조적으로 (1) 자유신경종말(free nerve ending), (2) 피막신경종말(encapsulated nerve ending)로 나뉜다. 자유신경종말은 주로 통증과 온도감각에 반응한다. 가벼운 촉각을 감지하는 상피 촉각세포(epithelial tactile complex, Merkel disc) 털주머니수용기(hair follicle receptor)도 있다. 피막신경종말(encapsulated nerve ending)은 모두 기계수용기이다. 촉각소체(Meissner's corpuscle), 층판소체(Pacinian corpuscle), 망울소체(Ruffini ending), 고유감각수용기(proprioceptor) 등이 있다.
6. 고유감각수용기에는 근육방추(muscle spindle), 힘줄기관(tendon organ), 관절운동수용기(joint kinesthetic receptor)가 있다. 인체의 뼈대근육내에서 감각신경종말의 지배를 받는 방추속근섬유(intrafusal muscle fiber)의 변화를 통해 근육의 길이 변화를 감지한다.
7. 힘줄기관(Golgi tendon organ)은 힘줄 안에 피막으로 덮여 있는 감각신경종말이다. 근육 수축하는 동안 힘줄의 긴장도를 감지한다. 관절운동수용기는 관절주머니 안에 있다. 관절주머니 내에 있는 몇몇의 관절수용기(층판소체, 망울소체)는 힘줄의 위치를 측정한다. 관절 내의 자유신경종말은 통각수용기이다.

13.3 뇌신경 CRANIAL NERVES

8. 12쌍의 뇌신경은 뇌에서 기원하며 머리와 목을 지배하고 있다. 단지 미주신경(X)만이 가슴과 배까지 가지가 뻗어 있다.

9. 뇌신경은 다음과 같다.

I. 후각신경(Olfactory nerve): 순수한 감각신경. 후각과 관련된다. 대뇌의 후각망울에 닿는다.

II. 시각신경(Optic nerve): 순수한 감각신경. 시각정보를 망막에서 시상으로 전달한다.

III. 눈돌림신경(Oculomotor nerve): 주로 운동신경. 중간뇌에서 기원하며 안구를 움직이는 바깥눈근육과 안구 속의 민무늬근을 지배한다.

IV. 도르래신경(Trochlear nerve): 주로 운동신경. 중간뇌에서 기원하며 눈의 위빗근의 운동과 고유감각 정보를 전달한다.

V. 삼차신경(Trigeminal nerve): 감각과 운동신경을 모두 가진다. 다리뇌에서 기원한다. 얼굴, 코안, 입의 일반 감각. 3개의 가지인 눈가지, 위턱가지, 아래턱가지로 구성된다. 아래턱가지는 씹기근육을 지배하는 운동신경도 갖고 있다.

VI. 갓돌림신경(Abducens nerve): 주로 운동신경. 다리뇌에서 기원하며 눈의 가쪽곧은근의 운동과 고유감각 정보를 전달한다.

VII. 얼굴신경(Facial nerve): 감각과 운동신경을 모두 가진다. 다리뇌에서 기원한다. 운동신경은 얼굴의 표정근육, 혀밑샘과 턱밑샘, 눈물샘을 지배한다. 감각신경은 혀의 앞쪽 2/3의 미뢰에서 미각 정보를 전달한다.

VIII. 속귀신경(Vestibulocochlear nerve): 주로 감각신경. 다리뇌와 숨뇌의 경계로 들어간다. 속귀에서 청각과 평형감각 수용기로부터 정보를 전달한다.

IX. 혀인두신경(Glossopharyngeal nerve): 감각과 운동신경을 모두 가진다. 숨뇌에서 기원한다. 혀와 인두의 감각정보(미각 포함)를 전달한다. 귀밑샘을 지배한다.

X. 미주신경(Vagus nerve): 감각과 운동신경을 모두 가진다. 숨뇌에서 기원한다. 대부분의 운동신경은 자율신경이다. 인두, 후두 및 가슴과 복부의 내장기관에 운동신경과 감각신경이 분포한다.

XI. 더부신경(Accessory nerve): 운동신경. 척수의 목분절에서 기원한다. 등세모근과 목빗근에 분포한다.

XII. 혀밑신경(Hypoglossal nerve): 주로 운동신경. 숨뇌에서 기원한다. 혀 근육을 지배한다.

10. 뇌신경은 기능에 따라 그룹지어진다. 몇몇은 *감각신경*으로 특수한 몸감각 신경을 포함한다(I, II, VIII). 몇몇은 *운동신경*으로 몸운동섬유를 포함한다(III, IV, VI, XI, XII). 몇몇은 *혼합신경*으로 감각신경과 운동신경을 모두 포함한다(V, VII, IX, X).

13.4 척수신경 SPINAL NERVES

11. 31쌍의 척수신경은 척수에서 뻗어 나오는 위치에 따라 명명되었다. 목신경, 가슴신경, 허리신경, 엉치신경, 꼬리신경. 목신경은 8쌍, 가슴신경은 12쌍, 허리신경은 5쌍, 엉치신경은 5쌍, 꼬리신경은 1쌍이다.

12. 각 척수신경은 감각섬유인 등쪽뿌리(dorsal root)와 운동섬유인 배쪽뿌리(ventral root)가 척추사이구멍에서 결합하여 형성된다. 등쪽뿌리에 있는 신경절은 감각섬유의 세포체를 포함한다. 척수신경의 가지(rami)는 등쪽가지(dorsal ramus), 배쪽가지(ventral ramus) 및 교통가지(rami communicantes)로 분지된다.

13. 등쪽가지는 몸의 등쪽 부분을 담당하며, 배쪽가지는 몸의 앞쪽과 옆쪽 부분을 담당한다. 배쪽가지는 팔다리도 담당하고 있다.

14. 등의 근육과 피부는 목에서 엉치에 이르기까지 등쪽가지에 의하여 가지런히 분할된 양상으로 지배된다.

15. 앞쪽 가슴벽과 배벽은 배쪽가지인 갈비사이신경(intercostal nerve)과 갈비밑신경(subcostal nerve)이 지배한다. 가슴신경의 배쪽가지는 신경얼기를 형성하지 않는다.

16. 신경얼기는 척수신경의 배쪽가지들이 결합하여 만들어진다. 주로 팔다리에 분포한다.

17. 목신경얼기(cervical plexus, C_1~C_4)는 목과 어깨의 근육과 피부에 분포한다. 가로막신경(C_3~C_5)은 가로막(diaphragm)에 분포한다.

18. 팔신경얼기(brachial plexus)는 어깨를 포함하여 팔에 분포한다. 주로 C_5~T_1신경에 의해 형성되었다. 팔신경얼기는 몸의 안쪽에서 가쪽으로 뿌리(배쪽가지, root), 줄기(trunk), 갈래(division), 다발(cord)로 구성된다.

19. 팔신경얼기에서 나오는 주요 신경은 근육피부신경(위팔의 굽힘근), 정중신경(아래팔의 앞쪽과 가쪽 손바닥의 근육), 자신경(아래팔의 앞안쪽과 손의 안쪽의 근육), 겨드랑신경(어깨세모근과 작은원근), 노신경(위팔과 아래팔의 뒤쪽의 근육)이다.

20. 허리신경얼기(lumbar plexus, L_1~L_4)는 넙다리신경과 폐쇄신경을 경유하여 넓적다리의 앞쪽과 안쪽 근육에 분포한다. 넙다리신경은 넓적다리 앞면과 종아리 안쪽 피부에도 분포한다.

21. 엉치신경얼기(sacral plexus, L_4~S_4)는 넓적다리의 뒤쪽과 종아리의 대부분에 분포한다. 엉치신경얼기의 주요 가지는 궁둥신경(sciatic nerve)으로 정강신경(종아리의 뒤쪽 대부분의 근육과 발바닥)과 온종아리신경(종아리 앞, 가쪽 근육 및 발등의 피부)으로 구성된다. 엉치신경얼기의 다른 가지들은 골반의 뒤쪽과 가쪽(볼기근육)과 샅부위(음부신경)에 분포한다.

22. 관절을 움직이는 근육을 지배하는 신경은 관절과 관절주위의 피부도 지배한다(Hilton's law).

23. 피부분절(dermatome)은 하나의 척수신경에 의해 지배를 받는 피부 영역이다. 팔·다리의 피부분절은 어느 정도 서로 겹쳐진다. 척수신경 또는 척수의 손상 부위는 특정 피부분절의 감각 소실로 나타난다.

13.5 말초신경계통의 질환
DISORDERS OF THE PERIPHERAL NERVOUS SYSTEM

13.5a 대상포진 Shingles

24. 대상포진은 수두-대상포진 바이러스(수두를 일으키는 바이러스)에 의해 감각 신경 섬유에 유발되는 고통스러운 질환이다. 유년기 바이러스의 재활성화는 감염된 척수 신경의 피부절을 따라 고통스러운 수포를 유발한다.

13.5b 편두통 Migraines

25. 편두통은 극도로 고통스럽고 장기간 지속되며 간헐적인 두통이다. 대뇌동맥에 분포한 감각 신경이 혈관확장에 의해 압박되어 발생한다.

13.5c 말초신경병증 Peripheral Neuropathy

26. 말초신경병증은 신경 기능을 방해하는 말초 신경의 병리학적 상태이다. 외상 또는 전신 장애는 감각 또는 운동 신경병증을 유발할 수 있다.

13.6 전 생애 동안의 말초신경계통
THE PERIPHERAL NERVOUS SYSTEM THROUGHOUT LIFE

27. 배아 발달 동안 각 척수 신경은 새로 형성된 척추 사이에서 뻗어나가 인접한 근육분절(미래의 몸통 근육)에 운동 신경을 제공하고 인접한 피부 영역(피부절)에 감각 신경을 제공한다.

14 자율신경계통과 내장감각신경세포

The Autonomic Nervous System and Visceral Sensory Neurons

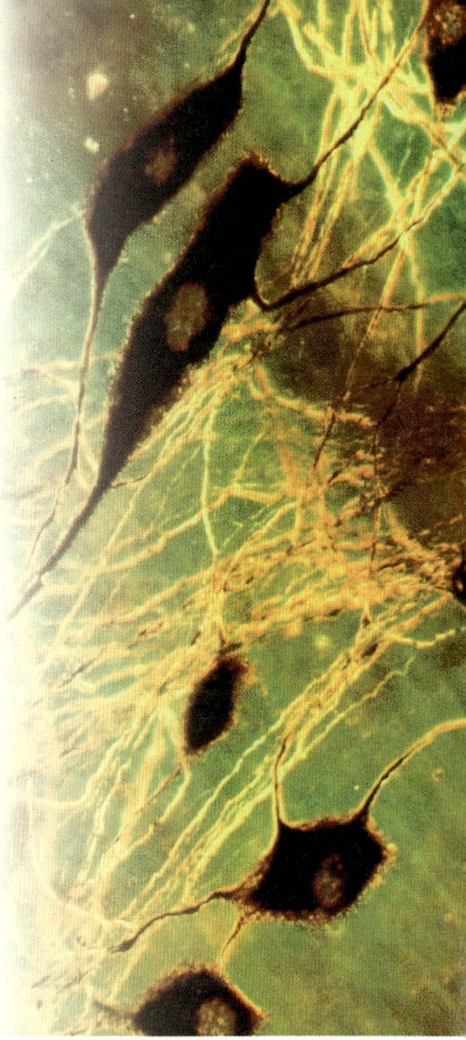

▲ *작은창자의 한 부분에 있는 근육층신경얼기 (myenteric plexus)의 신경세포 (광학현미경 사진 1200x)*

기억해야 할 어근 Roots to Remember

auto- = self (자기)
celi = hollow, the abdominal cavity (속이 빈, 복강)
cili = eye lash, eyelid, small hair (속눈썹, 눈꺼풀, 작은 털)
entero = gut (창자)
gangli = knot (매듭)
nomos = law, governing (법, 지배)
oti, oto = ear (귀)
ren = kidney (콩팥)
splanchn = viscera (내장)
stella = star (별)
supra- = above (위)

위에 열거한 어근을 기초로 하여, 다음 용어의 의미를 설명하시오.

1. **preganglionic neuron** (연접이전신경세포)
2. **autonomic** (자율적인)
3. **adrenal medulla** (부신속질)
4. **enteric nervous system** (창자신경계통)
5. **stellate ganglion** (별모양신경절)
6. **celiac plexus** (복강신경얼기)
7. **ciliary ganglia** (섬모체신경절)
8. **otic ganglia** (귀신경절)

정답은 해답부록을 참조하시오.

다음 상황을 한 번 생각해 보자. 당신은 음식 맛이 좋지 않았던 식당에서 식사를 한 후 한밤중에 배가 아파 일어난 경우가 있을 것이다. 이러한 상황에서 당신은 참아야 할지, 아니면 배설을 해야 할지 결정해야 하는 상황이 올지도 모른다. 또한, 며칠 후 당신은 커피를 너무 많이 마셔서 소변을 참기 어려운 상황인데, 불행히도 그곳은 스쿨버스 안이라고 상상해 보자. 아니면, 교수님이 수업 중에 학생들 앞에서 당신에게 어려운 질문을 하였을 때, 친구들에게 진땀을 빼는 모습을 보이지 않으려고 애를 써보지만, 땀이 뺨을 타고 흐르는 난처한 상황이 일어날 수도 있다. 이 모든 상황은 자신의 의지대로 쉽게 통제되지 않고 가끔은 '저절로 혹은 본능적으로 생각을 가지고 있는 것'과 같이 보이는 내장감각기능의 예에 속한다. 이러한 기능들은 **자율신경계통**(autonomic nervous system, ANS)에 의해 조절되며, 실제로 자율신경계통(ANS)은 어느 정도 독립적으로 작용하는 운동계통(motor system)이다.

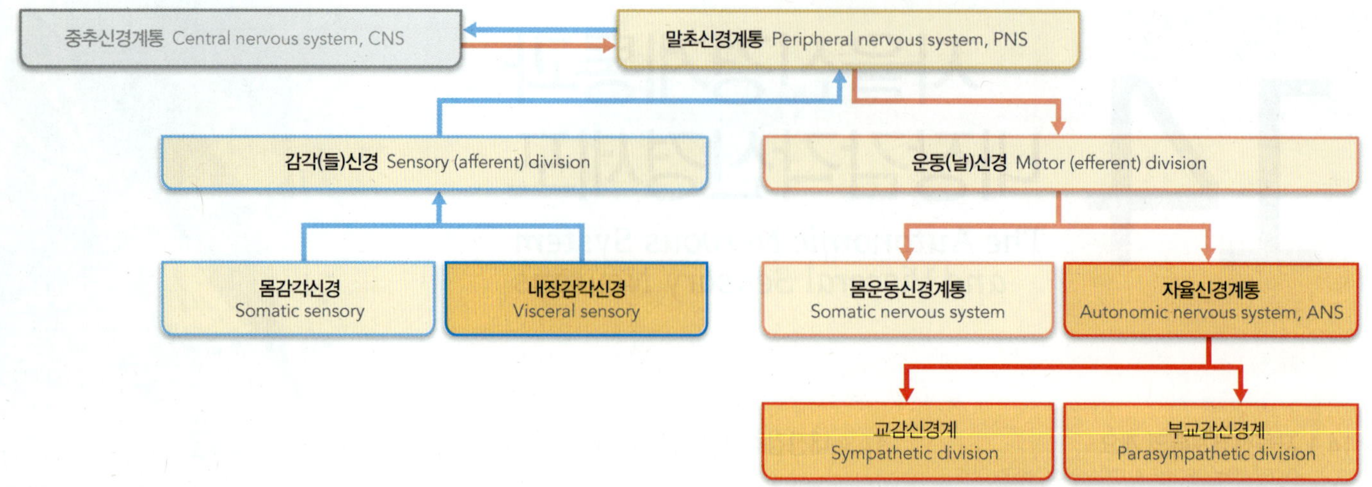

그림 14.1 신경계통의 구조적 구성에서 자율신경계통(ANS)과 내장감각신경의 위치.

14.1 자율신경계통의 개요

OVERVIEW OF THE AUTONOMIC NERVOUS SYSTEM

학습 성과

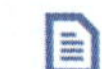

- 자율신경계통을 정의하고, 말초신경계통과의 관계를 전체적으로 설명할 수 있다.
- 자율신경계통과 몸운동신경계통을 비교할 수 있다.
- 자율신경계통의 교감신경계와 부교감신경계의 기본적인 차이점들을 서술할 수 있다.

자율신경계통(ANS)은 민무늬근육(평활근, smooth muscle)과 심장근육(심근, cardiac muscle), 그리고 신체의 분비샘(분비선, gland)을 지배하는 운동신경(계)이다. 이들의 효과기를 조절하여 자율신경계통은 신체의 내부 환경을 안정적으로 유지시키기 위해 필요한 심박수, 혈압, 소화, 배뇨와 같은 내장의 기능들을 조절한다. 자율신경계통은 말초신경계통의 일반적인 *내장운동신경계*(visceral motor division)이므로, 뼈대근육을 지배하는 *몸운동신경계*(somatic motor division)와는 다르다 **(그림 14.1)**.

비록 이 장에서는 자율적인(내장운동) 기능들에 중점을 두었지만, **내장감각**(visceral sense)에 대해서도 고려해 보아야 한다. 일반적인 내장감각계통은 자율신경세포가 필요에 따라 내장기능의 상태를 최상으로 조절할 수 있게 하기 위하여 지속적으로 내장기관의 활동을 감시한다.

신경 분포의 세 번째 구성 요소인 *창자신경계통*(enteric nervous system) 또한 민무늬근육(평활근)과 분비샘을 자극한다. 특히 소화관 내부를 자극하는데, 창자신경계통은 자율신경계와 관계없이 온전히 소화관의 활동과 기능들만을 조절한다. 소화관의 자율신경세포는 소화관의 활동을 자극하거나 억제하여 창자신경세포에 영향을 주며, 이 영향은 'on/off' 스위치의 역할보다는 '볼륨 조절' 역할에 가깝다. 창자신경계통의 자세한 내용과 창자신경계통과 자율신경계의 상호작용에 대한 설명은 소화관의 신경 분포와 함께 설명하였다(22장).

자율신경계통(ANS)에 대해 설명하기 전에 두 용어를 다시 한번 복습해 볼 필요가 있다. *연접*(synapse)은 한쪽 신경세포에서 다른 쪽 신경세포에 신호를 전달하는 *연접이전신경세포*(연접전뉴런, presynaptic neuron)와 *연접이후신경세포*(연접후뉴런, postsynaptic neuron) 사이의 접합부를 말한다. *신경절*(ganglion)은 말초신경계통(PNS)에서의 신경세포체의 집단을 말한다(이 두 용어에 대한 설명은 11장 참조).

14.1a 자율신경계통과 몸운동신경계통의 비교

Comparison of the Autonomic and Somatic Motor Systems

운동신경 분포에 대해 이전에 논의한 것은 주로 뼈대근육을 자극하는 몸운동신경계통(체성운동계, somatic motor system)에 중점을 두었다. 각각의 몸운동신경세포는 중추신경계의 모든 경로에서부터 신경이 분포하는 근육까지 이어진다. 각 운동단위는 단일신경세포로 구성되어 있을 뿐만 아니라, 뼈대근육세포(골격근세포)에도 신경이 분포해 있다 **(FOCUS 그림 14.2)**. 전형적인 몸운동신경 축삭은 두껍고, 신경자극을 빠르게 전달하는 두꺼운 말이집(유수, myelinated)섬유들로 구성되어 있다.

그에 반해서 자율신경계통의 운동단위는 두 개의 운동신경세포의 사슬로 되어 있다(그림 14.2). 첫 번째 사슬은 **신경절이전신경세포**(preganglionic neuron)이다. 이 신경세포의 세포체는 중추신경계통(CNS) 내에 위치해 있다. **신경절이전축삭**(preganglionic axon, 또는 신경절이전섬유, preganglionic fiber)는 이차운동신경세포인 **신경절이후신경세포**(postganglionic neuron)와 말초에 위치한 **자율신경절**(autonomic ganglion)에서 연접한다. **신경절이후축삭**(postganglionic axon, 또는 신경절이후섬유, postganglionic fiber)은 내장기관까지 이어져 있다. 기능상 신경절이전신경세포는 신경절이후신경세포에 신호를 보내 효과기관에서 근육의 수축 또는 샘 분비를 자극한다. 신경절이전축삭은 얇으며 말이집섬유들로 구성되어 있고, 신경절이후축삭은 더 얇고 말이집이 없는 섬유로 되어 있다. 따라서 자율신경계통을 통한 자극의 전도는 몸운동계통을 통한 전도보다 느리다. 감각신경절인 뒤뿌리신경절과 달리, 자율신경절은 운동신경세포의 세포체를 포함하는 운동신경절이라는 점을 기억해야 한다.

FOCUS 그림 14.2 몸운동신경 분포와 자율신경 분포 비교

몸운동신경 분포와 자율신경 분포는 해부학적으로 크게 두 가지 면에서 다르다:
(1) 분포하는 기관과 (2) 경로에 참여하는 신경세포의 수

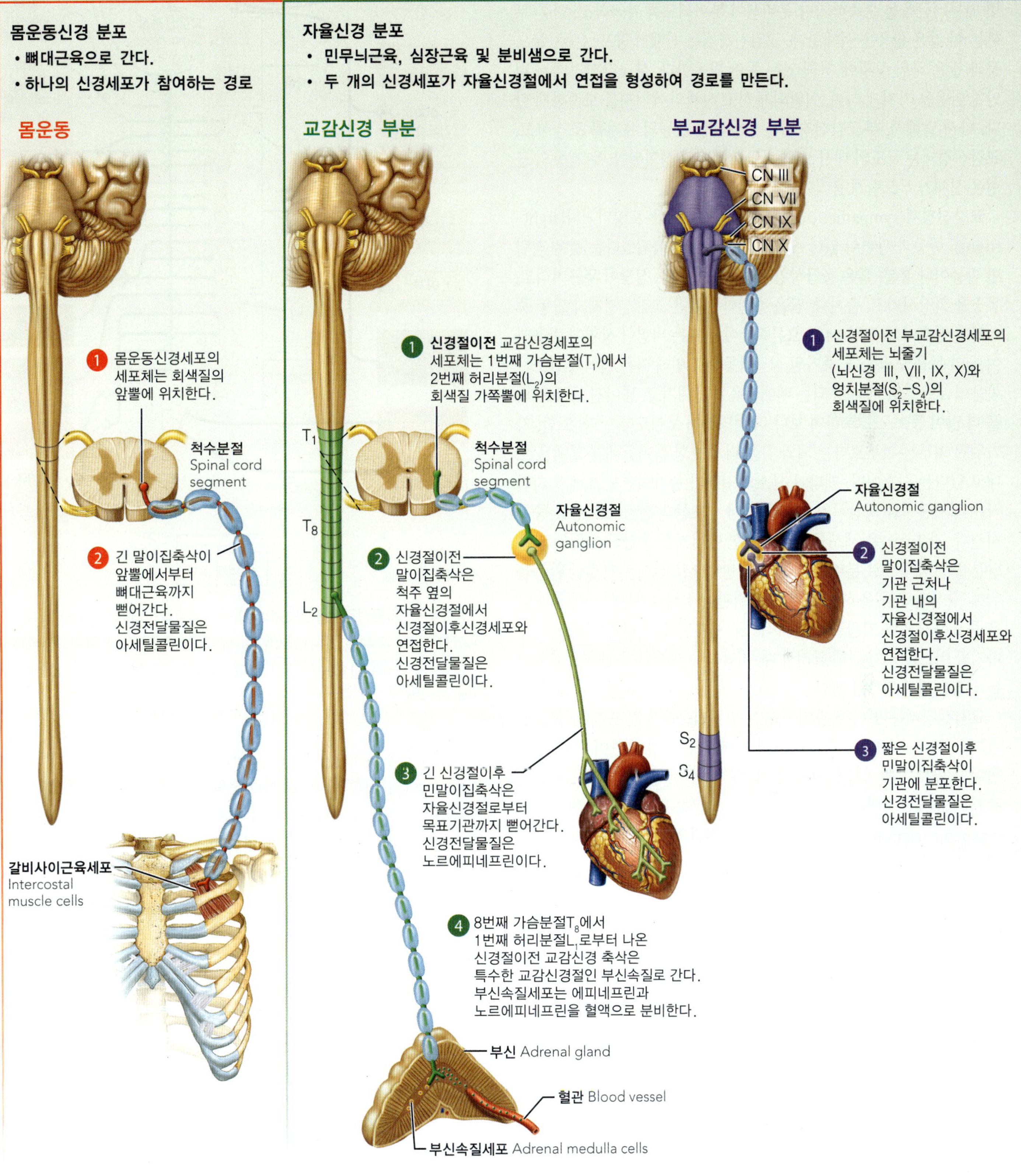

14.1b 자율신경계통의 분류
Divisions of the Autonomic Nervous System

자율신경계통은 *교감신경계*와 *부교감신경계*로 나뉜다. 두 계통은 모두 두 개의 운동신경세포 사슬을 가지고 있고, 이것은 거의 동일한 내장기관에 분포하고 있지만 정반대의 영향을 미치고 있다. 한 부류는 몇몇 민무늬근육을 수축하거나 분비샘이 분비되도록 자극하고, 다른 부류는 이 같은 활동을 억제한다. 교감신경계는 신체가 공포, 운동, 분노 등과 같은 극한 상황에 처해 있는 동안 활동한다. 부교감신경계는 편안한 마음을 가지게 하며, 이완되게 하고 신체의 에너지를 보존하게 한다. 다시 말해서, 부교감신경계는 일상적인 기능의 유지를 조절하고, 교감신경계는 극도의 대사 노력이 필요할 때 활성화된다. 두 계통의 균형은 신체가 부드럽게 움직이도록 유지시켜준다.

교감신경계(sympathetic division)는 '싸우거나-도망가거나(fight-flight)' 반응과 관련이 있다. 교감신경계가 활성화되었다는 것은 격렬한 활동이나 흥분, 혹은 응급상황이라는 증거이다. 심장이 두근거리고, 동공을 확장시키고, 춥거나, 땀을 흘린다는 것은 교감신경계가 활동 중이라는 신호이다(**그림 14.3**, 오른쪽). 이 신호는 위험한 상황에 반응하여 우리 몸을 도와준다. 증가된 심장박동수로 인해 많은 혈액과 산소는 싸움이나 운동할 때 사용되는 뼈대근육에 보내지고, 넓어진 동공은 빛을 더 많이 들어오도록 하여 보다 더 선명하게 보이도록 한다. 또한, 차가워진 피부는 피부보다는 뇌와 같은 더 중요한 장기들에게 혈액을 보내고 있다는 신호이다. 게다가 산소의 섭취가 증가되면서 폐에 위치한 작은 세기관지를 팽창시키고, 신체에서 세포들의 산소 소비량을 증가시킨다. 간(liver)은 세포들에게 필요한 에너지를 공급하기 위해 많은 당분을 혈액 속으로 분비한다. 이러한 방법으로 신체는 격렬한 활동을 위해 '향상된 운동'을 하게 된다. 소화기관이나 배설기관의 운동성과 같은 중요하지 않은 기관들은 일시적으로 억제된다. 우리가 집으로 가는 마지막 버스를 타기 위해 달려갈 때, 저녁식사 때 먹은 음식을 소화시키는 과정은 잠시 멈추게 된다.

교감신경계는 또한 혈관벽에 있는 민무늬근육에 분포한다. 교감신경계가 뼈대근육의 혈관을 지배하면, 뼈대근육의 혈관이 이완된다. 혈관의 확장은 활성화된 근육에 더 많은 혈액을 보내게 되고, 동시에 증가된 교감신경계는 다른 혈관의 민무늬근육을 수축하여 **혈관수축**(vasoconstriction)을 일으킨다. 좁아진 혈관의 직경은 심장이 혈관에 혈액을 보내기 어렵게 만든다. 결과적으로 교감신경계는 사람이 흥분하거나 스트레스를 받으면 혈압을 증가시킨다.

교감신경계와는 달리 **부교감신경계**(parasympathetic divion)는 대부분 사람이 휴식할 때 가장 활발하게 활동한다. 이는 인체의 에너지를 보존하고 소화를 시키고 대변이나 소변을 배설하는 것과 같은 직접적인 생명 유지에 필요한 것과 관계가 있다(그림 14.3, 왼쪽). 여기에서 기억해야 할 용어는 '휴식과 소화(rest and digest)'이다. 부교감신경계의 기능은 저녁을 먹고 난 후 편안하게 신문을 읽는 사람의 경우에서 가장 잘 묘사된다. 심장박동수와 호흡수는 낮은 정상 수준이며, 위창자관(위장관, gastrointestinal tract)은 음식을 소화시킨다. 동공은 신문을 보기 위해 초점을 맞출 때 수축된다.

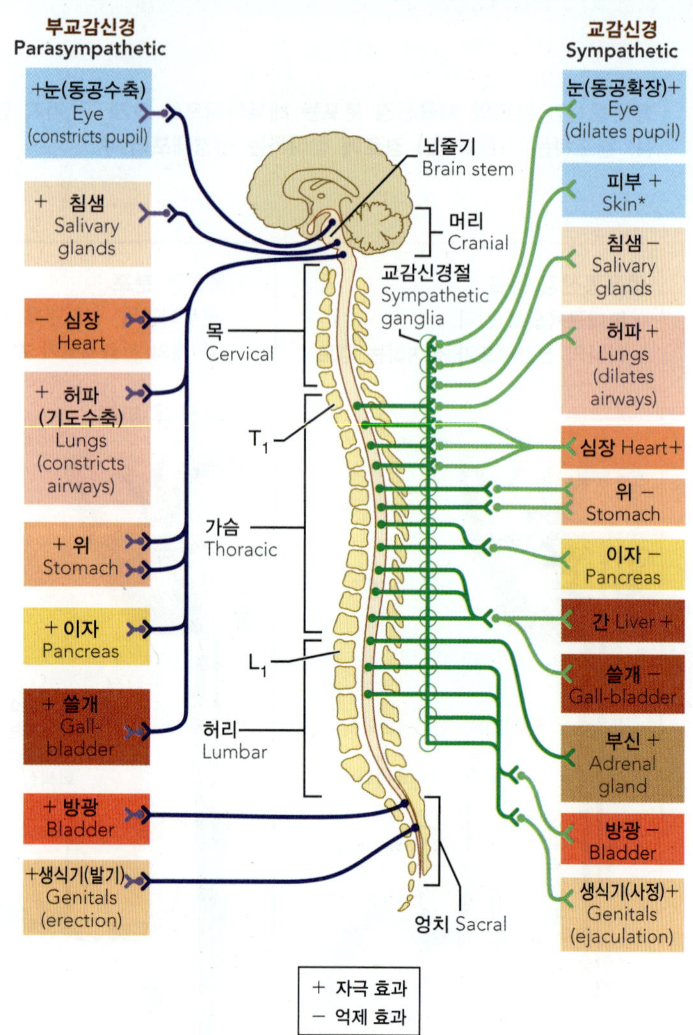

그림 14.3 자율신경계통(ANS)의 세분화. 부교감신경계와 교감신경계는 해부학적으로 차이가 있다. (1) 신경이 시작되는 위치, (2) 신경절이전섬유와 신경절이후섬유와의 상대적 길이, (3) 신경절의 위치(이 그림에서 연접의 위치를 표시함).

앞서 교감신경계와 부교감신경계를 자세히 공부한 바와 같이, '맞섬도피반응(교감신경계)'와 '휴식과 소화(부교감신경계)'로 기억한다면, 각각의 내장기관에 끼치는 영향을 쉽게 배울 수 있을 것이다. 더욱이 사람이 극도로 흥분되어 있거나 완벽한 휴식 상태에 있는 동안 두 계통은 각각 균형을 유지하는 것과 같이 역동적인 작용과 반작용이 두 계통 사이에 존재한다.

이러한 기능적인 차이에 덧붙여 교감신경계와 부교감신경계는 해부학적 및 생화학적 차이가 있다(**표 14.1**).

1. 이 두 계통은 중추신경계통의 다른 부분으로부터 시작한다(그림 14.2, 14.3). 교감신경계는 또한 **등허리부위**(흉요추계통, thoracolumbar division)라고 부르는데, 신경섬유가 척수의 가슴부위와 위쪽 허리부분에서 나오기 때문이다. 부교감신경계통 또한 **머리엉치부위**(두개골천골계통, craniosacral division)라고 부르는데, 이는 신경섬유가 뇌(*머리부위*)로부터 나오거나 척수의 *엉치부위*에서 나오기 때문이다.

표 14.1 교감신경계와 부교감신경계의 해부학적 및 생리학적 차이

특징	교감신경계	부교감신경계
시작 부위	등허리 유출(thoracolumbar outflow), 1번째 가슴분절(T_1)부터 2번째 허리분절(L_2)까지의 가쪽회색질	머리엉치유출: 셋째, 일곱째, 아홉째, 열 번째 뇌신경의 뇌줄기핵, 둘째~넷째 엉치분절(S_2~S_4)
신경절의 위치	중추신경계통과 가까이에 위치: 척추옆(교감신경줄기)과 척추앞(곁신경절)	내장기관과 가까이에 위치
신경절이전섬유와 신경절이후섬유의 길이	신경절이전섬유의 길이는 짧다(내장신경은 예외). 신경절이후섬유의 길이는 길다.	신경절이전섬유의 길이는 길다. 신경절이후섬유의 길이는 짧다.
교통가지 (Rami communicantes)	회색 및 백색교통가지. 백색교통가지는 말이집 신경절이전섬유를 포함하고, 회색교통가지는 민말이집 신경절이후섬유를 포함한다.	없음
신경절이전섬유가지의 각도	넓음	좁음
기능	위급한 상황에 대처하고 강렬한 근육 활동을 준비, 맞섬도피반응	기능 유지, 에너지 보존, 휴식과 소화 반응
신경전달물질	모든 신경절이전섬유에서 아세틸콜린(ACh)을 분비, 대부분의 신경절이후섬유는 노르에피네프린(아드레날린 섬유)을 분비, 신경절이후섬유는 땀샘, 뼈대근육의 혈관에서 아세틸콜린을 분비, 신경전달물질은 증가된 부신속질호르몬 분비에 의해 활동한다(에피네프린과 노르에피네프린).	신경절이전~이후의 모든 섬유에서 아세틸콜린 분비(콜린성 섬유)

2. 교감신경로는 긴 신경절이후섬유를 가지는 반면 부교감신경로의 신경절이후섬유는 비교적 짧다(그림 14.2, 14.3). 모든 교감신경절은 척수와 척추 가까이에 위치하고 신경절이후섬유는 이 신경절로부터 뻗어 자신들이 목표하는 표적 기관으로 가게 된다. 부교감신경절은 중추신경계통으로부터 멀리 떨어져 위치하며 내장기관의 내부 혹은 근처에 위치한다. 그렇기 때문에 신경절이후섬유는 상당히 짧다.

3. 교감신경섬유는 가지가 풍부한 반면에 부교감신경섬유는 그렇지 않다. 각 교감신경계는 가지가 많이 확장되어, 많은 다른 내장기관에 영향을 미치는 것과 같이, '맞섬도피반응'이 일어나는 동안에 많은 장기들이 동시에 활동할 수 있도록 해준다. 실제로 교감(sympathetic)의 직역은 '함께 경험하다(experienced together)'이며, 신체 전체에 광범위하게 작용한다. 그에 반해서 부교감신경계의 효과는 더 부분적이고 개별적으로 작용한다.

4. 이 두 가지 계통의 생화학적 차이는 신경절*이후*축삭에 의해 신경전달물질이 분비되는 것과 관련이 있다. 교감신경계에서 대부분의 신경절이후섬유는 *노르에피네프린*(노르아드레날린)을 분비하고, 이 섬유들은 아드레날린성*이라고 부른다. 부교감신경계통의 신경절이후신경전달물질은 *아세틸콜린*(ACh)이며, 이 섬유들은 콜린성(cholinergic)이라고 부른다. 두 계통의 신경절*이전*신경섬유 종말은 항상 콜린성이다(ACh 분비).

* 부교감신경계의 모든 신경절이후섬유가 콜린성은 아니다. 땀샘과 뼈대근육의 혈관을 지배하는 신경은 콜린성이다.

각 계통의 해부학적 구조에 대한 자세한 설명은 다음 절에서 다루도록 하겠다.

이해 수준 체크하기

- □ 1. 말초신경계통(PNS)의 운동영역에서 말이집이 아닌 섬유는 무엇인가?
- □ 2. 학교에서 집으로 가기 위해 운전을 하던 중 한 승용차가 갑자기 운전자를 향해서 방향을 틀었고, 재빨리 급브레이크를 밟았다. 심장은 쿵쾅거리고, 땀을 조금 흘리기 시작했다. 자율신경계통(ANS)의 어떤 계통이 활동하는 것인가?
- □ 3. 교감신경절의 위치는 어디에서 관찰되는가? 대부분의 부교감신경절의 위치는 어디에서 관찰되는가?
- □ 4. 내장감각신경섬유는 자율신경계통(ANS)의 일부분인가?

14.2 부교감신경계 THE PARASYMPATHETIC DIVISION

학습 성과

- 뇌신경(cranial nerve)과 엉치신경(sacral spinal nerve)을 통해 내장기관으로 가는 부교감신경의 신경로에 대해 설명할 수 있다.
- 각 내장기관을 자극하는 부교감신경의 기능을 설명할 수 있다.

부교감신경계의 *머리유출*(cranial outflow)은 뇌에서부터 시작하며 머리, 목, 가슴, 대부분의 복부에 신경이 분포해 있는 반면, 엉치유출(sacral outflow)은 엉치신경(S_2, S_3, S_4)에서 기시하여 소화기관과 골반안 장기들의 먼쪽 부분을 지배한다(**그림 14.4**).

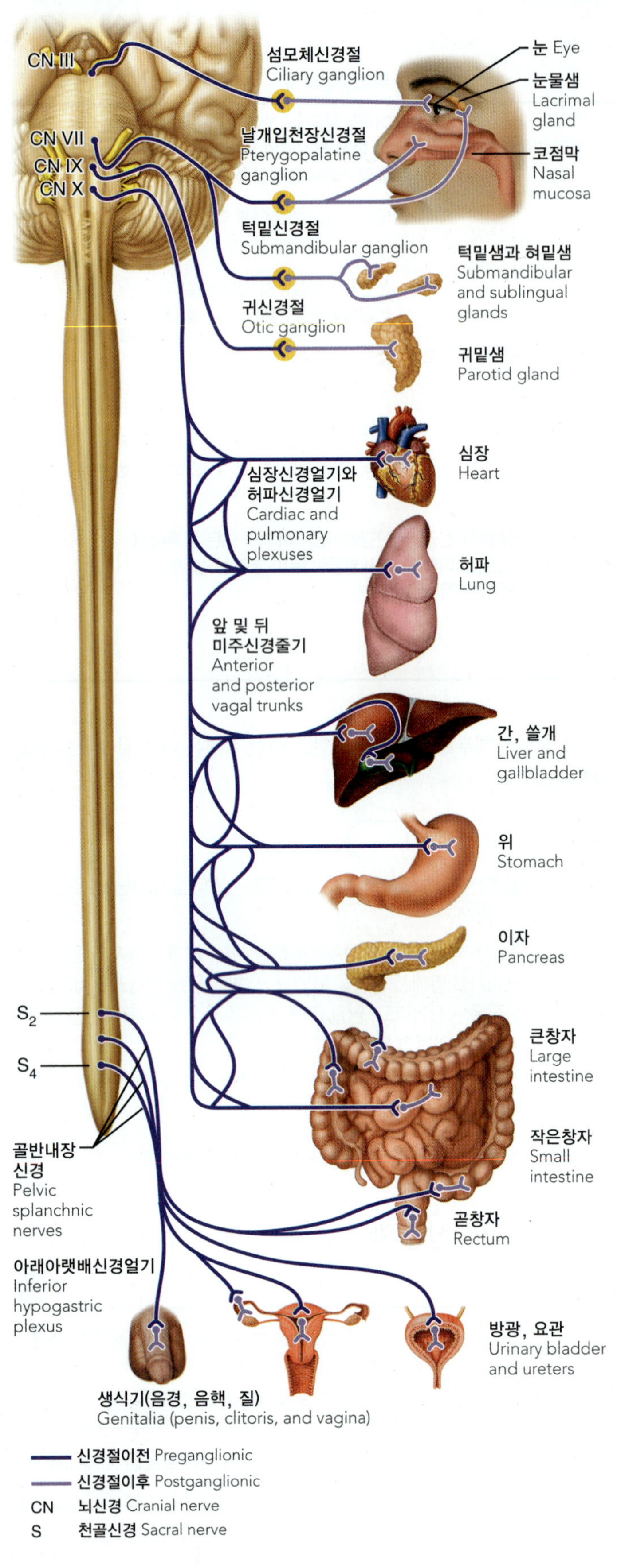

그림 14.4 자율신경계통의 부교감신경계.

14.2a 머리유출 Cranial Outflow

신경절이전섬유는 눈돌림신경(동안신경)(III), 얼굴신경(안면신경)(VII), 혀인두신경(설인신경)(IX) 및 미주신경(X)을 따라 주행한다(그림 14.4, 위쪽). 신경절이전신경의 세포체는 뇌줄기의 회색질 안에 있는 운동뇌신경핵(motor cranial nerve nucleus)에 위치하고 있다.

눈돌림신경(III) 동안신경, Oculomotor Nerve (III)

눈돌림신경의 부교감신경섬유는 눈 안의 민무늬근육을 자극하여 동공수축과 눈의 렌즈를 볼록하게 하여 시야에서 가까운 물체에 초점을 맞추도록 한다. 이 두 가지 신경로에서 눈돌림신경의 신경절이전축삭은 중간뇌(중뇌, midbrain)의 부속물인 *눈돌림신경핵*(oculomotor nucleus)에서 시작된다(**그림 12.7A**). 신경절이후세포체는 시각신경의 가쪽면인 눈확(안와, orbit) 뒤쪽에 있는 **섬모체신경절**(ciliary ganglion)에 위치해 있다(**표 13.2**).

얼굴신경(VII) 안면신경, Facial Nerve (VII)

얼굴신경의 부교감신경섬유는 눈 위쪽의 눈물샘, 코안(비강)의 점액분비 샘, 입 아래에 있는 두 가지 침샘(혀밑샘과 턱밑샘)을 포함한 머리 안에 있는 많은 샘들의 분비를 자극한다. 눈물샘과 코샘으로 이어지는 통로에서 신경절이전신경세포는 다리뇌(교뇌)의 *눈물분비핵*(누선핵, lacrimal nucleus)에서 시작하며, 위턱뼈 뒤에 위치한 **날개입천장신경절**(익구개신경절, pterygopalatine ganglion)의 신경절이후신경세포와 연접한다(**표 13.2**). 혀밑샘과 턱밑샘으로 이어지는 신경로에서, 신경절이전신경세포는 다리뇌의 위쪽*침분비핵*(superior salivatory nucleus)에서 시작하며 턱뼈각(하악각, mandibular angle)의 깊은 곳에 위치한 **턱밑신경절**(악하신경절, submandibular ganglion)에서 신경절이후신경세포와 연접한다.

혀인두신경(IX) 설인신경, Glossopharyngeal Nerve (IX)

혀인두신경의 부교감신경섬유는 귀 앞쪽에 위치하고 큰 침샘인 귀밑샘의 분비를 자극한다. 신경절이전신경세포는 숨뇌(연수)에 있는 *침분비핵*에서 시작하며, 머리뼈의 타원구멍(타원 공, foramen ovale) 아래쪽에 위치한 **귀신경절**(otic ganglion)의 신경절이후신경세포와 연접한다(**표 13.2**).

지금까지 공부한 세 가지 뇌신경(III, VII, IX)은 머리의 부교감신경 기능을 담당한다. 하지만 기억할 것은 신경절*이전*섬유는 이 세 신경 안에서만 이동한다는 것이다. 위에서 언급된 신경절에서 연접을 이루고 있는 섬유들은 삼차신경(V)의 경로를 따라 위치하고 있고, 신경절이후섬유는 삼차신경을 통해 마지막 목적지까지 이동하게 된다. 이러한 삼차신경의 경로를 따라 얼굴 에서 광범위하게 분포하고 있다.

미주신경(X) Vagus Nerve (X)

미주신경(X)의 부교감신경섬유는 가슴과 대부분의 배안 내장기관에 신경이 분포한다(그림 14.4). 이 신경은 골반내장기관은 지배하지 않으며 큰창자를 따라서 소화관의 중간 정도까지만 미주신경이 지배한다는 것을 유념한다. 신체에서 미주신경은 자율신경계통에서 신경절이전 부교감신경 섬유의 거의 90%에 달할 정도로 매우 중요한 부분이다. 기능적으로 부교감신경인 미주신경은 전반적으로 내장근육에서 휴식과 소화 활동, 소화분비 자극을 하게 하며(소화샘의 분비와 소화계의 민무늬 근육의 운동성을 증가시킨다), 예를 들면 심장박동수를 감소시키고 허파 안에 있는 기관지들을 수축시킨다.

신경절이전세포체는 주로 숨뇌에 위치한 등쪽운동핵 안에 있으며 **(그림 12.7C)**, 신경절이전신경섬유는 미주신경의 전체 길이를 통해 이동한다. 대부분의 신경절이후신경세포는 신경이 분포하는 기관들의 벽 안에 분포되어 있고, 그들의 신경세포체는 *벽속신경절*(intramural ganglion)이라고 한다.

미주신경은 많은 기관들의 기능에 필수적이다. 미주신경이 목과 몸통을 따라 내려갈 때, 미주신경은 많은 *자율신경얼기*(autonomic nerve plexus)를 형성하여 장기들을 지배한다**(그림 14.5)**. 13장에서 언급했던 것을 다시 말하면, 신경얼기는 신경의 그물이다. 특히, 미주신경은 **심장신경얼기**(cardiac plexus)를 통해 심장으로, **허파신경얼기**(pulmonary plexus)를 통해 허파로, **식도신경얼기**(esophageal plexus)를 통해 식도와 위벽으로, 그리고 **복강신경얼기**(celiac plexus)와 **위창자간막신경얼기**(상장간막신경총, superior mesenteric plexus)를 통해 다른 배안장기(장, 간, 이자 등)로 가지를 분지한다. 자율신경계통의 교감신경계와 부교감신경계 섬유들은 이 신경얼기를 통해 가슴과 배안의 장기들로 이동한다.

14.2b 엉치유출 Sacral Outflow

엉치(천골)부위의 부교감신경은 척수의 S_2~S_4 분절에서 나온다(그림 14.4, 밑부분). 미주신경이 지배하는 영역의 말단 부분 이후인 큰창자의 먼쪽 부분 절반, 방광, 자궁 및 외부 생식기관의 발기조직과 같은 생식기관을 포함한 골반안 기관들은 엉치부위의 부교감신경이 지배하고 있다. 이 기관들에서의 부교감신경은 배변, 소변 참기, 발기 등의 기능을 한다.

엉치 부위의 부교감신경 내 신경절이전세포체는 척수회색질의 내장운동영역에 위치해 있다**(그림 12.27)**. 이 신경절이전신경세포의 축삭은 **골반내장신경**(pelvic splanchnic nerve)을 형성하기 위해 갈라져 배쪽뿌리(복측뿌리, ventral root)에서 배쪽가지(복측가지, ventral rami)까지 이어진다(그림 14.4). 그런 다음 골반내장신경은 골반바닥(pelvic floor)에 위치한 자율신경얼기(autonomic plexus)를 통해 **아래아랫배신경얼기**(하복신경총, inferior hypogastric plexus)(혹은 *골반신경얼기*, pelvic plexus, 그림 14.5)에서 골반장기까지 가지를 보낸다. 몇몇 신경절이전섬유는 이 신경 얼기의 신경절과 연접을 이루지만 대부분은 기관의 벽속신경절과 연접한다. 이 신경얼기는 또한 자율신경계통(ANS)의 두 계통으로부터 섬유들을 함유하고 있다.

장기별 부교감신경 분포에 따른 구체적인 작용은 교감신경 분포의 효과와 비교하여 나타나 있다**(표 14.2)**.

이해 수준 체크하기

- ☐ 5. 부교감신경절이전섬유를 가진 척수신경은 무엇인가?
- ☐ 6. (a) 심장, (b) 작은창자, (c) 침샘에서 미주신경자극이 자극할 때 발생하는 결과는 무엇인가?
- ☐ 7. 3번(III), 7번(VII), 9번(IX) 뇌신경은 신경절이전부교감섬유를 운반한다. 몇 번 뇌신경이 이 세 가지 신경에 의해 자극되는 표적기관에 신경절이후섬유를 전달하는가?

14.3 교감신경계 THE SYMPATHETIC DIVISION

학습 성과 

- 척수에서부터 신체 주위의 주요 기관, 머리, 내장기관까지의 교감신경로를 설명할 수 있다.
- 각 주요 기관에서의 교감신경의 기능을 설명할 수 있다.
- 부신속질(부신수질, adrenal medulla)에서 교감신경의 기능을 설명할 수 있다.

14.3a 기본적인 구성 Basic Organization

교감신경계는 척수의 가슴부위에서부터 위쪽 허리부위까지, 즉 T_1 분절에서 L_2 척수분절까지 존재한다(그림 14.3). 교감신경계의 신경절이전세포체는 척수회색질의 내장운동영역인 가쪽의 회색뿔(회백각, gray horn)에 위치한다(그림 12.27).

교감신경계의 일부분은 부교감신경계보다 더 복잡하다. 왜냐하면 더 많은 장기들에 신경이 분포하기 때문이다. 교감신경계통은 모든 신체 내부의 공간에 있는 내장기관뿐만 아니라 신체의 표면에 있는 모든 내장 구조물(땀샘, 피부에 있는 털세움근(입모근), 동맥과 정맥의 벽에 있는 민무늬근육 등)을 지배한다. 스트레스를 받을 때 땀이 나는 것, 공포에 질려 있을 때 털이 곤두서는 것, 그리고 흥분했을 때 혈압이 오르는 것(광범위한 혈관 수축으로 인해)을 알고 있다면 당신은 교감신경계가 이 구조물들에만 신경 분포가 되어 있다는 것을 기억하는 것은 쉬울 것이다. *부교감신경계*(parasympathetic division)는 땀샘, 털세움근육, 또는 약간의 예외를 제외한 혈관에는 분포하지 *않는다*.

교감신경계가 복잡한 또 다른 이유는 신경절(ganglion)을 더 많이 가지고 있기 때문이다. 교감신경계의 신경절은 *교감신경줄기신경절*(sympathetic trunk ganglion)과 *곁신경절*(collateral ganglion)로 나뉜다.

교감신경줄기신경절 Sympathetic Trunk Ganglia

목에서부터 골반에 이르기까지 척주의 양측을 따라 위치해 있는 수많은 **교감신경줄기신경절**(sympathetic trunk ganglion)은 **교감신경줄기**(sympathetic trunk, *교감신경사슬*) 속으로 구슬을 꿴 목걸이 모양처럼 짧은 신경들에 의해 연결되어 있다**(그림 14.6)**. 교감신경줄기신경절은 사슬신경절 혹은 *척추옆*(paravertebral, 척추에 가까운)*신경절*이라고 불리기도 한다. 이 신경절들은 **백색** 혹은 **회색교통가지**(white and gray rami communicants)에 의해 척수신경 근처의 배쪽가지(복측가지, ventral rami)에 연결되어 있다. 백색교통가지는 회색교통가지의 옆에 놓여 있다.

각 척수신경에 대한 교감신경줄기신경절은 거의 한 개씩이지만, 교감신경줄기신경절과 척수의 수는 동일하지 않다. 왜냐하면, 몇몇의 인접한 신경절은 발달하는 동안 융합되기 때문이다. 이러한 융합은 목부

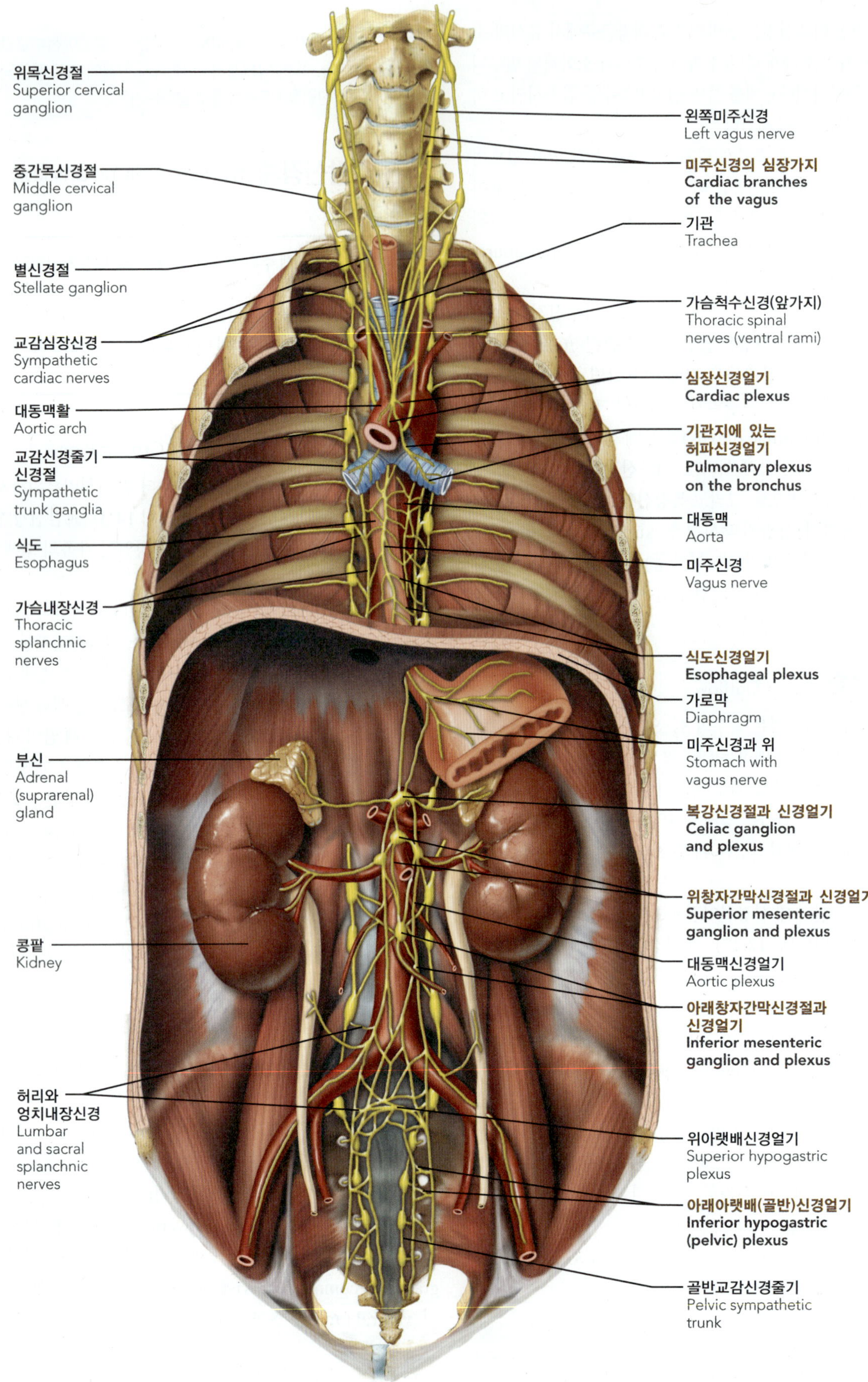

그림 14.5 자율신경, 자율신경얼기, 자율신경절. 모든 자율신경얼기(총)는 교감신경섬유와 부교감신경섬유를 공유하는데 이들 얼기 속에 있는 신경절은 거의 교감신경으로 구성되어 있다.

위에서 관찰되는데, 이곳에는 8개의 척수신경이 위치하나 교감신경줄기신경절은 **위목신경절**(상경신경절, superior cervical ganglion), **중간목신경절**(중경신경절, middle cervical ganglion), **아래목신경절**(하경신경절, inferior cervical ganglion) 3개가 위치한다(그림 14.5). 게다가 아래목신경절(하경신경절)은 가슴 위쪽에서 **별신경절**(성상신경절, stellate ganglion)을 형성하기 위해 **가슴신경절**(흉신경절, thoracic ganglion)과 주로 융합된다(그림 14.5).

일반적으로 사람은 3개의 목신경절(경신경절), 11개의 가슴신경절(흉신경절), 4개의 허리신경절(요추신경절), 4개의 엉치신경절(천골신경절), 그리고 마지막으로 1개의 꼬리신경절(미골신경절)로 구성되며, 전체적으로 22~24개의 교감신경줄기신경절로 구성된다(그림 14.5). 목신경절은 목뼈의 가로돌기 바로 앞쪽에 위치하며, 가슴신경절은 갈비뼈의 머리부분에 위치한다. 허리신경절은 척추몸통의 앞 옆쪽에 위치하고, 엉치신경절은 엉치구멍(천골공, sacral foramina)의 중간에 위치한다. 마지막으로 꼬리신경절은 꼬리뼈의 앞쪽에 위치한다.

교감신경줄기신경절과 *뒤뿌리신경절*(후근절, dorsal root ganglion)을 혼동하지 않도록 주의해야 한다. 뒤뿌리신경절은 감각신경이고 척추뼈사이구멍(추간공, intervertebral foramen) 안에서 뒤뿌리를 따라

표 14.2 부교감신경계와 교감신경계의 기관별 작용

표적 기관/계통/활동	부교감신경계의 작용	교감신경계의 작용
눈(홍채)	동공수축근 자극, 동공 수축	동공확대근 자극, 동공 확대
눈(섬모체근)	섬모체근 자극, 원근 조절을 위해 렌즈의 형태가 볼록해진다.	작용하지 않음
샘(코, 눈물, 침, 위, 이자)	분비 활동 자극	분비 활동 감소, 샘에 공급되는 혈관 수축으로 인한 감소
땀샘	작용하지 않음	엄청난 양의 땀 분비를 자극(콜린성 섬유)
털주머니(hair follicle)의 털세움근(arrector pili muscle)	작용하지 않음	수축(털을 세우거나 소름을 만듦)
심장근육	심장박동수 감소, 심장을 천천히 안정적으로 뛰게 함	심장박동수와 수축력 증가
심장: 심장혈관	혈관 수축	혈관 확장
폐	세기관지 수축	세기관지 이완, 약간의 혈관 수축
소화기관	소화기관의 분비액과 연동운동 증가, 영양소의 움직임에 따라 조임근 이완	소화기관과 조임근의 근육 활동과 분비샘의 활동 감소(예: 항문조임근), 수축
간	효과 없음	에피네프린의 작용으로 혈액에 포도당 분비
쓸개(담낭)	활동 증가(담즙 배출)	활동 감소(안정됨)
부신속질	작용하지 않음	부신속질세포를 자극하여 혈류에 에피네프린과 노르에피네프린 방출
콩팥	효과 없음	혈관 수축, 배뇨량 감소
방광, 요도	방광벽의 민무늬근육 수축, 요도 조임근 이완, 배뇨 촉진	방광벽의 민무늬근육 이완, 요도조임근 수축, 배뇨 억제
음경	발기(혈관 확장)	사정
자궁	자궁벽의 민무늬근육 수축 저하, 혈관 확장	자궁벽의 민무늬근육 수축 자극, 혈관 수축
질, 음핵	음핵의 발기(혈관 확장)	질 수축
혈관	거의 또는 전혀 효과 없음	대부분의 혈관이 수축되고 혈압이 증가, 필요시 복부내장과 피부의 혈관이 수축하면서 근육, 뇌, 심장으로 혈액을 전환시킨다. 운동 중에는 뼈대근육의 혈관을 확장(콜린성 섬유)
혈액 응고	작용하지 않음	응고 증가
세포대사	작용하지 않음	대사 속도 증가
지방조직	작용하지 않음	지방 분해 자극
정신 활동	작용하지 않음	각성도 증가

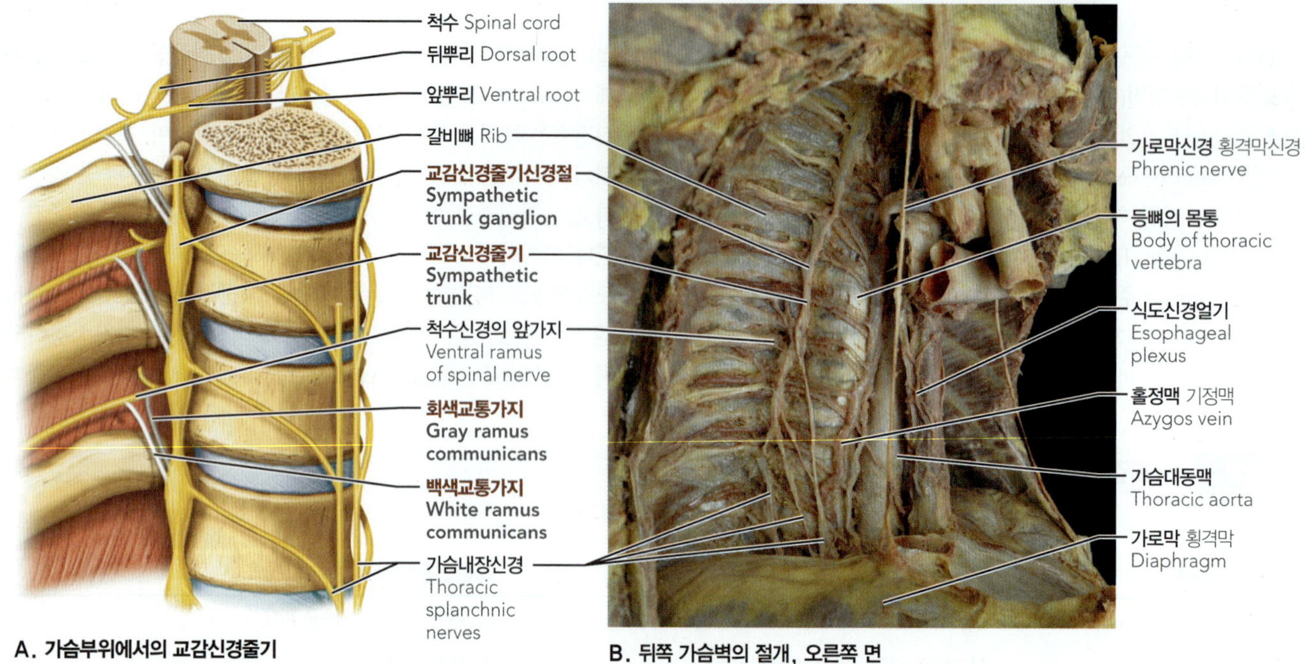

그림 14.6 교감신경줄기, 가슴부위.

위치하며, 교감신경줄기신경절은 운동성이고 배쪽가지(ventral rami)의 앞에 위치한다.

곁신경절 Collateral Ganglia

곁신경절(collateral ganglion) 혹은 *척추앞신경절*(prevertebral ganglion)은 교감신경줄기신경절과 적어도 세 가지 점이 다르다. (1) 쌍을 이루고 있지 않으며, 분절 형태로 정렬되어 있지 않다. (2) 복부와 골반에서만 관찰된다. (3) 척주의 앞쪽(따라서 이름도 척추앞신경절이다)에 위치한다. 대부분 배(복부)대동맥이라 불리는 큰 동맥 위에 위치한다. 주요 곁신경절인 *복강신경절*(celiac ganglion), *위·아래창자간막신경절*(superior·inferior mesenteric ganglion), *아래아랫배신경절*(하복부신경절, inferior hypogastric ganglion)(그림 14.5)은 동일한 이름의 자율신경얼기 내에 위치한다.

14.3b 교감신경의 경로 Sympathetic Pathways

모든 신체부위로 가는 교감신경의 경로 안에서(그림 14.7), 등허리 척수분절에 위치한 신경절이전신경세포는 가까운 앞뿌리(ventral root)를 통해서 척수신경, 백색교통가지 및 관련된 교감신경줄기신경절에게 운동신경축삭을 보낸다. 그 이후부터 신경절이전축삭들은 다음 세 가지 경로 중 하나를 따른다.

① 신경절이전축삭은 교감신경줄기신경절에서 같은 높이의 신경절이후신경세포와 연접하고, 같은 높이의 척수신경으로 나간다.

② 신경절이전축삭은 교감신경줄기에서 또 다른 신경절줄기와 연접하기 위해 올라가거나 또는 내려간다. 신경절이후섬유는 연접부위와 같은 높이에 있는 교감신경줄기로 나간다.

③ 신경절이전섬유는 교감신경줄기를 통해 지나간 후, 내장신경(splanchnic nerve)이 되어 곁신경절에서 연접한다. 신경절이후섬유는 자율신경얼기를 통하여 곁신경절에서 내장기관까지 뻗어 있다.

이 개요를 기억하고, 특정 신체부위로 가는 경로에 대해 더 자세하게 배운다.

신체의 말초로 가는 교감신경로 Pathways to the Body Periphery

신체의 말초로 가는 교감신경로는 피부에 있는 땀샘, 털세움근 및 말초혈관을 자극한다(그림 14.7 ①, ②). 이 경로에서 신경절이전섬유는 교감신경줄기신경절로 들어가서 신경절이후신경세포체와 연접한다. 중추신경계에서 교감신경의 유출은 등과 허리척수신경에서만 발생하기 때문에, 몇몇 신경절이전축삭은 유출부위의 바깥부분과 연접하기 위해서 교감신경줄기의 위쪽이나 아래쪽으로 이동한다. 이러한 방법으로 머리, 골반 및 팔다리를 지배하게 된다. 교감신경줄기신경절로부터 나온 신경절이후섬유는 *회색*교통가지에서 척수신경으로 이동한다. 그 후 축삭은 척수신경의 등쪽가지(dorsal ramus)와 배쪽가지(ventral ramus)의 가지를 따라 피부에 있는 털세움근과 땀샘을 지배한다. 이 경로를 따라 어느 곳이든 신경절이후축삭은 신경절이후축삭은 이 경로를 통해 어느 곳의 혈관이든 도달해서 혈관의 작용을 조절할 수 있다.

이러한 점에서 두 가지 유형의 교통가지는 차이점이 명백하다.

- *백색*가지(white ramus)는 교감신경줄기신경절로 통하는 모든 신경절이전축삭을 포함한다. 백색가지는 신경절이전축삭이 말이집화(myelinated)되어 있기 때문에 흰색이다. 척수로부터 나오는 교감신경의 영역인 T_1과 L_2 사이의 교감신경줄기신경절에서만 관찰된다.
- *회색*가지(gray ramus)는 말초에 있는 구조로 향하는 신경절이후

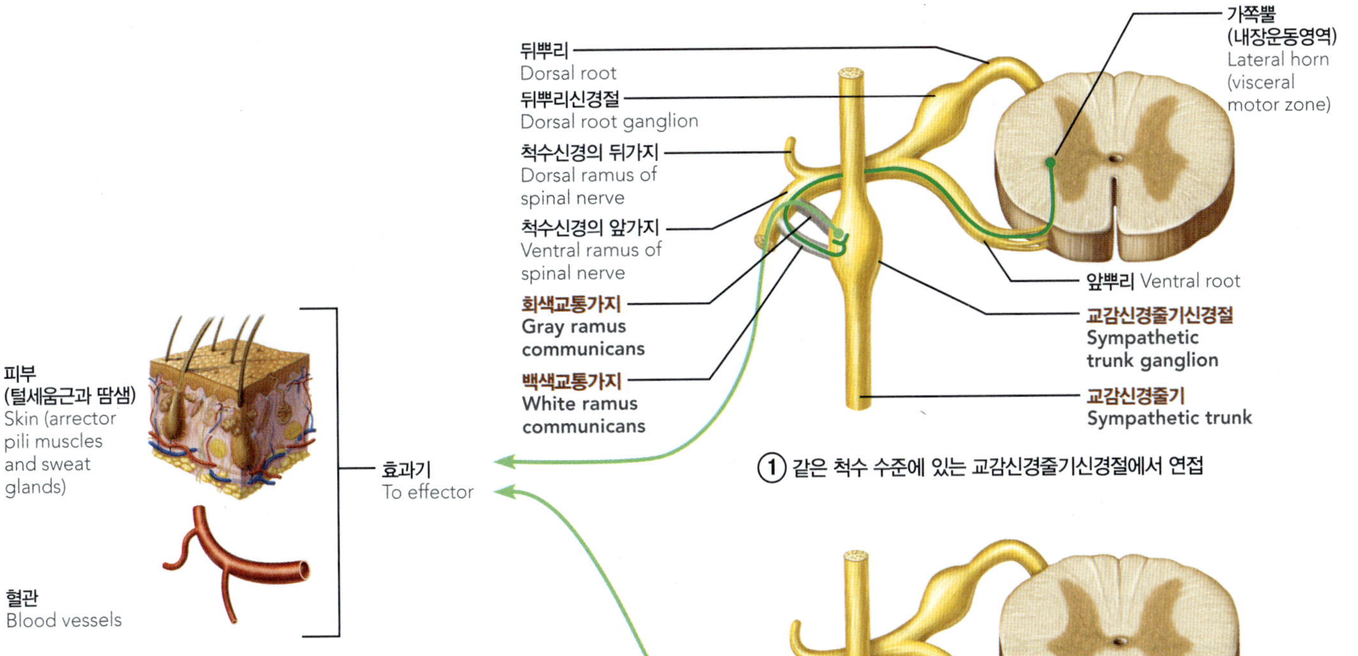

뒤뿌리
Dorsal root
뒤뿌리신경절
Dorsal root ganglion
척수신경의 뒤가지
Dorsal ramus of spinal nerve
척수신경의 앞가지
Ventral ramus of spinal nerve
회색교통가지
Gray ramus communicans
백색교통가지
White ramus communicans
가쪽뿔
(내장운동영역)
Lateral horn (visceral motor zone)
앞뿌리 Ventral root
교감신경줄기신경절
Sympathetic trunk ganglion
교감신경줄기
Sympathetic trunk
피부
(털세움근과 땀샘)
Skin (arrector pili muscles and sweat glands)
효과기
To effector
혈관
Blood vessels

① 같은 척수 수준에 있는 교감신경줄기신경절에서 연접

② 더 높은 부위 또는 낮은 척수부위에 있는 교감신경줄기신경절에서 연접

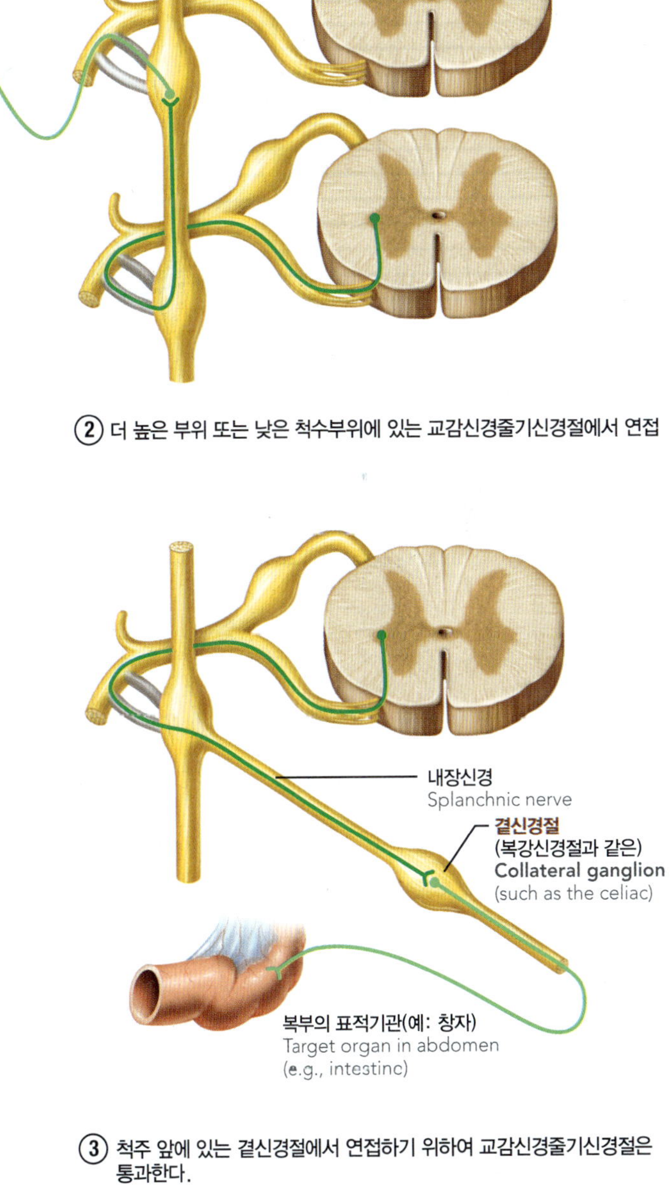

그림 14.7 교감신경지배의 세 가지 경로.

축삭만 포함하고 있다. 회색가지는 신경절이후축삭이 민말이집화(nonmyelinated)되어 있기 때문에 회색이다. 모든 인체 분절의 피부에 있는 땀샘, 털세움근 및 혈관들을 지배하기 때문에 회색가지는 모든 교감신경줄기신경절에서 관찰된다.

머리로 가는 교감신경로 Pathways to the Head

머리부위의 교감신경 분포에서(그림 14.8) 신경절이전축삭은 척수의 처음 4개의 가슴분절(T_1~T_4)에서 시작된다. 그곳에서부터 이 축삭은 위목신경절(상경신경절)과 연접하기 위해 교감신경줄기를 따라 올라간다. 이 신경절로부터 나오는 신경절이후축삭은 큰 동맥을 따라 분비샘, 민무늬근육, 머리로 가는 혈관을 지배한다. 기능적으로 이들 교감신경섬유는 (1) 눈물샘, 코샘, 침샘의 기능을 억제한다(그 이유로 두려움은 입안을 마르게 한다), (2) 눈에서 동공을 확대시키는 홍채의 근육을 자극한다. (3) 눈을 뜰 때마다 눈꺼풀이 감기는 것을 방지하는 위쪽 눈꺼풀에 있는 민무늬근육인 *위눈꺼풀판근*(상검판근, superior tarsal muscle)을 자극한다. 이 근육은 또한 사람이 겁을 먹어 눈을 크게 뜰 때 눈꺼풀을 들어올리는 일을 한다.

가슴의 기관으로 가는 교감신경로
Pathways to the Thoracic Organs

가슴에 있는 기관의 교감신경 분포에서(그림 14.8) 신경절이전축삭은 척수의 가슴분절(T_1~T_6)에서 시작한다. 몇몇 축삭은 가장 가까운 교감신경줄기신경절과 연접하고, 신경절이후축삭은 지배하는 기관에 직접 작용한다. 식도와 허파로 가는 섬유들은 심장으로 가는 몇몇 섬유들처럼 직접적인 경로를 통하여 지배한다. 그 경로를 따라서 신경절이후섬유는 허파, 식도, 심장신경얼기를 통해 통과한다(그림 14.5).

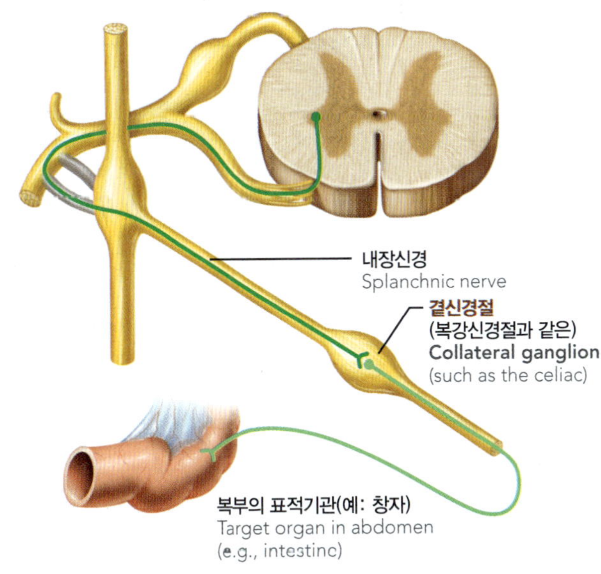

③ 척주 앞에 있는 곁신경절에서 연접하기 위하여 교감신경줄기신경절은 통과한다.

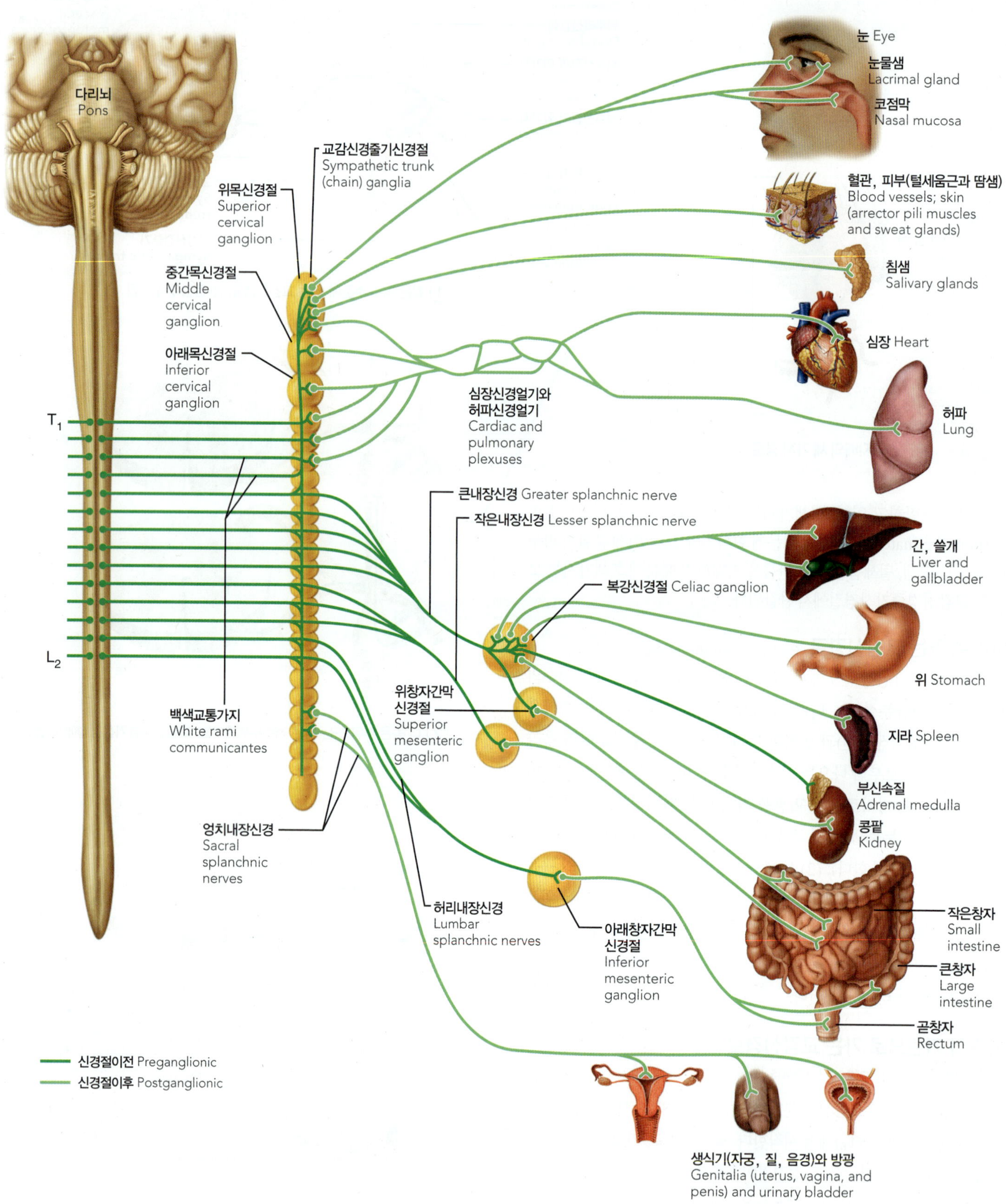

그림 14.8 자율신경계통의 교감신경계. 말초기관(혈관, 샘, 털세움근)을 지배하는 교감신경은 모든 교감신경의 영역에서 나와 전신을 지배하나 이 그림에서는 목부위에만 표시되었다.

심장으로 가는 많은 교감신경섬유들은 직접적인 경로를 통하여 지배하지 않는다. 신경절이전축삭은 교감신경줄기의 목신경절에 연접하기 위해 교감신경줄기에서부터 올라간다. 그곳에서부터 신경절이후축삭은 심장얼기를 통해 심장벽 안으로 내려간다. 심장(가슴기관)으로 향하는 많은 신경들은 목에서 기시한다. 왜냐하면 심장은 배아(embryo) 때 목 부위에서 발달하기 때문이다.

기능적으로 가슴교감신경은 심장박동수를 증가시키고, 심장벽에 공급하는 혈관을 확장시킨다(심장근육 그 자체가 많은 양의 혈액을 받기 위해). 그들은 또한 호흡계통의 호흡관을 확장시키고, 식도의 근육과 분비샘을 억제하여 완전한 맞섬도피반응의 효과를 보인다.

배의 기관으로 가는 교감신경로
Pathways to the Abdominal Organs

배에 있는 기관의 교감신경 분포에서 신경절이전축삭은 등허리 척수분절(T_5~L_2, 그림 14.8)의 아래쪽 중간부분에서 시작한다. 그곳에서부터 이 축삭은 가까운 교감신경줄기신경절을 통해 지나가고, **가슴내장신경**(thoracic splanchnic nerve)을 따라 배(복부)대동맥의 큰 신경얼기인 곁신경절과 연접을 이루기 위해 이동한다. 이 신경절에는 몇몇 작은 신경절과 함께 **복강신경절**(celiac mesenteric ganglion)과 **위창자간막신경절**(superior mesenteric ganglion)이 포함된다. 이 신경절로부터 나온 신경절이후축삭은 대동맥의 주 가지를 따라 위, 간, 콩팥, 지라, 창자(큰창자의 거의 반쪽을 포함)로 간다. 대부분의 교감신경섬유는 이 내장기관에서 분비샘과 근육의 활동을 *억제*한다.

골반기관으로 가는 교감신경로 Pathways to the Pelvic Organs

골반기관의 교감신경 분포에서(그림 14.8), 신경절이전축삭은 대부분 등허리척수분절(T_{10}~L_2)의 아래쪽 부분에서 시작한다. 그 후 교감신경줄기의 허리(요추)신경절과 엉치신경절로 내려간다. 몇몇 축삭들은 그곳에서 연접을 이루고, 신경절이후축삭은 허리와 엉치내장신경들이 골반과 아래쪽 대동맥에 있는 신경얼기인 **아래창자간막신경얼기**(하장간막동맥신경총, inferior mesenteric plexus), **대동맥신경얼기**(대동맥신경총, aortic plexus), **아랫배신경얼기**(하복부신경총, hypogastric plexus)까지 주행한다. 이와 대조적으로 다른 신경절이전축삭들은 자율신경얼기는 직접 통과하여 **아래창자간막신경절**(inferior mesenteric ganglion)과 **아래아랫배신경절**(inferior hypogastric ganglion)인 곁신경절과 연접한다. 신경절이후축삭은 이들 얼기로부터 방광, 생식기관 및 큰창자의 먼쪽 부분을 포함하는 골반장기들을 지배한다. 이들 교감신경섬유는 배뇨 기능을 억제하고, 사정을 일으킨다.

14.3c 교감신경계에서 부신속질의 역할 The Role of the Adrenal Medulla in the Sympathetic Division

각 콩팥의 위쪽 표면에는 **콩팥위샘**[부신, adrenal (suprarenal) gland]이 놓여 있다(**그림 14.9**). 이 샘의 안쪽부분인 **부신속질**(adrenal medulla)은 교감신경계의 주요 기관이다. 부신속질은 신경돌기를 가지고 있지 않은 변형된 신경절이후신경세포들이 모여 있는 특수화된 교감신경절이다. 이 신경세포에서 유래한 세포들은 맞섬도피반응 동

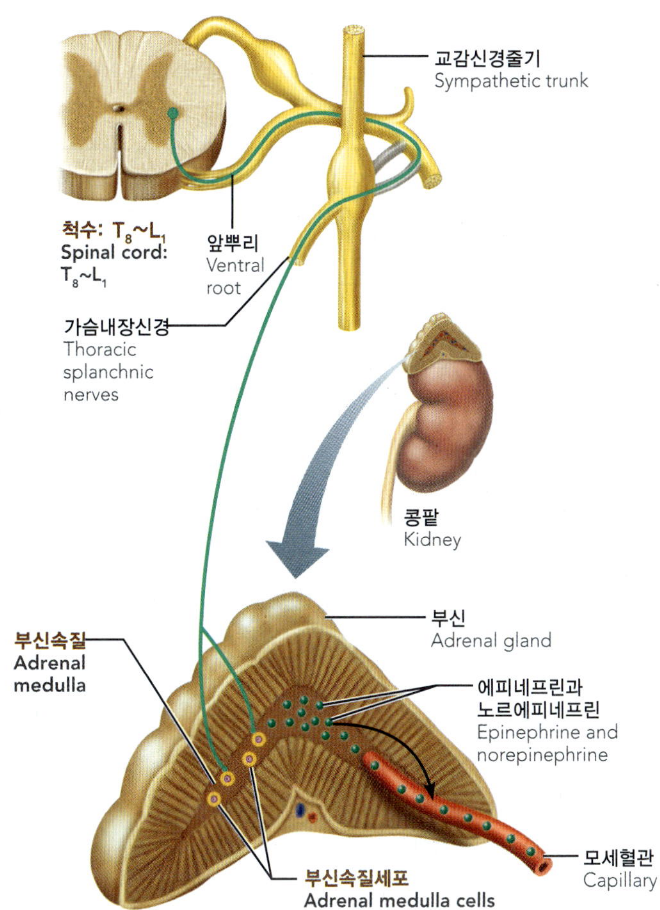

그림 14.9 부신속질의 교감신경 분포.

안에 두 종류의 흥분성 호르몬을 모세혈관과 인접한 혈액 속으로 다량 분비한다. 분비된 호르몬들은 노르에피네프린(신경전달물질로서 다른 신경절이후교감신경세포에 의해 분비되는 화학물질이다)과 흥분에 관련된 많은 양의 분자들인 아드레날린이다. 일단 한번 분비되면, 이 호르몬들은 혈류 속으로 들어가 마치 아드레날린에 휩싸인 것처럼 광범위한 흥분 효과를 경험하게 된다.

부신속질의 세포들은 척수의 T_8~L_1 분절에 있는 세포체로부터 발생한 신경절이전교감신경섬유의 자극에 의해 분비된다. 이곳에서부터 신경세포들은 가슴내장신경을 따라서 부신속질에 도착하기 전 복강신경얼기(celiac plexus)를 통과한다(그림 14.8). 부신속질의 교감신경 분포는 인체의 다른 기관보다도 더 집중되어 있다 해도 과언이 아니다.

장기별 교감신경 분포에 따른 효과는 부교감신경 분포에 따른 효과와 비교하여 요약되어 있다(표 14.2).

이해 수준 체크하기

- ☐ **8.** 백색교통가지가 T_1~L_2 사이의 교감신경줄기신경절에만 위치해 있는 이유는 무엇인가? 회색교통가지가 각각의 교감신경줄기신경절에서 분지하는 이유는 무엇인가?
- ☐ **9.** 복부기관을 지배하는 교감신경의 기능은 무엇인가?
- ☐ **10.** 어떤 유형의 자율신경섬유(신경절이전섬유, 신경절이후섬유, 교감신경, 부교감신경)가 가슴자율신경얼기와 복부자율신경얼기에 위치해 있는가?

14.4 내장감각신경세포 VISCERAL SENSORY NEURONS

학습 성과

- 자율신경세포와 관련된 내장감각신경세포의 위치와 역할을 설명할 수 있다.
- 연관통의 개념을 설명할 수 있다.

말초신경계통에서의 내장계통은 운동신경세포뿐만 아니라 감각신경세포도 가지고 있다(그림 14.1). 일반적인 내장감각신경세포는 신전, 온도, 화학적 변화, 내장기관의 상태를 모니터한다. 뇌는 배고픔, 배부름, 통증, 메스꺼움 등의 내장의 정보들을 해석한다. 이같은 내장감각을 위한 수용체인 캡슐화되지 않은 자유신경종말은 내장기관 근처에 넓게 퍼져 있다. 내장감각은 정확하게 어느 위치인지 알기 어려운 경향이 있다. 예를 들어, 사람들은 일반적으로 위장에서 시작한 가스 통증인지, 창자에서 시작한 가스에 의한 통증인지 또는 자궁에서 시작된 아랫배 통증인지, 막창자꼬리에서 시작된 아랫배 통증인지 구별할 수 없다.

몸운동신경세포처럼 내장감각신경세포의 세포체는 뇌신경의 감각신경절과 뒤뿌리신경절에 위치해 있다. 이 감각신경세포의 긴 말초 돌기들은 자율신경섬유를 따라서 내장기관까지 동반한다. 많은 내장감각신경섬유들은 미주신경에서 부교감신경섬유들과 동반하고 이 신경에 의하여 공급받는 많은 기관들의 내장감각을 모니터한다. 다른 내장감각섬유들은 교감신경섬유를 따라서 동반하고, 내장기관에서 자율신경얼기 속으로 들어간다. 그 후 내장신경, 교감신경줄기, 교통가지, 척수신경, 뒤뿌리를 지나간다. 이 뒤뿌리로부터 이들 감각신경세포의 중추돌기들은 척수로 들어간다. *많은 내장통증섬유들은 중추신경계통의 교감신경 경로를 따른다.*

내장감각정보가 척수를 통해 대뇌겉질(대뇌피질, cerebral cortex)에 전달되는 경로는 아직까지 충분히 밝혀지지 않았다. 대부분의 내장감각정보는 척수시상로(또는 척수망상로)를 따라 시상(thalamus)까지 전달된다. 시상의 신경세포들은 의식적인 인식을 위해 대뇌섬엽(insula lobe)에 위치한 내장감각겉질에 내장감각정보를 전달한다. 내장감각정보는 또한 뇌하수체와 숨뇌에 있는 내장조절중추에 도달하여 영향을 미친다.

내장통(visceral pain)은 주목할 필요가 있는 특이한 특징을 보이는데, 놀랍게도 내장기관이 절단되거나 찰과상을 입어도 통증을 느끼지 못할 때가 종종 있다. 예를 들면, 자궁이나 창자로부터 암 조직검사를 위해 점막 한 조각을 떼어 냈을 때, 환자들은 크게 불편함을 느끼지 못한다. 하지만, 화학적 염증이나 내장기관의 염증이 있을 때에는 이들 기관의 민무늬근육이 경련을 일으켜 그 기관이 과도하게 늘어나면서 내장통이 생길 수 있는데, 이러한 경우의 내장통은 심각할 수 있다.

사람들은 종종 내장통을 피부나 신체 외부에서 시작되는 몸의 통증으로 여긴다. 이 현상을 **연관통**(referred pain)이라 부른다. 예를 들어, 심장마비는 왼쪽 팔의 가운데 부분과 가슴벽 위쪽에서 연관통이 발생한다(그림 14.10). 연관통의 원인은 아직까지 정확하게 알려지지 않았다. 영향을 받은 기관과 그 기관과 연관된 통증이 발생하는 신체의 벽은 같은 척수분절에 의해 자극된다(예를 들어, 심장과 심장통증이 발생하는 피부는 T_1~T_5의 감각신경세포에 의해 자극된다). 한 가지 가능성 있는 설명은 내장기관의 손상은 통증을 유발하고, 이 손상된 부위와 일치하는 인체의 몸 분절에 혈액을 공급하는 혈관이 반사적으로 수축된다는 것이다.

14.5 내장반사 VISCERAL REFLEXES

학습 성과

- 내장반사가 어떻게 내장기관의 기능을 조절하는지 설명할 수 있다.

내장반사활(내장반사궁, visceral reflex arc)에 관여하는 내장감각과 자율신경세포(그림 14.11)는 *배변반사*(defecation reflex)를 일으키는데(그림 22.22), 이는 곧창자가 대변으로 인해 신전되고 큰창자의 민무늬근육이 수축하는 현상이며, *배뇨반사*(micturition reflex)(그림 23.15)는 소변으로 가득 찬 방광이 수축하며 생기는 현상이다. 많은 내장반사들은 단순척수반사로서 감각신경세포가 척수의 사이신경세포를 활성화시키고 차례로 신경절이전자율신경세포를 활성화한다.

다른 내장반사는 뇌신경이 관여하고 뇌줄기에서 통합된다. 한 가지 예로는 혈압을 조절하는 내장반사인 압력수용체반사(baroreceptor reflex)가 있다(그림 14.12). 혈압이 상승하면, 속목동맥과 바깥목동맥의 교차점에 위치한 목동맥팽대의 압력수용기가 혀인두신경(9번 뇌신경)의 내장감각신경세포를 자극한다. 숨뇌(연수)에 있는 심장중추에서의 통합은 미주신경(10번 뇌신경)을 자극한다. 심장의 미주신경자극은 심장박동수를 감소시킨 후 혈압을 떨어뜨린다.

몇몇 내장반사활은 중추신경계통이 전혀 관여하지 않는다. 이들은 엄연히 *말초반사*(peripheral reflex)이다. 이들 몇몇 말초반사는 내장

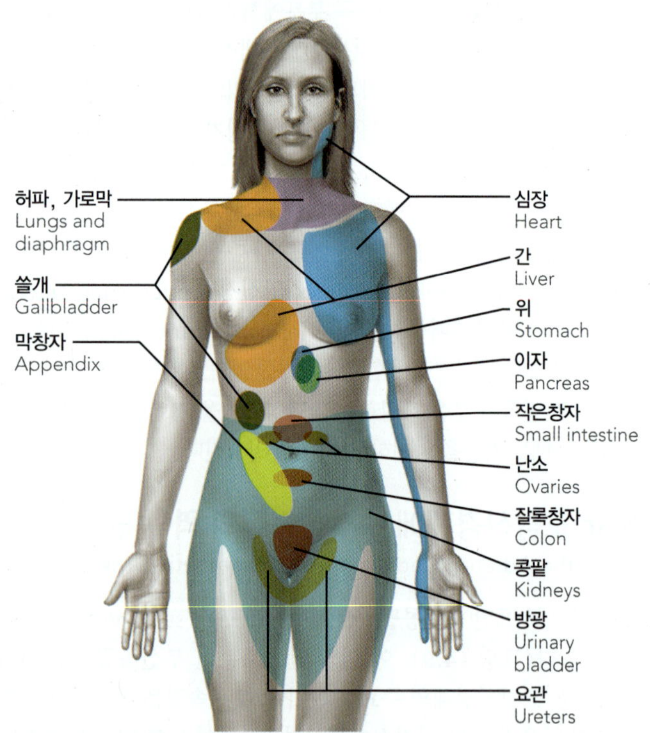

그림 14.10 연관통 지도. 이 지도는 어떤 내장기관으로부터 기원한 통증이 앞의 피부에 나타나는 것을 보여준다.

감각섬유로부터 갈라져 나와 신경절이후운동신경세포와 *교감신경절*에 연접한다. 뿐만 아니라 완전한 3개의 신경세포활[작은 감각신경세포, 운동신경세포, 내인성신경세포(intrinsic neuron)]은 *소화관의 벽 전체에 존재*하고, 이 신경세포는 *창자신경계통*(enteric nerve system)의 한 부분이다(22장 참조). 말초반사는 기관의 일부분이나 조금 다른 내장기관을 포함한 매우 국소적인 자율신경계 반응을 수행한다. 이 반사들은 내장신경계통의 말초 부분이 내장 자체의 운동을 어느 정도 조절하게 하여 뇌와 척수로부터 부분적인 독립적 활동을 할 수 있게 한다. 더 나아가서 이 사실은 자율신경계통이 부분적으로 그들 스스로 작동한다는 일반적인 개념을 설명해 준다.

14.6 자율신경계통의 중추 조절 CENTRAL CONTROL OF THE AUTONOMIC NERVOUS SYSTEM

학습 성과

- 중추신경계통(CNS)의 다양한 부위가 자율신경을 조절하기 위해 어떻게 도와주는지 설명할 수 있다.

자율신경계통(ANS)이 직접적인 의식적 제어에 의해 통제 받지는 않더라도 중추신경계통에 의해 자율신경계통의 활동은 제한된다. 뇌줄기와 척수, 시상하부, 편도, 대뇌겉질은 중추 조절을 하는 기관들이다(그림 14.13).

14.6a 뇌줄기와 척수에 의한 조절

Control by the Brain Stem and Spinal Cord

뇌줄기의 그물체는 자율신경 기능에 직접적인 영향을 발휘하게 한다.

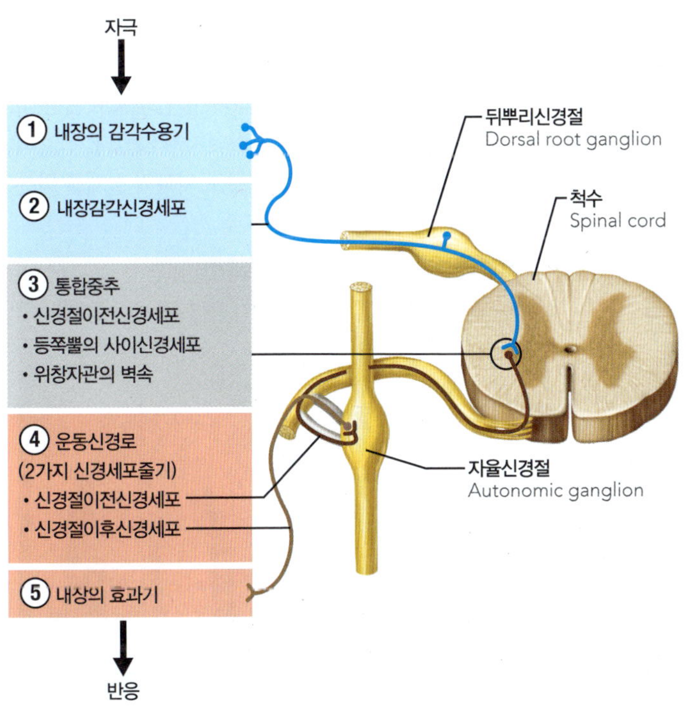

그림 14.11 내장반사활.

숨뇌의 중심부는 심장박동수(*심장 중추*, 그림 14.12), 혈관의 직경(*혈관 운동신경을 조절하는 중추*), 그리고 많은 소화 활동을 조절한다. 중간뇌의 수도관주위회색질(수간주위회색질, periaqueductal gray matter)은 많은 자율신경 기능을 조절한다. 특히, 두려운 상황을 만났을 때 교감신경계는 두려움에 반응한다.

척수 수준에서의 자율신경기능의 조절은 척수내장반사를 포함한다(그림 14.11). 그러나 배변 및 배뇨반사가 척수에 의해 통합됨에도 불구하고, 뇌로부터 의식적인 억제 대상이 된다는 것을 기억할 필요가 있다. 이것은 어디서든 노폐물을 제거할 때 의식적으로 조절할 수 있다.

14.6b 시상하부와 편도에 의한 조절

Control by the Hypothalamus and Amygdaloid Body

자율신경계통의 주된 *통합중추*는 시상하부이다(그림 14.13). 일반적으로 시상하부의 안쪽과 앞쪽 부분은 부교감신경 기능을 조절하는 반면, 바깥쪽과 뒤쪽 부분은 교감신경 기능을 조절한다. 시상하부 중추는 직접적인 접촉을 통하거나 그물체나 수도관주위회색질에서 중계하여 뇌와 척수의 신경절이전자율신경세포에 영향을 미친다. 이것은 자율신경

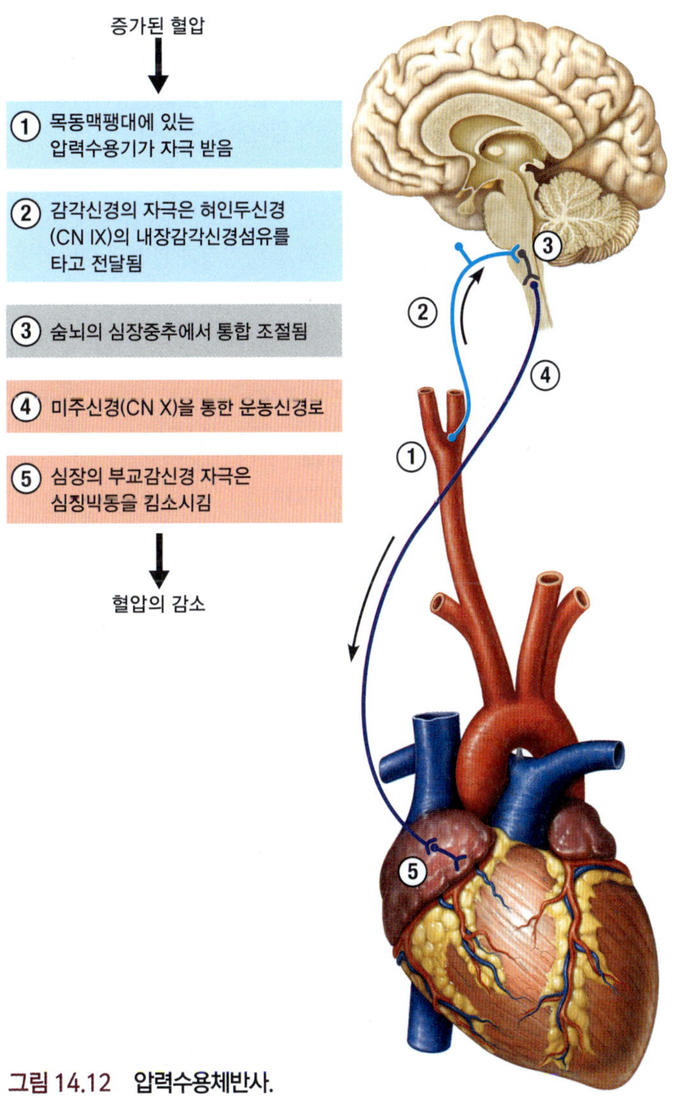

그림 14.12 압력수용체반사.

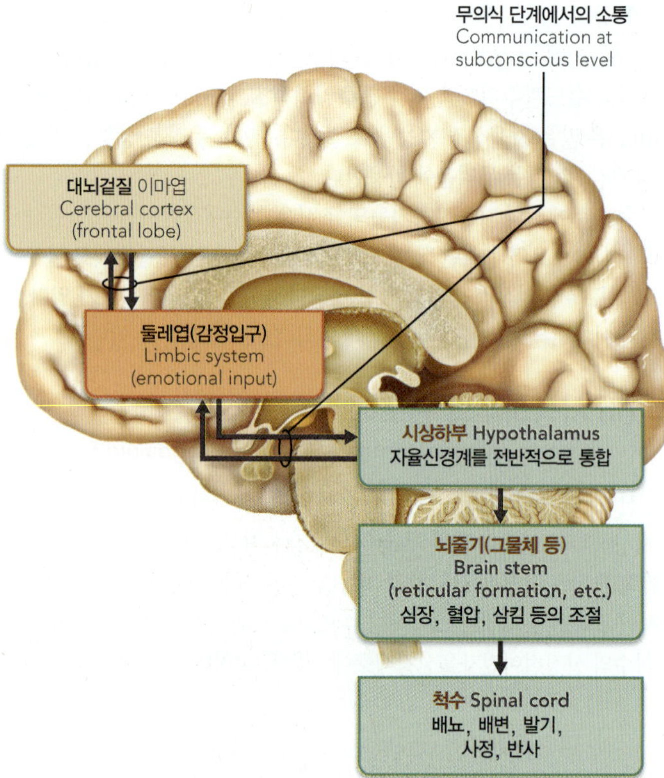

그림 14.13 중추신경계통에 의해 조절되는 자율신경계통의 수준. 시상하부는 자율신경계통의 주된 통합중추이다. 대뇌겉질(피질)을 경유하여 둘레엽으로 들어가는 정보는 시상하부의 기능에 영향을 줄 수 있다.

계통을 통해 시상하부가 심장 활동, 혈압, 체온, 소화 기능을 통제한다.

편도(amygdaloid body)는 두려움과 같은 감정과 관련된 대뇌의 둘레계의 일부분이다. 편도는 시상하부와 수도관주위회색질의 신경로를 통해서 교감신경계통의 활동을 자극하는데, 특히 이전에 학습한 두려움과 관련된 행동들을 유발하도록 자극한다.

14.6c 대뇌겉질에 의한 조절

Control by the Cerebral cortex

자율신경계통은 대뇌겉질에 의해 직접적인 제어를 받지 않는다고 여겨졌음에도 불구하고, 사람들은 그들의 생각과 감정 제어를 발달시킴으로써 몇몇 자율신경 기능의 의식적인 통제에 대한 제어를 행사할 수 있게 되었다. 예를 들어, 명상 중에 느낄 수 있는 무한한 평안한 감정은 다양한 둘레계통의 구조를 경유하는 시상하부의 부교감신경 중추에 영향을 미치는 대뇌겉질과 연관이 있다. 자발적인 교감신경의 활동은 사람이 두려운 경험을 상기할 때 발생한다. 이 경우에는 대뇌겉질이 편도를 통해 활동한다.

이해 수준 체크하기

- □ 11. 대부분의 내장통증섬유는 어떤 경로를 통해 중추신경계통(CNS)에 도달하는가?
- □ 12. 말초반사는 무엇인가? 그리고 말초반사는 척수반사와 어떻게 다른가?
- □ 13. 중추신경계통의 어떤 영역이 자율신경계통의 주된 조절중추인가?

14.7 자율신경계통의 질환

DISORDERS OF THE AUTONOMIC NERVOUS SYSTEM

학습 성과

- 자율신경계의 질병에 대해 간략히 설명할 수 있다.

ANS는 신체 내에서 발생하는 거의 모든 중요한 과정에 관여하기 때문에 자율 기능의 이상이 광범위한 영향을 미친다는 것은 놀라운 일이 아니다. 이러한 이상은 배출 과정과 혈액 전달을 손상시킬 수 있으며 생명을 위협할 수도 있다.

레이노병은 손가락과 발가락의 피부가 창백해지며 파랗게 변하고 통증이 있는 간헐적 발작이 특징이다(**그림 14.14**). 이러한 발작이 끝나고 혈관이 확장되면 손가락이 다시 혈액으로 채워지고 붉어진다. 일반적으로 추위에 노출되거나 정서적 스트레스에 의해 유발되는 이 질병은 영향을 받는 신체 부위에서 과장된 교감신경의 혈관수축 반응으로 생각된다. 레이노병의 중증도는 단순한 불편함에서부터 괴저(조직 사멸)를 초래하는 혈관의 극심한 수축에 이르기까지 다양하다. 치료에는 일반적으로 혈관 수축을 억제하는 약물 투여가 포함되지만, 심한 경우에는 신경절을 제거하거나 영향을 받는 부위에 작용하는 신경절전 교감신경 섬유를 절단해야 할 수도 있다. 레이노병은 여성노인의 9%, 남성노인의 3~5%에서 발생하는 비교적 흔한 질병이다.

들문의 이완불능증(Achalasia of the cardia)은 식도의 자율신경 분포에 일부 결함이 있어 삼킨 음식을 아래쪽으로 추진하는 식도의 능력이 상실된 상태이다. 또한 식도의 아래쪽 끝을 둘러싸고 있는 평활근(들문 괄약근)이 수축된 상태로 유지되어 음식물이 위로 들어가는 것을 막는다(이완불능증은 "긴장을 풀지 못함"을 의미함). 음식물이 쌓이면 식도가 엄청나게 넓어지고 음식물은 내려갈 수 없다. 일반적으로 젊은 성인에게 나타나는 이 상태의 원인은 정확하게 밝혀지지 않았다. 선호되는 치료는 식도의 아래쪽 끝에 있는 근육을 세로로 외과적 절개를 하는

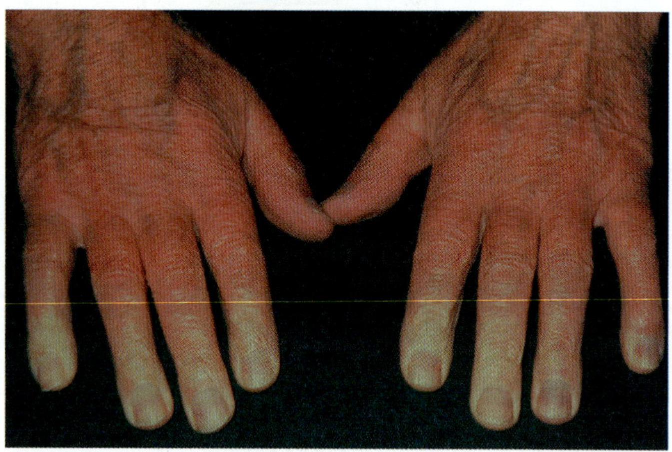

그림 14.14 노인의 레이노병.

것이다.

선천성 거대결장(Congenital megacolon) 또는 **히르쉬스프룽병**(Hirschsprung's disease)은 이동하는 신경능선세포가 큰창자의 말단 부위에 도달하지 못하기 때문에 부교감 및 창자신경 분포가 정상적으로 발달하지 못하는 선천적 결함이다(다음 장에서 논의). 대변과 가스는 움직이지 않는 장 분절 근위부에 축적되어 이 영역을 크게 확장시킨다(거대결장 = 확대된 큰창자). 이러한 상태는 영아 창자의 비활성 부분을 제거하여 외과적으로 교정할 수 있다.

14.8 전 생애 동안의 자율신경계통

THE AUTONOMIC NERVOUS SYSTEM THROUGHOUT LIFE

학습 성과

- ANS의 배아 발달에 대해 설명할 수 있다.
- 노화가 자율신경 기능에 미치는 영향을 열거할 수 있다.

PNS 구조의 발생 기원은 두 가지로 요약될 수 있다.

- CNS에 세포체가 있는 모든 신경세포는 신경관에서 유래된다.
- PNS에 세포체가 있는 모든 신경세포는 신경능선에서 유래된다.

따라서 몸운동신경세포와 신경절이전 자율신경세포는 신경관 바닥판의 신경모세포에서 형성된다(**그림 11.16**). 감각신경세포와 신경절이후 자율신경세포는 신경능선에서 형성된다.

교감신경 가지의 발생(**그림 14.15**)에서 일부 세포는 신경능선에서 배쪽으로 이동하여 교감신경줄기를 형성한다. 거기에서 다른 세포는 배로 이동하여 대동맥과 부신속질의 곁신경절을 형성한다. 교감신경줄기와 곁신경절은 척수의 신경절이전신경세포로부터 축삭을 받고, 신경절이후 축삭을 내장 기관으로 보낸다.

부교감신경 가지의 발생에서 신경절이후신경세포는 신경능선에서 유래되어 성장하는 신경절이전축삭을 따라 이동하여 내장 기관에 도달한다.

청소년기에 내장신경 기능의 손상은 일반적으로 척수 또는 자율신경의 손상으로 인해 발생한다. 나이가 들면서 ANS의 효율성이 떨어지기 시작한다. 노인들은 자율적으로 조절되는 위장관의 운동성이 감소하기 때문에 일반적으로 변비가 있다. 빈번한 안구 감염은 살균 효소를 함유한 눈물 형성 감소로 인해 발생할 수 있으며 동공은 넓게 또는 빠르게 확장되지 않는다. 젊고 건강한 사람은 일어설 때마다 교감신경이 전신의 혈관수축을 유도하여 혈압을 상승시켜 혈액이 머리와 뇌로 공급될 수 있도록 한다. 나이가 들수록 이러한 반응이 느려지므로 노인이 너무 빨리 일어서면 기절할 수 있다. 이러한 노화 관련 문제는 고통스럽긴 하지만 일반적으로 생명을 위협하진 않으며 쉽게 완화될 수 있다. 예를 들어, 천천히 일어서면 교감신경계가 혈압을 조절할 시간을 주고, 안구건조증에는 안약을 사용할 수 있으며, 충분한 수분을 섭취하면 변비를 완화하는 데 도움이 된다.

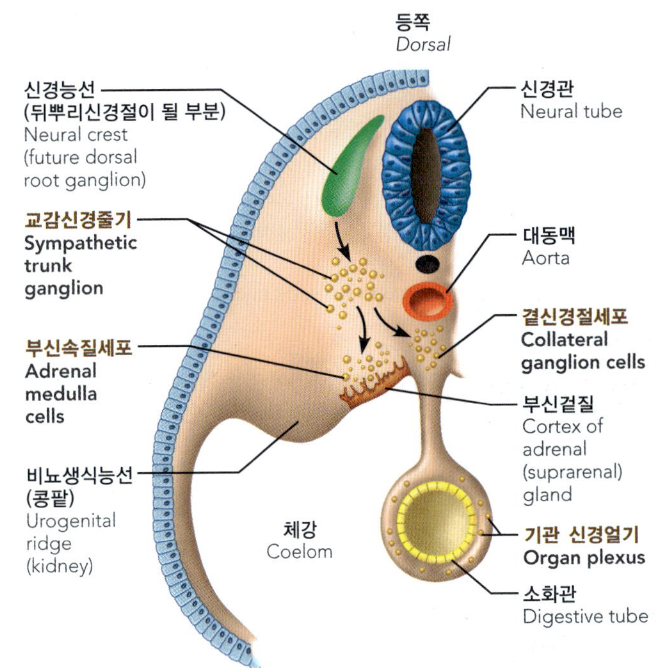

그림 14.15 부신속질을 포함한 일부 교감 신경 구조의 배아 발달. 5주 배아의 가로단면.

이해 수준 체크하기

- □ **14.** ANS의 신경절이후신경세포를 형성하는 배아조직은 무엇인가?
- □ **15.** 들문 이완불능증에서 ANS의 어느 부분이 결핍되어 있는가? 레이노병에서는 어떤 부분이 오작동하는가?

요약 Chapter Summary

1. 자율신경계통은 민무늬근육, 심장근육 및 분비샘을 지배하는 운동신경세포이다. 이 계통은 말초신경계의 일반적인 내장의 운동신경으로서 무의식적인 수준으로 작동한다.

14.1 자율신경계통의 개요

OVERVIEW OF THE AUTONOMIC NERVOUS SYSTEM

14.1a 자율신경계통과 몸운동신경계통의 비교

Comparison of the Autonomic and Somatic Motor Systems

2. 신경계통의 몸운동신경은 한 개의 운동신경세포가 중추신경계로부터 뼈대근육세포까지의 경로를 형성한다. 대조적으로 자율신경로는 두 신경의 사슬, 즉 신경세포체가 중추신경계에 위치한 신경절이전신경세포와 자율신경절에 신경세포체가 위치한 신경절이후신경세포로 구성되어 있다. 신경절이후신경세포의 축삭이 내장기관을 지배한다.

14.1b 자율신경계통의 분류 Divisions of the Autonomic Nervous System

3. 자율신경계통은 교감신경계와 부교감신경계로 나눈다. 두 계통은 서로 길항작용을 하지만 많은 같은 기관을 지배한다. 교감신경계는 신체에서 맞섬도피반응에 준비하는 기능을 하고, 부교감신경계는 휴식과 소화 시 가장 활발하게 작용한다.

4. 부교감신경계는 뇌신경과 엉치신경을 통하여 중추신경계에서 나오며, 비교적 신경절이전신경섬유가 길다. 교감신경계는 척수의 가슴분절과 허리분절에서 나오며, 신경절이후신경섬유가 길다.

5. 이 두 신경은 효과기관에 방출하는 신경전달물질에는 차이가 있다. 아세틸콜린은 부교감신경절이후신경섬유에서 방출되고, 노르에피네프린은 교감신경절이후신경섬유에서 방출한다.

14.2 부교감신경계 THE PARASYMPATHETIC DIVISION

14.2a 머리유출 Cranial Outflow

6. 뇌에서 유출되는 부교감신경은 뇌줄기에 있는 핵에서 3, 7, 9, 10 뇌신경이 나와 머리, 가슴 및 배에 있는 신경절에서 연접한다. 3번 뇌신경의 축삭은 모양체신경절에서 연접한 후 눈의 민무늬근육을 지배한다. 7번 뇌신경은 날개입천장신경절과 턱밑신경절에서 연접한 후 턱밑샘, 혀밑샘, 눈물샘 및 코에 있는 분비샘을 지배한다. 9번 뇌신경의 축삭은 귀신경절에서 연접한 후 귀밑샘을 지배한다.

7. 부교감신경섬유인 미주신경은 심장, 폐, 식도, 위, 간 및 대부분의 창자와 같은 가슴과 배안의 내장기관을 지배한다. 미주신경의 축삭은 신경절이전섬유이다. 거의 모든 신경절이후신경세포는 기관의 벽내의 벽속신경절에 위치한다.

14.2b 엉치유출 Sacral Outflow

8. 엉치에서 유출되는 부교감신경은 골반내장을 지배한다. 신경절이전신경섬유의 축삭은 척수(S_2~S_4)의 회색질의 내장운동영역에서 나와 골반내장신경을 형성한다. 대부분의 축삭은 골반에 있는 기관의 벽속신경절에서 연접한다.

14.3 교감신경계 THE SYMPATHETIC DIVISION

14.3a 기본적인 구성 Basic Organization

9. 신경절이전교감신경의 세포체는 T_1~L_2 척수 회색질의 가쪽뿔에 위치한다.

10. 교감신경계는 일부 말초에 있는 구조, 즉 털세움근, 땀샘 및 혈관의 민무늬근을 지배하나 부교감신경계는 지배하지 않는다.

11. 교감신경절에는 22~24쌍의 교감신경줄기신경절이 있으며, 서로 연결되어 척주의 양쪽에서 교감신경줄기를 형성하고 쌍을 이루지 않은 곁신경절은 대부분 복부에 있는 대동맥의 분지 주위에 위치한다.

14.3b 교감신경의 경로 Sympathetic Pathways

12. 모든 신경절이전교감신경의 축삭은 가슴허리척수의 가쪽뿔에서 나와 앞쪽뿔을 지나 척수신경에 포함된다. 여기서 교감신경줄기신경절 또는 곁신경절에 백색교통가지를 낸다. 그리고 신경절이후신경세포와 연접하여 내장의 효과기를 지배한다. 많은 신경절이전축삭은 다른 위치에 있는 신경절에서 연접하기 위하여 교감신경줄기에서 올라가거나 또는 내려간다.

13. 신체의 말초(털세움근, 땀샘, 말초혈관)를 지배하는 교감신경로에서 신경절이전신경섬유는 교감신경줄기신경절에서 연접한다. 신경절이후신경섬유는 말초를 지배하기 위하여 척수신경의 등쪽가지와 배쪽가지에 회색교통가지를 낸다.

14. 머리를 지배하는 교감신경로에서 신경절이전축삭은 교감신경줄기에서 올라가 위목신경절에서 연접한다. 이곳에서 대부분의 신경절이후축삭은 머리에 있는 민무늬근육과 샘에 분포하는 큰 동맥과 관련이 있다.

15. 가슴기관을 지배하는 교감신경로에서 대부분의 신경절이전축삭은 가장 근접한 교감신경줄기신경절에서 연접하고 신경절이후축삭은 직접 기관(폐와 식도) 안으로 들어간다. 그러나 심장을 지배하는 많은 신경절이후축삭은 목에 있는 목신경절로부터 내려온다.

16. 복강내장을 지배하는 교감신경로에서 신경절이전축삭은 내장신경이 되어 대동맥 주위에 있는 곁신경절에서 연접한다. 이 신경절로부터 신경절이후축삭은 큰 동맥을 따라 주행하여 복강내장(위, 간, 콩팥, 대부분의 대장)을 지배한다.

17. 골반내장을 지배하는 교감신경로에서 신경절이전축삭은 대동맥, 엉치뼈, 골반바닥에 있는 곁신경절 또는 교감신경줄기신경절에서 연접한다.

14.3c 교감신경계에서 부신속질의 역할 The Role of the Adrenal Medulla in the Sympathetic Division

18. 콩팥 위에 있는 부신의 속질에는 에피네프린과 노르에피네프린을 혈액에 방출하는 변형된 신경절이후 교감신경세포가 위치한다. 이곳에서 흥분 시 아드레날린의 방출이 일어난다.

19. 부신속질의 세포는 신경절이전 교감신경세포의 지배를 받아 호르몬을 분비한다.

14.4 내장감각신경세포 VISCERAL SENSORY NEURONS

20. 일반적인 내장감각신경세포는 온도, 통증, 자극, 화학적인 변화 및 내장기관의 신전을 조절한다.

21. 내장의 감각신경섬유는 자율신경, 특히 미주신경과 교감신경을 따라 주행한다. 신체의 내장기관으로부터 온 대부분의 통증섬유는 교감신경로를 따라 척수까지 주행한 후, 척수시상로를 따라 시상과 내장감각 겉질까지 주행한다.

22. 내장의 통증은 내장기관의 경련, 감염 및 신전에 의해서 일어나지만 내장기관의 절단 또는 찰과상에 의해서는 좀처럼 일어나지 않는다. 내장의 통증은 같은 척수분절로부터 지배를 받는 신체의 몸통부위와 연관되어 있다.

14.5 내장반사 VISCERAL REFLEXES

23. 많은 내장반사는 배변반사와 같은 척수반사이다. 압력수용기와 같은 다른 내장반사는 뇌줄기에 있는 통합중심과 관련되어 있다. 그러나 일부 내장반사는 말초신경세포만이 관여한다.

14.6 자율신경계통의 중추 조절 CENTRAL CONTROL OF THE AUTONOMIC NERVOUS SYSTEM

24. 내장운동기능은 숨뇌, 수도관주위회색질, 척수내장반사, 시상하부, 편도, 대뇌겉질에 의하여 영향을 받는다. 일부 사람들은 감정을 넘어선 예외적인 통제에 의해 일부 자율신경의 활동을 수의적으로 조절한다.

14.7 자율신경계통의 질환 DISORDERS OF THE AUTONOMIC NERVOUS SYSTEM

25. 대부분의 자율신경계통 질환은 민무늬근 조절 문제와 연관이 있다. 레이노병과 고혈압은 혈관 조절의 이상으로 인해 발생한다.

14.8 전 생애 동안의 자율신경계통 THE AUTONOMIC NERVOUS SYSTEM THROUGHOUT LIFE

26. 신경절이전신경세포는 신경관에서 발생한다. 신경절이후신경세포와 내장감각 신경세포는 신경능선에서 발생한다.

27. ANS의 효능은 노년기에 감소한다. 위창자관의 운동성과 눈물 생성이 감소하고 일어설 때 혈관조절반응이 느려진다.

15 특수감각

The Special Senses

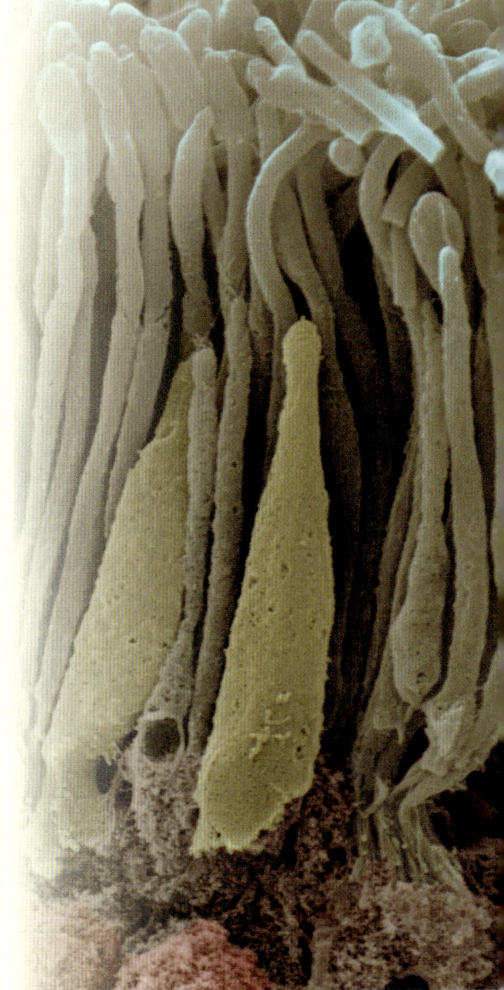

▲ *두극신경세포(빨간색), 막대세포(흰색), 원뿔세포(노란색)를 나타내는 사람의 망막 절단면(SEM)*

기억해야 할 어근 Roots to Remember

caruncul = bit of flesh (살조각)
choroid = membrane (막)
cochlea = a snail, spiral (달팽이, 나선)
crista = crest (능선)
fovea = pit (오목)
fungi = mushroom (버섯)
genicul = knee (무릎)
gusta = taste (맛)
humor = fluid (액체)
iris = rainbow (무지개)
labyrinth = maze (미로)
lith = stone (돌)
lymph = water (물)
macula = spot (반점, 점)
myringo = eardrum (고막)
olfact = smell (냄새)
–opia = vision (시력)
ophthalmo = eye (눈)
ora = mouth (입)
palpebral = eyelid (눈꺼풀)
photo = light (빛)
presby = old person (노인)
rhino = nose (코)
scala = ladder (사다리)
sclera = hard (딱딱한)
stigma = a spot (지점)
strabism = squint eye (사시)
vitre = glassy (유리)

위에 열거한 어근을 기초로 하여, 다음 용어의 의미를 설명하시오.

1. **auditory ossicles** (귓속뼈)
2. **endolymph** (속림프)
3. **otorhinolaryngology** (이비인후과)
4. **otolith** (이석)
5. **fungiform papillae** (버섯유두)
6. **gustatory cortex** (미각겉질)
7. **astigmatism** (난시)
8. **presbyopia** (노안)
9. **vitreous humor** (유리체)
10. **macula lutea** (황반)

이 장에서 각각의 용어를 이해했을 때 해답의 의미와 여러분이 생각했던 의미를 비교해 보시오.

정답은 해답부록을 참조하시오.

인간은 반응하는 피조물로서 빵 굽는 냄새는 입안에 침을 고이게 하고, 불빛은 눈을 깜빡거리게 하며, 천둥은 몸을 움찔거리게 한다. 이러한 많은 자극은 매일 우리들에게 주어지고 신경계에 의해서 처리된다.

우리는 보통 촉각, 미각, 후각, 시각, 청각 이렇게 오감이 있다고 한다. 촉각은 일반감각이며 *후각, 미각, 시각, 청각은 특수감각*이다. 5번째 특수감각인 *평형* 또는 균형감각의 수용체는 귀에 있다.

일반감각수용체가 신체에 널리 분포되어 있는 것과 대조적으로 **특수감각수용체**(special sensory receptor)는 머리에 국한되어 있다. 특수감각수용체들은 감각신경세포의 자유신경종말은 없으나 독특한 **수용체세포**(receptor cell)들이 있다. 이들은 신경세포와 같은 상피세포이거나 감각정보를 다른 신경세포로 전달하여 뇌로 보내는 작은 말초신경세포들이다. 특수감각수용체는 눈 또는 귀와 같은 복잡한 감각기관이나 맛봉오리(taste bud) 또는 후각상피(olfactory epithelium)와 같은 특수한 상피세포에 존재한다. 이러한 감각 정보는 뇌신경을 통해 뇌로 전달된다.

15장은 미각과 후각 등의 화학적 감각, 특수한 내장감각, 눈의 시각, 귀의 청각과 평형감각 등 다섯 가지 특수감각의 기능과 해부학적 구조를 공부한다.

15.1 화학적 감각: 맛과 냄새

THE CHEMICAL SENSES: TASTE AND SMELL

학습 성과

- 맛과 냄새수용체를 설명할 수 있다.
- 맛과 냄새수용체로부터 들어온 감각 정보가 뇌로 전달되는 경로를 설명할 수 있다.

미각과 후각수용체들은 **화학수용체**(chemoreceptor)로 분류된다. 왜냐하면 침 속에 용해된 음식물 속의 화학물질이나 코 점막의 점액에 있는 화학물질에 반응하기 때문이다.

15.1a 맛, 미각 Taste, Gustation

맛봉오리 Taste Buds

미각수용체는 입과 인두의 점막에 있는 **맛봉오리**에 존재한다. 10,000여 개에 달하는 맛봉오리의 대부분은 혀에 있고, 입천장(구개) 뒤쪽, 뺨의 안쪽, 인두의 뒷벽, 후두덮개(혀 뒤쪽 잎 모양 덮개)에 존재한다.

대부분의 맛봉오리는 **혀유두**(papilla)라 불리는 혀 점막에 있는 쐐기 모양의 돌기에 있다**(그림 15.1A)**. 맛봉오리는 혀유두를 덮고 있는 상피 내에 위치한다. 작은 **버섯유두**(심상유두, fungiform papilla)는 혀 표면 전체에 분포 하고 있으며, 맛봉오리는 끝부분 표면에 존재한다. **성곽유두**(유곽유두, vallate papilla)는 혀의 뒤 부분에 뒤집힌 V자 모양으로 분포하고 있다. **잎새유두**(엽상유두, foliate papilla)는 혀의 뒤가쪽에 분포하며 맛봉오리는 옆면에 위치한다(그림 15.1B).

맛봉오리(미뢰, taste bud)는 50~100개의 상피세포가 둥글게 모여 꽃봉오리 모양을 이루고 있으며 **맛상피세포**(미세포, gu-statory epithelial cell)와 **바닥상피세포**(기저세포, basal epithelial cell)로 되어 있다(그림 15.1C). 맛상피세포에는 **맛털**(미모, gustatory hair)이라 불리는 기다란 미세융모가 존재하며 **맛구멍**(taste pore)을 통해 상피세포 표면으

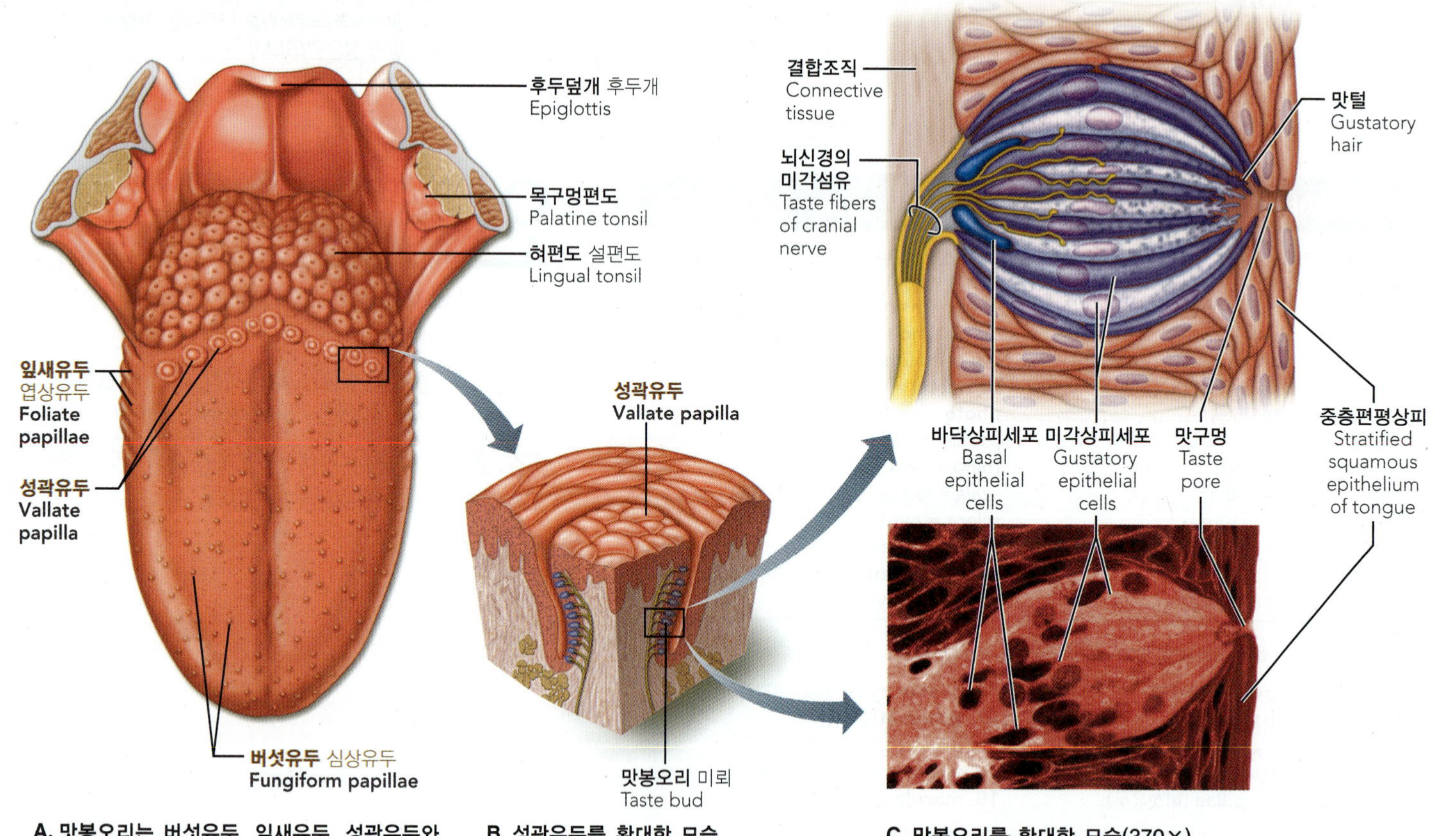

A. 맛봉오리는 버섯유두, 잎새유두, 성곽유두와 연관되어 있다.

B. 성곽유두를 확대한 모습

C. 맛봉오리를 확대한 모습(370×)

그림 15.1 맛봉오리.

로 뻗어 있다. 미각을 자극하는 화학 분자가 포함된 침이 미세융모들을 적시면, 미세융모의 원형질막에 결합된 분자들이 감각신경섬유에 전기적 흥분을 발생시킨다.

맛봉오리에 있는 세포들은 음식을 먹는 동안 벗겨지고 없어지는 맛상피세포를 대신하여 바닥상피세포의 분열에 의해서 매 7~10일마다 보충된다. 만약 전체 맛봉오리가 파괴된다면 그것의 신경말단이 상피세포로 재생된 후에 새로운 맛봉오리가 만들어진다.

맛감각과 미각신경로
Taste Sensations and Gustatory Pathway

맛감각은 5가지 형태인 단맛, 신맛, 짠맛, 쓴맛, 감칠맛(umami)으로 구분한다. 감칠맛은 일본어로 '맛이 좋은 느낌'이라는 뜻으로 1980년대에 제5의 맛으로 발견되었다. 감칠맛은 육류, 숙성된 치즈, 토마토에서 자연적으로 발견되는 글루타민산염(glutamate)이라 불리는 물질에 의해서 야기된다. 혀의 특정 부위와 특정 맛을 연결시킨 맛 지도가 일반적이긴 하지만 연구자들은 맛봉오리에서는 모든 종류의 맛을 느낄 수 있다고 생각하고 있다.

맛 정보는 **미각신경로**(gustatory pathway)를 통해서 뇌줄기(뇌간, brain stem)와 대뇌겉질(대뇌피질, cerebral cortex)에 전달된다**(그림 15.2)**. 맛 정보를 운반하는 감각신경섬유는 2개의 뇌신경에 있다.

- *얼굴신경*[안면신경, facial nerve (VII)]은 혀의 앞부분 2/3에 있는 미각수용체로부터 온 흥분을 전달한다.
- *혀인두신경*[설인신경, glossophayngeal nerve (IX)]은 혀의 뒷부분 1/3과 인두에서 온 감각을 운반한다.
- *미주신경*[vagus nerve (X)]은 후두덮개와 하부 인두의 일부 맛봉오리로부터 온 흥분을 전달한다.

맛 정보를 운반하는 모든 감각신경들은 숨뇌(연수, medulla)의 *고립로핵*(고속핵, solitary nucleus)에서 신경연접을 이룬 후 신경흥분은 시상(thalamus)을 거쳐 뇌섬엽(insula lobe)에 있는 대뇌겉질의 미각영역에 도달한다.

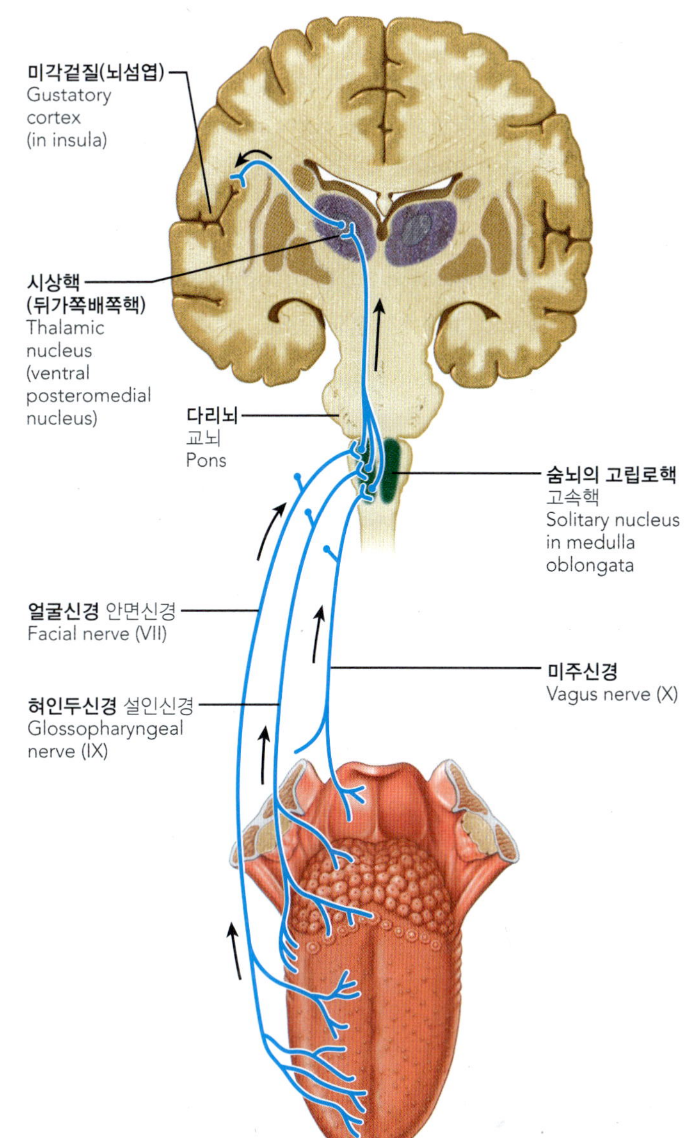

그림 15.2 미각의 신경전달경로. 맛 정보는 혀의 맛봉오리에서 대뇌겉질의 미각 영역으로 운반된다.

15.1b 냄새, 후각 Smell, Olfaction

냄새수용체는 코안(비강)의 천장(roof)에 있는 상피 내에 있으며**(그림 15.3A)**, 코안으로 숨을 들이마신 공기를 소용돌이 치게 하는 위코선반(상비갑개, superior nasal concha)과 코중격의 상부를 덮는 **후각상피**(olfactory epithelium)의 일부분이다. 코를 훌쩍거림으로써 후각상피로 공기를 더 들이마시게 되고 후각을 더 강하게 느끼게 한다.

후각상피는 **후각신경세포**(olfactory receptor neuron)라고 하는 수백만 개의 두극신경세포(이극신경세포, bipolar neuron)를 갖고 있는 거짓중층원주상피(위중층원주상피세포, pseudostratified columnar epithelium)이며(그림 15.3B), 원주형 **버팀상피세포**(supporting epithelial cell)로 둘러싸여 있다. 상피의 바닥면에는 계속해서 새로운 후각세포들을 생성하는 미분화된 신경상피세포인 **후각줄기세포**(olfactory stem cell)가 있다. 따라서 후각세포들은 우리 몸에서 계속하여 대체되는 극소수의 신경세포 중 하나에 속한다.

후각세포의 세포체는 후각상피에 있다. 각 수용체세포들은 상피세포 표면으로 나오는 가지돌기(수상돌기, dendrite)를 가지고 있으며 끝이 둥근 마디 모양으로 표면에 기다란 **후각섬모** 또는 후모(olfactory cilia, hair)가 나 있다. 후각섬모는 냄새 분자가 섬모의 형질막에 있는 수용체 단백질에 결합해서 냄새를 받아들이는 구조물로서의 역할을 한다. 상피세포의 표면은 인접한 버팀세포들과 결합조직에 있는 후각샘에서 분비되는 점액층으로 덮여 있다. 점액은 공기 중의 냄새 분자를 잡아내고(capture) 녹이며, 계속해서 새롭게 교체됨으로써 오래된 냄새 분자를 세정하고, 새로운 냄새들이 항상 후각섬모에 도달할 수 있게 해 준다. 우리 몸 다른 곳에 있는 섬모와는 달리 후각섬모 대부분은 움직이지 않는다.

각각의 후각세포들은 고유층(lamina propria)의 결합조직으로 들어가는 축삭을 가지고 있다(그림 15.3B). 축삭들은 모여서 **후각신경**(뇌신경 I)의 **잔섬유**(미세섬유, filament)라고 불리는 신경다발이 되어 벌집뼈(사골, ethmoid bone)의 체판(사판, cribriform plate) 구멍을 통해 앞뇌(forebrain)의 **후각망울**(후구, olfactory bulb)로 들어간다. 후각망울에서 후각신경축삭(olfactory nerve axon)들은 많은 가지를 치고 **토리**(사구체, glomeruli)라 불리는 복잡한 연접 집단에서 **승모세포**(mitral cell)와 연접한다. 승모세포들은 후각정보를 뇌의 다른 부위로 중계한다.

연접에서 후각신경세포가 자극을 받아들이면 승모세포들이 후각로(후삭, olfactory tract)를 통해서 신경흥분을

1. 둘레계통(변연계, limbic region)에서 냄새들이 감정들을 끌어낸다.
2. 일차후각겉질로(그림 12.15B)로 전달한다.

후각겉질은 후각 정보를 의식적인 지각으로 처리하고, 또한 이러한 정보를 시상을 통해서 눈확이마겉질(안와전두피질, orbitofrontal cortex)로 보내며 여기서 냄새들이 분석되고 다른 냄새들과 비교된다(그림 12.15B).

15.1c 화학적 감각기관의 배아 발달

Embryonic Development of the Chemical Senses

후각상피와 맛봉오리의 발달은 간단하다. 후각상피는 배아의 코 주변 외배엽 표면의 두껍고 접시 모양의 한 쌍의 후각판(olfactory placode)에서 기인한다. 맛봉오리는 미각신경에 의한 자극에 의해 배아의 입과 인두의 상피, 외배엽과 내배엽으로부터 기인한 상피로부터 발달한다.

15.1d 화학적 감각과 관련된 질환

Disorders of the Chemical Senses

미각과 후각의 질환은 종종 외과적인 수술과 두부외상에 의하여 초래된다. 가운데귀의 외과수술은 얼굴신경의 고실끈신경의 분지를 손상시켜 동측편에서 온 맛 감각을 변화시키거나 맛감각 소실을 초래한다.

뇌질환은 후각을 변화시킨다. 일부 사람에서는 갈고리이랑발작(구상회발작, uncinate fits)을 일으켜 가솔린 또는 썩은 고기냄새와 같은 상상의 냄새로 인지하는 후각환각을 일으킨다.

갈고리이랑발작은 일차후각겉질이 대뇌의 갈고리이랑에 위치하므로 이렇게 부른다(그림 12.15B). 이러한 발작은 뇌수술 또는 두부외상에 의하여 후각경로를 자극하기 때문에 발생한다. olfactory auras (후각성전조)는 – 발작이 일어나기 전의 일부 간질에 의해 나타나는 가상적인 냄새 – 간단한 형태의 갈고리이랑발작이다.

이해 수준 체크하기

- ☐ 1. 맛을 느끼는 수용체세포는 어떤 조직에서 만들어지는가?
- ☐ 2. 냄새를 느끼는 수용체는 어떤 세포인가? 이 세포가 손상되었을 때 다시 만들어지는가?

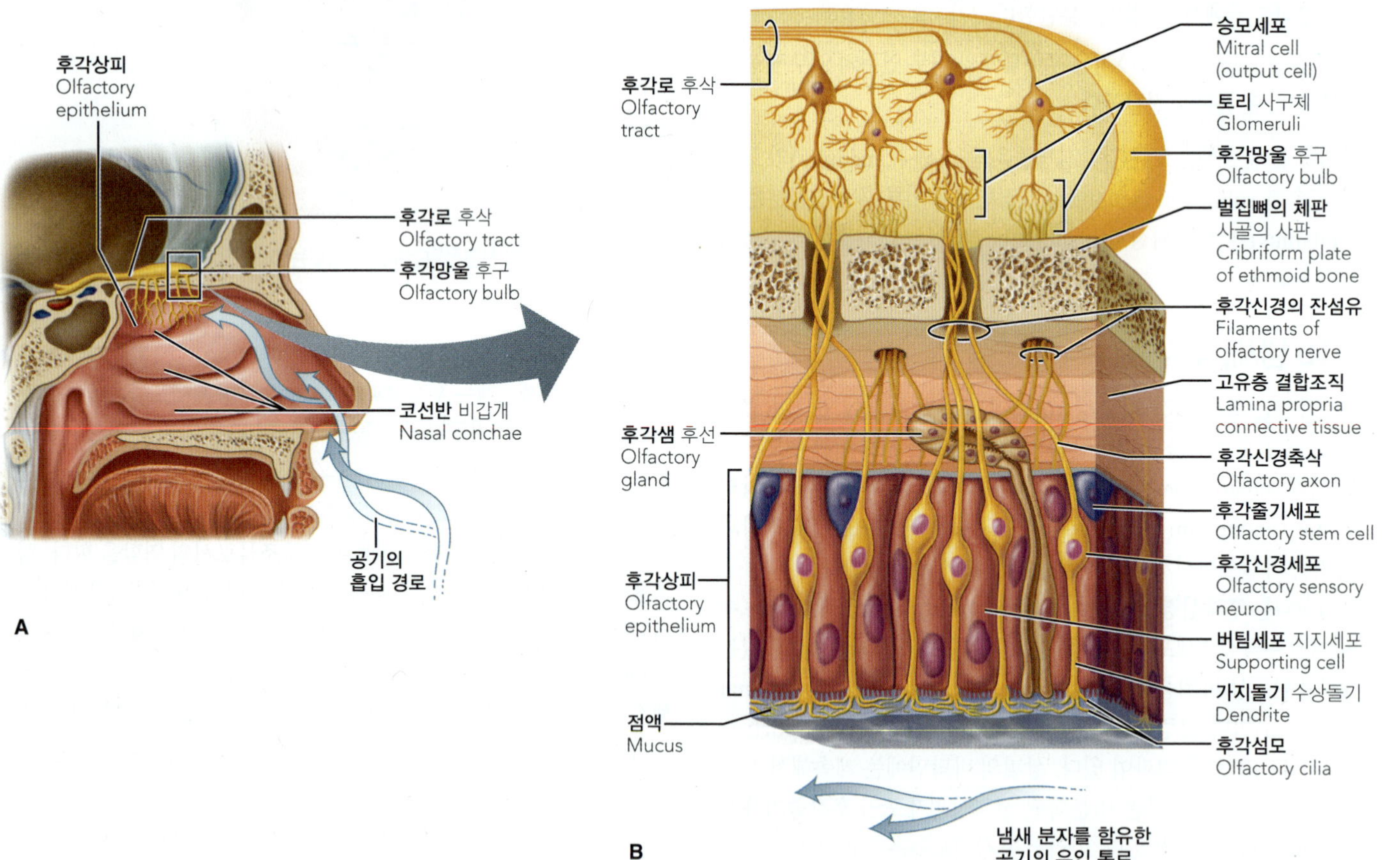

그림 15.3 후각수용체. A. 코안 윗 부분에 있는 후각상피세포의 위치. B. 후각신경 잔섬유들의 주행 경로를 보여주는 후각상피를 확대한 모습.

15.2 눈과 시각 THE EYE AND VISION

인간에게 있어서 시각은 중요한 감각이다. 우리 몸에 있는 감각수용체들의 약 70%가 눈에 있고 대뇌겉질의 40%가 시각 정보의 처리에 관여한다. 시각수용체세포(광수용체)들은 눈으로 들어오는 빛의 유형들을 감지하여 인지하고 뇌는 신호에 의미를 부여하여 시각 이미지들을 만들어 낸다.

눈(eye)은 시각 기관이고 약 2.5 cm 직경의 구형 구조물이다. 눈의 앞쪽(전, anterior) 1/6만이 외부에서 보이고 나머지는 삼각뿔 모양의 *눈확*(안확, orbit) 내에 위치하며 지방으로 둘러싸여 보호되고 있다. 눈의 뒤쪽에서는 눈의 뒤쪽 1/2은 시각신경(시신경, optic nerve), 눈으로 가는 동맥과 정맥들, 바깥눈근육(외안근, extrinsic eye muscle)들이 놓여 있다.

15.2a 눈의 부속기관 Accessory Structures of the Eye

학습 성과 

- 눈의 부속기관의 구조와 기능을 설명할 수 있다.
- 눈을 움직이는 6개의 바깥눈근육과 분포하고 있는 뇌신경들을 설명할 수 있다.

눈썹 Eyebrows

눈썹(eyebrow)은 머리뼈의 눈썹활(눈썹융기, superciliary arch) 위의 피부에 있는 거친 털로 구성된다. 햇볕으로부터 눈에 그늘을 만들어 주고 땀이 눈으로 들어가는 것을 막아 준다.

눈꺼풀 Eyelids

앞쪽에서 눈은 움직이는 **눈꺼풀**(eyelid, palpebra)에 의해서 보호받고 있으며, 눈꺼풀틈새(안검열, palpebral fissure)에 의해서 윗눈꺼풀(상안검, upper eyelid)과 아래눈꺼풀(하안검, lower eyelid)로 나뉘고, 안쪽과 가쪽눈구석(angle)에서 서로 만난다**(그림 15.4A)**. 안쪽눈구석(내안각, medial angle)에 **눈물언덕**(누구, lacrimal caruncle)이라 불리는 붉게 융기된 구조가 있다. 대부분의 아시아계 사람들은 코 양쪽 면에 *눈구석주름*(내안각췌피, epicanthic fold)이라 불리는 수직 주름이 있고 가끔은 안쪽눈구석을 덮기도 한다.

눈꺼풀은 얇은 피부로 덮인 주름으로 안쪽은 **눈꺼풀판**(검판, tarsal plate)이라 불리는 결합조직에 의해 지지된다(그림 15.4B). 이들은 눈꺼풀이 둥근 모양을 이루도록 하고 눈을 감는 근육인 *눈둘레근*(안륜근, orbicularis oculi)의 부착점이 된다.

위눈꺼풀올림근(상안검거근, levator palpebrae superioris)은 맘대로 눈을 뜨게 하는 근육이다. 앞쪽으로는 눈확의 뒤 천장 부분에서 시작하여 위눈꺼풀로 들어간 후 눈꺼풀판에 정지한다. 이 근육의 근막 아랫부분은 *위눈꺼풀판근*(검판상근, superior tarsal muscle)이라 불리는 민무늬근육섬유가 있으며 위눈꺼풀이 처지는 것을 방지하는 불수의근이다.

속눈썹(eyelash)은 눈꺼풀의 자유면에 돌출되어 있다. 속눈썹의 털주머니에는 신경종말이 많이 분포해 있어 아주 작은 압력에도 반사적으로 눈깜박임을 유발한다.

눈꺼풀에는 여러 종류의 샘(gland)들이 있다. **눈꺼풀판샘**(검판선, tarsal gland)은 변형된 피지샘으로 눈꺼풀판에 파묻혀 있으며(그림 15.4B), 위눈꺼풀에는 약 25개가 나란히 배열되어 있고 아래눈꺼풀에는 그보다 조금 적게 배열되어 있다. 눈꺼풀샘관(tarsal gland duct)들은 눈꺼풀의 가장자리를 따라서 열려 있으며 눈의 표면에 기름을 분비한다. 그 외 다른 샘들은 속눈썹의 털주머니들과 관련이 있다. 이들 속*눈썹샘*(ciliary gland)에는 털주머니로 열린 피부 기름샘들과 털주머니(follicle)들 사이에 있는 변형된 땀샘(modified sweat gland)들이다. 눈꺼풀판샘의 감염은 낭종을 형성하는데 이를 **콩다래끼**(산립종, chalazion)라고 부르며, 속눈썹샘의 감염은 **다래끼**(sty)라고 부른다. 이 두 종류에 대한 가정 치료 방법은 온찜질을 하고 연고를 발라주거나 또는 눈을 세척해준다.

결막 Conjunctiva

결막(conjunctiva)은 투명한 점막으로 **눈꺼풀결막**(안검결막, palpebral conjunctiva)은 눈꺼풀의 속면을 덮고 있으며, 안구쪽으로 접혀서 **안구결막**(bulbar conjunctiva)이 되어 안구의 앞쪽 표면(anterior surface)을 덮고 있다(그림 15.4B). 안구결막은 각막(홍채와 동공 위 투명 조직)(그림 15.4A)을 제외한 눈의 흰자 부분을 덮는 아주 얇은 막이어서 그 아래에 있는 혈관들이 선명하게 보인다(이 혈관이 눈을 '충혈'을 일으킨다). 눈을 감았을 때 안구의 표면과 눈꺼풀 사이에 틈새 모양의 공간인 **결막주머니**(결막낭, conjunctival sac)가 형성되고, 콘택트렌즈는 이 부위에 위치하게 된다.

조직학적으로 결막은 느슨한 결합조직의 얇은 고유판(lamina propria)이 중층원주상피세포(중층입방상피세포, stratified columnar epithelium) 아래에 위치하며 상피세포에는 안구 건조를 막아주는 윤활성 점액을 분비하는 술잔세포(goblet cell)들이 흩어져 있다. 비타민 A 결핍 시 비타민은 몸의 상피를 유지시키기 위해 필수적이므로 결막에서 점액 분비가 되지 않아 결막은 건조해지고 비늘이 생겨서 시력을 손상시킨다.

결막에 생기는 염증을 **결막염**(conjunctivitis)이라고 하며 비교적 흔하게 볼 수 있다. 결막염은 눈을 자극해서 붉게 변하게 하는데 세균이나 바이러스에 의한 높은 전염성을 띤 결막염을 **급성유행성결막염**(pink eye)이라 부른다.

눈물기관 Lacrimal Apparatus

눈의 표면을 촉촉하게 유지시켜 주는 **눈물기관**(lacrimal apparatus)은 눈물샘(누선, lacrimal gland)과 눈물을 코안으로 운반하는 눈물관(누관, lacrimal duct)으로 구성되어 있다**(그림 15.5)**. 눈의 위가쪽(superolateral) 눈확에 위치하는 **눈물샘**(lacrimal gland)은 눈물을 만들어서 여러 개의 조그만 분비관을 통해 결막주머니의 윗부분에 열려 있다. 눈을 깜빡거리면 눈물은 아래쪽으로 내려와 안쪽눈구석(내안각, medial canthus)쪽으로 퍼져 나간다. 여기서 **눈물구멍**(누점, lacrimal punctum)을 통해 **눈물소관**(누소관, lacrimal canaliculus)으로 흘러 들어가 안쪽눈확벽(medial orbital wall)에 있는 **눈물주머니**(누낭, lacrimal sac)에 도달하며 최종적으로 **코눈물관**(비루관, nasolacrimal duct)으로 들어가서 코안의 아래콧길(inferior nasal meatus)로 흘러내

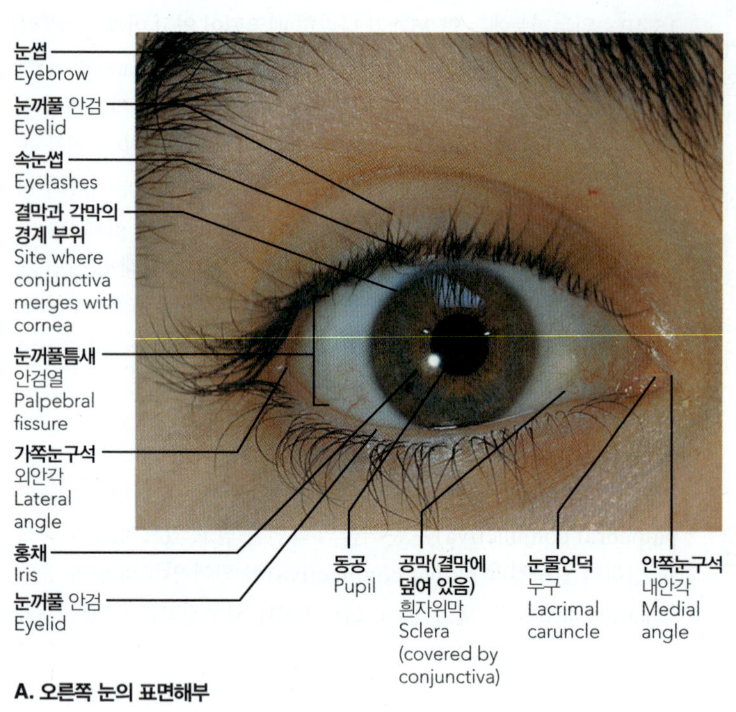

A. 오른쪽 눈의 표면해부

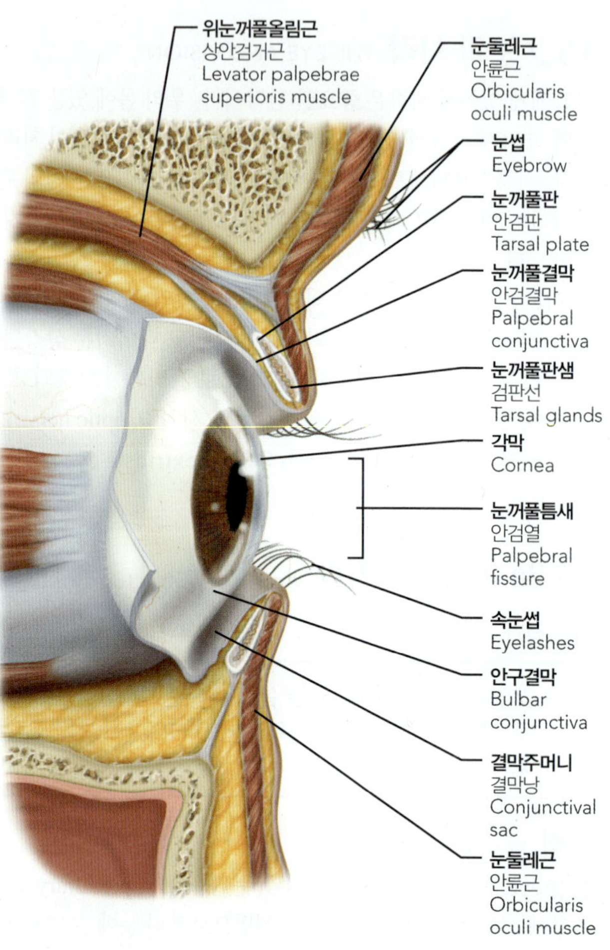

B. 가쪽에서 본 모습. 시상절단면에서 일부 구조가 관찰된다.

그림 15.4 눈의 부속기관.

린다. 최종적으로 눈물은 코안으로 들어가기 때문에 사람들은 울 때 코를 훌쩍거린다. 감기에 걸리면 바이러스 감염으로 코눈물관과 눈물주머니에 염증이 퍼져 통로가 막히게 된다. 이는 눈물의 흐름을 막게 되고 눈에 눈물이 고이게 된다.

눈물은 점액, 항체, 박테리아를 파괴시키는 **라이소자임**(lysozyme)을 포함하고 있으며 눈 표면이 먼지나 양파 같은 것에 의해 자극 받으면 눈물 분비가 증가하여 자극제를 씻어낸다.

바깥눈근육 Extrinsic Eye Muscles

6개로 구성된 끈 모양의 **바깥눈근육**[extrinsic (outer) eye muscle]들은 눈확의 벽에서 기시하여 안구의 바깥 벽에 정지하며 안구의 운동을 조절하고 눈확 내에 안구를 고정시킨다(**그림 15.6**).

바깥눈근육 중에 4개는 *곧은근*(rectus muscle)이다. 이들은 눈확의 뒷부분에 있는 **온힘줄고리**(총건륜, common tendinous ring)에서 시작하여 안구의 앞쪽 1/2 부분에 정지한다(그림 15.6A). 이들의 이름과 위치로부터 곧은근의 기능을 알아내는 것은 쉽다(그림 15.6B, C). **가쪽곧은근**(외측직근, lateral rectus muscle)은 눈을 가쪽으로 회전시키며, **안쪽곧은근**(내측직근, medial rectus muscle)은 안쪽으로 회전시킨다. **위곧은근**(상직근, superior rectus muscle)과 **아래곧은근**(하직근, inferior rectus muscle)은 각각 눈을 위쪽과 안쪽 그리고 아래쪽과 안쪽으로 회전시킨다.

2개의 *빗근*(oblique muscle)의 기능은 이들 근육이 눈확에 붙는 간접적인 경로 때문에 추론하기가 쉽지 않다. **위빗근**(상사근, superior oblique muscle)(그림 15.6A)은 온힘줄고리 근처 뒤쪽에서 기시하여 안쪽 눈확벽을 따라 앞쪽으로 달리다가 눈확의 지붕(orbit roof) 앞안쪽(anteromedial part)의 이마뼈에 위치한 도르래(pulley)에 걸려 그 주행 방향이 바뀐 뒤, 안구의 뒤가쪽면(posterolateral surface) 위쪽 바깥쪽에 정지한다. 이 힘줄이 앞안쪽 방향으로 붙기 때문에 위빗근은 안구를 내리고 안쪽으로 돌린다(그림 15.6B, C). **아래빗근**(하사근, inferior oblique muscle)은 눈확의 바닥(orbit floor) 앞안쪽면(anteromedial part)에서 시작하여 안구의 뒤쪽으로 굽어 뒤가쪽면에 정지하며 안구를 올리고 가쪽으로 돌린다.

빗근들의 가쪽으로 끌어당김은 위와 아래곧은근들의 안쪽 끌어당김에 반작용으로 작용하여 안구가 정밀하게 올리고 내릴 수 있도록 한다. 또한, 위곧은근과 아래곧은근은 안쪽을 보기 위해 안쪽으로 더 돌린 눈을 올리거나 내리지 못한다. 그래서 두 개의 빗근이 작용해야 한다.

이해 수준 체크하기

- □ **3.** 결막은 무엇이며 위치하는 곳은 어디인가?
- □ **4.** 눈을 안쪽으로 돌리게 하지 못하는 근육은 무엇인가? 이 근육은 어떤 신경이 지배하는가?

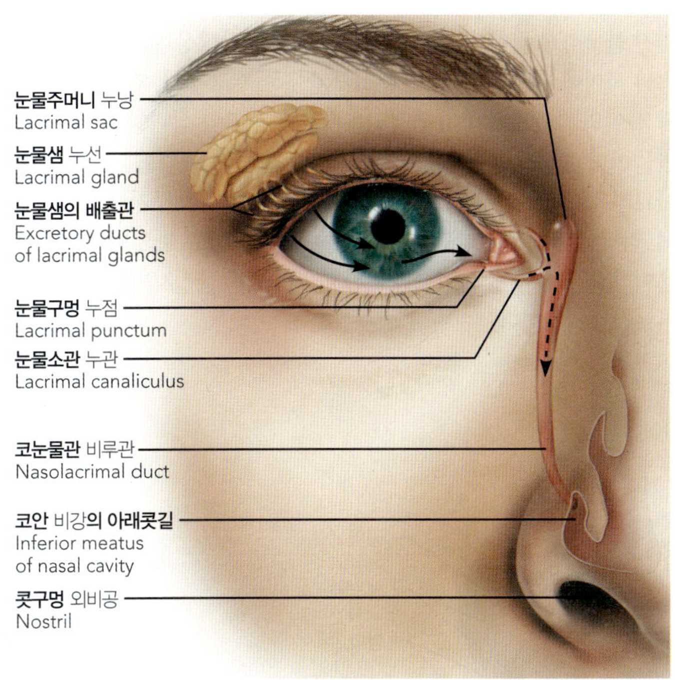

그림 15.5 눈물샘 장치. 화살표는 눈물샘에서 분비된 후 눈물이 흐르는 방향을 나타낸 것이다.

15.2b 안구의 해부학적 구조 Anatomy of the Eyeball

학습 성과

- 눈의 층(막), 수정체, 안구방수의 구조와 기능을 설명할 수 있다.
- 망막과 빛수용체의 구조를 설명할 수 있다.

눈은 복잡한 기관으로 많은 요소들이 빛수용체세포(photoreceptor cell)들을 보호하고 지지할 뿐만 아니라 빛을 모으고, 초점을 맞추어 정확한 영상을 만든다(**그림 15.7**). 안구는 지구 모양이기 때문에 극을 가졌다고 말한다. 안구는 가장 앞쪽 부위를 **앞극**(anterior pole), 가장 뒤쪽 부위를 **뒤극**(posterior pole)이라 하고 바깥벽은 3층으로 되어 있으며 내부는 *안구방수*(humor)라는 액체로 채워져 있다. 빛을 모으는 구조물인 *수정체*(lens)는 속공간 내에 수직으로 지지되어 있으면서 속공간을 앞구역(anterior segment)과 뒤구역 (posterior segment)으로 나눈다. 앞구역은 액체인 *안구방수*(aqueous humor)로, 뒤구역은 젤리 같은 *유리체액*(초자체액, vitreous humor)으로 채워져 있다.

안구의 바깥벽은 섬유층(fibrous layer), 혈관층(vascular layer) 및 신경층(inner layer), 즉 망막(retina)으로 구성되어 있다.

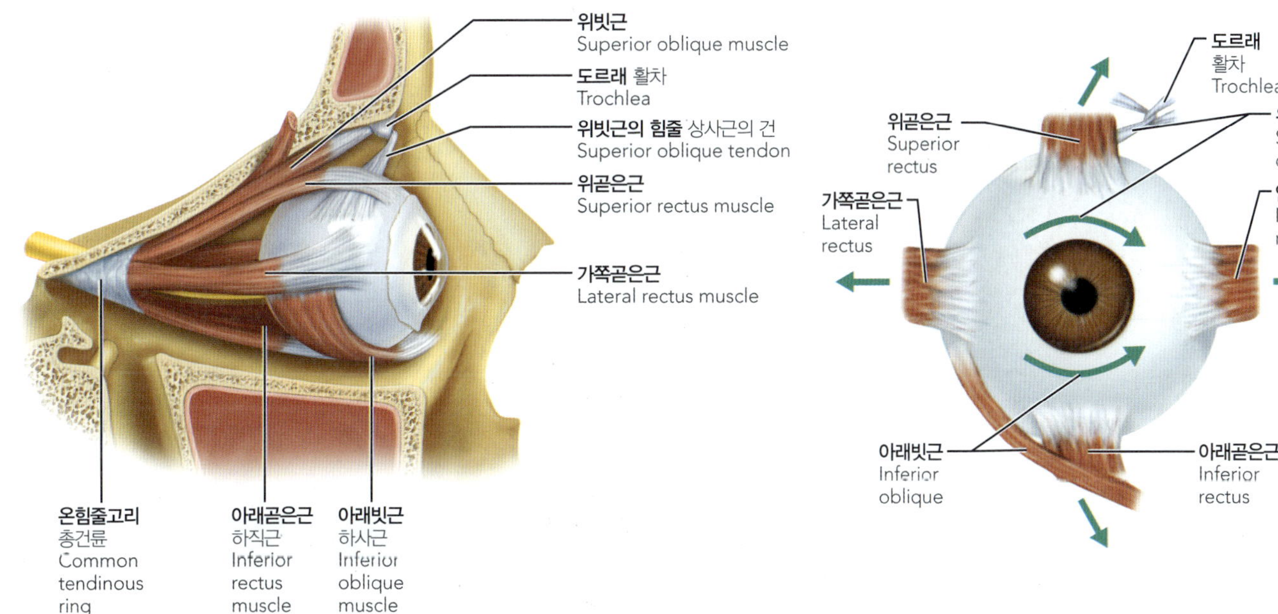

근육명	작용	지배신경
가쪽곧은근(외측직근, Lateral rectus)	안구를 벌린다.	갓돌림신경[외전신경, VI (abducens)]
안쪽곧은근(내측직근, Medial rectus)	안구를 모은다.	눈돌림신경[동안신경, III (oculomotor)]
위곧은근(상직근, Superior rectus)	안구를 올린다.	눈돌림신경[동안신경, III (oculomotor)]
아래곧은근(하직근, Inferior rectus)	안구를 아래로 내린다.	눈돌림신경[동안신경, III (oculomotor)]
아래빗근(하사근, Inferior oblique)	안구를 위로 올리면서 벌린다.	눈돌림신경[동안신경, III (oculomotor)]
위빗근(상사근, Superior oblique)	안구를 아래로 내리면서 벌린다.	도르래신경[활차신경, IV (trochlear)]

C. 바깥눈근육의 기능과 뇌신경의 지배를 요약

그림 15.6 바깥눈근육. B에서 화살표는 근육이 수축할 때 눈의 움직임을 보여준다.

섬유층 The Fibrous Layer

섬유층은 가장 바깥층으로 치밀결합조직으로 되어 있으며 공막(sclera)과 각막(cornea)으로 구성되어 있다(그림 15.7). 섬유층의 뒤쪽 5/6는 흰색의 불투명하고 질긴 **공막**이 차지한다. 공막은 눈의 흰자위에 해당하는 부분으로 안구를 보호하고 안구의 모양을 만들어 주며 바깥눈근육들이 부착한다. 공막은 뇌를 덮는 경질막에 해당한다.

섬유층의 앞쪽 1/6은 투명한 **각막**(cornea)이 차지하고 있으며 각막을 통해서 빛이 눈으로 들어오며 공막과 만나는 지점에서부터 앞으로 약간 불룩하게 튀어나와 있다. 각막은 표면의 각막상피와 심부의 각막속막 사이에 치밀결합조직이 두껍게 층을 이루고 있다. 각막상피와 결막 사이의 각막과 공막이 연결되는 부위에는 각막 상피를 지속적으로 만들어내는 상피줄기세포가 있다. 각막의 결합조직층에는 수백 개의 아교섬유(아교질섬유, collagen fiber)판들이 책의 책장처럼 쌓여 있는데, 각막의 투명성은 이들 아교섬유들이 규칙적으로 배열되어 있기 때문이다. 각막은 빛을 들여보낼 뿐만 아니라 빛을 굴절시키는 장치의 일부로서도 작용한다.

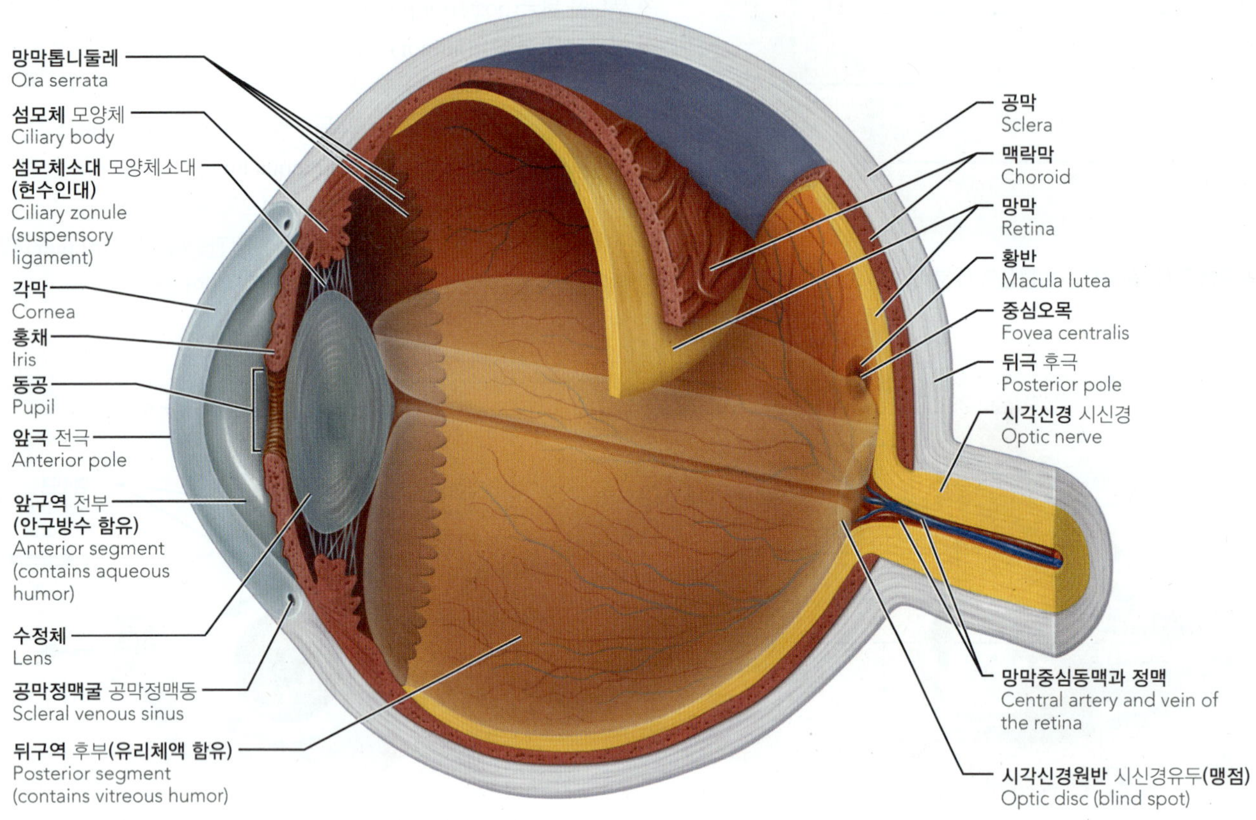

A. 도식화 단면. 유리체는 안구의 바닥 부분에만 나타내었다.

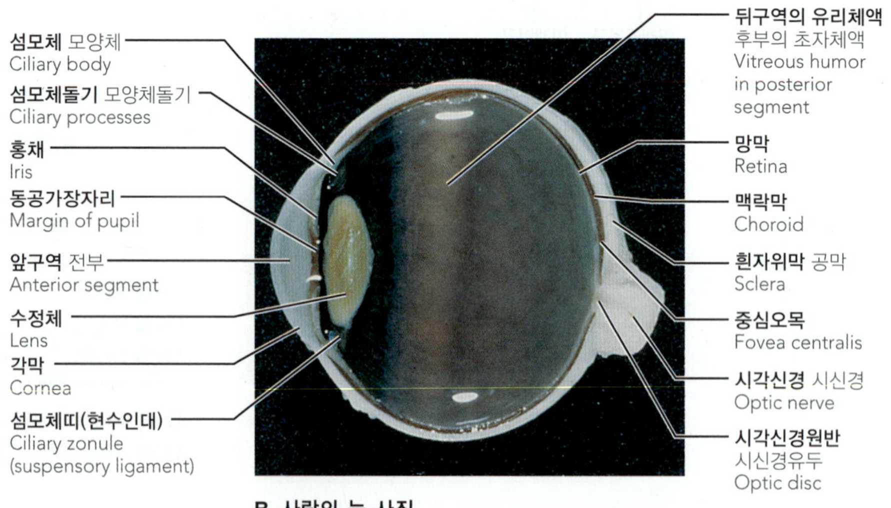

B. 사람의 눈 사진

그림 15.7 눈의 내부 구조(시상 절단면).

각막은 혈관이 없으므로 앞쪽에서 공기로부터 산소를 얻고, 뒤쪽에 있는 안구방수로부터 산소와 영양소를 공급받는다.

각막에는 신경종말들이 많이 분포하고 있으며 이들 대부분은 통각수용체들이다(이 때문에 일부 사람들은 콘택트렌즈를 넣지 못한다). 각막을 건드리면 반사적으로 눈을 깜박거리거나 눈물의 분비가 증가한다. 이러한 방어적인 반응에도 불구하고 각막은 먼지, 나무 조각, 그 외 물체에 의해서 쉽게 손상을 받지만 다행스럽게도 재생과 치료 능력이 탁월하다.

혈관층 The Vascular Layer

안구의 중간층인 **혈관층**(vascular layer)은 3개의 부분, 즉 *맥락막*, *섬모체*, *홍채*로 나뉜다(그림 15.7).

맥락막(choroid)은 혈관이 풍부하고 암갈색을 띠는 막으로서 혈관층의 뒤쪽 5/6를 차지하며, 이 혈관들은 다른 막들에 영양을 공급한다. 맥락막은 멜라닌세포(melanocyte)가 많이 함유되어 있어 암갈색을 띠는데, 이는 빛을 흡수함으로써 빛이 흰자위막 쪽으로 분산되지 못하게 하여 시각적 혼란이 발생하는 것을 방지해 준다. 맥락막은 뇌를 둘러싸는 거미막과 연질막에 해당한다.

맥락막은 앞쪽으로 수정체를 둘러싸는 두꺼운 고리 모양의 조직인 **섬모체**(모양체, ciliary body)로 이어진다. 섬모체는 **섬모체근**(모양체근, ciliary muscle)인 민무늬근으로 구성되어 있으며 수정체의 초점을 조절한다. 수정체에서 가장 가까운 섬모체의 뒤쪽 표면은 **섬모체돌기**(모양체돌기, ciliary process)라고 하는 주름이 돌출되었고, 이들 돌기로부터 뻗어 나와 수정체 전체 둘레 주위에 붙는 미세한 섬유들을 **섬모체띠**(섬모체소대, ciliary zonule)라 한다.

홍채(iris)는 눈동자의 색깔을 나타내는 부분이다. 각막과 수정체 사이에 위치하며 밑 부분은 섬모체에 연결되어 있다. 홍채의 중앙 부위의 비어 있는 공간을 **동공**(pupil)이라 하며 빛이 눈에 들어갈 수 있도록 해준다. 홍채는 둥글게(circular) 배열된 근육과 방사상으로 배열된 민무늬근육, 즉 동공의 크기를 조절하는 *동공조임근*(동공괄약근, sphincter muscle)과 동공을 확대시키는 *동공확대근*(동공산대근, pupillay dilator muscle)으로 구성되어 있다(**그림 15.8**). 밝은 빛에서나 가까운 곳을 볼 때는 동공조임근이 작용하여 동공을 수축시키고, 흐릿한 빛에서나 먼 곳을 볼 때는 동공확대근이 작용하여 동공을 넓혀서 더 많은 빛이 눈에 들어오게 한다. 동공의 수축과 확대는 부교감신경과 교감신경에 의해 조절되며 밝은 빛이 비칠 때 일어나는 동공의 수축을 **동공빛반사**(pupillary light reflex)라 한다.

비록 홍채들이 여러 가지 색으로 보이지만 실제로 그들은 암갈색 색소만을 가지고 있다. 눈 색깔이 다양한 것은 홍채 내의 색소의 분포량의 차이에 의한 것이다. 백피증(albino)을 제외한 모든 사람은 홍채 뒷면에 색소세포층을 갖고 있다. 갈색 눈동자는 홍채의 앞면에도 많은 색소세포를 가지고 있는 반면에 푸른 눈동자는 뒤쪽에 색소세포가 없어 반사되어 나타나는 것이며 엷은 갈색 눈동자는 홍채의 앞부분에 약간의 색소를 가지고 있는 경우이다.

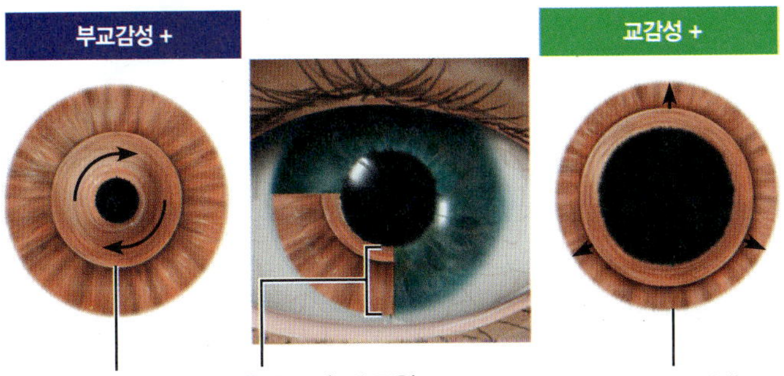

부교감성 +

교감성 +

동공조임근 수축:
동공 크기가 작아짐

홍채 Iris (2개 근육)
- 동공조임근 Sphincter pupillae
- 동공확대근 Dilator pupillae

동공확대근 수축:
동공 크기가 커짐

그림 15.8 동공 확대 및 수축, 앞 모습. (+는 활성을 의미함)

속층 The Inner Layer

속층에는 *망막*(retina)과 *시각신경*(시신경, optic nerve)이 위치한다. **망막**은 얇은 색소층(pigmented layer)과 두꺼운 신경층(neural layer)으로 구성된다(**그림 15.9C**). 바깥의 **색소층**은 맥락막의 속면과 접하고 있으며 색소세포를 함유하고 있고 단층이다. 맥락막처럼 빛을 흡수하여 눈 안에서 산란되는 것을 방지하는 역할을 한다. 안쪽의 더 두꺼운 **신경층**은 빛에 민감한 빛수용체(광수용체, photoreceptor)들을 가진 신경조직층이다. 망막의 신경층과 색소층은 세포밖바탕질(extracellar matrix)에 의해 붙어 있지만 단단한 결합은 아니다. 시각에 직접적인 역할을 하는 것은 신경층 뿐이며 색소층은 손상된 빛수용체세포들을 제거하거나, 그들을 둘러싸고 있는 액체의 적절한 이온 농도를 유지하며, 빛 탐지를 위해서 비타민 A 유도체를 재사용하고, 빛수용체 세포로 맥락막 혈관을 통해 영양소를 공급하는 일을 한다.

망막의 신경층은 3층의 신경세포들로 구성되어 있는데, 바깥쪽에서 안쪽으로 **빛수용체세포**(photoreceptor cell)층, **두극세포**(이극세포, bipolar cell)층, **신경절세포**(ganglion cell)층이 있다(그림 15.9B, C). 빛수용체가 빛에 의해 자극을 받으면 이 자극은 두극세포에 전달되고 이어서 신경절세포에 활동전위가 발생한다. 신경절세포에서 나온 축사들은 망막의 속면을 따라 뒤쪽에서 모여 **시각신경**이 되어 뇌로 전달된다(그림 15.9A).

또한 망막에는 사이신경세포(개재뉴런, interneuron)인 무축삭세포(아마크린세포, amacrine cell)와 수평세포(horizontal cell)(그림 15.9B)들이 있으며, 시각 정보를 뇌 중추로 보내기 전에 우선 처리하고 조정하는 역할을 한다.

***빛수용체**(Photoreceptors).* 빛수용체에는 *막대세포*(간상체, rod cell)와 *원뿔세포*(추상체, cone cell)가 있다. 더 많은 막대세포들은 빛에 민감하고 어두운 빛에서도 볼 수 있게 해준다. **막대세포**는 선명한 형상이나 색깔을 나타내지 못하기 때문에 어두운 불빛에서 볼 때 사물이 회색으로 흐릿하게 보인다. 반면 **원뿔세포**들은 밝은 빛과 선명한 색깔을 가장 잘 작동하게 해 준다. 원뿔세포의 세 가지 하부 형태는 청색, 빨간색 및 녹색 빛에 각각 민감하다.

빛수용체들은 신경세포로 간주되지만 위아래가 뒤집힌 키 큰 상피세포와 닮아 있고 끝 부분이 색소층에 박혀 있다(**그림 15.10**). 막대세포와

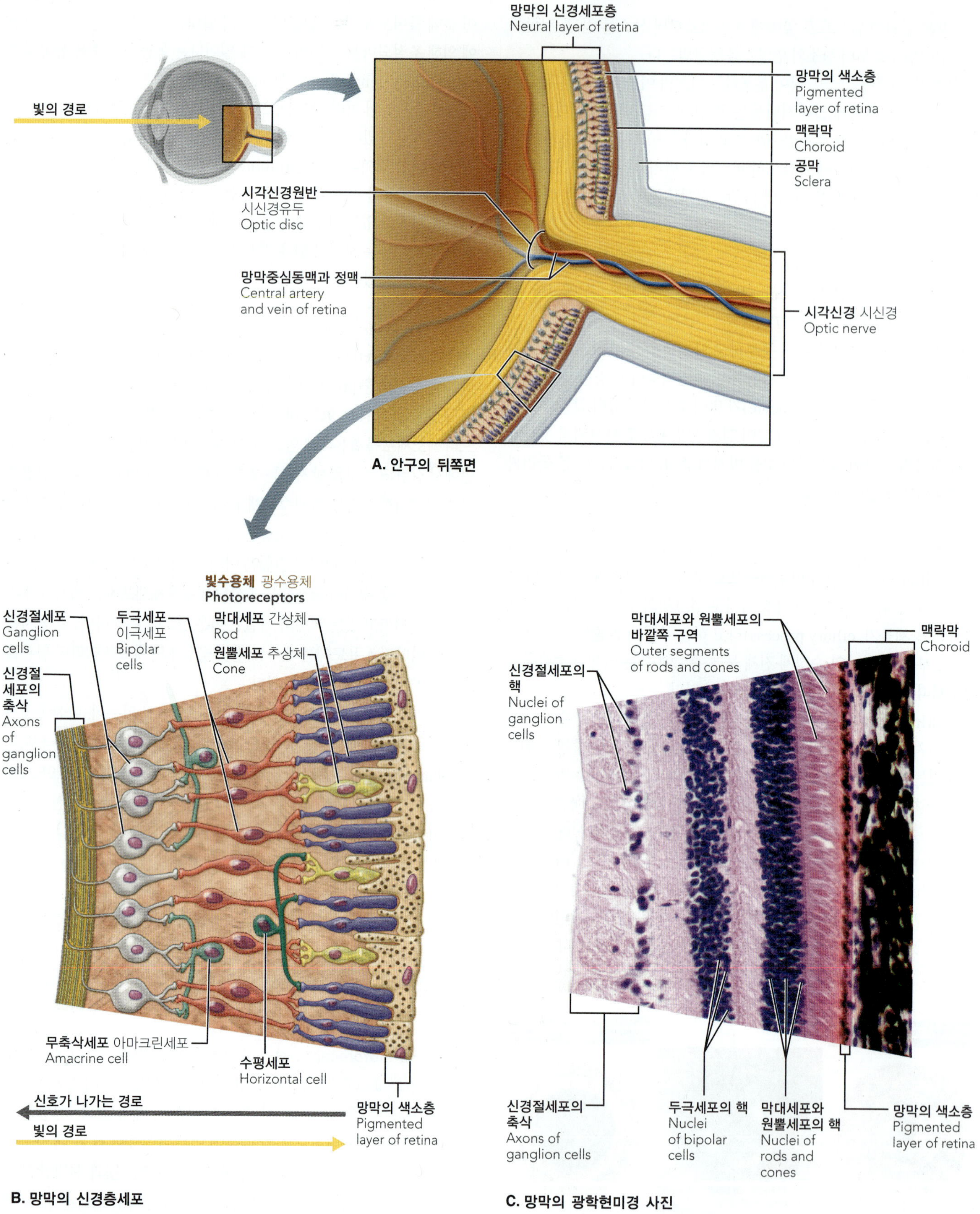

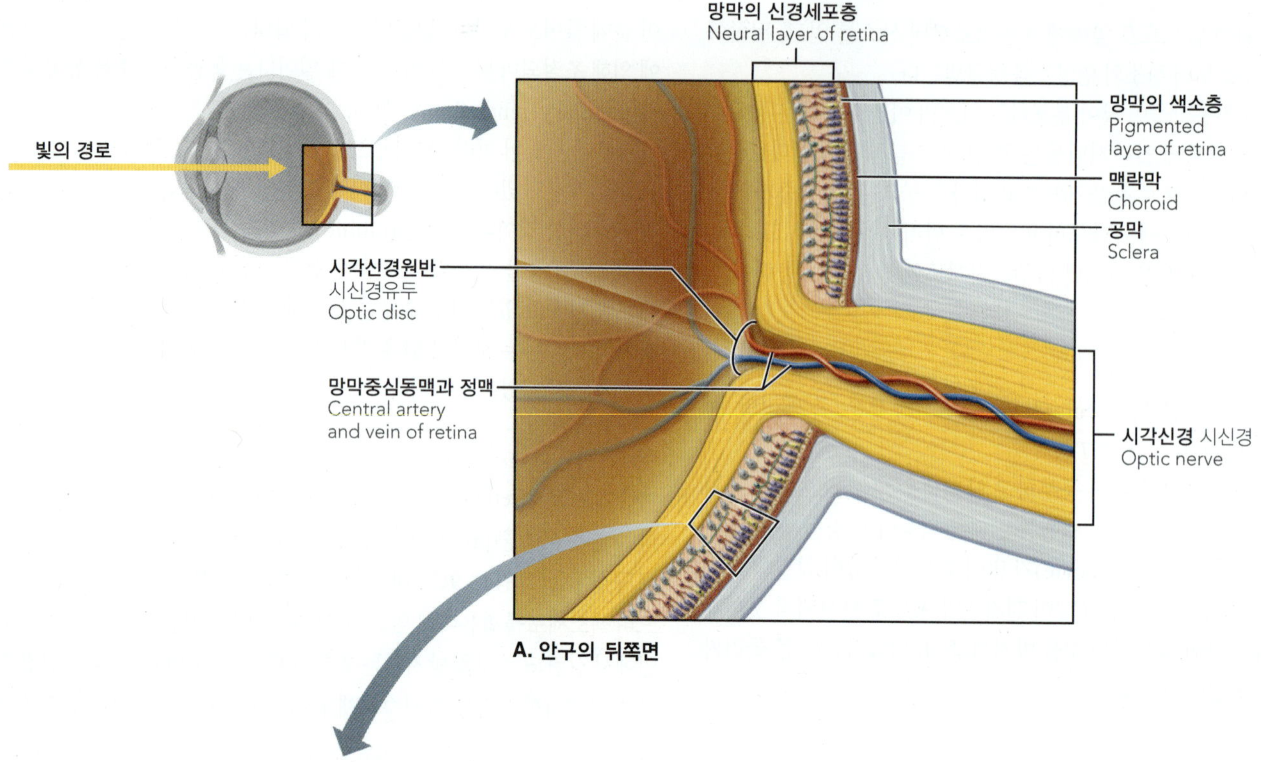

A. 안구의 뒤쪽면

B. 망막의 신경층세포

C. 망막의 광학현미경 사진

그림 15.9 망막의 현미해부.

A. 신경절세포의 축삭은 시각신경을 형성하고 눈의 뒤쪽 시각신경원반으로 나간다.

B. 빛은(노란색 화살표) 망막을 통해 빛수용체(막대세포와 원뿔세포)로 간다. 정보는(나가는 신호) 두극신경세포와 신경절세포를 통해 반대 방향으로 간다.

C. 망막의 현미경 사진(140×).

원뿔세포 모두 연결섬모(connecting cilium)에 의해 연결된 *바깥분절*(외분절, outer segment)과 *속분절*(내분절, inner segment)을 가지고 있다. 각각의 막대세포는 속분절과 바깥분절 모두 막대 모양을 하고 있으며 *바깥섬유*(외섬유, outer fiber)에 의해서 *세포체*에 연결되어 있다. 각각의 원뿔세포는 속분절과 바깥분절이 원뿔 모양을 하고 있으며 직접 세포체에 연결되어 있다. 두 세포 모두 세포체는 두극세포와 연접하는 *속섬유*(내섬유, inner fiber)와 연결되어 있다.

바깥분절은 막대세포와 원뿔세포의 수용체 부분으로 변형된 섬모이며 형질막은 안쪽으로 접혀 막으로 둘러싸인 원반(membrane-covered disc)을 만든다. 빛을 흡수하는 시각색소들은 이들 원반의 막 내부에 방대하게 들어 있다. 원반을 싸는 원형질막의 넓은 주름이 빛을 받아들이는 표면적을 확대시킨다. 빛 입자들이 시각색소를 자극했을 때 색소는 변형되고 신경흥분이 생성된다. 자극받은 빛수용체는 연접을 이루고 있는 두극신경세포로 신호를 보낸다. 이러한 반응을 시작으로 시각 정보를 뇌로 전달시킨다.

빛수용체들은 강한 빛이나 열에 아주 쉽게 손상을 받는다. 이들 세포가 파괴되면 재생되지는 않지만 새로운 원반이 추가되어 바깥분절을 새로운 것으로 계속 대체하고 보충한다. 이러한 정상적인 재순환 과정에서 막대세포나 원뿔세포의 한쪽 끝에서 새로운 원반이 추가되는 동안 다른 쪽 끝에서 오래된 원반들이 색소층의 포식세포들에 의해 제거된다(그림 15.10).

망막의 특수한 부위(*Regional Specialization of Retina*). 망막의 특정 부위는 이제까지 설명한 눈의 전형적인 구조와는 다르다.

눈의 앞부분에서 신경막은 섬모체의 뒤쪽 가장자리에서 끝난다. 이 연결 부위를 **망막톱니둘레**(거상연, ora serrata)라 한다(그림 15.7A). 색소막은 섬모체를 덮고 홍채 뒤쪽의 색소층을 형성하기 위해서 앞쪽 전방으로 망막톱니둘레를 넘어 확장되어 있다.

눈의 후방 부위에는 망막의 특수한 부위가 있다(그림 15.7). 정확하게 눈의 뒤극(후극, posterior pole)에는 **황반**(macula lutea)이 위치한다. 황반의 중심에는 **중심오목**(fovea centralis)이라 하는 작은 함몰이 있는데 이곳에는 원뿔세포만 있고, 가장 선명한 시각을 제공한다. 중심오목은 직접 눈의 앞뒤축(anterior-posterior axis)에 놓여 있기 때문에 사물을 똑바로 볼 때 가장 선명하게 보인다. 황반에는 주로 원뿔세포들이 있고 원뿔세포 밀도는 황반에서 멀어질수록 낮아진다. 따라서 주변시각(peripheral vision)은 중앙시각(central vision)만큼 선명하지 않게 된다. 중심오목에서 몇 밀리미터 안쪽에는 시각신경이 되어 눈에서 나가는 신경절세포의 축삭이 모여 있는 둥글게 펴져 있는 **시각신경원반**(유두, optic disc)이 있다(그림 15.7). 이를 *맹점*(blind spot)이라 하는데, 이는 빛수용체가 없어 그곳에 맺혀진 상은 볼 수 없기 때문이다.

망막의 혈액 공급(*Blood Supply of the Retina*). 망막은 2개의 혈관으로부터 혈액을 공급받는데 망막의 바깥쪽 1/3과 빛수용체는 맥락막에 있는 모세혈관들로부터, 안쪽 2/3는 망막의 **중심동맥** 및 **중심정맥**(central artery and vein)으로부터 혈액을 공급받는다(**그림 15.11**). 이 혈관은 시각신경의 중심부를 통해 눈으로 들어가고 나간다(그림 15.7, 15.9A). 또한 시각신경원반에서 방사상으로 펴져 망막의 속면의 축삭

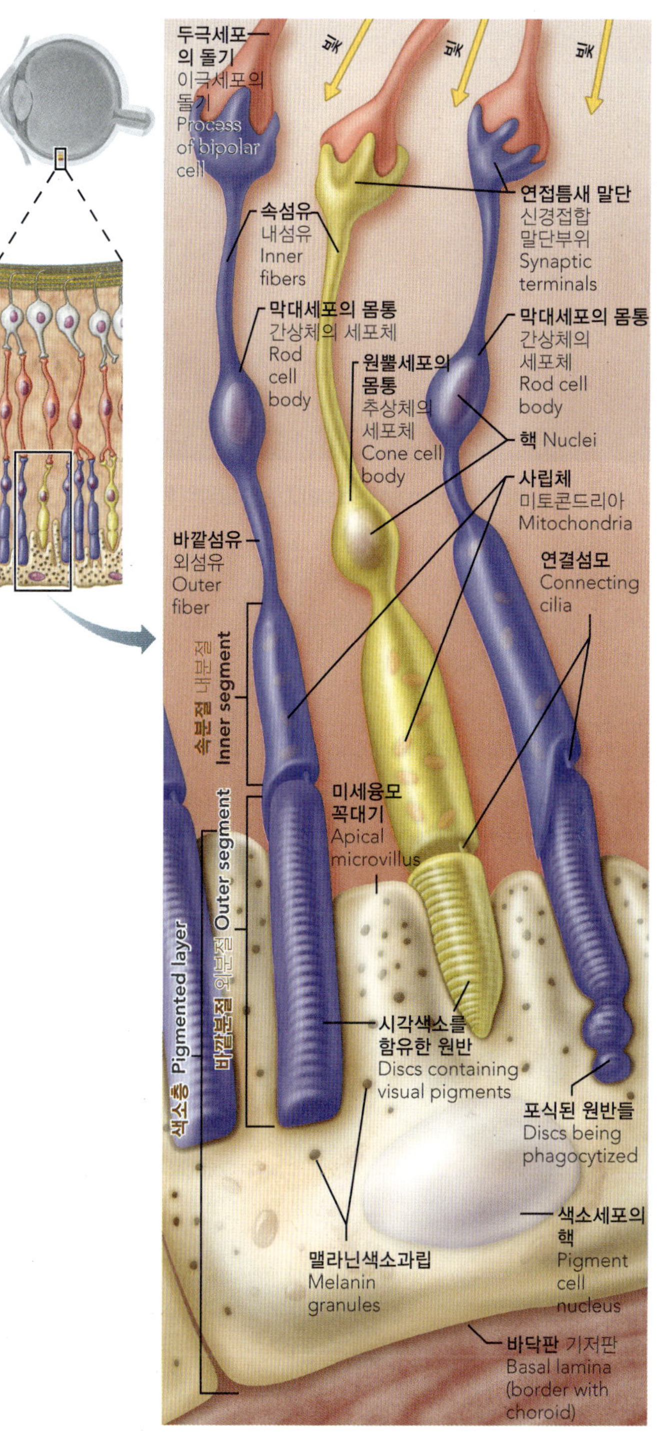

그림 15.10 망막의 빛수용체. 막대세포와 원뿔세포의 바깥분절은 망막의 색소층에 박혀 있다.

들 사이를 지나다니며 매우 풍부한 혈관그물(vascular network)을 형성한다. 이러한 혈관그물은 검안경(ophthalmoscope)과 동공에 빛을 비추고 망막을 눈부시게 하는 휴대용 도구를 통해 볼 수 있다. 의사들은 고혈압, 당뇨, 그리고 가장 작은 혈관에 손상을 주는 여러 가지 질병의 징후를 찾기 위해 망막의 혈관들을 관찰한다.

안구의 내부 방들과 액체 Internal Chambers and Fluids

수정체와 섬모체띠는 눈을 앞구역과 뒤구역으로 나눈다(그림 15.7). 뒤

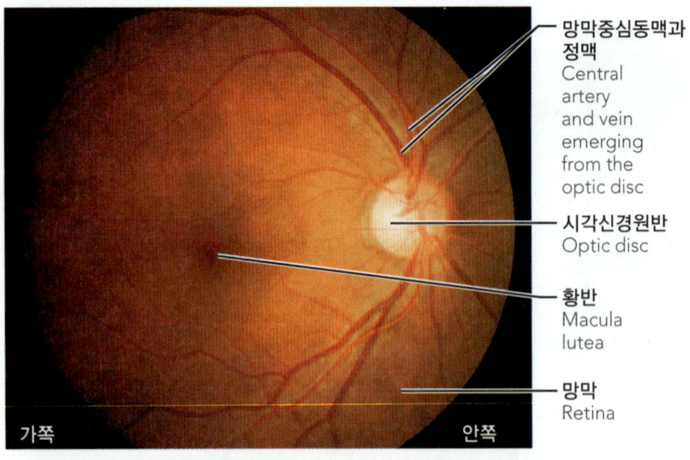

그림 15.11 검안경(Ophthalmoscope)으로 본 망막의 뒤안쪽벽.

구역(posterior segment)에는 미세한 아교섬유들과 98%의 수분으로 구성된 젤리 같은 투명한 **유리체액**(초자체액, vitreous humor)으로 채워져 있다. 유리체액의 기능은

1. 빛을 전달한다.
2. 수정체의 뒷면을 지지하고 망막의 신경층을 단단하게 지지해 준다.
3. *안압*(intraocular pressure, 눈의 정상압)을 유지하여 바깥눈근육(외안근, extrinsic eye muscle)의 당기는 힘에 견딜 수 있게 한다.

눈의 **앞구역**(anterior segment)(**그림 15.12**)은 각막과 홍채 사이의 **앞방**(전방, anterior chamber)과 홍채와 수정체 사이의 **뒤방**(후방, posterior chamber)으로 나뉜다. 앞구역은 혈장과 비슷한 투명한 액체인 **안구방수**로 차 있다. 태생기 때 생성되어 평생 지속되는 유리체액과 달리 안구방수는 계속해서 보충되고 흐름을 유지한다(그림 15.12). 안구방수는 섬모체돌기의 모세혈관 내 혈액이 여과되어 형성된 후(그림 15.12 ①) 안구뒤방으로 들어가고 동공을 통해서 안구앞방으로 흘러나와(그림 15.12 ②) 각막 가장자리에 있는 큰 혈관인 **공막정맥굴**(공막정맥동, scleral venous sinus)을 통해 혈액 속으로 되돌아가게 된다(그림 15.12 ③). 안구방수의 생성량과 유출량이 균형을 이루면서 일정한 안압을 유지하여 안구를 지지한다. 게다가 안구방수는 혈관이 없는 수정체와 각막에 영양소와 산소를 공급해 준다.

수정체 The Lens

수정체는 망막 위에 빛이 정확하게 초점을 맞추도록 모양을 변형시킬 수 있는 두껍고 투명하고 양면이 볼록한 원반 모양을 하고 있으며(그림 15.12), 얇고 탄력적인 수정체 피막에 싸여 있고 섬모체띠에 의해 홍채 뒤쪽에 고정되어 있다. 각막처럼 수정체의 투명성을 방해하기 때문에 혈관이 없다.

수정체는 수정체상피(lens epithelium)와 수정체섬유(lens fiber)로 이루어져 있다. **수정체상피**는 앞면에 국한되어 있고 원주상피세포로 이루어져 있다. 수정체원반의 가장자리 주변에 있는 상피세포들

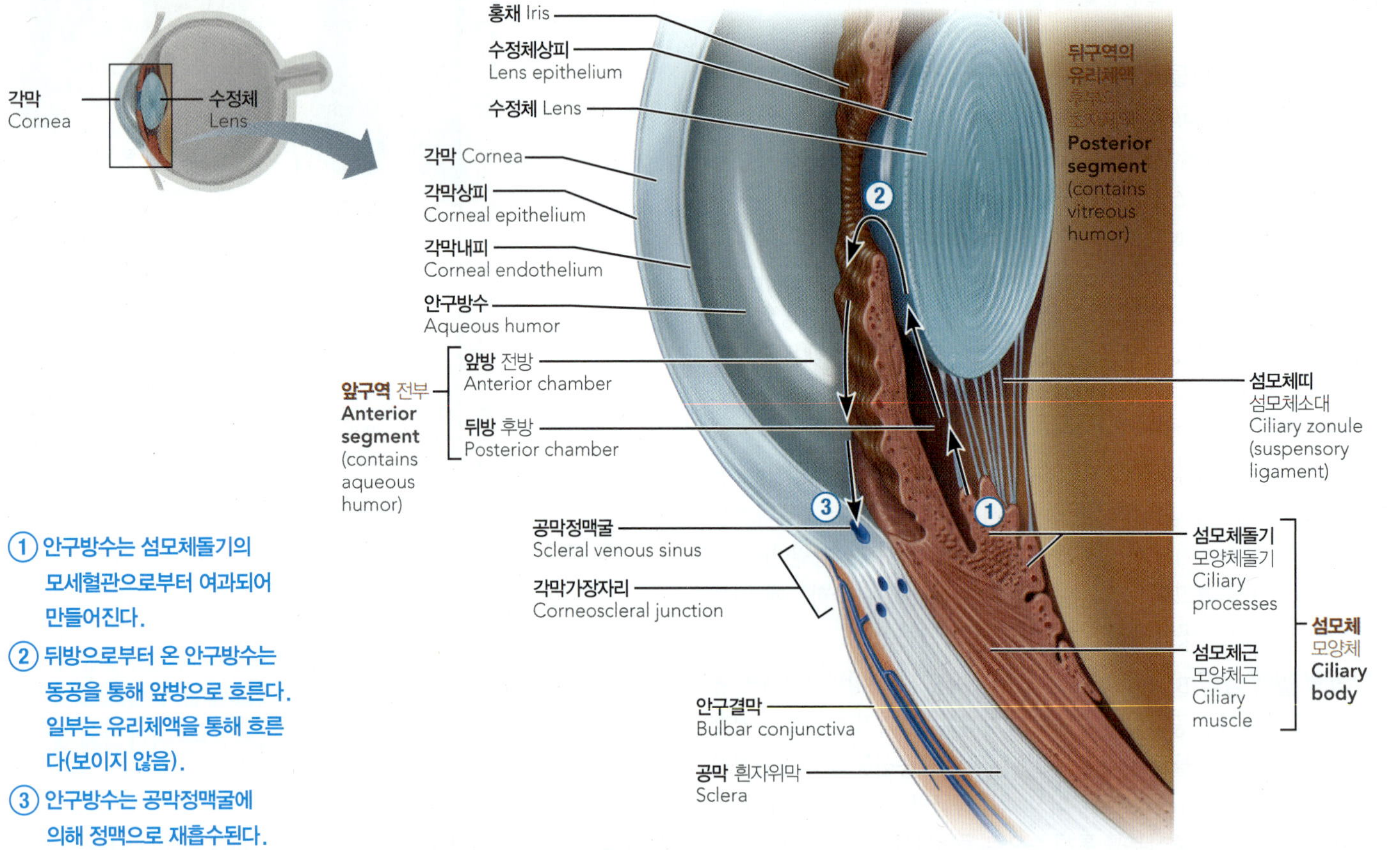

① 안구방수는 섬모체돌기의 모세혈관으로부터 여과되어 만들어진다.
② 뒤방으로부터 온 안구방수는 동공을 통해 앞방으로 흐른다. 일부는 유리체액을 통해 흐른다(보이지 않음).
③ 안구방수는 공막정맥굴에 의해 정맥으로 재흡수된다.

그림 15.12 눈의 앞 구역과 안구방수의 순환. 화살표는 순환 경로를 나타낸다.

의 일부는 수정체 줄기를 이루는 기다란 **수정체섬유**로 계속해서 변한다. 양파 껍질처럼 층을 이룬 수정체섬유들은 핵이 없고 세포소기관(organelle)들도 거의 없다. 그러나 수정체를 투명하게 만드는 정밀하게 접힌 단백질들을 내포하고 있다. 새로운 수정체섬유들이 계속해서 첨가되고 일생을 통해서 수정체는 커지지만 나이가 들면 점점 치밀해지고 점점 볼록해지고 탄력성이 떨어지게 된다. 결국 초점을 맞추는 능력이 점차 약해지게 된다.

이해 수준 체크하기

- □ **5.** 맥락막과 각막의 위치, 구조 및 기능의 차이를 설명한다.
- □ **6.** 황반변성이 있는 사람은 시야의 어느 부분을 잃게 되는가?
- □ **7.** 안구방수는 무엇이며, 어디에 위치하고, 기능은 무엇인가?

15.2c 광학기구로서의 눈
The Eye as an Optical Device

학습 성과

- ▸ 근시에서 빛은 어떻게 초점이 맞춰지는지 설명할 수 있다.

광선은 물체의 각 지점에서 모든 방향으로 퍼져 나가고 일부가 눈으로 들어간다(그림 15.13). 먼 지점에서 오는 광선은 서로 평행하게 오는 반면 아주 가까운 지점에서는 빛이 분산되어 유입된다. 따라서 선명하게 보기 위해서는 이 광선들을 구부려서 망막의 *한 점*(focal point)에 모을 수 있어야 한다. 눈에서 **굴절매체**(refractory media)라 불리는 눈의 굴절 부분은 각막, 수정체, 안구방수와 유리체액이다. 각막은 대부분의 빛 굴절에 관여하고, 수정체는 일부만 관여하고 안구방수의 역할은 미미하다.

빛굴절에 있어서 비록 수정체가 각막만큼 많이 관여하지는 않지만 굴곡을 조절할 수 있다. 이러한 조절성 때문에 눈은 아주 가까운 물체에 초점을 맞출 수 있게 된다. 이 과정을 **순응**(accommodation)이라 한다. 평상시 눈은 섬모체띠의 긴장도(tension)에 의해서 수정체가 장축을 따라 당겨져 있어 먼 지점들에서 오는 평행한 빛들이 초점을 맞출 수 있게 되어 있다. 따라서 원거리 시각(distant vision)은 자연스럽게 이루어진다(그림 15.13A). *가까운* 지점에서 온 분산된 빛은 망막 위에 초점을 맞추기 위해 좀 더 세밀하게 굴절되어야 한다. 따라서 이러한 순응을 위해서 수정체는 더 볼록하게 된다. 섬모체근이 복합적인 방법으로 수축해서 섬모체띠를 이완시킨다. 당겨지지 않게 되면 수정체는 그 자체의 탄성 반동에 의해 둥글어지게 된다(그림 15.13B). 순응은 부교감신경섬유에 의해 조절되어 섬모체근이 수축하도록 신호를 보낸다.

가까운 물체에 초점을 맞출 때는 동공의 수축에 의해 일어나며(그림 15.8) 수정체의 가장자리로 들어오는 분산되는 빛을 제거한다. 분산되는 빛은 적절하게 초점이 맞춰지지 않기 때문에 흐릿한 시야를 초래한다.

눈의 초점 맞추기에 대한 설명은 단순화시키기 위해 한 점 이미지로 본 것이다. 눈이 어떻게 커다란 물체의 여러 부분에 초점을 맞추는가는 이 책의 범위에서 벗어난다. 그러나 사진기의 볼록 렌즈들처럼 눈의 볼록 렌즈들도 상하가 뒤집히고 좌우가 바뀐 영상들을 만들어낸다는 사실이다. 따라서 시각영역이 뒤집히고 바뀐 이미지가 망막 위에 투영된다(그림 15.13). 그런 다음 대뇌겉질(대뇌피질, cerebral cortex)이 이미지를 원래대로 뒤집어서 우리는 사물이 가지는 원래의 모습을 보게 된다.

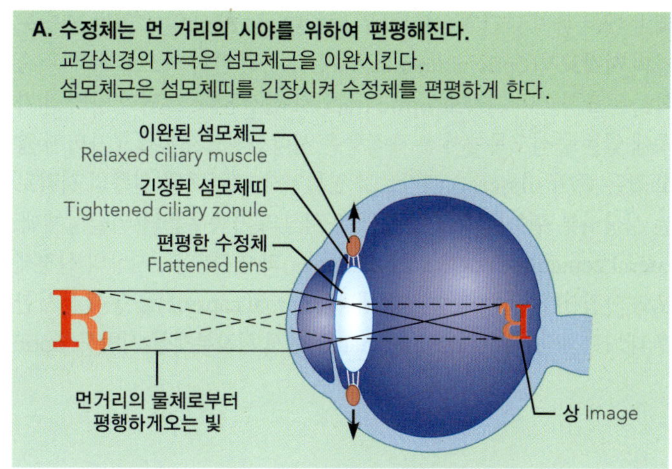

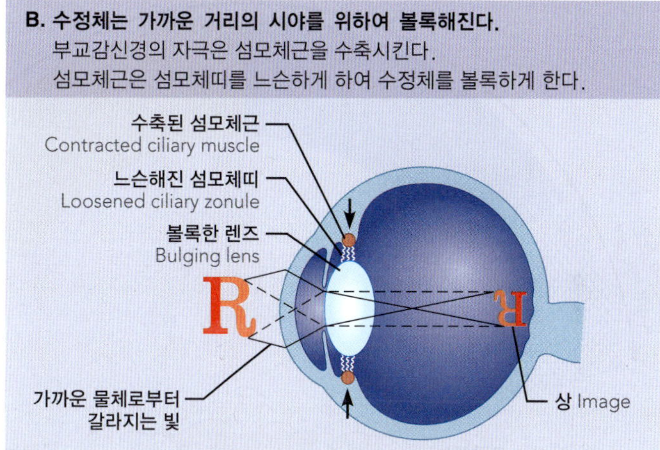

그림 15.13 먼거리와 가까운 곳을 관찰하기 위한 눈의 초점 맞추기.

15.2d 시각신경로 Visual Pathways

학습 성과

- ▸ 망막에서부터 대뇌겉질까지의 신경로를 설명할 수 있다.

시각 정보는 눈을 떠난 후 복잡한 과정을 통해 뇌로 간다. 시각 정보의 대부분은 의식적으로 '보는' 것을 담당하는 대뇌겉질로 가지만(12장) 일부는 반사와 시각적인 정보를 필요로 하는 잠재의식적인 행동을 조절하는 중간뇌와 사이뇌(간뇌, diencephalon)로 간다.

대뇌겉질로 가는 시각신경로
Visual Pathways to the Cerebral Cortex

시각 정보는 주요 **시각신경로**(visual pathway)를 통해서 대뇌겉질로 간다(그림 15.14). 신경절세포의 축삭은 **시각신경**(optic nerve)을 통해 눈에서 빠져 나간 후 시상하부(hypothalamus) 앞에 있는 X자 모양의 **시각교차**(optic chiasmas)에서 각 눈의 안쪽 반으로부터 온 축삭들은 교차하여 **시각로**(optic tract)로 연결된다. 그러나 망막의 가쪽에 있는 중심오목에서 온 축삭들은 시각신경교차에서 교차하지 않고 같은 쪽(ipsilateral) 시각로로 연결된다. 오른쪽과 왼쪽의 시각로는 시상하부 주위를 지나 동일한 쪽 **시상의 가쪽무릎핵**(외슬상체핵, lateral geniculate nucleus of thalamus)과 연결된 후, 시상의 신경세포와 연접한다. 그 후 속섬유막(내낭, internal capsule)을 통해 투사한 후 대뇌백색질(cerebral white matter)에서 **시각부챗살**(시방사, optic radiation)을 형성하여 뒤통수엽(후두엽, occipital lobe)에 있는 **일차시각겉질**(일차시각피질, primary visual cortex)에 상을 투영하고 시각적 이미지에 대한 의식적인 해석이 일어난다.

시각교차에서 축삭의 부분적인 교차는 3차원적 시각 또는 입체적 영상이라고 하는 원근감(depth perception)과 연관된다. 이러한 현상을 이해하기 위해서는 안쪽 반과 가쪽 반으로 나누어진 망막을 그려볼 수 있다(그림 15.14A). 그 다음 눈의 수정체가 모든 영상을 거꾸로 만든다는 것을 기억한다. 이러한 역전 현상 때문에 망막의 안쪽 반은 시야의 가쪽 부분에서 온 광선들을 받게 된다. 즉 똑바로 오

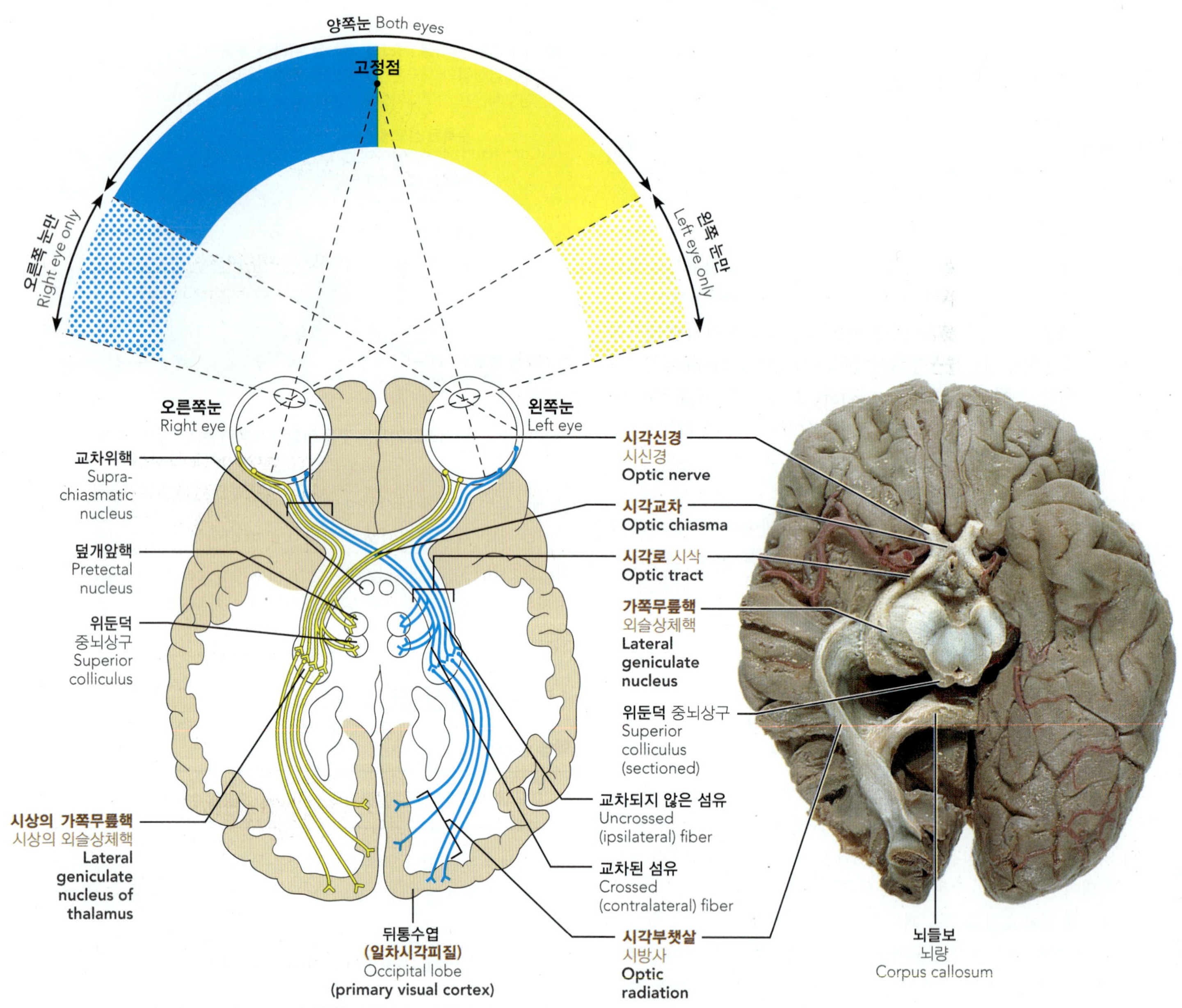

A. 양쪽 눈에 상당히 겹쳐 보이는 시야.
각각의 망막 가쪽 부분에서 온 섬유는 시신경교차에서 교차되지 않음을 주의하라.

B. 사람의 뇌 사진.
속기관들을 노출시키기 위해 절단된 오른쪽 부분.

그림 15.14 뇌로 가는 시각신경로와 시야, 아래쪽 모습.

기보다는 왼쪽 또는 오른쪽으로부터 온 광선들이 상응하여 각 망막의 가쪽 반은 시야의 중심 부분의 이미지를 받게 한다. 각 망막의 안쪽 반에서 온 축삭들만이 시각교차에서 교차한다. 그 결과 시야의 왼쪽 반, 즉 코쪽에서 온 모든 정보(그림 15.14A의 노란색 부분)는 오른쪽 시각로를 통해 나가서 오른쪽 대뇌겉질에 의해 지각된다. 이와 같이 시각 공간의 오른쪽 반(파란색 부분)은 왼쪽 시각겉질에 의해 지각된다. 각각의 대뇌겉질은 약간 다른 각도에서 들어오는 양눈에 의해 바라 본 시각 영역 반의 이미지를 받게 된다. 대뇌겉질은 2개의 유사하지만 다른 영상을 비교하여 삼차원적인 시각을 만들게 된다.

이런 연관 관계들이 시각기관 손상 시 실명의 양상이 다를 수 있음을 설명한다. 한쪽 눈 또는 한쪽 시각신경의 파괴는 완전한 원근감을 상실하고 손상받은 쪽의 가쪽 부분에 시각 손실을 유발한다(그림 15.14A의 작은 노란점으로 표시된 부분). 그러나 만약 시각교차를 넘어서 시각로나 시상 또는 시각겉질이 손상되면 반대쪽 시야의 반을 완전히 잃게 된다. 예를 들어 왼쪽 시각겉질에 영향을 미치는 뇌졸중(stroke)이 일어났을 경우 시야의 오른쪽 반 전부에 실명(blindness)이 초래된다.

뇌의 다른 부위로 가는 시각신경로
Visual Pathways to Other Parts of the Brain

시각로에서 나온 몇몇 축삭들은 중간뇌로 신경가지를 보낸다(그림 15.14A). 이 신경가지들은 바깥눈근육들을 조절하는 반사핵(reflex nuclus)인 **위둔덕**(중뇌상구, superior colliculus)으로 가고 동공빛반사를 중개하는 **덮개앞핵**(시개전방핵, pretectal nuclus)으로도 간다. 시각로에서 온 또 다른 신경가지들은 시상하부의 **교차위핵**(suprachiasmatic nucleus)으로 간다. 이곳은 일상생활의 생체리듬을 관여하는 '타이머'이며 낮밤의 주기와 유사하게 유지하게 위해서 시각 정보 입력이 필요하다.

15.2e 눈의 배아 발달 Embryonic Development of the Eye

학습 성과

- 눈의 배아 발달을 설명할 수 있다.

눈은 뇌의 바깥주머니(outpocketing)처럼 발생한다. 태생 4주에 사이뇌(diencephalon)로부터 돌출된 한 쌍의 **시각소포**(optic vesicle)가 가쪽으로 자라나오게 된다(그림 15.15A). 곧 이 우묵한 소포는 두 층의 **시각잔**(안배, optic cup)을 형성한다(그림 15.15B). 파생물의 몸쪽 부분을 **눈소포줄기**(optic stalk)라고 하며 시각신경의 기본이 된다.

시각소포가 자라면서 외배엽 주변을 감싸게 되고, 이러한 신호로 외배엽은 두꺼워지고 **수정체기원판**(lens placode)을 형성한다. 태생 5주에 이 기원판은 **수정체소포**(lens vesicle)를 형성하기 위해서 함입된다(그림 15.15C). 그 후 수정체소포는 시각잔(안배) 속으로 끼어들어간 다음 수정체가 된다.

시각잔(안배)의 속층은 망막의 신경층으로 분화되고 바깥층은 망막의 색소층이 된다(그림 15.15D). 눈소포줄기와 시각잔(안배)의 아래쪽 고랑(groove)인 **시각틈새**(optic fissure)는 눈으로 발달하는 과정에 필요한 혈관들의 경로를 제공한다. 이 틈새가 닫히면 눈소포줄기는 시각신경섬유가 지나가는 관이 되고, 망막이 발생하여 사이뇌에 도달하기 위해 중심부로 자라게 된다. 처음에 시각틈새 내에 있던 혈관들은 시각신경의 중심에 놓이게 된다.

섬유층, 혈관층 및 유리체액은 초기의 시각잔을 둘러싸고 있고 이 시각잔의 내부로 침범하는 머리의 중간엽(mesenchyme)에서 형성한다. 안구의 중심 구조는 발달과정에서 혈관공급이 풍부하지만 혈관층과 망막을 떠나면서 퇴화된다(그림 15.15E).

15.2f 눈과 시각과 관련된 질환
Disorders of the Eye and Vision

가장 흔한 시각과 관련된 질환은 — 나이와 관련된 황반변성, 녹내장, 백내장 및 원근조절질환 — 이미 논의하였다. 이 장에서는 2종류의 흔하고 중요한 눈질환, 즉 미숙아망막증(retinopathy of prematurity)과 눈의 결막질환인 트라코마(trachoma)에 대하여 논의한다.

미숙아망막증(retinopathy of prematurity)은 산소공급용텐트에서 산소를 받을 정도의 조숙아로 태어난 많은 유아에 영향을 미치는 시력손상이다. 유아가 고농도의 산소를 끊었을 때 새로운 혈관이 눈안에서 광범위하게 자라기 시작한다. 이러한 비정상적인 혈관은 혈관벽이 약해 출혈을 일으켜 망막박리를 일으켜 실명이 된다. 많이 자라는 혈관을 제거하는 2가지 처치 방법은 레이저와 냉동외과수술법(톱니둘레(ora serrata) 바깥쪽의 안구주위를 차가운 바늘로 윤상으로 구멍을 내어 수술)에 의해 시력소실을 억제하는 유일한 방법이다.

트라코마(trachoma)는 '거칠거칠하게 자람'이란 뜻으로 각막과 결막에 자주 일어나는 접촉성감염으로 클라미디아 트라코마티스균에 의하여 야기된다. 손에 의하여 눈에 접촉되거나 파리에 의하여 눈에서 눈으로 전파되거나, 눈 주위의 오염된 물체(타올, 아이라이너)에 의하여 전파된다. 증상은 위눈꺼풀의 결막의 염증에 의하여 시작된다. 결막과 각막에 충혈을 일으키고, 마지막으로 상처를 남긴다. 각막의 상처는 시력을 저하시키고, 실명을 일으킨다. 전 세계적으로 트라코마는 개발도상국의 수많은 사람에게 실명을 일으킨다. 항생제가 들어 있는 눈연고로 처치하면 효과적이다.

이해 수준 체크하기

- ☐ 8. 정상적인 눈에서 가까운 물체를 보기 위해 수정체는 모양이 둥글거나 더 계란 모양이 되는 순응이 일어나는 것은 언제인가?
- ☐ 9. 중년의 성인들이 물체를 가깝게 초점 맞추는 것이 어려워지는 이유는 무엇인가?
- ☐ 10. 오른쪽 눈의 망막 안쪽 1/2에서부터 대뇌겉질로 가는 시각경로를 설명한다.
- ☐ 11. 신경관의 바깥주머니로부터 만들어지는 눈의 구조는 어떤 것인가?

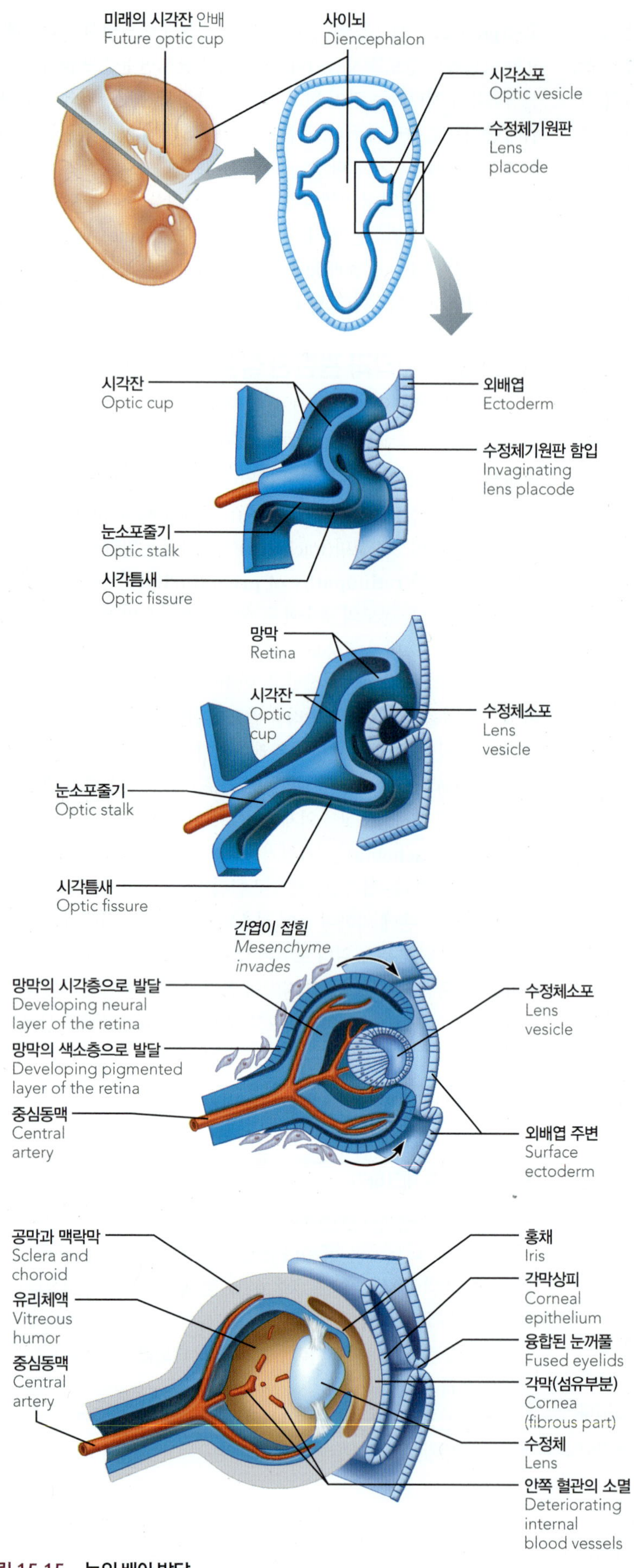

A. 태생 4주 초.
사이뇌의 바깥주머니는 시각소포를 만든다.

B. 태생 4주 말.
시각소포는 시각잔을 만들기 위해 함입된다.
외배엽 주변의 위는 수정체기원판을 만들기 위해 두꺼워진다.

C. 태생 5주.
수정체기원판이 함입되고 수정체소포가 만들어진다.

D. 태생 6주.
망막의 신경층과 색소층이 시각잔으로부터 분화한다.
중심동맥은 눈의 안쪽으로 간다.
신경능으로부터 나온 중간엽이 접힌다.

E. 태생 7주.
중간엽이 시각잔을 둘러싸고 접어 섬유층, 혈관층 및 유리액을 형성한다.
수정체소포는 수정체를 만들고 외배엽 표면은 각막상피와 결막을 형성한다.

그림 15.15 눈의 배아 발달.

15.3 귀: 청각과 평형감각

THE EAR: HEARING AND EQUILIBRIUM

학습 성과

- 바깥귀와 가운데귀의 기본적인 구조와 그들과 관련된 기능을 기술할 수 있다.

청각과 평형감각 기관인 **귀**(이, ear)는 *바깥귀*(외이, external ear), *가운데귀*(중이, middle ear), *속귀*(내이, internal ear)로 나뉜다(그림 15.16A). 바깥귀와 가운데귀는 청각에만 관여하는 반면에 속귀는 청각과 평형 감각 모두를 담당한다.

15.3a 바깥귀 The External Ear

바깥귀(external ear)는 귓바퀴(이개, auricle)와 바깥귀길(외이도, external acoustic meatus)로 구성되어 있다. **귓바퀴**는 귀라고 부르는 바깥귀길로 통하는 구멍을 둘러싸고 있는 조개껍질 모양의 돌출물이다. **귀둘레**(이륜, helix)를 포함해서 대부분의 귓바퀴는 피부로 덮여 있으며 탄력연골(elastic cartilage)로 되어 있다. 그러나 귓바퀴 아래에 매달린 통통한 **귓불**(lobule)에는 연골이 없다. 귓바퀴는 바깥귀길로 들어오는 음파를 한 곳에 모은다. 게다가 융기된 곳(ridge)이나 구멍(cavity)에 음파가 반사된 소리가 어디에서 오는지에 대한 실마리를 뇌에 제공한다.

바깥귀길은 귓바퀴에서 고막(eardrum)까지 안쪽으로 나 있는 약 2.5 cm 길이의 짧은 관이다. 귓바퀴 근처에서 바깥쪽 벽은 탄력연골로 되어 있지만 안쪽 2/3는 관자뼈(측두골, temporal bone)를 통해서 관을 이룬다. 전체적인 관을 이루는 피부에는 털, 기름샘(sebaceous gland) 및 변형된 땀샘인 *귀지샘*(이구선, ceruminous gland)이 분포되어 있다. 귀지샘과 기름샘은 노란색 분비물인 *귀지*(cerumen, earwax)를 분비하여 먼지나 곤충과 같은 이물질의 유입을 방지한다.

바깥귀길에 들어온 음파는 바깥귀와 가운데귀의 경계를 이루고 있는 얇고 투명한 **고막**(tympanic membrane)을 두드린다. 고막은 납작한 원뿔과 비슷한 모양을 하고 있으며 꼭지점은 가운데귀 공간이 있는 안쪽을 향하고 있다. 음파는 고막을 진동시키고 고막은 가운데귀에 있는 작은 뼈들을 진동시킨다.

15.3b 가운데귀 The Middle Ear

가운데귀(middle ear) 또는 *고실*(tympanic cavity)은 관자뼈(측두골, temporal bone)의 바위부(암양부, petrous part) 내부의 공기가 차 있는 작은 공간으로 얇은 점막으로 덮여 있다(그림 15.16B). 가운데귀의 가쪽 경계는 고막이고, 안쪽 경계는 가운데귀와 속귀를 구분 짓는 뼈의 벽으로 **안뜰창**(난원창, oval window)과 **달팽이창**(정원창, round window)이 위치한다. *위쪽*은 관자뼈의 바위부에 있는 **고실위오목**(고실상함요, epitympanic recess)이 아치를 이루고 있는데 너무 얇아서 가운데귀 감염 시 뇌막과 뇌로 염증이 퍼질 수 있다. 가운데 귀의 *뒤벽*은 **꼭지방**(유돌동, mastoid antrum)으로 개구하고 관은 꼭지돌기의 *꼭지벌집*(유돌봉소, mastoid air cell)으로 이행한다. 따라서 가운데귀 감염 시 꼭지굴을 통로로 가운데귀에서 꼭지벌집(mastoid air cell)로 감염이 퍼질 수 있다. 가운데귀 *앞벽*은 뇌로 가는 주요동맥인 속목동맥(내경동맥, internal carotid artery) 바로 뒤쪽에 놓여 있고 귀인두관(이관, pharyngotympanic tube)의 개구부가 있다. 가운데귀의 *아래 경계*는 얇고 편평한 뼈로 그 아래 속목정맥(내경정맥, internal jugular vein)이 위치한다. 가운데귀의 감염은 이곳을 통해 퍼져나가서 속목정맥의 혈액을 응고시킨다.

귀인두관[pharyngotympanic tube, auditory tube, *유스타키오관*(eustachian tube)]은 가운데귀를 인두에 연결하는 약 4 cm 정도 되는 관으로 안쪽, 앞쪽, 아래쪽으로 향하고 있다(그림 15.16). 가쪽 1/3은 뼈로 이루어져 있고 머리뼈의 아래면 위에 있는 고랑(groove)에 위치한다. 안쪽 2/3는 연골로 구성되어 있으며 코안(비강, nasal cavity) 뒤에 있는 인두 상부의 가쪽벽에 열려 있다. 보통 납작한 형태로 닫혀 있지만 삼키거나 하품을 하면 잠깐 동안 열려서 가운데귀 내의 공기압이 대기압과 같아지게 된다. 고막은 양쪽면의 압력이 같지 않으면 자유롭게 진동하지 않기 때문에 공기압을 같게 하는 것은 중요하다. 비행기의 이륙과 착륙 같은 급작스러운 고도 변화 시 고막을 통한 공기압에 차이가 생긴다. 그런 경우 하품으로 귀인두관을 열어 공기압을 같아지게 하는 것이 가장 좋은 방법이다.

고실(tympanic cavity)은 고막의 진동을 속귀에 있는 액체로 전달하는 우리 몸에서 가장 작은 3개의 뼈인 **귓속뼈**(이소골, auditory ossicle)(그림 15.16B)가 위치한다. 귓속뼈는 가쪽에서 안쪽으로 가면서 곤봉같이 보이는 **망치뼈**(추골, malleus), 2개의 뿌리를 가진 치아를 닮은 **모루뼈**(침골, incus), 안장의 등자처럼 보이는 **등자뼈**(등골, stapes)로 되어 있다. 망치뼈의 손잡이는 고막에 부착되어 있고 등자뼈의 바닥은 안뜰창과 연결되어 있기 때문에 고막이 진동하면 안뜰창을 두드리게 된다. 대부분의 사람들은 등자뼈가 안뜰창과 그 밑에 있는 달팽이창에 꼭 맞는다고 생각한다. 안장의 등자부분 발판을 생각해 보면 둥글지 않다는 것을 기억해야 한다.

가운데귀 내의 작은 인대들은 귓속뼈들을 매달고 작은 윤활관절을 이루어 귓속뼈를 고리 모양으로 연결하고 있다. 따라서 고막의 진동을 안뜰창에 전달함으로써 귓속뼈들은 소리 진동의 압력을 약 20배 정도 증폭시키게 된다. 귓속뼈가 없다면 사람들은 큰 소리만 들을 수 있다.

가운데귀 공간에는 2개의 작은 뼈대근육이 있다(그림 15.17). **고막긴장근**(고막장근, tensor tympani)은 귀인두관의 연골부분에서 기시하여 망치뼈에 정지하고, **등자근**(등골근, stapedius)은 가운데귀의 뒤벽에서 등자뼈로 연결된다. 아주 큰 소리가 들리면 이들 근육들이 귓속뼈의 진동을 제한하기 위해서 반사적으로 수축하여 청각수용체들이 손상받는 것을 방지한다.

이해 수준 체크하기

- ☐ 12. 바깥귀길과 중간귀의 공간을 나누는 구조물은 무엇인가?
- ☐ 13. 중간귀 공간으로 열려 있거나 놓여 있는 4가지 구조들의 명칭을 기술한다.
- ☐ 14. 고막에 인접해 있는 귓속뼈는 어느 것인가?

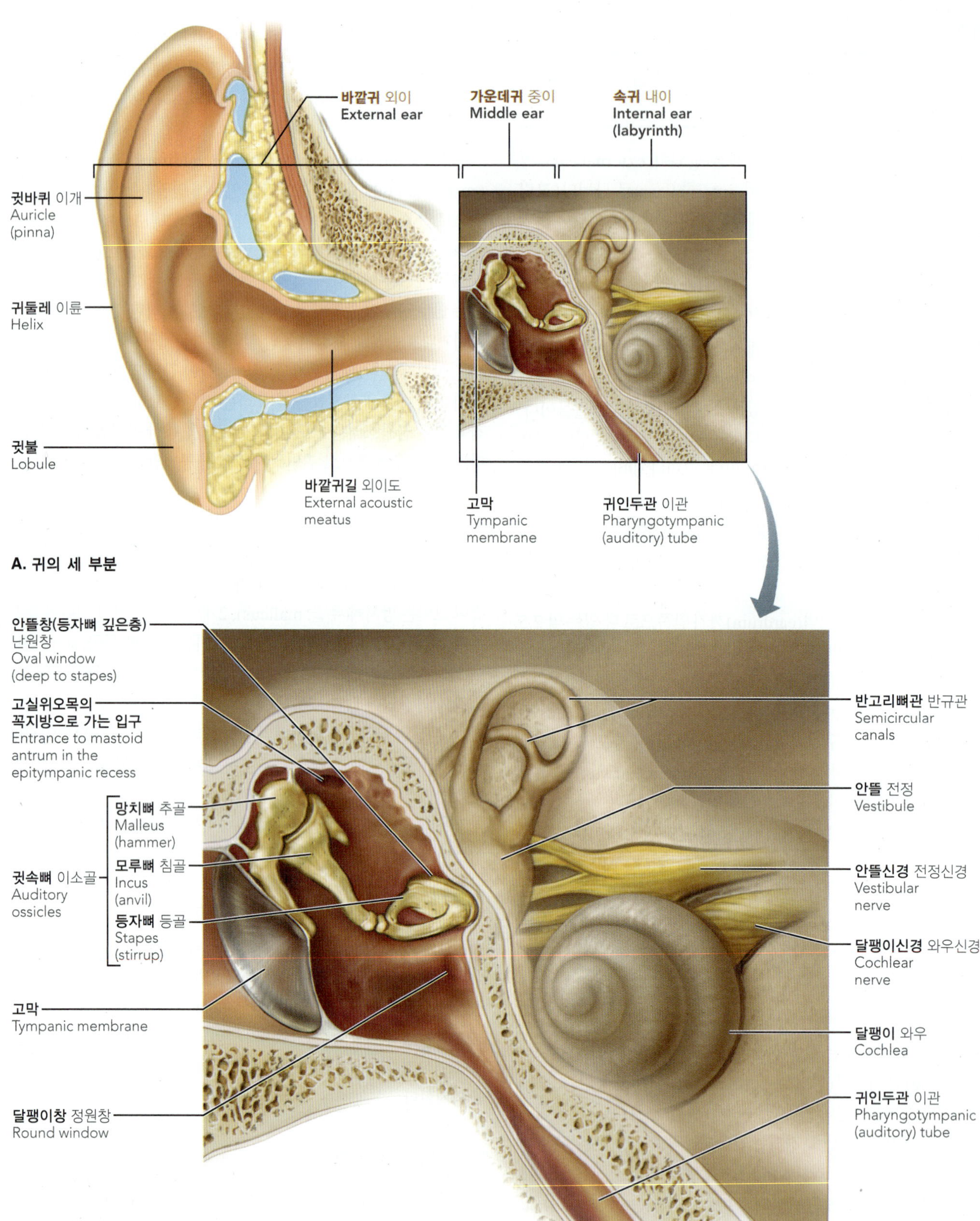

그림 15.16 귀의 구조. B는 속귀의 뼈미로를 그린 것이다.

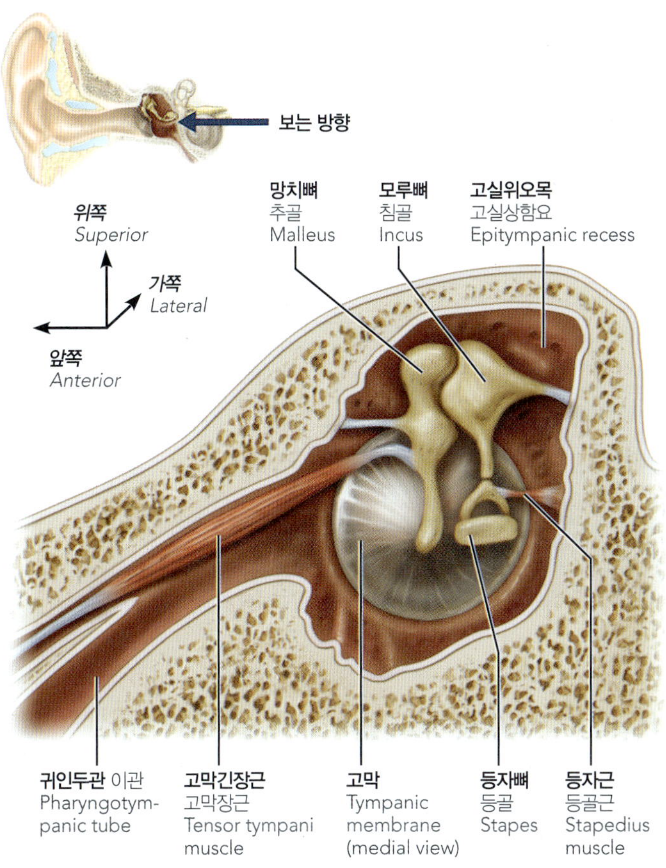

그림 15.17 가운데귀에서 귀속뼈와 관련된 뼈대근육들(오른쪽 귀의 안쪽).

15.3c 속귀 The Internal Ear

학습 성과

- 속귀의 뼈미로와 막미로의 구조들의 명칭을 이해할 수 있다.
- 청각과 평형에 관여하는 수용체를 설명할 수 있다.

속귀(internal ear)는 그 구조가 복잡하고 미궁같아서 **미로**(labyri-nth)라고 불리며(그림 15.16) 관자뼈 바위부의 두꺼운 벽 사이에 있으며 뼈미로(골성미로, bony labyrinth)와 막미로(막성미로, membranous labyrinth)로 이루어져 있다(**그림 15.18**, **표 15.1**).

뼈미로는 관자뼈 바위부의 공간으로 세 부분으로 이루어진 꼬여 있는 형태로 되어 있다. 뒤가쪽에서 앞안쪽으로 *반고리뼈관*(반규관, semicircular canal), *안뜰*(전정, vestibule) 및 *달팽이*(와우, cochlear)로 구성되어 있다(그림 15.16). 이 책에는 딱딱한 물체로 보이는 뼈미로의 그림으로 나타내었지만 실제로 뼈로 둘러싸인 공간이다.

막미로는 뼈미로 내부에 막으로 벽을 형성한 주머니와 관들로 구성되어 있다(그림 15.18). 막미로의 벽은 단층편평상피세포로 되어 있는 얇은 결합조직층이다. 상피의 일부는 두꺼워져서 평형감각과 청각수용체로 작용한다.

막미로는 세 부분으로 구성된다.

- 반고리뼈관 내의 *반고리관*(반규관, semicircular duct). 반고리관은 머리를 돌리는 동작을 감지하는 수용체가 있다.
- 안뜰 내의 *타원주머니*(난형낭, utricle)와 *둥근주머니*(구형낭, saccule). 자세와 머리의 선형 가속을 감지하는 수용체가 막미로의 이 부분에 존재한다.
- 달팽이 안에 있는 *달팽이관*(와우관, cochlear duct). 달팽이관에는 청각수용체가 있다.

막미로는 투명한 액체인 **속림프**(내림프, endolymph)로 채워져 있다. 막미로의 바깥쪽에 있는 뼈미로는 **바깥림프**(외림프, perilymph)라 불리는 또 다른 액체로 채워져 있으며, 이것은 거미막아래공간에 채워져 있는 뇌척수액이 연속된 것이다. 바깥림프와 속림프는 어디에서도 서로 연관되어 있지 않다.

다음은 뼈미로와 막미로의 기본적인 구조를 설명한다.

달팽이 The Cochlea

달팽이(cochlea)는 뼈미로에서 아래쪽에 있는 나선형의 방으로(그림 15.16, 15.18) 완두콩 크기 정도이며 달팽이축(와우축, modiolus)을 중심으로 2바퀴 반 정도 감겨 있다(**그림 15.19A**). 달팽이축은 *달팽이꼭대기*(와우첨, apex of the cochlea)에서 앞가쪽 방향으로 감긴 나사못 같은 모양으로 **나선판**(osseous spiral lamina)이라 불리는 뼈로 된 나선형 돌출물을 가지고 있다. 안뜰달팽이신경(전정와우신경, vestibulocochlear nerve, 뇌신경 VIII)의 **달팽이신경**(와우신경, cochlear nerve)이 달팽이축의 뼈부분을 따라 주행한다.

달팽이 속에 있는 막미로의 나선부분을 *달팽이관*이라 한다(그림 15.19A, B). 달팽이관은 달팽이를 따라 나선상으로 감겨서 달팽이꼭대기 안에서 끝나게 된다. 달팽이 속에는 속림프로 채워진 달팽이관이 바깥림프로 채워진 **안뜰계단**(전정계, scala vestibuli)과 **고실계단**(고실계, scala tympani) 사이에 놓여 있다(그림 15.19B). 그림 15.20과 같이 안뜰계단은 안뜰과 달팽이의 바닥 근처에서 연결되어 안뜰창과 인접해 있는 반면, 고실계단은 달팽이의 바닥에 있는 달팽이창에서 끝난다. 안뜰계단과 고실계단은 달팽이 꼭대기의 **달팽이구멍**(와우공, helicotrema)을 통해 서로 연결되어 있다.

달팽이관(Cochlear Duct). 달팽이관은 막미로의 한 부분으로 청각수용체를 가지고 있다(그림 15.19B). 달팽이관의 지붕은 안뜰계단과 구분되는 **안뜰막**(전정막, vestibular membrane)이며 달팽이관의 바깥벽은 모세혈관을 가진 특이한 상피인 달팽이관 *혈관줄무늬*(stria vascularis)로서 속귀의 속림프를 분비한다. 뼈나선판(osseous spiral lamina)으로 구성된 달팽이관의 바닥은 **바닥막**(기저막, basilar membrane)이라고 하는 섬유판에 붙어 있다. 바닥막은 청각수용체 상피인 **나선기관**(spiral organ)을 지지한다. 키가 큰 상피(그림 15.19C)인 원주형 버팀세포로 구성되어 있고, 수용체세포는 한 줄의 **속털세포**(내유모세포, inner hair cell)와 세 줄의 **바깥털세포**(외유모세포, outer hair cell)로 구성된다. 털세포의 꼭지부분의 *부동섬모*(stereocilia)는 젤리같은 **덮개막**(개막, tectorial membrane) 안에 묻혀 있고, 털세포의 바닥부분은 달팽이신경의 감각신경섬유와 연접한다. 이 신경섬유들은 두극신경세포에 속하며 이들 세포체는 뼈나선판과 달팽이축에 있는 **나선신경절**(spiral ganglion)에 있으며(그림 15.19B) 신경섬유들은 뇌로 간다.

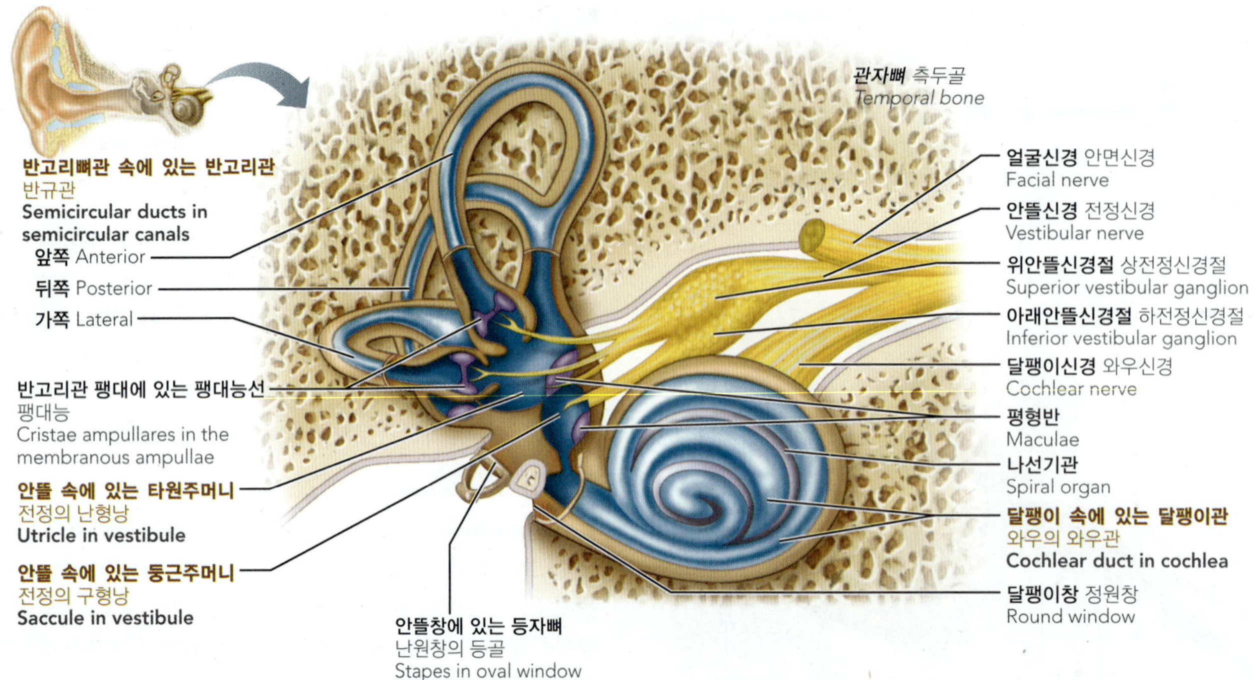

그림 15.18 속귀. 막미로(파란색)는 뼈미로(갈색)의 방 안에 있다. 청각수용기관(나선기관)과 평형기관(평형반과 팽대능선)의 위치는 보라색으로 보인다.

표 15.1 속귀: 뼈미로와 막미로의 기본적인 구조

뼈미로	막미로	막미로의 기능
반고리뼈관(Semicircular canals)	반고리관(Semicircular ducts)	평형: 머리의 회전가속
안뜰(Vestibule)	타원주머니와 원형주머니(Utricle and saccule)	평형: 정적 평형과 머리의 직선가속
달팽이(Cochlea)	달팽이관(Cochlear duct)	청각(Hearing)

속털세포와 바깥털세포는 각 세포의 꼭대기에서 펴져 나온 길이를 증가시키는 3개의 부동섬모를 가지고 있다. 속털세포의 부동섬모는 일직선상으로 배열되어 있고 바깥털세포는 W자 모양을 형성한다(그림 15.19D).

청각기전(*Mechanism for Hearing*). 어떻게 음파는 나선기관의 털세포를 자극하는가? 먼저 음파는 고막을 흔들고 귓속뼈를 통해 들어가 등자뼈가 안뜰창을 진동시키게 한다(**그림 15.20** ①, ②). 이 진동은 안뜰계단의 바깥림프에 압력파를 형성하고(그림 15.20 ③), 달팽이관의 속림프로 전달한다(그림 15.20 ④b). 이 음파는 바닥판을 위아래로 진동시킨다. 나선기관의 털세포는 바닥판에 따라 움직이지만(그림 15.19C), 덮개판에 있는 것은 움직이지 않는다. 그러므로 털세포의 움직임은 털을 구부러지게 한다. 특정한 방향으로 굽혀지는 시간에 따라 털세포는 신경전달물질을 유리시켜 달팽이신경섬유를 자극하며 진동 정보를 뇌로 전달한다. 바닥판의 진동은 고실계단 아래에 있는 바깥림프를 진동하게 한다. 이 진동은 달팽이창으로 가서 창을 덮고 있는 막을 누른 다음 중간귀 공간에서 공기 중 남은 에너지를 소멸한다. 이러한 기전이 없다면 메아리는 단단한 달팽이 안에서 울리게 되고 소리를 듣는 것이 방해받게 된다.

나선기관 안의 속털세포와 바깥털세포는 서로 다른 기능을 한다. *속털세포*는 바닥판의 진동을 달팽이신경으로 전달하는 진정한 수용체이고, *바깥털세포*는 신호를 증폭시키고 달팽이에서 조율하는 기능을 한다. 바깥털세포는 뇌로부터 날신경섬유를 받아 세포를 늘리고 수축하여 속털세포의 반응성을 강화시킨다. 종합적으로 이러한 활동기전은 소리를 약 100배로 증폭시켜 아주 작은 소리도 들을 수 있게 한다. 바깥털세포의 활동도 귀에서 소리를 만들어내는데 작용한다[*청력방출*(otoacoustic emission)]. 자연적인 청력방출의 탐지는 신생아의 청력테스트에 사용된다.

안뜰, 타원주머니, 둥근주머니
The Vestibule and the Utricle and Saccule

안뜰(vestibule)은 뼈미로의 중앙에 있는 공간이며(그림 15.16), 가운데귀 바로 안쪽에 위치해 있고 가쪽 벽에 안뜰창(난원창, oval window)이 있다. 바깥림프액 내에는 매달려 있는 막미로로 된 계란형의 2개의 구조인 **타원주머니**와 **둥근주머니**가 있으며, 타원주머니는 반고리관과 연결되어 있고, 둥근주머니는 달팽이관과 연결되어 있다.

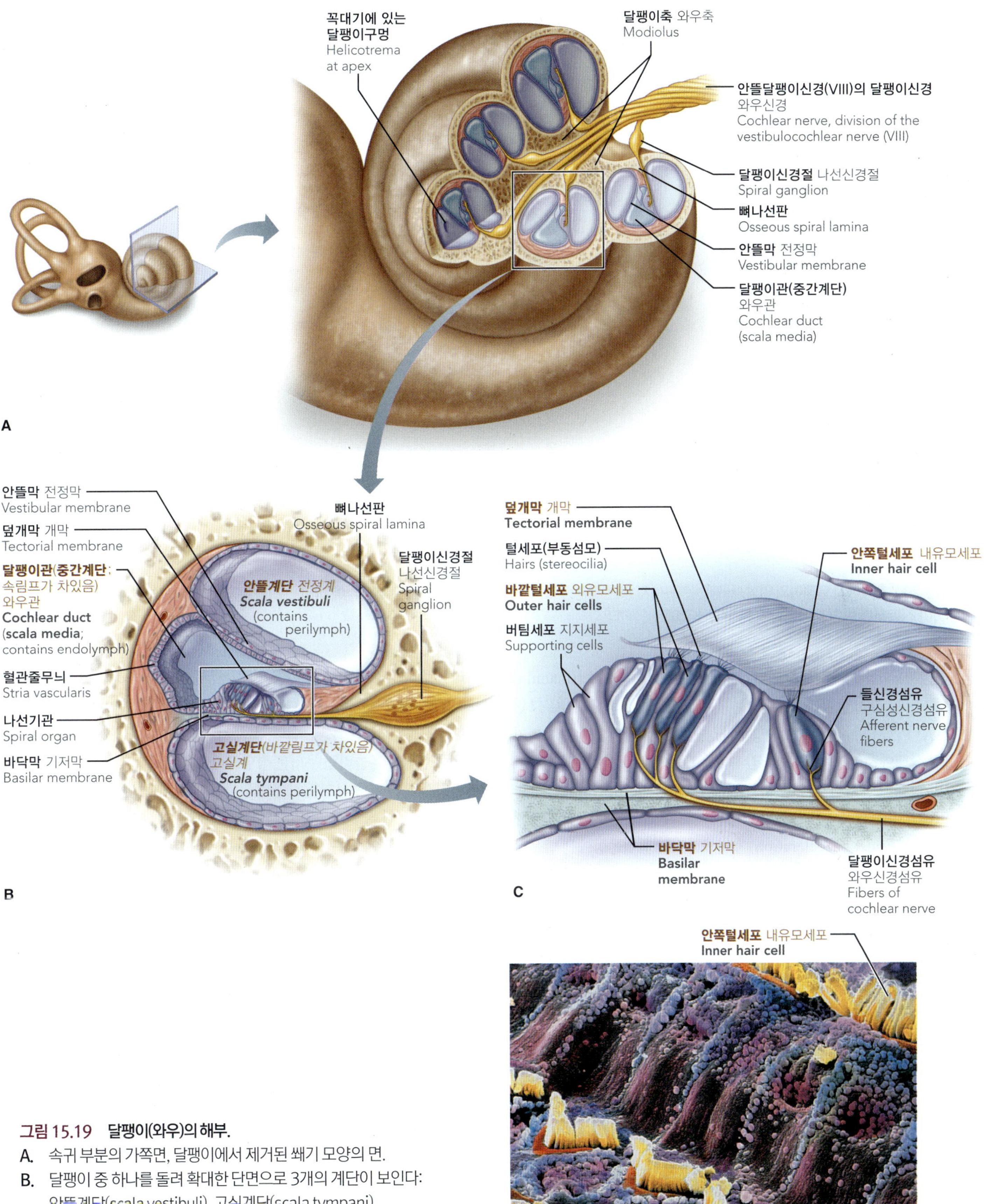

그림 15.19 달팽이(와우)의 해부.

A. 속귀 부분의 가쪽면, 달팽이에서 제거된 쐐기 모양의 면.
B. 달팽이 중 하나를 돌려 확대한 단면으로 3개의 계단이 보인다: 안뜰계단(scala vestibuli), 고실계단(scala tympani), 달팽이관(cochlear duct. 중간계단, scala media)
C. 나선기관의 세부 구조.
D. 나선기관을 염색하여 본 전자현미경 스캔 사진으로 달팽이의 털세포가 보임(1740×).

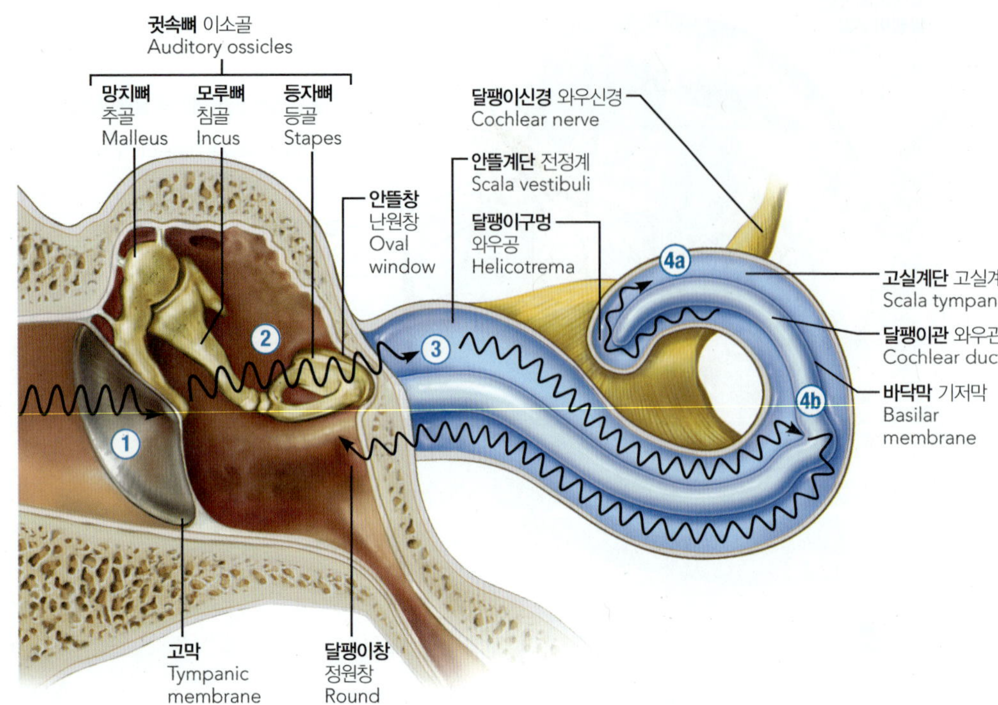

그림 15.20 청각에서 달팽이의 역할. 달팽이는 꼬이지 않은 것처럼 그려져 있다. 바닥막 구조는 주파수에 따라 소리를 분리한다. 바닥 부분은 고주파 소리에 반응하여 진동하는 반면 꼭대기 부분은 낮은 소리에 반응한다.

평형반(Maculae). 타원주머니와 둥근주머니에는 평형반(macula)이라 불리는 감각상피가 모여 있는 곳이 있으며(그림 15.18, 그림 15.21A) 이들 타원주머니의 평형반과 둥근주머니의 평형반은 머리가 고정된 상태에서 머리의 위치를 감지하는 수용체 세포를 가지고 있다. 이러한 형태의 균형감각을 *정적평형감각*(static equilibrium)이라 한다. 또한 수용체세포들은 운동의 방향과 속도가 직선상으로 진행될 때 즉, *선형가속*(linear acceleration)에 반응하지만 회전운동에는 반응하지 않는다.

평형반은 **원주형 버팀세포**(지지세포, columnar supporting cell)와 털세포(유모세포, hair cell)라 불리는 수용체를 가진 상피로 구성되어 있다(그림 15.21A). 털세포들은 안뜰달팽이신경(뇌신경 VIII)의 안뜰가지인 **안뜰신경**(전정신경, vestibular nerve)의 감각신경섬유와 연접한다. 자유면에서 볼 때 털이 많으므로 털세포라 하고, 각 털세포의 윗부분에는 여러 개의 부동섬모와 한 개의 운동섬모(kinocilium)가 위치한다. 털세포의 끝은 탄산칼슘으로 된 젤리 형태의 막인 **평형모래**(평형사, otolith)가 박혀 있는 **평형모래막**(평형사막, otolithic membrane)이라는 납작한 막에 박혀 있다.

평형반과 평형모래가 정적평형감각에 어떻게 관여하는지 이해하는 것은 쉽다. 타원주머니의 평형반은 귀 안에서 *수평*으로 위치하고 있다(그림 15.21A). 머리를 기울이면(그림 15.21B) 무거운 평형모래막이 아래 방향으로 당겨져서 수용체 털들이 구부러지게 되어 안뜰신경이 머리가 기울어진 신호를 뇌로 보내게 된다. 반면 원형주머니 평형반은 귀 안에서 수직으로 위치하고 있어서(그림 15.21A), 무거운 평형모래는 머리를 똑바로 세울 때마다 아래 방향으로 당겨져서 머리가 세워진 자세로 있다는 신호를 뇌에 보낸다. 두 평형반이 어떻게 선형가속 운동을 감지하는지를 이해하는 것도 쉽다. 신체가 직선상에서 앞으로, 위로 또는 옆으로 심하게 흔들리면 무거운 평형모래막은 뒤로 처지게 되고 털은 구부러지게 되어 뇌로 신호를 보내게 된다.

평형반은 안뜰신경의 2개의 신경가지에 의해 지배받는다(그림 15.18). 이 신경에 있는 감각신경세포는 두극신경세포이고 세포체는 관자뼈의 속귀길(내이도, internal acoustic meatus)의 *위·아래 안뜰신경절*(superior and inferior vestibular ganglion)에 위치한다. 뇌 속의 안뜰신경의 경로는 뒤에서 짧게 설명하고 있다.

반고리뼈관과 반고리관

The Semicircular Canals and Semicircular Ducts

안뜰이 정적평형감각과 선형가속에 관여하는 수용체를 가지고 있는 반면 반고리뼈관은 머리의 *회전*가속에 관여하는 수용체를 가지고 있다. 뼈미로를 구성하는 3개의 **반고리뼈관**(semicircular canal)은 안뜰의 뒤쪽과 가쪽에 위치한다(그림 15.16). 이들은 실제로 완전한 원의 형태가 아니고 원의 약 2/3 정도만으로 형성되어 있으며 한쪽 끝에는 **팽대부**(ampulla)라 불리는 확장된 부분으로 되어 있다. 각 관은 세 면에 위치해 있는데 **앞반고리뼈관**과 **뒤반고리뼈관**은 직각으로 놓여 있고 **가쪽반고리뼈관**은 거의 수평으로 놓여 있다. 각 반고리뼈관 안에 형성된 또아리형 도관은 막미로인 **반고리관**(semicircular duct)이며, 각 반고리관은 뼈팽대부 속에 **막성팽대**(membranous ampulla)를 갖고 있다.

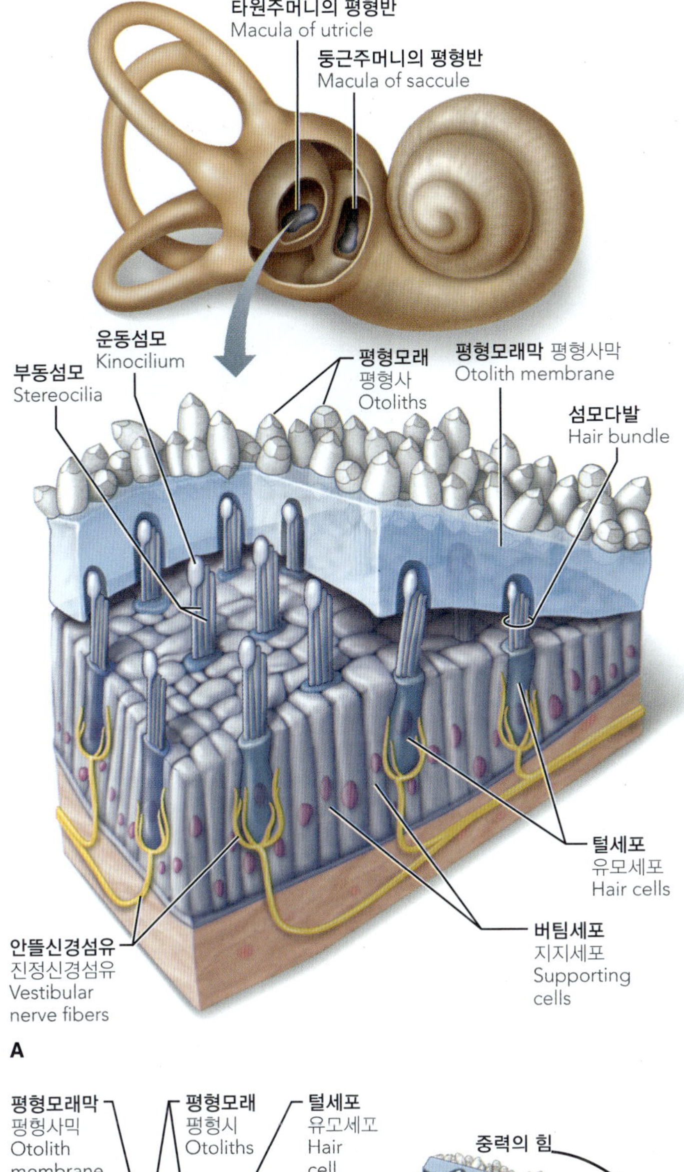

그림 15.21 속귀의 평형반. A. 평형반의 구조. B. 머리의 위치에 따른 신호.

팽대능선(Cristae Ampullares). 각 막성팽대부(membranous ampulla)에는 **팽대능선**(팽대능, crista ampullaris)이라 불리는 작은 원주형 구조물이 위치한다(그림 15.18, 그림 15.22). 3개의 팽대능선은 피겨스케이트 선수들의 회전이나 체조선수들이 하는 몸을 뒤집는 동작을 할 때처럼 머리부위의 *회전가속*을 측정하는 수용체세포가 위치한다. 각 팽대능선은 꼭대기 위에 평형반처럼 *버팀세포*와 수용체 *털세포*를 가진 상피가 위치한다. 털세포의 '털'은 고깔 모양의 키가 크고 젤리같은 덩어리인 **팽대능선마루**(팽대부정, ampullary cupula)에 덮여 있다. 털세포의 밑부분은 안뜰신경섬유와 연접한다.

3개의 반고리관들은 3개의 다른 면으로 서로 직각으로 놓여 있기 때문에 각 팽대능선은 각기 다른 면에서 머리 회전에 반응한다. 머리가 회전하기 시작하면 반고리관에 있는 속림프의 속도가 떨어지게 되어 팽대능선마루를 비틀거나 밀게 되어 털세포가 구부러지게 된다(그림 15.22C). 털이 구부러지면 털세포들이 탈분극하게 되고 안뜰신경에 의해 뇌로 전달되는 신경충동 양상으로 변화시킨다.

이해 수준 체크하기

- ☐ **15.** 속귀에 있는 막미로와 뼈미로의 차이는 무엇인가?
- ☐ **16.** 달팽이 내에 바깥림프가 있는 곳은 어디인가?
- ☐ **17.** 안뜰계단막, 바닥판, 덮개막에서 달팽이관이 있는 곳은 어디인가?
- ☐ **18.** 머리의 정적 위치와 선형 움직임을 감지하는 감각수용체가 위치하는 구조는 무엇인가? 이들 수용체가 있는 부분을 무엇이라고 하는가?

15.3d 청각과 평형감각 신경로
Auditory and Equilibrium Pathways

학습 성과

- 청각과 평형 정보를 뇌로 전달하는 경로를 설명할 수 있다.

모든 감각 정보의 경우와 마찬가지로 평형감각과 청각에 관한 정보의 처리 과정과 통합은 뇌에서 일어난다.

뇌로 들어가는 **오름청각신경로**(ascending auditory pathway)는 속털세포의 달팽이 수용체로부터 일차적으로 청각 정보를 받아 들여 대뇌겉질(대뇌피질, cerebral cortex)로 전달한다(그림 15.23). 먼저 신경흥분은 달팽이신경을 지나 숨뇌(연수, medulla)에 있는 **달팽이핵**(와우핵, cochlear nuclus)으로 간다. 거기서 일부 신경세포는 숨뇌와 다리뇌(교, pons)의 연결부위에 위치하는 **위올리브핵**(상올리브핵, superior olivary nuclus)으로 전달되며, 이곳을 지나 축삭은 **가쪽섬유띠**(외측섬유띠, lateral lemniscus)를 타고 **아래둔덕**(중뇌하구, inferior colliculus)에 이르고 이곳에서 시상(thalamus)의 **안쪽무릎핵**(내슬상체핵, medial geniculate nucleus)을 통해 의식적으로 소리를 인지하는 일차청각겉질(청각피질, auditory cortex)로 전달된다. 특이하게도 청각신경로에서는 모든 신경섬유들이 반대쪽 뇌로 상호 교차되지는 않는다. 따라서 각각의 일차청각겉질은 양쪽 귀에서 신경흥분과

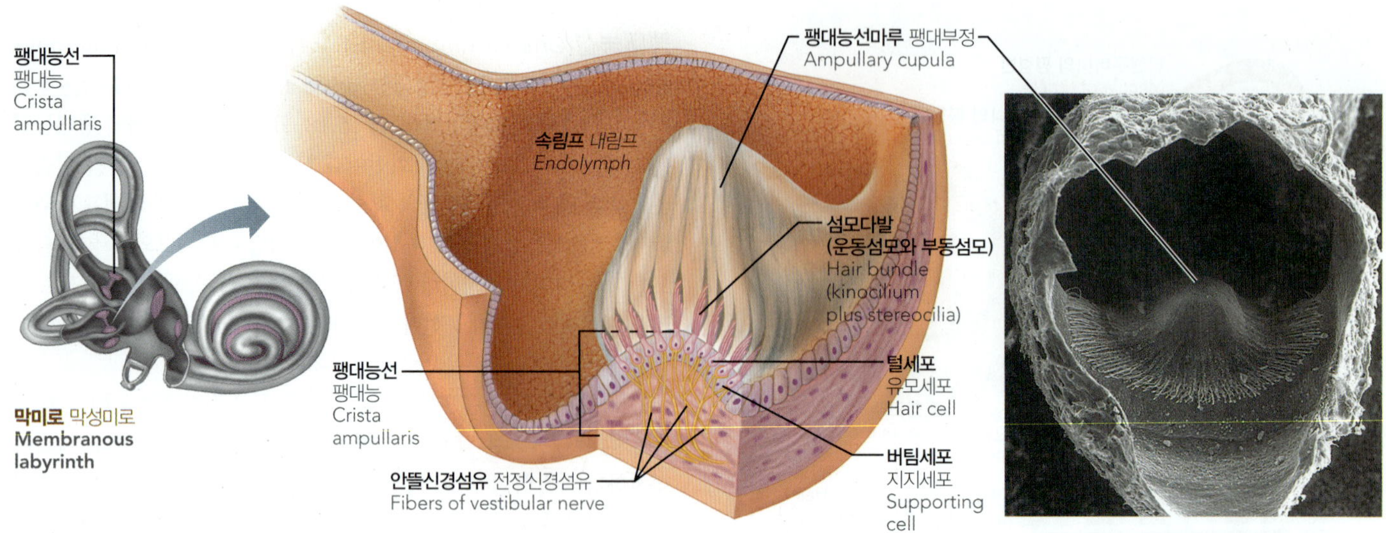

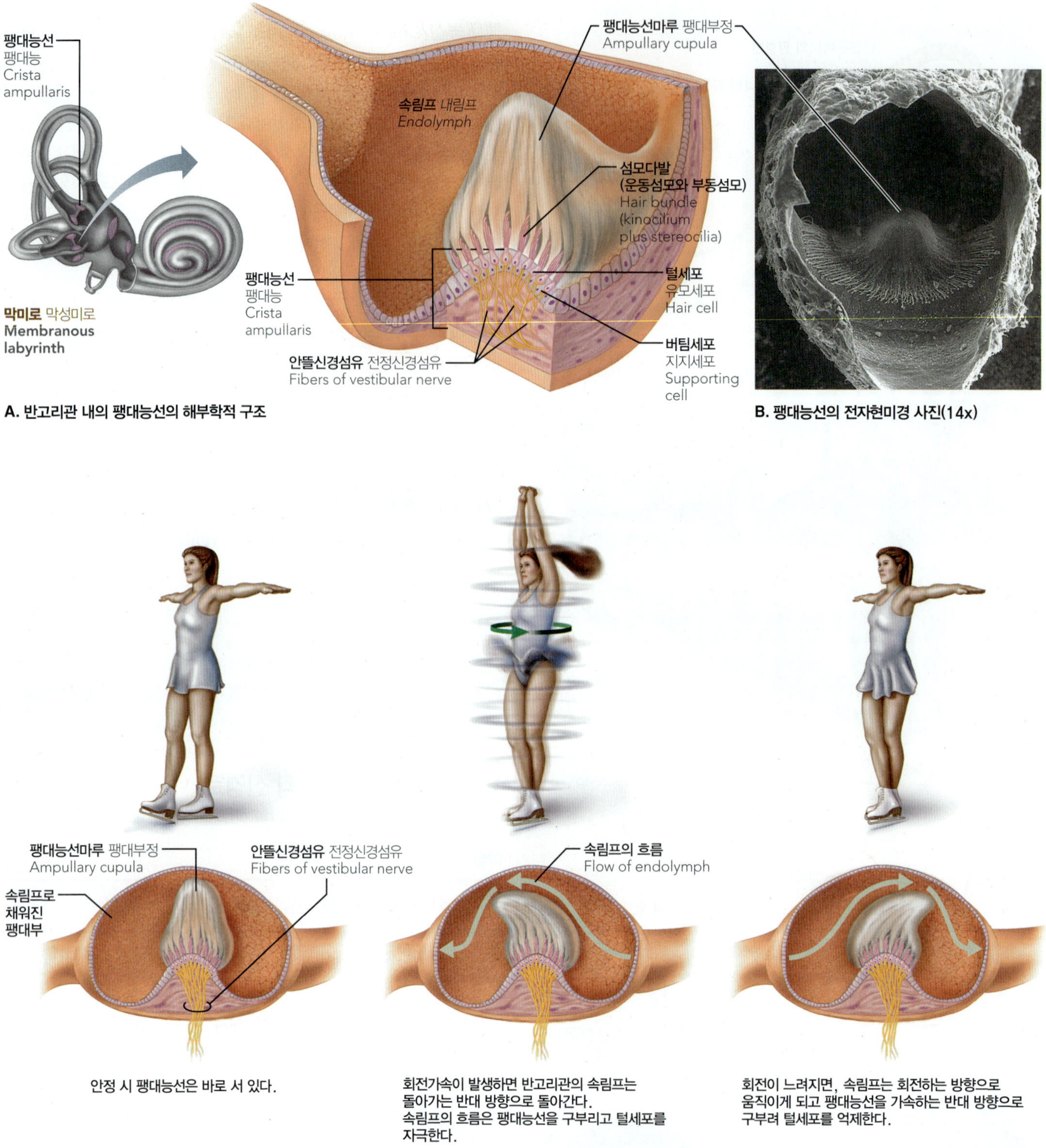

A. 반고리관 내의 팽대능선의 해부학적 구조

B. 팽대능선의 전자현미경 사진(14x)

팽대능선마루 팽대부정 Ampullary cupula

안뜰신경섬유 전정신경섬유 Fibers of vestibular nerve

속림프로 채워진 팽대부

속림프의 흐름 Flow of endolymph

안정 시 팽대능선은 바로 서 있다.

회전가속이 발생하면 반고리관의 속림프는 돌아가는 반대 방향으로 돌아간다. 속림프의 흐름은 팽대능선을 구부리고 털세포를 자극한다.

회전이 느려지면, 속림프는 회전하는 방향으로 움직이게 되고 팽대능선을 가속하는 반대 방향으로 구부려 털세포를 억제한다.

C. 회전가속과 감속 시 팽대능선의 움직임

그림 15.22 속귀의 팽대능선의 위치, 구조 및 기능.

를 받게 된다. 임상적으로 이런 현상 때문에 일차청각겉질 한쪽 면의 손상을 밝히는 데 있어 어려움을 겪는다. 왜냐하면 그러한 손상은 최소한의 청력 손실만을 초래하기 때문이다.

위올리브핵과 아래둔덕은 청각신경로에 있는 중계소일 뿐만 아니라 소리의 위치를 파악하는 데 관여한다.

평형감각 신경로(equilibrium pathway)에서 머리의 위치와 운동에 관한 정보는 안뜰신경을 따라 뇌줄기(뇌간, brain stem)로 전달된다. 평형감각의 정보는 대부분 '사고(thinking)'를 담당하는 대뇌겉질로 가지 않고 하위뇌중추(일차반사중추)로 가는 유일한 특수감각이다. 이 경로는 넘어지는 것과 같은 균형감각 손상에 대한 반응은 빠르고 반사적

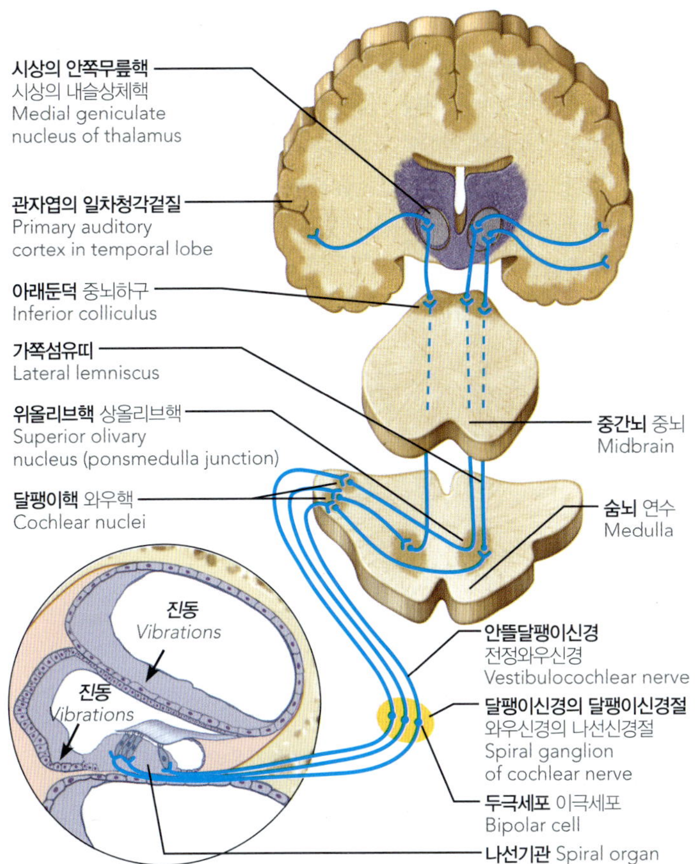

그림 15.23 청각신경로. 오른쪽 귀에서 관자엽의 일차청각겉질로 가는 신경로만 간단하게 그림으로 표시한 것이다.

이어야 한다는 사실을 반영한다. '어떤 것을 생각하다'가 우리는 넘어지게 되고 땅에 부딪히게 될 것이다. 숨뇌의 안뜰핵(전정핵, vestibular nucleus)(그림 12.7C 참조)과 소뇌는 평형감각에 대한 정보를 처리하는 주요 중추이다. 대뇌겉질로 가는 부차적인 경로는 머리의 위치와 움직임을 인식하도록 해준다. 이러한 부차적인 경로는 안뜰신경섬유가 안뜰핵으로 전달되고 시상을 거쳐 대뇌의 뇌섬엽(도, insula) 뒷부분으로 간다.

15.3e 귀의 배아 발달 Embryonic Development of the Ear

학습 성과

▸ 바깥귀, 중간귀, 속귀의 배아 내 기원을 비교할 수 있다.

임신 후 4주 정도에 귀의 발달은 시작한다(**그림 15.24**). 먼저 머리의 양쪽 측면의 후뇌(hindbrain) 가쪽에서 **귀원판**(otic placode)이라 불리는 외배엽 표면이 두꺼워지면서 속귀가 생성하기 시작한다(그림 15.24A). 이 기원판은 **귀오목**(otic pit)을 만들기 위해 함입한다(그림 15.24B). 그 후 이것의 가장자리는 그림 15.24C의 오른쪽 부분에서 보는 것처럼 상피 주변으로부터 분리되는 **귀소포**(otic vesicle)를 만들기 위해 결합한다. 귀소포는 복잡한 모양을 이루어 막미로가 된다. 귀소포 주변의 중간엽조직(mesenchyme tissue)은 뼈미로의 벽인 관자뼈의 바위부가 된다.

속귀가 발생하는 것처럼 중간귀도 생성되기 시작한다. 가쪽 바깥주머니(outpocketing)를 *인두주머니*(pharyngeal pouch)라고 부르며 내배엽으로 둘러싸여 있는 인두로부터 만들어진다(그림 15.24B~D). 중간귀공간과 인두고막관(pharyngotympanic tube)은 첫 번째 인두주머니로부터 발생한다. 중간귀공간의 다리 역할을 하게 될 귓속뼈는 첫 번째와 두 번째 인두주머니와 연관된 연골막대기로부터 발생한다.

바깥귀로의 전환 즉, 바깥귀길은 외배엽 표면이 안으로 들어간 자국인 첫 번째 **아가미고랑**(branchial groove)으로부터 분화한다(그림 15.24B~D). 바깥귀의 귓바퀴는 아가미고랑 주변이 돌출되어서 자란다.

15.3f 청각과 평형감각과 관련된 질환 Disorders of Equilibrium and Hearing

학습 성과 

▸ 멀미, 메니에르증후군 및 난청의 원인과 증상을 설명할 수 있다.

멀미 Motion Sickness

멀미는 특수한 운동(자동차를 타거나 배를 탈 때와 같이)에 의해 메스꺼움과 구토를 일으키는 흔한 평형감각 질환이다. 이러한 상태를 일으키는 원인은 불명확하다. 가장 적합한 이론은 감각자극 유입의 불일치로부터 일어난다고 한다. 예를 들면, 흔들리는 배안에 있다면 시각적인 자극유입은 몸이 선실내에서 정지된 환경하에서 고정된 상태로 위치해 있으나 몸의 평형장치는 움직임을 탐지하고 있다. 초래된 뇌의 혼동은 멀미를 일으킨다. 다른 이론으로는 멀미는 평형감각핵이 구토를 조절하는 숨뇌의 중추 가까이에 위치하거나, 숨뇌의 중추에 투사하기 때문에 일어난다고 한다. 항구토제는 속귀로부터 구토중추로 가는 신호를 차단하여 멀미증상을 완화할 수 있다.

메니에르 증후군 Ménière Syndrome

속귀의 막미로내에 속림프가 지나치게 많아져서 생긴 질환이다. 이 질환에 걸린 환자는 다양한 증상을 경험한다: 평형감각을 잃어서 서 있지를 못한다; 일시적이고 반복된 현기증, 메스꺼움, 구토를 동반한다; 이명, 귀에서 웅웅거리는 소리 또는 윙윙거리는 소리가 들려 청각손상 및 소실이 일어난다. 덜 심각한 경우에는 항유동제(antimotion drug)에 의해 처치하지만 약간 심각한 경우에는 이뇨제와 소금섭취를 제한하는 식단이 필요하다. 이 두가지 방법은 세포바깥액과 속림프의 양을 감소시킨다. 심한 경우에는 속귀로부터 지나친 속림프를 배출시키거나 현기증을 제거하기 위하여 안뜰신경(vestibular nerve)을 자르는 외과적인 수술이 요구된다. 마지막 수단으로는 모든 청각을 잃을 때까지 연기한 후 전체 막미로를 제거한다.

난청 Deafness

정도가 어느정도 일지라도 어떻한 청각소실도 난청이라한다. 두 종류의 난청이 있는데 하나는 전도성난청(conductive deafness)이며, 다른 하나는 신경성난청(sensorineural deafness)인데 그 원인은 차이가 있다.

전도성난청(Conductive Deafness). 소리의 진동이 속귀까지 전달이 않될 때 일어난다. 귀지가 바깥귀길을 차단하거나 고막이 파열되거나 중이염 그리고 귀경화증에 의하여 야기된다

신경성난청(Sensorineural Deafness). 속귀내 털세포(hair cell)의 손상 또는 뇌까지 가는 청각신경로의 손상에 의하여 야기된다. 가장 흔한 형태는 전생애에 걸쳐 일어나는 정상이지만 점차적인 털세포수용체의 소실에 의하여 야기된다. 다른 경우엔 어린 나이에 털세포가 하나의 폭발적인 큰소리에 의하여 파괴되거나 또는 큰 음악소리, 공장소음 또는 비행기소음에 반복적으로 노출될 때 파괴된다. 청각겉질에 손상을 주는 뇌졸중 또는 종양 역시 신경성 난청을 야기시킬수 있다. 난청이 털세포에 손상을 일으켰을 때 보청기가 도움이 된다. 전통적인 보청기

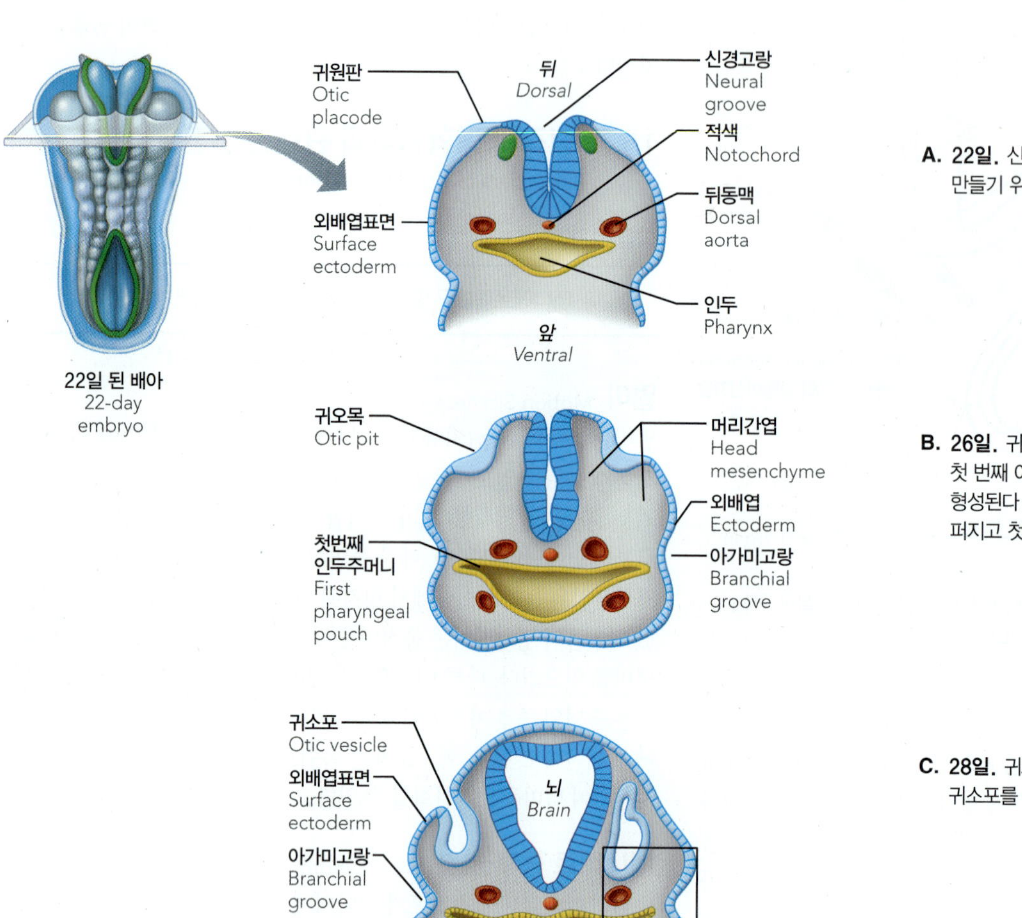

A. 22일. 신경고랑 주변의 외배엽 표면이 귀원판을 만들기 위해 두꺼워진다.

B. 26일. 귀오목을 만들기 위해 귀원판이 함몰된다. 첫 번째 아가미고랑이 외배엽 표면에서 함입되면서 형성된다. 내배엽으로 둘러싸인 인두는 바깥쪽으로 퍼지고 첫 번째 인두주머니를 만든다.

C. 28일. 귀고랑은 표면에서 잡혀질 때까지 더 함몰되어 귀소포를 만든다.

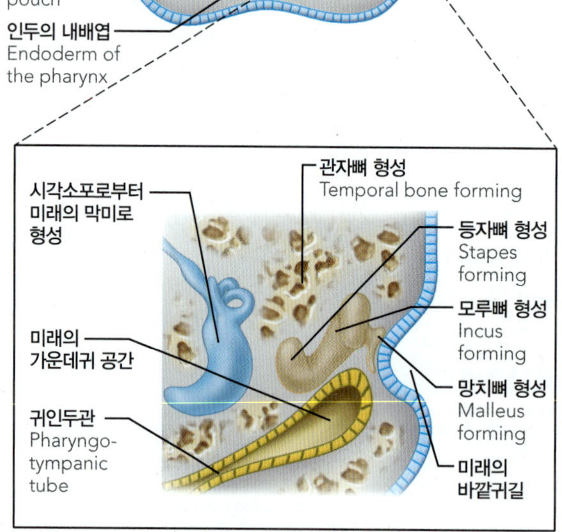

D. 5~8주.

속귀: 막미로는 귀소포에서 만들어지고 뼈미로는 머리의 중간엽에서 발달한다.

가운데귀: 가운데귀공간과 귀인두관은 첫 번째 인두주머니에서 형성된다.

바깥귀: 바깥귀길은 첫 번째 아가미고랑에서 발달한다.

그림 15.24 귀의 배아 발달. 왼쪽은 배아의 표면을 단면으로 봄.

는 털세포의 소실이 그다지 크지 않으면 효과적인 전략을 세워서 간단히 소리를 증폭시켜 준다. 완전한 신경성난청을 위해서는 달팽이를 관자뼈에 이식하는 방법을 이용한다. 이 장치는 소리에너지를 전기신호로 변환시키고 이 신호를 직접 달팽이신경에 전달한다. 현대 모델은 24개 이상의 전극을 가지고 있으며 각각 다른 주파수에 반응하여 난청으로 태어난 어린이들 조차도 말하는 법을 충분히 배울 정도로 매우 효과적인 장치이다.

이해 수준 체크하기

- ☐ 19. 달팽이신경절세포의 손상으로 초래되는 청력 손실은 어떤 형태인가?
- ☐ 20. 3가지 배엽(외배엽, 중배엽, 내배엽) 중 막미로를 형성하는 것은 무엇인가?
- ☐ 21. 평형에 관한 정보를 처리하고 안뜰신경으로부터 정보를 받는 뇌는 무엇인가?

15.4 전 생애 동안의 특수감각

THE SPECIAL SENSES THROUGHOUT LIFE

학습 성과

- ▸ 나이가 증가하면서 일어나는 특수감각의 변화를 설명할 수 있다.

후각과 미각 Olfaction and Taste

모든 특수감각은 태어날 때 기능적으로 어느 정도 우세하거나 또는 약하거나 한다. 후각과 미각은 신생아일 때는 민감한데, 그 이유는 유아가 성인보다 맛봉오리가 많이 있기 때문에 성인이 무미건조하게 여긴 음식도 유아가 좋아하게 되는 것이다. 대부분의 사람들은 어린시절과 청소년기에는 화학적 감각에 대한 어려움이 없다는 것을 경험한다. 그러나 40세 이후에는 미각과 후각은 감소하게 된다. 이러한 감소는 화학수용체의 점차적인 감소를 나타내고, 40세 이후에는 젊었을때보다 화학수용체가 더욱 서서히 대치되기 때문이다.

시각 Vision

비록 태아는 자궁의 어두움 속에서 볼 수 없을지라도 광수용체는 임신 후 25주에 뒤쪽 망막에 형성되어있고, 시각경로의 신경연결은 이 보다 더 일찍 발달되었다. 태어난 후 8개월째의 시각적 경험은 이러한 연접연결을 미세조정하게 한다.

임신 첫 3개월째의 모계 풍진은 선천적인 실명 또는 백내장을 일으키지만 눈의 선천적인 결함은 상대적으로 드물다. 신생아에서 안구는 짧아서 모든 유아는 원시 시력이다; 오직 회색 색조만 인지한다. 안구운동은 잘 조절하지 못하고 한번에 종종 한쪽 눈만 사용한다. 그러나 3개월까지 유아는 선명한 시야를 위하여 망막의 중심오목(fovea centralis)에 상을 맺을 수 있고, 눈으로 움직이는 사물을 따라서 이동할 수 있다. 6개월까지 거리 감각이 있고, 색깔을 인지하는 시력이 잘 발달되었고, 초기에 갖고있던 원시 시력은 거의 사라진다.

나이가 증가하면서 렌즈는 투명도를 잃게 되고 색깔도 탈색이 되며 빛도 산란을 일으키기 시작한다(노인들이 밤에 운전할 때 다가오는 전조등 빛으로부터 눈길을 돌리게하는 눈부심을 일으키게 함). 홍채의 확대근은 효율이 떨어지게 되어 동공이 부분적으로 수축이 된다. 이러한 모든 변화는 망막에 도달하는 빛의 양을 감소시켜 70대 이상의 노인들에서는 시력이 극적으로 낮아지게 된다. 이외에도 노인들은 녹내장, 망박박리, 당뇨병, 나이와 관련된 황반변성과 같은 실명을 일으킬 수 있는 상태에 민감하다.

청각 Hearing

신생아는 들을 수 있으나 이들의 소리에 대한 초기 반응은 대개 반사적이다 – 예를 들면 깜짝 놀라게 하는 소리에 반응하여 울거나 눈꺼풀을 꽉 닫는 운동. 유아는 태어날 때 낮은 음조와 중간 음조의 소리를 들을 수 있으나 높은 음조의 소리를 들을 수 있는 능력은 출생 후에 발달 한다. 3-4개월까지 유아는 소리의 위치를 알게 되고 가족 구성원의 음성이 나는 쪽으로 돌릴 수 있게 될 것이다. 12개월까지 유아는 모국어의 소리를 모두 알게 되고, 중요한 귀기울임은 말하는 것을 배울 때인 걸음마를 배울 때 시작한다.

부분적 또는 완전히 사라진 귓바퀴, 닫힌 또는 없는 바깥귀길과 같은 바깥귀의 선천적인 구조적 이상은 상당히 흔하다; 임신 중 모계풍진의 감염에 의한 신경성 난청은 흔하게 발생하지 않는다. 어린이의 흔한 귀감염을 제외하고 노인이 될 때까지 귀에 영향을 미치는 문제는 거의 없다. 그러나 약 60세까지 나선기관의 악화가 현저하게 일어난다. 인간은 각가의 귀에 20,000개의 털세포를 가지고 태어나는데 점차적으로 소실이 된다. 높은 음조의 소리를 듣는 능력이 처음 사라진다. 나이가 들면서 청각의 점차적인 소실을 노인성 난청(presbycusis)이라고 하며, 문자그대로 '노인 청각' 이라고 한다. 이것이 가장 흔한 형태의 신경성 난청이다. 이 질환이 노인의 장애이지만 현대사회가 점점 소음이 많아지고 헤드폰이 광범위하게 사용되므로 젊은 사람들에게서 더욱 흔한 질환이 되었다.

포유동물에서 청각과 평형기관을 갖고 있는 속귀의 털세포는 자연적으로 재생하지 않는다. 그러나 유전자 치료기술은 새로운 털세포 형성을 유발한다. 성숙한 기니픽의 속귀의 체액에 주입한 유전자 Math1은 새로운 털세포의 성장을 초래한다. Math1은 미성숙한 귀세포가 털세포로 되도록 유도하는 단백질을 위해서 암호화한다. 이러한 연구는 여러 가지 유형의 청각소실의 치료를 가능하게 한다.

요약 Chapter Summary

15.1 화학적 감각: 맛과 냄새 THE CHEMICAL SENSES: TASTE AND SMELL

15.1a 맛, 미각 Taste, Gustation

1. 대부분의 맛봉오리는 혀의 버섯유두, 잎새유두 및 성곽유두 안에 있다.
2. 맛봉오리는 맛상피세포와 바닥상피세포로 구성되며 맛세포 손상 시 대체된다. 맛상피세포는 미각을 자극하는 화학물질과 맛털이 결합되었을 때 흥분된다.
3. 5가지 기본적인 맛은 단맛, 신맛, 짠맛, 쓴맛, 감칠맛이다.
4. 미각은 뇌신경 VII, IX, X에게 전달하고 이들은 숨뇌로 흥분을 보낸다. 숨뇌에서 시상을 거쳐 대뇌겉질의 미각영역으로 간다.

15.1b 냄새, 후각 Smell, Olfaction

5. 후각상피는 코안의 천장에 위치하며, 상피세포는 후각신경세포, 지지상피세포, 후각줄기세포로 구성된다.
6. 후각신경세포는 섬모가 있는 두극신경세포이다. 냄새 분자가 섬모와 결합하면 신경세포가 흥분하고, 이 신경세포의 축삭은 후각신경의 잔섬유를 형성한다(뇌신경 I).
7. 후각신경의 축삭은 후각망울로 흥분을 전달하고, 여기서 축삭은 토리라 불리는 승모세포와 연접을 이룬다.
8. 후각정보가 후각신경세포로부터 들어온 후 승모세포는 후각로를 통해 후각겉질과 둘레계통으로 보낸다.

15.1c 화학적 감각의 배아 발달 Embryonic Development of the Chemical Senses

9. 후각상피와 맛봉오리는 각각 얼굴과 입/인두에 있는 상피(epithelia)로부터 발달한다.

15.1d 화학적 감각과 관련된 질환 Disorders of the Chemical Senses

10. 미각의 질환은 얼굴신경의 고실끈신경의 손상으로부터 초래된다. 후각의 질환에는 갈고리이랑발작과 후각상실증이 있다.

15.2 눈과 시각 THE EYE AND VISION

11. 눈은 뼈인 눈확에 위치하며 지방에 의해 충격을 흡수(cushion)한다. 원뿔 모양의 눈확에는 신경, 혈관 및 눈의 바깥근육들이 있다.

15.2a 눈의 부속기관 Accessory Structures of the Eye

12. 눈썹은 눈에 그늘을 만들어 주고 보호한다.
13. 눈꺼풀은 깜박임반사에 의해 눈을 보호하고 매끄럽게 한다. 눈꺼풀은 지지해 주는 눈꺼풀판, 속눈썹 뿌리, 눈꺼풀판샘과 속눈썹샘이 있다. 눈꺼풀은 위눈꺼풀올림근이 있어서 눈을 뜨게 하고, 눈둘레근은 눈을 감게 한다.
14. 결막은 눈꺼풀 안쪽면(눈꺼풀결막)과 눈의 흰자 부분(안구결막)을 덮고 있는 점막이다. 결막의 점액은 눈 주변을 매끄럽게 한다.
15. 눈물샘은 눈물을 분비하여 눈의 안쪽으로 퍼지게 하고 눈물소관, 눈물주머니와 코눈물관을 통해 코안으로 흐른다.
16. 6개의 눈근육은 가쪽·안쪽곧은근(각각 눈을 가쪽과 안쪽으로 돌린다)과 위·아래곧은근(각각 눈을 올리고 내리며 안쪽으로 돌린다) 및 위·아래빗근(각각 눈을 내리고 올리며 가쪽으로 돌린다)이 있다.

15.2b 안구의 해부학적 구조 Anatomy of the Eyeball

17. 눈의 벽은 3층으로 되어 있다. 가장 바깥은 섬유층으로 앞쪽의 각막과 뒤쪽의 공막으로 구성된다. 각막은 눈으로 빛이 들어오게 하는 투명한 창이다. 질긴 공막은 눈을 보호하고 모양을 유지하게 한다.
18. 색소층인 중간층은 맥락막, 섬모체, 홍채로 구성된다. 맥락막은 망막의 빛수용체에 영양소를 공급하고 눈으로 들어오는 빛의 분산을 방지한다. 섬모체는 민무늬 섬모체근이 있어 수정체의 모양과 안구방수를 분비하는 섬모체돌기를 조절한다. 홍채는 민무늬근이 있어 동공의 크기를 변화시킨다.
19. 감각층은 망막과 시각신경으로 구성된다. 망막은 바깥쪽의 색소층과 안쪽의 신경층으로 되어 있다. 신경층은 빛수용체(막대세포와 원뿔세포)와 여러 형태의 신경세포가 있다. 빛은 빛수용체에 영향을 주어 두극세포와 신경절세포에 신호를 보낸다. 신경절세포의 축삭은 시각신경원반을 향해 망막 안쪽면을 따라가서 시각신경을 형성한다.
20. 막대세포와 원뿔세포의 바깥쪽 분절은 막으로 덮여 있는 사이원반안에 빛을 흡수하는 색소가 있다. 이 색소는 빛을 변화시켜 시각경로를 통해 신호를 보내기 시작한다.
21. 망막의 뒤쪽 벽에는 중요한 두 개의 지점이 있다. (1) 황반과 중심오목(가장 정확한 상을 만드는 부위)과 (2) 시각신경을 만드는 신경절세포의 축삭이 있는 시각신경원반(맹점)이다.
22. 망막의 바깥쪽 1/3(빛수용체)은 맥락막에 있는 모세혈관에 의해 영양소를 공급받는 것에 반해 안쪽 2/3는 망막의 중심혈관에 의해 공급받는다.
23. 눈의 뒤구역, 수정체의 뒤쪽은 젤 형태의 유리체액이 있다. 눈의 앞구역, 수정체의 앞쪽은 홍채에 의해서 안방과 뒤방으로 나뉜다. 앞구역은 뒤방에 있는 섬모체돌기가 계속해서 생산하는 안구방수로 채워져 있고 앞방으로 흘러간 후 공막정맥굴로 유입된다.
24. 양쪽이 볼록한 수정체는 빛의 초점을 맞추는 것을 돕는다. 수정체는 눈에서 섬모체띠에 의해 섬모체에 부착되어 있다. 섬모체띠의 긴장은 수정체가 정상적으로 둥글게 되는 것을 못하게 한다.

15.2c 광학기구로서의 눈 The Eye as an Optical Device

25. 눈으로 빛이 들어가는 것처럼 각막과 수정체에 의해서 굴절되고 망막에 초점이 맞춰진다 각막은 이러한 굴절의 대부분이 이루어지지만 수정체는 다른 거리에 있는 물체의 초점을 맞추게 한다.
26. 안정 시 눈은 시각의 거리를 설정한다. 가까운 물체의 초점을 맞출 때 순응(섬모체근은 섬모체띠의 긴장도를 이완시켜 수정체를 둥글게 한다)이 필요하다. 동공 또한 수축한다. 이러한 움직임은 눈돌림신경의 부교감신경섬유의 조절에 의해 일어난다.
27. 눈에 초점을 맞추지 못하는 질환에는 근시(가까운 것이 안 보이는 것), 원시(먼 거리의 것이 안 보이는 것), 노안(노화에 의한 수정체 탄력성 감소), 난시(각막이나 수정체의 불규칙한 만곡) 등이 있다.

15.2d 시각신경로 Visual Pathways

28. 뇌로 가는 시각로는 망막의 시각 정보 처리에 의해 시작한다. 거기서부터 신경절세포의 축삭은 시각신경, 시각교차 및 시상의 가쪽무릎핵으로 가는 시각로를 통해 운반한다. 시상의 신경세포는 일차시각겉질로 보낸다.
29. 시각신경교차에서 망막의 안쪽 1/2에서 온 축삭은 X자로 교차한다. 이러한 현상은 양쪽 눈에 의해 보이는 것처럼 시야의 반대쪽 1/2의 정보를 각각의 시각겉질로 제공한다. 시각겉질은 양 눈에서 온 영상을 비교하고 입체감(depth perception)을 만들어낸다.

15.2e 눈의 배아 발달 Embryonic Development of the Eye

30. 양 눈은 시각소포, 배아의 사이뇌의 가쪽 바깥주머니에서 시작한다. 이 소포는 망막이 되는 시각잔(안배, optic cup)을 만들기 위해 함입된다. 외배엽의 위부분은 수정체를 만들기 위해 접힌다. 섬유층과 혈관층은 거의 대부분이 시각잔 주변의 중간엽(mesenchyme)에서 기인한다.

15.2f 눈과 시각과 관련된 질환 Disorders of the Eye and Vision

31. 실명을 초래하는 2종류의 눈질환은 망막에 손상을 일으키는 미숙아 망막증(retinopathy of prematurity)과 각막에 손상을 주는 트라코마(trachoma)이다.

15.3 귀: 청각과 평형감각 THE EAR: THE HEARING AND EQUILIBRIUM

15.3a 바깥귀 The External Ear

32. 귓바퀴와 바깥귀길은 바깥귀에 해당하고 음파를 모으는 일을 한다. 고막은 중간귀로 음파의 진동을 전달한다.

15.3b 가운데귀 The Middle Ear

33. 가운데귀는 관자뼈안의 작은 공간이다. 가쪽에는 고막에 의해, 안쪽은 속귀의 뼈로 된 벽에 의해 구분되고, 뼈로 된 천장, 얇은 뼈로 된 바닥, 꼭지방으로 열리는 뒤쪽벽과 귀인두관으로 열리는 앞쪽벽으로 구분된다.

34. 뼈와 연골로 이루어진 귀인두관은 인두에 위치하며 고실내 공기압과 대기의 압력을 일정하게 해준다.

35. 귓속뼈(망치뼈, 모루뼈, 등자뼈)는 음파를 증폭시키고 중간귀 공간으로 퍼지며 고막으로부터 안뜰창으로 음파의 진동을 전달한다. 작은 고막긴장근과 등자근은 매우 큰 소리의 진동을 둔화시킨다.

15.3c 속귀 The Internal Ear

36. 속귀는 막미로(반고리관, 타원주머니, 둥근주머니, 달팽이관)를 포함하는 방인 뼈미로(반고리뼈관, 안뜰, 달팽이)로 구성된다. 뼈미로는 바깥림프가 차 있는 반면 막미로에는 속림프가 차 있다.

37. 나선형의 달팽이는 세 부분으로 나뉜다. 중심부를 통과하는(중간계단) 달팽이관에는 나선기관이 있다. 나선기관은 바닥막 위의 상피이며, 털세포(청각수용체)로 구성된다. 달팽이의 나머지 두 부분은 안뜰계단과 막미로의 일부인 고실계단이다.

38. 청각 기전은 음파가 등자뼈로 전달되고 달팽이의 액체를 진동시키는 것이다. 이것은 바닥막과 나선기관을 진동시키고 수용체세포의 털을 구부러지게 한다. 이 세포의 끝은 움직이지 못하는 덮개막에 부착되어 있다. 털이 구부러지면 달팽이신경에 흥분이 발생한다.

39. 타원주머니와 둥근주머니에는 평형반이 있으며 평형반은 정적 평형과 신형가속을 감지하는 수용체상피 부분이다. 평형반은 털세포가 있고 이 '털'은 평형모래막 위에 부착되어 있다. 평형모래막에 중력과 머리의 선형가속에 의해 야기된 힘이 발생하면, 털이 굽어져 안뜰신경이 흥분하기 시작한다.

40. 반고리관들은 세 면(앞쪽 수직, 뒤쪽 수직, 가쪽 수평)에 존재한다. 이들의 팽대능선은 털세포가 있고 털세포는 회전가속을 감지한다. 이 세포의 '털'은 팽대능선마루 위에 부착되어 있다. 머리의 회전가속에 의해 능선마루에 힘이 발생하면 털은 구부러지고 안뜰신경이 흥분하기 시작한다.

15.3d 청각과 평형감각 신경로 Auditory and Equilibrium Pathways

41. 청각수용체에 의해 생성된 흥분은 달팽이신경을 따라 숨뇌의 달팽이핵으로 간다. 그곳에서 청각 정보는 뇌줄기(위올리브핵, 아래둔덕) 안의 여러 개의 핵을 통과해서 시상의 안쪽무릎핵과 청각대뇌겉질로 가게 된다.

42. 평형감각수용체에 의해 생성된 흥분은 안뜰신경을 따라 안뜰핵과 소뇌로 간다. 이들은 균형을 유지하는 뇌중추이다. 또한 부수적인 평형감각신경로는 대뇌겉질의 뇌섬엽 뒤쪽으로 간다.

15.3e 귀의 배아 발달 Embryonic Development of the Ear

43. 막미로는 후뇌(hindbrain)의 얕은 층의 외배엽이 두꺼워진 귀원판(otic placode)에서 발달한다.

44. 인두주머니(pharyngeal pouch)는 중간귀 공간과 귀인두관이 된다. 바깥귀는 바깥쪽 아가미고랑(바깥귀길)에 의해 형성되고 이 고랑 주변이 부어오르게 된다.

15.3f 청각과 평형감각과 관련된 질환 Disorders of Equilibrium and Hearing

45. 멀미(motion sickness)는 특수한 운동에 의하여 메스꺼움과 구토를 일으키는 평형감각 질환이다. 메니에르 증후군(Ménière Syndrome)은 속귀의 막미로내에 속림프가 지나치게 많아져서 야기된 청각과 평형수용체를 지나치게 자극하여 생긴 질환이다.

46. 전도성난청(conductive deafness)은 소리의 진동이 속귀까지 전달이 방해받을 때 일어난다. 신경성난청(sensorineural deafness)은 속귀내 털세포(hair cell)와 뇌까지 가는 청각경로의 손상에 의하여 야기된다.

15.4 전 생애 동안의 특수감각 THE SPECIAL SENSES THROUGHOUT LIFE

47. 화학적 감각은 태어날 때 가장 민감하며 나이가 들어감에 따라 화학수용체가 더욱 서서히 교체되기 때문에 감소한다.

48. 눈은 태어날 때 안구가 짧아 원시 시력이다. 6개월까지 거리 감각이 있고, 눈조절, 색깔을 인지하는 시력이 잘 발달되었고, 나이가 증가하면서 렌즈는 탄력과 투명도를 잃게 되고 시력도 감소한다. 나이가 증가하면서 발생하는 질환들은 노안, 녹내장, 망박박리, 나이와 관련된 황반변성이 발생한다.

49. 처음으로 유아는 소리에 대한 초기 반응은 대개 반사적이다 5개월까지 유아는 소리의 위치를 알게 되고 중요한 귀기울임은 설음마를 배울 때 시작한다. 나이가 들면서 청각의 점차적인 소실(노인성 난청)이라고 하며, 60대와 70대에 발생한다.

16

내분비계통
The Endocrine System

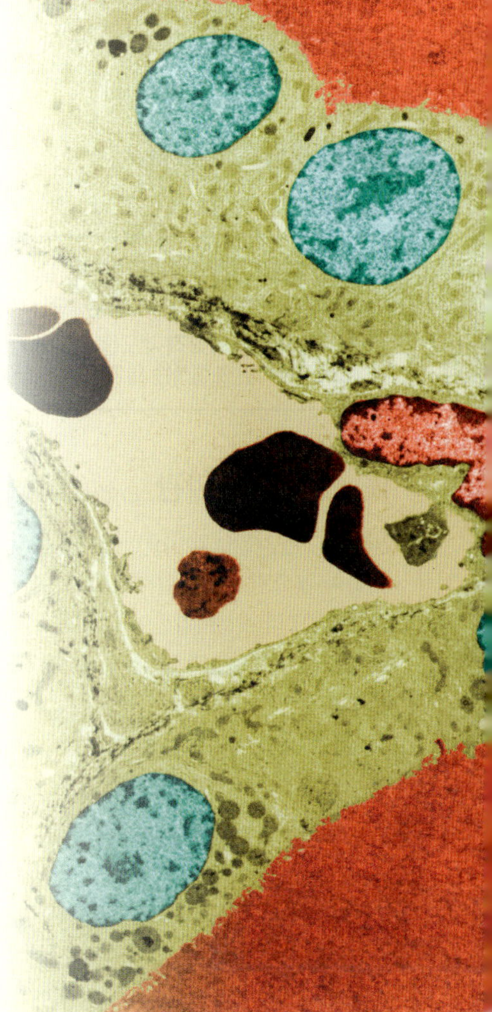

▲ *적혈구가 들어 있는 창모세혈관에 둘러싸인 일부 갑상샘소포(TEM)*

기억해야 할 어근 Roots to Remember

adeno = gland (샘)
andro = male (남자, 남성)
anti- = against (반대하는)
diuret = urinate (소변보는)
fasci = bundle (묶음)
gest = carried (운반하는)
gen = produce (생산하는)
glomer = ball of yarn (실로 만든 공모양의)
gon, gono = seed, offspring (씨앗, 자손)
hormon = excite (자극하는)
humor = fluid (액체)
infundibul = funnel (깔때기, 깔때기모양)
lact = milk (우유)
lut = yellow (노란색)
natri = salt (Na) (소금, 염분)
phil = loving (~을 좋아하는, ~성향의)
phob = fearing (두려운)
phy = growth (성장)
pro- = before (~이전)
tropo = turn, change (회전, 변화)
ureo = urine (소변)

위에 열거한 어근을 기초로 하여, 다음 용어의 의미를 설명하시오.

1. **adrenocorticotropic hormone** (부신겉질자극호르몬)
2. **melanocyte-stimulating hormone** (멜라닌세포자극호르몬)
3. **somatotropic hormone** (성장자극호르몬)
4. **androgen hormones** (안드로겐호르몬)
5. **progesterone** (프로게스테론)
6. **prolactin** (젖분비호르몬)
7. **natriuretic hormone** (나트륨이뇨호르몬)

정답은 해답부록을 참조하시오.

내분비계통은 내부 조절 장치이다. 신경계통 조절 작용과 유사하게 내분비계통은 인체 내부 환경을 정상 범위 내로 유지하도록 돕는다. 내분비계통 기관은 순환계를 통해 호르몬이라는 전달(메신저)분자를 관이 없이 분비하는 분비샘 조직들이다. 순환 호르몬들은 멀리 떨어진 세포로 이동하고 해당 세포가 특징적인 생리적 반응을 나타내도록 신호를 전달한다. 이러한 호르몬 신호를 통해 내분비계통은 다른 기관계통의 기능을 제어하고 통합한다. 빠르게 명확한 표적에 작용하는 신경 자극과 달리, 호르몬은 혈류를 통해 천천히 이동하고 많은 인체 조직과 상호 작용한다. 따라서 내분비계통은 광범위한 영향을 느린 과정으로 조절한다. 내분비계통에 의해 조절되는 몇 가지 주요 과정은 신체 성장, 생식기관들의 발달과 기능, 스트레스에 대응하는 인체방어를 위한 동원, 적절한 혈액 회학적 성분 유지 및 대사율 제어이다. 호르몬과 내분비샘들에 대한 과학적인 연구를 하는 학문을 **내분비학**(endocrinology)이라 한다.

16.1 개요 OVERVIEW

학습 성과

- 주요 내분비 기관의 종류와 위치를 설명할 수 있다.
- 호르몬이 어떻게 화학적으로 분류되는지 설명할 수 있다.
- 호르몬과 그들의 표적 세포들 사이의 기본적인 상호관계를 설명하고, 호르몬 분비를 조절하는 세 가지 기전을 설명할 수 있다.

16.1a 내분비기관 Endocrine Organs

인체의 다른 기관들과 비교하면 대부분의 내분비기관은 작고 인상적이지 못하다(**그림 16.1**). 실제로 호르몬을 생산하는 조직 1 kg을 모으려면 성인 9명의 내분비기관이 필요하다. 게다가 해부학적으로 연결된 다른 계통들의 기관들과 달리 이 내분비기관들은 광범위하게 인체에 흩어져 있다.

인체의 내분비 세포들을 포함하고 있는 기관은 세 그룹으로 구분된다.

1. **내분비 세포만을 포함하는 기관.** 순수한 내분비기관은 다음과 같다. 뇌의 바닥에 위치한 *뇌하수체*(pituitary gland), 사이뇌(간뇌, diencephalon)의 지붕 위에 있는 *솔방울샘*(송과체, pineal gland), 목에 있는 *갑상샘*(갑상선, thyroid)과 *부갑상샘*(부갑상선, parathyroid gland), 신장 위에 있는 *부신*(adrenal gland)은 실제적으로 두 개의 샘(선)으로 하나는 *부신속질*(부신수질, adrenal medulla)이고, 다른 하나는 *부신겉질*(부신피질, adrenal cortex)이다.

2. **다른 인체계통에서의 기능을 수행하면서 상당 부분의 내분비세포를 포함하고 있는 기관.** *이자*(췌장, pancreas)은 내분비 기능 뿐만 아니라 소화계통의 기능을 수행한다. 내분비계통의 주요 기능을 수행하는 *가슴샘*(흉선, thymus)은 면역계통의 기능을 수행하고, *생식샘*(성선, gonad)은 생식계(통)를 구성하는 기관이다. 그리고 *시상하부*(hypothalamus)는 신경계통에서 주요 기능을 수행하면서 호르몬도 생산하기 때문에 시상하부는 *신경내분비*기관(neuroendocrine organ)으로 기술하기도 한다.

3. **일부 내분비 세포를 포함하고 있는 기관.** 심장, 소화관, 콩팥, 지방세포, 뼈모세포, 피부 등 많은 다른 기관에는 호르몬을 분비하는 세포들이 흩어져 있거나 작은 덩어리를 이루고 있다.

내분비 세포들은 인체에 있는 대부분의 샘세포들처럼 *상피세포*(epithelial)로부터 기원한다. 하지만 내분비계는 다양한 세포로 구성되어 호르몬을 분비하는 신경세포, 호르몬을 분비하는 근육세포, 호르몬을 분비하는 섬유모세포 등을 포함한다.

내분비샘은 풍부하게 림프와 혈액을 공급받는다. 전형적으로 내분비 세포들은 작은 세포집합체(cluster), 끈 또는 그물 모양으로 배열되어 있으며, 많은 모세혈관과 접하기 위해 최적의 상태로 배열되어 있다. 내분비 세포들은 세포를 둘러싸는 세포밖공간으로 호르몬을 유리하고 유리된 호르몬은 즉시 인접한 모세혈관 속으로 들어간다.

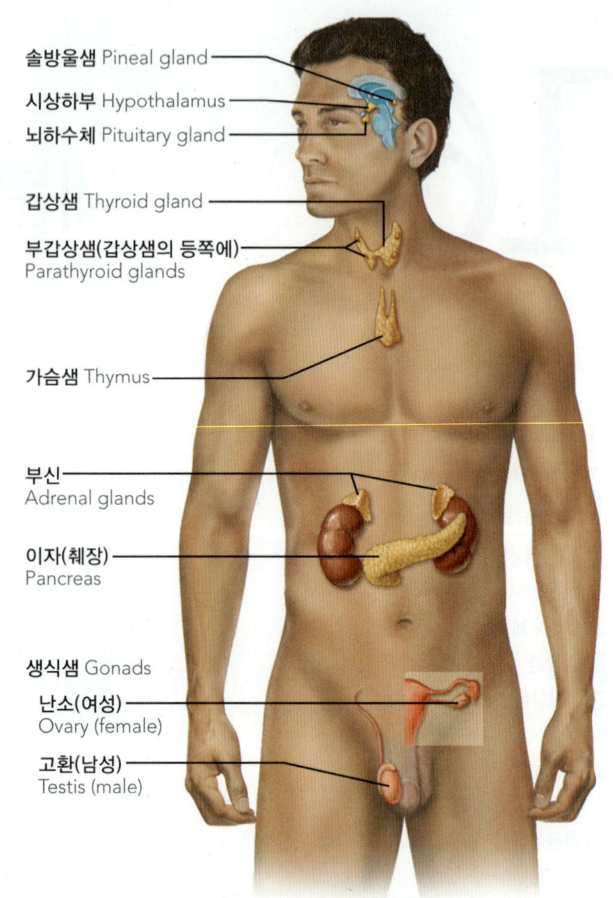

그림 16.1 인체의 주요 내분비 기관들의 위치. 내분비 세포들은 심장, 소화관, 신장, 피부, 태반 그리고 다른 곳에서도 존재한다.

16.1b 호르몬 Hormones

호르몬의 분류 Classes of Hormones

인체는 서로 다른 많은 종류의 화학적 구조가 뚜렷이 다른 호르몬을 만들어 낸다. 그러나 대부분의 호르몬은 두 종류 중 하나의 범주에 속한다. 아미노산을 근간으로 하는 분자들과 스테로이드 분자들이다.

- **아미노산 기반 호르몬.** 변형된 아미노산(또는 아민), 펩타이드(아미노산의 짧은 사슬들), 그리고 단백질(아미노산의 긴 사슬들)이 포함된다. 이러한 종류의 호르몬을 분비하는 세포는 호르몬을 생산하여 세포외배출을 하는 분비 과립을 생산하기 위해 정교한 과립세포질그물을 갖고 있다.
- **스테로이드 호르몬.** 콜레스테롤로부터 파생된 지질 분자이다. 스테로이드 분비세포는 스테로이드 분자를 생산하는 무과립세포질그물이 풍부하고, 스테로이드를 만드는 원료인 지질 입자가 풍부하다. 이 세포는 분비과립이 적고, 스테로이드호르몬은 형질막을 통과하여 확산에 의해 분비된다.

기본적인 호르몬의 작용 Basic Hormone action

몸전체를 순환하던 모든 주요 호르몬들은 모세혈관의 혈류를 떠나면서 실제 작용할 조직을 만나게 된다. 그럼에도 불구하고 정해진 호르몬은 오직 **표적세포**(target cell)라 불리는 특이한 조직세포에만 영향을 준

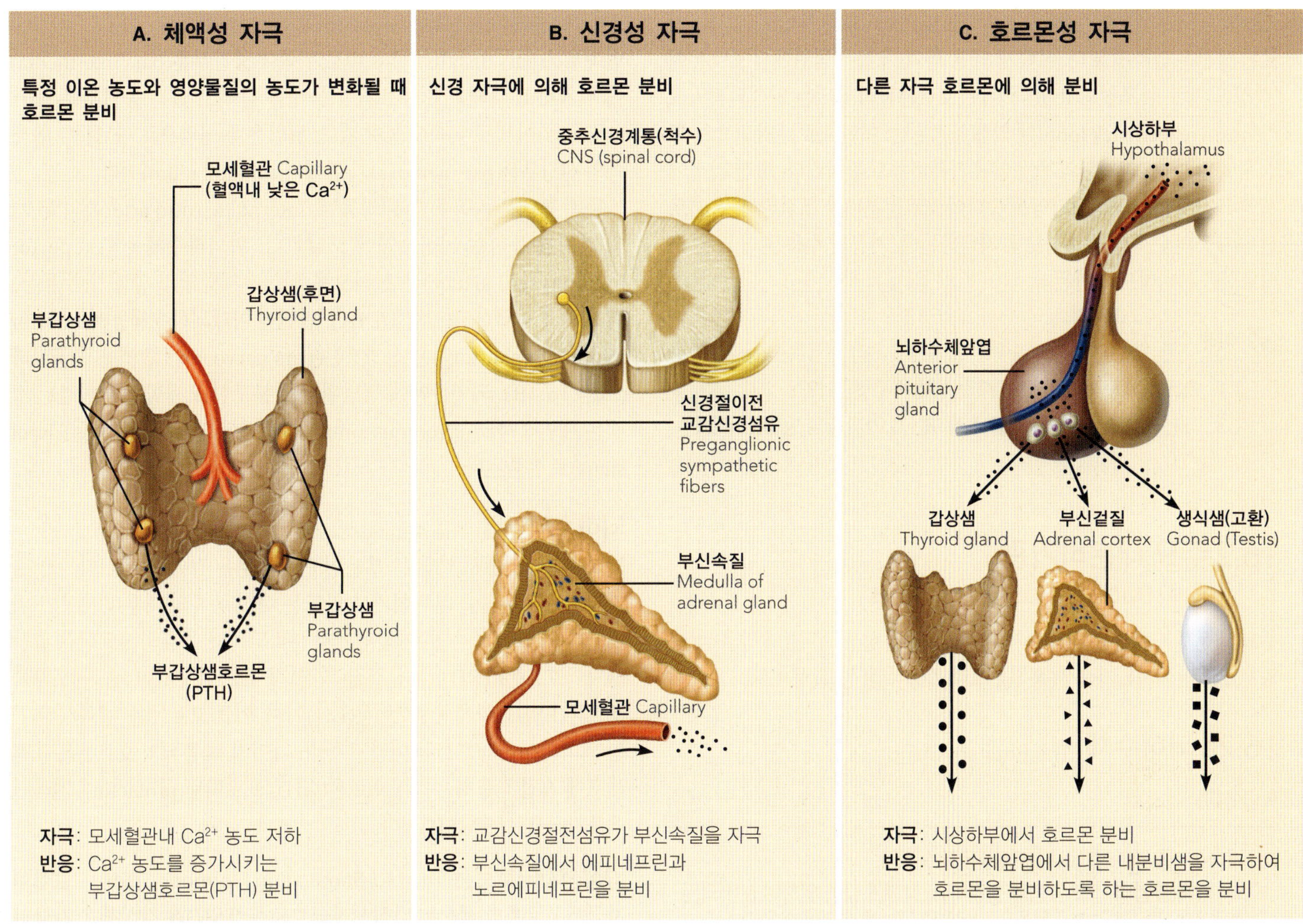

그림 16.2 **내분비샘을 자극하는 세 가지 방법.**

다. 호르몬에 반응하는 표적세포의 변화는 특별한 호르몬이 결합할 수 있는 표적세포의 특이한 수용체분자(specific receptor molecule)가 있느냐에 따라 달려 있다. 일단 결합이 일어나면 표적세포는 미리 프로그램화된 방식으로 반응한다.

각각의 호르몬은 인체 안에서 자신들이 가지는 특성에 따라 영향을 미친다. 이러한 영향은 호르몬 분자 자체가 가지는 어떠한 정보로부터가 아니라, 표적세포들의 미리 프로그램화 된 반응에 의하여 일어난다. 실제로, 유사한 분자 구조를 갖는 호르몬은 종종 매우 다른 기능을 하는 경우들이 있다. 그리고 같은 호르몬은 다른 표적세포에 작용하여 다른 영향을 미칠 수 있다. 호르몬의 역할은 코드화된 암호를 전달하는 것이 아니라 단지 작동을 유발할 뿐이다.

호르몬 분비의 조절 Control of Hormone Secretion

인체의 다양한 내분비세포들은 세 종류의 자극인 *체액성*(humoral), *신경성*(neural), *호르몬성*(hormonal) 자극에 의하여 호르몬이 분비되도록 자극 받는다(**그림 16.2**).

체액성 자극(Humoral Stimuli). 혈액내 이온들이나 영양소들의 농도 변화에 직접 반응하여 자신들의 호르몬들을 분비하는 내분비샘들은 **체액성 자극**에 의하여 조절된다고 알려져 있다. 이것은 내분비 조절 기전 중 가장 간단한 것이다. 예를 들면, 부갑상샘 세포들(그림 16.2A)은 혈액에서 칼슘이온(Ca^{2+})의 농도를 감시한다. 칼슘이온의 농도가 감소하는 것에 대하여 그 감소에 역으로 반응하게 호르몬을 분비하여 대응한다.

신경성 자극(Neural Stimuli). 몇몇 내분비샘들의 분비는 **신경성 자극**(그림 16.2B)에 의해 조절된다. 예를 들면, 교감신경섬유는 맞섬도피 반응(fight-or-flight) 자극이 있는 동안 부신속질에서 에피네프린과 노르에피네프린을 분비하도록 내분비세포들을 자극한다.

호르몬성 자극(Hormonal Stimuli). 많은 내분비샘들은 다른 내분비샘들로부터 받은 호르몬 자극, 즉 다른 호르몬의 분비를 촉진하기 위한 호르몬에 반응하여 자신들의 호르몬을 분비한다(그림 16.2C). 예를 들면, 뇌에 있는 시상하부는 뇌하수체앞엽을 자극하는 호르몬을 분비하여 뇌하수체에서 호르몬을 분비하게 한다. 뇌하수체에서 분비된 호르몬은 다른 내분비샘들인 갑상샘, 부신겉질, 생식샘에서 호르몬 분비를 자극한다. 시상하부는 호르몬에 의하거나 아니면 이와는 다른 기전을 통하여 내분비계통의 많은 기능을 조절한다는 것을 알 수 있다.

되먹임고리(Feedback Loop). 자극이 어떻든지 간에 호르몬 분비는 언제나 *되먹임고리*에 의해 조절된다. 호르몬은 혈액내 농도가 조절점(set point) 이하로 떨어지게 되면 음성되먹임고리(negative feedback loop)에 의해서 더 분비되고, 만일 조절점 이상으로 초과하게 되면 호

르몬 생산은 멈추게 된다. 이렇게 되면, 혈액 내 좁은 범위에서 호르몬이 '적정한' 농도로 조절되고 있다. 어떤 호르몬들의 분비는 양성되먹임고리(positive feedback loop)에 의해 조절된다. 어떤 호르몬의 혈중 농도가 증가할 때, 효과기관의 반응이 추가분비를 촉진시킨다. 출산 과정에서의 옥시토신은 양성되먹임을 통하여 호르몬분비가 조절된다. 옥시토신은 자궁의 근육을 수축하도록 자극하는데, 자궁의 수축은 더 많은 옥시토신을 분비하도록 만든다.

이해 수준 체크하기

- □ 1. 호르몬이 표적세포에 도달하는 방법은 무엇인가?
- □ 2. 내분비세포로부터 분비를 조절하는 세 가지 자극 방법은 무엇인가?

16.2 주요 내분비기관
THE MAJOR ENDOCRINE ORGANS

주요 내분비기관들은 뇌하수체, 갑상샘, 부갑상샘, 부신, 솔방울샘(송과체), 췌장(이자), 가슴샘(흉선), 그리고 생식샘(성선) 등이다.

16.2a 뇌하수체 The Pituitary Gland

학습 성과 

- 뇌하수체를 기본적으로 나누어 설명할 수 있다.
- 뇌하수체앞엽의 세포 유형을 설명하고, 각 세포들에 의하여 분비되는 호르몬들 그리고 각 호르몬들의 기본적인 기능을 설명할 수 있다.
- 시상하부가 어떻게 뇌하수체앞엽 호르몬의 분비를 조절하는지를 설명할 수 있다.
- 뇌하수체뒤엽의 구조와 방출호르몬의 기능에 대해 설명할 수 있다.

맨눈해부학 Gross Anatomy

뇌하수체(pituitary gland)는 hypophysis('뇌의 아래에서 자라는'의 뜻)로도 불리고 적어도 9가지의 주요 호르몬을 분비하는 중요한 내분비기관이다. 이 샘은 뇌의 바로 아래 뇌하수체오목(와, fossa)에 위치해 있는데, 이 오목은 나비뼈(접형골, sphenoid bone)(그림 16.3)의 안장(터키안장, sella turcica)에 위치한다. 뇌하수체는 골프채와 매우 닮아 있다. 샘(선) 자체는 골프채의 머리 형태이다. 그리고 **깔때기**[누두, infundibulum (funnel)]라고 하는 뇌하수체 줄기는 골프채의 샤프트 형태이다. 그 깔때기는 위쪽으로 앞쪽의 시신경교차와 뒤쪽의 유두체(mammillary body) 사이에 위치해 있는 회색융기(tuber cinereum)를 통해 시상하부와 연결되어 있다.

뇌하수체는 두 부분으로 나눈다. 하나는 샘조직들로 구성된 앞쪽의 **샘뇌하수체**(adenohypophysis, 샘의 뇌하수체 의미) 또는 **뇌하수체앞엽**(anterior lobe)이고, 다른 하나는 신경조직과 뇌의 일부분으로 구성된 뒤쪽의 **신경뇌하수체**(neurohypophysis, 신경의 뇌하수체 의미) 또는 **뇌하수체뒤엽**(posterior lobe)이다. 뇌하수체앞엽은 다시 각각 3개의 구역으로 나뉜다(그림 16.3C). 뇌하수체앞엽에서 가장 큰 구역은 **먼쪽부분**(pars distalis)이다. 바로 뒤쪽에 **중간부분**(pars intermedia)이 위치하고 깔때기를 튜브처럼 둘레를 감싸고 있는 **융기부분**(pars tuberalis)이 바로 위쪽에 놓여 있다. 뒤엽은 두 구역으로 나뉘는데 아래쪽의 **신경부분**(pars nervosa)과 **깔때기**(infundibulum)이다.

동맥 혈액은 속목동맥(내경동맥, internal carotid artery)의 두 개의 가지를 통하여 뇌하수체에 도달한다. **위뇌하수체동맥**(superior hypophyseal artery)은 전적으로 뇌하수체앞엽과 깔때기(누두부)에 혈액을 공급하고(그림 16.4A), 반면에 **아래뇌하수체동맥**(inferior hypophyseal artery)은 신경부분(pars nervosa)에 혈액을 공급한다(그림 16.4B). 뇌하수체에 광범위하게 분포한 모세혈관과 연결된 정맥은 해면정맥굴(cavernous sinus)과 인접한 다른 경막정맥굴(dural sinus)로 유출된다.

뇌하수체앞엽 The Anterior Lobe

뇌하수체앞엽에서 가장 큰 부분인 먼쪽부분은 적어도 서로 다른 일곱 가지의 호르몬들을 분비하거나 만드는 다섯 종류의 내분비 세포가 위치한다(표 16.1). 뇌하수체앞엽에서 분비되는 네 종류의 호르몬은 갑상샘자극호르몬(TSH), 부신겉질(피질)자극호르몬(ACTH), 난포자극호르몬(FSH), 황체형성호르몬(LH)이며, 이들 호르몬을 '변화시킨다'는 의미의 'tropic호르몬'이라고 한다. 나머지 세 종류의 호르몬은 표적세포에 직접 작용하는 성장호르몬(GH), 프로락틴(prolactin), 멜라닌세포자극호르몬(MSH)이다.

***갑상샘자극호르몬**(Thyroid-Stimulating Hormone, TSH).* 갑상샘자극세포로부터 생산된 갑상샘자극호르몬(TSH)은 갑상샘을 자극하고 갑상샘호르몬을 분비하게 하여 물질대사를 조절한다.

***부신겉질(피질)자극호르몬**(Adrenocorticotropic Hormone, ACTH).* 부신겉질자극호르몬(ACTH)과 멜라닌세포자극호르몬(MSH)은 뇌하수체앞엽의 부신겉질자극세포로부터 생산되는 공통의 분자로부터 나뉜다. ACTH는 부신겉질을 자극하여 스트레스에 대한 신체 보호작용을 하는 호르몬을 분비하게 한다.

***생식샘자극호르몬**(Gonadotropin).* 뇌하수체앞엽 생식샘자극세포로부터 생산되는 **난포자극호르몬**(FSH)과 **황체형성호르몬**(LH)은 생식샘자극호르몬으로 알려져 있다. 이 호르몬들은 생식샘에 작용하여 생식세포의 성숙과 성호르몬 분비를 유도한다. 여성의 경우 FSH와 LH는 난자를 포함하고 있는 난포의 성숙을 자극하고 난소에서 안드로겐, 에스트로겐, 황체호르몬(프로게스테론) 분비를 자극한다. 또한 월경주기 중간에 배란을 위해 대량의 LH가 분비된다. 남성의 경우 LH는 고환의 사이질세포로 하여금 남성호르몬(안드로겐)(주로 테스토스테론)을 분비하게 하며 FSH는 정자를 형성하는 세관에서 정자의 성숙과 정자를 생산하는 세포로부터 안드로겐결합단백질 생산을 자극한다(24장 참조).

***프로락틴**(Prolactin, PRL).* 뇌하수체앞엽의 프로락틴세포에서 생산되는 프로락틴은 가슴에 있는 젖분비샘으로부터 젖을 만들도록 자극한다.

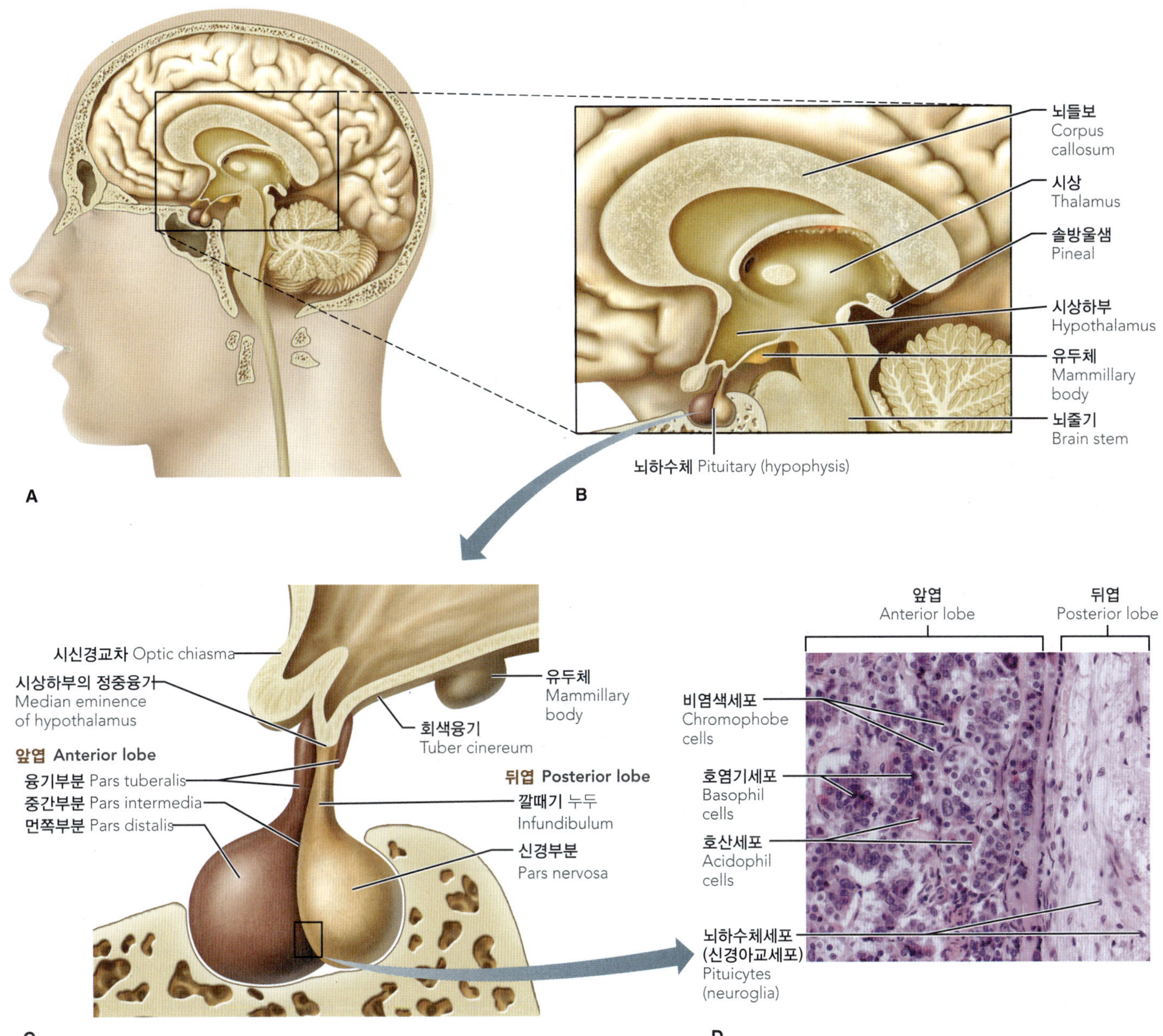

그림 16.3 뇌하수체. **A.** 정중시상면으로 반을 자른 그림. **B.** 사이뇌(간뇌)와 그 주위 뇌의 중앙부분을 확대한 그림, 뇌하수체의 위치를 보여주고 있다. **C.** 뇌하수체의 바닥부분 영역. 앞엽이 왼쪽이라는 것에 주의한다. **D.** 뇌하수체 앞엽과 뒤엽을 조직학적으로 본 예(160×).

멜라닌세포자극호르몬(Melanocyte-Stimulating Hormone, MSH). 부신겉질자극세포로부터 생산된다. 양서류나 파충류에서는 멜라닌세포자극호르몬이 멜라닌세포를 자극하여 피부색을 결정하는 멜라닌을 많이 생성한다. 사람의 경우 식욕억제 중추신경계에 작용한다.

성장호르몬(Growth Hormone, GH). 뇌하수체앞엽에서 가장 많은 세포인 성장호르몬분비세포(somatotropic cell)에서 **성장호르몬**(growth hormone 또는 somatotropic hormone)을 분비한다. 이 호르몬은 뼈의 뼈끝판(epiphyseal plate)의 성장을 자극하고, 몸의 세포들이 필요한 단백질의 생산을 증가시켜 몸 전체의 성장을 자극한다. 이 호르몬은 이들의 기전을 직접적으로 자극하기도 하며 간접적으로는 간에서 분비된 성장호르몬과 같이 작동하는 인슐린유사성장인자-1(insulin-like growth factor-1)을 분비하도록 간을 자극한다.

먼쪽부분(pars distalis)의 내분비세포는 구형과 가지형 끈형태로 집합체를 형성하고 모세혈관에 의해 분리되어 있다. 먼쪽부분의 내분비세포들은 전형적인 조직학적 염료로 염색하여 광학현미경에서 보면, 다섯 종류의 세포를 세 개의 범주로 구분할 수 있다(그림 16.3D).

1. **호산세포**(Acidophil). 산성 염료로 염색되고 성장호르몬분비세포, 젖샘자극세포들이 이 분류에 포함된다.
2. **호염기세포**(Basophil). 염기성 염료로 염색되고, 갑상샘자극세포, 부신겉질(피질)자극세포, 생식샘자극세포들이 이에 속한다.
3. **비염색세포**(chromophobe). 염색이 잘 안 된다. 이 세포들은 성숙하지 않은 세포들이거나 호르몬의 생산이 고갈된 것들이다.

A. 뇌하수체앞엽(Anterior Pituitary): 시상하부호르몬은 특별한 혈관(뇌하수체 문맥계통)으로 방출되어 뇌하수체앞엽의 호르몬의 방출을 조절한다.

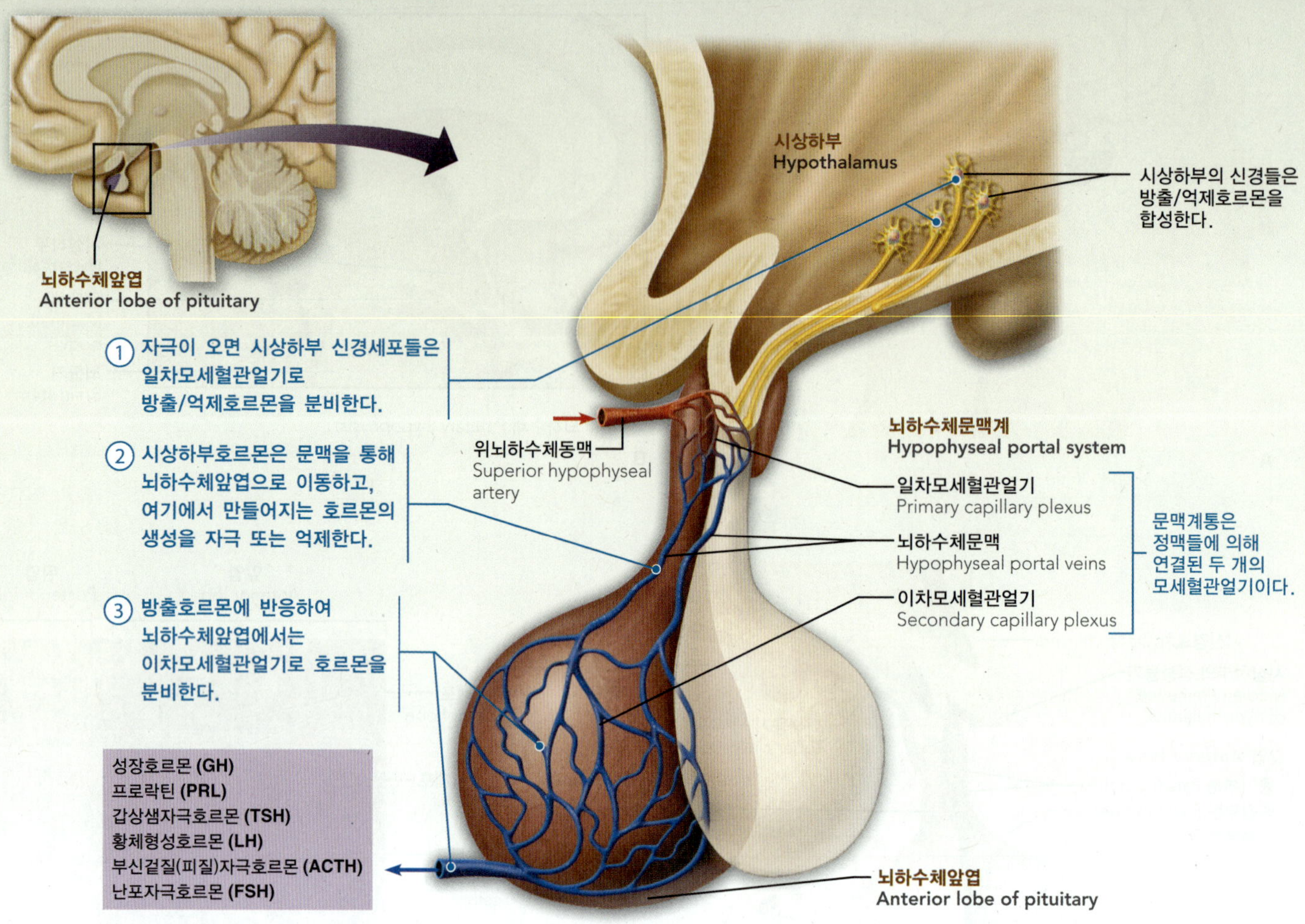

먼쪽부분은 뇌하수체앞엽의 가장 중요한 부분이며 뇌하수체 *중간부분*이나 *융기부분*은 잘 알려져 있지 않다. 뇌하수체의 중간부분은 MSH와 ACTH를 분비하는 부신겉질(피질) 자극세포들을 포함하고 있다. 융기부분은 생식샘자극세포들과 갑상샘자극세포들, 멜라토닌 수용체가 있는 *특수한 내분비세포*들이 있으며 멜라토닌은 명암주기(광주기성)에 따른 '생체주기 조절'을 하는 솔방울샘(송과체)에 의하여 분비되는 호르몬이다. 그러므로 융기부분은 아마도 생체주기와 광주기의 영향을 받아 성적 기능과 대사율을 조절하는 것 같다.

뇌하수체앞엽에서 분비되는 호르몬의 시상하부에 의한 조절

Hypothalamic Control of Hormone Secretion from the Anterior Lobe

뇌하수체앞엽에 의하여 호르몬이 분비되는 것은 뇌에 있는 시상하부에 의해 조절된다. 시상하부는 **방출호르몬**(releasing hormone)이라 불리는 펩타이드호르몬으로 조절한다. 이 호르몬들은 뇌하수체앞엽의 호르몬들을 신속하게 유리하게 한다. 시상하부는 또한 **억제호르몬**(inhibiting hormone)을 분비하는데, 이것은 필요할 때 뇌하수체앞엽에서 호르몬의 분비를 *차단*한다. 이들 '방출'과 '억제'호르몬들은 모든 뇌하수체앞엽 호르몬을 위한 것이다.

뇌하수체 호르몬의 분비를 조절하는 시상하부의 기능은 **그림 16.4**에서 볼 수 있다. 첫째, 시상하부 신경세포에서 만들어진 호르몬들의 유리는 이들 신경세포의 축삭 말단으로부터 나오는 신경전달물질처럼 분비된다(그림 16.4A ①). 분비된 방출호르몬들은 시상하부 정중융기(median eminance)에서 **일차모세혈관얼기**(primary capillary plexus)로 들어가고 뇌하수체앞엽에서 **뇌하수체문맥**(hypophyseal portal vein) 아래 **이차모세혈관얼기**(secondary capillary plexus)로 이동하게 된다. 방출호르몬들은 혈류를 따라 흘러가 뇌하수체앞엽 세포들에 결합하여 호르몬(GH, LH, TSH, PRL 등, 그림 16.4A ②)들을 분비하도록 자극한다. 거기서부터 새롭게 분비된 뇌하수체앞엽 호르몬들은 이차 모세혈관얼기를 통해 전체 몸순환경로로 들어가고 자신들과 반응하는 표적기관으로 이동한다(그림 16.4A ③).

시상하부에 의하여 분비된 억제호르몬은 동일한 통로를 따라 이동하지만, 뇌하수체앞엽세포들의 호르몬분비를 억제한다.

뇌하수체에 있는 일차·이차 모세혈관얼기와 뇌하수체 문맥과 합쳐서 **뇌하수체문맥계통**(hypophyseal portal system)을 구성한다(그림 16.4A). 모든 *문맥계통*처럼 정맥에 의해 분리된 두 개의 모세혈관계로 구성되어 있다. 첫 번째 모세혈관그물(capillary bed)에서 혈액은 자극에 필요한 물질(방출 또는 억제호르몬)을 싣고, 두 번째 모세혈관그물을 통해 필요한 조직(뇌하수체앞엽)에 공급한다.

B. 신경뇌하수체(Posterior Pituitary): 신경자극은 시상하부신경의 축삭을 따라 이동하고, 뇌하수체뒤엽에서 호르몬 분비를 유도한다.

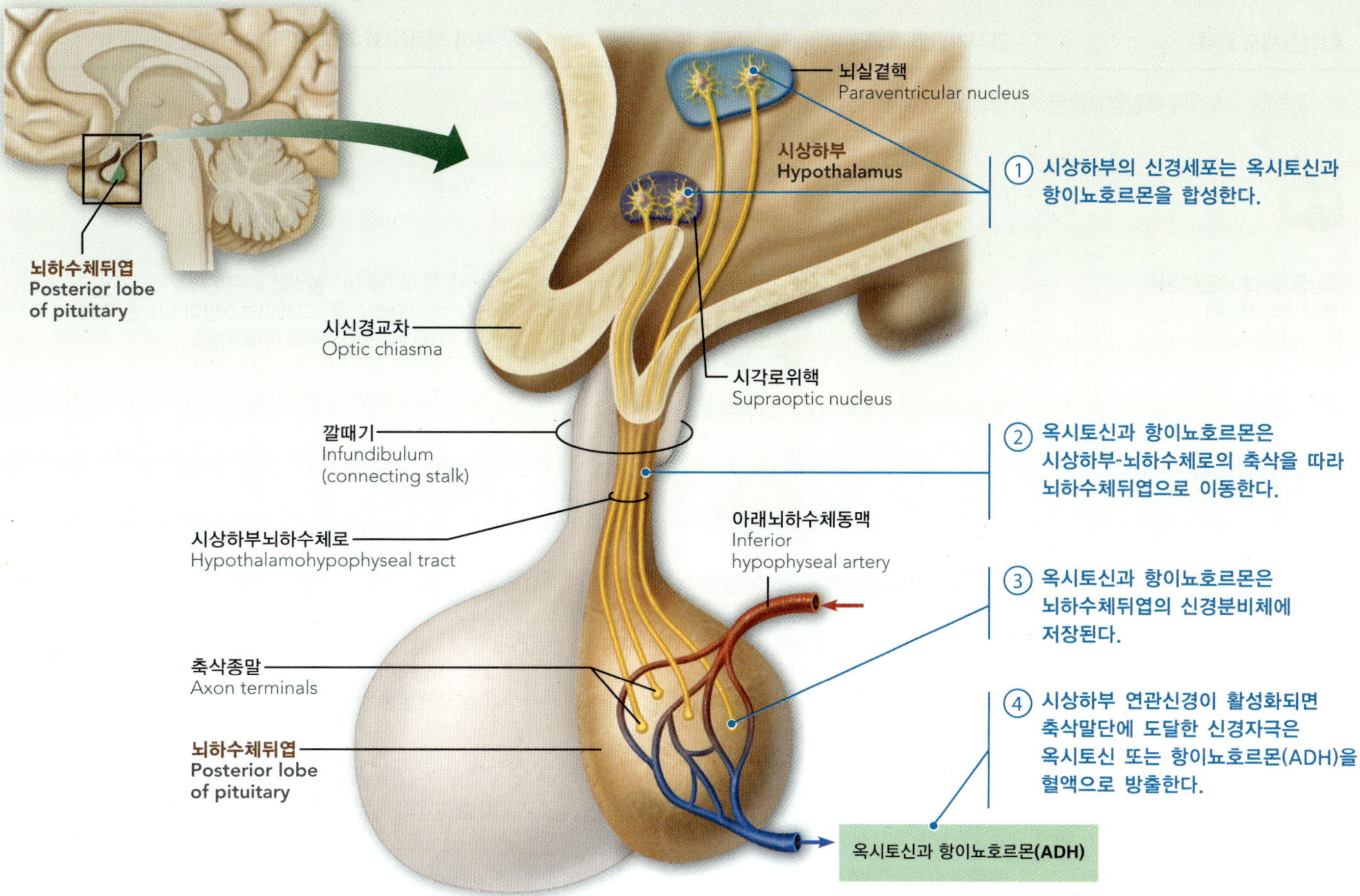

요약하면, 시상하부는 뇌하수체앞엽에서 호르몬의 분비를 조절하여 갑상샘, 부신겉질(피질) 및 생식샘에 의한 분비를 조절한다. 이 경로에서 뇌는 그림 16.2C에서 묘사된 것처럼 이 중요한 내분비샘들을 조절한다.

뇌하수체뒤엽 The Posterior Lobe

두 가지의 호르몬을 분비하는 뇌하수체뒤엽은 구조적으로 뇌의 일부이다(그림 16.4B). 뇌하수체뒤엽은 민말이집축삭들과 신경아교세포(neuroglial cell)인 **뇌하수체세포**(pituicyte)를 포함하는 신경조직으로 구성되어 있다(그림 16.3D). 이들의 축삭은 시상하부에서 뇌실곁핵(paraventricular nuclei)과 시각로위핵(supraoptic nuclei)의 신경세포체에서 기시하여 **시상하부뇌하수체로**(hypothalamohypophyseal tract)를 형성하여 뇌하수체뒤엽 신경부분(pars nervosa)에 축삭종말이 끝난다. 뇌하수체뒤엽 호르몬들은 신경세포체에서 만들어지고 축삭을 따라 이동하며, 신경분비과립(neurosecretory bodies) 형태로 팽창된 축삭말단에 저장된다(그림 16.4B ①~③). 신경세포가 작동할 때, 저장된 호르몬을 체내에 분배하기 위하여 신경부분에 있는 모세혈관 속으로 방출시킨다(그림 16.4B ④). 뇌하수체뒤엽은 호르몬을 만들지 않고 단지 시상하부에서 만들어진 호르몬을 저장하고 유리시킨다. 뇌하수체뒤엽은 두 종류의 펩타이드호르몬(항이뇨호르몬, 옥시토신)을 방출시킨다(표 16.1).

항이뇨호르몬(Antidiuretic Hormone). 시상하부(시각로위핵)의 신경세포에서 만들어진 *바소프레신*(vasopressin)이라고도 불리는 **항이뇨호르몬**(antidiuretic hormone, ADH)은 콩팥의 집합관과 먼쪽세관을 표적으로 한다. ADH는 오줌으로부터 더 많은 물을 흡수하여 혈류에 돌려주는 기능을 한다. 이런 과정에서 ADH는 갈증이 날 때(탈수 현상)나 체액을 손실하였을 때(심각한 출혈)처럼 최대한 체액을 유지해야 할 때 인체의 기능을 돕는다. 또한 체액의 손실로 혈압이 떨어졌을 때 ADH는 말초세동맥의 수축을 유도하여 혈압을 정상으로 상승시킨다.

옥시토신(Oxytocin). 뇌실곁핵에서 생산된 **옥시토신**(oxytocin)은 남성·여성 생식기관의 민무늬근육을 수축하게 한다. 가장 중요한 것은 출산 시 태아를 밀어내도록 자궁의 수축을 위해 자궁근육층(myometrium cell)에 신호를 보내게 된다. 모유수유를 하는 동안에는 유방에서 분비꽈리 주위의 근육상피세포(myoepthelial cell)들의 수축을 일으킨다. 끝으로 일부일처의 포유동물에서 옥시토신과 ADH는 껴안고, 돌보고, 짝을 맺는 욕망을 일으키게 한다. 인간의 사회화 과정에 있어서 이 호르몬들의 역할에 대하여 연구 중에 있다.

표 16.1 뇌하수체 호르몬: 표적기관과 효과 *(계속)*

호르몬(세포 종류)	표적기관과 효과	분비 저하(↓)와 과다 분비(↑)의 영향
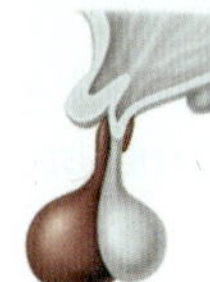 **뇌하수체앞엽호르몬 Anterior Lobe Hormones**		
갑상샘자극호르몬(TSH) (갑상샘자극세포)	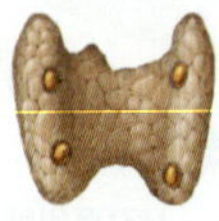 갑상샘호르몬을 분비하도록 갑상샘을 자극한다.	↓ 아동은 크레틴병, 성인은 점액부종 ↑ 갑상샘기능항진증, 그레이브스병과 비슷한 영향 (TSH와 유사한 작용의 항체 작용)
부신겉질자극호르몬(ACTH) (부신피질자극세포)	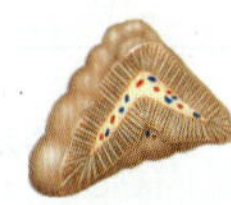 부신겉질: 부신겉질을 자극하여 당질부신겉질호르몬 (글루코코르티코이드)와 남성호르몬 분비를 촉진시킨다.	↓ 드물다 ↑ 쿠싱증후군
난포자극호르몬(FSH) (생식샘자극세포)	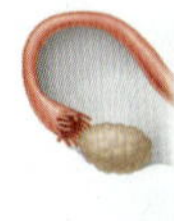 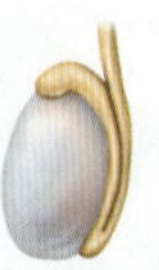 여성의 경우 난소에 있는 난포의 성숙을 촉진시키고, 에스트로겐 생성을 돕는다. 남성의 경우 고환에서 정자 형성을 자극한다.	↓ 성적 성숙이 어렵다. ↑ 심각한 영향은 없다.
황체형성호르몬(LH) (생식샘자극세포)	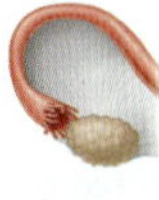 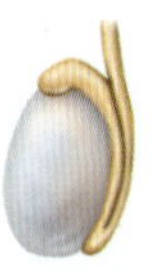 여성의 경우 난포의 성숙을 유도하고 난소를 자극하여 에스트로겐과 프로게스테론 생성을 자극한다. 남성의 경우 테스토스테론 생성을 촉진시킨다.	FSH와 유사
성장호르몬(GH) (성장호르몬분비세포)	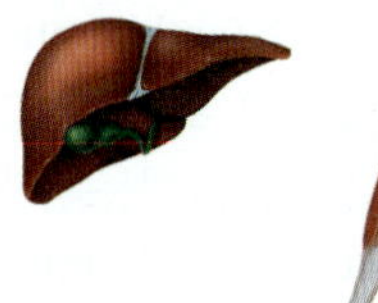 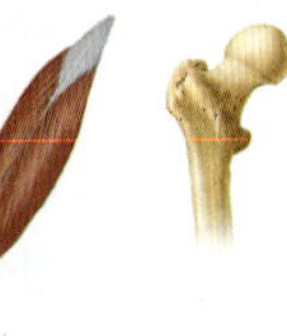 간, 근육, 뼈, 연골 및 다른 조직: 단백질 합성 및 몸 성장 촉진, 지방 소비, 혈당 증가	↓ 어린이의 뇌하수체왜소증 ↑ 어린이의 거인증, 성인의 말단비대증
프로락틴(젖분비호르몬, PRL) (젖분비세포)	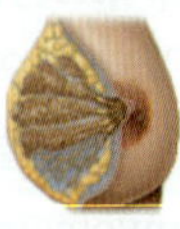 젖샘을 자극하여 젖을 생성하도록 한다.	↓ 산모의 젖 생산이 부족 ↑ 젖분비 과다, 생리불순, 발기부전

표 16.1 뇌하수체 호르몬: 표적기관과 효과

호르몬(세포 종류)	표적기관과 효과	분비 저하(↓)와 과다 분비(↑)의 영향
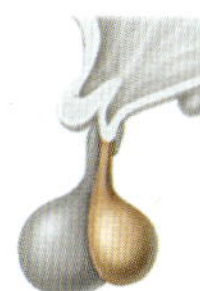 **뇌하수체뒤엽 Posterior Lobe Hormones (시상하부신경에서 생성되고 뇌하수체뒤엽에 저장되는)**		
항이뇨호르몬(ADH) 또는 바소프레신 (시상하부에 있는 시각로위핵의 신경세포)	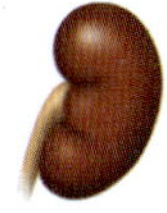 신장(먼쪽요세관과 집합관)을 자극하여 물의 재흡수 자극	↓ 요붕증 ↑ 부적절항이뇨호르몬분비증후군(SIADH)
옥시토신 (시상하부에 있는 뇌실곁핵의 신경세포)	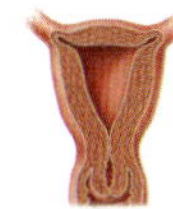 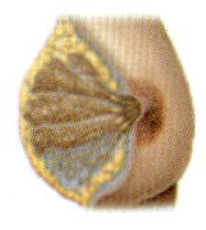 남성과 여성의 생식기관의 민무늬근육 수축을 자극, 분만을 시작하게 하고 유방에서 젖을 분출하게 한다.	알려져 있지 않음

이해 수준 체크하기

- ☐ **3.** 뇌하수체에서 분비되는 자극호르몬의 작용은 다른 호르몬과 어떻게 다른가?
- ☐ **4.** 뇌하수체뒤엽에서 분비되는 호르몬이 생산되는 부위는 어디인가? 그리고 앞엽에서 분비되는 호르몬이 생산되는 부위는 어디인가?
- ☐ **5.** 다음 호르몬의 표적기관은 어디인가?
(a) oxytocin, (b) ACTH, (c) FSH, (d) ADH.

16.2b 갑상샘 The Thyroid Gland

학습 성과 

- 갑상샘의 해부학적 구조를 설명할 수 있다.
- 갑상샘호르몬(TH)과 칼시토닌의 효과를 설명하고 정의하며, 어떻게 갑상샘호르몬이 분비되는지 설명할 수 있다.

맨눈해부학 Gross Anatomy

나비 모양의 **갑상샘**(thyroid gland)은 후두(larynx) 바로 아래에 위치한 기관의 목 앞에 위치해 있고 **갑상샘잘룩**(isthmus)이라고 불리는 정중다리(median bridge)에 의해 연결된 두 개의 가쪽 **엽**으로 되어 있다(그림 16.5A). 두 번째와 네 번째 기관고리 위에서 스펀지쿠션과 같은 갑상샘잘룩을 만질 수 있다. 갑상샘은 인체에 있는 가장 큰 내분비샘이고 위, 아래갑상동맥으로부터 다량의 혈액을 공급 받는다.

현미해부학 Microscopic Anatomy

내부적으로 갑상샘은 빈 공간(hollow)으로 된 대략 구형의 **소포**(follicle)들로 구성되어 있고 모세혈관이 풍부한 성긴결합조직에 의해서 분리되어 있다(그림 16.5B). 각 소포의 벽들은 **소포세포**(follicular cell)라고 불리는 입방 혹은 편평상피로 형성된다. 소포의 속공간은 단백질 성분인 **갑상샘글로불린**(thyroglobulin)으로 구성된 **콜로이드**(colloid)라 불리는 젤리 모양의 물질로 가득 차 있으며, 이것으로부터 최종적으로 갑상샘호르몬이 방출된다. 소포의 상피 속에 위치해 있는 **소포곁세포**(parafollicular cell)는 마치 주위의 결합조직으로 돌출한 것처럼 관찰된다. 갑상샘은 두 가지의 호르몬을 생산한다. 갑상샘호르몬(TH)과 칼시토닌(calcitonin)이다.

갑상샘호르몬(Thyroid Hormone, TH). 갑상샘에 있는 소포세포들은 갑상샘호르몬(TH)을 분비한다. 이 이름은 실제로 두 개의 유사한 타이록신(thyroxine) 혹은 T_4 그리고 트라이아이오도타이로닌(triiodothyronine) 혹은 T_3로 명명된다. 이들 각각 호르몬 분자들은 쌍으로 된 아미노산분자와 호르몬 기능에 필수적인 요오드로 구성된다. 갑상샘호르몬들은 인체의 많은 표적세포들에 영향을 미친다. 이 호르몬의 주된 기능은 기초대사율(산소를 사용해서 영양물질로부터 에너지를 만들어내는 비율)을 증가시킨다. TH가 과잉으로 분비되는 사람은 대사율이 높고, 계속 안절부절못하며 지속적인 온열감을 느끼는 반면에 TH를 충분하게 생산하지 못하는 사람들은 느리고 둔감하고 추위를 느낀다.

TH는 갑상샘소포에 의하여 다음과 같이 분비되고 만들어진다. 소포세포들은 전구단백질인 갑상샘글로불린(thyroglobulin)을 계속적으로 합성하고 요오드화와 저장을 위하여 소포의 속공간으로 분비한다. 갑상샘은 호르몬을 세포밖에 대량으로 저장하는(TH를 몇 달간 사용할 만큼 충분히 저장하는) 유일한 내분비샘이다. 저장된 TH를 혈액 내로 분비하기 위해서 *뇌하수체*는 갑상샘자극호르몬을 분비한다. 그리고 이 호르몬

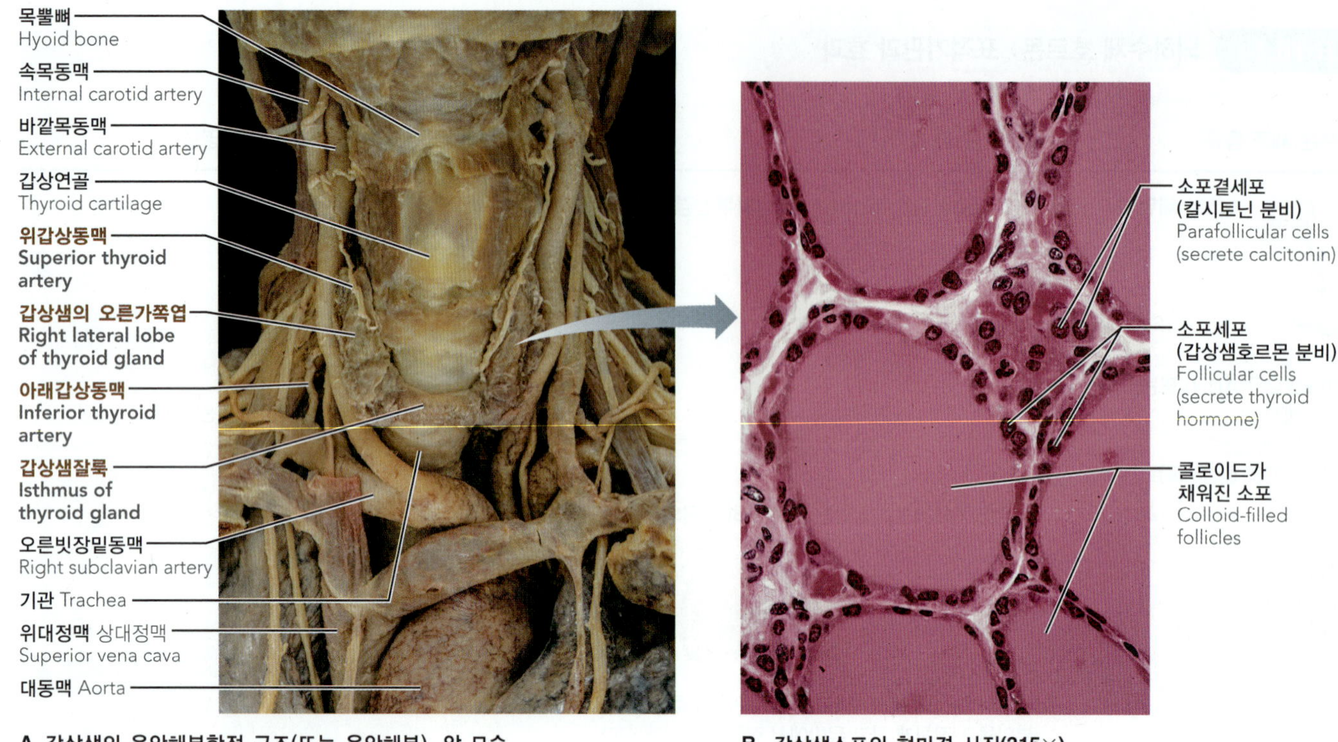

A. 갑상샘의 육안해부학적 구조(또는 육안해부), 앞 모습

B. 갑상샘소포의 현미경 사진(315×)

그림 16.5 갑상샘.

은 소포세포가 갑상샘글로불린을 세포내섭취작용(endocytosis)로 재흡수하도록 신호를 보낸다. 다음으로 TH는 소포세포의 세포질 내에 있는 리보소체 효소들에 의하여 갑상샘글로불린 분자들을 쪼갠다. 그런 다음 TH는 소포를 둘러싸는 소포세포밖 모세혈관으로 확산되어 들어간다.

칼시토닌(Calcitonin). 갑상샘의 소포곁세포(parafollicular)는 혈중 칼슘 수준이 높을 때 단백질 호르몬인 **칼시토닌**을 분비한다. 칼시토닌은 신장에서 칼슘(Ca^{2+})배출을 증가시키고 뼈에서 뼈파괴세포(osteoclast)의 칼슘 유리 활성을 늦추어서 Ca^{2+}의 혈액 내 수준을 낮춘다. 칼시토닌은 성인에서 뚜렷한 기능은 없다. 이 호르몬은 뼈대가 급속도로 성장하고, 뼈의 침착과 성장이 되도록 뼈파괴세포의 활성이 늦어지는 시기인 어린 시절 동안 대부분 작용하는 것으로 보인다.

16.2c 부갑상샘 The Parathyroid Glands

학습 성과

- 부갑상샘의 해부학적 구조와 부갑상샘호르몬의 기능에 대해여 설명할 수 있다.

맨눈해부학 Gross Anatomy

작고 황갈색인 **부갑상샘**(parathyroid gland)들은 갑상샘의 뒷면에 위치한다(그림 16.6A). 이 샘이 갑상샘의 실질 속에 매몰되어 있다고 하더라도 부갑상샘은 다른기관과 구분되도록 자신의 결합조직에 의해 둘러싸여 있다. 대부분의 사람들에서는 두 쌍의 부갑상샘을 가지고 있다. 하지만 정확한 개수는 사람들마다 다양하다. 8개의 부갑상샘이 있는 것으로 보고되기도 하고 목 이외의 부분에 위치하기도 하며, 심지어 가슴에 위치하기도 한다.

현미해부학 Microscopic Anatomy

조직학적으로 부갑상샘은 두껍게 분지된 끈(cord)의 형태로서 두 종류의 내분비 세포들로 구성되어 있다(그림 16.7B). **으뜸세포**(parathyroid cell)들은 크기는 작으나 대부분을 차지하고 **호산세포**(oxyphil cell)들은 크기는 크지만 소수의 세포로 구성된다. 호산세포의 기능은 알려져 있지 않다. 으뜸세포들은 **부갑상샘호르몬**(parathormone, PTH)이라고 하는 작은 단백질 호르몬을 생산한다. 이 호르몬은 혈액 내 Ca^{2+}의 농도가 역치 수준 아래로 떨어질 때 그 수준을 증가시킨다. PTH는 다음과 같은 원인에 의해 혈중 칼슘을 증가시킨다.

1. 뼈로부터 Ca^{2+}을 더 방출시키도록 뼈파괴세포를 자극한다.
2. 신장에 의하여 Ca^{2+}의 배출을 감소시킨다.
3. 장(intestine)에서 Ca^{2+}의 흡수를 자극하는 비타민 D를 활성화시킨다.

PTH는 생명 유지에 필수적인데, Ca^{2+}수준이 낮으면 치명적인 신경근육질환의 장애를 초래한다. PTH가 발견되기 전 몇몇 환자들은 갑상샘을 부분적으로 혹은 전체를 제거하는 수술을 받은 후 별다른 문제 없이 성공적으로 회복되는 것이 관찰되었지만 몇몇 일부 다른 환자들에서 조절되지 않는 심한 근육경련과 극심한 통증으로 인하여 이내 사망하였다. 치명적인 신경근육 장애는 외과의사가 우연히 갑상샘과 함께 부갑상샘을 제거해서 생긴 결과였다.

부갑상샘호르몬과 칼시토닌은 반대로, 즉 길항적으로 작동한다. PTH는 혈중 칼슘을 증가시키는 반면에 칼시토닌은 낮춘다.

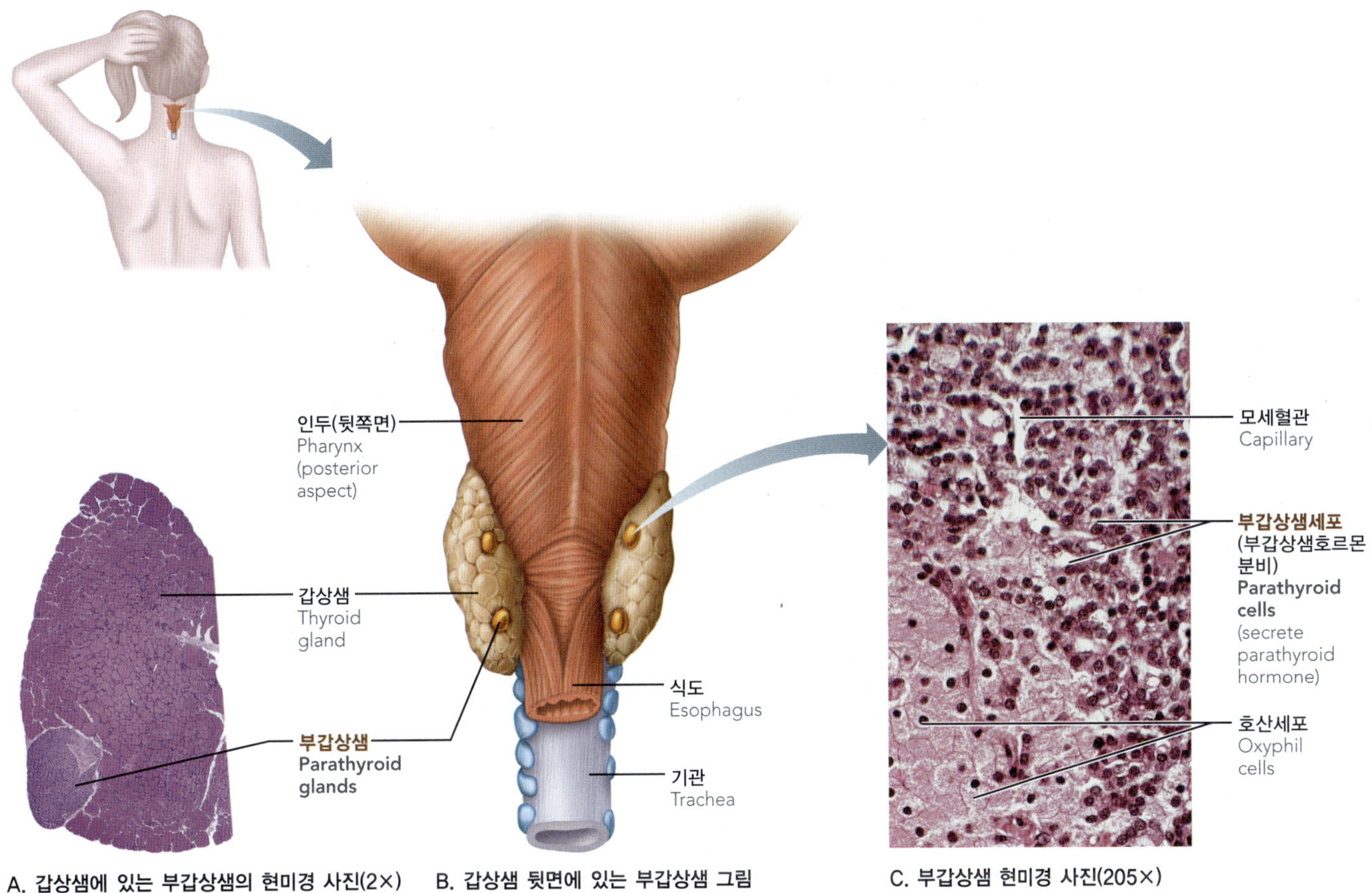

그림 16.6 부갑상샘. 부갑상샘은 B에 표시된 것보다 더 눈에 띄지 않을 수 있다.

이해 수준 체크하기

□ 6. 갑상샘기능저하증 환자는 혈중 칼슘 조절과 관계가 있는가? 있거나 혹은 없다면 그 이유를 설명하라.

16.2d 부신 The Adrenal (Suprarenal) Glands

학습 성과

- 부신의 두 가지 부분의 이름과 그들이 분비하는 호르몬들과 그들 구조에 대한 용어를 비교할 수 있다.

맨눈해부학 Gross Anatomy

쌍을 이루는 **부신**(adrenal gland)은 피라미드 혹은 초승달 모양의 기관으로 신장의 위쪽 표면에 위치해 있다(그림 16.7). 각 부신은 60개의 작은 *부신동맥*들에 의하여 공급 받고 이들은 세 그룹으로 나뉜다. 아래가로막동맥으로부터 위부신동맥, 대동맥으로부터 중간부신동맥, 그리고 신장동맥으로부터 아래부신동맥이 기원한다. 왼쪽의 *왼부신정맥*은 신장정맥으로 연결되는 반면에, *오른부신정맥*은 아래대정맥으로 합류한다. 신경지배는 거의 독점적으로 교감신경계가 부신속질(수질)을 지배한다.

각 부신은 두 개의 내분비샘이 합쳐져 하나의 장기를 형성한다(그림 16.7A). 속의 *부신속질*(수질)은 샘이라기보다는 신경 덩어리에 더 가깝다. 속질은 신경능선(crest)으로부터 분화되었고, 마치 교감신경계의 일부분처럼 작용한다. 바깥쪽의 *부신겉질*(피질)은 속질(수질)을 둘러싸고 있고 중배엽으로부터 분화된 샘 덩어리를 형성하고 있다. 속질과 겉질은 전적으로 화학적 성질이 다른 호르몬을 분비한다. 이 호르몬들은 극한 상황, 즉 공포, 스트레스 및 위험에 처해 있을 때 이를 극복할 수 있도록 도와준다.

부신속질 부신수질, The Adrenal Medulla

중심부에 위치한 **부신속질**(부신수질, adrenal medulla)은 자율신경계통의 일부분으로서 14장에서 논의되었기 때문에 여기서는 간단히 설명한다. 구형의 **수질크롬친화세포**(medullary chromaffin cell)들은 변형된 신경절인 교감신경세포인데, 이 세포는 아민계 호르몬들인 에피네프린과 노르에피네프린으로서 혈액으로 분비해서 '맞섬도피반응'을 촉진한다. 이들 호르몬은 크롬 금속을 포함하는 염으로 염색되는데 세포 안에 있는 분비소포에 저장된다(실제로, *chromaffin*의 문자적인 의미는 '크롬에 대하여 친화성이 있는'임). 부신속질안에서 크롬친화세포들은 약간의 가지를 친 끈과 같이 구형의 덩어리 모양으로 배열된다(그림 16.7B).

부신겉질 부신피질, The Adrenal Cortex

누꺼운 **부신겉질**(부신피질, adrenal cortex)은 다양한 호르몬을 분비한다. 이들 호르몬은 지질을 기본으로 하는 *스테로이드 호르몬*(steroid hormone)들이다. 현미경으로 관찰하면 부신겉질은 3층으로 구별된다(그림 16.7). 이 층들은 바깥쪽에서 안쪽 순으로 다음과 같이 구별된다.

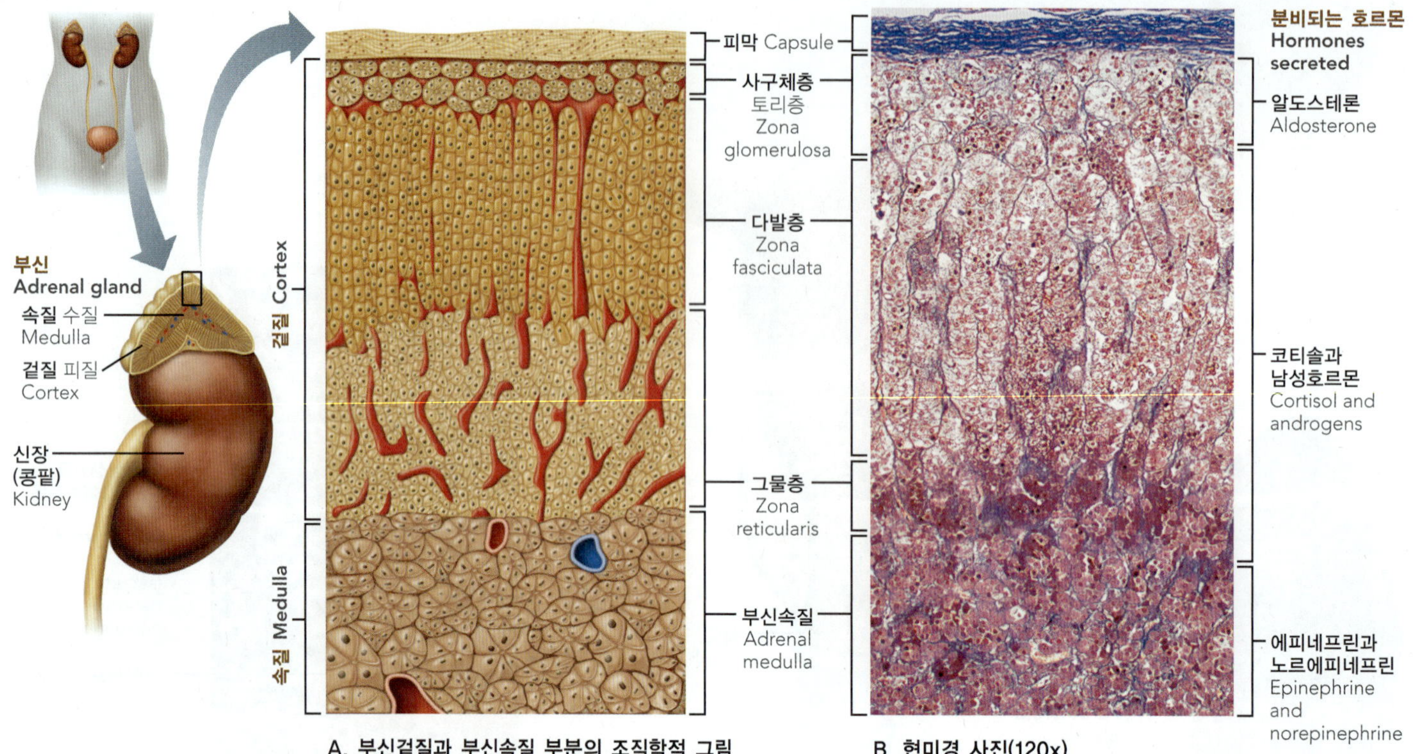

그림 16.7 부신.

1. **사구체층**(**토리층**, zona glomerulosa). 이 층은 구형 덩어리로 배열되어 있다(*glomerulus* = 실 모양의 공).
2. **다발층**(zona fasciculata). 이 층의 세포들은 평행한 끈 모양으로 배열되어 있고 지방방울을 많이 갖고 있다.
3. **그물층**(zona reticularis). 이 층의 세포들은 가지를 친 그물구조로 배열되어 있고 에오신 염색에 분홍색으로 강하게 염색된다.

부신겉질에서 성호르몬과 함께 분비되는 호르몬인 코르티코스테로이드(corticosteroid)는 인체의 주요 스테로이드 호르몬이다. 부신의 코르티코스테로이드는 두 가지로 나뉘는데 *무기질부신겉질호르몬*(미네랄코르티코이드, mineralocorticoid)와 *당질부신겉질호르몬*(글루코코르티코이드, glucocorticoid)이다.

무기질부신겉질호르몬(미네랄코르티코이드, Mineralocorticoid). **알도스테론**(aldosterone)이라고 불리는 주된 **무기질부신겉질호르몬**은 심각한 출혈로 혈액의 양이 줄어들거나 혈압이 감소하면 사구체층(토리층)에서 분비된다. 알도스테론은 신장에서 집합관과 먼쪽세관으로부터 나트륨을 흡수하여 혈액으로 보내주며 물도 수동적으로 따라 들어오게 되므로 혈액량이 증가하게 된다.

당질부신겉질호르몬(글루코코르티코이드, Glucocorticoid). **당질부신겉질호르몬**의 주요 호르몬은 기근, 불안, 외상성장애(trauma), 밀집, 감염 등의 스트레스를 받는 상황에서 인체를 돕기 위하여 다발층과 그물층의 세포에서 분비되는 **코티솔**(cortisol)이다. 글루코코르티코이드는 혈당의 농도를 높게 유지하게 해서 뇌가 충분히 활동하게 하는 한편, 인체의 다른 세포들이 지방과 아미노산을 에너지원으로 변환되도록 한다. 당질부신겉질호르몬은 대부분의 병원체(pathogen)가 있는 림프조직과 말초조직에 림프구를 간접 재순환시킨다. 하지만 당질부신겉질호르몬이 대량으로 존재할 때는 염증 반응을 감소시키고, 면역기능을 억제한다. 실제로 당질부신겉질호르몬은 류마티즘 관절염, 심각한 알레르기, 힘줄염, 관절 손상 시에 항염증약으로 투여된다.

부신은 단기와 장기 스트레스에 반응한다(**그림 16.8**). 부신속질의 교감 신경 분포는 단기 스트레스에 대한 반응을 활성화시킨다. 장기간의 스트레스에 반응하여 시상하부는 부신겉질자극호르몬 방출호르몬(CRH)을 분비한다. 이 호르몬은 뇌하수체앞엽에 도달하여 부신겉질자극호르몬(Adrenocorticotropic hormone, ACTH)의 분비를 자극한다. ACTH는 부신겉질로 이동하는데, 거기서 당질부신겉질호르몬과 무기질부신겉질호르몬을 분비하도록 신호를 보낸다.

부신 남성호르몬(안드로겐, Adrenal Androgen). 그물층은 또한 데하이드로에피안드로스테론(dehydroepiandrosterone, DHEA)이라고 불리고, 기능이 정확히 알려지지 않은 남성호르몬을 다량 방출한다. 이 호르몬이 분비된 후에(스트레스-CRH-ACTH 경로를 통하여) 부신겉질로부터 DHEA가 유리되고 말초조직에서 테스토스테론과 에스트로겐으로 전환된다. DHEA는 스트레스를 낮추거나 면역기능의 향상, 기분의 개선 등의 혜택을 주는 것으로 추정된다. DHEA는 노화 방지 분자로 알려져 있다. DHEA의 수치는 젊은 성인에 높고 나이가 들면서 감소한다. 이 호르몬에 대한 임상적 사용은 과학적 연구에 의해 충분히 입증되지 않았다.

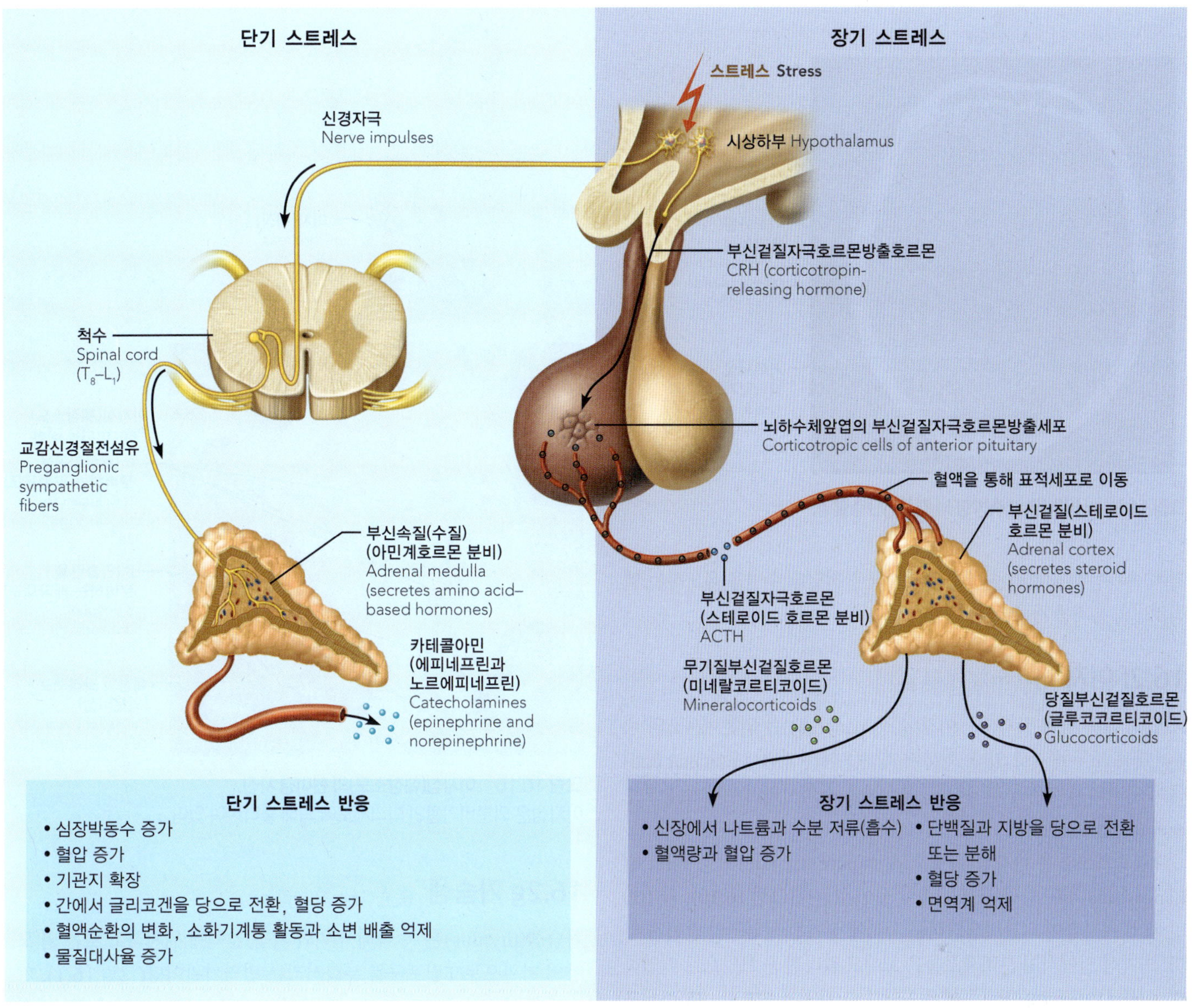

그림 16.8 스트레스와 부신.

이해 수준 체크하기

- ☐ 7. 알도스테론을 생산하는 부신의 특정 부위는 어디인가?
- ☐ 8. 부신속질이 교감신경절의 변형이라고 하는 이유는 무엇인가?
- ☐ 9. 부신겉질의 글루코코르티코이드 분비를 자극하는 호르몬은 무엇인가? 그리고 이 호르몬은 어디에서 생산하는가?

16.2e 솔방울샘 송과체, The Pineal Gland

학습 성과

- ▸ 솔방울샘(송과체), 췌장(이자), 가슴샘(흉선), 생식샘(성선)의 내분비 기능에 대해 설명할 수 있다.

솔방울샘(pineal gland)은 사이뇌의 천장에 있는 짧은 줄기의 끝 부분에 있는 조그만 솔방울 모양을 하고 있다(그림 16.1, 16.3B). *솔방울세포*(pinealocyte)라고 하는 내분비세포는 세포덩어리 또는 끈(cord) 모양으로 배열되어 있다. 솔방울세포는 별 모양으로서 긴 세포돌기를 가지고 있다. 성인의 솔방울샘에서는 세포집합체 사이에 칼슘이 축적된 소위 뇌모래(brain sand)를 형성하고 있다. 솔방울샘은 치밀한 뇌모래 때문에 X선 촬영에서 쉽게 그 위치를 알 수 있다. 따라서 솔방울샘은 영상의학에서 뇌의 다른 부위를 찾아 확인할 때 하나의 표지점(landmark)으로 이용된다(**그림 16.9**).

뇌는 간접적인 경로를 통해서 솔방울샘세포로 하여금 **멜라토닌**(melatonin)이라는 호르몬을 분비하도록 신호를 보내는데, 이 호르몬은 하루주기(circadian rhythm)를 조절하는 데 관여한다. 어두운 밤이 되면, 하루주기와 멜라토닌을 분비를 조절하는 "생체시계-시상하부시신경교차위핵(suprachiasmatic nucleus)"은 망막에서 들어오는 시각자극이 낮아지는 것에 반응해 등척수윗부분에 위치하는 교감신경절전신경에 신호를 보낸다. 이 신호는 위목신경절의 교감신경절후신경을

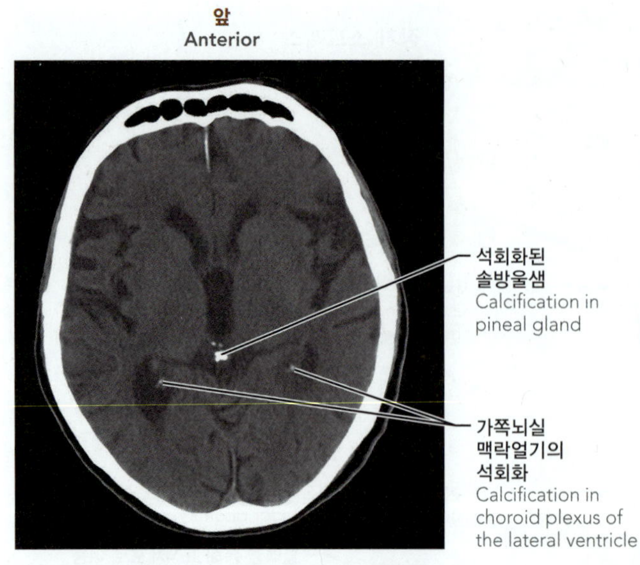

그림 16.9 사이뇌부위 축방향 뇌 컴퓨터단층촬영.

걸쳐 속목동맥을 따라 솔방울샘에 자극을 전달해 수면을 유도하는 멜라토닌의 분비를 자극한다.

16.2f 이자 췌장, The Pancreas

배 안의 뒤쪽 벽에 위치하는 **이자**(췌장, pancreas)은 외분비세포와 내분비세포 모두를 갖고 있다. 외분비 기능을 하는 *꽈리세포*(acinar cell)들이 이자의 대부분을 차지하고, 음식물을 소화시키기 위해 소장으로 소화효소를 분비한다.

내분비세포들은 **이자섬**(췌장소도, pancreatic islet 또는 islet of Langerhans)라는 둥근 구조물 속에 들어 있는데(**그림 16.10**), 약 100만 개의 이자섬이 외분비샘꽈리들 사이에 섬처럼 띄엄띄엄 떨어져 있다. 이자섬 안에서 내분비세포들은 꼬이고 갈라진 끈 모양으로 배열하며, 이들 사이에 모세혈관들이 위치한다. 이자섬의 중요한 내분비세포는 A세포(α cell)와 B세포(β cell)가 있다.

- **알파(α)세포**(A cells). **글루카곤**(glucagon)을 분비하여 간세포가 저장한 당원(glycogen)을 포도당으로 변환하여 혈액으로 분비되도록 자극한다.
- **베타(β)세포**(B cells). **인슐린**(insuline)을 분비해서 인체의 대부분의 세포들이 혈액으로부터 포도당(glucose)을 흡수하여 저장형의 당원으로 변환시키도록 자극한다. 그 결과 혈액 중의 포도당 농도를 낮추게 한다. A세포는 주로 이자섬의 주변부에 위치하고, 이자섬의 대부분을 차지하는 B세포는 중심부에 위치한다.

이자섬에서 수적으로 아주 적은 두 종류의 세포가 더 있다. **델타(δ)세포**(delta cell)는 소마토스타틴(somatostatin)이라는 호르몬을 분비하는데, 인접한 A세포와 B세포에서 글루카곤과 인슐린이 분비되는 것을 억제한다. **PP세포**는 **이자폴리펩타이드**(pancreatic polypeptide)라는 호르몬을 분비해서 이자의 외분비 기능을 억제하는 것으로 추정하고 있다.

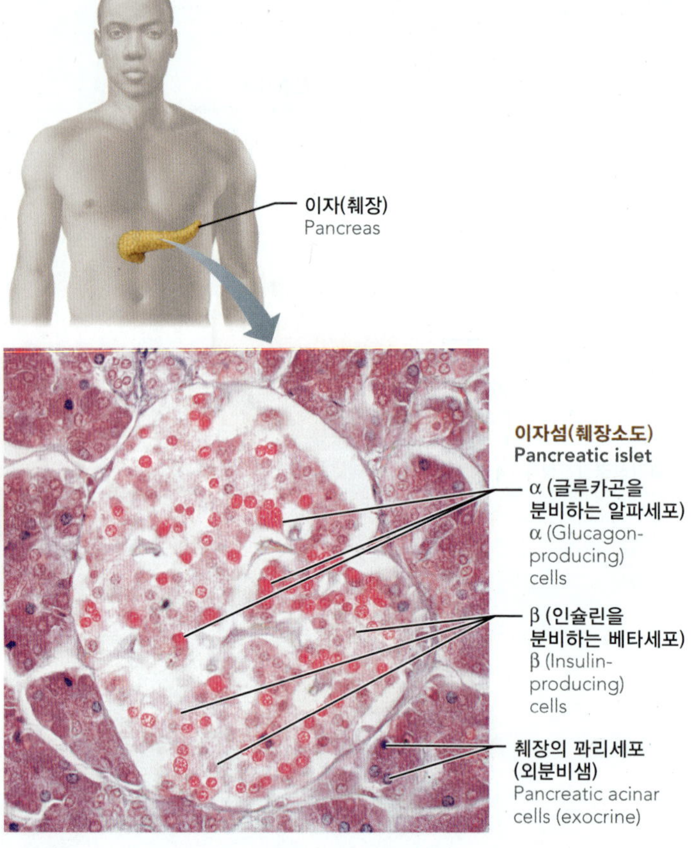

그림 16.10 이자섬(췌장소도)의 현미경 사진.
이자섬은 외분비기관인 꽈리세포에 의해 둘러싸여 있다.

16.2g 가슴샘 흉선, The Thymus

가슴샘(thymus)은 목 아래 부위와 가슴 앞쪽에 위치하고 있는 엽 모양의 기관으로 T림프구를 분화시키는 면역기관이다(그림 16.1). 가슴샘은 사춘기에 가장 크고 이후부터 점점 줄어들어 성인에서는 거의 지방조직으로 대체된다. 가슴샘의 그물세포에서 분비되는 타이모신(thymosin)은 폴리펩타이드 호르몬으로 T세포의 발달을 촉진하는 것으로 알려져 있다.

16.2h 생식샘 성선, The Gonads

고환(testis)과 **난소**(ovary)는 성호르몬을 분비하는 생식샘이다. 고환의 **사이질내분비세포**(interstitial endocrine cell)에서 남성호르몬인 **안드로겐**(androgen, **테스토스테론**)을 분비하여 생식세포인 정자 생성을 촉진할 뿐만 아니라 남성의 이차성징을 유지한다. 난소에서 분비되는 안드로겐은 성숙한 난포세포(follicle cell)에 의해 바로 *에스트로겐*(estrogen)으로 전환되며 또한 *프로게스테론*(progesteron)을 분비한다. 배란 이후 난포는 *황체*(corpus luteum)로 전환되어 에스트로겐과 프로게스테론을 지속적으로 분비한다. **에스트로겐**은 생식기관의 유지 및 여성의 이차성징을 유지하며 **프로게스테론**은 수정된 난자가 자궁에 착상하여 발육할 수 있도록 임신 상태를 유지한다(24장 참조).

16.3 기타 내분비 기능을 하는 구조
OTHER ENDOCRINE STRUCTURES

학습 성과

- 심장에서 생산된 호르몬의 이름을 알고 퍼진신경내분비계통(DNES)을 정의할 수 있다.
- 태반, 콩팥, 피부의 내분비적 기능을 설명할 수 있다.

1. **심장**(Heart). **심방나트륨이뇨펩타이드**(atrial natriuretic peptide, ANP)는 심방의 특수하게 분화된 심장근육세포에서 분비하며 나트륨 배설에 관한 생리조절에 관여한다. 혈액양이 많거나 혈압이 높을 때, 혈액내 나트륨 농도가 높아질 때 일차적으로 콩팥을 자극하여 염(salt)의 배설 및 짠오줌(salty urine)의 생성을 증가시킨다.
2. **위장관과 부속기관**(Gastrointestinal tract and its derivatives). *창자내분비세포*(enteroendocrine cell)들은 호르몬 분비세포들로 소화관을 따라 산재되어 있으며 내분비세포와 관계 있는 세포들은 기관, 이자, 전립샘, 갑상샘과 같은 배아창자(embryonic gut)로부터 분화된 기관에서 발생된다. 전체적으로 이들 세포들은 **퍼진신경내분비계통**(diffuse neuroendocrine system, DNES)을 형성한다. 예를 들어 이 계통에 속하는 갑상샘에 있는 소포곁세포(parafollicular cell)는 이자의 이자섬(pancreatic islet)의 역할과 유사하게 작동한다. 35종류의 DNES 세포는 아민과 펩타이드 호르몬을 분비하여 소화를 조절하고 혈액의 화학적 조성 양상 및 국소적인 혈액의 흐름을 조정한다. 이들 호르몬은 대부분 화학적으로 신경전달물질과 유사하며 일부는 혈액으로 들어가지 않고 인접해 있는 세포에 작용한다.
3. **태반**(Placenta). 태반은 임신 중 태아를 유지하는 것 외에도 스테로이드 및 단백질성 호르몬인 에스트로겐, 프로게스테론, 당질부신겉질호르몬 및 *사람융모생식샘자극호르몬*(human chorionic gonadotropin, hCG)을 분비한다. 사람융모생식샘자극호르몬은 수정란이 자궁에 착상할 때 생성되며, 처음 3개월 동안은 황체를 유지시키고 에스트로겐과 프로게스테론을 분비하여 임신이 유지된다. 따라서 이 호르몬을 검사하여 양성이면 임신한 상태라는 것을 확인할 수 있다.
4. **콩팥**(**신장**, Kidney). 콩팥에 있는 다양한 세포들에서 호르몬을 분비한다. 토리곁복합체(juxtaglomerular complex)의 특수하게 분화된 근육세포인 과립세포(granular cell)는 *레닌*(renin)을 분비하고 레닌은 부신겉질을 자극하여 알도스테론(aldosterone)을 분비하게 한다. 그리고 콩팥세관사이의 사이질결합조직(interstitial connective tissue)과 세관주위모세혈관(peritubular capillary)의 내피세포에서 *적혈구형성호르몬*(erythropoietin)을 분비하여 골수에서 적혈구 생성을 증가시킨다.
5. **피부**(Skin). 피부가 자외선(UV)에 노출되면 표피의 각질세포는 변형된 콜레스테롤 분자를 *비타민 D* 전구체로 변화시킨다. 비타민 D는 칼슘대사에 필수적인 스테로이드호르몬으로 전구체는 진피의 모세혈관을 통하여 혈류로 들어가 간에서 화학적인 변화를 거쳐 신장의 사구체쪽세관(근위세관)에서 활성화된 비타민 D로 전환된다. 비타민 D는 창자에서 Ca^{2+}을 흡수하게 하며 부족한 경우 뼈를 약하게 한다.

이해 수준 체크하기

- ☐ **10.** 이자의 내분비세포가 위치하는 곳은 어디인가?
- ☐ **11.** 에스트로겐과 프로게스테론을 분비하는 난소 이외의 장소는 어디인가?

16.4 내분비계통의 질환
DISORDERS OF THE ENDOCRINE SYSTEM

학습 성과 

- 뇌하수체, 갑상샘 및 부신에 의한 과도하고 부적절한 호르몬 분비의 영향을 설명할 수 있다.
- 당뇨병을 정의할 수 있다.

대부분 내분비샘 질환은 주어진 호르몬의 과다분비(과분비) 또는 과소분비(저분비)를 포함한다. 과다분비는 종종 내분비선의 종양으로 인해 발생하며, 빠르게 증식하는 종양 세포가 통제되지 않은 속도로 호르몬을 분비합니다. 대조적으로 과소분비는 일반적으로 감염, 자가면역공격 또는 외상에 의한 내분비샘 손상으로 인해 발생한다.

16.4a 뇌하수체 질환 Pituitary Disorders

뇌하수체앞엽 일부 장애는 성장호르몬(growth hormone, GH) 분비에 영향을 준다(**그림 16.11**). 소아에서 성장호르몬의 과다분비를 일으키는 종양은 거인증(gigantism)을 일으켜 아이가 예외적으로 빠르게 성장하고 키가 매우 커서 종종 2.4미터(8피트)에 이른다. 뼈의 성장판이 닫힌 후에 과도한 양의 GH가 분비되면, 그 결과는 말단비대증(acromegaly)으로, 여전히 활동적인 성장 영역과 손, 발, 얼굴 같은 GH에 반응하는 뼈 영역은 확대되는 특징이 있다.

소아에서 성장호르몬의 과소분비는 정상적인 비율의 신체를 가지고 있지만 키가 1.2미터(4피트)에 거의 도달하지 않는 **뇌하수체왜소증**(pituitary dwarf)을 발생시킨다. 이 상태의 어린이는 성장호르몬 주사를 맞으면 거의 정상적인 키에 도달할 수 있다.

뇌하수체뒤엽 질환인 **요붕증**(disahbertēz in-sirpi-dus, "희석 [소변] 통과")은 항이뇨호르몬(ADH)의 불충분한 생산, 분비 또는 드물게는 콩팥의 반응 부족으로 인해 발생한다. 요붕증에 걸린 사람은 다량의 묽은 소변을 생성하기 때문에 다량의 물을 마셔 보상한다. 요붕증은 뇌하수체뒤엽을 손상시키는 머리충격, 신경근을 압박하는 종양 또는 신장 손상으로 인해 발생할 수 있다.

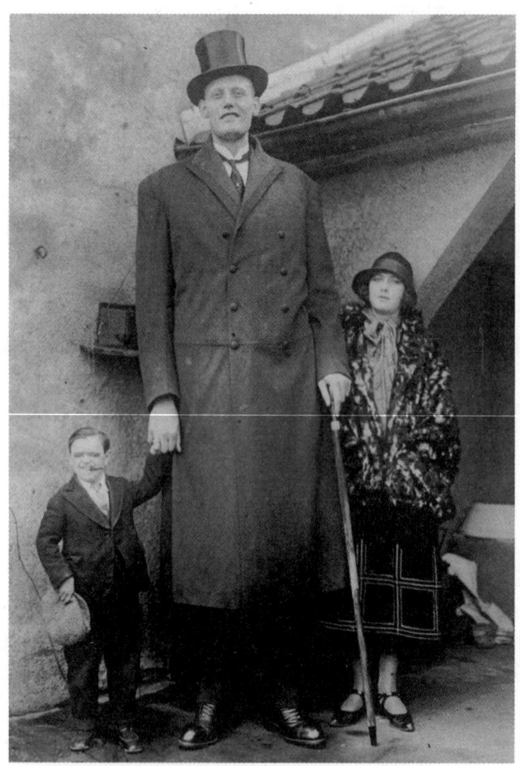

그림 16.11 뇌하수체 성장호르몬 이상 질환. 거인증을 보이는 사람(가운데) 양 옆에 뇌하수체왜소증(왼쪽) 그리고 키가 정상인 여성(오른쪽)이 서 있다.

16.4b 이자(췌장) 질환: 당뇨병 A Disorder of the Pancreas: Diabetes Mellitus

당뇨병(diabetes mellitus)은 미국인의 약 7%에 영향을 미치며 강력한 유전적 요소를 가지고 있다. 인슐린 분비가 불충분하거나 인슐린 효과에 대한 인체 세포의 저항으로 인해 발생한다. 이로 인해 포도당은 대부분 세포로 들어갈 수 없으므로 혈액내 포도당은 높게 유지되고 포도당을 포함하는 많은 양의 소변이 배설된다. 포도당을 에너지원으로 사용할 수 없기 때문에 신체 세포는 지방을 대사에 이용하고 산성 분해 산물인 케톤이 혈액에 축적된다. 치료하지 않고 방치하면 배뇨 증가로 체내 수분과 전해질이 고갈되고 케톤 산증은 거의 모든 생리 기능들을 저하시키고 혼수 상태로 유도한다.

1형당뇨병 Type 1 Diabetes

두 가지 유형의 당뇨병 중에서 더 심각한 것은 **1형당뇨병**(이전에는 **인슐린 의존성 당뇨병**이라고 함)으로, 보통 15세 이전에 갑자기 발생한다. 자가면역반응은 췌장에서 인슐린 분비 베타 세포를 파괴하기 때문에 인슐린은 반드시 혈당 수치를 조절하기 위해 1형당뇨병 환자에게 매일 여러 번 투여해야 한다. 20~30년 후 건강을 위협하는 합병증이 발생할 수 있다. 혈중 지질 수치가 높으면 1형당뇨병 환자가 죽(상)경화증(동맥경화)에 쉽게 걸릴 수 있고 체액의 과도한 당분이 모세혈관 기능을 저해한다. 1형당뇨병에 대한 연구에 따르면 규칙적인 운동과 식이요법 및 혈당 수치를 주의 깊게 관리하면 합병증 발병을 지연시킬 수 있다.

2형당뇨병 Type 2 Diabetes

2형(비 인슐린 의존성)당뇨병은 더 느리게 진행되며(일반적으로 40세 이후에 나타남) 모든 당뇨병 사례의 90% 이상을 차지한다. 대부분 2형 당뇨병 환자는 약간의 인슐린을 생산하지만 이들 세포는 인슐린 효과에 대한 민감도가 감소한다. 1형보다 더 쉽게 관리할 수 있는 2형당뇨병은 일반적으로 식이 조절(예: 체중 감량 및 고칼로리, 설탕이 풍부한 음식 피하기) 및 규칙적인 운동으로 조절할 수 있다. 이러한 조치가 실패하면 인슐린 주사 또는 경구 약물로 혈중 인슐린 수치를 높이거나 혈당 수치를 낮추는 치료를 한다.

2형당뇨병은 미국에서 놀라운 속도로 증가하고 있다. 가장 우려되는 것은 어린이에서 2형당뇨병의 증가이다. 이 질병의 증가는 활동수준 감소 및 비만율 증가와 관련이 있다. 규칙적인 운동은 2형당뇨병을 조절하는 데 도움이 될 뿐만 아니라 발병 가능성을 줄이는 데에도 도움이 된다. 운동과 혈당조절 사이의 연결 요소 중 하나는 뼈를 생성하는 세포인 골모세포(osteoblast)에 의해 생성되는 호르몬이다. 체중 부하 운동에 대한 반응으로 골모세포 활동이 증가하고 골모세포에서 분비되는 호르몬인 오스테오칼신(osteocalcin)이 이자의 인슐린 분비를 자극하고 지방 세포가 세포의 인슐린 감수성을 증가시키는 호르몬을 분비하도록 자극한다. 따라서 골모 세포 활성화는 혈당 수치를 조절하는 기능도 수행한다.

16.4c 갑상샘 질환 Disorders of the Thyroid Gland

갑상샘항진증(hyperthyroidism)의 가장 흔한 형태는 자가면역질환인 **그레이브스병**(Graves' disease)으로, 면역 체계가 갑상샘자극호르몬(TSH)을 모방한 비정상 항체를 만들고 갑상샘 소포세포에 의한 갑상샘호르몬(TH) 과분비를 자극한다. 그레이브스병의 전형적인 징후와 증상에는 정상적인 음식 섭취에도 불구하고 대사율 상승, 빠른 심박수, 발한, 신경과민, 체중 감소 등이 있다. 또한 눈 뒤 안와 조직과 안구 외부 근육의 부종과 염증으로 인해 안구가 튀어나올 수 있다(**그림 16.12A**). 그레이브스병은 중년 여성에서 가장 자주 발생하며 전체 여성 20명 중 1명에서 발병한다.

갑상샘호르몬의 불충분한 분비는 생애주기별로 다양한 증상을 발생시킨다. 성인에서 갑상샘호르몬 분비 감소는 **성인형 갑상샘저하증**(adult hypothyroidism) 또는 **점액부종**(myxedema, "점액질 증가")을 유발하며, 일반적으로 항체가 갑상샘 조직을 공격하고 파괴하는 자가면역질환이다. 여성의 7%와 남성의 3%에서 발생하고 징후와 증상은 낮은 대사율, 체중 증가, 무기력, 지속적인 오한, 부은 눈, 부종 및 정신적 둔감(지체는 아님)이 포함된다.

갑상샘저하증은 또한 식이에 요오드가 부족한 경우에도 발생할 수 있다. 이러한 경우 갑상샘이 커져서 목 앞쪽에 크고 눈에 띄는 덩어리가 생성되는 되며 **풍토성 갑상샘종**(endemic goiter)이라고 한다(그림 16.12B). 갑상샘소포 세포는 콜로이드를 생성하지만 요오드화하거나 기능적 호르몬을 생산할 수 없기 때문에 뇌하수체는 갑상샘이 갑상샘호르몬을 생성하도록 계속 자극하기 위해 갑상샘자극호르몬의 분비양을 증가시킨다. 이 작용으로 갑상샘소포가 더 많은 콜로이드를 축적하

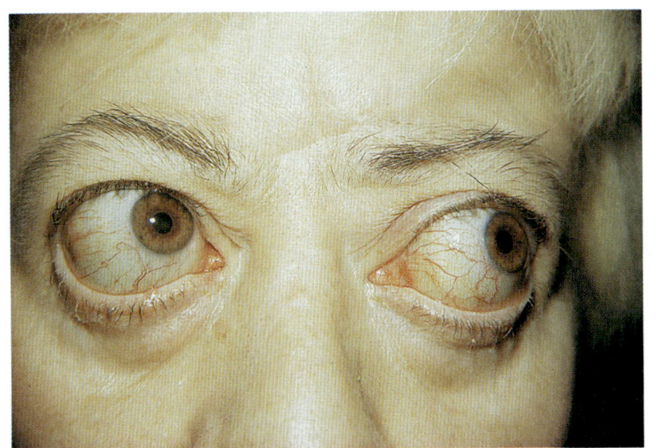

A. 안구 돌출; 갑상샘기능항진증의 증상

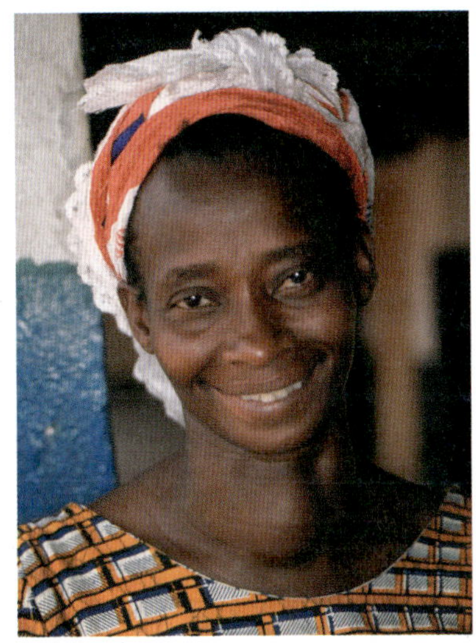

B. 커진 갑상샘(갑상샘종, goiter); 요오드 부족 현상

그림 16.12 갑상샘 질환들.

고 갑상샘이 팽창한다. 요오드화 된 소금의 판매는 요오드가 부족한 토양이나 요오드가 풍부한 조개류를 섭취할 수 없는 지역에서 갑상샘종의 발생을 현저히 감소시켰다.

소아에서 갑상샘기능저하증은 키가 작고 불균형한 신체비율, 두꺼운 혀와 목, 정신지체를 특징으로 하는 크리틴병(cretinism)을 유발한다.

16.4d 부신겉질(피질) 질환

Disorders of the Adrenal Cortex

당질부신겉질호르몬(glucocorticoid)의 과다 분비는 부신겉질자극호르몬(ACTH)을 분비하는 뇌하수체 종양 또는 (드물게) 부신겉질 종양에 의해 발생하는 **쿠싱병**(Cushing's syndrome)을 유도한다. 그러나 대부분 이 증후군은 염증을 억세하기 위해 당질부신겉질호르몬을 임상적으로 투여한 결과 발생한다. 쿠싱병은 혈중 포도당 수치가 높고 근육에서 단백질이 손실되며 무기력함이 특징이며 수분과 염분 저류를 유발하여 고혈압과 부종을 유발할 수 있다. 소위 "쿠싱병적 징후(cushingoid signs)"에는 부은 얼굴과 목뒤쪽 지방이 재분배된 "물소혹(buffalo hump)"(그림 16.13), 그리고 면역 및 염증 반응의 저하가 포함된다. 종양을 외과적으로 제거하거나 코르티코스테로이드 약물을 중단하여 원인을 제거하면 성공적으로 치료할 수 있다.

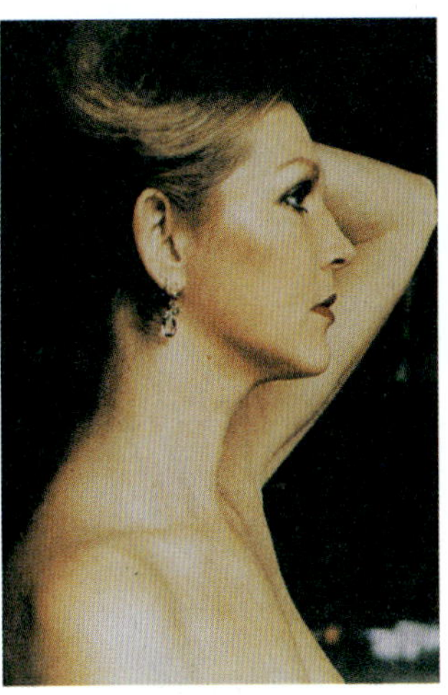

A. 증상 발현 전 환자모습

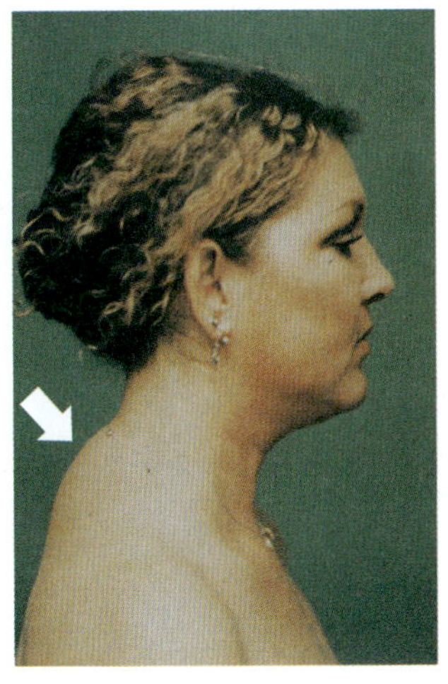

B. 쿠싱증후군 일때 동일환자의 모습. 흰색 화살표는 등 위부분의 특징적인 물소혹(buffalo hump)을 가르킨다.

그림 16.13 당질부신겉질호르몬 과잉에 의한 효과

부신겉질의 주요 분비 저하 장애인 **애디슨병**(Addison's disease)은 일반적으로 당질부신겉질호르몬와 무기질부신겉질호르몬(mineralocorticoid)의 결핍을 동반한다. 일반적으로 혈중 포도당과 나트륨 저하, 심한 탈수 및 저혈압이 발생한다. 다른 증상으로는 피로, 식욕 부진 및 복통 등이 있다.

이해 수준 체크하기

☐ **12.** 애디슨병, 그레이브스병 및 쿠싱병: 과다 분비 또는 과소 분비가 원인 인지 여부에 관계없이 각 장애에서 영향을 받는 내분비샘과 각각의 전형적인 증상을 설명한다.

16.5 전 생애 동안의 내분비계통

THE ENDOCRINE SYSTEM THROUGHOUT LIFE

학습 성과 

- 주요 내분비샘의 발달을 설명할 수 있다.
- 일부 내분비 기관들에 대한 노화의 영향을 설명할 수 있다.

다양하고 널리 분포된 내분비 기관은 3배엽층(외배엽, 중배엽, 내배엽) 모두에서 발생한다.

갑상샘은 인두 바닥의 내배엽이 두꺼워져서 형성되며(그림 16.14A) 성인에서 혀가 될 부위 뒤쪽에서 처음 나타나고 아래쪽 목부위로 이동

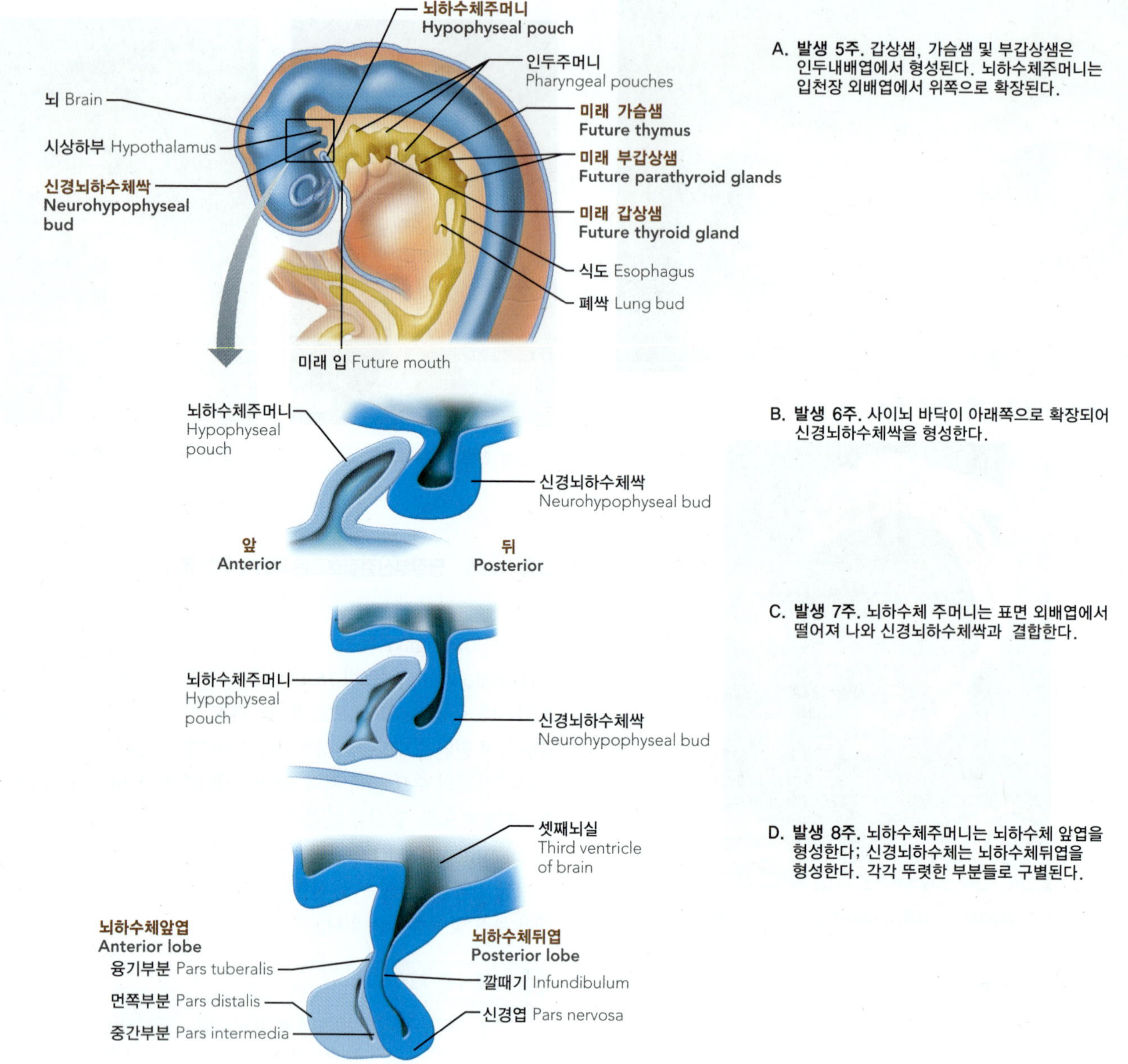

그림 16.14 주요 내분비기관의 배아기 발생.

한다. 부갑상샘과 가슴샘(thymus)은 모두 인두 주머니를 감싸는 내배엽에서 발생하여 목과 가슴부위의 최종 위치로 이동한다. 소포곁세포(parafollicular cell)는 마지막 인두주머니 벽에서 발생하여 아래쪽 갑상샘으로 이동한다. 솔방울샘은 배아 사이뇌의 천장을 형성하는 외배엽 유래 뇌실막세포(ependymal cell)에서 발생한다(뇌실막세포는 신경관 속을 감싸는 신경아교세포이다).

뇌하수체는 이중으로 기원한다(그림 16.14B, C). 앞엽은 입천장부분에서 외배엽 주머니 형태로 뇌하수체 또는 라트케(Rathke) 주머니에서 발생한다. 이 주머니는 성인의 뇌하수체후엽이 될 뇌바닥에서 자라난 신경뇌하수체싹과 결합한다.

부신은 또한 이중 발생 기원을 가지고 있다(그림 14.15). 부신속질은 근처의 교감 신경 신경절의 신경 능선 세포에서 유래하는 반면, 부신겉질은 등쪽 복벽 체강을 감싸는 벽쪽중배엽에서 발생한다.

내분비샘의 과다 분비 및 과소 분비 장애를 제외하고 대부분 내분비기관은 노년까지 일생동안 원활하게 작동한다. 노년기에 많은 변화가 뚜렷해진다. 뇌하수체앞엽에서는 결합 조직과 노화 색소(lipofuscin)의 양이 증가하고 혈관 생성이 감소하며 호르몬을 분비하는 세포수가 감소한다. 이러한 변화는 호르몬 생산에 영향을 줄 수도 있고 그렇지 않을 수도 있다. 예를 들어, 갑상샘자극호르몬의 혈중 농도는 정상 노화에 따라 약간 감소하고, 부신겉질자극호르몬은 일정하게 유지되며, 생식샘자극호르몬은 실제로 나이가 들면서 증가한다.

부신겉질은 또한 나이가 들면서 구조적 변화를 나타내지만 당질부신겉질호르몬 분비의 정상적인 비율은 개인이 건강한 동안 지속된다. 부신속질에서 생성되는 아민(amine)호르몬인 에피네프린과 노르에피네프린의 분비는 연령과 관련된 변화가 발견되지 않는다.

갑상샘호르몬의 합성과 방출은 정상적인 노화와 함께 다소 감소한다. 일반적으로 노인에서 갑상샘소포는 콜로이드로 가득 차 있으며 샘의 섬유화가 발생한다. 갑상샘 자가면역질환이 흔해져 노인 여성의 약 5%에서 발생한다.

부갑상샘은 나이가 들어감에 따라 거의 변하지 않지만, 식이의 질이 떨어지면 칼슘과 비타민 D의 섭취 감소를 보충하기 위해 혈액 내 부갑상샘호르몬 농도가 증가하는 경향이 있다. 폐경 후 에스트로겐 분비 감소는 여성이 부갑상샘호르몬에 의한 골 제거 효과에 더 취약하게 만든다. 뇌하수체앞엽의 성장호르몬, 부신겉질의 데하이드로에피안드로스테론(DHEA), 성호르몬(에스트로겐 및 테스토스테론)만이 나이가 들면서 분비량이 현저하게 감소한다. 근골격, 심혈관, 면역 및 기타 기관의 악화는 이러한 호르몬 감소와 동반한다. 이러한 호르몬들의 감소에 의한 효과는 노화 증상과 유사하여 최근 몇 년 동안 세 가지 호르몬들 모두 "노화방지약물"로 상업화되었다.

요약 Chapter Summary

1. 내분비기관은 호르몬을 분비하며, 분비 도관이 없으므로(ductless) 혈액이나 림프로 분비된다.
2. 호르몬은 순환계 혈관을 통해 이동하며 표적세포의 생리적 변화의 신호를 전달하는 전령물질(messenger molecule)이다.
3. 호르몬에 의해 조절되는 과정에는 발생, 성장, 스트레스에 대한 신체 방어 조절, 혈액과 체액의 화학적 조성을 유지하고 세포대사의 조절에 관여한다.

16.1 개요 OVERVIEW

16.1a 내분비기관 Endocrine Organs

4. 내분비기관은 작고 몸 전체에 넓은 범위로 하나씩 떨어져 있다. 순수한 내분비기관은 뇌하수체, 갑상샘, 부갑상샘, 부신, 솔방울샘이고, 내분비세포를 포함하는 기관은 생식샘, 이자(췌장), 콩팥, 소화관, 심장, 가슴샘 그리고 피부이다. 뇌에 존재하는 시상하부는 신경내분비기관이다.
5. 내분비기관은 혈관이 풍부하다.
6. 대부분의 내분비세포는 상피세포의 변형이며 나머지는 신경세포, 근육세포, 섬유모세포의 유사 세포이다.

16.1b 호르몬 Hormones

7. 대부분의 호르몬은 아미노산 파생물(아민, 펩타이드, 단백질)이거나 스테로이드(콜레스테롤로부터 유래된 물질)이다.
8. 호르몬은 모세혈관을 떠나 표적세포의 특이 수용체에 결합하여 효과를 나타낸다. 호르몬의 결합이 표적세포 내부에 프로그램화되어 있는 일련의 반응을 개시한다.
9. 내분비기관은 호르몬, 신경, 호르몬 자극에 의해 자신의 호르몬을 분비하게 되며 되먹임고리(feedback loop) 기전에 의해 조절된다.
10. 시상하부는 호르몬 분비를 통해 내분비계통의 많은 기능을 조절한다.

16.2 주요 내분비기관 THE MAJOR ENDOCRINE ORGANS

16.2a 뇌하수체 The Pituitary Gland

11. 골프클럽 모양의 뇌하수체는 깔때기 모양의 줄기에 의해 사이뇌에 달려 있으며, 나비뼈 안장의 뇌하수체 오목에 위치한다. 뇌하수체는 앞엽의 샘뇌하수체와 뒤엽의 신경뇌하수체로 구성되어 있다.
12. 앞엽은 세 구역으로 구성: 먼쪽부분, 중간부분, 융기부분.
뒤엽은 두 구역으로 구성: 신경부분, 깔때기.
13. 뇌하수체는 위, 아래뇌하수체동맥으로부터 풍부한 혈액을 공급받는다.
14. 앞엽의 가장 큰 부위는 먼쪽부분으로 다섯 종류의 세포에서 7가지의 호르몬을 분비한다. TSH, ACTH, FSH, LH 네 종류의 호르몬은 'tropic호르몬'으로 다른 내분비기관을 자극하며 나머지 세 종류는 내분비기관이 아닌 표적세포에 직접 작용한다.
15. 앞엽에서 분비되는 호르몬과 기능은 다음과 같다. 갑상샘자극세포로부터 생산된 갑상샘자극호르몬(TSH)은 갑상샘에서 호르몬의 분비를 자극한다. 부신겉질자극세포로부터 생산되는 부신겉질자극호르몬(ACTH)은 부신겉질을 자극한다. 생식샘자극세포로부터 생산되는 난포자극호르몬(FSH), 황체형성호르몬(LH)은 생식샘에 작용하여 생식세포를 성장시키고 생식호르몬을 분비하도록 한다. 젖샘자극세포로부터 분비되는 프로락틴(prolactin)은 젖샘으로부터 젖을 만들도록 자극한다. 멜라닌세포자극호르몬(MSH) 또한 부신겉질자극세포로부터 생산된다. 성장자극세포로부터 생산되는 성장호르몬(GH)은 몸 전체와 뼈의 성장을 자극한다.
16. 시상하부는 뇌하수체 앞엽의 호르몬 분비를 조절한다. 첫째, 특정 시상하부의 신경은 방출호르몬과 억제호르몬을 만들어 정중융기에서 일차 모세혈관얼기로 분비한다. 이들 호르몬은 뇌하수체문맥아래의 이차모세혈관얼기를 거쳐 뇌하수체 앞엽에 도달하여 새로운 호르몬을 분비하여 몸 전체를 순환하여 표적세포로 이동한다.
17. 신경조직으로 구성된 뇌하수체 뒤엽은 시상하부-뇌하수체로(hypothalamohypophyseal tract)가 있으며, 이를 형성하는 신경세포들은 시상하부의 뇌실곁핵과 시각로위핵에 위치하고 있다. 이들 신경핵들은 옥시토신과 항이뇨호르몬(vasopressin)을 합성하여 신경부분(pars nervosa)의 축삭말단에 저장한다. 신경세포가 작동할 때 저장된 호르몬을 모세혈관으로 유리시킨다.
18. 뇌하수체뒤엽호르몬과 기능: ADH는 오줌으로부터 물을 재흡수하고 혈압을 올리며 옥시토신은 분만과 젖의 방출을 유도한다. 이들 호르몬은 모두 사회적 유대와 관계 있다.

16.2b 갑상샘 The Thyroid Gland

19. 기관의 위쪽에 위치하고 있는 갑상샘은 상피성 소포세포로 덮여 있는 구형의 소포와 모세혈관이 풍부한 결합조직에 의해 분리된 구조로 구성되어 있다. 소포들은 갑상샘호르몬 저장단백질인 갑상샘글로불린 콜로이드로 채워져 있다.
20. 요오드를 포함하는 갑상샘호르몬(TH)은 기초대사를 높이는 기능을 하며 소포세포들로부터 지속적으로 만들어져 소포에 저장된다. 뇌하수체로부터 TSH가 유리되면 소포밖 모세혈관으로 분비된다.
21. 소포곁세포는 갑상샘의 소포로부터 돌출되어 있고 혈중 칼슘 농도가 낮을 때 칼시토닌을 분비한다.

16.2c 부갑상샘 The Parathyroid Glands

22. 부갑상샘은 몇 개의 쌍(보통 두 쌍)으로 구성되어 있으며 갑상샘의 뒷면에 위치하고 있다. 이들은 두껍고 분지된 끈(cord) 형태로 혈중 칼슘의 농도를 올리는 부갑상샘호르몬을 분비한다.

16.2d 부신 The Adrenal (Suprarenal) Glands

23. 쌍으로 되어 있는 부신은 각 콩팥의 위쪽에 위치하고 있으며 부신겉질과 속질 두 부위로 구성되어 있다.

24. 부신속질은 구형의 수질크롬친화세포들로 구성되어 있다. 이들 세포는 흥분 자극 상태에서 에피네프린과 노르에피네프린을 혈액으로 분비하고 '맞섬도피반응'을 촉진한다.

25. 부신겉질은 세 층(바깥층의 사구체층(토리층), 중간층의 다발층, 안쪽의 그물층)으로 구성된다.

26. 부신겉질이 생산하는 호르몬은 스테로이드호르몬으로 무기질부신겉질호르몬(미네랄코르티코이드, Mineralocorticoid)(사구체층 생산), 당질부신겉질호르몬(글루코코르티코이드, Glucocorticoid)(다발층 생산) 그리고 안드로겐 DHEA(그물층 생산)를 포함한다. 알도스테론이 주성분인 무기질부신겉질호르몬은 콩팥에서의 재흡수를 통해 수분과 나트륨을 유지한다. 주성분이 코티솔인 당질부신겉질호르몬은 혈중 포도당 농도를 안정화시켜 스트레스로부터 몸을 보호한다. 대량으로 존재할 때 염증을 억제하고 면역계통을 억제한다.

16.2e 솔방울샘 The Pineal Gland

27. 솔방울세포를 포함하고 있는 솔방울샘은 사이뇌의 천장에 위치하며 구형의 세포덩어리 혹은 끈 모양으로 배열되어 있다. 성인의 솔방울샘은 칼슘이 농축되어 뇌모래(brain sand)를 형성한다.

28. 솔방울세포는 하루주기를 조절하는 멜라토닌호르몬을 분비한다. 이들 호르몬의 분비는 교감신경을 통해 시상하부의 시신경교차위핵에 의해 자극된다.

16.2f 이자 췌장, The Pancreas

29. 이자에 있는 내분비조직은 구형의 이자섬(pancreatic islet)이다. 이자섬의 세포는 알파, 베타, 델타, PP세포로 구성되어 있다.

30. 알파세포는 글루카곤을 분비하여 혈당을 올리며 베타세포에서는 인슐린을 분비하여 혈당을 낮춘다.

16.2g 가슴샘 The Thymus

31. 면역체계에서 중요한 기관인 가슴샘은 T림프구의 생산에 필수적인 가슴샘 호르몬을 분비한다.

16.2h 생식샘 The Gonads

32. 난소와 고환에 존재하는 다양한 세포들이 성호르몬인 에스트로겐과 안드로겐을 분비한다.

16.3 기타 내분비 기능을 하는 구조 OTHER ENDOCRINE STRUCTURES

33. 심방나트륨이뇨펩타이드(atrial natriuretic peptide, ANP)는 심방의 특수하게 분화된 심장근육세포에서 분비하며 나트륨이 많은 소변 생성을 통해 체내 수분의 양과 염의 농도를 낮춘다.

34. 내분비세포들은 소화관과 다른 창자유래 내분비기관(기도 등)의 상피세포에 산재되어 있다. 신경 특성을 갖는 이들 상피세포들은 퍼진신경내분비계통(diffuse neuroendocrine system, DNES)을 형성한다. 여러 종류의 DNES 세포들이 있으며 이들 중의 일부는 소화를 조절하는 호르몬을 분비한다.

35. 태반은 임신유지호르몬, 콩팥(신장)은 레닌과 적혈구형성호르몬을 분비하고, 피부는 비타민 D를 생산한다.

16.4 내분비계통의 질환 DISORDERS OF THE ENDOCRINE SYSTEM

36. 대부분의 내분비샘 질환은 호르몬의 과다분비 또는 분비 저하와 연관된다. 성장호르몬의 과다 분비는 거대증으로 이어지고, 갑상샘호르몬은 그레이브스병을 유발하며, 부신겉질자극호르몬 또는 당질부신겉질호르몬 쿠싱병을 발생시킨다. 성장호르몬의 과소 분비는 뇌하수체왜소증으로 나타나고, 갑상샘호르몬은 성인형 갑상샘저하증이나 크레틴증으로 이어지고, 당질부신겉질호르몬와 무기질부신겉질호르몬은 애디슨병을 유발한다. 인슐린 부족은 1형당뇨병을 발생시킨다.

16.5 전 생애 동안의 내분비계통 THE ENDOCRINE SYSTEM THROUGHOUT LIFE

37. 내분비샘은 3배엽층 모두에서 발생하는 다양한 발생 기원을 가지고 있다. 뇌하수체앞엽은 입천장 외배엽에서 발생하고 뇌하수체뒤엽은 뇌바닥에서 발생한다. 목의 내분비기관 (갑상샘, 부갑상샘, 가슴샘)은 인두 내배엽에서 발생한다. 솔방울샘은 외배엽에서 기원한 뇌실막세포에서 형성되고, 부신속질은 교감신경신경절에서 발생하며, 부신겉질은 등쪽 복벽의 중배엽에서 발생한다.

38. 일부 내분비 기관의 효율성은 인체가 노화됨에 따라 점차 감소한다. 분비가 가장 많이 감소하는 호르몬은 성장호르몬, 데하이드로에피안드로스테론, 에스트로겐 및 테스토스테론이다.

17 혈액

Blood

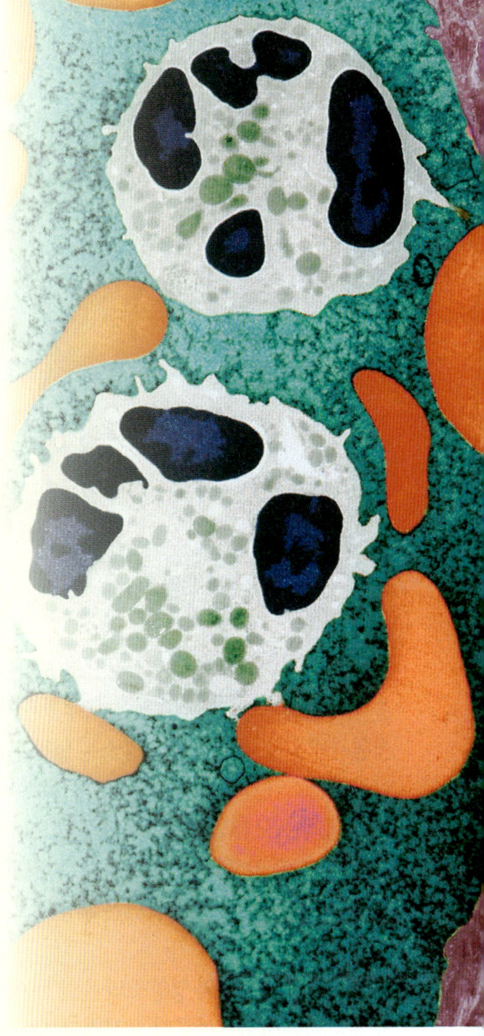

▲ *혈구세포: 적혈구와 과립백혈구(TEM)*

기억해야 할 어근 Roots to Remember

alba = white (백색, 하얀)
diapede = to ooze through (스며 나오다)
-emia = blood (혈액)
erythro = red (붉은)
globu = ball or globe (공, 구형)
hemo = blood (혈액)
karyo = nucleus (핵, 중심)
leuko = white (백색, 하얀)
lymph = water (물, 수분)
macro = large (큰, 대(大))
mego = large (거대)
myelo = marrow (골수)
ortho = straight (곧은, 직선)
phage = eat (먹다, 삼키다)
poiesis = to make (생성하다)
sero (serum) = fluid (체액, 분비액)
thrombo = a clot (혈액) (덩이, 응고)
vaso = vessel (혈관(도관), 용기)

위에 열거한 어근을 기초로 하여, 다음 용어의 의미를 설명하시오.

1. **섬유소원으로 알려진 단백질의 역할을 무엇인가?**
2. **적혈구는 어떤 색인가?**
3. **백혈구 증가(leukocytosis)라는 용어는 무엇을 의미하는가?**
4. **풋백혈구모세포(proerythroblasts)와 정염(색)적혈구모세포(orthochromatic erythroblast)라는 용어는 무엇을 의미하는가?**
5. **초기 발달부터 성숙 세포까지 다음 세포를 순서대로 나열하시오: 골수세포(myelocyte), 골수모세포(myeloblast), 풋골수모세포(promyelocyte), 늦골수세포(metamyelocyte)**

정답은 해답부록을 참조하시오.

순환계통은 **심(장)혈관계(통)**과 **림프계(통)**으로 나뉜다. 심혈관계는 혈액(17장), 심장(18장), 혈관(19장)으로 구성되어 있고, 림프계통(20장)은 조직액을 혈관으로 되돌려보내는 림프관으로 구성되어 있다. 이 장에서는 영양소, 호흡가스, 신호분자, 노폐물의 수송 역할을 하는 **혈액**(blood)을 학습하면서 순환계통에 대한 학습이 시작된다.

혈액은 우리 몸안에서 역동하는 생명의 강이며, 신체의 곳곳으로 운반되어야 하는 거의 모든 것을 운반한다. 몸으로부터 혈액이 빠져나가면 그만큼 생명이 죽어가기 때문에, 수천 년 동안 혈액은 마술적이며 생명의 신비한 힘을 가진 특효약(elixir)으로 간주되어 왔다. 오늘날 혈액은 임상의학에서 중요한 역할을 하고 있다. 혈액은 몸의 활동과 관련된 분자적인 증거를 운반하며, 혈액검사는 임상적 평가에 있어서 필수적이다. 혈액 검사는 질병의 증기, 마약 사용, 영양 상태 등을 검사하는 데 사용된다.

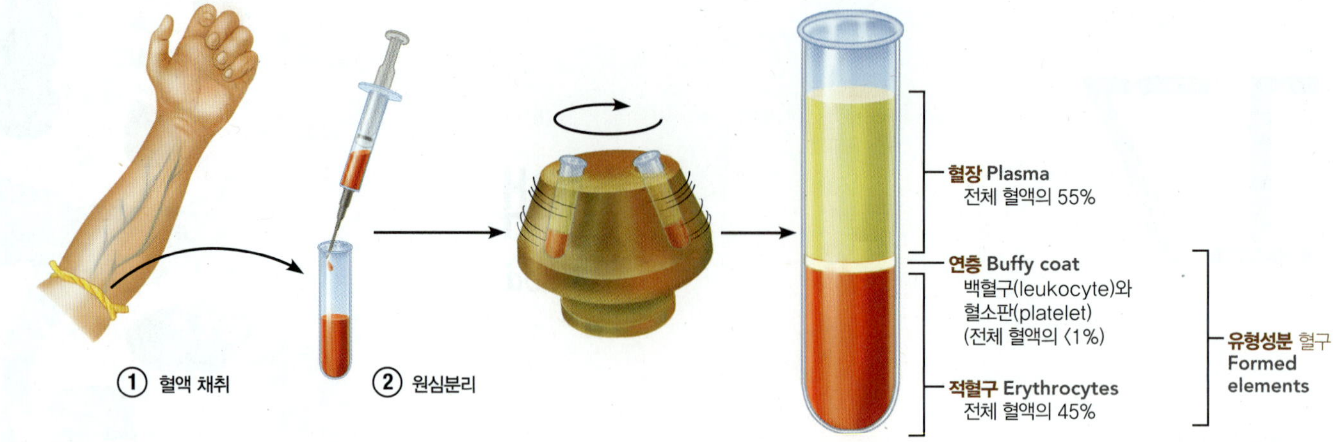

그림 17.1 혈액성분 분리.

혈액순환은 심장의 펌프작용으로 시작된다. 혈액은 *동맥*을 따라 심장을 떠나는데, 동맥은 아주 작은 *모세혈관*이 될 때까지 계속 분지한다. 모세혈관벽을 통해 산소와 영양소는 혈관을 떠나 신체조직으로 확산되며, 이산화탄소와 세포 노폐물은 조직으로부터 혈류로 확산된다. 산소가 부족한 혈액은 모세혈관으로부터 *정맥*으로 흘러들어 심장으로 되돌아온다. 그 후 심장의 혈액은 폐(허파)로 펌핑되고 그곳에서 이산화탄소를 체외로 배출하고 산소를 공급받은 후 심장으로 되돌아와 다시 온몸으로 순환하게 된다.

혈액은 호흡가스와 영양소의 운반 뿐 아니라 호르몬이라고 하는 전달물질을 내분비샘으로부터 표적기관으로 운반하며, 신체의 방어를 담당하는 세포를 감염된 부위로 운반한다. 또한 혈액은 체표면을 따라 체온을 조절하기 위해 피부로 가는 혈액량을 조절하면서 체온을 조절한다.

이 장에서는 (1) 혈액내 세포성 그리고 비세포성 구성요소, (2) 혈액세포의 형성, (3) 몇몇 흔한 혈액질환, (4) 태아기 혈액 발생을 논의한다.

17.1 혈액의 구성 COMPOSITION OF BLOOD

학습 성과

- 혈액의 주요 구성 성분의 이름을 익히고 적혈구 용적률을 정의할 수 있다.
- 혈장에 존재하는 분자들의 종류를 나열할 수 있다.

혈액량은 체중의 약 8% 정도이며 성인 남성의 경우 5~6 L, 여성인 경우 4~5 L정도 된다.

혈액은 육안으로 진한 균질한 액상으로 보이지만 현미경으로 관찰하면 세포 성분과 액체 성분으로 되어 있음을 알 수 있다. 혈액은 특수한 유형의 결합조직으로서 유형성분(formed element)이라 불리는 혈구세포가 혈장(plasma)이라 불리는 액체 속에 떠 있다.

혈액을 원심분리하면 무거운 유형성분은 원심력에 의해 가라앉고 덜 무거운 *혈장*(plasma)은 상층에 남게 된다(**그림 17.1**). 바닥에 가라앉은 붉은 물질은 산소와 이산화탄소와 같은 중요한 혈액가스를 운반하는 *적혈구*(erythrocyte)로 구성되어 있다. 혈액 중 적혈구가 차지하는 용적 비율을 **적혈구 용적률**(hematocrit)이라 하며 평균 45% 정도이고 사람에 따라 약간씩 차이가 있다. 건강한 남성의 경우 47±5%, 반면 여성의 경우는 42±5%이며, 새로 태어난 신생아의 경우 42~68%로 약간 높다.

백혈구연층(buffy coat)이라 불리는 얇은 회색층은 적혈구와 혈장 사이에 존재한다. 백혈구연층에는 다양한 방법으로 몸을 보호하는 *백혈구*(leukocyte)와 출혈을 멈추게 하는 성분인 혈소판(platelet, thrombocyte)이 존재한다. 백혈구와 혈소판은 혈액의 1% 미만이며 전혈(whole blood)의 나머지 55%는 혈장 성분이다.

17.1a 혈장 Blood Plasma

혈장은 밀짚 색깔의 끈적한 액체로 90%가 물이지만 여기에는 Na^+와 Cl^-와 같은 이온, 당, 아미노산, 지방과 같은 영양물질, 요소, 암모니아, 이산화탄소와 같은 노폐물 그리고 산소, 호르몬, 비타민 등과 같은 100여 가지가 넘는 다양한 분자들이 함유되어 있다. 혈장은 또한 세 가지의 중요한 단백질을 포함하고 있다.

- **알부민**(Albumin). 혈액으로부터 수분을 조직의 세포밖바탕질로 확산되는 것을 조절한다.
- **글로불린**(Globulin). 항체로서 지방, 철, 구리를 운반하는 혈장단백질이다.
- **섬유소원**(Fibrinogen). 혈장단백인 섬유소원은 혈액응고과정이라는 일련의 화학반응에 관여하는 다양한 인자 중 하나이다.

혈액을 시험관에 넣어 가만히 세워두면 혈장 내 일련의 *응집반응*(coagulation)이 일어나 구성 성분을 얽히게 하는 핏덩이(피떡, blood clot)와 투명한 액체인 *혈청*(serum)으로 분리된다. 이러한 혈청은 혈장으로부터 응고 인자인 섬유소원이 제거된 액체이다.

이해 수준 체크하기

- ☐ 1. 적혈구 용적률이란 무엇이고 정상 수치는 어느 정도인가?
- ☐ 2. 세 종류의 혈장단백질은 무엇이며 각각의 기능은 무엇인가?

17.1b 유형성분 혈구, Formed Elements

학습 성과

- 적혈구의 특수한 구조적 특징과 기능을 설명할 수 있다.
- 다섯 가지 종류의 백혈구와 각각의 구조적 특징과 기능을 설명할 수 있다.

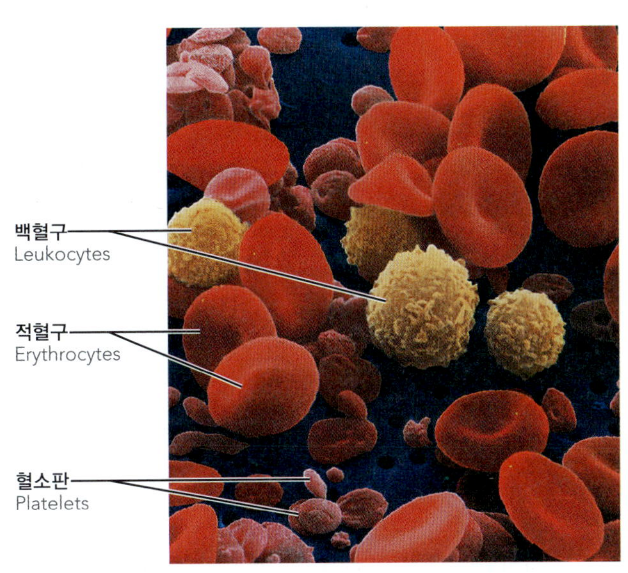

A. 혈액의 주사전자현미경(SEM) 사진(1800×, 인공 채색)

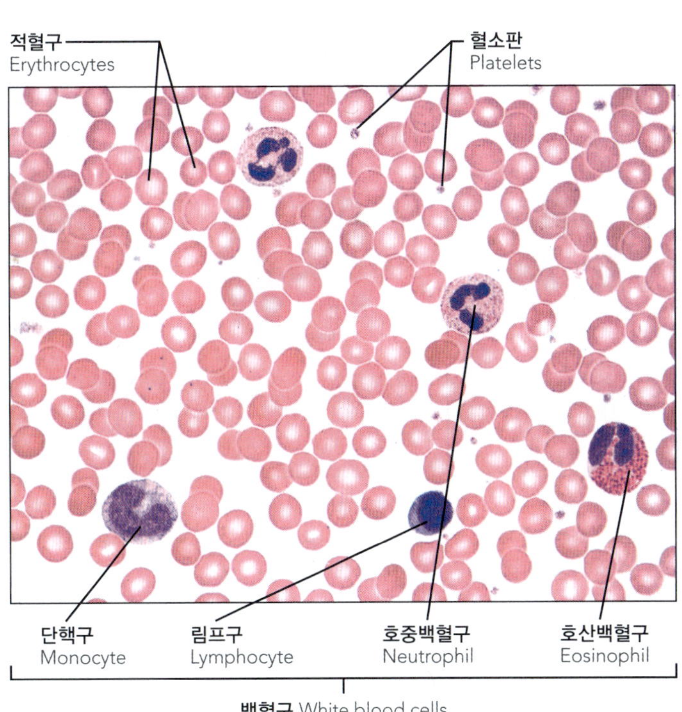

B. 현미경 사진, Wright 염색(610×)

그림 17.2 혈액세포의 종류.

▸ 혈소판의 구조를 설명하고 혈액응고의 역할을 설명할 수 있다.

혈액을 구성하는 요소에는 몇 가지 특징이 있다. 첫째, 적혈구와 혈소판은 진정한 세포가 아니다. 적혈구는 핵과 소기관이 없으며 혈소판은 단순한 세포 조각이다. 둘째, 대부분의 혈구는 분열하지 않는다. 이들은 골수(bone marrow)에서 생성된 새로운 세포로 대치될 때까지 아주 짧은 시간(몇 시간에서 몇 달) 동안 혈액내에서 생존하며, 수명이 다하면 분해되고 다시 재활용된다.

혈액을 현미경으로 관찰하면 원반 모양의 많은 적혈구가 관찰되며 다양한 형태의 백혈구, 그리고 파편으로 착각할 수 있는 작은 혈소판이 나타난다(**그림 17.2**). 적혈구는 다른 혈구보다 수가 매우 많다.

혈액세포를 관찰하기 위해 임상에서는 그림 17.2B와 같이 현미경 관찰을 하기 위해 혈액을 준비한다. 먼저 깨끗한 슬라이드글라스 위에 신선한 혈액을 떨어뜨리고 다른 슬라이드의 모서리를 이용하여 얇게 편다. 이를 공기중에서 건조시키고 메탄올로 고정한 다음 염색한다. 혈액은 분홍색 산성 염색약인 *에오신*(eosin), 푸른색과 자줏빛을 띠는 염기성 염색약인 *메틸렌블루*(methylene blue)로 염색한다. 세포의 구조는 화학물질의 구성에 따라 다르게 염색되므로 서로 다른 세포의 종류를 구분하는 데 이용된다(표 17.1).

적혈구 Erythrocytes, red blood cell (RBC)

적혈구는 작고, 산소를 운반하는 세포로 직경이 약 7.5 μm, 두께는 2 μm이다(**그림 17.3**). 적혈구는 혈액에서 가장 수가 많은 구성 성분으로 여성은 1mm^{3}당 430~520만 개, 남성은 510~580만 개 정도이며 따라서 건강한 성인의 혈액에는 대략 25조 개의 적혈구가 존재한다. 정상적인 적혈구는 비교적 크기가 일정(7~8 μm 직경)하기 때문에 조직 절편에서 인접한 구조의 크기를 판정하는 이상적인 '측정 도구'로 사용된다.

적혈구는 양쪽이 오목한 원반형으로 현미경상에서 가장자리보다 가운데 부분이 얇아 밝게 보인다(그림 17.2B). 양쪽이 오목한 형태는 형질막의 안쪽 표면에 존재하는 주변단백질(peripheral protein)에 의해 유지된다. 이러한 변형 가능한 능력은 찢는 힘에 대한 저항성 그리고 원래의 형태로 복원할 수 있는 충분한 탄력성을 제공한다(적혈구가 좁은 모세혈관을 지날 때 컵 모양으로 모양을 변형시킴).

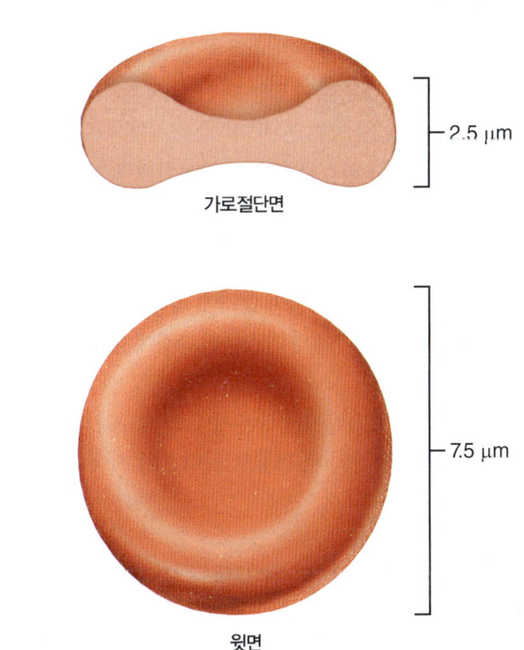

그림 17.3 적혈구의 가로절단면과 윗면.

과립백혈구 Granulocytes

무과립백혈구 Agranulocytes

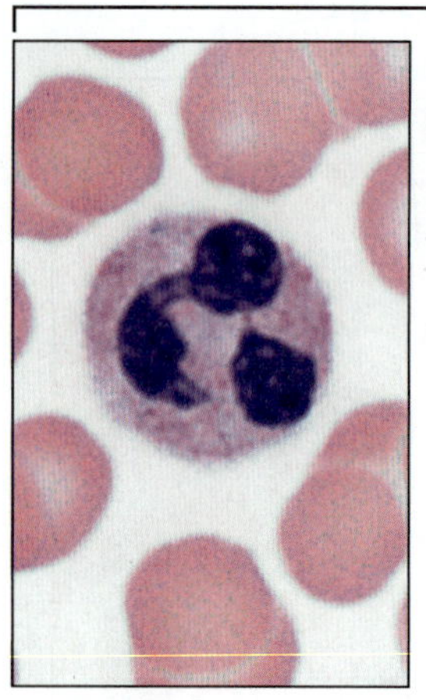

A. 호중구: 다엽핵, 옅은 붉은색과 파란색의 세포질과립

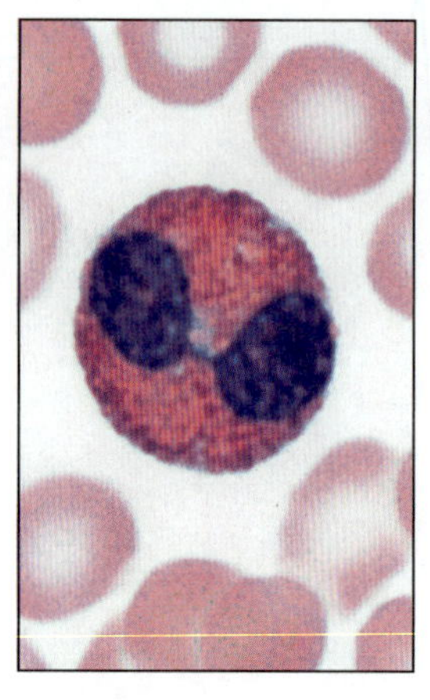

B. 호산구: 2엽 핵, 빨간색의 세포질과립

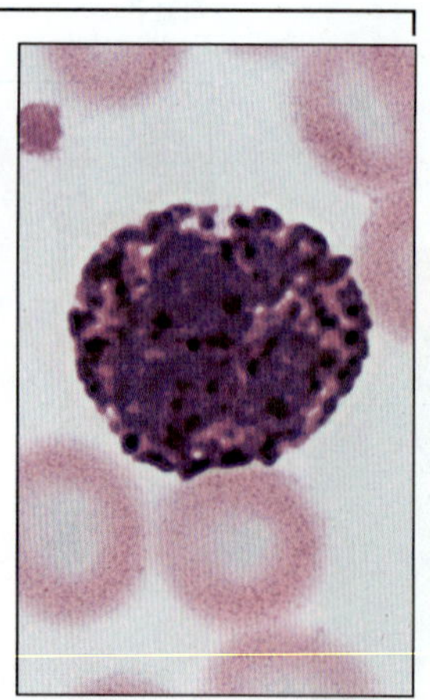

C. 호염기구: 2엽 핵, 푸른색-분홍색의 세포질과립

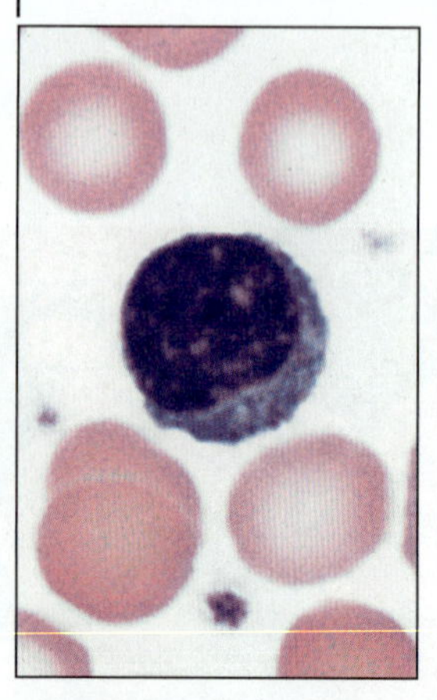

D. 소형림프구: 큰 구형 핵, 가장자리에 연한 푸른색 얇고 띠모양의 세포질

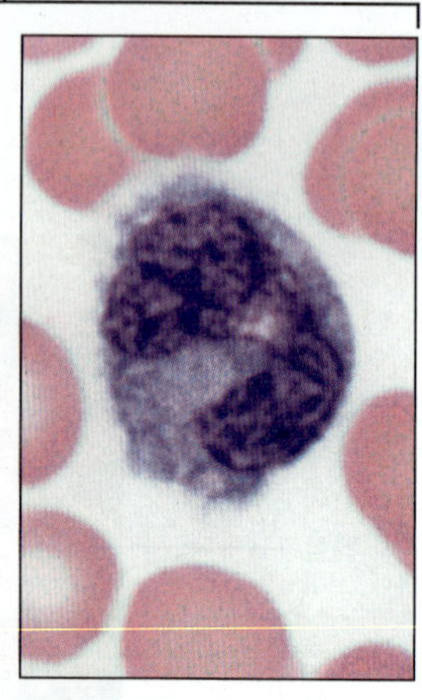

E. 단핵구: 콩팥 모양의 핵, 풍부하고 옅은 푸른색의 세포질

그림 17.4 백혈구. 각 사진에서 백혈구 주변에 적혈구가 관찰됨 (평균배율 1320×, Wright's stain)

적혈구는 형질막으로 둘러싸여 있지만 핵이나 소기관이 없다. 세포질은 산소 운반 단백질인 *헤모글로빈*(hemoglobin)으로 채워져 있으며, 각각의 헤모글로빈은 4개의 폴리펩타이드로 구성되어 있고, 산소가 결합할 수 있는 철 이온을 포함한다. 헤모글로빈의 철 원자는 산화물로 인해 혈액을 붉은색을 띠게 하며 또한 혈액 염색 시 에오신을 끌어당기는 역할을 하여 분홍색 또는 주황분홍색으로 염색된다.

적혈구는 폐(허파) 모세혈관에서 산소를 얻고 몸의 다른 조직의 모세혈관을 지나면서 산소를 유리한다. 이러한 구조적 특징은 다음과 같은 호흡기의 기능에 공헌한다.

- 양면이 오목한 형태는 동일한 용적의 구형 세포에 비해 30% 이상의 표면적이 커지며 적혈구로부터 산소가 빠르게 확산되어 들어가거나 나올 수 있도록 한다.
- 적혈구는 97% 이상이 헤모글로빈이며, 보통 세포보다 수분을 적게 함유하고 있다. 핵이나 소기관이 없는 대신 산소 분자의 운반주머니 역할을 한다.
- 적혈구는 사립체가 없어 필요한 에너지는 혐기적 호흡 기전을 통해 에너지를 생산한다. 따라서 운반 중인 산소를 소비하지 않는 매우 효율적인 산소 운반체이다.

헤모글로빈은 산소의 수송과 더불어 혈액에 의해 운반되는 이산화탄소의 약 20%를 운반한다. 순환계의 가스운반과정에 대한 자세한 설명은 생리학교과서를 참고한다.

적혈구의 수명은 100~120일이며 다른 종류의 혈구보다 오래 산다. 적혈구는 적색골수에서 생성되며, 혈류로 들어오기 전에 핵과 소기관이 소실된다.

백혈구 Leukocytes, white blood cell (WBC)

백혈구는 1 mm^3에 4,800~11,000개 정도이지만 질병에 대한 신체 내 중요한 방어 기전을 수행한다. 불규칙한 구형을 하고 있는 백혈구는 핵과 보통의 소기관을 보유한 완전한 세포 형태를 갖는 유일한 혈액의 유형성분이다(그림 17.2A).

백혈구는 세균, 바이러스, 기생충과 같은 병원성(감염성) 미생물로부터 몸을 지속적으로 보호하는, 움직이는 군대이다. 혈관 내에서만 기능을 수행하는 적혈구와는 달리 백혈구는 감염부위의 성긴결합조직인 혈관 밖에서 기능을 수행한다. 순환 백혈구를 유도하는 다양한 화학물질들이 감염 부위에서 만들어지거나 유리되면 이물질에 반응하여 **혈구누출**(diapedesis) 과정을 통해 모세혈관벽을 구성하는 상피세포 사이를 능동적으로 빠져 나온다. 일단 혈관 밖으로 나온 백혈구는 아메바 운동을 통해 감염 부위로 이동한다.

다른 혈구세포들과 같이 적색골수에서 기원한 백혈구는 혈액으로 계속 유리된다. 골수는 또한 백혈구를 저장하고 심각한 감염이 되면 많은 양을 혈액으로 유리한다. 임상의는 감염성질환의 증거를 찾기 위한 방법으로 환자의 혈액을 채취하여 백혈구 수를 측정한다. 백혈구의 수가 1 mm^3당 11,000 이상이면 감염 혹은 염증으로 판정하며, 이러한 환자를 **백혈구증가증**(leukocytosis)이라 한다.

백혈구는 다섯 종류가 있다. 이들은 세포막으로 둘러싸인 결합 원형질 과립 유무에 따라 과립백혈구(granulocyte), 무과립백혈구(agranulocyte)로 구분된다**(그림 17.4)**.

- **과립백혈구**. *호중구*(neutrophil), *호산구*(eosinophil), *호염기구*(basophil)가 있으며 뚜렷한 과립을 많이 포함하고 있다(그림 17.4A~C). 과립백혈구는 적혈구보다 크고 수명이 짧다. 핵 염색을 하면 비대칭형의 핵이 보이며 기능적으로 이물질이나 외부 세포를 포식하는 식균작용을 한다.
- **무과립백혈구**. *림프구*(lymphocyte)와 *단핵구*(monocyte)가 있다(그림 17.4D~E). 과립이 없으며 구조적으로 두 개가 비슷하지만 다른 세포계통으로부터 분화된다.

이들 백혈구의 발생 과정을 보면 5가지의 다른 독립된 세포계열(cell line)로부터 형성되는 것으로 보아 이러한 분류는 육안으로 구분하기 편리하지만 부자연스럽다. 건강한 사람의 혈액을 구성하는 5가

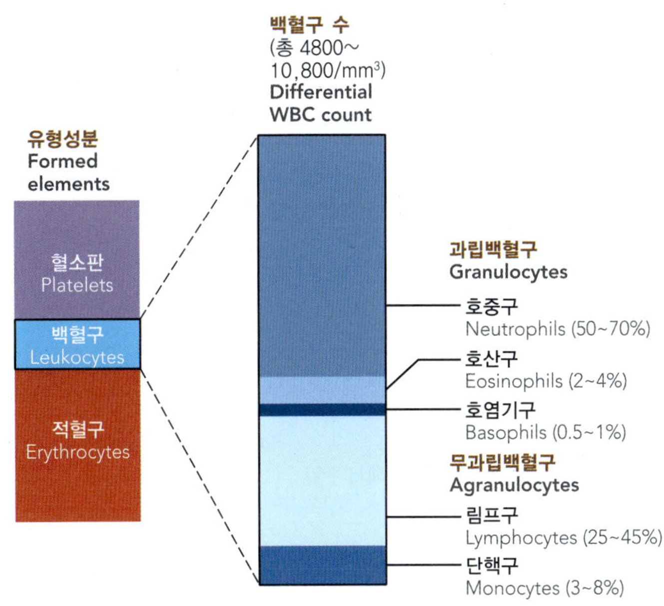

그림 17.5 백혈구의 상대적 비율. 이 비율은 건강한 사람의 범주에 속한다.

지 백혈구의 상대적인 비율은 **그림 17.5**에 나타나 있다. 구성비가 큰 순서대로 외우는 좋은 방법은 다음과 같다. "**N**ever **L**et **M**onkeys **E**at **B**ananas"(neutrophil-lymphocyte-monocyte-eosinophil-basophil)

호중구(Neutrophil). 세균 포식이 주 기능인 **호중구**는 건강한 사람 백혈구의 약 60%로 가장 많다. 이들의 핵은 아주 가는 염색질에 의해 연결되어 있는 2~6개의 엽(lobe)으로 구성되어 있다(그림 17.4A).

호중구는 아주 작은 두 가지 종류의 과립을 갖고 있는데 분홍색으로 염색되는 과립은 자주색으로 염색되는 과립보다 더 많이 존재한다.

이 과립은 가수분해 효소를 함유한 막성 주머니로 리소좀과 유사하지만 세균의 세포벽을 파괴시키는 효소가 특히 더 많다. 체내에 감염이 되면 세균이 만들어내는 물질에 의해 호중구가 빠르게 감염부위로 모여들게 되고 염증반응을 일으켜 감염부위의 1차 방어선을 형성한다. 만약 염증이 심하거나 오래 지속되면 호중구의 유출이 심각한 조직 손상의 원인이 될 수 있으며, 세균 감염부위에서 형성되는 **고름**(pus)은 죽은 호중구와 다른 백혈구, 조직세포 그리고 죽은 세균들이 포함되어 있다.

호산구(Eosinophil). **호산구**는 1~4%를 차지하며 보통 2엽(lobe)으로 구성된 핵을 갖고 있다(그림 17.4B). 세포질 내 과립은 크고 빨갛게 보인다. 산성 염료인 에오신(eosin)에 의해 염색되며 이 과립은 알레르기 반응과 기생충 감염 시 작용하는 다양한 가수분해 효소를 포함하고 있다.

호산구는 알레르기항원(알레르겐, allergen)이 항체와 결합한 후에 알레르기를 일으키는 물질인 포식항원(phagocytizing allergen)에 의한 알레르기 반응을 끝내는 역할을 담당한다. 호산구가 분비하는 효소들은 알레르기 반응에 의해 분비된 염증매개화학물질과 히스타민을 분해하는 역할을 담당한다.

기생충 감염 시 호산구는 기생충에 부착하여 과립 내 효소를 분비하고 기생충을 소화, 파괴시킨다. 기생충과의 싸움이 호산구의 주된 기능이며 기생충이 많이 존재하는 소화관 벽에 주로 모인다.

호염기구(Basophil). 0.5% 정도로 가장 적은 **호염기구**는 보통 2엽성 핵을 갖고 있으며 U 혹은 S형으로 굽어져 있다(그림 17.4C). 세포질에는 염기성 염료에 의해 짙은 자주색으로 염색되는 큰 과립이 있으며, 이 과립 속에는 알레르기 반응과 기생충 감염 동안 염증 반응을 중개하는 히스타민과 다른 분자들이 있다(표 17.1). 호염기구는 약한 포식작용을 하지만 그 대상물은 알려져 있지 않다.

호염기구의 염증 중재 기능은 *비만세포*(mast cell)와 거의 유사하다. 그러나 비만세포가 알레르기나 기생충 감염 시 염증 초기 단계에 작용하는 반면 호염기백혈구는 후기 단계에 관여한다. 그리고 비만세포의 핵은 구형(oval)이며 호염기구는 2엽성으로 그 크기도 다르다. 게다가 골수로부터 발생되는 세포계열(cell line)이 다르다.

림프구(Lymphocyte). **림프구**는 면역계에서 가장 중요한 세포이며 (그림 17.4D) 보통 20~45%를 차지한다. 전형적인 림프구의 핵은 구형으로 세포의 대부분을 차지하고 있으며 연한 푸른색을 띠는 얇은 세포벽으로 둘러싸여 있다. 림프구는 종종 크기에 따라 소형(5~8 μm), 중형(10~12 μm), 대형(14~17 μm)으로 분류한다. 대부분의 림프구는 작다(소형). 대부분의 림프구는 림프결합조직(lymphoid connective tissue)에 단단하게 결합되어 면역 반응의 중추적인 역할을 담당한다. 림프구는 특별한 외부 물질을 인식하고 거기에만 작용하기 때문에 감염성 개체와 싸우는 데 효과적이며, 이때 림프구로부터 면역반응을 유도하는 물질을 **항원**(antigen)이라 한다. 림프구에는 **T세포**(T cell)와 **B세포**(B cell) 두 종류가 항원에 대해 각각 다른 방법으로 공격한다. T세포는 외부 세포를 직접 공격하며 B세포는 분화되어 **항체**(antibody)를 생산하는데, 항체는 항원에 결합하는 단백질로 대식세포(큰포식세포, macrophage)들이 포식할 수 있도록 외부 세포를 표지하는 역할을 한다. 면역 반응에 대한 자세한 내용은 20장에서 설명한다.

단핵구(Monocyte). 백혈구 중 가장 크기가 크며 4~8%를 차지한다 (그림 17.4E). 이들은 큰 림프구와 유사하다. 푸른색의 세포질과 보라색을 띠는 핵을 가지고 있으나 단핵구의 핵은 종종 신장(콩팥)이나 말발굽처럼 굽어져 있으며 염색질은 림프구처럼 응축되어 있지 않는다. 또한 단핵구는 림프구보다 세포질 비율이 크며 세포질에는 작은 과립(전형적인 리소좀)들이 있지만 과립구로 생각하기 힘들 만큼 크기가 매우 작고 수도 적다.

모든 백혈구처럼 단핵구도 혈액을 따라 결합조직에 도달한 후 **대식세포**(macrophage)로 분화하고 다양한 외부 세포나 물질 및 작은 파편 등을 소화시킨다(그림 3.9).

혈소판 Platelets

혈소판(platelet, thrombocyte라고도 함)은 엄격한 의미에서 세포가 아니다. 형태는 원반 모양으로 골수의 거대핵세포(megakaryocyte)로부터 세포질 일부가 떨어져 나와 형성된 것으로 푸른색으로 염색되는 바깥 부분과 보라색을 띠는 분비과립이 있는 안쪽 부분으로 구분된다(그림 17.2, 표 18.1). 혈소판의 수는 적혈구의 약 1/10~1/20 정도 존재한다.

혈소판은 혈관벽에 작은 손상이 생기면 출혈을 멈추게 하기 위해 마개를 만들어 폐쇄시킨다. 혈관이 손상을 입은 직후 찢긴 부위의 노출된 콜라겐(collagen)에 많은 수의 혈소판이 부착하게 되고 몇 가지 물질이

표 17.1 혈액 유형성분의 개요

세포 종류	형태	특징*	mm³(μL)당 세포 수	발달(D), 수명(LS)	기능
적혈구 (red blood cells, RBCs)		양쪽이 오목한 원반형이고, 핵이 없다. 직경이 7~8 μm인 밝은 적색을 띤다.	4~6백만	D: 5~9일 LS: 100~120일	산소와 이산화탄소 운반
백혈구 (white blood cells, WBCs)		구형이고 핵이 있음	4800~11,000		
과립백혈구(Granulocytes)					
• 호중구 (Neutrophils)		뭇엽의 핵을 갖고 있으며, 뚜렷하지 않고 과립이 있다. 직경은 12~14 μm	3000~7000	D:7~11일 LS: 6시간에서 수일	세균에 대한 포식작용
• 호산구 (Eosinophils)		두엽의 핵을 갖고 있으며 붉은색의 과립을 갖는다. 직경은 12~15 μm	100~400	D:7~11일 LS: 약 5일	알레르기 반응을 멈추고 병원체를 죽임
• 호염기구 (Basophils)		두엽의 핵, 크고 남색의 과립을 갖는다. 직경은 10~14 μm	20~50	D: 3~7일 LS: 수시간에서 수일	염증 유발 히스타민과 다른 중개 물질 분비
무과립백혈구(Agranulocytes)					
• 림프구 (Lymphocytes)		구형의 핵과 세포질은 연한 청색이다. 직경은 5~17 μm	1500~3000	D: 수일에서 수주 LS: 몇시간부터 수년	직접적인 세포 공격(T세포)이나 항체(B세포)에 의한 면역 반응
• 단핵구 (Monocytes)		U 혹은 신장(콩팥) 모양의 핵. 회청색의 세포질. 직경은 14~24 μm	100~700	D:2~3일 LS: 수개월	포식작용, 조직에서 큰포식세포로 분화
혈소판(Platelets)		원반형의 세포 조각으로 핵이 없고 보라색으로 염색되는 입자를 갖는다. 직경은 2~4 μm	150,000~500,000	D: 4~5일 LS: 5~10일	혈관 내 작은 상처를 봉합, 피덩어리 형성 도구

*Wright 염색을 하였을 때의 모습.

분비된다. 분비과립으로부터 만들어진 물질들은 더 많은 혈소판이 상처 부위의 염증 반응을 개시하게 한다. 또한 혈소판은 트롬보플라스틴(thromboplastin, PF_3)을 분비하여 혈장 내 일련의 화학 반응인 **응고**(clotting)를 시작하게 하며 단단한 섬유소(피브린섬유)의 그물망을 형성하게 한다. 섬유소(fibrin)는 혈장단백질인 섬유소원(fibrinogen)으로부터 형성된 섬유소 끈, 혈소판, 그리고 이 그물에 걸린 다른 혈구세포들의 덩어리를 **핏덩이**(피떡, clot)라고 하며(**그림 17.6**), 핏덩이가 형성된 후 혈소판은 상처 가장자리를 근육처럼 수축하여 끌어당겨 상처 난 부위를 강하게 봉합한다.

혈소판은 건강한 혈관 내부에는 부착하지 않으나 만약 혈관이 상처, 염증 또는 죽(상)경화증(atherosclerosis)에 의해 거칠어지면 혈소판이 결합하게 되어 혈관 내부에 바람직하지 않은 핏덩이를 형성한다.

이해 수준 체크하기

- ☐ **3.** 혈액의 유형성분 가운데 핵이 없는 것은 무엇인가?
- ☐ **4.** 적혈구와 백혈구를 구분한다.
- ☐ **5.** Wright 염색의 두 가지 성분은 무엇이며, 과립백혈구를 구분하는 방법은 무엇인가?

17.2 혈액세포의 형성 BLOOD CELL FORMATION

학습 성과

- 적색골수와 황색골수를 구분할 수 있다.
- 적색골수의 조직학적 구조를 설명할 수 있다.

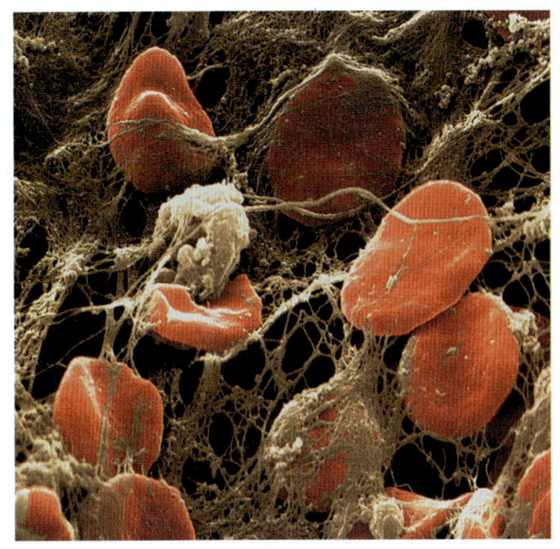

그림 17.6 핏덩어리(피떡, 혈병). 주사전자현미경(SEM) 사진으로 중앙의 밝게 보이는 구형 물체가 혈소판이며, 섬유소그물에 걸린 적혈구가 보인다 (artificially colored; 1650×).

- 혈구생성과 혈액 줄기세포를 정의할 수 있다.
- 다양한 혈액세포의 분화 과정을 설명할 수 있다.

혈액세포의 형성 과정은 **혈구생성**(hematopoiesis 또는 hemopoiesis)이라 하며 초기 배아 발생 때 시작하여 일생을 두고 진행된다. 모든 혈액세포는 골수에서 기원하며 하루에 1000억 개 정도가 새롭게 탄생한다. 여기에서는 혈구생성 부위로서의 골수를 알아보고 단일세포 형태로부터 다양한 세포로 분화되는 과정을 관찰한다.

17.2a 혈구생성 부위인 골수

Bone Marrow as the Site of Hematopoiesis

골수(bone marrow)는 모든 뼈의 내부에 존재한다. 만약 뼈대 속 모든 골수를 합치면, 표피를 제외하고는 신체 중 가장 큰 기관이 될 것이다.

골수에는 적색골수와 황색골수 두 종류가 있으며, **적색골수**(red marrow)에서만 혈액세포가 만들어지는데 골수 내 미성숙한 적혈구에 의해 붉은색을 띤다. **황색골수**(yellow marrow)는 혈구생성이 정지된 상태이며 혈구가 필요한 응급 상황에서만 혈구세포를 만든다. 황색골수의 색은 지방이 많이 침윤되어 있어 노랗게 보이며 태어날 때는 모두 적색골수이다. 성인에서 적색골수는 몸통뼈대(축골격, axial skeleton)와 이음뼈(girdle)의 해면뼈 기둥 사이와 위팔뼈(상완골, humerus), 넙다리뼈(대퇴골, femur)의 몸쪽 뼈 끝에 남아 있으며, 팔다리뼈(사지, limb)인 긴뼈의 다른 부위는 모두 황색골수로 채워져 있다. 팔다리뼈의 적색골수가 황색골수로 대체되는 시기는 8세부터 18세 사이에 일어난다.

골수의 현미경적 구조는 **그림 17.7**에서 확인할 수 있다. 골수의 기본적인 조직 근간(framework)은 그물결합조직이며 그물섬유(reticular fiber)가 복잡하게 얽힌 그물구조를 형성한다. 이 섬유성 그물망에 퍼져 있는 섬유모세포를 *그물세포*(reticular cell)라고 한다. 그물망 내에는 지방세포와 성숙 과정에 있는 혈구세포 모두 존재한다. 마지막으로 그물조직을 따라 많은 굴모세혈관(blood sinusoid)이 관찰된다. 성숙한 혈구는 혈관벽 상피세포를 따라 끊임없이 인접한 굴모세혈관으로 이동하여 혈액에 합류한다.

골수의 그물조직은 또한 대식세포를 갖고 있어 혈액 내 항원을 제거하기 위해 굴모세혈관 속으로 거짓발을 낸다. 이와 같은 '혈액의 청소' 기능은 또한 간과 비장(지라)의 대식세포에 의해 수행된다.

최근 성인 적색골수의 그물섬유세망에 존재하는 세포의 일부가 사람의 중간엽줄기세포(mesenchymal stem cell)인 것으로 밝혀졌다. 즉, 이러한 세포가 지방세포(fat cell), 뼈모세포(osteoblast), 연골세포(chondrocyte), 섬유모세포(fibroblast), 근육세포(muscle cell)로 발생할 수 있다. 따라서 조직과 기관의 대체에 필요한 결합조직과 근육의 모든 종류를 재생산하는 데 이용될 수 있는 가능성을 보여준다.

17.2b 혈액세포 형성 세포계열

Cell Line in Blood cell Formation

미성숙한 혈액세포는 골수의 그물결합조직의 빈 공간 내에서 분열하고 분화하며 다양한 계열(line)의 혈액세포를 생산한다. 혈액세포의 생성 단계는 **그림 17.8**에서 확인할 수 있다.

모든 혈액세포는 한 종류의 **조혈줄기세포**(hemopoietic stem cell)로부터 분화된다. 이 줄기세포는 약하게 핵이 염색되는 것을 제외하고 대형 림프구와 유사하다. 인접한 그물세포로부터 성장 신호를 받으면 지속적으로 분열하고 다양한 종류의 혈액세포로 유도될 수 있는 *선조세포*(progenitor cell) 계열을 생산한다. 혈액 줄기세포로부터 바로 만들어지는 두 종류의 선조세포는 **림프계줄기세포**(lymphoid stem cell)와 **골수계줄기세포**(myeloid stem cell)이며, 림프계줄기세포는 림프구로, 골수계줄기세포는 다른 기타 백혈구세포로 분화한다. 골수계줄기세포는 분열하면서 특정세포의 수임세포(committed cell)가 될 때까지 줄기세포 특성을 점점 잃어가며 그 의미는 수임세포가 특정 혈액세포를 생성하게 됨을 의미한다. 세포의 운명이 수임 단계에 이르게 된 후에 구조적인 분화가 나타나며(그림 17.8) 분열 마지막 단계에 이른다. 각 혈구세포 계통에서 일어나는 구조적인 변화는 다음에 논의하고 먼저 적혈구로 발달하는 계열에 대하여 학습한다.

적혈구의 생성 Genesis of Erythrocytes

적혈구를 형성하는 계열의 수임세포는 **풋적혈구모세포**(전적아세포, proerythroblast)로 헤모글로빈 생성에 필요한 철을 많이 축적한다. 풋적혈구모세포는 리보솜 생성 공장 역할을 담당하는 **호염기적혈구모세포**(호염기성적혈모구, basophilic erythroblast)로 분화한다. 헤모글로빈은 이 리보솜에서 만들어지고 **뭇색듦적혈구모세포**(polychromatic erythroblast)와 **정염적혈구모세포**(orthochromatic erythroblast)에서 축적된다. 세포질 염색상태는 이 단계에서 파란색으로 염색되는 리보솜이 분홍색으로 염색된 헤모글로빈에 의해 가려진다. 정염적혈구모세포 단계에 도달하면 세포분열은 멈추고 세포질은 헤모글로빈으로 채워지게 되며 핵은 세포 활동을 감독하는 활동을 멈추게 되고 위축된다. 그러면 핵과 모든 소기관들은 소실되고 세포는 위축되어 원반 모양을 하게 된다. 이러한 세포를 **그물적혈구**(망상적혈구, reticulocyte)라 하며, 비성숙적혈구로서 다른 세포소기관들이 제거된 후 남은 리보솜 덩이를 나타내는 파랗게 염색된 물질을 함유하고 있다. 이렇게 형성된 그물적혈구는 혈액으로 들어가 산소 운반 업무를 수행하기 시작한다.

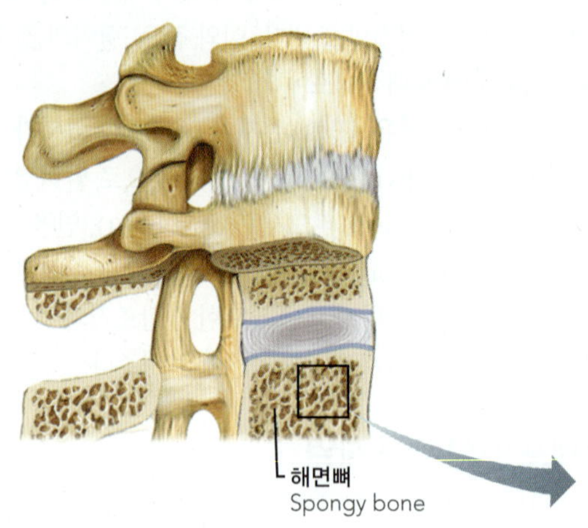

A. 해면뼈의 적색골수

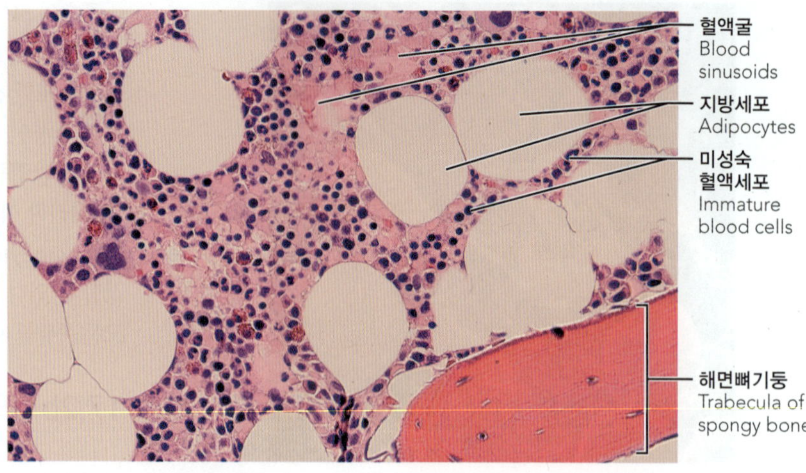

B. 적색골수의 현미경사진(160×)

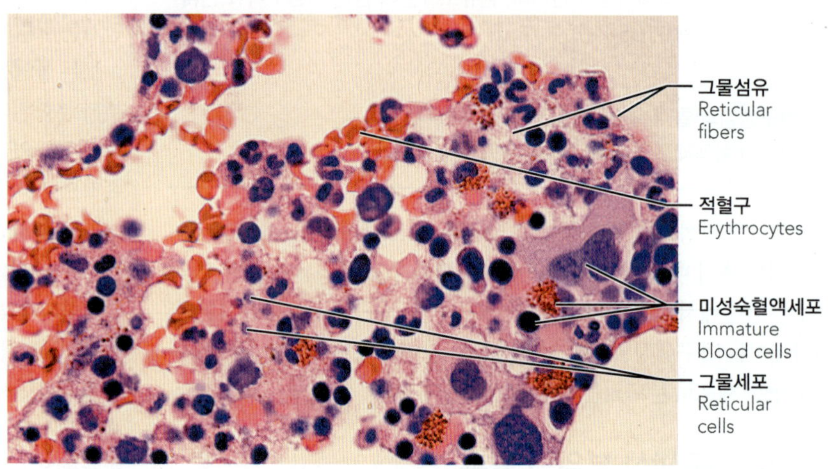

C. 혈액굴 주변 그물결합조직에 있는 혈액생성세포(340×)

그림 17.7 적색골수의 구조.

적혈구는 혈액내에서 이후 리보솜이 세포내 효소에 의해 분해되어 소실되는 1~2일 동안 그물적혈구 단계로 존재한다.

백혈구와 혈소판의 생성 Formation of Leukocytes and Platelets

*과립백혈구*의 수임세포를 **골수모세포**(myeloblast)라 한다. 이들도 리소좀을 축적하고 **풋골수세포**(전골수세포, promyelocyte)가 된다. 각 과립세포의 특징적인 과립은 **골수세포**(myelocyte) 단계에서 나타난다. 이 단계에 도달하면 세포분열은 멈춘다. **늦골수세포**(후골수세포, metamyelocyte) 단계에서 핵은 기능이 상실되고 두꺼운 말발굽 모양으로 굽어진다. 이와 같은 말발굽 모양의 핵을 갖고 있는 호중구를 **띠중성구**(band cell)라 한다. 분화가 완성된 과립백혈구는 혈액으로 들어간다.

발생 단계 세포로부터 구조적 분화가 많지 않은 것은 단핵구와 림프구이다(그림 17.8). 단핵구로 가는 세포계열에서 수임된 **단핵구모세포**(monoblast)는 크기가 크고 리소좀이 많은 **풋단핵구**(promonocyte)를 거쳐 단핵구로 분화된다. 림프구의 형성에서는 핵내 염색질이 응축되고 세포질의 양이 줄어든다.

골수에 있는 다른 세포들은 혈소판 형성 세포가 된다(그림 17.8). 이때 미성숙 **거대핵모세포**(megakaryoblast)는 세포분열을 반복하지만 세포질분열은 일어나지 않으며 분열 후 핵은 완전히 분리되지 않는다. 그 결과 크고 정상 염색체 수보다 몇 배가 많은 다수의 엽으로 구성된 핵을 갖는 **거대핵세포**(megakaryocyte)가 된다. 굴모세혈관 바로 바깥쪽 적색골수의 그물결합조직 내에서(그림 17.7C) 거대핵세포는 굴모세혈관벽 사이를 통해 세포막 일부를 혈류내로 통과시키고 이와 같은 세포막 돌출부가 우표처럼 하나하나 분리되면서 혈소판을 형성한다.

이해 수준 체크하기

- ☐ 6. 성인의 경우 혈액줄기세포를 갖고 있는 뼈는 무엇인가?
- ☐ 7. 적색골수에서 어떤 조직이 섬유그물을 형성하는가?
- ☐ 8. 골수세포로부터 형성되지 않는 백혈구는 무엇인가?

17.3 혈액 질환 DISORDERS OF THE BLOOD

학습 성과

- 흔한 적혈구, 백혈구, 혈소판 관련 질환을 설명할 수 있다.

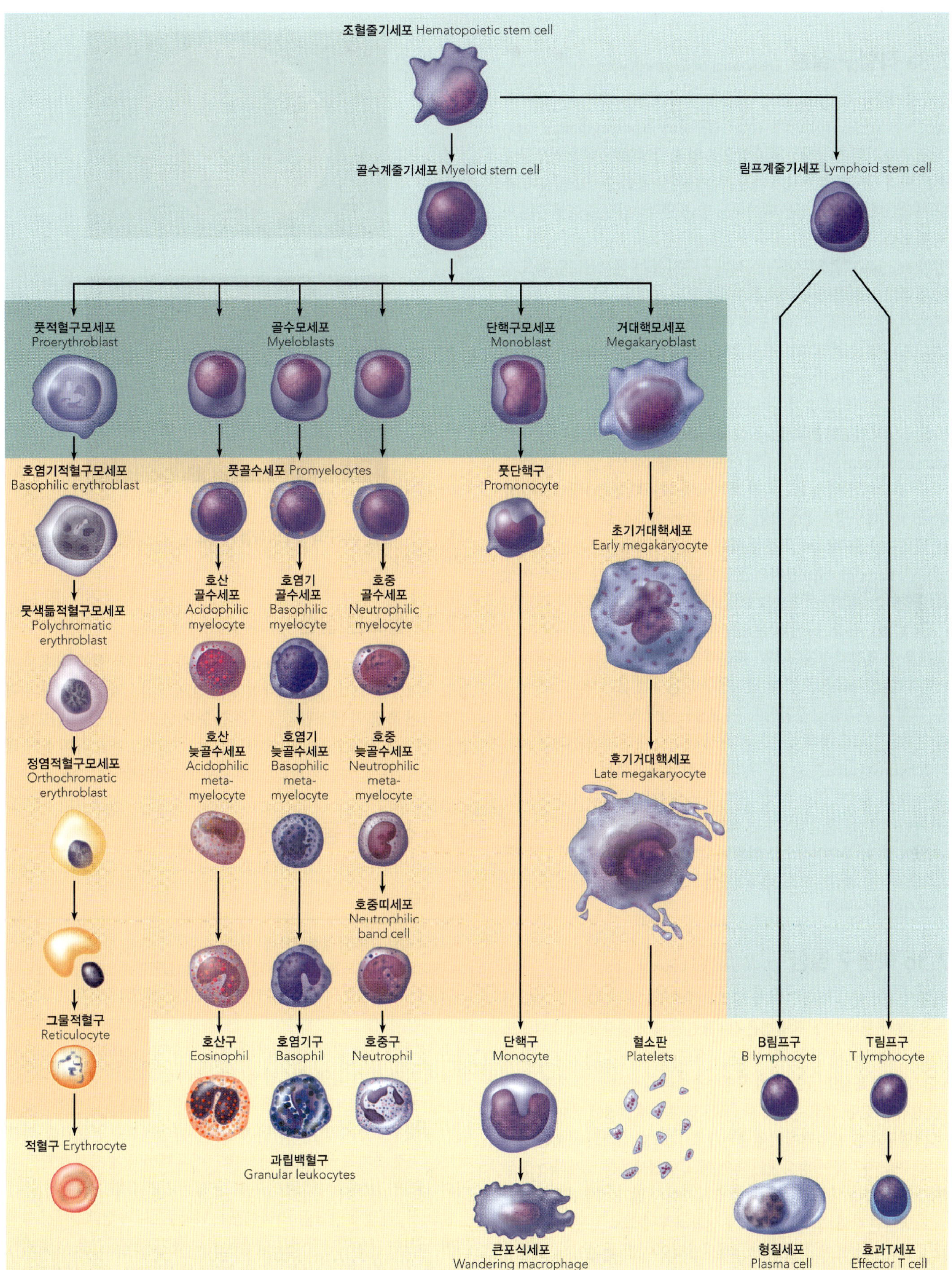

그림 17.8 골수에서 혈액세포의 분화 단계. 짙은 녹색 영역의 각각 수임세포는 한 가지 유형의 혈액 세포만 생성할 수 있다. 각 세포 유형별 발달 순서에 따른 기간은 다르다(표 17.1). 골수성줄기세포는 또한 비만 세포, 파골세포 및 항원제시가지돌기세포(그림 없음)를 생성한다.

17.3a 적혈구 질환 Disorders of Erythrocytes

적혈구증가증(polycythemia, "많은 혈액 세포")은 혈액 내 적혈구의 비정상적인 과잉을 의미한다. 진성적혈구증가증(polycythemia vera)은 적혈구를 과다 생성하는 골수암으로 인해 발생한다. 심한 적혈구증가증은 혈액 점도를 증가시켜 가장 작은 혈관을 통한 혈액 흐름을 늦추거나 차단한다. 혈액을 일부 제거하고 멸균 생리식염수로 대체하는 희석 방법으로 치료한다.

빈혈(anemia, "혈액 부족")은 적혈구 수치 또는 헤모글로빈 농도가 낮아 혈액의 산소 운반 능력이 감소하는 모든 상태를 지칭한다. 빈혈은 혈액 손실, 철분 결핍, 적혈구 교체 속도를 초과하는 적혈구 파괴, 비타민 B_{12} 또는 엽산 결핍 또는 헤모글로빈의 유전적 결함으로 인해 발생할 수 있다. 빈혈 환자는 조직에 산소 공급이 부족하기 때문에 지속적으로 피곤하고 창백하고 숨이 차며 피부가 차갑다.

이전에 **낫적혈구빈혈**(sickle cell anemia)이라고 불리던 낫적혈구병(sickle cell disease)은 주로 중앙 아프리카 혈통의 사람들에게 흔한 유전 질환이다. 이 질병은 아프리카 계 미국인 약 400명 중 1명에게서 발생한다. 낫적혈구병은 운동 또는 불안과 같이 혈중 산소 농도가 낮아지거나 적혈구가 탈수될 때 비정상 헤모글로빈이 결정화되는 혈색소(헤모글로빈, hemoglobin) 분자의 결함으로 인해 발생한다. 혈색소 이상으로 순환하는 적혈구가 초승달 모양으로 변형되어 "낫세포"라고 불린다(그림 17.9). 변형된 적혈구는 단단하고 연약하며 쉽게 파괴된다. 모세혈관을 쉽게 통과하지 못하기 때문에 낫적혈구가 혈관을 막아 고통스러운 허혈 발작을 일으킨다. 낫적혈구병 환자는 심한 뼈와 가슴부위 통증, 감염 및 뇌졸중을 경험한다. 이 질병은 어린 아이들에게 치명적이지만 현재는 치료를 통해 많은 환자가 성인이 될 때까지 생존할 수 있다. 신약인 hydroxyurea는 증상을 유발하는 정상 태아 혈색소 형태의 적혈구 증가를 억제하여 이러한 낫모양적혈구 형성을 감소시켜 증상 발현을 완화한다. 다른 치료법으로는 적혈구를 수화시키는 약물과 반복적인 수혈이 있다. 골수이식으로 완치될 수 있지만 상당한 위험을 수반한다. 골수이식은 일반적으로 낫적혈구병으로 인해 심각한 증상이 있는 소아에서만 수행된다.

17.3b 백혈구 질환 Disorders of Leukocytes

백혈병은 골수에서 백혈구 형성 세포의 통제되지 않은 증식으로 발생하는 암의 한 형태이다. 백혈병은 (1) 관련된 세포 종류에 따라 림프모세포(미성숙 림프구에서) 또는 골수모세포(골수 계의 미성숙 세포에서)로(그림 17.8 참조), (2) 병의 진행속에 따라 급성(빠르게 진행) 또는 만성(천천히 진행)으로 분류된다. 모든 형태의 백혈병에서 미성숙 및 암성 백혈구가 말초 혈액에서 검출된다. 그러나 더 심각한 문제는 암세포가 골수를 차지하여 정상적인 혈액 세포 형성세포를 대체하여 정상적인 혈액 세포의 생성을 늦추는 것이다. 따라서 말기 백혈병환자는 빈혈과 치명적인 감염, 혈액응고장애로 인한 내부 출혈로 고통 받는다. 감염과 출혈은 백혈병에 걸린 사람들의 일반적인 사망 원인이다. 백혈병의 현재 치료법에 대한 정보는 "자세히 살펴보기"를 참조한다.

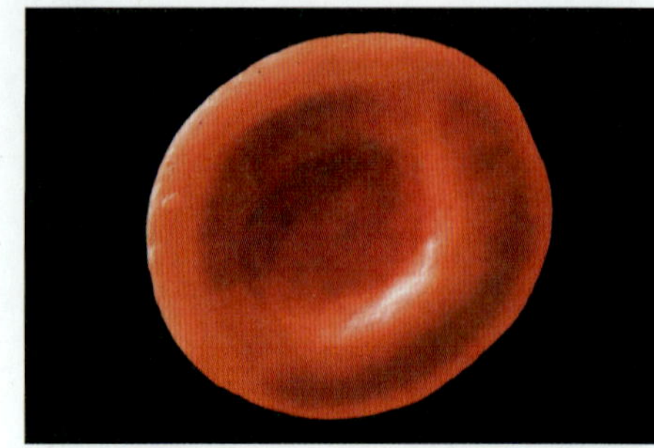

A. 정상적혈구

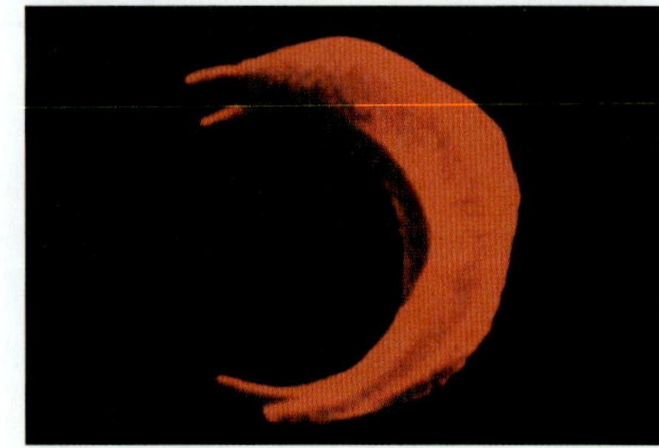

B. 낫모양적혈구

그림 17.9 정상적혈구와 낫모양적혈구 비교. (주사전자현미경, 인위적 색깔 부여, 4100×)

17.3c 혈소판 질환 Disorders of Platelets

혈소판감소증(thrombocytopenia, "혈소판 부족")은 혈액 내 혈소판 농도가 비정상적으로 낮은 상태이다. 혈전 형성 감소와 작은 혈관의 내부 출혈이 특징 인 혈소판 감소증은 골수 손상, 화학 요법, 비타민 B_{12} 결핍, 백혈병, 혈소판자가 면역 파괴 또는 비장(혈소판과 다른 혈액 세포를 제거 기능을 하는 기관)의 과잉 활동으로 인해 발생할 수 있다.

17.4 전 생애 동안의 혈액

THE BLOOD THROUGHOUT LIFE

학습 성과

- 태아 발달 과정 중 혈액 세포의 기원을 설명할 수 있다.
- 태아의 혈액 세포를 형성하는 네 가지 기관을 설명할 수 있다.
- 신체 노화에 따라 더 흔히 발생하는 혈액 질환을 설명할 수 있다.

최초 혈액 세포는 발생 3주째 배아의 난황주머니(yolk sac) 주변 중배엽의 가장 초기 혈관에서 발생한다. 중간엽 세포가 혈액섬(blood island)라고 불리는 세포집단을 형성한 후, 이 세포집단의 바깥쪽세포는 편평해지고 초기 혈관의 벽을 형성하는 내피세포로 변형된다. 안쪽 세포는 가장 초기 혈액세포를 형성한다. 이후 배아 내에 자체 혈관이 형성되어 혈액세포가 몸 전체를 이동할 수 있는 경로를 제공한다.

발달 첫 2개월 동안 모든 혈액 세포는 난황주머니의 혈액섬에서 형성되며, 일부는 대동맥바닥에서 형성된다. 이 초기 세포집단은 평생 지속될 혈액 줄기세포뿐만 아니라 배아에 산소를 운반하는 원시핵적혈구를 형성한다. 배아나이 2개월말에 난황주머니에서 유래한 순환 줄기세포

조혈세포이식(혈구형성세포이식) Hematopoietic Cell Transplants

일반적으로 백혈병 환자의 치료에는 조혈줄기세포로 알려진 건강한 혈액 줄기세포를 사용하는 이식이 포함된다. 이를 통해 환자들이 정상적인 혈액 세포를 생산할 수 있다. 그러나 먼저 환자는 화학요법이나 방사선 치료를 통해 암세포와 조혈세포를 제거하고 환자의 면역 체계를 파괴해야 한다(이식 거부 가능성을 줄이기 위해).

조혈줄기세포에는 말초혈액줄기세포(peripheral blood stem cells, PBSC), 골수 및 제대혈 등 세 가지가 있다. 미국에서 조혈세포이식(HCT)의 가장 일반적으로 말초혈액줄기세포를 이용한다. 2016년에는 이식의 78%가 말초혈액줄기세포를 사용했다. 13%는 골수를 사용했고, 8.7%는 제대혈을 이용했다. 말초혈액줄기세포는 기증자(donor)의 전혈에서 줄기세포를 채취한 후 나머지 성분을 기증자에게 반환하는 과정을 통해 수집된다. 골수에서 줄기세포를 채취하는 것은 입원이 필요한 수술이다. 골수세포는 일반적으로 기증자의 엉덩뼈능선(iliac crest, 장골능선)에서 흡인, 채취된다(사진 참조).

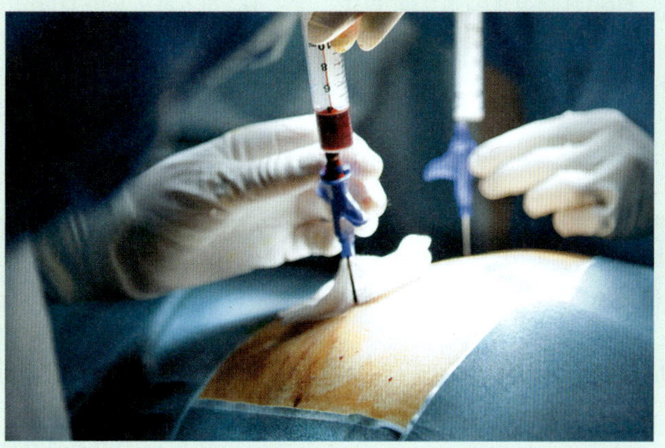

의사가 오른쪽 및 왼쪽 뒤엉덩뼈능선에서 골수흡인을 위해 주사기를 사용하고 있다. 이 절차 동안 환자는 엎드린 자세(배로 깔고 누운 자세)에 취하고 국소마취가 사용된다.

두 절차를 통해 수집된 줄기세포는 수용자(환자)의 혈류로 전달되어 수용자의 골수로 이동하여 다시 채워진다. 백혈병이 완화(remission, 관해)되는 동안 환자 자신의 세포를 채취하는 자가이식은 가장 위험한 방법이다. 그러나 대부분의 이식 절차에서 다른 사람에게서 얻은 줄기세포(동종 이식)를 사용해야 한다.

동종 이식 과정의 문제점은 적합한 기증자를 찾는 것이다. 이식이 필요한 수용자가 부모 또는 형제, 자매 중에서 적절한 기증자를 찾을 확률이 30%이다. 그러나 기증자 등록이 눈에 띄게 증가했기 때문에 친척 중에서 적절히 일치하지 않는 수용자는 등록부에서 기증자를 찾을 가능성이 91~99%이다. 조직적합성은 조혈세포이식에 특히 중요하다. 수용자의 생존 T 세포는 기증자세포를 공격할 수 있다. 또한 이식된 세포는 면역계 줄기 세포이기 때문에 잠재적으로 수용자의 조직을 공격 할 수 있다(graft-versus-host disease, 이식편 대 숙주병 반응). 말초혈액줄기세포와 골수이식 수용자는 거부의 위험을 줄이기 위해 평생 면역 억제제를 복용해야 한다. 최근 많은 연구에서 골수이식을 받은 사람보다 말초혈액줄기세포를 이식 받은 사람의 이식편 대 숙주병 합병증이 더 컸다.

이식용 혈액 줄기세포의 세 번째 공급원은 태아가 산모로부터 산소와 영양분을 얻는 팬케이크 모양의 기관인 태반 혈액이다. 태반에는 임신이 끝날 때까지 줄기세포가 포함되어 있으며 태반 혈액 몇 스푼은 출생 직후 탯줄에서 쉽게 얻을 수 있다. 액체 질소에 적절하게 보관 된 탯줄혈액(cord blood, 제대혈) 줄기세포는 영구히 보존되고 해동 시 다시 살아난다. 탯줄혈액이식은 1988년에 처음 수행되었다. 탯줄혈액을 이식에 사용하면 많은 이점이 있다. 탯줄혈액은 저장되어 신속하게 사용할 수 있다. 다른 이식 세포처럼 조직적합성을 일치할 필요는 없다. 수용자는 이식편 대 숙주병을 겪을 가능성이 낮다. 그러나 탯줄혈액은 혈액을 형성하는 줄기 세포 수가 제한되어 있어 성인용으로 적합하지 않다. 부모는 신생아의 탯줄혈액을 해당 아동이나 가족이 사용하기 위해 사설 탯줄혈액은행에 저장하도록 선택하거나 도움이 필요한 모든 사람이 이용할 수 있도록 탯줄혈액을 공공 탯줄혈액은행에 기증할 수 있다. 말초혈액줄기세포 및 골수기증등록과 함께, 한때 의료 폐기물로 간주되었던 탯줄혈액이 이제는 생명을 구하고 있다는 것이 놀랍다.

의학 연구자들은 조혈세포이식의 성공률을 높이기 위한 새로운 전략을 계속 개발하고 있다. 현재 대부분 백혈병 유형에 대해 이식 후 5년 생존 확률은 40~60% 사이이다. 일부는 최대 80%에 이른다. 정말 놀라운 숫자이다.

가 간과 지라에 자리를 잡게 되고, 간과 지라가 태아나이 7개월까지 혈액 형성을 담당하고 주요 조혈기관 역할을 수행한다. 간과 지라의 줄기세포가 처음으로 백혈구 및 혈소판 형성 세포, 그리고 유핵 및 비핵적혈구를 생성한다. 골수는 태아나이 3개월에 줄기세포를 받아 낮은 수준의 조혈을 시작한다. 골수는 태아나이 7개월 이후에 주요 조혈 기관이 되며 출생 후 유일한 조혈 기관으로 남는다. 그러나 성인에서 혈액 세포생산에 대한 심각한 필요성이 발생하면 간과 지라가 혈액 세포 형성 역할을 재개할 수 있다.

노화로 인해 발생하는 가장 흔한 혈액 질환은 만성 백혈병, 빈혈 및 응고 장애이다. 그러나 이들 및 대부분 기타 연령 관련 혈액 질환은 일반적으로 심장, 혈관 또는 면역 체계의 장애에 의해 촉진된다. 예를 들어, 노년기 백혈병 발병률 증가는 암세포를 파괴하는 면역 체계의 능력이 떨어진 것을 의미하고 비정상적인 혈전과 색전은 형성이 동맥 안쪽벽을 거칠게 만드는 죽(상)경화증의 진행을 반영한 것이다.

이해 수준 체크하기

- ☐ **9.** 빈혈의 증상을 나열한다. 이 질환의 영향을 받는 혈액 성분은 무엇인가?
- ☐ **10.** 7개월 이전에 태아의 주요 조혈 기관은 무엇인가?
- ☐ **11.** 탯줄혈액(제대혈) 이식의 이점과 한계는 무엇인가?

요약 Chapter Summary

1. 순환계통은 심혈관계통(심장, 혈관, 혈액)과 면역계통(림프관, 림프)으로 구성된다.
2. 혈액은 몸의 조직에 영양소를 운반하고 호흡에 의한 가스를 운반한다. 그리고 몸의 조직에서 온 노폐물을 흡수한다. 혈액은 호르몬을 운반하며, 표적조직에 있는 세포를 방어하고, 체온을 조절한다.

17.1 혈액의 구성 COMPOSITION OF BLOOD

3. 혈액은 혈장과 유형성분(적혈구, 백혈구, 혈소판)으로 구성되어 있다. 적혈구는 총 혈액의 약 45%, 혈장은 55%, 그리고 백혈구와 혈소판이 1% 미만을 차지한다.
4. 적혈구의 용적비를 적혈구용적률(hematocrit)이라 한다.

17.1a 혈장 Blood Plasma

5. 혈장은 90%가 물이며 나머지 10%는 영양소, 호흡가스, 염, 호르몬, 혈장단백질로 이루어져 있다. 혈청은 혈액응고 요소가 제거된 혈장이다.

17.1b 유형성분 Formed Elements

6. 혈액세포는 수명이 짧고 골수로부터 새로운 세포가 지속적으로 대체된다.
7. 혈액 표본의 제작은 슬라이드글라스 위에 혈액 1방울을 떨어뜨린 다음 문질러 얇게 도포하고 건조시킨 후 염색한다. 염색은 산성 염색약(eosin), 염기성 염색약(methylene blue) 두 가지의 혼합 염색약으로 염색한다.
8. 혈액세포 중 가장 많은 적혈구는 핵이 없고 직경이 7~8 μm의 양면이 오목한 원반 모양이다. 특히 적혈구는 산소를 운반하는 단백질인 헤모글로빈 주머니이다. 적혈구의 주된 기능은 폐(허파)와 신체 조직 사이의 산소 운반이다. 적혈구의 수명은 순환계 내에서 약 120일 정도다.
9. 백혈구는 혈액을 따라 이동하며 모세혈관 밖 성긴결합조직에서 감염원을 제거한다. 이들은 혈구누출(diapedesis) 현상으로 모세혈관을 빠져나오며 결합조직을 따라 감염 부위로 이동한다. 백혈구는 혈액 1 mm^2당 약 4,800~11,000개이다.
10. 다섯 종류의 백혈구는 세포질 내 과립 유무에 따라 과립과 무과립백혈구로 구분된다. 과립백혈구에는 호중구, 호산구, 호염기구가 있고 뚜렷한 과립과 엽성 핵을 갖는다. 수명은 짧고 포식작용이 있다. 모든 백혈구는 포식세포이다. 무과립백혈구는 림프구와 단핵구이다.
11. 호중구는 가장 많은 수가 존재하며 여러 개의 엽으로 된 핵을 갖는다. 세포질에는 연한 자주색으로 염색되는 두 종류의 작은 과립이 있다. 주 기능은 세균의 포식작용이다.
12. 호산구는 이엽(bilobed)성 핵을 갖고 있으며 분홍색으로 염색되는 큰 과립이 있는데, 여기에는 가수분해 효소가 들어 있다. 이들은 기생충을 파괴하거나 가수분해시키며 알레르기 반응을 정지시킨다.
13. 수가 가장 적은 호염기구는 이엽성 핵과 분홍색 큰 과립이 있으며, 여기에는 염증 중개 물질이 들어 있다. 이들은 알레르기 반응의 마지막 단계를 중재한다. 세포의 종류는 다르지만 기능적으로는 비만세포와 유사하다.
14. 무과립백혈구에는 림프구와 단핵구가 있다. 이들은 구조적으로 유사하지만 세포의 종류는 다르다. 림프구와 이들 산물은 특별한 면역 반응을 통해 항원을 공격한다. 이들 세포에는 푸른색의 빈약한 세포질과 분홍색의 진한 구형의 핵이 있다. T림프구는 외부 세포를 직접 공격하며 B림프구는 항체를 생산하여 포식작용의 대상인 외부세포를 표지한다.
15. 가장 큰 백혈구인 단핵구는 대형 림프구와 유사하지만 콩팥 모양의 밝은 핵을 가지고 있으며 결합조직에서 대식세포로 전환한다.
16. 혈소판은 원반 모양이며 몇 종류의 분비과립을 갖는 거대핵세포의 막성 세포질 조각이다. 혈소판은 혈관의 찢어진 부위를 막고 혈관 수축, 혈액응고과정 개시 보조, 그리고 상처 부위의 핏덩이를 서로 끌어당기고 상처를 봉합하는 기능을 한다.

17.2 혈액세포의 형성 BLOOD CELL FORMATION

17.2a 혈구생성 부위의 골수 Bone Marrow as the Site of Hematopoiesis

17. 전체적으로 골수는 두 번째로 큰 기관이다. 몸통뼈대와 이음뼈 그리고 위팔뼈, 넙다리뼈의 몸쪽 뼈끝의 해면뼈 기둥 사이에 위치하고 있는 적색골수는 활발하게 혈액세포를 만든다. 성인의 팔다리 뼈의 다른 부위는 황색골수로 혈구생성이 정지된 상태이다.
18. 현미경적으로 골수는 그물결합조직을 따라 구불구불 넓게 분포되어 있는 모세혈관으로 구성되어 있다. 그물결합조직은 그물섬유(reticular fiber), 섬유모세포(그물세포), 큰포식세포, 지방세포, 그리고 미성숙 혈구세포들을 포함하고 있다. 새로운 혈구세포들은 혈액굴벽을 따라 혈액으로 이동한다.

17.2b 혈액세포 형성 세포계열 Cell Lines in Blood Cell Formation

19. 모든 혈액세포는 혈액줄기세포로부터 지속적으로 형성된다. 세포 분열 동안 림프계줄기세포(장래 림프구)와 골수계줄기세포(모든 다른 혈액세포의 전구체)로 초기에 분리된다. 이들 줄기세포는 특정 혈액세포 계열로 수임되며 구조적인 분화가 시작된다.
20. 풋적혈구모세포(전적아세포, proerythroblast)로부터 시작하는 적혈구 형성은 여러 단계를 거쳐 헤모글로빈이 축적되고 소기관과 핵이 소실된다. 순환 시작 1~2일 동안의 적혈구를 그물적혈구(reticulocyte)라고 한다.
21. 세 종류의 과립백혈구는 골수모세포로부터 시작하여 단계를 거치는 동안 특정 과립을 얻게 되고 핵의 기능은 정지되며 말발굽모양으로 변한다. 그 다음 세포들은 성숙과정을 거쳐 혈액내로 들어간다. 혈액내 일부 호중구는 미성숙한 띠중성구형태로 순환한다.
22. 단핵구와 림프구는 어느 정도 골수의 줄기세포와 비슷해 보인다. 이 세포들은 발달단계에서 구조적 변화가 매우 적다.
23. 혈소판의 경우 미성숙 거대핵모세포가 다수의 엽으로 구성된 핵을 가진 거대핵세포가 된다. 거대핵모세포의 세포질은 혈액내에서 쪼개져 혈소판이 된다.

17.3 혈액 질환 DISORDERS OF THE BLOOD

24. 적혈구증가증은 혈액 내 적혈구의 과잉이고 빈혈은 혈액의 산소 운반 능력이 감소하는 모든 상태이다. 낫적혈구병은 적혈구가 낫모양으로 변형되어 모세혈관을 막는 유전질환이다. 백혈병은 골수에 있는 백혈구 형성 세포의 암이며, 혈소판 감소증은 혈소판 농도가 비정상적으로 낮다.

17.4 전 생애 동안의 혈액 THE BLOOD THROUGHOUT LIFE

25. 혈액 줄기 세포는 배아나이 3주째 난황주머니의 혈액섬에서 발생한 후 조혈기관으로 이동한다.
26. 태아의 조혈 기관은 간, 지라 및 골수이다.
27. 백혈병, 빈혈 및 응고 장애의 발생률은 나이가 들면서 증가한다.

18

심장
The Heart

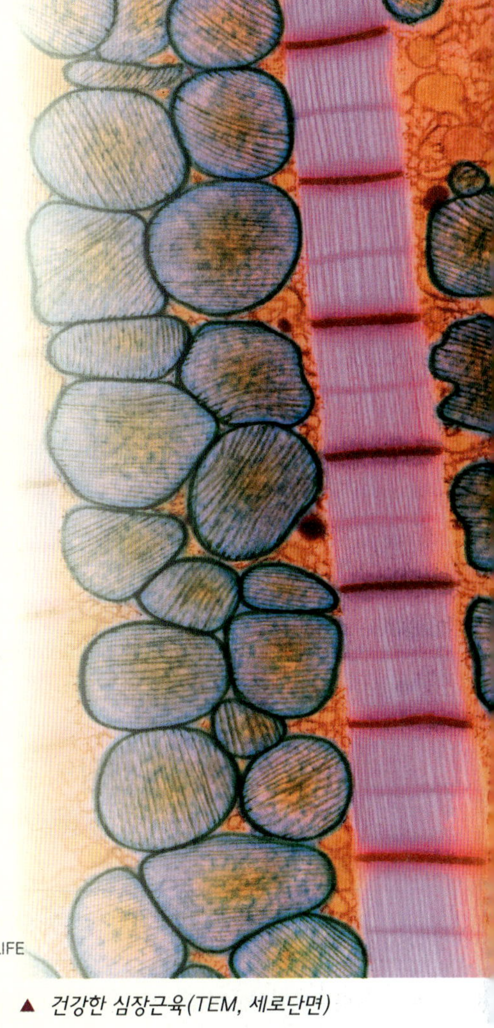

▲ *건강한 심장근육(TEM, 세로단면)*

기억해야 할 어근 Roots to Remember

angina = something choked (질식된 어떤 것, 목졸린 듯)
apex = the tip, extremity (끝, 말단)
atri = vestibule, entry way (현관, 입구, 통로)
carneo = flesh (살덩이, 근육)
chord = string (끈, 줄)
crura = legs (다리)
cusp = pointed (날카로운, 끝부분)
diastole = dilation (확장)
-emia = blood (혈액, 피)
infarct = stuffed, filled in (막힌, 채워진)
intercalate = insert between (사이에 끼워진)
isch = hold, suppress (보류, 억세)
lun = moon (달(모양))
mitr = a cap, turban (모자(터번 모양))
pectin = a comb (빗)
pulmon = lung (허파(폐))
septa = a fence (울타리)
steno = narrow (좁아진)
systol = contraction (수축)
trab = beam (들보, 직선으로 향함)
-ule = small (작은)
ventricul = the belly (배(둥글고 비대한))

위에 열거한 어근을 기초로 하여, 다음 용어의 의미를 설명하시오.

1. **trabeculae carneae** (심실근육기둥)
2. **epicardium** (심외막)
3. **pericarditis** (심장막염)
4. **hypertrophic cardiomyopathy** (비대심근병증)
5. **subendocardial** (심내막밑)
6. **circumflex artery** (휘돌이동맥)
7. **stenosis** (협착)
8. **ischemia** (허혈)

정답은 해답부록을 참조하시오.

가슴에서 끊임없이 박동하는 심장은 수천 년 동안 사람들의 호기심을 자아냈으며, 고대 그리스 사람들은 심장이 지혜의 근원이라고 믿었고, 또한 감정의 원천이라고 생각하였다. 이후 이러한 이론들이 거짓임이 밝혀졌지만, 감정이 심박수에 영향을 미친다는 것은 분명하다. 사람들은 자신의 심장의 두근거림이 느껴지거나 가끔 사랑에 빠질 때에만 이 역동적인 기관에 예민하게 관심을 갖게 된다.

심장 근육은 두 개의 펌프 기능을 하고 있다(그림 18.1).

1. 심장의 오른쪽 부분은 체내로부터 산소가 부족한 상태의 혈액을 받아들여, 이 혈액을 다시 허파(폐, lung)로 보내어 산소를 공급받고 이산화탄소를 체외로 내보내는 역할을 한다. 허파에서 들어오는 혈액과 허파로 나아가는 혈액을 운반하는 혈관은 **허파순환**(폐순환, pulmonary circuit)을 이룬다.
2. 심장 왼쪽 부분에서는 허파(폐)로부터 산소가 충분한 혈액을 받아들여, 이 혈액을 다시 체내로 보내어 인체 조직에 산소와 영양소를 공급하는 역할을 한다. 체내의 모든 조직들로 들어가고 나오는 혈액을 운반하는 혈관은 **온몸순환**(전신순환, systemic circuit)을 이룬다.

심장의 *오른심방*(우심방, right atrium)과 *왼심방*(좌심방, left atrium)은 온몸순환과 허파(폐)순환을 통해 심장으로 돌아오는 혈액을 받아들이며, *오른심실*(우심실, right ventricle)과 *왼심실*(좌심실, left ventricle)은 두 순환들로 혈액을 내보내는 펌프 작용을 한다.

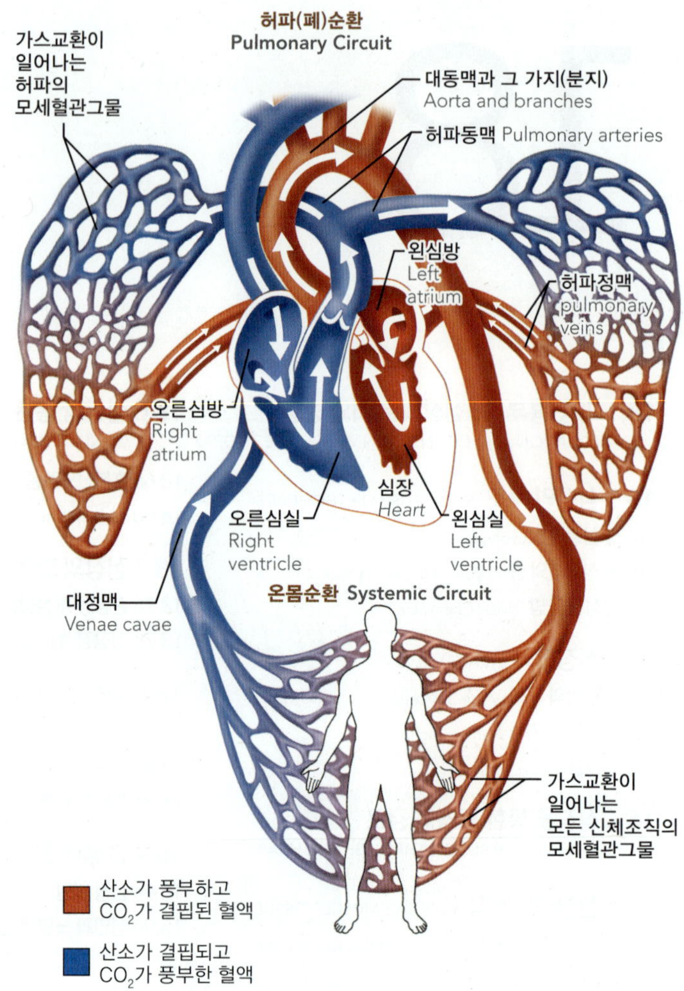

그림 18.1 허파(폐)순환과 온몸순환의 경로.

18.1 가슴(흉부) 내 심장의 위치와 방향
LOCATION AND ORIENTATION WITHIN THE THORAX

학습 성과

- 가슴우리(흉곽)내 심장의 위치, 방향 및 표면해부에 대하여 설명할 수 있다.

심장은 주먹만한 크기의 속빈 원뿔형의 기관으로 작은 크기에 비해 힘과 내구력을 가지고 있으며, 무게는 250~350 g이다.

심장의 위치는 가슴우리(흉곽, thoracic cage)의 복장뼈(흉골, sternum)와 갈비연골(costal cartilage) 뒷부분에 위치하고, 가로막(횡격막, diaphragm) 위에 있으며(그림 18.2A), 양쪽 폐 사이의 공간인 세로칸(종격, mediastinum)에 위치하는 가장 큰 기관이다(그림 18.2B, C). 가슴에서 심장아래끝인 **심장끝**(심첨부, apex)은 정중선에서 왼쪽으로 놓여 있고, 나머지는 안쪽으로 기울어진 상태로 위치하고 있다(그림 18.2C, D). 왼쪽 5번째와 6번째 갈비뼈 사이 젖꼭지에서 약간 아래 부분에 심장끝이 가슴벽과 맞닿아 있으며, 이곳에서 심장의 박동소리를 들을 수 있다. 심장의 넓은 뒷면을 **심장바닥**(기저부, base)이라 하고 여기에는 큰 혈관이 위치하고 있다.

심장은 앞가슴벽에 투영된 네 개의 점으로 정의된 네 개의 모서리로 위치를 알 수 있다(그림 18.2A). 2번째 갈비뼈(늑골, rib)는 복장뼈각(흉골각, sternal angle)에서 약간 가쪽(측면, lateral)에서 쉽게 촉진할 수 있다. 이 표지점을 사용하면 네 개의 점 위치를 찾는 데 도움이 될 것이다.

- *오른위쪽* 꼭지점은 오른 3번째 갈비연골과 복장뼈가 만나는 위치지점에 위치한다.
- *왼위쪽* 꼭지점은 복장뼈와 왼쪽 2번째 갈비연골이 만나는 지점에서 손가락 한개 폭만큼 복장뼈에서 가쪽으로 떨어진 곳에 위치한다.
- *오른아래쪽* 꼭지점은 복장뼈와 오른쪽 6번째 갈비연골이 만나는 지점에서 손가락 한개 폭만큼 복장뼈에서 가쪽으로 떨어진 곳에 위치한다.
- 마지막으로 *왼아래쪽* 꼭지점은 왼쪽빗장뼈 중간에서 수직으로 내려그은 가상선인 빗장중간선(left midclavicular line)이 5번째 갈비사이공간과 만나는 지점 바로왼쪽에 위치한다.

이 네 모서리 점을 연결하는 가상선은 심장의 정상적인 크기와 위치를 나타낸다. X-선 또는 기타 의료 영상에서 볼 때 확대되거나 비정상적 위치를 나타내는 심장은 심장 질환 또는 기타 질병 상태를 의미하므로 임상의사들은 이러한 정상적인 지표를 반드시 알아야 한다.

이해 수준 체크하기

☐ 1. 심장의 어느 쪽이 산소가 부족한 혈액을 내보내고 펌프하는가?
☐ 2. 가슴 앞벽과 관련하여 심장끝(apex)은 어디에 위치하는가?

18.2 심장의 구조 STRUCTURE OF THE HEART

학습 성과

- 심장막의 구조와 심장벽의 조직층에 대해 설명할 수 있다.
- 심장에서 각 방의 중요한 구조적 특징을 나열할 수 있다: 오른심방, 왼심방, 오른심실, 왼심실.

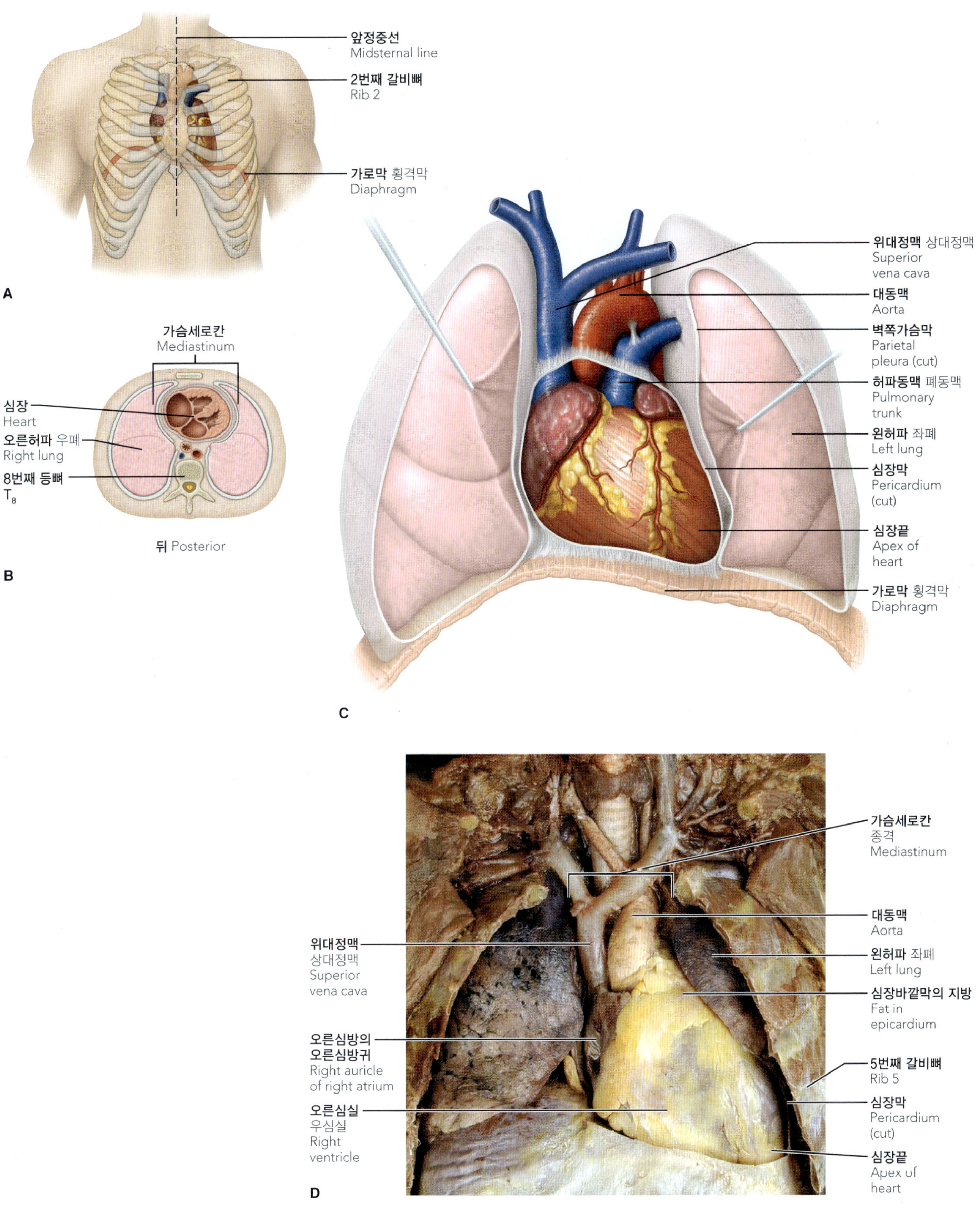

그림 18.2 **가슴우리 내 심장의 위치.** **A.** 누워 있는 사람의 심장, 복장뼈와 갈비뼈가 맞닿아 있는 관계(서 있는 사람에게서는 이 위치에서 약간 아래에 위치한다), **B.** 가로절단면의 허파(폐) 사이의 세로칸에 위치한 심장, **C.** 심장, 큰혈관들 및 허파(폐)와의 관계, **D.** 가슴세로칸 에 위치한 심장.

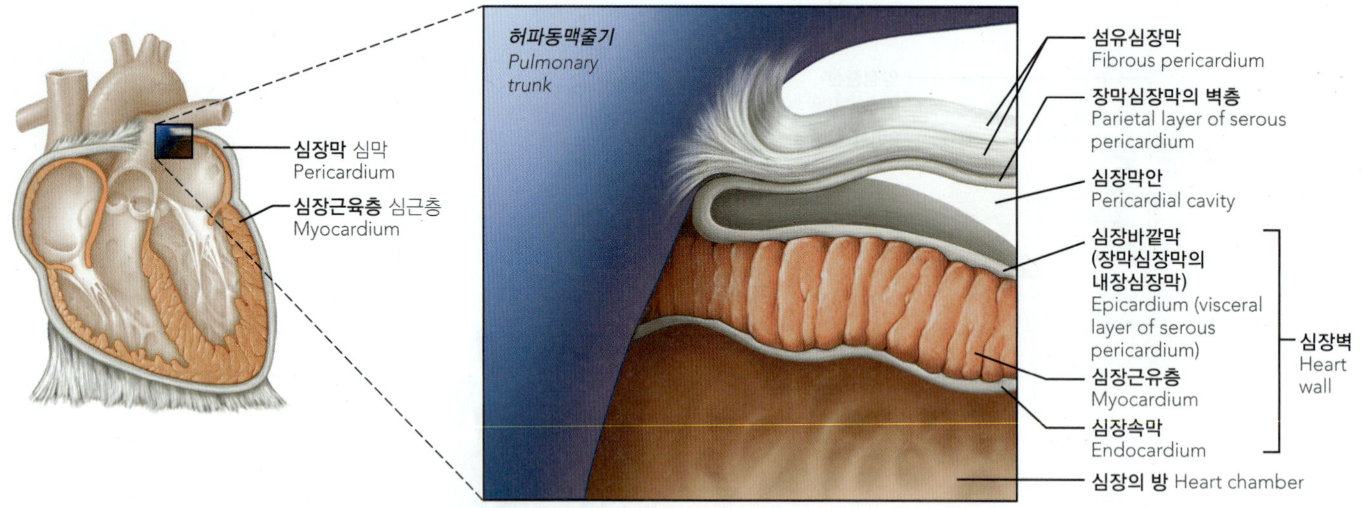

그림 18.3 심장막과 심장벽의 구조.

18.2a 심장막 Coverings

심장막(심막, pericardium)은 심장을 에워싸고 있는 세 개의 층으로 되어 있는 주머니이다(**그림 18.3**). 가장 바깥부분은 치밀 결합조직으로 이루어진 질긴 층으로 **섬유심장막**(fibrous pericardium)이 있으며, 아래쪽으로는 가로막(횡격막, diaphragm)에 부착되어 있고, 윗부분은 심장으로 들어가고 나오는 큰혈관들과 융합되어 있다. 섬유심장막은 심장이 혈액으로 넘쳐나지 않도록 하고, 또한 제자리에 위치할 수 있도록 고정시키는 단단한 바깥막 역할을 한다.

섬유심장막 안쪽에는 두 층의 **장막심장막**(serous pericardium)으로 구성되어 있으며, 벽쪽과 내장쪽으로 나뉜다. **벽심장막**(parietal pericardium)은 섬유심장막 안쪽 표면에 부착되어 있고, **내장심장막**(visceral pericardium 또는 epicardium)과 연속적으로 이어져 있다. 장막심장막 벽층과 내장층의 사이에 있는 틈새 모양의 공간을 **심장막안**(심낭, pericardial cavity)이라 하며, 윤활액을 분비하고, 이 분비액은 심장막의 바깥쪽 벽과 박동하는 심장 사이의 마찰을 감소시킨다. 심장막안은 태아에서 체강의 바깥쪽 관에서 안쪽 관이 분리되면서 형성된다.

18.2b 심장벽의 층 Layers of the Heart Wall

심장벽은 가장 바깥층의 *심장바깥막*(심외막, epicardium), 중간의 *심장근육층*(심근층, myocardium), *안쪽의 심장속막*(심내막, endocardium)의 세 층으로 구성되어 있다(그림 18.3). 세 층 모두 혈관들이 풍부하게 공급되고 있다.

- **심장바깥막**은 장막심장막(장막성 심막, serous pericardium)의 내장층(내장심장막, visceral layer)으로 노년층의 사람들에게는 종종 지방이 침착해 있다(그림 18.2D).
- **심장근육층**은 심장벽 대부분을 구성하는 심장근육조직으로 실제로 수축하는 층이다. 심장근육의 심장근육세포를 둘러싸고 있는 결합조직은 심장근육세포를 한데 모아 길고 가늘며, 원형이거나 나선형으로 배열된 그물조직을 만든다. 이 그물조직을 *다발*(bundle)이라 부른다(**그림 18.4**). 이 다발은 혈액을 심장의 심방과 심실을 통해서 적당한 방향으로 내보내는 기능을 한다. 심장근육의 결합조직은 심장의 섬유성 심장뼈대(fibrous skeleton of the heart)를 형성하고, 이는 내부적으로 심장근육을 강화시키고 심장근육섬유를 단단히 고정시킨다.
- **심장속막**은 가장 속층에 있는 결합조직의 얇은 층으로 내피(endothelium)로 싸여 있으며, 심장판막을 덮고 있다.

18.2c 심장의 방 Heart Chambers

심장은 네 개의 방으로 형성되어 있으며, 위쪽에 위치하는 *오른심방*(우심방, right atrium)과 *왼심방*(좌심방, left atrium), 아래쪽에 위치하는 *오른심실*(우심실, right ventricle)과 *왼심실*(좌심실, left ventricle)로 구성된다(**그림 18.5**). 내부적으로 심방과 심실은 사이막에 의해서 세로로 나누며, 사이막은 방에 따라서 **심방사이막**(심방중격, interatrial septum)(그림 18.5C) 또는 **심실사이막**(심실중격, interventricular septum)(그림 18.5E~F)으로 나뉜다. 외형적으로 심장의 네 개 방은 두 개 고랑으로 구분된다. 첫 번째로 **방실사이고랑**(관상고랑, coronary sulcus)(그림 18.5B)은 심방과 심실 사이의 경계를 수평방향으로 길게 둘러싸고 있다. 두 번째 고랑은 (1) **앞심실사이고랑**(anterior interventricular sulcus)은 심장표면에서 심실사이막 앞쪽 위치를 표시하면서 길게 수직으로 뻗어 있고(그림 18.5A~B), (2) **뒤심실사이고랑**(posterior interventricular sulcus)은 심장 아랫면에서 심실사이경계를 구분하고 있다(그림 18.5D). 심장은 가슴에 비스듬하게 기울어져 위치하고 있으며(그림 18.2D), 심장의 '뒷부분'은 가로막(횡격막, diaphragm)위에 얹혀 있으며 따라서 뒷부분이 심장의 아랫면을 의미한다.

오른심방 우심방, Right Atrium

오른심방(우심방, right atrium)은 온몸순환(체순환, systemic circuit)으로부터 심장으로 돌아오는 산소가 부족한 혈액을 받아들이는 공간이다(그림 18.1). 혈액은 *위대정맥*(상대정맥, superior vena cava), *아*

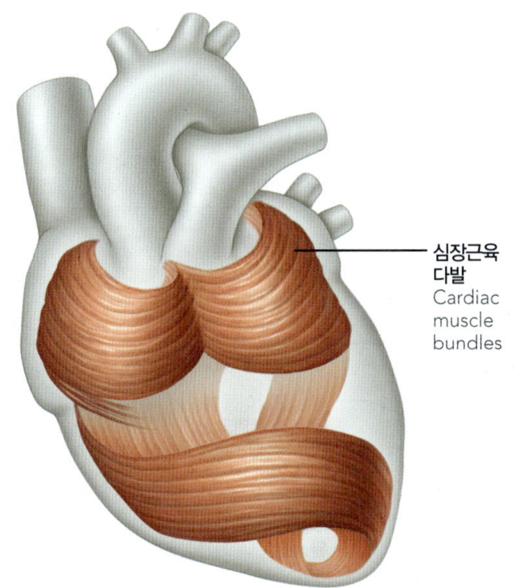

그림 18.4 심장속막에 있는 심장근육다발의 원형 배열과 나선형 배열.

래대정맥(하대정맥, inferior vena cava)(그림 18.5B~D), *관상정맥동*(심장정맥굴, coronary sinus)으로부터 오른심방으로 들어온다(그림 18.5C~D).

외부적으로 **오른심방귀**(우심방귀, right auricle)는 개의 귀처럼 생긴 작은 덮개 모양을 하고 있으며, 우심방 위모서리에서 앞쪽으로 돌출되어 있다(그림 18.5A). 오른심방은 뒤쪽의 부드러운 벽면을 가진 부분과 **빗살근육**으로 불리는 수평능선으로 경계되는 앞부분으로 구성된다(그림 18.5C). 심방의 이 두 부분은 **분계능선**(crista terminalis)이라고 불리는 C자 모양의 큰 능선에 의해 나뉜다. 이 능선은 정맥이 오른심방으로 들어가는 곳에 위치하는 중요한 경계이다. 위대정맥은 분계능선의 상부 굽은 곳 바로 후방부에서 심방으로 연결된다. 아래대정맥은 능선의 하부 굽은 곳 바로 후방부에서 심방으로 연결된다. 관상정맥동은 분계능선 아래쪽 끝 앞부분에서 심방과 연결된다. 분계능선 끝의 바로 뒤쪽에 위치한 **타원오목**(난원와, oval fossa)은 심방중격의 눌린 흔적이며 태아심장에서 존재했던 타원구멍(foramen ovale) 위치를 표시한다.

오른심방은 *삼첨판(막)*(tricuspid valve)을 통해서 아래앞쪽으로 오른심실과 연결된다(그림 18.5E~F).

오른심실 우심실, Right Ventricle

오른심실(우심실, right ventricle)은 심장 앞면 대부분을 형성하며, 오른심방으로부터 혈액을 받아 **허파동맥**(폐동맥, pulmonary trunk)을 통해서 허파순환(폐순환, pulmonary circuit)으로 혈액을 내보낸다(그림 18.5A, E). 심실벽은 **근육기둥**(trabeculae carneae)이라 불리는 근육의 불규칙한 능선으로 되어 있고 원뿔형 **꼭지근**(유두근, papillary muscle)이 심실안으로 돌출된다.

힘줄끈(건삭, chordae tendineae)이라고 불리는 얇고 강한 끈은 유두근으로부터 삼첨판(막) 덮개까지 연결되어 있다. 윗쪽으로 오른심실과 폐동맥 사이의 구멍에 *폐동맥판(막)*(pulmonary semilunar valve 또는 pulmonary valve)이 있다.

왼심방 좌심방, Left Atrium

왼심방(좌심방, left atrium)은 심장 뒷부분 또는 바닥부분의 대부분을 차지하며, 오른쪽과 왼쪽에 있는 각각 두 개씩의 **허파정맥**(폐정맥, pulmonary vein)을 통해 폐로부터 산소가 풍부한 혈액을 받아들인다(그림 18.5D). 왼심방 중 앞쪽에서 유일하게 보이는 부분이 세모꼴의 왼심방귀(left auricle)이다(그림 18.5A, B). 심방벽은 매끄럽고, 왼심방귀 속면에만 빗살근이 위치한다. 왼심방은 *승모판(막)*(mitral valve)을 통하여 왼심실로 열린다(그림 18.5E).

왼심실 좌심실, Left Ventricle

왼심실(좌심실, left ventricle)은 심장끝(심첨부, apex)을 형성하고, 심장의 하부 표면을 차지하고 있으며(그림 18.5D, E), 혈액을 온몸순환(전신순환, systemic circuit)으로 보낸다. 오른심실과 마찬가지로 근육기둥(trabeculae carneae), 꼭지근(유두근, papillary muscle), 힘줄끈(건삭, chordae tendineae), 방실판막(atrioventricular valve)을 갖고 있다. 왼심실 상부는 대동맥판(막)(aortic semilunar valve 또는 aortic valve)을 통하여 대동맥으로 열려 있다.

이해 수준 체크하기

- □ 3. 심장바깥막의 다른 이름은 무엇인가?
- □ 4. 아래의 구조가 관찰되는 심방 또는 심방들의 구조를 설명한다.
  (a) 빗살근, (b) 꼭지근, (c) 타원오목, (d) 근육기둥.
- □ 5. 오른심방으로 가는 세 개의 혈관들을 나열한다. 이 세 개의 혈관은 동맥인가 정맥인가?

18.3 심장판막 HEART VALVES

학습 성과

- ▶ 심장의 판막을 나열하고, 판막의 위치와 기능에 대하여 설명할 수 있다. 가슴벽에서 각 판막의 소리가 들리는지 나타낼 수 있다.
- ▶ 심장뼈대의 구조와 기능에 대하여 설명할 수 있다.

18.3a 판막의 구조 Valve Structure

한 쌍의 방실판막(방실판, atrioventricular valve)과 반달판막(반월판, semilunar valve)으로 이루어진 4개의 심장판막은 심방에서 심실을 통해 대동맥으로 혈액이 한 방향으로 흐르도록 강제한다. 각각의 두 개 혹은 세 개의 *첨판*(cusp)은 속이 치밀결합조직으로 구성되어 있고, 속표면은 심내막(endocardium)의 연속으로 구성되어 있다**(그림 18.6)**.

- 심방과 심실의 연접하여 위치하고 있는 것을 방실판막(방실판, atrioventricular valve)이라고 한다. 방실판막 중에서 세 개의 첨판을 가지고 있는 **오른방실판막**(right atrioventricular valve)은 **삼첨판(막)**(tricuspid valve)이라고 하고, 두 개의 첨판을 가지고 있는 **왼방실판막**(left atrioventricular valve)은 **이첨판막**(이첨판, bicuspid valve)이라고 한다. 좌(왼)방실판막은 **승모판(막)**(mitral valve)이라고도 불리는데, 이는 첨판이 주교의 모자, 즉 주교관을 닮았다고 하여서 붙여진 이름이다.

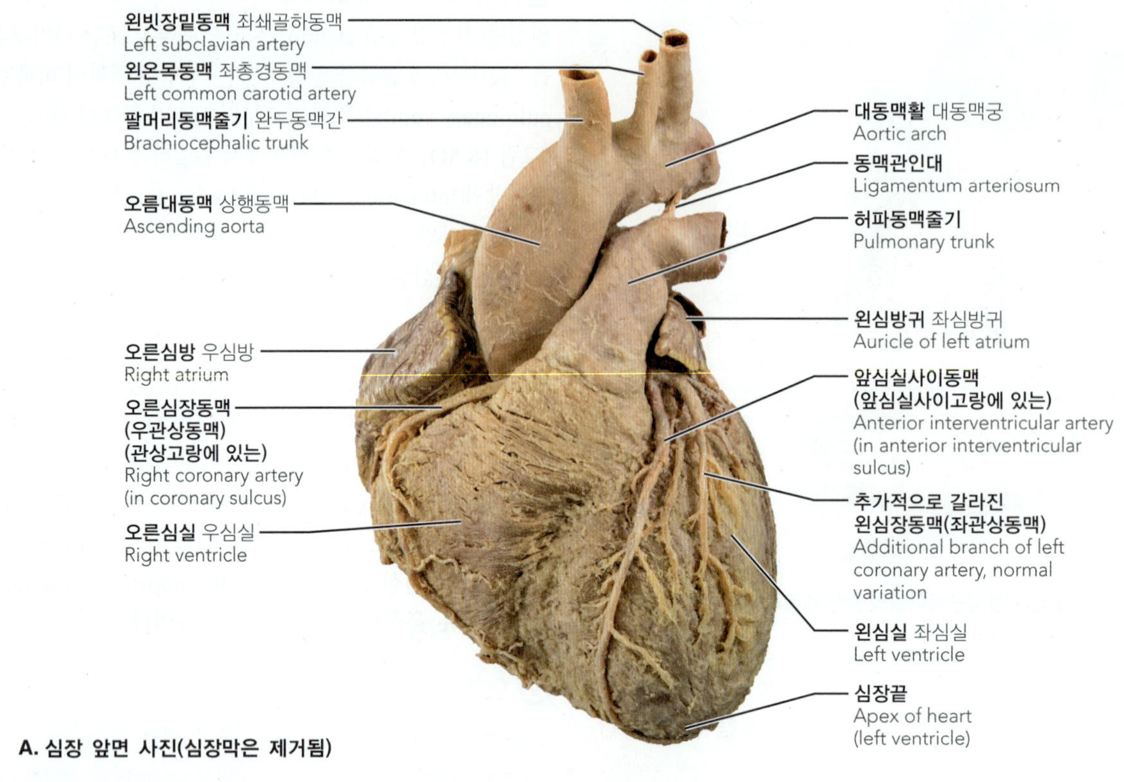

A. 심장 앞면 사진(심장막은 제거됨)

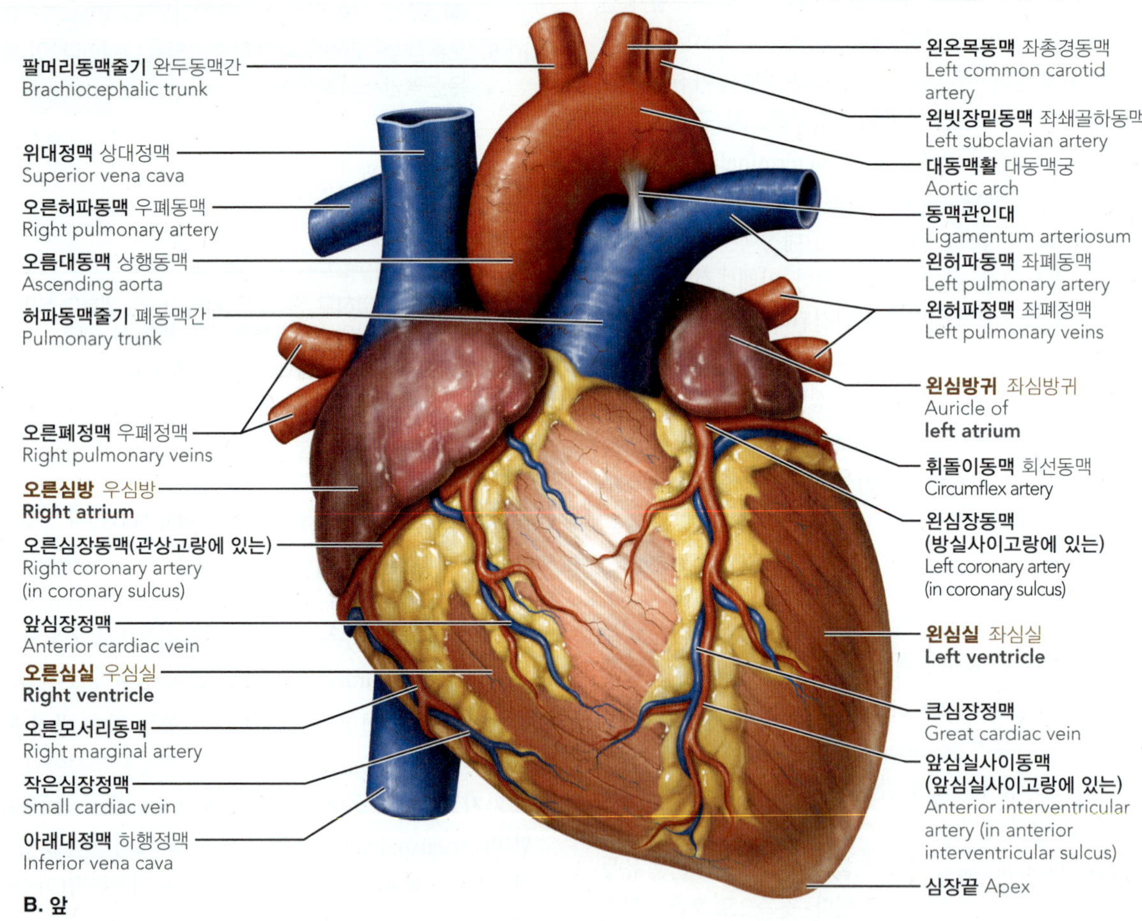

B. 앞

그림 18.5 심장의 맨눈해부. 산소가 풍부한 혈액을 운반하는 혈관은 붉은색이고, 산소가 부족한 혈액을 운반하는 혈관은 푸른색이다. *(계속)*

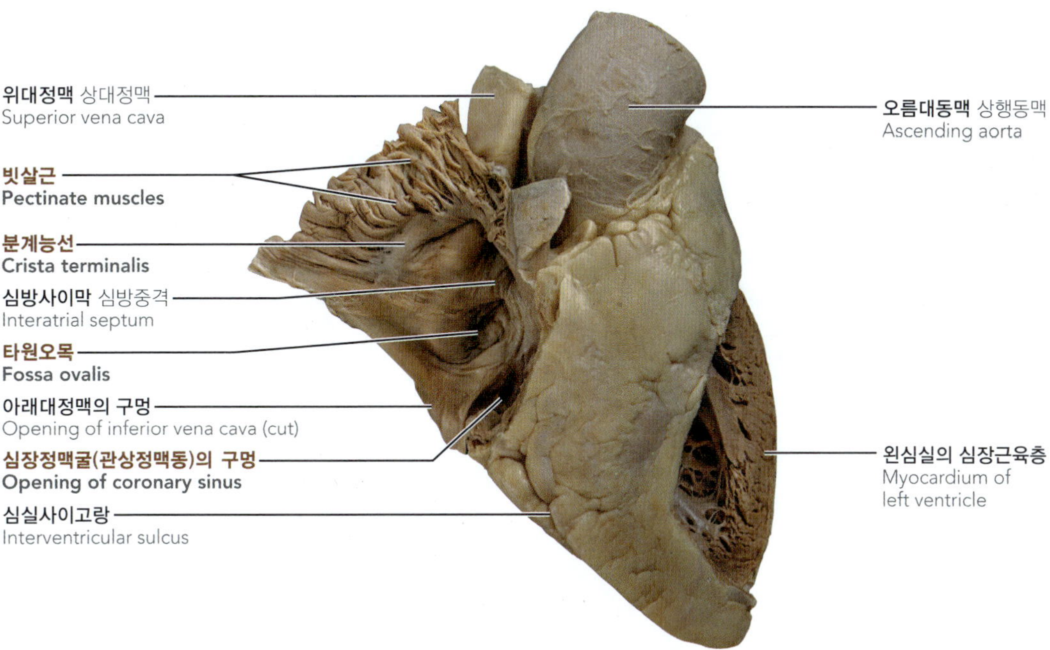

C. 앞에서 본 오른심방의 내부

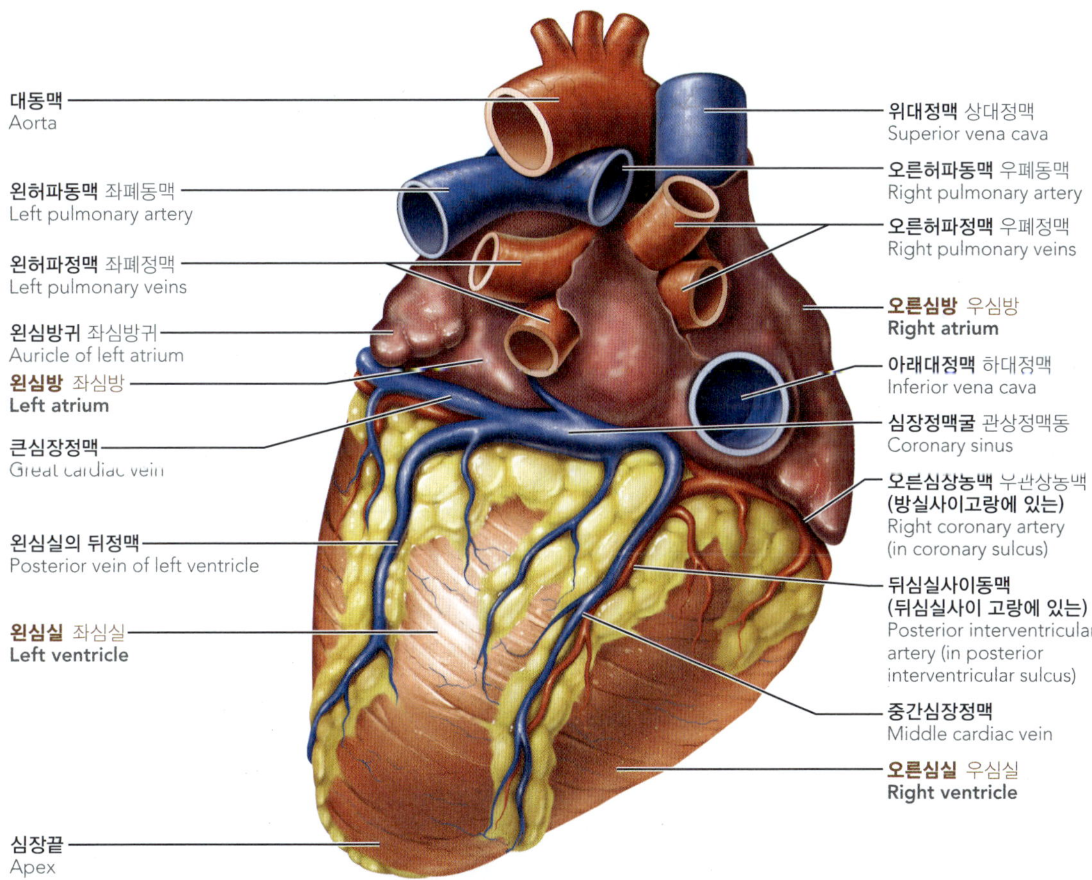

D. 아래에서 본 모습. 보이는 표면은 가로막(횡격막)에 놓여 있고, 뒷부분은 이 그림의 윗부분에 있다.

그림 18.5 심장의 맨눈해부. C에서 심방의 앞쪽 벽을 열어서 위쪽으로 젖혀 놓았다. *(계속)*

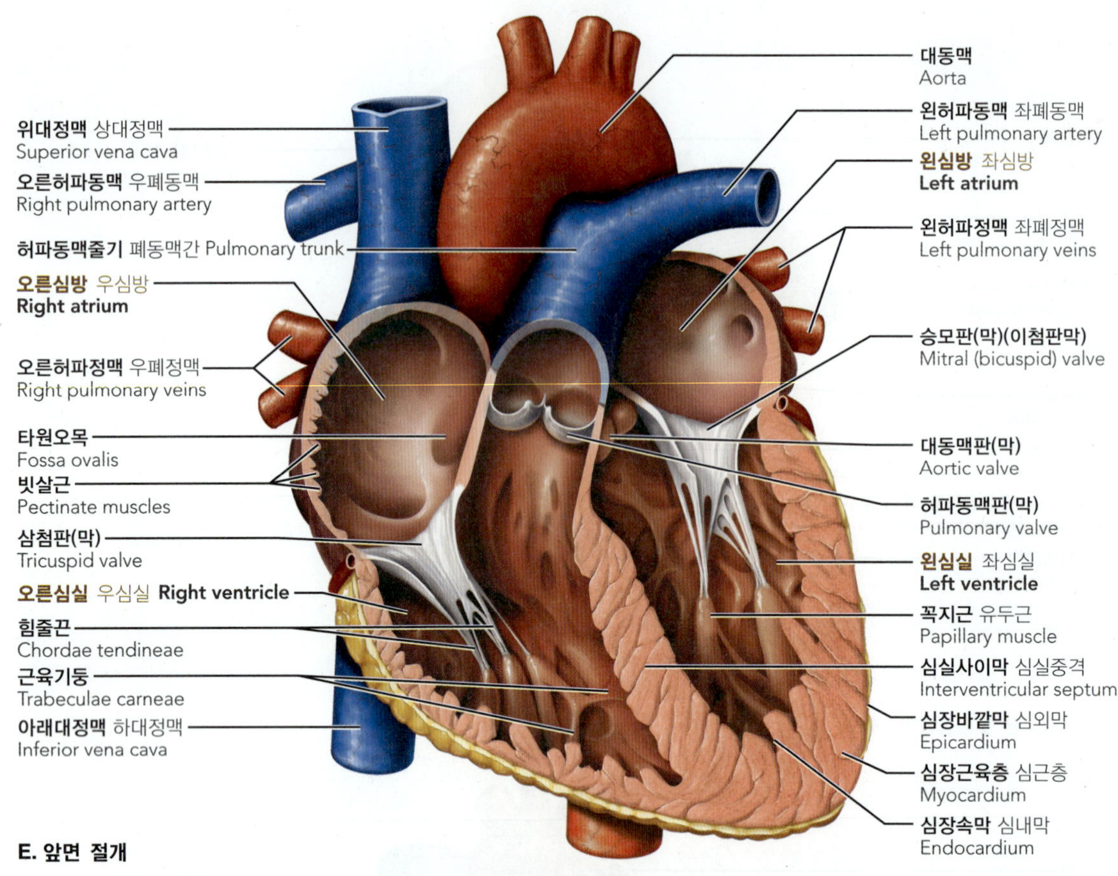

E. 앞면 절개

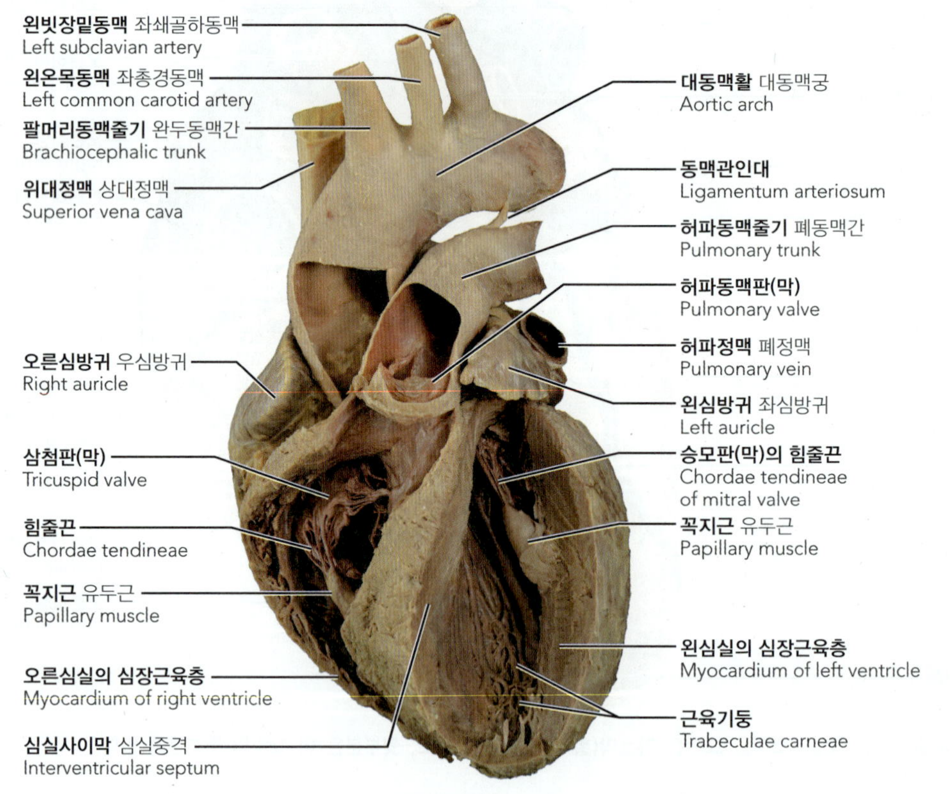

F. 심실의 내부 모습, E와 유사한 부위를 해부한 모습

그림 18.5 심장의 맨눈해부.

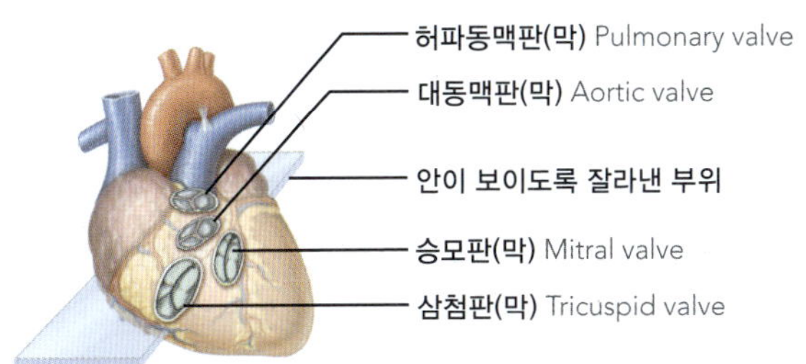

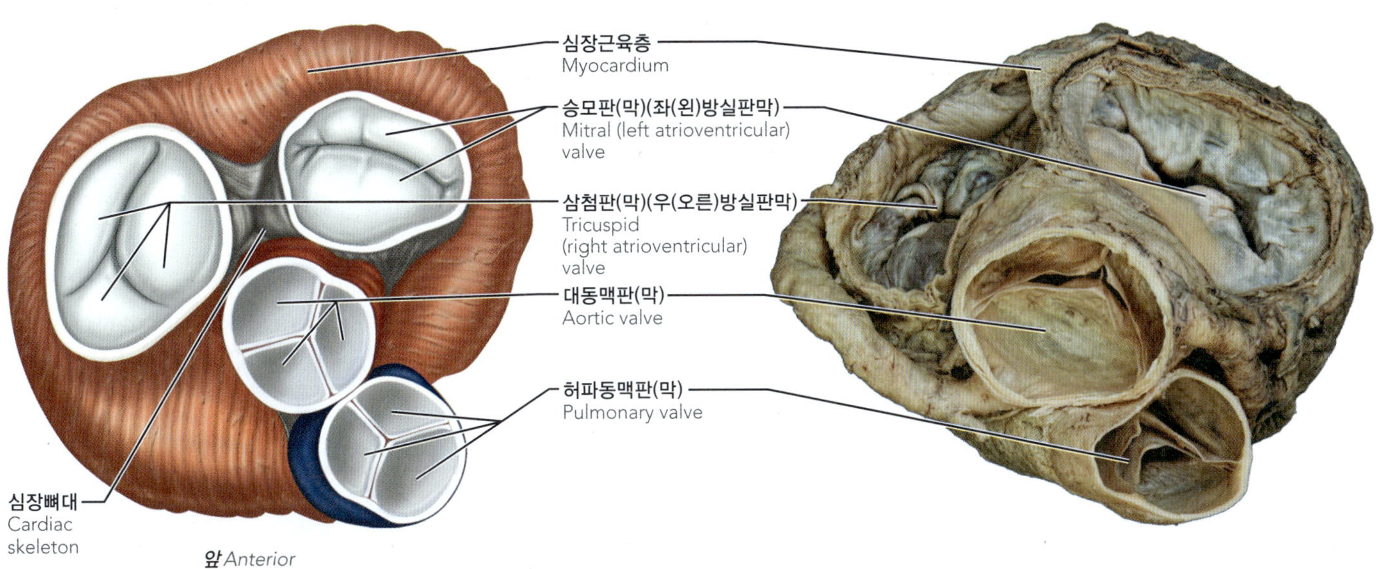

삼첨판(막)의 첨판에 붙어 있는 힘줄끈
Chordae tendineae attached to tricuspid valve flap

꼭지근 유두근
Papillary muscle

C

오른심방 우심방
Right atrium

삼첨판(막)
Tricuspid valve

힘줄끈
Chordae tendineae

오른심실의 심장근육층
Myocardium of right ventricle

심실사이막 심실중격
Interventricular septum

왼심방 좌심방
Left atrium

승무판(막)
Mitral valve

왼심실의 심장근육층
Myocardium of left ventricle

꼭지근 유두근
Papillary muscles

D

그림 18.6 심장판막의 구조와 위치. A. 네 개의 심장판막을 위에서 내려다 본 것(심방은 제거된 상태). 위의 삽화는 심장의 절단면을 나타낸 것이다.
B. 심장판막을 위에서 내려다 본 것으로 A와 부분적으로 비슷한 모양을 보여주는 사진(판막의 첨판 수와 모양 관찰).
C. 삼첨판막 사진, 아래에서 위쪽으로 바라본 이 사진은 오른심실 판막을 보여준다.
D. 심장의 이마절단면.

- 심실과 그대로 동맥 사이에 연접하여 위치하고 있는 판막을 **대동맥판(막)**(aortic valve) 그리고 **허파동맥판(막)**(pulmonary valve)이라 하며, 세 개의 첨판으로 구성되어 모양이 반달 모양이라서 **반달첨판**(반월판, semilunar cusp)이라 부른다(그림 18.6A, B; 18.5E, F).

심장뼈대(심장골격, cardiac skeleton)는 심방과 심실 사이 면에 놓여 있으며, 네 개의 심장판막을 둘러싸고 있다(그림 18.6A). 치밀결합조직으로 구성된 심장뼈대는 네 가지의 기능을 가진다.

1. 판막의 첨판을 단단히 붙잡아 준다.
2. 판막이 열릴 때 과팽창을 방지한다.
3. 심방과 심실에서 심장근육다발(bundle)의 부착 지점이 된다(그림 18.4).
4. 전기적 흥분이 심방에서 심실로 직접적으로 퍼지는 것을 방지하여 심방과 심실 수축을 적절하게 조절한다.

18.3b 판막의 기능 Valve Function

심장의 판막은 판막을 사이에 둔 양쪽 공간의 혈압 차이에 의해 열리고(혈액이 흐름), 닫힌다(혈액 역류 방지). 두 개의 *방실판막*(방실판, atrioventricular valve)은 심실이 수축하는 동안 심방으로 혈액이 역류하는 것을 막아준다(**그림 18.7**). 심실이 이완할 때 혈액은 심방으로 흘러 들어가 열린 방실판막을 통해 심실로 이동하고, 이때 방실판막 첨판은 축 처진 채로 심실에 매달려 있다(그림 18.7A). 심실이 수축하기 시작할 때 압력은 상승하고, 혈액이 첨판 위치를 아래에서 위로 이동시키고 첨판의 끝을 함께 밀어 방실판막이 닫힌다. 판막에 부착되어 있는 힘줄끈(건삭, chordae tendineae)과 꼭지근(유두근, papillary muscle)은 펼쳐진 낙하산 끈처럼 보이며, 닫힌 판막의 첨판을 제한하여 위쪽으로 밀려올라가 뒤집혀 심실의 혈액이 심방으로 역류하지 못하도록 한다. 유두근은 힘줄끈을 잡아당겨 방실판막이 뒤집히는 것을 방지하면서, 다른 심실부분이 수축하기 바로 직전에 먼저 수축하기 시작한다(그림 18.7B). 만약 판막의 첨판들이 단단히 붙잡혀 있지 않았으면, 심방 위쪽으로 밀려들어가게 될 것이다.

두 개의 *반달판막*(반월판, semilunar valve)은 큰 동맥에서 심실로 혈액이 역류하는 것을 방지한다(**그림 18.8**). 심실이 수축하여 심실 내 압력이 상승하면 반달판막은 열리게 되고 첨판은 혈액이 지나감에 따

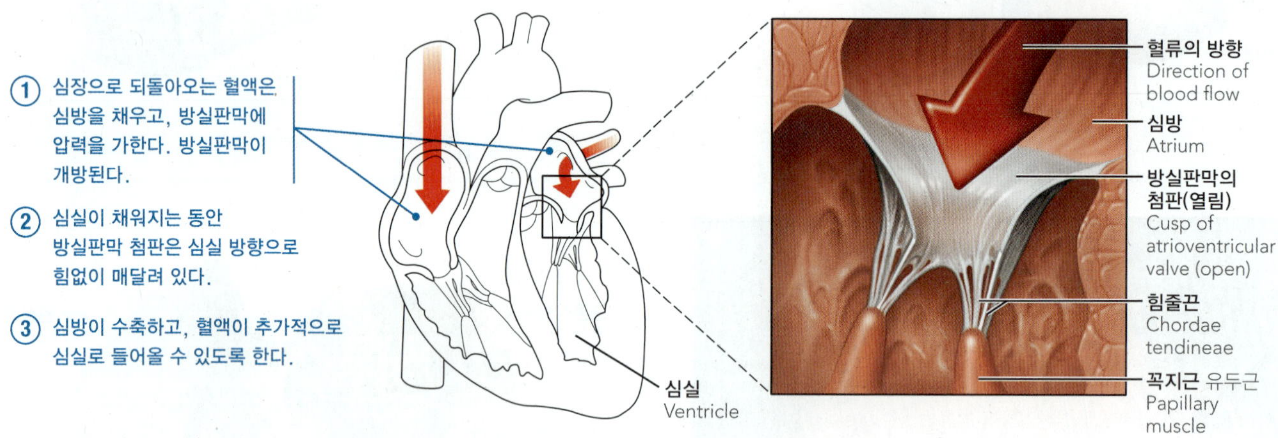

A. 방실판막 열림: 심방쪽에서 가하는 압력이 심실쪽에 가해지는 압력보다 더 클 때 판막이 열린다.

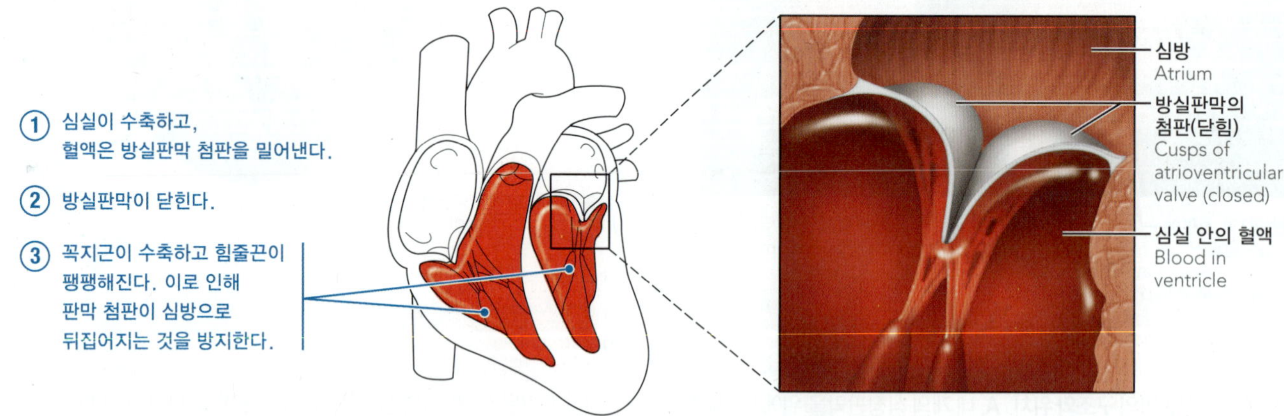

B. 방실판막 닫힘: 심실내압이 심방보다 증가하여 혈액을 위로 보내게 되고 판막들은 밀려서 닫히게 된다.

그림 18.7 방실판막의 기능.

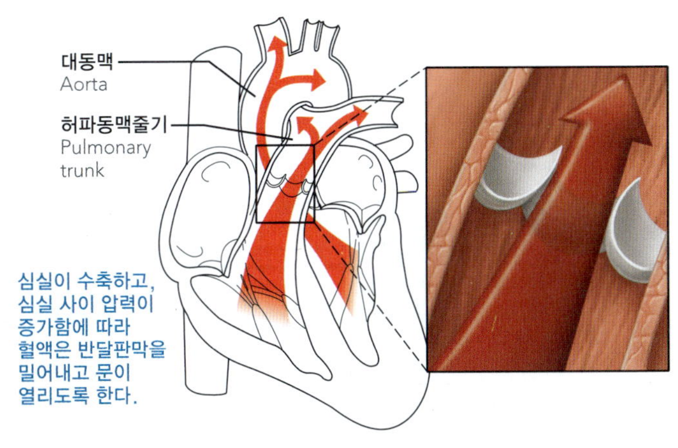

A. 반달판막 열림

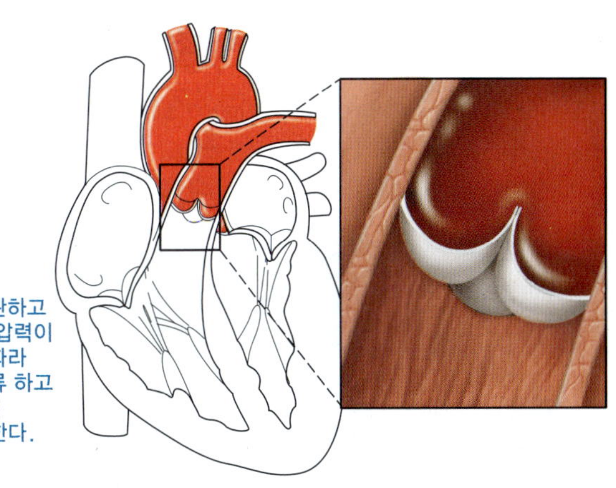

B. 반달판막 닫힘

그림 18.8 **반달판막의 기능.**

라 동맥벽에 납작하게 붙게 된다. 심실이 이완하면 심장으로 돌아가려는 혈액은 반달판막의 첨판을 채우게 되고 따라서 닫히게 된다.

18.3c 심음 Heart Sounds

판막이 닫힐 때 혈액과 심장의 벽에서 진동이 일어나게 되는데, 이는 심장 박동의 '럽·덥' 소리의 원인이 된다. '럽' 소리는 심실수축기의 시작에 방실판막이 닫힐 때 발생되고, '덥' 소리는 심실수축기의 마지막에 반달판막이 닫히면서 나는 소리이다. 승모판(막)은 삼첨판(막)보다 약간 앞서서 닫히게 되고, 일반적으로 대동맥판(막)은 허파동맥판(막)이 닫히기 바로 전에 닫힌다. 이러한 근소한 시간 차이 때문에 앞가슴벽에서 청진기를 놓고 들었을 때, 각각의 네 개의 특정 부위에서 판막 소리들을 구별할 수 있다.

비록 네 개의 심장판막이 심장고랑(관상고랑, coronary sulcus)이라는 같은 면에 놓여 있지만(그림 18.6A), 각각의 판막 바로 위에서 소리가 들리지 않는다. 왜냐하면 혈액이 가슴벽에 도달하기까지 심장의 방들을 통하여 사선의 경로로 이동하기 때문이다. 각각의 판막은 심장의 다른 모퉁이에서 가장 잘 들린다. 허파동맥판(막)은 심장의 왼쪽위지점에서, 대동맥판(막)은 오른쪽위지점에서, 승모판(막)을 심장끝(심첨부, apex)에서, 삼첨판(막)은 복장뼈 가장자리 왼쪽 아래 지점에서 가장 잘 들린다 **(그림 18.9)**. 비정상적인 심음을 종종 심장판막에 이상 징후가 된다.

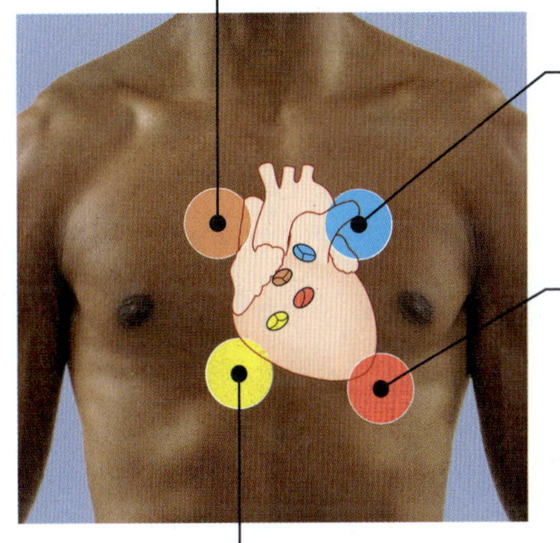

그림 18.9 **심음 청진 부위.**

18.4 심장을 통한 혈액의 경로

PATHWAY OF BLOOD THROUGH THE HEART

학습 성과

- 심장의 네 방을 통한 혈액의 경로, 폐순환과 온몸순환에 대하여 설명할 수 있다.

심장혈액흐름에 대한 FOCUS **(그림 18.10)**은 심장의 네 방을 통한 혈액의 경로는 산소가 부족한 혈액이 오른쪽 심장으로 들어오는 데에서 시작하여 허파순환(폐순환, pulmonary circuit)과 온몸순환(전신순환, systemic circuit)으로 이동하는 경로를 보여준다. 가로막(횡격막, diaphragm)의 위쪽 체내로부터 돌아오는 위대정맥(상대정맥, superior vena cava, SVC), 가로막의 아래쪽 체내로부터 돌아오는 아래대정맥(하대정맥, inferior vena cava, IVC)과 심장의 벽에서 흘러나온 관상정맥동(심장정맥굴, coronary sinus)이 우심방으로 들어온다. 온몸의 정맥혈이 우심방을 지나 삼첨판(막)(tricuspid valve)을 통해 우심실을 경유하고, 우심실의 수축으로 폐동맥판(막)(허파동맥판막, pulmonary semilunar valve)을 통하여 폐동맥줄기를 거쳐 폐순환을 통한 산소공급을 위해 폐로 이동한다.

산소교환을 한 후 네 개의 폐정맥을 통하여 좌심방으로 돌아오게 된다.

FOCUS 그림 18.10 심장속 혈액흐름

심장은 이중펌프로 각각의 순환경로로 혈액을 공급한다.

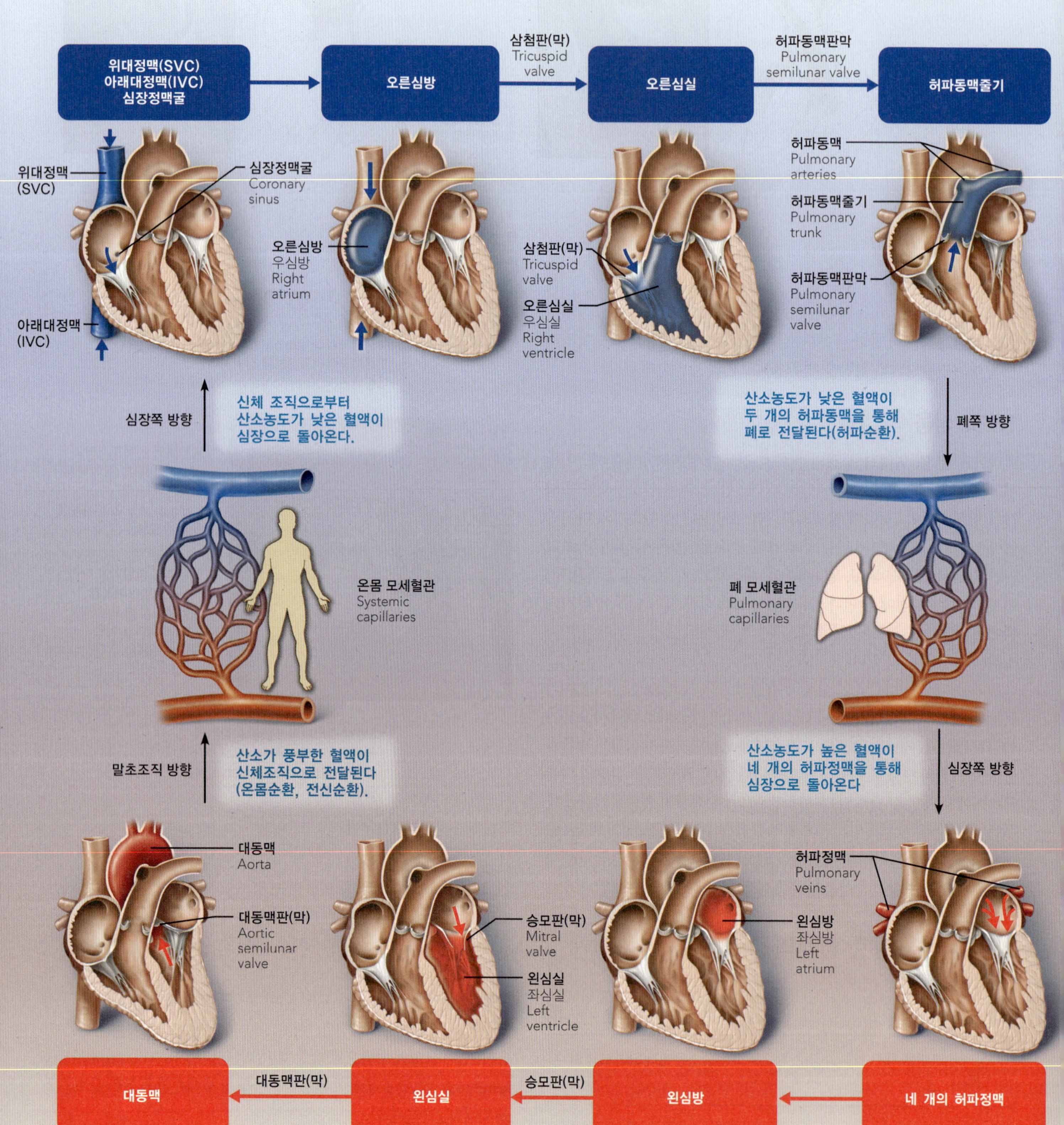

새롭게 산소를 공급받은 혈액은 중력과 좌심방의 수축작용에 의해 승모판(막)(mitral valve)을 통하여 좌심실로 이동하게 된다. 그 후 좌심실이 수축하게 되고 대동맥판(막)(대동맥반달판, aortic semilunar valve)을 통하여 대동맥과 대동맥가지로 혈액을 이동시킨다. 체내 모세혈관을 통하여 체내 조직으로 가스와 영양소의 교환이 일어난다. 이산화탄소가 풍부하고 산소가 부족한 혈액은 정맥을 통하여 우심방으로 돌아오게 된다. 심장의 왼쪽은 온몸순환을 하며, 이 순환은 끊임없이 일어난다.

혈액이 심장의 방들을 연속적으로 흐른다고 해서 네 개의 방이 그 순서대로 수축하는 것이 아니라, 두 개의 심방은 항상 *같이* 수축하고 뒤이어 두 개의 심실의 수축작용이 일어난다.

심방의 수축에 잇달아 일어나는 심실의 수축을 **심장박동**(heartbeat)이라고 한다. 평균적으로 보통 사람의 안정 시 심박수는 1분에 70~80회이다. 심실의 수축을 이르는 용어는 **수축기**(systole)라고 하고, 심실이 이완하고, 혈액으로 채워지는 시간을 **이완기**(diastole)라고 하며, 심방과 심실 모두 수축기와 이완기가 존재한다. 그러나 일반적으로 의학용어에서는 이완기는 심실에 혈액이 채워지는 과정(ventricular filling)으로, 수축기는 심실수축(ventricular contraction)과정을 언급한다는 것을 명심해야 한다. 예를 들어, 혈압측정치는 온몸순환경로에서, 좌심실에서 심실수축기압력값 대비 심실이완기압력값(수축기/이완기) 형식으로 표시한다. 이완기 동안 심실이 확장하므로 심장박동에서 이완기의 압력이 상승하는 것이 고혈압의 주요증상 중 하나이다.

이제 심장이 어떻게 혈액을 분출하는지를 알았으니, 왜 심방과 심실 근육 벽의 두께에 차이가 있는지도 쉽게 이해할 수 있을 것이다. 대부분의 심실 충만은 중력에 의해 이루어지기 때문에 심방이 아래쪽 심실로 혈액을 보내는 데 많은 힘을 사용하지 않는다. 이런 이유로 심방벽은 심실벽보다 두께가 훨씬 얇으며(그림 18.5E), 좌심실벽(온몸순환 펌프)은 우심실벽(폐순환 펌프)과 비교하여 적어도 세 배 정도 더 두껍다(**그림 18.11**). 따라서 좌심실은 우심실보다 더 강한 힘을 만들 수 있고, 더 높은 압력에서 혈액을 박출할 수 있다. 온몸순환에서의 더 높은 압력은 폐순환보다 순환경로가 더 길고 혈류흐름에 더 큰 저항이 있음을 의미한다. 좌심실의 두꺼운 벽은 좌심실 속공간을 거의 원형의 모양으로 만들며, 인접한 우심실 속공간은 납작한 초승달 모양으로 변한다.

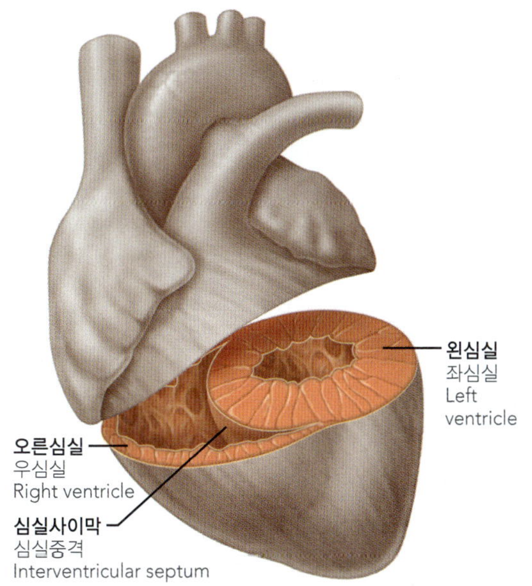

그림 18.11 오른심실과 왼심실의 해부학적 차이. 왼심실의 두꺼운 원형의 벽이 얇은 벽을 가진 오른심실의 속공간을 잠식하여 오른심실 속공간을 반달 모양으로 만든다.

이해 수준 체크하기

- ☐ **6.** 대동맥판(막)을 지난 후 혈액은 어디로 순환하는가? 이 혈액은 산소가 풍부한 혈액인가 부족한 혈액인가?
- ☐ **7.** 심실이 수축하는 동안, 방실판막은 열려 있는가 닫혀 있는가? 이때, 반달판막들은 열려 있는가 닫혀 있는가?
- ☐ **8.** 판막협착과 판막부전을 구별한다.

18.5 심장근육조직 CARDIAC MUSCLE TISSUE

학습 성과 

- 심장근육조직의 구조에 대하여 설명할 수 있다.
- 사이원반의 구조와 심장근육의 수축에 대하여 설명할 수 있다.

지금까지 우리는 심장의 육안해부학적 구조와 이러한 구조가 어떻게 심장을 통해 혈액을 이동시키는 기능을 설명하였다. 심장의 강력한 수축을 이해하기 위해 심장근육 조직구조를 이해해야 한다.

18.5a 심장근육의 구조 Stucture of Cardiac Muscle

심장근육조직(cardiac muscle tissue)은 두꺼운 심장벽을 형성하며, 심장근육세포와 이 세포들을 둘러싸고 있는 결합조직으로 이루어져 있다. 심장근육세포의 수축은 심장을 통하여 혈액을 박출시켜 순환계통의 혈관들로 혈액을 보낸다. 심장근육조직은 뼈대근육조직과 같이 근활주기전(sliding filament mechanism)에 의해서 수축한다.

다핵의 원통 모양을 하고 있는 뼈대근육섬유와 달리 심장근육세포는 짧고 가지를 내뻗은 세포로 중심부에 하나 혹은 두 개의 큰 핵을 가지고 있다(**그림 18.12A**). 각 세포는 평균적으로 직경이 약 25 μm, 길이가 120 μm 정도 된다. 인접한 심장근육세포들은 그들의 끝부분에서 함께 모여 세포그물조직을 형성한다. 심장근육세포의 이 분지그물조직(branching network)을 *심장근육섬유*(cardiac myofiber)라고 한다.

심장근육세포들이 결합하고 있는 복잡한 접합을 **사이원반**(intercalated disc)이라고 한다. 이 연접에서 연접한 근육세포의 세포막은 빈 계란 포장상자를 포개놓을 것 같은 손가락 깍지를 낀 것처럼 맞물려 있다(그림 18.12B). 사이원반은 독특한 두 개의 구조로 되어 있다. 옆으로는 **부착판**(fascia adherens)이라 불리는 연접을 가지고 있는데, 이는 인접한 세포들을 한데 모아서 묶고 인접한 세포들로 수축성 힘을 보내는 기능을 한다. 밑으로는 세포들 사이로 이온들이 지나갈 수 있게 하고, 인접한 세포들에게 수축성 신호를 보내는 틈새이음을 포함하고 있다. 세포들 사이로의 이온의 자유로운 움직임은 전체적인 심장근육세포망을 통한 전기적 흥분의 직접적인 전도를 가능하게 한다. 이 흥분은 심장의 방(심방 또는 심실)의 모든 근세포들이 함께 수축하게 자극한다.

각각의 심장근육섬유 주위에는 세포 사이 공간은 느슨한 섬유성 결합조직인 *근육내막*(근육속막, endomysium)이 있으며, 이는 인접한 심장근육섬유들을 한데 모아 묶는 것을 도와주고 심장근육섬유와 연결된 혈관과 신경을 포함하고 있다. 이를 통해 심근에서 심장근육섬유들은 심장근육다발을 형성한다(그림 18.4). 심장근육섬유를 둘러싸고 있는 결합조직들은 심장의 섬유뼈대와 합쳐져 근육세포들을 단단히 묶고 근육세포에 의해서 발생되는 수축력을 전달하는 기능을 한다. 따라서 심근 결합조직은 뼈대근육의 이는곳과 닿는곳과 유사한 역할을 수행한다.

가로무늬의 심장근육세포들은 A띠, I띠, H띠, 티틴(titin) 그리고 Z선와 M선으로 구성된 전형적인 근육원섬유마디(sarcomere)를 가진 근(육)원섬유(myofibril)로 되어 있다(그림 18.12B, 그림 18.13). 가로무늬는 광학현미경으로 보았을 때 뼈대근육조직보다 심장근육조직에서 덜 명확하게 관찰된다. 그 이유는 심장근육은 근육원섬유가 분지되어 있고, 근육원섬유 주위에 사립체가 풍부하기 때문이다(그림 18.13). 풍부한 양의 사립체는 호기성 대사에 의해서 많은 양의 ATP를 생산하기 때문에 심장근육이 피로에 강하게 내성을 가지는 것이다.

18.5b 심장근육의 수축 기전 Mechanism of Contraction

뼈대근육세포들과 같이 심장근육세포들도 근육세포질그물을 통해 들어오는 칼슘이온에 의해 수축이 유발된다. 활동 전압이 발생하면 세포 밖 조직액으로부터 적은 양의 칼슘이온이 근육세포막을 통하여 심장근육세포로 들어오게 된다. 이러한 세포 내 칼슘 양의 증가는 근육세포질그물에게 신호를 보내 칼슘이온을 방출하게 한다. 칼슘이온들은 근육원섬유마디 내로 발산되고, 섬유의 활주를 유발한다. 근육세포질그물

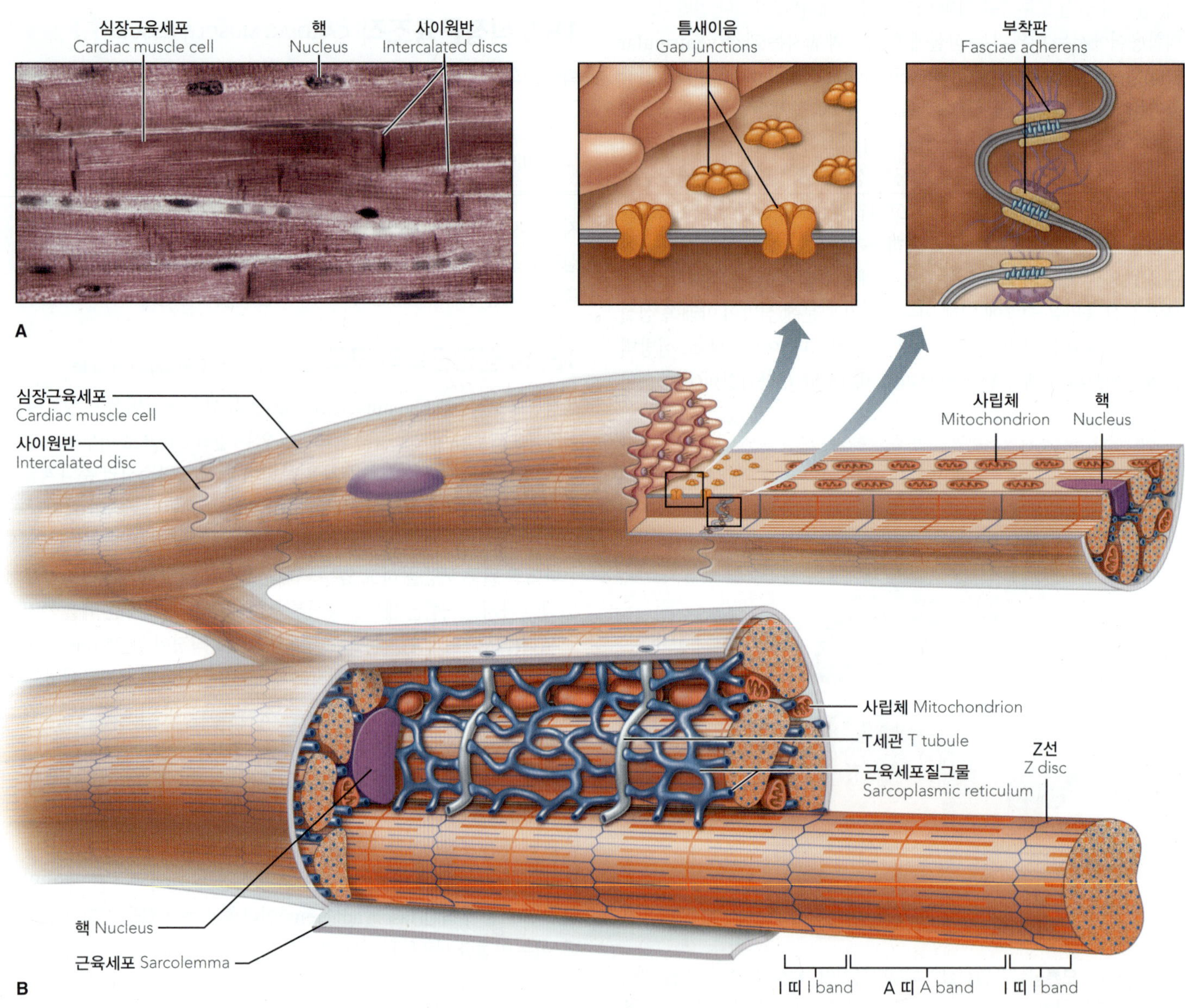

그림 18.12 심장근육조직의 현미경적 구조. **A.** 심장근육조직의 현미경 사진(290×). **B.** 심장근육세포의 도해.

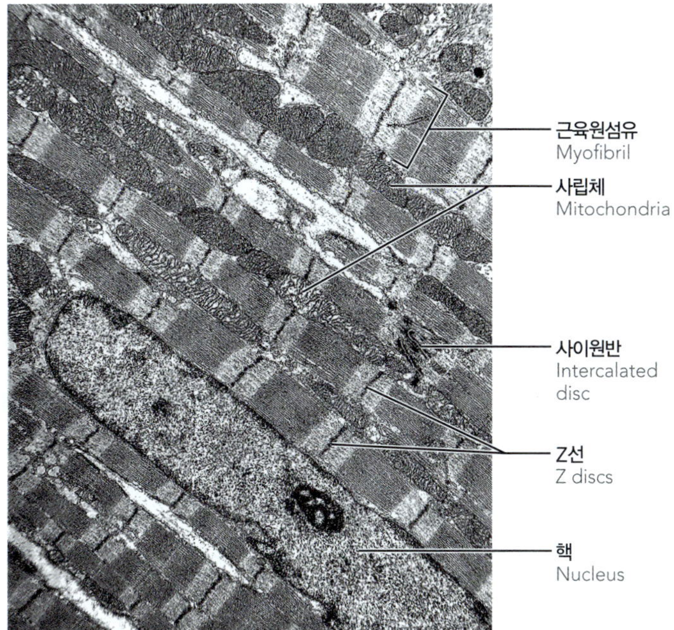

그림 18.13 전자현미경을 통해 본 심장근육세포의 한 부분. 각각의 근육원섬유 사이에 있는 많은 양의 미토콘드리아와 불규칙한 크기의 근육원섬유 (7500×).

에 의한 칼슘의 재흡수는 수축을 끝나게 한다. 뼈대근육과 비교하여 심장근육세포의 근육세포질그물은 덜 복잡하고, T세관(T세관은 뼈대근육에서 배운대로 근육세포막일부가 세포 깊숙한 곳으로 신호전달을 위해 침투해 접혀들어간 것이다)은 덜 발달되어 있으며 A-I결합부보다 Z선 부위에서 관찰된다(그림 18.12B, 표 9.2).

뼈대근육세포와 마찬가지로 심장근육세포가 만들어낼 수 있는 힘의 크기는 그들의 길이에 달려 있다. 중요한 것은 이 세포들이 보통 그들의 이상적인 길이에 비해 약간 짧은 상태로 남아 있다는 것이다. 따라서 심장으로 돌아오는 혈액량이 많아서 많이 늘어날수록 그들의 수축력은 증가하게 되고, 추가적인 혈액을 내보낼 수 있는 것이다.

뼈대근육조직의 세포들과는 달리 심장근육조직의 모든 세포가 신경 자극을 받는 것만은 아니다. 사실, 분리된 심장근육세포는 어떠한 신경 자극이 없어도 규칙적으로 수축할 수 있다. 심장근육세포의 이러한 고유의 규칙성은 다음 부분에 설명할 것과 같이 규칙적인 심장박동의 기초가 된다.

18.6 심장의 흥분전도계통과 신경지배

CONDUCTING SYSTEM AND INNERVATION

학습 성과

▸ 심장 흥분전도계통의 구성 요소와 전도 경로를 설명할 수 있다.

18.6a 흥분전도계통 Conducting System

심장근육세포는 규칙적으로 수축하도록 자극하는 전기적 흥분을 발생하고 전도하는 내인성 능력을 갖고 있다. 이 특성들은 심장근육 자체의 내인성으로 외인성 신경흥분에는 의존하지 않는다. 심장으로 가는 모든 신경 연결을 끊어도 심장은 계속해서 율동적으로 박동한다.

흥분전도계통(conducting system)은 심장근육구조 전체에 걸쳐 신호를 전달하는 심장근육에 특화된 연속체계이다. 전도계통은 심장수축 절차를 시작하며 기본적인 심장박동수를 결정한다.

각 심장 박동 신호를 보내는 흥분은 위대정맥(상대정맥, superior vena cava)의 입구 약간 아래에 있는 우심방벽에 놓여 있는 초승달 모양의 근육세포 덩이인 **굴심방결절**(동방결절, sinoatrial node, SA node)에서 시작한다(그림 18.14 ①). 1분에 전기적 흥분을 70~80회 정도 발생시킴으로써 기본적인 심장박동률을 고정시키는 굴심방결절은 박동조율기(심방길잡이, pacemaker)이다. 굴심방결절에 의해서 시작된 신호는 사이원반의 틈새이음(교통반점, gap junction)을 통하여 심장근육을 통하여 퍼져나간다.

각 심장박동을 조절하는 순서는 심방의 수축에 이은 심실의 수축으로 굴심방결절에서부터 흥분이 심방의 심장근육섬유를 따라 퍼져나가 심방이 수축하게 신호를 보낸다. 몇몇의 흥분은 심방사이막(심방중격, interatrial septum)의 아래부분에서 **마디사이길**(결절간경로, internodal pathway)을 따라 흥분이 아주 잠깐(0.1초) 지연되는 심방사이막 아래부분의 **방실결절**(atrioventricular node, AV node)로 이동한다(그림 18.14 ②). 이 지연 이후에 심실사이막(심실중격, interventricular septum)으로 들어가 오른쪽과 왼쪽 방실다발(atrioventricular bundle, AV bundle)을 통하여 흥분이 이동한다. 심실사이막의 반 정도 내려온 곳에서 **방실다발갈래**(bundle branch 또는 crura)는 심장끝과 가까운 지점에서 위쪽으로 돌아 심실벽으로 이어진 **심장속막밑(심내막밑)전도그물**[subendocardial conducting network, (**푸르키네섬유**(조롱박섬유), Purkinje fiber)]에 종지한다(그림 18.14 ③~⑤). 이 배열은 심실의 수축이 심장끝에서 시작하고, 위쪽으로 이동하여 심실의 혈액이 윗부분으로 박출되면서 대동맥으로 이동하게 한다. 방실결절의 수축 신호 흥분의 짧은 지연은 심실이 수축하기 이전에 혈액으로 완전히 채워질 수 있도록 한다. 심방과 심실 사이의 섬유뼈대(섬유골격, fibrous skeleton)가 전도를 하지 않기 때문에 이는 심방벽의 흥분이 직접적으로 심실벽으로 진행하는 것을 막는다. 결과적으로, 방실결절을 통하여 진행하는 신호만이 계속될 수 있는 것이다. 심장에서 생성된 전기 신호의 기록은 심전도(electrocardiogram, ECG)를 이용해 기록할 수 있다(그림 18.14B). 심전도 해석에 대한 자세한 내용은 생리학 교과서에서 찾을 수 있다.

심장흥분전도계통의 현미경적 구조를 살펴보는 것은 결절과 방실다발의 세포들이 작지만, 전형적인 심장근육세포라는 사실을 알려준다. 대조적으로 심내막하전도연결(subendocardia, conducting network)은 특별하고 직경이 크며, 술통 모양의 세포로 길게 열을 지어 배열되어 있다. 이 근육세포에는 상대적으로 근육원섬유가 적게 분포한다. 왜냐하면 수축보다 전도에 최적화되어 있기 때문이다. 또한 큰 직경은 흥분전도의 속도를 극대화시킨다. 전도계통세포들은 심장속막과 심장근육층 사이, 심실내 심내막의 깊숙한 부분에 위치하고 있다.

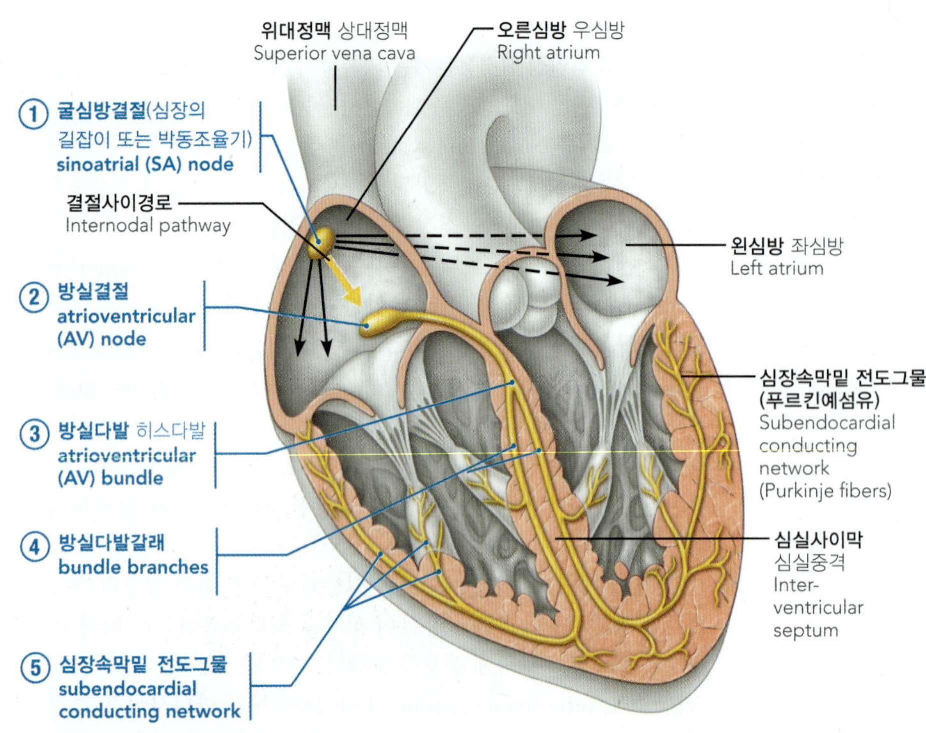

A. 심장 흥분전도계통의 경로와 구성요소

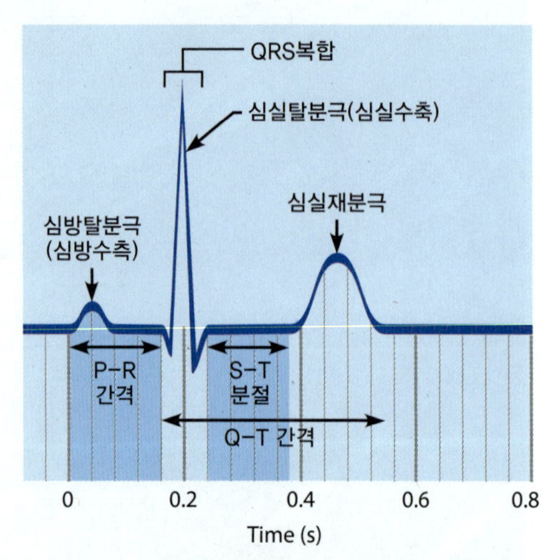

B. 심전도. 각 표지는 정상적으로 관찰되는 세 개의 파형과 각 파형이 나타내는 심장활동, 그리고 중요한 파형 사이 시간 간격을 나타낸다.

그림 18.14 심장의 흥분전도계통. 심장전도계는 신경이 아닌 특수 심장근육으로 구성되어 있다.

18.6b 신경지배 Innervation

비록 심장 고유의 박동수는 굴심방결절에 의해서 결정되지만, 이 박동수는 외인성 신경 조절에 의해 바뀔 수 있다(**그림 18.15**). 심장의 신경은 *내장감각섬유*(visceral sensory), 심장박동률을 느리게 하는 *부교감신경섬유*(parasympathetic fiber) 그리고 심장박동률과 심장의 수축력을 증가시키는 *교감신경섬유*(sympathetic fiber)로 구성된다(그림 14.5 참조). 심장으로 들어가는 신경은 기관(trachea) 앞에 심장신경얼기(cardiac plexus)를 형성한다.

- **부교감신경계**의 신경들은 목과 가슴에 있는 미주신경 가지에서 나온다. 부교감신경은 심장박동수를 감소시키고 심장의 부교감 신경지배는 굴심방결절과 방실결절 그리고 관상동맥으로 한정되어 있다.
- **교감신경계**의 신경들은 목신경절과 흉부 위쪽 교감신경줄기신경절에서 심장으로 이동한다(그림 14.8). 교감신경계통의 섬유는 부교감신경섬유와 같이, 즉 동방결절, 방실결절 및 관상동맥을 지배한다. 또한 심장의 근육조직에도 분포한다. 교감신경계의 섬유는 **수축의 강도와 심장박동률을 증가시킨다.**

자동적인 심장의 신경자극은 숨뇌의 그물체(reticular formation)에 있는 *심장중추*(cardiac center)에 의해서 조절된다. 숨뇌에 있는 **심장억제중추**(cardioinhibitory center)가 부교감신경계통의 신경세포에 영향을 미치는 반면, **심장촉진중추**(cardioacceleratory center)는 교감신경계통의 신경세포에 영향을 미친다. 숨뇌의 심장중추는 시상하부, 뇌수도관 주위 회색질(periaqueductal gray matter), 편도(amygdala) 그리고(대)뇌섬엽겉질(insular cortex)과 같은 뇌고위중추에 의해 영향을 받는다(12장 참조).

이해 수준 체크하기

- □ 9. 사이원반에서 틈새이음의 중요한 의미는 무엇인가?
- □ 10. 심장의 심박동조절자는 무엇인가? 또한 어디에 위치하는가? 어떤 종류의 조직 유형이 전도계통의 구조를 형성하는가?
- □ 11. 자율신경이 자극되면 어떻게 심장의 기능에 영향을 미치는가?

18.7 심장의 혈액 공급 BLOOD SUPPLY TO THE HEART

학습 성과

- ▸ 관상동맥(심장동맥)과 심장정맥의 위치를 설명할 수 있다.

18.7a 관상동맥(심장동맥) Coronary Arteries

심장이 계속적으로 혈액으로 채워진다 하더라도 심장벽이 너무 두껍기 때문에 확산할 수 없어 심장 조직에 많은 양의 영양을 제공하지 못한다. 대신에 심장근육층과 조직으로의 혈액공급은 오른쪽 및 왼쪽의 *관상동맥*(coronary artery)에 의해서 이루어진다(**그림 18.15A**). 이 동맥들은 대동맥의 시작 부위에서 나와 관상고랑(방실사이고랑, coronary sulcus)을 따라 주행한다.

왼심장동맥(좌관상동맥, left coronary artery, LCA)은 대동맥의 왼쪽부분에서 나와, 폐동맥의 뒤를 지나, *앞심실사이동맥*과 *휘돌이동맥* 두 개의 가지로 나뉜다. **앞심실사이동맥**(전실간동맥, anterior interventricular artery)은 심장끝을 향하여 앞심실사이고랑으로 내려와 가지를 내어 심실중격의 앞쪽 벽을 지배한다. **휘돌이동맥**(회선동맥, circumflex artery, Cx)는 관상고랑의 뒤부분을 따라 가서 좌심방과 좌심실의 뒤부분에 혈액을 공급한다.

오른심장동맥(우관상동맥, right coronary artery, RCA)은 대동맥의 오른쪽 부분에서 나와, 심장의 앞 표면에 있는 우심방과 우심실 사이의 관상고랑으로 내려온 후 심장의 아랫모서리에서 **모서리동맥**(변연동맥, marginal artery)을 형성하기 위해 가지를 뻗는다. 관상고랑의 뒤부위로 이어지면서, 우관상동맥은 뒤심실사이고랑(posterior interventricular sulcus)에 **뒤심실사이동맥**(posterior interventricular artery)이라는 큰 가지를 낸다. 즉, 우관상동맥의 가지들은 오른심방과 대부분의 오른심실에 혈액을 공급한다.

관상동맥의 혈관 분포는 개개인마다 상당히 다르다. 예를 들어, 좌관상동맥에서 앞·뒤심실사이동맥이 모두 기시하거나(약 15%) 하나의 관상동맥이 대동맥에서 나와(약 4%) 전체적인 심장에 혈액을 공급한다.

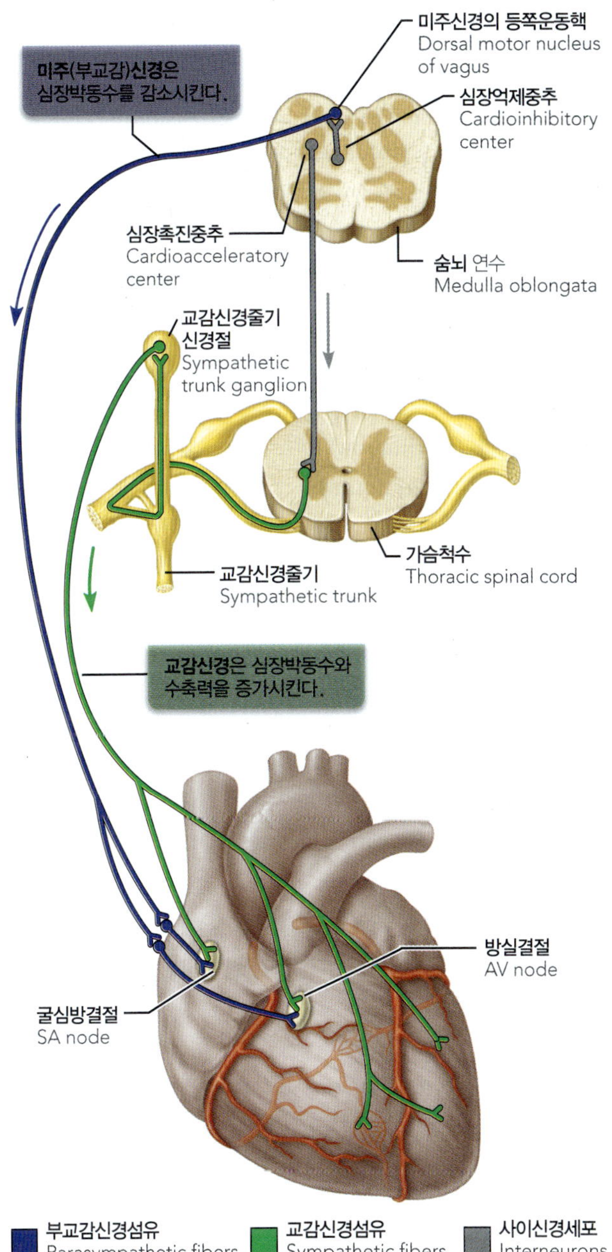

그림 18.15 심장의 자율신경.

18.7b 심장정맥 Cardiac Veins

심장벽에서 우심방으로 산소가 유리된 혈액을 운반하는 **심장정맥**(cardiac vein)은 또한 심장 표면의 고랑을 따라 주행한다(그림 18.16B). 이 정맥들 중 가장 큰 것이 **심장정맥굴**(관상정맥동, coronary sinus)이고, 이는 방실사이고랑 뒷부위에 위치하고 있으며, 우심방으로 대부분의 심장 정맥혈을 돌려보낸다. 관상정맥동으로 배출되는 세 개의 큰 지류는 앞심실사이고랑에 있는 **큰심장정맥**(대심장정맥, great cardiac vein), 뒤심실사이고랑(posterior interventricular sulcus)에 있는 **중간심장정맥**(중심장정맥, middle cardiac vein) 그리고 심장의 오른쪽 아래부위에 있는 **작은심장정맥**(소심장정맥, small cardic vein)으로 이루어진다. 우심실의 앞부위에는 우심방으로 바로 배출되는 몇 개의 수평으로 주행하는 **앞심장정맥**(전심장정맥, anterior cardiac vein)이 위치하고 있다.

18.8 심장 질환 DISORDERS OF THE HEART

학습 성과

- 심장동맥질환, 심부전, 심방 및 심실 세동을 설명할 수 있다.

18.8a 심장동맥질환 Coronary Artery Disease

죽(상)경화증은 인체 동맥 내벽에 지방이 축적되어 동맥을 통한 혈류를 차단할 수 있다(자세히 살펴보기: 죽(상)경화증). 죽(상)경화증이 심장동맥에 영향을 미치면 **심장동맥질환**(coronary artery disease, CAD)으로 이어지며 심장 벽에 공급되는 동맥이 좁아지거나 막힌다(그림 1.12). 이 질환의 흔한 증상은 **협심증**(angina pectoris, "질식된 가슴"), 즉 심장 근육 세포의 부적절한 산소 공급으로 인한 흉통으로 기력이 떨어지지만 죽지는 않는 상태이다. 협심증 통증은 일반적으로 조직 저산소증에서 직접 발생하지만, 동맥 경화성 심장동맥의 스트레스 유발 경련에 의해서도 발생할 수 있다. 협심증 발작은 심하게 수축하는 심장이 좁아진 심장동맥이 전달할 수 있는 것보다 더 많은 산소를 요구하는 운동 중에 가장 자주 발생한다. 협심증 발병은 다른 더 심각한 질병에 대한 경고 신호로 간주되어야 한다. 심장동맥질환에 대한 예방 및 치료법은 "자세히 살펴보기"에 설명되어 있다.

심장동맥 막힘이 더 완전하거나 오래 지속되면 산소부족으로 심장 근육 세포가 죽게 된다. 이를 심근경색 또는 심장마비라고 한다. 심장마비보다 더 무서운 경험은 거의 없다. 날카로운 통증이 가슴(때로는 왼쪽 팔과 목의 왼쪽)을 통해 번개처럼 빠르게 발생하고 가라앉지 않는다. 심장마비 사례의 약 1/3은 거의 즉시 사망한다. 심장마비는 직접(심장의 심각한 약화로 인해) 또는 간접적으로(전도 시스템의 손상으로 인한 심장 박동 장애로 인해) 사망과 연관된다.

심장 근육 조직에는 뼈대근육처럼 위성 세포가 없다. 따라서 효과적으로 재생되지 않으므로 심장마비로 인한 심근 손상은 되돌릴 수 없다. 심장근육 줄기세포는 심근에서 확인되었으며, 심장근육 세포가 인간에서도 재생되지만 매우 낮은 속도로 매년 1% 미만으로 재생된다. 심장

줄기세포와 골수 줄기세포를 심장 환자의 심장에 주입한 결과 손상된 심장 조직이 새로운 심장 근육 조직으로 대체되고 심장 기능을 개선하는 데 성공하였다. 이러한 초기 시험 단계치료는 가능성을 보여준다. 많은 사람들에게 이전에 통증이 없지만 치명적인 심장마비는 관상동맥질환의 첫 번째이자 유일하고 명백한 증상이다. 심장으로 혈류가 자주 중단되는 상태인 **침묵허혈**(silent ischemia)의 희생자들에게는 협심증처럼 경고를 제공하는 통증은 없다. 일부 심장마비 생존자에게도 발생할 수 있는 침묵허혈은 단계별운동검사(treadmill test, 답차검사, 트레드밀검사)라고 하는 운동 중 심전도(ECG)를 통해 심장박동을 측정하여 감지할 수 있다.

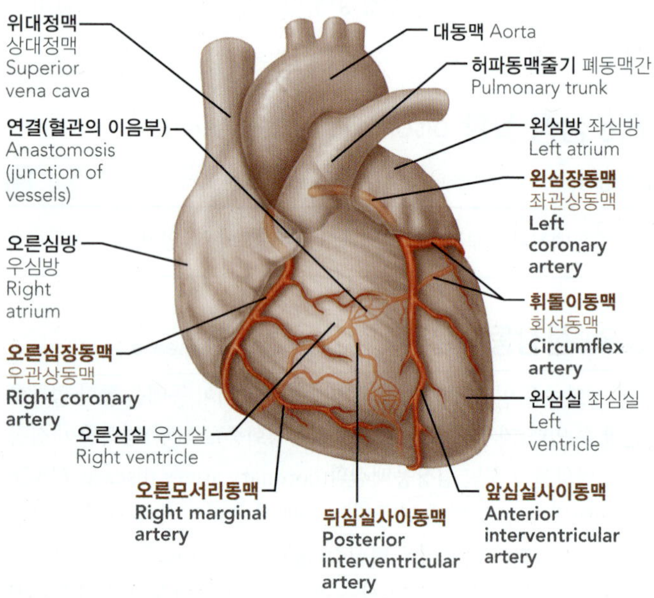

A. 심장동맥

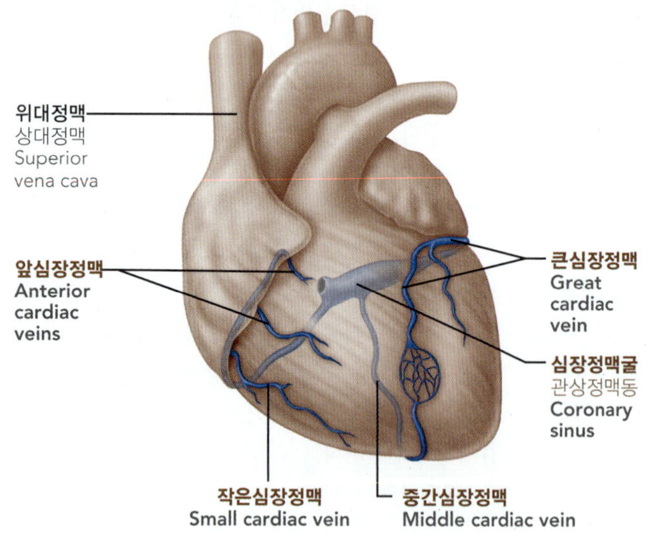

B. 심장정맥

그림 18.16 심장혈관. 두 그림에서 연하게 표시된 혈관들은 심장뒤면에 위치한다.

18.8b 심부전 Heart Failure

심부전은 혈액을 배출해야 하는 요청에 보조를 맞추지 못하고 산소를 공급하는 신체의 혈액 요구를 충족시킬 수 할 수 없는 상태로 심장이 점진적으로 약화되는 현상이다. 이 상태는 약화된 심실(예: 심장 마비로 인해 손상됨), 확장 중에 심실이 완전히 채워지지 않거나(예: 승모판 협착으로 인해), 심실이 과도하게 채워져서 발생할 수 있다(예: 협착 또는 대동맥판부전으로 인해).

그러나 가장 일반적으로 **울혈성심부전**(congestive heart failure)이 이러한 점진적 약화의 원인이다. 울혈성심부전의 경우 심장이 크게 비대해지는 반면 심장박출량은 점차 감소한다. 이 질환은 미국인 5백만 명이 앓고 있고 발생률도 점점 증가하고 있다. 그 원인은 알려져 있지 않다. 한 가지 가설은 파괴적인 양성피드백경로가 관여하는 것으로 알려져 있다. 최초 약해진 심장으로 교감신경계가 심장을 더 세게 펌핑하도록 자극한다. 이러한 증가된 수요는 심장을 더욱 약화시켜 다시 교감 시스템의 자극을 유발한다.

폐동맥고혈압(pulmonary arterial hypertension)은 폐순환경로의 혈압 상승으로 인한 우심실 비대와 우심실부전을 의미한다. 폐혈관이 막히거나 수축되면 혈류에 대한 저항이 증가하여 혈압이 상승하고 우심실이 더 열심히 뛰게 된다. 폐동맥고혈압의 급성 사례는 폐혈관색전증(embolism)으로 인해 갑자기 발생할 수 있지만, 만성 사례는 일반적으로 폐기종과 같은 만성 폐질환과 관련이 있다.

18.8c 전도계 질환 Disorders of the Conduction System

이 절에서는 세동(fibrillation)이라고 하는 정상적인 심장 박동 리듬의 변형인 부정맥(arrhythmia)을 설명한다. 심실세동(ventricular fibrillation)에서 심실 심장근육 내 전기자극이 빠르고 무작위로 생성되면 심실 공동수축이 방해받기 때문에 심실 혈액이 동맥으로 배출될 수 없다. 심실세동은 떨리는 벌레 주머니에 비유할 수 있다. 심실세동은 전도계의 장애로 인해 발생하며 관상동맥질환으로 인해 심장이 손상된 환자의 심장마비와 더불어 갑작스런 사망의 가장 흔한 원인이다.

심방세동(atrial fibrillation)은 심방 근육내에서 여러 개의 충격파 회로가 방실결절을 무작위로 자극하여 심실이 빠르고 불규칙적으로 수축하도록 신호를 보낸다. 그 결과 심장을 통한 혈액의 원활한 흐름을 막아 혈전 형성이 촉진될 수 있으며, 일부가 떨어져 나와 뇌에 도달하면 뇌졸중을 유발할 수 있다. 심방세동은 일반적으로 불연속적이고 일회성 가슴 두근거림(과도하게 빠르고 불규칙한 심장 박동), 불안, 피로 및 호흡 곤란을 특징으로 한다. 65세 이상 5%, 75세 이상 10%에서 발병하는 이 질환의 원인은 알려져 있지 않지만 흔히 관상동맥 또는 심장판막 질환과 관련이 있다. 간헐적 리듬장애는 일상 생활 중에 심전도검사, 즉 이동, 활동심전도검사(ambulatory ECG) 또는 홀터(Holter)모니터링이라고 하는 검사를 통해 진단할 수 있다. 치료는 일반적 약물요법과 응고 방지를 위한 항응고제 투여가 포함된다.

심장동맥질환 Coronary Artery Disease

아침 산책을 위해 외출한 63세 Barbara는 가슴에 통증을 느끼기 시작했다. 그녀가 앉아서 쉬었을 때 통증은 가라앉았다. 그녀에게 처음 떠오른 생각은 심장마비였다. 응급실을 방문한 결과 다행히 심장근육에는 손상이 없었다. Barbara는 심장동맥질환의 명백한 징후인 협심증 발작을 겪었다. 심장동맥질환(CAD)은 심장동맥에 지방판(죽(상)경화증)이 축적되어 심장근육으로 혈액 공급이 감소하고 심장 기능이 저하되어 발생한다.

심장동맥질환이 발견되면 첫 번째 할 일은 생활습관을 바꿔 위험 요인을 줄이는 것이다. 위험 요인에는 고혈압, 흡연, 높은 콜레스테롤 수치, 당뇨병, 운동부족 및 질병의 가족력이 포함된다. 식단과 운동 습관의 변화가 가장 중요하다. 위험 요인을 조절하고, 심장에 가해지는 부담(부하량)을 줄이며, 관상동맥을 통한 혈류량을 늘리기 위해 약물이 필요할 수 있다.

약물과 생활습관 변화가 심장에 혈액 공급을 유지하기에 부족할 경우 외과적 개입이 필요할 수 있다. 수년 동안 심장동맥우회술(CABG)이 유일한 수술적 요법이었다. 첫 번째 우회술은 1967년에 시도되었으며 위험한 대수술이지만 필요한 표준치료였다. 다른 덜 침습적인 치료법이 지난 25년 동안 개발되었다. 1970년대 후반에 개발된 혈관성형술(피부경유혈관경유관상동맥성형, percutaneous transluminal coronary angioplasty, PTCA)은 도관(이끌관, catheter)을 환자의 팔이나 다리에 삽입하고 막힌 심장동맥에 도달할 때까지 동맥을 통해 도관을 돌리며 밀어넣는다. 도관 끝이 막힌 부분에 도달하면 도관 끝에 있는 풍선을 팽창시켜 지방판(플라크, plaque)이 채워진 혈관 벽에 압력을 가한다. 이 압력은 지방판을 압축하고 혈관 내강의 직경을 증가시켜 심장근육으로 흐르는 혈류를 개선한다.

이 절차는 심장동맥질환 치료에 혁명을 일으켰다. 그러나 어떤 경우에는 혈관성형술로 심장동맥 벽이 약해져 풍선이 수축된 후 다시 심장동맥이 좁아졌다. 1993년에는 동맥약화와 재폐쇄를 방지하기 위한 스텐트 사용이 FDA 승인을 받았다. 풍선혈관성형술로 동맥이 열린 후 금속노출스텐트(bare metal stent, BMS)라고 하는 금속성 그물관을 막힌 부위의 동맥에 삽입한다(그림 (a) 참조). 스텐트는 동맥 내강을 유지하는 받침대 역할을 한다. 혈전증 위험을 줄이기 위해 스텐트 삽입 후 최소 6개월 동안 항응고제가 처방된다.

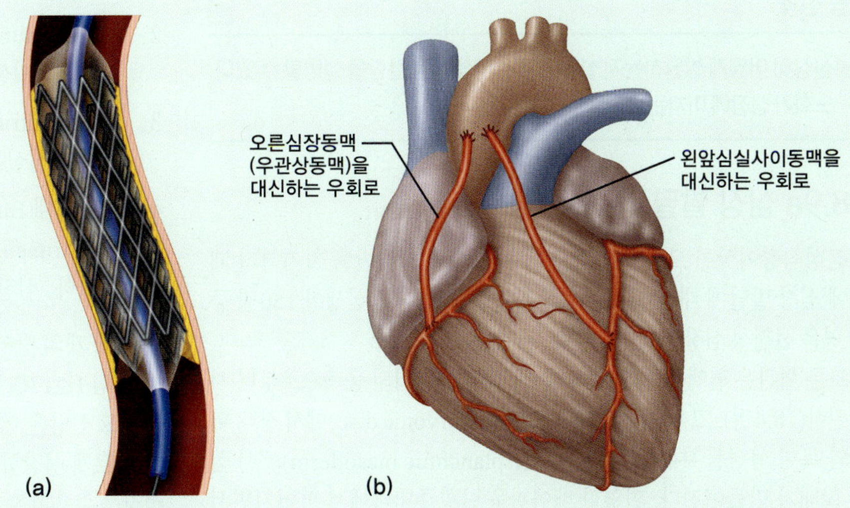

(a) 스텐트 삽입을 통한 혈관성형술. (b) 두 개 혈관에 대한 심장동맥우회술이식; 이중 우회로 수술

스텐트는 혈관성형술의 성공률을 향상시켰다. 그러나 스텐트에 반응하여 혈관벽이 두꺼워지는 재협착은 일부 환자에게 계속해서 문제가 되고 있다. 혈관벽 내피세포와 평활근세포가 성장하고 분열하며 이 과정이 염증과 함께 동맥벽을 두껍게 만들고 동맥을 통한 혈류를 감소시킨다.

2003년에 처음 승인된 약물용출스텐트는 세포주기의 다양한 부분을 방해하는 약물을 천천히 방출한다. 이러한 약물은 혈관벽 세포가 스텐트에 반응하여 증식하는 것을 방지하여 재협착을 예방한다.

도관삽입술은 심장동맥우회술보다 훨씬 덜 침습적이며 많은 사람들에게 적절한 치료법이다. 그러나 일부 환자는 심장동맥우회술 시술로 더 나은 결과를 얻을 수 있다. 심장동맥우회술에서는 신체의 다른 부분에서 나온 혈관을 사용하여 혈액이 심장으로 가는 새로운 경로를 구축한다. 혈관의 일부가 원래 위치에서 제거되고 대동맥과 심장 벽 사이에 이식되어 심장 근육에 혈액을 위한 대체 경로로 제공된다(그림 (b) 참조). 우회술에 일반적으로 사용되는 혈관은 가슴앞벽에 혈액을 공급하는 속가슴동맥이다. 다리의 두렁정맥; 그리고 아래팔의 노동맥 등이 사용된다.

가장 중요한 것은 이러한 치료법의 장기적인 성공 여부는 환자의 생활 방식 변화에 달려 있다는 것이다. 생활 속 요인에 대한 더 나은 이해와 발달된 약물과 외과적 치료법에 의한 의학적 개입은 심장동맥질환을 앓는 삶의 예방과 예후에 영향을 미쳐왔다.

이해 수준 체크하기

- ☐ 12. 어떤 혈관이 좌심실에 혈액을 공급하는가?
- ☐ 13. 심장동맥질환의 위험 인자는 무엇인가? 이 장애의 일반적인 증상은 무엇인가?

18.9 전 생애 동안의 심장

THE HEART THROUGHOUT LIFE

학습 성과

- 심장이 어떻게 발달하는지 설명하고 선천성 심장 결함을 설명할 수 있다.
- 노화가 심장에 미치는 영향을 설명할 수 있다.

18.9a 심장 발달 Development of the Heart

선천성심장이상이 모든 선천적 결함 사망의 거의 절반을 차지하기 때문에 심장 발달에 대한 이해는 임상적으로 중요하다. 신생아 150명 중 한 명은 선천성 심장 결함을 가지고 태어난다.

모든 혈관은 혈액섬이라고 불리는 중배엽 중간엽의 응축으로부터 시작된다(18.4절). 그 후, 혈액섬은 배아판(embryonic disc)에서 장래 머리와 목이 형성될 부위 내장쪽중배엽(splanchnic mesoderm)에서 심장 형태가 만들어진다. 편평한 배아판을 난황주머니에서 떨어지면서 배아나이 20일 또는 21일경 삼차원적 구조를 형성할때 심장은 가슴안으로 완전하게 접혀 들어간다.

배아 심장이 처음 가슴안에 위치할 때 신체 정중선에 인접한 한 쌍의 내피관 형태이다. 이 두 개의 내피관은 배아나이 20일에 단일튜브로 융합된다**(그림 18.17A)**. 심장은 배아나이 22일에 활동을 시작하고, 이때 심장관을 따라 4개의 돌출이 생성된다(그림 18.17B). 이 돌출부는 가장 초기 심장 공간이며 짝을 이루지 않는다. 꼬리에서 머리까지, 혈류의 방향을 따라 4개 공간은 정맥굴, 심방, 심실 및 심장팽대이다.

1. **정맥굴**(Sinus venosus, **"정맥의"**). 배아 정맥의 모든 혈액을 최초로 수용하는 이 공간은 우심방과 관상정맥동(coronary sinus)의 매끄러운 벽을 형성할 부분이다. 또한 굴심방결절을 발생시킨다. 최근 연구에 따르면 정맥굴이 좌심방 뒷벽(대부분은 발생하는 폐정맥 바닥에서 유래함)에도 기여한다는 사실도 밝혀졌다.
2. **심방**(Atrium). 배아기 이 공간은 결국 우심방과 좌심방 융기부분, 특히 빗살근이 늘어선 부분으로 발달한다.
3. **심실**(Ventricle). 초기 심장의 가장 강력한 펌핑 공간인 배아 심실은 좌심실을 발생시킨다.
4. **심장팽대**(Bulbus cordis). 이 공간과 가장 위쪽 확장부분인 동맥줄기(truncus arteriosus)는 폐동맥줄기와 대동맥의 첫 부분을 형성한다. 심장팽대에서 우심실도 발생한다.

이 네 개의 방이 나타날 때 심장은 S자 모양으로 구부러지기 시작한다(그림 18.17C, D). 심실은 성인 위치로 이동하기 위해 꼬리쪽으로 움직이고 심방은 머리쪽으로 움직인다. 이러한 굽힘은 심실과 심장팽대가 빠르게 성장하고 심장이 심장막(pericardium) 안에 위치하여 길이 성장을 수용할 수 없기 때문에 발생한다.

발생 2개월째 심장은 가운데 중격과 판막 형성으로 최종 4개의 방으로 나뉜다. 이러한 구조는 심장벽 내부를 감싸는 심내막의 국소적인 비후인 심장 쿠션(cardiac cushions)에서 발생하기 시작한다. 대부분 심방중격은 심장 머리쪽에서 꼬리쪽으로 성장하여 형성되고, 대부분 심실중격은 심장끝(apex)에서 머리쪽 방향으로 성장하여 형성된다. 또한, 신경능선세포는 심방이 심실과 만나는 영역으로 이동하고 심장판막 발달과 폐동맥줄기 및 오름대동맥 바닥부위 형성에 기여한다. 이 두 개의 큰 동맥은 심장팽대의 분열에 의해 형성된다. 발생 2개월째 발달 과정은 너무 복잡해서 항상 완벽한 조화와 조율에 의해 진행되는 것은 아니며 발달상 결함이 발생한다.

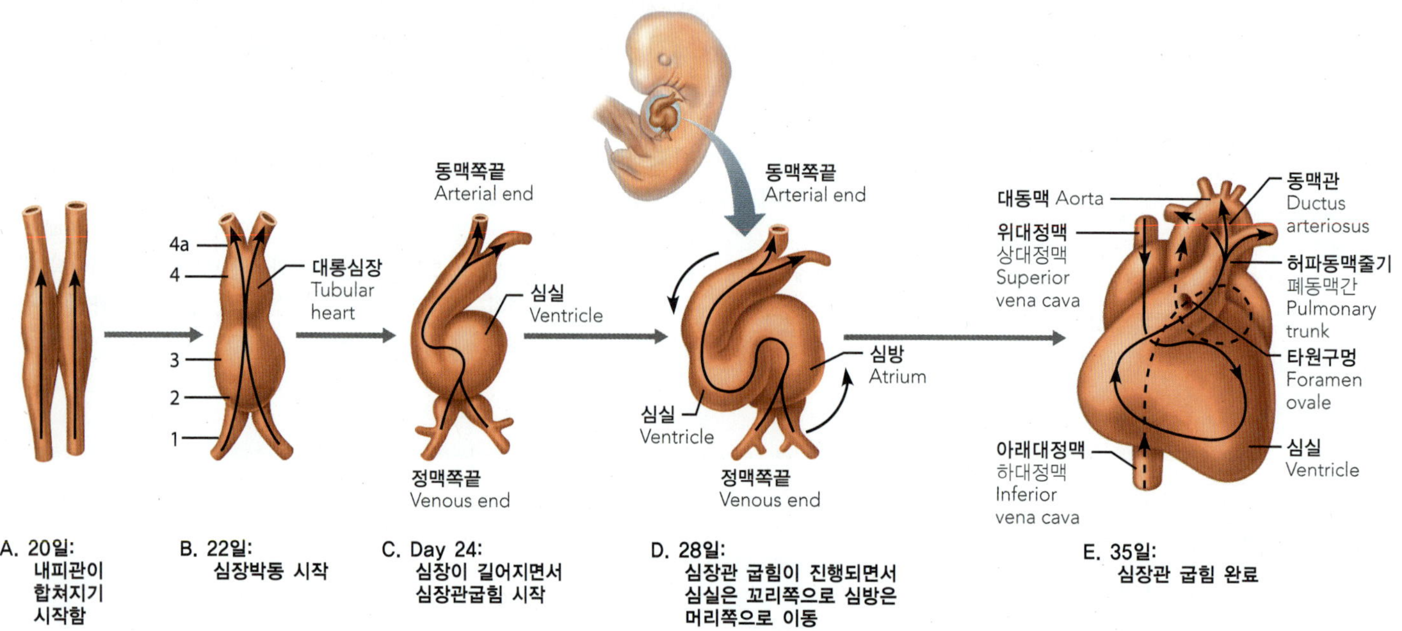

그림 18.17 심장발달. 배쪽에서 본 그림, 그림 위쪽이 머리쪽 방향임. 화살표는 혈류의 방향을 나타낸다. 날짜는 대략적인 발생나이를 표시한다. B에서 1. 정맥굴; 2. 심방; 3. 심실; 4. 심장팽대; 4a. 동맥줄기

심장 발달에 대한 대부분의 다른 세부 사항은 이 책의 범위를 벗어나지만 한 가지는 언급해야 한다. 두 개의 심방은 태어날 때까지 심방중격에 있는 타원구멍(foramen ovale)에 의해 서로 연결되어 있다. 출생 후 구멍은 막혀 타원오목(fossa ovalis)이 형성된다(그림 18.5C). 타원구멍은 출생 전 혈액 순환에서 중요한 역할을 하며 다음 장의 태아순환에 관한 절(19.7a절)에서 언급된다.

일반적인 선천성 심장 결함의 대부분은 발생 과정 2개월에 발생한다. 이들 중 가장 흔한 것은 심실중격결손(ventricular septal defect)(그림 18.18A)으로, 심실중격 위쪽(머리쪽)영역이 형성되지 않아 두 심실 사이에 구멍이 생긴다. 이 결함과 제시된 다른 결함을 학습할 때(그림 18.18B, C) 신생아에서 두 가지 기본적 영향이 발생한다는 점에 유의해야 한다. 산소가 부족한 전신 혈액이 산소가 풍부한 폐순환혈액과 혼합되기 때문에 산소가 부족한 혈액이 신체 조직에 도달하게 된다. 또한 좁아진 판막과 혈관으로 인해 심실부하량이 증가한다. 또는 두 가지 효과가 모두 발생하기도 한다. 일반적으로 현대 수술 기법으로 이러한 선천적 결함은 교정할 수 있다.

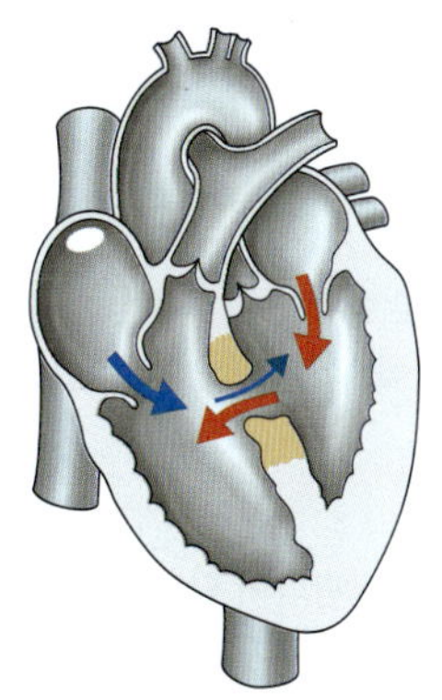

A. **심실중격결손.** 심실중격의 윗부분이 형성되지 않는다. 그로 인해 혈액은 두 심실 사이에서 혼합된다. 좌심실이 더 강하기 때문에 더 많은 혈액이 왼쪽에서 오른쪽으로 흘러간다.

발생빈도: 신생아 500명 중 1명

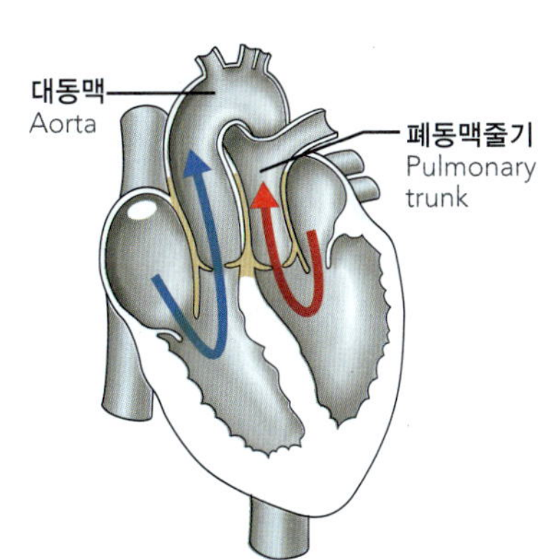

B. **큰 혈관 자리옮김(대혈관전위).** 대동맥은 우심실에서 나오고 좌심실에서 폐동맥이 나온다. 심장팽대가 제대로 분할되지 않아 발생한다. 산소가 충분치 않은 혈액이 반복적으로 전신순환 경로를 따라 지나가고 산소포화도가 높은 혈액이 폐순환경로를 순환한다.

발생빈도: 신생아 1000명 중 1명

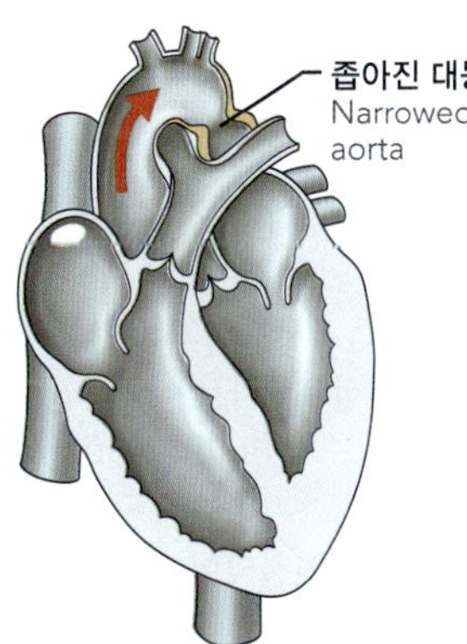

C. **대동맥축착.** 대동맥 일부가 좁아져 좌심실 부하량이 증가한 상태

발생빈도: 신생아 1500명 중 1명

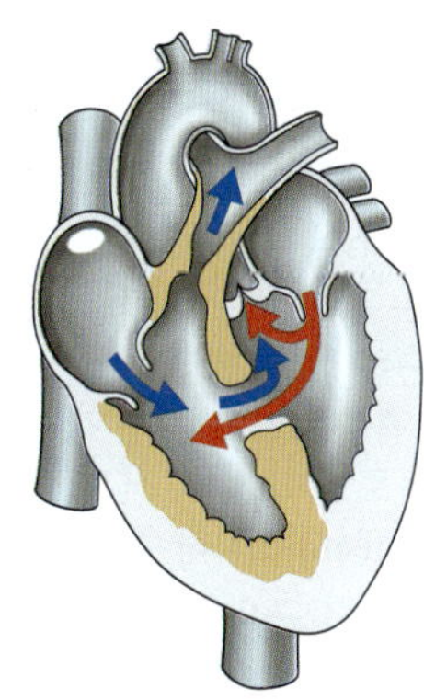

D. **팔로네징후(Tetralogy of Fallot).** 다중 결손 (tetra = 4): (1) 폐동맥줄기가 지나치게 좁고 폐동맥판(막)이 협착된 결과로 (2) 비대한 우심실; (3) 심실중격결손; (4) 양쪽 심실이 대동맥으로 혈액을 배출한다.

발생빈도: 신생아 2000명 중 1명

그림 18.18 선천심장결손. 결손은 가장 빈번한 것부터 가장 적은 것까지 상대적인 발생 빈도에 따라 표시되었다. 황갈색 영역은 결함의 위치를 나타낸다.

18.9b 성인과 노년의 심장

The Heart in Adulthood and Old Age

선천성 심장 문제가없는 경우 탄성을 지닌 심장은 일반적으로 평생 동안 잘 작동한다. 규칙적이고 격렬한 운동을 하는 경우 심장은 힘과 크기를 증대시켜 증가된 요구에 점차 적응한다. 유산소운동 또한 관상동맥 벽의 지방 침전물을 제거하여 죽(상)경화증 진행을 지연시킨다. 일부 만성질환을 제외하고는 운동에 의한 유익한 변화는 노년기까지 지속된다.

심장에 영향을 미치는 연령 관련 변화는 다음과 같다.

1. **심장판막 첨판의 경화 및 비후.** 이들 변화는 특히 혈압이 가장 높은 판막(승모판 및 대동맥판)에서 발생한다. 따라서 비정상적인 심장 소리는 노인에서 더 흔하다.
2. **심장 예비력 감소.** 세월이 흘러가도 안정 시 심박수에는 거의 변화가 없는 것처럼 보이지만, 노화된 심장은 더 많은 혈액을 배출하기 위해 심장박출량을 증가시키는 속도가 느리다. 심장의 교감신경에 대한 심장반응 효율은 떨어지고 심박수는 점차 다양하게 변한다. 최대심박수는 감소하지만 신체 활동을 하는 노인에서는 이 문제가 훨씬 덜 심각하다.
3. **심장근육의 섬유증.** 나이가 들어감에 따라 점점 더 많은 심장 근육 세포가 죽고 섬유성 흉터조직으로 대체된다. 여성보다 남성에서 훨씬 더 넓은범위에서 나타나는 섬유증은 심장이 단위시간당 박출할 수 있는 최대혈액량을 낮춘다. 또한 근육 세포막의 노화와 함께 섬유증은 수축 신호 자극의 시작 및 전달을 방해하여 비정상적인 심장리듬과 기타 전도 문제를 유발한다.

이해 수준 체크하기

□ 14. 심실중격의 불완전한 형성이 심장을 통과하는 혈류를 어떻게 변경하는가?

□ 15. 배아 심실에서 형성되는 심장의 방은 무엇인가?

□ 16. 평생 건강한 심장을 유지하기위한 가장 중요한 요소는 무엇인가?

요약 Chapter Summary

1. 심장은 두 개의 펌프 기능을 한다. 심장의 오른쪽 부분은 산소를 공급받기 위해 폐로 혈액을 보내고, 왼쪽 부분은 체내 인체조직으로 산소를 공급한다. 즉, 오른쪽은 허파순환(폐순환, pulmonary circuit)이며, 왼쪽은 온몸순환(전신순환, systemic circuit)을 이룬다.
2. 심장은 우심방과 좌심방(혈액을 받아들이는 역할), 우심실과 좌심실(혈액을 내보내는 펌프 역할), 4개의 방으로 구성되어 있다.

18.1 가슴(흉부) 내 심장의 위치와 방향 LOCATION AND ORIENTATION WITHIN THE THORAX

3. 주먹만한 크기의 원뿔 모양의 심장은 세로칸(종격, mediastinum)에 비스듬히 위치한다. 심장끝(심첨부, apex)은 앞왼쪽을 향하고 있고 심장바닥은 심장뒷면을 형성한다.
4. 심장은 가슴앞벽에서 네 개의 점으로 정의된 네 개의 모서리로 위치를 알 수 있다.

18.2 심장의 구조 STRUCTURE OF THE HEART

18.2a 심장막 Coverings

5. 심장막은 심장을 감싸고 있다. 심장막은 바깥부분[섬유심장막(섬유성 심막, fibrous pericardium)과 장막심장막의 벽층(parietal layer of serous pericardium)]과 심장 표면을 감싸고 있는 안쪽부분[내장심장막(심외막, visceral pericardium or epicardium)]으로 구성되어 있다. 심장막안(pericardial cavity)은 이 두 개의 층 사이에 있으며, 장액성 윤활액이 들어 있다.

18.2b 심장벽의 층 Layers of the Heart Wall

6. 심장벽은 가장 바깥쪽에서 안쪽으로, 심장바깥막(심외막, epicardium), 심장근육조직으로 구성된 심장근육층(심근층, myocardium), 내피(endothelium)와 결합조직이 구성하는 심장속막(심내막, endocardium)으로 구성된다.

18.2c 심장의 방 Heart Chambers

7. 심장은 여러 개의 고랑으로 인해 4개의 방으로 형성되어 있으며, 외형적으로 방실사이고랑(관상고랑, coronary sulcus), 앞심실사이고랑(전심실간구, anterior interventricular sulcus), 뒤심실사이고랑(후심실간구, posterior interventricular sulcus). 내부적으로 심장의 좌우는 심방사이막(심방중격, interatrial septum)과 심실사이막(심실중격, interventricular septum)으로 나뉜다.
8. 오른심방(우심방, right atrium)은 우심방귀(right auricle)가 위치하며 심방귀의 앞쪽은 빗살근육(pectinate muscle)이, 뒤쪽은 밋밋한 벽으로 구성되어 있다. 이 두 부분은 분계능선(crista terminalis)으로 나뉜다. 심장정맥굴(관상정맥동, coronary sinus)이 합류하고 위대정맥(상대정맥, superior vena cava)과 아래대정맥(하대정맥, inferior vena cava)이 들어오며 타원오목(난원와, fossa ovalis)이 관찰된다.
9. 오른심실(우심실, right ventricle)은 근육기둥(trabeculae carneae), 꼭지근(유두근, papillary muscle), 힘줄끈(건삭, chordae tendineae), 오른방실판막[삼첨판, right atrioventricular (tricuspid) valve]이 있다. 허파동맥판(막)(pulmonary vlave)은 허파동맥줄기(폐동맥줄기, pulmonary trunk) 시작부위에 위치한다.
10. 왼심방(좌심방, left atrium)은 크고 부드러운 벽을 가지며, 심장의 뒷부분에서 4개의 폐정맥을 통해 혈액을 받아들인다. 앞쪽 왼심방귀의 속면은 빗살근에 둘러싸여 있다.
11. 왼심실(좌심실, left ventricle)은 우심실과 같이, 근육기둥(trabeculae carneae), 꼭지근(유두근, papillary muscle), 힘줄끈(건삭, chordae tendineae) 및 방실판막[atrioventricular (tricuspid) valve]을 갖고 있다. 대동맥판(막)(aortic valve)은 대동맥(aorta) 시작부위에 위치한다.

18.3 심장판막 HEART VALVES

18.3a 판막의 구조 Valve Structure

12. 4개의 판막은 방실판막과 반달판막으로 이루어져 있다. 승모판(막)을 제외한 모든 판막은 3개의 첨판을 가진다.
13. 심장뼈대는 심방과 심실 사이에 판막들로 둘러싸여 있다. 판막의 첨판을 고정시키고 가슴근육의 부착점이 되며, 전기적 흥분이 심방에서 심실로 직접적 퍼지는 것을 방지한다.

18.3b 판막의 기능 Valve Function

14. 방실판막은 심실이 수축하는 동안 심방으로 혈액이 역류하는 것을 막아준다. 폐동맥판(막)과 대동맥판(막)은 심실이 이완하는 동안 심실로 혈액이 역류하는 것을 막아준다.

18.3c 심음 Heart Sounds

15. 의사들은 청진기를 이용하여 방실판막과 반달판막이 닫힐 때 발생하는 소리를 들을 수 있다. 각각의 판막은 심장의 서로 다른 모퉁이에서 가장 잘 들린다(그림 18.9 참조).

18.4 심장을 통한 혈액의 경로 PATHWAY OF BLOOD THROUGH THE HEART

16. 혈액은 다음과 같은 경로를 따라 순환한다. 우심방 → 우심실 → 폐순환 → 좌심방 → 좌심실 → 온몸순환 → 우심방
17. 두 개의 심방은 항상 같이 수축하고, 뒤이어 두 개의 심실이 동시에 수축한다.
18. 좌심실의 벽은 우심실의 벽보다 더 두꺼우며, 그 결과 높은 압력에 의해 온몸순환이 이루어진다.

18.5 심장근육조직 CARDIAC MUSCLE TISSUE

18.5a 심장근육의 구조 Structure of Cardiac Muscle

19. 심장근육조직은 심장 벽의 두꺼운 심근을 형성하며, 심장근육세포와 이 세포를 둘러싸고 있는 결합조직으로 이루어져 있다.
20. 심장근육세포는 짧고 가지를 내뻗은 세포로 중심부에 하나 혹은 두 개의 큰 핵을 가지고 있다. 각 세포는 근육원섬유마디로 이루어진 근육원섬유로 되어 있다. 심장근육세포는 근활주기전(sliding filament mechanism)에 의해 수축한다.
21. 인접한 심장근육세포들은 사이원반에 의해 연결되어 심장근육섬유를 형성한다. 사이원반에는 부착판이라 불리는 연접을 이루는 부위와 틈새이음을 포함하고 있다. 세포 사이에 있는 틈새이음은 전체 심장근육세포 그물망을 통해 전기자극을 세포에 직접 전달하는 역할을 담당한다.
22. 심장근육세포는 많은 사립체를 가지고 있으며, 호기성 대사에 의해서 ATP를 생산하기 때문에 피로에 강한 내성을 가진다.

18.5b 심장근육의 수축 기전 Mechanism of Contraction

23. 심장근육세포는 칼슘이온에 의해 수축이 유발된다. 이 칼슘의 일부는 세포밖 조직액으로부터 들어오게 된다. 근육세포질그물과 가로세관은 뼈대근육보다 더 단순하다.

24. 심장근육의 수축은 고유의 규칙성을 가지며 이것은 규칙적인 심장박동의 기초가 된다.

18.6 심장의 흥분전도계통과 신경지배 CONDUCTING SYSTEM AND INNERVATION

18.6a 흥분전도계통 Conducting System

25. 심장전도계통은 각 심장박동을 시작하고, 기본 심박수를 결정하며, 심장을 이루는 네 개 방의 수축을 조율하는 특별한 심장근육세포의 상호연결 경로이다. 각 심장박동 신호를 보내는 흥분은 굴심방결절(심장의 길잡이 또는 박동조율기)로부터 심방의 근육섬유를 따라 방실결절로 이동한다. 그 후 방실다발, 다발갈래, 심내막하전통계통(subendocardial conducting network), 심실의 심장근육을 통과하여 지나간다.

18.6b 신경지배 Innervation

26. 심장의 신경지배는 내장감각섬유, 심장박동을 느리게 하는 부교감신경, 심장박동률과 심장의 수축력을 증가시키는 교감신경섬유로 구성된다.

18.7 심장으로의 혈액 공급 BLOOD SUPPLY TO THE HEART

18.7a 심장동맥(관상동맥) Coronary Arteries

27. 심장벽에 혈액을 공급하는 심장동맥은 관상고랑과 심실사이고랑에 위치한다. 오른쪽 및 왼쪽의 심장동맥은 대동맥에서 나오며, 우관상동맥과 그 가지들은 우심방과 대부분의 우심실에 혈액을 공급한다. 좌관상동맥과 그 가지들은 왼심방과 왼심실, 우심실의 앞쪽 벽에 혈액을 공급한다.

18.7b 심장정맥 Cardiac Veins

28. 심장정맥(큰, 중간, 작은, 앞 심장정맥)에 의해 모아진 정맥혈은 우심방에 열려 있는 심장정맥굴로 배출된다.

18.8 심장 질환 DISORDERS OF THE HEART

29. 심장동맥질환은 심장동맥의 죽(상)경화성 폐쇄에 의해 발생하며 협심증과 심근경색(심장 마비)을 유발할 수 있다. 심부전은 심장이 약화되어 신체의 필요를 충족할 수 있을 만큼 빠르게 혈액을 펌프할 수 없게 된다. 심방 및 심실세동은 전도 시스템의 손상으로 인해 각 심장의 방의 빠르고 불규칙하며 조정되지 않은 수축이다.

18.9 전 생애 동안의 심장 THE HEART THROUGHOUT LIFE

18.9a 심장 발달 Development of the Heart

30. 심장은 배아판 머리와 목 주위의 벽쪽중배엽에서 발생한다. 심장이 가슴안으로 접혀 들어가면 두 개의 관이 단일관 형태로 융합되어 혈액을 배출하기 시작한다(22일). 배아나이 24일경에 심장관은 S자 모양으로 구부러진다. 가장 초기의 4개의 공간은 정맥굴, 심방, 심실 및 심장팽대이다.

31. 4개의 최종 심장공간은 발생 2개월 동안 판막과 분할 벽의 형성을 통해 구분된다. 이 복잡한 과정의 실패로 대부분의 선천성 심장 결함이 설명된다(그림 18.18 참조).

18.9b 성인과 노년의 심장 The Heart in Adulthood and Old Age

32. 심장의 연령 관련 변화에는 판막 첨판의 경화 및 비후, 심장예비력 감소, 심장근육의 섬유증 및 죽(상)경화증이 포함된다.

19

혈관
Blood Vessels

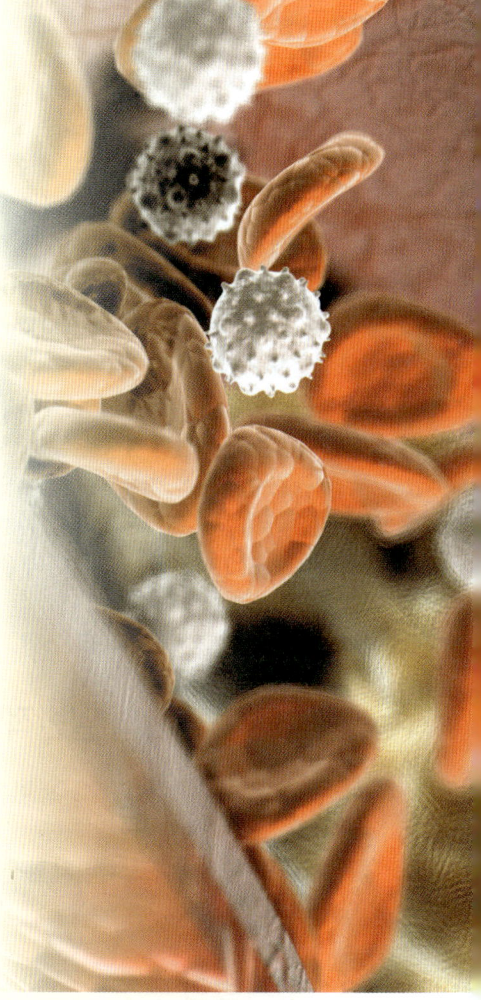

▲ *혈관내 적혈구, 백혈구, 혈소판 (simulated SEM-like view)*

기억해야 할 어근 Roots to Remember

anastomos = coming together (같이 연결된)
azygo = unpaired (하나(홀수, 홀))
epiplo = omenta (그물막(망))
extern = outside, outer (바깥쪽, 외부)
fenestra = window (창(문))
hemi- = half (절반)
hepat = liver (간)
intima = innermost (가장 속층, 가장 안쪽)
-iol = little (작은)
jugul = the throat (목)
lingua = tongue (혀)
lumen = light (속, 내강)
medi = middle (가운데(중간))
-oid = resembling (~처럼, ~비슷한)
ophthalmo = eye (눈)
pedi = foot (발)
phren = a diaphragm (가로막, 격막)
pino = drink ((수분을)흡수하다, 빨아들이다)
poplit = back of knee (무릎 뒤)
rrhoid = flow (흐르다, 흐름(유동))
saphen = clear, apparent (명확한, 뚜렷한)
sigma = like the letter S (S자 모양의)
thrombo = clot ((혈액) 덩이, 응고)
tunic = a covering (덮개)
vaso = vessel (혈관(도관), 용기)

위에 열거한 어근을 기초로 하여, 다음 용어의 의미를 설명하시오.

1. **ophthalmic artery / vein** (눈동맥/정맥)
2. **brachiocephalic trunk / veins** (팔머리동맥줄기/정맥)
3. **anterior cerebral artery** (앞대뇌동맥)
4. **posterior circumflex humeral artery / vein** (뒤위팔휘돌이동맥/정맥)
5. **gastroepiploic artery / vein** (위그물막동맥/정맥)
6. **ileocolic artery / vein** (돌잘록창자동맥/정맥)
7. **popliteal artery / vein** (오금동맥/정맥)
8. **dorsalis pedis artery / vein** (발등동맥/정맥)

정답은 해답부록을 참조하시오.

인체의 혈관(blood vessel)은 박동하는 심장에 의해 작동하는 폐쇄운반 계통이다. 혈액이 체내에서 순환한다는 생각은 1620년내 영국 의사인 William Harvey에 의해 행해졌던 실험에 바탕을 둔다. 그전까지는 고대 그리스의 의사인 Galen이 제안한 것처럼 혈액이 심장에서부터 나와서 밀물과 썰물처럼 움직이고 같은 혈관을 통해 다시 심장으로 들어간다고 생각했다.

혈관은 단단한 관처럼 단순히 혈액을 운반하는 것이 아니라, 박동하고 수축 또는 이완하며 인체의 요구에 따라 증식하기도 하는 동적인 구조물이다. 이 장에서는 인체 전체에 분포하는 중요한 순환 경로의 구조와 기능을 검토한다.

혈관의 세 가지 주요 형태로는 *동맥*(artery), *모세혈관*(capillary), *정맥*(vein)이 있다. 심장이 수축할 때 그 힘은 심실로부터 혈관으로 혈액을 박출한다. 혈액은 동맥의 좀 더 작은 분지로 이동한 후, 가장 작은 동맥인 *세동맥*(arteriole)에 이르게 된다.

이 세동맥은 기관과 조직에 분포하는 모세혈관에 혈액을 공급한다. 모세혈관에서 *세정맥*(venule)으로 혈액이 흐르고, 작은 정맥들은 합해져서 더 큰 정맥을 이루며 마지막으로 심장으로 흘러 들어간다.

이러한 혈관의 유형은 온몸순환(전신순환, systemic circulation)과 허파순환(폐순환, pulmonary circulation)에 적용된다. 성인에 있는 혈관의 길이를 모두 합하면 100,000 km에 달하는데, 이는 거의 지구 2바퀴 반을 도는 거리와 비슷하다.

동맥은 심장으로부터 혈액을 운반하기 때문에 '분지', '분산' 혹은 '포크'라고 할 수 있다. 반면 정맥은 심장으로 혈액을 운반하기 때문에 '합류', '병합', '수렴' 혹은 '지류'라고 할 수 있다.

이 장은 두 부분으로 나누어져 있다. 1부에서는 혈관의 일반적인 특징을 알아보고, 2부에서는 허파순환과 온몸순환에 관여하는 특수한 혈관에 대하여 논의한다.

PART 1 혈관의 일반적인 특징

GENERAL CHARACTERISTICS OF BLOOD VESSELS

혈관벽의 구조를 설명하고, 각각의 혈관의 구조와 기능에 대해서 설명한다.

19.1 혈관벽의 구조

STRUCTURE OF BLOOD VESSEL WALLS

학습 성과

- 동맥 혹은 정맥 벽의 구조에 대해서 설명할 수 있다.
- 혈관벽혈관의 정의에 대해서 설명할 수 있다.

혈관벽은 모세혈관을 제외하고는 혈관의 **속공간**(관내강, lumen)을 둘러싸는 세 층(layer 혹은 tunic)으로 속막(내막, tunica intima), 중(간)막(tunica media), 바깥막(외막, tunica externa)으로 되어 있다(그림 19.1). 일반적으로 동맥뿐만 아니라 정맥의 층도 비슷한 특징을 갖고 있다.

혈관벽의 가장 안쪽의 층은 **속막**(내막, tunica intima)으로 속공간의 혈액에 가장 '밀접하게' 접촉한다. 속막은 모든 혈관의 속공간에 연속하는 단층편평상피로 된 **내피**(endothelium)로 구성되어 있다. 편평한 내피세포는 부드러운 표면을 형성하므로 혈액이 혈관 속으로 흐를 때 마찰을 최소화시킨다. 지름이 1 mm보다 큰 혈관의 경우, 성긴결합조직으로 된 얇은 층인 **내피밑층**(내피하층, subendothelial layer)이 내피를 바깥에서 지지한다.

중(간)막(tunica media)은 주로 *원형*(circularly)으로 배열된 민무늬근육(평활근, smooth muscle)으로 구성되는데, 탄력섬유와 아교섬유판 사이에 위치한다. 민무늬근육세포의 수축은 혈관의 지름을 감소시키는데, 이 과정을 *혈관수축*(vasoconstriction)이라고 한다. 민무늬근육세포가 이완하는 과정을 *혈관확장*(vasodilation)이라고 하는데, 이것은 혈관의 지름을 증가시킨다. 이 두 가지 활동은 자율신경계통의 교감신경의 *혈관운동신경섬유*(vasomotor nerve fiber)에 의해 조절된다. 탄력섬유와 아교섬유는 심장 박동이 혈관벽에 미치는 혈압을 이겨낼 수 있는 탄력성과 강도에 기여한다. 중(간)막은 정맥보다 동맥에서 더 두껍다. 혈압을 유지하는 역할을 하는 동맥에서 중(간)막은 그 중에서 가장 두꺼운 층이다.

혈관벽의 가장 바깥쪽에 있는 층은 **바깥막**(외막, tunica externa)이다. 이 층은 많은 아교섬유와 탄력섬유를 함유하는 연속적인 조직으로 구성되어 있다. 바깥막의 세포와 섬유는 *세로*(longitudinally)로 평행하다. 바깥막의 기능은 혈관을 보호하고, 혈관벽을 더 강하게 하며 주변 구조물에 혈관을 부착하는 기능을 한다. 보다 큰 동맥과 정맥의 바깥막에는 작은 동맥, 모세혈관 및 정맥이 분포한다. 이러한 작은 정맥을 **혈관벽혈관**(vasa vasorum)이라고 하며, 이 혈관은 같은 혈관의 작은 분지나 다른 혈관으로부터 온 작은 분지에서 기시한 혈관으로서 큰 혈관벽의 바깥막에 영양을 공급한다(그림 19.2A). 대조적으로 혈관의 안쪽막은 자신의 혈관 속공간에 있는 혈액으로부터 확산에 의하여 영양 공급을 받는다. 작은 혈관에는 속공간의 혈액으로부터 확산에 의하여 영양 공급을 받으므로 혈관벽혈관이 필요하지 않다.

19.2 혈관의 종류 TYPES OF BLOOD VESSELS

단 한방울의 혈액이라도 온몸순환 또는 폐순환을 통하여 운반되기 위해서는 세 종류의 혈관 유형인 동맥, 모세혈관, 정맥을 거쳐야 한다. 동맥에 대하여 먼저 학습한다.

19.2a 동맥 Arteries

학습 성과

- 탄력동맥, 근육동맥, 세동맥의 구조와 기능의 차이점을 설명할 수 있다.

동맥(artery)은 심장으로부터 혈액을 운반하는 혈관이다. 흔히 모든 동맥은 산소가 풍부한 혈액을 운반하고, 모든 정맥은 산소가 부족한 혈액을 운반한다고 생각하지만, 폐순환 혈관의 경우는 그렇지 않다. 폐순환에서 동맥은 산소를 받아들이기 위해 산소가 부족한 혈액을 허파로 운반한다(그림 18.1 참조).

동맥을 통한 혈액의 흐름은 탄력동맥, 근육동맥, 세동맥 순서대로 운반된다.

탄력동맥 Elastic Arteries

탄력동맥(elastic artery)은 심장에 가까운 혈관으로서 대동맥과 대동맥의 주요한 가지들이며, 지름은 2.5 cm (엄지손가락의 굵기와 비슷함)에서 1 cm 정도(새끼손가락의 굵기보다 약간 더 작다)의 크기이다. 탄력동맥의 넓은 속공간은 심장과 중간 크기의 근육동맥까지 혈액을 전달하는데 저항이 작은 도관 역할을 한다. 이러한 이유로 탄력동맥은 *전도동맥*(conducting artery)이라고 불리기도 한다. 탄력동맥은 다른 혈관에 비해 탄력섬유를 더 많이 포함하고 있으며, 중(간)막에 탄력섬유가 특히 더 많다(그림 19.2A).

전도동맥의 두꺼운 탄력섬유는 심장의 규칙적인 수축으로 인한 혈

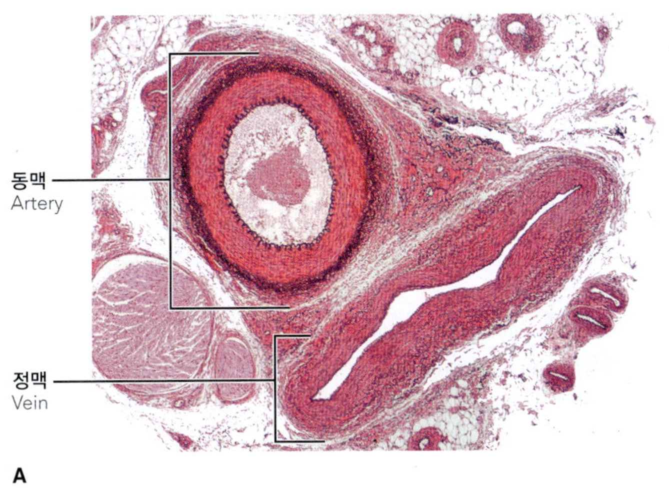

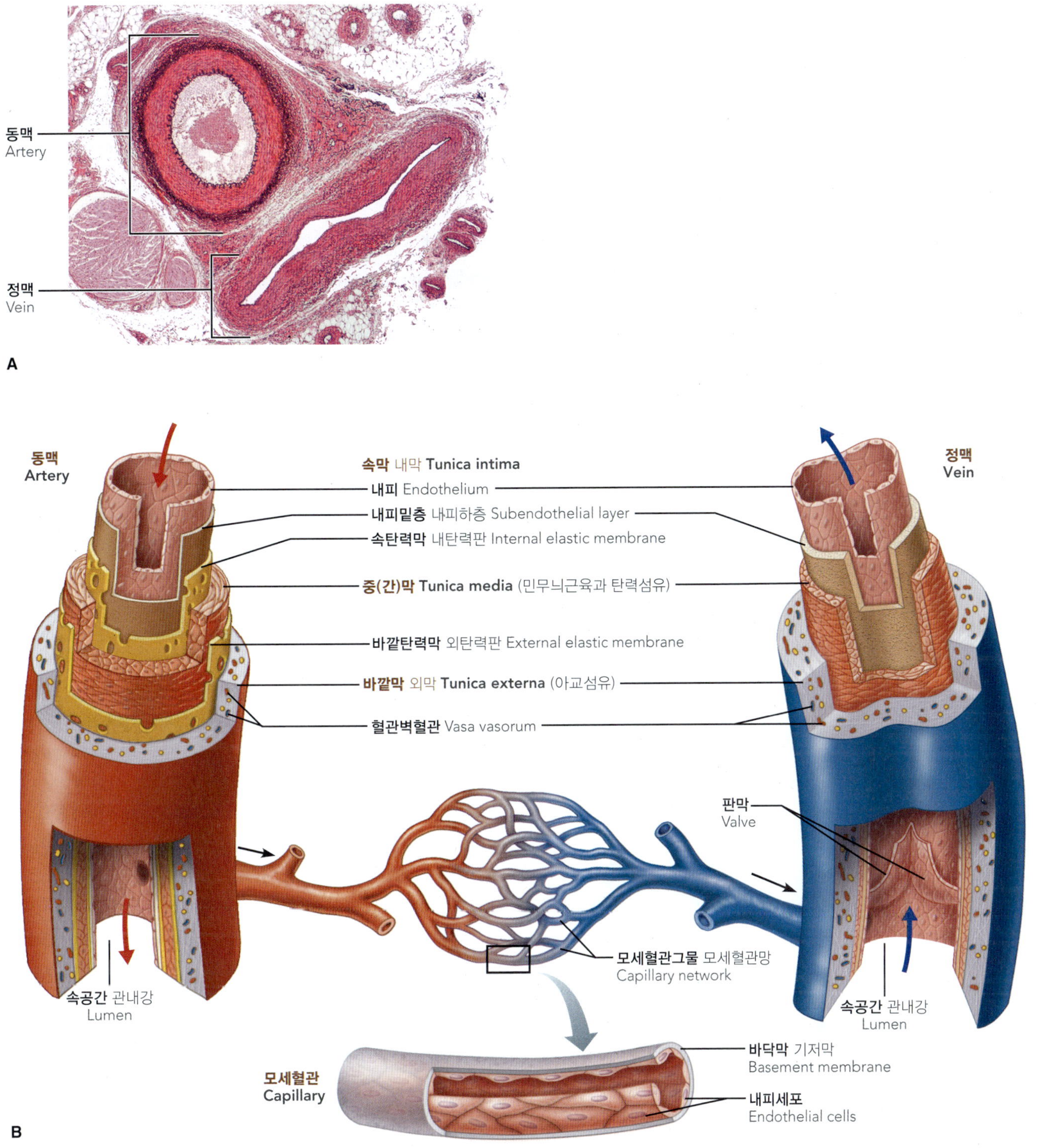

A

동맥
Artery
속막 내막 Tunica intima
내피 Endothelium
내피밑층 내피하층 Subendothelial layer
속탄력막 내탄력판 Internal elastic membrane
중(간)막 Tunica media (민무늬근육과 탄력섬유)
바깥탄력막 외탄력판 External elastic membrane
바깥막 외막 Tunica externa (아교섬유)
혈관벽혈관 Vasa vasorum
정맥
Vein
판막
Valve
모세혈관그물 모세혈관망
Capillary network
속공간 관내강
Lumen
속공간 관내강
Lumen
모세혈관
Capillary
바닥막 기저막
Basement membrane
내피세포
Endothelial cells

B

그림 19.1 동맥, 정맥, 모세혈관의 구조. **A.** 근육동맥과 정맥의 절단면, 현미경 사진(105×) **B.** 이 그림은 근육동맥(왼쪽)과 중간 크기의 정맥(오른쪽)의 세 층을 강조해서 나타내었다. 비슷한 크기의 정맥과 비교했을 때 동맥의 벽은 더욱 두껍고, 중(간)막은 더 두껍고, 속공간은 더 좁다. 정맥에서는 없는 두꺼워진 탄력막이 있다. 반면 정맥은 더 두꺼운 바깥막을 가졌고, 속공간은 더 넓으며, 판막(valve)이 있다.

압의 변화폭을 약화시키는 기능을 한다. 심장이 동맥으로 혈액을 내보낼 때, 전도동맥의 탄력섬유는 혈압의 상승에 맞춰서 확상하고 그에 따라 혈류의 에너지를 저장한다. 그리고 심장 이완기에 탄력섬유의 반동으로 혈액이 앞으로 흐르게 된다. 혈액이 점점 작아지는 동맥으로 진행하면서, 혈압수치값과 혈압의 변동 폭 모두에 현저한 감소가 있다. 혈압의 감소는 동맥벽으로 인한 저항 때문이고, 혈압 변동 폭의 감소는 탄력섬유도 감소하기 때문이다. 모세혈관의 벽은 얇아서 혈압의 변화를 감당하기에는 약하기 때문에, 모세혈관에서의 혈압은 상대적으로 낮고, 완전히 일정하게 흐른다.

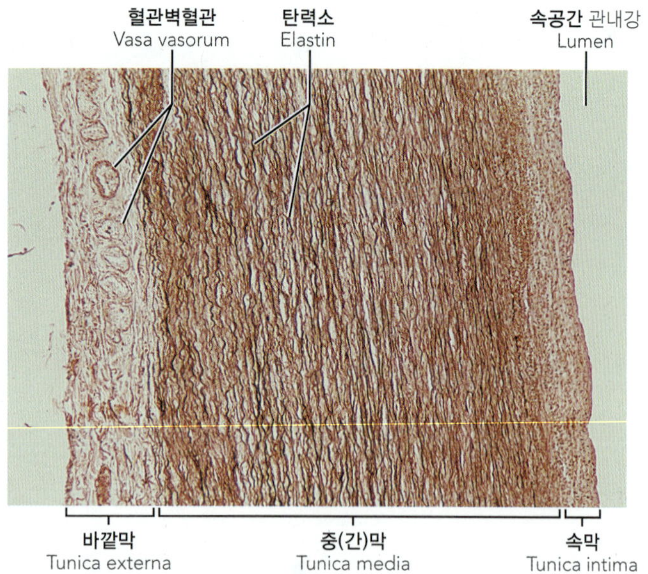

A. 탄력동맥 Elastic artery **(대동맥, 21×)**

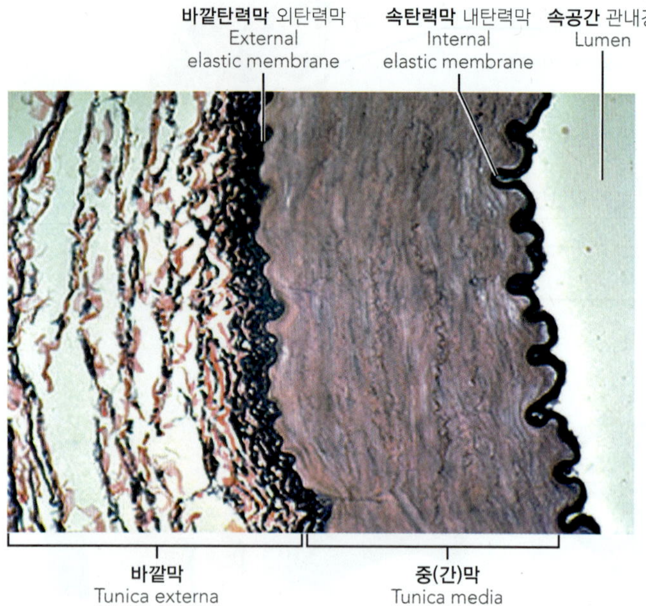

B. 근육동맥 Muscular artery **(65×)**

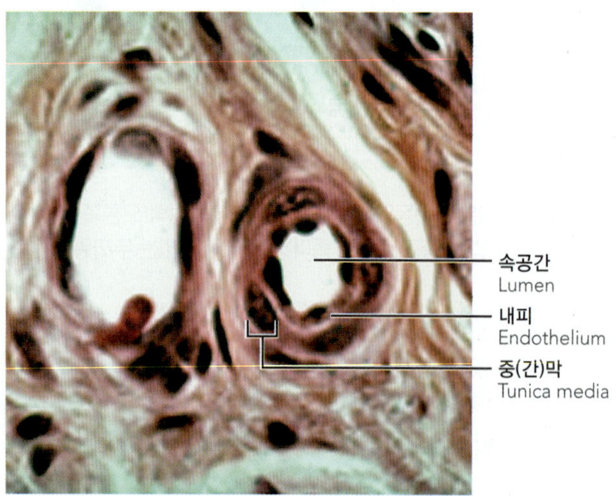

C. 작은 세동맥 Small arteriole **(520×)**

그림 19.2 동맥벽 구조의 비교. A. 탄력동맥(elastic artery). 대동맥벽을 절개한 부분. 대동맥벽의 층과 풍부한 탄력층(갈색), 바깥막의 혈관벽혈관이 보인다. **B.** 근육동맥(muscular artery). 근육동맥의 탄력성 조직은 두 가지 특정한 층을 이루는데, 중(간)막의 깊은 부분에 있는 속탄력막과 중(간)막 표면에 있는 바깥탄력막이다. **C.** 세동맥(small arteriole). 중(간)막은 민무늬근육 세포로 구성된 얇은 층으로만 이루어져 있고 속막은 납작한 내피세포로 구성되어 있다.

근육동맥 Muscular Arteries

근육동맥[muscular (distributing) artery]은 탄력동맥으로부터 멀리 떨어져 위치하고 0.3 mm부터 1 cm의 크기(뾰족하게 깎인 연필심의 끝부분 정도의 굵기)의 직경을 가진다.

- 근육동맥은 다른 어떠한 혈관들과는 달리 중(간)막이 속공간의 크기보다 두껍다(그림 19.1 참조). 활발한 동맥지름의 변경을 통해, 근육층은 기관의 요구에 따라 기관으로 가는 혈액양을 조절한다.
- 근육동맥의 고유한 특징으로서 특별히 두꺼운 탄력층은 중간막의 양쪽면 모두에 있다. 구불구불한 **속탄력막**(internal elastic membrane)은 중(간)막과 속막 사이에 있고, **바깥탄력막**(external elastic membrane)은 중(간)막과 바깥막 사이에 있다(그림 19.2B). 근육동맥의 탄력소는 탄력동맥에서와 마찬가지로 심장박동으로 인한 혈압의 변화를 감소시키는 역할을 한다.

세동맥 Arterioles

세동맥은 0.3 mm~10 μm의 직경을 가지며, 동맥 중에서 가장 작다. 중(간)막은 민무늬근육 세포로 이루어진 하나 혹은 두 개의 층만 갖고 있다. 좀 더 큰 세동맥은 바깥막, 중(간)막, 속막 세 층 이외에도 속막내에 속탄력그물이 더 포함된다. 좀 더 작은 세동맥(그림 19.2C)은 모세혈관 그물로 바로 이어지는데, 내피의 바닥주위에 한 층으로 나선형의 민무늬근육세포가 위치한다.

세동맥의 지름은 두 가지 방법으로 조절된다. (1) 조직의 국소적인 요인은 민무늬근육 세포에 수축 또는 이완하는 신호를 보내고, 각각의 모세혈관으로 흐르는 혈액의 양을 조절한다. (2) 교감신경계가 혈압을 조절하기 위해 신체에 있는 세동맥의 지름을 조정한다. 예를 들어, 넓게 분포하는 교감신경을 통한 혈관의 수축은 회피 반응 시 혈압을 상승시킨다(14장 참조).

19.2b 모세혈관 Capillaries

학습 성과

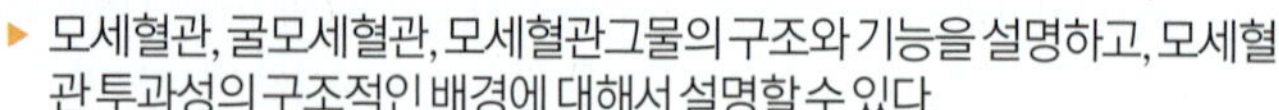

- 모세혈관, 굴모세혈관, 모세혈관그물의 구조와 기능을 설명하고, 모세혈관 투과성의 구조적인 배경에 대해서 설명할 수 있다.

모세혈관(capillary)은 가장 작은 혈관으로 지름은 8~10 μm인데, 이는 적혈구가 일렬로 통과할 수 있는 정도이다**(그림 19.3)**. 혈관벽은 바닥막(기저막, basement membrane)으로 둘러싸인 내피세포의 한 층으로만 이루어져 있다(그림 19.1B 참조). 모세혈관은 인체에서 가장 중요한 혈관이며, 연결되어 있는 모든 조직 세포를 둘러싸는 조직액을 새

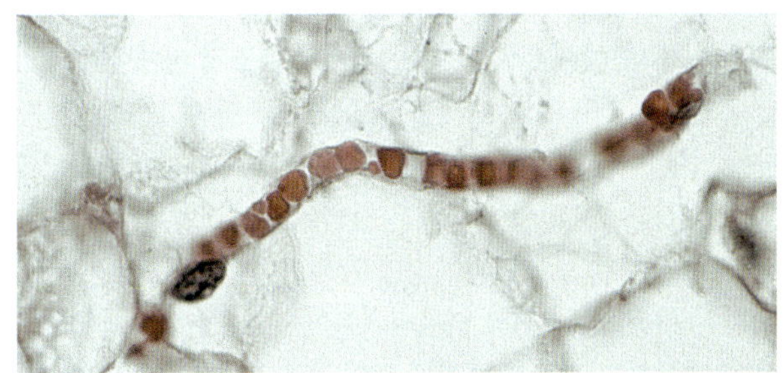

그림 19.3 모세혈관 속을 통과하는 적혈구(512×).

롭고 깨끗하게 하는 기능을 한다. 모세혈관은 조직액을 통해 세포가 필요로 하는 산소와 영양소를 운반하고, 세포가 배출하는 이산화탄소와 질소성 노폐물을 제거한다. 폐에서는 산소가 모세혈관을 통해 혈액으로 유입된다(이산화탄소는 제거된다). 작은창자(소장)에서 모세혈관은 소화되고 흡수된 영양소를 받고 내분비샘에서는 호르몬을 받는다. 또한 콩팥(신장)에서는 인체에서 생성된 질소노폐물을 제거한다. 모세혈관의 유형은 세 가지 형태인 *연속모세혈관*(continous capillary), *창(문)모세혈관*(유창모세혈관, fenestrated capillary), *굴모세혈관*(동양모세혈관, sinusoid)으로 나눈다.

연속모세혈관 Continous Capillaries

연속모세혈관은 가장 흔한 형태이고 대부분의 인체 기관, 특히 뼈대근육(골격근, skeletal muscle), 피부, 중추신경계통에서 볼 수 있다(**그림 19.4A**). 내피세포는 치밀이음(tight junction)과 산발적인 부착반점(desmosome)으로 구성되어 있다. 치밀이음은 작은 분자들의 이동을 차단하지만 내피세포의 주변 경계 전체를 다 싸고 있는 것은 아니다. **세포사이틈새**(세포간극, intercellular cleft)라고 하는 세포막이 결합되지 않은 부분으로 작은 분자가 모세혈관으로 출입할 수 있다. 내피세포의 바깥에는 산발적으로 존재하는 **혈관주위세포**(외막세포, pericyte)에 의해 약한 모세혈관벽이 강화되고 안정적으로 된다. 혈관주위세포는 거미 모양으로 생긴 세포로, 얇은 돌기가 모세혈관의 투과를 방해하지 않도록 넓게 분포하는 그물을 형성한다.

창(문)모세혈관 Fenestrated Capillaries

창(문)모세혈관의 내피세포는 연속모세혈관처럼 치밀이음으로 연결되어 있고 세포사이틈새도 존재한다. 그에 더해 창(문)모세혈관의 내피세포에는 구멍(pore, fenestration)을 가지고 있다는 것이다(그림 19.4B). 창(문)모세혈관은 예외적으로 혈액과 주변 조직액 사이에서 작은 분자의 교환이 많이 일어나는 부위에서만 관찰된다. 예를 들어, 작은창자(소장)의 모세혈관은 음식으로부터 소화된 영양소를 흡수하고 신장의 사구체는 혈액을 여과시키므로 창(문)모세혈관으로 이루어졌다. 관절의 윤활막에 있는 모세혈관에서는 윤활액을 생성하기 위해 많은 물 분자가 혈액으로부터 빠져나가게 하기 위해서 창(문)모세혈관으로 이루어졌다.

굴모세혈관 Sinusoid Capillaries, Sinusoids

어떤 기관들은 넓고 투과성이 높은 **굴모세혈관**(sinusoid, sinusoid capillary)을 갖고 있다(그림 19.4C). 각각의 굴모세혈관은 구불구불한 통로로 확장되거나 좁은 부분을 지나가는 모세혈관이다. 굴모세혈관은 보통 창을 갖고 있고, 내피세포는 일반적인 모세혈관보다 더 적은 세포연접(cell junction)을 갖고 있다. 몇몇 굴모세혈관에서는 세포 사이가 넓게 개방되어 있다. 이 모세혈관은 혈액과 주변 조직 간에 단백질이나 세포 같은 큰 분자들의 교환이 빈번히 일어나는 곳에 많다. 예를 들어, 큰 분자들의 이동은 골수나 지라에서 일어나는데, 여기에서는 많은 혈구들이 벽 사이를 통과한다. 굴모세혈관의 큰 지름과 구불구불한 경로는 이 모세혈관을 통과할 때 혈액이 천천히 흐르도록 해주며, 모세혈관벽을 통한 물질 교환을 활발히 하도록 도와준다.

모세혈관의 투과성 Capillary Permeability

분자는 네 가지 경로를 통해 모세혈관을 들어가고 빠져나온다.

1. 내피세포의 막을 통한 직접확산을 통해 이산화탄소와 산소는 내피세포를 통해 직접 확산될 수 있는 유일한 분자들이며, 그 이유는 비전하성 분자들은 세포막 지질층을 쉽게 통과할 수 있기 때문이다.
2. 세포사이틈새를 통해 대부분의 작은 분자들은 세포사이틈새를 통해 교환되고, 굴모세혈관에서는 좀 더 큰 분자들과 세포들도 이 틈새를 통과할 수 있다.
3. 창(문)모세혈관의 내피세포의 구멍을 통해 대부분 작은 분자들이 통과한다.
4. 포음소포. 세포막에 싸인 포음소포는 내피세포를 관통하여 용해된 기체성분들과 영양분들, 그리고 노폐물을 모세혈관으로 운반한다.

저투과성의 모세혈관: 혈액뇌장벽 Low-Permeability Capillaries: The blood-brain barrier

*혈액뇌장벽*은 거의 대부분의 중요한 분자들(보통 백혈구까지)이 혈액을 떠나 뇌 조직으로 들어오는 것을 막는데, 뇌 모세혈관의 구조로부터 유래한다. 이러한 모세혈관은 모세혈관 투과성을 설명해주는 구조적인 특징이 없다. 뇌모세혈관은 연속적이며 창이 없는 완전한 형태의 치밀이음이 존재하여 세포사이틈새가 없다. 반드시 뇌모세혈관을 통과해야 하는 중요한 분자들은 내피세포 세포막에서 선택적인 수송 기전을 거쳐 이동된다. 혈액뇌장벽은 산소나 이산화탄소 그리고 몇몇 마취제 같은 극성을 띠지 않은 물질과 지질에 녹기 쉬운 분자에는 장벽이 되지 *않는데*, 이들 분자는 내피세포를 통한 확산이 방해받지 않고 자유롭게 뇌 조직으로 통과할 수 있다.

감정적인 스트레스 기간이 길어질 때 뇌모세혈관의 내피세포 사이 치밀이음이 열리기 때문에, 혈액뇌장벽은 선택적인 투과성을 잃고 혈액 속 독성 물질들이 뇌 조직으로 침입할 수 있다. 이 기전은 걸프전증후군(Gulf War syndrome), 즉 1991년에 일어났던 걸프전에 참전했던 몇몇 병사에게 보였는데, 만성적인 피로, 어지럼증, 기억상실, 우울증 같은 많은 만성적인 증상을 동반하는 증후군의 신경학적인 증상과 연관된다. 혈액뇌장벽의 붕괴에 대한 더 많은 연구는 언젠가 효과적인 치료약물(항생제와 뇌의 종양을 없애는)을 뇌로 전달하는 방법을 찾는 의사들에게 도움이 될 것이다.

모세혈관그물 Capillary Beds

모세혈관은 모세혈관그물이라고 하는 구조를 통해 신체 조직에 혈액을 공급한다. 모세혈관그물은 신체에서 가장 작은 혈관의 네트워크이다.

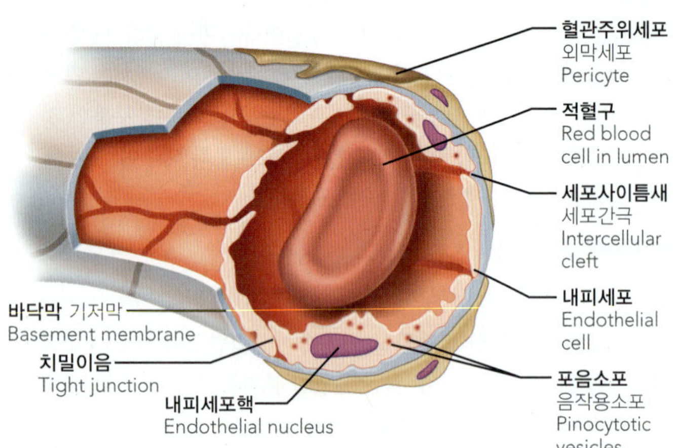

A. **연속모세혈관** Continuous capillary (피부, 근육)

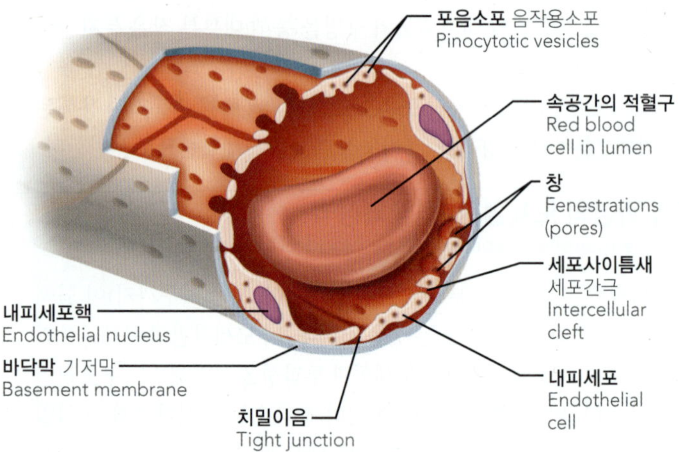

B. **창모세혈관** Fenestrated capillary (콩팥, 작은창자)

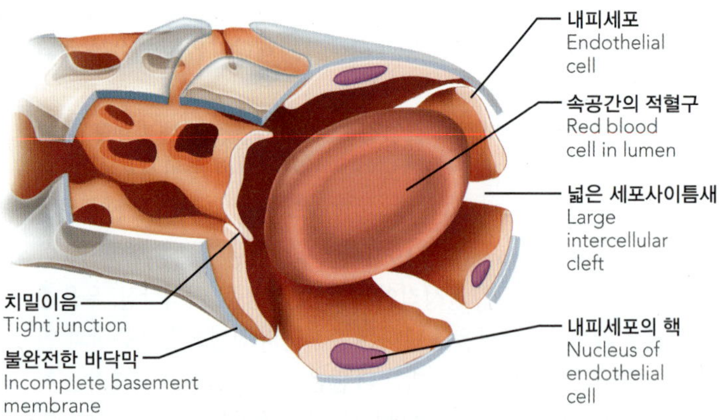

C. **굴모세혈관** Sinusoid capillary (간, 골수, 지라)

그림 19.4 모세혈관의 구조.

모세혈관은 거의 모든 조직, 특히 느슨한 결합조직 전체에 걸쳐 있다. 혈액을 공급하는 세동맥과 모세혈관그물, 모세혈관그물 혈액을 모아 배수하는 정맥을 합쳐 **미세혈관단위**(microvascular unit)라고 한다. 대부분 신체 조직에서 말단 세동맥은 광범위한 모세혈관 분지네트워크로 직접 연결된 다음 모세혈관뒤정맥으로 합류한다. 모세혈관을 통과하는 혈류는 세동맥 중(간)막 민무늬근육에 분포하는 자율신경에 의해 조절된다. 대부분 기관에서 증가된 교감신경 자극은 세동맥 혈관 수축을 유발하고 인접한 모세 혈관을 통한 혈류를 감소시킨다. 교감신경 활동이 감소하면 혈관이 확장되고 모세혈관을 통한 혈류량이 증가한다 (그림 19.5A). 국소신호분자도 세동맥 혈관수축 또는 혈관확장을 유도하고 조직 요구에 직접 반응하여 모세혈관을 통한 혈류를 변경함으로써 미세혈관단위를 통한 혈류를 조절하는 데 중요한 역할을 한다. 이러한 방식으로 혈액은 활성화된 조직으로 재분배되고 덜 활동적인 조직에서 우회한다. 예를 들어, 격렬하게 운동하면 근육과 심장으로 혈액 공급이 증가되고 소화관으로 혈액 공급은 감소한다. 세동맥에서 모세혈관, 정맥에 이르기까지 이러한 미세순환경로는 근육, 피부, 간, 콩팥, 창자, 폐, 심장 및 뇌에서 관찰된다.

소화계통과 관련된 장막(mesenter, 장간막)은 특수한 미세혈관단위를 가지고 있다. 이 조직에는 혈액이 실제 모세혈관을 우회할 수 있는 혈관 우회로(사잇길, shunt)가 있다. 이 사잇길은 **후세동맥**(metarteriole)과 **통과혈관**(thoroughfare channel)으로 구성된다(그림 19.5B). 진정한 모세혈관은 후세동맥에서 분지된다. 모세혈관전조임근(precapillary sphincters)이라고 하는 평활근세포는 후세동맥에서 분지하는 각 모세혈관의 뿌리 주위를 감싼다. 모세혈관전조임근은 조직의 산소 및 영양소 요구에 따라 모세혈관을 통과하는 혈액 흐름을 조절한다. 조직이 기능적으로 활동하면 조임근이 이완되어 혈액이 넓게 개방된 모세혈관을 통해 흐르고 주변 조직 세포에 공급된다. 조직의 요구량이 낮을 경우(예: 근처 조직세포에 충분한 산소가 이미 충분한 경우), 모세혈관전조임근이 수축하여 실제 모세혈관을 닫고 혈액이 후세동맥에서 통과혈관을 통해 정맥으로 곧바로 흐르게 하여 실제 모세혈관을 우회한다.

대부분 조직과 기관에는 풍부한 모세혈관이 공급되지만 모두가 그런 것은 아니다. 힘줄과 인대는 혈관이 잘 형성되어 있지 않다. 상피와 연골에는 모세혈관이 없다. 대신, 근처의 혈관이 잘 발달된 결합 조직으로부터 확산을 통해 간접적으로 영양분을 공급받는다. 각막과 수정체에는 모세혈관이 전혀 없으며 방수 및 기타 공급원에 의해 영양을 공급받는다(15.2b절 참조).

19.2c 정맥 Venous Vessels

학습 성과

- 동맥과 정맥을 조직학적 절편에서 어떻게 구분하는지를 설명할 수 있다.
- 동맥과 정맥의 혈류를 유지하는 구조적인 특징을 설명할 수 있다.

정맥(vein)은 모세혈관으로부터 심장으로 혈액을 운반하는 혈관이다. 온몸순환에서 정맥은 비교적 산소가 적은 혈액을 운반하지만, 폐순환에서는 허파(폐)에서 돌아오는 산소가 풍부한 혈액을 운반한다.

세정맥 Venules

가장 작은 정맥은 **세정맥**(venule)이라고 불리고, 직경은 8~100 μm이다. 가장 작은 세정맥은 **모세혈관뒤세정맥**(postcapillary venule)이라고 하는데(그림 19.5), 혈관주위세포와 내피세포로 구성되어 있다. 이 세정맥들은 모세혈관과 아주 비슷한 기능을 수행한다. 사실 염증반응(inflammatory response) 시 체액과 백혈구들은 순환계통에서 모세혈관보다 모세혈관뒤세정맥을 통해서 더 많이 빠져나온다. 더 큰 세정맥은 한 겹 혹은 두 겹의 민무늬 근육세포로 구성된 중(간)막과 얇은 바깥막을 가지고 있다.

정맥 Veins

세정맥들은 모여서 정맥을 형성한다(표 19.1).

- 정맥의 속공간은 동맥의 속공간보다 크기가 더 크고(그림 19.1A) 정맥은 항상 전체 혈액의 65%를 보유하고 있다.
- 정맥에서는 바깥막이 중(간)막보다 더 두껍고, 동맥에서는 그 반대이다. 몸에서 가장 큰 정맥인 대정맥(venae cavae)의 바깥막은 민무늬근육 세로다발(종속, longitudinal band)에 의해 훨씬 더 두꺼워져 있다.
- 정맥은 동맥보다 혈관벽 탄력소(elastin)가 더 적은데, 이는 정맥이 혈압을 낮출 필요가 없기 때문이다(혈압은 정맥에 닫기 전에 동맥에 의해 감소된다).
- 정맥벽은 동맥벽보다 얇다. 혈압은 높은 저항을 보이는 세동맥과 모세혈관을 지나면서 서서히 감소하고 따라서 정맥 내 혈압은 동맥보다 많이 낮게 나타난다.

몇몇 기전은 낮은 정맥의 혈압을 보상하고 심장으로 혈액이 돌아오는는 것을 돕는다. 정맥의 구조적인 특징은 심장으로 향하는 혈액의 역류를 막는 **판막**(valve)이 있다(그림 19.1, 그림 19.6). 각각의 판막들은 속막으로부터 연장된 몇 개의 판막첨판을 갖고 있다. 심장을 향하는 혈류는 첨판을 벌어지게 하여 판막을 열고, 그 반대 방향으로의 흐름은 첨판을 모아서 판막을 닫히게 한다. 판막은 팔다리의 정맥에 가장 많은데, 중력에 저항하는 방향으로 대부분의 혈액이 흐르기 때문이다. 머리와 목에는 판막이 조금밖에 없고, 가슴안(흉강, thoracic cavity)과 배안(복강, abdominal cavity)의 정맥에는 판막이 없다.

심장으로 혈액이 돌아오게 하는 한 가지 기능적인 기전은 걷기와 같은 신체와 팔다리의 정상적인 움직임이다. 팔다리를 흔드는 것은 혈류가 심장 방향으로 진행되는 것을 돕는다. 정맥계통을 돕는 다른 기전은 **뼈대근육펌프**(skeletal muscular pump)로서 뼈대근육이 수축하면서 얇은 벽을 가진 정맥을 압박하여 수축 부위 주위의 판막을 열리게 하여 심장쪽으로 혈액이 흐르게 한다(그림 19.6). 수축하는 뼈대근육에서 멀리 떨어진 판막은 역류하는 혈액에 의해 닫히게 된다.

혈액의 역류를 막는 정맥 판막의 효율성은 쉽게 증명된다. 몸의 옆으로 손을 들고, 혈액에 흐름으로 혈관의 표면이 부풀게 해 보자. 그 다음으로 두 손끝을 불룩하게 나온 정맥에 갖다 대고 단단히 누른 후, 위쪽의 손가락을 정맥의 가까이에 댄 후 손가락을 뗀다. 혈관은 중력의 작용에도 불구하고 납작하게 눌려 있다. 마지막으로 먼쪽의 손가락을 떼면 혈액으로 인해 정맥에 빠르게 혈액이 채워지는 것을 관찰할 수 있다.

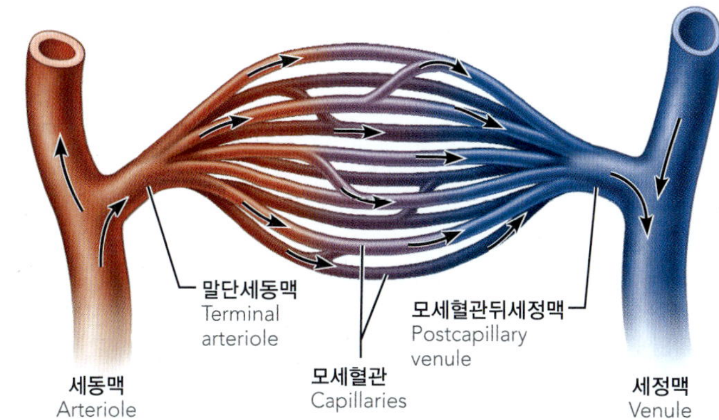

세동맥이 확장된 경우–혈액이 모세혈관을 통해 흐른다.

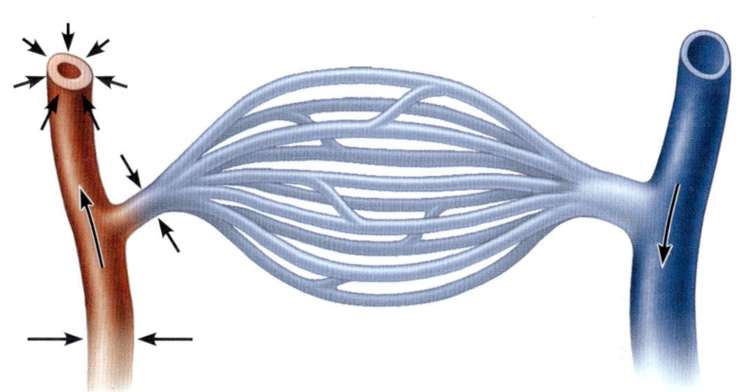

세동맥이 폐쇄된 경우–혈액이 모세혈관을 통해 흐르지 않는다.

A. 전형적인 모세혈관그물의 구조

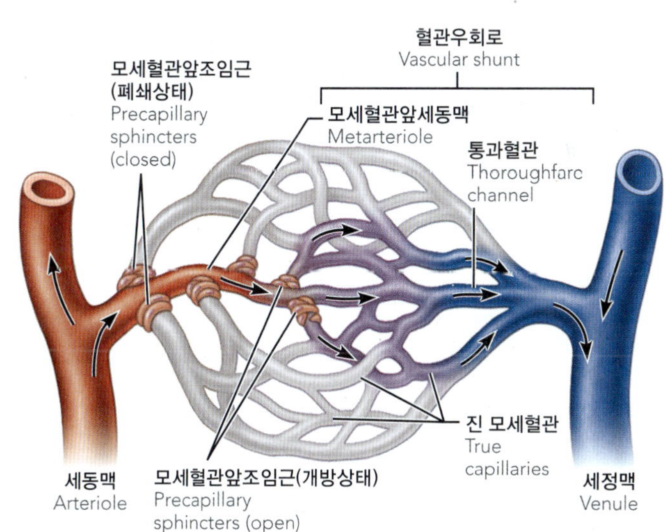

B. 장간막 모세혈관그물 구조

그림 19.5 모세혈관그물의 구조.

표 19.1 혈관해부의 요약

혈관 종류 그림*	평균적인 속공간의 직경(D)과 벽의 두께(T)	조직 구성			
		내피	탄력조직	민무늬근육	섬유(아교)조직
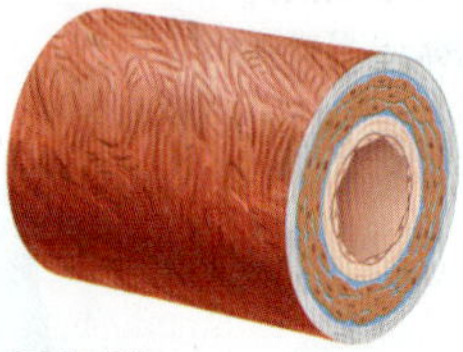 탄력동맥 Elastic artery	D: 1.5 cm T: 1.0 mm	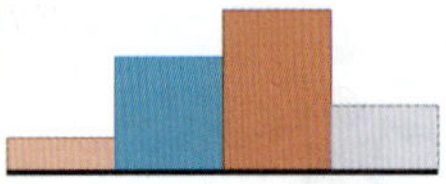			
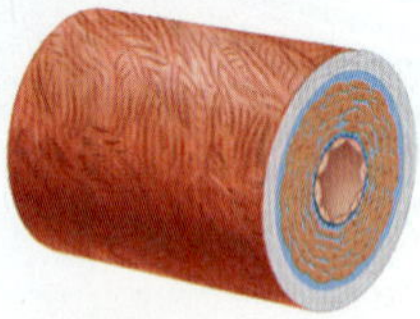 근육동맥 Muscular artery	D: 6.0 mm T: 1.0 mm	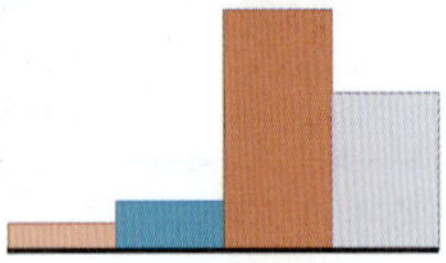			
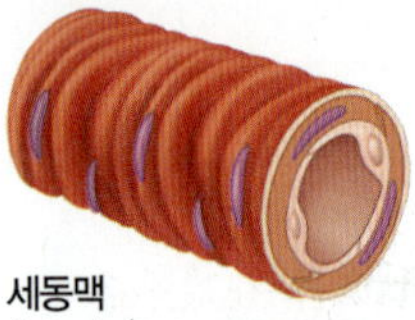 세동맥 Arteriole	D: 37.0 µm T: 6.0 µm	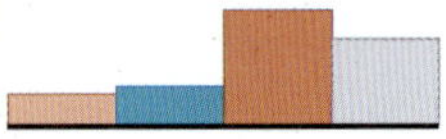			
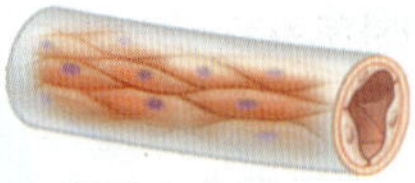 모세혈관 Capillary	D: 9.0 µm T: 0.5 µm				
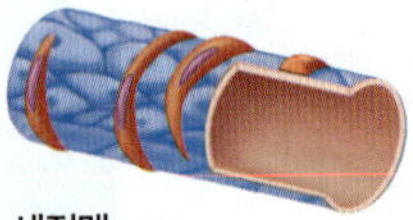 세정맥 Venule	D: 20.0 µm T: 1.0 µm	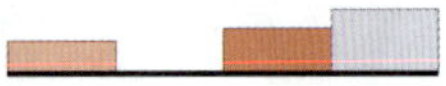			
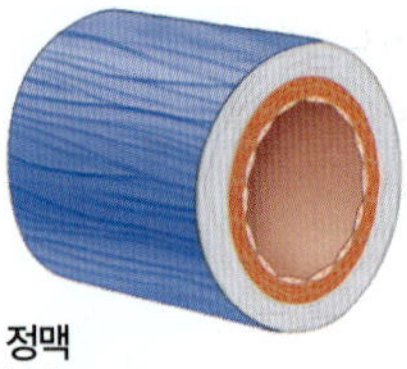 정맥 Vein	D: 5.0 mm T: 0.5 mm	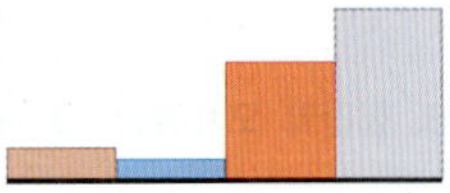			

*크기 관계는 비례하지 않는다. 작은 혈관은 잘 보여주기 위해서 확대하였다. 두 번째 열은 실제 크기이다.

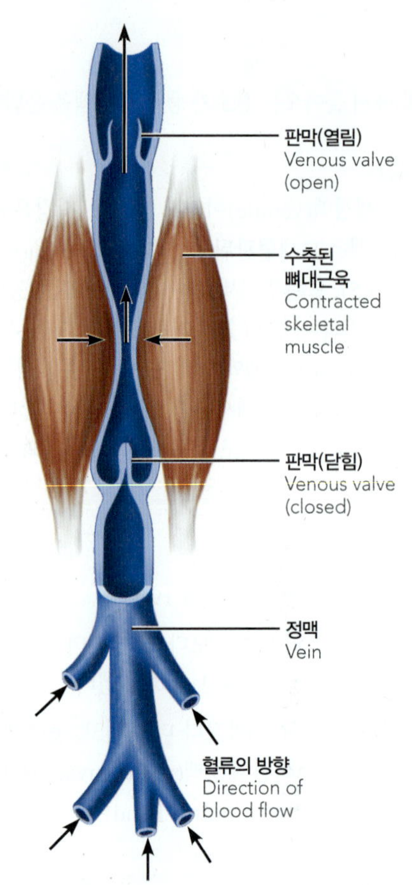

그림 19.6 정맥의 판막과 근육의 작용. 판막은 혈류가 심장을 향해 흐를 때 열리며, 반대 방향으로 작용할 때 닫힌다. 뼈대근육 펌프는 심장으로 정맥이 돌아오는것을 돕는다. 뼈대근육이 수축하면서 정맥을 압박하고 혈액이 심장을 향해 흐르는 것을 추진하는데, 근육에서 가까운 쪽의 판막은 닫히고 먼쪽의 판막은 열린다.

19.3 혈관연결 VASCULAR ANASTOMOSES

학습 성과

▶ 혈관연결의 정의와 기능에 대해서 설명할 수 있다.

혈관이 합쳐지거나 연결되면 **혈관연결**(문합)(vascular anastomosis)이 형성된다. 대부분의 기관은 하나 이상의 동맥 분지로부터 혈액을 공급받고 이웃하는 동맥들은 다른 동맥과 서로 합해지면서 *동맥연결*(arterial anastomosis)을 형성하기도 한다. 동맥연결은 혈액을 인체 부위에 전달하기 위해 또 다른 통로인 *곁통로*(collateral channel)를 제공한다. 한 동맥분지가 막히거나 잘렸을 경우 곁통로는 그 부위에 적정한 혈액을 공급할 수 있다. 동맥연결은 관절 주위에 형성되기도 하는데, 이것은 복부 장기, 뇌 그리고 심장뿐만아니라 인체 활동에 의해 하나의 경로를 통한 혈액의 흐름이 막혔을 때(예: 그림 19.11)를 대비한 통로이다. 심장 동맥의 작은 분지들 사이의 많은 연결 때문에 동맥경화에 의해 심장혈관이 90%까지 막히기 전까지는 심근경색이 발생하지 않는다. 대조적으로 콩팥과 비장(지라), 뼈끝과 가까운 뼈몸통, 망막의 중심동맥에서는 동맥연결이 잘 발달하지 않았으므로, 동맥이 막히면 심각한 조직손상을 일으킨다.

정맥연결(venous anastomosis)은 동맥에 비해 훨씬 더 자유롭게 연결되어 있다. 손등 표면의 피부를 통해 쉽게 *정맥연결*을 관찰할 수 있다. 풍부한 연결 때문에 정맥의 경색은 혈류의 흐름이나 조직 손상에 거의 영향을 미치지 않는다.

이해 수준 체크하기

- ☐ 1. 모세혈관의 어떤 구조적인 기능이 신체조직에 영양을 공급하고 노폐물을 제거하는 역할을 하게 하는가?
- ☐ 2. 근육동맥벽의 어떤 요소들이 혈액을 이동시키는 데 도움을 주는가? 어떤 기전이 정맥혈의 움직임을 유지하는 데 도움을 주는가?
- ☐ 3. 혈관벽혈관, 동맥연결, 정맥류, 동맥에 대해서 정의한다.

PART 2 인체의 혈관

BLOOD VESSELS OF THE BODY

학습 성과

▸ 폐순환과 온몸순환에 대해서 설명할 수 있다.

우리 몸의 *혈관계통*은 두 개의 순환으로 구성되어 있다. *폐순환*은 산소를 얻고 이산화탄소를 제거하기 위해 폐로 혈액을 보내고 폐에서 혈액을 운반해 오는 것인 반면, *온몸순환*은 산소가 풍부한 혈액을 온몸으로 나르고, 조직세포에서 나온 이산화탄소를 회수하여 운반한다(그림 18.1 참조). 온몸순환의 혈관은 또한 (1) 소화기관에서 흡수한 영양소를 몸 구석구석의 세포로 전달하고, (2) 체세포로부터 질소성 노폐물을 받아 오줌으로 내보내기 위해 신장(콩팥)으로 이동시키고, (3) 호르몬이나 전달물질을 받아 표적기관으로 운반하는 역할을 한다.

혈관에 대해서 알아보았듯이 동맥과 정맥은 각자의 옆에서 함께 분포한다(그림 19.1A). 많은 곳에서 이 혈관들은 신경과도 함께 분포한다. 일반적으로 혈관의 종류에 상관없이 산소가 풍부한 혈액을 운반하는 혈관은 빨간색으로 묘사되고 산소가 부족한 혈액을 운반하는 혈관은 파란색으로 묘사하였다.

19.4 허파(폐)순환 THE PULMONARY CIRCULATION

학습 성과 

▸ 허파(폐)순환의 주요 혈관에 대해서 설명할 수 있다.

허파순환(폐순환, pulmonary circulation)은 산소가 부족한 혈액이 우심실에서 **허파동맥줄기**(폐동맥간, pulmonary trunk)를 통해 나오는 것으로부터 시작된다(**그림 19.7**). 이 큰 동맥은 심실에서 출발하여 대동맥 앞에 위치하고, 대동맥의 왼쪽으로 올라가 대동맥활(대동맥궁, aortic arch)의 함몰부에서 T자 모양으로 갈라져서 **왼·오른허파동맥**(right and left pulmonary artery)이 된다. 각각의 폐동맥은 폐안쪽면을 지나고 폐의 각 엽으로 향하면서 몇 개의 **엽동맥**(lobar artery)으로 나

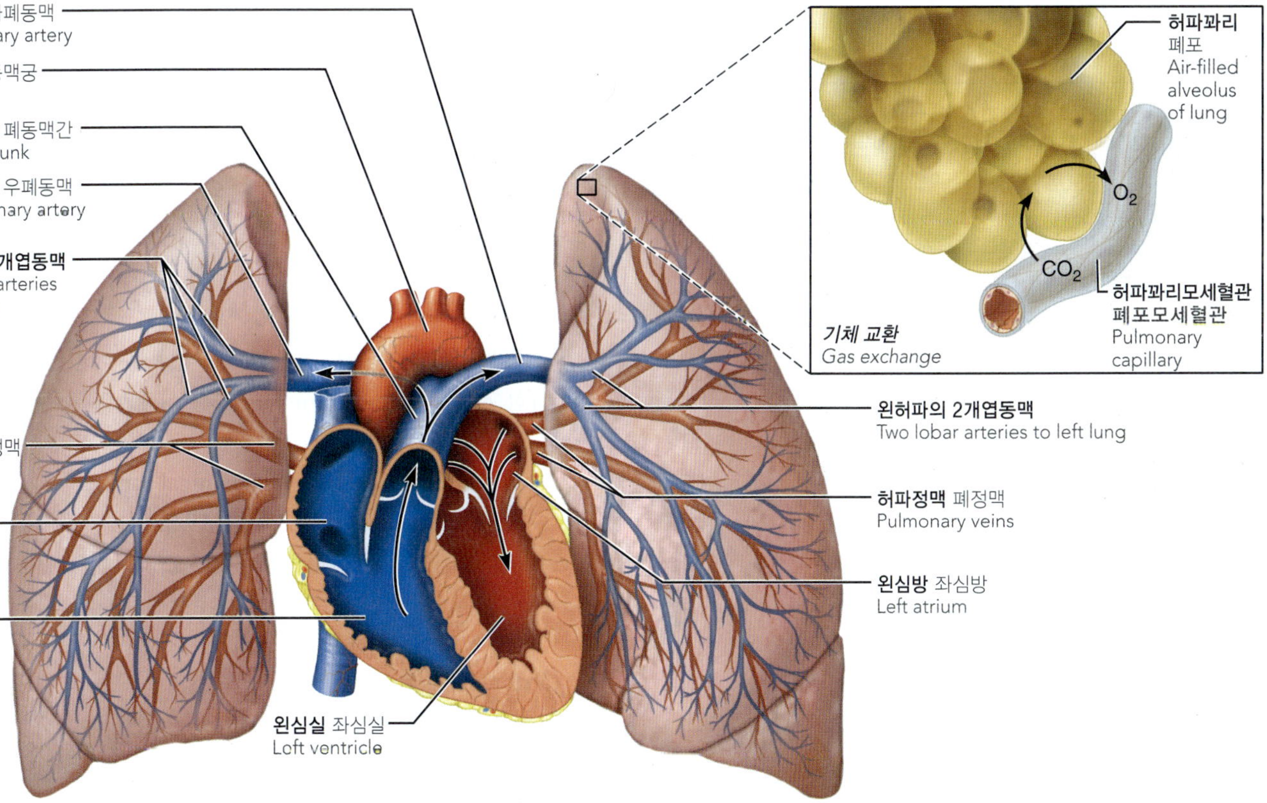

폐동맥은 산소가 부족한 것을 나타내기 위해 파란색으로 표시하였고, 폐정맥은 산소가 풍부한 것을 나타내기 위해 빨간색으로 표시하였다.

그림 19.7 허파(폐)순환.

뉜다(우폐는 3개의 엽을 가지고 있고, 좌폐는 2개의 엽을 가지고 있다). 폐안에서 동맥은 폐기관지(bronchi)에 따라 가지가 나뉜다. 분지된 동맥이 작아지면, 세동맥이 되고 부드러운 허파꽈리(폐포) 주위를 둘러싸는 폐모세혈관이 된다. 기체교환은 이 모세혈관을 통해 이루어지고, 새롭게 산소를 얻은 혈액은 세정맥으로 들어간 다음에 점차 큰 정맥이 된다. 가장 큰 정맥의 지류는 위, 아래 **허파정맥**(폐정맥, pulmonary vein)을 이루는데, 이 혈관은 폐안쪽면으로 나간다. 심장 뒷부분 세로칸(종격, mediastinum)에서 4개의 폐정맥은 평행하게 달리고 폐동맥 바로 뒤에 위치하며, 왼심방으로 들어간다.

폐순환의 동맥과 정맥 혈관벽은 온몸순환 혈관벽보다 지름이 더 얇은데, 이것은 폐순환의 가장 높은 동맥혈압이 온몸순환 혈압의 1/6 정도로 훨씬 낮기 때문이다.

이해 수준 체크하기

□ 4. 폐순환은 파란색으로 표시하는 이유가 무엇인가(그림 19.7)? 이 혈관 혈액은 심장으로 들어가는가 심장으로부터 나오는가?

19.5 온몸(전신)순환 THE SYSTEMIC CIRCULATION

온몸순환을 학습하기 전 신체의 좌우 혈관들은 서로 거울의 영상과 같이 일치하지 않는다. 일부 몸통의 크고 심층에 있는 혈관들은 비대칭적이다(배아발생 중 초기에 대칭을 상실하였다). 머리와 사지에서 거의 모든 혈관은 양쪽으로 대칭적이다.

19.5a 온몸동맥 Systemic Arteries

학습 성과

- 대동맥활로부터 나오는 세 가지 동맥들을 나열할 수 있다. 또한 이 동맥으로부터 머리, 목, 뇌, 가슴우리, 팔로 순환하는 동맥을 설명할 수 있다.
- 배대동맥에서 쌍으로 분지하는 동맥과 정중선에서 분지하는 혈관의 경로와 분포하는 기관에 대하여 설명할 수 있다.
- 골반과 다리로 가는 동맥에 대해서 설명할 수 있다.
- 머리, 목, 팔다리의 맥박 촉지점을 설명할 수 있다.

온몸순환의 동맥(**그림 19.8A**)은 심장에서부터 산소가 풍부한 혈액을 신체에 있는 기관의 모세혈관에 전달한다. 이 동맥들의 벽에 있는 탄력소는 심장 박동의 흐름을 유지시켜준다. 동맥의 맥박은 몇 군데 신체 부위의 근육동맥을 촉진함으로써 알 수 있고(그림 19.8B), 외상이나 수술, 혹은 질병 이후에 심장박동수와 인체의 혈류 흐름을 측정할 수 있다. 맥박 촉지점에 강한 압력을 주는 것은 출혈과 계속되는 혈액 손실을 막기 위해 혈류 흐름을 차단하는 데 이용되는 응급치료 기술이다.

동맥을 학습할 때 대동맥부터 시작하고 일반적으로 위에서부터 아래 방향으로 가면서 온몸동맥들을 학습할 것이다.

대동맥 Aorta

신체에서 가장 큰 동맥인 **대동맥**(aorta)은 심장을 떠난 후, 윗부분에서 활 모양을 이루며 척추뼈몸통을 따라 배의 아랫부분을 향해 내려간다(그림 19.8). 이러한 과정에서 대동맥은 다음과 같이 세 부분으로 나뉜다.

***오름대동맥**(Ascending Aorta).* 심장을 떠나는 가장 큰 혈관 중의 하나인 **오름대동맥**(상행대동맥, ascending aorta)은 좌심실에서 기시하여 위로 5 cm정도 주행한다(**그림 19.9**). 이것은 폐동맥줄기(pulmonary trunk) 뒷부분에서 시작하고, 폐동맥줄기 오른쪽옆을 지나면서 왼쪽으로 굽어져서 대동맥활이 된다. 오름대동맥의 유일한 가지는 심장벽으로 분지하는 두 개의 **심장동맥**(관상동맥, coronary artery)이다.

***대동맥활**(Aortic Arch).* 뒤쪽과 왼쪽으로 굽어지는 **대동맥활**(대동맥궁, aortic arch)은 복장뼈자루(흉골병, manubrium) 뒤에 위치한다. **동맥관인대**(ligamentum arteriosum)는 *동맥관*(ductus arteriosus)이라고 하는 대동맥활과 폐동맥줄기를 서로 연결시켜주던 태아동맥의 섬유성 잔유물이다(그림 19.9).

다음 세 개 동맥분지들이 대동맥활에서 나와서 위로 뻗어나간다(그림 19.9).

- 첫 번째로 나오는 가장 큰 가지는 **팔머리동맥줄기**(brachiocephalic trunk)로 목의 기저부를 향해 오른쪽으로 진행한다. 목의 기저부(뿌리)에서 팔머리동맥줄기는 **우온목동맥**(right common carotid artery)과 **우빗장밑동맥**(right subclavian artery)으로 나뉜다.
- 대동맥활의 두 번째 가지는 **좌온목동맥**(left common carotid artery)이다.
- 세 번째 가지는 **좌빗장밑동맥**(left subclavian artery)이다.

이 세 가지들은 머리, 목, 팔, 가슴벽(thoracic wall)의 윗부분으로 나아간다. 오른쪽의 팔머리동맥줄기와 달리 왼쪽에는 상응하는 동맥이 없는데 그 이유는 왼온목동맥과 왼빗장밑동맥이 대동맥에서부터 바로 나오기 때문이다.

이것은 이들 혈관이 대동맥활로부터 나오는 전형적인 분지 형태이지만 모든 혈관처럼 이 형태에도 몇몇 변화가 있다. 가장 흔한 변이는 팔머리동맥줄기로부터 나온 좌온목동맥의 가지이다. 네 개의 큰 동맥들(좌·우온목동맥과 좌·우빗장밑동맥)이 대동맥활에서 각각 기시하는 경우도 있고, 좌온목동맥과 좌빗장밑동맥이 좌팔머리동맥줄기로부터 시작되는 경우도 있다.

***내림대동맥**(Descending Aorta).* 대동맥활에서 연속된, **내림대동맥**(하행대동맥, descending aorta)은 심장의 뒤면에서 아래로 등뼈와 허리뼈까지 주행한다. 동맥은 두 부분인 가슴대동맥(흉부대동맥, thoracic aorta)과 복부대동맥(abdominal aorta)으로 나뉜다.

가슴대동맥(thoracic aorta)(그림 19.9)은 등뼈($T_5 \sim T_{12}$)의 몸통을 따라 내려가는데 정중선에서 약간 왼쪽으로 치우쳐 있다. 이것을 따라 많은 작은 분지들이 가슴의 기관들과 몸통의 벽에 분지한다.

가슴대동맥은 척추 T_{12}의 위치에서 가로막을 지나고 **복부대동맥**(abdominal aorta)이 되어 배안으로 들어가는데(그림 19.8A), 허리뼈의 몸통 정중선에 위치한다. 복부대동맥은 척추 L_4에서 끝난다. 거기서 골반과 다리로 주행하는 좌·우온엉덩동맥으로 나뉜다.

머리와 목의 동맥 Arteries of the Head and Neck

네 쌍의 동맥이 머리와 목에 분포하는데, 그 종류로는 *온목동맥*과 각각

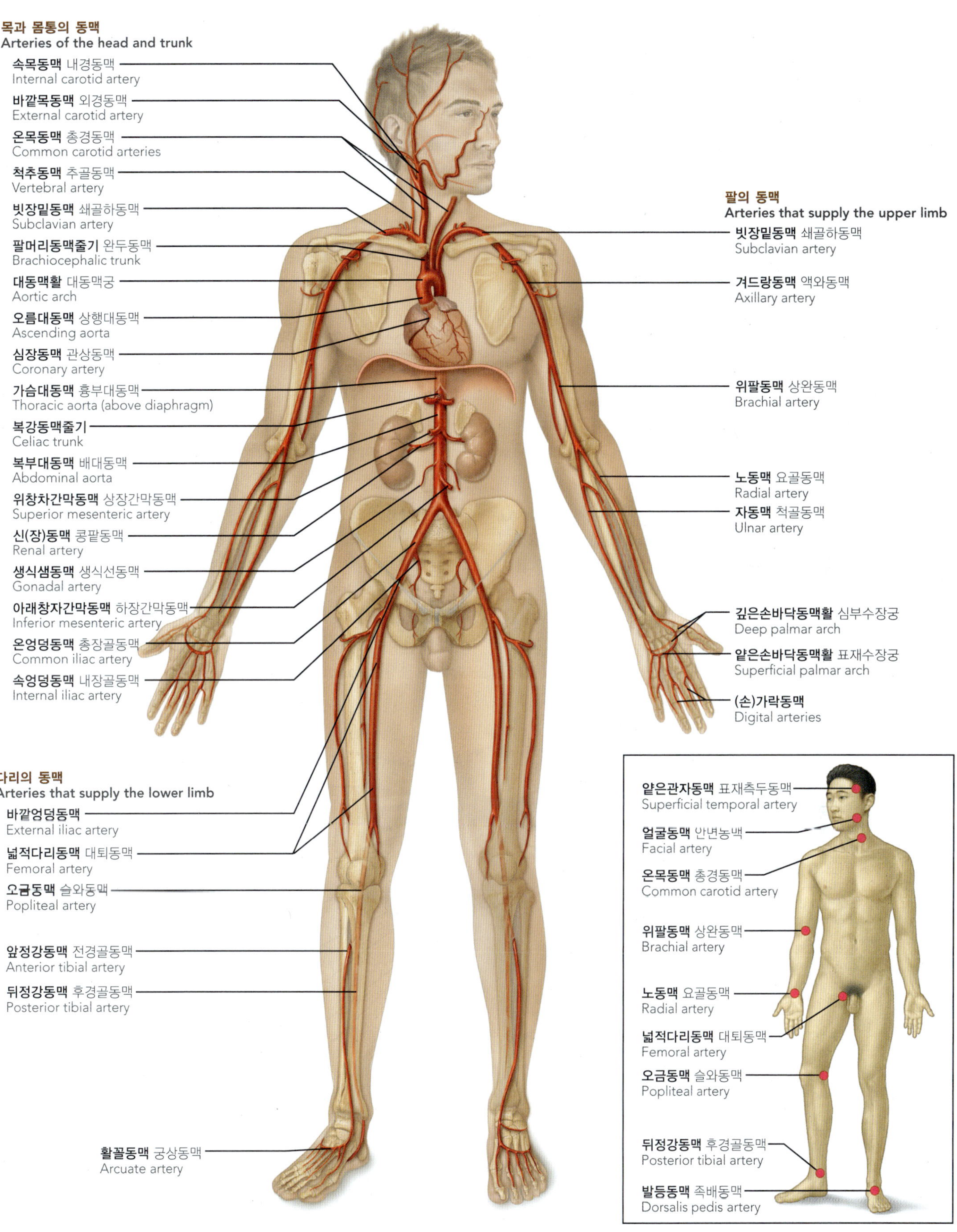

그림 19.8 온몸순환의 주요 동맥들.

의 빗장밑동맥에서 나온 세 개의 분지로 *척추동맥, 갑상목동맥, 목갈비동맥*들이 있다(**그림 19.10A**).

온목동맥(Common Carotid Arteries). 머리와 목의 대부분은 **온목동맥**(총경동맥, common carotid artery)을 통해 혈류를 공급받는다. 온목동맥은 기관(trachea) 바로 가쪽에 위치하면서 목 앞쪽에서 위로 주행한다. 목은 목빗근(흉쇄유돌근, sternocleidomastoid muscle)(그림 10.30 참조)에 의해 두 개의 삼각으로 나뉜다. 온목동맥은 목빗근과 비교적 얇은 목뿔아래근(설골하근, infrahyoid muscle)보다 조금 깊은 곳의 앞쪽 삼각에 위치한다. 이들 혈관은 비교적 표면에 있기 때문에 신체에 있는 다른 대부분의 동맥들보다 상처에 취약하다. 만약 온목동맥이 절단되면 수분 내에 출혈로 사망하게 된다. 후두[후두융기(Adam's apple)의 높이에서]의 위쪽부분에서 각각의 온목동맥은 *속목동맥*(내경동맥, internal carotid artery)과 *바깥목동맥*(외경동맥, external carotid artery)으로 나뉜다.

바깥목동맥은 뇌와 안와(눈확, orbit)의 바깥쪽에 있는 대부분의 머리 조직에 혈액을 공급한다(그림 19.10A). 각각의 바깥목동맥이 상행하면서, 갑상샘과 후두(**위갑상동맥**, superior thyroid artery), 혀(**혀동맥**, lingual artery), 얼굴 앞면의 피부와 근육(**얼굴동맥**, facial artery), 머리피부의 뒷부분(**뒤통수동맥**(후두동맥), occipital artery), 그리고 귀 주변부(**뒤귓바퀴동맥**, posterior auricular artery)에 분지한다. 턱관절 근처에서 바깥목동맥은 **얕은관자동맥**(표재측두동맥, superficial temporal artery)과 **위턱동맥**(상악동맥, maxillary artery)으로 나뉜다. 표재측두동맥은 귀 바로 앞에서 위로 주행하고, 대부분의 머리덮개에 분포한다. 이 혈관의 분지들은 두피에 상처가 생겼을 때 큰 출혈을 야기한다. 위턱동맥은 아래턱뼈가지(하악지, ramus of mandible) 깊은 곳에서 씹기근육들을 통과하여 앞쪽 위턱뼈를 향해 주행한다. 경로를 따라 위턱동맥은 위·아래턱치아와 뺨, 코안, 씹기근육(저작근, muscle of mastication)으로 분지한다.

이러한 혈관의 맥박 촉지점은 그림 19.8B에 나타나 있다. 바깥목동맥의 맥박은 목빗근 바로 앞쪽의 후두 위쪽 부분인 온목동맥에서 분지되는 지점에서 촉지될 수 있다. 얼굴동맥 맥박은 깨물근(교근, masseter muscle) 바로 앞 아래턱뼈의 모서리에서 촉지될 수 있고, 표재측두동맥 맥박은 귓바퀴(auricle)의 바로 앞쪽에 있는 관자놀이에서 느껴진다.

임상적으로 중요한 위턱동맥 분지는 중(간)수막동맥(middle meningeal artery)이다. 이 혈관은 나비뼈 *가시구멍*(foramen spinosum)을 통해 머리뼈(두개골, skull)로 들어가고, 경막(dura mater)의 밑과 두정골(마루뼈, parietal bone)의 넓은 안쪽 부분, 관자뼈(측두골, temporal bone) 비늘부분(squamous region)에 혈액을 공급한다. 머리 옆쪽의 갑작스런 충격은 이 동맥을 파열시키는데, 그렇게 되면 대뇌를 압박하고 뇌의 기능을 방해하는 두개내혈종(intracranial hematoma)이 발생하게 된다.

속목동맥은 눈확(안와)과 대부분의 대뇌에 혈액을 공급한다. 속목동맥은 인두의 바로 바깥에 있는 목 앞쪽을 지나 상행하고 관자뼈(측두골)의 *목동맥관*(경동맥관, carotid canal)을 통해 머리뼈로 들어간다. 거기서부터 측두골바위부분(추체부, petrous region)을 통해 안쪽으로 뻗고, 나비뼈(접형골, sphenoid bone)의 몸통을 따라 앞으로 진행하고 시신경

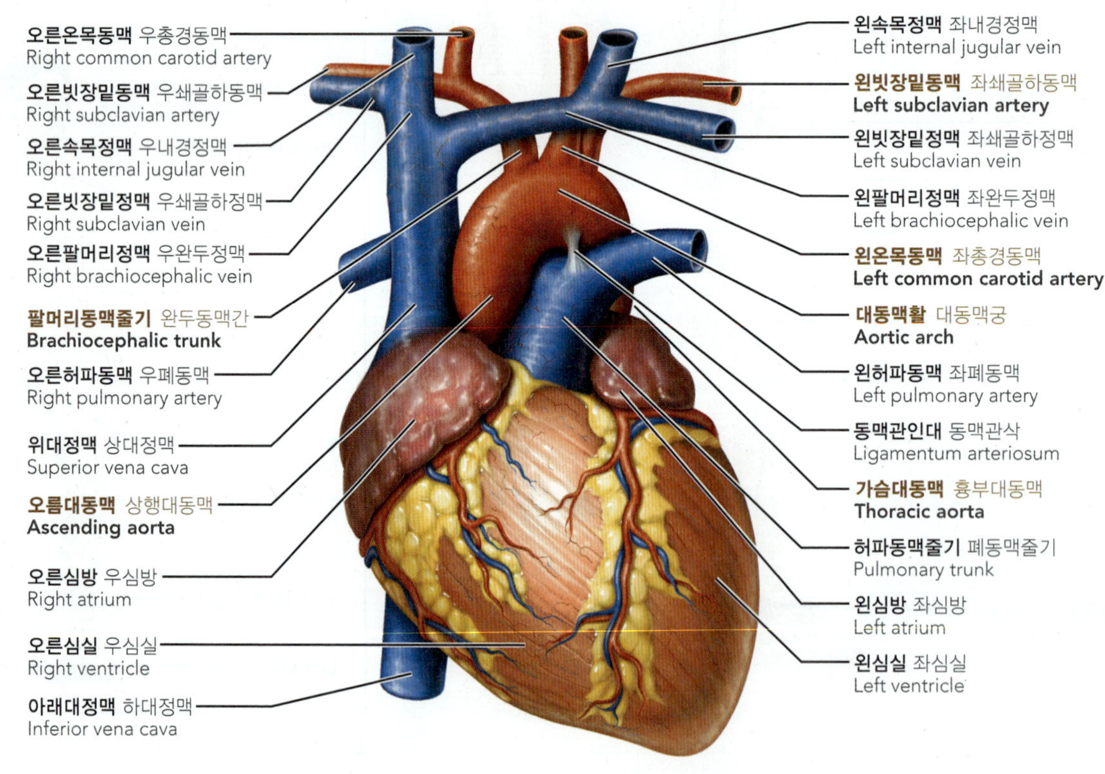

그림 19.9 심장을 출입하는 큰 혈관들.

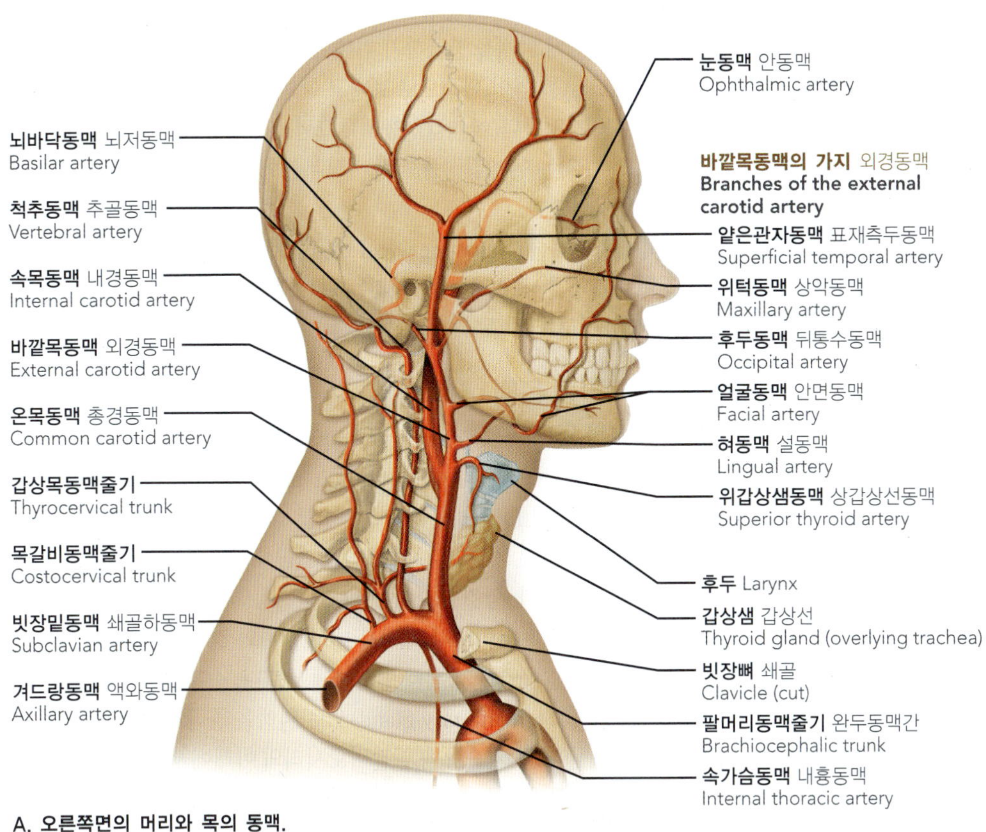

A. 오른쪽면의 머리와 목의 동맥.

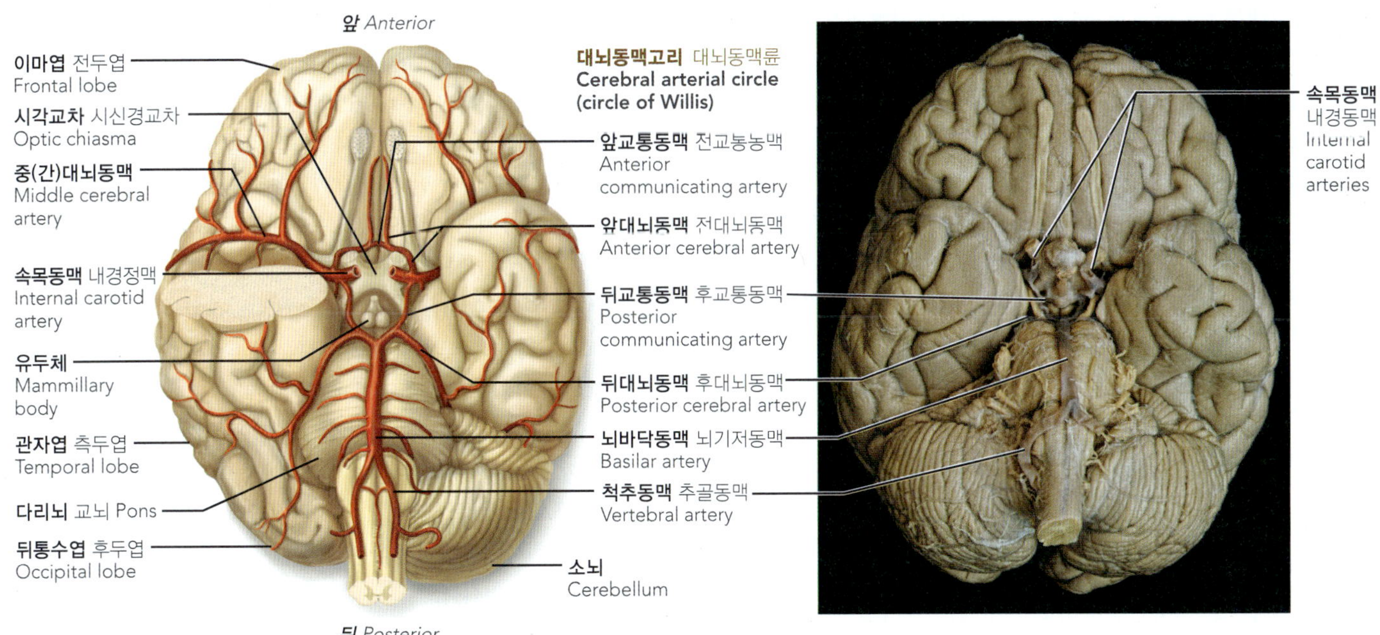

B. 뇌의 중요한 동맥들, 아래면, 소뇌의 오른엽과 우측 대뇌관사엽 부분이 제거됨.

C. 대뇌동맥고리, 뇌의 아래면.

그림 19.10 머리와 목과 뇌의 동맥.

관(optic canal) 바로 뒤에 있는 안장(터키안장, sella turcica)으로 들어가기 위해 위로 굽어진다. 여기서 속목동맥은 눈과 안와로 **눈동맥**(안동맥, ophthalmic artery)을 분지하고(그림 19.10A), *앞대뇌동맥*과 *중(간)대뇌동맥*으로 나뉜다(그림 19.10B).

각각의 **앞대뇌동맥**(anterior cerebral artery)은 짧은 **앞교통동맥**(전교통동맥, anterior communicating artery)을 분지하여 반대편의 같은 이름의 동맥과 합류하고(그림 19.10B), 이마엽(전두엽, frontal bone)과 마루엽(두정엽, parietal bone)의 안쪽면과 위쪽면을 지배한다. **중(간)대뇌동맥**(middle cerebral artery) 각각은 대뇌반구의 가쪽틈새(lateral fissure)를 통해 나가고 관자엽(측두엽, temporal lobe)과 두정엽의 가쪽부분을 지배한다. 앞대뇌동맥과 중(간)대뇌동맥이 혈류를 공급하는 부분은 대뇌의 80%가 넘는다. 대뇌의 나머지 부분은 뒤대뇌동맥(후대뇌동맥, posterior cerebral artery)에 의해 공급받는다.

빗장밑동맥(Subclavian Arteries). **오른빗장밑동맥**(쇄골하동맥, subclavian artery)은 팔머리동맥줄기(완두동맥간, brachiocephalic trunk)로부터 나오고 우온목동맥으로 갈라진다. **왼빗장밑동맥**은 대동맥활에서 나온다. 빗장밑동맥의 가지는 머리(척추동맥, vertebral artery), 목과 가슴벽[(갑상목동맥줄기, thyrocervical trunk), (목갈비동맥줄기, costocervical trunk), (속가슴동맥, internal thoracic artery)]에 혈액을 공급한다.

척추동맥(Vertebral Arteries). 뇌 뒷부분으로 공급되는 혈액은 좌·우**척추동맥**(vertebral aretry)의 지배를 받는다. 척추동맥은 목 아랫부분의 빗장밑동맥(쇄골하동맥, subclavian artery)으로부터 기시한다(그림 19.10A, C). 척추동맥은 목뼈(경추, cervical vertebra) C_6에서 C_1까지의 가로돌기(횡돌기, transverse process)안의 구멍을 통해 올라가고 *큰구멍*(대공, foramen magnum)을 통해서 머리뼈 안으로 들어간다. 이 경로에서 척추동맥은 척추와 목척수로 가지를 낸다. 머리뼈 안에서 오른쪽, 왼쪽 척추동맥은 합쳐져서 하나의 **뇌바닥동맥**(뇌기저동맥, basilar artery)을 형성한다(그림 19.10B, C). 뇌바닥동맥은 뇌줄기(뇌간, brain stem)의 정중선을 따라 분지하고 소뇌(cerebellum), 다리뇌(교뇌, pons) 및 중(간)뇌(midbrain)로 가지를 낸다. 다리뇌와 중(간)뇌의 경계에서 이 동맥은 한 쌍의 **뒤대뇌동맥**(posterior cerebral artery)이 되어 대뇌반구의 뒤통수엽(후두엽, occipital lobe)과 측두엽의 아래와 중간부분에 분포한다.

짧은 **뒤교통동맥**(후교통동맥, posterior communicating artery)은 뒤대뇌동맥을 중(간)대뇌동맥과 앞쪽에서 연결시킨다. 두 개의 뒤교통동맥과 한 개의 앞교통동맥은 **대뇌동맥고리**(대뇌동맥륜, cerebral arterial circle)라고 불리는 동맥연결을 형성한다[**윌리스고리**(circle of Willis)라고도 함]. 이 고리는 뇌하수체와 시신경교차를 둘러싸는 고리를 형성하고 속목동맥과 척추동맥에 의해 공급되는 뇌의 앞쪽과 뒤쪽의 혈액을 하나로 융합한다. 뇌의 앞쪽, 뒤쪽, 왼쪽, 오른쪽 부분에 혈액을 공급하는 혈관들을 연결함으로써 온목동맥이나 척추동맥이 폐쇄되었을 때 뇌 영역에 혈액을 공급하는 다른 경로가 될 수 있다.

갑상목동맥줄기와 목갈비동맥줄기(Thyrocervical and Costocervical Trunks). 목의 다른 부분은 빗장밑동맥의 두 개의 작은 가지인 *갑상목동맥줄기*와 *목갈비동맥줄기*로부터 혈액을 공급받는다(그림 19.10A).

갑상목동맥줄기(thyrocervical trunk)는 가장 먼저 기시하는데, 어깨의 근육들에 혈액을 공급하기 위해 두 개의 작은 가지를 어깨뼈(견갑골, scapula)를 넘어 뒤쪽으로 보내고 한 가지는 앞쪽으로 가서 갑상샘 밑부분을 지배한다(아래갑상동맥). 그림 19.10A에 나와 있는 상행하는 목의 가지는 아래갑상동맥의 바닥부분에서 나와서 목뼈와 척수에 혈액을 공급한다.

목갈비동맥줄기(costocervical trunk)는 목의 깊은 곳 근육들의 앞쪽으로 가지를 내고, 아래쪽 가지는 가장 앞쪽의 두 갈비사이공간으로 공급한다.

가슴우리의 동맥 Arteries of the Thorax

가슴벽의 동맥(Arteries of the Thoracic Wall). 가슴벽 앞쪽은 **속가슴동맥**(내흉동맥, internal thoracic artery)으로부터 혈액을 공급받는다(**그림 19.11**). 빗장밑동맥에서 분지된 이 혈관은 복장뼈(흉골, sternum)의 바로 가쪽과 갈비연골(늑연골, costal cartilage) 깊은면을 따라 내려간다. **앞갈비사이동맥**(전늑간동맥, anterior intercostal artery)은 갈비뼈사이마다 가지를 내고 갈비와 갈비뼈사이 공간 안의 구조에 혈액을 공급하기 위해 평행하게 달린다. 속가슴동맥은 또한 피부와 젖샘(유선, mammary gland)으로 혈액을 공급하기 위해 표면으로 가지를 낸다. 속가슴동맥은 갈비모서리의 아래에서 끝나는데, 여기서 앞배벽으로 향하는 가지와 가로막의 앞부분으로 향하는 가지로 나뉜다.

뒤가슴벽은 **뒤갈비사이동맥**(후늑간동맥, posterior interco-stal artery)으로부터 혈액을 받는다. 맨 위쪽 두 쌍의 뒤갈비사이동맥은 목갈비동맥줄기(costocervical trunk)로부터 나오고, 아래의 아홉 쌍은 가슴대동맥(흉부대동맥, thoracic aorta)에서 나온다. 모든 뒤갈비사이동맥은 각각의 갈비뼈고랑(늑골고랑, costal groove)을 따라 앞쪽으로 나온다. 가슴벽 가쪽에서 뒤갈비사이동맥은 앞갈비사이동맥과 연결된다. 12번째 갈비 아래에 한 쌍의 *갈비밑동맥*(늑골밑동맥, subcostal artery)은 가슴대동맥의 가장 아래쪽 부분을 떠나 가로막의 뒤쪽과 위쪽 부분에 혈액을 공급한다.

가슴내장기관의 동맥(Arteries of the Thoracic Visceral Organs). 많은 가슴내장기관은 기능적인 혈액 공급을 가슴대동맥의 작은 가지로부터 받는다. 이 가지들은 아주 작기 때문에 그림에 표시되지 않았다. *기관지동맥*(bronchial artery)은 산소가 많은 혈액을 허파조직에 공급한다. 보통 두 개의 기관지동맥은 좌폐 기관지에 혈액을 공급하고, 하나는 우폐 기관지에 혈액을 공급한다. 일부 사람에게서는 기관지동맥이 대동맥 대신에 뒤갈비사이동맥에서 나온다. 기관지동맥은 큰 폐혈관들을 따라 폐안쪽면으로 들어간다.

가슴동맥은 또한 작은 가지를 세로칸(종격, mediastinum)과 심장막(pericardium)의 뒤쪽뿐만 아니라 식도 앞으로 바로 보낸다.

팔의 동맥 Arteries of the Upper Limbs

몸통 윗부분은 빗장밑동맥(쇄골하동맥, subclavian artery)에서 기시

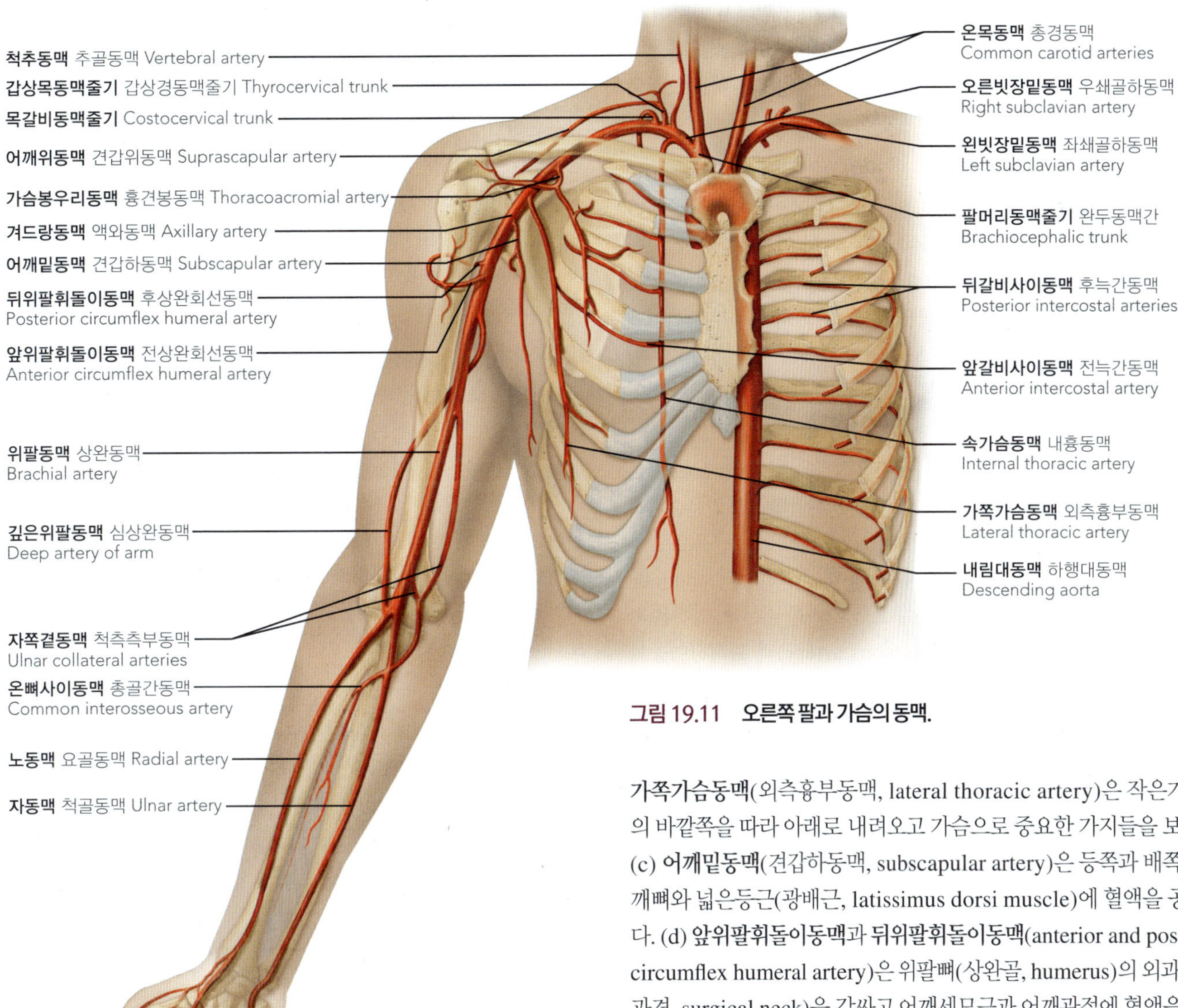

그림 19.11 오른쪽 팔과 가슴의 동맥.

하는 동맥들에 의해 혈액 공급을 받는다(그림 19.11). 목으로 분지한 후(척추동맥과 갑상목동맥줄기, 목갈비동맥줄기), 각각의 빗장밑동맥은 빗장뼈(쇄골, clavicle)의 아래에 있는 1번째 갈비뼈를 향해 바깥쪽으로 뻗는다. 여기서 빗장밑동맥은 *겨드랑동맥*이 되어 겨드랑이로 들어간다.

겨드랑동맥(액와동맥, Axillary Artery). **겨드랑동맥**(액와동맥, axillary artery)은 겨드랑이에서 아래로 향해 뻗어가고 다음의 가지로 나뉜다. (a) **가슴봉우리동맥**(견봉흉동맥간, thoracoacromial artery)은 빗장뼈의 바로 아래에서 나오고 가슴근(흉근, pectoralis muscle)과 어깨세모근(삼각근, deltoid muscle)으로 분지하여 혈액을 공급한다. (b) **가쪽가슴동맥**(외측흉부동맥, lateral thoracic artery)은 작은가슴근의 바깥쪽을 따라 아래로 내려오고 가슴으로 중요한 가지들을 보낸다. (c) **어깨밑동맥**(견갑하동맥, subscapular artery)은 등쪽과 배쪽의 어깨뼈와 넓은등근(광배근, latissimus dorsi muscle)에 혈액을 공급한다. (d) **앞위팔휘돌이동맥**과 **뒤위팔휘돌이동맥**(anterior and posterior circumflex humeral artery)은 위팔뼈(상완골, humerus)의 외과목(외과경, surgical neck)을 감싸고 어깨세모근과 어깨관절에 혈액을 공급하는 것을 돕는다. 겨드랑동맥은 *위팔동맥*으로 이어지는데 이러한 동맥 이름의 변화의 경계는 큰원근(대원근, teres major) 아래모서리가 경계가 된다.

위팔동맥(상완동맥, Brachial Artery). **위팔동맥**(상완동맥, brachial artery)은 위팔두갈래근 깊은부위에서 위팔뼈 안쪽면을 따라 내려오며 위팔앞쪽 근육에 혈액을 공급한다. 위팔부위 맥박은 안쪽두갈래근고랑(그림 10.33a)에서 촉지할 수 있고 이곳의 강한 압력은 팔의 더 먼 곳에서의 출혈을 막을 수 있다. 위팔동맥은 위팔부터 팔꿈치까지 커프를 감아서 사용하는 혈압계로 혈압을 측정하는 데 사용된다. 중요한 가지는 **깊은위팔동맥**으로 노신경(요골신경, radial nerve)과 함께 위팔뼈의 뒷표면을 감싸고 위팔세갈래근(상완삼두근, tricep brachii muscle)으로 혈액을 공급한다. 위팔동맥이 아래로 주행하여 팔꿈치에 가까워지면 몇 개의 작은 가지들을 아래로 내보내는데, **자쪽곁동맥**(척측측부동맥, ulnar collateral artery)은 아래팔의 동맥에서 상행하는 가지들과 함께 연결을 이루고 팔꿈치관절(주관절, elbow joint)로 혈액을 공급한다. 이 혈관들은 팔꿈치가 굽혀지면 팔의 먼 부분으로 곁순환(collateral circulation)을 제공한다. 위팔동맥은 위팔중앙의 두갈래근널힘줄 아

래에서 팔꿈치관절 앞쪽을 가로질러 지나가며 이 부위에서 맥박이 촉진된다. 이 부위는 혈압을 측정할 때 측정하는 사람이 맥박소리를 들을 수 있는 장소이다. 팔꿈치관절을 지나면 바로 위팔동맥은 바로 *노동맥*과 *자동맥*으로 분지한 후 아래팔 앞쪽부분으로 내려간다.

노동맥(요골동맥, Radial Artery). **노동맥**(요골동맥, radial artety)은 위팔노근(완요골근, brachioradialis muscle)의 안쪽모서리를 따라 하행하고, 아래팔 가쪽 앞근육, 손목 가쪽부위 및 엄지와 검지로 혈액을 공급한다. 노쪽손목굽힘근힘줄(요측수근굴근건, tendon of flexor carpi radialis)(그림 10.36) 가쪽에 있는 엄지손가락 기시부 가까이에서 노동맥이 표피에 매우 가까우므로 맥박을 찾는데 편리한 지점이 된다. 노동맥의 가지는 해부학코담배갑(anatomical snuffbox)으로 이어지며, 이곳에서도 노동맥의 맥박을 측정할 수 있다.

자동맥(척골동맥, Ulnar Artery). 자동맥(척골동맥, ulnar artery)은 앞쪽 아래팔의 안쪽을 따라 내려가고 얕은손가락굽힘근과 깊은손가락굽힘근 사이에서 관찰되고 자뼈(척골, ulna)를 덮고 있는 근육으로 분지한다. 자동맥은 몸쪽 부위에서 **온뼈사이동맥**(총골간동맥, common interosseous artery)이라고 불리는 주요한 가지를 내는데, 이것은 바로 *앞뼈사이동맥*(anterior interossesous artery)과 *뒤뼈사이동맥*(posterior interossesous artery)으로 갈라진다. 이 혈관들은 노뼈와 자뼈 사이에 있는 뼈사이막 표면을 따라 각각 하행한다. 앞뼈사이동맥은 깊은 굽힘근에 혈액을 공급하고, 반대로 뒤뼈사이동맥과 그것의 가지는 아래팔 뒤편에 있는 모든 폄근(신전근)에 혈액을 공급한다. 자동맥은 자쪽손목굽힘근힘줄(척측수근굴근건, tendon of flexor carpi ulnaris) 바로 바깥에서 손목을 지나 손으로 계속 진행한다.

손바닥동맥활(Palmar Arches). 손바닥에서 노동맥과 자동맥이 만나 수평한 활꼴인 **얕은손바닥동맥활**(표재수장궁, superficial palmar arch)과 **깊은손바닥동맥활**(심부수장궁, deep palmar arch)을 형성한다. 얕은손바닥동맥활은 피부와 손의 근막 아래에 있고 깊은손바닥동맥활은 손허리뼈(중수골, metacarpal bone)쪽에 위치한다. **손가락동맥**(수지동맥, digital artery)은 손가락에 혈액을 공급하는데, 이들은 손바닥동맥활에서 분지한다[노동맥과 자동맥은 손목의 등쪽에 있는 손목그물(carpal arch)도 형성한다. 이 손목그물의 가지는 손허리뼈를 따라 손가락쪽으로 진행한다].

복부의 동맥 Arteries of the Abdomen

복부내장으로 가는 동맥들은 복부대동맥(배대동맥, abdominal aorta)(그림 19.8A, **그림 19.12**)에서 나온 것이다. 사람이 휴식 중일 때 전체 혈류 중 절반이 복부대동맥으로 흐른다. 세 개의 정중가지(복강동맥줄기, 상장간막동맥, 하장간막동맥)는 안쪽관인 소화관으로 혈액을 공급한다. 쌍으로 구성되는 가지들은 바깥쪽관(부신, 콩팥(신장), 생식샘, 배벽)으로 혈액을 공급한다. 이제부터 대동맥에서 나오는 동맥들의 순서와 동맥들이 분지할 때 어느 척추의 위치에서 나오는지 위에서 아래로 내려가며 알아보자.

아래가로막동맥(Inferior Phrenic Arteries). 한 쌍의 **아래가로막동맥**(하횡격막동맥, inferior phrenic artery)은 가로막의 대동맥구멍(대동맥열공, aortic hiatus)의 바로 아래에 위치하는 T_{12}의 높이에서 복부대동맥으로부터 분지한다(그림 19.12). 이 동맥들은 가로막의 아랫부분으로 혈액을 공급한다.

복강동맥줄기(Celiac Trunk). 짧고 넓으며 쌍을 이루지 않는 복강

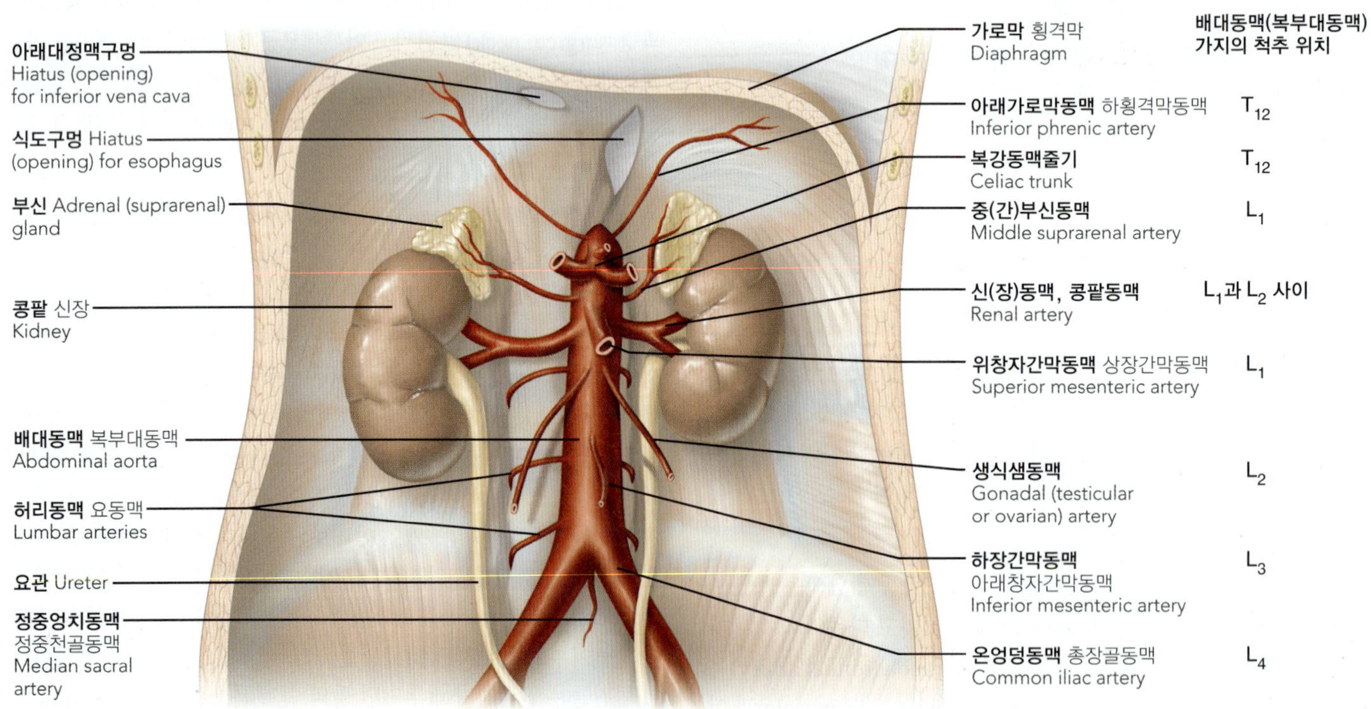

그림 19.12 배대동맥(복부대동맥)의 주요 분지.

동맥줄기는 복강의 위쪽부분에 있는 내장으로 혈액을 공급한다(**그림 19.13A**). 독특하게도 이것은 위, 간, 쓸개(담낭), 췌장(이자), 비장(지라), 작은창자(소장)의 일부분(십이지장)에 분지한다. 복강동맥줄기는 T_{12}의 수준에서 복부대동맥으로부터 배의 중간부분으로 나오고 바로 세 개의 가지로 나뉜다. 세 가지는 *왼위동맥*(좌위동맥, left gastric artery), *지라동맥*(비장동맥, splenic artery), *온간동맥*(총간동맥, common hepatic artery)이다.

왼위동맥(좌위동맥, left gastric artery)은 위가 식도와 만나는 교차점을 향해 위쪽과 왼쪽 방향으로 뻗어 나온다. 이 교차점에서는 몇 개의 식도가지가 나오고, 좌위동맥은 위의 오른쪽의 J자 모양의 만곡을 따라 내려온다.

큰 **지라동맥**(비장동맥, splenic artery)은 수평으로 달리고 위의 뒤쪽에서 왼쪽으로 진행하여 비장으로 들어간다. 비장동맥은 췌장(이자)의 위쪽 경계를 통과해 이곳으로 분지한다. 비장(지라) 근처에 비장동맥은 몇 개의 짧은 가지를 볼록한 위바닥쪽으로 보내고, 큰가지를 위의 큰굽이(greater curvature)로 보낸다(**좌위그물막동맥**, left gastroepiploic artery).

온간동맥(총간동맥, common hepatic artery)은 복강동맥줄기에서 오른쪽으로 뻗어 나오는 유일한 가지이다. 위와 소장(십이지장, 샘창자)의 교차부위에서, 총간동맥은 위로 주행하는 가지인 *고유간동맥*과 아래로 주행하는 가지인 *위샘창자동맥*(위십이지장동맥, gastroduodenal artery)으로 나뉜다. **고유간동맥**(hepatic artery proper)은 간으로 들어가기 바로 전에 *오른쪽 가지*와 *왼쪽 가지*로 나뉜다. 담낭으로 향하는 *담낭동맥*(cystic artery)은 보통 간동맥의 오른쪽 가지에서 나온다. 오른위동맥(우위동맥, right gastric artery)은 고유간동맥이나 총간동맥 모두에서 나올 수 있다. 이 혈관은 오른쪽에서 위의 작은굽이(lesser curvature)로 향한다. 총간동맥의 하행하는 가지인 **위샘창자동맥**(위십이지장동맥, gastroduodenal artery)은 십이지장과 췌장(이자)머리부분 사이에서 아래쪽으로 내려간다. 한 가지는 **위이자샘창자동맥**(상췌십이지장동맥, superior pancreaticoduodenal artery)으로 십이지장의 옆에 붙어 있는 췌장(이자)에 혈액을 공급하는 것을 도와준다. 다른 가지는 **오른위그물막동맥**(우위대망동맥, right gastroepiploic artery)으로 오른쪽에서 위의 큰굽이를 따라 진행한다.

위창자간막동맥(상장간막동맥, Superior Mesenteric Artery). 크고 쌍을 이루지 않는 **위창자간막동맥**(상장간막동맥, superior mesenteric artery)은 대부분의 창자에 혈액을 공급한다(그림 19.13B). 상장간막동맥은 췌장(이자)뒤쪽 L_1높이 복부대동맥 배쪽 가운데부분에서 시작된다. 상장간막동맥은 아래쪽과 앞쪽으로 주행하여 소장(회장, 공장)의 길고 꼬인 부분을 지지해 주는 천 같은 막인 창자간막(장간막, mesentery)으로 들어간다. 상장간막동맥은 창자간막(장간막)으로 내려갈 때 비스듬하게 오른쪽으로 들어간다. 왼쪽 부분에서는 많은 **창자(장)동맥**(intestinal artery)들이 돌창자(회장)과 빈창자(공장)로 향한다. 오른쪽 부분에서는 큰창자(대장)의 몸통부위 반 정도에 혈액을 공급하는 가지들이 나온다. 상장간막동맥에 의해 혈액을 공급받는 큰창자의 부분은 **돌잘록창자동맥**(회결장동맥, ileocolic artery)에 의하여 오름(잘록)창자(상행결장, ascending colon), 막창자(맹장, cecum), 막창자꼬리(충수, appendix)를 지배하고, **오른잘록창자동맥**(우결장동맥, right colic artery)에 의하여 상행결장의 일부를 지배하며 **중간잘록창자동맥**(중결장동맥, middle colic artery)에 의하여 횡행결장(가로(잘록)창자, transverse colon)의 일부를 지배한다.

부신동맥(Suprarenal Arteries). 한 쌍의 **중**(간)**부신동맥**(middle suprarenal artery)(그림 19.12)은 L_1의 높이에서 대동맥의 옆면에서 나오고, 신장의 위 끝에 있는 부신으로 혈액을 공급한다. 부신은 아래가로막동맥(하횡격막동맥, inferior phrenic artery)의 근처에서 나오는 *위부신동맥가지*와 콩팥동맥(신(장)동맥, renal artery) 근처의 *아래부신동맥가지*로부터도 혈액을 받는다.

콩팥동맥(신(장)동맥, Renal Arteries). 콩팥(신장)으로 향하는 한 쌍의 **신**(장)**동맥**(renal artery)은 L_1과 L_2 사이에서(그림 19.12) 대동맥의 옆쪽에서 분지한다. 신장은 신(장)동맥을 통해 전달되는 혈액으로부터 질소성 노폐물을 제거한다. 이전에 언급했던 것처럼 신장으로 향하는 세포 노폐물 운반은 혈관계의 중요한 기능이므로 신장순환은 온몸순환의 주요한 기능적 구성요소이다.

생식샘동맥(Gonadal Arteries). 생식샘으로 향하는 한 쌍의 동맥은 흔히 남성에서는 **고환동맥**(testicular artery), 여성에게서는 **난소동맥**(ovarian artery)이라고 불린다(그림 19.12). 이들은 생식샘이 배에서 처음으로 분화한 L_2의 수준에서 대동맥으로부터 분지한다. 난소동맥은 난소와 난관의 일부분으로 혈액을 공급하기 위해 골반 안쪽에서 아래로 길게 뻗어 있다. 더 긴 고환동맥은 앞배벽을 지나고 고샅굴(서혜관, inguinal canal)을 통과하여 음낭(scrotum)이 감싸고 있는 고환을 지배한다.

아래창자간막동맥(하장간막동맥, Inferior Mesenteric Artery). 짝이 없는 **아래창자간막동맥**(하장간막동맥, inferior mesenteric artery)(그림 19.12, 19.13B)은 복부대동맥의 마지막 주요 분지로 L_3의 높이에서 복부 중심쪽으로 나온다. 이 동맥은 가로(잘록)창자(횡행결장, transverse colon)의 마지막 부분부터 곧창자(직장, rectum)의 중간부분까지 대장의 먼쪽부위 절반의 혈액 공급을 담당한다. 이 동맥의 가지는 **왼잘록창자동맥**(좌결장동맥, left colic artery), **구불(잘록)창자동맥**(구불결장동맥, sigmoidal artery), **위곧창자동맥**(상직장동맥, superior rectal artery)을 분지한다.

허리동맥(Lumbar Arteries). **허리동맥**(요동맥, lumbar artery) 네 쌍은 허리부분 대동맥(그림 19.12)의 뒤가쪽면에서 나온다. 허리의 분절을 지배하는 허리동맥 쌍들은 뒤복벽에 혈액을 공급하기 위해 평행하게 달린다.

정중엉치동맥(Median Sacral Artery). 짝이 없는 **정중엉치동맥**(정중천골동맥, median sacral artery)은 대동맥 아래쪽에서 나온다(그림 19.12). 가느다란 정중엉치동맥은 엉치뼈(천골, sacrum)와 꼬리뼈(미골, coccyx)의 중앙을 따라 하행하면서 혈액을 공급한다.

온엉덩동맥(Common Iliac Arteries). L_4의 높이에서 대동맥은 좌·우**온엉덩동맥**(총장골동맥, common iliac artery)으로 나뉜다(그림 19.12). 이 동맥은 앞배벽의 아래쪽 부분뿐만 아니라 골반 내장과 다리에도 혈액을 공급한다.

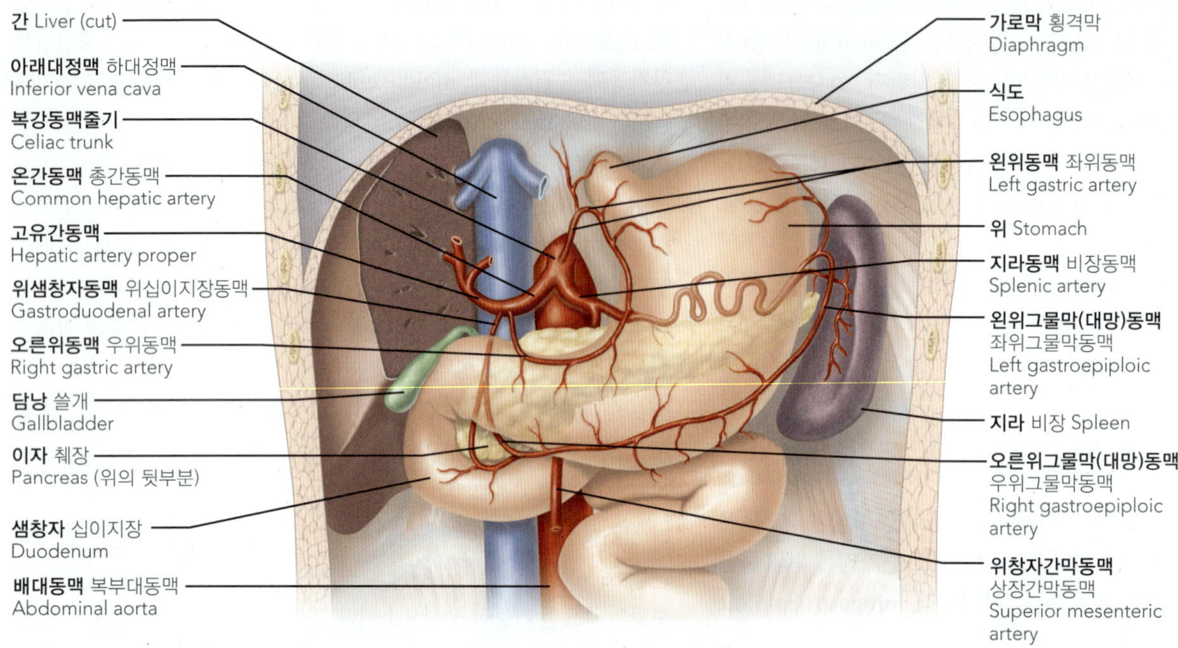

A. 복강동맥줄기와 주요한 분지들. 동맥들이 잘 보이도록 하기 위해 간의 왼쪽 반이 제거되었다.

복강동맥줄기
Celiac trunk
위창자간막동맥 상장간막동맥
Superior mesenteric artery
위창자간막동맥의 가지
Branches of the superior mesenteric artery
중간잘록창자동맥 중결장동맥
Middle colic artery
창자동맥 장동맥
Intestinal arteries
오른잘록창자동맥 우결장동맥
Right colic artery
돌잘록창자동맥 회결장동맥
Ileocolic artery
오름(잘록)창자 상행결장
Ascending colon
오른온엉덩동맥 우총장골동맥
Right common iliac artery
돌창자 회장
Ileum
막창자 맹장
Cecum
막창자꼬리 충수
Appendix
가로(잘록)창자
횡행결장
Transverse colon
대동맥 Aorta
아래창자간막동맥
하장간막동맥
Inferior mesenteric artery
아래창자간막동맥의 가지
Branches of the inferior mesenteric artery
왼잘록창자동맥 좌결장동
Left colic artery
구불(잘록)창자동맥 구불결장동맥
Sigmoidal arteries
위곧창자동맥 상직장동맥
Superior rectal artery
내림(잘록)창자 하행결장
Descending colon
구불(잘록)창자 구불결장
Sigmoid colon
곧창자 직장
Rectum

B. 위창자간막동맥과 아래창자간막동맥의 분포. 가로잘록창자는 위쪽으로 들어올려졌다.

그림 19.13 소화기 내장을 지배하는 배대동맥의 정중선에서 기시하는 가지.

골반과 다리의 동맥 Arteries of the Pelvis and Lower Limbs

골반 가장자리에 있는 엉치엉덩관절(천장관절, sacroiliac joint)의 높이에서 온엉덩동맥은 두 개의 가지로 갈라진다. 하나는 *속엉덩동맥*으로 골반의 장기들에 주로 혈액을 공급하는 혈관이다. 또 다른 것은 *바깥엉덩동맥*으로 다리에 혈액을 공급한다(그림 19.14A).

속엉덩동맥(Internal Iliac Arteries). **속엉덩동맥**(내장골동맥, internal iliac artery)의 가지는(그림 19.14B, C) 골반벽과 내장쪽골반, 엉덩이, 안쪽 넓적다리와 회음부(샅부위)에 혈액을 공급한다. 가지들 중에 가장 중요한 것은 상·하 **볼기동맥**(gluteal artery)과 속음부동맥, 폐쇄동맥이다. 상·하 볼기동맥들은 볼기근육에 혈액을 공급하기 위해 뒤쪽으로 주행한다. **속음부동맥**(internal pudendal artery)은 골반안을 떠나서 회음부와 생식기에 혈액을 공급한다. 그리고 폐쇄동맥은 **폐쇄구멍**(obturator foramen)을 통해 넓적다리의 모음근쪽으로 내려간다. 다른 가지들은 방광(상방광동맥과 하방광동맥), 직장(중(간)직장동맥, middle rectal artery), 여성의 자궁, 질(자궁동맥, 질동맥), 그리고 남성의 생식샘(방광동맥과 중(간)직장동맥에서 나온 가지들)으로 뻗어나간다.

바깥엉덩동맥(External Iliac Artery). 좌·우**바깥엉덩동맥**(external iliac artery)은 다리로 혈액을 운반한다(그림 19.15). 골반의 온엉덩동맥에서 유래하며, 각각의 바깥엉덩동맥은 엉덩뼈(장골, ilium bone)의 둥근 모양을 따라 아래로 내려가고, 앞배벽으로 작은 혈관가지들을 보내며, 고샅인대(inguinal ligament)의 중심점을 깊게 통과하면서 넓적다리로 들어간다. 이 지점에서 바깥엉덩동맥은 넓적다리동맥(femoral artery)이라고 불린다.

넙다리동맥(Femoral Artery). **넙다리동맥**(대퇴동맥, femoral artery)은 넙다리뼈(대퇴골, femur)의 안쪽에서 넓적다리를 수직으로 내려가며, 넙다리모음근육들의 앞쪽 표면을 따라 내려간다. 위쪽에서 보았을 때 넙다리동맥은 넙다리빗근(봉공근, sartorius muscle)이 바깥쪽으로 긴모음근(adductor longus muscle)이 안쪽으로 경계를 만드는, 넙다리 몸쪽 부분에 위치한 넙다리삼각(femoral triangle)을 통해 내려간다. 아래쪽에서 보았을 때 넙다리동맥은 큰모음근(adductor magnus muscle) 사이를 통과해서 지나가고 넙다리의 먼쪽부위 뒤쪽에서 *오금동맥*(popliteal artery)이 되어서 나온다.

비록 넙다리동맥의 위쪽부분이 치밀한 근막으로 형성된 관으로 싸여있어도 비교적 표면에 위치하고 어떠한 근육조직에 의해서도 보호되지 않는다. 이렇게 보호가 되지 않기 때문에 몸쪽부위 넙다리동맥은 맥박을 측정하거나 먼쪽부위 다리의 출혈을 멈추기 위해 압박을 하기에 편리한 장소이지만, 이 때문에 부상에 취약하기도 한다.

몇 개의 동맥들이 넙다리동맥에서 나온다(그림 19.15A). 위쪽으로

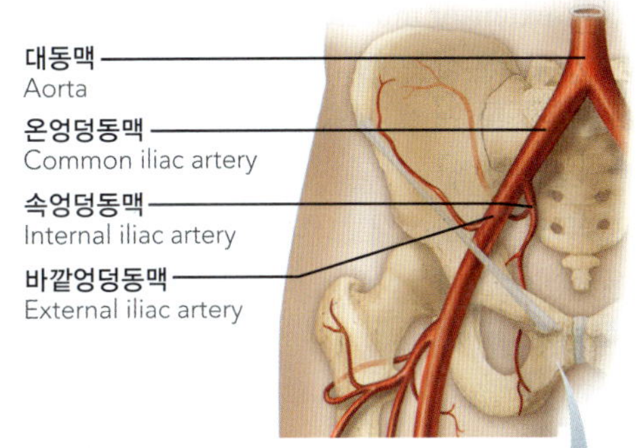

A. 앞쪽에서 본 모습.

B. 여성의 골반의 오른쪽 반을 안쪽에서 본 모습.

C. 같은 모습의 사진. 골반의 기관들과 항문올림근(lavator ani muscle)은 혈관을 보기 위해 제거되었다.

그림 19.14 골반으로 공급되는 동맥.

솟아나오는 가장 큰 가지인 **깊은넙다리동맥**(대퇴심동맥, deep artery of thigh)은 넙다리의 근육들(모음근, 뒤넓적다리근, 넓적다리네갈래근)로 혈액을 공급하는 가장 중요한 혈관이다. 깊은넓적다리동맥의 몸쪽 가지는 **안쪽넙다리휘돌이동맥**(medial circumflex femoral artery)과 **가쪽넙다리휘돌이동맥**(lateral circumflex femoral artery)으로, 이들은 넙다리뼈 몸쪽 몸통부분과 목부분으로 휘어진다. 안쪽넙다리휘돌이동맥은 넙다리의 머리부분의 주요한 혈관이다. 만약 엉덩이의 골절로 이 혈관이 찢어지면 넙다리뼈머리 조직이 괴사하게 된다. 긴 **가쪽넙다리휘돌이동맥의 내림가지**(그림 19.15A)는 가쪽넓은근(외측광근, vastus lateralis muscle)의 앞쪽 모서리를 따라 주행하고 이 근육에 혈액을 공급한다.

오금동맥(Popliteal Artery). **오금동맥**(슬와동맥, popliteal artery)은 넙다리동맥의 아래쪽연장부분으로 오금 안에 놓여 있고, 깊게 위치하기 때문에 손상으로부터 보호받는다. 무릎을 구부리고 오금을 손가락으로 단단히 밀면 맥박을 느낄 수 있다. 만약 치료자가 환자의 오금동맥의 맥박을 느끼지 못한다면 넓적다리동맥은 죽(상)경화증(atherosclerosis)으로 좁아져 있을 것이다. 오금동맥은 수평으로 고리 같은 무릎관절(슬관절, knee joint)을 회선하는 몇 개의 **무릎동맥**(genicular artery)을 분지한다. 종아리뼈머리 바로 아래쪽에서 오금동맥은 *앞정강동맥*(anterior tibial artery)과 *뒤정강동맥*(posterior tibial artery)으로 나뉜다.

앞정강동맥(Anterior Tibial Artery). **앞정강동맥**(전경골동맥, anterior tibial artery)은 종아리 앞쪽 근육구획으로 주행하고, 정강뼈(경골, tibia) 바깥쪽의 뼈사이막(interosseous membrane)을 따라 내려간 후 폄근(신전근, extensor muscle)을 따라 분지한다(그림 19.15A). 발목에서 앞정강동맥은 **발등동맥**(족배동맥, dorsalis pedis artery)이 된다. 발허리뼈(중족골, metatarsal bone)의 바닥부위에서 발등동맥으로부터 분지된 **활꼴동맥**(궁상동맥, arcuate artery)은 가지를 내고 발허리뼈를 따라 멀리 작은 가지를 내보낸다.

발등동맥의 끝부분은 발바닥을 관통하는데, 이것은 발바닥활(족저

온엉덩동맥 총장골동맥
Common iliac artery
속엉덩동맥 내장골동맥
Internal iliac artery
상볼기동맥 상둔동맥
Superior gluteal artery
바깥엉덩동맥 외장골동맥
External iliac artery
넙다리동맥 대퇴동맥
Femoral artery
깊은넙다리동맥 심부대퇴동맥
Deep artery of thigh
가쪽넙다리휘돌이동맥
외측대퇴회선동맥
Lateral circumflex
femoral artery
내림가지
Descending branch
안쪽넙다리휘돌이동맥
내측대퇴회선동맥
Medial circumflex femoral artery
폐쇄동맥
Obturator artery
모음근구멍 내전근열공
Adductor hiatus
오금동맥 슬와동맥
Popliteal artery
무릎동맥 슬동맥
Genicular artery
앞정강동맥 전경골동맥
Anterior tibial artery
뒤정강동맥 후경골동맥
Posterior tibial artery
종아리동맥 비골동맥
Fibular artery
발등동맥 족배동맥
Dorsalis pedis artery
활꼴동맥 궁상동맥
Arcuate artery
등쪽발허리동맥
Dorsal metatarsal
arteries

A. 앞쪽면

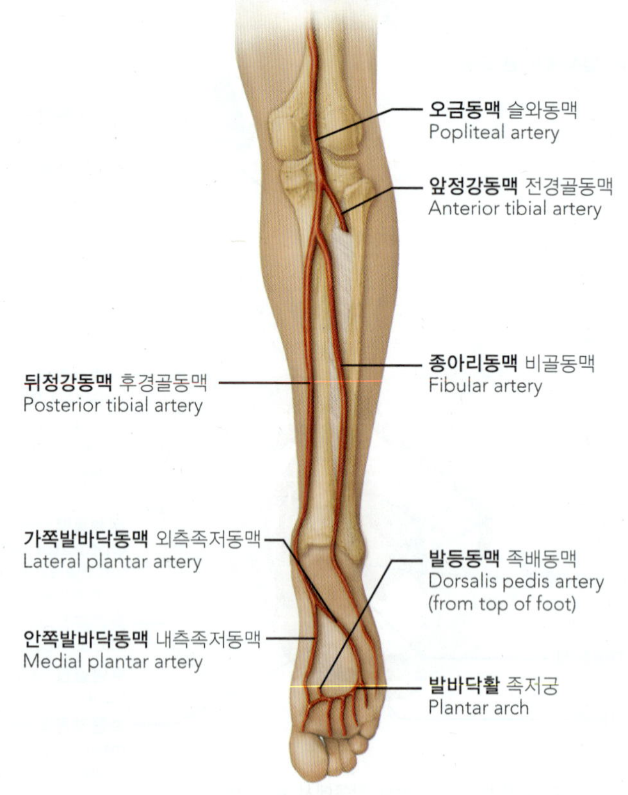

B. 다리의 뒤쪽면

그림 19.15 오른골반과 다리의 동맥.

궁, plantar arch)의 안쪽 끝부분을 형성한다. 발등동맥은 얕고, 이 동맥에서 맥박은 첫 번째와 두 번째 발허리 사이의 몸쪽부위에서 촉지된다. 이곳에서 맥박을 느끼지 못하면 다리로의 혈액 공급이 제대로 이루어지고 있지 않음을 나타낸다. 발등동맥을 주기적으로 확인하는 것은 다리에 순환장애가 있거나 정강이와 넓적다리 수술을 하고 회복 중인 환자의 징후를 알 수 있는 척도가 되기 때문이다.

뒤정강동맥(Posterior Tibial Artery). **뒤정강동맥**(후경골동맥, posterior tibial artery)(그림 19.15B)은 다리의 뒤안쪽 부분을 통해서 내려오며, 가자미근(soleus muscle)의 바로 깊은 부위에 위치한다. 종아리의 몸쪽에서 뒤정강동맥은 **종아리동맥**(비골동맥, fibular artery)과 같은 큰 가지를 낸다. 종아리동맥은 종아리뼈(비골, fibular) 안쪽면을 따라 하행한다. 뒤정강동맥과 종아리동맥은 함께 다리의 굽힘근육에 혈액을 공급하고 종아리동맥은 종아리근육에 분지한다.

아래쪽으로 뒤정강동맥은 정강뼈 안쪽복사(내측과, medial malleolus)의 뒤를 지난다. 안쪽복사지점에서는 맥박을 촉지할 수 있다. 발의 안쪽에서 뒤정강동맥은 **안쪽발바닥동맥**(medial plantar artery)과 **가쪽발바닥동맥**(lateral plantar artery)으로 나뉜다. 이들 동맥은 발바닥에 혈액을 공급하고 가쪽발바닥동맥은 발바닥활의 가쪽 끝부분을 형성한다. 발가락을 향하는 발허리동맥(metatarsal artery)과 발가락동맥(digital artery)은 발바닥활에서 나온다.

이해 수준 체크하기

□ **5.** 대동맥활로부터 나오는 세 동맥의 가지들과 이 동맥들이 지배하는 부위를 나열한다.

□ **6.** 뇌로 혈액을 보내는 네 가지 주요 혈관을 나열한다. 어떤 혈관들이 이 혈관들에서 나오는가?

□ **7.** 다음의 위치에서 맥박이 촉지되는 혈관은 무엇인가?
(a) 허벅지, (b) 팔, (c) 손목, (d) 발, (e) 목

□ **8.** 복부대동맥으로부터 소화관으로 혈액을 공급하는 혈관의 분지 이름과 지배하는 기관은 무엇인가?

19.5b 온몸정맥 Systemic Veins

학습 성과

- 뇌, 머리, 목, 가슴, 팔로 순환하는 위대정맥을 설명할 수 있다.
- 배, 골반, 다리로 순환하는 아래대정맥을 설명할 수 있다.
- 간문맥계통의 구조, 기능 및 문맥계통의 혈관 연결의 중요점을 설명할 수 있다.

대부분의 정맥이 동반 관계에 있는 동맥을 따라 나란히 함께 주행하지만, 동맥과 정맥의 분포에 있어서 몇 가지 중요한 차이점이 있다(그림 19.16).

- 심장이 좌심실에서 대동맥으로 단 하나의 온몸동맥이 뻗어 나오는 반면에, 세 개의 주요 정맥(위대정맥, 아래대정맥, 심장정맥)이 심장의 우심방으로 들어간다.
- 대형 또는 중형 크기의 모든 동맥은 보호를 위해 깊은 곳에 위치하고 같은 이름을 가진 정맥을 동반한다. 이와 반대로 피부밑정맥들은 동맥을 동반하지 않은 채 홀로 있기도 한다. 피부밑 얕은정맥(superficial vein)들은 수액관을 거치시키거나 혈액을 뽑는 장소로 임상적으로 중요하다. 또한 얕은 위치 때문에 열상이나 각종 손상에 취약하다.
- 일반적으로 정맥은 하나의 큰 정맥보다는 두 개 또는 그 이상의 정맥이 함께 주행하는 경우 많고 일부 신체구역에서는 다수의 정맥이 연결하여 정맥그물(venous plexus)을 형성한다. 당신의 손등정맥그물을 한번 살펴보라.
- 인체의 중요한 두 부위에서는 정맥 배출에 있어서 특이한 형태를 보인다. 첫째로 뇌로부터 흘러나오는 정맥혈은 전형적인 정맥보다는 큰 *경막정맥굴*(경막정맥동, dural venous sinus)로 들어간다. 둘째로 소화기관으로부터 배출되는 정맥혈이 지나가는 특별한 하부순환로인 *간문맥계통*(hepatic portal system)이 있는데, 이 정맥혈은 간의 모세혈관을 통과한 후 온몸순환으로 다시 들어간다.

대정맥과 주요 가지 Venae Cavae and Their Major Tributaries

*위대정맥*과 *아래대정맥*은 곧바로 심장의 오른심방(우심방)으로 흘러 들어간다(그림 19.9 참조). *대정맥 venae cavae*의 의미는 '동굴과 같은 정맥(cavelike vein)'이다.

위대정맥(Superior Vena Cava). **위대정맥**(superior vena cava)(그림 19.16)은 심장벽을 제외한 가로막 위쪽의 모든 인체 부위로부터 온몸혈액을 받는다. 이 정맥은 **좌·우 팔머리정맥**이 복장뼈자루 뒤편에서 하나로 결합된 후, 우심방으로 내려간다(그림 19.9 참조). 각각의 팔머리정맥은 *속목정맥*과 *빗장밑정맥*이 합쳐져 형성된 것이다.

아래대정맥(Inferior Vena Cava). 배안의 뒷배벽을 따라 올라가는 가장 큰 혈관인 **아래대정맥**(inferior vena cava)은 가로막 아래의 모든 인체 부위의 혈액을 심장으로 돌려보낸다(그림 19.16). 아래대정맥은 5번째 허리뼈(L_5) 위치에서 좌·우엉덩정맥이 합쳐지면서 시작되고, 척추의 오른편, 복부대동맥의 오른편에서 상행한다. 8번째 등뼈(T_8) 위치에서 가로막의 중심널힘줄을 관통하여 우심방으로 들어간다.

머리와 목의 정맥 Veins of the Head and Neck

머리와 목으로부터 배출되는 대부분의 혈액은 세 쌍의 정맥으로 들어간다. (1) 경막정맥굴로부터 나오는 속목정맥, (2) 바깥목정맥, (3) 척추정맥이다. 머리바깥정맥들이 동반하는 머리바깥동맥의 이름(눈동맥, 얼굴동맥, 후두동맥, 표재측두동맥)과 같지만, 그들의 주행 방향과 상호 연결은 각각 다르다.

경막정맥굴(경막정맥동, Dural Venous Sinuses). 뇌 대부분의 정맥들은 머리안 **경막정맥굴**(경막정맥동, dural venous sinus)로 배출된다(그림 19.17). 경막정맥굴은 뇌경막의 두 층 사이에 있고, 일련의 상호 연결된 채널을 형성한다. **상·하시상정맥굴**(superior and inferior sagittal sinus)은 대뇌반구 사이 대뇌낫에 위치한다. 하시상정맥굴은 뒤쪽으로 해서 **곧은정맥굴**(straight sinus)로 들어간다. 곧은정맥굴과 상시상정맥굴은 뒤쪽으로 해서 **가로정맥굴**(transverse sinus)로 들어

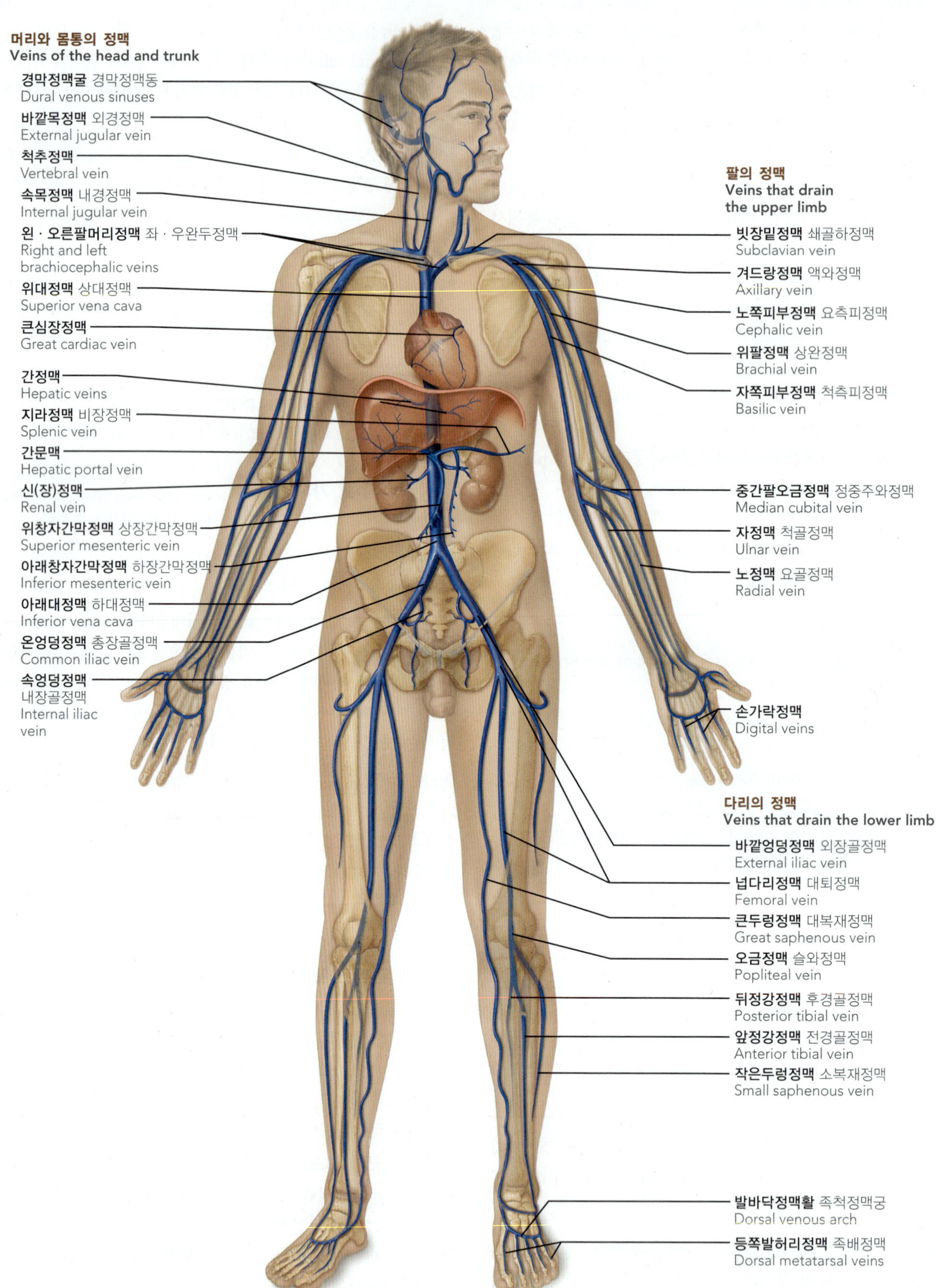

그림 19.16 온몸순환의 주요 정맥.

간다. 가로정맥굴은 후두골(뒤통수뼈) 속면에 있는 가는 홈을 따라 가로로 주행한다. 가로정맥굴은 **구불정맥굴**(구불정맥동, sigmoid sinus)로 들어가고, *속목정맥*(internal jugular vein)이 되어 *목정맥구멍*을 지나 머리를 떠난다.

또한 눈과 얼굴로 가는 뇌신경이 **해면정맥굴**(cavernous sinus) 안으로 (또는 경막으로 형성된 벽으로) 지나간다. 눈돌림(동안)신경, 도르래(활차)신경, 갓돌림신경, 삼차신경의 위턱가지와 눈가지가 있다. 해면정맥굴은 뒤가쪽으로 가로정맥굴로 연결되고 속목정맥을 통해 배출되며 눈정맥(ophthalmic vein)을 통해 코와 윗입술의 혈액이 배출되는 얼굴정맥과 연결된다(그림 19.18).

몇 가지 다른 작은 경막정맥굴이 존재하지만 여기에서는 다루지 않는다.

속목정맥(Internal Jugular Vein). 커다란 **속목정맥**(internal jugular vein)은 뇌로부터 나오는 거의 모든 혈액이 합류한다(**그림 19.18**). 머리 밑바닥에 있는 출발지점으로부터 각각의 정맥은 목을 지나 목빗근(흉쇄유돌근, sternocleidomastoid muscle)을 따라 깊숙이 들어간다. 위쪽에서는 속목동맥의 옆에 놓여 있고, 아래쪽으로 내려가면 온목동맥의 옆에 있다(그림 10.30C). 속목정맥은 얼굴과 목의 깊은정맥으로부터 혈액을 받는다(**얼굴정맥**과 **표재측두정맥**의 가지들이다). 목 아래부분에서 속목정맥은 빗장밑정맥과 합류하여 팔머리정맥을 형성한다. 목정맥(jugular vein)은 목정맥의 끝 지점 때문에 붙여진 이름인데, jugulum이 '빗장뼈 바로 위 목구멍'을 의미하기 때문이다.

목의 손상으로 목동맥이 잘릴 수 있는 것처럼 속목정맥도 잘릴 수 있다. 하지만 정맥은 동맥보다 혈압이 낮기 때문에, 정맥을 잘랐을 때 비슷한 크기의 동맥만큼 빨리 출혈되지는 않는다. 그래서 목의 동맥에 손상을 입었을 때보다 정맥에 손상을 입었을 때 생존율이 더 높다.

바깥목정맥(External Jugular Veins). **바깥목정맥**(external jugular vein)은 목빗근의 표면에서 수직으로 목을 지나 내려가는 얕은 정맥이다. 거울 앞에 서서 손가락으로 빗장뼈 위 부분의 피부를 부드럽게 압박하면 확인이 가능하다(그림 19.18). 바깥목정맥의 윗부분에서는 가지들이 머리피부의 뒤쪽, 머리피부의 옆쪽 얼굴의 일부로부터 배출하고, 아래에서는 빗장밑정맥으로 들어간다. 바깥목정맥은 동반하는 동맥이 없다.

척추정맥(Vertebral Veins). 척추동맥과 달리 **척추정맥**(vertebral vein)은 뇌와 많은 부분에 관여하지 않는다. 대신에 목뼈, 목뼈 부위 척수, 목 상부의 작은 근육에만 관여한다. 뒤통수뼈관절융기(후두과,

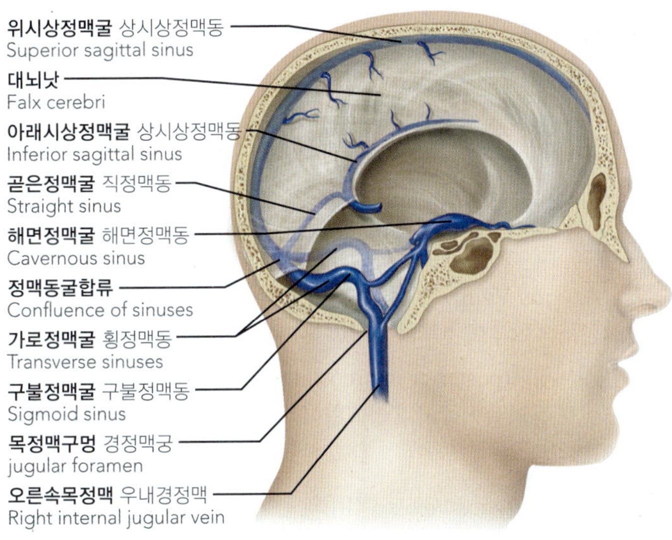

A. 경막정맥굴

위시상정맥굴 상시상정맥동
Superior sagittal sinus
아래시상정맥굴 상시상정맥동
Inferior sagittal sinus
곧은정맥굴 직정맥동
Straight sinus
해면정맥굴 해면정맥동
Cavernous sinus
정맥동굴합류
Confluence of sinuses
가로정맥굴 횡정맥동
Transverse sinus
구불정맥굴 구불정맥동
Sigmoid sinus
해면정맥굴 안의 속목동맥
Internal carotid artery within the cavernous sinus

B. 경막정맥굴, 사체, 오른면

그림 19.17 머리, 목, 뇌의 정맥.

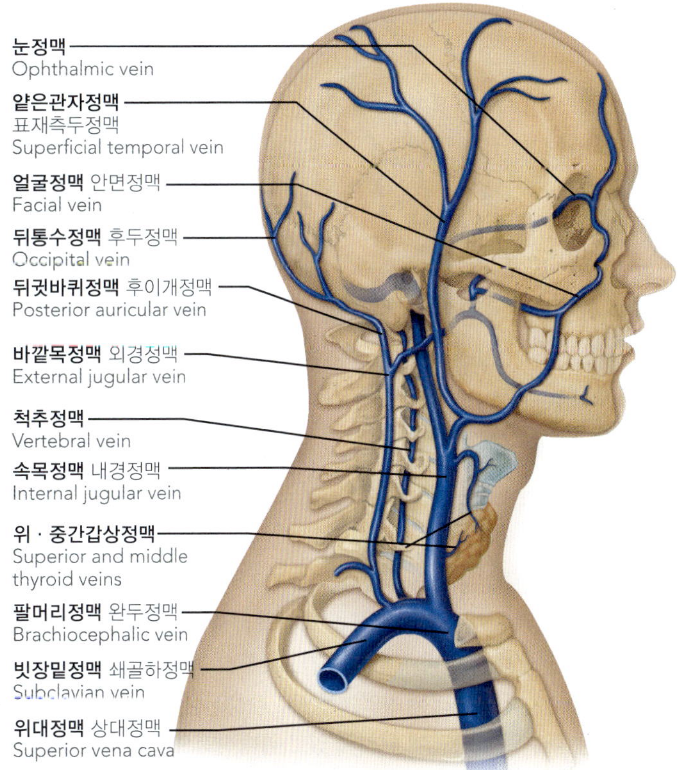

그림 19.18 머리와 목의 정맥, 오른면.

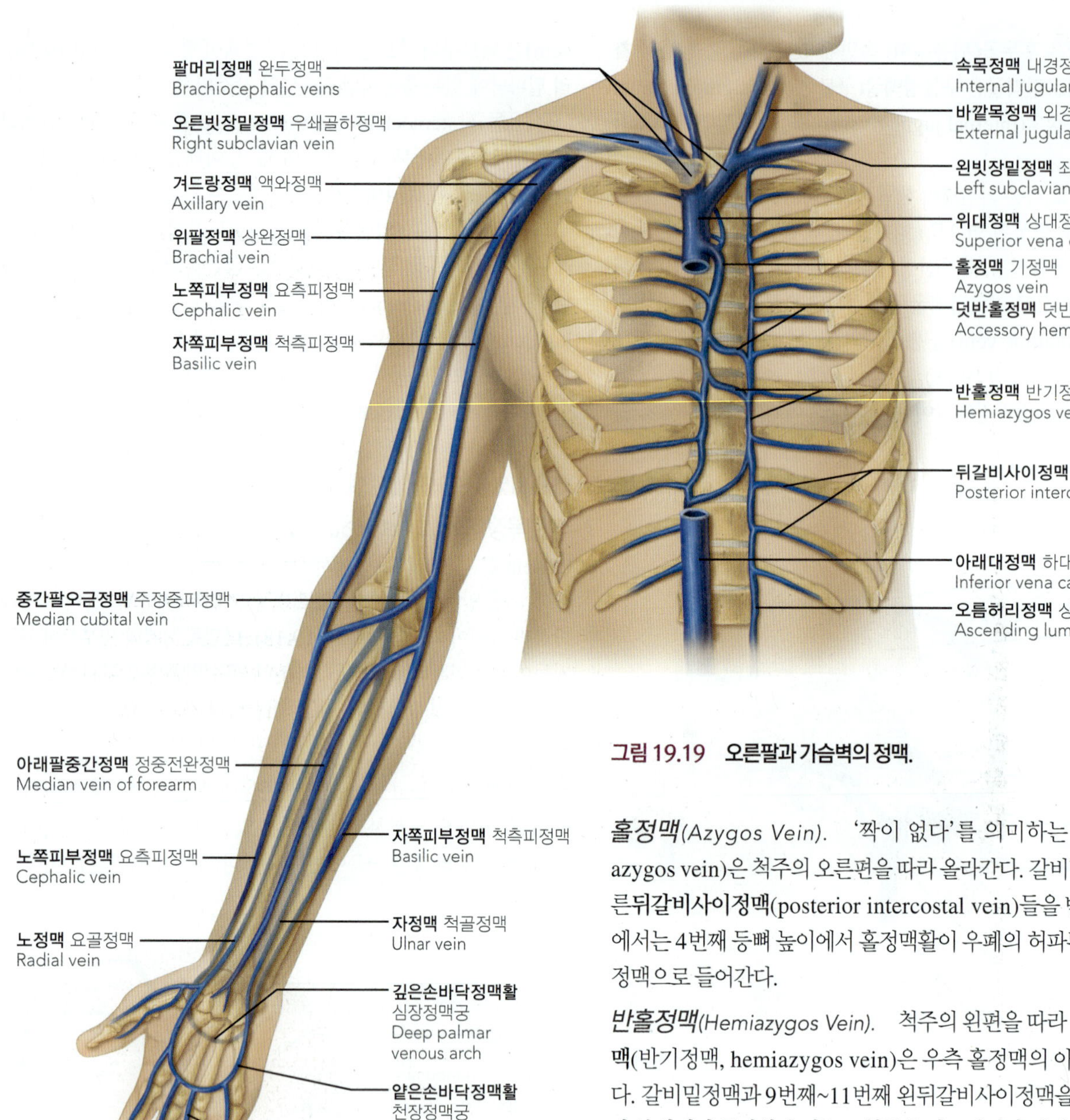

그림 19.19 오른팔과 가슴벽의 정맥.

occipital condyle) 아래 부분에서 기시하고, 각각의 척추정맥은 정맥얼기 형태로 1번째~6번째 목뼈의 가로구멍을 따라 내려간다. 6번째 목뼈 위치에서는 하나의 정맥이 되어 목뿌리 부근에서 팔머리정맥으로 합류한다.

가슴의 정맥 Veins of the Thorax

첫 몇 개 갈비뼈 사이 공간으로부터의 혈액 배출은 팔머리정맥으로 들어가는 반면에, 다른 갈비뼈 사이 공간으로부터의 혈액은 *홀정맥*(기정맥, azygos)이라고 불리는 정맥계통으로 배출된다(**그림 19.19**). 홀정맥계통은 척추의 가쪽면에 위치해 있고 위대정맥으로 들어간다. *홀정맥*, *반홀정맥*, *덧반홀정맥*으로 구성되어 있다.

홀정맥(Azygos Vein). '짝이 없다'를 의미하는 **홀정맥**(기정맥, azygos vein)은 척주의 오른편을 따라 올라간다. 갈비밑정맥과 모든 오른**뒤갈비사이정맥**(posterior intercostal vein)들을 받아들인다. 위쪽에서는 4번째 등뼈 높이에서 홀정맥활이 우폐의 허파뿌리를 지나 위대정맥으로 들어간다.

반홀정맥(Hemiazygos Vein). 척주의 왼편을 따라 올라가는 **반홀정맥**(반기정맥, hemiazygos vein)은 우측 홀정맥의 아래 1/2과 동반한다. 갈비밑정맥과 9번째~11번째 왼뒤갈비사이정맥을 받는다. 가슴 중간 부위에서 급격히 수평으로 척주를 가로질러 홀정맥과 합쳐진다.

덧반홀정맥(Accessory Hemiazygos Vein). **덧반홀정맥**(덧반기정맥, accessory hemiazygos vein)은 반홀정맥 위쪽 부위의 연속으로 생각될 수 있다. 4(또는 5)번째~8번째 왼뒤갈비사이정맥을 받는다. 덧반홀정맥 또한 오른쪽으로 척주를 가로질러 홀정맥과 합류한다.

홀정맥과 덧반홀정맥의 윗 부분은 또한 작은 *기관지정맥*(bronchial vein)을 받아들인다. 기관지정맥은 폐기관지로부터 산소가 적은 혈액을 배출한다. 가슴 부위의 식도정맥 또한 홀정맥계통으로 들어간다.

팔의 정맥 Veins of the Upper Limbs

팔의 정맥은 깊은정맥, 얕은정맥이 있다(그림 19.19).

깊은정맥(Deep Veins). 깊은정맥(심부정맥, deep vein)은 동반하는 동맥이 주행하는 길과 이름이 같지만(그림 19.19, 밝은 파란색 혈관), 가장 큰 정맥을 제외한 모든 정맥이 동맥 양쪽에 하나씩 있는 두 개의 평행한 정맥이다. **깊은·얕은 손바닥정맥활**(deep and superficial palmar venous arch)은 아래팔의 **노정맥**(radial vein)과 **자정맥**(ulnar vein)으로 이어지고, 팔오금 아래에서 하나로 합쳐져 위팔정맥을 형성한다. **위팔정맥**(brachial vein)이 겨드랑쪽으로 올라 오면서 **겨드랑정맥**(axillary vein)으로 들어가고, 1번째 갈비뼈에서 **빗장밑정맥**(subclavian vein)이 된다.

얕은정맥(Superficial Vein). 팔의 얕은정맥(표재성 정맥, superficial vein)들(그림 19.19, 어두운 파란색 혈관)은 깊은정맥보다 크고, 피부 아래에 있어서 눈으로 볼 수 있다. 얕은정맥은 주행하면서 많은 연결을 이룬다. 손등*정맥그물*(dorsal venous network)에서부터 시작하는데, 손등쪽의 피부가 얇기 때문에 더 쉽게 볼 수 있다. 이와 같은 그물은 정맥 카테터를 삽입하는 부위로 선호된다. 손등정맥그물은 위쪽에서 **노쪽피부정맥**(cephalic vein)으로 들어간다. 그물의 가쪽면에서 노쪽피부정맥은 시작하고, 먼쪽 노뼈 주위에서 구부러져 아래팔 앞면을 지나간다. 팔의 앞가쪽면을 따라 올라가 빗장뼈 아래에서 겨드랑정맥과 합류한다. **자쪽피부정맥**(basilic vein)은 손등정맥그물의 안쪽면에서부터 시작되어 아래팔의 뒤안쪽과 팔의 앞안쪽면을 따라 올라간다. 겨드랑에서 위팔정맥과 합류하여 겨드랑정맥이 된다. 팔오금이라 불리는 팔꿉관절의 앞쪽에서 **중간팔오금정맥**(median cubital vein)이 자쪽피부정맥과 노쪽피부정맥을 연결한다**(그림 19.20)**. 대부분의 사람들에게 중간팔오금정맥을 찾기 쉽고, 채혈을 하거나 정맥으로 약물을 주입할 때 사용된다. 커다란 위팔동맥이 정중신경과 위팔두갈래근힘줄과 함께 중간팔오금정맥 바로 밑에 있기 때문에, 주사 바늘 삽입 시 이러한 구조를 찌르는 것을 피하기 위해 아주 낮은 각도로 피부와 거의 평행하게 삽입하여야 한다. **아래팔중간정맥**(median vein of the forearm)은 아래팔의 중간 부위에서 올라간다. 아래팔중간정맥의 팔꿈치에 있는 종지점은 매우 다양하다.

배의 정맥 Veins of the Abdomen

배·골반 내장과 배벽으로부터 배출되는 혈액은 아래대정맥을 통하여 심장으로 들어간다**(그림 19.21)**. 큰정맥의 대부분 정맥 가지들은 동반하는 동맥의 이름과 같다. 한 쌍의 복부 장기, 골반, 배벽으로부터 나오는 정맥들은 바로 아래대정맥으로 들어간다. 소화기관으로부터 나오는 정맥 혈액은 간문맥계통을 통해 배출된다.

허리정맥(Lumbar Vein). 몇 쌍의 **허리정맥**(lumbar vein)들이 뒤배벽의 혈액을 배출하며, 동반하는 허리동맥(요동맥, lumbar artery)과 나란히 수평으로 주행한다.

생식샘(고환 또는 난소)정맥[Gonadal (Testicular or Ovarian) Veins]. 좌·우**생식샘정맥**(gonadal vein)은 생식샘동맥과 함께 뒤배벽을 따라 올라간다. 우측생식샘정맥이 L_2 높이에서 아래대정맥 앞 표면으로 들어가는 반면에, 좌측생식샘정맥은 좌신(장)정맥으로 들어간다(그림 19.21).

신(장)정맥(Renal Vein). 좌·우**신(장)정맥**(좌·우콩팥정맥, renal vein)은 신장의 혈액을 배출한다. 각각의 정맥은 동반하는 신(장)동맥 바로 앞부분에 자리잡는다.

부신정맥(Suprarenal Vein). 각각의 부신은 몇 개의 주요 동맥이 있지만, **부신정맥**(suprarenal vein)은 단 하나이다. 우부신정맥은 아래대정맥 근처로 들어간다. 좌부신정맥은 좌신(장)정맥으로 들어간다.

간정맥(Hepatic Vein). 좌·우**간정맥**(hepatic vein)은 간의 위쪽에서 간을 빠져 나오고, 아래대정맥 맨 윗부분으로 들어간다. 튼튼한 이 정맥들은 배와 골반 안에 있는 소화기관의 혈액들과 간문맥계통을 통해 들어오는 혈액을 모두 운반한다.

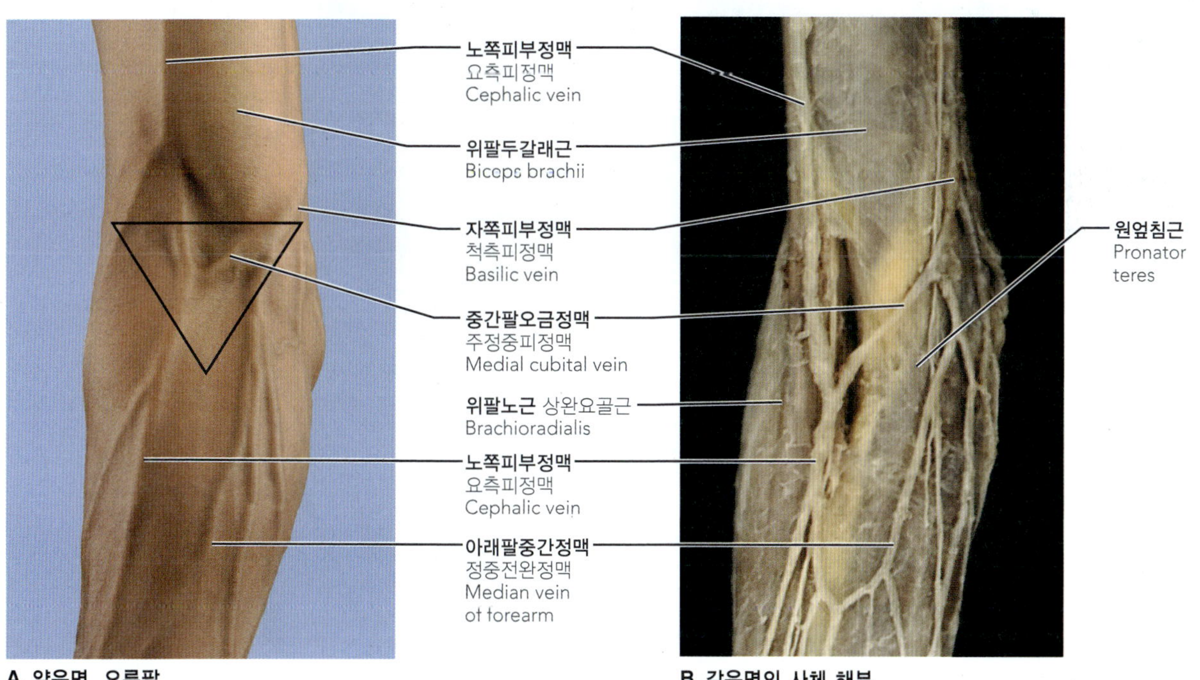

그림 19.20 팔의 얕은정맥. 팔오금은 삼각형 모양의 경계를 나타낸다.

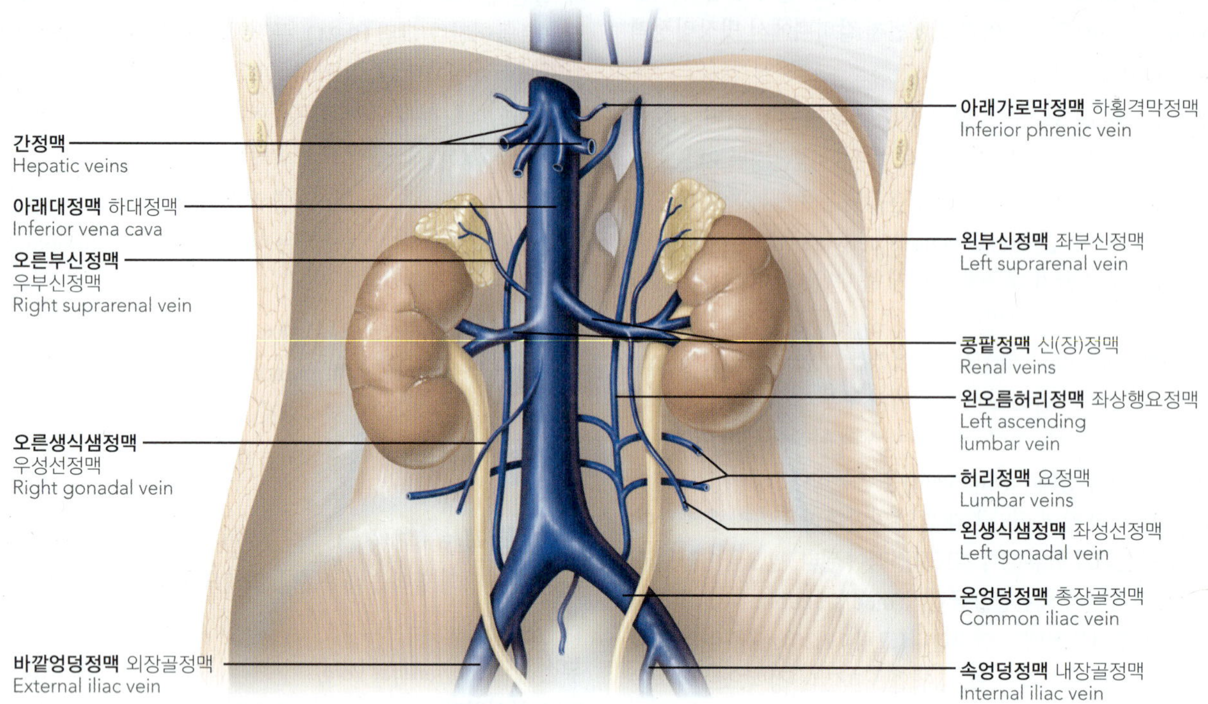

A. 아래대정맥의 가지. 한쌍의 배기관에서의 정맥 배출

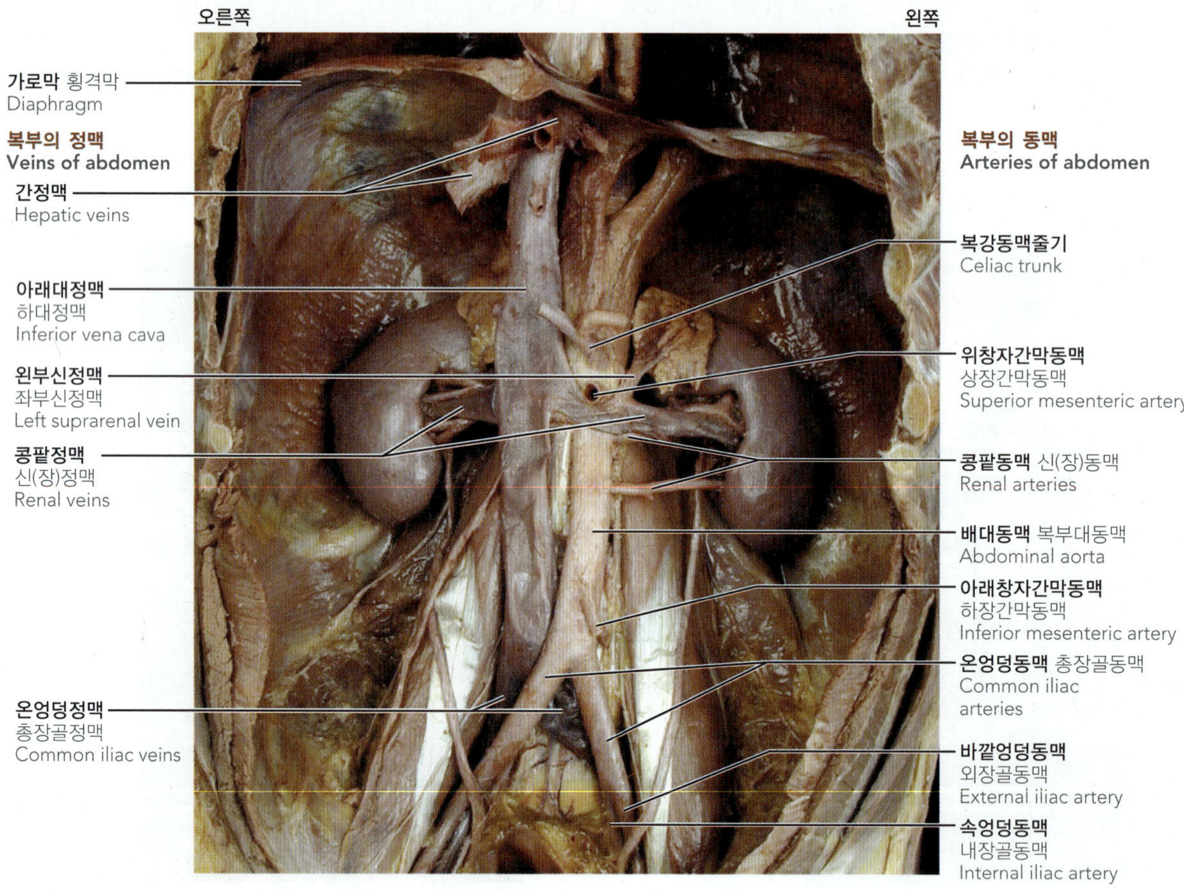

B. 뒤쪽 복벽에서 관찰되는 복부의 혈관들을 나타낸 그림

그림 19.21 아래대정맥의 가지. 비대칭 정맥환류: 왼쪽 생식샘과 부신정맥은 좌신(장)정맥으로 들어간다. 오른쪽에서 이 혈관은 아래대정맥으로 직접 들어간다.

간문맥계통(Hepatic Portal System). **간문맥계통**(hepatic portal system)(**그림 19.22**)은 혈액순환계의 특수한 계통으로, 소화에 있어서 독특한 기능을 담당한다. 위와 창자로부터 소화된 영양소를 모아서 간으로 운반하여 대사 및 저장 역할을 하게 한다.

모든 문맥계통처럼 간문맥계통 또한 혈관의 연속이다. 공급하는 동맥과 배출하는 마지막 정맥 사이에 두 개의 분리된 모세혈관그물이 있다(그림 19.22A). 첫 번째 모세혈관으로 위와 창자의 모세혈관이 있다. 이 모세혈관은 소화된 영양소를 받아들이고 **간문맥**(hepatic portal vein)의 가지로 보낸다. 간문맥정맥은 영양소가 풍부한 혈액을 두 번째 *모세혈관그물*(간굴모세혈관, liver sinusoid)로 운반한다. 두 번째 모세혈관에서는 영양소의 처리를 위해 간세포에 도착한다. 간세포는 또한 소화계통을 통해 혈액에 침투한 독소를 분해한다. 간굴모세혈관을 통과한 후, 혈액은 간정맥을 지나 아래대정맥으로 들어감으로써 온몸순환으로 다시 들어간다(22장 참조).

간문맥계통을 공부할 때, 정맥혈을 간으로 운반하는 간문맥정맥과 간에서 혈액을 바깥으로 운반하는 간정맥을 혼동하지 않도록 주의하라. 다음은 간문맥을 형성하는 데 기여하는 간문맥정맥 가지들이다(그림 19.22B).

1. **위창자간막정맥**(**상장간막정맥**, Superior mesenteric vein). 상장간막정맥은 상장간막동맥 바로 오른편에서 올라간다. 작은창자(소장) 전체, 큰창자(대장)의 첫 1/2 (상행결장, 횡행결장), 위 일부의 혈액을 배출한다. 상장간막정맥의 윗부분은 위와 췌장(이자)의 뒤에 자리잡고 있다.
2. **지라정맥**(**비장정맥**, Splenic vein). 비장이 소화기관은 아니지만 비장을 통과한 정맥혈액은 간문맥계통으로 배출된다. 그 결과, 미생물이 간으로 운반되어 파괴된다(20장 참조). 비장정맥은 위와 췌장(이자)의 뒤편에서 수평으로 달리고, 간문맥정맥을 형성하기 위해 상장간막정맥과 합류한다. 비장정맥의 가지는 비장동맥의 가지를 따라 흐른다.
3. **아래창자간막정맥**(**하장간막정맥**, Inferior mesenteric vein). 이 정맥은 하장간막동맥의 왼편에서 뒤배벽을 따라 올라간다. 정맥의 가지들은 동맥과 연결된 기관의 혈액을 배출하며, 주로 결장의 먼쪽과 직장의 윗부분의 혈액을 받아들인다. 하장간막정맥은 위와 췌장(이자)의 뒤에서 비장정맥으로 들어간다.

간문맥(hepatic portal vein)은 짧고, 수직인 혈관으로 간의 바로 아래에서 아래대정맥 앞에 자리잡고 있다(그림 19.22B). 문맥의 시작은 췌장(이자) 뒤에서 상장간막정맥과 비장정맥이 합쳐진 것이다. 위로 진행하여 간의 아래로 들어가고 좌·우가지로 분리되고 점점 작은 가지로 분지되어 간굴모세혈관이 된다.

간으로 가는 길에서 간문맥을 위로부터 좌·우위정맥을 받아들인다.

문맥계통과 온몸순환계통의 연결

Portal-Systemic Anastomoses

변성된 간(특히 만성 알코올중독으로 인한)에서는 간굴모세혈관을 지나는 혈류가 막히게 된다. 혈류의 차단으로 인해서 간문맥계통의 혈압이 상승하게 되고 결과적으로 **문맥고혈압**(portal hypertension)이 나타난다. 그러나 문맥계통의 일부 정맥들이 아래대정맥으로 배출하는 정맥들과 문합을 형성하고 있어서, '막힌(backed up)' 문맥 혈액이 심장으로 되돌아갈 수 있는 비상 통로를 제공해 준다. 이 통로는 *문맥-온몸순환연결*(portal-systemic anastomoses)이다. 주요 문합은 (1) 아래식도의 정맥, (2) 항문관벽의 치질과 관련되는 정맥, (3) 배꼽 주위 앞배벽의 얕은정맥이다. 하지만 이러한 연결 정맥은 작아서 많은 양의 문맥혈액이 유입될 때에는 팽창하여 파열된다. 연결을 형성하는 정맥들이 기능을 다하지 못하면서부터 간경화가 있는 알코올중독자는 식도정맥 파열로 피를 토해내고, 부푼 직장정맥(곧창자정맥)으로부터 치질이 생기고, 배꼽 주위 피부정맥이 확장되어 뱀 모양의 그물형태의 혈관이 나타날 것이다. 이 그물을 *메두사머리*(caput medusae: 몸부림치는 뱀의 머리를 한 그리스 신화상의 괴물)라고 한다.

간경화 증상 중에서도 아래식도에 있는 정맥의 부종과 파열이 가장 심각하다. 식도 정맥의 출혈은 50% 사망률을 나타낸다. 만약 출혈이 재발하면, 재발한 사람의 30%가 사망한다. 식도정맥류는 경화약물(hardening agent)을 주사하여 치료하거나 고리로 늘어난 정맥을 묶는 방법으로 치료한다. 또한 간 뒤쪽의 아래대정맥에서 간정맥쪽으로 금속관을 심어, 문맥고혈압을 완화시키는 새로운 문맥대정맥연결술(portalcaval shunt)을 만들 수 있다.

골반과 다리정맥 Veins of the Pelvis and Lower Limbs

골반과 다리정맥(**그림 19.23**)은 깊은정맥 또는 얕은정맥이다.

깊은정맥(Deep Vein). 팔의 혈관들처럼 다리의 대부분 깊은정맥은 동반하는 동맥과 이름이 같다. 안·가쪽**발바닥정맥**(plantar vein)이 통합되어 발바닥에서 **뒤정강정맥**(posterior tibial vein)으로 이어져 장딴지근육 깊은면을 따라 올라간 후 **종아리정맥**(fibular vein)을 받아들인다. **발등정맥**(dorsalis pedis vein)의 연속인 **앞정강정맥**(anterior tibial vein)은 다리의 윗부분으로 올라간다. 그 곳에서 뒤정강정맥과 합쳐져서 오금정맥을 형성한다. **오금정맥**(popliteal vein)은 오금을 지나 넓적다리의 혈액을 배출하는 **넙다리정맥**(femoral vein)이 된다. 넙다리정맥은 넙다리동맥·신경과 함께 넙다리삼각에 위치한다. 이 혈관은 고샅인대 깊은부위에서 위로 주행하여 **바깥엉덩정맥**(external iliac vein)이 된다. 골반에서 바깥엉덩정맥은 **속엉덩정맥**(internal iliac vein)과 합쳐져 **온엉덩정맥**(common iliac vein)을 형성한다.

얕은정맥(Superficial Vein). 두 개의 커다란 얕은정맥, *큰·작은 두렁정맥*(대·소복재정맥, great·small saphenous vein)은 발등에 있는 **발등정맥활**(dorsal venous arch)로부터 시작된다. 두렁정맥은 자주 두렁정맥과 주행 경로가 같은 깊은정맥들과 문합을 형성한다. **큰두렁정맥**(great saphenous vein)은 인체에서 가장 긴 정맥으로 다리의 안쪽 부위를 따라 올라가 고샅인대 먼쪽 넓적다리정맥으로 들어간다. **작은두렁정맥**(small saphenous vein)은 발의 바깥쪽에서 시작하여 장딴지 뒤쪽을 따라 올라간다(그림 19.23B, C). 무릎 뒤쪽에서 오금정맥에 합쳐진다.

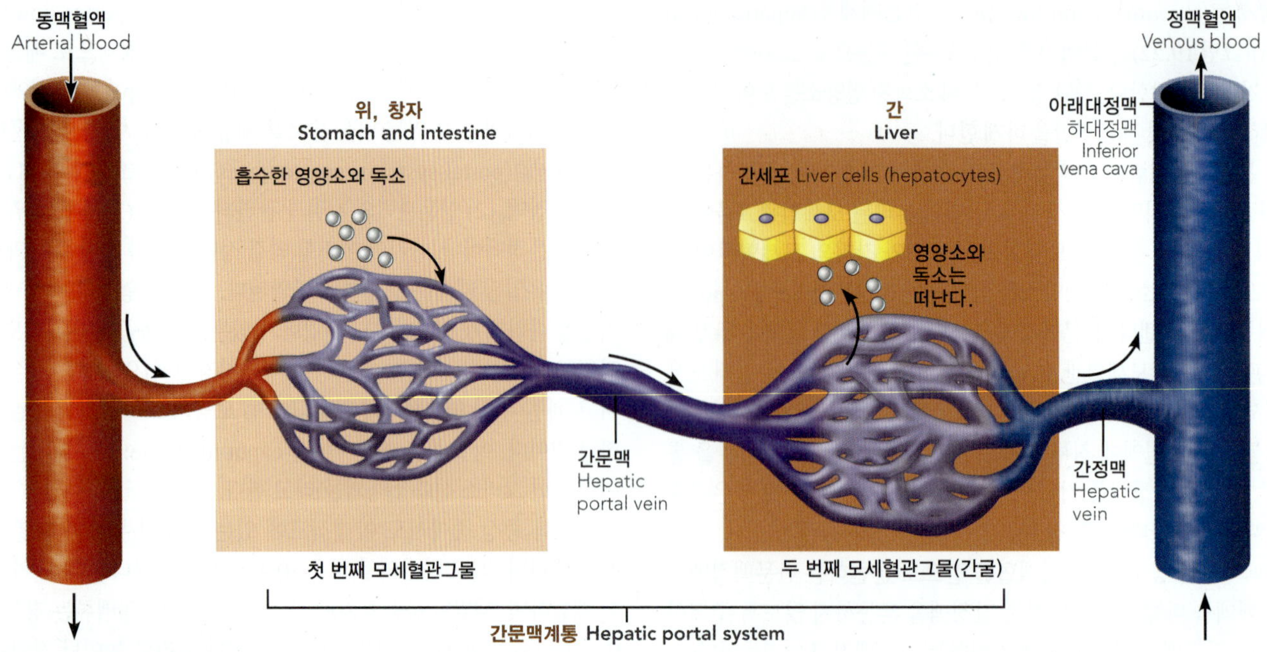

A. 간문맥계통과 연결된 혈관

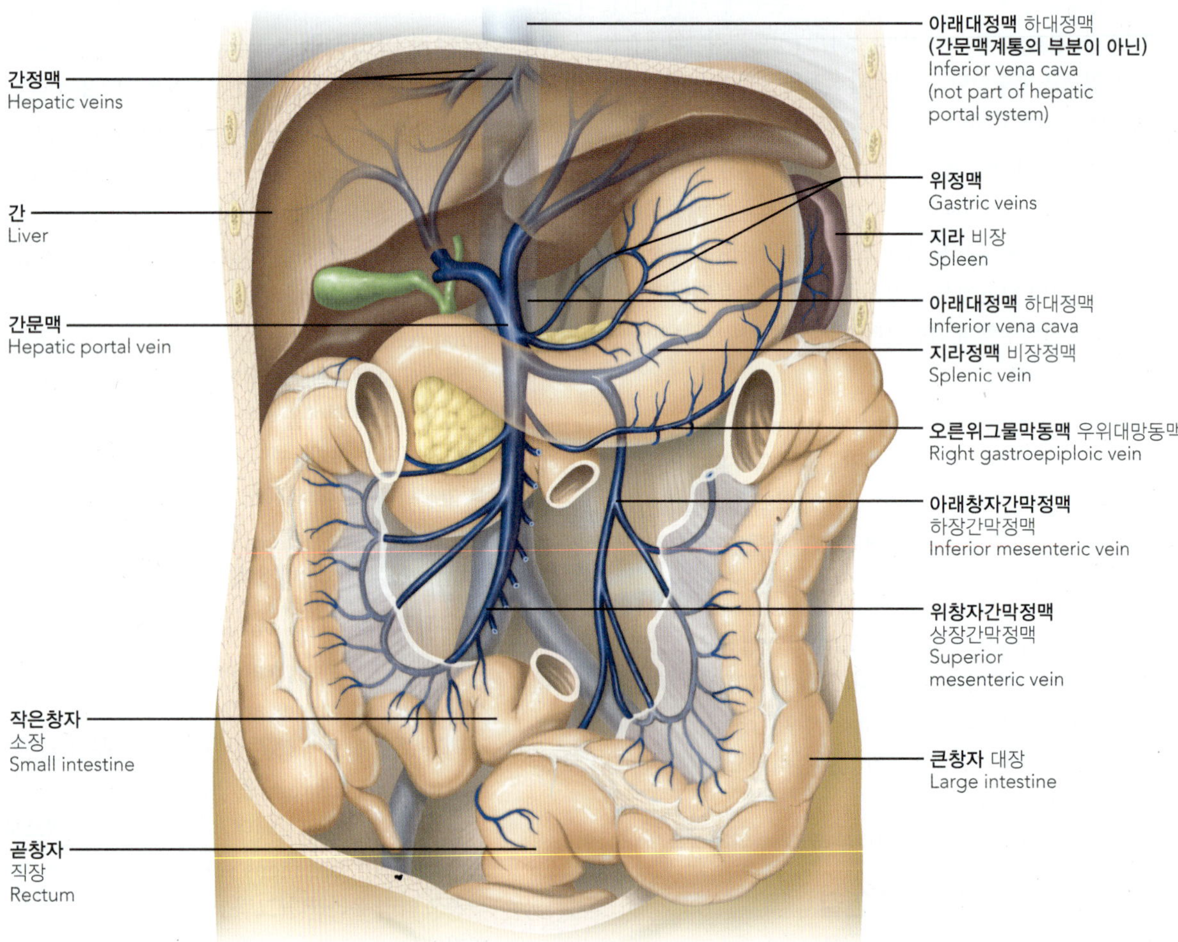

B. 간문맥계통의 정맥

그림 19.22 간문맥계통.

이해 수준 체크하기

□ 9. 간정맥과 간문맥을 비교한다. 간으로 들오는 간문맥은 무엇인가?

□ 10. 다음의 정맥들은 몸의 어느 부분에 위치하는가?
(a) 노쪽피부정맥, (b) 오금정맥, (c) 가로정맥궁,
(d) 두렁정맥, (e) 홀정맥

□ 11. 중간팔오금정맥과 두렁정맥의 임상적 중요성을 설명한다.

19.6 혈관의 질환 DISORDERS OF THE BLOOD VESSELS

학습 성과

- 죽(상)경화증, 깊은정맥혈전증 및 다리의 정맥질환, 동맥류, 당뇨병의 미세혈관병증 및 동정맥 기형을 설명할 수 있다.

혈관의 주요 질환인 죽(상)경화증은 "자세히 살펴보기"에서 다룬다. 이 섹션에서는 몇 가지 다른 흔하고 심각한 혈관 질환을 설명한다.

다리의 깊은정맥혈전증은 다리정맥(일반적으로 허벅지)에 혈전이 형성되는 것이다. 이 질환이 있는 환자 절반에서 혈전이 분리되어 심장과 폐로 이동하여 폐동맥 가지를 차단한다(pulmonary embolism, 폐색전

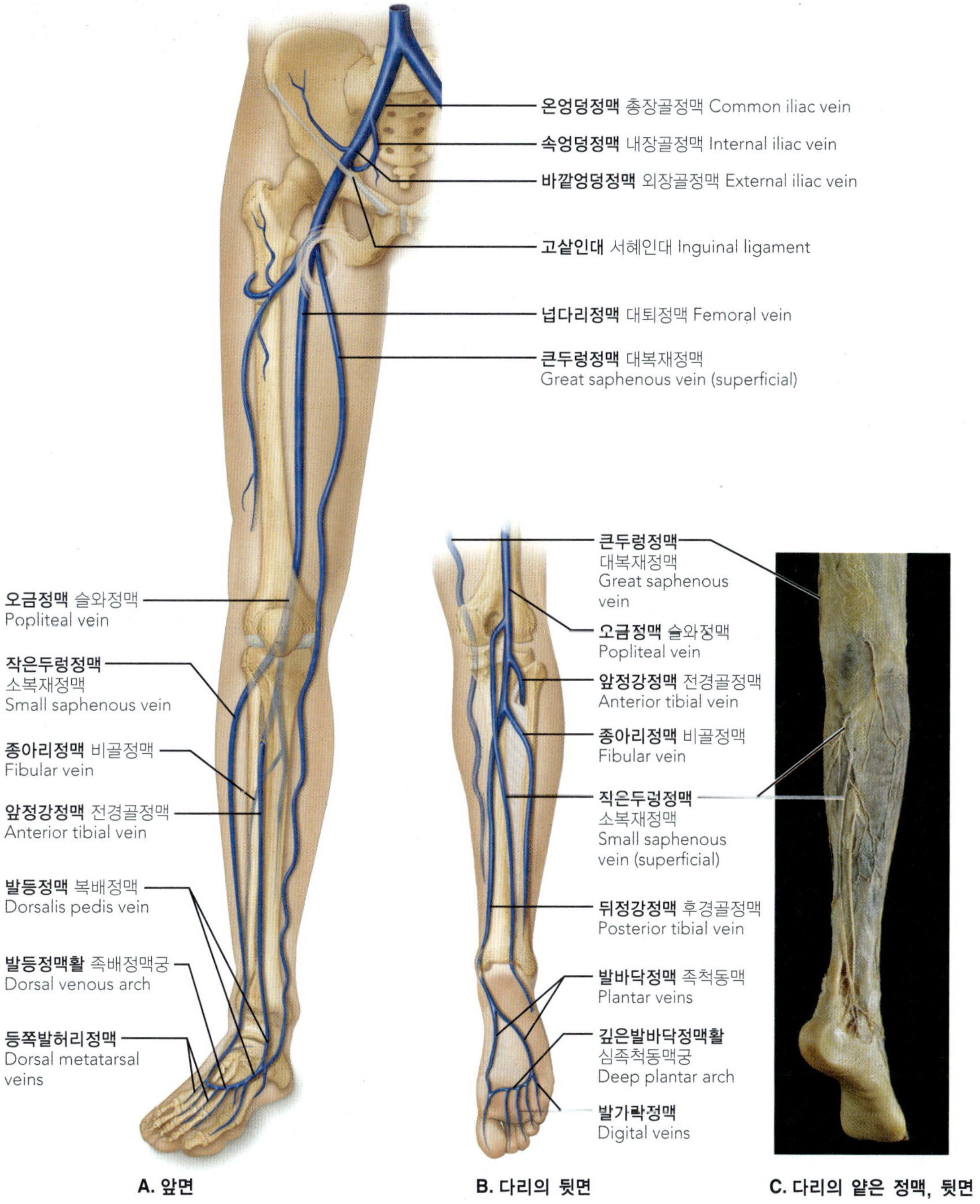

그림 19.23 오른다리와 골반의 정맥.

증). 깊은정맥혈전증은 매우 흔하며 병원 환자의 1~2% 또는 매년 2백만 명의 미국인에서 발병한다. 일반적으로 활동하지 못하는 병상 환자의 정맥에서 혈류가 느리기 때문에 발생하며 정맥판막 첨판 부위에 혈전이 형성된다. 그 외 비정상적인 응고과정 또는 정맥내피의 염증성 손상으로 인해 발생할 수 있다(이 경우에는 혈전정맥염, thrombophlebitis이라고 함). 깊은정맥혈전증은 다리정맥 초음파 검사로 진단할 수 있으며 항응고제로 치료한다. 또 다른 치료법은 색전이 폐에 도달하는 것을 차단하기 위해 아래대정맥에 필터를 삽입하는 것이다.

정맥질환(venous disease)은 다리의 또 다른 흔한 정맥성 질환으로, 대부분이 노인 환자로 미국에서 연간 60만 명에서 발병한다. 이 질환은 사지에서 정맥혈이 제대로 배출되지 않는 것이 특징이며, 조직 허혈로 손상과 궤양에 취약해진다. 일반적으로 다리의 깊은정맥 혈액이 얕은두렁정맥으로 흐르는 것을 방지하는 기능을 하는 상호 연결된 정맥판막 이상으로 발생한다. 이 판막이 작동하지 않으면 뼈대근육 수축으로 깊은정맥혈이 두렁정맥으로 밀려들어가 충분한 양의 혈액이 빠르게 배출할 수 없게 된다. 혈액이 두렁정맥으로 정체되고 두렁정맥으로 합류하는 모세혈관으로 너무 많은 혈액이 역류하여 다리 조직에 부종을 일으키고 허혈이 발생한다. 이때 산소결핍 조직에 대한 사소한 외상은 조직 손상으로 이어져 다리궤양이 발생한다. 정맥 질환은 과부하된 두렁정맥이 기능을 상실하거나 파열되면서 정맥류(varicose veins)를 유발한다(19.3절). 이 질병을 치료하려면 다리를 올리고 압박하여 혈액배출을 유도한다.

동맥류(aneurysm, "확장")는 혈관파열 위험이 높은 동맥(또는 정맥)의 낭형 확장 또는 팽대이다. 동맥류는 동맥벽의 선천적 취약성 또는 고혈압이나 동맥 경화에 의한 혈관의 점진적인 약화로 인해 발생할 수 있다. 동맥류가 발생하는 가장 흔한 부위는 복부(배)대동맥(**그림 19.24**)과 뇌와 신장으로 가는 동맥이다. 대동맥류는 여성의 1%와 65세 이상 남성의 8%에서 발생하며, 파열로 인해 미국에서 매년 10,000명이 사망한다. 파열 전에 촉진, 초음파 또는 컴퓨터단층촬영을 통해 발견되는 경우 영향을 받은 혈관 부분을 합성 이식편으로 대체하거나 동맥류가 있는 혈관부분 내부에 강한 튜브를 위치시켜 치료한다.

당뇨병의 미세혈관병증(microangiopathy of diabetes; "작은혈관 질환")은 만성 당뇨병의 흔한 합병증이다. 당뇨병에 의해 혈당 수치가 높아지면 모세혈관 기저막에 당단백질이 축적된다. 이로 인해 모세혈관 벽이 두꺼워지면서 틈새가 생기고 산소와 영양소를 조직액에 의존하는 세포에서 조직액의 회전율이 느려진다. 미세혈관병증에 의해 가장 많이 영향을 받고 손상되는 기관은 콩팥, 망막, 말초신경 및 발이다. 족부 궤양이 흔히 발생한다.

동정맥기형(arteriovenous malformation)은 모세혈관이 특정 위치에서 발달하지 못하여 동맥이 정맥으로 직접 연결되는 선천성 질환이다. 선천 결함 중에서 비교적 흔하며 700명 중 1명에서 발견되고 흔히 대뇌에서 발생한다. 정맥에 도달하기 전에 동맥혈의 고압을 낮추기 위해 모세혈관이 개입하지 않으면 정맥이 약해지고 팽대된 동맥류를 형성하고 인근 구조를 압박하거나 파열되어 뇌졸중을 유발할 수 있다. 동정맥기형은 손상된 정맥 부분을 외과적으로 폐쇄하거나 제거하여 치료한다.

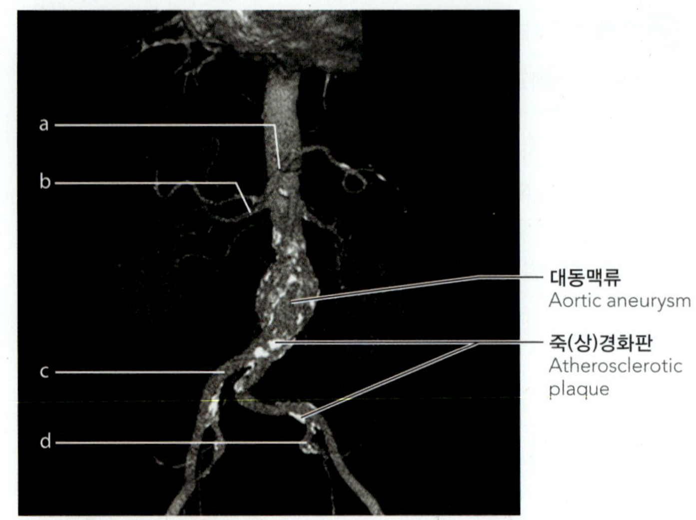

그림 19.24 배대동맥류에 대한 64절편 혈관조영술컴퓨터단층촬영.

19.7 전 생애 동안의 혈관

BLOOD VESSELS THROUGHOUT LIFE

학습 성과 

- 태아의 심혈관경로를 추적하고 출생 시 어떻게 변화하는지 설명할 수 있다.
- 노화가 혈관에 미치는 영향을 설명할 수 있다.

최초 혈관은 배아나이 3주째 난황주머니 주변 혈액섬에서 발생한다(17.4절). 발생 3주가 끝날 무렵, 배아 자체 벽쪽중배엽(splanchnic mesoderm)은 급속히 성장하고 더 많은 가지로 분지함으로써 몸 전체에서 성장하는 혈관연결망(네트워크)을 형성하기 시작한다. 처음에는 혈관 내피로만 구성되어 있지만 인접한 중간엽 세포가 곧 도관을 둘러싸고 혈관근육층을 형성한다. 궁극적으로 연결망은 크고 작은 혈관이 나뭇가지처럼 배열된 형태로 재구축된다.

배아에서 혈관의 기본 구성과 배열이 확립된 후 혈관 형성은 느려지지만 평생 동안 계속된다. 성장을 지원하고 상처 치유를 촉진하며 여성의 월경 후 매달 손실된 혈관을 재건한다. 성인의 경우, 배아에서와 같이 조직의 산소 요구량과 직접 연관되어 기존 혈관에서 새로운 모세혈관 내피의 관형 파생물이 싹 형태로 자라 나오게 된다.

19.7a 태아순환 Fetal Circulation

모든 주요 혈관은 발생 3개월까지 제 위치를 찾게 되고 혈액은 성인과 같은 방향으로 혈관을 통해 흐르게 된다. 그러나 태아기와 출생 후 순환에는 두 가지 주요 차이점이 있다.

1. 태아는 탯줄 끝에 팬케이크 모양 기관인 태반에 혈액을 보내고 태반을 통해 산모의 자궁에서 산소와 영양분을 얻는다.
2. 태아의 호흡기관은 태반이고 태아는 숨을 쉬지 않기 때문에 폐에는 많은 혈액을 필요로 하지 않는다. 따라서 태아는 폐순환경로에 혈액을 거의 보내지 않는다.

죽(상)경화증? 심장혈관계통 혈류 장애에서 벗어나기

파이프가 막히는 경우는 일반적으로 배수구에 버리면 안 되는 것을 버리기 때문이다. 기름기 많은 음식덩어리, 머리카락 덩이 같은 것이다. 때로는 파이프 내부로 무언가가 자라 들어와 (예: 나무뿌리) 파이프가 막혀서 들어오는 정상적인 찌꺼기가 갇히게 된다(사진 참조). 동맥경화증에서 동맥벽이 더 두껍고 뻣뻣해지면서 고혈압이 발생한다. 죽(상)경화증에서 가장 흔한 형태인 동맥경화증에서는 혈관 내강으로 침투하는 작고 고르지 않은 죽종(atheroma)에 의해 동맥벽이 두꺼워져 동맥 경련이나 떨어져나가 순환하는 혈전이 혈관을 완전히 막을 수 있다.

모든 혈관이 죽(상)경화증에 영향을 받을 수 있으나 대동맥과 관상동맥이 가장 자주 영향을 받는다.

죽(상)경화증: 발병과 진행 단계

죽(상)경화증은 일반적으로 바이러스 또는 세균 감염으로 인해 유도되는 혈관 내막층 손상으로 시작된다. 많은 연구자는 호흡기, 치아주위(치주) 및 요로 문제를 포함한 거의 모든 유형의 만성 감염이 죽상동맥경화증 전단계를 설정할 수 있다고 의심한다.

혈관 내피 자극은 염증 반응을 유발한다. 손상된 내피세포는 염증유도물질과 유사분열유도 성장인자를 방출한다. 저밀도지단백질(low-density lipoprotein, LDL; 소위 "나쁜 콜레스테롤"이라고 함)은 염증 부위로 유도된다. 저밀도지단백질은 콜레스테롤을 조직 세포로 전달한다. 염증이 생긴 혈관에서 저밀도지단백질은 혈관 내막층을 침범하여 혈관벽에 축적된다. 백혈구 일종인 단핵구는 염증 부위에 반응하여 혈관 내막층으로 들어가 저밀도지단백질을 포식하는 대식세포로 분화한다. 혈관내피세포와 대식세포는 계속해서 염증성 화학물질과 성장 인자를 분비하여 혈관벽 성장을 촉진한다. 지방판(경화판, plaque)이 발달함에 따라 대식세포는 저밀도지단백질로 가득 채워진 지질 함유 거품세포(foam cell)로 변형되고 제거 능력을 상실한다.

혈관 중간막(층)에서 이동해온 평활근세포도 지질을 흡수하여 거품세포가 변한다. 축적된 거품세포는 지방 줄무늬(fatty streak)단계를 시작한다. 평활근세포는 또한 아교섬유와 탄력섬유를 축적하여 내막을 두껍게 하고 섬유성 또는 죽(상)경화판이라고 불리는 죽은 또는 죽어가는 거품세포가 중심을 형성하는 섬유성 병변을 생성한다. 처음에는 혈관 바깥쪽으로 확장하여 성장하는 죽(상)경화판을 수용하지만 결국에는 언덕 모양의 지방덩어리가 혈관 내강으로 튀어 나와 본격적인 죽(상)경화증을 일으킨다(하단 사진 참조).

죽(상)경화판이 커지면 혈액에서 동맥벽의 더 깊은 조직으로 영양분이 확산되는 것을 방해하므로 혈관중간막 평활근세포가 죽고 탄력섬유가 손상된다. 손상조직은 비탄성 흉터조직으로 대체되고 칼슘염이 병변에 침착된다. 일련의 변화는 혈관을 수축시키고 동맥벽을 마모시켜 궤양을 일으키며, 혈액찌꺼기가 축적되는 것을 촉진하고, 혈소판 부착 및 혈전 형성을 유발한다. 혈관 경화도가 증가하면 고혈압이 발생한다. 결국 이런 변화는 심근경색, 뇌졸중 및 동맥류의 위험을 증가시키고 심장근육 허혈 상태에서 발생하는 통증(협심증)의 원인이 된다.

혈관벽 염증 과정으로 인해 콜레스테롤이 풍부한 죽(상)경화판이 파열되고 거대한 혈전을 유발하는 파편으로 폭발하여 치명적인 심장마비를 일으킬 수 있다. 희생자는 죽을 때까지 완벽하게 건강해 보인다!

치료와 예방

외과적 개입, 혈관성형술 및 관상동맥우회수술(자세히 살펴보기: 관상동맥질환)은 막힌 혈관을 개방해 주거나 혈전 주변 혈액 경로를 변경하여 심장근육 순환을 회복하기 위한 치료법으로 수십 년 동안 사용되어 왔다. 저용량 아스피린 같은 항응고제를 정기적으로 복용하면 혈전 형성을 줄일 수 있다. 콜레스테롤저하제(스타틴)는 혈중 콜레스테롤을 낮출 뿐만 아니라 항염증제 역할도 한다.

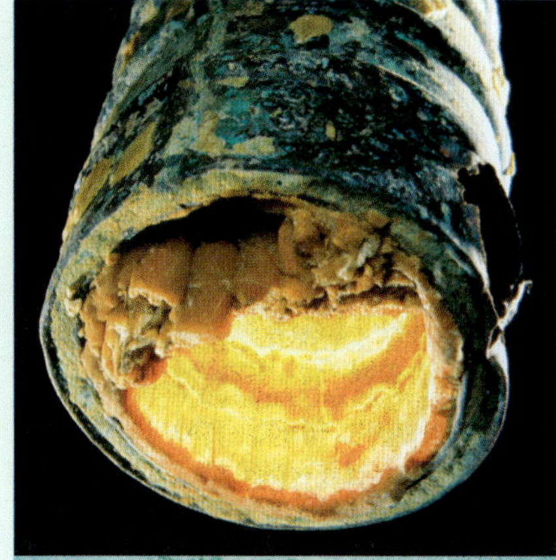

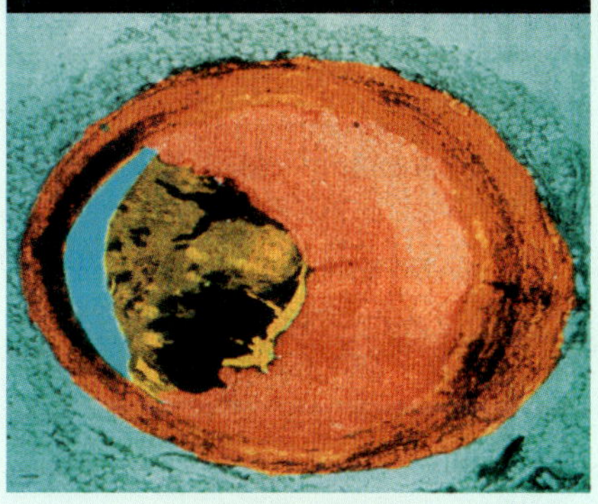

위. 축적된 침전물로 막힌 배수관.
아래. 죽(상)경화판에 의해 거의 막힌 사람의 동맥

죽종이 파열되어 혈전 형성이 유도되면 혈전용해(응고용해)제제가 사용된다. 이러한 혁신적인 약물에는 조직플라스미노겐활성제(tissue plasminogen activator, tPA)가 포함된다. 조직플라스미노겐활성제를 심장에 직접 주입하면 혈류가 빠르게 회복되고 진행 중인 많은 심장마비를 조기에 치료할 수 있다.

물론 담배를 끊고 체중을 줄여 혈중지질(triglyceride, 트리글리세라이드, 중성지방) 수준을 낮추고 항산화제가 풍부한 건강한 식단을 섭취하고 규칙적으로 운동하여 죽(상)경화증이 진행되는 것을 방지하는 것이 가장 좋다.

이러한 특별한 특징과 요구에도 불구하고 태아는 출생 시 신생아순환경로로 빠르게 전환할 수 있어야 한다. 태아 및 신생아순환 초점(**그림 19.25**)은 태아 및 신생아 기간 동안 순환 경로에서 발생하는 변화를 보여준다.

태반과 연결된 혈관들 Vessels to and from the Placenta

태반을 오가는 혈액을 운반하는 태아 혈관은 탯줄을 따라 흐르기 때문에 배꼽혈관이라고 한다(그림 19.25 태아순환). 쌍을 이룬 배꼽동맥은 골반 내부 속엉덩동맥에서 분지되어 산소와 영양분을 공급받기 위해

그림 19.25 태아와 신생아 순환

태아순환: 혈액은 태반을 통해 공급된 산소를 운반한다. 태아의 폐는 기능하지 않는다. 태아 순환에는 폐순환경로를 우회하는 두 가지 경로가 있다. 즉, 타원구멍(심방중격의 개구부)과 폐동맥과 대동맥 사이 우회로인 동맥관이다.

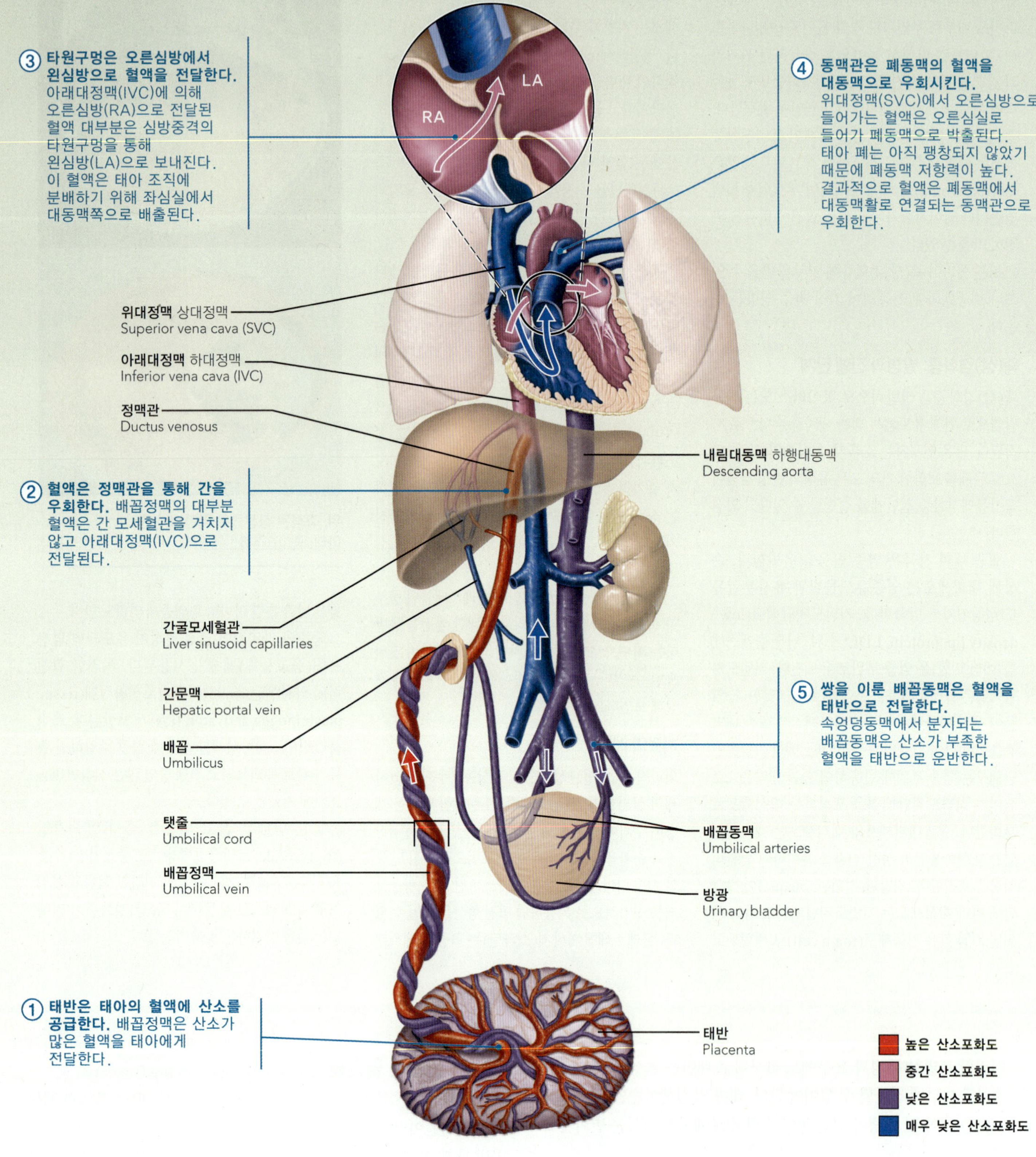

신생아순환: 폐를 통해 혈액에 산소가 공급된다. 심장은 첫 호흡으로 기능적으로 구분된다. 심장 오른쪽은 산소가 부족한 혈액을 받아 배출한다. 심장 왼쪽은 산소가 풍부한 혈액을 받아 배출한다.

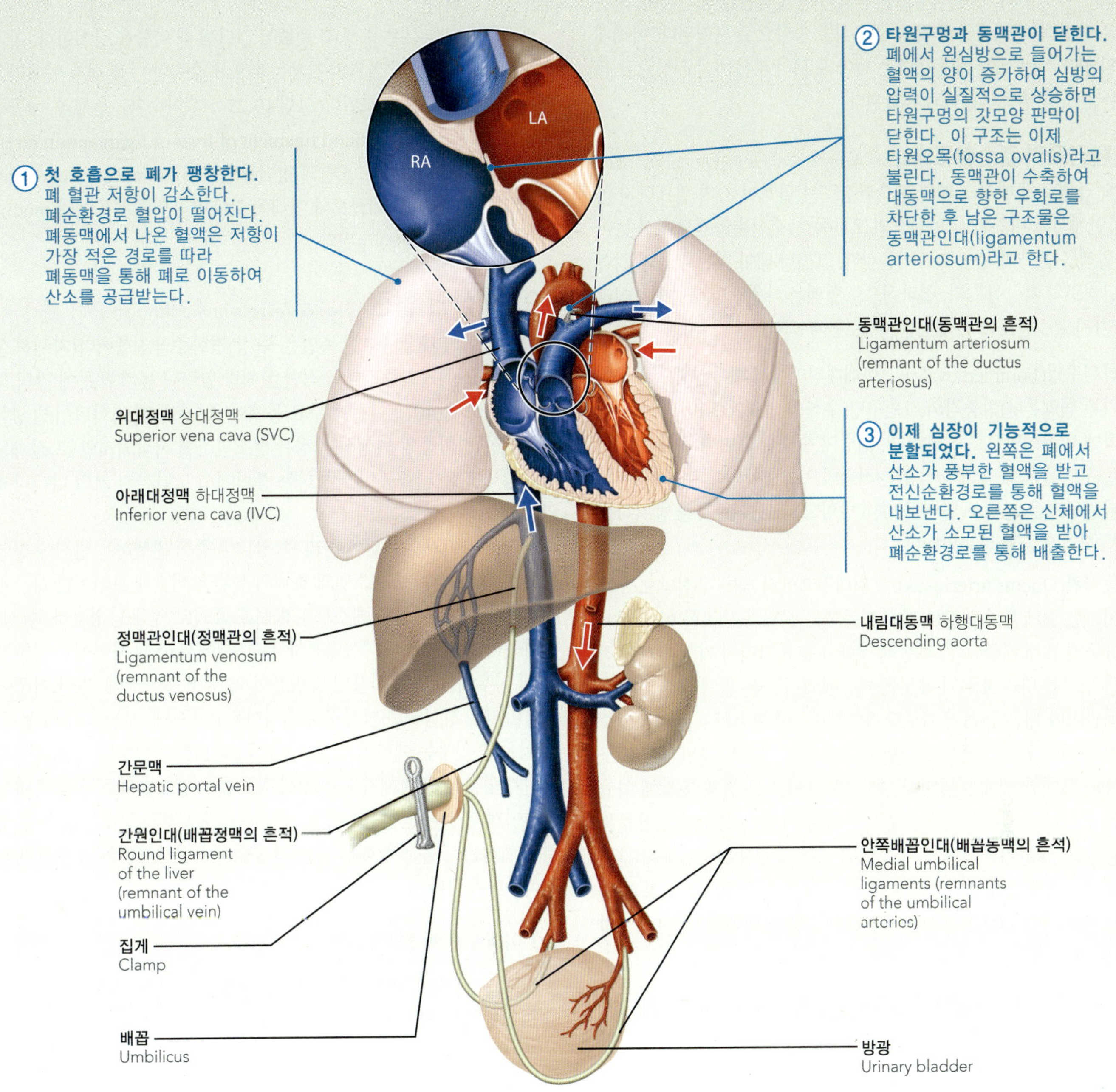

태아 구조	출생 후 구조	태아에서 기능
타원구멍(Foramen ovale)	타원오목(Fossa ovalis)	혈액이 오른심방에서 왼심방으로 이동하는 통로
동맥관(Ductus arteriosus)	동맥관인대(Ligamentum arteriosum)	폐동맥에서 대동맥으로 혈액이 이동하는 통로
정맥관(Ductus venosus)	정맥관인대(Ligamentum venosum)	배꼽정맥에서 간을 통해 아래대정맥으로 혈액을 운반
배꼽동맥(Umbilical arteries)	안쪽배꼽인대(Medial umbilical ligaments)	쌍을 이룬 혈관으로 태아에서 태반으로 혈액을 운반
배꼽정맥(Umbilical vein)	간원인대(Round ligament of the liver, ligamentum teres)	단일 혈관으로 태반에서 태아로 산소가 풍부한 혈액을 운반

혈액을 태반으로 운반한다. 짝을 이루지 않은 배꼽정맥은 혈액을 태아에게 돌려 보내고, 일부는 간문맥으로 전달하여 간세포에서 영양분을 처리할 수 있도록 한다. 그러나 간에서 처리하기엔 혈액이 너무 많으므로 대부분 혈액은 정맥관(ductus venosus, "정맥성 관")이라고 하는 경로를 통해 우회한다. 간문맥경로를 통과하든 정맥관을 통과하든, 모든 혈액은 간정맥, 아래대정맥 및 심장 우심방 방향으로 진행된다. 아래대정맥의 산소가 풍부한 태반 혈액은 태아의 꼬리 부분에서 심장으로 돌아가는 산소가 부족한 혈액과 혼합된다.

폐순환경로의 곁순환로 Shunts Away from the Pulmonary Circuit

앞서 언급했듯이 태아의 폐와 폐순환경로는 혈액이 거의 필요하지 않다. 성인에서와 마찬가지로 심장의 오른쪽은 전신순환경로에서 돌아오는 혈액을 받아 폐 방향으로 박출한다. 그러나 태아 폐는 부풀지 않아 폐순환경로의 저항이 크다. 결과적으로 혈액은 타원구멍과 동맥관이라는 두 가지 곁순환로를 통해 폐순환경로를 우회한다.

1. **타원구멍**(Foramen ovale). 아래대정맥에서 태아심장으로 들어가는 혈액은 심방중격의 타원구멍(우심방, 19.2c절)을 통해 우심방에서 좌심방으로 전달된다. 심방이 수축할 때마다 전체 우심방은 구멍을 통해 거의 비어 있는 좌심방으로 혈액의 일부를 짜낸다. 타원구멍은 실제로 혈액이 반대 방향으로 흐르는 것을 방지하는 두 개의 판을 가진 판막이다.
2. **동맥관**(Ductus arteriosus). 위대정맥에서 태아 우심방으로 들어가는 혈액은 우심실로 계속 이동하고 산소가 부족한 이 혈액은 폐동맥 통해 배출된다. 폐동맥 저항이 높고 혈액이 저항이 가장 적은 경로를 따라 흐르기 때문에 폐동맥에서 나온 혈액 대부분은 동맥관이라 넓은 동맥 우회로로 유입된다. 이 곁순환로는 폐동맥줄기 머리쪽 끝부분에서 인접한 대동맥활로 혈액을 운반하므로 소량의 혈액만 폐에 도달한다. 대동맥 혈액은 몸 전체 조직에 영양을 공급하고 일부는 태반으로 이동하여 더 많은 산소와 영양분을 공급받는다. 흥미롭게도, 동맥관은 대동맥에서 관상동맥이 분지하고 대동맥활에서 큰 혈관이 분지한 다음 연결되므로 심장과 뇌는 태아전신순환경로에서 가장 산소가 많은 혈액을 받는다(그림 19.25).

출생 후 어떤 변화가 발생할까(그림 19.25 신생아순환)? 신생아가 첫 호흡을 하면 폐가 팽창한다. 폐 혈관에 더 이상 높은 저항이 없으며 폐는 더 많은 혈액을 받는다. 동맥관은 수축하고 닫힌다. 처음으로 산소가 함유된 폐순환 혈액이 좌심방으로 쏟아져 들어오고 좌심방 압력을 높인다. 이 압력은 타원구멍의 두 밸브 판을 함께 밀어 닫는다. 이제 타원구멍과 동맥관이 기능적으로 폐쇄되고 출생 후 순환경로가 확립된다. 타원구멍과 동맥관은 출생 직후 닫히지만 즉시 융합되지는 않는다. 동맥관이 단단한 동맥관인대(ligamentum arteriosum)가 되는 데는 약 3개월이 걸리고 타원구멍의 판막이 타원오목으로 같이 융합되는 데는 약 1년이 걸린다.

배꼽혈관 대부분은 출생 후 탯줄이 절단될 때 역할을 상실한다. 아기의 몸에 남아 있는 이 혈관의 잔재는 빠르게 수축한 다음 점차 인대라고 하는 섬유질밴드로 퇴화된다(그림 19.25 신생아순환). 출생 후 배꼽정맥의 흔적은 간원인대(round ligament of liver or ligamentum teres)이다. 정맥관은 간 하부 표면의 정맥관인대(ligamentum venosum)가 되고, 배꼽동맥은 배꼽보다 아래쪽 앞복벽의 안쪽배꼽인대(medial umbilical ligaments)가 된다.

19.7b 성인 혈관 Blood Vessels in Adulthood

혈관계 노화의 가장 중요한 측면은 죽(상)경화증의 진행이다(자세히 살펴보기: 죽(상)경화증). 미국 식단은 지방 함량이 높기 때문에 거의 모든 미국인들은 40세 이전에 주요 동맥에 죽(상)동맥 경화판이 발생한다. 죽(상)경화증의 퇴행성 과정은 청소년기에 시작되지만 그 결과는 심근경색 또는 뇌졸중이 발생하는 중년에서 노년까지 거의 나타나지 않는다.

성별은 나이가 들어감에 따라 죽(상)경화증이 발생하는 방식에 영향을 미친다. 사춘기까지 소년과 소녀의 혈관은 비슷해 보이지만 사춘기부터 45세까지 여성은 에스트로겐 보호 효과로 인해 남성보다 죽(상)경화증이 현저히 적다. "성별격차"는 45세에서 65세 사이에 소멸하고 65세 이후에는 여성 심장병 발병률이 약간 더 높아진다. 또한 여성이 심장마비를 경험하면 남성보다 심장마비로 사망할 가능성이 더 높다. 그 이유 중 일부는 예방할 수 없지만(심장마비를 경험하는 평균 여성의 나이가 평균 남성 피해자보다 10세 정도 많고 당뇨병 혈관 손상 측면이 여성에게 더 많은 영향을 미치는 것 같다), 다른 것들은 예방할 수 있다. 일부 여성은 도움을 청해야 하는 협심증이나 심장마비의 증상을 제때 인식하지 못한다.

이해 수준 체크하기

- ☐ **12.** 죽(상)경화증 발병에 기여하는 생활 습관 요인은 무엇인가?
- ☐ **13.** 당뇨병과 관련된 혈당 상승은 신체 조직으로의 산소와 영양소 전달에 어떤 영향을 주는가?
- ☐ **14.** 태아의 어느 혈관이 산소가 가장 많은 혈액을 운반하는가?
- ☐ **15.** 동맥관은 어디에 있으며, 폐순환경로에서 혈액을 우회시키는 기능은 무엇인가?

요약 Chapter Summary

PART 1 혈관의 일반적인 특징

GENERAL CHARACTERISTICS OF BLOOD VESSELS

1. 혈관의 주요 형태는 동맥, 모세혈관, 정맥이 있다. 동맥은 심장으로부터 혈액을 운반하여 모세혈관으로 전달하고, 정맥은 모세혈관으로부터 심장으로 혈액을 전달한다. 동맥은 '가지', 반면 정맥은 '지류'의 역할을 한다.

19.1 혈관벽의 구조 STRUCTURE OF BLOOD VESSELS WALLS

2. 혈관벽은 내피를 포함한 속막(내막, tunica intima), 민무늬근육(평활근, smooth muscle)으로 구성된 중(간)막(tunica media), 가장 바깥에 위치하는 연속적인 조직인 바깥막(외막, tunica externa)으로 되어 있다. 혈관벽의 직경과 강도에 영향을 주는 중(간)막은 다른 혈관들보다 동맥에서 더 두껍다. 혈관벽혈관(vasa vasorum)은 큰 혈관벽의 바깥부분인 바깥막에 작은 동맥, 모세혈관, 정맥을 말한다.

19.2 혈관의 종류 TYPES OF BLOOD VESSELS

3. 동맥은 크기순으로 탄력동맥, 근육동맥, 세동맥으로 분류된다. 탄력동맥(전도동맥)은 심장 근처에서 가장 큰 동맥으로 다른 혈관에 비해 탄력섬유를 더 많이 포함하고 있으며 심장박동에 의해 생기는 혈압의 변화 폭을 약화시킨다.

4. 근육동맥(분배동맥)은 혈액들을 각 장기들에게 전해준다. 또한 탄력섬유층으로 이루어진 두꺼운 중간막을 가지고 있으며 혈관수축이 매우 활발하다.

5. 가장 작은 동맥인 세동맥은 중(간)막에 민무늬근육세포로 이루어진 하나 혹은 두 개의 층을 가지고 있다. 주로 모세혈관으로 혈류를 전달한다.

6. 적혈구가 지나갈 정도의 직경을 가진 모세혈관은 내피세포의 한 층으로 둘러싸여 있다. 치밀이음와 세포사이틈새(세포간극)는 인접한 내피세포 사이에 있으며, 거미 모양의 혈관주위세포(외막세포)는 모세혈관벽을 강화시킨다. 연속모세혈관은 흔한 형태의 혈관으로 최소의 투과성을 가지고, 창모세혈관은 내피세포 내에 구멍을 가지고 있어 투과성이 높다. 굴모세혈관(sinusoidal capillary)은 넓은 세포사이틈새를 가지고 있어 투과성이 제일 높다.

7. 모세혈관 투과의 네 가지 경로는 (1) 내피세포막을 통한 직접 확산을 통해, (2) 세포사이틈새를 통해, (3) 세포막에 함입된 포음소포를 통해 내피세포를 가로질러 이동하면서, (4) 창모세혈관의 창을 통해 이루어진다.

8. 모세혈관그물은 신체에서 가장 작은 혈관 그물이다. 세동맥에서 모세혈관과 세정맥의 중간을 띠는 혈관인 연결 통로를 통해 모세혈관전세동맥으로 흐른다. 모세혈관전조임근은 조직으로 흐르는 혈류량을 조절한다.

9. 가장 작은 정맥인 모세혈관후세정맥(postcapillary venule)은 모세혈관과 비슷한 기능을 한다.

10. 정맥혈의 혈압은 동맥에 비해 훨씬 낮기 때문에 정맥벽은 다른 동맥벽의 두께보다 얇다. 또한 정맥은 더 넓은 속공간과 더 얇은 중간막, 더 두꺼운 바깥막을 갖고 있다.

11. 정맥은 혈액의 역류를 막는 판막을 가지고 있다. 뼈대근육펌프는 정맥을 통해 혈액을 흐르는 것을 추진하며 정맥류는 이러한 기능을 하는 판막이 제대로 수행하지 못했을 때 나타난다.

19.3 혈관연결 VASCULAR ANASTOMOSES

12. 대부분의 기관은 서로 다른 동맥들과 합해지면서 동맥연결(arterial anastomosis)을 형성한다. 이는 혈액을 다른 부위에 전달하기 위해 곁통로(collateral channel)를 제공한다. 정맥 사이의 연결은 동맥에 비해 훨씬 많다.

PART 2 인체의 혈관

BLOOD VESSELS OF THE BODY

19.4 허파(폐)순환 THE PULMONARY CIRCULATION

13. 허파(폐)순환은 대동맥활(aortic arch)에서 좌·우폐동맥으로 나간다. 이 동맥들은 허파의 엽으로 향하는 몇 개의 엽동맥으로 나뉜다. 모세혈관에서 기체 교환이 이루어진 혈액들은 세정맥으로 들어간 다음 큰 정맥이 되는데, 이것은 상·하허파정맥(pulmonary vein)을 이룬다. 이 4개의 폐정맥은 허파(폐)로부터 좌심방으로 들어간다.

19.5 온몸(전신)순환 THE SYSTEMIC CIRCULATION

14. 온몸순환의 동맥들은 심장에서부터 시작되며, 산소가 풍부한 혈액들을 신체에 있는 모든 기관으로 전달한다(그림 19.8). 반면 정맥들은 세 개의 주요 정맥이 심장으로 들어간다. 두 개의 큰 대정맥(venae caveae)과 심장정맥굴(관상정맥동, coronary sinus)이다.

15. 문맥계통(portal system)은 공급하는 동맥과 배출하는 마지막 정맥 사이에 연결된 두 개의 모세혈관그물로 구성된 혈관의 집합체이다. 간문맥계통(hepatic portal system)은 혈액순환계통의 특수한 형태로 소화에 있어서 독특한 기능을 한다.

16. 간경화는 문맥고혈압을 초래하여 혈액이 문맥-온몸순환연결을 통하여 돌아가게 만들고 약한 정맥들에 과다한 혈류량이 부여된다. 이러한 혈관이 확장되면 식도출혈, 치질 및 메두사머리와 같은 질환을 초래한다.

19.6 혈관의 질환 DISORDERS OF THE BLOOD VESSELS

17. 죽(상)경화증은 가장 중요한 혈관 질환이다(자세히 살펴보기: 죽(상)경화증). 다리의 깊은정맥혈전증은 다리 정맥에 혈전이 형성되는 것이다. 정맥질환은 일부 다리 정맥 판막의 기능상실로 다리에서 정맥혈이 제대로 배출되지 않아 조직이 허혈이 되어 궤양에 취약해진다. 동맥류는 동맥(또는 정맥)이 넓어지거나 부풀어 오르는 현상이다. 당뇨병의 미세혈관병증에서 모세혈관 기저막에 당성분이 축적되어 조직액 누출이 발생한다. 동정맥기형은 모세혈관이 일부 중요한 동맥과 이를 배출하는 정맥 사이에서 발달하지 못하여 종종 정맥 파열 또는 동맥류를 유발한다.

19.7 전 생애 동안의 혈관 BLOOD VESSELS THROUGHOUT LIFE

18. 최초 혈관은 배아나이 3주째 난황주머니에 있는 혈액섬에서 발생한다. 그 후 혈관이 배아 내부 중배엽에서 형성되기 시작한다. 배아에서든 성인에서든 새로운 혈관 형성은 주로 기존 혈관에서 내피싹이 돋아나는 것을 통해 발생한다.

19. 혈관 구성과 배열은 태아와 신생아 모두에서 동일하며 혈액은 혈관을 통해 같은 방향으로 흐른다. 그러나 태아는 또한 대반(배꼽동맥, 배꼽정맥 및 정맥관)을 오가는 혈관과 거의 기능을 하지 않는 폐순환경로(심방중격의 타원구멍과 폐동맥줄기 사이의 동맥관)를 우회하는 두 개의 곁순환로를 가지고 있다. 태아기 우회로와 특이 혈관은 출생 직후 닫힌다.

20. 가장 중요한 연령 관련 혈관 질환은 죽(상)경화증의 진행이다.

20

림프계통과 면역계통

The Lymphatic and Immune Systems

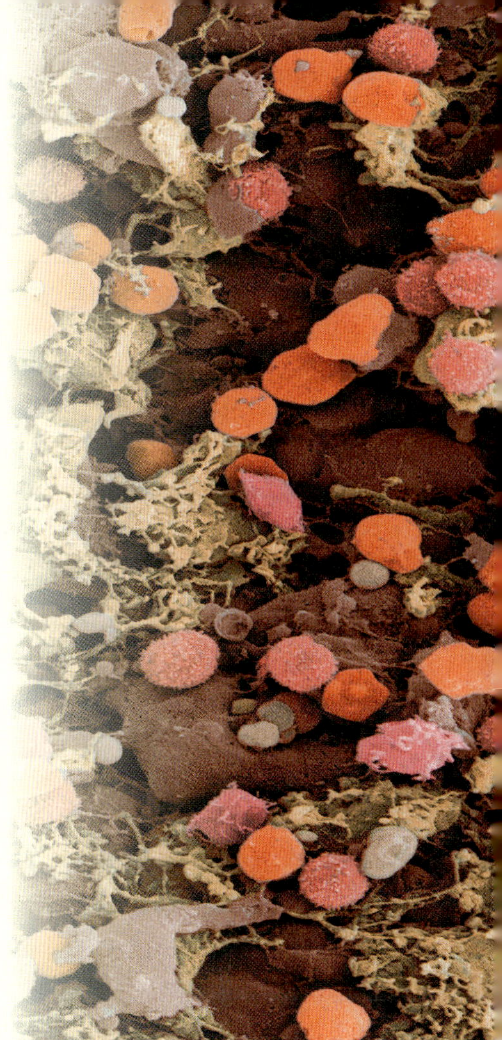

▲ *림프절속질굴(수질동) 동결절편: 배경의 암적색은 그물세포임 (칼라주사전자현미경)*

기억해야 할 어근 Roots to Remember

af- = towards (~쪽으로, ~에 가까이)
chyl = juice, chyle (암죽, 주스)
corpusc = little body (작은 몸통)
cortex = bark (껍질)
crypt = hidden (숨겨진)
ectomy = cutting out (절제, 잘라내기)
edema = a swelling (부종, 붓기)
ef- = away (~으로 떨어진, ~분리되는)
ferent = to carry (전하는, 나르는)
follicul = little bag (작은주머니)
germin = grow (성장, 성장하다)
hilum = a trifle, a little thing (작은 물체(입구), 백랍)
medulla = marrow (골수, 정수)
toxic = poison (독, 독약)
trab = beam (들보, 작은 기둥, 직선으로 향함)

여기에 나열된 단어 어근에서 유래한 단어를 사용하여 아래 빈칸을 채우십시오.

림프는 __1__ 림프관을 통해 림프절로 들어가고 __2__ 림프관을 통해 림프절을 떠난다. 림프절의 바깥 영역은 __3__ 이다. 내부 영역은 __4__ 이다. 림프관이 막히면 부기 또는 __5__ 이 생기고 림프소포를 둘러싸고 있는 림프절속 "작은 기둥"을 __6__ 이라고 한다.

정답은 해답부록을 참조하시오.

림프계(통)과 면역체계는 심혈관계통과 밀접한 관계가 있다. **림프계(통)**의 주요 기능은 잉여 조직액을 혈관계로 돌려보내는 것이다. *림프관*은 이 잉여 조직액을 모아서 혈액으로 보낸다. **면역체계**은 감염 요인들과 싸우고 질병들에 대한 면역성을 길러서 외래 생명체로부터 우리 몸을 보호한다. 면역계통의 주요 구성 성분들에는 *림프구*, *림프조직* 그리고 지라(비장, spleen), 림프절, 가슴샘(흉선, thymus)과 같은 *림프기관*이 있다.

림프계(통)과 면역체계의 구조는 건강 관련 전문직(health profession)에 입문하는 학생들에게 가장 중요하다. 림프관은 질병을 유발하는 생명체가 우리 몸을 돌아다니는 경로를 제공하는 동시에 림프조직과 림프기관은 그 생명체를 막고 파괴하는 역할을 수행하는 것을 배우게 될 것이다.

20.1 림프계통 THE LYMPHATIC SYSTEM

학습 성과

- 림프관의 구조와 분포를 기술할 수 있다.
- 림프의 형성과 운반 기전을 설명할 수 있다.
- 림프관의 중요한 기능을 설명할 수 있다.
- 림프조직으로서 림프절의 기능을 기술할 수 있다.

모든 모세혈관은 조직액을 포함하고 있는 성긴결합조직(소성결합조직, areolar connective tissue)으로 둘러싸여 있다(그림 20.1). 혈액이 모세혈관 벽을 통해 걸러져 형성된 조직액은 작은 혈장 분자, 물, 다양한 이온, 영양 분자, 호흡 가스로 구성된다. 조직액이 끊임없이 모세혈관을 떠나고 다시 들어온다 할지라도 동맥혈관쪽에서 나가는 체액은 정맥혈관쪽으로 들어가는 체액보다 약간 더 많다. **림프관**(lymphatic vessel)은 모세혈관 주변의 결합조직들로부터 잉여 조직액을 모으고 다시 혈류로 돌려보내는 기능을 한다. 일단 림프관으로 들어오면 이 액체는 **림프**(lymph)라고 하며 림프관이 막히게 되면 초과되는 조직액 때문에 팽창되어 *부종*(edema)이 생긴다.

림프관은 이와 관련된 또 다른 기능을 수행한다. 모세혈관에서 혈액 단백질들이 꾸준히 조금씩 주변 조직액으로 빠져 나가는데 림프관은 이러한 단백질들을 혈류로 돌려보낸다. 회수된 단백질들은 삼투압에 의해 혈류의 수분을 유지하는 데 중요한 역할을 한다. 만약 새어나오는 단백질들이 혈류로 돌아가지 않는다면 혈액에서 조직으로 많은 양의 체액이 유출되어 혈류량 부족으로 인해 심혈관계 전체가 붕괴될 것이다.

림프는 심장을 *향해서만* 이동하기 때문에 림프관은 순환하지 않고 한쪽 방향으로만 구성된다(그림 20.1A). 림프관에는 몇 단계의 순서가 있다. 림프액이 처음 들어오는 가장 작은 림프관을 *모세림프관*(lymphatic capillary)이라고 하며, 이 관들은 사방에 흩어진 더 큰 *림프절*(lymph node)을 따라 *집합림프관*(collecting lymphatic vessel)으로 배출된다. 집합림프관은 *림프줄기*(림프본간, lymph trunk)로 배출되며 이들은 *림프관*(lymph duct)을 형성하여 목의 아랫부분에 있는 정맥으로 들어간다.

20.1a 모세림프관 Lymphatic Capillaries

잉여 조직액을 모으는 높은 투과성을 가진 **모세림프관**(lymphatic capillary)은 성긴결합조직의 모세혈관 근처에 위치하고 있다(그림 20.1B). 모세혈관처럼 모세림프관의 벽도 단층의 내피세포로 구성된다. 이들의 투과성은 내피세포의 구조와 배열에 의하여 결정된다. 이들은 세포 간 결합이 거의 없고 가장자리의 인접한 세포들이 겹쳐 있는 것이 적어 쉽게 열리는 작은 판막을 형성한다. 아교 잔섬유다발은 주변 결합조직에 내피세포를 고정시키고 그 결과 조직액의 양이 많아져도 작은 판막에 의해 벽의 틈이 생겨 액체가 유입되게 한다. 한번 이 액체가 유입되면 이것을 *림프*(lymph)라고 하며, 모세림프관으로 새어나갈 수 없다.

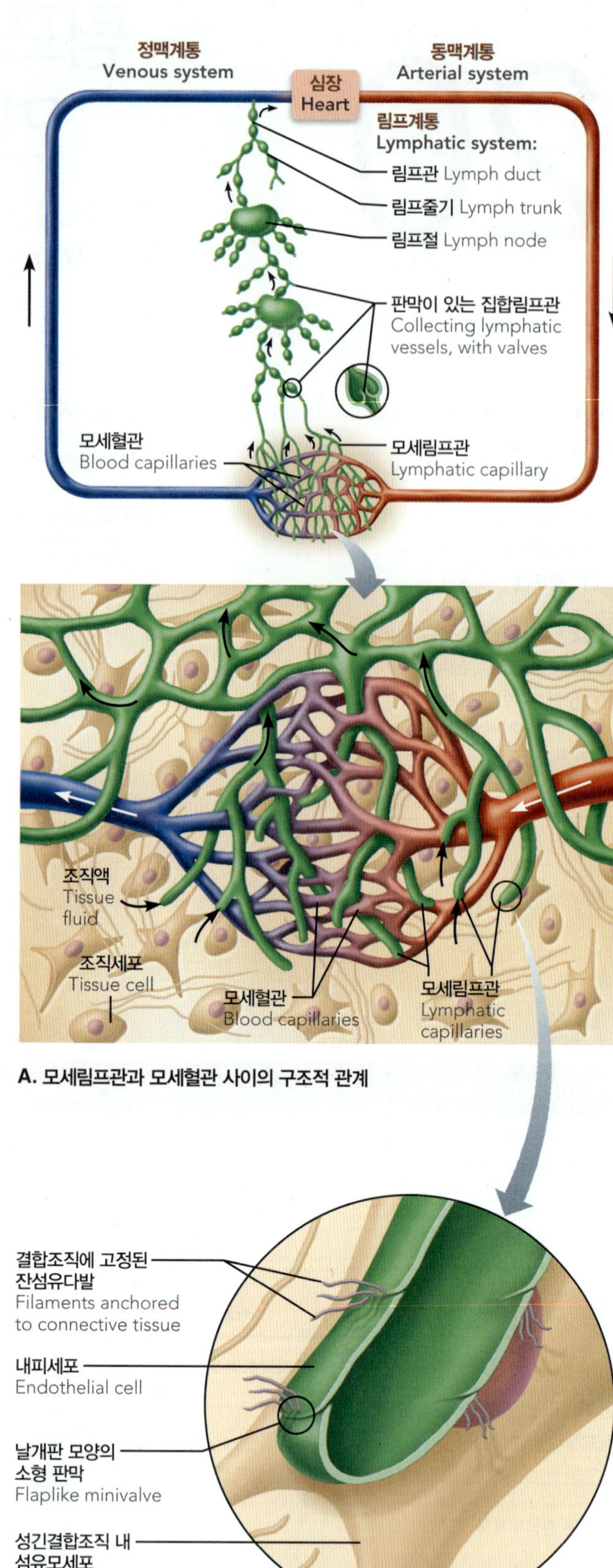

A. 모세림프관과 모세혈관 사이의 구조적 관계

B. 모세림프관은 맹관(한쪽 끝이 막힌 관)으로 인접한 내피세포가 서로 겹쳐 날개판 모양을 이룬다.

그림 20.1 **모세림프관의 위치와 구조.** A의 화살표는 림프의 이동 방향을 나타낸다.

모세림프관은 높은 투과성으로 많은 양의 체액과 단백질 분자들을 회수하고 또한 성긴결합조직에 있던 세균, 바이러스 또는 암세포들도 쉽게 유입된다. 이들 병원체들은 림프관을 따라 몸 전체를 돌아다닐 수 있다. 그러나 이러한 위험은 대부분의 병원체들을 파괴하는 림프절에 의해 방지될 수 있다.

모세림프관은 광범위하게 모세혈관이 존재하는 곳에 분포하지만 뼈, 치아, 골수에는 림프관이 없는 것으로 알려져 있다. 또한 최근까지 중추신경계통에는 림프관이 없는 것으로 알려져 왔다. 그것은 현재 부정확한 것으로 알려져 있다. 수막림프관은 경막정맥굴에 인접하여 위치하는 것으로 확인된다. 수막림프관은 지주막하공간에서 뇌척수액과 간질액을 모은다. (아)교세포(glial cell), 특히 별아교세포(astrocyte)가 신경조직 사이질액을 지주막하공간으로 전달하는 데 관여한다.

암죽관(유미관, lacteal)이라고 하는 모세림프관은 작은창자(소장) 점막의 융모에 위치하고 있으며 작은창자에서 소화된 지방을 흡수하는데, 이 지방질림프를 *암죽*(유미즙, chyle)이라 하고 다른 모든 림프처럼 혈류에 의해 운반된다.

20.1b 집합림프관 Collecting Lymphatic Vessels

모세림프관으로부터 **집합림프관**(collecting lymphatic vessel)으로 림프가 이동하며, 집합림프관은 혈관을 동반한다. 일반적으로 피부에 있는 몸 표면의 집합림프관은 표면의 *정맥*을 따라 이동하고, 반면에 동맥과 소화기관의 깊은 곳의 집합림프관은 깊은 *동맥*을 따라 이동한다.

집합림프관은 직경이 작고 연약해서 해부실험실에서는 대개 볼 수 없다. 혈관의 것과 같은 막(속막, tunica intima; 중(간)막, tunica media; 바깥막, tunica externa)을 갖지만 이들 벽은 훨씬 얇다. 이 사실은 림프가 매우 낮은 압력하에서 흐른다는 것을 반영하는데, 림프관은 펌프질을 하는 심장과 연결되어 있지 않기 때문이다. 림프의 흐름을 조절하기 위해 집합림프관은 보통 정맥보다 많은 판막을 가지고 있다(그림 20.1). 각 판막의 바닥부분에서 막이 부풀어져 주머니를 형성하여 림프를 모으고 막을 닫게 한다. 이렇게 튀어나온 부분 때문에 각각의 집합림프관은 구슬을 꿴 끈을 닮았다. 더 큰 림프줄기(lymph trunk)와 림프관(lymph duct)의 특징적인 외형은 의사들이 빙사신비투과성 조영제를 주입시킨 림프관을 X선 필름으로 찍었을 때 이것을 알아볼 수 있다. 이와 같은 영상의학적 진단과정을 림프관조영술(lymphangiography)이라 한다.

림프의 이동 Lymph Transport

림프는 심장박동의 도움 없이 일련의 약한 기전에 의해 이동한다.

- 뼈대근육의 팽창과 인접한 동맥의 맥박에 의해 림프관을 누르면 이들 관을 따라 림프액은 짜내지듯이 이동한다.
- 림프관 내부에는 근육성 중(간)막이 림프의 순환을 돕는다.
- 팔다리와 몸의 정상적인 운동이 림프의 흐름을 유지시킨다.

이러한 추진 기전에도 불구하고 림프 이동은 산발적이며 느리다. 이 때문에 오랜 시간 동안 서서 작업을 하는 경우 발목 주변에 심각한 부종이 나타나는 원인이 된다. 만약 다리를 움직이는 경우, 예를 들어 걸어서 집으로 갈 때는 종종 부종이 없어지기도 한다. 겉으로는 의미 없게 보이는 행동, 즉 앉아 있는 동안 다리를 떨거나 흔드는 것과 같은 습관은 실제로 림프액이 다리 위쪽으로 이동하게 하는 중요한 기능을 수행한다.

20.1c 림프절 Lymph Nodes

림프절(lymph node)은 콩 모양의 기관으로 집합림프관을 따라 위치하며, 여기에서 병원체가 있는 림프액을 여과한다(그림 20.1). 흔히 사용하는 '림프샘(lymph gland)'이라는 용어는 올바르지 않다. 이것은 전혀 샘이 아니다. 인체에는 약 500개의 림프절이 있으며 직경이 1~25 mm 범위의 크기이다. 커다란 얕은림프절(superficial lymph node)은 목, 겨드랑이, 고샅(inguinal region) 부위에 위치하고 있으며, 깊은림프절(deep lymph node)은 가슴우리, 복부, 골반에 있다(그림 20.2).

- 목정맥(경정맥, jugular vein)과 목동맥(경동맥, carotid artery)을 따라 위치하고 있는 얕은 *목림프절*(cervical node)은 머리와 목으로부터 림프를 받는다.
- *겨드랑림프절*(액와, axillary node)과 넓적다리 표면에 있는 *샅고랑림프절*(inguinal node)은 각각 팔과 다리로부터 온 림프를 걸러낸다.
- 깊은 *기관기관지림프절*(tracheobronchial node)과 같은 세로칸(⊠격, mediastinum)에 있는 림프절은 가슴부위의 내장으로부터 온 림프를 받는다.
- 복부대동맥(abdominal aorta)을 따라 깊이 존재하는 *대동맥림프절*(aortic node)은 배의 뒤쪽 벽에서 온 림프를 걸러낸다.

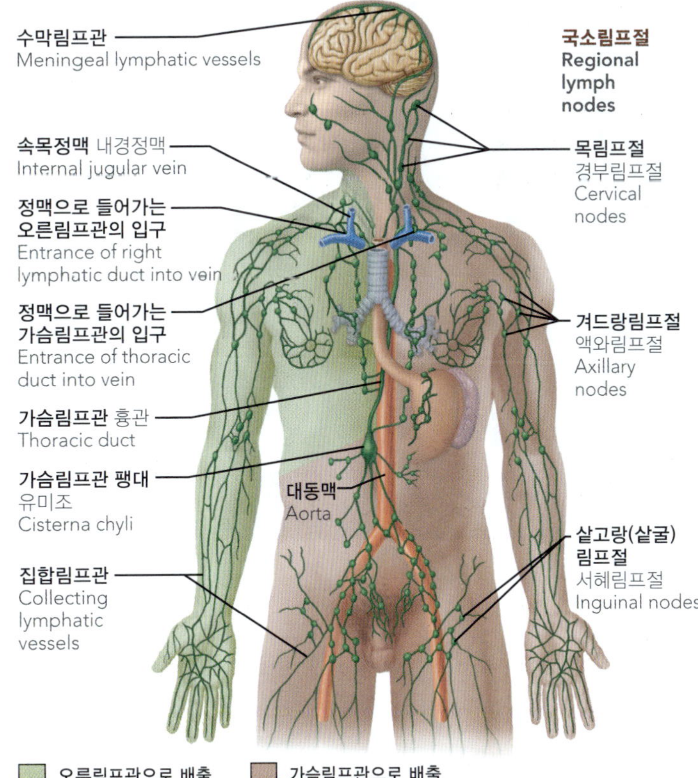

그림 20.2 집합림프관과 국소림프절의 분포.

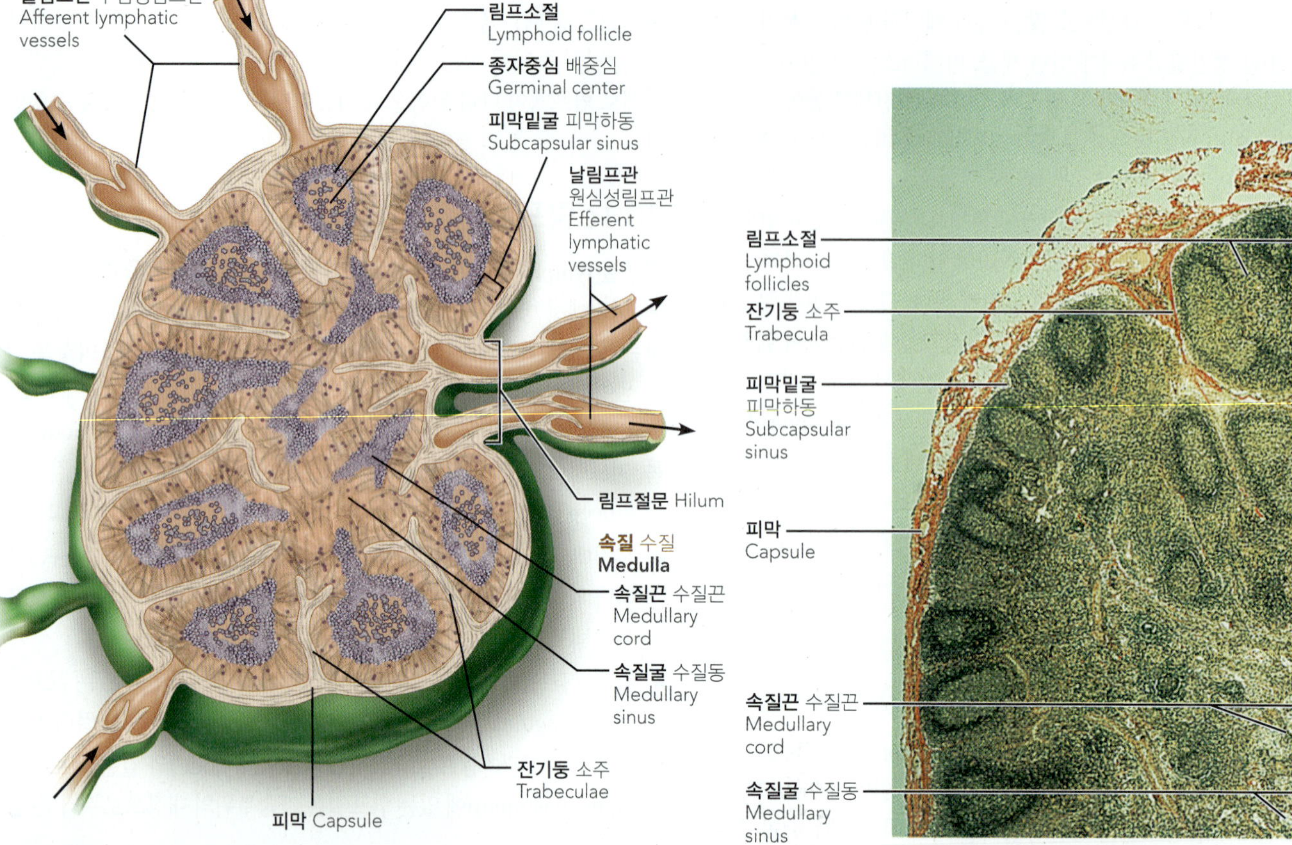

A. 림프절의 내부 구조 절단면과 관련된 림프조직

B. 림프절의 현미경 사진(72×)

대식세포
Macrophage
그물섬유에 있는 그물세포 망상세포
Reticular cells on reticular fibers
림프구
Lymphocytes
속질끈 수질끈
Medullary cord
그물섬유
망상섬유
Reticular fiber

C. 속질굴내에 있는 그물조직(690×)

그림 20.3 림프절의 구조. A에서 화살표는 림프절 안을 통과하여 밖으로 흐르는 림프 흐름의 방향을 나타낸다.

- 엉덩동맥(장골동맥, iliac artery)을 따라 깊이 존재하는 *엉덩림프절*(장골림프절, iliac node)은 골반과 다리로부터 온 림프를 걸러낸다.

현미해부학 Microscopic Anatomy

림프절은 치밀결합조직의 섬유성 **피막**(capsule)으로 싸여 있고 섬유성 돌기인 **잔기둥**(trabeculae)이 내부로 향하여 림프절을 여러 구획으로 분리시킨다**(그림 20.3)**. 림프액은 **들림프관**(구심성림프관, afferent lymphatic vessel)을 따라 림프절의 볼록하게 나와 있는 부분으로 들어가고 반대쪽의 오목하게 들어가 있는 **림프절문**(hilum)을 통해 **날림프관**(원심성림프관, efferent lymphatic vessel)으로 나간다. 림프절 안의 들림프관과 날림프관 사이에 있는 **림프굴**(림프동, lymph sinus)을 통해 림프액이 들어간다. 림프굴은 위치에 따라 *피막밑*(subcapsular), *겉질*(피질, cortical), *속질*(수질, medullary) 림프굴로 구분한다. 이렇게 큰 림프절은 상피세포로 덮여 있는 그물섬유(reticular fiber)의 십자형 연결그물에 의해 연결되어 있다. 많은 대식세포가 섬유성 그물망에 존재하며 림프굴을 따라 흘러온 림프액 속의 병원체와 외부 물질을 포식한다(그림 20.3C). 대부분의 림프액은 몇몇 림프절을 따라 지나가기 때문에 마지막 림프절을 지나는 시점에는 항상 병원체가 없는 상태가 되어 목의 큰 정맥으로 가는 림프줄기로 들어간다.

20.1d 림프줄기 Lymph Trunks

림프절에서 나온 후 가장 큰 집합림프관은 **림프줄기**(lymph trunk)를 형성한다(그림 20.2, **그림 20.4**). 이 줄기들은 신체의 넓은 영역에서 온 림프액을 배출하고, 숙련된 해부학자에 의해 발견될 만큼 크다. 위에서 아래쪽으로 5가지 주요한 림프줄기는 다음과 같다.

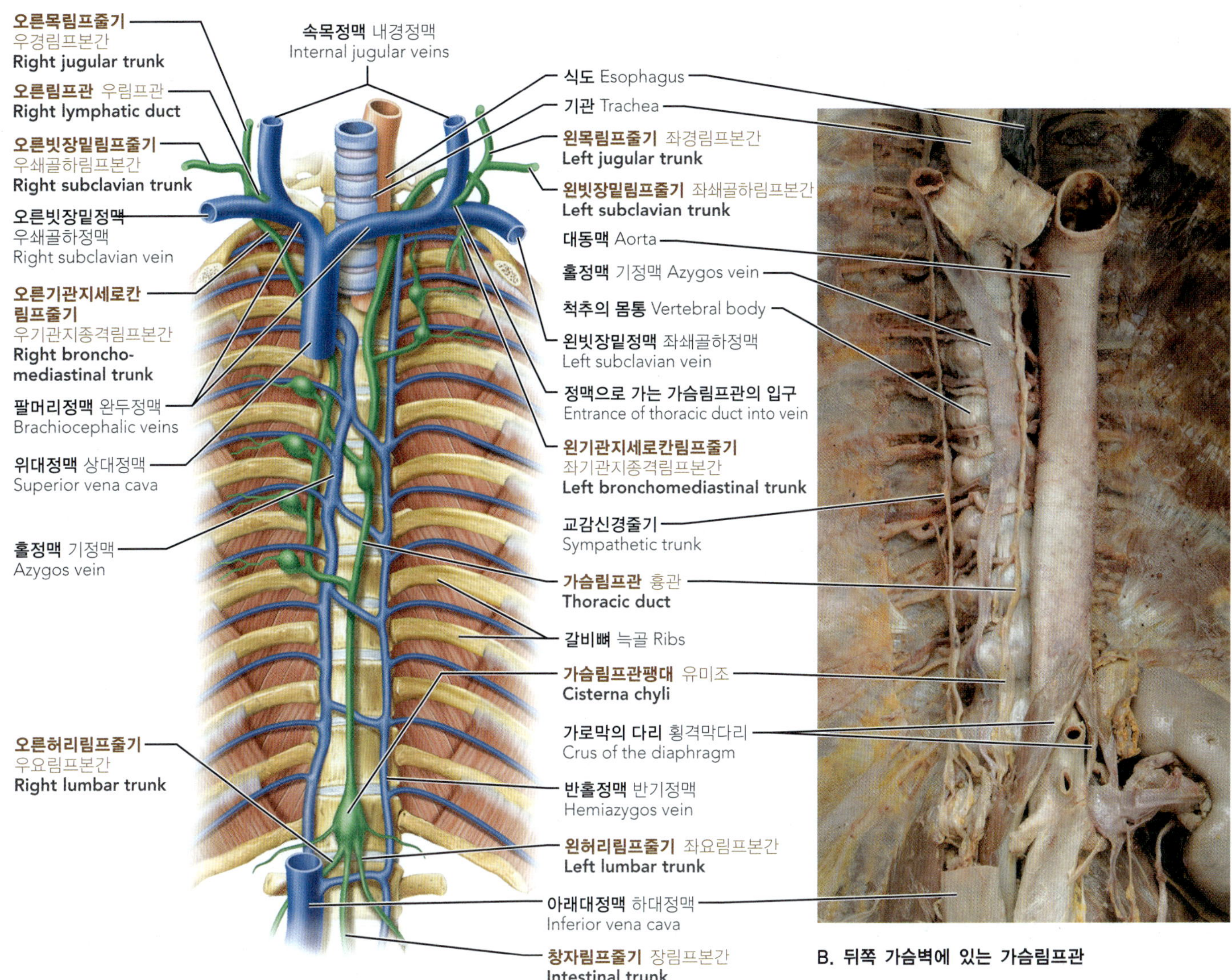

A. 정맥 및 주변의 구조와 관련된 주요한 림프줄기와 림프관(앞쪽면)

B. 뒤쪽 가슴벽에 있는 가슴림프관

그림 20.4 림프줄기와 림프관.

1. **허리림프줄기**(요림프본간, Lumbar trunk). 배 안쪽 동맥을 따라 위치하고 있는 한 쌍의 줄기는 아래쪽 갈비뼈, 골반 기관, 복부 앞벽으로부터 배출되는 모든 림프액을 받아들인다.
2. **창자림프줄기**(장림프본간, Intestinal trunk). 가운데 복부 뒤벽 가까이에 있는 줄기로 위, 창자 그리고 다른 소화기관으로부터 지방성 림프액(암죽)을 받는다.
3. **기관지세로칸림프줄기**(기관지종격림프본간, Bronchomediastinal trunk). 기관옆 가까이에서 올라오며 가슴내장(thoracic viscera)과 가슴벽으로부터 온 림프액을 모은다.
4. **빗장밑림프줄기**(쇄골하림프본간, Subclavian trunk). 목의 바닥부위에 위치하고 있으며 팔로부터 오는 림프액을 받아들인다. 또한 목 안쪽과 가슴벽 위쪽으로 배출한다.
5. **목림프줄기**(경림프본간, Jugular trunk). 각각의 속목정맥 안쪽 바닥에 쌍으로 위치하며 머리와 목으로부터 림프를 배출한다.

20.1e 림프관 Lymph Ducts

림프줄기는 가장 큰 림프도관(lymphatic vessel)인 **림프관**(lymph duct)으로 배출된다(그림 20.2, 20.4). 사람에 따라 2개의 림프관을 갖거나 하나만 갖기도 한다.

가슴림프관 흉관, Thoracic Duct

가슴림프관은 모든 사람에게 존재한다. 가슴림프관의 가장 아래쪽은 허리림프줄기와 창자림프줄기가 합류하는 **가슴림프관팽대**(cisterna chyli)이며, 1번째와 2번째 허리뼈(L_1과 L_2) 부위에 위치하고 있다(그림 20.4). 그곳에서 가슴림프관은 척추를 따라 올라간다. 위쪽 가슴부위에서 왼쪽으로 돌아 왼속목정맥(좌내경정맥, left internal jugular vein)과 왼빗장밑정맥(좌쇄골하정맥, left subclavian vein)이 합류되는 지점에서 정맥으로 유입된다. 가슴림프관은 순환계로 들어가기 바로 전에 종종 왼쪽 목림프줄기, 빗장밑림프줄기, 기관지세로칸림프줄기와 연결된다. 또 다른 방법으로 이들 세 림프줄기 모두 각각 따로따로 인접해 있는 정맥으로 림프를 배출할 수 있다. 세 개의 림프줄기에 의해 연결된 경우에는 인체의 3/4에 해당되는 림프, 즉 머리, 목, 가슴의 왼쪽 부분, 위팔의 왼쪽, 그리고 몸의 아래쪽 전체(배, 골반, 다리)에서 오는 림프가 가슴림프관으로 들어간다(그림 20.2).

오른림프관 우림프관, Right Lymphatic Duct

몸의 오른쪽 1/4에 해당되는 오른목림프줄기, 빗장밑림프줄기, 기관지세로칸림프줄기로부터 배출되는 림프액은 **오른림프관**(우림프관, right lymphatic duct)으로 들어간다. 사람의 20% 정도는 이들 관이 서로 연결되어 짧은 우림프관을 형성하며, 우림프관은 우속목정맥과 우빗장밑정맥의 연결 지점 혹은 근처의 속목정맥으로 들어간다(그림 20.2). 더 일반적인 경우는 이 세 줄기가 독립적으로 목정맥으로 들어간다. 이들 림프관의 기능을 요약하면

1. 여분의 조직액을 혈류로 돌려보낸다.
2. 삼출된 단백질을 혈액으로 돌려보낸다.
3. 작은창자(소장)에서 흡수된 지방을 혈액으로 보낸다.
4. 병원체를 림프절로 수송한다.

또한 림프액 여과 기능에 더해 림프절은 면역체계를 구성하는 림프기관으로서 질병과 싸우는 역할을 수행한다.

이해 수준 체크하기

- □ 1. 모세림프관의 어떤 구조적 특징이 조직액을 투과시킬 수 있는가? 이것은 혈액 모세혈관의 투과성과 어떤 차이가 있는가?
- □ 2. 감시림프절은 종양으로부터 배출을 받는 첫 림프절이다. 암이 전이되었는지를 결정하기 위해 림프절을 검사한다. 인후암 환자, 유방암 환자, 자궁경부암 환자의 림프절 무리에서 감시림프절은 어떤 것인가?
- □ 3. 작은창자(소장)에 있는 암죽관에 들어온 지방질 림프는 _____ 림프줄기에서 _____ 림프관으로 운반되며, _____ 와 _____ 의 정맥이 만나는 부위에서 정맥순환에 합류한다.

20.2 면역체계 THE IMMUNE SYSTEM

면역체계(immune system)는 질병으로부터 인체를 방어하는 중심부이다. 인체의 다른 방어체계와 달리 외부로부터 침입한 *특이* 외부 분자를 인식하고 공격하며 새로 감작될 때마다 더욱 효과적으로 병원체를 파괴시킨다. 면역계통에는 주된 방어 세포로 *림프구*(lymphocyte)가 있으며, 림프구는 *림프조직*과 *림프기관*에 있다. 림프기관은 *골수*, *림프절*, *지라*(비장), *가슴샘*, *편도*, *작은창자*(소장)의 *무리림프소절*, *막창자꼬리*이다. 세포 수준에서 기관 수준까지 차례로 면역체계의 구성 요소를 구분하여 다음에 제시하였다.

20.2a 림프구 Lymphocytes

학습 성과

- 림프구의 기능, 순환, 작용에 대해 기술할 수 있다.
- 림프조직의 구조와 감염원 제거 기능과 관계에 대해 기술할 수 있다.

인체의 상피세포 벽을 뚫고 침입하는 감염 미생물은 성긴결합조직(areolar connective tissue)으로 들어온다. 이 감염원은 염증반응이 시작되도록 하고 면역계통의 대식세포와 **림프구**(lymphocyte)의 공격을 받는다. 림프구는 *특이* 외부 분자에 대해 인식하고 작용하기 때문에 감염원과 싸우는 데 효과적이며 림프구로부터 이러한 반응을 유도하는 분자들을 *항원*(antigen)이라 한다. 대부분의 항원은 단백질이거나 당단백질이며 외인성 생물의 세포막, 세균의 세포벽 또는 외부 세포에 의해 분비되는 세균 독소와 같은 단백질이다.

림프구에는 두 종류의 주된 세포(T세포와 B세포)가 서로 다른 방법으로 항원을 공격한다. T세포의 주된 종류인 **세포독성**(cytotoxic), **살해**(killer), 또는 **CD8$^+$ T림프구**는 세포를 직접 공격한다(그림 20.5A). T림프구는 항원을 함유한 세포에 결합하여 세포막에 구멍을 내는 단백질을 분비함으로써 세포를 죽게 한다(세포자멸사, apoptosis). **T세포**(T cell)는 진핵세포의 막에만 나타나는 특이 단백질 항원에 결합한다. 이들 단백질은 *주조직적합복합체*(major histocompatibility complex, MHC)라 한다. T세포는 외부 항원을 인식하고 반응하므로 이종세포(alien cell)를 표적으로 삼아 이식 거부를 일으킨다. 바이러스나 다른 감염원에 의해 감염된 자기세포를 파괴시키고 일부 종양세포를 죽인다. 이들 세포의 표면에는 변형된 단백질이 있기 때문에 모든 이런 종류의 세포들은 이물질로 인식된다.

이와 달리 **B세포**(B cell)는 **형질세포**(plasma cell)로 분화되어 **항체**(antibody)를 분비한다(그림 20.5B). 항체는 단백질이며 특이 항원에 결합함으로써 포식세포가 잘 인식하여 파괴할 수 있도록 표식시킨다. B림프구와 항체는 우선적으로 혈액 내 세균과 세균 독소에 반응한다. T와 B림프구는 서로 다른 작용을 하지만 현미경에서 구조적으로 구분할 수가 없다.

림프구의 세 번째 종류인 **자연살해세포**(natural killer cell, NK cell)는 특이 항원을 인식하지 못하지만 대신 표적 세포의 특정 당이 존재하거나 '자기' 세포 표면 분자가 없는 경우에 작용한다. 이들은 면역 반응이 작동하기 전에 종양세포와 바이러스 감염세포를 공격한다. NK세포는 세포독성 T세포와 같은 방법으로 세포를 파괴한다(그림 20.5A).

T세포와 B세포는 끊임없이 혈류와 림프액을 타고 이동하며, 인체의 감염된 결합조직에 도달하여 감염원과 싸운다. 면역세포들은 모세혈관과 세정맥들의 벽을 통해 면역조직을 포함한 결합조직에 출입을 반복한다. 순환혈관과 결합조직 사이 활성화된 림프구의 반복적인 움직임을 재순환이라 하고, 이와 같은 운동이 림프구들이 모든 감염부위에 빠르게 접근할 수 있도록 한다.

20.2b 림프구의 분화와 활성 Lymphocyte Differentiation and Activation

미성숙 림프구는 몇 단계의 분화 과정을 거쳐 항원을 공격할 수 있는 세포가 된다(그림 20.6). 대부분의 림프구는 유아기와 아동기에 이 과정을 거치지만 또 그 만큼 많은 경우가 성인기에도 분화된다.

① 모든 림프구는 적색골수에 있는 림프줄기세포에서 기원한다.

② 일부 림프구는 골수를 떠나 혈류를 타고 가슴샘에 도달하여 T림프구가 된다[T는 *가슴샘*(thymus)에서 유래]. 골수에 잔존하는 다른

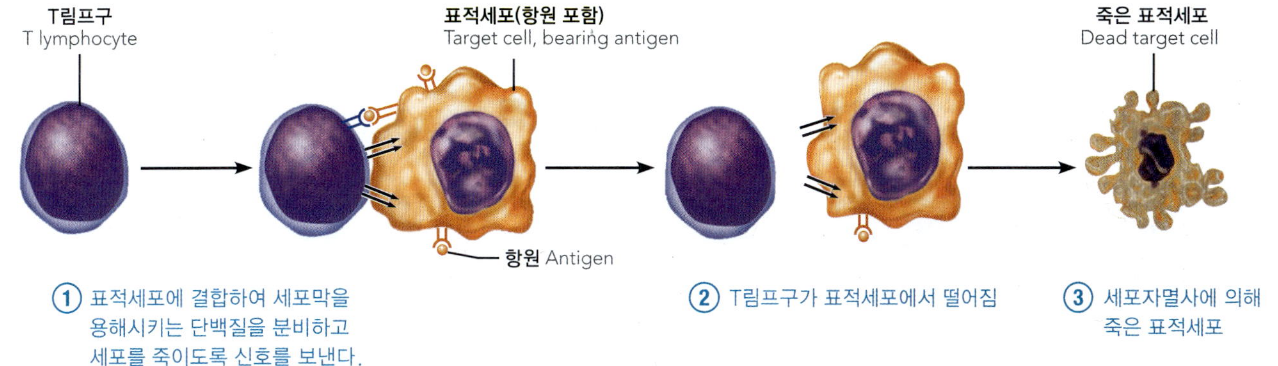

A. 세포독성 T림프구의 작용

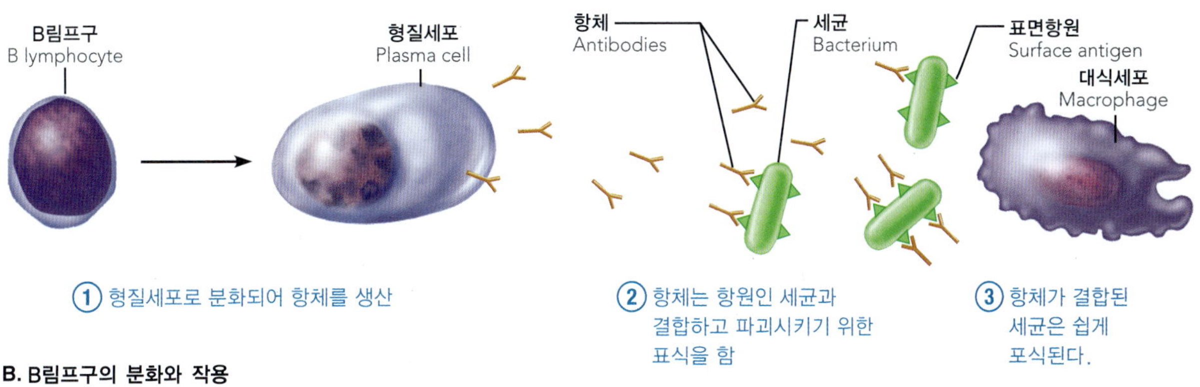

B. B림프구의 분화와 작용

그림 20.5 림프구의 기능.

림프구는 성숙하여 B림프구가 된다. 새롭게 만들어진 T와 B림프구는 빠르게 분열하여 많은 림프구를 생산하게 되는데, 이들 각각은 항원의 독특한 구조를 인식할 수 있는 표면 수용체를 갖고 있다. 이러한 능력을 *면역적격*(immunocompetence)이라 한다.

③ 성숙하지만 비활성화된(naive) T 또는 B림프구는 혈류와 림프조직사이를 계속 순환한다.

④ 림프조직에서, 비활성화된 초기 림프구는 특이항원과 결합하게 된다. *항원과 만남*으로 림프구는 완전히 활성되어 항원을 공격할 수 있는 능력을 얻게 된다.

⑤ 활성화된 림프구는 빠르게 증식하여 성숙된 림프구를 생산한다. 활성화된 T림프구는 몸속 전체를 순환하면서 공격할 동일할 병원체를 찾는다. 활성화된 B림프구는 림프조직에 남아 항체를 생산하는 형질세포로 분화한다.

활성 과정 동안 항원을 찾기 위해 몸을 순찰하는 '전문' 항원 채집가인 **가지돌기세포**(수상돌기세포, dendritic cell)나 최근 항원을 포식한 대식세포(macrophage)와 같은 세포에 의해 항원이 제시된다. 가지돌기세포 혹은 대식세포는 림프구가 있는 림프조직에 항원을 운반한다. 항원에 활성화된 림프구의 특이 반응은 림프구의 종류에 따라 다르게 나타난다. 그러나 활성화된 B와 T세포는 *효과세포*(effector cell)와 *기억세포*(memory cell)의 클론을 생산한다.

효과세포(effector lymphocyte)는 수명이 짧고 병원체에 즉시 작용하고 죽는다.

- **B세포**는 빠르게 분열하여 형질세포를 생산한다. 형질세포는 항체를 분비하여 항원과 결합해 포식작용을 위한 표식을 한다(그림 20.5B).
- **세포독성**(cytotoxic, CD8$^+$)**T세포**는 외부세포(예를 들어 바이러스 감염세포나 종양세포)를 직접 용해시킨다(그림 20.5A).
- **보조**(helper, CD4$^+$)**T세포**는 사이토카인(cytokine)을 분비하여 면역계통의 다양한 세포들을 활성화시킨다. 사이토카인은 활성화된 B세포, 세포독성T세포, 대식세포의 분열 증식을 촉진하고 증폭시키며 면역반응을 조정한다. 보조T세포의 중요성은 *AIDS*에 의해 밝혀졌듯이 보조T세포의 급격한 감소가 면역계통을 약화시킨다. AIDS에 관해서는 "자세히 살펴보기"에서 자세히 다룬다.

활성 단계 동안에 생산되는 다른 클론인 **기억세포** 혹은 **기억림프구**(memory lymphocyte)는 특이 항원과 다시 대면할 때까지 림프조직에 대기한다. 기억세포가 동일 항원과 만나게 되면 분열반응과 공격반응이 매우 강하고 빠르게 일어나며 이들 기억세포에 의해 획득면역(acquired immunity)이 이루어진다. 즉 잇달아 일어나는 감염에 대해 보호하고 한 번 이상 걸리게 되는 많은 질병을 예방한다.

20.2c 림프조직 Lymphoid Tissue

림프조직(lymphoid tissue)은 특수한 결합조직의 한 종류이며 여기에는 많은 양의 림프구가 침입한 미생물과 싸우기 위해 모여든다. 이 조직은 자주 감염되는 소화기관, 호흡기관, 비뇨기관, 생식기관의 점막[**점막**

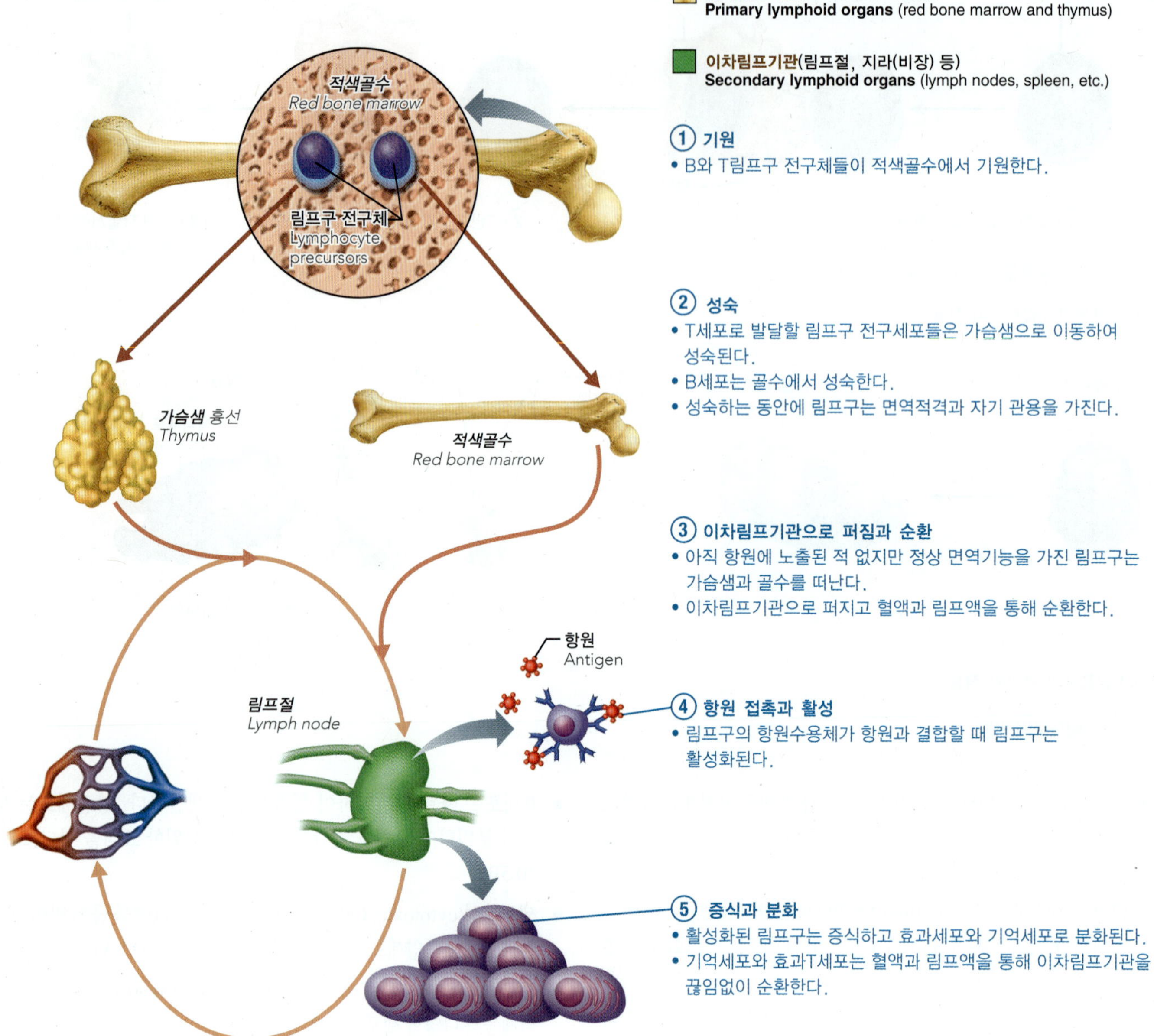

그림 20.6 림프구의 분화, 활성, 재순환. 미성숙된 림프구가 적색골수에서 발생한다.(성인의 긴뼈의 골수공간에는 적색골수가 없다). 형질세포(항원을 분비하는 효과B세포)는 순환하지 않는다.

연관 림프조직(mucosa associated lymphoid tissue), 혹은 **MALT**라고 함(**그림 20.7**)과 가슴샘을 제외한 모든 림프기관에 위치한다. 감염에 대항하여 싸우는 주된 장소로 작용하는 것 외에도 림프조직은 대부분의 림프구가 활성화되고 대부분의 효과림프구와 기억림프구가 생성되는 곳이다.

림프조직은 그물결합조직으로 그물세포(섬유모세포)에 의해 분비되는 그물섬유망이 기본 틀을 형성한다(그림 20.3C). 그물망 내부 공간에 상주하고 있는 많은 T와 B림프구는 세정맥으로부터 끊임없이 들어오며 이 조직을 따라 흐른다. 섬유그물망에 존재하는 대식세포는 포식작용으로 침입한 미생물을 제거하며, 가지돌기세포와 더불어 항원을 제시함으로써 인접한 림프구를 활성화시킨다.

림프조직 내에는 **림프소절**(lymphoid follicle 또는 nodule)이 밀집되어 있다(그림 20.7). 이들 소절의 중앙은 림프구 분열이 왕성하게 일어나므로 염색하면 밝게 염색되는 부위가 있는데 이를 **종자중심**(배중심, germinal center)이라 한다. 각 림프소절은 활성화된 하나의 B세포에 의해 형성되고 빠른 성장과 분열은 림프소절을 수천 개의 동일 기원세포로 채운다. 새로 형성된 B세포는 림프소절을 떠나며 형질세포로 분화한다.

이해 수준 체크하기

- □ **4.** 세포독성 T림프구는 어디에서 정상 면역기능을 획득하는가?
- □ **5.** 박테리아에 의한 감염은 어떤 면역세포가 관여하는가?
- □ **6.** 림프소절에서 어떤 종류의 림프구를 볼 수 있는가? 림프소절의 종자중심에서 어떤 일이 발생하는가?

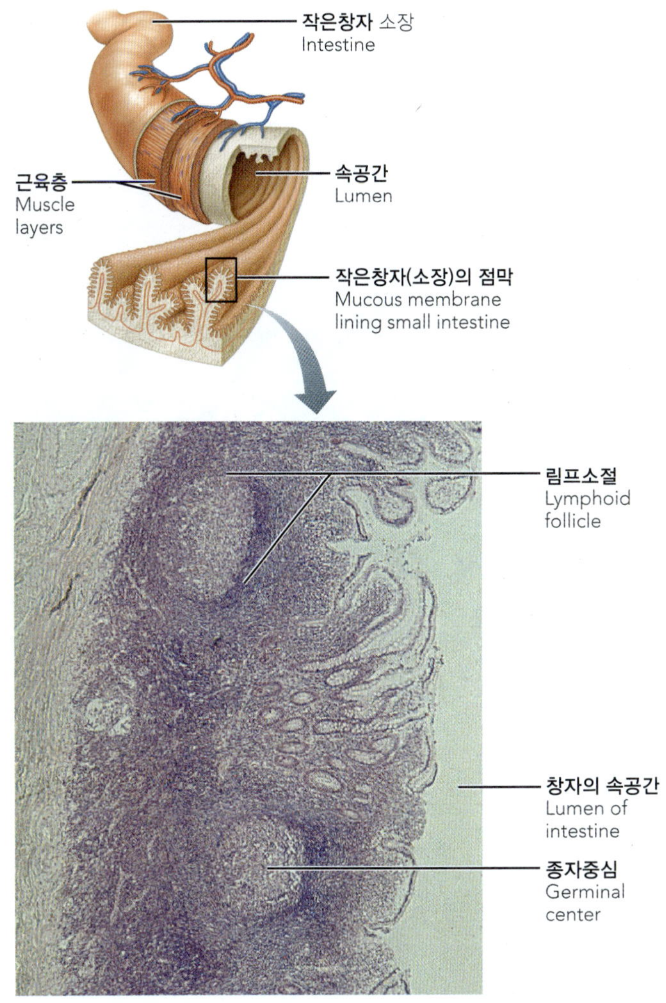

그림 20.7 점막 관련 림프조직(MALT).

20.2d 림프기관 Lymphoid Organs

학습 성과

▸ 림프기관(가슴샘, 림프절, 지라(비장), 편도, 작은창자(소장)와 막창자꼬리(충수)의 무리림프소절)의 위치, 구조 및 면역 기능을 기술할 수 있다.

림프기관(그림 20.8)은 2개로 분류된다.

- **일차림프기관**(primary lymphoid organ)은 골수와 가슴샘이다. 각각 B림프구와 T림프구를 생산한다(그림 20.6). 골수의 구조는 17장의 조혈 과정에서 언급했으며, 가슴샘의 구조는 이후에 알아보겠다.
- **이차림프기관**(secondary lymphoid organ)은 림프절, 지라(비장), 편도를 이루는 점막 관련 림프조직의 집합, 창자와 막창자꼬리(충수)에 있는 무리림프소절이다. 이 기관들은 정상면역림프구, 기억림프구를 저장하고 모이게 하며 림프조직 안에서 감염된 미생물을 파괴시킨다.

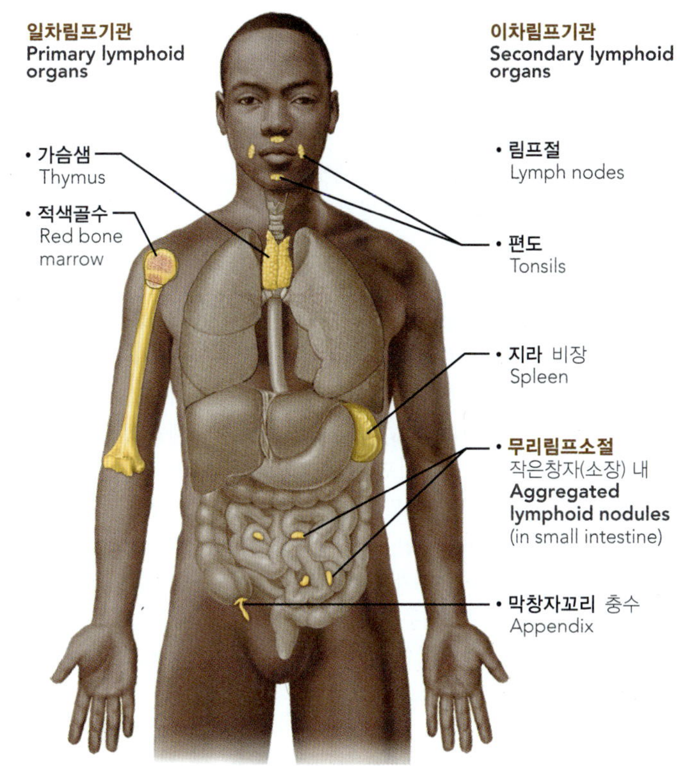

그림 20.8 림프기관.

가슴샘 흉선, Thymus

가슴샘은 2엽으로 되어 있고 가슴 위, 목 아래, 복장뼈(흉골, sternum) 바로 뒤에 위치하고 있으며(그림 20.9A), T림프구가 분화되는 장소이다. 특히 타이모신(thymosin)과 타이모포이에틴(thymopoietin)과 같은 호르몬을 분비하여 T림프구가 면역적격이 되도록 한다. 신생아때 뚜렷하며 어린이 시기에 크기가 커진다. 사춘기 후반에는 점차적으로 위축되기 시작하고 기능성 조직은 섬유성 지방조직으로 서서히 대체된다. 이들 기능성 조직은 20세 때 약 80%, 40세 때는 5%만이 남아 있으며 노인이 되면 2%만이 남게 되는데, 이때의 가슴샘은 지방덩어리로 주변 결합조직과 구분하기 힘들게 된다. 위축 현상이 계속되는 동안에도 가슴샘은 늦은 속도로 어른에서도 면역적격세포를 생산한다.

가슴샘은 꽃양배추마디의 잎처럼 배열되어 있는 수많은 **엽**(lobule)을 갖고 있다. 각 엽의 바깥쪽은 겉질(피질), 안쪽은 속질(수질)로 구성되어 있다(그림 20.9B). **겉질**(피질, cortex)은 정상 면역기능을 획득한 T림프구가 채워져 있기 때문에 어둡게 염색이 되며, **속질**(수질, medulla)은 림프구가 적어 밝게 염색된다. 또한 속질 안에는 상피세포 무리로 구성된 **가슴샘소체**(thymic corpuscle)가 있다. 가슴샘소체의 기능은 자가면역 반응을 예방하는 T세포의 다른 종류인 조절 T세포를 발달시킨다.

가슴샘이 다른 림프기관과 다른 점은 첫째, 림프구의 성숙이며 항원과 직접 싸우는 림프기관은 아니다. 사실 *혈액가슴샘장벽*(blood thymus barrier)은 혈액-뇌장벽과 같이 혈액 유래 항원이 가슴샘 모세혈관으로부터 유출되는 것을 막으며 미성숙한 가슴샘림프구의 조기 활성을 막는다. 둘째, 가슴샘의 조직틀은 엄밀한 림프결합조직이 아니다. 왜냐하면 가슴샘은 분비샘처럼 배아인두(embryonic pharynx) 상피

후천면역결핍증후군(AIDS): 현대의 흑사병인가?

후천면역결핍증후군은 3단계로 진행되는 바이러스성 질환이다. (1) 감염 후 몇 주 이내에 발병하고 약 2주 동안 지속되는 급성기는 발열, 피로, 발진, 두통, 인후염, 림프절 부종, 근육 및 관절통, 식은땀, 설사. 같은 독감 증상이 특징이다. (2) 다음은 평균 10년 동안 지속되는 무증상 기간이다. (3) 마지막으로, 본격적인 AIDS가 발생하며 점점 더 빈번한 기회 감염을 초래한다. 여기에는 결핵, 희귀한 진균성 폐렴(*Pneumocystis jirovecii*), 독특한 자주색 피부 병변을 보이는 카포시육종(Kaposi's sarcoma)이 포함될 수 있다. 또한 설사와 함께 소모성 증상(체중감소)이 나타난다. 후천면역결핍증후군 환자의 약 10~15%가 치매에 걸린다. 치료되지 않은 후천면역결핍증후군은 소모성 증상과 치명적인 감염으로 사망한다. 이 마지막 단계는 몇 달에서 몇 년 동안 지속된다.

원인

후천면역결핍증후군을 유발하는 인간면역결핍바이러스(human immunodeficiency virus, HIV)는 혈액, 정액, 질 분비물 및 모유와 같은 신체 분비물을 통해서만 전염된다. 바이러스가 공기에 노출되면 건조되면서 죽기 때문에 우연한 접촉으로 전염되지 않는다. 가장 일반적으로 인간면역결핍바이러스는 (1) 점막이 찢어지고 피가 나는 성적 접촉 중에 또는 다른 성병으로 인한 손상된 병변으로 바이러스가 혈액에 접근할 수 있는 경우에 체내로 들어간다. 또는 (2) 오염된 혈액이 바늘을 통해 체내에 들어가면 인간면역결핍바이러스는 림프 조직으로 이동하여 도움(helper $CD4^+$)T세포를 감염시키고 파괴하여 면역력을 심각하게 저하시킨다. 도움T세포는 B세포와 세포독성(cytotoxic $CD8^+$)T세포를 조절하기 때문에 면역 체계의 초석이며, 도움T세포 없이는 B세포와 세포독성T세포가 활성화되거나 유지될 수 없다. 인간면역결핍바이러스가 부착되는 CD4 표면단백질을 발현하는 가지돌기세포, 대식세포 및 미세(아)교세포로도 들어가며 바이러스는 아마도 감염된 미세(아)교세포를 통해 뇌를 침범하고 뉴런의 파괴를 유도하는 것은 일부 후천면역결핍증후군 환자의 치매를 설명한다.

초기 급성기에는 빠른 바이러스 증식이 면역 체계를 자극한다. 항체 수치가 상승하고 세포독성T세포가 감염에 저항한다. 긴 무증상 단계에서 인간면역결핍바이러스는 빠르게 복제하고 돌연변이를 일으켜 림프 조직 $CD4^+$세포에 숨어 면역 체계를 회피하는 치명적인 균주를 생성한다. 마지막 단계가 되면 면역체계가 너무 약화되어 지친 $CD8^+$세포는 더 이상 바이러스를 억제할 수 없게 된다. 도움T세포 수가 감소하면서 말기 후천면역결핍증후군 단계가 시작된다.

오늘날 후천면역결핍증후군은 30년 동안 전 세계적으로 유행하고 있다. 2017년에 전 세계적으로 인간면역결핍바이러스에 감염되었거나 후천면역결핍증후군 환자 수는 3,690만 명에 달했다. 새로 감염된 180만 명 중 80만 명(44%)이 사하라 사막 이남 아프리카에서 확인되었다. 이 수치는 비극적으로 높지만 전 세계적으로 새로운 감염 건수는 2011년 이후 28% 감소했다.

치료

연구자들과 임상의사들은 항바이러스 약제가 인간면역결핍바이러스를 효과적으로 치료할 수 있기를 기대한다. 바이러스 복제 및 조립을 방해하는 약물 조합은 바이러스 양을 감지할 수 없는 수준으로 줄이고 감염되지 않은 파트너에게 전파를 줄인다. 이 치료는 체내에서 인간면역결핍바이러스를 제거하지 못하며 치료의 짧은 중단으로도 바이러스 수준이 상승한다.

또 다른 합병증은 인간면역결핍바이러스의 돌연변이 능력이다. 항바이러스 약제가 처음 사용된 1996년 이후 인간면역결핍바이러스는 치료에 사용된 모든 항바이러스 약제에 대한 내성을 생성했다. 바이러스 돌연변이가 새로운 내성 아형을 형성함에 따라 인간면역결핍바이러스에 대한 예방 또는 치료 백신에 대한 탐구는 여전히 도전적 과제이다.

치료에 대한 암울한 전망에도 불구하고 임상의사들은 여러 파트너와의 우연한 만남, 콘돔 사용률 감소, 정맥을 통한 마약류 사용 증가와 같은 고위험 성행위가 증가하는 많은 국가적 추세에 주목한다. 미국 질병통제예방센터(CDC)는 110만 명의 미국인이 인간면역결핍바이러스에 감염된 것으로 추정한다. 후천면역결핍증후군을 예방하는 유일한 방법은 정맥을 통한 마약류 약물 사용을 중단하고 금욕을 실천하며 인간면역결핍바이러스에 감염된 체액과의 접촉을 피하는 것이다. 그에 더해 최선의 방어책은 라텍스 콘돔을 사용하여 안전한 성관계를 실천하고, 성관계 상대의 건강 상태를 잘 파악하고, 정맥 주사를 위해 깨끗한 바늘을 사용하는 것이다.

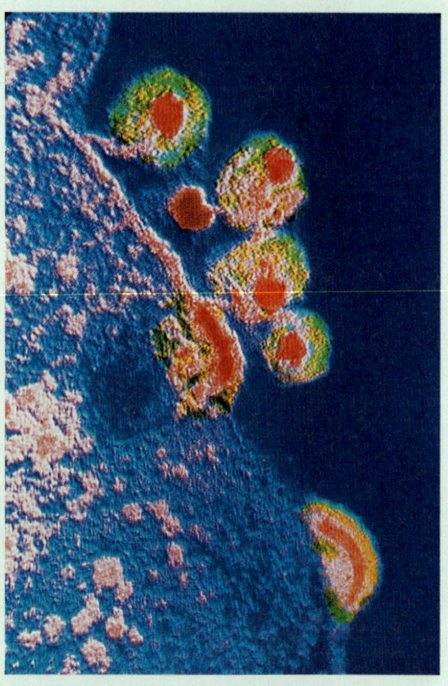

감염된 사람세포에서 새로운 HIV 바이러스(빨간색과 노란색 점)가 나타난다.

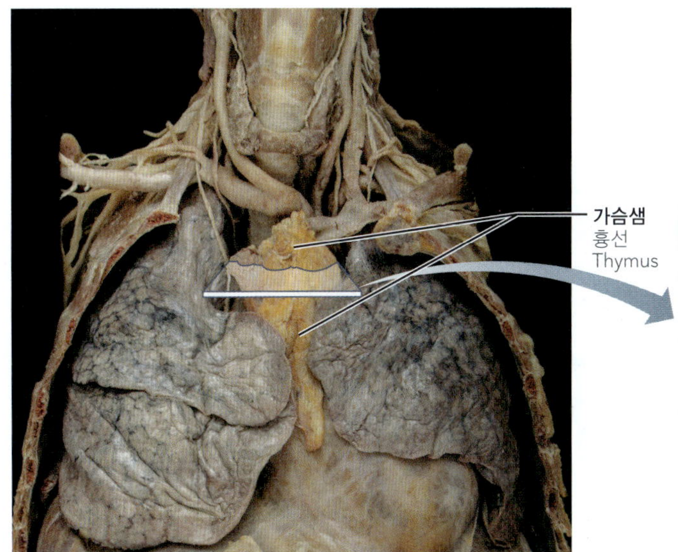

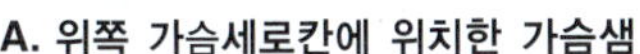

A. 위쪽 가슴세로칸에 위치한 가슴샘

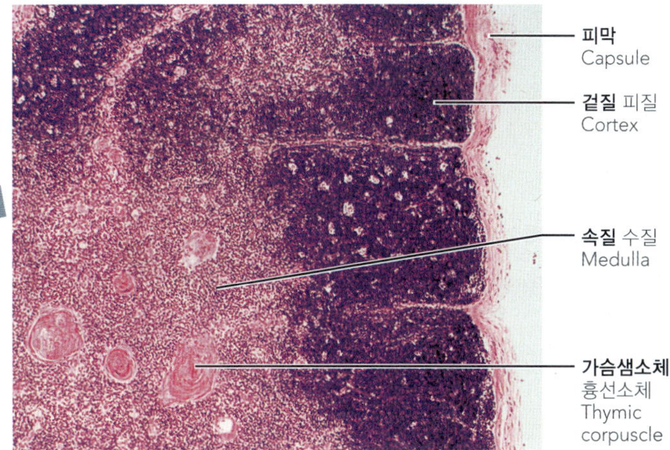

B. 가슴샘조직의 현미경적 구조

그림 20.9 **가슴샘. A.** 가슴 위에 있는 가슴샘의 위치를 보여주는 절단. **B.** 가슴샘 조직 사진. 속질(수질), 겉질(피질), 가슴샘소체가 보임(35×).

세포계열로부터 발생하기 때문에 그물섬유보다는 별모양의 상피세포로 구성되어 있다. 이들 *상피그물세포*(epithelial reticular cell)는 가슴샘호르몬을 분비하여 T세포로 하여금 정상 면역기능을 획득하도록 자극한다. 참고로 가슴샘은 B세포가 없기 때문에 림프소절이 없다.

림프절 Lymph Nodes

림프절의 림프액을 여과하는 구성요소는 이미 고려되었지만 (20.1c절) 림프절은 단순한 림프액을 여과하는 장치 그 이상이다. 림프계통과 면역체계가 교차하는 기관이다. 림프굴사이는 림프조직의 집단이다(그림 20.3). 림프절은 림프가 혈류로 돌아가기 전 해로운 물질을 여과시키는 기능을 하며 또한 림프액이 림프굴을 통해 여과될 때, 포함된 항원 일부는 동굴 벽을 따라 삼출되어 림프조직으로 들어간다. 대부분 항원과의 섭촉은 림프절에서 일어나며 여기에서 항원은 파괴될 뿐만 아니라 B와 T림프구를 활성화시키고 유용한 기억림프구를 생산하여 장기 면역이 유지되도록 한다.

림프절은 조직학적으로 바깥쪽 겉질(피질)과 문(hilum)에 인접한 속질(수질) 두 부분으로 구성되어 있다(그림 20.3). 모든 림프소절과 대부분의 B세포는 겉질의 표면 림프조직에 존재한다. 겉질의 더 깊은 부위에는 일차 T세포, 특히 보조 T세포가 있어 B세포의 활성을 증가시킨다. 속질끈(수질끈, medullary cord)이라 불리는 속질의 림프구 집단은 T와 B림프구 및 형질세포를 포함하고 있다.

지라 비장, Spleen

부드럽고 혈액이 풍부한 **지라**(비장, spleen)(그림 20.10)은 인체에서 가장 큰 림프조직 기관이다. 그 크기는 사람마다 다 다르지만 평균 크기는 주먹 크기이다. 지라는 위 바로 뒤쪽, 배안의 왼위쪽 부위에 위치하고 있으며(그림 20.8), 해파리 모양의 앞쪽 표면이 오목한 형태이다. 큰 *지라혈관*은 **지라문**(비장문, splenic hilum)을 따라 앞쪽 표면으로 출입한다(그림 20.10A).

지라는 두 가지 중요한 혈액의 정화 기능이 있다. 첫째, 혈액이 운반해 온 항원의 제거(면역 기능), 둘째, 오래된 혈구나 결함이 있는 혈구의 제거와 파괴이다. 게다가 지라는 태아에서는 조혈 부위이며 일생 동안 단핵구와 혈소판의 저장소이다.

림프절과 비슷한 구조를 하고 있는 지라는 섬유피막으로 둘러싸여 있으며(그림 20.10B) 안쪽으로는 잔기둥(trabeculae)이 뻗어 있다. 지라의 잔기둥은 지라의 지주 역할 및 혈관의 통로이다. 지라동맥의 큰 가지는 잔기둥 속으로 들어가며 여기서 분지된 소동맥 가지는 지라의 실질 속으로 들어가는데, 이 가지를 지라의 백색속질(white pulp)로 구성된 두꺼운 림프조직에 의해 둘러싸여 있기 때문에 **중심동맥**(central artery)이라 한다. 혈액에서 유래된 항원이 림프조직에 들어오면 면역반응이 활성화되어 파괴된다. **백색속질**(white pulp)은 지라의 면역 기능을 제공한다.

백색속질을 둘러싸고 있는 **적색속실**(red pulp)은 **시나정맥굴**(비장정맥동, splenic sinusoid)과 **지라끈**(비장끈, splenic cord) 두 부분으루 되어 있다. 지라정맥굴은 백색속질의 바깥쪽 중심동맥의 먼쪽 가지에서 온 혈액굴이며 지라끈은 대식세포가 풍부한 그물결합조직으로 구성되어 있다. 전체 혈액은 혈액굴로부터 결합조직으로 흘러들어가서 그곳에서 대식세포는 결함이 있는 혈액세포를 제거하고 세균 및 이물질을 포식한다. 따라서 적색속질은 수명이 노쇠한 혈액세포를 처리한다.

조직학적 절단면(그림 20.10D)은 적색속질에 둘러싸여 있는 백색속질이 마치 섬처럼 보인다. 적색속질이란 명칭은 조직학적 염색소견 보다는 처리되지 않은 생생한 지라에서 보이는 모습을 의미한다. 대부분 조직염색에서는 백색속질이 적색속질보다 더 진하게 염색된다.

편도 Tonsils

편도(tonsil)는 가장 간단한 림프조직으로 인두를 둘러싸고 있는 선상의 점막상피들이 팽대해진 부분이다. 편도는 네 종류가 있다(그림 20.11).

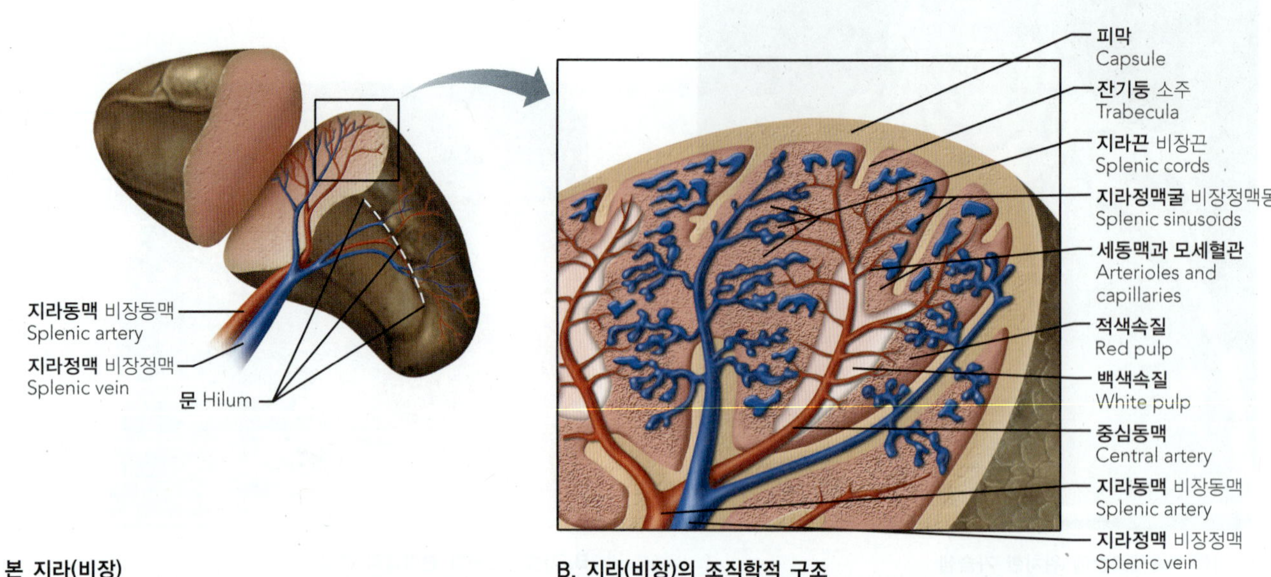

A. 위에서 본 지라(비장)

B. 지라(비장)의 조직학적 구조

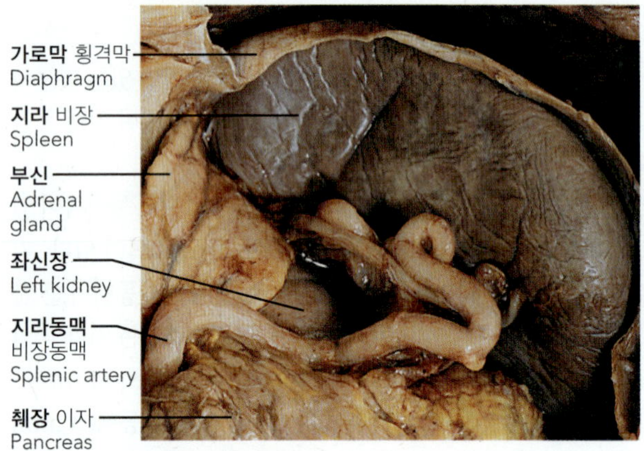

C. 복강안의 비장 사진(앞쪽면)

피막
Capsule
백색속질
White pulp
적색속질
Red pulp

D. 지라(비장)조직의 현미경 사진(30×). 많은 림프구가 있는 림프조직인 백색속질은 적혈구가 많은 적색속질에 둘러싸여 있다.

그림 20.10 지라(비장)의 구조.

- **목구멍편도**(구개편도, palatine tonsil)는 인두벽 가쪽에 입천장과 입의 뒤쪽에 위치하고 있는 가장 큰 편도이며 외부의 감염이 가장 빈번하게 일어나 *편도절제술*(tonsillectomy)이라는 외과적 수술로 어린시절에 제거되는 곳이다.
- **혀편도**(lingual tonsil)는 혀의 뒤쪽 표면에 있다.
- **인두편도**(pharyngeal tonsil, adenoid)는 인두의 천장에 있다.
- **귀관편도**(이관편도, tubal tonsil)는 인두귀관(pharyngotympanic tube) 구멍 바로 뒤에 있다(그림 20.11).

네 종류의 편도는 인두의 입구 주변에 배열되어 고리 모양을 형성하는데, 호흡하는 공기와 음식물을 삼키는 동안 인두로 들어오는 많은 병원체를 제거하는 장소가 된다. 편도는 항원을 처리하고 면역 반응을 시작한다.

모든 점막처럼 편도는 상피조직과 그 밑에 결합조직으로 된 고유판으로 구성되어 있다(그림 20.11). 편도 상피 아래 고유판(lamina propria)은 풍부한 림프구가 밀집되어 있고 림프소절이 산재해 있는 점막 관련 림프조직(MALT)으로 구성되어 있다. 위쪽을 덮고 있는 상피조직은 편도 안쪽으로 깊게 함입되어 세균과 작은 물질들을 걸리게 하는 **편도움**(crypt)을 형성한다. 포식된 세균은 상피조직을 따라 바닥쪽 림프조직으로 이동하여 림프구의 활성을 유도한다. 이와 같은 세균의 포식은 아동기에 많은 편도선염을 일으키게 할 뿐만 아니라 장기 면역에 필요한 많은 다양한 기억세포를 만들어 내기도 한다.

무리림프소절과 막창자꼬리(충수)

Aggregated Lymphoid Nodules and the Appendix

많은 세균은 평생 창자의 속공간에 살며 끊임없이 창자벽을 침입한다. 이 침입자들과 싸우기 위해 점막 관련 림프조직(MALT)은 특별히 창자 내에서 풍부하다. 사실, 창자의 두 부분에서 점막 관련 림프조직이 매우 크게 존재하고 림프구가 밀집되어 있는데, 이것은 무리림프소절과 막창자꼬리이다.

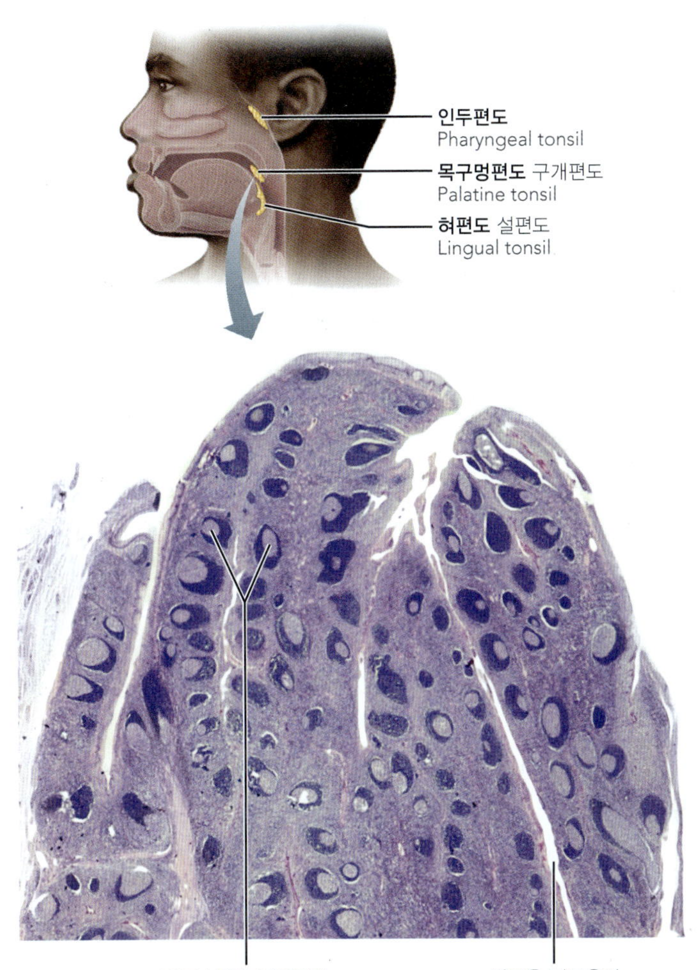

그림 20.11 목구멍편도의 조직학적 구조. 편도의 표면은 편도움을 형성하기 위해 함입되어 있는 상피세포로 덮여 있다.

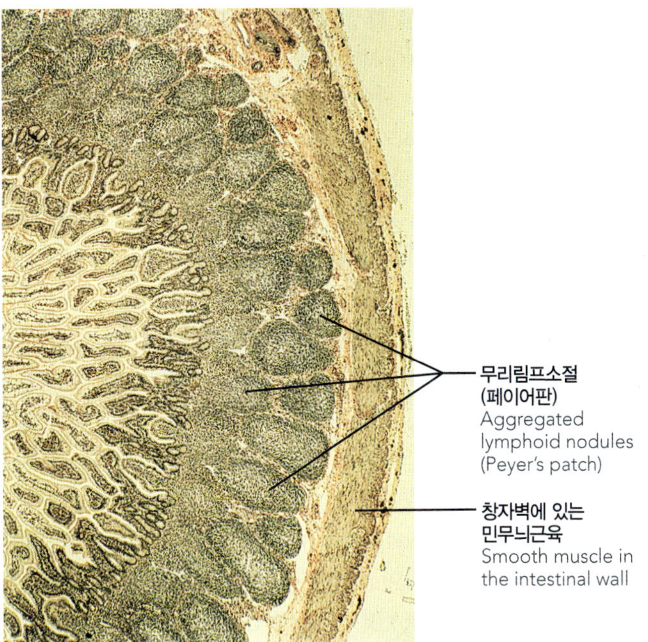

그림 20.12 무리림프소절. 현미경 사진은 작은창자(소장)의 돌창자(회장) 벽에 있는 무리림프소절(페이어판)의 조직학적 구조를 보여준다. 작은창자의 속공간은 현미경 사진의 왼쪽이다(5x).

무리림프소절(aggregated lymphoid nodule, Peyer's patch)는 소장 끝부분 벽에 있는 림프소절 덩어리이다(**그림 20.12**). 약 40개 림프소절이 존재하며 평균적으로 가로 세로가 1 cm이다.

또한 림프조직은 **막창자꼬리**(충수, appendix)의 벽에 많이 모여 있는데(그림 20.8), 조직학적 절단면을 보면 많은 림프조직이 막창자꼬리 벽 두께 약 절반을 차지하고 있다.

무리림프소절과 막창자꼬리는 침입한 미생물을 제거함은 물론 소화관으로부터 많은 다른 항원을 채집하고 인체를 보호하기 위한 다양한 기억세포들을 생산한다.

이해 수준 체크하기

- □ 7. 지라(비장)에서 적색속질의 기능은 무엇인가?
- □ 8. 림프절에서 T림프구는 어디에 위치하는가?
- □ 9. 창자의 어떤 부위가 무리림프소절을 가지고 있는가?

20.3 림프계통과 면역계통의 질환

DISORDERS OF THE LYMPHATIC AND IMMUNE SYSTEMS

학습 성과

- 림프관 질환 2개의 기본 특징을 설명할 수 있다: 암죽가슴증, 림프관염
- 림프구와 림프기관 연관 3개 질환의 특징을 설명할 수 있다: 단핵구증, 호지킨림프종, 비호지킨림프종

암죽가슴증(chylothorax) ("가슴부위 암죽")은 시방성 림프액, 암죽이 가슴림프관에서 가슴부위 가슴막안으로 누출되는 것이다. 가슴부위 외상이나 주변 종양에 의한 압박으로 인해 가슴관이 찢어지거나 막혀서 발생한다. 합병증은 (1) 가슴막안 다량의 림프가 폐를 압박하고 허탈하게 만들고, (2) 순환계통에서 지방 영양소 손실로 인한 대사 문제, 또는 (3) 체액 손실로 인한 순환혈액량 감소가 발생할 수 있다. 치료는 가슴막안에서 림프를 제거하고 가슴관의 손상을 외과적으로 교정하는 것이 포함된다.

림프관염(lymphangitis, "림프관 증")은 림프관의 염증 반응이다. 큰 혈관들과 마찬가지로 림프관도 혈관벽혈관(vasa vasorum)에 의해 혈액을 공급 받는다. 림프관이 감염되고 염증이 생기면 혈관벽혈관도 혈액으로 가득차게 된다. 표면 림프관은 피부를 통해 부드럽게 느껴지는 붉은선 형태로 보이게 된다.

단핵구증(mononucleosis)은 청소년과 젊은 성인에게 흔한 바이러스 성 질환이다. 증상으로는 피로, 열, 인후통, 림프절 부종, 지라(비장) 비대 등이 있다. B림프구를 특이적으로 공격하는 엡스타인-바바이러스(Epstein-Barr virus)에 의해 발생한다. 바이러스에 감염된 B세포를 공격하는 T림프구의 대규모 활성화가 유발되고 혈류에서 순환하는 많은 수의 대형T림프구(단핵구처럼 보이는 상태)가 단핵구로 잘못 인식되어 유래했다. 단핵구증은 타액으로 가장 흔히 전파된다. "키스병"이라고 불리지만, 음료수나 식기를 함께 사용하는 것도 바이러스를 전파할 수 있다. 이러한 이유로 학교와 스포츠팀은 물병 공유를 권장하지 않는다. 감염은 일반적으로 4~6주 동안 지속된다. 이 질병의 가장 심각한 위험은 지라 비대로 파열되어 대량 출혈을 일으킬 수 있는 것이다.

호지킨림프종(Hodgkin's lymphoma)은 부어 오르고 통증이 없는 림프절과 피로 그리고 종종 지속적인 열과 식은 땀을 특징으로 하는 림프절 악성 종양이다. 림프절에서 발견되는 비정상적인 B림프구인 리드-슈테른베르크세포(Reed-Sternberg cell)라고 불리는 독특한 거대세포가 특징이다. 호지킨림프종은 화학 요법과 방사선 요법으로 치료되며 다른 암에 비해 치료율이 높다.

비호지킨림프종(non-Hodgkin's lymphoma)에는 호지킨림프종을 제외한 림프 조직의 모든 암이 포함된다. 이는 미분화 림프구, 일반적으로 B세포(진단사례의 85%) 및 T세포(진단사례의 15%)의 통제되지 않은 증식 및 전이를 포함한다. 림프절이 붓고, 지라가 비대해지고, 장-림프 조직이 영향을 받을 수 있으며 결국 많은 기관이 관련될 수 있다. 비호지킨림프종 발병률은 지난 10년 동안 안정적으로 유지되고 있다. 이것은 일곱 번째로 흔한 암 유형이다. 노인에서 발병하고 천천히 자라는 저등급 유형은 화학 요법에 내성이 있기 때문에 종종 치명적이다. 젊은이들에게 발병하는 빠르게 성장하는 중등급 또는 고등급 유형은 화학요법에 60% 관해율로 반응한다.

20.4 전 생애 동안의 림프계통과 면역계통

THE LYMPHATIC AND IMMUNE SYSTEMS THROUGHOUT LIFE

학습 성과

- 림프관 및 림프 기관의 발달을 설명할 수 있다.

림프계통은 다양한 기원에서 발생한다. 림프관과 림프절의 주요 무리는 배아의 큰 정맥에서 돌출된 림프주머니에서 유래한다. 가슴샘은 배아 인두를 감싸는 내배엽 파생물에서 시작된다(**그림 16.13**). 인두에서 분리되어 아래쪽 가슴부위로 이동한다. 태아기 초기부터 가슴샘은 조혈기관(난황주머니, 간, 골수 순)으로부터 T림프구의 최초 기원세포를 받아 수용한다. 최초 B림프구는 이때 골수에서 생성된다. 가슴샘을 제외한 모든 림프기관 및 조직(지라, 림프절 및 점막 관련 림프조직(MALT))은 중배엽 중간엽에서 발생한다. 지라와 편도는 출생 전에 발달한다. 그러나 다른 2차 림프기관은 출생 전에 제대로 발달되지 않는다. 출생 직후, 순환하는 림프구에 의해 세포 밀도가 높아지고 기능적 특성을 획득하기 시작한다.

신생아의 면역 체계는 침입하는 병원체를 공격하기에는 너무 미숙한 것으로 오랫동안 생각되었다. 그러나 신생아도 성인처럼 T세포와 항체를 통해 새로운 항원에 강력하게 대응한다. 영유아기 동안 많은 기억 림프구가 형성되고 광범위한 면역력이 달성된다. 어린 시절 이후에 일부 면역기관은 활동성이 떨어지고 수축되기 시작한다. 편도는 14세까지 퇴행한다(약 30세까지 줄어들지 않는 혀편도 제외). 앞서 언급했듯이 가슴샘은 청소년기 후반에 위축되지만 평생 동안 T세포를 계속 생성한다.

림프 기관과 면역 체계는 일반적으로 효율성이 떨어지기 시작하고 감염과 싸우는 능력이 저하되는 노년까지 사람들에게 도움을 준다. 이러한 저항성 감소는 대부분 T세포의 생산 및 반응성 감소로 인한 것으로 보이며, 이어서 B세포에서도 유사한 감소가 유발된다. 노년은 질병에 대한 감수성 증가를 동반하고 노인의 암 발병률 증가는 해로운 세포를 파괴하는 면역 체계의 능력 저하의 또 다른 예가 될 수 있다.

이해 수준 체크하기

☐ **10.** 고양이가 손을 긁고 며칠 후 John은 손에서 팔뚝까지 뻗어 있는 가는 빨간선을 발견했다. 이 증상(빨간선)의 원인은 무엇인가?

☐ **11.** 가슴샘은 어느 배아층에서 유래하는가? 편도, 지라(비장) 및 림프절은 어느 배아층에서 파생되는가?

요약 Chapter Summary

1. 림프계통은 림프를 운반하는 림프관으로 림프구, 림프조직, 림프기관을 포함하며 질병에 대한 방어와 관련되어 있다.

20.1 림프계통 THE LYMPHATIC SYSTEM

2. 림프는 모세혈관에서 유출된 잉여 조직액이다. 림프관은 잉여 조직액을 모아서 목 아래에 있는 큰 정맥으로 돌려보낸다.
3. 림프관은 모세혈관에서 유출된 혈장 단백질을 회수하여 단백질을 혈류로 다시 보낸다.
4. 림프계통의 관들은 가장 작은 모세림프관, 집합림프관(림프절을 가진), 림프줄기, 림프관 순이다.

20.1a 모세림프관 Lymphatic Capillaries

5. 모세림프관은 몸의 성긴결합조직에 위치하고 있다. 끝이 막혀 있는 관으로 내피세포가 느슨하게 연결되어 있어 조직액과 단백질의 투과성이 높다. 질병을 일으키는 미생물과 암세포도 모세림프관에 들어갈 수 있어 림프관을 통해 몸 전체로 퍼질 수 있다.
6. 모세림프관은 작은창자(소장)에서 분해된 지방을 흡수하기 때문에 암죽관이라고 부른다.

20.1b 집합림프관 Collecting Lymphatic Vessels

7. 집합림프관은 동맥, 정맥을 따라 이동한다. 정맥보다 벽이 얇고 판막이 더 많다. 집합림프관은 구슬을 꿴 끈과 비슷한다.
8. 림프는 집합림프관을 통해 천천히 흐른다. 이동은 정상적인 몸의 움직임, 뼈대근육의 수축, 동맥의 박동, 림프관벽 민무늬근육의 수축에 의해 유지되며, 판막은 역류를 방지한다.

20.1c 림프절 Lymph Nodes

9. 집합림프관을 따라 모여 있는 콩 모양의 림프절은 림프에 있는 병원체와 암세포를 제거한다. 림프는 들림프관을 따라 림프절로 유입되고 림프절문에 있는 날림프관을 통해 유출된다. 림프가 림프굴에 들어오면 그곳에 있는 대식세포가 병원체를 제거한다. 림프절은 표면과 심부에 위치하고 있다(그림 20.2).

20.1d 림프줄기 Lymph Trunks

10. 림프줄기(허리, 창자, 기관지, 세로칸, 빗장밑, 목)는 몸의 넓은 부위에서 오는 림프를 받아들인다. 창자림프줄기를 제외하고 모두 쌍을 이룬다.

20.1e 림프관 Lymph Ducts

11. 우림프관은 신체의 우측 상반신에서 생성된 림프를 수송하는 관이다. 가슴림프관은 신체의 나머지 부분에서 온 림프를 배액한다. 이 두 관은 속목정맥과 빗장밑정맥이 합류되는 지점에서 정맥순환계통으로 유입된다. 가슴림프관은 1번째와 2번째 허리뼈(L_1~L_2)에 있는 가슴림프관팽대에서 시작해서 가슴부위의 척추를 따라 올라간다.

20.2 면역체계통 THE IMMUNE SYSTEM

12. 림프기관과 림프조직은 수백만 개의 림프구와 특징적인 항원을 기억하는 면역계통에 중요한 세포들의 집이다.

20.2a 림프구 Lymphocytes

13. 항체를 분비하는 형질세포로 분화하는 B세포, 직접적으로 항원을 죽이는 세포독성($CD8^+$)T세포는 몸의 성긴림프결합조직에서 감염된 미생물과 싸운다. B세포와 항체는 세균을 잘 파괴시키고 T세포는 바이러스에 감염된 세포와 이식세포, 종양세포와 같이 항원을 표시하는 진핵세포를 잘 파괴한다. 자연살해세포는 특정한 항원을 인식하지 않으나 종양세포와 바이러스에 감염된 세포를 빨리 공격해서 죽인다.
14. 성숙된 림프구는 순환하는 혈관에 들어가고 나와서 몸 전체에 있는 결합조직을 순환한다.

20.2b 림프구의 분화와 활성 Lymphocyte Differentiation and Activation

15. 림프구는 골수에 있는 줄기세포에서 기원한다. T세포는 가슴샘에서 정상 면역능력을 발달시키고 B세포는 골수에서 발달시킨다. 정상 면역림프구는 성긴림프결합조직을 순환하고, 그곳에서 항원을 만날 때 면역 반응을 개시한다.
16. 항원을 만날 때 활성된 림프구, 항원제시세포(가지돌기세포, 큰포식세포), 보조 T림프구($CD4^+$) 간의 상호작용이 시작된다. 새롭게 활성된 T 혹은 B세포는 짧은 수명을 가진 효과세포와 조금 긴 수명을 가진 기억세포를 만들기 위해 빨리 분화된다.

20.2c 림프조직 Lymphoid Tissue

17. 림프조직은 그물결합조직으로 거기에 B와 T림프구가 병원체와 싸우기 위해 모여 있거나 활성화된다. 림프조직은 점막(MALT, 점막 관련 림프조직)과 림프기관(가슴샘 제외)에 위치하고 있다.
18. 림프조직에는 종자중심이 있는 림프소절이 있다. 각각의 림프소절은 수천 개의 B세포를 포함하고 있으며, 모두 한 개의 활성화된 B세포에서 만들어졌다.

20.2d 림프기관 Lymphoid Organs

19. 골수와 가슴샘은 일차림프기관이다. 림프절, 지라(비장), 편도, 무리림프소절, 막창자꼬리는 이차림프기관이다.
20. 가슴위앞부분과 목에 위치한 가슴샘은 일차림프기관이며 젊은 시기에 가장 활동적이다. 상피그물세포에서 분비되는 호르몬은 정상 면역기능을 획득하도록 T세포에 신호를 보낸다.
21. 가슴샘은 성숙된 T세포가 밀집된 겉질(피질)과 T세포가 거의 없는 속질(수질)을 가진 엽을 갖고 있다.
22. 림프절 안에는 굴 사이에 있는 림프조직 덩어리가 있다. 이 림프조직은 림프절을 통과한 항원을 받아들여, 림프구 활성과 기억림프구 생산을 하도록 한다. 이 덩어리가 각 림프절을 겉질(피질)과 속질(수질)로 구분하도록 한다.
23. 지라는 복강의 왼쪽에 위치하고 있으며, 혈관은 앞쪽에 있는 문으로 들어가고 나간다.
24. 지라의 2개의 주된 기능은 (1) 혈액에 있는 항원 제거, (2) 오래된 혈구 파괴이다. 첫 번째 기능은 백색속질에 의해, 두 번째는 적색속질에 의해 수행된다. 백색속질은 림프조직으로 중심동맥을 둘러싸고 있다. 적색속질은 지라정맥굴과 지라끈이라고 하는 혈액으로 가득 찬 그물결합조직으로 구성되어 있으며 수명을 다한 혈액세포를 제거한다.
25. 인두에 있는 편도, 작은창자에 있는 무리림프소절, 막창자꼬리(충수)의 벽은 림프구가 밀집되어 있는 림프조직이 위치한 MALT의 일부분이다.

20.3 림프계통과 면역계통의 질환 DISORDERS OF THE LYMPHATIC AND IMMUNE SYSTEMS

26. 암죽가슴증은 가슴림프관에서 가슴막안으로 암죽(유미)가 새는 것을 말한다. 림프관염은 림프관의 염증이다. 단핵구증은 B림프구의 바이러스감염으로 T림프구의 공격을 받아 독감과 유사한 증상을 나타낸다. 호지킨림프종은 림프절암의 일종이며 비호지킨림프종에는 다른 모든 림프조직암을 포함한다.

20.4 전 생애 동안의 림프계통과 면역계통
THE LYMPHATIC AND IMMUNE SYSTEMS THROUGHOUT LIFE

27. 림프관은 배아 정맥에 부착된 림프주머니에서 발생한다. 가슴샘은 인두내배엽에서 발생하고 다른 림프기관들은 중배엽 중간엽에서 발생한다.

28. 림프기관은 조혈 조직에서 발생하는 림프구로 채워진다.

29. 노화와 함께 면역체계는 반응성이 낮아진다. 따라서 노인들은 감염과 암으로 더 자주 고통 받는다.

21

호흡계통

The Respiratory System

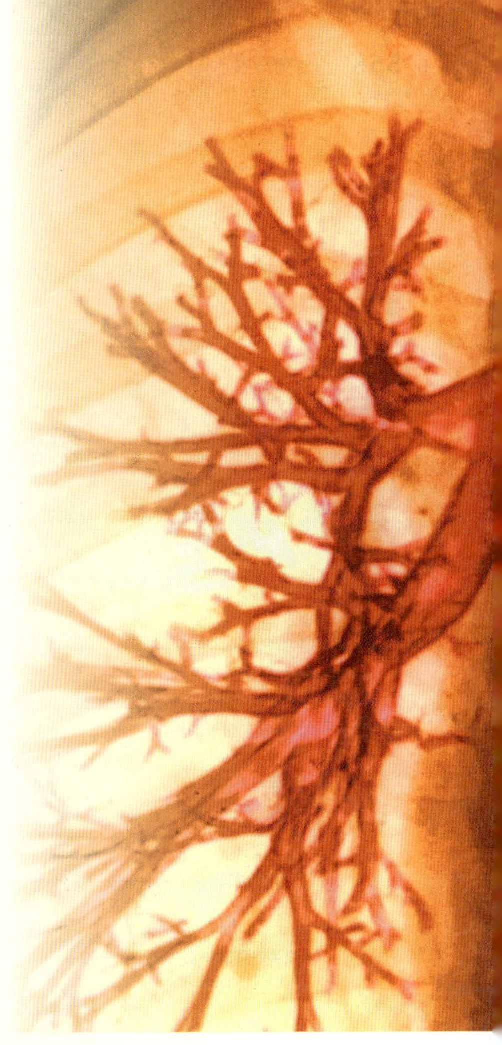

▲ *건강한 사람의 폐기관지(X선 사진)*

기억해야 할 어근 Roots to Remember

alveol = a cavity (구멍, 공간)
aryten = a ladle (주걱, 국자)
asthma = gasping (헐떡임, 숨가쁜)
bronch = windpipe (기관지)
conch = shell (조가비 모양, 껍질)
cornic = crow (까마귀)
cune = wedge (쐐기)
cyst = bag (가방, 봉지)
dys- = bad (나쁜)
ectasis = dilation (확장)
emphys = inflate (팽창하다)
glotti = tongue (혀)
laryn = gullet (후두)
meatus = a passage (길, 통로)
pariet = wall (벽)
pharyn = throat (인두)
pleura = the side, rib (옆구리, 갈비)
pneuma = air, breath (공기, 숨)
respir = breathe (호흡하다)
rhino = nose (코)
rima = fissure (길게 갈라진 틈)
vestib = a porch (안뜰, 현관)
viscera = organs (내장기관)

위에 열거한 어근을 기초로 하여, 다음 용어의 의미를 설명하시오.

1. **Arytenoid cartilage and cuneiform cartilage** (모뿔연골과 쐐기연골)
2. **Bronchial and brachial** (기관지의와 팔(위팔)의)
3. **Pneumothorax and hemothorax** (공기가슴증과 혈액가슴증)
4. **Larynx and pharynx** (후두와 인두)
5. **Nasal concha and nasal meatus** (코선반과 콧길)
6. **Emphysema and bronchitis** (폐기종과 기관지염)

정답은 해답부록을 참조하시오.

인간은 몇 일 동안 물 없이 살 수 있으며, 몇 주 동안 음식 없이 살 수 있다. 그러나 산소 없이는 몇 분조차 살 수 없다. 호흡은 우리에게 가장 필요한 조건이다. 몸 안에 있는 수조 개의 세포는 기본적인 기능을 수행하기 위한 에너지를 생산하기 위하여 끊임없는 산소 공급을 필요로 한다. 더욱이 세포들은 산소를 이용하고, 이산화탄소를 만들며, 이것을 몸 밖으로 제거해야 한다. **호흡계통**은 인체 대사작용에 필요한 산소를 공급하고, 대사산물인 이산화탄소를 배출하는 기능을 하는데, 이는 **호흡**이라는 일련의 단계를 통하여 이루어진다.

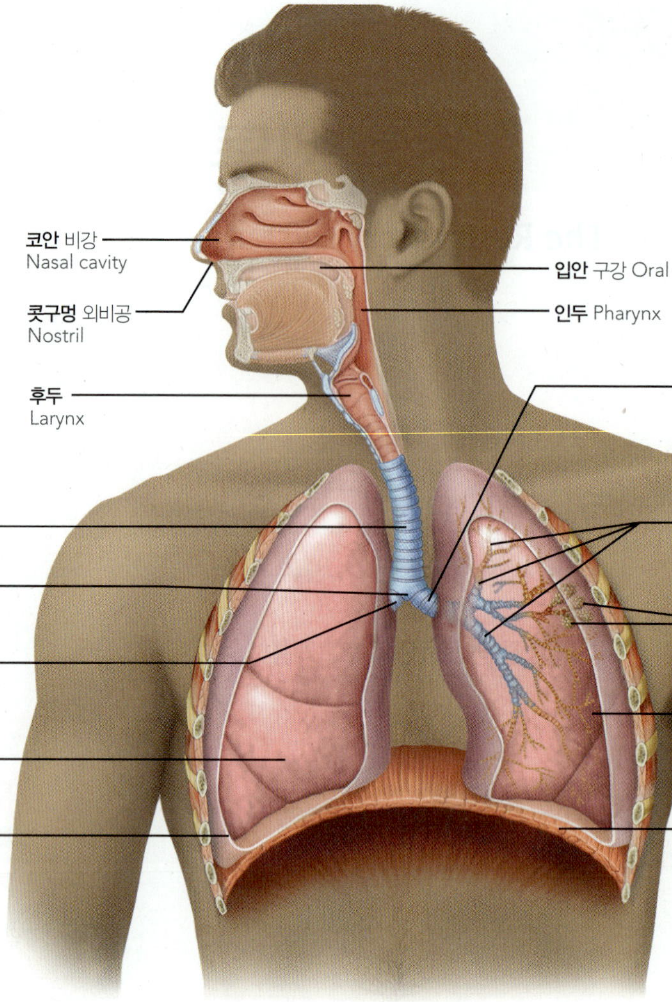

그림 21.1 **주요 호흡기관.**

1. **허파환기**(Pulmonary ventilation). 공기가 허파 안으로 들어오고 나가면서 폐포 안에 들어 있는 가스는 연속적으로 교체된다. 흔히 이러한 운동을 **환기**(ventilation) 또는 호흡이라 부른다.
2. **외호흡**(External respiration). 가스 교환은 폐포에 있는 공기와 혈액 사이에서 일어난다. 폐포에 있는 산소는 혈액내로 확산되고, 혈액내 이산화탄소는 폐포로 확산된다.
3. **호흡에 의해 생성된 가스 교환**(Transport of respiratory gases). 허파와 신체의 세포사이에서 산소와 이산화탄소의 이동은 체액을 운반하는 혈액에 의해 이루어진다.
4. **내호흡**(Internal respiration). 전신의 모세혈관에서 가스는 혈액과 조직세포 사이에서 교환된다.

세포는 산소를 사용하고, 포도당을 세포에너지(ATP)로 전환하는 화학적 작용에서 생성된 이산화탄소를 배출한다. 이러한 기전을 **세포호흡**(cellular respiration)이라 한다. 호흡 기전은 실제로 모든 신체의 세포에서 세포호흡을 일어나게 한다. 이 장에서는 호흡계통에서 일어나는 허파환기와 외호흡에 초점을 맞추었다. 그러나 가스 교환과 내호흡 없이는 호흡계통의 주요 작용인 산소 공급과 이산화탄소 운반을 하지 못한다. 이와 같이 호흡과 심장혈관계통은 매우 밀접하며, 어느 한쪽이라도 문제가 있으면 우리 몸의 세포는 산소 부족으로 죽게 된다.

호흡계통은 공기를 몸 안팎으로 이동시키고 이것은 후각과 말하기에 있어서의 발성에도 관련이 있다.

21.1 호흡계통의 기능해부

FUNCTIONAL ANATOMY OF THE RESPIRATORY SYSTEM

학습 성과 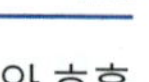

- 코부터 허파의 허파꽈리까지 호흡기의 통로를 알아보고, 전도부와 호흡부의 구조를 구분할 수 있다.
- 먼지, 세균, 음식물 조각과 그 밖의 다른 외부 물질로부터 몸을 방어하는 호흡계통의 다양한 구조들에 대해 설명하고 목록을 작성할 수 있다.

호흡기는 임상적으로 코, 코안, 코곁동굴, 후두를 포함하는 상부 호흡 기관과 기관 기관지, 세기관지, 폐를 포함하는 하부호흡기관으로 분류되며, terminal air sacs와 허파꽈리가 포함된다(**그림 21.1**, **표 21.1**). 이러한 호흡기의 구조는 기능적으로 전도부과 호흡부로 나누어진다. *전도부*(conducting zone)는 호흡기에서 공기를 운반하고 가스 교환이 일어나는 호흡통로를 포함하는데, 전도부의 구조는 들어온 공기를 여과하고,

표 21.1 호흡계통의 주요 기관들

조직	일반적인 특징과 특이점	기능
코 (Nose)	뼈와 연골에 의해 지지되는 바깥부분. 코안은 가운데 코중격에 의해 두부분으로 나뉘며, 점막으로 둘러싸여 있다. 코안의 천장에 후각상피가 있다.	점액 생산. 흡인된 공기의 여과 · 보온 · 보습 작용. 목소리를 내기 위한 공명 장치. 후각수용기
코곁굴 (Paranasal sinuses)	점막이 있는 빈 공간이며, 나비뼈, 이마뼈, 벌집뼈, 위턱뼈에 있다.	동굴의 기능은 코의 기능과 같다. 머리뼈 무게를 가볍게 한다.
인두 (Pharynx)	코안과 후두, 입안과 식도를 이어주는 통로. 크게 코인두, 입인두, 후두인두로 나뉜다. 편도를 수용한다.	공기와 음식물이 지나가는 통로의 역할을 한다. 편도는 림프조직으로 흡입되거나 섭취한 항원에 반응한다.
후두 (Larynx)	인두와 기관을 연결. 연골과 치밀결합조직으로 이루어진다. 개구부는 후두덮개에 의해 닫힐 수 있다. 진성대를 수용한다.	공기의 통로. 음식물이 아래의 하부기도로 들어가는 것을 막는다. 목소리를 생성
기관 (Trachea)	후두에서부터 일차기관지가 갈라지는 곳까지 이어지는 유연한 관. 벽은 C자 모양의 연골로 이루어져 있고, 뒤쪽은 기관근으로 되어 있다.	공기의 통로 흡인된 공기의 필터, 보온, 보습 작용
기관지나무 (Bronchial tree)	좌우의 일차 기관지로 구성되며 분지되어 허파의 엽에 연결된 아주 작은 세기관지들까지 포함된다. 기관지 벽은 민무늬근육층으로 되어 있다.	기관과 허파꽈리를 이어주는 공기의 통로. 흡인된 공기의 보온과 보습 작용을 한다.
허파꽈리 (Alveoli)	기관지나무 끝의 미세한 방. 벽은 얇은 바닥막 아래 단층편평상피로 되어 있다. 외부표면은 허파모세혈관과 밀접하게 관련되어 있다. 2형 폐포상피는 표면활성제를 생산한다.	가스 교환의 중심이 되는 곳 표면활성제는 표면 장력을 줄여 허파의 허탈을 막아준다.
허파 (Lungs)	한 쌍의 기관으로 가슴공간안에 위치한다. 주로 허파꽈리와 호흡 통로로 구성된다. 바탕질은 탄력결합섬유로 되어 있다.	일차(주)기관지보다 작은 통로들을 수용한다.
가슴막 (Pleurae)	장막 가슴안의 벽쪽가슴막과 허파쪽가슴막은 허파의 바깥쪽 표면을 덮고 있다.	윤활액을 생산하며, 허파의 구획을 구분짓는다.

촉촉하게 하며, 따뜻하게 한다. 이러한 경로로 폐에 도달한 공기는 먼지가 적고, 촉촉하며 따뜻하다. 허파에서 실제로 가스교환이 일어나는 부분은 허파꽈리로 호흡세기관지, 허파꽈리관, 허파꽈리 주머니의 형태로 이루어져 있다.

21.1a 코와 코곁동굴 The Nose and the Paranasal Sinuses

학습 성과

▸ 머리뼈내에 위치한 호흡기관의 구조와 기능을 기술하고 확인할 수 있다.

코 The Nose

코(nose)는 호흡기관 중 유일하게 육안으로 보이는 외부기관이다. 코의 기능은 다음과 같다.

- 호흡을 위한 공기의 통로
- 흡입한 공기를 촉촉하고 따뜻하게 유지
- 공기 속의 먼지를 걸러내어 깨끗한 공기를 흡입하게 해줌
- 말을 하는 데 필요한 공명(resonating) 공간으로서의 역할
- 후각 수용기가 있어 냄새를 구분하는 역할

코는 *바깥코*(외비, external nose)와 *코안*(비강, nasal cavity)으로 나뉜다. **바깥코**의 상부를 이루고 있는 골격구조는 이마뼈와 코뼈로 이루어져 있고(코뿌리와 코등을 이루는) 가쪽은 위턱뼈(상악골, maxillary bone)와 아래는 신축성 있는 유리연골판(외측, 코중격, 콧방울연골)으로 구성되어 있다(그림 21.2). 코중격연골은 콧등(dorsum nasi)이라 부르는 코의 앞쪽가장자리를 이룬다. 코끝은 치밀섬유성 결합조직으로 된 큰콧방울연골(major alar cartilage)로 이루어져 있다. 코의 크기와 모양의 다양성은 코연골의 차이에 의한다. 코의 앞쪽과 가쪽 표면을 덮고 있는 피부는 얇으며, 많은 피지선을 가지고 있고 얼굴에서 가장 큰 모공으로 열려 있다.

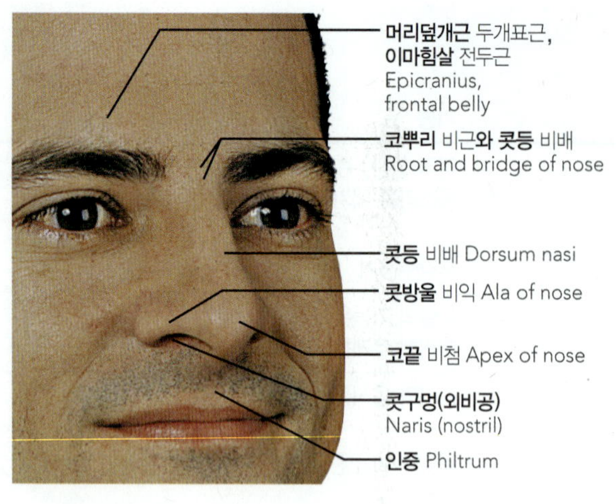

A. 외형

이미뼈 전두골 Frontal bone
코뼈 비골 Nasal bone
코중격연골 비중격연골
Septal cartilage
위턱뼈 상악골
Maxillary bone (frontal process)
코중격연골의 가쪽돌기
비중격연골의 측돌기
Lateral process of septal cartilage
작은콧방울연골 소비익연골
Minor alar cartilages
치밀섬유성결합조직
Dense fibrous connective tissue
큰콧방울연골 대비익연골
Major alar cartilages

B. 바깥쪽 뼈대 구조

그림 21.2 바깥코.

코안 The Nasal Cavity

코안(nasal cavity)(그림 21.1, 그림 21.3)은 바깥코의 뒤쪽에 놓여 있다. 호흡을 하는 동안 공기는 **바깥콧구멍**(external nares)을 통해 안으로 들어간다. 코안은 중앙에 있는 *코중격*(nasal septum)에 의해 좌우로 나뉜다. 코중격은 벌집뼈(사골, ethmoid bone)의 수직판, 보습뼈(서골, vomer), 중격연골로 되어 있으며(그림 6.14), 모두 점막으로 덮여 있다. 코안은 뒤쪽으로 코인두와 연결되는데, 이 부위를 **뒤콧구멍**(posterior nasal aperture)이라 한다.

코안의 천장은 벌집뼈와 나비뼈로 구성되어 있으며, 바닥은 **입천장**(구개, palate)으로 되어 있다. 입천장은 코안과 입안을 분리시켜 주며, 뼈로 구성된 앞쪽의 **단단입천장**(경구개, hard palate)과 근육으로 구성된 뒤쪽의 부드러운 **물렁입천장**(연구개, soft palate)으로 되어 있다(그림 21.3).

바깥콧구멍에서 코안으로 들어오는 입구 부위에 **코안뜰**(비전정, vestibule)이 있는데, 코안뜰의 벽은 외부의 피부가 연속된 것으로서 여기에 피부기름샘, 땀샘, 수많은 코털이 위치하여 흡입하는 공기에 있는 이물질을 걸러내는 역할을 한다. 코안뜰을 제외한 코안의 벽은 두 종류의 점막으로 덮여 있다. (1) 코안의 지붕근처에 후각수용기가 있는 후각점막과 (2) 호흡기통로 대부분을 이루는 호흡기점막으로 덮여 있다.

***호흡기점막**(Respiratory Mucosa).* 거짓중층섬모원주상피로 구성된 호흡기점막은 점액질을 분비하는 술잔세포(배상세포, goblet cell)가 많이 분포되어 있는데, 호흡기점막에는 혈관그물이 많이 분포되어 있기 때문에 흡입한 기체가 가온, 가습되며, 이들 점막은 분홍빛을 띤다. 코샘과 술잔세포는 용해효소를 함유한 점액을 분비하는데 이 효소는 점액을 분비한다. 이 효소는 세균을 파괴시키고 소화시킨다. 호흡기점막의 중요한 기능은 흡입한 공기로부터 세균, 오염물질, 바이러스, 먼지 등 이물질을 걸러내는 역할을 한다. 코안으로 들어온 먼지를 함유한 점액질은 섬모운동에 의해 인두로 보낸 후 삼키기도 한다. 궁극적으로 공기로부터 여과된 입자들은 위의 소화액에 의해 파괴된다. 이외에도 일련의 점액은 흡입한 공기를 축축하게 하는 역할을 한다.

코점막은 삼차신경에서 유래한 감각신경종말이 풍부하게 분포하고 있어, 자극 물질에 민감한 점막이 자극되면 재채기에 의해 밖으로 배출하여 코에서 제거한다.

코점막의 고유판에 발달한 풍부한 모세혈관 그물과 얇은 벽을 가진 정맥은 점막 표면을 가로질러 들어온 공기를 따뜻하게 한다. 추운 날씨에 외출시 흡입된 공기의 온도가 낮을 때, 혈관그물은 따뜻한 혈액으로 공기를 따뜻하게 한다.

***코선반**(비갑개, The Nasal Conchae).* 코안의 양쪽 가쪽면에는 각각 3개의 돌출물이 있는데, 이를 위치에 따라 *위코선반*(상비갑개, superior nasal concha), *중간코선반*(중비갑개, middle nasal conchae), *아래코선반*(하비갑개, inferior nasal conchae)(그림 21.4, 그림 21.3)이라 한다. 이들 코선반은 코안의 표면적을 넓혀 주는 역할을 한다. 각 코선반 아래의 고랑을 차례로 위콧길(상비도, superior nasal meatus), 중간콧길(중비도, middle nasal meatus), 아래콧길(하비도, inferior nasal meatus)이라 한다. 흡입된 공기가 곡선 형태로 완만한 선반을 지나게 되면, 코 점막과 흡입된 공기 사이의 접촉이 생기면서 난류가 생기게 된다. 흡인한 공기 속의 미립자 물질은 소용돌이를 일으키며 아래로 보내지며, 그때 표면에 덮여 있는 점막이 덫처럼 작용하여 미립자 물질을 걸러내게 된다. 그 결과 4 μm 이상의 입자들은 코안으로 들어가지 못하게 된다.

코의 선반과 점막의 기능은 공기가 흡입되는 동안 여과와 히터의 역할을 하고, 공기를 축축하게 유지시켜 준다. 호기동안은 이 열과 습기를 보존하게 된다. 사람이 숨을 쉴 때 수분과 열의 손실을 최소화시켜 주는 기전이며 동시에 사람이 건조하고 차가운 기후에 살아남도록 도와준다.

코곁굴 The Paranasal Sinuses

코안은 공기가 들어 있는 이마뼈(frontal bone), 나비뼈(sphenoid bone), 벌집뼈(ethmoid bone), 위턱뼈(maxillary bone)로 둘러싸여 있으며, 이들 뼈 속에 공기가 차 있는 빈 공간을 *코곁굴*(부비강, paranasal sinus)이라고 한다(그림 21.4). 코곁굴은 코안과 연결되어 코곁굴벽은

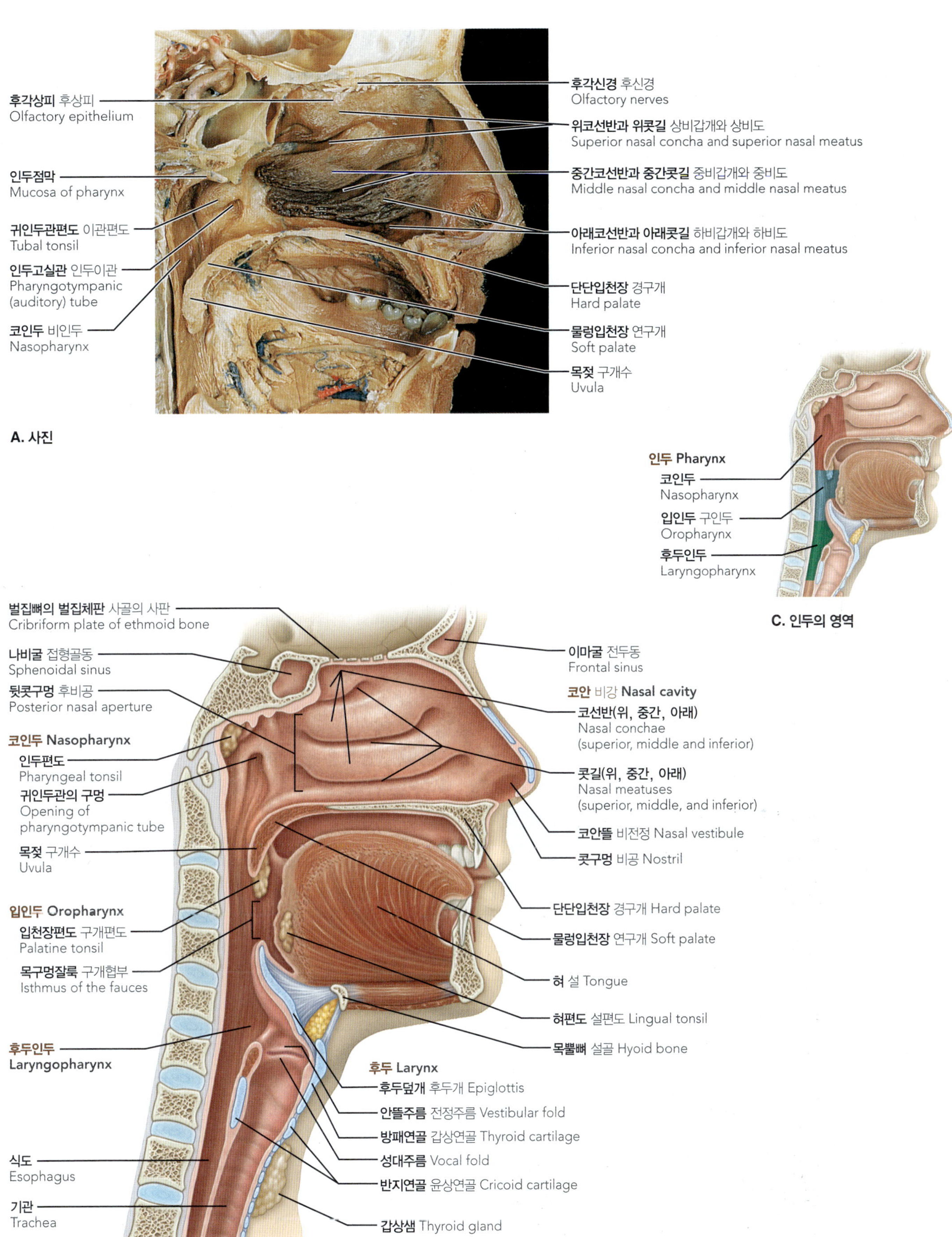

그림 21.3 **상기도.** 머리와 목의 정중시상 절단면.

코안 점막과 연속되어 있으며 코안과 같이 공기를 조절한다. 분비된 점액은 코안으로 흘러내리면 코를 풀어서 바깥으로 배출한다.

이해 수준 체크하기

☐ 1. 호흡기점막으로 둘러싸고 있는 호흡기의 구조물은 무엇인가? 점막의 기능을 열거한다.

☐ 2. 외호흡, 내호흡, 세포호흡을 구별한다.

21.1b 인두 The Pharynx

학습 성과

▸ 인두를 구성하는 세 부분과 각 부위의 구조를 설명할 수 있다.

인두(pharynx)는 위로는 코안과 입과 연결되고, 아래로는 후두와 식도를 연결하는 깔때기 모양의 통로이다(그림 21.3). 인두는 음식과 공기가 모두 통과하는 곳으로 머리뼈 바닥에서부터 6번째 목뼈에 걸쳐 있다. 소화관에서는 인두를 흔히 *목구멍*(throat)이라 부른다.

인두는 위치와 기능에 따라 *코인두*(nasopharynx), *입인두*(oropharynx), *후두인두*(laryngopharynx)로 구분한다(그림 21.3B).

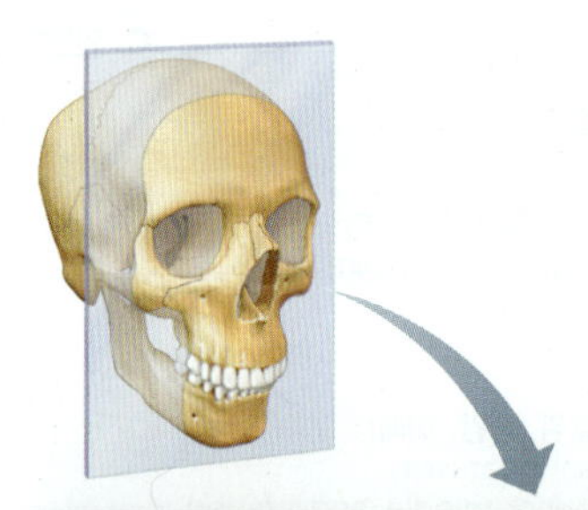

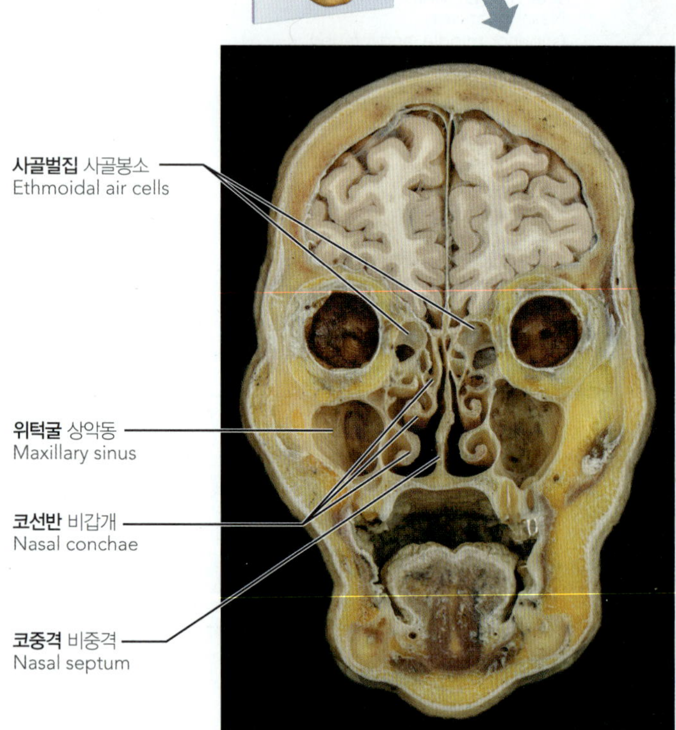

그림 21.4 코선반과 코곁굴. 얼굴의 이마절단면 사진.

인두를 구성하는 근육은 뼈대근육이며, 점막의 구조는 부위에 따라 다양하다.

코인두 The Nasopharynx

코인두(nasopharynx)는 코안의 바로 뒤쪽에 위치하며, 나비뼈 아래로 목젖의 위까지 이르는 부분이다(그림 21.3B, C). 인두는 음식이 몸으로 들어오는 지점보다 위에 있기 때문에 단지 공기의 통로로만 작용한다. 삼킬 동안 물렁입천장과 **목젖**이 코인두를 막기 때문에 음식이 코안로 들어가지 못하게 한다. 사람이 가글링할 때 이 폐쇄작용이 실패하면 물이 코안으로 들어간다.

코인두는 뒤콧구멍을 통하여 코안과 연속되어 있다. 코인두의 거짓중층섬모원주상피는 코인두를 통하여 아래로 내려오는 코점액(먼지가 있는 점액같은)을 밀어내는 역할을 한다. 코인두의 뒤쪽벽에는 **인두편도**(pharyngeal tonsil, adenoid)라는 림프조직이 있어 공기중에서 인두로 들어오는 병원균을 파괴한다.

귀인두관은 가운데귀로 배액되고 코인두의 가쪽 벽으로 열려있다. **귀인두관편도**(**tubal tonsil**)는(그림 21.3A), 인두로부터 퍼질수 있는 감염으로부터 가운데귀를 보호한다.

입인두 The Oropharynx

입인두(oropharynx)는 구강(입) 뒤쪽에 있다; 목젖에서 후두덮개(후두개, epiglottis)까지를 말하며, 음식과 공기가 모두 통과하는 부분이다(그림 21.3B).

코인두가 입인두와 합쳐지면서 상피세포는 거짓중층원주상피에서 두껍고 보호작용이 있는 중층편평상피로 변한다. 이러한 구조적 적응은 입인두를 통해 삼킨 음식물이 통과할 때 증가되는 마찰과 화학적 외상에 대하여 적응하기 위함이다.

입인두의 점막에는 두가지 종류의 편도가 있다: 1쌍의 **목구멍편도**가 목구멍의 가쪽벽에 있고 한 개의 **혀편도**가 혀 표면의 뒤쪽에 있다.

후두인두 The Laryngopharynx

후두인두(laryngopharynx)는 음식과 공기 모두가 통과하는 부분으로 공기의 통로인 후두와 음식의 통로인 식도와 연결된다.

21.1c 후두 The Larynx

학습 성과

▸ 후두의 구조와 기능을 설명할 수 있다.

후두(larynx)는 발성기관으로 4번째~6번째 목뼈 사이에 위치한다. 위로는 *목뿔뼈*(hyoid bone)와 부착되어 있고, 후두인두와 연결되어 있으며(그림 21.3C), 아래로는 기관과 연결되어 있다. 후두의 세 가지 기능은 다음과 같다.

- 목소리를 만들어 낸다.
- 공기가 드나드는 통로가 된다.
- 음식물과 공기가 적절한 부분으로 통과하도록 개폐기 역할을 한다.

후두는 9개의 연골로 구성되어 있다(그림 21.5). 후두에서 가장 큰 연골인 **방패연골**(갑상연골, thyroid cartilage)은 방패 모양으로 왼쪽판과 오른쪽판은 앞쪽 정중선에서 결합하는데, 이 부분을 **후두융기**(laryngeal prominence, **Adam's apple**)라고 한다. 후두융기는 남성 호르몬에 의해 그 성장이 촉진되기 때문에 사춘기 이후의 남자에게서 뚜렷하게 관찰된다. 방패연골 아래에는 반지 모양의 **반지연골**(윤상연골, cricoid cartilage)이 위치하여 기관과 연결되어 있다. 반지연골은 기관(trachea) 상단에 위치하고 있으며 앞에서 보이는 부분은 좁고 뒤쪽은 넓다.

작은 세쌍의 연골들이 후두뒤 반지연골 위쪽으로 있다(그림 21.5C, D). **모뿔연골**(피열연골, arytenoid cartilage), **잔뿔연골**(소각연골, corniculate cartilage), **쐐기연골**(설상연골, cuneiform cartilage)이다. 이 연골들 중에서 가장 중요한 것은 삼각형 모양의 모뿔연골로서 성대가 부착하는 곳이다.

후두의 9번째 연골인 나뭇잎 모양의 **후두덮개**(epiglottis)는 탄력연골이며, 거의 점막으로 덮여 있다. 줄기는 앞쪽으로 갑상연골각의 속면에 부착된다(그림 21.5D). 돌출된 후두덮개는 혀의 뒤쪽면에 부착한다(그림 21.3B). 음식을 삼킬 때 후두덮개가 후두의 입구를 막아 줌으로써 음식물이 후두로 유입되는 것을 방지하는데, 공기가 아닌 것이 후두에 유입되면 즉시 기침반사가 일어나서 이물질을 방출해 허파를 보호한다.

후두는 목에서 아래쪽으로 위치하고 음식이 삼켜지는 동안 상승하여야 하는데, 가끔은 음식이 후두 입구로 들어가기 전 후두덮개의 뚜껑이 보호 기능을 할 수 없을 때도 있다. 후두가 낮은 위치에 있어 질식되기 쉬운 구조이지만 인간의 발성 기능에는 필수적인 구조이다. 아래쪽에

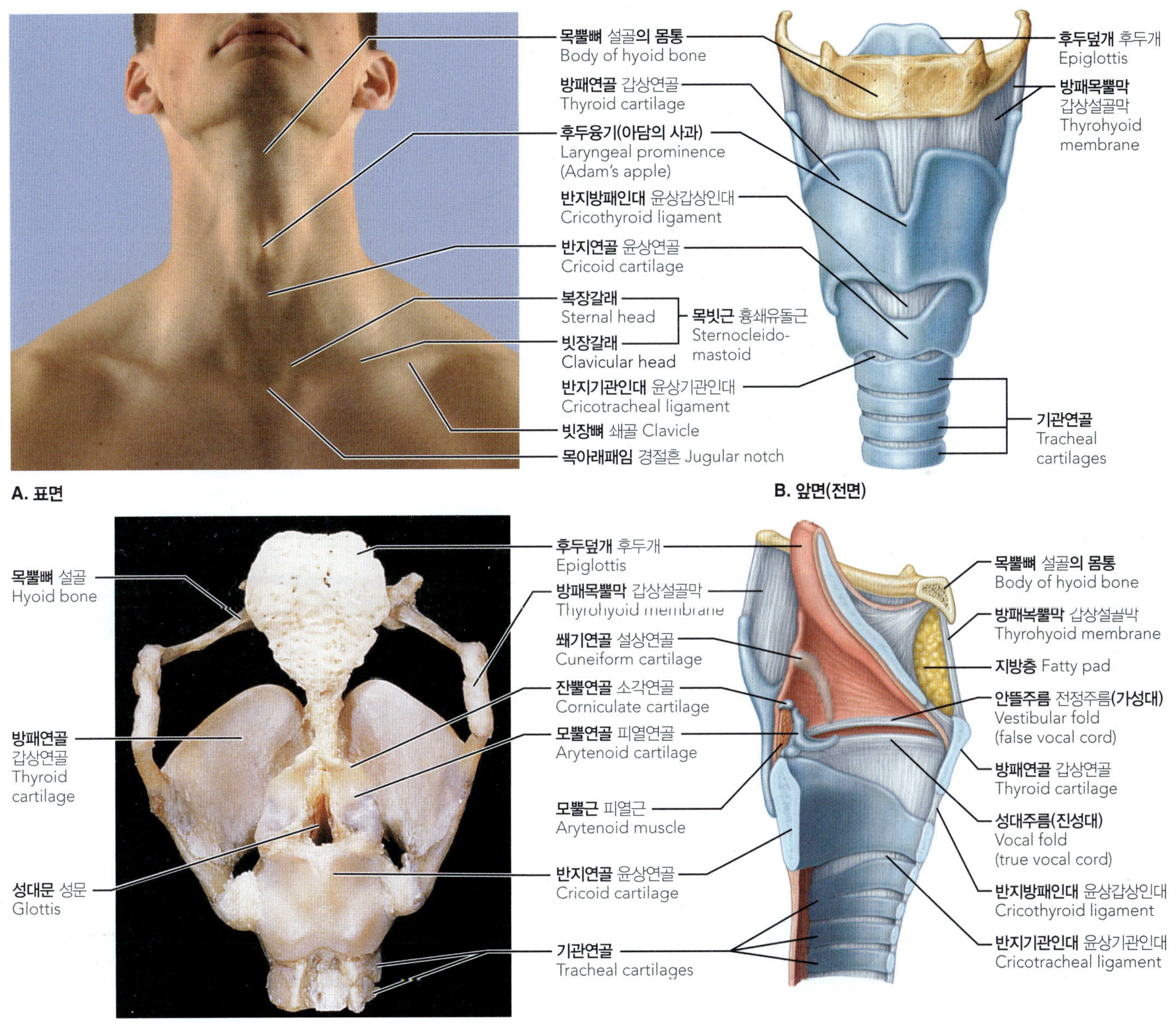

그림 21.5 후두의 해부학적 구조.

위치하므로 소리의 높낮이를 조절하는 혀의 운동을 광범위하게 하고, 말을 할 때 공명이 가능하게 한다.

후두 속의 쌍으로 된 *성대인대*(vocal ligament)는 앞쪽으로 모뿔연골로부터 갑상연골까지 주행한다. 이 인대는 거의 탄성섬유로 구성되어 있으며, **성대주름**(vocal fold) 또는 **참성대**(true vocal cord)인 한 쌍의 점막주름 중심에 위치한다(그림 21.5D, 그림 21.6). 성대주름의 점막은 혈관이 분포하지 않으므로 백옥같이 흰색으로 관찰된다. 폐로부터 배출하는 공기는 이 주름을 물결 모양으로 진동시키고, 서로 부딪혀 소리를 내게 한다. 후두강에서 가장 좁은 부위인 좌·우 성대주름 사이의 안쪽 구멍을 **성대문틈새**(성문열, rima glottidis)라고 하고, 이 성대문틈새와 성대주름을 합쳐서 **성문**(glottis)이라고 한다. 성대주름 위에 있는 다른 한 쌍의 수평으로 달리는 점막주름을 **안뜰주름**(vestibular fold) 또는 **거짓성대**(false vocal cord)라 하는데, 발성과는 관계가 없다. 그러나 이 주름과 참성대 사이에는 틈새가 있어 고음을 내게 한다.

후두의 위쪽부분에 있는 상피세포는 음식과 접촉하기 쉬우므로 중층편평상피로 되어 있고, 성대주름 아래에 있는 상피조직은 먼지를 붙잡을 수 있는 거짓중층섬모원주상피이다. 이 상피의 섬모가 위쪽의 인두 방향으로 강하게 움직여서 먼지와 섞인 점액을 폐에서 위쪽으로 계속해서 이동하게 하여 후두 쪽으로 배출시킨다.

발성 Voice Production

발성은 성문의 열고 닫음과 공기의 간헐적인 배출에 의하여 일어난다. 이러한 과정은 모뿔연골의 움직임에 따라 달라지는 성대주름의 길이와 성대문틈새의 크기에 의해 이루어진다(그림 21.6). 성대주름의 길이와 장력의 변화에 따라 음의 높이가 변화한다. 일반적으로 성대주름이 더욱 긴장하면 방출되는 공기가 빠르게 지나가면서 진동을 하여 고음을 내게 한다.

소년들은 사춘기가 지나면서 후두융기가 커지고 성대주름이 길어진다. 성대주름이 길어지면 짧았을 때보다 그 진동이 느려지면서 보다 저음의 목소리가 난다. 그래서 남성들은 여성이나 어린 소년들보다 목소

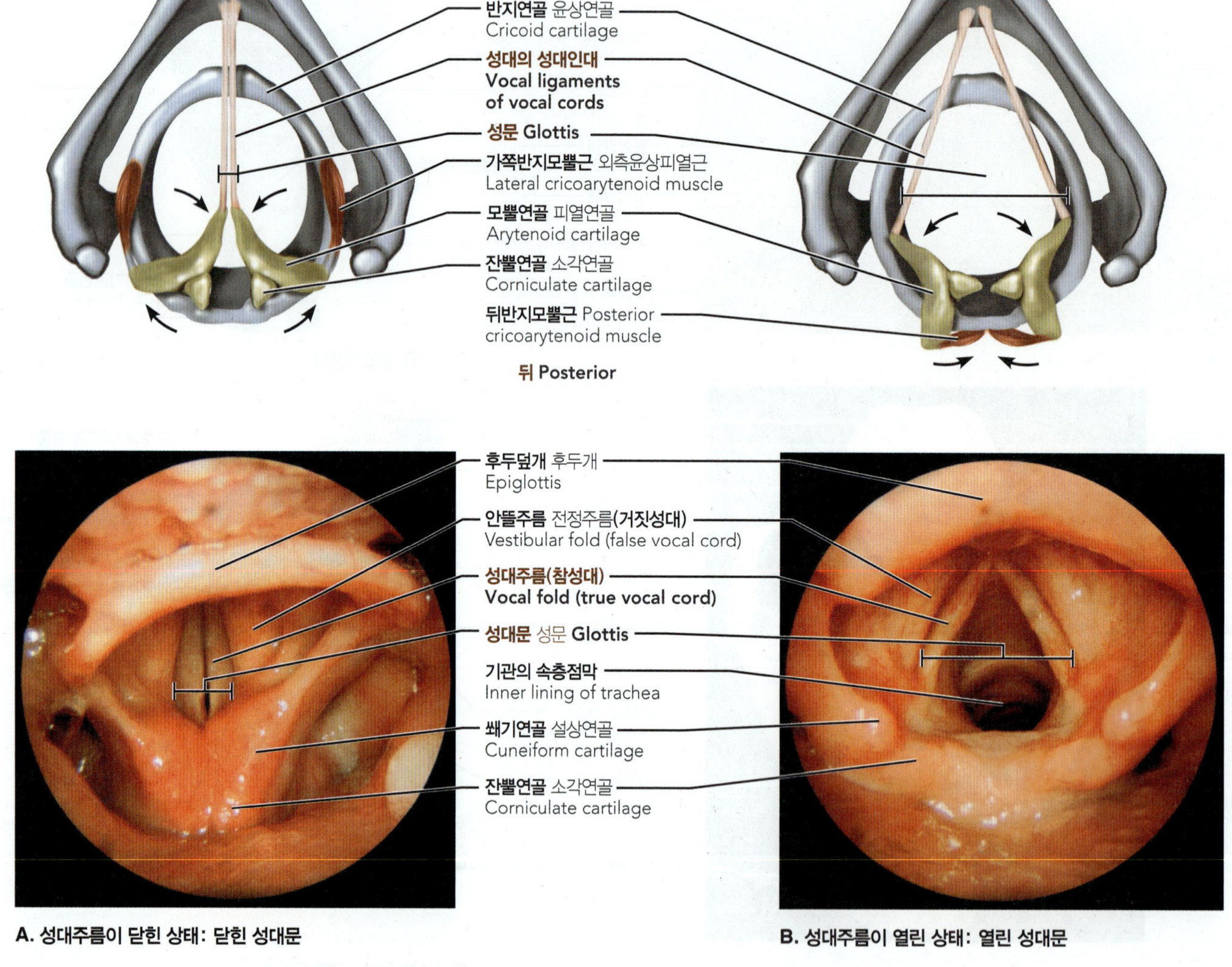

그림 21.6 성대의 움직임. 위의 그림은 모뿔연골을 둘러싸고 있는 2쌍의 후두근육과 뼈대요소들을 보여준다. 후두덮개는 다른 후두연골을 볼 수 있도록 제거되었다. 아래 그림은 후두경을 통한 후두와 성대주름을 보여준다.

리가 더 굵고 낮다. 사춘기의 소년들은 목소리가 낮아졌다 높아졌다를 반복하는 '변성기'를 겪게 되는데, 이는 어렸을 때보다 길어진 성대의 움직임을 아직 조절하지 못하기 때문이다.

소리의 크기는 성대주름을 지나는 공기가 얼마만큼의 힘으로 작용하는지에 따라 달라진다. 강한 공기의 흐름에 의해 진동이 세어지면 소리가 크게 난다. 휘파람을 불 때는 성대주름의 움직임이 없고 소리를 지르거나 외칠 때 진동한다.

성대주름은 기본적인 소리를 내지만, 후두의 전체 길이가 소리의 특성을 만들어 내는 공명장치로서 작용한다. 입안과 코안, 코곁동굴 또한 목소리의 울림을 만들어내는 데 도움을 준다. 좋은 목소리와 명확한 발음을 내기 위해서는 후두, 혀, 물렁입천장과 입술의 적절한 움직임이 필요하다.

후두조임근의 기능 Sphincter Functions of the Larynx

배변할 때처럼 복부에 힘을 줄 때 복부 근육은 수축되고 성문은 닫힌다. 공기의 배출을 막아 가슴과 복부 안의 압력을 높게 해주는데, 이러한 현상을 **발살바법**(Valsalva's maneuver)이라고 한다. 이는 곧창자를 비우는 데 도움을 줄 뿐만 아니라, 무거운 무게를 들어올릴 때 몸통을 안정화시키는 기능을 한다.

후두의 신경 분포 Innervation of the Larynx

후두는 가슴 위쪽의 미주신경에서 분지하는 *되돌이후두신경*(반회후두신경, recurrent laryngeal nerve)과 미주신경의 분지인 위후두신경(superior laryngeal branch)을 통해 운동과 감각신경의 지배를 받는다. 왼쪽 되돌이후두신경은 대동맥활 아래에서, 반면에 오른쪽 되돌이후두신경은 왼쪽 빗장밑동맥에서 고리를 형성한 후 후두로 주행한다. 이 신경들의 주행경로가 너무 특이해서 고대 그리스 학자들은 큰 동맥을 지지하기 위한 역할로 착각하였다. 이 신경들은 후두근육의 대부분을 지배하고 있기 때문에 후두부위를 수술할 때 손상을 받으면 말을 못하게 된다. 한 개의 되돌이후두신경의 절제는 한 개의 성대주름을 움직이지 못하게 해서 쉰목소리를 내게 한다. 이런 경우 다른 성대주름이 보상하여, 말은 거의 정상적으로 할 수 있으나 되돌이후두신경의 양쪽 절제는 말(휘파람은 제외)을 전혀 할 수 없게 한다.

이해 수준 체크하기

- ☐ 3. 인두와 후두를 구별한다.
- ☐ 4. 인두(코인두, 입인두, 후두인두)의 각 영역의 아래 경계를 이루는 구조는 무엇인가?
- ☐ 5. 성대에 부착된 후두연골의 이름은 무엇인가? 목소리의 진동과 소리에 영향을 주는 인자는 무엇인가?

21.1d 기관 The Trachea

학습 성과

- 기관의 구조와 기능을 설명할 수 있다.

기관(trachea)은 후두 아래에서부터 목을 통과하여 가슴세로칸 안으로 내려가며, 끝에서는 왼쪽과 오른쪽 기관지로 나뉜다(그림 21.1). 옛 해부학자들은 기관을 거칠거칠한 벽으로 된 동맥으로 오해했다.

기관의 벽은 16~20개의 C자 모양의 유리연골로 구성되어 있다(**그림 21.7A**). 연골이 형성되어 있지 않은 뒤쪽 부위는 민무늬근육과 결합조직으로만 되어 있기 때문에 매우 유연하다. 따라서 식도로 음식물이 통과할 때 용적을 넓힐 수 있다. 기관은 신축성이 좋고 C자 모양의 연골들은 호흡하는 동안 압력의 변화가 생겨도 기도를 열어놓게 하며 구조를 유지하게 만든다. **기관근**(trachealis)이 수축하면 기관의 지름이 줄어들게 되는데, 기침이나 재채기를 할 때 배출되는 공기가 시속 165 km로 가속화되도록 도와준다. **기관분기부**(carina)의 점막은 매우 예민해서 자극적인 물질이 들어오면 기침반사가 흔히 일어난다.

점막(muscosa)은 안쪽의 상피세포와 고유층으로 구성되어 있다. 상피세포는 공기를 여과하는 거짓중층상피세포로서 대부분의 호흡기도에서 관찰된다. 이 상피의 섬모는 점액내에 축적된 먼지들을 인두쪽을 향하여 위쪽으로 계속해서 밀어낸다(그림 21.7C). 고유층에는 탄성섬유가 풍부하며, 공기가 지나는 작은 관에서 관찰되는데, 기관이 공기를 흡입할 때 기관을 신전시키고, 공기를 배출할 때는 다시 제 위치로 돌아오게 한다. **점막밑조직**(submucosa)은 다른 결합조직층으로 장액샘, 점액샘과 같은 분비샘이 위치하여 기관내 점액층을 형성한다. 기관의 섬유근육성연골층을 형성한다. 기관근은 점막밑조직 바깥쪽에 위치하여 **섬유근육성연골층**(fibromusculocartilaginous layer)을 형성한다. 점막밑조직의 바깥쪽에는 **바깥막**(adventitia)이 위치한다.

21.1e 기관지나무 The Bronchial Tree

학습 성과 

- 상기도와 하기도의 조직학적 차이를 설명할 수 있다.
- 허파꽈리와 호흡막의 구조를 서술할 수 있다.

전도부의 기관지 Bronchi in the Conducting Zone

기관에서 분지되는 첫 가지인 왼기관지와 오른기관지를 *주(일차)기관지*(primary bronchi)라 한다(**그림 21.8**). 두 개의 주요 기관지는 종격동에 있는 기관의 가지이다. 이 분지는 해부학 교실에서 연구되는 카데바의 흉골각(T_4) 수준에서 발생한다. 그러나 살아있는 직립의 개인들에서는 일반적으로 더 아래의 T_7에서 발생한다.

각각의 주요 기관지는 폐의 내측 함몰부(문)로 통과되기 전에 종격동을 통해 비스듬히 주행한다. 폐의 주기관지는 폐에 혈액을 공급하는 큰폐동맥 바로 뒤에 위치한다(그림 22.11d 참조). 오른쪽 주기관지가 더 넓고 짧고 수직이기 때문에(그림 21.12 참조), 실수로 단추나 구슬(marble)과 같은 흡입된 물체는 오른쪽 주 기관지로 유입되기 쉽다.

이때 이차기관지는 왼·오른허파엽의 수만큼 분지하기 때문에 **엽기관지**(lobar bronchi)라고도 한다. 엽의 수에 따라 오른쪽 허파에는 3개의 이차기관지가, 왼쪽 허파에는 2개의 이차기관지가 형성된다. 이차기관지는 다시 삼차기관지로 분지되므로 삼차기관지는 허파구역 수만큼 분지되므로 이들을 **구역기관지**(segmental bronchi)라고도 부른다. 이러한 분지는 계속되어 점차 작은 가지를 형성하는데 대개 23차까지 분

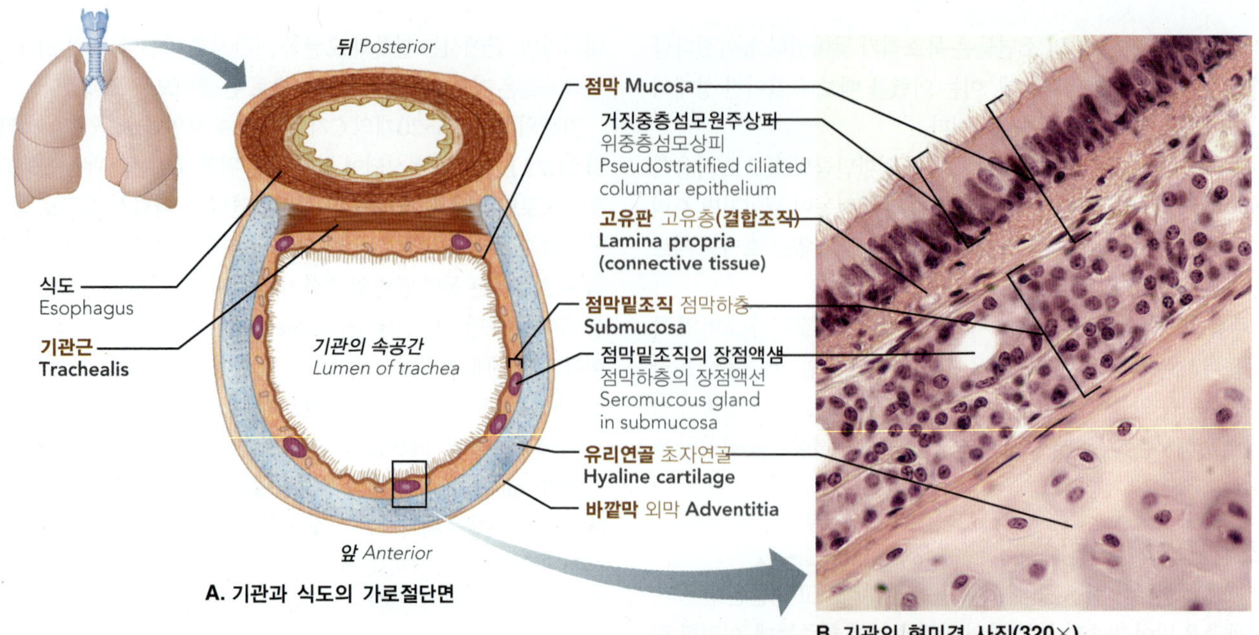

A. 기관과 식도의 가로절단면

B. 기관의 현미경 사진(320×)

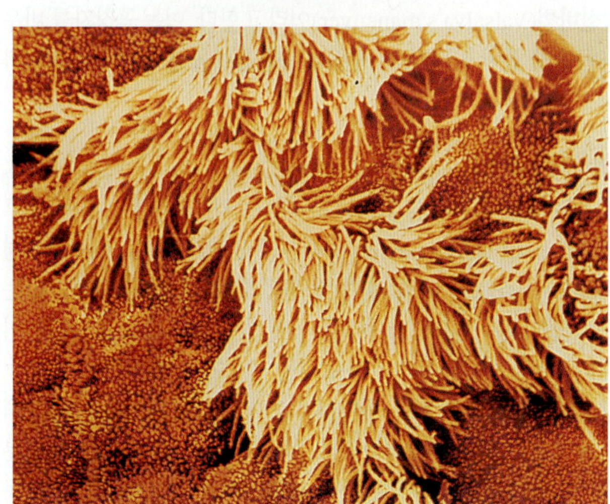
C. 기관섬모(cilia in the trachea)의 전자현미경 사진(2500×)

그림 21.7 기관벽의 구성 조직. C의 전자현미경 사진에서 섬모는 노란색 잔디같은 돌기가 관찰된다. 짧은 융모가 있는 점액을 분비하는 술잔세포(주황색)는 섬모세포 사이에 퍼져 있다.

지되며, 이중 직경이 1 mm 이하인 기관지를 **세기관지**(bronchiole)라고 한다. 세관지가 더 분지하여 **종말세관지**(terminal bronchiole)를 형성하며, 직경이 0.5 mm보다 더 작다.

각 주(일차)기관지의 조직학적 구성은 기관과 비슷하지만 기관지가 점점 작아질 때마다 다음과 같은 변화가 일어난다.

- **지지결합조직의 변화.** 기관을 구성하는 규칙적인 기관연골고리는 기관지로 내려오면서 점차 불규칙한 연골판으로 바뀌어 세기관지에는 연골이 없다.
- **상피의 변화.** 거짓중층원주상피에서 단층원주상피로 바뀌면서 점막상피가 얇아짐에 따라 기관지의 지름도 점점 작아지게 된다. 따라서 세포의 크기도 줄어들고 섬모의 양도 점점 줄어들어 공기를 여과하는 역할을 하는 점막의 구조도 사라지게 된다. 따라서 흡인되는 모든 공기 안의 먼지 입자들을 잡아내지 못하게 되지만, 대신 허파꽈리 안의 큰포식세포에 의해 제거된다.
- **민무늬근육의 증가.** 민무늬근육층은 기관 뒤쪽벽의 기관근에서 처음으로 관찰되는데, 이는 큰 기관지까지 이어진다. 이층은 더 작은 주위를 감싸는 나선형 밴드를 형성해서 더 작은 세기관지 주위를 감싸고 폐포로 들어가는 공기의 양을 조절한다. 교감신경 자극 동안 근육층은 이완되어 공기관을 넓게 하고 호흡 요구가 커질 때 공기의 흐름을 증가시킨다. 호흡요구가 작을 때는 부교감신경의 작용하에 공기관(air tube)을 수축시킨다. 기관지 평활근의 강한 수축은 21.3a 절에서 논의된 바와 같이 천식발작 동안 공기관을 좁게한다. 평활근은 세기관지 나무의 종말부분에 도달했을 때 얇아지고 폐포 주위에는 존재하지 않는다.

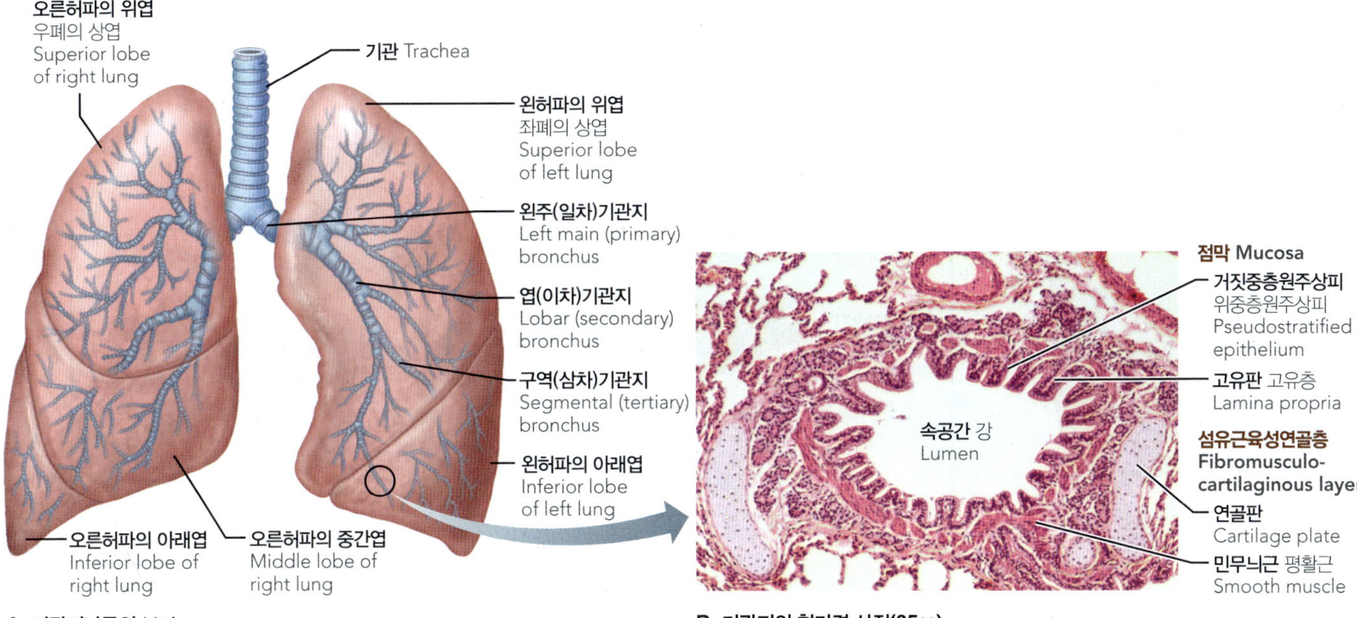

그림 21.8 **전도부의 기관지.**

호흡부 The Respiratory Zone

호흡부는 호흡관 나무(호흡수, respiratory tree)의 끝 부분을 말한다. 호흡부의 구조는 공기가 교환되는 방으로 되어 있는데 이를 **허파꽈리**(폐포, alveoli)라고 한다(**그림 21.9**). 첫 번째 호흡부의 구조는 전도부의 세기관지에서 나온 가지들로서 **호흡세기관지**(respiratory bronchiole)라고 한다. 호흡세기관지는 **허파꽈리관**(폐포관, alveolar duct)으로 이어지는데, 허파꽈리관은 허파꽈리끼리 맞붙어 있는 곳의 벽과 **허파꽈리주머니**(폐포낭, alveolar sac)의 끝과 연결되어 있다. 허파꽈리와 허파꽈리주머니의 차이점은 허파꽈리주머니는 포도 한 송이와 비슷한데, 허파꽈리는 그것을 이루는 포도 알 하나 하나라고 할 수 있다.

공기로 가득 찬 허파꽈리는 약 4억 개 정도가 있는데, 이들은 허파 용적의 대부분을 차지하며 가스 교환을 위한 큰 면적을 제공한다. 허파꽈리의 총 평균면적은 140 m^2(1500 ft^2)이며, 이는 인체표면의 면적보다 약 40배가 큰 엄청난 크기이다.

각 허파꽈리의 벽은 **I형 허파꽈리세포**(type I alveolar cell)라고 부르는 단층의 편평상피세포로 되어 있고, 바닥은 미약한 바닥판으로 되어 있다(**그림 21.10**). 벽은 우리가 상상할 수 없을 만큼 얇은 0.5 μm인데 티슈 한 장 두께의 15분의 1에 해당한다. 허파꽈리들의 표면은 허파 모세혈관이 '거미줄'처럼 뒤덮여 있다(그림 21.10A, B). 허파꽈리, 모세혈관의 벽, 이들의 바닥막이 **호흡막**(respiratory membrane)을 형성하는데, 이곳에서는 허파꽈리와 혈액 사이의 산소-이산화탄소 교환이 일어난다. 공기는 막의 한쪽 면으로 보내지고, 혈류는 다른 면을 지나간다(그림 21.10C). 가스는 이 얇은 막을 통해 쉽게 이동한다. 산소는 허파꽈리에서 혈액 안으로, 이산화탄소는 혈액에서 공기가 가득 찬 허파꽈리 안으로 이동하게 된다.

I형 편평세포사이에 **II형 허파꽈리세포**(type II alveolar cell)라고 하는 원주상피세포들이 있다(그림 21.10C). 이 II형 세포는 **표면활성물질**이라고 하는 허파꽈리 속면을 덮는 물질을 분비하는데 허파가 일정한 용적을 유지하는 데 중요한 역할을 한다. 이 표면활성물질이 없으면 호흡을 할 때, 허파꽈리의 안쪽 벽이 찌그러져 달라붙게 된다.

또한 허파꽈리는 다음과 같은 특징을 가진다.

- 호흡관나무들의 구조들을 둘러싼 것과 같은 *탄력섬유*로 둘러싸여 있다(그림 21.10A).
- 인접한 허파꽈리들은 **허파꽈리구멍**(alveolar pore)에 의하여 연결되어(그림 21.10C), 허파 전체의 공기 압력을 일정하게 해주고 기관지가 질병으로 붕괴되었을 때 공기 통로를 제공한다.
- **허파꽈리큰포식세포**(alveolar macrophage)가 허파꽈리 속면에서 자유롭게 돌아다니면서 점액이 잡아내지 못한 미세먼지와 이물질에 대한 포식작용을 한다. 약 2백만 개의 큰포식세포들이 몸 속의 이물질을 제거한다.

이해 수준 체크하기

☐ 6. 기관과 가장 큰 기관지의 특징은 무엇이며, 공기에서 흡입된 이물질을 제거하는 것은 무엇인가? 허파꽈리는 무슨 기능을 하는가?

☐ 7. 기관지나무의 어느 수준에서 연골이 관찰되지 않는가? 기관지나무에서 탄력소란 무엇인가?

☐ 8. 호흡막의 구조를 설명한다.

21.1f 허파와 가슴막 The Lungs and Pleurae

학습 성과

▶ 허파와 가슴막의 구조를 설명할 수 있다.

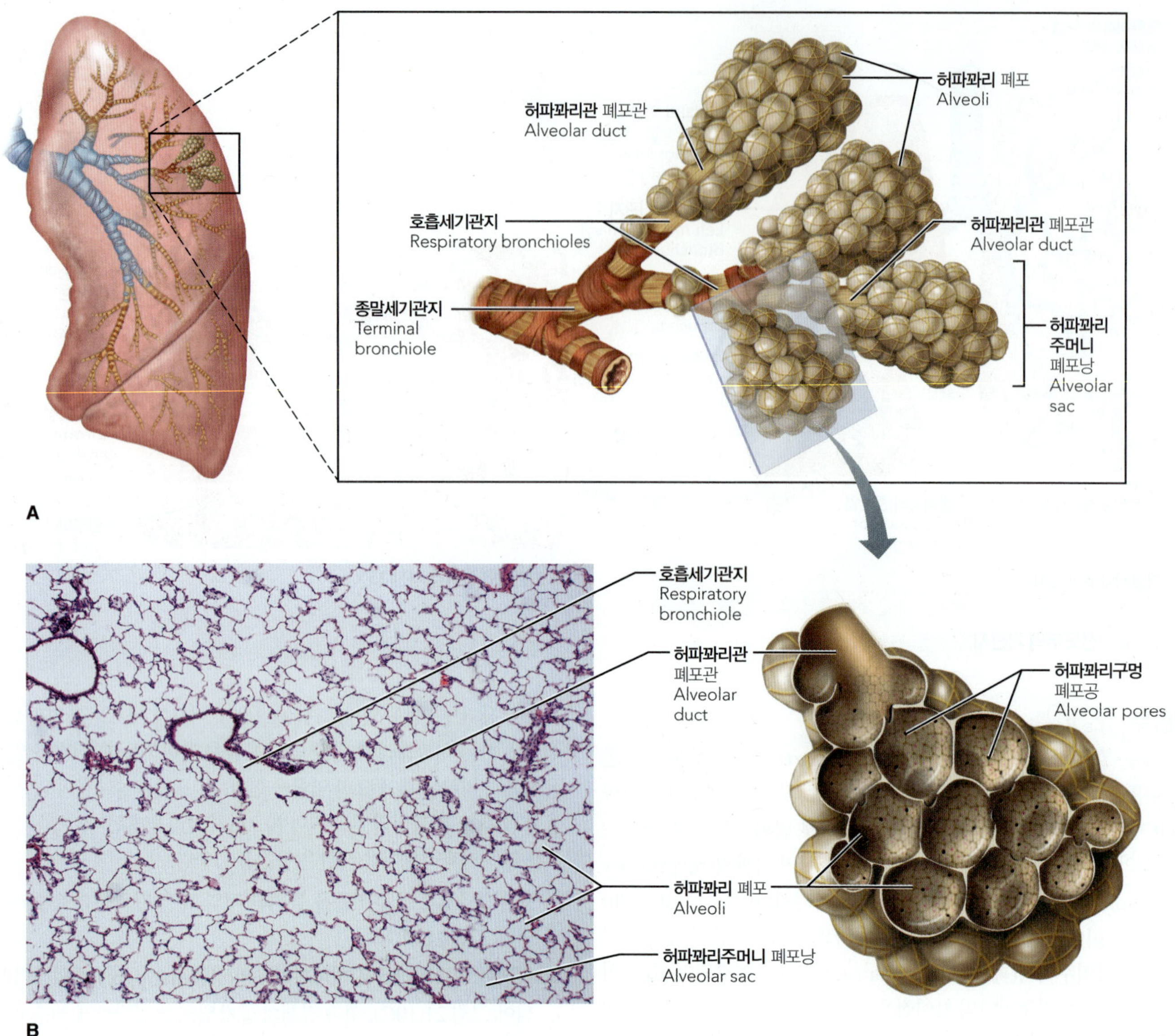

그림 21.9 호흡부의 구조. A. 호흡세기관지, 허파꽈리관, 허파꽈리주머니, 허파꽈리의 그림. **B.** 허파 부분 현미경 사진(55×).

허파의 맨눈해부 Gross Anatomy of the Lungs

한 쌍의 **허파**(lung)와 허파의 가슴막주머니는 가슴세로칸 가쪽면의 가슴안 전체를 차지한다(**그림 21.11**). 각각의 허파는 대체로 원뿔 모양으로 허파의 위모서리의 뾰족한 부위를 **허파꼭대기**(폐첨, apex of lung)라 하며 허파의 오목한 아래부분을 **허파바닥**(폐저, base of lung)이라 하는데 이 부위는 가로막(횡격막, diaphragm)과 접촉하고 있어 가로막면(횡격막면, diaphragmatic surface)이라고 한다. 허파의 앞쪽, 가쪽, 뒤쪽 표면은 갈비뼈와 접촉하므로 이를 *갈비면*(늑골면, costal surface)이라고 하고, 오른쪽과 왼쪽 허파가 마주보는 안쪽면을 *가슴세로칸면*(종격면, mediastinal surface)이라 한다. 왼쪽 허파의 가슴세로칸면의 아래쪽에는 심장으로 인하여 오목하게 함몰된 **심장패임**(심장절흔, cardiac notch)이 있다(그림 21.11A). 왼허파·오른허파의 가슴세로칸면 중앙에는 혈관, 신경, 기관지 및 림프관이 출입하는 허파문이 있다. 이러한 구조물들은 결합조직에 의해 같이 묶어져 있는데, 이를 **허파뿌리**(폐근, root)라 한다. 이 뿌리의 주요 구성요소들은 폐동맥, 폐정맥 그리고 주기관지들이다. 이 구조물들의 위치는 왼허파와 오른허파에서 약간 다르며 심장이 가슴중앙에서 약간 왼쪽으로 치우쳐져 있기 때문에 왼쪽 오른쪽 폐는 모양과 크기에 있어서도 약간 다르다. 허파는 깊은 틈새(열, fissure)에 의해 몇 개의 **엽**(lobe)으로 나뉜다. 왼허파는 **빗틈새**(사열, oblique fissure)에 의해 **위엽**(superior lobe)과 **아래엽**(inferior lobe)으로 나뉜다. 오른 허파는 빗틈새와 **수평틈새**(수평열, horizontal fissure)에 의해 각각 **위**, **중간**, **아래엽**으로 나뉜다. 앞서 언급했듯이 각 폐엽은 2차 기관지와 각각의 가지들이 뻗어 있다(그림 21.8).

각각의 엽들은 교대로 치밀결합 조직의 얇은 칸막이에 의해 서로 분리된 다수의 **기관지폐 분절**(bronchopulmonary segments)을(**그림 21.12**) 포함하고 있다. 각 분절은 개별 분절(3차) 기관지로부터 공기를 받는다. 두 개의 폐 각각에서 비슷하지만 똑같지는 않게 배열된 대략 10개 정도의 기관지 분절들이 있다.

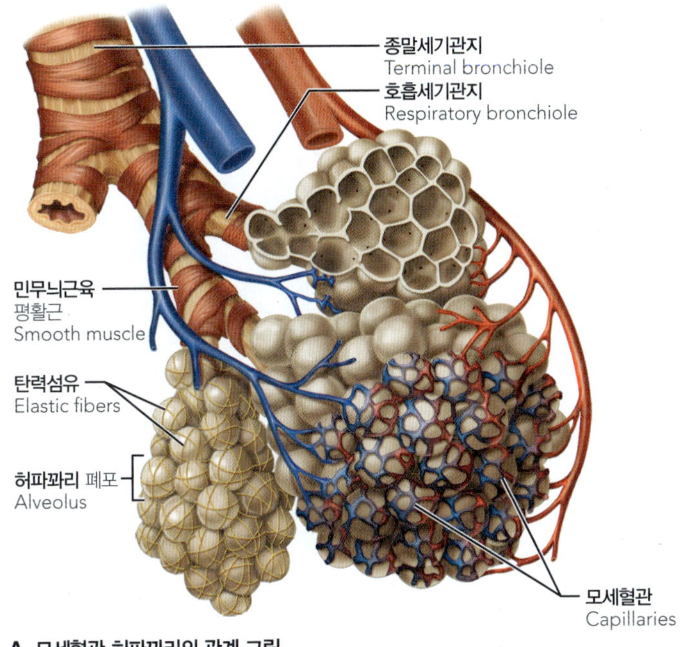

A. 모세혈관-허파꽈리의 관계 그림

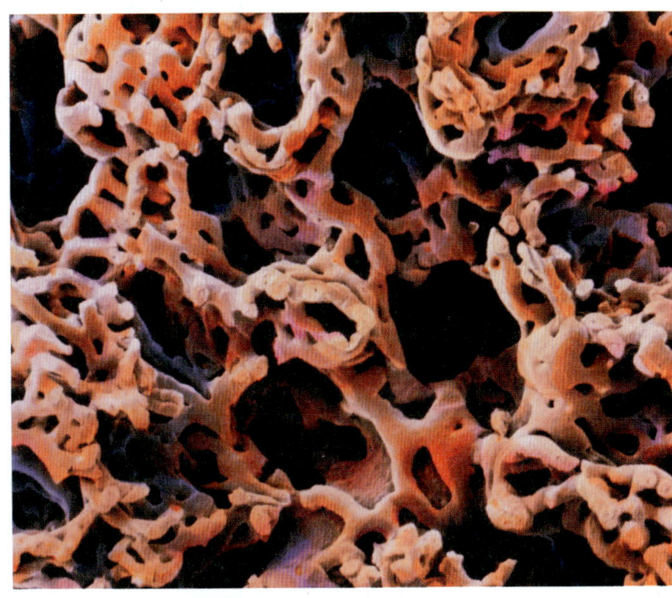

B. 호흡모세혈관의 전자현미경 사진
허파꽈리가 제거된 조직으로 모세혈관그물만 남음(300×)

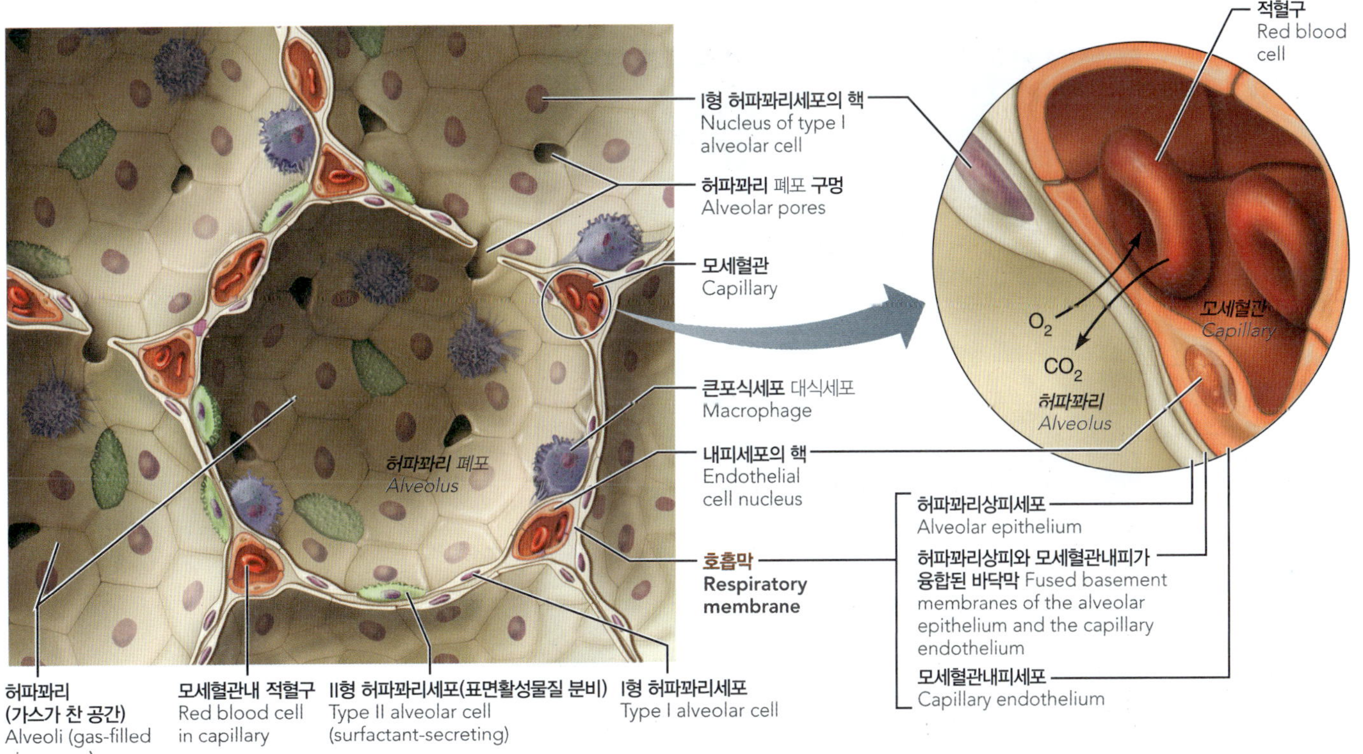

C. 호흡막의 해부학적 구조

그림 21.10 허파꽈리와 호흡막. 탄력섬유와 모세혈관이 모든 허파꽈리를 둘러싸고 있다. 그러나 A에 있는 일부 허파꽈리에서만 볼 수 있다.

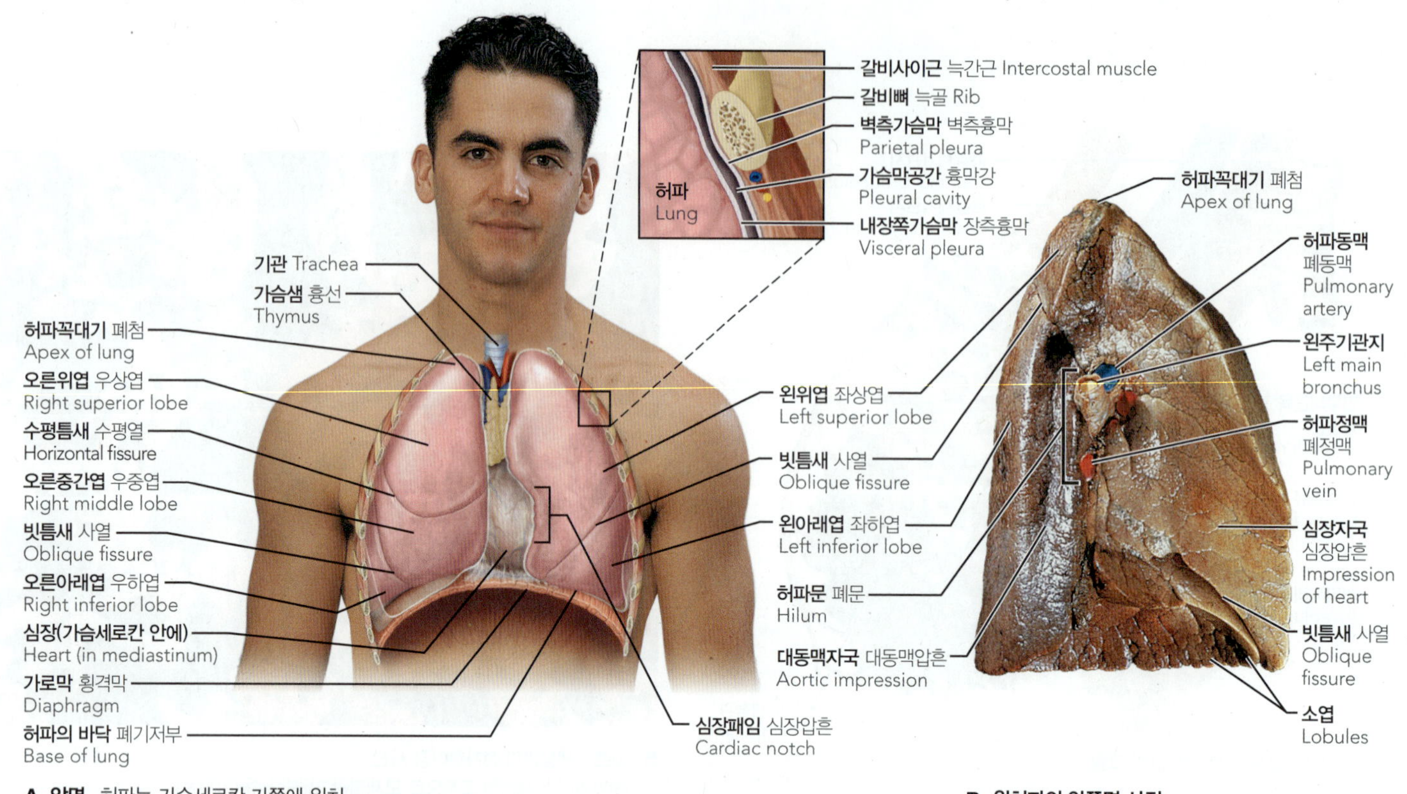

A. 앞면. 허파는 가슴세로칸 가쪽에 위치

B. 왼허파의 안쪽면 사진

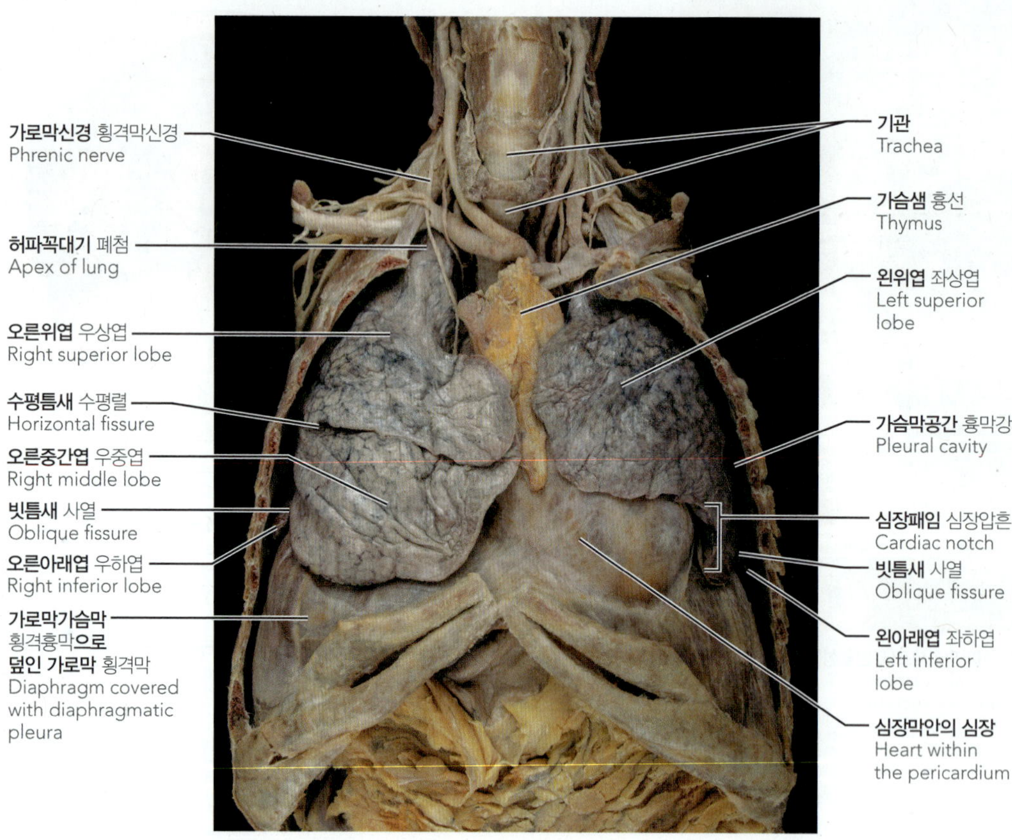

C. 가슴우리 내장을 절개한 모습. 앞면

그림 21.11 가슴안 기관들의 해부학적 관계. *(계속)*

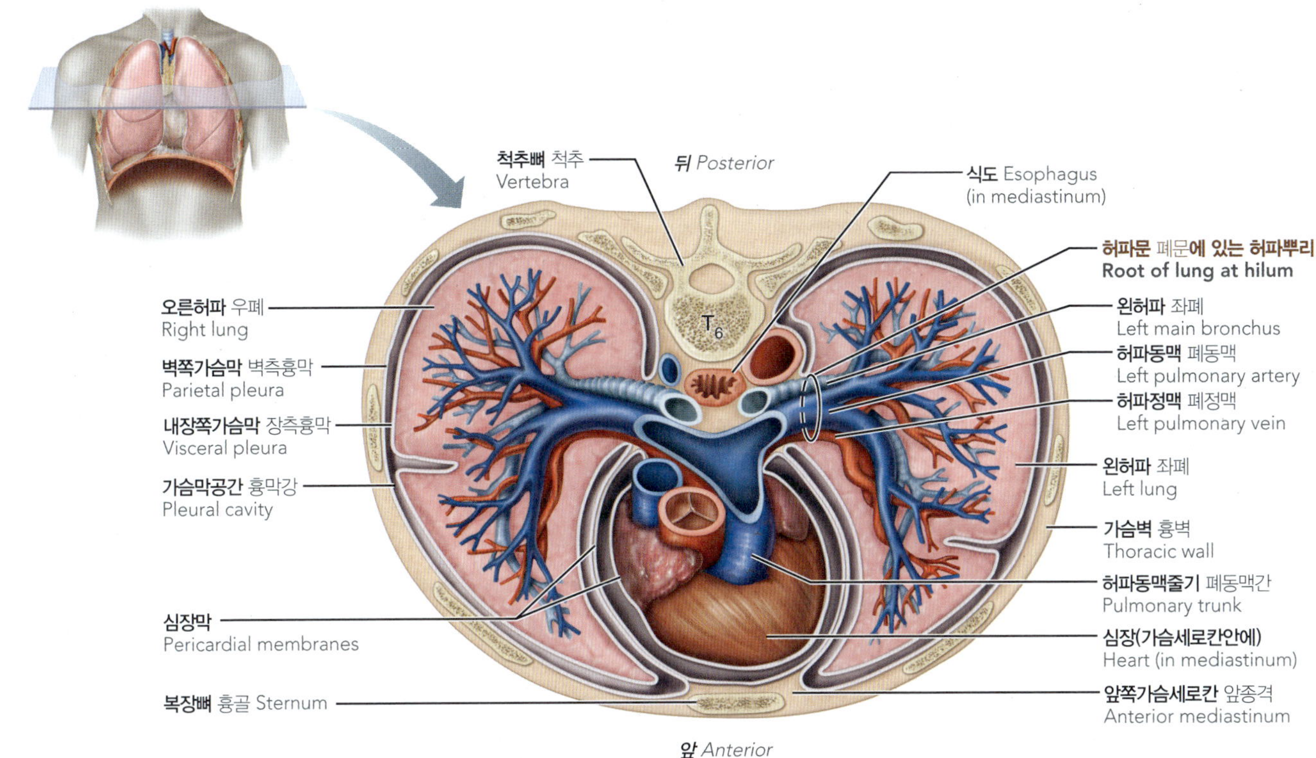

D. T_6 수준에서 절단한 가슴우리(위에서 본 면). 가슴세로칸에 있는 허파, 가슴막 및 주요 기관을 보여줌

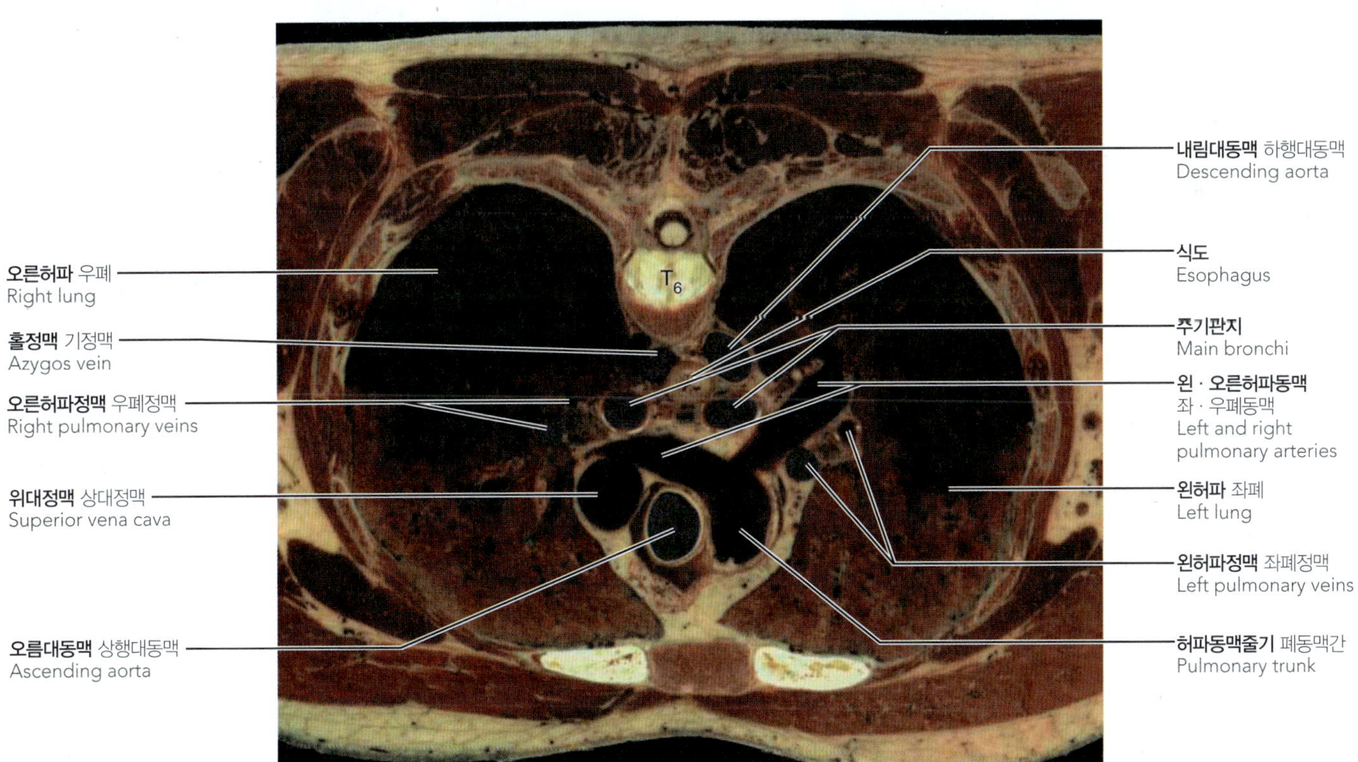

E. T_6 수준에서 절단한 가슴우리, D와 같은 면

그림 21.11 가슴안 기관들의 해부학적 관계.

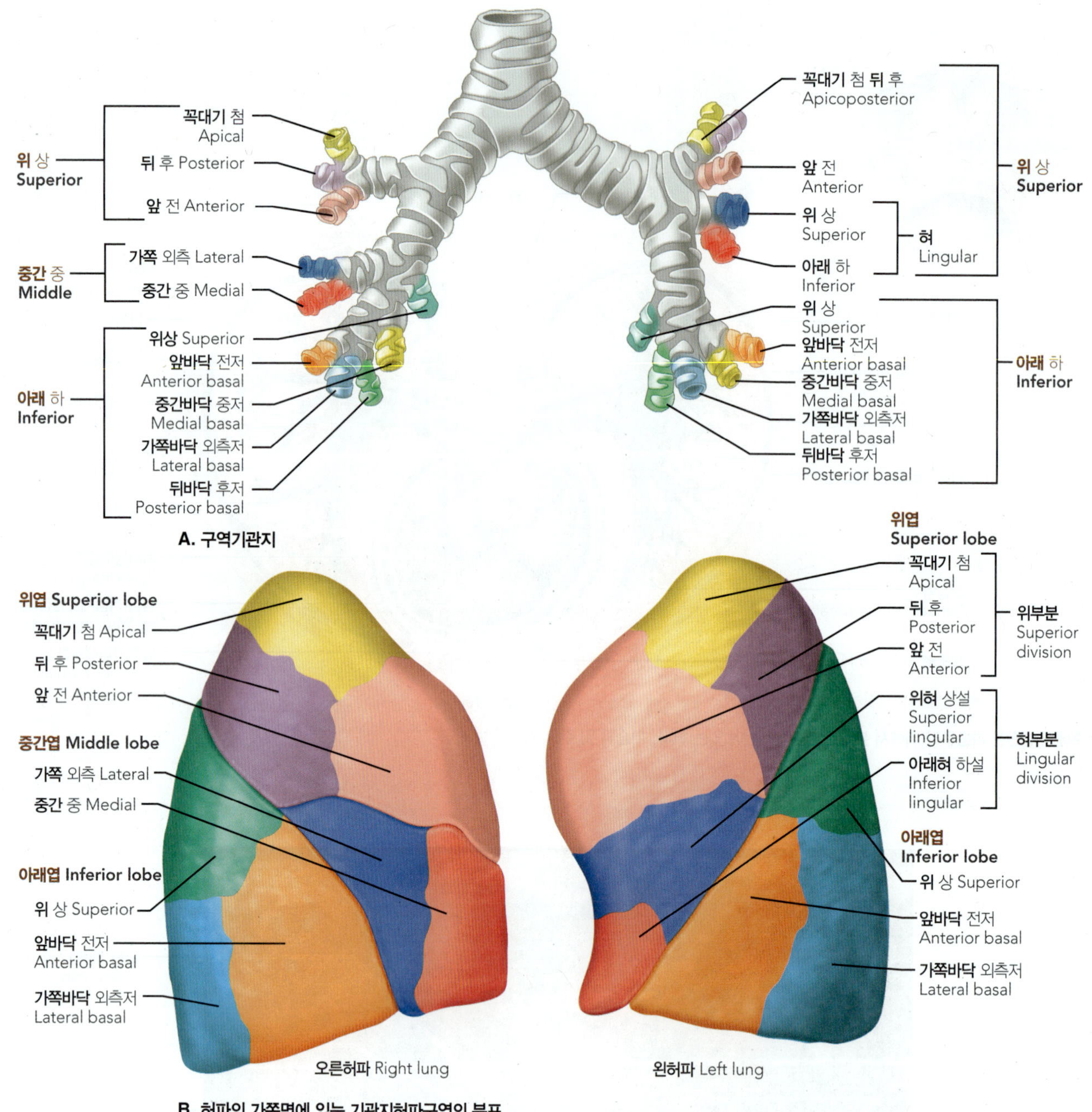

그림 21.12 기관지허파구역.

기관지폐 분절은 폐 안에 일부 질병의 확산을 제한한다는 점에서 임상적 의의가 있다. 감염이 이들 사이의 결합조직 구획을 쉽게 통과하지 못하기 때문이다.

육안으로 볼 수 있는 폐의 가장 작은 부분(subdivision)은 소엽이다. 각 소엽(lobule)은 세기관지의 가지에 의해 제공된다. 대부분의 도시 거주자와 흡연자들에게 개개의 소엽들을 분리시키는 결합 조직들은 카본(탄소, carbon)으로 검게 되어 있다.

허파는 인체에서 가장 큰 공기통이다. 허파 조직의 *버팀질*(기질, stroma)이 되는 결합조직에는 많은 탄력섬유가 위치한다. 따라서 허파는 가볍고, 부드럽고, 탄력성이 있는 해면질의 조직으로 무게가 약 0.6 kg밖에 되지 않는다.

허파의 혈액 공급과 신경 분포

Blood Supply and Innervation of the Lungs

허파동맥(폐동맥, pulmonary artery)은 산소 공급을 위하여 산소가 적은 혈액을 허파로 이동시킨다(그림 21.11D, E). 허파동맥은 허파로 들어와 계속 작은 가지로 분지되어 허파꽈리 주위에서 **모세혈관그물**을 형성한다(그림 21.10A). 허파꽈리로부터 산소를 공급받은 모세혈관들은 **허파정맥**(폐정맥, pulmonary vein)을 형성하여 왼쪽 심장으로 유입된다. 허파 실질조직에 필요한 혈액을 공급하는 혈관은 대동맥에서 분지된 기관지동맥(bronchial artery)과 기관지정맥(bronchial vein)에 의해 몸순환정맥으로 운반된다.

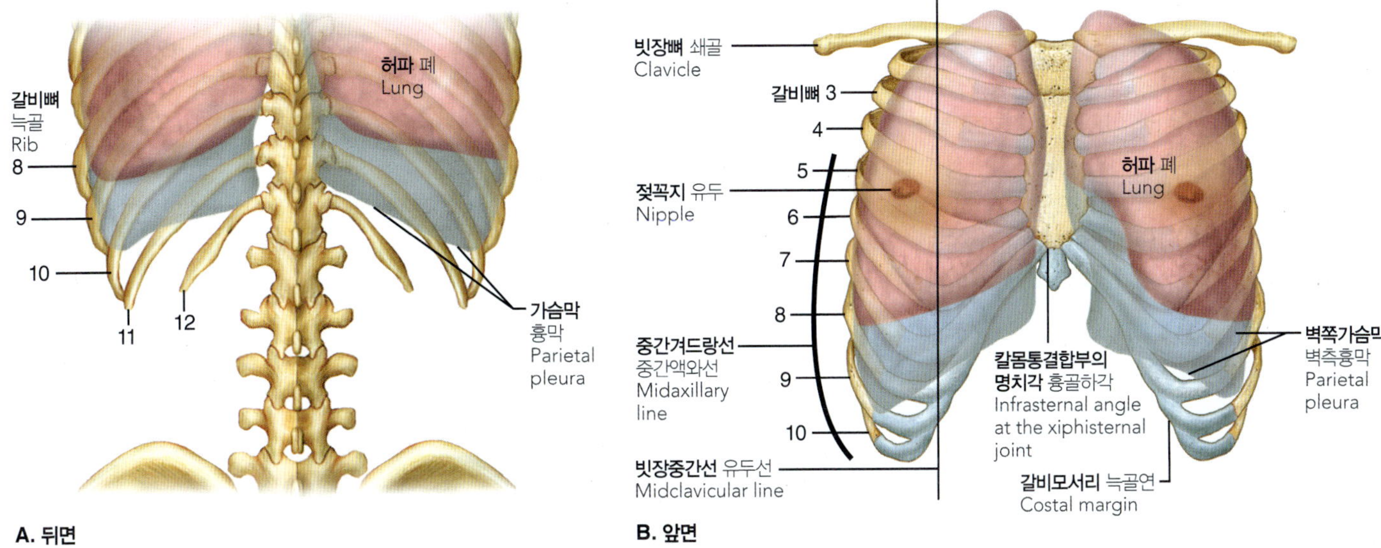

그림 21.13 **가슴우리에서 허파와 가슴막공간의 위치.** 가슴막공간은 허파의 아래가장자리에서 대략 갈비뼈 2개까지 확장되어 있다.

*기관지동·정맥*은 허파의 조직에 혈액을 공급하고 회수하는 과정을 반복하고, 작은 혈관들은 허파문을 통해 들어가고 나온다.

허파에는 교감·부교감신경과 내장감각신경섬유가 분포되어 있는데, 이는 허파뿌리의 *허파신경얼기*(폐신경총, pulmonary plexus)를 통해 허파로 유입된다. 신경섬유는 이곳에서부터 허파 안의 혈관과 기관지까지 분포한다. 부교감신경은 기관지를 수축하고 교감신경은 기관지를 확장시킨다.

가슴막 흉막, The Pleurae

가슴막(흉막, pleura)은 허파를 싸고 있는 두 겹의 얇은 장막(serosa)으로서 허파의 표면과 접촉하는 *내장쪽가슴막*(장측 흉막, visceral pleura)과 *벽쪽가슴막*(벽측흉막, parietal pleura)으로 구성되어 있다(그림 21.11A, 1장 참조). 이 두 가슴막 사이의 공간을 **가슴막공간**(pleural cavity)이라고 한다(그림 21.11D). 가슴막공간 내에는 *가슴막액*(pleural fluid)이라는 액체가 있어 호흡 시 허파가 가슴벽을 덮고 있는 가슴막과 마찰 없이 운동할 수 있도록 가슴막 사이에서 윤활제 역할을 한다. 두 가슴막은 마치 유리판 두 장 사이에 물이 있어 그 표면 장력으로 인해 서로 분리하기가 힘든 상태와 같이 밀착되어 있다. 가슴막공간 내의 압력은 대기압보다 낮은 음압을 이루고 있으며, 이는 허파의 용적을 유지하는 데 중요한 요소로 작용한다. 안정 시 또는 숨을 내쉴 때 허파의 앞쪽 모서리와 아래쪽 모서리에는 가슴막오목(흉막동, pleural recess)이라고 하는 공간이 형성된다. 이는 허파와 가슴막 사이의 여유 공간으로 허파가 팽창할 수 있는 여분의 공간을 제공한다.

가슴막은 가슴막 공간을 가운데에 위치한 가슴세로칸공간, 가쪽의 허파가 있는 허파공간으로 나뉜다(그림 21.11D). 이런 구획은 심장 혹은 허파의 움직임이 서로 방해받지 않도록 도와준다. 이러한 구획은 역시 국소감염의 확산과 외상으로 인한 손상 범위를 제한시킨다.

아랫면을 제외한 허파의 모든 면 주위의 가슴안(pleural cavity)은 잠재적인 틈새공간이 있다. 아래쪽으로 가슴안은 허파의 아래가장자리의 밑까지 펼쳐져 있다(**그림 21.13**). 뒤쪽으로 벽쪽가슴막의 아래가장자리는 뒤쪽 정중선 근처의 12번째 등뼈 인접 부위에 위치하며(그림 21.13A), 등을 지나 중간겨드랑선에 있는 10번째 갈비뼈까지 수평으로 주행한다. 앞쪽으로 벽측가슴막은 빗장중간선에서 8번째 갈비뼈(그림 21.13B)와 앞쪽 정중선 근처의 칼몸통결합부까지 올라간다. 허파의 아래가장자리는 가슴막 가장자리의 위쪽 두 개의 갈비뼈에 위치한다. 앞쪽으로 허파는 칼몸통결합부 근처의 가슴막 가장자리에서 만난다.

이해 수준 체크하기

- ☐ 9. 오른허파의 위엽과 중간엽을 분리하는 틈새는 무엇인가?
- ☐ 10. 위에서 아래로 어떤 순서로 허파혈관과 주기관지가 왼허파의 문으로 들어가는가?
- ☐ 11. 7번째 갈비뼈 위의 빗장중간선의 자상이 허파를 찌를 수 있는가? 그것이 가슴막공간을 뚫을 수 있는가?

21.2 환기 VENTILATION

학습 성과

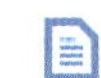

- 환기 활동에 있어서 호흡근육과 가슴막공간, 그리고 허파 탄력성의 상대적 역할을 설명할 수 있다.
- 표면활성제를 정의하고 이것이 환기에서 어떤 기능을 하는지 설명할 수 있다.
- 뇌와 말초의 화학수용체가 환기율을 어떻게 조절하는지 설명할 수 있다.

21.2a 환기의 기전 The Mechanism of Ventilation

환기(breathing 또는 pulmonary ventilation)는 허파로 기체가 들어오는 과정인 들숨[흡기, inspiration (inhalation)]과 허파로부터 기체를 배출시키는 과정인 *날숨*[호기, expiration (exhalation)]으로 이루어진다. 들숨과 날숨은 가슴막공간 및 허파의 용적 변화로 인해 일어나는데, 이러한 용적 변화는 호흡근의 수축과 이완의 결과이다. 호흡과 관련된 근육에 대한 더 자세한 내용은 표 10.5를 참고한다.

들숨 흡기, Inspiration

들숨의 과정은 기관을 통해 공기가 들어와 가슴안이 가능한 한 가장 크게 확장된 상태이다. 이때 이 공간은 최대로 넓어져 부피는 증가하고 기압은 감소한다. 안쪽의 기압이 낮아지면서 기압이 높은 곳에서 낮은 곳으로 움직이는 기체의 특성으로 인해 체내로 공기가 들어오게 된다. 들숨을 하는 동안에는 가로막(diaphragm)과 갈비사이근(늑간근, intercostal muscle) 같은 들숨근육이 가슴우리의 부피를 증가시킨다 (그림 21.14).

- **가로막의 작용.** 가로막은 중앙 부위가 볼록한 돔(dome) 형태인데, 수축하면 길이가 짧아지면서 볼록한 중앙 부위가 아래로 내려오기 때문에 가슴안의 아래위 직경은 더욱 넓어진다. 가로막의 수축은 *가로막신경*(phrenic nerve)의 지배를 받는다.
- **갈비사이근의 작용.** 갈비뼈 바깥의 갈비사이에 위치하는 바깥갈비사이근(외늑간근, external intercostal muscle)이 수축하면 갈비뼈들이 바깥쪽 위로 끌어당겨지기 때문에 가슴안의 가로직경과 앞뒤직경이 넓어진다. 갈비사이근은 *갈비사이신경*(늑간신경, intercostal nerve)의 지배를 받는다.

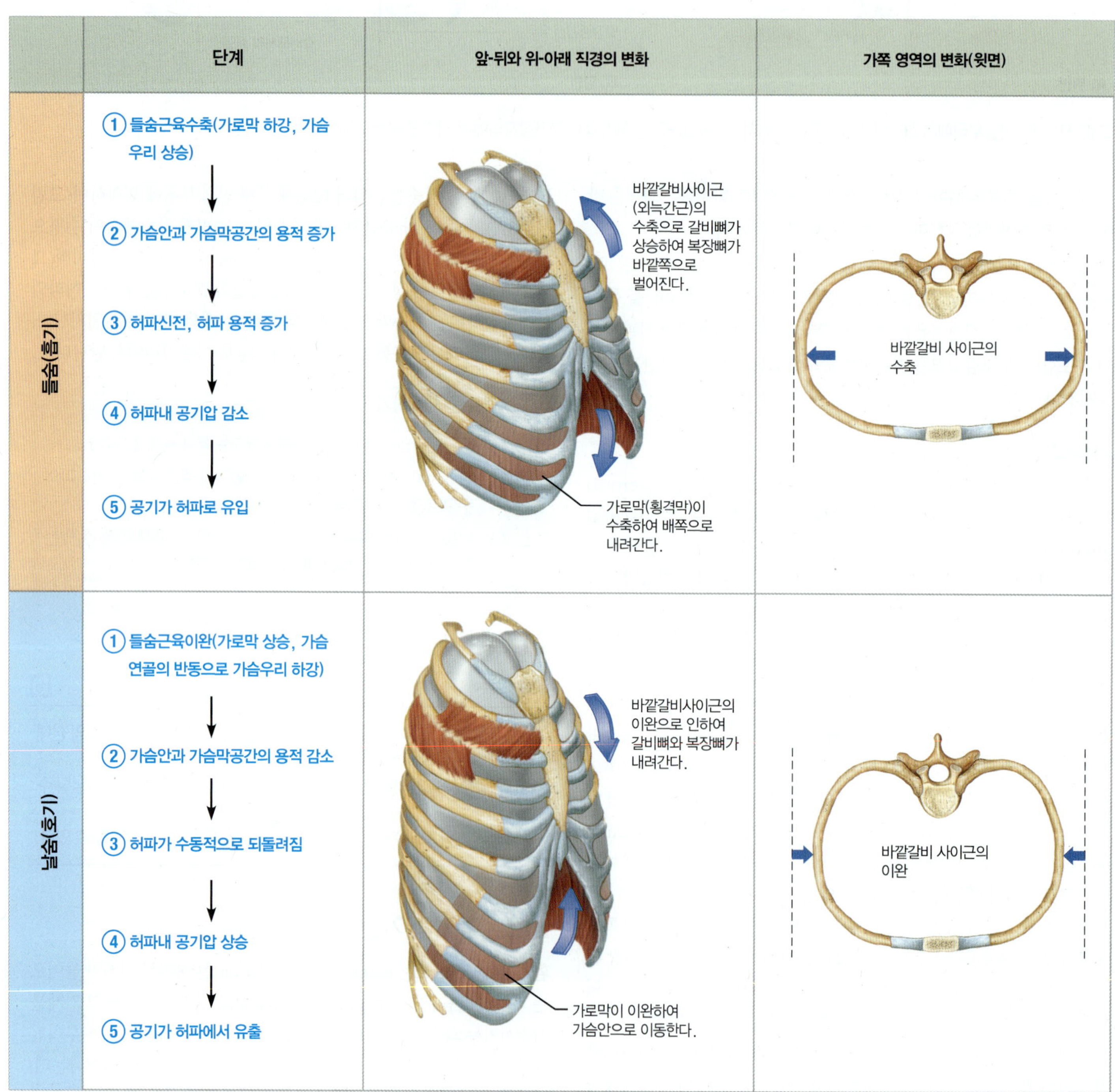

그림 21.14 호흡하는 동안 가슴 용적의 변화.

편안한 호흡을 하는 동안 바깥갈비사이근과 속갈비사이근은 가슴의 벽이 굳건하게 버티도록 함께 작용한다. 이러한 강직성이 없으면 횡격막의 수축으로 흉곽의 모양만 변하게 되고 용적의 변화는 일어나지 않는다. 팽창식 용기의 측면이 고무로 만들어졌다고 생각해보라. 용기 아랫면이 움직여서 내강이 확장되려고 하면 측면에서 중심을 향해 찌그러지게 될 것이다. 이것은 모양의 변화이지 부피의 변화를 가져온 것이 아니다.

허파는 가슴막공간으로 둘러싸여 있다. 허파안의 공기는 대기압과 같고, 가슴막공간의 압력은 대기압보다 낮다는 것이 허파가 확장할 때 가슴막공간을 가슴벽 쪽으로 밀어줄 수 있는 이유이다(그림 21.13B). 가슴안(thoracic cavity)이 들숨근육에 의해 확장될 때, 가슴막공간도 역시 확장되어 허파를 확장시킨다(그림 21.14, 들숨). 용적의 증가는 가슴막공간과 허파 내부의 압력을 낮추게 한다. 허파는 기관지와 기관에 의해 대기로 열려 있으므로 허파 내부의 압력이 대기압보다 낮아지면 압력 차이에 의하여 대기의 공기는 허파로 유입된다.

환기가 일어나려면 가슴막공간이 온전해야 된다. 질병이나 외상에 의해 가슴막공간이 손상되면 허파와 가슴막공간의 기압차는 사라지고 결국 허파는 환기가 되지 않아 허탈 상태가 되어 정상적으로 숨을 쉴 수가 없다.

깊은 들숨(강압적인 들숨)을 쉴 때는 정상적인 들숨을 쉴 때보다 가슴안을 더욱 넓히기 위해서 추가적인 근육 수축이 필요하다. 갈비뼈우리를 들어올리기 위해서 목에서는 목빗근(흉쇄유돌근, sternocleidomastoid muscle), 가슴에서는 목갈비근(scalene muscle)과 작은가슴근(소흉근, pectoralis minor muscle)의 수축이 필요하다. 추가로 허리네모근(방사근, quadratus lumborum muscle)이 12번째 갈비뼈를 고정시켜 가로막을 더 강력하게 아래로 잡아 당기게 되고 척주세움근(척주기립근, erector spinae muscle)에 의해 등굽이(흉추만곡, thoracic curvature)가 곧게 되면서 등이 확장된다.

날숨 호기, Expiration

들숨은 들숨근의 수축에 의하여 일어나는 능동적인 과정이지만, **날숨**은 근육의 수축이 필요하지 않은 수동적인 과정이다. 들숨근육이 이완될 때, 가슴우리는 중력에 의해 아래로 내려가고 이완된 가로막은 다시 위로 올라간다(그림 21.14). 가슴안과 허파의 용적이 동시에 감소하면서 허파의 압력이 증가하여 공기를 밖으로 밀어낸다.

반대로 *강한* 날숨(forced expiration)은 일차적으로 *배속빗근과 배바깥빗근*(내·외복사근, internal·external oblique), *배가로근*(복횡근, transversus abdominis)으로 구성된 배벽 근육이 수축하는 능동적인 과정이다. 이 수축은 (1) 가로막을 위로 올리도록 복강내 압력을 증가시키고, (2) 가슴우리를 압박하여 가슴우리 용적을 감소시킨다. *속갈비사이근*(내늑간근, internal intercostal muscle)과 *넓은등근*(광배근, latissimus dorsi)은 갈비뼈를 아래로 끌어당긴다.

건강한 허파에서 날숨이 일어날 때 허파꽈리는 허탈되지 않고 항상 열려 있다. II형 허파꽈리세포에서 분비되는 표면활성제가 허파꽈리막에 포함되어 있어 허탈되지 않는다. 이 물질은 물분자 사이의 끌어당기는 힘을 방해하여 장력을 감소시켜 허파꽈리를 열린 상태로 유지시킨다.

21.2b 환기의 신경조절 Neural Control of Ventilation

뇌에서 가장 중요한 호흡중추는 숨뇌(연수, medulla oblongata)의 그물체(망상체, reticular formation)이다. 숨뇌의 배쪽호흡군(ventral respiratory group, VRG)은 다리뇌(교뇌, pons)와 숨뇌의 중추로부터 신호를 받아들여 기본적인 환기 리듬과 환기율을 만들어내는 길잡이(pacemaker)이다(그림 21.15). 숨뇌의 호흡중추신경세포는 호흡근육의 운동신경세포를 자극한다. 즉, 가로막신경은 가로막을, 갈비사이신경은 갈비사이근을 자극한다. 기본적인 호흡의 유형은 시상하부, 둘레

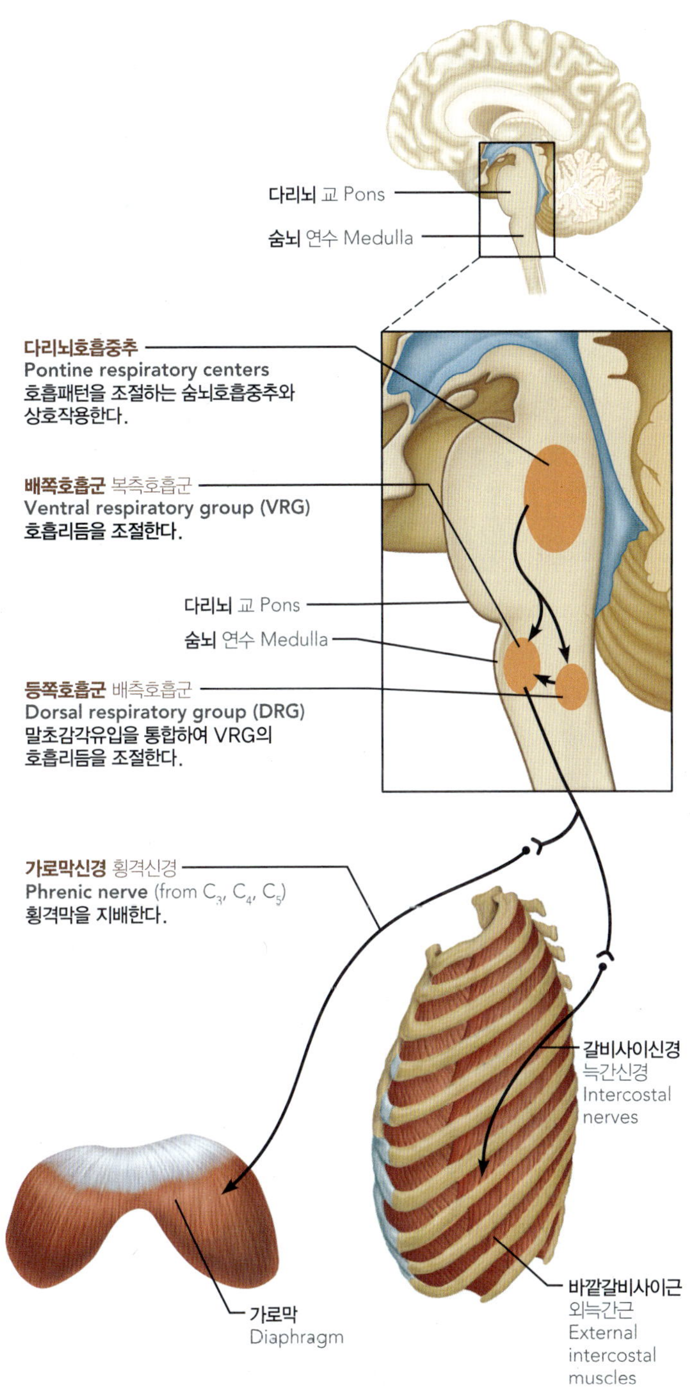

그림 21.15 뇌줄기의 호흡중추. 체성운동신경세포와 들숨근육의 척수와의 연접을 간결하게 보여준다.

계통(변연계, 감정은 호흡에 영향을 준다), 대뇌겉질(호흡의 깊이와 주기를 의식적으로 조절)과 같은 뇌의 상위 중추에 의해 조절된다.

숨뇌의 호흡중추는 기초 환기량이 정해져 있지만 이 양은 혈액내 화학 성분을 감지하는 수용체로부터 받은 정보에 의해 변한다. 이러한 화학수용체는 산소 농도가 떨어지거나, 이산화탄소 농도가 증가하거나, 혈액내 산도의 증가에 반응하여 호흡의 길이와 호흡률을 증가시키는 호흡중추에 신호를 보낸다. 인체의 화학수용체는 위치에 따라 *중추성 화학수용체*(central chemoreceptor)와 *말초성화학수용체*(peripheral chemoreceptor)로 나뉘는데, 중추성 화학수용체는 숨뇌에 위치하며 호흡중추와 직접 연결되어 있다. 말초성 화학수용체는 **대동맥토리**(대동맥체, aortic body)와 **목동맥토리**(경동맥체, carotid body)에 위치하며(그림 21.16), 대동맥토리는 미주신경을 통해 감각정보를 숨뇌로 전달한다. 반면에 목동맥토리는 혀인두신경(설인신경, glossopharyngeal nerve)(표 13.2 참조)과 미주신경을 통해 감각정보를 전달한다. 목동맥토리가 호흡 조절을 위해 더 중요한 화학수용체이다.

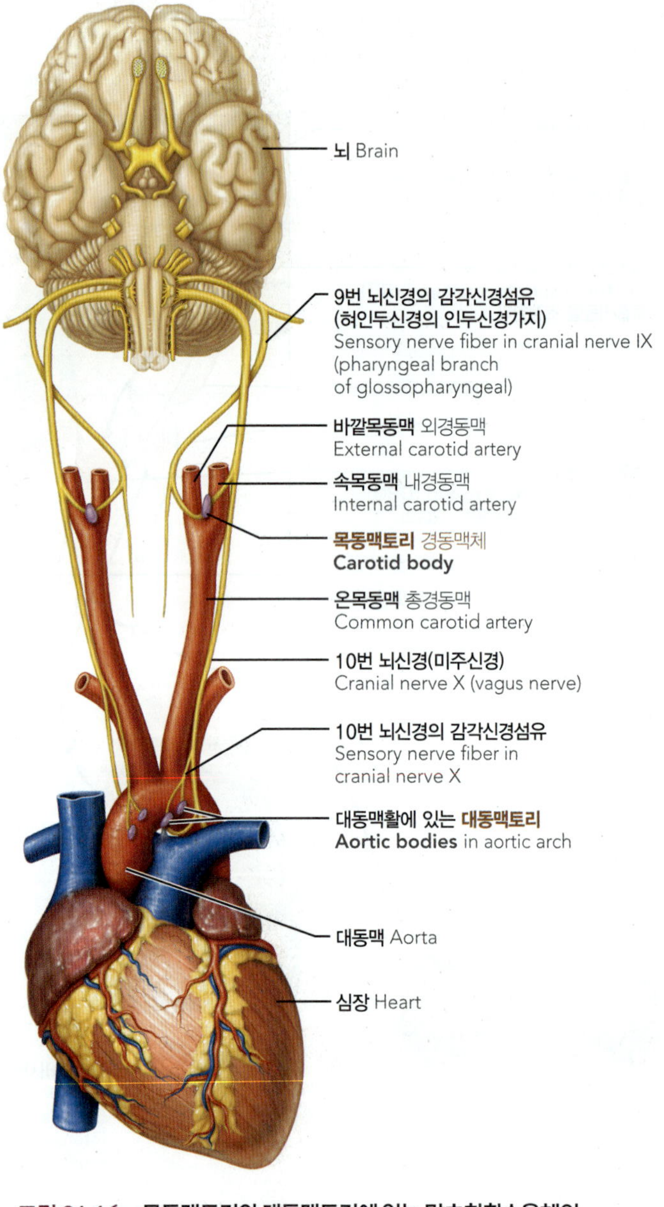

뇌 Brain
9번 뇌신경의 감각신경섬유 (혀인두신경의 인두신경가지) Sensory nerve fiber in cranial nerve IX (pharyngeal branch of glossopharyngeal)
바깥목동맥 외경동맥 External carotid artery
속목동맥 내경동맥 Internal carotid artery
목동맥토리 경동맥체 Carotid body
온목동맥 총경동맥 Common carotid artery
10번 뇌신경(미주신경) Cranial nerve X (vagus nerve)
10번 뇌신경의 감각신경섬유 Sensory nerve fiber in cranial nerve X
대동맥활에 있는 대동맥토리 Aortic bodies in aortic arch
대동맥 Aorta
심장 Heart

그림 21.16 목동맥토리와 대동맥토리에 있는 말초화학수용체의 위치와 신경 분포.

이해 수준 체크하기

- □ **12.** 가로막의 수축이 가슴안의 용적에 어떻게 영향을 주는가? 이런 용적의 변화가 가슴안공간의 압력에 어떤 영향을 주는가?
- □ **13.** 11번 문제의 자상으로 폐에 무슨 일이 일어나는가? 이런 손상을 '공기를 빨아들이는 가슴 상처(sucking chest wound, 긴장성공기가슴증, 긴장성기흉, tension pneumothrax)' 라고 부르는 이유는 무엇인가?
- □ **14.** 호흡곤란 시 들숨을 위해 어떤 부속 근육을 사용하는가? 강제날숨(forced expiration)에서는 어떤 근육을 사용하는가?
- □ **15.** 호흡근육이 수의적으로 신경의 지배를 받고 있지만 호흡에 대하여 생각하지 않고도 호흡을 할 수 있다. 그 이유는 무엇인가?

21.3 호흡계통의 질환

DISORDERS OF THE RESPIRATORY SYSTEM

학습 성과

- ▸ 천식, 낭성섬유증, 만성기관지염, 폐기종 및 폐암의 호흡을 위한 원인과 결과를 고려할 수 있다.

호흡기가 외부로 열려 있고 많은 양의 공기에 노출되기 때문에 공기중 미생물, 오염물질, 자극물질에 매우 취약하고 많은 일상적인 호흡기 질환을 일으킨다. 가장 치명적인 호흡기 질환 중 하나인 폐암은 "자세히 살펴보기"에서 논의된다.

21.3a 기관지천식 Bronchial Asthma

기관지천식은 성인의 약 7%와 아동의 10%에 영향을 미치며 발생 빈도가 증가하고 있다. 천식은 일종의 알레르기성 염증 반응으로 공기 중의 자극 물질이나 스트레스에 과민한 사람들에게서 발생한다. 천식은 환자에게 알레르기를 유발하는 특정 물질(먼지 진드기, 꽃가루, 곰팡이, 바퀴벌레 물림)을 흡입함에 의해 촉발되며 먼지나 연기 흡입, 호흡기 감염, 감정적 흥분, 찬 공기를 흡입할 때 가벼운 충격에 의해 생긴다.

천식 발작의 증상에는 기침, 쌕쌕거림, 짧은 숨이 포함된다. 천식 발작이 일어나는 초기단계에서 항원은 비만세포에서 나오는 히스타민 같은 염증매개화학물질을 방출한다. 이 화학물질은 기관지 평활근의 수축(기관지 수축)과 기도의 점액 분비를 모두 자극한다. 몇 시간 내에 후기 단계가 진행되며 호산구, 호중구, 특정 유형의 보조 T 림프구 및 호염기구가 기관지 및 세기관지(bronchioles)에 모여든다. 이러한 백혈구들은 기관지 점막을 손상시키는 추가적인 염증성 화학물질을 분비하고 나아가 기관지 수축과 점액 분비를 증가시킨다.

약 1990년까지 기관지 수축이 천식의 중요 징후로 고려되었고 여전히 평활근 수축을 억제하는 약물(기관지확장제) 또는 부교감신경 자극을 억제하는 약물(항콜린에스터라제, anticholinesterase)로 증상이

폐암: 감춰진 사실들

폐암은 미국에서 전체 암 사망의 1/3을 차지하며 그 발병률이 증가하고 있다. 남녀 모두에게 가장 흔한 악성종양이며 치명적이다. 대부분의 폐암 종류는 엄청나게 공격적이고 빠르고 광범위하게 전이하며 대부분의 경우 암이 아주 진행되고 나서야 진단된다. 전체 허파 CT로 암을 초기에 찾아낸다면 치료결과를 개선시킬 수 있다.

수년 동안 미국 폐암환자의 약 90% 이상이 흡연자임에도 불구하고 폐암과 흡연과의 관련에 무지하였다. 심지어 담배 한 개비도 심장박동을 증가시키고 온몸의 말초혈관을 수축시키고 폐에서 공기흐름을 방해하며 뇌와 기분에 영향을 준다. 청소년의 경우 첫 담배가 중독을 일으킬 수 있다. 매사추세츠에서 6학년을 대상으로 한 연구에서 첫 담배를 피우고 10%, 그리고 간헐적 흡연 이후 2주 이내에 25%가 신체적 의존성 증상을 보였다.

장기간의 흡연은 죽상동맥경화증과 심장 질환, 뇌졸중, 백내장 및 골다공증을 유발한다. 흡연은 폐암을 유발할 뿐만 아니라 입, 목, 식도, 위, 간, 이자, 자궁경부, 콩팥, 방광암의 위험을 높인다. 흡연은 미국에서 전체 사망의 5분의 1을 차지하고 가장 예방 가능한 사망의 원인이다.

일반적으로 끈적한 점액과 섬모의 작용은 화학적, 생물학적 허파 자극물질로부터 폐를 보호하는 좋은 역할을 하지만 흡연은 이러한 정화장치를 파괴하여 결국 그들이 기능을 하지 못하게 한다. 지속적인 자극은 더 많은 점액 생성을 촉진할지라도 흡연은 이 점액을 청소할 섬모의 운동을 느리게 하고 대식세포의 활동을 억제한다. 하부기관지 나무의 점액 웅덩이 그리고 폐렴과 COPD를 포함한 호흡기 질환은 더 자주 생기게 된다. 담배연기에는 중독성이 강한 니코틴을 포함한 15가지 정도의 발암물질이 궁극적으로 폐암을 유발한다. 이러한 화학물질과 담배의 타르는 결국 기관지 나무를 싸는 상피세포를 넓게 증식하게 하여 특징적인 구조를 잃게 한다. 역설적으로, 담배 연기의 니코틴은 세포생존을 촉진하기 때문에 암을 일으킨다. 일반적으로 손상된 세포들은 손상을 수리하거나 사망하지만 니코틴은 세포자멸의 진행을 방해하는 효소를 활성화시키는 것으로 보인다.

폐암의 가장 일반적인 세 가지 유형은 (1) 편평세포암(사례의 25%~30%), 더 큰 기관지의 상피에서 발생하고 공동화 및 출혈을 일으키는 덩어리를 형성하는 경향이 있다. (2) 샘암종(40%), 기관지 점액샘과 폐포 상피세포로부터 생기는 결절로 폐 주변부에서 발생한다. (3) 작은세포암(사례의 15%이지만 급격히 증가하고 있음), 주기관지에서 유래한 림프구 모양의 상피세포를 포함하는데, 전이가 특히 빠른 부위인 가슴세로칸(종격동) 안에서 끈이나 포도송이 모양을 이루어 공격적으로 자란다.

폐암의 가장 효과적인 치료는 질환이 있는 폐의 완전한 제거이다. 그러나 진단 시점까지 전이가 매우 흔하게 발생하기 때문에 제거는 극소수의 환자에게 가능한 방법이며, 대부분의 환자에서는 수술을 하기에는 생존 가능성이 매우 낮다. 대부분의 경우에 방사선 치료 및 화학요법이 유일한 선택이지만 대부분의 폐암은 이러한 치료방법에 내성을 보인다. 작은세포암은 화학요법에 잘 반응하지만 흔히 빠르게 재발하며 뇌종양을 생성하게 된다.

도움이 되는 좋은 소식이 있다. 폐암 발병률은 흡연자가 비흡연자보다 20배 더 높고 이 비율은 15년 동안 담배를 피우지 않은 이전의 흡연자에 있어 2:1로 떨어진다. 영국 연구에서 35세 이전에 금연한 사람들은 건강하게 수명을 다했다. 전체적으로 담배를 피운 적이 있는 미국 성인 48.8%가 금연을 했고, 많은 사람이 담배의 금단증세를 끊는데 성공했으며, 니코틴 비강 스프레이와 패치, 그리고 보조제 도움을 받았다.

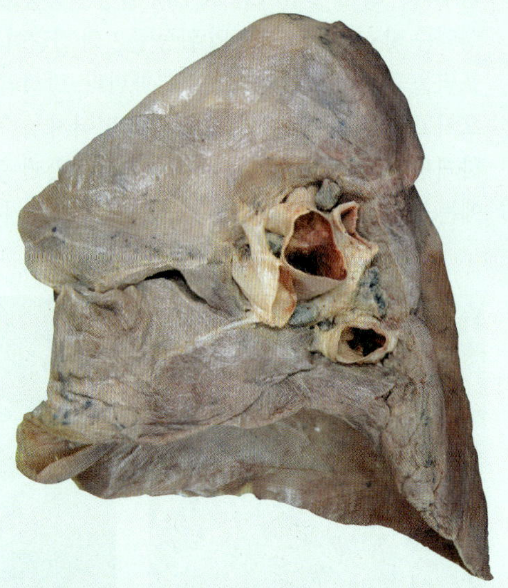
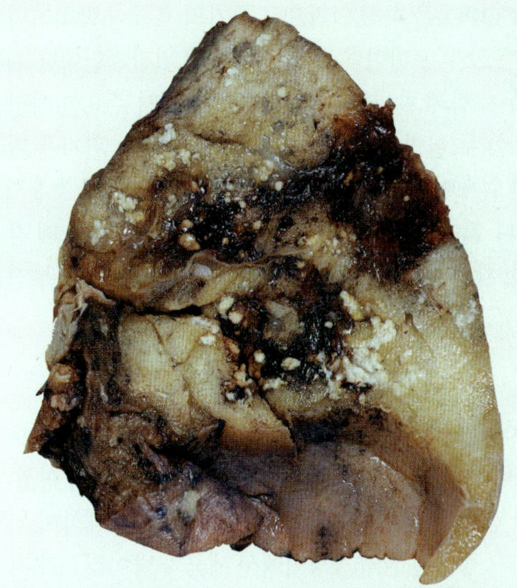

오른쪽 폐의 가운데를 본 사진: 건강한 왼쪽 폐, 암성의 오른쪽 폐.

빠르게 완화되게 하였다. 천식이 기본적으로 염증성 질환임을 깨닫게 되면서부터 항염증제(글루코코르티코이드 및 비스테로이드성 소염제)를 사용하여 치료하게 되었다. 이 약물은 천식발작과 기도손상을 감소시켜서 더 장기간 잘 관리하게 한다.

21.3b 낭성섬유증 Cystic Fibrosis

낭성섬유증(cystic fibrosis, CF)은 몸 전체에 걸쳐 외분비샘의 기능이 파괴되는 유전 질환이다. 주로 유럽계 사람들에게 발생하며 매년 미국인 2,500명 중 1명이 사망한다. 낭성섬유증은 호흡 통로에 끈적한 점액의 축적을 유발한다. 이 점액은 호흡관을 막고 세균의 배지가 되어 결국 호흡계통의 감염을 일으키고 아이들의 조기사망을 초래한다.

1980년대에 연구자들은 낭성섬유증을 일으키는 유전자(*cftr* 유전자)를 분리했고, 이 유전자의 결함이 상피세포에서 염소 이온을 운반하는 세포막통로 단백질의 형성을 막는다는 사실을 알게 되었다. 결함이 없는 *cftr* 유전자를 결함이 있는 호흡상피세포로 전달하여 CF를 치료하려는 시도는 성공하지 못했다. 세포막 단백질의 결함을 표적으로 하는 약물 치료법은 진보되었다. 2012년 1월에 미국 식품의약국(FDA)이 승인한 1개 의약품이(ivacaftor, 상품명 Kalydeco, 개발 중에 VX-770으로 알려짐) 차단된 염소 통로를 열어 염소와 물을 세포에서 빠져나가게 함으로써 기도의 점액을 묽게 하고 폐 기능을 개선하였다. 이 약물은 소수의 CF 환자에게 상당한 성공을 보였다. 현대의 항생제는 CF 환자가 평균 30세까지 생존할 수 있게 하였고 1969년 이후 16년의 수명이 증가하였다(호흡기 외에서 CF의 영향에 대해서는 22.4e절 참조).

21.3c 만성폐쇄성폐질환 Chronic Obstructive Pulmonary Disease, COPD

만성폐쇄성폐질환(COPD)은 허파 안팎으로 공기의 흐름이 막히거나 원활하지 못한 장애를 모두 포함한다. 주로 만성적인 기관지염이나 폐기종(또는 이 둘 모두가 함께 발생함)이며, 이는 미국에서 주요한 사망과 장애의 원인으로 이 두 질병은 다음과 같은 특징이 있다: 환자는 거의 항상 흡연 이력이 있으며; 그들은 호흡곤란(dyspnea, "나쁜 호흡")이라고 하는 어렵거나 힘이 드는 호흡을 경험하게 되고; 기침 및 폐 감염이 자주 발생되며; 대부분의 COPD 환자는 궁극적으로 호흡부전(respiratory failure)(그림 21.17)으로 진행된다.

만성기관지염 Chronic Bronchitis

만성기관지염에서 자극물질을 흡입하게 되면 하부기도 점막에서 과도한 점액을 장기간 분비하게 하고 점막의 염증과 섬유화(반흔조직 형성)를 초래한다. 이러한 반응은 심각하게 환기와 가스교환을 방해하며 기도를 폐쇄시키게 된다. 정체된 점액 웅덩이에서 세균과 바이러스가 자라게 되고 이로 인한 감염이 자주 발생한다. 특히 가래가 나오는 기침이 지속된다. 만성기관지염이 있는 환자는 때때로 "푸른색의 숨찬 사람"이라고 하는데 그 이유는 혈액의 낮은 산소농도가 청색증을 초래하게 되고 오른심장부전의 증상으로 부종이 나타난다. 하지만 호흡곤란의 정도는 폐기종 환자보다 덜하다. 만성기관지염의 요인으로 흡연이 매

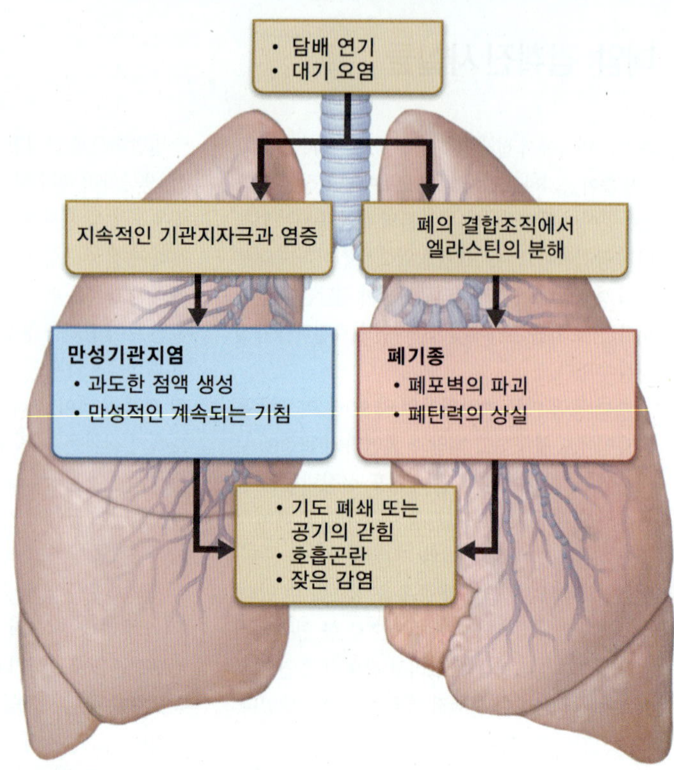

그림 21.17 만성폐쇄성폐질환(COPD)의 병인

우 중요한 원인이 되므로 만일 담배를 구할 수 없다면 이 질병은 중요하지 않은 건강문제가 될 것이다. 공기오염은 사소하지만 또 다른 원인 요소이다.

폐기종 Emphysema

폐기종(em″fĭ-se′mah, "팽창시키다")은 폐포 벽의 악화로 인한 폐포의 영구적인 확대이다(그림 21.18). 질병은 종종 흡연과 관련된 허파의 만성염증 및 허파 대식세포의 활동 증가와 관련이 있다. 리소좀 효소가 폐포벽을 파괴하고 엘라스틴을 분해한다. 만성염증은 또한 섬유화를 일으키고, 허파는 점진적으로 탄력이 떨어져 날숨을 어렵게 만들고 피곤하게 만든다. 복잡한 이유로, 세기관지는 흡기 중에는 열리지만 호기 중에는 찌그러져서 폐포에 엄청난 양의 공기를 가두게 된다. 이것이 폐를

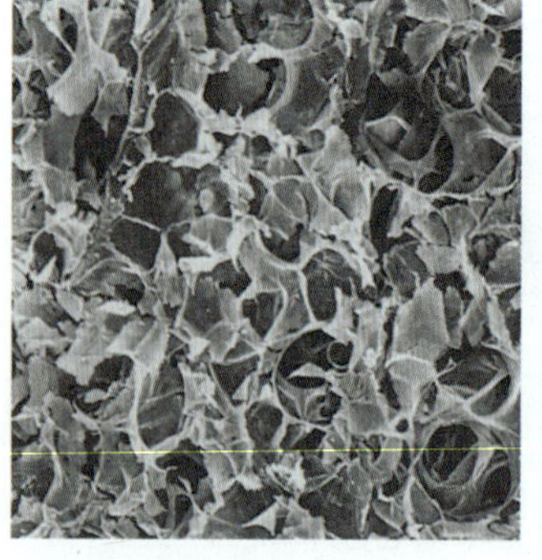
A. 정상 허파 폐포 SEM

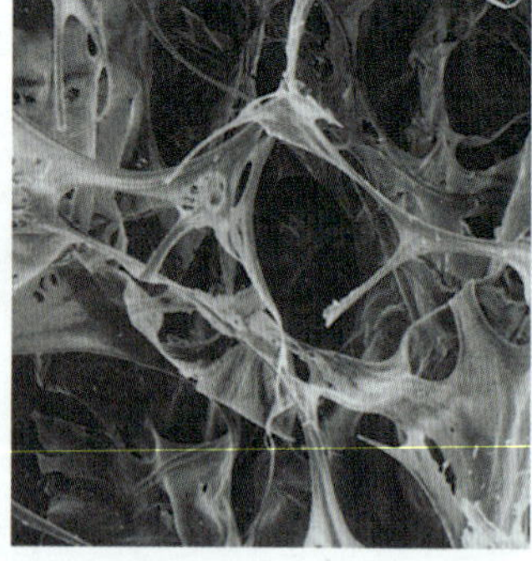
B. 폐기종 환자의 허파 폐포 SEM

그림 21.18 **폐기종의 폐포 변화.** 일부 배율에서 폐포의 주사전자현미경 사진(SEM).

부풀려서 커진 '술통형 가슴'을 만들게 되고, 횡격막을 평평하게 하여 환기 효율을 감소시킨다. 폐 모세혈관이 손상되면 폐혈관 회로의 저항이 증가되고 이로 인한 과부하로 심장의 우심실이 확대된다. COPD는 일반적으로 연무제 형태의 기관지 확장제와 항염증제(글루코코르티코이드 포함)로 일상적으로 치료한다. 심한 호흡곤란과 산소 흡수 감소가 나타나면 보충적인 산소의 사용이 필요하게 된다. 1950년대 후반에 처음 시행된 폐 용적축소 수술이 다시 도입되어 일부 폐기종환자에게 시행되었다. 이 수술에서는 크게 확대된 폐의 일부를 제거해서 남아 있는 폐 조직이 확장할 수 있도록 한다. 이 수술은 중등도 상태의 환자에서는 호흡능력과 삶의 질을 향상시키지만 심각하지 않은 폐기종 환자에게는 덜 유익하다.

이해 수준 체크하기

- ☐ 16. 이 절에서 장애 중 어느 것이 호흡구역의 손상을 일으키는가?
- ☐ 17. 일반적으로 장기간 또는 심각한 흡연자를 괴롭히는 계속되는 기침인 "흡연자기침"의 원인은 무엇인가?

21.4 전 생애 동안의 호흡계통

THE RESPIRATORY SYSTEM THROUGHOUT LIFE

학습 성과

- 배아와 태아에서 호흡계통의 발달을 추적할 수 있다.
- 유아기부터 노년기까지의 호흡계통에서 일어나는 정상적인 변화를 기술할 수 있다.

태아는 머리꼬리 방향으로(머리에서 꼬리까지) 발달하기 때문에 상부 호흡기 구조가 먼저 나타난다. 4주 차까지 코기원판(nasal placode)이라고 불리는 외배엽의 두꺼워진 판이 미래 얼굴의 양 옆쪽으로 보인다 (그림 21.19A). 이러한 기원판이 비강으로부터 코를 형성하기 위해 지붕의 후각 상피를 포함하여 빠르게 함입한다. 비강은 앞창자에서 동시에 발생하는 미래의 인두와 연결된다.

하부 호흡 기관은 후두기관싹(laryngotracheal bud)이라고 불리는 인두앞창자(pharyngeal foregut)에서 밀고 나온 팽대부(outpocket)에서 발달한다. 이 싹의 몸쪽 부분은 기관을 형성하고 먼쪽 부분의 가지들은 반복적으로 분지하여 기관지와 폐포를 포함한 세기관지를 형성한다. 이들이 발생되는 내장관 처럼 호흡관 또한 내배엽으로 싸여 있고 내장 중배엽으로 덮여 있다. 내배엽은 기관, 기관지 나무의 내층 상피(샘 포함)가 된다. 내장 중배엽은 기관 및 기관지 벽(연골, 평활근 및 모든 결합조직)의 다른 모든 층을 형성하고 허파의 버팀질도 형성하게 된다.

호흡계통은 기능적 성숙이 비교적 늦게 이루어진다. 6개월(24주)까지 폐포가 나타나지 않는데, I형 폐포세포는 태어날 때가 되기 전까지는 극도로 얇은 모양을 취하지 않는다. II형 폐포세포는 26주차에 표면활성제 생성을 시작한다. 26~30주가 되어야만 미숙아가 생존하고 스스로 숨을 쉴 수 있는 시기가 된다. 이 시기 이전에 태어난 신생아는 불충분한 표면활성제의 생산으로 나타나는 호흡곤란증후군으로 심각한 생명의 위협을 받게 된다.

태아주기 동안 허파는 액체로 가득 차 있으며 모든 호흡 교환은 태반을 통해 이루어진다. 출생 시에 첫 번째 호흡은 공기를 허파로 가져오고 폐포가 펴지고 가스 교환 기능이 시작된다. 폐가 완전히 팽창하는데 거의 2주가 걸리며, 원래 허파를 채우고 있던 액체가 폐포모세혈관으로 흡수된다.

출생 때 폐포의 수는 최종 폐포 수의 6분의 1에 불과하며 허파는 어린 시절을 통해 계속해서 성숙해진다. 이후 더 많은 폐포가 젊은 성인기까지 형성되게 된다. 연구에 따르면 10대 초반에 담배를 피우기 시작하는 개인들에 있어서 폐가 완전히 성숙해지지 않고 이후 추가적인 폐포도 형성되지 않는다는 것이 밝혀졌다.

정상적인 조건에서는 사람들이 인식하지 못할 정도로 효율적으로 호

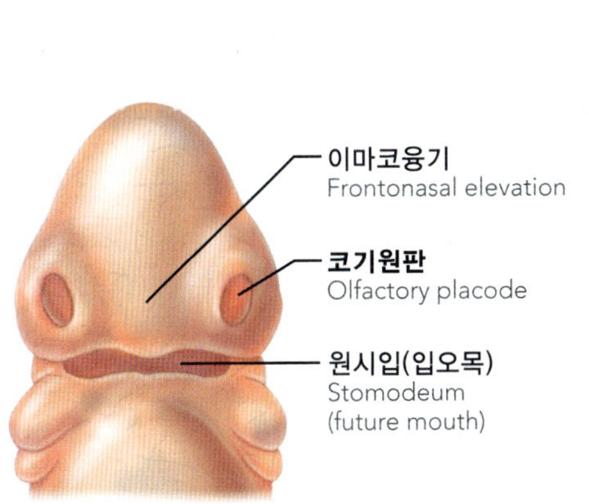

A. 4주: 앞쪽 위에서 보는 배아의 머리

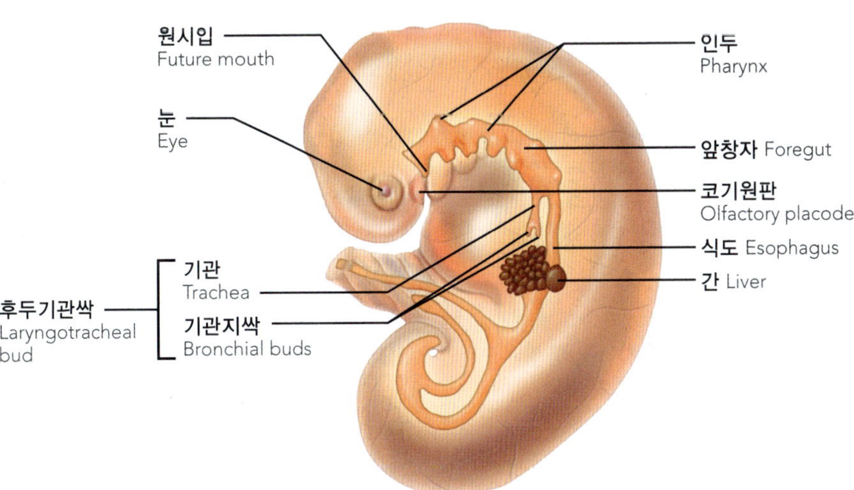

B. 5주: 발달 중인 하부의 호흡기관 점막의 왼쪽 가쪽 측면도

그림 21.19 배아에서 호흡계통의 발달.

흡계통이 작동한다. 발생하는 대부분의 문제는 바이러스 또는 세균 감염, 감수성 있는 개인에게 천식을 유발하는 자극물질이나 음식조각이 기도를 막는 등의 외부요인의 결과이다. 오랜 세월 동안 결핵과 세균성 폐렴이 미국과 유럽에서 최악의 살인자들이었다. 항생제가 이러한 감염과 관련된 사망률을 감소시켰지만 여전히 위험한 질병들이다. 1918년 독감 바이러스인 인플루엔자로 전 세계적으로 최소 2천만 명이 사망하였고, 매년 정부 보건 기관은 새로운 변종 바이러스 인한 발병을 주시하고 있다. 그러한 드라마틱한 질병들에 대한 관심에도 불구하고 지금까지 가장 골치 아픈 호흡기 장애는 흡연과 관련된 COPD와 폐암이다.

사람은 나이가 들면서 코 점막에 있는 샘의 수가 감소하는데 점막으로의 혈액공급 또한 감소한다. 그래서 코가 마르고 딱지가 나고 목구멍을 깨끗하게 하고 싶게 만드는 끈적한 점액이 생성된다. 고령자에서는 흉벽이 더 단단해지고 허파는 점차 탄성을 잃게 되고 폐를 환기시키는 능력이 서서히 감소한다. 혈액 내 산소 수치가 떨어지고 이산화탄소 수치가 상승하게 된다. 추가적으로, 면역 체계의 전반적인 효율성이 감소함에 따라 호흡계통의 많은 보호 기전이 덜 효과적이 된다. 상피에서 섬모의 활동이 감소하고 허파의 큰포식세포 기능이 부진해진다. 최종 결과는 노인이 호흡기 감염, 특히 폐렴 및 인플루엔자에 있어 더 큰 위험에 노출된다는 것이다.

이해 수준 체크하기

☐ 18. 왜 26주 이전에 태어난 아기들은 심각한 호흡곤란을 겪게 되는가?

요약 Chapter Summary

1. 호흡은 에너지 생산을 위해 세포로 산소를 운반하고, 노폐물인 이산화탄소를 제거하며, 허파환기, 바깥호흡, 심혈관계통을 통한 가스 운반, 속호흡, 세포호흡을 포함한다. 호흡계통과 심혈관계통 모두 호흡에 관여한다.

21.1 호흡계통의 기능해부 FUNCTIONAL ANATOMY OF THE RESPIRATORY SYSTEM

2. 호흡계통의 장기들은 보온, 가습, 여과 기능을 하는 전도부와 가스 교환이 일어나는 호흡부로 나뉜다.

21.1a 코와 코곁굴 The Nose and Paranasal Sinuses

3. 코와 비강은 호흡을 위한 통로이며 후각수용체를 가지고 있다.
4. 바깥코는 뼈와 연골로 구성되어 있다. 코안은 바깥콧구멍에서 시작하여 뒤콧구멍 입구에 끝난다. 공기를 와류시키는 코선반은 가쪽벽에 위치하며 코곁굴의 분비물은 코안으로 배출된다.
5. 호흡점막은 코안과 코곁굴에 있으며, 술잔세포가 있는 거짓중층섬모원주상피로 되어 있고, 흡입된 공기의 먼지를 걸러내고 가습한다. 바닥판에는 점액을 분비하는 샘과 공기를 데워주는 혈관이 있다.

21.1b 인두 The Pharynx

6. 인두는 코인두(공기 통로), 입인두(공기와 음식 통로), 후두인두(공기와 음식 통로)로 나뉜다.
7. 음식을 삼킬 때 물렁입천장이 코인두를 막기 위해 위쪽으로 움직인다. 귀인두관편도와 인두편도는 코인두의 점막에 위치한다. 입인두에는 목구멍편도와 혀편도가 있다. 후두인두는 앞쪽으로는 후두로 통하며, 아래로는 식도와 연결되어 있다.

21.1c 후두 The Larynx

8. 소리상자인 후두는 기관과 하부 호흡기관의 입구이다. 후두는 9개의 연골인 방패연골, 반지연골, 한 쌍의 모뿔연골, 잔뿔연골, 쐐기연골과 후두덮개로 구성되어 있다.
9. 나뭇잎 모양의 후두덮개는 하부 기관 통로로 들어가는 음식, 액체를 막기 위한 뚜껑 역할을 한다. 후두는 음식을 삼킬 때 보호덮개 아래에서 위쪽으로 이동한다.
10. 후두에는 성대주름이 있다. 날숨은 성대주름을 진동시켜 소리를 만든다. 성대주름은 모뿔연골에서 방패연골까지 앞쪽으로 펼쳐져 있다. 모뿔연골을 움직이는 근육이 소리의 음조를 변화시키기 위해 성대주름의 장력을 변화시킨다. 인두, 코안, 입술, 혀도 소리를 만드는 데 도움을 준다.
11. 후두의 주요 감각과 운동신경은 미주신경에서 분지한 왼·오른되돌이후두신경이다.

21.1d 기관 The Trachea

12. 목에 있는 후두에서 가슴우리의 주기관지를 연결하는 기관은 항상 열려 있게 하기 위해 C자 모양의 연골고리에 의해 보강된 관이다. 기관근은 기관을 좁게 하고 기침과 재채기를 할 때 공기의 속도를 증가시킨다.
13. 기관의 벽은 점막, 점막밑조직, 섬유근육성연골층, 바깥층으로 되어 있다. 점막은 공기를 여과하는 거짓중층섬모원주상피세포와 탄력섬유가 풍부한 고유판으로 되어 있다.

21.1e 기관지나무 The Bronchial Tree

14. 오른쪽과 왼쪽 주기관지는 폐로 들어간다. 폐 안에서 엽으로 가는 엽관기관지(2차기관지), 기관지허파구역으로 가는 구역기관지(3차기관지)로 나뉘며 마침내 세기관지와 종말세기관지로 분지된다.
15. 호흡관이 작아질수록 연골이 감소하여 세기관지에는 연골이 없다. 또한 상피세포가 얇아 공기의 여과 기능이 감소한다. 민무늬근육이 점점 더 중요해지며, 탄력섬유는 모든 관을 둘러싸고 있다.
16. 종말세기관지는 호흡세기관지, 허파꽈리관, 허파꽈리주머니로 구성된 호흡부이다. 가스 교환은 허파꽈리의 호흡막에서 일어난다. 호흡막은 바닥막과 모세혈관의 상피세포로 된 I형 허파꽈리세포로 구성되어 있다.
17. 허파꽈리에는 표면활성물질을 분비하는 II형 허파꽈리세포가 위치하며, 허파꽈리에 도달한 먼지 입자를 제거하는 큰포식세포도 있다.

21.1f 허파와 가슴막 The Lungs and Pleurae

18. 허파는 가슴안에 있는 가슴세로칸 가쪽면에 있다. 각각의 허파는 허파뿌리(허파에 공급된 혈관들)에 의해 가슴막공간에 매달려 있으며, 바닥, 꼭대기, 속면과 갈비면을 가지고 있다. 허파뿌리를 이루는 구조물들은 허파문으로 들어간다.

19. 오른쪽 허파에는 3개의 엽(수평틈새와 빗틈새에 의해 구분되는 위엽, 중간엽, 아래엽)이 있으며, 왼쪽 허파에는 두 개의 엽(빗틈새에 의한 위엽, 아래엽)을 가지고 있다. 엽은 구역기관지에 의해 기관지허파구역으로 나뉜다.

20. 허파는 일차적으로 공기가 지나가는 관과 허파꽈리로 구성되어 있으며, 탄력섬유로 된 결합조직 기질이 풍부하다.

21. 허파동맥은 산소가 적은 혈액을 운반하며 일반적으로 허파 안의 해당되는 기관지의 뒤쪽에 있다. 산소가 풍부한 혈액을 운반하는 허파정맥은 해당되는 기관지의 앞쪽에 있다. 허파에는 교감신경과 부교감신경이 분포하고 있다.

22. 가슴막은 장막이다. 벽쪽가슴막은 가슴벽, 가로막, 가슴세로칸으로 연결되고 허파쪽가슴막은 허파의 외부 표면을 덮고 있다. 벽쪽과 허파쪽 가슴막 사이의 틈새에는 장액이 얇게 있는 가슴막공간이 있다. 장액은 허파와 가슴벽을 분리하여, 호흡하는 동안 마찰을 감소시킨다. 아래쪽으로 가슴막공간은 허파의 아래쪽 모서리보다 더 아래까지 확장되어 있다.

21.2 환기 VENTILATION

21.2a 환기의 기전 The Mechanism of Ventilation

23. 환기는 들숨과 날숨으로 구성되어 있으며, 들숨은 가로막과 갈비사이근육이 수축하여 가슴우리의 용적이 증가할 때 일어난다. 가슴안속압력(intrathoracic pressure)이 떨어질 때, 허파의 압력도 낮아져 공기가 허파 안으로 유입된다.

24. 날숨은 일반적으로 수동적이며, 들숨근육의 이완으로 일어난다. 가슴우리 용적이 감소하여 허파가 탄력적으로 반동하고 압력이 상승하여 공기가 허파에서 유출된다.

25. 허파꽈리에 있는 수분의 표면장력은 호흡 후 허파꽈리를 허탈시킬 수 있다. 허파의 허탈은 II형 허파꽈리세포에서 분비하는 표면활성제에 의해 막을 수 있다.

21.2b 환기의 신경조절 Neural Control of Ventilation

26. 주된 호흡조절 중추는 숨뇌의 그물체 안에 있다. 이 중추는 다리뇌, 변연계, 시상하부, 대뇌겉질에 의해 영향을 받는다.

27. 화학수용체는 혈액의 산도와 호흡가스 농도를 감시한다. 중추성 화학수용체는 숨뇌에 있는 신경세포이며, 말초성 화학수용체는 목동맥토리와 대동맥토리이다.

21.3 호흡계통의 질환 DISORDERS OF THE RESPIRATORY SYSTEM

28. 기관지천식은 만성적인 알레르기 염증 상태이다.

29. 낭성섬유증은 유전질환으로 신체의 외분비선의 기능이 파괴된다. 끈적한 점액이 기관지에 축적되어 박테리아 증식을 촉진하고 호흡기 감염으로 인한 조기 사망을 초래한다.

30. 만성기관지염, COPD는 하기도에 점액을 과도하게 생성하여 환기를 저해하고 감염을 일으킨다. 환자는 혈액 내 낮은 산소 농도의 결과로 청색증이 올 수 있다.

31. 폐기종(이 또한 COPD이다)도 폐포의 영구적인 비대와 파괴를 특징으로 한다. 허파는 탄력을 잃고 숨을 내쉬기 어렵고 지칠 정도로 힘이 든다.

32. 대부분의 폐암은 흡연으로 인해 발생하는데, 대부분 극도로 공격적이며 빠르게 전이되어 치명적이다.

21.4 전 생애 동안의 호흡계통 THE RESPIRATORY SYSTEM THROUGHOUT LIFE

33. 비강은 코기원판에서 발생한다. 인두는 앞창자의 일부를 형성하는데; 하부 호흡기관이 배아 인두(후두기관 싹)의 팽대부에서 자란다. 인두와 하부 호흡기를 감싸는 상피는 내배엽에서 유래한다. 중배엽은 이러한 관들의 다른 부분과 허파 버팀질을 형성한다.

34. 호흡계통은 매우 늦게 발달을 완료한다: 태아기 6개월까지 폐포나 계면활성제가 나타나지 않으며, 출생 시 최종 폐포 수의 6분의 1만 존재한다. 호흡기관의 미성숙, 특히 표면활성제 부족은 미숙아 출생 시 심각한 합병증이다.

35. 나이가 들면 코가 마르고 흉부가 딱딱해지고 허파의 탄력성이 떨어지고 환기 능력이 떨어진다. 호흡기 감염은 노년기에 더 흔해진다.

22

소화계통
The Digestive System

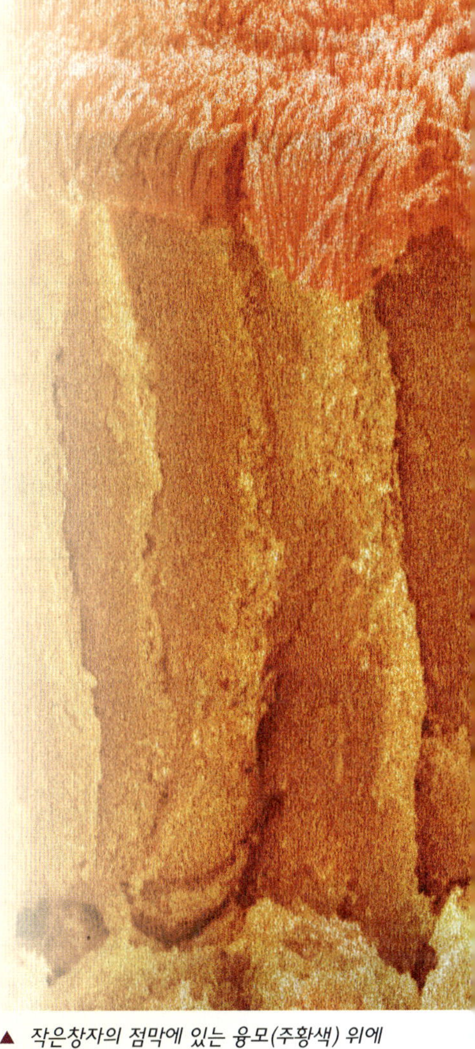

▲ *작은창자의 점막에 있는 융모(주황색) 위에 돌출된 미세융모(빨간색)(SEM)*

기억해야 할 어근 Roots to Remember

aliment = nourish (기르다, ~에게 자양분을 주다)
ampulla = a flask (플라스크)
canin = dog (개)
chyme = juice (즙(주스))
coli = bowel (창자, 장)
crypt = hidden (숨은, 숨겨진)
decid = falling off (감소, 탈락)
duodec = twelve (two + ten) (12, 열둘)
entero = intestine, gut (창자, 장)
epiplo = thin membrane (얇은 막)
falci = a sickle (낫)
gingiv = gums (잇몸)
haust = draw up (다가와서 서다)
hepat = liver (간)
ile = twisted (뒤틀린, 휜)
jejuno = empty (비어있는, 빈)
labia = lips (입술)
omenta = fat skin (피부 지방)
otid = ear (귀)
para- = near (가까운)
peritone = membrane around intestines (창자 주위의 막)
porta = door, gate (문, 출입구)
propria = one's own (자기의)
procto = anus (항문)
stalsis = constriction, compression (압축, 협착, 압박)
tenia = a band, ribbon (밴드, 끈, 띠)
villus = shaggy hair (머리털[털 등]이 덥수룩한)
vitelli = yolk of an egg (달걀노른자)

위에 나열된 단어의 어근은 duodenum (샘창자, 십이지장), hepatic (간), colon (잘록창자) 등과 같이 익숙한 해부학 용어로 사용될 수 있다. 아래 나열한 소화계통의 용어에서 어근의 의미를 복습한다. 단어의 근간을 이루는 핵심 부분인 어근에 대한 지식 향상은 독특한 용어에 대한 새로운 습득을 얻을 수 있도록 해줄 것이며, 명명 연습은 해부학에서 유용하게 사용할 수 있다.

1. **alimentary canal** (소화관)
2. **duodenum** (샘창자, 십이지장)
3. **proctology** (곧창자항문학, 직장항문학)
4. **peristalsis** (꿈틀운동, 연동운동)
5. **parietal peritoneum** (벽쪽배막)
6. **porta hepatis** (간문)
7. **ileum** (돌창자, 회장)
8. **parotid gland** (귀밑샘, 이하선)
9. **teniae coli** (잘록창자띠)
10. **gingivitis** (잇몸염, 치은염)

정답은 해답부록을 참조하시오.

몸을 구성하고 제 기능을 하도록 하는 연료로 사용되는 영양소는 우리가 섭취하고 소화시킨 음식으로부터 나온다. 영양소는 건강 상태, 정신과 정서 상태, 그리고 우리가 전반적으로 건강하고 행복하다고 느끼는 데 영향을 미친다. 단백질, 탄수화물, 불포화지방, 비타민, 무기질, 물 등은 건강식의 필수 요소이다. 섭취한 음식을 몸에서 흡수하고 사용할 수 있도록 전환시키는 계통을 소화계통이라고 한다. 이 장에서는 음식을 섭취하고, 영양소(분자)로 분해시켜, 순환계통에서 영양소를 흡수하고 소화되지 않은 찌꺼기를 배설하는 몸의 구조에 대해 살펴볼 것이다.

22.1 개요
OVERVIEW

학습 성과

- 소화계통의 전체적인 기능에 대해 설명하고, 소화관과 부속 소화기관을 구분지어 설명할 수 있다.
- 앞배벽의 주요 영역을 세분하고, 각 영역에 위치한 장기를 확인할 수 있다.
- 배막과 배안의 기능, 위치 및 창자간막을 정의하고 설명할 수 있다.
- 배막안과 배막뒤공간의 소화기관을 구분하고 설명할 수 있다. 배막안의 소화기관과 연결된 창자간막의 이름을 열거할 수 있다.
- 주요 소화 과정을 설명할 수 있다.

소화계통의 다양한 기관들은 *소화관*과 *부속 소화기관*으로 나눈다(**그림 22.1**).

위창자관(gastrointestinal tract, GI tract)이라고도 하는 **소화관**(alimentary canal)은 근육성의 관으로 양끝이 열려 있으며, *입*(mouth), *인두*(pharynx), *식도*(esophagus), *위*(stomach), *작은창자*(small intestine), *큰창자*(large intestine)로 구성되며 *항문*(anus)과 연결되어 있다. 소화관의 길이는 약 6~9 m이다. 소화관에 있는 음식은 소화관 양끝이 외부 환경에 열려 있기 때문에 엄밀히 말하면 체외에 있는 것으로 간주된다.

부속 소화기관(accessory digestive organ)으로는 *치아*(teeth), *혀*

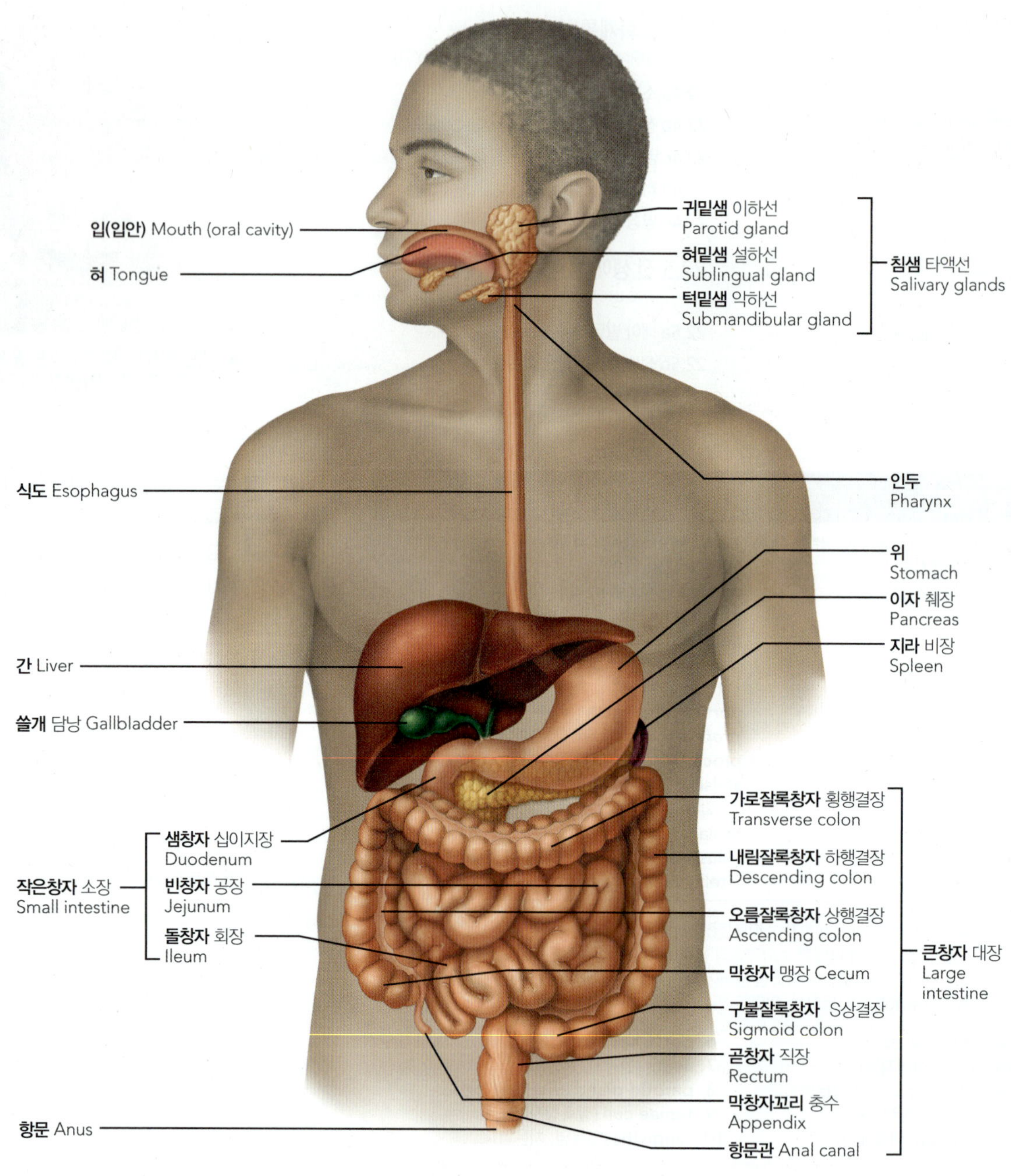

그림 22.1 소화관과 부속 소화기관.

(tongue), *쓸개*(gall bladder), *침샘*(salivary gland), *간*(liver), *이자*(pancreas)가 있다. 소화샘들은 침, 쓸개즙, 소화효소와 같은 분비물을 생산하여 음식물들을 분해하는 기능을 한다.

22.1a 배부위 Abdominal Regions

대부분의 소화기관은 몸의 배쪽공간 중에 가장 큰 부분인 배골반안에 들어 있다. 배골반안에 위치한 기관의 위치를 알아내는 데 도움을 주기 위해 전형적으로 앞배벽을 여러 구획으로 나눈다.

첫 번째 방법은 수직선 두 개, 수평선 두 개를 교차하여 아홉 개의 구역을 만드는 방법이다(그림 22.2). 두 개의 수직선은 각 빗장뼈의 중간지점에서부터 아래로 계속되는 *빗장중간선*(유두선, midclavicular line)이며, 위쪽 수평선은 *갈비아래면*에 위치하며 갈비모서리의 아래 부분을 연결하는 선이고, 아래쪽의 수평선은 *결절사이면*에 위치하며, 엉덩뼈능선(장골능선, iliac crest)의 결절을 이은 선이다.

- 위의 세 분역을 **오른·왼 갈비아래부위**(right·left hypochondriac region), 가운데 부위를 **명치부위**(epigastric region)라고 한다.
- 중간의 세 분역을 **오른·왼 옆구리(허리)부위**(right·left lumbar region), 가운데 부위를 **배꼽부위**(umbilical region)라고 한다.
- 아래의 세 분역을 **오른·왼 엉덩부위**(right·left iliac region), 가운데 부위를 **아랫배부위**(hypogastric region)라고 한다.

더 간단한 방법으로는 수직과 수평선 각각 한 개씩을 교차하여 네 개의 구역으로 나누는 방법이 있다. 이렇게 나눈 구역을 각각 **오른위, 오른아래, 왼위, 왼아래 사분역**이라고 한다(그림 1.8 참조).

22.1b 배막안과 배막

The Peritoneal Cavity and Peritoneum

배골반안의 모든 소화기관은 배막에 의해 둘러싸여 있는데, 이 **배막**은 인체에서 가장 큰 *장막*이다(1장 참조). 배막의 **FOCUS (그림 22.3)**는 소화기관의 발생과 소화기관과 관련이 있는 배막 구조의 발생을 보여준다. 배골반안의 소화기관들은 *배막*(복막, peritoneum)과 *배막안*(복막안, peritoneal cavity)에 의해 둘러싸여 있다.

- **내장쪽배막**(장측복막, visceral peritoneum)은 내장의 표면을 싸고 있다.
- **벽쪽배막**(벽측복막, parietal peritoneum)은 배벽을 싸고 있고 내장쪽배막과 연결되어 있다.
- **배막안**(복막안, peritoneal cavity)은 내장쪽배막과 벽쪽배막 사이의 좁고 불규칙한 모양의 공간으로 소화기관과 배벽 사이에 있다. 그 속에 차 있는 투명한 액체를 배막액이라고 하며, 장기운동에 의한 주위의 마찰을 줄여 원활한 내장 활동을 돕는 역할을 한다.

이러한 구조는 허파를 둘러싸고 있는 가슴막공간을 형성하는 벽쪽가슴막과 내장쪽가슴막과 같다.

창자간막 장간막, Mesenteries

두 층의 배막으로 된 **창자간막**(장간막, mesentery)은 배벽에서 소화기관으로 연결되어 있다(그림 22.3, **그림 22.4**). 창자사이막은 배골반안에서 장기를 지지하고, 지방을 저장하며, 배골반안 내 장기에 순환하는 혈관과 신경의 통로를 제공한다. 가로단면의 그림은 배아의 발달을 보여주며(그림 22.3), 배대동맥이 벽쪽배막 뒤에 위치해 있음을 알 수 있

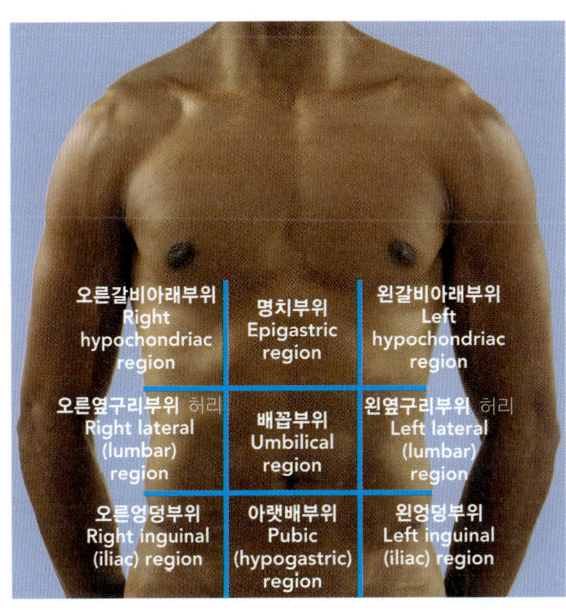

A. 9개의 구역으로 나누는 방법

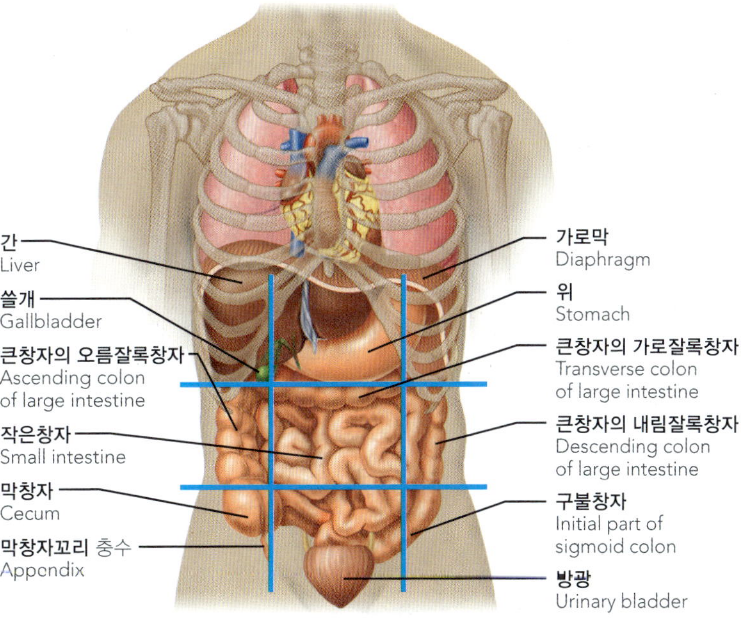

B. 각 구역에 있는 기관들

그림 22.2 앞쪽 배벽의 구분. 2개의 세로선은 빗장중간선이다. 위의 가로선은 갈비아래, 아래 가로선은 결절 사이를 그은 선이다.

그림 22.3 배막과 소화계통의 기관

완전히 발생이 진행되었을 때 소화계통의 기관은 배막속(intraperitoneal)이나 배막뒤(retroperitoneal)에 위치한다. 이 용어들은 배막안(peritoneal cavity)과 관련하여 기관의 위치를 나타낸다. 창자간막(장간막; mesentery)은 배막속기관(intraperitoneal organ)을 몸통벽에 연결시킨다.

배막과 배막안(Peritoneum and Peritoneal Cavity)

배아 발달(Embryonic development)

배아발생 4주에 접힘(folding)이 일어나면 내배엽으로 덮인 속공간인 원시창자(primitive gut)가 형성된다. 원시창자를 둘러싸는 것은 배아의 체강(coelom)이다. 복부에서 체강은 배막안(peritoneal cavity)을 형성하며, 배막(peritoneum)이라고 하는 장막(serous membrane)으로 이루어진 장액성 공간이다.

소화기관은 원시창자에서 발생한다. 소화기관은 **내장쪽배막(visceral peritoneum)**에 의해 덮여 있고 **배막안(peritoneal cavity)**에 둘러싸여 있다. 배막안의 바깥쪽은 **벽쪽배막(parietal peritoneum)**이다.

발생 초기의 배아에서 모든 소화기관은 **배막속(intraperitoneal)**에 있고, 배막안에 의해 둘러싸여 있다. 기관들은 두 층의 배막이 융합되어 구성된 **창자간막(mesentery)**에 의해 등쪽 및 배쪽 몸통벽에 고정되어 있다.

창자간막은 소화기관에 혈관, 림프관, 신경을 공급해 주는 경로를 제공한다. 또한 창자간막은 배막안의 소화기관을 고정시켜 주고, 지방을 저장하고, 림프조직이 있어 섭취한 병원균에 반응한다.

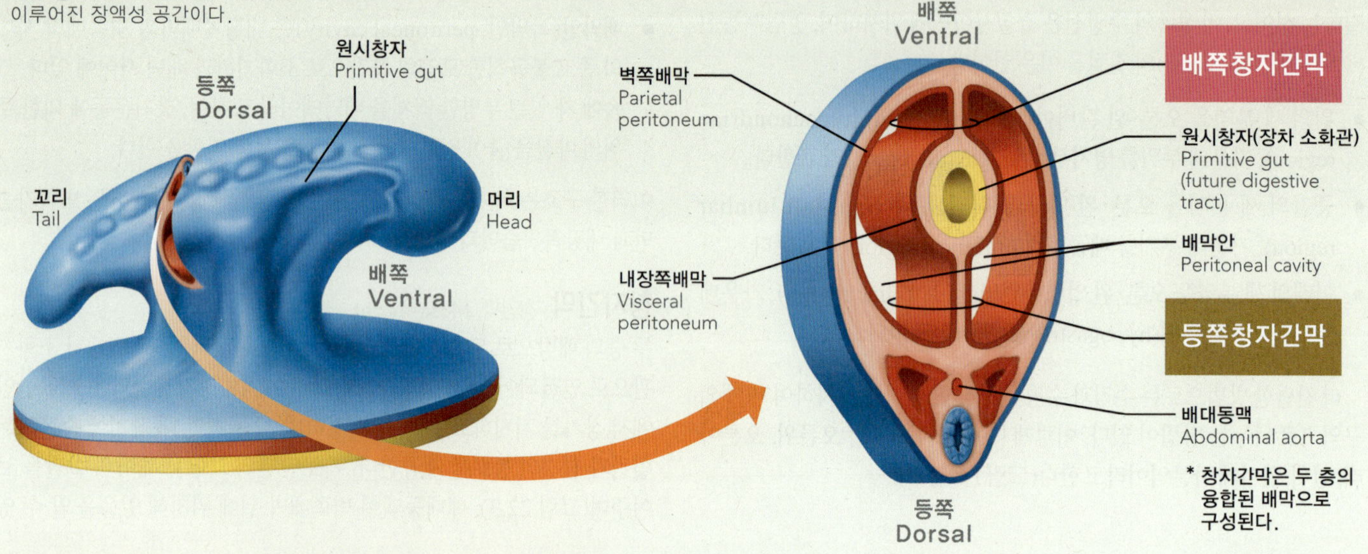

배막뒤 위치(Retroperitoneal Positioning)

태아에서 성인으로의 구조적 배열 이행(Transition from fetal to adult structural arrangement)

소화관은 길어지고 회전함에 따라 일부 기관은 등쪽몸통벽쪽으로 밀리게 된다. 이 기관들의 **내장쪽배막(visceral peritoneum)**은 등쪽몸통벽을 따라 **벽쪽배막(parietal peritoneum)**과 융합한다. 이 기관들은 창자간막을 상실하고 배막안의 뒤에 위치하게 되어 이차적으로 **배막뒤 (secondarily retroperitoneal)** 위치에 놓인다. 콩팥, 요관, 부신 등과 같은 복부 장기는 배막안 외부에서 발생되어 발생 초기부터 배막뒤에 위치한다.

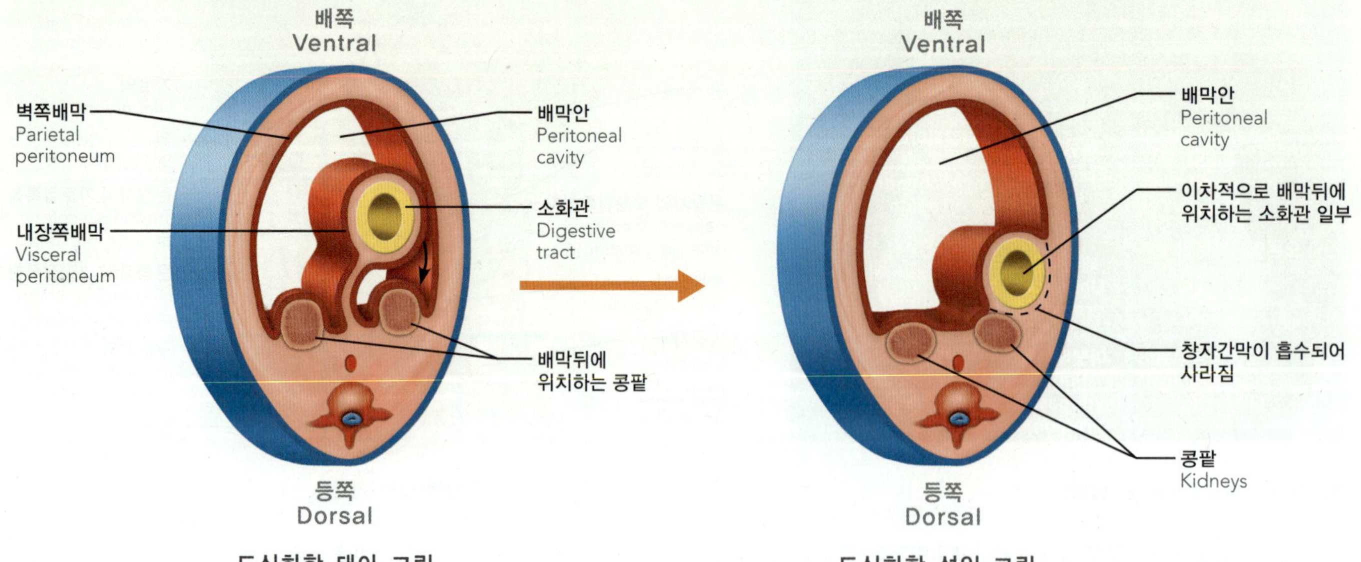

도식화한 태아 그림

도식화한 성인 그림

창자간막과 소화기관 위치(Mesenteries and Organ Position)

성인구조(단면그림)(Adult structures)

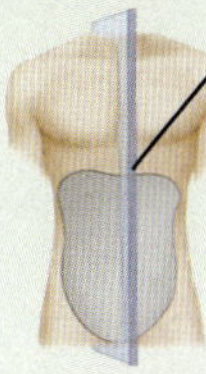

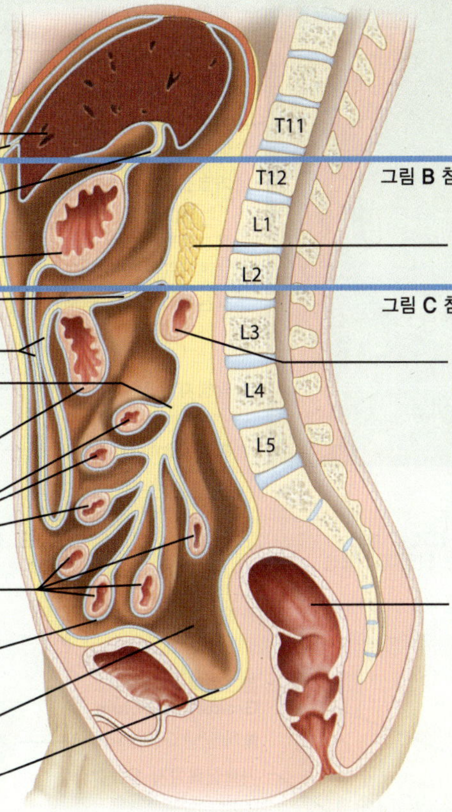

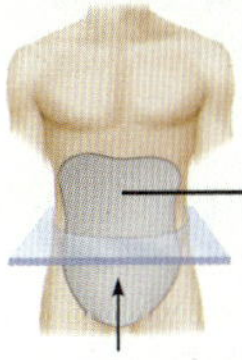

A. 배안(복강)의 시상단면

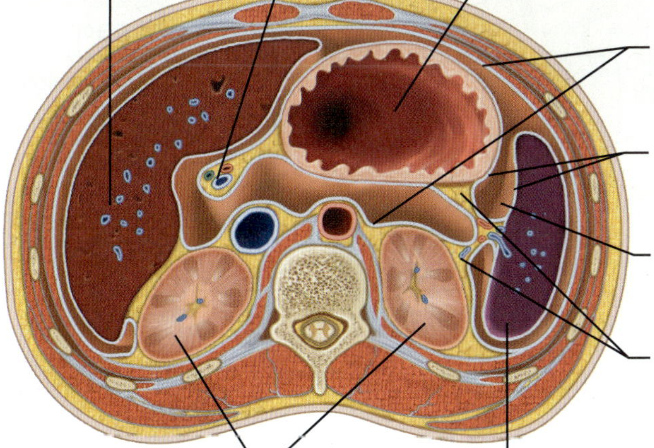

B. T_{12} 척추뼈 높이의 배 가로단면

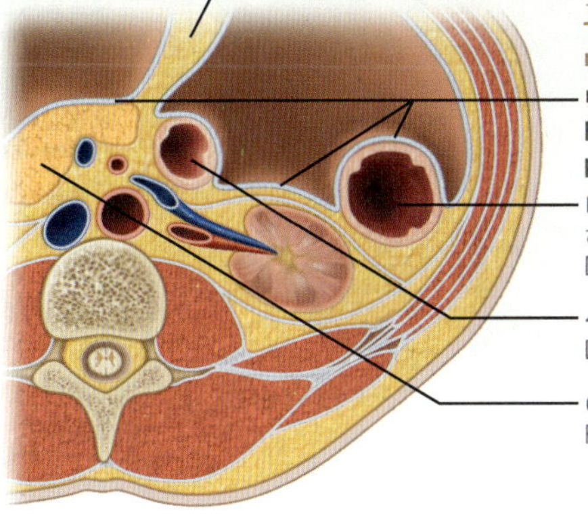

C. L_2 척추뼈 높이의 배막뒤 위치를 나타내는 배 가로단면

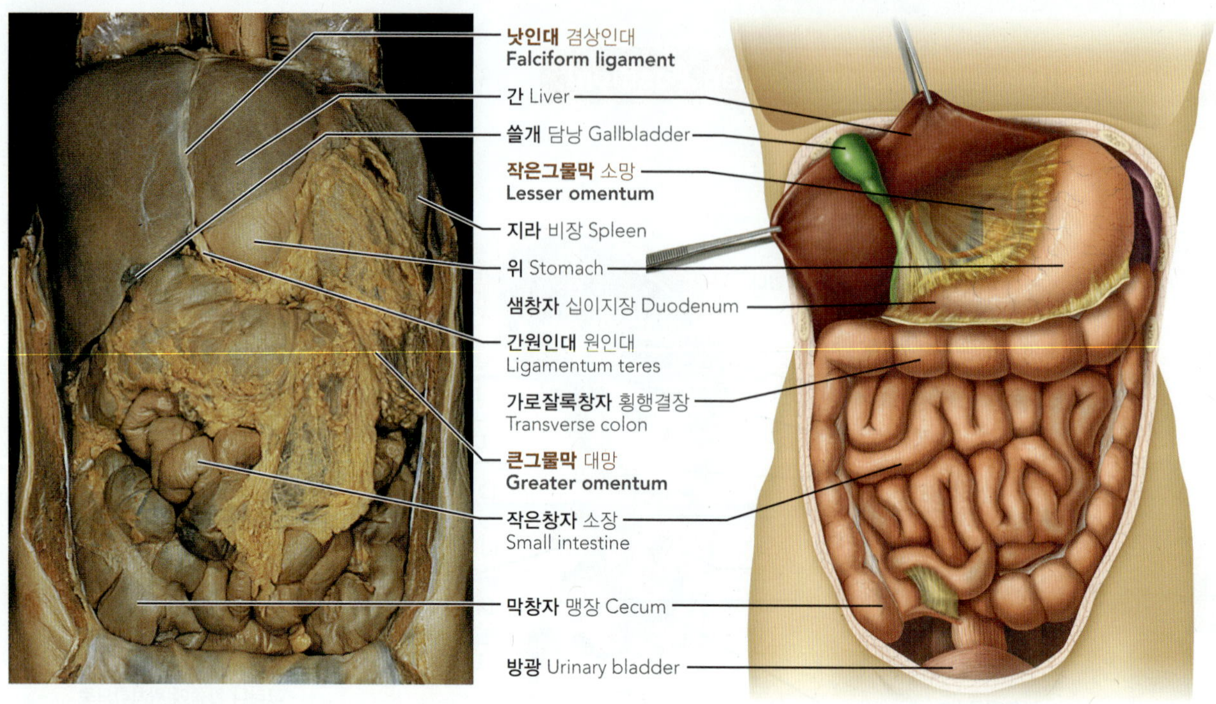

A. 큰그물막이 배안내장을 덮고 있고, 간을 배쪽몸통벽에 부착시키는 낫인대의 모습

B. 작은그물막이 간에서 위의 작은굽이에 붙어 있는 모습

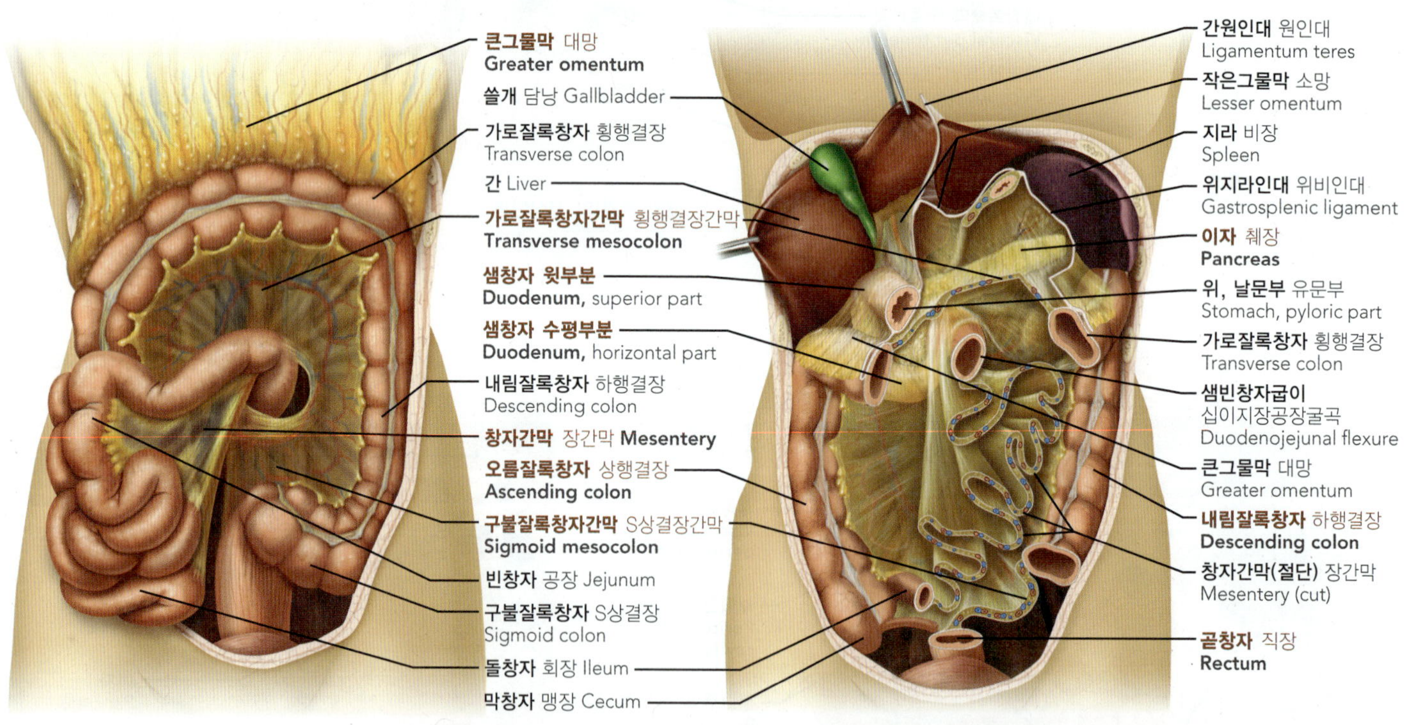

C. 큰그물막 밑에 가로잘록창자간막(transverse mesocolon), 작은창자간막, 구불잘록창자간막(sigmoid mesocolon)이 노출된 모습

D. 위, 빈창자, 돌창자, 가로잘록창자(transverse colon), 구불잘록창자(sigmoid colon)를 제거한 후 벽쪽배막 깊은 쪽에 위치하는 배막뒤기관의 모습

그림 22.4 창자간막.

표 22.1 배와 골반에 위치한 배안과 배막뒤소화기관의 요약

배막안기관(창자간막 있음)	배막뒤기관(창자간막 없음)
간(낫인대와 작은그물막)	샘창자(거의 대부분)
위(큰그물막과 작은그물막)	오름잘록창자
돌창자와 빈창자(고유창자간막)	내림잘록창자
가로잘록창자(가로창자간막)	곧창자
구불잘록창자(구불잘록창자간막)	이자

다. 소화기 내장에 분포하는 대동맥의 가지는 창자간막을 지나 장기에 도달한다.

대부분의 창자간막은 *등쪽창자간막*(dorsal mesentery)이며, 뒤쪽배벽에서부터 소화관을 연결하고 있고, 상복부에서 *배쪽창자간막*(ventral mesentery)은 위와 간에서 앞배벽까지 뻗어 있다.

배쪽창자간막(복측장간막, Ventral Mesentries). 두 개의 배쪽창자간막은 낫인대와 작은그물막으로 되어 있다. **낫인대**(falciform ligament)는 간의 앞면과 배벽의 앞쪽과 가로막을 연결하고 있고(그림 22.4A), **작은그물막**(소망, lesser omentum)은 간에서부터 위를 거쳐 샘창자가 시작되는 부분까지 펼쳐져 있다(그림 22.4B).

등쪽창자간막(배측장간막, Dosal Mesentries). 나머지 창자간막은 등쪽창자간막이다. **큰그물막**(대망, greater omentum)은 위의 큰굽이와 뒤쪽 배벽을 연결한다(그림 22.3, 22.4A). 그러나 간접적으로 앞으로 굉장히 길게 늘어져 아래로는 나비채처럼 가로잘록창자와 꼬인 작은창자를 덮고 있다. 큰그물막의 왼쪽면은 *위지라인대*(gastrosplenic ligament)가 지라 주위를 감고 있으며, 뒤쪽으로는 *지라콩팥인대*(splenorenal ligament)가 뒤배벽으로 연결되어 있다(그림 22.3B). 큰그물막은 다량의 지방을 포함하고 있으며, 배안의 감염이 전파되는 것을 방지하는 기능을 한다. 예를 들면, 감염된 막창자꼬리를 휘감아 둘러싼다. 꼬인 빈창자와 돌창자는 **창자간막**(mesentery)에 의해 지지된다(그림 22.4C). 이 창자간막은 뒤쪽배벽을 따라 내려가서 부채꼴 모양으로 펼쳐져 커튼처럼 드리워진다. 가로잘록창자는 뒤쪽배벽에 붙어 **가로창자간막**(횡행결장간막, transverse mesocolon)을 이룬다. 거의 수평으로 달리는 막은 큰그물막밑에 붙어 있으므로 아래쪽에서만 보인다(그림 22.4C). **구불잘록창자간막**(S상결장간맥, sigmoid mesocolon)은 구불창자와 뒤쪽배벽을 연결시켜 주는 창자간막이다(그림 22.4C).

이차적 배막뒤기관(후복막장기, Secondarily Retroperitoneal Organs). 모든 소화기관이 창자간막이 있거나 전체 면이 배막에 의해 싸여 있는 것은 아니다. 몇몇 기관들은 발생기 동안 복잡한 회전 때문에 앞면만 배막에 싸여 있으며, 결국에는 뒤쪽배벽의 반대쪽에 위치한다(그림 22.3). 이것을 **이차적 배막뒤기관**(후복막장기, secondarily retroperitoneal organ)이라고 한다. 초기에는 배막안에서 형성되었으나 충분히 발달된 후에는 배막뒤에 위치하기 때문이다. 반대로 창자간막에 붙어 있거나 배막안에 의해 둘러싸여 있는 소화기관을 **배막안기관**(intraperitoneal organ)이라고 한다(표 22.1). 그와 같은 예로 위(stomach)가 있다. 그림 22.3A~C의 단면도에서 배막에 의해 둘러싸인 배막안기관과 뒤쪽배벽을 따라 벽쪽배막 뒤에 숨어 있는 배막뒤기관(이자, 샘창자, 오름잘록창자, 내림잘록창자, 막창자)을 볼 수 있다.

22.1c 소화 과정 Digestive Processes

소화기계의 기관들은 섭취, 밀어냄, 기계적 소화, 화학적 소화, 흡수, 배변과 같은 여섯 가지의 필수적인 활동을 수행한다(그림 22.5).

1. **섭취**(Ingestion). 입을 통해 음식물을 받아들이는 과정이다.
2. **밀어냄**(Propulsion). 음식을 소화관으로 이동시키는 과정으로 수의적으로 이루어지는 삼킴과 불수의적으로 이루어지는 **꿈틀운동**(peristalsis)이 있다. 꿈틀운동은 음식을 밀어내는 데 있어서 중요한 수단으로 기관벽에 있는 근육의 수축-이완에 의해 생기는 파동으로 물리적(기계적) 소화의 하나이다(그림 22.6A).
3. **기계적 소화**(Mechanical breakdown). 음식물이 효소에 의해 화학적 소화가 일어날 수 있도록 물리적인 준비를 하는 과정이다. 기계적 소화 과정에는 입으로 씹고, 위에서 음식물을 휘젓고, **분절운동**(segmentation)을 하며, 창자의 율동적이고 국소적인 수축도 이에 포함된다(그림 22.6B). 분절운동은 음식을 소화액과 혼합하는 기능을 하며, 음식 덩어리를 반복적으로 이동시켜 창자벽을 통해 흡수율을 증가시키는 역할을 한다.
4. **화학적 소화**(Digestion). 큰 음식 분자(탄수화물, 단백질, 지질)를 화학적 기본 단위(단당, 아미노산, 지방산, 글리세롤)로 작게 분해하는 단계이다.
5. **흡수**(Absorption). 소화된 최종 산물이 소화관안으로부터 혈액이나 또는 림프로 들어가는 과정이다.
6. **배변**(Defecation). 비소화된 물질이 분변의 형태로 항문을 통해 신체 밖으로 배출되는 과정이다.

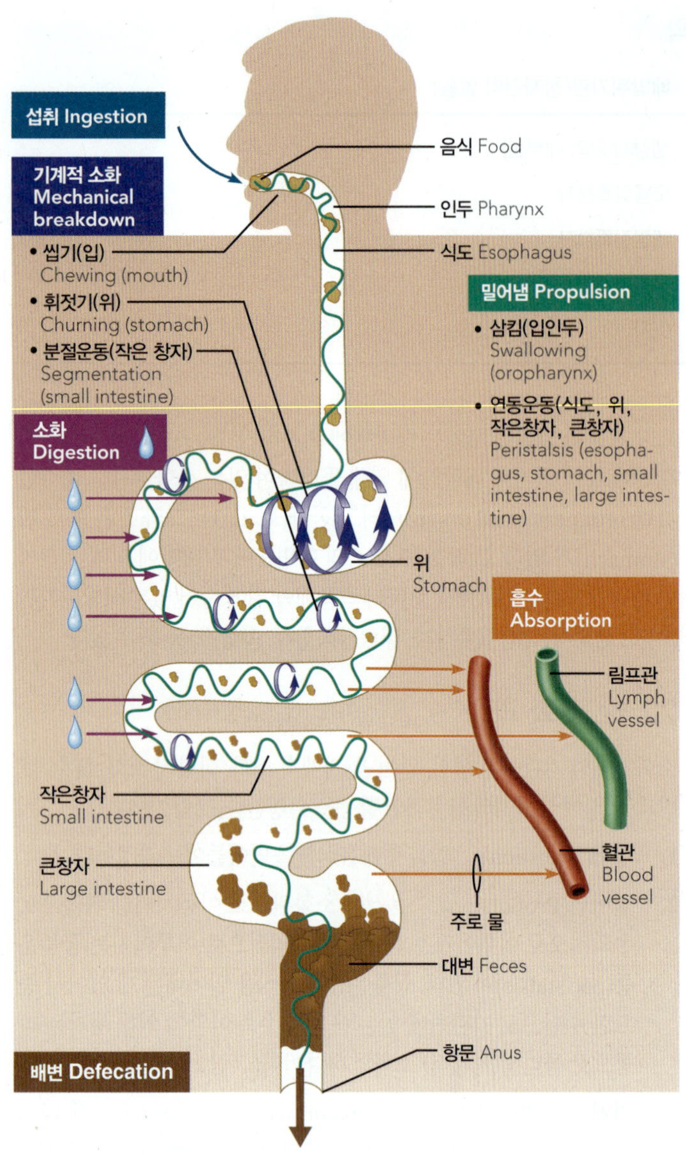

그림 22.5 위창자관의 활동.

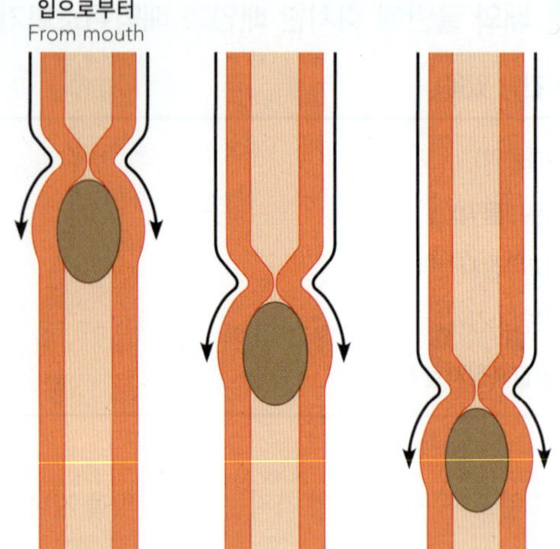

A. 연동운동 Peristalsis: 음식물의 주된 운반 추진력이 소화관의 음식물 인접 부위에서 번갈아 수축과 이완이 일어나서 음식물을 소화관의 아래로 운반하는 기능을 한다.

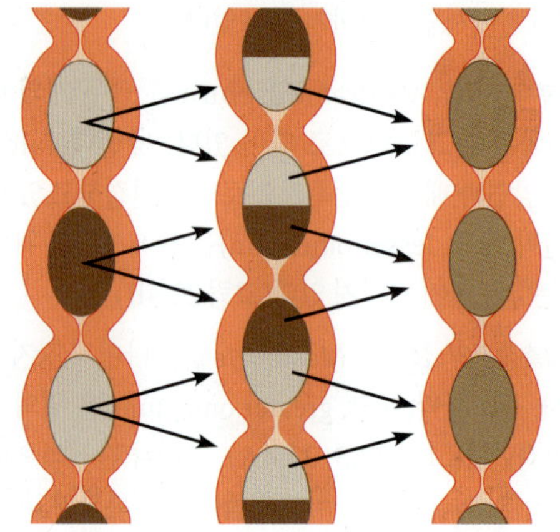

B. 분절운동 Segmentation: 기계적인 소화인 음식물 섞임 과정으로서 음식물의 비인접지역에서 번갈아 수축과 이완이 일어난다. 활동부위가 비활동부위와 분리되어 분절운동이 전방 및 후방으로 일어나 음식물을 아래로 운반하기 보다는 혼합해 주는 기능을 한다.

그림 22.6 연동운동과 분절운동.

이해 수준 체크하기

☐ 1. 소화관에서 밀어내는 기능이 생기는 곳은 어디인가?

☐ 2. 배막안에서 배안을 구별한다. 배안에 있는 소화기관과 배안 속에 없는 소화기관은 무엇인가?

☐ 3. 각각의 장기와 연결된 창자간막을 설명한다. 배쪽창자간막과 등쪽창자간막이 부착되는 곳은 어디인가?
(a) 간, (b) 위, (c) 구불잘록창자.

☐ 4. 지라와 간의 손상은 과도한 출혈의 원인이 될 수 있다. 이러한 상해 시 혈액이 모이게 되는 곳은 어디인가?

22.2 소화관의 해부학적 구조

ANATOMY OF THE ALIMENTARY CANAL

22.2a 조직학 Histology

학습 성과

- 소화관 벽을 구성하는 네 가지 층을 설명할 수 있다.
- 민무늬근섬유들의 형태, 구조 및 근육 세포들이 결합하여 조직이 어떻게 형성되는지 설명할 수 있다.
- 민무늬근육 조직의 수축을 시작할 수 있는 다른 자극들에 대해 논의한다.
- 소화관의 근육 조직과 샘의 역할 및 신경 분포를 설명할 수 있다.

식도에서 항문까지 소화관의 벽은 4개의 층으로 이루어져 있다(그림 22.7).

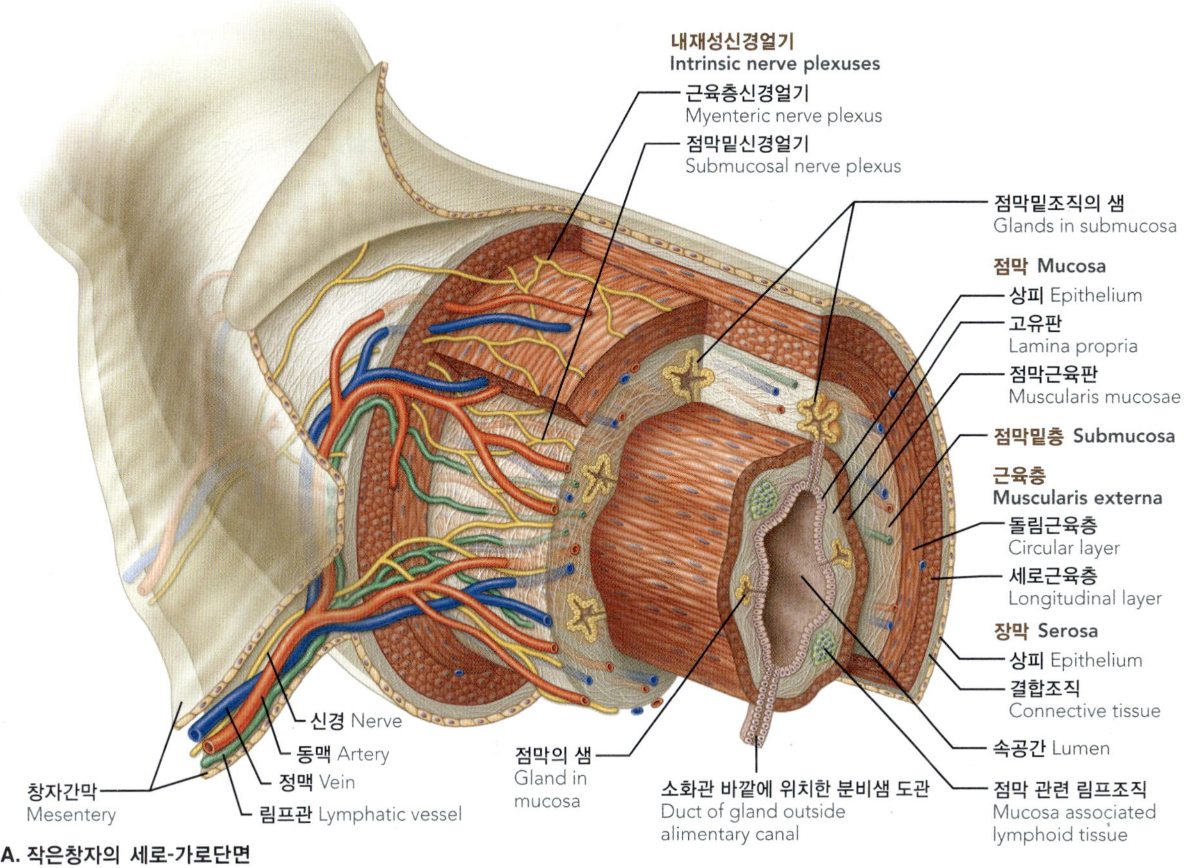

A. 작은창자의 세로-가로단면

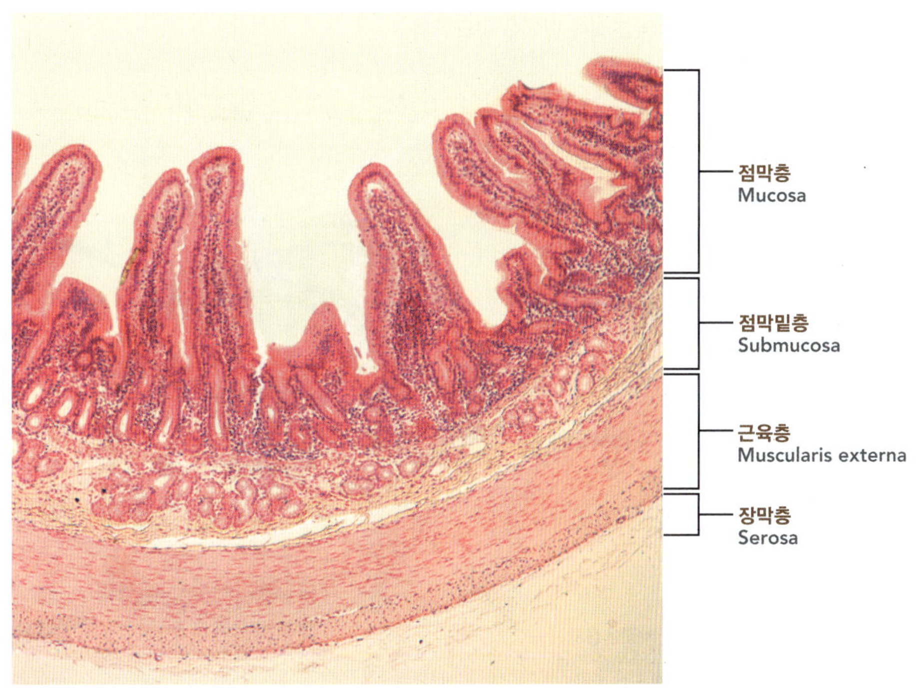

B. 작은창자 가로단면의 광학현미경 사진(85×)

그림 22.7 소화관의 조직학적 층. 소화관 벽을 이루는 기본적인 네 층은 점막층, 점막밑층, 근육층 및 장막층이다.

대부분의 층은 호흡기계, 비뇨기계 및 생식기계와 마찬가지로 속이 비어 있는 기관에서 볼 수 있는 4층으로 관찰된다. 속공간(lumen)에서 바깥쪽으로 *점막층*(mucosa), *점막밑층*(submucosa), *근육층*(muscularis externa), *장막층*(serosa)으로 구성된다.

점막층 The Mucosa

가장 깊은 층인 **점막층**(mucosa)은 몸안의 다른 점막들보다 복잡하다. 소화기계의 점막은 표면상피세포(surface epithelial cell), 점막고유판(lamina propria), 점막근육판(musculalis mucosae)으로 구성되어 있다.

표면**상피**(epithelium)는 소화관의 속공간에 인접해 있고, 영양소 흡수나 점액 분비와 같은 소화에서 중요한 기능을 한다.

점막고유판(lamina propria)은 표면상피 아래에 위치하며, 성긴결합조직(소성유륜결합조직, loose areolar connective tissue)으로 구성된다. 점막고유판은 대부분 점막 관련 림프조직(mucosa associated lymphoid tissue, MALT)이 위치하는데, 이는 세균과 다른 미생물에 대한 방어 작용을 한다.

점막근육판(muscularis mucosae)은 점막고유판의 바깥쪽에 위치하며, 점막이 국소적인 운동을 할 수 있도록 민무늬근육층으로 되어 있다.

점막밑층 The Submucosa

점막밑층(submucosa)은 점막층의 바로 밑에 위치하며 혈관, 림프관 및 신경이 위치한 결합조직층이다. 풍부한 맥관그물이 벽의 다른 층으로 분지한다. 이 부위의 결합조직은 성긴결합조직과 치밀결합조직의 중간 정도로 적당히 밀집되어 있다. 많은 탄력섬유들이 존재하기 때문에 음식이 소화관을 지나간 후에 소화관이 원래의 모양대로 돌아올 수 있게 한다. 풍부한 혈관들은 소화관벽을 이루는 조직에 혈액을 공급한다.

근육층 The Muscularis Externa

근육층(muscularis externa)은 두 층의 민무늬근육으로 되어 있는데, 속층을 *돌림근육층*(환상근, circular layer)이라 하고, 바깥층을 *세로근육층*(종주근, longitudinal layer)이라고 한다. 돌림근육이 수축하면 창자의 내경이 좁아지고, 세로근육이 수축하면 창자의 길이가 짧아진다. 소화관에서 돌림근육층이 두껍게 발달한 부분에는 조임근을 형성하며, 조임근은 소화관의 한 부분에서 다른 부분으로 음식을 통과시키는 것을 조절하고, 음식의 역류를 방지하는 판막으로 작용한다.

민무늬근육의 조직학적 구조, 근육의 수축 기전 및 신경분포는 자세히 논의될 것이다.

장막층 The Serosa

장막층(serosa)은 가장 바깥층으로 소화관의 보호와 지지하는 역할을 하며, 단층의 편평상피세포(squamous epithelial cell)인 중피세포(mesothelial cell)로 덮인 성긴결합조직으로 이루어져 있다.

배막안과 관련이 없는 일부 소화관은 장막층이 없고, 섬유층인 *바깥막*(adventitia)으로 되어 있다. 예를 들면, 가슴우리에 있는 식도는 식도를 주위의 구조에 연결하는 바깥막으로 되어 있다. 이차적 배막뒤기관은 장막과 바깥막 두 종류의 막으로 되어 있다. 즉, 배막과 닿아 있는 앞쪽면은 장막으로 되어 있고, 뒤쪽 배벽에 면한 뒤쪽면은 바깥막으로 되어 있다.

22.2b 민무늬근육 Smooth Muscle

민무늬근육은 주로 방광, 자궁, 창자와 같은 내장기관의 벽에서 많이 관찰되는데(그림 22.8), 구체적으로 눈의 홍채, 순환혈관의 벽, 호흡기의 관, 소화기계의 도관, 비뇨기관, 생식기관 등에 위치한다.

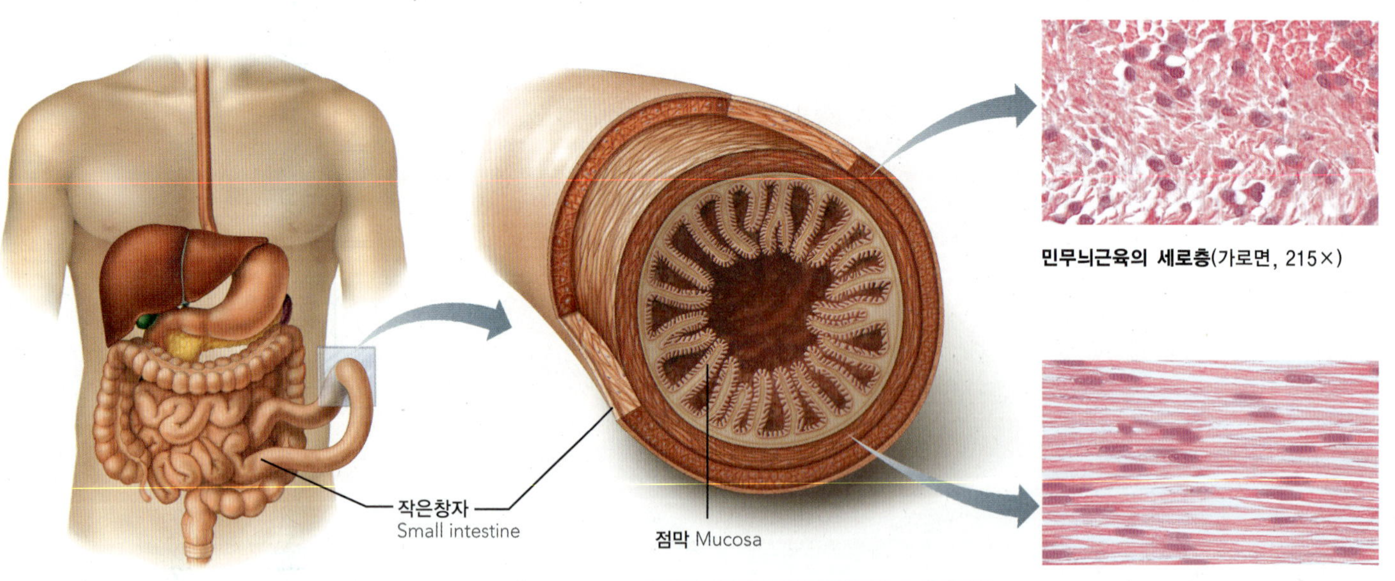

그림 22.8 빈 소화관 벽의 민무늬근육의 구조.

민무늬근육의 구조 Structure of Smooth Muscle

민무늬근육세포는 세포의 긴 모양 때문에 근섬유라고도 불린다. 각각의 민무늬근섬유는 끝이 점점 가늘어지는 모양이고 중심에 핵을 가지고 있으며(그림 22.8B), 일반적으로 지름이 3~8 μm, 길이는 15~200 μm이다. 이 섬유는 미세한 결합조직인 근육섬유막(근내막, endomysium)에 의해 두 층으로 나뉘는데, 속층은 창자의 넓이를 조절하는 **돌림근육층**(circular layer)이며, 바깥층은 창자의 길이를 조절하는 **세로근육층**(longitudinal layer)으로 수축과 이완을 통해 교차적인 파동인 연동운동을 추진하게 된다.

민무늬근육섬유는 광학현미경으로 관찰했을 때 줄무늬를 관찰할 수 없고, 전자현미경으로 관찰했을 때 근육원섬유마디(근절, sarcomere)를 관찰할 수 없다. 그러나 굵은 잔섬유와 가는 잔섬유가 맞물려 있는 것 같이 관찰된다. 이러한 수축성 근육잔섬유는 섬유의 장축에 평행하나 약간의 비스듬한 각을 형성하고, 세포 용적의 대부분을 채우고 있다.

수축기전 Mechanism of Contraction

민무늬근육의 근육잔섬유는 세포뼈대의 요소들과 상호작용에 의해 움직인다(그림 22.9A). 장력을 견디는 *중간잔섬유*(intermediate filament)는 세포안에서 격자 모양으로 연결되어 있다. 중간잔섬유를 따라 **치밀소체**(dense body)가 일정한 간격으로 배열되어 있으며 가는 잔섬유를 고정시킨다. 치밀소체는 뼈대근육의 Z선에 해당된다. 이 같은 견고한 부착으로 근수축 시 근육잔섬유가 세포뼈대를 밀면서 근세포 안으로 미끄러지면 근육세포가 짧아진다(그림 22.9B). 근형질막(sarcolemma)에 부착된 치밀소체는 근세포를 세포바깥의 근섬유막이나 인접한 세포를 연결하여 수축력을 주위의 결합조직에 전달한다. 이러한 구조가 대부분의 민무늬근육을 동시에 수축하게 한다.

뼈대근육 및 심장근육과 같이 근형질 안으로 Ca^{2+}이 들어가 자극을 시키면 민무늬근육세포가 수축한다. 이 칼슘의 일부가 세포바깥액으로부터 근형질막 안쪽으로 함입된 작은 원형 형태의 구조로 들어가는데, 이를 소포(caveolae)라고 한다(그림 22.9A). 세포바깥액의 일부를 둘러싸고 이러한 함입은 고농도의 칼슘이 세포막 인접 부위에서 분리되도록 한다. Ca^{2+}이온은 세포내 세포질그물에 저장되었다가 방출된다.

민무늬근육의 수축은 느리고 지속적이다. 민무늬근육은 뼈대근육의 수축과 이완보다 30배나 더 오래 걸리며, 지치지 않고 장기간 수축력을 지속시킬 수 있다. 이것은 작은 동맥과 내장기관 벽의 민무늬근육이 피로 없이 연일 중등도의 수축력을 유지해야 하기 때문이다. 민무늬근육은 에너지 요구량이 낮고 근세포에 사립체가 풍부하지 않다.

민무늬근육과 샘의 신경 분포

innervation of smooth muscle and glands

민무늬근육은 생리학적으로 자율신경의 지배를 받기 때문에 마음대로 조절할 수 없다. 일반적으로 *각 근육 조직 안의 단 몇 개의 민무늬근육 섬유만이 지배받고, 그 자극은 인접한 섬유 사이의 틈새이음을 통해 확산된다.* 각 근육 조직은 세포사이의 교통을 통하여 한 단위로 수축하는데, 이를 *단일신경 분포*(single unit innervation)라고 부른다. 예외적으로 눈의 홍채와 피부의 털세움근, 모든 민무늬근육섬유의 신경 분포는 *다신경 분포*(multiunit innervation)라고 한다. 게다가 민무늬근육의 수축은 신경자극에 의해서만 이루어지는 것이 아니라 근육섬유의 신전이나 호르몬에 의해서도 자극된다. 분만 과정 동안 자궁의 근육벽의 수축은 신전과 호르몬 작용에 의한 민무늬근육 수축의 대표적인 예이다.

내장운동신경세포와 내장 효과기(민무늬근육, 심장근육, 샘) 사이의 접촉은 뼈대근육의 근신경접합부에서 나타나는 정교함보다 단순하다(표 9.2 참조). 민무늬근육과 샘세포 가까이에 분지하는 내장운동신경의 축삭은 목걸이의 구슬 모양 염주가 열을 이루며 부풀어 있는 모습이다(그림 22.10). 이러한 축삭염주를 연접전말단이라 하며, 이 부위에는 신경전달물질로 가득 찬 연접소포를 포함하고 있다. 축삭말단의 일부분은 효과기 세포막에 얕은 홈을 형성하지만 많은 축삭말단은 다른 세포들과 상당히 거리를 두고 있다. 신경전달물질이 넓은 연접틈새에 확

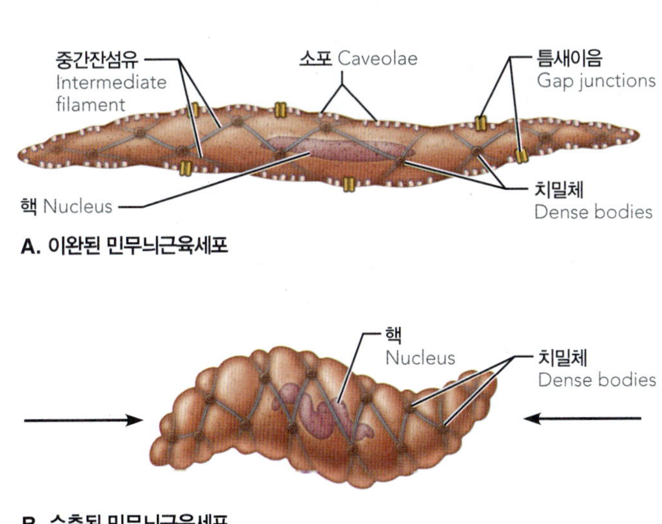

그림 22.9 민무늬근육의 수축시 세포뼈대 요소.

그림 22.10 민무늬근육의 신경세포.

산되기까지 시간이 걸리기 때문에 내장운동 반응은 몸운동반사보다 느리다.

창자신경계(Enteric Nervous System). 소화관과 샘은 대부분 독립적인 **창자신경계**(enteric nervous system)에 의해 조절된다. 이 '소화관의 뇌'는 1억 개 이상의 신경세포로 구성되어 있으며 소화관 벽 속에 위치한다. 벽 속에서 *창자신경세포*(enteric neuron)는 감각신경세포, 사이신경세포, 운동신경세포가 반사궁을 형성하고 소화강 내의 내용물에 반응하여 근육 활동과 분비 활동을 조절한다. 창자신경세포는 소화관 벽 안의 2개의 창자신경얼기에 위치한다(그림 22.7A).

- **근육층신경얼기**(근신경총, myenteric nerve plexus)는 세로근육층과 돌림근육층 사이의 근육층에 있으며, 연동운동과 분절운동을 조절하기 위해 근육층에 분포한다.
- **점막밑신경얼기**(점막하신경총, submucosal nerve plexus)는 점막밑층에 위치하며, 신경섬유가 아래로 뻗어 있으며 점막의 샘을 분비시키거나 점막근육을 수축시키기 위해 신호를 보낸다.

창자신경계는 독립적으로 기능을 할 수 있지만, 중추신경계에 연결되어 영향을 받는다.

- 미주신경과 내장신경을 타고 온 내장감각신경세포는 소화관에서 중추신경계로 감각자극을 전달한다.
- 자율신경계(14장 참조)로부터 온 내장운동신경세포는 창자신경세포의 활동에 영향을 미친다. 신경절이후교감신경섬유, 신경절이전부교감신경섬유, 신경절이후부교감신경세포는 창자신경세포에서 연접을 이룬다. 부교감신경의 자극은 소화작용을 촉진하고, 소화관의 민무늬근과 샘의 활동을 증가시키며, 교감신경의 자극은 소화작용을 억제한다.

이해 수준 체크하기

- ☐ **5.** 점막을 구성하는 세 층의 이름을 나열한다. 소화성 분비물질을 생산하는 내재성 샘을 형성하는 층은 어느 것인가?
- ☐ **6.** 연동운동과 분절운동에 반응하는 소화관의 조직층의 이름을 열거한다.
- ☐ **7.** 민무늬근육과 뼈대근육의 세포 모양, 세포 안의 핵의 수와 위치, 가로무늬의 유무, 신경분포, 수축자극, 피로 내성에 대해 비교한다.

22.2c 입 및 관련된 기관

The Mouth and Associated Organs

학습 성과

- ▸ 입, 치아, 침샘, 인두의 육안 및 현미경적 구조와 기본적인 기능에 대해 설명할 수 있다.

입 The Mouth

입은 음식을 섭취하여 씹는 소화관으로서 혀와 침이 그 기능을 도와준다. **입**(mouth) 또는 **입안**(oral cavity)(그림 22.11)은 앞부분의 입술과

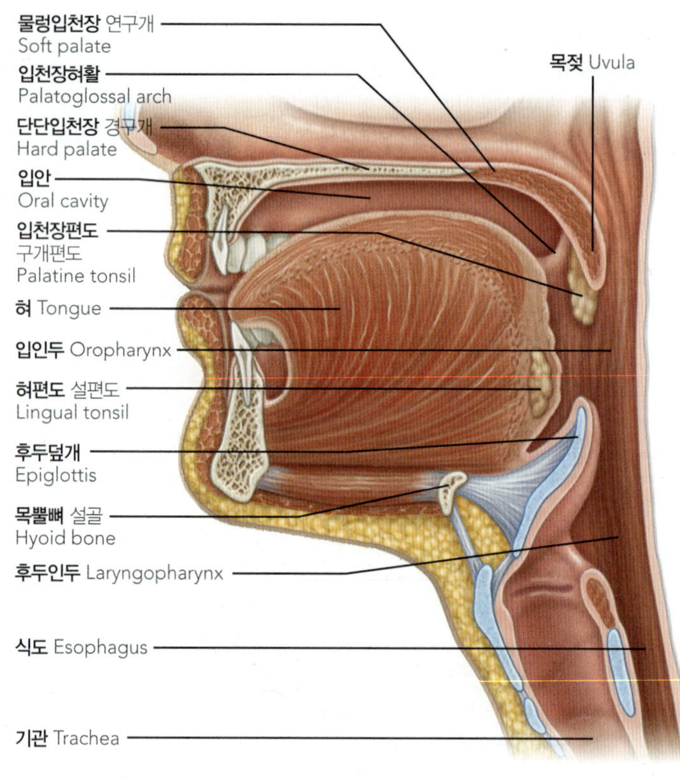

A. 입안과 인두의 시상절단면

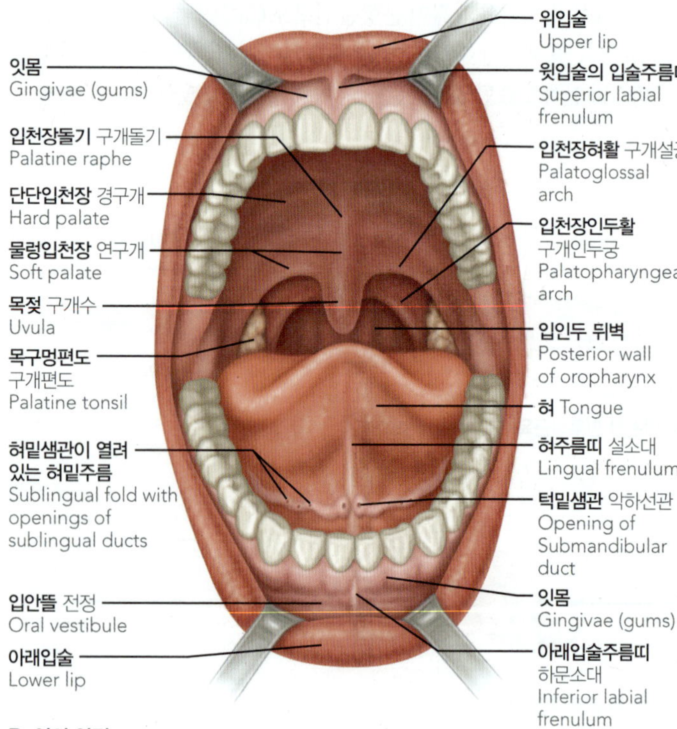

B. 입의 앞면

그림 22.11 입의 해부.

옆의 볼 부분으로 되어 있으며, 위쪽에는 입천장이, 아래쪽에는 혀가 위치하고 있다. 입이 열리는 앞부분을 **입구멍**(구공, oral orifice)이라고 하고, 뒤쪽으로 입은 입인두의 인후와 경계를 이룬다.

입은 **입안뜰**(전정, oral vestibule)과 고유입안(oral cavity proper)으로 나뉘는데, 입안뜰은 치아와 볼 사이의 틈새로서 바깥쪽으로는 입술과 볼, 안쪽으로는 잇몸과 치아 사이에 있는 좁은 공간이다. 치아의 바깥 표면을 양치질할 때 칫솔이 닿는 부분이 바로 입안뜰이다. 치아의 안쪽 공간을 **고유입안**(oral cavity proper)이라 한다.

입의 조직(Histology of the Mouth). 입안의 벽은 여러 층의 조직으로 구성되어 있다. 중층상피조직으로 둘러싸인 점막층, 얇은 점막밑층, 뼈나 근육으로 된 바깥층으로 되어 있다. 입안은 두꺼운 중층편평상피조직으로 이루어져 있기 때문에 씹을 때 날카로운 음식물 조각이 닿아도 마모되지 않는다. 혀, 입천장, 입술, 잇몸의 상피세포들은 각질화되어 있어 마모를 방지한다.

입술과 볼(The Lips and Cheeks). **입술**과 **볼**은 입에서 음식물을 씹는 동안 그 음식물이 입안에 있도록 도와주는 역할을 하며, 뼈대근육을 피부가 덮고 있는 구조로 되어 있다. 반면에 뺨은 거의 대부분 볼근으로 되어 있고, 입둘레근은 입술의 대부분을 이룬다.

입술은 코의 아래 경계면에서 턱의 위쪽 면으로 이어진 두꺼운 피부판이다. 립스틱을 바르거나 키스를 할 때 닿는 입술 부분을 *이행부위*(transition part)라고 하며, 각질화된 피부와 입안점막이 만나는 부분이다. 이 부분은 거의 각질화되지 않고 투명하며 아래에 있는 모세혈관의 혈액 때문에 붉은 색을 띤다. 이행부위는 땀샘이나 피지샘이 없으므로 표면이 쉽게 건조하기 때문에 사람들은 보통 침으로 입술을 적셔 건조함과 갈라짐을 방지한다. 위, 아래 입술 속 벽의 가운데에는 **입술주름띠**(구순소대, labial frenulum)가 형성되어 있어 각 입술과 잇몸을 연결하고 있다(그림 22.11B).

입천장(The Palate). 입천장은 입의 지붕에 해당하며, 앞쪽의 *단단입천장*(경구개, hard palate)과 뒤쪽의 *물렁입천장*(연구개, soft palate)으로 되어 있으며, 코안과 입안을 나누는 경계 역할을 한다(그림 22.11). 뼈에 의해 지지되는 단단입천장은 음식을 씹는 동안 혀가 음식에 힘을 가할 수 있도록 해주고, 근육성 막인 물렁입천장은 음식을 삼키는 동안 코인두를 닫아 음식이 코쪽으로 역류하는 것을 방지한다. 물렁입천장의 아래쪽으로 내려가면 손가락 모양의 *목젖*(구개수, uvula)이 있다. 가쪽으로, 물렁입천장은 **입천장혀활**(구개설궁, palatoglossal arch)과 **입천장인두활**(구개인두궁, palatopharyngeal arch)에 의해 입인두의 벽에 고정되어 있다(그림 22.11B). 이 2개의 주름 사이에는 목구멍편도(구개편도, palatine tonsil)가 위치한다.

혀 The Tongue

혀는 입안의 바닥에 위치하며(그림 22.11), 뼈대근육 섬유다발이 얽혀 있는 근육이다. 씹을 때 혀는 음식을 잡고 치아 사이로 계속해서 음식을 재배치한다. 혀의 움직임은 타액과 음식을 섞어 주고 삼킬 수 있을 정도의 *덩어리*로 만든다. 삼키는 동안, 혀는 인두로 덩어리를 밀어내기 위해 뒤쪽으로 움직인다. 혀는 말할 때 몇 개의 자음(예를 들면 k, d, t, l)을 만들도록 도와준다. 대부분의 맛봉오리가 혀에 분포하고 있다.

혀는 *바깥근육*(외재근, extrinsic muscle)과 *속근육*(내재근, intrinsic muscle) 섬유로 구분한다. 속근육은 뼈에 부착되지 않고 혀 안에만 위치하여 서로 다른 방향으로 주행하는 근육섬유로 되어 있는 근육이다. 예를 들면, 속근육은 구부리거나 위치를 바꾸지 않고도 혀의 모양을 바꾼다. 바깥근육은 머리뼈와 목뿔뼈에서 혀로 뻗어 있으며, 혀의 위치를 변화시킨다. 혀를 내밀거나 당기거나 가쪽으로 움직이게 한다. 혀는 결합조직인 중간사이막으로 나뉘며, 두 부분은 동일한 근육군을 이룬다.

혀는 **혀주름띠**(설소대, lingual frenulum)라는 점막 주름에 의해 입의 바닥과 연결되어 있으며, 혀의 뒤쪽 운동을 제한한다(그림 22.11B). 말하는데 있어서 이 혀주름띠가 혀의 운동을 장애 할 만큼 짧은 상태를 '단설(tongue tie)'이라고 한다. 선천적인 경우, **혀유착증**(단설소대증, ankyloglossia)이라고 하며 혀주름띠를 잘라주는 수술을 한다.

혀의 등쪽면(**그림 22.12**)에는 그 형태에 따라 *실유두*(사상유두, filiform papillae), *버섯유두*(심상유두, fungiform papillae), *성곽유두*(유곽유두, vallate papillae)가 있다. *유두*와 *맛봉오리*는 동의어가 아니며, 실유두와 버섯유두만 맛봉오리를 포함하고 있다.

실유두는 작고 홀쭉하며 비늘 모양이며, 혀에 골고루 분포되어 있고, 맛 감수기인 맛봉오리(미뢰, taste bud)가 없다.

버섯유두는 구형이며, 혀의 끝과 양옆에 분포하고, 유두의 상피 내에는 소수의 맛봉오리가 있다.

10~12개의 **성곽유두**는 V자 모양의 도랑인 **분계고랑**(분계구, terminal sulcus)이 있어 입과 인두 사이의 경계를 이룬다. 성곽유두의 둘레에는 깊은 도랑이 형성되어 있다. 유두의 가쪽면에 위치한 상피 속

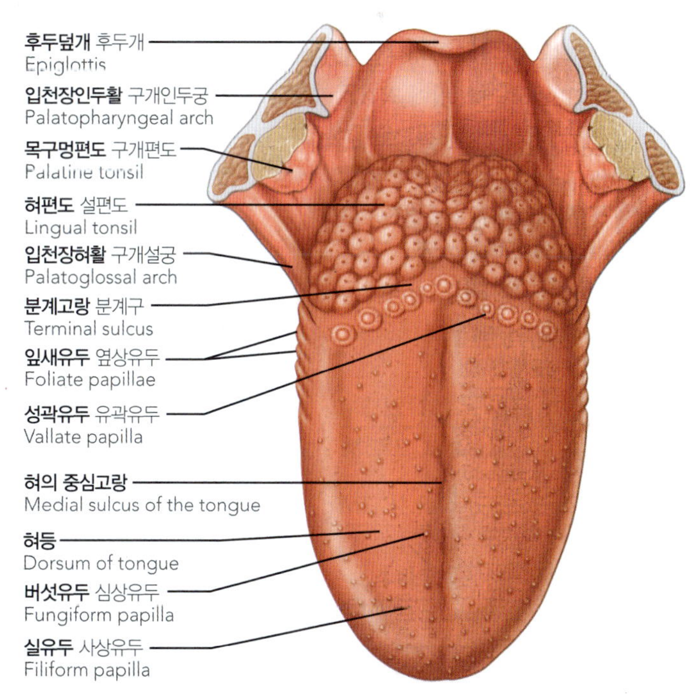

그림 22.12 혀의 등쪽 표면.

에는 많은 맛봉오리가 분포되어 있다(그림 15.1 참조).

입인두와 연속되어 있는 혀의 뒤쪽 1/3은 유두로 덮여 있지 않고 울퉁불퉁한 *혀편도*(lingual tonsil)로 덮여 있다.

치아 The Teeth

치아는 씹는 기관이며, 말하는 데에도 영향을 미치고, 위턱과 아래턱의 잇몸 속에 박혀 있어 위·아래이틀활(치아궁 dental arch)을 형성한다. 음식이 입으로 들어왔을 때 혀가 음식을 밀어주면 위아래로 움직여 씹어서 음식물을 작은 조각으로 만든다.

치열과 치식(Dentition and the Dental Formula). 사람은 일생 동안 두 세트의 *치열*을 갖는데, 어렸을 때 나는 **젖니**(유치, deciduous teeth)와 젖니가 빠진 후에 나는 간니(영구치, permanent teeth)가 있다 (**그림 22.13**).

생후 6개월부터 24개월 사이에 나는 치아를 탈락치아 또는 젖니라 하고, 6세부터 탈락치아가 빠진 후 생겨나 일생 동안 남아 있는 치아를 **간니**(영구치)라 한다. 젖니는 8개의 앞니(incisors), 4개의 송곳니(canine teeth), 8개의 큰어금니(molar teeth)가 있고, 영구치에는 8개 앞니, 4개 송곳니, 8개의 작은어금니(premolar teeth), 12개의 큰어금니가 있다(그림 22.13). 일반적으로 청소년기가 끝날 무렵, 셋째큰어금니(사랑니; wisdom teeth)를 제외한 모든 영구치가 나오고, 셋째큰어금니는 17세에서 25세 사이에 나온다. 상하 치열의 합이 총 32개이지만 사랑니가 완전히 없거나 나오지 않는 사람도 있다.

치아는 그 모양과 기능에 따라 앞니, 송곳니, 작은어금니, 큰어금니로 분류한다(그림 22.13). 끌처럼 생긴 **앞니**(incisors)는 음식을 조각으로 자르는 데 적합하고, 원뿔모양의 **송곳니**(canines, cuspids, eyeteeth)는 찢고 구멍을 뚫는 데 적합하다. **작은어금니**(premolars, bicuspids)와 **큰어금니**(molars)는 둥근 융기(표면요철; surface bumps)를 가지고 있는 넓은 치아머리(crown)가 있어 음식을 갈거나 빻는 기능을 한다. 큰어금니는 말 그대로 맷돌(millstone)이라는 뜻인데 네 개 또는 다섯 개의 융기를 가지고 있어 최적의 그라인더라고 할 수 있다. 씹을 때 위 아래 큰어금니가 반복적으로 결합하게 되는데, 위 어금니의 융기부가 아래 어금니의 패인 부분에 맞게 되어 있고 반대로도 마찬가지다. 이 기능은 엄청난 으깨는 힘을 만들어 낸다.

*치식*은 치아의 종류와 수를 알기 쉽게 표현한 것이다. 이 식은 위와 아래로 나타내어져 있고, 절반만 표시하기 때문에 곱하기 2를 해야 한다. 치식은 다음과 같다.

$$\frac{2I,1C,2P,3M}{2I,1C,2P,3M} \times = 2\ (\text{총 }32\text{개})$$

$$\frac{2I,1C,2M}{2I,1C,2M} \times = 2\ (\text{총 }20\text{개})$$

혈관과 신경(Vessels and Nerves). 위턱의 치아는 삼차신경(5번 뇌신경)의 위턱신경 분지인 위이틀신경(상치조신경, superior alveolar nerve)에 의해 신경지배를 받는다. 아래턱의 치아는 삼차신경(5번 뇌신경)의 아래턱신경 분지인 아래이틀신경에 의해 신경지배를 받는다.

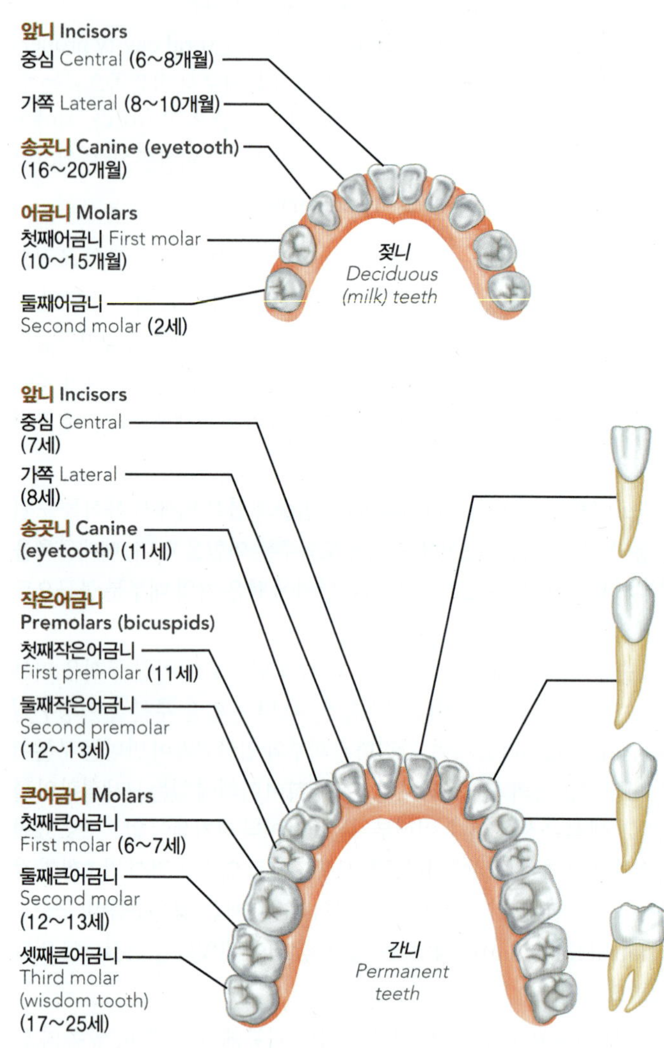

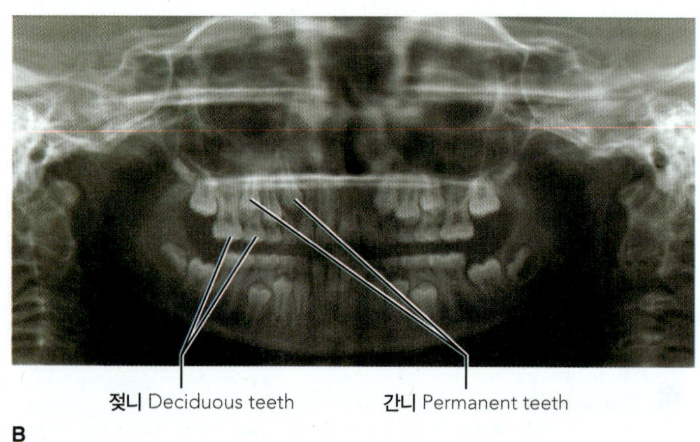

그림 22.13 사람의 치열.
A. 아래턱의 젖니와 간니 **B.** 7세 아동의 입안 X선 영상.

치아의 동맥혈액 공급은 바깥목동맥으로부터 기시한 위턱동맥의 가지인 위·아래이틀동맥이 지배한다.

치아의 구조(Tooth Structure). 치아는 노출 부분인 **치아머리**(crown)와 뼈 속에 묻혀 있는 **치아뿌리**(치근, root), 그리고 이들 사이의 경계 부분인 **치아목**(치경, neck)으로 구별된다(**그림 22.14**). 씹는 힘을 견디는 치아머리의 표면은 0.96~1.6 mm 두께의 **사기질**(enamel)로 덮여 있으며, 신체에서 가장 딱딱한 물질이다. 사기질에는 세포와 혈관이 없고, 중량의 99%가 수산화인회석 결정체가 단단히 다져진 상태로 치아 표면에 수직으로 작용하는 힘에 저항할 수 있도록 막대 모양으로 배열되어 있다.

사기질 아래에 있는 **상아질**(dentin 또는 dentine)은 치아의 대부분을 형성하며 미네랄과 아교 성분을 가진 뼈조직과 유사하다. 뼈보다 단단하지만 내부에는 혈관이 없다. 독특한 방사선 형태의 줄무늬를 가진 상아질을 **상아질세관**(dentinal tubule)이라 한다.

치아의 중심에는 성긴결합조직인 **치아속질**(pulp)로 채워진 **치아속질공간**(치수강, pulp cavity)이 있다. 치아 중심의 치아속질공간에는 치아를 지배하는 혈관과 신경이 위치한다. 치아속질은 치아의 단단한 조직에 영양을 공급하고 치아에 감각을 제공한다. 치아뿌리안의 치아속질공간의 일부를 **치아뿌리관**(root canal)이라 한다. 치아뿌리의 겉으로 뚫려 있는 구멍을 **치아뿌리끝구멍**(apical foramen)이라 한다. 치아에 공간 또는 심층 부위에 공간이 생겨 손상될 때 치아속질은 죽게 되고 감염이 된다. 이런 경우 **치아뿌리관 치료요법**(root canal therapy)이 시행된다. 이 방법은 모든 치아속질을 드릴로 제거하고, 치아속질 공간을 살균한 후 치아를 떼우기 전에 인공물질로 채워 넣는다.

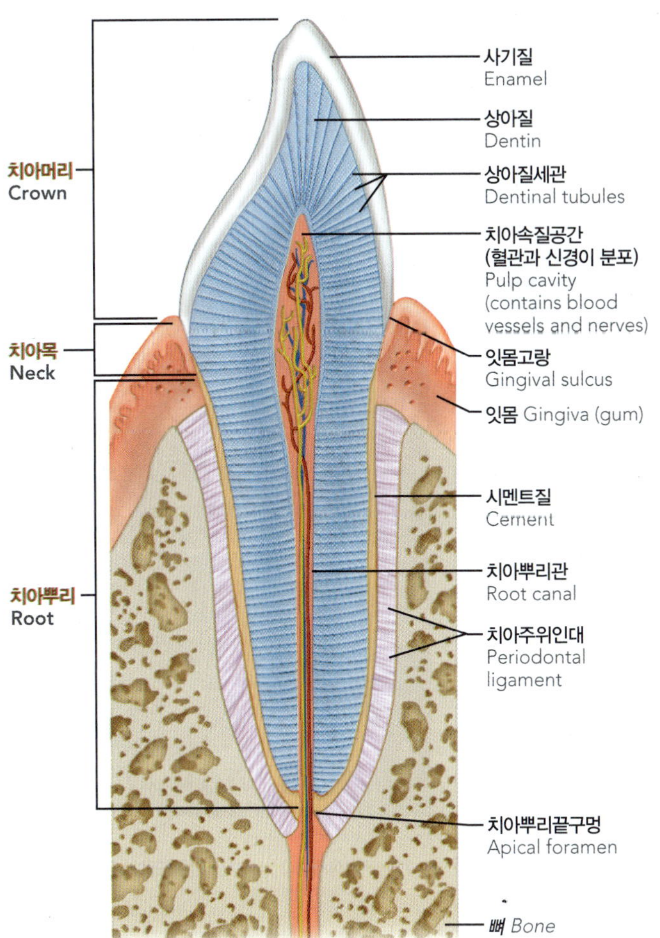

그림 22.14 치아와 치아틀의 세로절단면.

치아뿌리의 바깥 표면은 석회화된 결합조직인 **시멘트질**(cement)로 덮여 있으며 뼈층에는 치아와 시멘트질이 **치아주위인대**(periodontal ligament)로 연결되어 있다. 이 인대는 치아목(neck)에서 잇몸(gum 또는 gingiva)과 이어진다.

충치(dental cavity or cary)는 세균의 작용에 의하여 상아질과 사기질의 점진적인 탈염에 의해 초래된다. 충치의 형성 과정은 **치석**(dental plaque)의 형성, 즉 당, 세균 및 음식찌꺼기가 치아에 부착되어 시작된다. 세균에 의한 당의 대사는 구강을 산성으로 만들어 치아의 칼슘을 용해시킨다. 염이 빠져나가면 남은 유기질성 바탕질은 단백질을 분해하는 세균의 효소에 의하여 파괴된다. 자주 칫솔질을 해주면 치석이 제거되므로 충치를 예방하는 데 도움이 된다.

침샘 The Salivary Glands

침샘은 여러 가지 기능을 수행하는 물, 이온, 점액 및 효소 복합체인 *침*(saliva)을 생산한다. 침은 입안을 축축하게 하고, 음식 내 화학 성분을 용해하며 음식을 삼킬 수 있는 크기의 덩어리로 만든다. 효소인 침 아밀라아제와 리파아제는 탄수화물과 지방을 소화시킨다. 침에는 치아 부식을 유발하는 입안의 세균에 의해 생산된 산을 중화하는 중탄산 완충용액이 함유되어 있다. 이외에도 해로운 입안의 미생물을 사멸시키는 항균효소, 항바이러스 물질, 시안화합물이 함유되어 있다. 침에는 입안의 해로운 세균보다 경쟁에 앞서는 이로운 세균의 성장을 자극하는 단백질이 함유되어 있다.

모든 **침샘**(salivary gland)은 복합대롱꽈리샘이다. *작은침샘*[minor (intrinsic) salivary gland]은 혀, 입천장, 입, 입술, 뺨 속에 흩어져 있다. 이 샘에서 분비한 침은 항상 입안을 축축하게 유지해 준다. 대조적으로 *큰침샘*[major (extrinsic) salivary gland]은 입안 바깥에 위치하여 도관을 통하여 입안에 열려 있고(**그림 22.15**), 음식 섭취 시나 음식을 생각할 때에만 입안에 침을 분비한다. 주요 큰침샘에는 *귀밑샘*, *턱밑샘*, *혀밑샘*이 있다.

가장 큰 침샘인 **귀밑샘**(parotid salivary gland)은 깨물근과 피부 사이에 있는 귀 앞에 위치한다(그림 22.15A). **귀밑샘관**(parotid duct)은 광대활을 평행하게 주행하여 뺨의 근육을 뚫고 들어가 둘째 큰 어금니의 가쪽 입안에 열려 있다. 귀밑샘관의 분비는 혀인두신경(9번 뇌신경)에 의하여 자극을 받는다. 얼굴신경의 분지가 표정근육을 지배하기 위해 주행하면서 귀밑샘을 따라가기 때문에 이 침샘의 외과적인 수술 시 안면마비를 초래할 수 있다.

턱밑샘(submandibular gland)은 호두 크기 정도이며, 턱뼈각 바로 앞의 턱뼈몸통 안쪽면에 위치한다. 도관은 혀주름의 가쪽에 있는 입안의 바닥에 직접 열려 있다(그림 22.11B).

혀밑샘(sublingual gland)은 혀 아래의 입안 바닥에 위치한다. 10~12개의 도관은 이 샘의 위에 있는 입안에 직접 열려 있다(그림 22.15A).

턱밑샘과 혀밑샘은 얼굴신경(7번 뇌신경)의 지배를 받는다.

현미해부학(Microscopic Anatomy). 침샘의 분비세포는 침의 성분인 효소와 이온을 포함하는 묽은 수분성 분비물을 생산하는 장액세포(serous cells)와 점액을 분비하는 점액세포(mucous cells)로 되어 있다(그림 22.15B). 그러나 사람의 침샘에서 장액세포는 소량의 점액도 분비하는 것으로 지금 알려져 있으며, 일부 과학자는 이 세포를 장액점액세포(seromucous cells)라고 부른다. 귀밑샘은 장액세포로만 구성되며, 턱밑샘과 작은침샘은 장액세포와 점액세포가 혼합된 혼합샘이다. 혀밑샘 또한 혼합샘으로 주로 점액세포로 되어 있다. 모든 침샘의 가장 작은 도관(duct)의 상피는 단순입방상피로 되어 있다.

22.2d 인두 The Pharynx

입으로 삼킨 음식은 뒤쪽으로 음식, 액체 및 흡입한 공기가 지나가는 통로인 **입인두**(oropharynx)와 **후두인두**(laryngopharynx)(그림 22.11A)를 통과한다. 목과 인두의 근육(표 10.3)은 연속적으로 다음과 같은 삼킴 기전을 수행하기 위하여 수축한다.

1. *목뿔위근육*(suprahyoid muscle)은 후두가 후두덮개의 보호판막 밑에 위치하기 위해 후두를 위쪽과 앞쪽으로 올려 기도를 막아 음식이 폐로 들어가지 못하게 한다.
2. 세 개의 *인두수축근*(pharyngeal constrictor muscle)(위, 중간 및 아래 인두수축근, 그림 10.11C 참조)은 인두를 둘러싸고 있으며 부분적으로 서로 겹쳐 있는데, 위쪽에서 아래쪽으로 음식덩어리를 쥐어짜면서 식도로 내려 보내기 위해 수축한다. 인두근은 미주신경(10번 뇌신경)에서 유래한 몸운동신경의 지배를 받는 뼈대근육이다.
3. *목뿔아래근*(infrahyoid muscle)은 목뿔과 후두를 아래쪽으로 잡아끌어당겨 제 위치로 돌려보낸다.

인두근육의 조직학적 구조는 입안의 구조와 유사하다. 입인두와 후두인두의 점막은 마찰을 견디는 중층편평상피로 덮여 있다(삼킨 음식은 종종 씹은 후에 거친 입자가 포함되어 있으므로). 바깥쪽 근육층은 인두수축근으로 구성되어 있다.

이해 수준 체크하기

- ☐ 8. 입안과 인두의 표면을 덮는 점막을 형성하는 상피조직의 형태는 무엇인가?
- ☐ 9. 주요 침샘의 이름 세 가지를 나열한다. 타액 속의 효소들이 어떤 영양소에 작용하는가?
- ☐ 10. 치아를 지배하는 뇌신경은 무엇인가? 이 신경의 가지 중 위턱과 아래턱의 치아를 지배하는 신경은 무엇인가?

22.2e 식도 The Esophagus

학습 성과

▸ 식도의 맨눈해부 및 현미해부에 대해 설명할 수 있다.

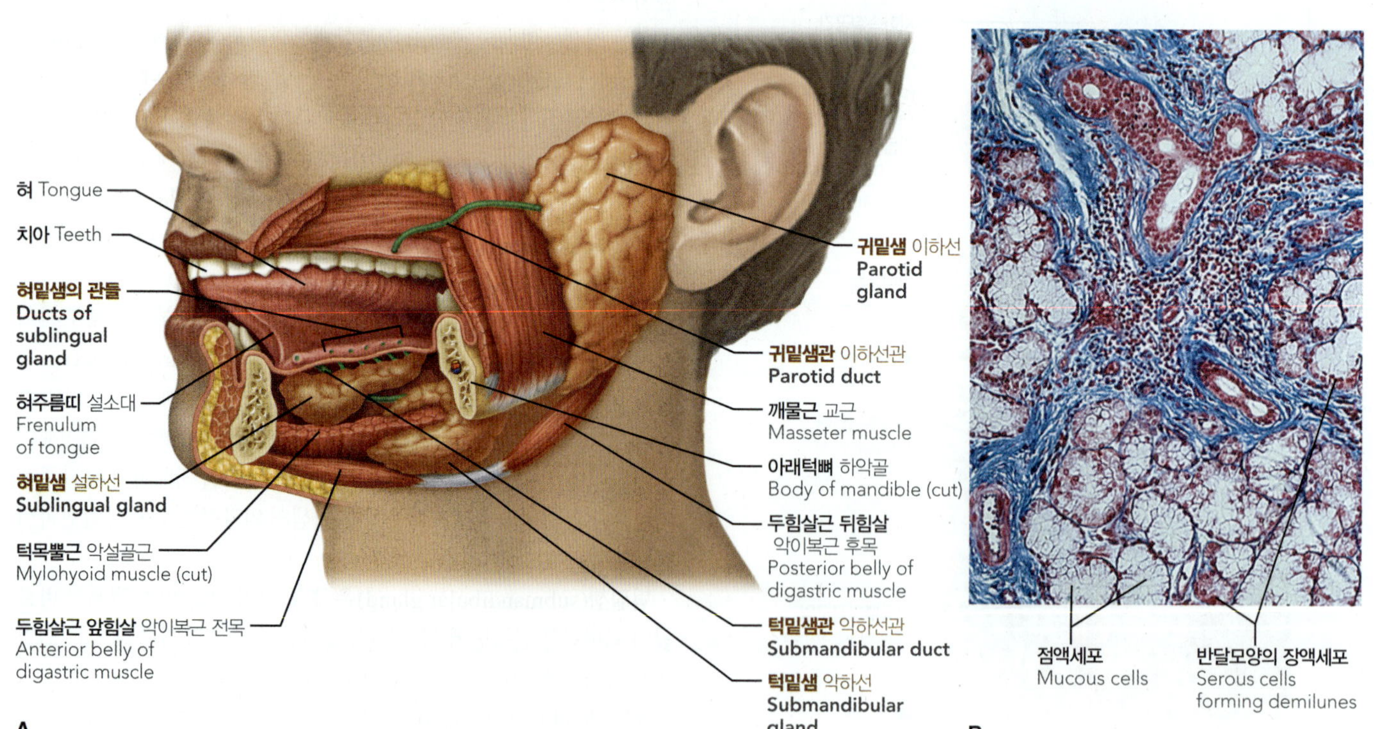

그림 22.15 주요 침샘. A. 귀밑샘, 턱밑샘, 혀밑샘과 도관의 위치. B. 혀밑샘의 현미경 사진(150×)

맨눈해부 Gross Anatomy

식도(esophagus)는 삼킨 음식물을 위까지 운반하는 근육성 관이며 비어 있을 때는 내강이 찌그러져 있다. 식도는 목의 중간부위에서 인두의 연속으로 척주(그림 22.1)의 앞면에 있는 가슴(thorax)을 따라 내려가 가로막(diaphragm)의 *식도구멍*(esophageal hiatus)을 지나 배로 들어간다(그림 10.13B 참조). 배 부분은 2 cm 정도의 길이로 위의 **들문구멍**(cardiac orifice)에서 위와 연결되며, 위로 내려간 음식물이 다시 식도로 역류하지 못하게 막는 **들문조임근**(cardiac sphincter)이 있다. 이 조임근의 해부학적 증거로 민무늬근육이 약간 두터워진 벽이 있다. 가로막 식도구멍의 가장자리도 역류의 방지를 도와준다.

현미해부 Microscopic Anatomy

입안과 인두와는 달리 식도벽은 소화관의 기본적인 4층 구조인 **(그림 22.16A)** *점막층*(mucosa), *점막밑층*(submucosa), *근육층*(muacularis externa), *바깥막*(adventitia) 모두 갖고 있다. 다음의 조직학적 특징은 흥미롭다.

- 식도점막은 각화되지 않은 중층편평상피세포로 구성되어 있다. 이 두꺼운 내마모성 층은 식도와 위의 접합부에서 갑자기 얇은 단층원주상피로 변하는데, 이는 특별한 분비 작용을 위해서이다(그림 22.16B).
- 식도에 음식이 없을 때 점막층과 점막밑층은 세로로 주름이 지지만, 음식이 통과할 때는 주름이 펴진다.
- 식도의 점막밑층은 점액을 분비하는 분비샘이 있어 덩어리가 식도를 통과할 때 이들을 압박하여 식도벽을 윤활시키는 점액을 분비하게 하여 음식물이 쉽게 통과하게 한다.
- 근육층의 위 1/3 부분은 뼈대근육, 중간 부분은 뼈대근육과 민무늬근육의 혼합, 아래 1/3 부분은 주로 민무늬근육으로 이루어져 있다.
- 식도의 가장 바깥층인 바깥막(외막, adventitia)은 장막이 아니라 섬유결합조직이다.

22.2f 위 The Stomach

학습 성과

- 위의 맨눈해부 및 현미해부에 대해 설명할 수 있다.
- 위벽의 조직학적 변형화와 소화작용과의 관계를 설명할 수 있다.

J자 모양의 **위**(stomach)는 소화관 중에서 가장 확장된 부분이며**(그림 22.17)**, 음식물을 일시적으로 저장하며, 음식물을 휘젓고 회전시켜 **미즙**(chyme)을 만든다. 위는 산성 환경에서만 기능을 하는 단백질 소화효소인 **펩신**(pepsin)을 분비하여 단백질의 소화가 시작되며, 강산인 염산은 음식 속의 유해한 세균들을 파괴시킨다. 대부분의 영양소는 작은창자에서 흡수되지만, 물, 전해질, 아스피린 및 알코올과 같은 일부의 물질들은 위에서 흡수한다. 음식은 대략 4시간 정도 위에 머문다.

맨눈해부 Gross Anatomy

위는 식도와 작은창자 사이에 위치하며 배안의 정중면에서 왼쪽으로 치

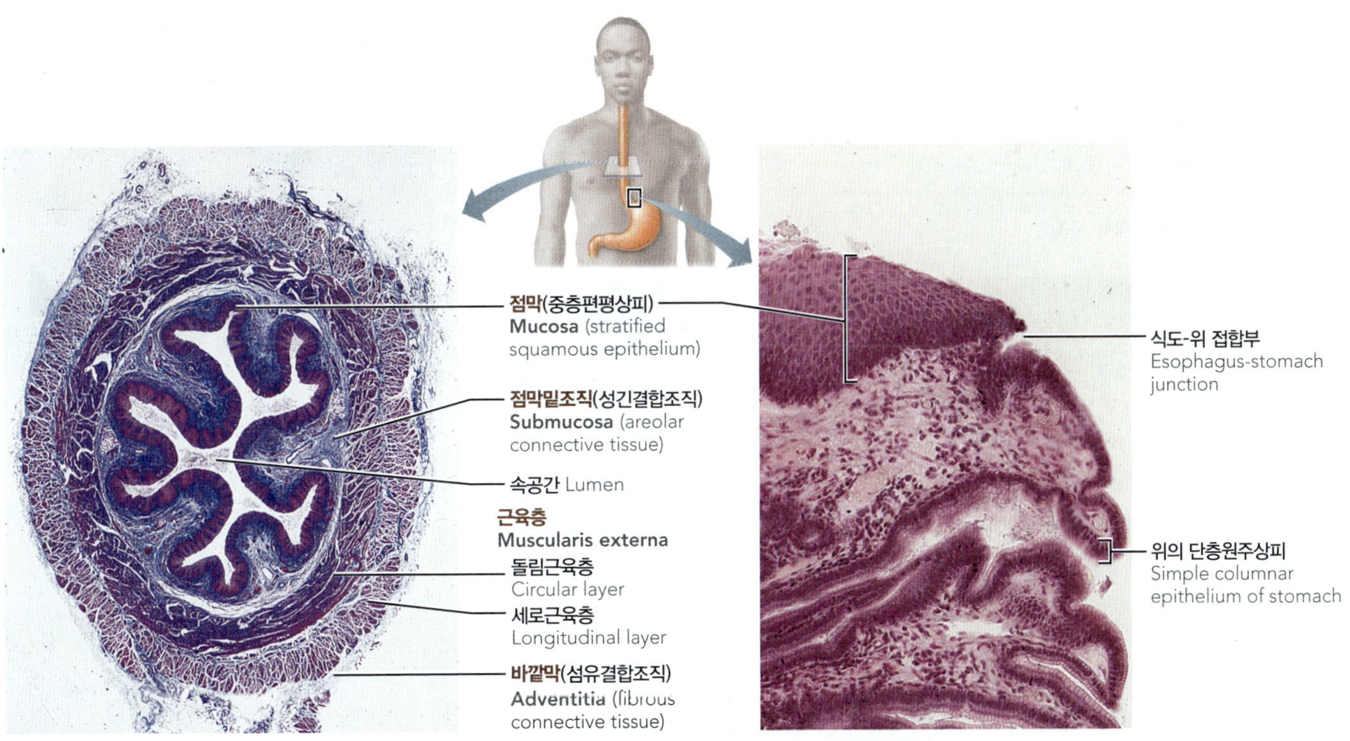

그림 22.16 **식도의 현미경적 구조.** B에서 중층편평상피인 식도점막상피가 단층원주상피인 위의 상피로 갑자기 변화하는 것에 주의하라.

우쳐 놓여 있으며, 11번째 가슴뼈의 왼쪽에서 식도와 연결되고, 배의 왼갈비 아래부위와 명치부위, 배꼽부위에 위치하며, 가로막의 바로 아래, 비장과 지라의 앞쪽에 위치한다(그림 22.2). 위쪽부분은 간의 왼쪽부분에 가려져 있다. 위는 식도와 작은창자에 의해 양 끝이 고정되어 있고, 중간 부위는 사람의 자세나 내용물의 양에 따라 모양, 크기 및 위치가 다양하게 변한다.

위의 주요 부분의 구조는(그림 22.17A) 다음과 같다. 위에는 식도와 연결된 구멍인 **들문**(분문, cardia)과 샘창자와 연결된 구멍인 **날문**(유문, pylorus)이 있다. 위에서 돔형태인 **위바닥**(fundus)은 가로막 아래 파묻혀 있다. 위에서 중간에 위치한 가장 큰 부위인 **위몸통**(body)은 깔때기 모양의 **날문부분**(유문부분, pyloric part), 팽대된 **날문방**(유문동, pyloric antrum)과 좁아진 **날문관**(유문관, pyloric canal)으로 구성된다. 날문부분이 위의 종말부분이고, 날문에는 **날문조임근육**(유문괄약근, pyloric sphincter muscle)이 있어 작은창자로 유미즙이 들어가는 것을 조절해준다. 왼쪽의 불룩한 면에는 **큰굽이**(대만, greater curvature)가 위치하고, 왼쪽의 오목한 가장자리에는 **작은굽이**(소만, lesser curvature)가 위치하며, 두 굽이에는 배막주름인 큰그물막과 작은그물막이 각각 붙어 있다.

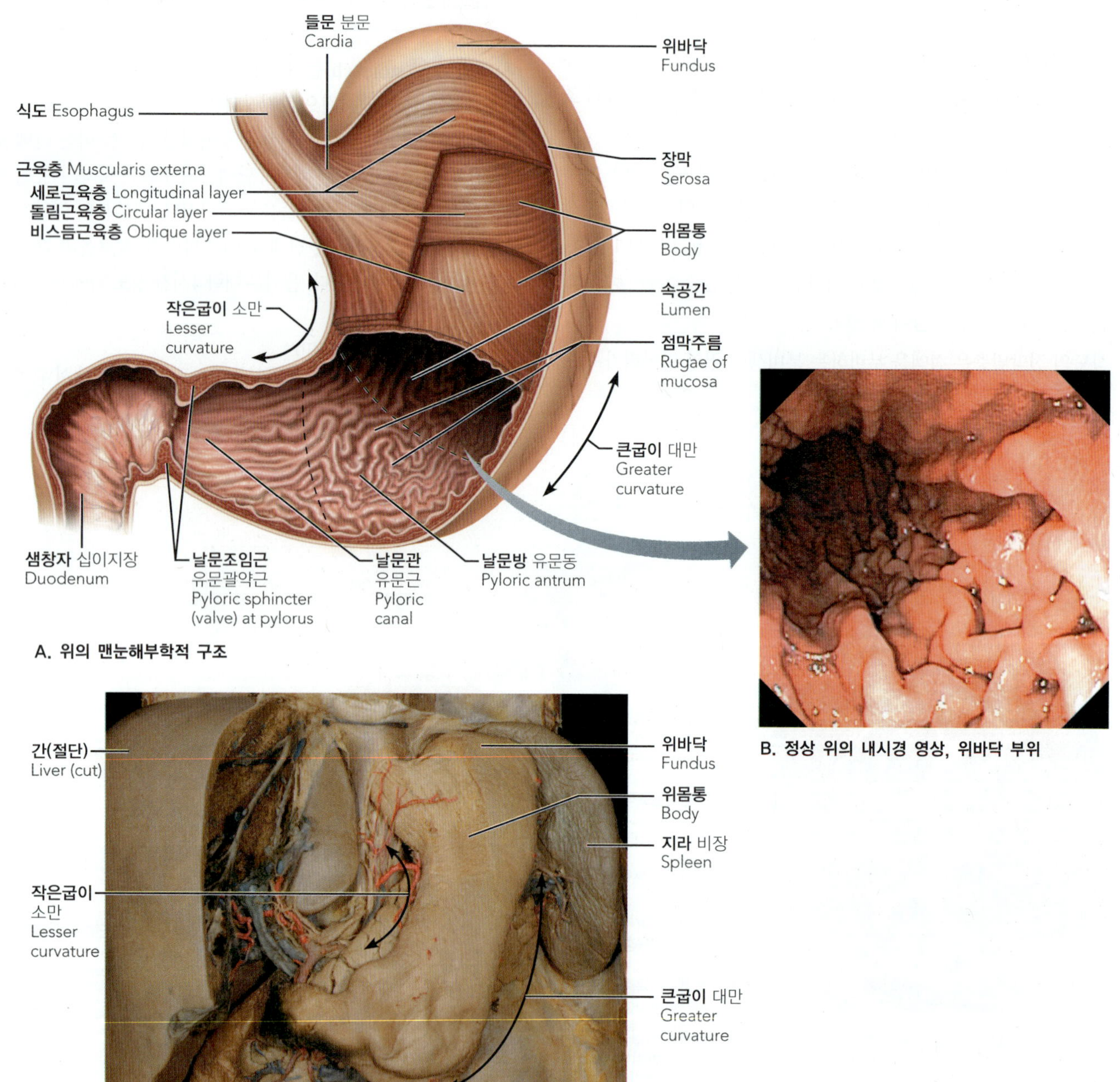

A. 위의 맨눈해부학적 구조

B. 정상 위의 내시경 영상, 위바닥 부위

C. 정위치에서 위의 외부 구조

그림 22.17 위의 해부.

비어 있는 위는 1.5 L의 양을 수용하지만 팽창하면 4 L의 음식을 수용할 수 있으며, 거의 골반까지 확장될 수 있다. 비어 있는 위의 속면에는 많은 세로형 **점막주름**(rugae)(그림 22.17A, B)이 있으며, 위에 음식물이 가득 찰 때는 편평해진다. 즉, 위 내용물이 많을 때는 위내 용적을 증가시키게 된다.

혈관과 신경(Vessels and Nerve). 위는 복강신경얼기를 경유하여 내장가슴신경에서 유래한 교감신경과 미주신경에서 유래한 부교감신경의 지배를 받는다. 이 자율신경은 위의 창자신경세포의 기능에 영향을 미친다. 위의 동맥은 복강동맥(celiac trunk)에서 분지하는 오른·왼 위동맥(gastric artery), 짧은 위동맥(short gastric artery), 오른·왼 위그물막동맥(gastroepiploic artery)의 지배를 받으며, 정맥은 간문맥(portal vein), 지라정맥(splenic vein), 위창자간막정맥(superior mesentric vein)으로 배출된다.

현미해부 Microscopic Anatomy

위의 벽은 기본적으로 네 층으로 되어 있으며(그림 22.18), *점막*을 덮고 있는 표면상피는 단층원주상피세포이며, 중탄산·완충 점액을 분비하는 세포들로 이루어져 있다. 이 점액은 산과 펩신으로부터 위벽을 보호한다. 점액 분비는 전체 소화관에서 가장 가혹한 환경에 노출되어 있는 위벽에서 필수적이다. 위산의 과다 분비로 위궤양을 초래하기도 한다.

위점막의 표면에는 컵 모양의 **위오목**(gastric pit)이 수백만 개 산재해 있으며 **위샘관**(gastric gland)의 도관이 열려 있다(그림 22.18B). 위샘을 구성하는 세포는 부위에 따라 매우 다르다. 들문부와 날문부에 있는 위샘세포는 주로 점액세포이다. 이에 비해 위바닥과 위몸통의 위샘에는 목점액세포(점막경세포, mucous neck cell), 벽세포(parietal cell), 으뜸세포(chief cell)와 같은 세 종류의 분비세포가 있다(그림 22.18B~D, 22.24).

- **목점액세포**(점막경세포, Mucous neck cell). 목점액세포는 점액을 분비하며 위샘의 목 또는 위쪽 끝에서 관찰되며 표면세포에서 분비된 여러 가지 유형의 점액을 분비한다. 이 점액의 특수한 기능은 알려져 있지 않다.
- **벽세포**(Parietal cell). 벽세포[parietal (oxyntic) cell]는 염산(HCl)과 내인성 인자를 분비한다. 염산은 단백질 분해효소인 펩신(pepsin)의 전구물질인 펩시노겐(pepsinogen)에 작용하여 펩신을 만들어내고, 일단 생산된 펩신은 펩시노겐을 활성화시키는 작용을 한다(자가활성작용). 그리고 염산은 펩신이 작용할 수 있는 최적의 산도를 제공하고, 단백질을 비활성화시키는 살균 효과가 있다. **내인성 인자**(gastric intrinsic factor)는 작은창자에서 비타민 B_{12}의 흡수를 위해 필요한 단백질이다.
- **으뜸세포**(Chief cell). 으뜸세포[chief (zymogenic) cell]는 주로 위샘의 비닥부분에 있으며, 단백질 소화효소인 펩시노겐(pepsinogen)을 생산하는 역할을 한다. 펩시노겐은 염산과 작용하여 펩신이 된다(그림 22.18C). 으뜸세포는 단백질 분비세포의 전형적인 특징인, 잘 발달된 과립세포질그물(rough ER), 골지장치 및 꼭대기쪽 세포질에 분비과립이 위치한다. 또한 으뜸세포는 지방을 소화시키는 위 지질분해효소(gastric lipase)를 분비한다.

최소한 두 종류의 다른 상피세포 유형이 위샘에서 관찰되고 이 위샘 위에서도 관찰된다.

- **위창자내분비세포**(Enteroendocrine cell). 위창자내분비세포는 표면상피와 소화관의 샘에 흩어져 있으며(그림 22.18), 다양한 종류의 호르몬과 유사물질을 고유판으로 직접 방출한다. 이 호르몬 가운데 하나인 *가스트린*(gastrin)은 음식이 위에 들어오면 벽세포에 신호를 보내 염산을 분비하게 한다. 가스트린을 분비하는 창자내분비세포는 위의 날문부에 위치한다.
- **미분화줄기세포**(Undifferentiated stem cells). 미분화줄기세포는 위샘과 위오목의 결합부에 위치한다. 이 세포는 계속적으로 3~7일마다 점액분비세포들로 구성된 전체 표면상피가 대체된다. 이 세포는 위의 가혹한 환경하에서 수 일만 생존하므로 이러한 빠른 재생 능력은 필수적이다.

위의 *근육층*은 민무늬근육으로 된 돌림 및 세로근육층(circular longitudinal layer) 이외에 그 안쪽으로 *빗스듬층*(oblique layer)으로 구성되어 있다(그림 22.17A). 돌림 및 세로근육층은 음식을 휘젓거나 혼합하여 작은 덩어리로 만든다. 비스듬층은 위를 V자 모양으로 구부려 미즙을 작은 창자로 이동시킨다. 날문조임근은 돌림근육층이 두터워진 것이다.

이해 수준 체크하기

- ☐ 11. 식도에서 위까지의 상피조직은 어떻게 변화하는가? 위의 유일한 근육층은 무엇인가?
- ☐ 12. 배부위의 9분역에서 위의 위치를 설명한다(그림 22.2).
- ☐ 13. 으뜸세포와 벽세포, 표면상피세포는 무엇을 생산하는가?

22.2g 작은창자 소장, The Small Intestine

학습 성과 

- ▸ 작은창자와 큰창자의 맨눈해부 및 현미해부에 대해 설명할 수 있다.
- ▸ 창자벽의 조직학적 변화와 소화작용과의 관계를 설명할 수 있다.

작은창자(small intestine)는 소화관 중에서 가장 길이가 긴 관으로(그림 22.1), 효소에 의한 소화의 대부분과 영양소 흡수가 일어나는 곳이다. 위에서 넘어온 미즙이 간에서 생산된 쓸개즙(담즙, bile juice)과 이자(췌장, pancreas)에서 분비된 이자액(pancreatic juice)과 혼합되어 소화되며, 꿈틀운동에 의해 작은창자를 통과하는 동안 영양소가 흡수된다. 꿈틀운동을 통해 작은창자를 지나가는 시간은 약 3~6시간 정도이다.

맨눈해부 Gross Anatomy

작은창자는 배의 명치 부위에 있는 날문조임근으로부터 오른아래사분

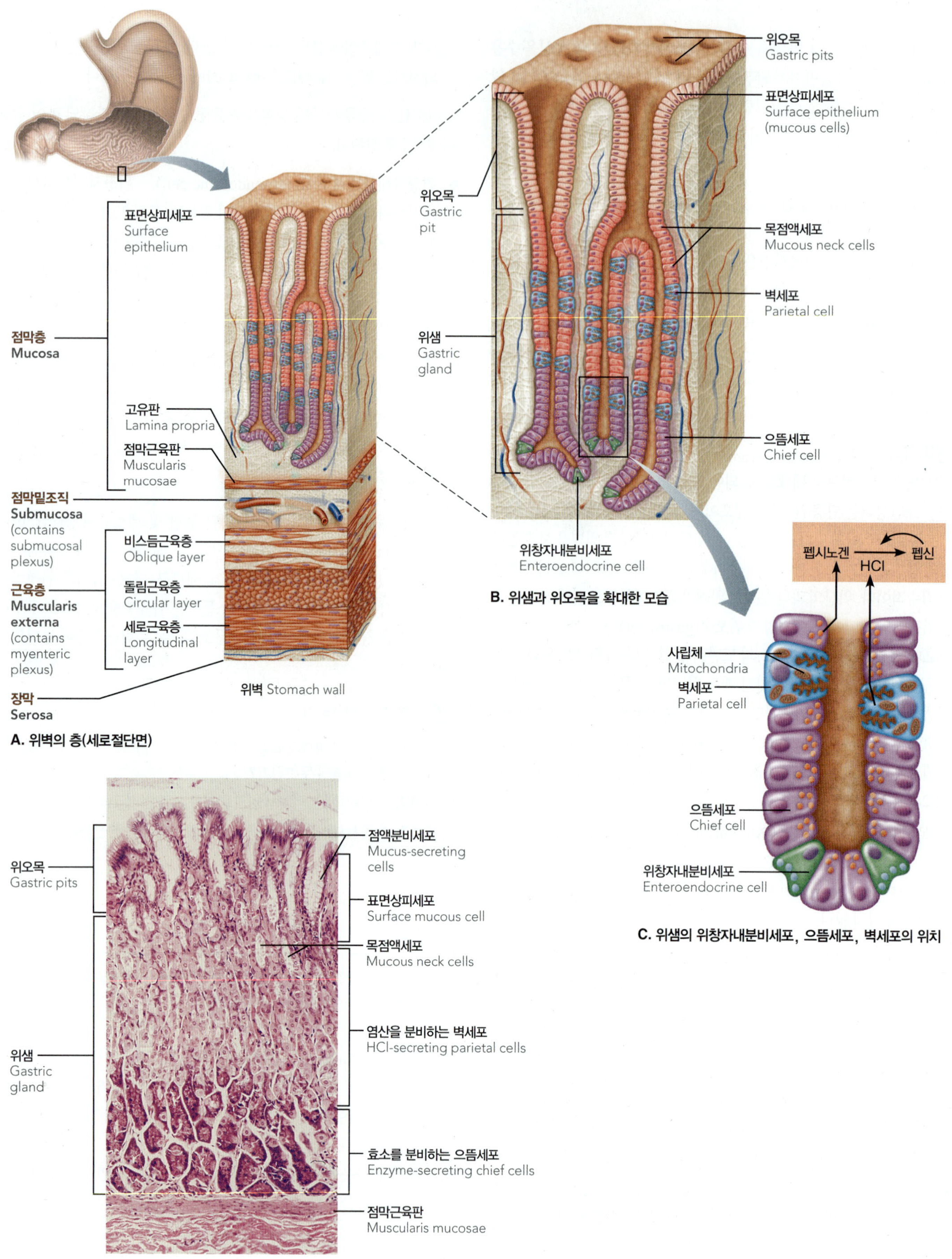

그림 22.18 위의 현미경적 구조.

역에 위치한 큰창자의 시작 부위까지 연결된 구불구불한 관이다. 사체에서는 길이가 6~7 m나 되지만, 살아있는 사람의 경우 근육의 긴장도 때문에 약 2.7~5 m 정도이고 직경은 2.5 cm이다.

작은창자는 **샘창자**(십이지장, duodenum), **빈창자**(공장, jejunum), **돌창자**(회장, ileum) 세 부분으로 구분되며(그림 22.1), 샘창자는 뒤배벽(posterior abdomen wall)에 있고, C자 모양으로 굽어져 있고, 안쪽에는 점막주름인 돌림주름(윤상추벽, circular fold)이 촘촘하게 배열되어 있다. 빈창자와 돌창자는 배막(복막, peritoneum)으로 싸여 있으면서 부채 모양의 넓은 배막주름인 창자간막(장간막, mesentery)의 끝에 붙어 있다.

*샘창자*는 작은창자에서 가장 짧은 부분이다(그림 22.19). 샘창자는 *주이자관*(췌관, main pancreatic duct)을 통해 이자로부터 소화효소를 받고, *쓸개관*(담관, bile duct)을 통해 쓸개와 간으로부터 담즙을 받는다. 간과 이자에서 분비된 쓸개즙과 이자액을 전달하는 관들이 샘창자 가까이에서 통합되는데 이 부분을 **쓸개이자관팽대**(담췌관팽대부, hepatopancreatic ampulla)라고 한다. 쓸개이자관팽대는 화산 모양의 **큰샘창자유두**(대십이지장유두, major duodenal papilla)를 통하여 샘창자로 열려 있다. 쓸개즙과 이자액의 유입은 **오디조임근육**(오디괄약근, Oddi's sphincter)이라 불리는 근육성 판막에 의해 조절된다. 빈창자는 약 2.5 m 길이로 샘창자와 돌창자 사이에 위치한다. 돌창자의 길이는 약 3.6 m이며, 돌막창자판막(회맹판, ileocecal valve)에서 큰창자와 연결된다.

혈관과 신경(Vessels and Nerves). 작은창자는 창자신경세포의 신경지배를 받는다. 미주신경에서 분지된 부교감신경과 내장가슴신경에서 분지된 교감신경은 위창자간막신경얼기와 복강신경얼기를 통해 중개되며 두 신경의 작용에 영향을 미친다. 작은창자의 동맥 공급은 위창자간막동맥을 통해 이루어지며, 정맥은 동맥과 나란히 주행하는 위창자간막정맥에 의해 이루어진다. 그곳으로부터 영양소가 풍부한 정맥이 간문맥을 통해 간으로 이동된다.

현미해부 Microscopic Anatomy

앞서 설명한 바와 같이 거의 모든 영양소의 흡수는 흡수 기능에 매우 적합한 구조로 된 작은창자에서 일어난다. 흡수를 위한 거대한 표면적 외에도 작은창자의 긴 길이와 여러 가지 다른 구조적 특징들로 인해 더욱 많은 흡수 면을 제공하고, 소화와 관련된 다른 기능에도 중요한 역할을 한다.

흡수를 위한 변형(Modifications for Absorption). 작은창자의 벽에는 *돌림주름*(circular fold), *융모*(villus), *미세융모*(microvili)라는 세 종류의 구조적 변형물이 있어서 흡수 표면적을 증가시킨다(그림

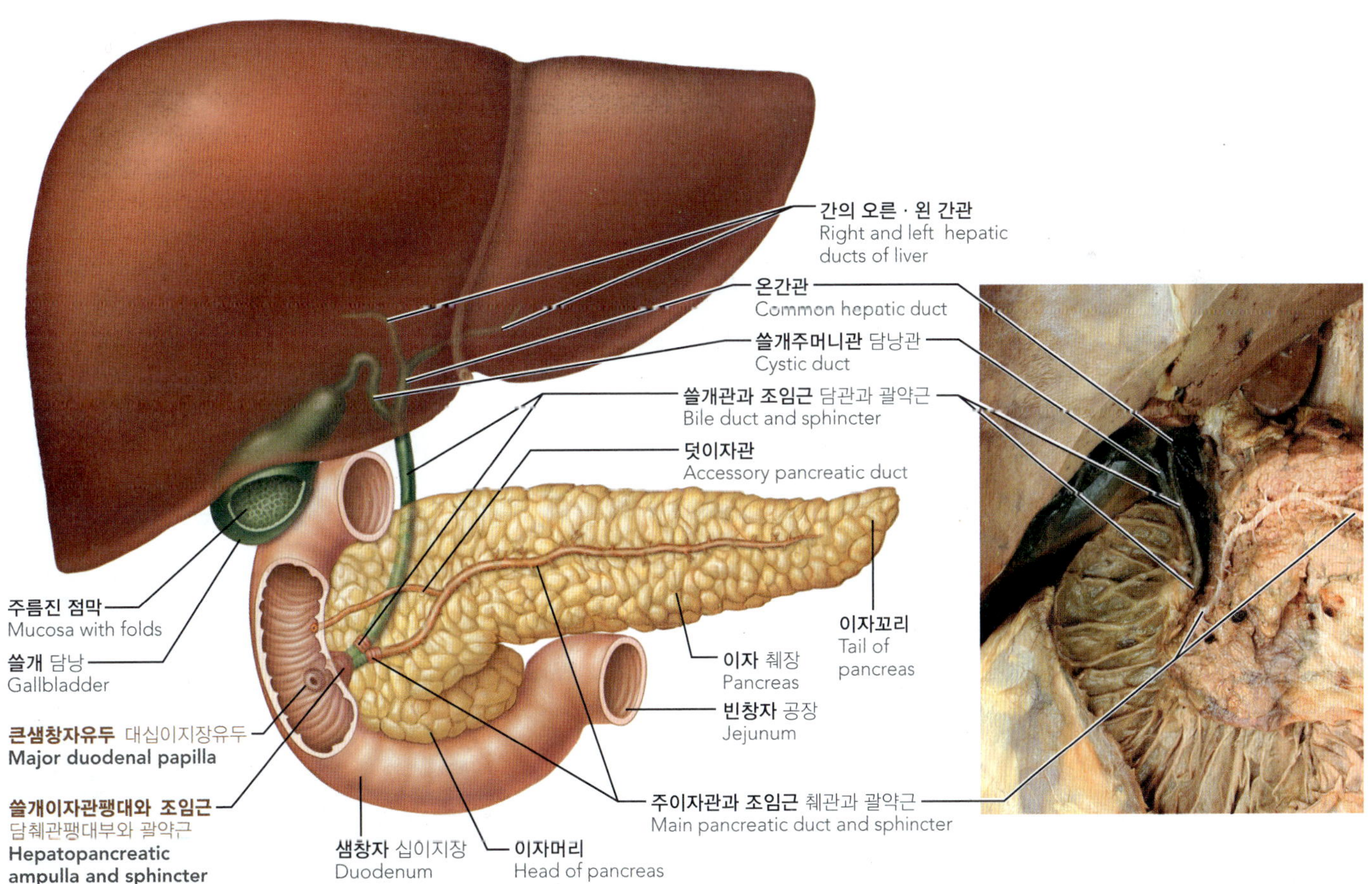

그림 22.19 작은창자의 샘창자와 관련된 기관. 오른쪽은 사체 해부 사진이며, 왼쪽은 이자, 쓸개 및 간으로 분비된 물질이 샘창자에 열려 있는 도관의 모습을 보여주는 그림이다.

22.20). 대부분의 흡수는 작은창자의 몸쪽 부분에서 일어나므로 먼쪽으로 갈수록 감소한다.

돌림주름(circular fold, plicae circulares)은 점막층과 점막밑층이 돌출된, 항상 존재하는 1 cm 높이의 가로능선이다(그림 22.20A). 이 구조는 흡수 면적을 증가시키는 기능 이외에도 창자내강을 통하여 미즙을 나선상으로 움직이게 하여 장액과 미즙을 지속적으로 혼합시키고, 영양소가 충분히 흡수될 수 있는 시간을 제공하도록 천천히 움직이도록 한다.

융모(villus)는 손가락 모양의 점막층이 돌출된 구조로서 높이가 1 mm 정도이며, 수건의 보풀과 같은 부드러운 조직으로 이루어져 있다. 1 mm 이상된 융모는 눈으로도 관찰되며, **창자세포**(enterocyte)라고 하는 소화된 영양소를 흡수할 수 있도록 특수화된 **흡수상피세포**(absorptive cell)가 덮고 있다(그림 22.20B). 각 융모의 고유판 중심에는 모세혈관과 암죽관(유미관, lacteal)이라고 하는 내강이 넓은 모세림프관이 위치한다. 탄수화물과 지방의 소화 종말 산물은 모세혈관으로 들어가고, 흡수한 지방은 중심림프관으로 유입된다. 이러한 물질

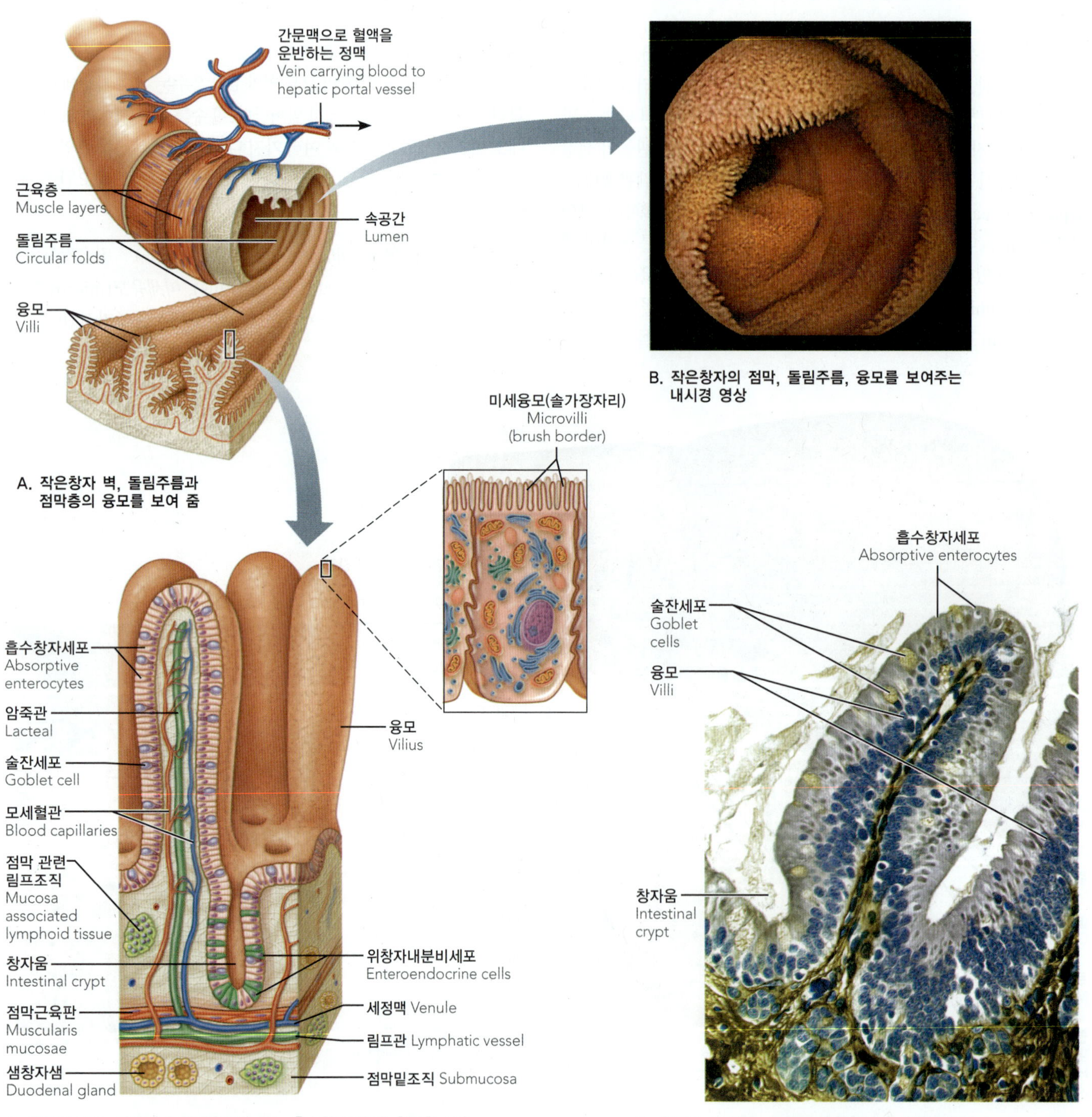

그림 22.20 소화와 흡수를 위한 표면적이 증가된 작은창자의 구조적 변화.

들이 서로 다른 관을 통하여 유입되는 것은 매우 중요하다. 소장에서 흡수한 영양소를 운반하는 혈관은 간문맥계통을 경유하여 흡수한 영양소를 간에 운반한다. 그러나 흡수한 지방은 직접 간에 운반되는 것이 아니라 림프관을 따라 팔머리정맥 인접부에 있는 정맥계통으로 운반된다.

각 융모의 중심에는 한 가닥의 민무늬근육이 위치하는데, 소화 중에 융모를 움직이게 하는 점막근육층으로부터 유래한 근육이다. 이러한 융모의 운동은 융모와 창자의 속공간에 있는 영양소와의 접촉면을 증가시켜 흡수 효율이 높아지게 한다. 그리고 중심림프관을 통하여 림프를 쥐어짜는 기능을 한다.

흡수창자세포의 꼭대기면에는 많은 **미세융모**(microvillus)가 위치한다(그림 22.20C). 이러한 돌기는 대부분의 상피 표면에서 관찰되지만 작은창자에서는 예외적으로 길고 치밀하게 존재한다. 이러한 미세융모는 흡수 면적을 증가시키는 기능이 있으며, 미세융모의 형질막에는 영양소 분자들의 최종적인 소화를 위한 효소들이 포함되어 있다.

작은창자에서 흡수 면적의 양은 현저하다. 돌림주름, 융모 및 미세융모는 이층집 바닥 면적과 유사한 200 m^2의 표면적을 증가시킨다.

작은창자 벽의 조직*(Histology of the Wall).* 소화관에서 볼 수 있는 여러 층의 구조를 작은창자에서도 볼 수 있는데, 상피의 아래쪽에서는 융모뿐만 아니라 흡수세포와 술잔세포, 위창자내분비세포도 분포하고 있다.

- **흡수창자세포**(Absorptive enterocyte)(그림 22.20C, D). 이 세포는 다량의 사립체와 세포질그물을 가지고 있다. 이 세포는 다량의 사립체를 가지고 있는데 이는 소화영양소의 섭취가 에너지를 요구하는 과정이기 때문이다. 또한 이 세포는 새로 흡수된 지질 분자를 지질 단백질 복합체, 즉 암죽미립(유미미립; chylomicrons)으로 만드는 세포질그물도 풍부하게 포함하고 있다. 만들어진 암죽미립은 암죽관(유미관; lacteal capillaries)으로 들어가는데 이렇게 하여 장에서 흡수한 지방이 순환계통으로 보내지게 된다.
- **술잔세포**(Goblet cell)(그림 22.20C, D). 이 세포는 창자속면에 점액을 분비해 유미즙이 잘 내려가도록 표면을 미끄럽게 하고, 장벽의 효소에 의한 소화를 억제하여 보호 장벽을 형성한다.
- **위창자내분비세포**(Enteroendocrine cell)(그림 22.20C). 샘창자의 창자내분비세포는 여러 가지 호르몬을 분비한다. 이 호르몬들은 쓸개에 신호를 보내 저장된 쓸개즙을 방출하게 하고, 이자에서 소화효소를 분비하게 하며, 샘창자로 들어오는 산성 유미즙을 중화시키는 중탄산염이 풍부한 분비액을 방출하게 한다.

융모 사이의 점막에는 **창자움**(장음와, intestinal crypt)이라고 하는 점막이 함입된 구조가 있다(그림 22.20C). 창자움의 상피세포에서는 점액을 포함하는 물 같은 *창자액*을 분비하여 유미즙과 혼합한다. 두 종류의 다른세포들은 창자움내에서 관찰된다.

- **미분화상피세포**(Undifferentiated epithelial cell). 창자움을 둘러싸고 있으며, 빠르게 분열하여 계속적으로 융모로 이동하여 점막상피를 재생한다. 이 세포는 우리 몸에서 가장 빨리 분열하는 세포이며, 3~6일마다 작은창자 상피가 완전히 재생된다. 창자속공간에 있는 소화효소의 파괴작용에 오랫동안 저항할 수 없기 때문에 이러한 빠른 재생은 필수적이다.
- **성숙한 호산성과립세포(파네트세포)**(Paneth cell). 창자움(crypt)의 바닥에 깊이 들어 있는 특수한 분비세포이며, 이들은 항균 효소인 리소자임을 방출하여 작은창자 안의 세균을 죽이거나 작은창자 속공간에 어떤 종류의 세균이 상주할 것인지 결정하는 데 도움을 준다. 창자 속공간에 상주하는 세균을 *창자균무리*(intestinal flora)라 하며, 창자에서 흡수를 돕는 필수 비타민들을 만든다. 비타민 K는 장내 세균들에 의해 만들어지는 물질 중 하나이다.

작은창자는 많은 림프조직을 가지고 있으며, 전체적으로 점막층에는 점막 관련 림프조직(mucosa associated lymphoid tissue, MALT)이 있으며, 특히 돌창자(ileum)의 점막밑층에 있는 *무리림프소절*(집합림프소절, aggregated lymphatic nodule)인 Peyer's patch가 위치한다.

작은창자의 *점막밑층*은 전형적인 결합조직으로 구성되어 있다. 개별적 림프결절 모두를 포함하고 있다. **샘창자**(duodenal gland)에서만 복합관상샘인 샘창자샘이 관찰된다. 이 샘의 도관은 창자움에 열려 있다(그림 22.20C). 샘창자샘들은 산성의 미즙을 중성화시키는 알칼리성 점액을 생성하고 작은창자의 속면에 있는 점막의 보호층 역할을 한다.

22.2h 큰창자 대장, The Large Intestine

큰창자는 소화관의 마지막 주요 기관이다(**그림 22.21**). 큰창자에 도달한 물질은 영양소가 거의 없는 소화된 찌꺼기이다. 12~24시간 동안 큰창자는 돌창자(ileum, 회장)로부터 넘어온 음식물 찌꺼기에서 수분과 전해질을 흡수하여 반고체형인 대변(분변, feces)을 만든다. 큰창자는 영양소를 일부 흡수하기도 하지만, 주요 기능은 소화된 물질로부터 전해질과 물을 흡수하여 반고체의 대변을 만드는 것이다. 큰창자를 통한 밀어냄은 느슨하고 약하게 일어나나 예외적으로 **집단꿈틀운동**(mass peristatic movement)을 통해 잘록창자(결장, colon)에 대변이 모이게 되는데, 대변이 꽉 차게 되면 곧창자를 통해 배변된다.

맨눈해부 Gross Anatomy

큰창자는 작은창자의 가쪽면 3½을 둘러싸서 열린 직사각형을 형성한다(그림 22.1). 큰창자는 작은창자보다 굵지만 길이는 약 절반 정도로 1.5 m이며, *막창자*(맹장, cecum), *막창자꼬리*(충수, appendix), *잘록창자*(결장, colon), *곧창자*(직장, rectum), *항문관*(anal canal)으로 구성되어 있다(그림 22.21A).

잘록창자의 바깥세로근육층은 길이로 3개의 긴 띠처럼 배열되어 있는데, 이를 **잘록창자띠**(결장띠, teniae coli)라고 하며, 장벽의 길이보다 짧아서 안쪽으로는 가로의 점막주름, 즉 반달주름(반월주름, semilunar fold)이 형성되어 있고, 이 주름과 주름 사이의 창자벽은 바깥쪽으로 불룩하게 팽대되어 **잘록창자팽대**(결장팽대, haustra)를 이루고 있다. 창자막의 곳곳에는 작은 주머니 모양으로 지방조직이 매달려

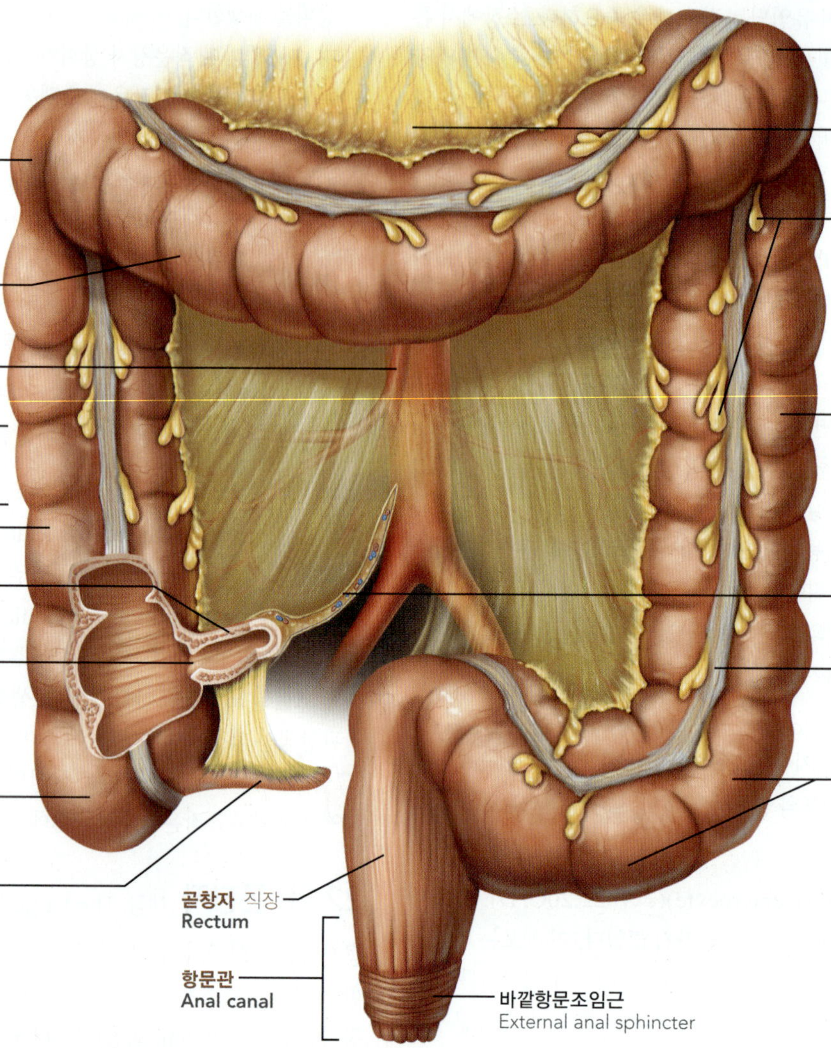

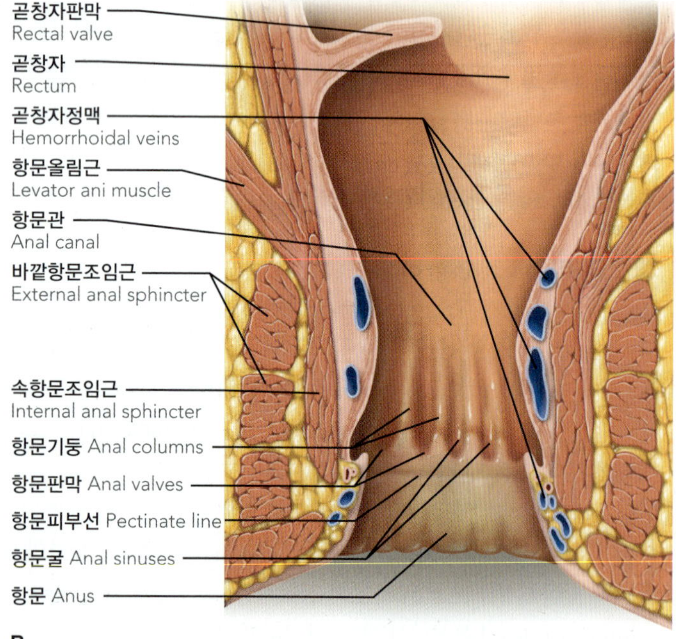

그림 22.21 큰창자의 맨눈해부 구조.
A. 큰창자 전체 B. 직장관 항문관의 절단면

있는 **복막주렁**(복막수, epiploic appendage)이 달려 있다.

막창자와 막창자꼬리(The Cecum and Appendix). **막창자**(맹장, cecum)는 오른쪽 엉덩뼈오목 안에 있는 주머니 모양의 구조로서 큰창자의 시작 부위이다. 막창자의 안쪽 벽과 돌창자(회장 ileum)와 이어진 구멍에는 두 개의 융기된 점막주름인 **돌막창자판막**(회맹판, ileocecal valve)이 위치한다(그림 22.21A). 먼쪽 돌창자에 있는 조임근은 위에 음식물이 있을 때까지 판막을 닫게 하고, 시간이 지나면서 조임근이 반사적으로 이완되어 판막을 열게 한다. 막창자가 꽉 차면 벽이 신전되고 돌막창자판막은 서로 잡아당겨져 돌막창자구멍이 열린다. 이러한 작용은 큰창자의 내용물이 작은창자로 역류되는 것을 막는다.

막창자꼬리(충수, appendix)는 막창자의 뒤안쪽벽으로 열려 있는 끝이 막힌 관이며, 아래쪽으로 붙어 있다. 막창자꼬리의 벽 안에는 큰 림프조직 덩어리가 함유되어 있다. 흔히 흔적기관으로 여기지만, 최근 연구에서는 막창자꼬리가 큰창자 속의 유익한 세균의 안전한 안식처로서 기능한다는 연구가 보고되고 있다. 이 이론에 의하면 막창자꼬리의 유익한 세균은 설사를 일으키고 장내 세균무리를 몰아내는 감염성 질병을 앓고 난 후에 소화관의 유익한 세균을 재생할 수 있다고 한다.

잘록창자*(Colon).* **잘록창자**(colon)는 막창자의 연속이며 작은창자의 주위를 휘돌아 골반 속에 있는 곧창자(직장, rectum)에 이어지는 부분이다(그림 22.21A). **오름잘록창자**(상행결장, ascending colon)는 막창자에서 시작하여 배안의 오른쪽 배벽을 따라 위쪽으로 올라가 오른쪽 콩팥의 위치에서 급격히 왼쪽으로 굽어지는 **오른창자굽이**(우결장곡, right colic flexure, hepatic flexure)까지의 부분이다. **가로잘록창자**(횡행결장, transverse colon)는 오른창자굽이에서 위의 큰굽이 아랫부분을 왼쪽으로 가로질러 지라에 이르러 다시 아래로 구부러지는 **왼창자굽이**(좌결장곡, left colic flexure, splenic flexure)까지이다. 배안의 왼쪽을 내려가는 것이 **내림잘록창자**(하행결장, descending colon)이며, S자 형태로 굽어지며 골반 안으로 들어가는 것이 **구불잘록창자**(S상결장, sigmoid colon, sigma는 그리스어로 S자를 뜻함)이다.

곧창자*(직장, Rectum).* **곧창자**(rectum)(그림 22.21A)는 엉치뼈(천골, sacrum)와 꼬리뼈(미골, coccyx)의 안쪽을 따라 골반 속으로 들어가 항문관에 이어진다. 곧창자는 잘록창자띠가 없으며, 배변 시 강한 수축작용을 위해서 세로 근육층이 완전하게 잘 발달되었다. 곧창자는 '똑바르다'라는 의미이지만, 실제로는 여러 개의 단단한 굽이가 있다. 안쪽으로 이 굽이는 세 개의 가로주름인 **곧창자판막**(rectal valve)(그림 22.21B)을 형성하여 가스가 배출될 때 대변이 나오는 것을 막아준다.

항문관*(Anal Canal).* 큰창자의 가장 마지막 부분은 **항문관**(anal canal)이다(그림 22.21B). 약 3 cm 길이의 짧은 관이며, 골반바닥을 형성하는 항문올림근을 통하여 곧창자가 지나가는 부위에서 시작된다. 항문올림근의 일부 근육은 변실금을 억제하는 항문과 곧창자 사이에서 항문곧창자각을 유지시키는 역할을 한다. 항문관은 샅고랑부위의 배골반안의 바깥쪽에 위치한다.

항문 바로 위의 곧창자에는 관 모양의 융기부인 **항문기둥**(항문주, anal column)이라는 세로로 배열된 주름이 있다. 이 기둥은 위곧창자동맥과 정맥의 말단 부분이 위치한다. 각 항문기둥의 밑에는 초승달 모양의 주름이 있는데 이를 **항문판**(anal valve)이라 하며, 항문기둥 사이의 오목한 부분을 **항문굴**(항문동, anal sinus)이라고 한다. 이것은 변에 의해서 압박을 받았을 때 점액을 분비하여 배변하는 동안 대변이 쉽게 통과할 수 있도록 윤활작용을 한다.

항문판막이 위치한 수평선을 *항문피부선*(pectinate line)이라 한다. 이 피부선의 위쪽 점막은 내장감각신경에 의해 신경지배를 받기 때문에 통증에 비교적 무디다. 항문피부선 아래쪽의 점막은 몸신경(somatic nerve)의 지배를 받기 때문에 통증에 민감하다.

항문관에는 민무늬근육으로 된 **속항문조임근**(항문내괄약근, internal sphincter muscle)과 뼈대근육으로 된 **바깥항문조임근**(항문외괄약근, external sphincter muscle)이 있다(그림 22.21B). 속항문조임근은 돌림근육층이 두꺼워져 발생하였으니 바깥항문조임근은 뚜렷한 뼈대근육이다. 바깥항문조임근은 수의적으로 배변을 억제할 때 수축하고, 속항문조임근은 불수의적으로 수축한다. 이 두 근육 모두 배변이 일어나지 않은 때는 항문으로부터 대변이 새는 것을 방지하고 정서적인 스트레스 상황에서 배변을 억제한다. 배변훈련(toilet training) 중 어린이들은 바깥항문조임근을 조절하는 법을 배운다.

혈관과 신경*(Vessels and Nerves).* 큰창자의 위쪽 1/2(가로잘록창자 2/3 지점)은 위창자간막동맥과 정맥에 의해 혈액 공급을 받는다. 교감신경지배는 위창자간막신경절, 복강신경절과 이들의 신경얼기이며 부교감신경은 미주신경에서 분지된다.

큰창자의 아래쪽 1/2은 아래창자간막동맥과 정맥에 의해 혈액 공급을 받는다. 곧창자 아래쪽과 항문관은 속엉덩동맥과 정맥의 가지에 의해 혈액 공급을 받는다. 큰창자의 아래쪽 1/2의 교감신경은 아래창자간막과 아랫배신경얼기에 의해 지배받고, 부교감신경은 골반내장신경의 지배를 받는다. 소화관의 다른 부분과 같이 자율신경 분포는 내재창자신경세포(intrinsic enteric neuron)에 작용한다. 항문피부선 아래의 항문관 마지막 부분은 음부신경과 같은 몸신경의 지배를 받는다.

배변*(Defecation).* 곧창자는 보통 비어 있고 항문조임근은 수축되어 있다. 집단연동운동에 의해 곧창자로 대변이 밀려오면 항문벽이 신전되어 배변반사가 시작된다(그림 22.22 ①). 엉치척수에 의해 중개되는 부교감성 반사는 구불창자의 벽에 신호를 보내고 곧창자를 수축시키며, 속항문조임근을 이완시킨다(그림 22.22 ②). 배변이 지체되면 반사성 수축이 멈추고, 곧창자가 이완된다. 다른 집단운동이 수 분 내에 생기면 배변반사가 다시 시작되어, 배변을 위한 선택을 하든지(그림 22.22 ③) 또는 배변 욕구를 피할 수 없게 된다.

배변하는 동안 곧창자의 근육조직은 변을 배출하기 위해 수축한다. 이 과정은 복압을 증가시키는 가로막과 배벽의 근육, 항문관을 위로 올리고 변을 아래쪽으로 이동시켜 바깥으로 배출시키는 항문올림근의 자발적 수축에 의해 일어난다.

현미해부 Microscopic Anatomy

큰창자의 벽은 작은창자의 벽과 비슷하기도 하고 어떤 부분은 서로 차이가 난다(그림 22.23).

- 잘록창자의 *점막상피*는 작은창자의 세포 형태와 같은 단층원주상피세포이다. 큰창자에서 술산세포는 보나 너 풍부한 점액을 분비하며, 생성된 윤활점액은 소화관의 끝으로 배변이 통과하는 것을 도와준다. **위창자상피세포**(colonocyte)라는 흡수세포는 물과 전해질을 흡수한다.
- 대부분의 영양소는 큰창자에 도달하기 전에 흡수되기 때문에 큰창자의 벽에는 융모와 소화효소를 분비하는 세포가 없다.
- 창자움(intestinal crypt)은 많은 술잔세포를 포함하고 있는 단순대롱샘이다. 미분화줄기세포는 창자움의 바닥에서 발생하며 상피세포는 매주마다 교체된다.

고유판과 *점막밑층*은 소화관의 어느 부위보다 더 많은 림프조직이 있으나 큰창자의 많은 장내세균총을 고려한다면 놀라울 것도 아니다. 근육층과 *장막*의 특수화된 부위는 잘록창자띠와 복막주렁이며, 앞서 설명하였다.

항문관에는 상피조직의 이행이 관찰되는데, 창자의 단층원주상피가

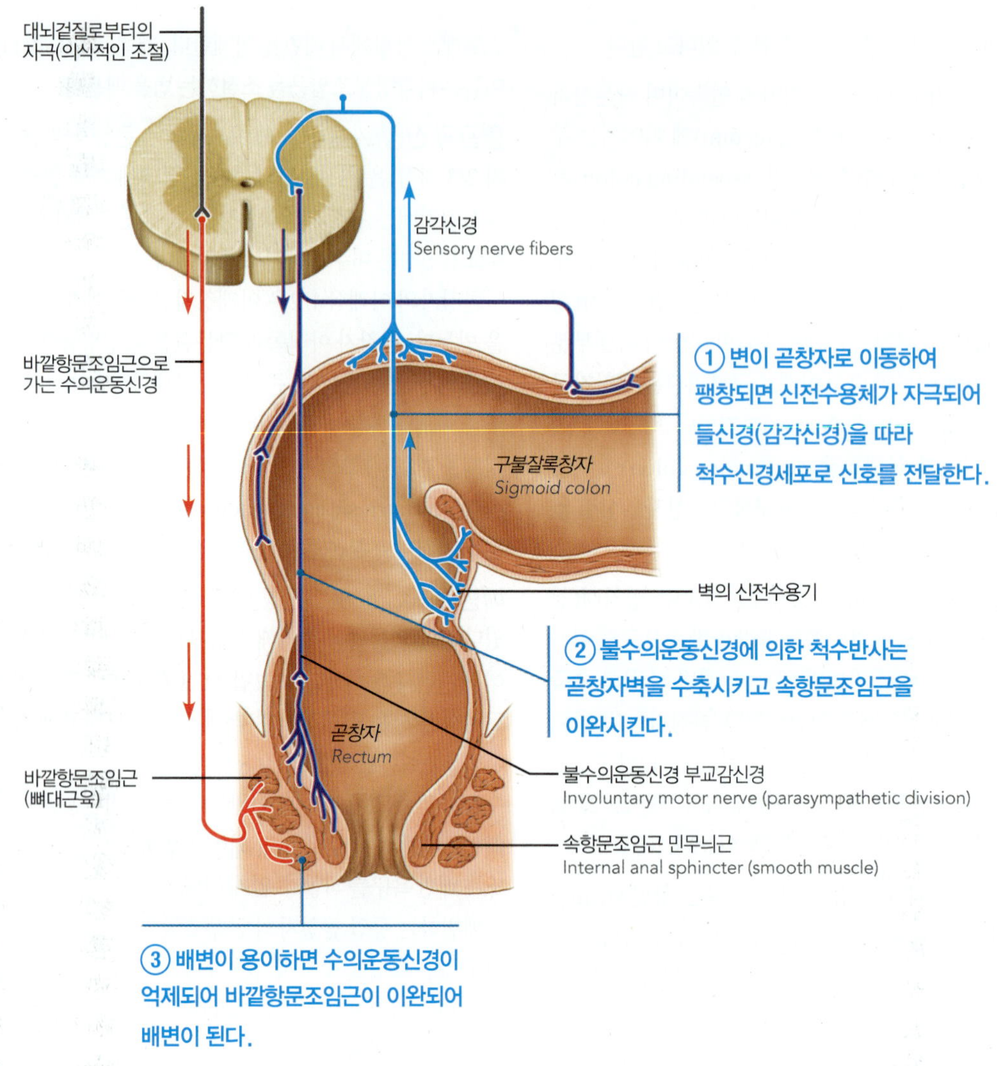

그림 22.22 **배변반사.**

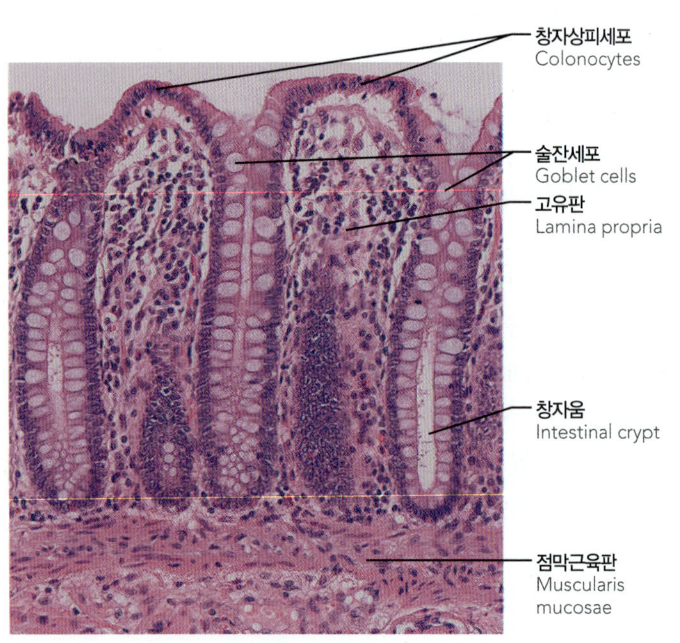

그림 22.23 **큰창자 점막의 현미경 사진(130×).**

항문피부선 근처에서는 중층편평상피로 갑자기 변한다. 항문관의 가장 아래쪽 끝에서 점막은 항문을 둘러싸고 있는 실제 피부와 합쳐진다.

FOCUS 소화 과정(**그림 22.24**)에서 소화관 각 부위의 소화 활동에 대하여 요약 설명하였다. 소화관 각 부위의 점막에 대한 조직학적 구조 또한 잘 설명하였으며, 특히 소화관 전체에 걸쳐 점막층의 고유한 특징을 시각적으로 비교할 수 있도록 했다. 소화관 부위 별로 이러한 점막층의 특징적인 차이는 소화관의 각 부위를 명확하게 구분할 수 있도록 해 준다.

이해 수준 체크하기

- ☐ **14.** 창자상피세포의 전형적인 수명은 얼마나 되는가? 상피세포는 어떻게 대체되는가?
- ☐ **15.** 돌창자와 합쳐지는 큰창자의 모든 부분의 이름을 설명한다.
- ☐ **16.** 흡수한 영양소를 받아들이는 융모 내 구조의 이름을 설명한다. 각각의 구조로 흡수되는 영양소는 무엇인가?

FOCUS 그림 22.24 소화 과정과 소화관의 조직학

음식물이 소화관을 통과할 때 소화에 필요한 분비물은 음식물의 성분을 흡수 가능한 단위로 잘게 부순다. 소화관 벽의 구조는 소화관의 각 부위에서 일어나는 활동을 나타내었다.

소화 과정(Processes of Digestion)

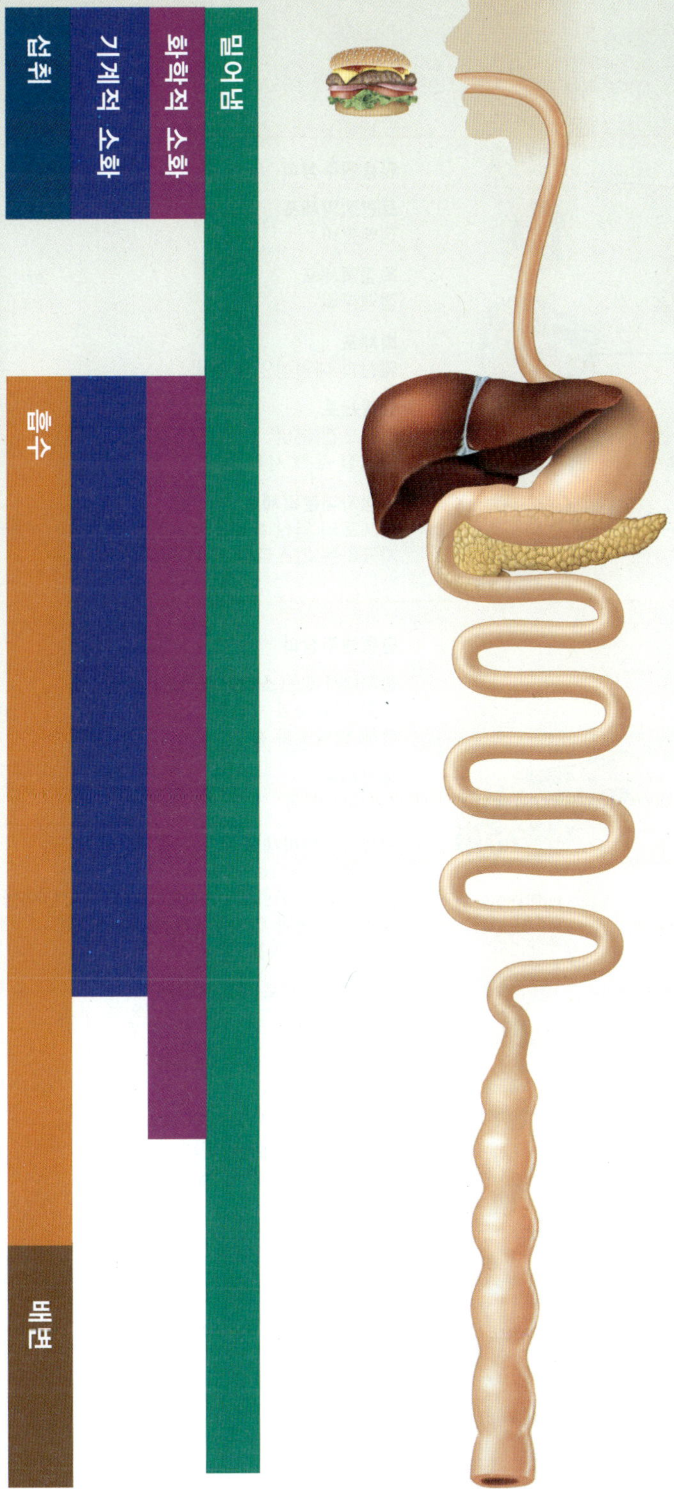

섭취
기계적 소화
화학적 소화
밀어냄
흡수
배변

기관(장기)	주기능
입과 부속기관 (치아, 혀, 침샘)	**섭취:** 음식을 입안에 자발적으로 넣는 것 **밀어냄:** 혀에서 삼킴이 시작되고, 음식을 인두로 밀어 넣음 **기계적 소화:** 치아로 씹고 혀로 혼합하는 운동 **화학적 소화:** 전분과 지방의 화학적 파괴가 침샘에서 분비되는 아밀라아제와 지질분해효소에 의해 시작
인두, 식도	**밀어냄:** 연동파가 음식덩이를 위로 보냄
위	**기계적 소화와 밀어냄:** 연동파가 음식을 위액과 혼합시켜 샘창자로 밀어냄 **화학적 소화:** 단백질의 소화는 펩신에 의해 시작되고 위 지질분해효소는 지방을 소화함 **흡수:** 약간의 지용성물질(아스피린, 알코올, 일부 약물)을 흡수
작은창자와 관련 부속기관 (간, 쓸개, 이자)	**기계적 소화와 밀어냄:** 작은창자 민무늬근육의 분절운동이 소화액과 내용물을 혼합시켜 작은창자를 따라 돌막창자판막을 통해 느린 속도로 음식을 밀어냄 **화학적 소화:** 간과 쓸개의 담즙이 지방을 유화시키고, 이자의 소화효소와 미세융모막에 부착된 솔가장자리 효소가 모든 종류의 음식 소화를 완료함 **흡수:** 탄수화물, 단백질, 지방 및 핵산 소화의 최종 분해산물, 그리고 비타민, 전해질 및 수분이 능동 및 수동 기전에 의해 흡수됨
큰창자	**화학적 소화:** 일부 남은 잔여 음식물은 장내 세균(비타민 K와 B를 생산)에 의해 소화된다. **흡수:** 대부분 남아 있는 수분, 전해질(주로 염화나트륨; NaCl), 장내 세균에 의해 만들어지는 비타민을 흡수한다. **밀어냄:** 주름창자팽대에 모여 있는 덩어리 운동에 의해 곧창자로 대변을 밀어낸다. **배변:** 곧창자로 대변이 밀려오면 곧창자가 확장되어 배변반사가 시작되어 몸에서 대변을 배출한다.

그림 22.24 소화 과정과 소화관의 조직학

소화관의 조직학(Histology of the Alimentary canal)

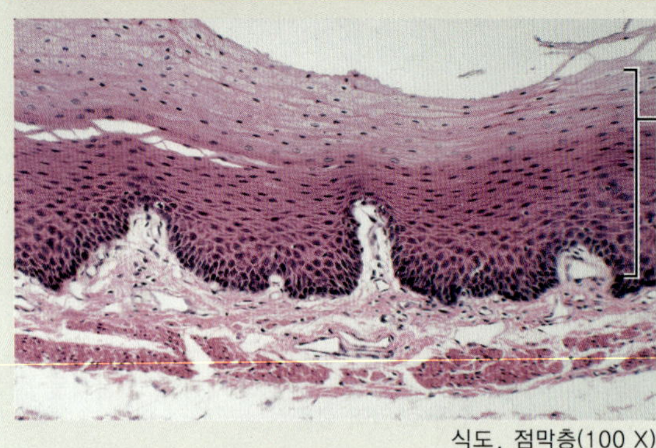

식도, 점막층(100 X)

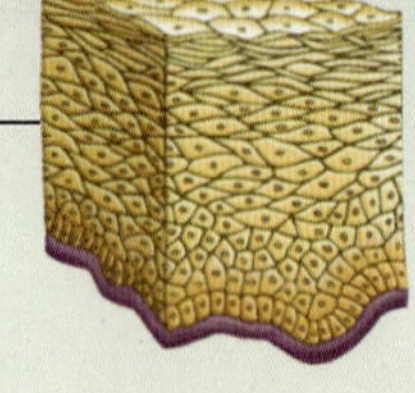

점막 세포

비각질중층편평상피
밑에 있는 조직 보호

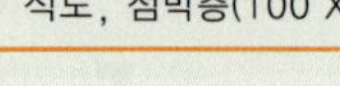

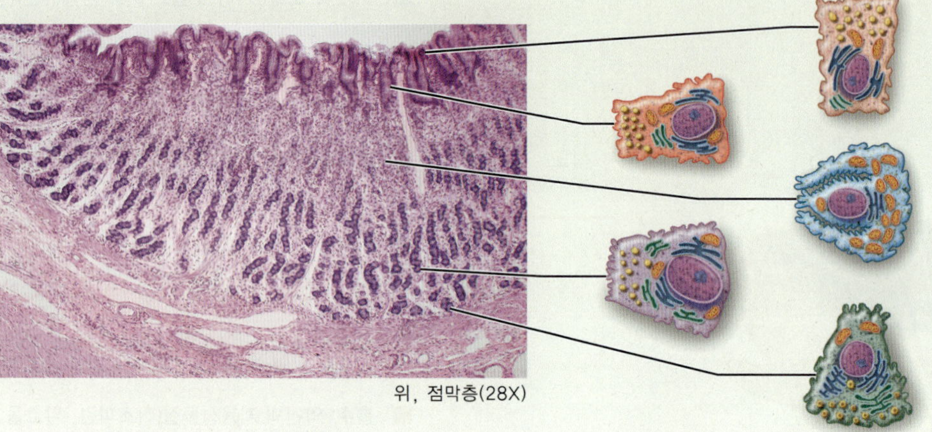

위, 점막층(28X)

단층원주상피

표면점막세포
점액분비

목점액세포
점액분비

벽세포
염산과 내인성인자 분비

으뜸세포
펩시노겐 분비
단백질 소화 시작

위창자내분비세포
벽세포의 염산 분비를
자극하는 가스트린 분비

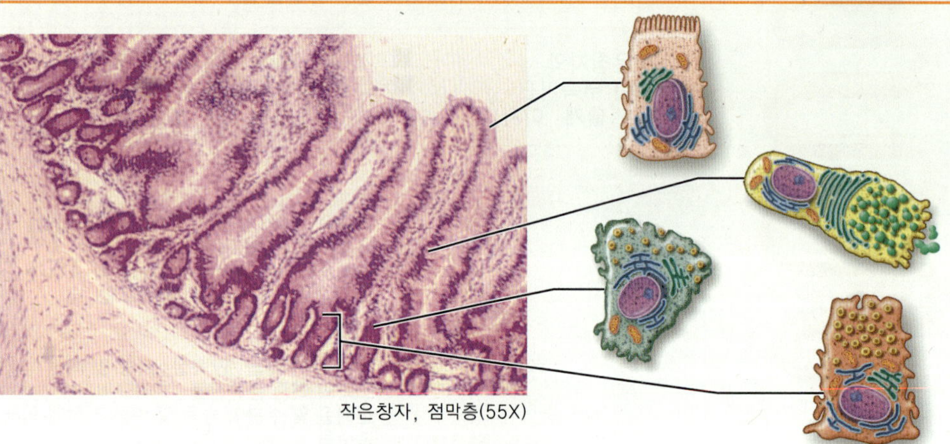

작은창자, 점막층(55X)

단층원주상피

창자(장)세포(소장상피세포)
소화 완료하고, 미세융모를
통해 영양소를 흡수

술잔세포
점액분비

위창자내분비세포
세크레틴(secretin)과
콜레시스토키닌(cholecystokinin, CCK)을
분비해 담즙과 이자액 방출을 자극하고
위액 분비를 억제

호산성과립세포(파네트세포)
작은창자내 세균을 죽여서 물질을 분비

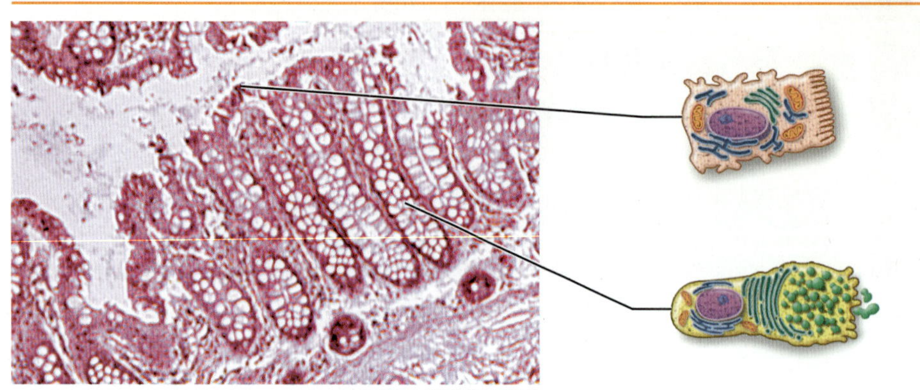

큰창자, 점막층(115X)

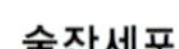

단층원주상피

창자(장)세포(대장상피세포)
물과 전해질, 비타민을 흡수

술잔세포
점액분비

22.3 소화기 부속기관의 해부학적 구조

ANATOMY OF THE ACCESSORY ORGANS

학습 성과

- 간과 쓸개주머니, 이자의 맨눈해부학적 기능과 현미해부학적 기능을 설명할 수 있다.

22.3a 간 The Liver

간은 인체에서 가장 큰 내장기관으로 성인에서 평균 무게가 약 1.4 kg 정도 되며, 500가지가 넘는 기능을 하는 중요한 기관이다. 간의 소화 기능은 샘창자로 배출되는 녹색의 알칼리성 점액인 **쓸개즙**(bile)을 생산하는 것이다. 쓸개즙은 작은창자에서 지방유화제로 지방의 소화효소 역할을 한다. 즉, 지방을 작은 입자로 부수고 이러한 작은 입자는 이자에서 분비된 소화효소의 접근성을 더욱 쉽게 한다. 간의 다양한 대사성 기능은 다음과 같다.

- 당원의 합성과 분해 및 저장을 하는 탄수화물 대사
- 지방대사, 단백질 대사와 비타민 저장 기능
- 혈액 내 많은 독성물질과 약물을 제거하는 해독 작용
- 혈액응고인자와 같은 혈장 단백질의 생산

이 모든 기능은 **간세포**(hepatocyte, liver cell)에 의해 이루어진다.

맨눈해부 Gross Anatomy

간은 가로막 아래, 배부위의 오른쪽에 위치하며(그림 22.4), 오른갈비아래부위와 왼갈비아래부위 및 명치부위를 채우고, 갈비뼈에 둘러싸여 있어 외부로부터 보호받고 있다. 간은 쐐기 모양으로 오른쪽 바닥 부위는 넓고, 꼭대기쪽은 좁으며, 왼쪽 젖꼭지 높이 바로 아래에 위치한다.

간은 두 개의 면이 있는데 *가로막면*과 *내장면*이다(그림 22.25B, 22.26). **가로막면**(diaphragmatic surface)은 앞쪽과 위쪽으로, **내장면**(visceral surface)은 뒤아래쪽으로 접해 있다. 간의 대부분은 내장쪽배막이 덮고 있으며, 윗부분은 가로막에 붙어 있어 장막이 덮고 있지 않아 **무장막구역**(bare area)이라고 한다.

간은 가로막면의 앞부분에 있는 **낫인대**(겸상인대, falcifo-rm ligament)와 **틈새**(fissure)에 의하여 **오른엽**(우엽, right lobe)과 **왼엽**(좌엽, left lobe)으로 나뉜다. 낫인대는 수직의 창자간막으로서 간과 앞배벽을 연결하며(그림 22.25B), 틈새는 낫인대시상면에 있는 깊은고랑이다(그림 22.26). 틈새의 오른쪽 내장면에 두 개의 다른 엽인 **네모엽**(quadrate lobe)과 **꼬리엽**(caudate lobe)이 위치한다. 오랫동안 이 두 엽은 오른엽으로 여겨 왔지만 현재는 신경과 혈관 분포에 의해 왼쪽엽의 일부라고 간주한다.

신경과 혈관(Nerves and Vessels). 내장면 중앙에는 **간문**(porta hepatis)이 있어서 간으로 들어가는 간문맥정맥, 간동맥과 신경, 간에서 나오는 간관(hepatic duct)과 림프관 등이 통과한다(그림 22.26). 위와 작은창자에서 영양소가 풍부한 혈액을 운반하는 *간문맥*의 오

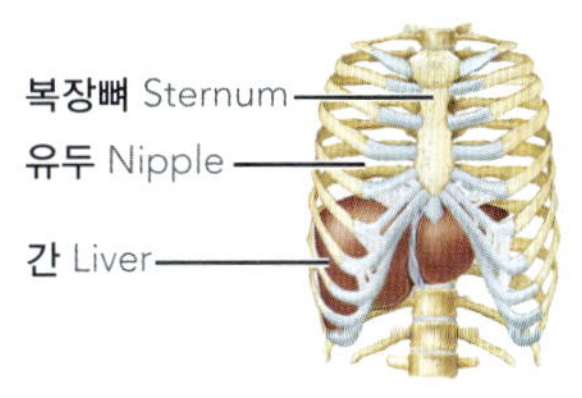

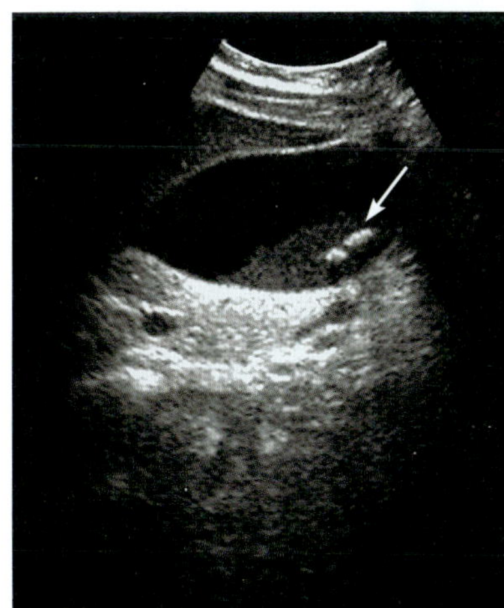

A. 쓸개의 초음파 영상, 흰색 화살표는 담석(gallstones)이다.

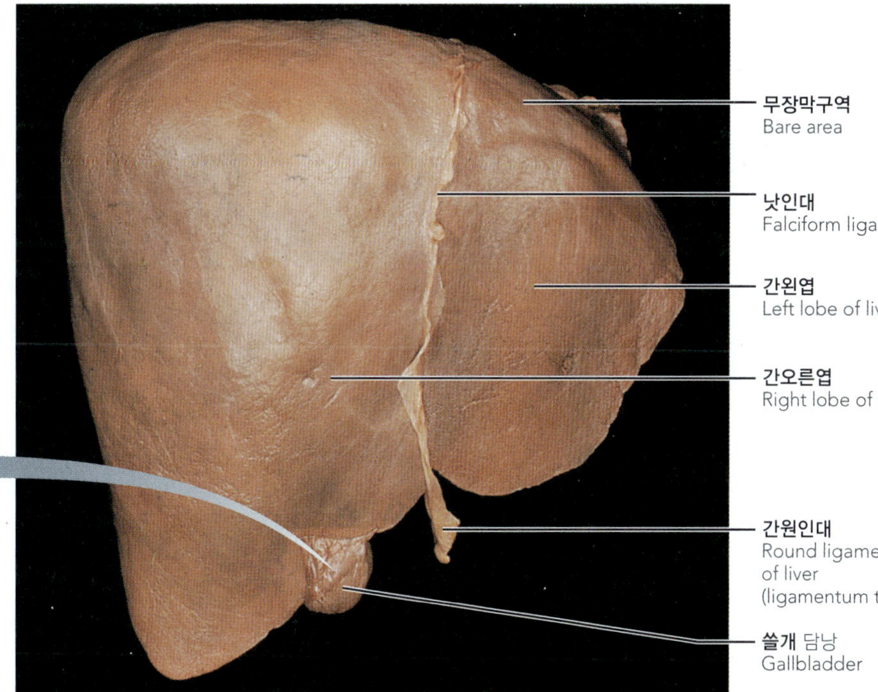

B. 간의 앞면

그림 22.25 쓸개와 간.

의료영상해석

쓸개의 초음파 영상은 그림 22.25A에 보여주고 있다. 쓸개를 영상으로 보기 위해서는 배사분역 네 부분 중 어디에 초음파 프로브 위치를 두어야 하는가?(그림 1.8A 배를 네 개의 부분으로 나누는 그림 참조)

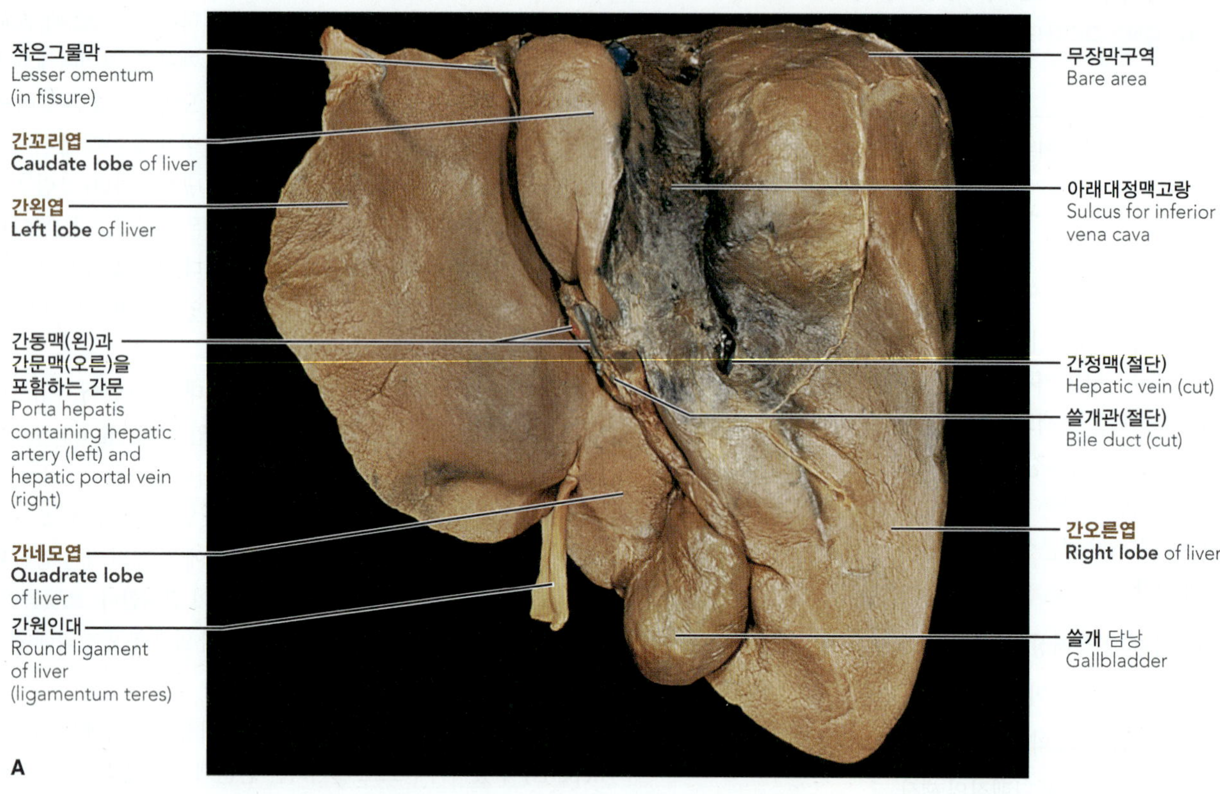

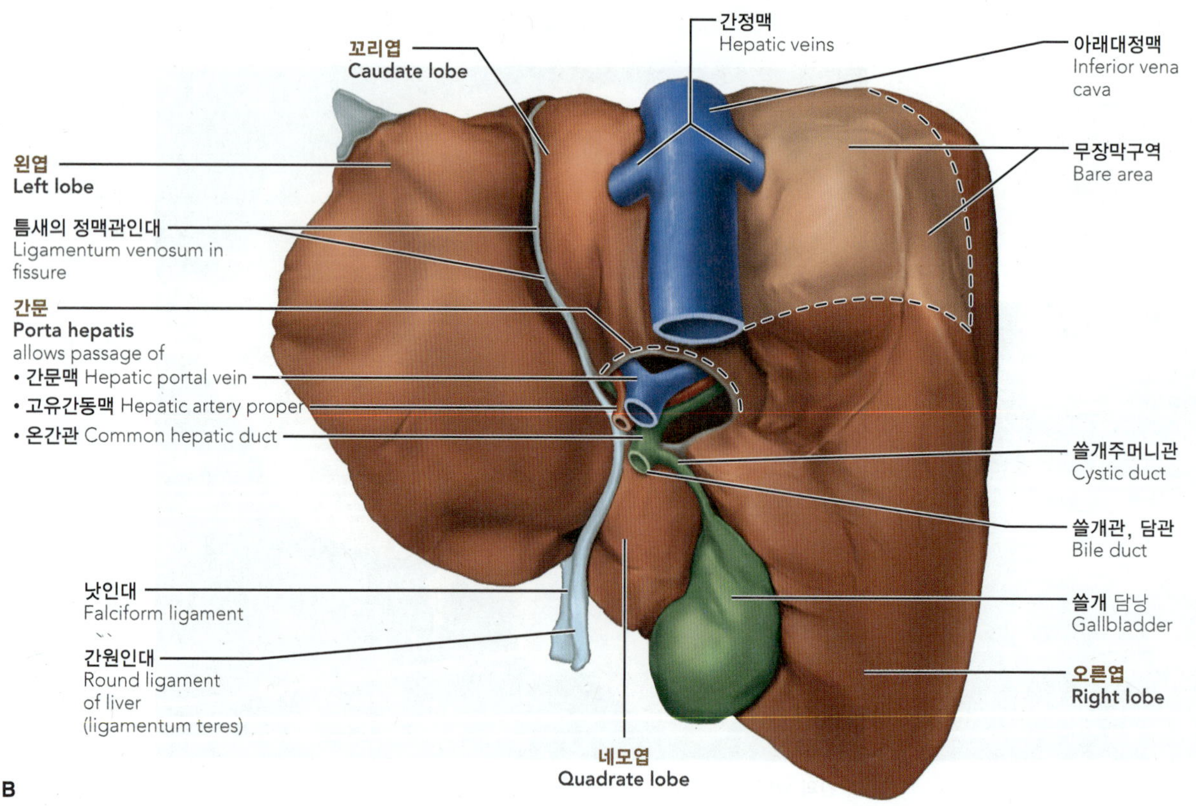

그림 22.26 간의 내장면(뒤·아래면). A. 실제 사진, B. 도해, 간으로 출입하는 혈관과 도관.

른·왼가지는 간문으로 들어가고, 간에 산소가 풍부한 혈액을 운반하는 *오른·왼 간동맥*은 간문으로 들어간다. **오른·왼 간관**(hepatic duct)은 각각의 간엽으로부터 담즙을 운반하며, 간문을 나온 쓸개즙은 **온간관**(총간관, common hepatic duct)을 통해 쓸개에 저장되었다가 샘창자로 분비된다(그림 22.19). 자율신경은 복강신경얼기에서 유래한 신경이 간에 도달하여 교감신경과 부교감신경을 이룬다. 간의 내장면에 있는 중요한 구조는 *쓸개*(담낭, gallbladder)와 *아래대정맥*(하대정맥, inferior vena cava)이 각각 네모엽과 꼬리엽의 오른쪽에 위치한다. 아래대정맥은 간에서 나오는 혈액을 운반하는 간정맥을 받아들인다.

틈새의 아래 1/2에 있는 **간원인대**(간원삭, round ligament 혹은 ligamentum teres)는 간의 틈새를 통과하는 구조물이다. 이 끈과 같은 인대는 낫인대의 아래 가장자리 내에 위치하며, 배꼽에서 간까지 올라가는 태아 배꼽정맥의 잔유물이다. 틈새의 위쪽 1/2에는 **정맥관인대**(정맥관삭, ligamentum venosum)가 있다(그림 22.26). 이 인대는 끈과 같으며, 정맥관의 잔유물이다.

현미해부 Microscopic Anatomy

간은 **간소엽**(hepatic lobule)이라고 하는 참깨만한 크기의 구조적이고 기능적인 단위로 이루어져 있다(**그림 22.27A**). 간소엽 속에서 **간세포**(hepatocyte)들은 불규칙하게 열을 지어 근접해 있고, **중심정맥**(central vein)을 중심으로 방사상으로 배열되어 있다(그림 22.27B, C). 두꺼운 페이퍼백 책의 윗부분이 너무 크게 열려서 책의 두 커버가 서로 닿는 것을 생각해 보면, 펼쳐진 페이지는 간세포들로 된 판을 나타내고, 둥근 책등 부분에 의해 형성되는 속이 빈 관은 중심정맥으로 표현한다면 간소엽에 대한 대략적인 모델을 이해할 것이다. 각 판의 간세포들은 벽의 벽돌처럼 구성되어 있다.

간소엽에 있는 육각형의 모서리 각각에는 **간세동이**(간삼조, portal triad)가 있는데(그림 22.27C), 여기에는 **간동맥**, **간문맥**, **쓸개관**(bile duct)이라는 세 개의 기본적인 구조들이 존재한다. 간동맥은 간으로 동맥혈을 공급하고, 간문맥은 소화기관으로부터 영양분이 풍부한 정맥성 혈액을 간으로 운반하는 기능을 한다.

간세포판 사이에는 **굴모양혈관**(동모양혈관, liver sinusoid)이라는 크고 구멍이 있는 모세혈관이 있다. 문맥세동맥과 문맥세정맥의 혈액은 굴모양혈관을 통하여 중심정맥으로 들어간다(그림 22.27C). 이후 중심정맥은 간정맥의 지류인 소엽사이정맥을 형성하여, 최종적으로 간정맥으로 이어지고, 아래대정맥을 통해 간 바깥으로 연결된다.

굴모양혈관의 벽에는 **별모양의 큰포식세포**(stellate marcrophage 또는 hepatic macrophage)가 있어서 세균과 노쇠한 혈액세포 조각을 제거한다. 간문맥의 혈액에는 종종 소화관을 통해 들어온 세균이 있어 세균이 창자로 유입되는 경우도 있지만 큰포식세포가 포식작용을 하여 세균을 제거한다.

굴모양혈관은 구멍이 뚫린 상피세포에 의해 덮여 있다(그림 22.27C). 많은 양의 혈장이 간세포와 같이 굴모양혈관으로 흘러나온다. 간세포의 대부분의 기능이 혈액의 액체성분과의 상호작용에 의존하기 때문에 간세포는 많은 혈액 공급이 요구된다.

간세포는 여러 가지의 각각 다른 기능을 수행할 수 있도록 많은 다른 세포기관을 가지고 있다.

- 풍부한 과립세포질그물(rough ER)이 혈장단백질을 만든다.
- 잘 발달된 무과립세포질그물(smooth ER)은 담즙산염을 생산하고 혈액내 독을 해독한다.
- 풍부한 과산화소체(peroxisome)는 다른 독을 해독한다.
- 커다란 골지장치는 세포질그물로부터 생산된 충분한 분비물을 포장한다.
- 많은수의 사립체는 이 모든 과정에 필요한 에너지를 제공한다.
- 많은 당질소포(glycosome)는 당을 저장하여 간세포가 혈당 조절 기능을 하도록 한다.

간세포는 하루에 500~1000 mL의 쓸개즙을 생산한다. 생산된 쓸개즙은 **쓸개모세관**(담즙세관, bile canaliculi)이라고 불리는 미세관을 통해 간세동이에 있는 쓸개관으로 흐른다(그림 22.27C). 간소엽에서는 혈액과 쓸개즙은 서로 반대 방향으로 흐르며, 실제적으로는 쓸개관으로 들어오는 쓸개즙은 온쓸개관을 통해 샘창자로 들어간다.

마지막으로 간세포는 세포분열과 재생 능력이 왕성하다. 실험동물을 이용한 연구로부터 판단해 볼 때, 사람의 간을 1/2 정도 제거한다면 1주일 이내에 재생될 것이다. 세포재생은 성숙한 간세포분열과 문맥세동이에 위치한 쓸개관 인접 부위의 *간줄기세포*(liver stem cell)에서 일어난다.

22.3b 쓸개 The Gallbladder

맨눈해부 Gross Anatomy

쓸개(담낭, gallbladder)는 간의 오른엽의 내장면에 위치한 근육형주머니로, 간에서 생산된 쓸개즙을 모아 농축시켜서 일시 저장하는 기능을 한다(그림 22.26). 쓸개는 막힌 쏙의 불룩한 부분인 *쓸개바닥*(남낭서, fundus)이 간의 아래 가장자리로부터 돌출되었다(그림 22.25). 쓸개바닥의 위치는 배벽에서 표면적으로 식별이 가능하다. 배곧은근의 가쪽 가장자리가 갈비우리(rib cage)의 갈비모서리와 교차하는 깊은 부위 오른쪽에 위치한다(이 지점은 그림 10.31에 반달선과 갈비모서리의 교차점을 그려 묘사하였다). 안쪽의 점막주름(그림 22.19)은 벌집 모양으로 담낭내 쓸개즙이 꽉 찰 때 점막이 팽창하게 해 주는 기능을 한다.

쓸개관의 도관인 **쓸개주머니관**(cystic duct)은(그림 22.19) 간에서 나온 온간관과 결합하여 샘창자에 배출하는 **쓸개관**(bile duct)을 형성한다. 간은 쓸개즙을 계속해서 분비하지만, 쓸개관의 종말부와 쓸개이자관 팽대에 위치한 조임근은 쓸개즙이 소화에 필요하지 않을 때에는 닫혀 있다. 이때 쓸개즙은 쓸개주머니관을 통하여 쓸개로 들어가 저장된다. 지방이 많은 유미즙이 샘창자로 유입될 때 쓸개근육은 샘창자의 장내분비세포에서 방출되는 *콜레시스토키닌*(cholecystokinin) 호르몬에 반응하여 수축한다. 도관계통 종말부에 있는 조임근은 이완되고, 쓸개즙은 쓸개로부터 쓸개주머니관을 통해 쓸개관을 거쳐 샘창자에 방출된다.

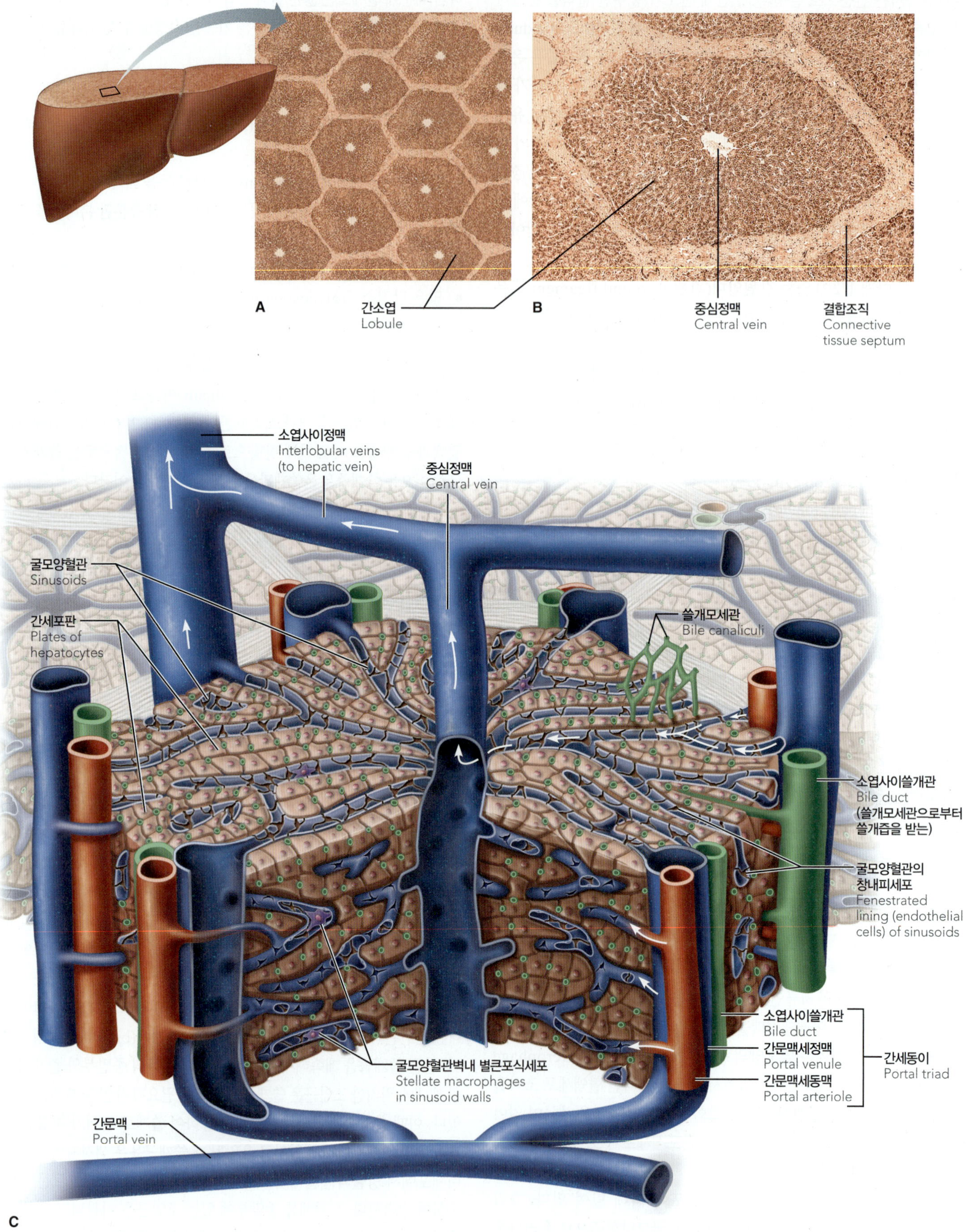

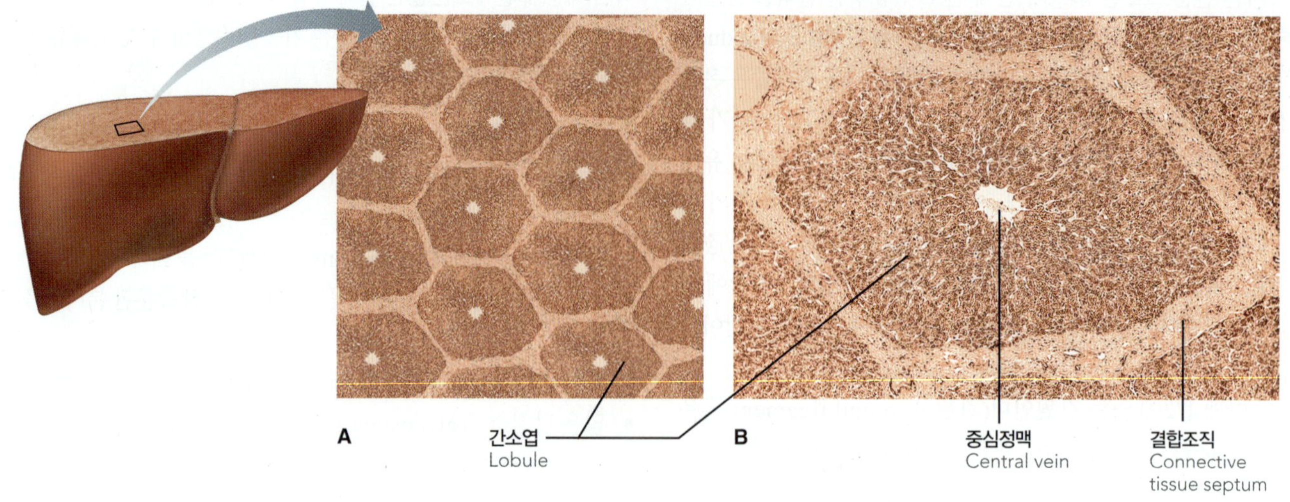

A
간소엽
Lobule
B
중심정맥
Central vein
결합조직
Connective
tissue septum
소엽사이정맥
Interlobular veins
(to hepatic vein)
중심정맥
Central vein
굴모양혈관
Sinusoids
간세포판
Plates of
hepatocytes
쓸개모세관
Bile canaliculi
소엽사이쓸개관
Bile duct
(쓸개모세관으로부터
쓸개즙을 받는)
굴모양혈관의
창내피세포
Fenestrated
lining (endothelial
cells) of sinusoids
소엽사이쓸개관
Bile duct
간문맥세정맥
Portal venule
간문맥세동맥
Portal arteriole
간세동이
Portal triad
굴모양혈관벽내 별큰포식세포
Stellate macrophages
in sinusoid walls
간문맥
Portal vein
C

그림 22.27 간의 현미경적 구조. **A.** 정상적인 간에서 간소엽의 구조, **B.** 간소엽의 확대 사진, **C.** 굴모양혈관의 구조를 보여주는 간소엽의 입체적인 구조.

현미해부 Microscopic Anatomy

조직학적으로 쓸개벽은 단층원주상피조직과 고유판으로 구성된 점막층, 민무늬근육층 및 간과 직접 접촉하지 않은 장막층으로 이루어져 있다. 상피를 덮고 있는 원주세포는 물과 이온을 흡수하여 담즙을 농축시킨다.

22.3c 이자 The Pancreas

이자(pancreas)는 소화액을 분비하는 외분비샘과 호르몬을 분비하는 내분비샘을 동시에 가진 일종의 혼합샘이다. 내분비샘은 두 개의 주 호르몬인 인슐린과 글루카곤을 분비하여 각각, 혈당을 올리거나 또는 내리는 기능을 한다(16장 참조). 외분비샘은 작은창자에서 음식을 소화하는 대부분의 효소를 생산한다.

맨눈해부 Gross Anatomy

이자는 배의 명치부위와 왼갈비 아래부위에 놓여 있으며, 뒤배막 장기이다(그림 22.2). 이자는 올챙이 모양으로 머리, 몸통, 꼬리로 이루어져 있다(그림 22.28A). 머리(췌두, head)는 샘창자의 내림부분의 오목한 C자형 굽이에 끼워져 있고, 꼬리(췌미, tail)는 왼쪽 끝의 가늘어진 부분이며 지라에 닿아 있고, 머리와 꼬리 사이에는 몸통(췌체, body)이 위치한다.

주이자관(main pancreatic duct)은 이자의 길이를 따라 길게 위치해 있다(그림 22.19). 소화효소가 분비되면 주이자관을 통해 온쓸개관과 합류하여 큰샘창자유두로 열린다. 이자의 머리부분에 위치한 **덧이자관**(부췌관, accessory pancreatic duct)은 주이자관과 작은샘창자유두로 열린다.

신경과 혈관(Nerves and Vessels). 이자는 간과 비장과 위창자사이 막동·정맥들에 의해 혈액 공급을 받는다. 자율신경은 복강신경얼기의 지배를 받으나 교감신경은 가슴내장신경에서 유래하였고, 부교감신경은 미주신경에서 유래하였다.

현미해부 Microscopic Anatomy

이자는 많은 외분비샘과 내분비세포를 포함하고 있는 샘이다. 외분비세포의 분비샘은 복합샘꽈리샘으로 2개의 주요 정맥에 부착된 포도송이와 같이 2개의 큰 도관에 열려 있다. 이 샘의 꽈리는 장액성 **샘꽈리세포**(acinar cell)로 구성되어 있으며(그림 22.28B, C), 이 샘꽈리세포에는 여러 음식물에 들어 있는 물질을 소화하는 능력이 있는 22종류 이상의 이자효소를 분비한다. 소화효소에는 단백질을 분해하는 트립신, 탄수화물을 분해하는 아밀라아제, 지방을 분해하는 리파제 등을 분비하며, 소화효소는 비활성화 상태로 **효소원과립**(zymogen granule)에 저장된다. 샘꽈리세포는 과립세포질그물과 골지장치, 단백질을 분비하는 세

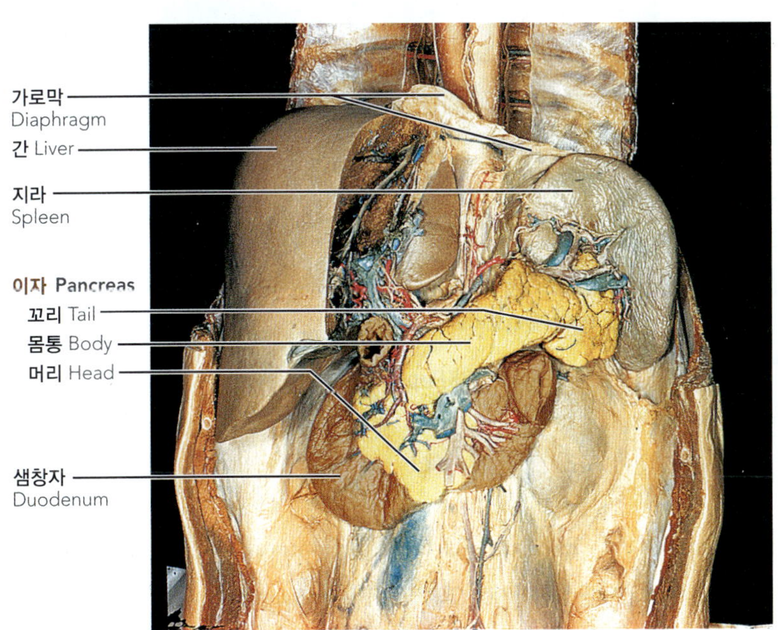

A. 이자와 상복부의 다른 기관(위와 간의 대부분이 제거된 상태)

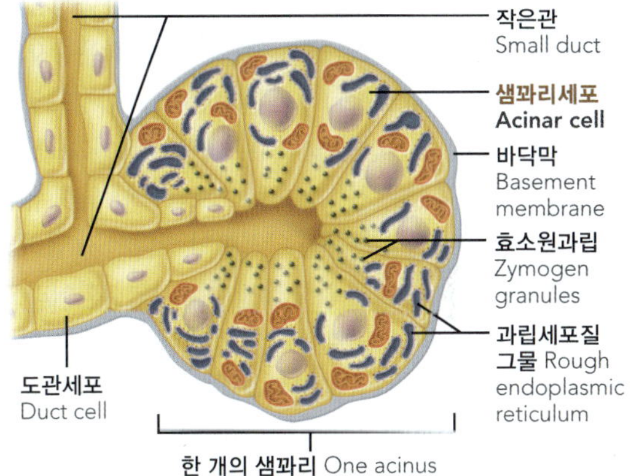

B. 이자의 샘꽈리세포

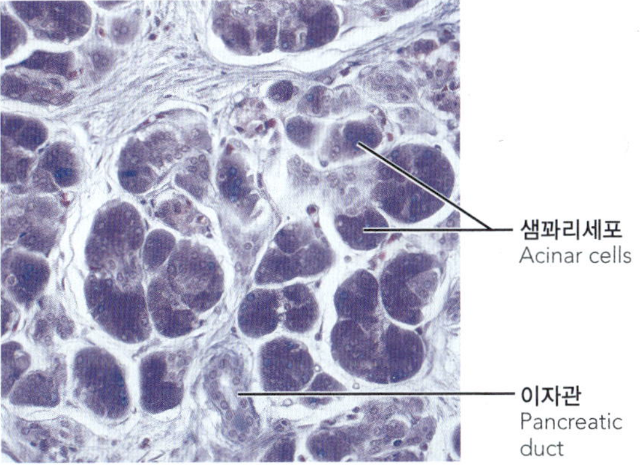

C. 이자의 외분비샘꽈리세포의 현미경 사진(130×)

그림 22.28 이자의 맨눈해부학적 구조와 현미경적 구조.

포의 전형적인 특징들의 구조가 관찰된다. 각각의 샘꽈리로부터 이자관을 통해 효소가 활성화되는 샘창자로 분비된다. 작은 이자관을 덮는 상피세포는 샘창자 내에서 산성 미즙을 중화시키기 위해 중탄산염이 풍부한 액체를 분비한다. 도관 상피세포 사이에는 줄기세포가 위치하여 새로운 샘꽈리와 내분비세포를 형성한다.

이해 수준 체크하기

- □ 17. 간문을 통과하는 혈관과 도관의 이름을 열거한다.
- □ 18. 소화관으로부터 간소엽을 지나가는 혈액순환의 경로를 설명한다.
- □ 19. 이자의 어느 세포에서 소화효소를 생산하고 분비하는가? 이 분비물들은 소화관의 어디로 배출되는가?

22.4 소화계통의 질환

DISORDERS OF THE DIGESTIVE SYSTEM

학습 성과

- ▸ 소화기관의 몇 가지 질환에 관하여 설명할 수 있다.

22.4a 소화성궤양 Peptic Ulcer

궤양은 위 분비물에 노출되는 소화관 어느 부위에나 발생하는 점막의 분화구 같은 침식이다**(그림 22.29A)**. 대부분의 소화성궤양은 위의 날문 부분(**위궤양**; gastric ulcer)에서 발생하거나, 작은창자의 샘창자(**십이지장궤양**; duodenal ulcer)에서 발생한다. 소화성궤양의 전형적인 증상은 보통 식후 1~3시간에 명치부위에 만성적인 화끈감(작열감)이 나타나는 것이다. 궤양은 전통적으로 스트레스에 의해 유발된다고 생각되며, 최근에는 내산성 세균인 나선형의 위나선균(헬리코박터 필로리; *Helicobacter pylori*)에 의해 유발되는 감염질환이라고 알려져 있다(그림 22.29B). 위나선균은 위 상피에 결합해 위산을 과다분비해 염증을 유발해 궤양을 일으킨다. 대체적으로 내성이 있거나 무해한 균종이라도 40세 이하 미국 인구의 약 20%와 60세 이상 50%는 위나선균을 가지고 있다. 이 균은 음식이나 물의 대변 오염을 통해 전파된다. 간단한 2주간의 항생제 요법으로 대부분 환자의 소화성궤양을 영구적으로 치료할 수 있다.

22.4b 창자막힘(장폐쇄) Intestinal Obstruction

유미즙이나 대변의 이동을 방해하는 것은 무엇이든 **창자막힘**(intestinal obstruction)이라 할 수 있다. 대부분의 창자막힘은 창자의 탈장이나 변을 보지 못하고 장이 막힌다거나, 종양, 장유착 등으로 인해 창자가 끼어서 비틀리거나 창자에 박혀 있는 이물질과 같은 기계적 막힘에 의해 유발된다. 반면, 비기계적 창자막힘은 연동운동 중단으로 일어난다. 이 경우는 장운동이 외상에 의해 정지되거나 수술 중에 창자 부분이 닿았을 때 일어날 수 있다. 창자막힘의 약 85%는 작은창자에서 발생하고 나머지가 큰창자에서 일어난다. 흔한 증상은 경련통, 구토 및 구역, 가스와

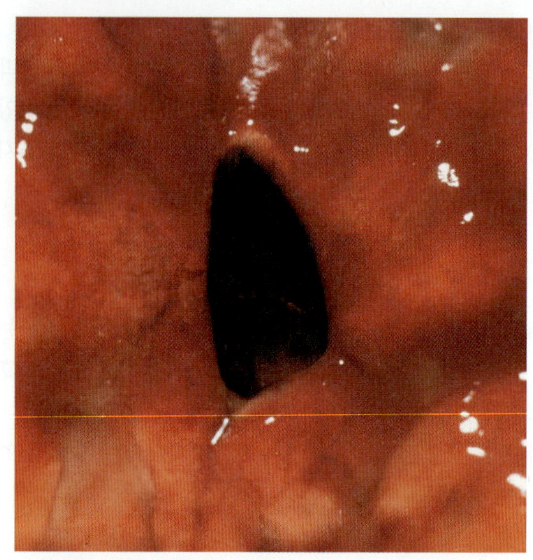

A. 위궤양 병터

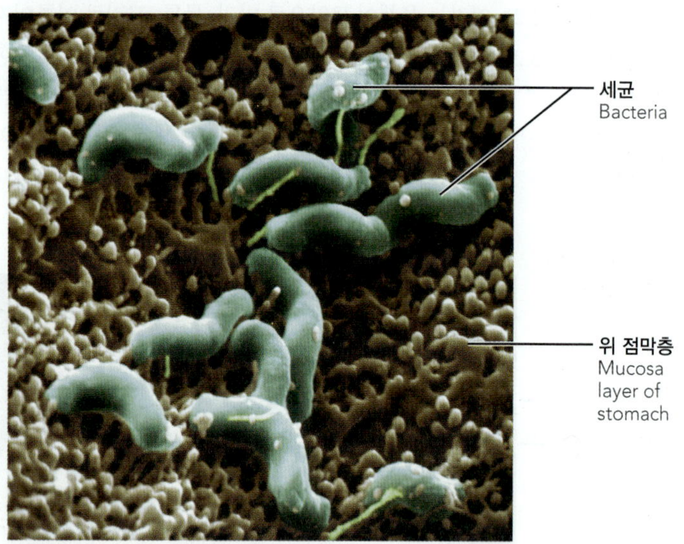

B. 위나선균(헬리코박터 필로리)

그림 22.29 소화성궤양(Peptic ulcer).

대변이 나오지 않는 것이다.

22.4c 염증창자질환 Inflammatory Bowel Disease

1,000명당 2명까지는 **염증창자질환**(inflammatory bowel disease)에 영향을 받는다. 창자벽에 만성 백혈구 침윤을 특징으로 하는 비전염성이며 주기적인 창자벽의 염증이다. 증상은 경련통, 설사, 체중감소, 장출혈이다. 두 가지 유형이 있는데, 크론병(Crohn's disease)은 창자 전체를 따라 발생하는 갈라진 틈과 함께 심한 궤양을 나타내는 더 심각한 형태이지만 주로 돌창자 말단부에 발생한다. 다른 유형은 궤양잘록창자염(궤양성대장염; ulcerative colitis)으로 큰창자의 점막에 얕은 염증을 특징으로 하며 주로 곧창자에 발생한다. 예전에는 신경증이라고 생각했지만, 요즘은 염증창자질환이 보통 창자에서 발생하는 세균성 항원

에 대한 비정상적 면역 반응과 염증 반응에 의해 유발된다고 이해되고 있다. 치료는 섬유질과 유제품이 적은 특별 식단 관리, 스트레스 감소, 항생제 복용, 그리고 가장 효과적인 것으로 항염증제와 면역억제 약물 투여가 있다.

22.4d 바이러스간염 Viral Hepatitis

간염(hepatitis)은 간의 염증을 나타내는 총칭으로 주로 바이러스에 기인한 경우를 말한다. 감염되면, 대부분의 **바이러스간염**(viral hepatitis)은 인플루엔자 유사 증상과 황달(빌리루빈은 혈류를 통해 간으로 이동하여 담즙의 일부로 간에서 분비될 수 있도록 처리되며, 담즙은 샘창자로 운반된다. 빌리루빈이 간과 담관에서 충분히 빠르게 처리되어 분비되지 않으면 혈류에 축적되어 황색 피부와 점막으로 변함)이 나타난다. 바이러스간염의 주요 유형은 A형, B형, C형과 G형 바이러스간염이다.

A형바이러스간염(hepatitis A)은 대변 구강 경로를 통해 확산되며, 종종 오염된 음식이나 물에 의해 전염된다. 장기적인 손상 없이 급성감염이 특징이며 회복 후 평생 면역을 얻게 된다. 치료 방법으로는 항체 투여와 효과적인 예방백신을 이용할 수 있다.

B형바이러스간염(hepatitis B)은 감염된 혈액이나 체액, 출생 시 모체로부터 신생아로의 수직 감염으로 전파된다. 대부분의 경우 감염 후 회복되고 이후 면역을 획득하지만 일부는 만성간질환으로 진행되고 결국 간경화증으로 발전하며, 간암이 생길 가능성이 높아진다. B형바이러스간염 환자 대부분은 인터페론(바이러스에 대한 면역반응을 증가시키는 물질)과 바이러스복제를 중단시키는 약물 등을 병합하여 도움을 받을 수 있고, 효과적인 백신 또한 이용할 수 있다.

C형바이러스간염(hepatitis C)은 B형바이러스간염과 같이 체액을 통해 전파되며, 간경화증과 간암으로 이어지지만, 대체적으로 단기적인 증상을 유발하지 않기 때문에 더 큰 우려를 불러 일으켰다. 결과적으로 C형바이러스간염은 진단하기가 어렵고, 대부분의 감염된 사람에서 바이러스를 퍼뜨리거나 심각한 증상이 생길 때까지 자신이 감염되었다는 것을 알지 못하는 경우가 많은데 때로 감염 후 20년 동안 모르고 있는 사람도 있다. 약 4백만 명의 미국인은 C형바이러스간염에 걸려 있고 이것의 확산은 심각한 건강상의 문제라고 할 수 있다. 아직 백신이 없지만, 직접 작용하는 항바이러스 약물이 많은 C형바이러스간염 환자에게 치료제로서 제공되고 있다. 이 약물은 C형간염 바이러스가 복제에 필요한 단백질을 생산하는 것을 방지해서 바이러스 증식을 차단하는 단백분해효소억제물질(프로테아제 억제제)이다.

G형바이러스간염(hepatitis G)은 C형처럼 널리 퍼져 있지만 간 손상은 거의 일으키지 않는다.

22.4e 낭성섬유증과 이자 Cystic Fibrosis and the Pancreas

낭성섬유증(cystic fibrosis)은 호흡계통에서 분비를 방해하지만 우리 몸의 다른 분비성 상피 대부분에도 또한 영향을 미친다. 이자와 창자의 샘, 턱밑샘, 간의 쓸개관 등이 짙은 분비물에 의해 모두 막히게 된다. 가장 심각한 것은 이자에 미치는 영향인데 막힌 관으로 인해 이자액이 작은창자에 도달하지 못한다. 결과적으로 지방과 다른 영양소들이 소화되지 못하거나 흡수되지 못해 대변의 부피가 크고 지방을 많이 함유하게 된다. 이러한 문제는 식사에 이자 효소를 투여하여 치료할 수 있다. 결국, 이자는 샘꽈리가 없는 치밀한 섬유조직으로 둘러싸인 낭성으로 확장된 관 덩어리가 된다.

22.5 전 생애 동안의 소화계통
THE DIGESTIVE SYSTEM THROUGHOUT LIFE

학습 성과

- 소화기관이 배아에서 발생되는 과정을 설명하고, 앞창자, 중간창자, 뒤창자를 정의할 수 있다.

22.5a 배아 발달 Embryonic Development

소화관은 납작한 배아가 원통 모양으로 접힐 때 난황주머니 일부가 배아 속으로 들어가면서 기원하게 된다. 이 접힘이 원시창자(primitive gut)를 형성하고, 이 내배엽의 관으로 된 원시창자는 내장중배엽에 의해 덮이게 된다. 내배엽은 소화관을 싸는 상피의 기원이 될 뿐만 아니라 창자 유래 기관인 간, 이자, 쓸개의 상피 그리고 소화기관 샘의 모든 분비세포가 내배엽에서 유래한다. 소화관과 창자 유래 기관의 벽 이외 모든 층은 내장중배엽에서 형성된다.

처음에, 원시창자의 중간 부분은 **난황관**(vitelline duct)(난황 "yolk")을 통해 난황주머니에 열려 있다(**그림 22.30a**). 난황관은 배아창자가 기본적인 3개의 부위로 나뉘는 주요 표지가 된다. 세 부위는 난황관 윗부분인 앞창자, 난황관으로 연결된 중간창자, 난황관 아랫부분인 뒤창자이다.

- 배아의 **앞창자**(foregut)는 소화계통의 첫 번째 분절을 형성하는데 이 분절은 인두에서 쓸개관이 열리는 샘창자 부위까지이다. 복강동맥이 앞창자와 그 파생물인 간, 쓸개, 이자에 혈액을 공급한다.
- 배아의 **중간창자**(midgut)는 샘창자에서 시작하여 가로(주름)창자의 2/3지점까지 분절을 형성한다. 위창자간막동맥이 중간창자 파생물에 혈액을 공급한다.
- 배아의 **뒤창자**(hindgut)는 큰창자의 나머지 부분을 형성한다. 아래창자간막동맥이 뒤창자부위에 혈액을 공급한다.

발생 초기 뒤창자의 꼬리쪽은 **요막**(allantois; 소시지 "sausage")이라고 하는 관모양의 팽출부와 합해진다. 뒤창자와 요막 사이의 연결된 확장 부위는 **배설강**(cloaca; 하수도 "sewer")이라고 하며 여기서 곧창자 및 항문관 대부분이 형성된다.

배아의 입 부위에서는 내배엽으로 내피된 창자 부위가 표면외배엽과 맞닿아 **입인두막**(oral membrane)을 형성하는데, **입오목**(stomodeum; 입이 되는 도중 "on the way to becoming the mouth")이라 불리는 오목한 부위에 위치한다. 유사하게, 뒤창자의 끝부분에서는 **항문오목**(proctodeum; 항문이 되는 도중 "on the way to becoming

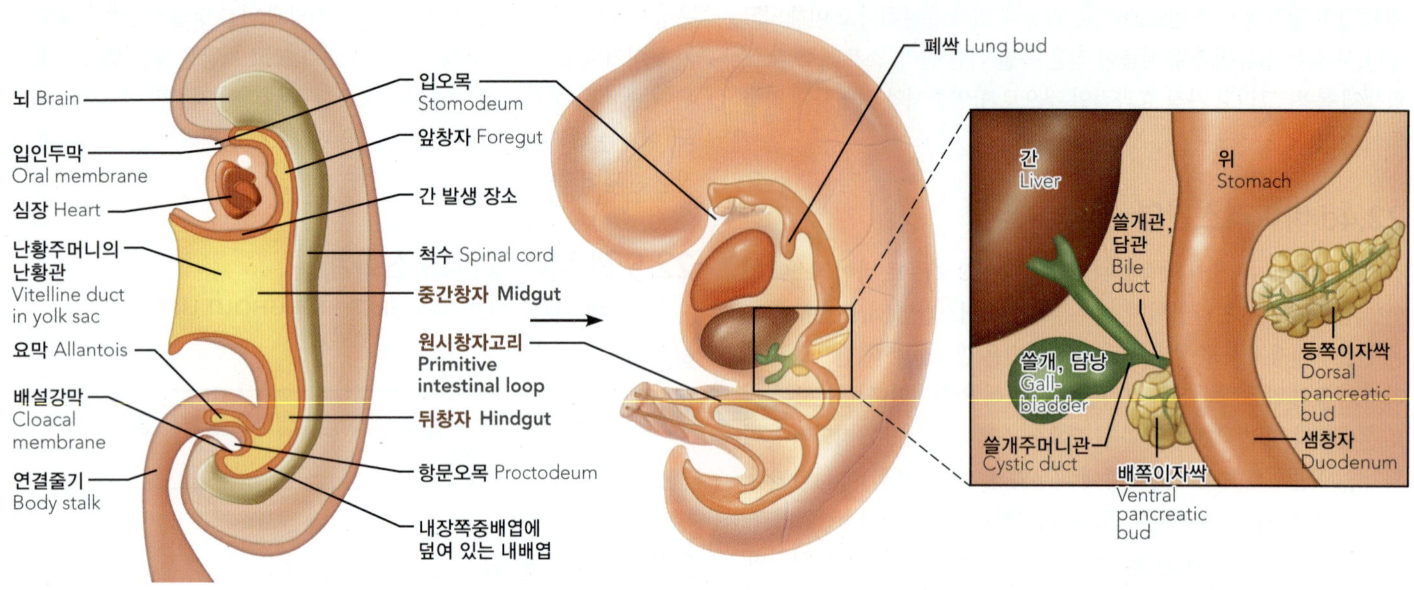

그림 22.30 소화계통의 발생. **A.** 원시창자(앞창자, 중간창자, 뒤창자로 구성) 형성. 중간창자는 아직 열려 있으며 난황주머니와 연결되어 있다. 입인두막과 배설강막은 흡수되면서 파열되어 몇 주 뒤 각각 입과 항문으로 된 소화계통의 통로가 형성된다. **B.** 간과 이자가 먼쪽 앞창자에서 자라 나온다. 이자는 나중에 융합하는 두 개의 이자싹(배쪽과 등쪽)에서 형성된다.

the anus")이라고 하는 오목한 부위에 내배엽이 외배엽과 맞닿아 **배설강막**(cloacal membrane)을 형성한다. 입인두막은 미래의 입인두 경계(목구멍, fauces)에 위치해 있고, 배설강막은 항문빗살선이 발생할 대략적인 부분인 장차 항문관에 위치한다. 입인두막과 배설강막은 발생 2개월경에 재흡수되어 소화관과 외부와의 사이에 통로가 형성된다.

발생 4, 5주에 배아의 창자는 길어지고 구부러지기 시작하며 팽출부를 형성한다(그림 22.30B). 침샘은 입에서 팽출되어 발생하며, 인두는 4개 또는 다섯 쌍의 가쪽 인두주머니(pharyngeal pouches)(그림 1.5B)에서 발생한다. 장차 폐와 기관이 될 싹은 먼쪽 인두에서 만들어져 분리된다(그림 21.19). 앞창자의 방추형 확장은 위가 형성되는 첫 신호이며 간과 이자는 앞창자의 마지막 부분에서 나오는 싹에서 만들어진다. 중간창자는 **원시창자고리**(primitive intestinal loop)로 길어지게 된다. 발생 2, 3개월에 이 고리가 회전하고 연장되어 창자가 최종 위치로 놓이게 된다.

22.5b 생애 후반기의 소화계통

The Digestive System in Later Life

비정상적인 간섭이 일어나지 않는 한, 소화계통은 비교적 큰 문제 없이 유년기와 성인기에 거쳐 작동한다. 그러나, 때로 오염된 음식물이 **위창자염**(gastroenteritis)이라고 하는 소화관의 염증을 일으킬 수 있는데 그 증상은 구역, 구토, 경련통, 식욕부진, 설사 등이다. 앞서 언급했듯이, 막창자꼬리염은 10대와 젊은 성인에서 흔하다. 중년에 잘 발생하는 소화계통의 문제는 쓸개돌(담석)과 궤양이 있다.

노년기에는 소화기관의 기능이 떨어져서 소화액이 더 적게 생산되고, 영양소의 흡수가 충분하지 못하게 되며 연동운동도 느려진다. 따라서 큰창자에서 느리게 이동하는 대변 덩어리로부터 대부분의 수분이 재흡수되어 딱딱해지고 뭉쳐있게 됨으로써 장운동의 빈도가 감소되어 자주 변비에 걸리게 된다.

곁주머니증(diverticulosis)과 소화기관 암은 노인들에게 기타 흔한 문제이다. 위, 잘록창자, 간, 이자의 암은 초기에 징후를 보이는 경우가 드물고 의학적 치료를 받기 전에 전이되는 경우가 흔하다. 이런 종류의 암은 치명적이다. 잘록창자암은 미국에서 암 사망의 두 번째 주요 원인이다. 그러나, 소화기관의 암은 초기에 발견되면 치료가 가능하고, 특히 잘록창자와 간암의 경우 이자와 담낭암보다 더 그렇다. 곧창자(직장)암의 절반은 곧창자 수지상 검사로 만져지며, 거의 잘록창자암의 80%는 대장내시경검사에서 확인할 수 있다. 식물섬유가 많은 식단이 잘록창자암 발생률을 감소시킨다는 증거들이 제시되고 있다.

이해 수준 체크하기

- □ **20.** 화장실을 이용한 후 손을 씻는 것이 왜 그렇게 중요한가?
- □ **21.** 배아의 배엽 층 중에 점막 상피를 형성하는 것은 무엇인가? 점막밑조직과 근육층을 형성하는 배엽 층은 무엇인가?
- □ **22.** 배아의 중간창자에서 유래하는 구조에 혈액 공급을 하는 혈관은 무엇인가?

요약 Chapter Summary

22.1 개요 OVERVIEW

1. 소화계통은 소화관(입, 인두, 식도, 위, 작은창자, 큰창자)과 소화기의 부속기관(이빨, 혀, 침샘, 간, 쓸개주머니, 이자)으로 구성되어 있다.

22.1a 배부위 Abdominal Regions

2. 앞쪽 배벽을 구분하는 영역은 두 개의 수평선(갈비아래면과 엉덩뼈능선의 결절사이면)과 두 개의 수직선인 빗장중간선에 의해 나뉜다. 위쪽으로는 명치부위, 오른·왼 갈비아래부위, 배꼽부위, 오른·왼 옆구리부위, 아래쪽으로는 아랫배부위와 오른·왼 엉덩부위로 나뉜다. 앞쪽 배벽은 네 구역으로 단순하게 나눌 수 있다.

22.1b 배막안과 배막 The Peritoneal Cavity and Peritoneum

3. 배골반안의 장막인 배막은 벽쪽층(배벽의 안쪽 표면)과 내장쪽층(내장위)으로 되어 있다. 내장쪽배막과 벽쪽배막 사이의 배막안에는 배막액이 있으며, 장기의 운동에 의한 마찰을 감소시킨다.
4. 두 겹의 배막으로 이루어진 창자간막은 움직이는 소화기관을 배벽에 고정시키고, 지방을 저장하고 혈관과 신경이 분포하게 한다.
5. 배막안의 복부장기와 연결된 창자간막은 (1) 배쪽창자간막, 낫인대와 작은그물막, (2) 등쪽창자간막, 큰그물막, 고유창자간막, 가로창자간막, 구불잘록창자간막으로 이루어져 있다.

22.1c 소화 과정 Digestive Processes

6. 소화기계는 섭취, 밀어냄, 기계적인 소화, 화학적인 소화, 흡수 및 배변활동을 한다.

22.2 소화관의 해부학적 구조 ANATOMY OF THE ALIMENTARY CANAL

22.2a 조직학 Histology

7. 식도, 위, 창자는 점막층(상피, 고유판, 점막근육판), 섬유성 점막밑층, 근육층(세로근육과 돌림근육), 바깥에 위치한 장막(내장쪽배막) 또는 바깥막 등의 동일한 조직층으로 구성된다.

22.2b 민무늬근육 Smooth Muscle

8. 민무늬근육는 끝이 점점 가늘어지는 모양이고 중신에 한 개의 핵이 위치한다. 가로무늬와 근육원섬유마디가 없고 활주설 모델에 의해 수축하는 근육원섬유로 구성된다. 세포뼈대의 중간잔섬유는 세포에서 격자 모양으로 배열되어 있다. 가는잔섬유는 치밀소체에 잔섬유를 부착시킨다.
9. 민무늬근육는 대부분 돌림근육층과 세로근육층으로 배열되어 있다.
10. 민무늬근육은 이완기 동안 저에너지를 이용하여 피로하지 않고 수축한다.
11. 민무늬근육은 불수의근섬유에 의해 신경지배를 받으며, 보통 매 근육층마다 소수의 근육섬유가 수축한다. 근수축 신호자극은 섬유에서 섬유로 틈새이음을 통해 전파된다. 이러한 유형의 신경지배를 단일신경지배라고 한다.
12. 내장운동신경세포는 내장근육과 분비샘의 신경지배를 위해 정교한 신경근접합부를 형성하지 않는다. 내장운동신경세포의 축삭말단(정맥염주)은 효과기세포로부터 약간 떨어져 있다.
13. 창자신경계는 소화관 벽안의 내재성 신경그물이다. 창자신경얼기 안에 있는 창자신경세포는 소화기관의 근육과 분비 활동을 조절한다. 내장감각, 부교감, 교감신경은 중추신경계의 창자신경계와 연결되어 있다. 자율신경지배는 창자신경세포의 활동에 영향을 미친다.

22.2c 입 및 관련된 기관 The Mouth and Associated Organs

14. 음식은 입을 통해 소화관으로 들어가며, 입은 바깥쪽의 입안뜰과 안쪽의 고유입안으로 구성된다.
15. 입은 중층편평상피조직으로 덮여 있어 음식 조각에 의한 마모에 견딘다.
16. 입술과 뺨은 씹는 동안 입안에 음식을 머무르도록 하며, 입술의 붉은 부분은 입구멍에 가깝다.
17. 혀는 주로 점막으로 덮여 있는 뼈대근육이다. 혀의 속근육들은 혀의 모양을 변화시키고 바깥근육은 혀의 위치를 변화시킨다. 혀의 위쪽 표면에는 세 종류의 유두가 있다. 실유두는 씹는 동안 음식을 잡아주고, 버섯유두와 성곽유두는 맛봉오리를 포함하고 있어 맛을 느끼게 한다.
18. 침은 입안점막에 있는 작은침샘과 세 쌍의 큰침샘인 귀밑샘, 턱밑샘, 혀밑샘에서 분비된다. 침샘은 복합대롱꽈리샘으로 구성되어 있으며, 많은 장액세포와 점액세포가 있다.
19. 치아는 씹는 과정을 통해 음식을 찢고 분쇄한다. 20개의 젖니는 6세부터 빠지기 시작하여 아동기와 청년기 동안 점차로 32개의 간니로 대체된다.
20. 치아는 앞니, 송곳니, 작은어금니, 큰어금니로 분류한다. 각각의 치아는 사기질이 덮여 있는 치아머리와 시멘트질이 덮여 있는 치아뿌리로 구성되어 있다. 치아의 대부분은 상아질이며 치아속질공간을 둘러싸고 있다. 치아주위인대는 이틀에 치아를 고정시킨다.

22.2d 인두 The Pharynx

21. 삼키는 동안 음식은 중층편평상피조직으로 덮여 있는 입에서 입인두와 후두인두를 통과한다. 목뿔위근은 기도를 보호하기 위해 후두를 위로 올린다. 인두수축근육은 식도쪽으로 음식을 밀어내고, 목뿔아래근은 원래 위치로 되돌리도록 후두를 내린다.

22.2e 식도 The Esophagus

22. 식도는 인두에서 가슴세로칸 뒤를 통과하여 배부위로 내려가서 위의 들문부에서 합쳐진다. 들문조임근은 위내용물이 위쪽으로 역류되지 못하도록 막아 준다.
23. 식도점막은 중층편평상피세포로 덮여 있다. 근육층의 윗부분은 뼈대근육, 아래부분은 민무늬근육으로 되어 있으며, 식도의 바깥층은 섬유성 바깥막으로 이루어져 있다.

22.2f 위 The Stomach

24. J자 모양의 위는 음식을 휘돌려서 유미즙을 만들고 염산과 펩신을 분비하여 음식물에 들어 있는 단백질을 분해한다. 왼쪽 상복부에 위치하며, 들문, 위바닥, 위몸통, 날문부, 날문(날문조임근이 포함)으로 구성된다. 위의 오른쪽과 왼쪽면에는 작은굽이와 큰굽이가 있으며, 위가 비었을 때는 위의 속면에는 주름이 진다.
25. 위의 속면은 점액을 분비하는 단층원주상피세포로 덮여 있고 상피에는 위오목으로 흩어져 있으며, 이 오목은 대롱위샘에 이른다. 위샘에 있는 분비세포는 펩신을 생산하는 주세포, 염산을 분비하는 벽세포, 호르몬을 분비하는 위창자내분비세포가 있다.
26. 위벽은 안쪽의 점액층과 상피세포의 빠른 재생에 의해 자가소화를 막아준다.

22.2g 작은창자 소장, The Small Intestine

27. 작은창자는 소화와 영양소 흡수의 주된 장소이며, 샘창자, 빈창자, 돌창자로 나뉜다.

28. 샘창자는 배부위의 오른위사분역의 뒤쪽에 놓여 있다. 쓸개관과 이자관이 합쳐져서 온쓸개이자관을 형성하며 큰샘창자유두를 통하여 샘창자에 배출된다.

29. 작은창자는 길이가 매우 길며, 점막에는 돌림주름, 융모, 흡수세포 위에 있는 풍부한 미세융모로 인해 표면적을 증가시키고 영양소 흡수를 빠르게 한다. 흡수된 영양소는 융모의 중앙에 있는 모세혈관으로 들어간다.

30. 창자의 내면을 덮고 있는 상피조직에는 흡수세포, 술잔세포, 위창자내분비세포가 위치한다. 융모 사이에는 창자액을 분비하는 창자움이 있어 계속적으로 상피세포가 재생되며, 파네트세포도 위치한다.

31. 작은창자의 다른 특성은 돌창자 안에 림프소절과 샘창자점액분비샘이 밀집되어 있다.

22.2h 큰창자 대장, The Large Intestine

32. 수분을 흡수하여 대변을 만드는 큰창자는 작은창자 주위에 열린 직사각형 모양으로 위치한다. 큰창자는 막창자, 막창자꼬리, 잘록창자, 곧창자, 항문관으로 다시 나뉜다. 잘록창자와 막창자의 바깥 표면에는 잘록창자띠, 잘록창자팽대, 복막주렁이 달려 있다.

33. 막창자는 오른쪽 엉덩뼈오목에 놓여 있으며, 돌막창자판막에 위치한다. 막창자에 붙어 있는 막창자꼬리는 풍부한 림프조직이 포함되어 있다.

34. 큰창자의 말단 근처에서 구불잘록창자는 골반으로 들어가서 곧창자와 합쳐진다. 곧창자는 골반바닥을 뚫고 항문의 끝인 항문관과 합쳐진다. 안쪽으로 큰창자는 가로곧창자 주름이 있고, 항문관에는 항문기둥, 항문판막, 항문피부선, 항문굴이 있다.

35. 배변반사는 곧창자로 대변이 들어갈 때 곧창자 벽의 수축에 의해 일어난다. 배변하는 동안 가로막과 배근육의 수축은 복강 내 압력을 증가시키고 항문관을 올린다. 배변은 바깥항문조임근에 의해 억제된다.

36. 작은창자처럼 큰창자는 흡수창자세포와 술잔세포가 분포된 단층원주상피세포로 덮여 있고 창자샘이 있다. 큰창자는 작은창자보다 융모가 적고 점액이 더 많이 분비되고 림프조직도 더 많이 포함되어 있다.

22.3 소화기 부속기관의 해부학적 구조
ANATOMY OF THE ACCESSORY ORGANS

22.3a 간 The Liver

37. 간은 흡수된 영양소를 처리하고 지방을 유화시키는 쓸개즙을 분비하고, 혈액 내 독소를 제거하는 해독작용을 한다.

38. 간은 오른, 위 배부위에 위치한다. 간은 가로막면과 내장면, 네 개의 엽(오른엽, 왼엽, 네모엽, 꼬리엽)으로 구성된다. 네모엽과 꼬리엽은 왼엽의 일부분이다. 무장막구역은 가로막에 반대면에 있는 부위이다.

39. 대부분의 혈관들은 간문을 통해 간으로 들어가고 나간다. 간의 내장면에는 아래대정맥, 간정맥, 쓸개, 틈새, 간원인대, 정맥관인대가 있다.

40. 고전적인 간소엽은 굴모양혈관에 분리된 그리고 중심정맥으로 집중된 간세포판으로 구성된 육각형의 구조이다. 간세동이(간문맥, 간동맥의 세동맥가지, 쓸개관)는 간소엽을 이루는 육각형의 각 모서리에 위치한다.

41. 간을 통과하는 혈류는 간동맥과 간문맥의 가지를 통하여, 간세포에 혈액공급을 하는 굴모양혈관을 지나 그리고 중심정맥, 간정맥, 아래대정맥, 심장 순서대로 흐른다. 굴모양혈관 안에서 별모양의 큰포식세포가 포식작용을 하여 세균과 혈액 속의 이물질을 제거한다.

42. 간세포는 혈장단백질의 합성, 해독 작용, 포도당, 지방, 아미노산 대사, 쓸개즙 생산의 간의 기능을 한다. 이 세포들은 쓸개즙을 생산하여 쓸개모세관으로 분비한다. 쓸개즙은 간세동이 안의 소엽 사이 쓸개관과 간관, 온간관을 통과하여 쓸개주머니와 샘창자로 배출된다.

22.3b 쓸개 The Gallbladder

43. 녹색의 근육성 주머니인 쓸개주머니는 쓸개즙을 저장하고 농축시킨다. 지방성 유미즙이 작은창자로 들어오면 쓸개주머니가 이 쓸개즙을 쓸개관과 샘창자로 짜낸다.

22.3c 이자 The Pancreas

44. 올챙이 모양의 이자는 이차적으로 뒤배막에 위치하며 뒤쪽 배벽을 가로질러 수평으로 놓여 있고, 샘창자와 지라 사이에 있다.

45. 이자는 많은 복잡한 샘꽈리를 포함하고 있는 외분비샘으로서 주이자관과 덧이자관으로 배출한다. 장액성 샘꽈리세포는 소화효소를 분비하고 가장 작은도관의 상피세포에서는 알칼리성 용액을 분비한다. 두 종류의 분비물은 샘창자로 배출된다.

46. 이자는 호르몬분비세포를 가진 내분비샘으로 혈류를 통하여 혈당을 조절한다.

22.4 소화계통의 질환 DISORDERS OF THE DIGESTIVE SYSTEM

47. 이 장에서 소화계통과 연관이 있는 질환은 식도의 틈새탈장, 위식도역류병, 소화궤양, 창자막힘, 염증창자질환, 바이러스간염, 이자관의 낭성섬유증으로 막힘 증상 등을 포함한다.

22.5 전 생애 동안의 소화계통
THE DIGESTIVE SYSTEM THROUGHOUT LIFE

22.5a 배아 발달 Embryonic Development

48. 발생 3주에 배아가 원통형의 형태를 취할 때, 내장중배엽으로 덮인 내배엽의 관 형태의 원시창자를 감싸고 있다. 내배엽은 상피와 샘세포가 되고 내장중배엽은 소화관과 창자 유래 기관 벽의 상피를 제외한 다른 층 대부분을 형성한다.

49. 배아의 원시창자는 앞창자, 중간창자, 뒤창자로 나뉘게 되고, 소화계통의 뚜렷한 세 부분을 형성하게 된다.

50. 배아의 원시창자관은 처음에는 쭉 뻗어 있다가, 곧 팽출부(간, 이자, 인두주머니)가 자라게 되고 팽대부위(위, 배설강)가 나타나며, 원시창자고리를 형성하며 길이가 길어진다. 이 고리는 회전하고 길어져서 창자의 최종 위치를 갖춘다.

22.5b 생애 후반기의 소화계통 The Digestive System in Later Life

51. 생애 동안 여러 가지 질병이 소화기관을 괴롭힐 수 있다. 막창자꼬리염은 젊은 성인에서 흔하며, 위창자염과 식중독은 어느 시기에나 발생할 수 있고, 궤양과 쓸개의 질병은 중년에 증가한다.

52. 노인은 소화작용의 효율이 떨어져 변비가 잘 발생한다. 곁주머니증과 잘록창자나 위에 발생하는 암은 노년층 사이에 점점 빈번하게 나타난다.

23 비뇨계통
The Urinary System

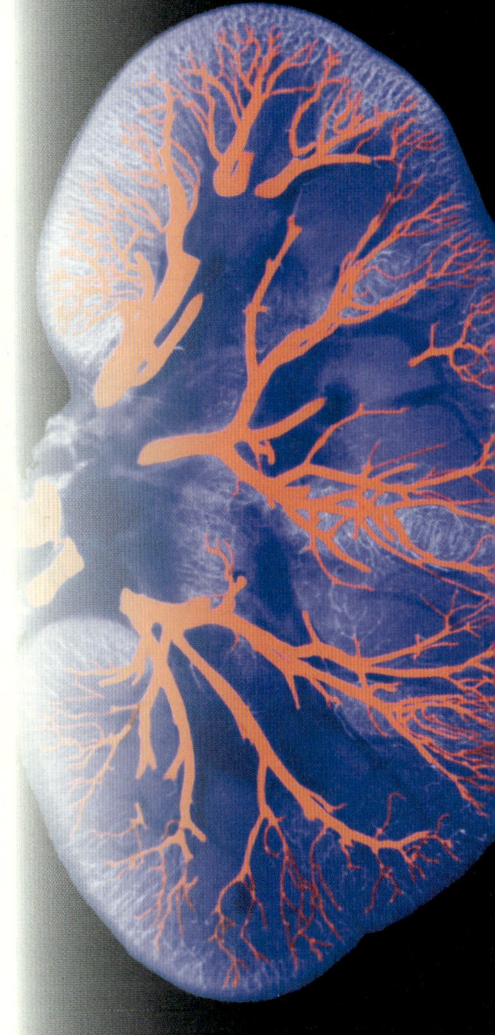

▲ *콩팥의 혈관조영상(X선 영상)*

기억해야 할 어근 Roots to Remember

arcus = bow, arch (활, 아치)
calyx = a cup (컵)
corp = a body (몸통)
glomer = ball (공, 덩이)
juxta = near to (…에 가까운, 거의 …한)
macula = spot (점, 반점, 얼룩)
mictur = urinate (소변을 보다)
nephro = kidney (신장, 콩팥)
papill = a nipple (젖꼭지, 유두)
pod = foot (발)
pyelo = the pelvis (골반, 신우)
radi = spoke or ray (수레바퀴살, 광선(빛살))
rect = straight (똑바로(일직선으로))
ren = kidney (신장, 콩팥)
ruga = fold, wrinkle (주름)
vas = vessel (혈관)
vesic = bladder (방광, 주머니)

위에 열거한 어근을 기초로 하여, 다음 용어의 의미를 설명하시오.

1. **Glomerular capillaries** (사구체모세혈관)
2. **Renal papilla** (콩팥유두)
3. **Major calyx** (큰술잔)
4. **Proximal convoluted tubule** (토리쪽곱슬세관)
5. **Arcuate arteries** (활꼴동맥)
6. **Cortical radiate arteries** (소엽사이동맥)
7. **Vasa recta** (곧은혈관)
8. **Trigone of the urinary bladder** (방광삼각)
9. **Mucosal rugae** (점막주름)
10. **Peritubular capillaries** (세관주위모세혈관)

정답은 해답부록을 참조하시오.

콩팥은 혈액의 노폐물을 걸러주고, 체액의 양, 조성 및 산도를 조절하여 항상성을 유지한다. 콩팥은 마치 정수장의 정화시설에서 나쁜 것을 걸러 깨끗한 물을 마실 수 있게 하는 것과 같다. 그러나 콩팥은 대개 기능을 하지 못하고 체액이 오염되어 병이 생기기 전까지는 가치를 인정받지 못한다. 소변으로 배출되는 주요 노폐물은 3가지 질소화합물로서 *요소*(아미노산의 분해 산물), *요산*(질산의 분해 산물), *크레아틴*(ATP의 생성을 위해 에너지를 저장하는 근육에 있는 크레아틴인산의 분해 산물)이다. 허파, 간, 피부 또한 배설에 관여하지만, 콩팥은 그 중 가장 주요한 배설기관이다.

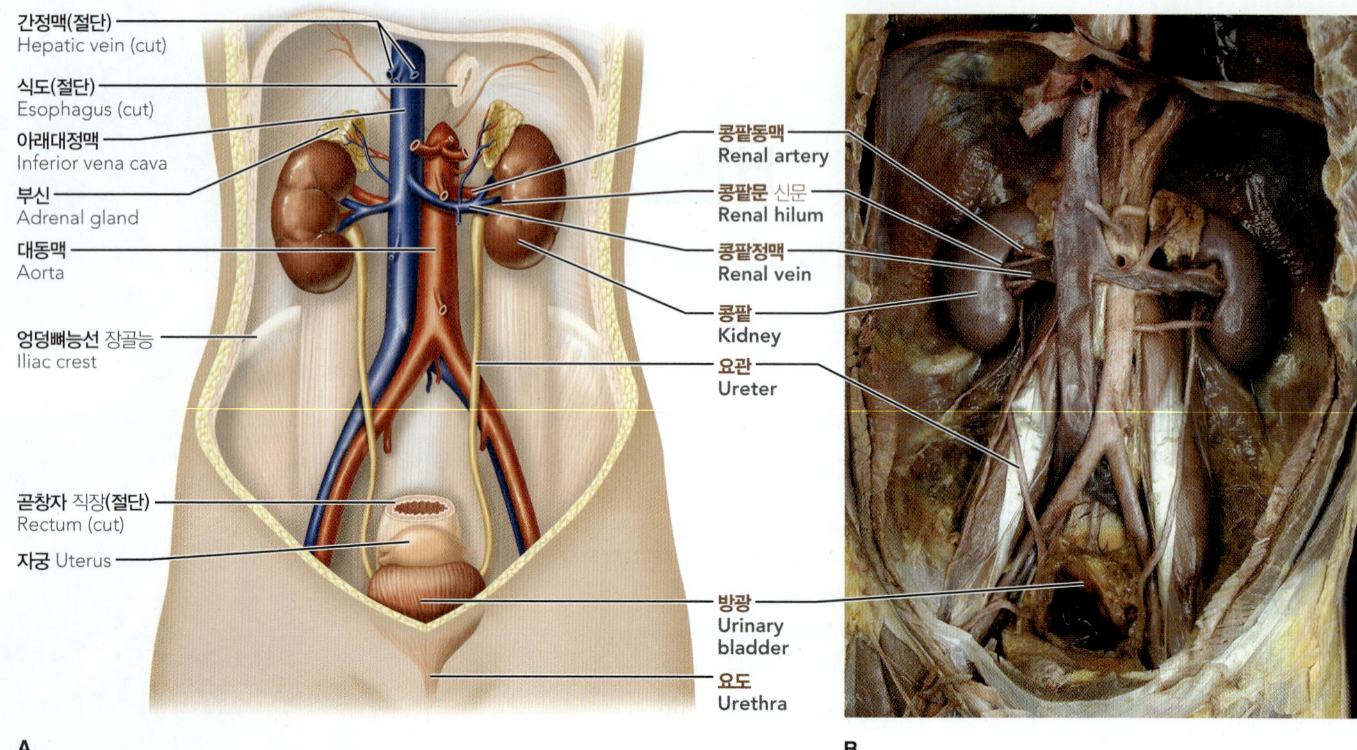

그림 23.1 비뇨계통. A. 앞쪽에서 본 비뇨계통의 모식도(여성). **B.** A와 유사한 부위의 사체 해부 구조(남성).

노폐물과 과다한 이온을 배설하는 것은 콩팥의 한 기능일 뿐이다. 또한, 콩팥은 수분과 산도의 적절한 균형을 유지하여 혈액의 화학적 조성과 양을 조절한다. 콩팥은 화학적인 까다로운 일을 처리하며, 대부분의 경우 효율적으로 일을 처리한다.

비뇨계통은 소변을 형성하는 두 개의 콩팥, 소변을 콩팥에서 방광으로 이동시켜 주는 한 쌍의 *요관*(ureter), 소변을 저장하는 *방광*(urinary bladder) 및 소변을 방광에서 체외로 배설시키는 *요도*(urethra)로 구성된다(그림 23.1).

23.1 콩팥 KIDNEYS

23.1a 콩팥의 맨눈해부 Gross Anatomy of The Kidney

학습 성과

- 콩팥의 위치, 콩팥피막 및 외부의 맨눈해부를 설명할 수 있다.
- 콩팥의 내부 맨눈해부와 주요 혈관을 설명할 수 있다.

콩팥의 위치와 외부 맨눈해부 Location and External Anatomy

붉은 갈색의 완두콩 모양인 **콩팥**(kidney)은 뒤배벽(후복벽)의 허리 윗부분인 배막벽 뒤에 위치한다(그림 23.2). 콩팥은 오른쪽과 왼쪽에 각각 하나씩 있는데, 오른쪽 콩팥은 간이 있어서 왼쪽보다 약간 아래 위치한다. 왼쪽 콩팥은 11번째 또는 12번째 등뼈와 2번째 허리뼈 사이에 위치하고 오른쪽 콩팥은 1번째 허리뼈와 3번째 허리뼈 사이에 위치한다(그림 23.2B). 성인 콩팥의 길이는 12 cm, 폭 6 cm, 두께 3 cm로 큰 비누한 조각의 크기이다. 각 콩팥의 바깥쪽은 볼록하고, 중간부분은 오목한데, 안쪽의 가장 오목한 곳을 **콩팥문**(신문, renal hilum)이라 한다(그림 23.1). 콩팥문은 혈관, 요관, 신경들이 출입하는 곳이며, 각 콩팥의 상부에는 내분비기관인 부신이 위치한다.

몇몇의 지지 조직층이 콩팥을 둘러싸고 있다(그림 23.2A). **섬유성 콩팥피막**(신피막, fibrous capsule)은 콩팥의 표면에 직접 붙어서 콩팥의 모양을 유지하고, 주위 조직으로 감염이 퍼지지 않도록 막는 장벽을 형성한다. 콩팥피막(renal capsule)의 바깥은 **콩팥주위지방피막**(perirenal fat capsule)이 둘러싸고 있다. 콩팥주위지방피막의 바깥은 **콩팥근막**(신근막, renal fascia)이 둘러싸고 있다. 콩팥근막의 바깥에는 *콩팥옆지방*(pararenal fat)이 있다. 콩팥주위지방과 콩팥옆지방은 충격을 완화시켜 콩팥을 보호하고 콩팥이 뒤배벽(후복벽)에 고정되어 제 위치를 유지하도록 도와준다.

콩팥 수술 시 외과적 접근은 배벽의 뒤가쪽, 즉 콩팥을 인체의 표면에서 가장 가까운 방향에서 볼 수 있는 부위이다(그림 23.2C). 이러한 접근 방법으로 아주 적은 수의 근육, 혈관, 신경만 절단한 채 콩팥에 접근할 수 있다. 그러나 절개는 T_{12}의 앞면에서 이루어져야 하는데, 뒷면에서 보았을 때 콩팥의 상단 3/4을 덮고 있는 가슴안의 천공을 예방하기 위함이다. 가슴안 천공은 폐 허탈과 기흉을 일으킬 수 있다.

콩팥의 내부 맨눈해부 Internal Gross Anatomy

콩팥의 관상절단면에서 콩팥조직의 두 가지 특징적인 조직인 속질과 겉질을 볼 수 있다(그림 23.3). 바깥쪽에 있는 **콩팥겉질**(신피질, renal cortex)은 밝은 색을 띠며, 과립 모양이다. 겉질의 깊은 곳, 즉 **콩팥속질**(renal medulla)은 더 어둡고 원뿔 모양의 덩어리로 구성된 **콩팥피라밋**(신추체, renal pyramid)이 있다. 피라밋의 넓은 바닥면은 겉질과 접하

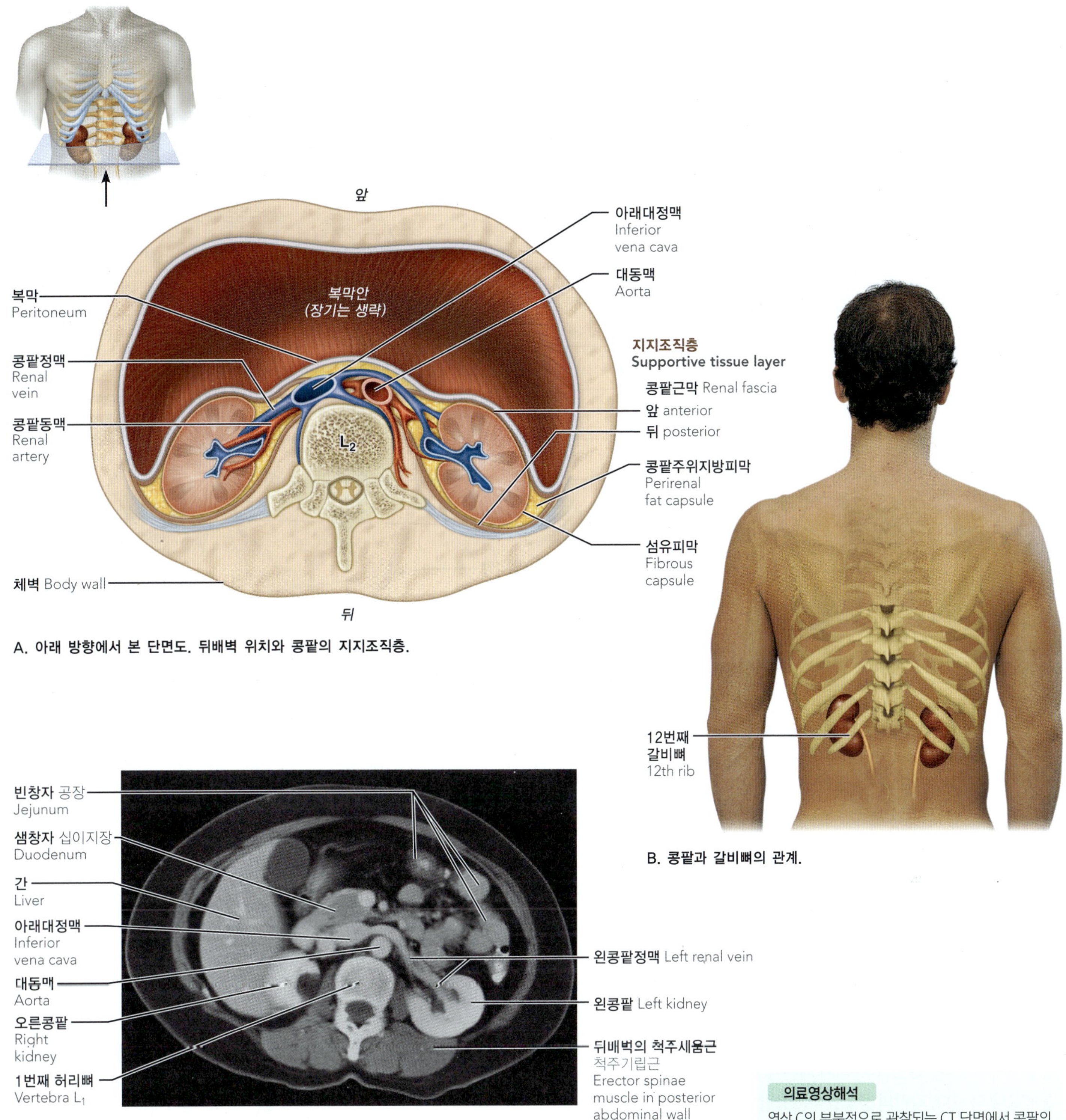

A. 아래 방향에서 본 단면도. 뒤배벽 위치와 콩팥의 지지조직층.

B. 콩팥과 갈비뼈의 관계.

C. A와 유사한 부위의 복부CT. 복강내 기관이 보임.

의료영상해석

영상 C의 부분적으로 관찰되는 CT 단면에서 콩팥의 위치를 주의 깊게 살펴본다.
왼쪽 콩팥이 오른쪽 콩팥보다 왜 더 많이 보이는가?

그림 23.2 뒤배벽에 인접한 콩팥의 위치.

고 있고, 피라밋의 뾰족한 부분은 내부로 향하고 있다. 콩팥피라밋은 소변이 모여 있는 가늘고 규칙 없이 나란하게 배열된 관다발들을 포함하기 때문에 줄무늬가 있다. 콩팥겉질이 안으로 뻗어 있는 **콩팥기둥**(신주, renal column)은 인접한 피라밋들을 분리한다.

콩팥은 한 개의 콩팥피라밋과 피라밋을 둘러싸고 있는 겉질을 합쳐서 *콩팥엽*(신엽, renal lobe)이라 하며, 각 콩팥은 5~11엽으로 구성되어 있다.

콩팥굴(신동, renal sinus)은 콩팥문을 통해 외부로 열린 콩팥의 가장 중심 부분에 있는 큰 공간이다. 콩팥굴은 실제로 혈관, 지방, 소변이 이동하는 *콩팥깔때기*(신우, renal pelvis)와 *콩팥잔*(신배, renal calyx)이 위치하는 '꽉 찬 공간'이다. **콩팥깔때기**는 납작하고 깔때기 모양의 관으로 단순히 요관이 위로 확장된 것이다. 콩팥의 유두는 모여서 **작은콩팥잔**(소신배, minor clayx)이 되고 작은 콩팥잔은 모여서 **큰콩팥잔**(대신배, major clayx)이 되어 콩팥깔때기와 연결되고, 다시 콩팥깔때기는

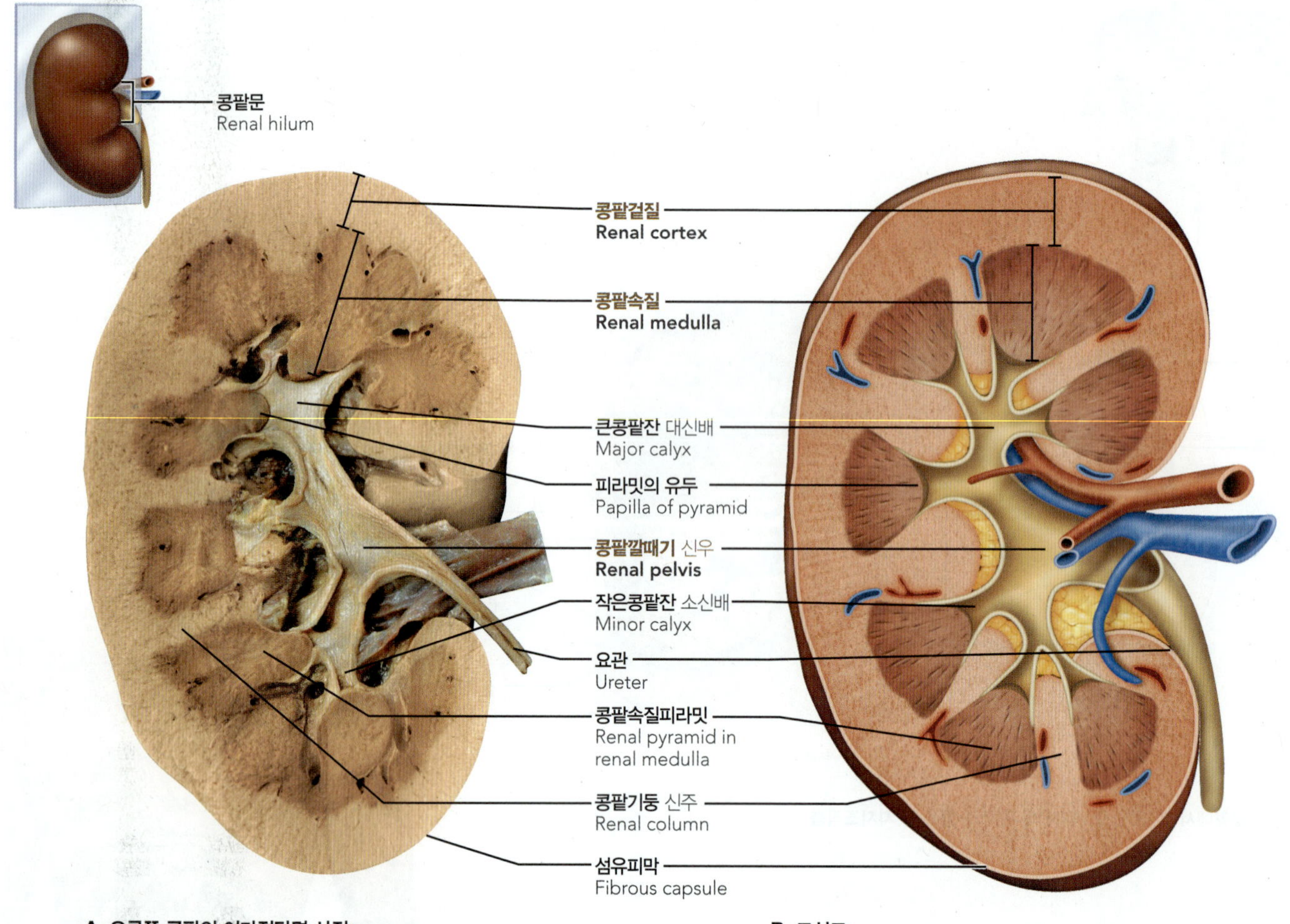

그림 23.3 콩팥의 내부 절단면 구조.

요관과 연결되어 소변을 방광으로 운반한다.

콩팥의 혈관과 신경 분포 Gross Vasculature and Nerve Supply

콩팥은 계속적으로 혈액을 정화시키고 인체 내 혈액의 조성을 조절하는 일을 하기 때문에 많은 양의 혈액을 공급받고 있다. 평소 휴식 상태에서 콩팥은 심장박출량의 25%를 큰 **콩팥동맥**(renal artery)을 통해서 공급받는다. 콩팥동맥은 1번째~2번째 허리뼈 사이에 위치하는 복부의 대동맥으로부터 직각으로 분지한다(그림 23.1, 19.12). 대동맥은 몸의 정중선에서 약간 왼쪽으로 치우치기 때문에 오른쪽 콩팥동맥이 왼쪽 콩팥동맥보다 더 길다. 각각의 콩팥동맥은 콩팥에 가까워지면서 5개의 **구역동맥**(segmental artery)으로 나누어진 후 콩팥문으로 들어간다(그림 23.4). 콩팥굴 내에서 각각의 구역동맥은 다시 **엽사이동맥**(interlobar artery)으로 나누어져 콩팥피라밋사이의 콩팥기둥에 위치한다.

속질과 겉질의 경계 부위에서 엽사이동맥은 **활꼴동맥**(arcuate artery)으로 분지하고 콩팥피라밋의 바닥면을 아치형으로 덮는다. 활꼴동맥에서 방사형으로 바깥으로 퍼져 겉질조직을 채우고 있는 것은 작은 **소엽사이동맥**(cortical radiate artery)이다. 콩팥을 통과하는 혈액의 90% 이상이 겉질을 관류한다. 소엽사이동맥들은 **토리세동맥**(사구체세동맥, glomerular arteriole)이 되고, 이어서 **세관주위모세혈관**(peritubular capillary)이 된다.

콩팥의 *정맥*은 동맥 경로의 역방향으로 같은 형태를 취하면서 분포한다. 콩팥겉질에 남아 있는 혈액은 순서대로 **소엽사이정맥, 활꼴정맥, 엽사이정맥, 콩팥정맥**으로 유입된다(구역정맥은 없음). 콩팥정맥은 콩팥문에서 나와서 아래대정맥으로 흘러간다(그림 23.1). 아래대정맥은 척주의 오른쪽에 위치하고 있어 왼쪽 콩팥정맥이 오른쪽 콩팥정맥에 비해 약 두 배 더 길다. 각각의 콩팥정맥은 대응하는 콩팥동맥보다 앞에 위치하고, 두 혈관 모두 콩팥문에서 콩팥깔때기보다 앞에 놓여 있다. 콩팥의 신경 공급은 콩팥동맥에 있는 자율신경과 자율신경절의 하나인 *콩팥신경얼기*(신총, renal plexus)에 의한다. 이 신경얼기는 복강신경얼기의 분지이다(그림 14.5 참조). 콩팥신경얼기는 교감신경인 가장 아래에 있는 가슴내장신경과 1번째 허리내장신경의 지배를 받고, 교감신경섬유는 콩팥 내 세동맥의 직경을 조절하고 요세관(uriniferous tubule)의 소변 형성 기능에 영향을 미친다.

이해 수준 체크하기

- ☐ 1. 콩팥은 복부내에 위치하며, 복막내에 속하지는 않는다. 이러한 차이를 설명한다.
- ☐ 2. 척추의 위치에 따른 콩팥의 위치를 설명한다. 오른콩팥이 왼콩팥보다 더 낮게 위치하는 이유는 무엇인가?
- ☐ 3. 콩팥기둥을 통과하는 혈관을 열거한다.

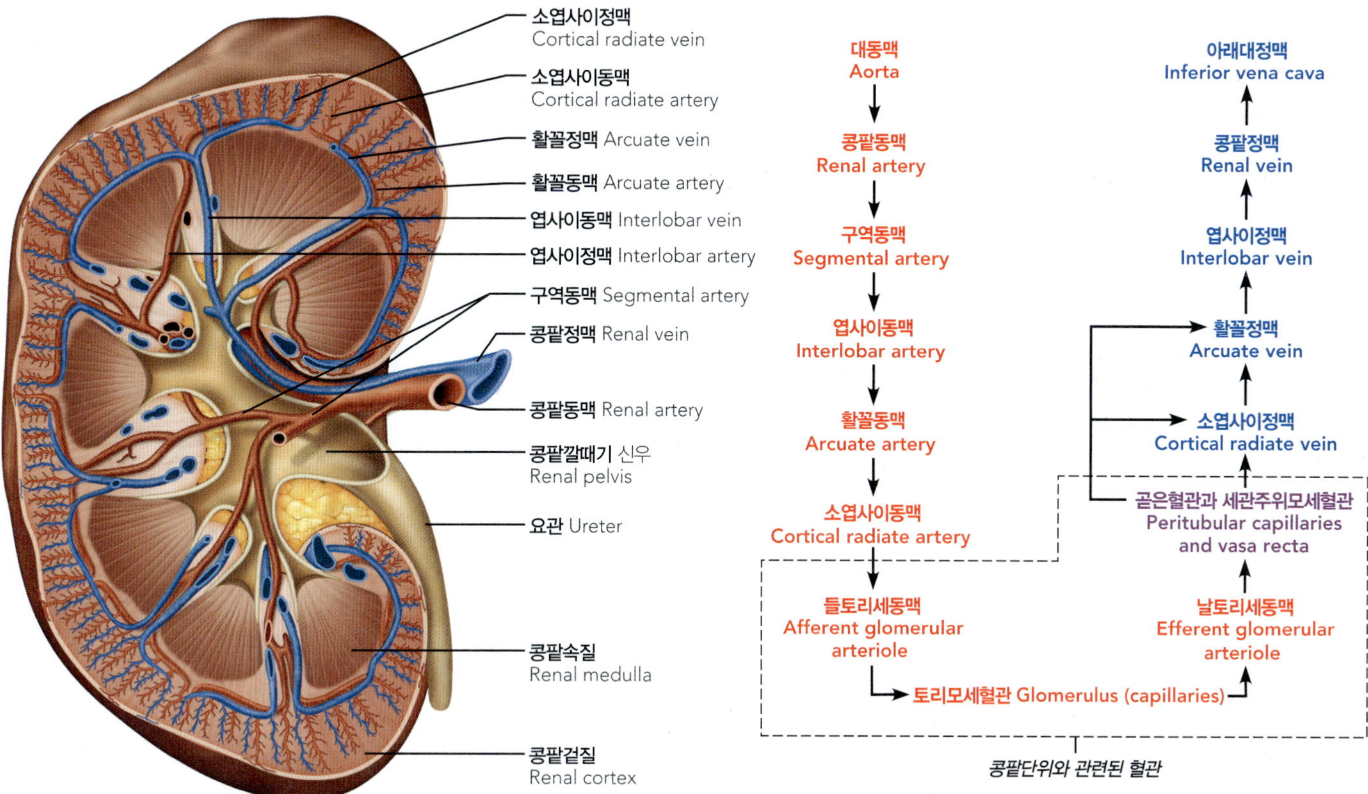

그림 23.4 **콩팥의 혈관.**

23.1b 콩팥의 현미해부

Microscopic Anatomy of the Kidney

학습 성과

- 콩팥단위의 부위별 구조를 확인하고 소변 형성 과정에서의 기능을 설명할 수 있다.
- 콩팥단위를 둘러싸고 있는 모세혈관과 세동맥의 구조와 기능을 설명할 수 있다.

콩팥의 주요 구조적, 기능적 단위인 **콩팥단위**(신원, nephron)는 하나의 콩팥에 약 100만 개 이상 있으며, 소변을 형성하는 단위이다.

소변 형성 기전 Mechanism of Urine Production

콩팥단위는 세 가지 상호작용 기전(여과, 재흡수, 분비)을 통해 소변을 형성한다(그림 23.5). **여과**(filtration) 중에는 혈액의 여과액인 여과물은 콩팥모세혈관을 떠나 콩팥세관으로 들어간다(그림 23.5 화살표 ①). 세관으로 여과되는 혈액의 여과액은 혈장의 작은 분자를 포함한다. 여과액은 세관을 따라 흐르면서 재흡수와 분비 기전을 통해 소변으로 처리된다. **재흡수**(resorption) 중에 영양소, 물, 필수 이온의 대부분은 여과액으로부터 재흡수되고, 둘러싸고 있는 결합조직의 모세혈관으로 여과액의 99%가 재흡수된다(그림 23.5 화살표 ②). 꼭 필요한 분자는 여과액으로부터 사용되고 남은 찌꺼기와 불필요한 물질들은 몸 밖으로 배출되는 소변이 된다. 이런 노폐물 처리의 수동적인 방법을 보완하

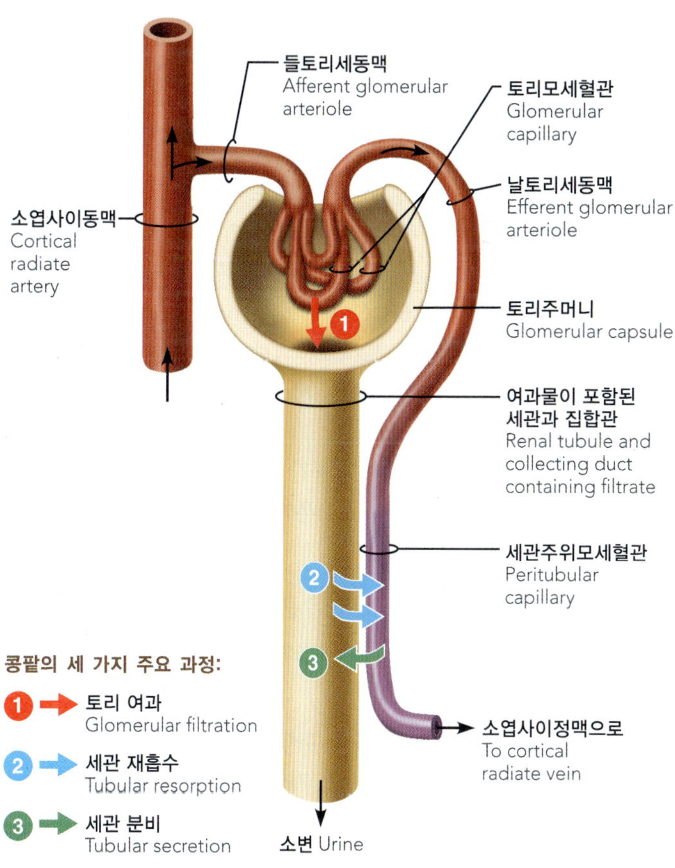

그림 23.5 **소변 생성의 기본적인 기전.** 소변 생성의 3단계 과정을 설명한 콩팥단위의 모식도. 하나의 콩팥은 백만 개 이상의 콩팥단위를 포함한다.

는 것은 필요치 않은 분자들을 제거하기 위하여 주위의 모세혈관으로부터 토리쪽곱슬세관의 벽을 통해 능동적으로 물질을 재흡수하고 **분비**(secretion)하는 방법이다(그림 23.5 화살표 ③). 다음은 콩팥단위의 기본적인 구성을 살펴보고, 여과, 재흡수, 분비 과정에서 각각 어떻게 관여하는지 다룰 것이다.

콩팥단위의 구조 Nephron Structure

각각의 **콩팥단위**는 *콩팥소체*(신소체, renal corpuscle)와 *콩팥*세관(renal tubule)으로 구성된다. 콩팥세관은 토리쪽곱슬세관(proximal convoluted tubule), 콩팥세관고리(loop of Henle) 및 먼쪽곱슬세관(distal convoluted tubule) 및 집합관(collecting duct)으로 구성되어 있다. 콩팥단위는 전체적으로 소변 형성의 다양한 상황에 적합한 구조인 단층내피세포로 둘러싸여 있다.

콩팥소체(Renal Corpuscle). 구형의 콩팥소체(renal corpuscle)는 여과 과정이 일어나는 콩팥단위의 첫 번째 부분으로 대부분 겉질에 존재한다(**그림 23.6A**). 콩팥소체는 컵 모양의 오목한 **토리주머니**(사구체낭, glomerular capsule, Bowman's capsule)로서 **토리**(glomerulus)는 문합하지 않은 모세혈관의 뭉치로 되어 있다. 토리는 마치 바람이 빠진 풍선에 주먹이 깊게 파묻힌 것과 같은 형태로 토리(보우만)주머니 안에 위치한다. 토리의 혈액은 들토리세동맥(수입세동맥, afferent arteriole)으로부터 공급 받고, 날토리세동맥(수출세동맥, efferent arteriole)으로 빠져나간다. 토리모세혈관의 내피세포(endothelium)는 창이 있어서 투과성이 높으므로 많은 양의 액체와 작은 분자들이 빠져 나간다(그림 23.6B). 이것이 여과액으로서 나중에 소변이 된다. 이 용액(여과액)의 단지 20%만 토리에 남아서 **토리주머니공간** 속으로 들어간다. 80%는 모세혈관 내 혈액 속에 남아 있다.

토리주머니 바깥쪽의 **벽쪽층**(parietal layer)은 단층편평상피세포이다(그림 23.6A). 이는 단순한 주머니 구조로 여과액의 형성에는 관여하지 않는다. 반면에 토리주머니의 **내장층**(장측막, visceral layer)은 **발세포**(족세포, podocyte)이라 불리는 분화된 상피세포로 구성된다. 문어발처럼 생긴 발세포(그림 23.6B, C)는 **발돌기**(foot process)로 끝나는데, 이들은 서로 깍지 낀 모습으로 토리 모세혈관을 둘러싸고 그 사이에 생긴 발돌기 사이의 얇은 틈새인 **여과틈새**(filtration slit)를 통하여 여과물이 토리주머니공간으로 떨어진다.

토리에 있는 혈액과 토리주머니 공간 사이에 있는 실제 여과가 일어나는 **여과막**(filtration membrane)은 세 층으로 구성되어 있다(그림 23.6D).

1. 모세혈관의 내 구멍은 혈구와 같은 큰 혈액 요소의 통과를 제한한다.
2. 발세포의 발돌기 사이에 있는 여과틈새는 얇은 **틈새가로막**(slit diaphragm)으로 덮여 있다.
3. 발세포와 내피세포가 형성하는 바닥막. 혈구세포와 같은 가장 큰 요소들의 통과를 제한하는 반면, 가장 작은 단백질은 제외하고 물, 이온, 포도당, 아미노산, 요소는 통과하게 한다.

콩팥세관(Renal Tubule). 여과액이 콩팥소체에서 형성된 후 콩팥단위의 긴 세관으로 이동한다(**그림 23.7**). 콩팥단위는 정교하게 감긴 *토리쪽곱슬세관*에서 시작하여 U자 형인 *콩팥세관고리*의 내림다리와 오름다리로 구성되고, 다시 *먼쪽곱슬세관*으로 꼬여, *집합관*으로 합류하면서 끝난다. 이런 콩팥단위의 굽어 흐르는 성질은 여과액의 통과 길이를 길게 하며, 여과액을 처리하는 능력을 높인다. 콩팥단위의 세관 각 부분에는 세관의 처리 기능을 반영하는 독특한 세포학적 구조가 있다.

1. 콩팥겉질에 있는 **토리쪽곱슬세관**(proximal convoluted tubule)에서는 대부분 능동적으로 재흡수와 분비가 이루어진다. 토리쪽곱슬세관의 벽은 세관의 속공간을 채우는 것처럼 보이는 긴 미세융모를 가진 입방상피세포에 의하여 형성된다(그림 23.7, **그림 23.8A**). 이 미세융모는 표면적을 넓혀 여과액에서 물, 이온, 용질을 재흡수하기 위한 능력을 최대화시킨다. 더욱이 토리쪽곱슬세관의 세포에는 재흡수를 위한 에너지와 여과액으로부터 분자들을 재흡수하기 위한 이온 펌프 효소와 사구체가 많이 있다.
2. U자 모양의 **콩팥세관고리**(nephron loop)는 내림다리와 오름다리로 구성된다(그림 23.7). **내림다리**의 첫 부분은 토리쪽곱슬세관에서 이어지고 구조도 비슷하며, 내림다리의 나머지 부분은 단층편평상피로 이루어진 *가는내림다리*(협부, descending thin limb, DTL)이다(그림 23.8B). 가는다리는 *가는오름다리*(ascending thin limb, ATL)로 계속되어 *굵은오름다리*(thick ascending limb, TAL)로 합류하며, 오름다리의 세포 구조는 먼쪽곱슬세관의 세포 구조와 비슷하다.
3. **먼쪽곱슬세관**(distal convoluted tubule)도 콩팥겉질에 있고, 단층입방상피세포로 된 벽을 가지고 있으며, 선택적 분비와 이온을 재흡수하는 특징이 있다(그림 23.7, 23.8A). 먼쪽곱슬세관은 토리쪽곱슬세관보다 덜 능동적이고, 미세융모가 없는 반면 많은 사립체와 바닥막의 함입(infolding)으로 전형적인 이온펌프세포의 특징을 가진다.
4. 소변은 콩팥단위의 먼쪽곱슬세관에서 **집합관**(collecting duct)으로 유입된다. 각각의 집합관 몇몇의 콩팥단위로부터 소변을 받고 겉질에서 깊은 속질로 흐른다(그림 23.7). 피라밋의 유두에서, 인접한 집합관은 서로 결합하고 더 큰 **유두관**(papillary duct)을 형성하고 작은 콩팥잔으로 배출된다. 조직학적으로 집합관의 벽은 단층입방상피세포로 이루어져 있으나, 유두관에서는 이 상피가 두꺼워져 단층원주상피가 된다(그림 23.8B). 대부분 세포소기관이 거의 없지만 몇몇은 사립체가 풍부하고, 이온의 재흡수와 분비에 참여한다.

집합관의 가장 중요한 역할은 체액을 보존하고 콩팥단위의 먼쪽곱슬세관과 같은 기능을 한다. 체내 수분을 유지해야 할 때 뇌하수체 뒤엽에서 집합관과 먼쪽곱슬세관에서 물의 투과성을 높이는 항이뇨호르몬(ADH, 16장 참조)을 분비한다. 결과적으로 여과액의 물은 세관에서 주위 혈관으로 재흡수되어 소변의 전체 부피는 감소한다. 알코올은 항이뇨호르몬의 방출을 억제하여 콩팥세관으로부터 물의 재흡수를 감소시켜 많은 양의 희석된 소변을 생산하고, 잠재적으로 탈수증을 유발할 수 있다.

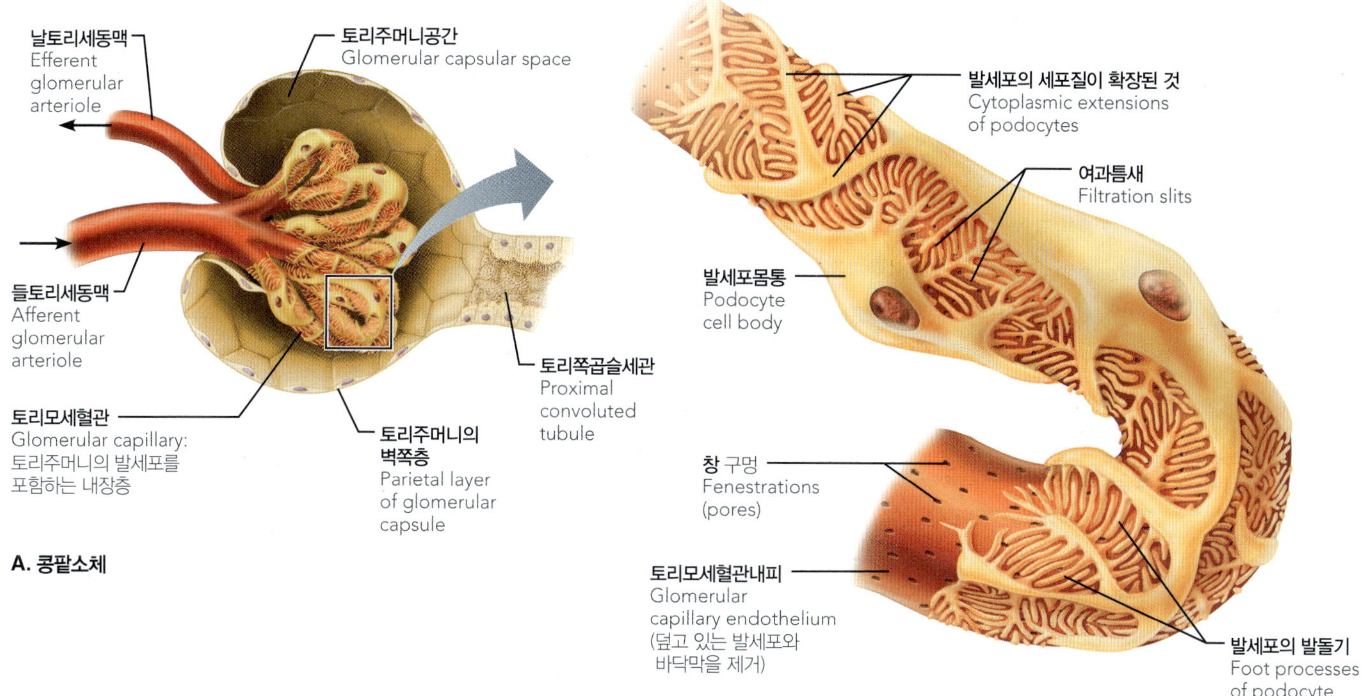

A. 콩팥소체

B. 발세포로 둘러싸인 토리모세혈관

여과틈새 Filtration slits
발세포몸통 Podocyte cell body
발돌기 Foot processes

C. 발세포 발돌기 사이의 여과틈새

여과막 Filtration membrane
모세혈관내피 Capillary endothelium
바닥막 Basement membrane
발세포의 발돌기 Foot processes of podocyte of glomerular capsule
모세혈관 Capillary
여과틈새 Filtration slit
틈새가로막 Slit diaphragm
혈장 Plasma
주머니공간 속의 여과액 Filtrate in capsular space
발세포의 발돌기 Foot processes of podocyte
창 구멍 Fenestration (pore)

D. 세 층의 여과막

그림 23.6 콩팥소체(Renal corpuscle)와 여과막(Filtration membrane).
A. 콩팥소체는 도리주머니(glomerulous capsule)에 의해 둘러싸인 토리로 이루어짐.
B. 발세포(podocyte)로 이루어진 토리주머니의 내장층(visceral layer)으로 덮여 있는 토리주머니의 확장된 모습. 바닥의 모세혈관벽을 보여주기 위해 발세포와 바닥막이 제거된 상태.
C. 콩팥소체 모세혈관에 붙어 있는 내장층을 전자현미경으로 확대한 모습(인공 채색, 6500×).
D. 여과막 내의 세 층을 보여주는 모식도.

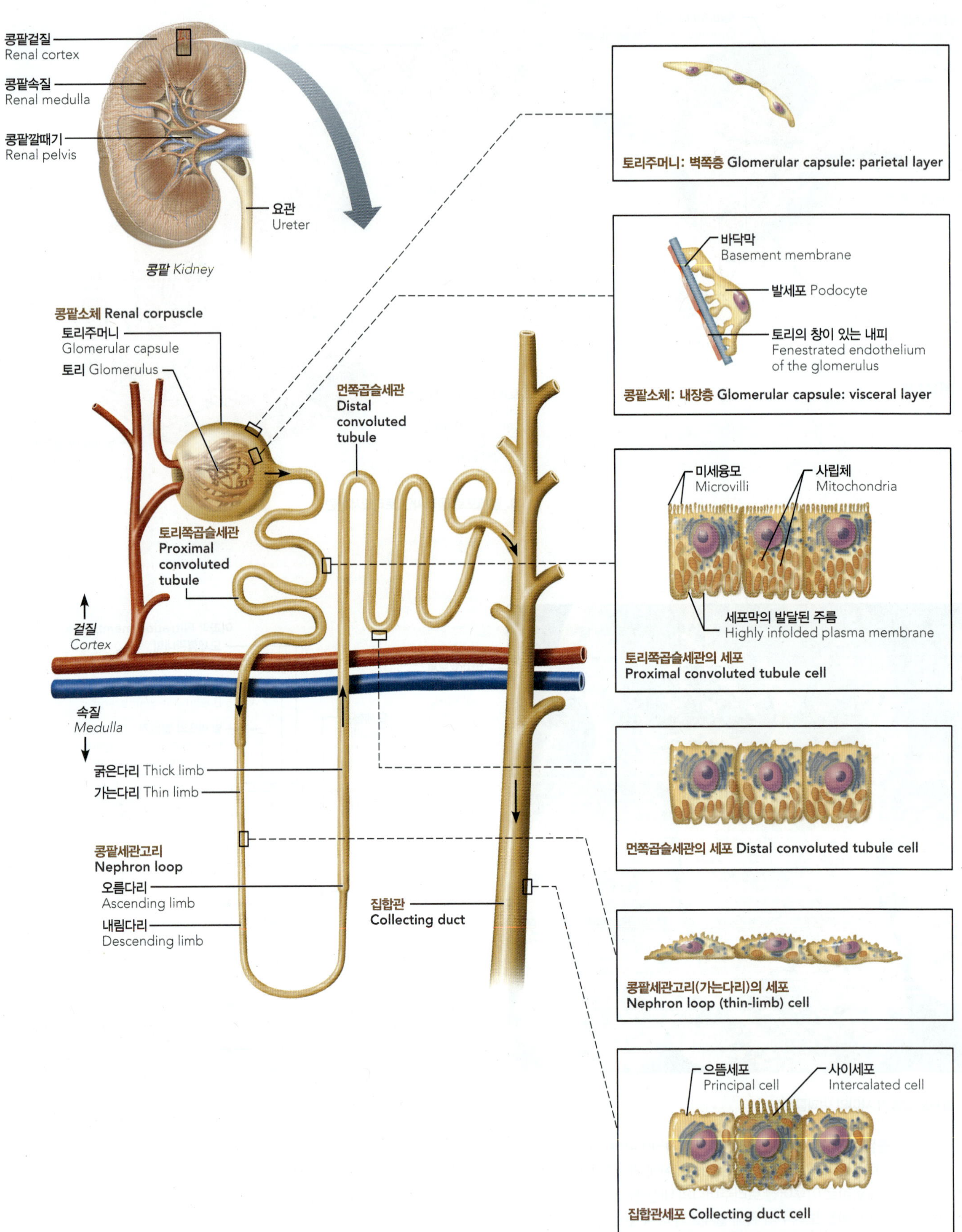

그림 23.7 **콩팥단위의 위치와 구조.** 콩팥단위의 다양한 영역을 형성하는 상피세포의 구조적 특징을 나타낸 콩팥단위의 모식도.

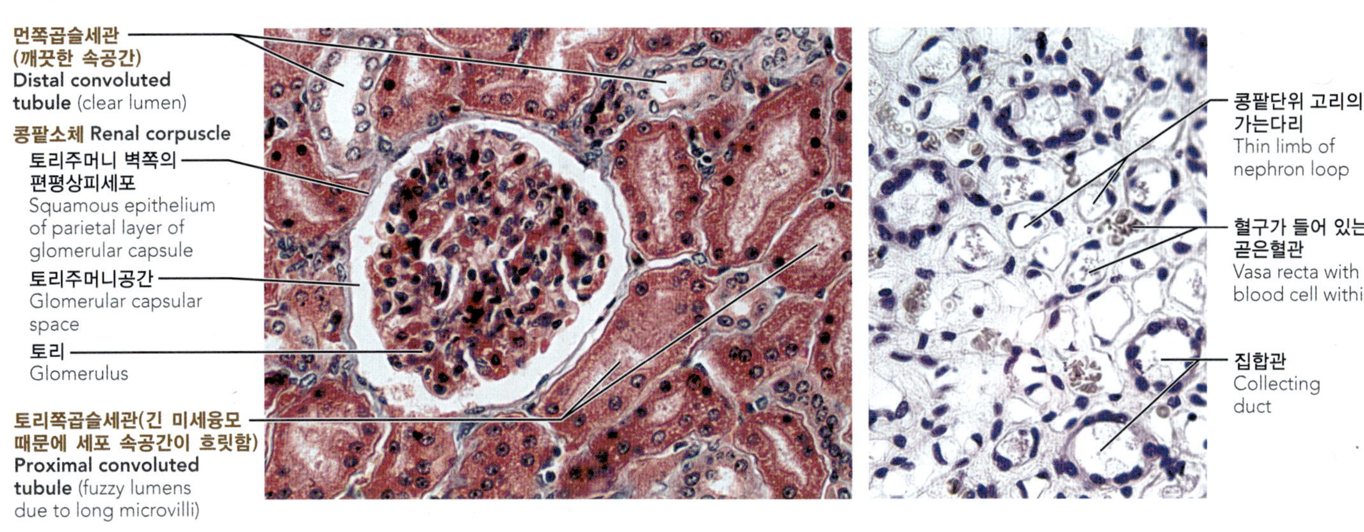

A. 콩팥겉질 세포의 현미경 사진(230×)

B. 콩팥속질의 현미경 사진(230×)

그림 23.8 콩팥단위의 조직학.

콩팥단위의 구분(Classes of Nephrons). 이미 언급한 것처럼 모든 콩팥단위는 위치에 따라 두 가지로 분류한다(그림 23.9). 전체 콩팥단위의 85%를 차지하는 **겉질콩팥단위**(cortical nephron)는 속질에 짧게 위치한 콩팥세관고리의 일부분을 제외하고는 85%가 겉질에 위치한다. 나머지 15%는 콩팥소체가 겉질-속질 경계 가까이에 위치하기 때문에 **속질곁콩팥단위**(juxtamedullary nephron)라 한다. 속질곁콩팥단위는 겉질곁콩팥단위보다 가는부분이 훨씬 더 길고 속질의 깊은 부위까지 침범한 콩팥세관고리를 가지고 있다. 집합관과 연결된 긴 콩팥세관고리는 농축된 소변 형성에 관여한다.

콩팥단위와 관련된 혈관 Blood Vessel Associated with Nephron

콩팥단위는 토리와 세관주위모세혈관인 두 가지 모세혈관그물을 가지고 있다(그림 23.9).

토리(Glomeruli). 토리의 모세혈관은 요세관의 나머지 부분을 통과하면서 소변을 형성한다. 토리는 체내의 다른 모세혈관그물과는 달리 **들토리세동맥**(afferent glomeruler arteriole)과 **날토리세동맥**(efferent glomeruler arteriole)으로부터 혈액 공급을 받고 배출도 한다. 들토리세동맥은 겉질 부위에 혈액을 공급해 주는 *소엽사이동맥*에서 분지한다. 세동맥은 저항이 높은 혈관이고 들토리세동맥은 날토리세동맥보다 지름이 크기 때문에 토리의 혈압은 비정상적으로 높아지고 토리주머니공간을 통해 혈액내 수분과 용질이 계속 여과된다. 콩팥은 매 8분마다 1 L의 여과액을 생산하고 이 중 단지 1%만이 소변이 된다. 나머지 99%는 세관을 지나는 동안에 세관주위모세혈관을 통해 체내로 흡수된다.

세관주위모세혈관(Peritubular Capillaries). **세관주위모세혈관**은 겉질의 토리에서 배출된 날토리세동맥에서 시작된다(그림 23.9A, 왼쪽). 모세혈관은 세관을 둘러싸는 결합조직인 콩팥겉질에 위치한다. 모세혈관은 세관에 가까이 붙어 있고, 콩팥정맥계통의 세정맥으로 연결된다. 세관주위모세혈관은 압력이 낮고 구멍이 있는 모세혈관이므로 흡수가 용이하여 여과액의 용질과 수분을 세관 세포를 통해 쉽게 흡수한다. 더욱이 콩팥단위에서 소변으로 *분비된* 모든 분자들은 세관주위모세혈관으로부터 받은 것이다.

곧은혈관(*직행혈관*, Vasa Recta). 콩팥겉질의 가장 깊은 부분에 있는 속질곁콩팥단위에서 분지된 날토리세동맥의 연속으로서 얇은 벽을 가진 고리 모양의 혈관인 **곧은혈관**(vasa recta)으로 계속된다. 이 헤어핀 고리는 콩팥세관고리를 따라 속질로 내려가며, 소변 농축 기전에 관여한다(그림 23.9A, 오른쪽).

토리곁복합체 Juxtaglomerular Complex

토리곁복합체(juxtaglomerular complex)는 콩팥세관고리의 굵은오름다리의 끝과 들토리세동맥이 연결되는 곳에 위치하며, 혈압을 조절한다. 토리곁복합체 내에서 세관과 세동맥의 구조가 변형되었다(그림 23.10).

들토리세동맥 벽의 중간막에 있는 민무늬근육이 변형되어 형성된 **과립세포**[granular cell, 토리곁세포(juxtaglomerular cell)]가 위치하고 있으며, 이곳에서 혈압을 올려주는 물질인 **레닌**(renin)이 분비된다.

과립세포에 인접한 콩팥세관고리의 끝 부분인 **치밀반점**(치밀반, macula densa)은 여과액의 농도를 감지하는 화학수용체로 작용하는데, 길고 빽빽하게 배열된 상피세포로 구성되어 있다. 여과액의 용질 농도가 평균보다 아래로 내려갈 때 치밀반점세포는 과립세포에 신호를 보내 레닌을 분비하게 하며, 레닌은 부신겉질에서 알도스테론의 분비를 유도한다. 알도스테론은 먼쪽곱슬세관(distal convoluted tubule)에서 Na^+의 재흡수를 증가시켜 혈압을 상승시킨다. 나트륨이 재흡수될 때 삼투압의 차이에 의해 수분도 따라오게 되며, 이는 혈액량의 상승 더 중요하게는 혈압을 상승시킨다. 기페인이나 이뇨제처럼 고혈압 환자를 위해 처방된 특정 약물은 먼쪽곱슬세관에서의 나트륨 재흡수를 막아 소변의 배출량을 증가시킨다.

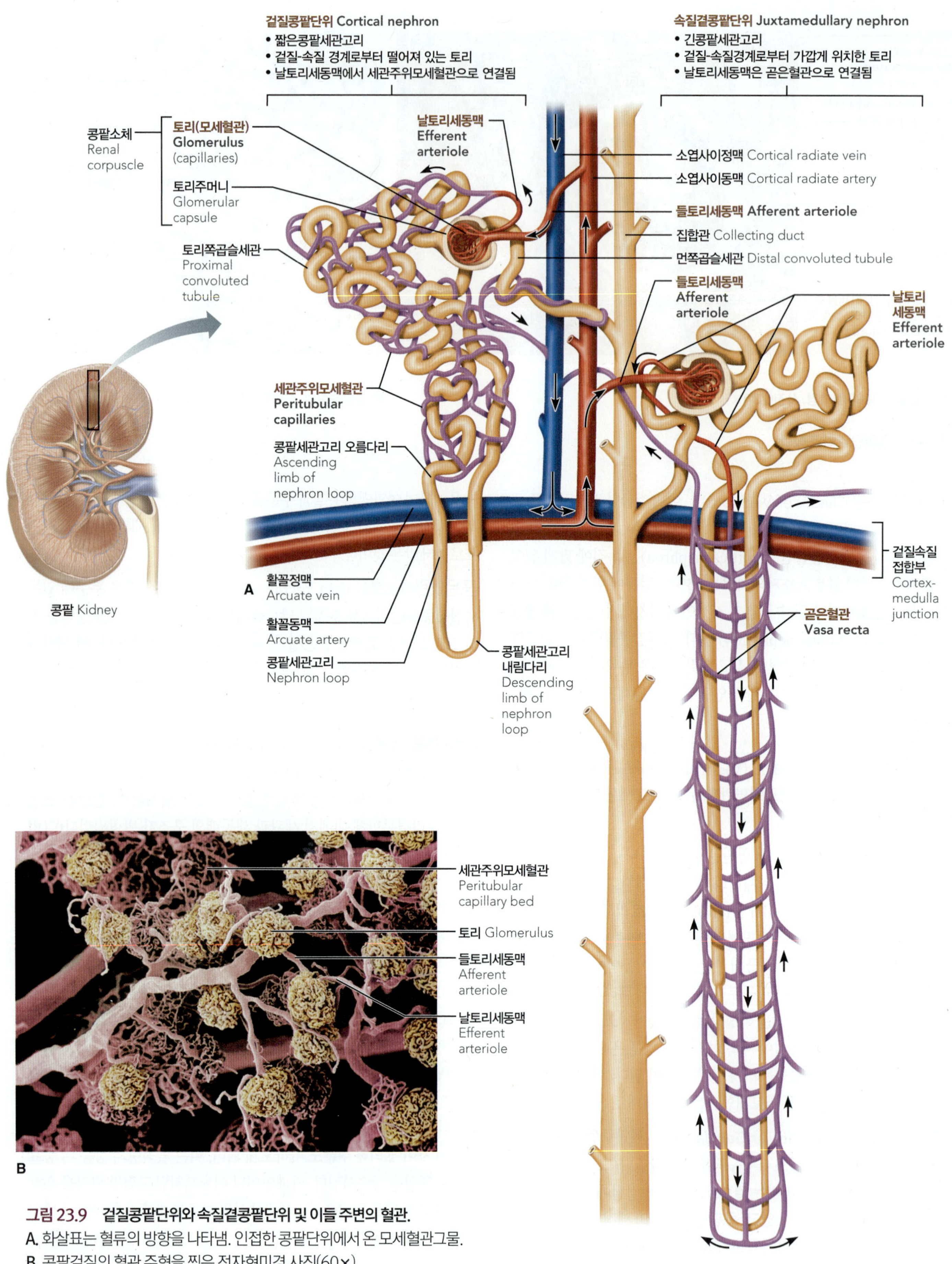

그림 23.9 겉질콩팥단위와 속질곁콩팥단위 및 이들 주변의 혈관.
A. 화살표는 혈류의 방향을 나타냄. 인접한 콩팥단위에서 온 모세혈관그물.
B. 콩팥겉질의 혈관 주형을 찍은 전자현미경 사진(60×).

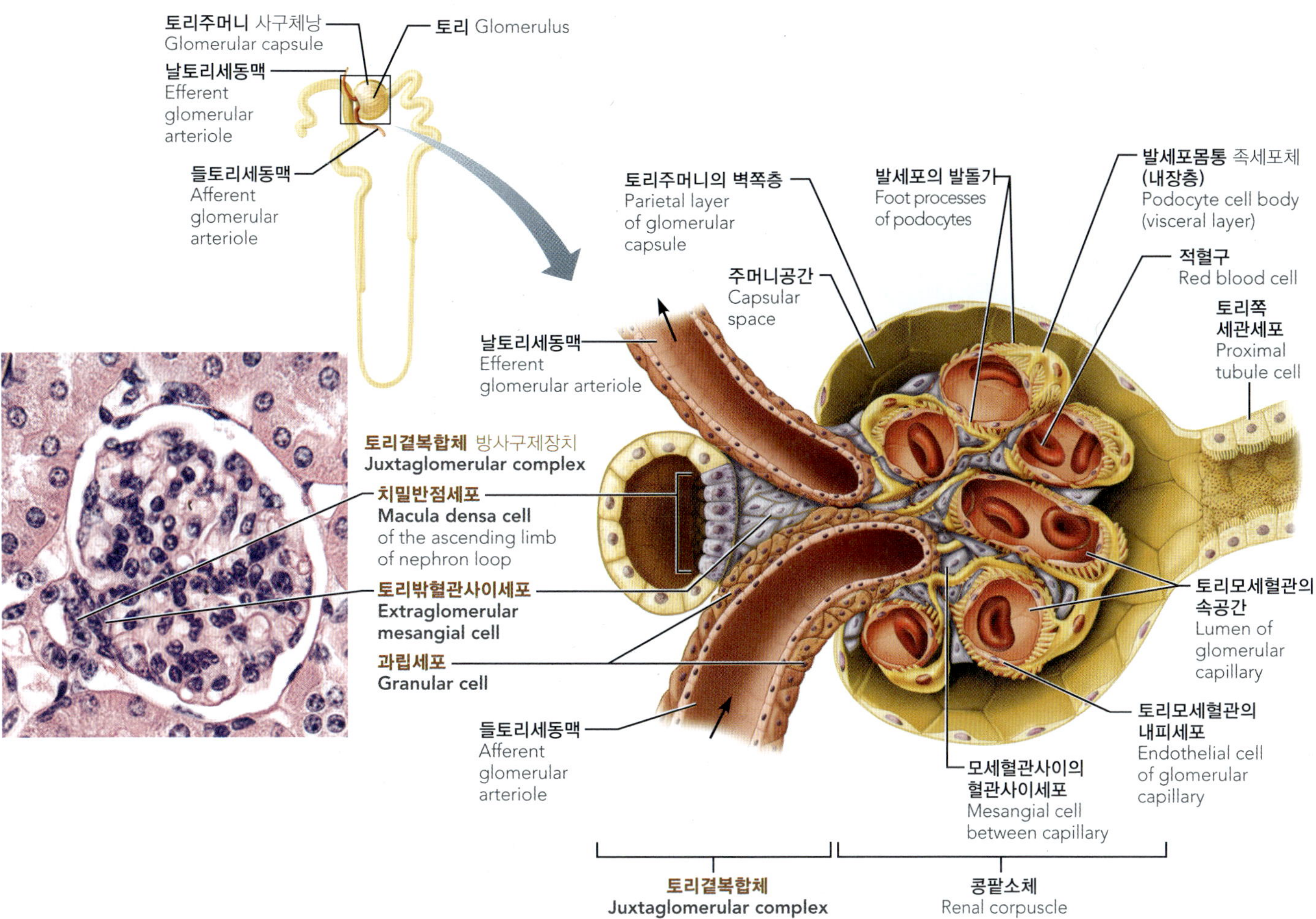

그림 23.10 토리곁복합체. 현미경 사진(315×)(왼쪽), 모식도(오른쪽).

혈관사이세포(mesangial cell)(그림 23.10)는 토리다발의 바닥 주위에 불규칙적인 형태로 위치하는 세포이다. 이 세포는 토리 내에서 혈액의 흐름을 조절하는 수축성 기능을 담당한다. **토리밖혈관사이세포**(extraglomerular mesangial cell)는 치밀반점, 과립세포(granular cell)와 함께 혈압을 조절한다. 이러한 상호작용의 구체적 부분은 계속 연구 중이다.

이해 수준 체크하기

☐ **4.** 콩팥단위의 어떤 부분이 콩팥겉질에 위치하는가? 어떤 부분이 콩팥속질 내에서 발견되는가?

☐ **5.** 소변을 생성하는 과정 중 어떤 방법이 토리모세혈관과 관련이 있는가? 어떤 부분이 세관주위모세혈관과 연관이 있는가?

☐ **6.** 콩팥의 기능 중 어느 구조가 혈압을 조절하는 데 기여하는가? 이 부위 내에서 변형된 콩팥세관은 무엇인가?

23.2 요관 URETERS

학습 성과

- 요관의 위치, 조직학적 구조 및 기능을 설명할 수 있다.

23.2a 맨눈해부 Gross Anatomy

요관(ureter)은 약 25 cm의 가는 관으로 콩팥에서 방광으로 소변을 이동시킨다(그림 23.1). 각 요관은 콩팥깔때기와 연결되어 있으며 2번째 허리뼈 부위에서 시작되어 뒤배막안(후복막강)을 통해 안쪽으로 비스듬히 달려 방광 뒤벽에 개구한다. 방광 뒤벽에는 일종의 판막 기능을 하는 장치가 있어 방광이 압력을 받더라도 방광내의 소변이 다시 요관으로 역류되는 것을 방지한다.

23.2b 현미해부 Microscopic Anatomy

관 모양의 요관(tubular ureter)의 조직학적 구조는 콩팥잔(renal calyx)이나 콩팥깔때기의 구조와 같다. 벽은 점막(mucosa), 근육층

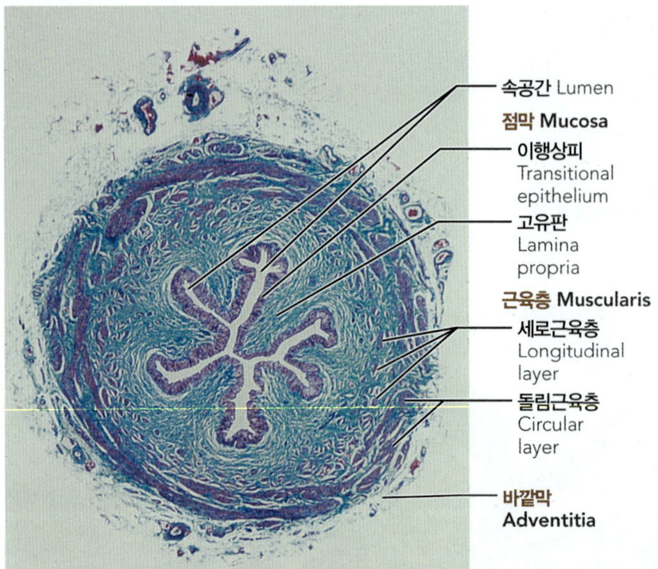

그림 23.11 요관의 현미해부, 가로단면(12×). 요관이 비어 점막주름이 형성되어 있다. 소변의 흐름을 조절하기 위해 늘어나 편평해진다.

(muscularis), 바깥막(adventitia)의 세 층으로 이루어져 있다(그림 23.11).

- **점막**은 *이행상피*로 이루어져 있어 요관이 소변으로 찰 경우 늘어난다(그림 23.13B). 고유판은 림프양조직(lymphoid tissue)을 조금 포함하는 늘어나는 섬유탄력성 결합조직으로 이루어져 있다.
- 중간의 **근육층**은 두 겹의 민무늬근육층으로 안쪽은 세로근육층(내종주근)이고 바깥쪽은 돌림근육층(윤주근)으로 구성된다. 바깥세로근인 세 번째 층은 요관의 하위 1/3 부분에 존재한다.
- 요관벽의 **바깥막**은 전형적인 결합조직이다.

요관은 소변을 이동시키는데 적극적으로 관여한다. 소변이 들어와서 요관이 팽창되면 근육층은 수축하게 되며, 연동파(peristaltic wave)가 시작되면 방광에 소변이 모이게 된다. 이는 소변이 오직 중력에 의해서만 방광에 모이지 *않음*을 의미한다. 요관은 교감신경과 부교감신경섬유의 지배를 받고 있지만, 요관의 민무늬근이 국소적으로 신전되는 반응과 비교했을 때 꿈틀운동의 신경 조절은 사소해 보인다.

23.3 방광 URINARY BLADDER

학습 성과 

▸ 방광의 모양, 위치, 조직학적 구조 및 기능을 설명할 수 있다.

23.3a 맨눈해부 Gross Anatomy

방광(urinary bladder)은 소변을 저장하고 배출하는 근육성 주머니로 골반바닥에 위치하고, 배안(복강) 아래의 두덩결합 바로 뒤에 위치한다(그림 23.12). 남성의 경우 방광은 곧창자 앞에 위치하며, 여성의 경우 자궁과 질 앞쪽에 위치한다.

방광이 가득 차면 둥글게 되고, 배안으로 팽창되는 반면 빈 방광은 완전히 골반 안에 위치한다. 방광이 가득 찼을 때 두덩결합 바로 위의 앞배벽을 통해 만질 수 있다. 두덩결합 위에서 단단해진 방광이 만져질 때는 소변으로 가득 차서 위험하기 때문에 배뇨를 해야 한다.

빈 방광은 네 개의 삼각면과 네 개의 모서리(각)가 있는 거꾸로 된 피라밋 모양이다(그림 23.12A). 두 개의 *뒤가쪽각*(posterola-teral angle)은 요관과 연결된다. 방광의 앞쪽 방광 꼭대기(apex)에는 요막이라 부르는 배아관의 폐쇄된 잔여물인 섬유성 끈으로 된 **요막관**(urachus)이 위치한다. *아래쪽 각*(방광목, 방광경, inferior angle)은 요도로 연결된다. 남성의 경우 요도를 둘러싸는 생식샘인 전립샘이 방광아래에 위치한다.

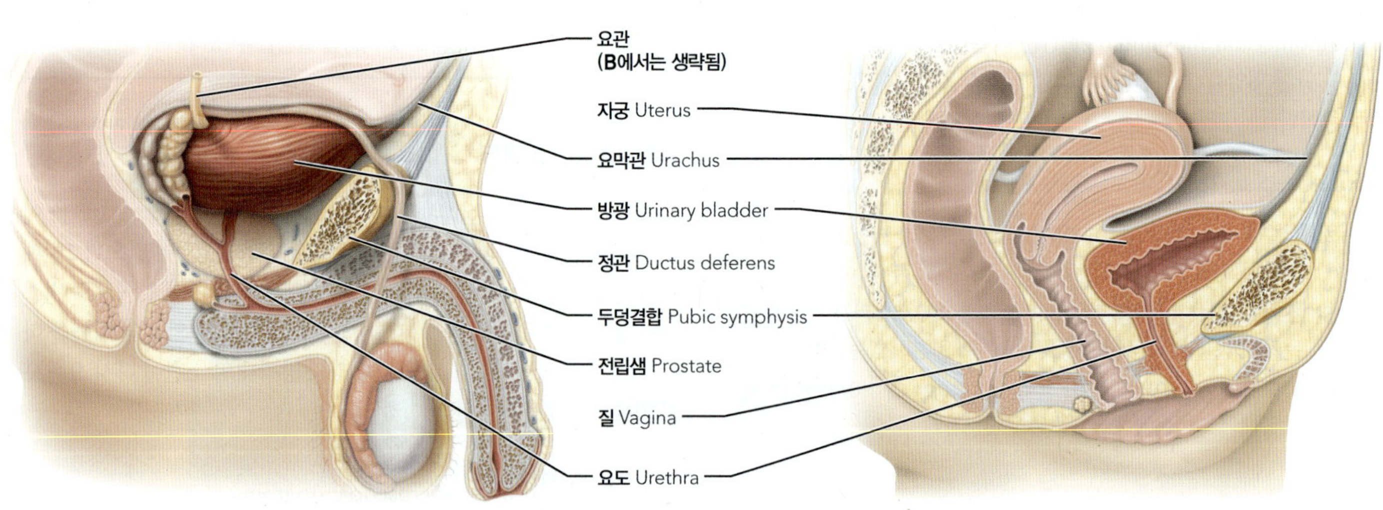

A. 방광의 가쪽면이 보이는 남성 골반의 시상단면

B. 여성 골반의 시상단면

그림 23.12 골반 구조에 따른 방광의 위치.

방광의 아래쪽에는 요관과 요도의 입구가 있으며 이 세 개의 입구는 주름이 없이 편평한 삼각형 모양을 이루고 있는데, 이를 **방광삼각**(trigone of urinary bladder)이라 하며(그림 23.14), 이 부분은 감염될 확률이 높아 임상적으로 중요하다.

***혈관과 신경**(Vessels and Nerves).* 방광에 혈액을 공급하는 동맥은 속엉덩동맥의 가지인 *위·아래 방광동맥(superior, inferior vesical arteries)*(vesical 방광 = sac 주머니 = the bladder 방광)이다(그림 19.14). 방광의 정맥은 방광의 아래와 뒤 표면에 그물조직을 형성하며 속엉덩정맥으로 유입된다. 아랫배신경얼기(hypogastric plexus)에서 분지되어 방광을 지배하는 신경은 부교감신경(골반내장신경, pelvic splanchnic nerve), 교감신경(아래가슴 및 위허리내장신경, lower thoracic 및 upper lumbar splanchnic nerve) 및 내장감각섬유이다.

23.3b 현미해부 Microscopic Anatomy

방광벽은 안쪽으로부터 점막, 근육층, 바깥막(장막)의 세 층으로 구성되어 있다(**그림 23.13**).

- 이행상피와 고유판으로 구성된 *점막*(mucosa)은 방광의 속층이다. 연속된 점막은 접힘, 즉 **주름**(rugae)으로 이루어져 있으며 방광이 채워질수록 편평해진다.
- **배뇨근**(detrusor)인 두꺼운 근육층(thick muscular layer)은 중간층을 형성한다. 이들 민무늬근육층은 속세로근육층, 중간돌림근육층, 바깥세로근육층으로 구성된다. 이 근육이 수축됨에 따라 배뇨 시 방광으로부터 소변이 배출된다.
- 아래쪽과 가쪽면은 *섬유성바깥막*(fibrous adventitia)인 바깥막으로 되어 있다. 방광의 위쪽 표면은 벽쪽배막(parietal peritoneum)으로 덮여 있다.

방광의 우수한 신전성은 소변을 저장하는 기능에 적합하다. 방광에 소변이 거의 없을 때는 벽이 두꺼워지고 주름(rugae)을 형성하나(**그림 23.14**), 소변이 축적되면 주름이 펴지고 특별한 내부압력 증가 없이 더 많은 소변을 저장할 수 있다(적어도 300 mL은 저장된다). 성인의 방광은 약 500 mL의 소변을 저장하는데, 이는 비었을 때의 15배 용량이다.

23.4 요도 URETHRA

학습 성과

- 성별에 따른 요도의 구조와 기능을 설명할 수 있다.
- 배뇨를 정의하고 배뇨의 신경조절을 설명할 수 있다.

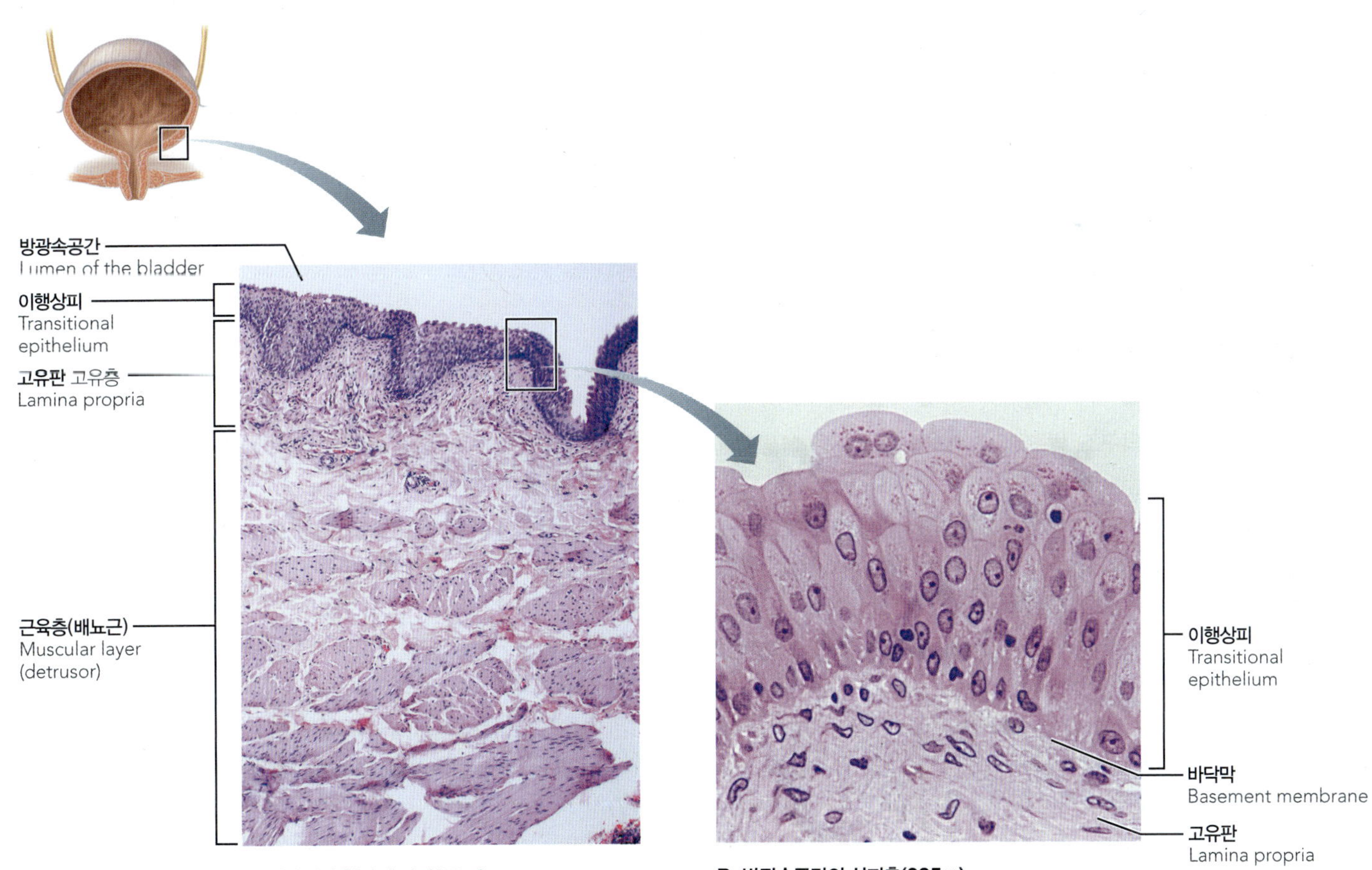

그림 23.13 방광의 조직학적 구조.

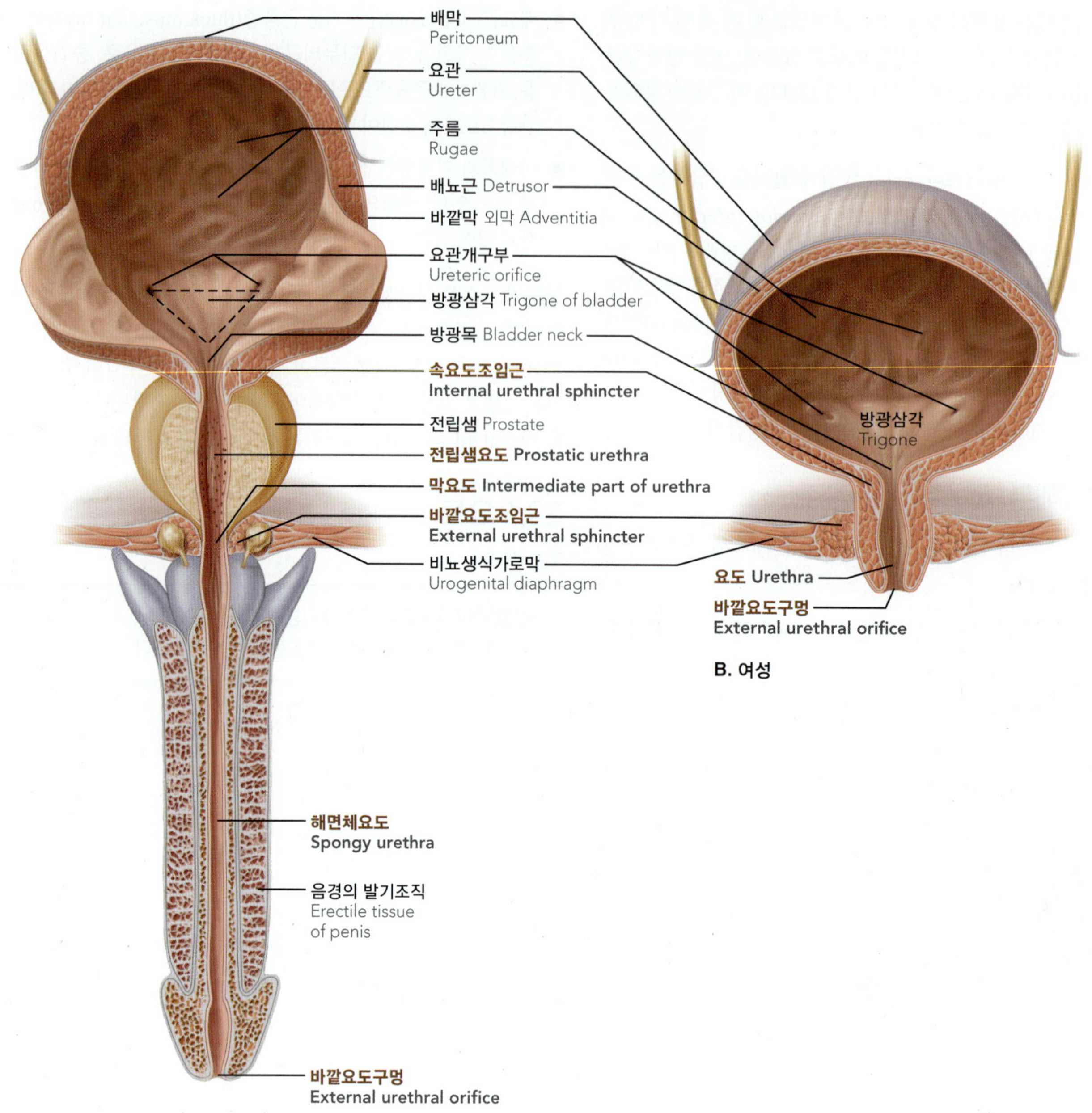

A. 남성. 남성의 긴 요도는 전립샘요도, 막요도, 해면체요도 세 부위로 나뉜다.

그림 23.14 방광과 요도의 구조. 방광삼각의 위치를 표시하기 위해 방광의 앞쪽 벽이 절단된 상태이다.

요도(urethra)는 방광에서 소변을 배출하는 얇은 벽을 가진 관으로 민무늬 근육과 안쪽의 점막으로 이루어져 있다(그림 23.14). 남성의 경우, 근육층은 요도의 먼쪽 끝으로 가면서 매우 얇게 된다. 상피세포는 방광 근처에서는 이행상피에서 중층, 거짓중층원주상피로 변하고, 요도 끝부분에서는 중층편평상피로 변한다.

방광과 요도의 인접부위에서 두꺼운 배뇨근육은 **속요도조임근**(내요도괄약근, internal urethral sphincter)을 형성하는데, 소변이 지나가지 않을 때 요도의 닫힘을 유지하게 하고 요실금을 막는 불수의근육이다. 두 번째 조임근은 *비뇨생식가로막*(urogenital diaphragm) 내에서 요도를 둘러싸는 **바깥요도조임근**(외요도괄약근, external urethral sphincter)으로 수의적으로 배뇨기전을 조절하는 근육이다. 골반바닥(pelvic floor)의 항문올림근(levator ani muscle) 역시 요도의 수의적 수축근(constrictor)으로 작용한다(바깥요도조임근과 항문올림근에 대한 자세한 내용은 표 10.7 참조).

요도의 길이와 기능은 성별에 따라 다르다. 여성의 요도는 3~4 cm 길이이며 결합조직에 의해 질의 앞쪽벽에 결합되어 있다(그림 23.12B). 여성의 요도는 질구멍(vaginal orifice)의 앞쪽 및 음핵(clitoris)의 뒤쪽에 위치한 **바깥요도구멍**(external urethral orifice)에 열려 있다(그림 24.17).

남성의 요도는 약 20 cm의 길이로 **전립샘요도**(prostatic urethra), **막요도**(intermediate part of the urethra), **해면체요도**(음경요도, spongy urethra)로 나눈다. 전립샘 요도는 2.5 cm로 전립샘을 관통한다. 막요도

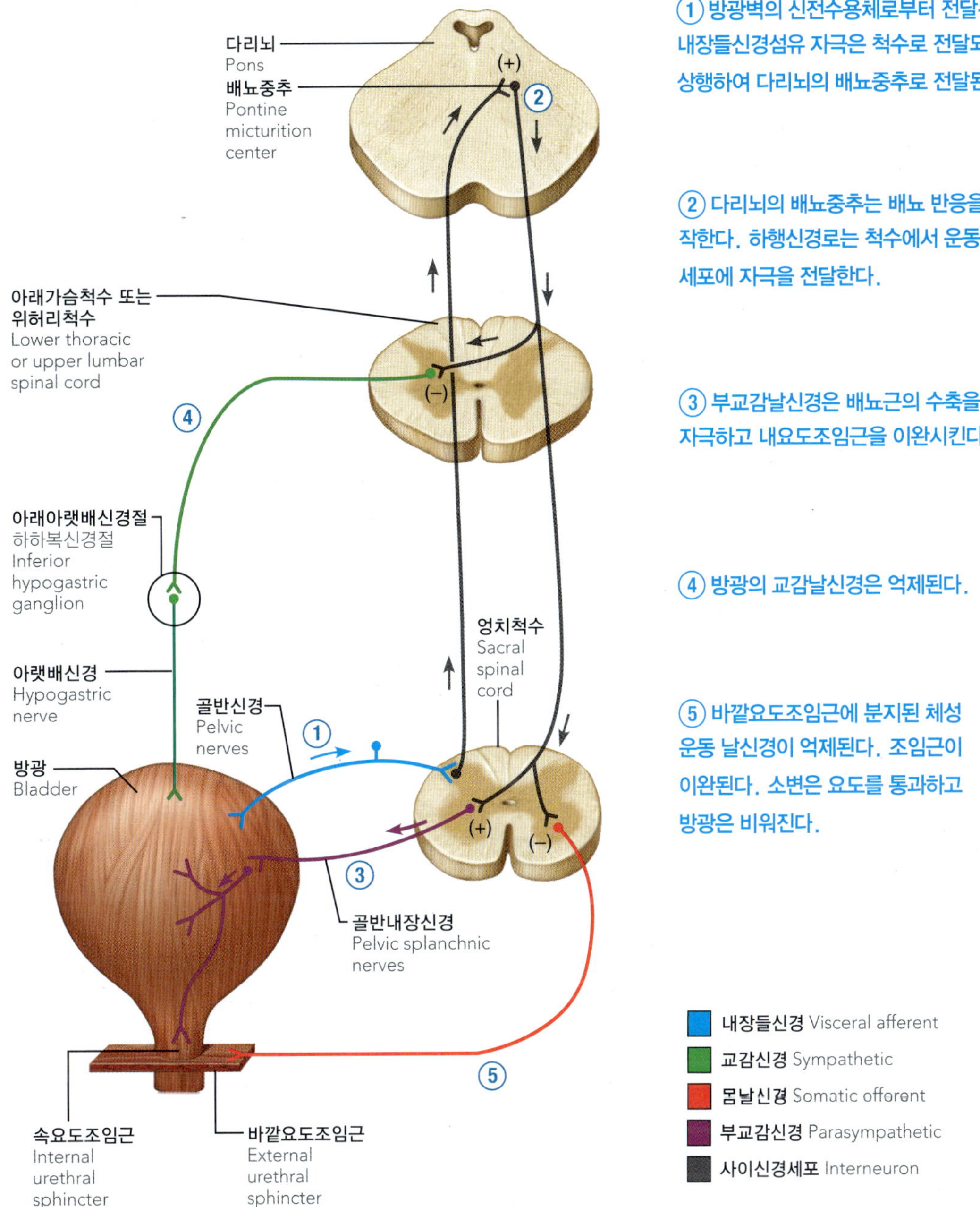

그림 23.15 **배뇨.**

는 2.5 cm로 비뇨생식가로막을 통과한다. 해면체요도는 약 15 cm 길이로 음경 전체를 통과하고 음경 끝 부분은 **바깥요도구멍**으로 개구된다. 남성의 요도는 소변뿐만 아니라 정액도 배출하는 두 가지 기능을 갖는다(24.1b절 참조).

23.5 배뇨 MICTURITION

배뇨(micturition)는 *voiding*이나 *urination*이라고도 하며, 방광을 비우는 행위이다. 이는 방광의 배뇨근의 수축에 의해 일어나며 복강내 압력을 올리는 배벽 근육의 수축에 의해 도움을 받는다. 배뇨는 뇌에 의해 조절되며 자율신경로(autonomic pathway)와 몸신경로(somatic pathway)의 영향을 받는다(**그림 23.15**). 소변이 방광에 차게 되면, 방광벽이 확장되어 신전수용체를 활성화시키고, 이는 내장감각신경세포를 통해(그림 23.15 ①) 감각 자극을 척수의 엉치 부분을 경유하여 다리뇌의 등쪽(dorsal) 부분에 있는 배뇨중추로 전달한다. 다리뇌의 아래쪽에 있는 배뇨중추의 신경세포는 배뇨 작동 스위치 역할을 하여 부교감신경으로 배뇨근의 수축을 자극하는 신호를 보내게 되고(그림 23.15 ②) 방광은 비워지게 된다(그림 23.15 ③). 동시에 방광의 교감신경로는 억제된다. 교감신경은 방광근의 이완에 의해 배뇨를 방해할 수 있다(그림 23.15 ④). 몸운동신경세포 역시 바깥요도조임근을 억제하여 수의근육을 이완하여 요도를 통해 소변이 통과되도록 한다(그림 23.15 ⑤).

다리뇌의 배뇨중추는 배뇨하기에 적절하다는 의식적 판단을 가능하게 하는 하부 이마엽 대뇌겉질과 배뇨의 긴박함을 정서적으로 평가하는 앞쪽 띠이랑(cingulate gyrus, 대상회) 같은 앞쪽 뇌 부분의 영향을 많이 받는다.

다리뇌, 대뇌겉질, 중추신경계의 다른 부분 역시 배뇨를 억제한다. 이러한 기전은 (1) 바깥요도조임근의 수축을 유발하도록 몸운동신경세포를 자극하거나, (2) 배뇨근을 이완시키고 속요도조임근을 수축시키는 교감신경을 활성화하여 배뇨를 억제한다.

유아들이 자율적으로 바깥요도조임근을 수축하는 것을 배우지 못해 배뇨를 조절하지 못하는 것은 정상이다. 신전수용체를 활성화시킬 정도로 유아의 방광이 차게 되면 반사적으로 배뇨가 이루어지지만 속요도조임근은 성인에서와 마찬가지로 배뇨와 다음 배뇨 사이에 소변이 새는 것을 예방한다.

이해 수준 체크하기

- □ 7. 요관과 요도를 구별한다.
- □ 8. 요관, 방광 및 요도 위쪽 부분의 속공간은 어떤 형태의 상피세포로 구성되는가?
- □ 9. 몸운동신경세포의 지배를 받는 요도조임근은 무엇인가?

23.6 비뇨계통의 질환

DISORDERS OF THE URINARY SYSTEM

학습 성과

- 요로감염, 콩팥돌(신장결석), 방광과 콩팥 암의 기본적인 원인, 증상, 치료에 대하여 설명할 수 있다.

23.6a 요로감염 Urinary Tract Infections

대부분의 **요로감염**(urinary tract infections, UTIs)은 성적으로 활동적인 젊은 여성에서 발생한다. 성교를 통해 질과 외부생식기 및 항문에 존재하는 세균이 이와 가까운 곳에 있는 짧은 요도 구멍을 통해 방광 쪽으로 이동하게 된다. 살정자제는 정상적인 박테리아를 죽이고, 병원성 대변 세균이 질에 이동해 서식하도록 하는 경향이 있어서 이것의 사용은 문제를 더 확대하게 된다. 대장균(*Escherichia coli*)은 하부 소화기로에 정상적으로 존재하는 세균으로 소화기에는 거의 문제를 일으키지 않으나 모든 요로감염의 80%를 일으키는 원인이 된다. 주로 생식기에 감염을 일으키는 성병 또한 요로를 감염시킬 수 있고 비뇨계통의 관을 일부 막히게 할 수 있다.

노인들은 방광이 약하여 요실금이 있고, 배뇨가 잘 안 되어 소변이 남아 축적되므로 요로감염에 취약하다. 노인에서 가장 흔한 요로감염 증상은 치매와 같은 더 심각한 질환으로 오인할 수 있는 정신의 변화와 혼동이다.

전반적으로 요로감염은 여성의 약 40%에서 발생한다. 방광의 감염을 방광염(cystitis)이라 하며, 방광염은 상부로 퍼져 요관과 콩팥을 감염시킬 수 있는데 이 경우 신우염(깔때기염; pyelitis)이나 신우신염(깔때기콩팥염; pyelonephritis)을 유발한다. 요로감염의 증상으로는 배뇨 중 작열감, 배뇨의 절박감과 빈도의 증가, 열, 때로 혼탁하고 피가 섞인 뇨 등이 포함된다. 콩팥이 감염되면 허리통증과 심한 두통이 종종 일어나기도 한다. 대부분의 요로감염은 항생제로 쉽게 치료할 수 있다.

남성의 요로감염은 음경요도에 장기간 도뇨관삽입으로 인해 주로 일어나는데, 이는 유치카테터를 멸균상태로 유지하는 것이 어렵기 때문이다.

23.6b 콩팥돌(신장결석) Renal Calculi

북미 남성의 12%와 여성의 5%에서는 소변의 칼슘, 마그네슘, 또는 요산염이 콩팥잔과 콩팥깔때기에서 결정화되고 침전되어 **콩팥돌**(renal calculi)(작은 돌; "little stones")을 형성한다. 대부분의 돌은 직경 5 mm보다 작아서 심각한 문제를 유발하지 않고 요로를 통해 배출될 수 있다. 하지만, 돌이 요관을 막으면 통증을 유발하며 그로 인해 소변 배출이 안되고 콩팥속압(신장내압)이 증가한다. 주기적인 연동운동으로 인한 수축으로 요관 벽이 날카로운 돌과 닿았을 때 가장 심한 통증이 발생한다. 콩팥돌에 의한 통증은 가쪽 배 부위에서 앞배벽으로 방사하며 샅굴부위까지도 퍼진다. 돌은 특히 요관의 세 군데 좁은 부위에 박힐 수 있다: (1) 2번째 허리뼈 높이, 요관의 첫 번째 협착 부위로 콩팥깔때기; (2) 엉치엉덩관절, 요관이 작은골반으로 들어가는 부위; (3) 요관이 방광으로 들어가는 부위. 임상의는 X선, CT, 초음파 영상에서 콩팥돌을 찾을 때 이 세 가지 협착 부위를 잘 알고 있어야 한다.

콩팥돌에 영향을 미치는 요인은 다음과 같다. (1) 칼슘이온, 요산 또는 수산염이라고 하는 물질이 포함된 콩팥 여과물이 과포화되면 소변에서 결정체의 침전을 유발한다; (2) 소변의 비정상적인 산도와 알칼리도; (3) 탈수; (4) 요로의 소변 흐름 차단; (5) 박테리아 감염, 적어도 일부 돌은 박테리아 주변에 침착하기 때문이다. 콩팥돌을 가지고 있는 이력이 있는 사람의 경우, 다량의 물을 마시도록 권장한다. 이는 소변을 희석해서 염 성분이 침전되지 않고 돌을 만들지 않도록 해주기 위해서다.

콩팥돌을 수술로 제거하는 것이 전통적인 치료 방법이지만, 요즘은 환자의 몸 외부로부터 초음파 충격파를 전달하여 돌을 깨는 체외충격파쇄석술(extracorporeal shock wave therapy)로 대체되어 치료하고 있다.

23.6c 비뇨기관 암 Cancer of Urinary Organs

방광암(bladder cancer)은 암 사망의 3%를 차지하며 여성보다 남성이 5배 더 흔하고, 일반적으로 방광의 안쪽을 덮고 있는 상피에 종양이 침범한다. 소변에 혈액이 보이는 것이 흔한 경고 징후이다. 이러한 형태의 암은 주변 환경으로부터 흡수된 후 소변에 침전되는 유기 발암물질에 의해 유발될 수 있다. 방광암과 관련이 있는 물질은 담배 연기의 타르, 일부 공업용 화학물질, 인공감미료 등이 포함된다. 방광암은 보통 전이되면 치명적이다. 방광의 수술적 제거 및 화학요법으로 인해 암 발견 후 평균 5년 생존 기간이 의미 있게 증가한다.

콩팥암(kidney cancer)은 콩팥세관의 상피세포 또는 콩팥깔때기와 콩팥잔의 상피세포에서 주로 발생되는 암이며, 미국에서 암 사망의 2%를 차지하고 있지만 발병률이 증가하고 있다. 남성에서 여성보다 두 배나 흔한 이런 종류 암의 위험인자로는 비만, 고혈압, 아마도 고단백식이 등이 포함된다. 대부분의 종양은 직경 3 cm 이상이며, 일반적으로 초음파 영상, CT, 또는 MRI를 이용해 콩팥 검사를 하는 동안 종양이 발견되는 경우 전이되어 있을 가능성이 높다. 이러한 경우 예후가 좋지 못하며 평균 생존 기간이 12~18개월에 불과하다. 콩팥암은 방사선이나 화학요법에 내성이 있어 표준적인 치료는 콩팥 전부, 그리고 부신과 림프절까지 수술로 제거하는 것이다.

23.7 전 생애 동안의 비뇨계통

THE URINARY SYSTEM THROUGHOUT LIFE

학습 성과

- 비뇨기관의 배아 발달을 설명할 수 있다.
- 노화가 비뇨계통의 구조와 기능에 미치는 몇 가지 영향을 열거할 수 있다.

배아의 콩팥은 한 쌍이 아니라 세 쌍이 발생되는데, 머리쪽에서 꼬리쪽 방향으로 차례대로 형성된다. 세 쌍의 콩팥은 앞콩팥, 중간콩팥, 뒤콩팥으로 구성된다. 이들 서로 다른 콩팥들은 등쪽 배벽에서 중간중배엽의 쌍으로 된 융기인 비뇨생식기능선(urogenital ridges)에서 발생된다(그림 23.16). 세 쌍의 콩팥 중에서 마지막 한 쌍만이 최종적인 콩팥을 형성한다. 발생 초기 4주 동안에 첫째 콩팥인 **앞콩팥**(pronephros)은 한 무리의 콩팥단위(nephron)를 형성하고, 바로 퇴화하여 없어진다. 비록 앞콩팥이 기능을 하지 않고 발생 6주면 사라지지만, **앞콩팥관**(일차배설관; pronephric duct (primary excretory duct))을 배설강에 보내는데 이 관은 나중에 발생하는 콩팥에 의해서도 이용된다. 두 번째 콩팥단위계통을 **중간콩팥**(mesonephros ("middle kidney"))이라 하는데, 앞콩팥에서 형성되었던 앞콩팥관이 후에는 중간콩팥에서 형성되는 **중간콩팥관**(mesonephric duct)이 된다. 중간콩팥의 콩팥단위는 결국에는 세 번째 콩팥인 **뒤콩팥**(metanephros)이 형성된 후 기능을 하게 되면 퇴화한다.

뒤콩팥은 최종 완성콩팥(뒤콩팥은 최종적인 콩팥 "ultimate kidney"을 의미한다)이며, 골반 부위에서 발생한다. 발생 5주에 시작해서, 속

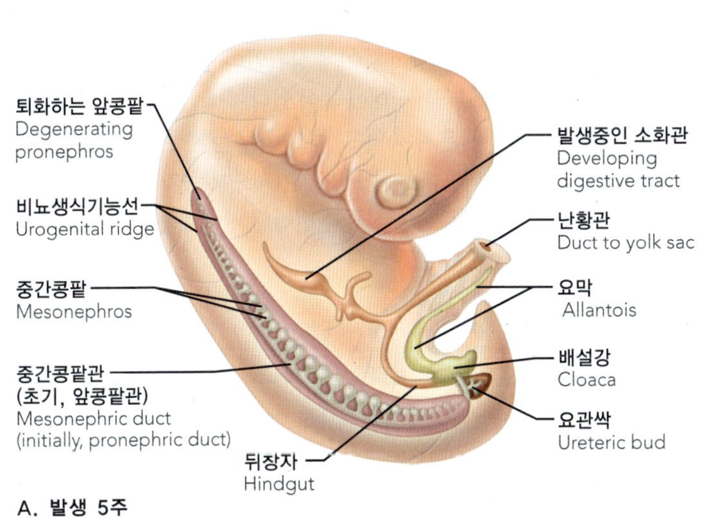

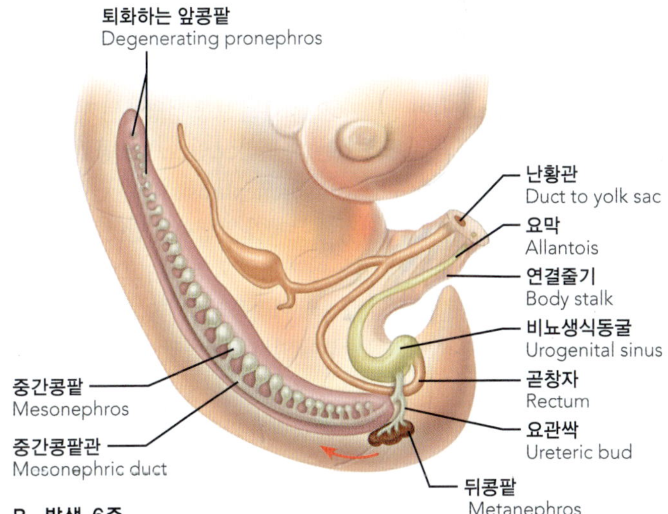

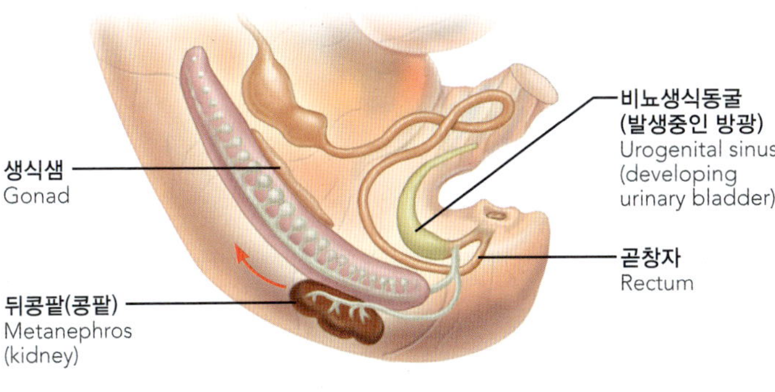

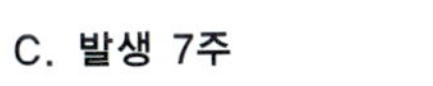

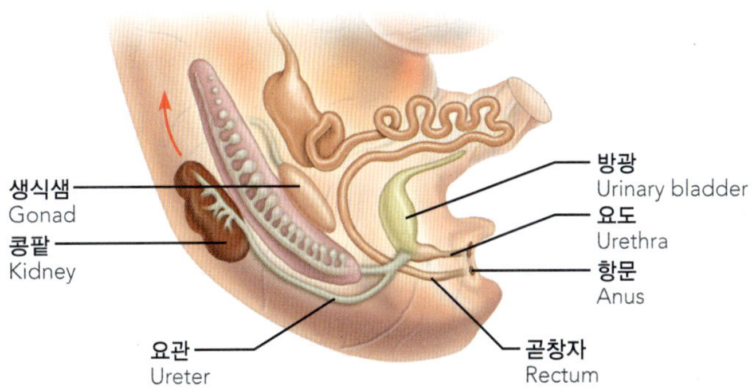

그림 23.16 배아의 비뇨기관 발생. 붉은 화살표는 뒤콩팥 이동 방향을 나타낸다.

이 빈 **요관싹**(ureteric bud)이 중간콩팥관에서 비뇨생식기능선으로 뻗어 자라는데 거기에서 중배엽이 콩팥단위를 형성하도록 유도한다(그림 23.16A). 요관싹은 콩팥깔때기, 콩팥잔, 집합관을 차례로 형성하고, 팽창되지 않은 몸쪽 부위는 요관을 형성한다. 뒤콩팥의 발생 부전은 콩팥이 형성되지 않는 **콩팥무발생**(renal agenesis)을 유발한다. 한쪽 콩팥무발생의 경우 하나의 콩팥이 한쪽에서만 형성되는데, 성인에서 한쪽 콩팥을 기증하고도 적당한 콩팥 기능을 유지하듯이 한쪽 콩팥무발생 신생아는 하나뿐인 콩팥 기능만으로도 생존할 수 있다. 양쪽 콩팥무발생은 삶을 영위하기가 어렵다.

뒤콩팥 발생에서 배설강(cloaca)은 뒤창자와 요막의 연결부위에 위치하는데 두 부분으로 구분할 수 있다. (1) 장차 곧창자와 항문관 부위, (2) 배뇨관과 생식관이 열리는 **비뇨생식동굴**(urogenital sinus)(그림 23.16B). 비뇨생식동굴은 방광과 요도로 발생되며, 요막은 비뇨생식동굴이 탯줄로 확장되어 방광의 요막관을 형성한다.

골반이 형성된 후, 뒤콩팥은 배의 최종 위치로 올라가게 되는데(그림 23.13C, D), 올라갈수록 연속적으로 더 높은 곳으로부터 혈액 공급을 받게 된다. 반면에 아래쪽 콩팥 혈관은 보통 위쪽 혈관이 나타나면 퇴화한다. 이들 초기 혈관은 퇴화하지 않는 경우도 있다. 결과적으로 사람의 30%에서 다발성 콩팥혈관을 갖고 있다.

배아 콩팥이 좁은 골반가장자리를 통해 올라가면, 콩팥은 오른쪽과 왼쪽이 서로 가까워져 서로 꽉 쥐어짜는 듯한 상황이 된다. 인구 600명 출생당 한 명꼴로 양쪽 콩팥이 서로 가까워져 합쳐지는 U자형 **말굽콩팥**(horseshoe kidney)이 생긴다. 이 경우는 보통 생명에는 지장이 없으나 배출이 막히는 것과 관계가 있는데, 특히 모인 소변이 콩팥깔때기에 고여 확장되는 **물콩팥증**(수신증; hydronephrosis)과 관련이 있다. 콩팥이 정상 위치로 올라가는 과정에 문제가 발생하면 **딴곳콩팥**(이소성 신장; ectopic kidney)이 생긴다. 이 기형의 합병증은 요로감염이나 콩팥돌과 같이 주로 콩팥에서의 배출의 어려움과 관련이 있다. 콩팥이 정상 위치에 없고 선천적으로 골반부에 있는 **골반콩팥**(pelvic kidney)은 두 개의 콩팥 중 한 개가 평생 동안 골반 안에 머물러 있게 된다. 골반콩팥은 종종 산도를 막기 때문에 이런 콩팥을 가지고 있는 여성의 경우 분만시 어려움을 겪을 수 있다.

뒤콩팥은 태령 3개월에 요를 활발하게 생성한다. 출산 전까지는 태반이 모든 배출 기능을 수행하더라도, 태아 콩팥에서의 요 생성은 요가 양막공간으로 스며들어 충분한 양의 양수 양를 유지하는 데 도움을 주기 때문에 중요한 기능이다. 출생 시 신생아의 방광은 작고, 처음 두 달 동안, 콩팥은 소변을 농축시킬 수 없다. 갓난아기는 수분섭취량에 따라 하루에 5번에서 40번 배출한다. 아이가 자라면서, 배출은 덜 하지만 점차적으로 더 많은 요를 만들어낸다. 청소년기에 이르러서는 하루 평균 1500 mL에 해당하는 성인 소변 배출량에 도달하게 된다.

수의적 바깥요도조임근의 조절은 신경계통이 성숙하면서 얻어진다. 15개월이면 대부분의 유아는 소변 배출을 인지한다. 18개월에는 아이들 대부분은 방광에 소변을 담은 채로 약 2시간 동안 참을 수 있으며, 이것은 배뇨를 위한 배변훈련의 첫 번째 신호가 시작된 것이라고 할 수 있다. 일반적으로 주간조절이 야간조절 전에 잘 이루어진다. 보통 4세가 되기 전까지는 완벽한 야간조절을 기대하는 것은 비현실적이다.

어린 시절부터 중년 후반기에 이르기까지, 비뇨계통에 영향을 미치는 대부분의 문제는 감염이다. 심한 인후통(목앓이)이나 성홍열과 같은 소아 사슬알균(연쇄구균)감염은 콩팥의 장기적 염증 손상을 초래할 수 있다.

노인의 약 3%만이 조직학적으로 정상인 콩팥을 가지고 있으며, 나이가 들면서 콩팥 기능은 저하된다. 콩팥은 수축되고, 콩팥단위의 크기와 수는 감소하며, 세뇨관은 분비 및 재흡수 효율이 떨어진다. 70세가 되면, 중년일 때 평균 여과율의 절반 정도밖에 되지 않으며, 이 기능 저하는 죽상경화증으로 인한 콩팥동맥의 협착에서 기인한 것으로 생각된다. 당뇨병 환자는 특히 콩팥질환의 위험이 있으며, 20년 동안 당뇨병을 앓았던 사람의 50% 이상이 나이에 상관없이 당뇨병의 혈관 파괴로 인한 콩팥기능상실(신부전) 상태에 놓여 있다.

나이 든 사람의 방광은 수축되고, 배뇨 욕구는 자주 지연된다. 방광의 근육 긴장이 손상되면 배뇨 빈도가 성가시도록 증가하게 된다. 연령과 관련된 또 다른 문제로는 요실금과 전립샘 비대로 인한 요도 협착이 있다.

이해 수준 체크하기

- ☐ **10.** 왜 요로감염은 남성보다 여성에서 더 흔한가?
- ☐ **11.** 뒤콩팥(완성콩팥)은 배아의 어느 배엽층에서 유래하는가?
- ☐ **12.** 배설강은 무엇인가? (조류는 하나의 배설강을 가지고 있어서 새똥에는 검은 똥과 하얀 요산의 침전물로 된 오줌이 포함되어 단일 구멍으로 같이 배설된다.)

요약 Chapter Summary

1. 콩팥은 혈액 내 질소노폐물, 독소, 과다한 이온과 수분, 기타 불필요한 물질들을 제거하여 소변을 형성한다. 또한 콩팥은 혈액과 체내 수분의 화학적 조성을 적절히 유지시킨다. 소변을 운반하고 저장하는 기관은 요관, 방광, 요도이다.

23.1 콩팥 KIDNEYS

23.1a 콩팥의 맨눈해부 Gross Anatomy of Kidneys

2. 완두콩 모양의 콩팥은 11번째 또는 12번째 등뼈에서 3번째 허리뼈 높이의 뒤배벽에 위치한다.
3. 콩팥을 지지하고 보호하는 층은 섬유성콩팥피막, 콩팥주위지방피막, 콩팥근막이다.
4. 콩팥은 겉질, 콩팥피라밋이 있는 속질, 콩팥의 주요 혈관과 신경이 이동하는 콩팥굴 및 요관이 위쪽으로 확장된 콩팥깔때기로 구성된다. 속질콩팥피라밋의 유두로부터 작은콩팥잔, 큰콩팥잔, 콩팥깔때기로 소변이 운반된다. 콩팥굴 중앙의 가늘고 긴 모양의 입구는 콩팥문(hilum)이다.
5. 콩팥의 혈관 분포는 다음과 같다. 콩팥동맥 → 구역동맥 → 엽사이동맥 → 활꼴동맥 → 소엽사이동맥 → 들토리세동맥 → 토리 → 날토리세동맥 → 세관주위모세혈관(또는 곧은혈관) → 소엽사이정맥 → 활꼴정맥 → 엽사이정맥 → 콩팥정맥
6. 콩팥의 신경지배는 대부분 교감신경섬유로 구성된 콩팥신경얼기에 의해서 이루어진다.

23.1b 콩팥의 현미해부 Microscopic Anatomy of Kidneys

7. 콩팥단위에 의해 형성되는 소변은 세 가지 과정을 거친다. 여과(혈액으로부터 여과액을 형성), 재흡수(여과액으로부터 필요한 물질을 흡수하여 혈액으로 보냄), 분비(세관주위모세혈관을 통해 불필요한 물질을 배출)이다.
8. 콩팥의 주요 구조적 및 기능적 단위는 콩팥단위이다. 소변을 형성하는 콩팥단위는 콩팥소체와 콩팥세관으로 구성된다. 콩팥세관은 토리쪽곱슬세관, 콩팥세관고리, 먼쪽곱슬세관, 집합관으로 구성되어 있다.
9. 여과는 콩팥겉질의 콩팥소체에서 이루어진다. 각 콩팥소체는 토리주머니에 싸인 토리로 구성된다. 이 주머니의 내장막은 토리 모세혈관을 둘러싸고 있는 문어발 같이 생긴 발세포로 구성된다.
10. 여과액은 토리내피세포, 바닥막, 발세포 사이의 여과틈새로 구성된 여과막을 통해 토리에서 토리주머니공간으로 유입된다. 주요 여과장치는 바닥막과 여과틈새를 덮고 있는 틈새가로막이다. 이러한 구조는 작은 분자들(물, 이온, 포도당, 작은 단백질, 요소)은 통과시키지만 큰 분자들은 통과시키지 않는다.
11. 토리주머니에서 여과액은 단층입방상피세포이며 긴 미세융모, 사립체 및 바닥가쪽의 형질막이 함입되어 재흡수와 분비에 특수화되어 있는 콩팥겉질의 토리쪽곱슬세관으로 이동한다.
12. 콩팥세관고리는 콩팥속질까지 뻗어 있다. 이는 내림다리와 오름다리로 구성된다. 토리쪽곱슬세관과 유사한 내림다리의 첫 부분은 단층편평상피로 이루어진 가는다리로 좁아진다. 가는다리는 구조적으로 먼쪽곱슬세관과 유사한 오름다리로 계속되어 굵은다리로 합류한다.
13. 콩팥겉질의 먼쪽곱슬세관은 재흡수와 분비를 담당하지만 토리쪽곱슬세관보다는 덜 활발하다. 먼쪽곱슬세관의 단순입방상피세포는 많은 사립체를 가지고 있으며 바닥가쪽의 형질막은 함입되어 있지만 표면의 미세융모는 없다.
14. 먼쪽곱슬세관의 여과액은 집합관으로 이동한다. 집합관은 이온의 재흡수와 분비에는 미미한 역할을 한다. 먼쪽곱슬세관과 함께 집합관의 더 중요한 역할은 소변을 농축하도록 항이뇨호르몬(ADH)에 반응하여 수분을 재흡수하는 것이다.
15. 콩팥단위는 두 종류로 이루어져 있으며 겉질콩팥단위와 속질곁콩팥단위이다. 겉질콩팥단위의 세관고리는 속질쪽으로 약간만 들어가 있다. 속질곁콩팥단위의 세관고리는 속질 깊숙이 뻗어 있고 소변을 농축하는 기전을 담당한다.
16. 각 콩팥단위는 여과액을 생산하는 콩팥소체 내의 모세혈관인 토리를 포함한다. 또한 콩팥단위에는 곱슬세관을 둘러싸고 재흡수와 분비에 관여하는 세관주위모세혈관과 소변의 농축을 담당하는 속질곁콩팥단위에 분포하는 콩팥세관고리 주변의 모세혈관처럼 생긴 혈관인 곧은혈관이 위치한다. 토리는 들토리세동맥에 의해 혈액 공급을 받고 세관주위모세혈관이나 곧은혈관으로 연결되는 날토리동맥으로 혈액을 방출한다.
17. 토리곁복합체는 콩팥세관고리의 굵은오름다리의 끝과 들토리세동맥이 연결되는 곳에 위치하며, 과립세포와 치밀반점으로 구성된다. 이는 호르몬 조절에 의해 혈압이 떨어지거나 혈액량 감소에 반응한다.

23.2 요관 URETERS

23.2a 맨눈해부 Gross Anatomy

18. 요관은 뒤배막안을 통해 콩팥에서 방광으로 연결된 가느다란 관이다. 각 요관은 엉치엉덩관절(천장골관절, sacroiliac joint)을 지나 작은 골반(true pelvis)으로 유입된다.

23.2b 현미해부 Microscopic Anatomy

19. 요관벽의 층은 안쪽에서 바깥쪽으로 (1) 고유판과 이행상피로 구성된 팽창이 잘되는 점막, (2) 민무늬근육인 근육층, (3) 결합조직인 바깥막으로 이루어져 있다. 요관의 근육층은 소변을 방광쪽으로 밀어낸다.

23.3 방광 URINARY BLADDER

23.3a 맨눈해부 Gross Anatomy

20. 소변을 저장하기 위해 팽창이 잘 되는 근육성 주머니인 방광은 두덩결합 뒤의 골반내에 위치한다.
21. 가득 찬 방광은 배안쪽으로 팽창하여 두덩결합 위의 앞배벽을 통해 만질 수 있다. 빈 방광은 네 개의 각이 있는 역피라밋 형태이다. 목쪽아래각은 요도로 연결, 앞쪽각은 요막관과 연결, 두 개의 뒤가쪽각은 요관과 연결된다. 방광삼각은 요관과 요도에 의해 생긴 뒤벽의 안쪽 표면에 상승된 삼각형 모양의 영역분이다.

23.3b 현미해부 Microscopic Anatomy

22. 방광벽은 안쪽으로부터 바깥쪽으로 이행상피로 되어 있는 점막, 배뇨근으로 된 근육층, 바깥막 또는 방광의 위쪽면은 벽쪽배막이 덮고 있다.

23.4 요도 URETHRA

23. 요도는 소변을 방광에서 체외로 운반하는 관이다. 다양한 형태의 층을 이루는 상피가 요도의 속공간을 이루고 있다.
24. 방광과 요도의 인접 부위는 민무늬근육으로 불수의적 조임근인 속요도조임근에 의해 둘러싸여 있다. 비뇨생식가로막 내의 요도는 뼈대근육으로 수의적 조임근인 바깥요도조임근으로 둘러싸여 있다.

25. 여성의 요도는 3~4 cm 길이로 소변만의 통로이다. 남성의 요도는 약 20 cm 길이로 소변과 정액의 통로이다.

23.5 배뇨 MICTURITION

26. 배뇨는 방광을 비우는 행위이다.
27. 방광에 소변이 축적되어 이완되면 감각신경세포는 이러한 정보를 척수를 통해 다리뇌의 배뇨중추로 전달한다. 배뇨중추는 부교감신경에 의해 배뇨근에 신호를 보내 배뇨를 촉진한다.
28. 바깥요도조임근은 자율적으로 조절이 가능하므로 일시적으로 배뇨를 연기할 수 있다.

23.6 비뇨계통의 질환 DISORDERS OF THE URINARY SYSTEM

29. 비뇨계통의 질환은 대변 박테리아가 요로에 퍼지는 요로감염, 소변의 침전물이 요관을 막아 고통스러운 통증을 유발하는 콩팥돌(신장결석), 방광과 콩팥의 암이 있다.

23.7 전 생애 동안의 비뇨계통
THE URINARY SYSTEM THROUGHOUT LIFE

30. 사람의 콩팥은 다른 세 종류의 콩팥(앞콩팥, 중간콩팥, 뒤콩팥)이 배아의 중간중배엽에서 차례대로 형성된다. 뒤콩팥 즉 완성콩팥은 요관싹 신호가 중간중배엽이 콩팥단위를 형성하도록 유도하여 골반에서 발생한다. 뒤콩팥은 골반에서 허리 부위로, 머리쪽 방향으로 이동한다.
31. 배아 배설강은 방광과 요도로 발생되는 비뇨생식동굴을 형성한다.
32. 신생아의 콩팥은 소변을 농축시킬 수 없다. 신생아의 방광은 작아서 소변 배출이 잦다. 일반적으로 신경근육의 성숙이 이루어져야 18개월에 시작하는 배뇨를 위한 배변훈련이 가능하다.
33. 가장 흔한 비뇨계통의 문제는 특히 여성의 경우, 세균 감염이다.
34. 나이가 들면서 콩팥단위가 줄어들고, 여과율도 감소하며, 소변을 농축하는 콩팥 효율이 떨어진다. 연령이 증가함에 따라 방광의 용량과 긴장도는 감소하고, 잦은 배뇨를 초래하고 종종 요실금을 유발한다. 요정체(요폐)는 노인들에서 발생하는 흔한 문제이다.

24 생식계통

The Reproductive System

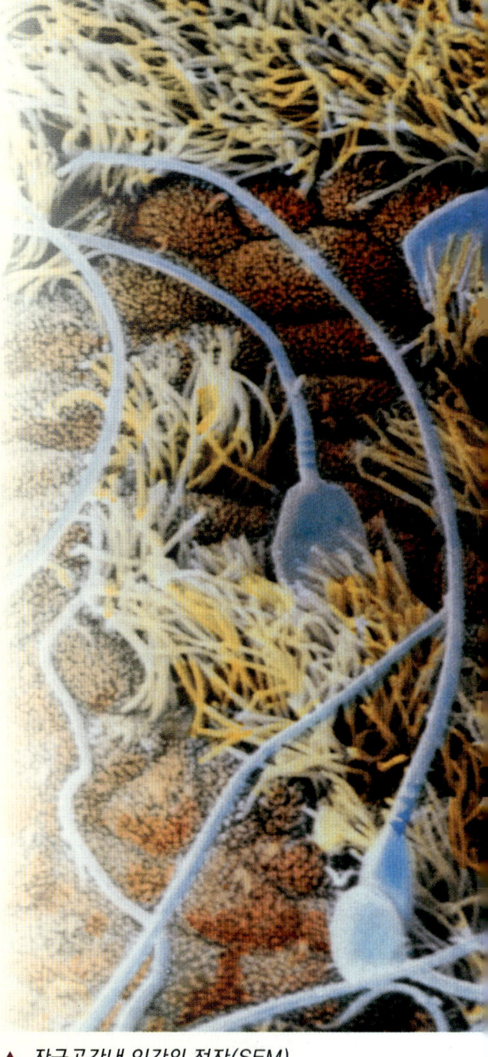

▲ *자궁공간내 인간의 정자(SEM)*

기억해야 할 어근 Roots to Remember

acro = the tip (끝)
andro = male (남성)
cavern = cave (동굴)
chorio = a skin (외피), membrane (막)
crus, crura = the leg(다리)
crypt = hidden (숨겨진)
decid = falling off (탈락, 감소)
didymo = testis (고환)
fimbri = fringe (앞머리, 술)
gono = seed (씨, 종자), offspring (자식, 새끼)
granul = little grain (작은 낟알)
inguin = groin (사타구니, 서혜부)
isthm = narrow passage (좁은 통로)
mense = a month (한 달)
metri-, -o = uterus (자궁)
oo- = egg (난(알))
ova = egg (난(알))
partur = give birth to (낳다, 출산하다)
pellucid = transparent (투명한)
pudend = shameful (부끄러운)
rete = network (망, 그물)
salpin = trumpet (트럼펫)
theca = a chest or cup (상자나 컵)
troph = nourish (영양분을 공급하다)

마지막에 나열된 단어의 어근은 생식계통에 한정되어 사용된다.
위에 열거한 어근을 기초로 하여, 다음 용어의 의미를 설명하시오.

1. **androgens** (남성호르몬, 안드로겐)
2. **progesterone** (프로게스테론, 황(색)체호르몬)
3. **endometrium** (자궁속막, 자궁내막)
4. **mesosalpinx** (자궁관간막, 난관간막)
5. **syncytiotrophoblast** (융합영양막)
6. **epididymis** (부고환)
7. **corpus cavernosum** (음경해면체)
8. **tunica albuginea** (백색막)

정답은 해답부록을 참조하시오.

대부분의 기관은 인체의 기능을 유지하기 위해 출생 후부터 계속적으로 작용하지만 생식계통은 사춘기 이전까지 활동이 없다가 성인이 되어 중요한 역할을 한다. 남성과 여성의 생식기는 상당한 사이를 갖고 있다.

남성과 여성의 **생식기**(genitalia)는 *주요기관*과 *부속기관*으로 나뉜다. 남성의 **주요생식기관**(primary sex organ) 또는 **생식샘**(gonad)은 고환이라 부르고 여성의 생식샘은 난소라고 한다. 생식샘은 남성에서는 정자를, 여성에서는 난자라고 하는 **생식세포**(gamete)를 생성하며, 이 두 생식세포는 수정하여 수정란이 된다. 이외의 남성과 여성의 생식기는 모두 **부속생식기관**(accessory sex organ)에 포함된다. 생식세포에 영양을 공급하고, 이들을 몸 밖으로 운반하는 분비샘과 생식관, 그리고 바깥생식기관은 부속생식기관에 속한다.

생식샘은 생식세포를 생성할 뿐만 아니라 *성호르몬*을 분비하는 내분비샘으로도 작용한다. 호르몬은 특정한 표적기관에 혈류를 통해 다양한 생리적 반응들을 전달하는 신호 분자들이다. 성호르몬은 생식계통의 발달, 유지 및 모든 생식기관의 기능에 중요한 역할을 하며, 뇌 바닥 부분의 뇌하수체에서 분비되는 다른 호르몬들도 생식작용에 영향을 미친다.

24.1 남성생식계통 THE MALE REPRODUCTIVE SYSTEM

남성생식기(**그림 24.1**)의 생식샘은 정자를 생산하는 *고환*(정소, testis)로 음낭에 위치한다. 고환으로부터 몸 밖으로 배출되기까지 정자는 고환에서 생성되어 *부고환의 관*, *정관*, *사정관*, *음경*의 끝에 열려 있는 요도를 거쳐 배출된다. 부속생식기관에는 *정낭*(seminal gland), *전립샘*(전립선, prostate gland) 및 *망울요도샘*(요도구선, bulbo-urethral gland)이 있으며 사정 시에 사정관(sex duct)에 분비물을 첨가한다.

24.1a 고환 The Testes

학습 성과

- 고환의 위치, 맨눈구조, 현미구조 및 기능을 설명할 수 있다.

위치 Location

한 쌍의 **고환**은 **음낭**(scrotum) 안에 있는데, 음낭은 피부와 얇은 근막의 주머니로 배골반안의 바깥 아래에 있는 음경의 뿌리에 있으며(**그림 24.2**), 체모로 덮여 있다. 음낭사이막(중격, septum of scrotum)은 음낭을 좌우로 반을 나누고, 각 칸에 고환이 하나씩 들어 있다.

고환은 태아의 배벽 뒤에서 처음 발달해서 몸 밖의 음낭으로 이동한다. 37°C의 몸 중심부에서는 정자가 생존할 수 없기 때문에 중심부에 비해 3°C의 낮은 온도를 일정하게 유지할 수 있는 몸 바깥에 음낭 속의 고환에 위치하게 된다.

또한 음낭은 외부의 온도 변화에 반응한다. 추운 날씨에서는 고환은 복부쪽으로 당겨지고 음낭은 주름이 져서 두께를 증가시켜 열 손실을 줄인다. 이러한 반응은 음낭 내의 두 개의 근육에 의해 작용한다.

- **음낭근**(Dartos muscle). 얕은근막 안의 민무늬근육(평활근, smooth muscle)층으로 음낭의 피부를 주름지게 하는 역할을 한다.
- **고환올림근**(고환거근, Cremaster muscle). 뼈대근육으로, 배속빗근에서 아래쪽으로 뻗어 있는 고환을 들어 올리는 기능을 한다. 따뜻할 때는 이들 근육들은 이완되어 음낭의 피부를 축 늘어지게 하고 느슨하게 하며, 서늘하게 해주고 땀이 나기 좋도록 피부 표면을 늘려 고환이 밑으로 위치하도록 한다. 또한 고환을 따뜻한 몸통에서 더 멀리 위치하도록 한다.

맨눈해부 육안해부, Gross Anatomy

고환(**그림 24.3**)은 두께 약 2.5 cm, 길이 약 4 cm이며, 음낭 안에서 **고환집막**(고환초막, tunica vaginalis) 뒤에 있으면서 부분적으로 둘러싸여 있다(그림 24.3A). 고환집막은 고환이 음낭으로 하강하기에 앞서 배막안이 돌출(outpocketing)하여 발달한다. 고환집막은 표면층,

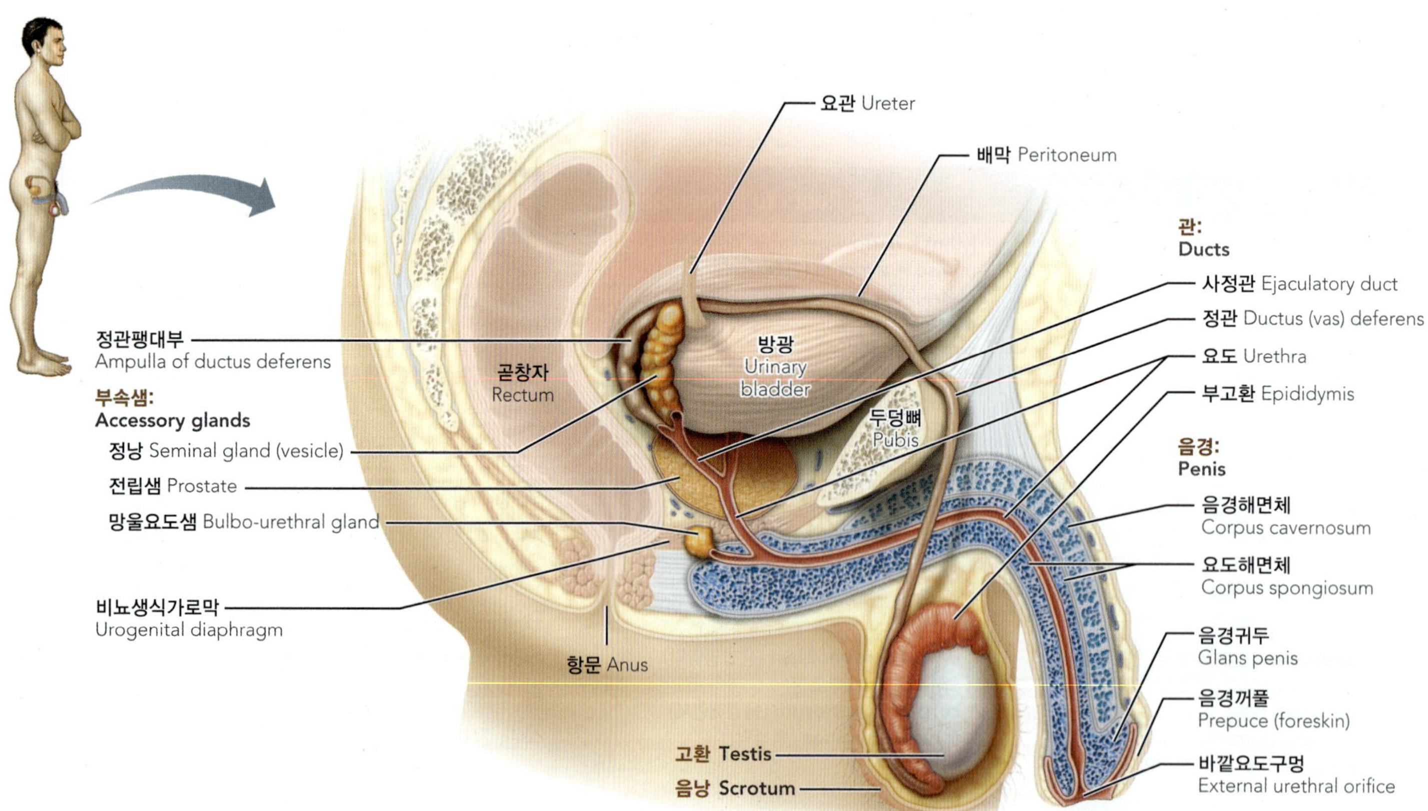

그림 24.1 남성생식계통의 시상절단면. 정관이 골반안으로 진입하는 위치를 보여주기 위해 두덩뼈(치골, pubis)의 한 부분을 3차원으로 표현하였다.

장액(복막강의 잔여물)을 담고 있는 중간의 빈 공간 및 고환의 표면을 감싸고 있는 깊은 내장층으로 이루어져 있다. 그렇기에 고환은 음낭으로 내려갔을지라도 여전히 배막뒤쪽(retroperitioneal)에 위치하고 있다. 고환집막의 내장층 깊은 곳에는 고환의 섬유피막인 **백색막**(tunica albuginea)이 있다. 백색막은 고환을 250~300개의 쐐기 모양의 **고환소엽**(lobule)으로 나누며, 각 고환소엽에는 1~4개의 미세하게 꼬여진 **정세관**(seminiferous tubule)이 있는데, 이곳이 실질적으로 정자를 생산하는 곳이다. 대부분의 곱슬정세관은 머리핀과 같은 고리 모양을 하고 있다.

정세관은 모여 **곧은정세관**(straight tubule)을 형성하여 정자를 작은 분지세관들의 복잡한 그물인 **고환그물**(고환망, rete testis)로 전달된다. 고환그물은 고환 뒷쪽의 결합조직이 밀집되어 있는 영역인 *고환세로칸*(고환종격막, mediastinum testis)에 위치한다. 고환그물로부터 정자는 고환을 떠나는데, 약 12개의 *고환날세관*(efferent ductule)을 통과하여 고환의 후방 바깥쪽을 감싸고 있는 콤마(comma) 형태의 *부고환*(epididymis)으로 진입한다(그림 24.1, 24.3B).

신경과 혈관(Nerves and Vessels). 고환의 신경과 혈관은 배안 윗부분의 대동맥으로부터 뻗어 나온 긴 고환동맥으로부터 혈액을 공급받는다(그림 19.12). 고환정맥은 대체로 배 뒷벽의 고환동맥과 나란히 형성되어 있고 음낭에 있는 정맥그물인 **덩굴정맥얼기**(pampiniform plexus)로부터 나온다. 이 정맥얼기는 담쟁이덩쿨 같이 고환 동맥을 둘러싸서 고환으로 들어가기 전에 동맥혈액의 열을 흡수함으로써 고환을 시원하게 유지한다. 이 수동적인 열전달의 기전을 역류열교환(countercurrent heat exchange)이라고 한다. 고환은 두 종류의 자율신경계에 의해 신경지배를 받는다. 고환이 강하게 맞았을 때 풍부한 내장감각신경(visceral sensory nerve)이 자극을 전달하고 그 결과로 강한 고통과 어지러움을 느끼게 된다.

고환의 혈관과 신경은 뒤배벽의 2번째 허리뼈 위치에서 고환까지 이어진다. 태아에서 고환은 허리부위(lumbar region) 위에서 형성된 후 음낭으로 내려가기 전에 배대동맥과 아래대정맥으로부터 혈관들의 지배를 받는다.

현미해부 Microscopic Anatomy

성숙한 고환 소엽의 조직학적 단면(그림 24.3C)은 수많은 *곱슬정세관*이 성긴결합조직(areolar connective tissue)에 의해 각각 구분되어 있음을 보여준다. 정자를 형성하는 정세관은 두꺼운 중층상피(stratified epithelium)가 감싸고 있는 중앙의 속공간(hollow central lumen)으로 이루어져 있다. 상피(epithelium)는 원주형의 버팀세포(columnar sustentocyte)에 박혀 있는 구형의 *정자발생세포*(spermatogenic cell)로 이루어져 있다.

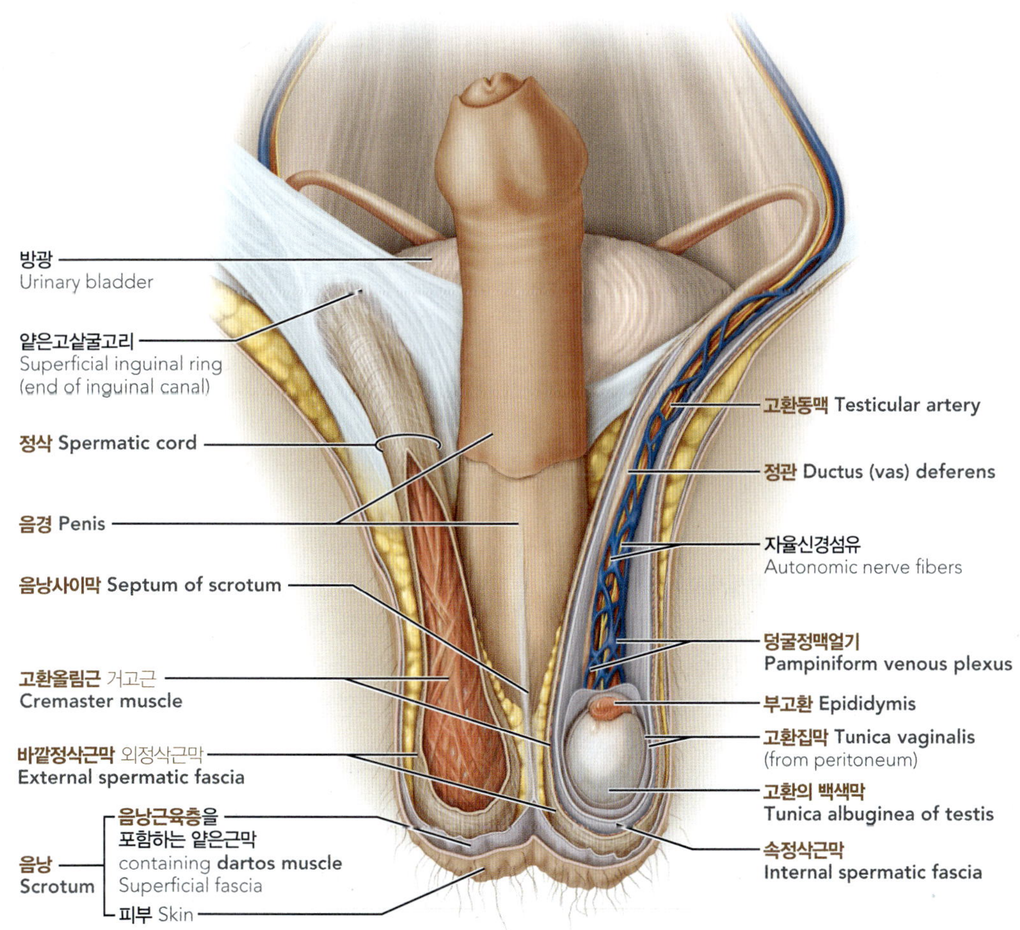

그림 24.2 고환, 음낭 및 정삭의 관계(전면도). 음낭을 열고 앞면을 제거하였다.

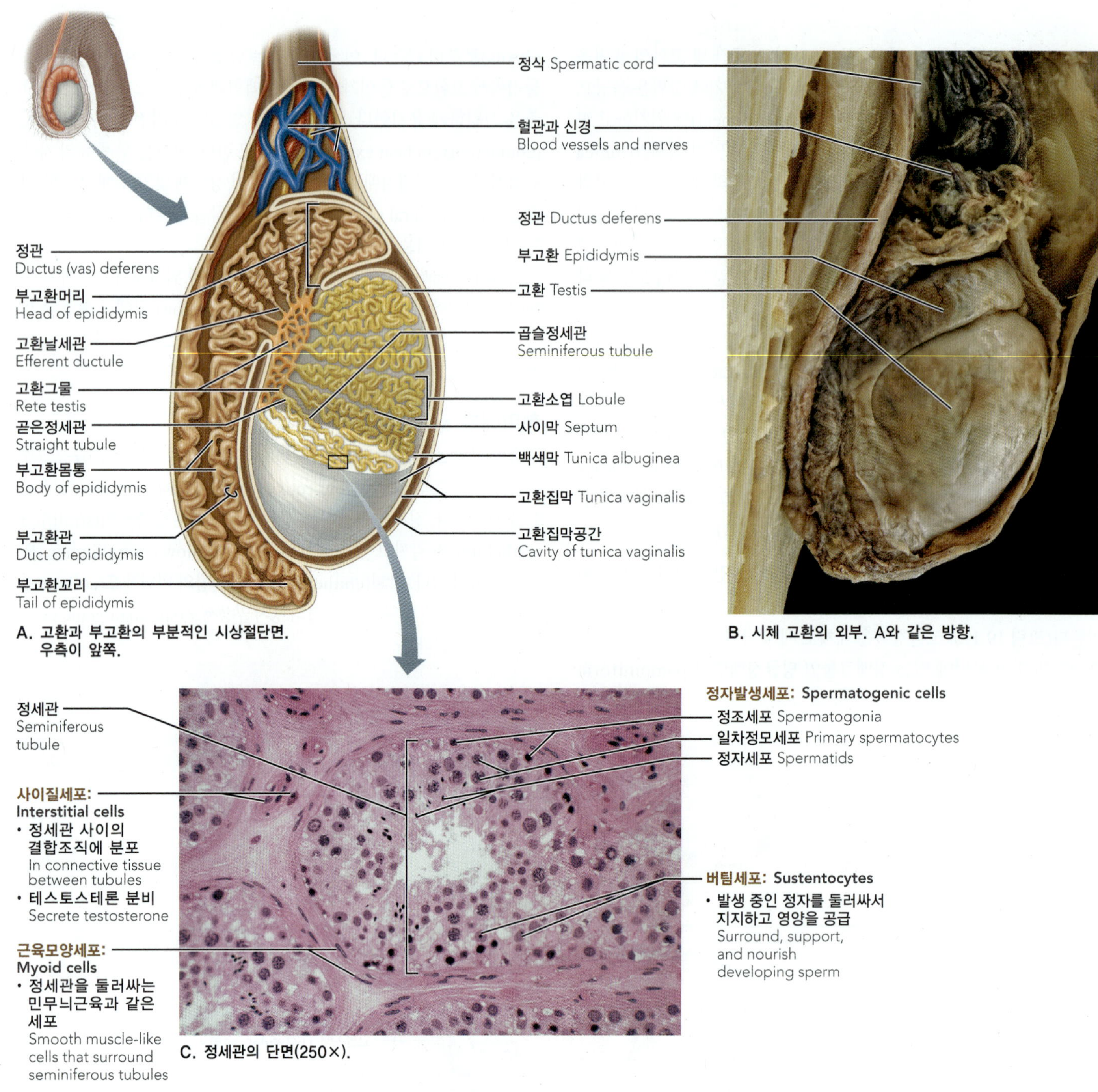

그림 24.3 고환의 구조.

정자발생세포(Spermatogenic Cell). **정자발생세포**는 사춘기에 시작되는 *정자발생*(spermatogenesis) 과정에 있는 세포들로 구성되어 있다. 성인 남성은 하루에 약 4억 개의 정자를 생성한다. 정자를 생산하는 줄기세포는 *정조세포*(spermatogonia)이다. 정조세포는 상피성 바닥판(epithelial basal lamina) 위에 분포되어 있다. 이 세포들이 속공간 쪽으로 이동함에 따라 순차적으로 *일차 및 이차정모세포*, *정자세포*, 그리고 *정자*가 된다. 이 과정은 75일 정도 소요된다.

버팀세포(Sustentocyte, Sertoli Cell). **버팀세포**는 정자발생세포를 둘러싸고 있으며, 바닥판에서부터 정세관 안쪽까지 뻗어 있다(그림 24.3C). 버팀세포는 여러 가지 방식으로 정자 생산을 돕는다. 영양소를 정자발생세포로 전달하고, 이 세포들을 세관의 속공간(tubule lumen)으로 이동시키고, 정자 생성 중 탈락한 세포질을 포식(phagocytize)한다. 버팀세포는 또한 고환액을 세관내강 안으로 분비함으로써 정자가 세관을 통해 고환 밖으로 나가도록 한다.

근육모양세포(Myoid Cell). 인간의 곱슬정세관은 여러 층의 민무늬근육과 같은 **근육모양세포**로 둘러싸여 있다. 규칙적으로 수축함으로써 정자와 정액이 세관을 지나서 고환을 빠져나가도록 돕는다.

사이질세포(간질세포, Interstitial Cell, Leydig Cell). 곱슬정세관 사이의 성긴결합조직에는 **사이질세포**와 **남성호르몬**(안드로겐,

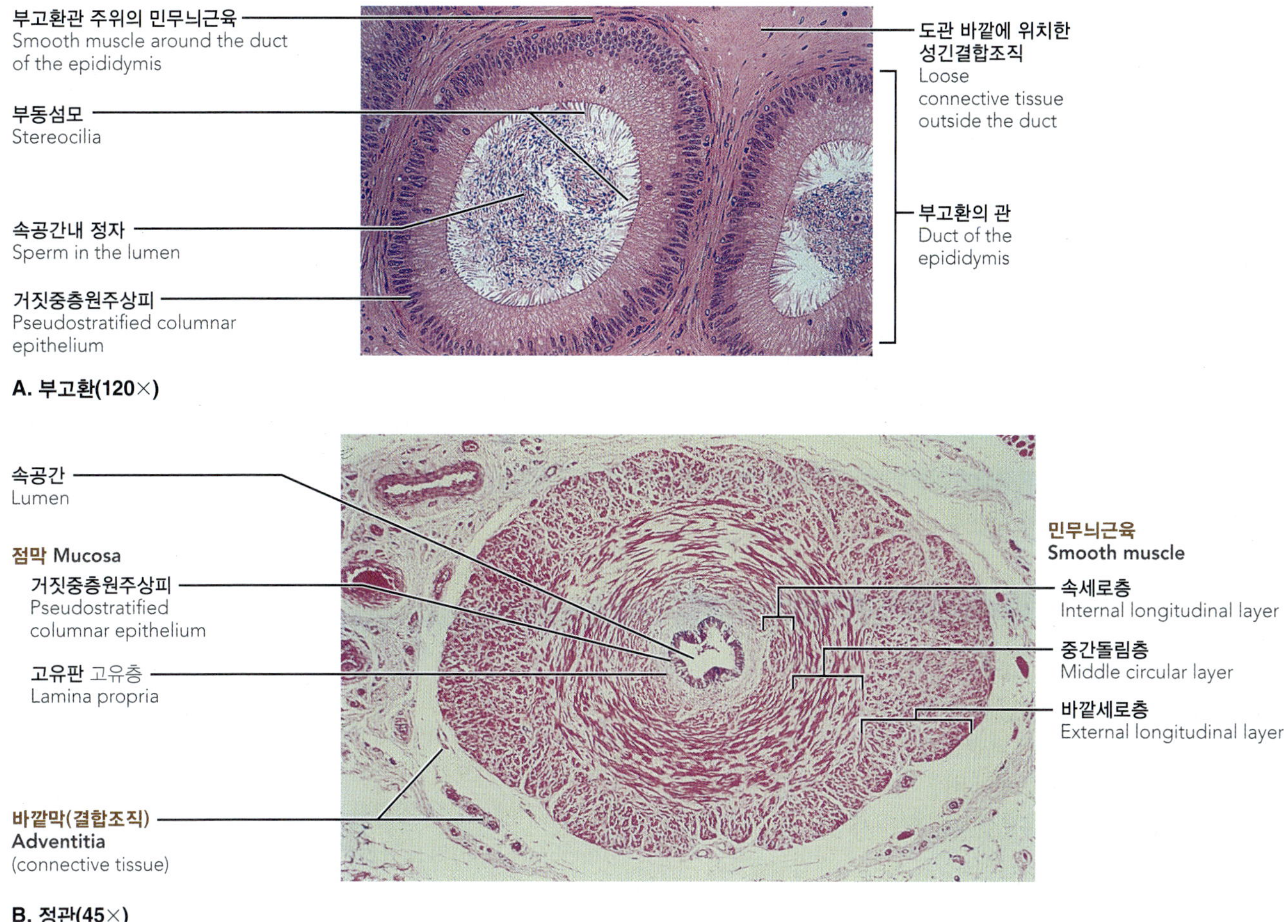

그림 24.4 부고환과 정관의 발생. A. 부고환의 가로단면, B. 정관의 가로단면. 민무늬근육의 두꺼운 층에 주목하라.

androgen)을 분비하는 구형 혹은 오각형 모양의 세포들의 무리가 있다. 대표적인 남성호르몬은 테스토스테론이다. 테스토스테론은 인접한 모세혈관과 모세림프관(lymphatic capillary)에 분비된 후 전신을 순환하며 모든 생식기관과 남성적인 특성을 유지시킨다. 그러므로 고환이 제거되면 모든 남성생식기관은 위축된다. 사이질세포에서의 테스토스테론의 분비는 **황체형성호르몬**(luteinizing hormone, LH)이라는 뇌하수체(pituitary) 앞엽에서 분비되는 호르몬에 의해 조절된다. 황체형성호르몬은 테스토스테론의 분비를 자극하여 남성의 생식계통 전체를 주관한다.

이해 수준 체크하기

☐ 1. 사이질세포가 위치하는 곳은 어디인가? 이 세포의 기능은 무엇인가?

☐ 2. 고환집막과 백색막을 구분한다.

24.1b 남성생식도관 Male Reproductive Ducts

학습 성과

▸ 남성생식계통의 도관(duct)과 부속샘의 위치와 구조 및 기능을 설명할 수 있다.

앞에 언급된 것처럼 정자는 곱슬정세관을 떠나 *곧은정세관*과 단층입방상피(simple cuboidal epithelium)로 줄지어진 *고환그물*을 통과한다(그림 24.3A). 그 후 정자는 단층원주상피(simple columnar epithelium)로 둘러싸인 *고환날세관*(efferent ductule)을 통해 고환을 빠져나간다. 고환날세관의 벽에 있는 섬모상피세포(ciliated epithelial cell)와 민무늬근육조직(smooth musculature)은 정자의 이동을 돕고 비섬모상피세포(non-ciliated cell)는 대부분의 고환액을 흡수한다. 정자는 고환날세관에서 부고환관으로 이동한다.

부고환 The Epididymis

고환을 빠져나갈 때의 정자는 미성숙하여 아직 제 기능을 다 하지 못한다. **부고환**(epididymis)은 정자가 성숙되는 곳이다. 부고환은 콤마 모양의 기관으로 고환의 후면과 옆면으로 뻗어 있다(그림 24.3A, B). 부고환의 *머리*는 고환날세관이 부고환관과 연결되는 부위이며 **부고환관**(duct of epididymis)은 많이 휘감긴 관으로 부고환의 머리를 형성하고 몸통과 꼬리를 형성한다. 펼쳤을 때의 길이는 6 m로 부고환관은 창자 전체의 길이보다 길다.

조직학적으로 부고환관은 긴 거짓중층원주상피가 대부분을 차지하고 있다(**그림 24.4A**). 속공간의 표면상피는 **부동섬모**(stereocilia)라는 긴미세융모(tufts of long microvilli)가 위치하는데, 이것들은 섬모도 아니고 움직이지도 않는다. 대신, 이들은 고환내 액체를 재흡수하기 위해 큰 표면적을 지니고 부고환(epididymis)의 속공간에 저장되어 있는 많은 정자에 영양소와분비물을 전달시키는 기능을 한다. 상피의 바깥에는 민무늬근육층(layer of smooth muscle)이 있다.

고환을 떠나는 정자는 미성숙해서 이동성이 거의 없으므로 천천히 부고환관을 통해 움직인다. 이렇게 이동하는 데 20일가량이 소요되며, 그동안 정자는 헤엄치는 능력과 첨단체 반응(acrosome reaction)을 통해 난자와 수정하는 능력을 얻게 된다(수정은 여성의 자궁관에서 이뤄진다). 이러한 성숙 과정은 부고환상피에서 분비되는 단백질에 의해 활발해진다. 정자는 부고환으로부터 사정되며 고환으로부터 나오는 것이 *아니다*. 사정을 시작할 때 부고환 벽의 민무늬근육이 수축하면서 정자들을 부고환의 꼬리에서 방출해 정관으로 보내진다.

정자는 부고환에서 수개월간 저장될 수 있으며, 그 이후에는 부고환의 관에 있는 상피세포의 포식작용에 의해 없어진다.

정관 The Ductus Deferens

정관(ductus deferens, vas deferens)의 길이는 45 cm 정도이고 정자를 저장하고 사정 시 이동시킨다. 정관은 부고환의 꼬리에서부터 정삭 내 위쪽을 주행한 후 샅고랑을 지나 배벽 앞을 통과해 골반안에 진입한다(그림 24.1). 정관은 거기서부터 참골반의 옆벽 뒤쪽을 지나고 요관 안쪽을 지나 방광 뒷벽을 따라 내려간다. 정관의 끝은 정관의 **팽대부**(ampulla)로 이어지고 정낭과 합류하여 짧은 **사정관**(ejaculatory duct)을 형성한다. 각 사정관은 전립샘 속으로 들어가 전립샘요도에 개구한다.

정관벽은 다음과 같은 구조로 구성되어 있다(그림 24.4B).

- 부고환의 거짓중층상피와 같은 안쪽 점막(inner mucosa)과 점막고유판(lamina propria).
- 매우 두꺼운 근육조직(muscularis). 사정 시 근육층의 민무늬근육에 의하여 정자가 정관에서 요도로 빠르게 진행하도록 강한 연동파를 만든다.
- 결합조직으로 된 바깥막

정삭 The Spermatic Cord

정삭(spermatic cord)은 근막으로 된 관으로 고환의 혈관과 신경을 포함한다(그림 24.2). 정삭의 가장 큰 부분을 차지하는 것은 정관이다. 정삭의 하단은 음낭 안에 있고, 상단은 경사져서 배벽 앞 **샅굴**(inguinal canal)을 통해 주행한다**(그림 24.5)**. 샅고랑은 배바깥빗근의 널힘줄의 아래쪽 경계 부위에 의해 형성된 샅고랑인대(inguinal ligament)에 의해 형성되었다. 샅고랑의 안쪽 출구는 **얕은샅고랑구멍**(superficial inguinal ring)이며 널힘줄에 있는 알파벳 V 모양의 출구이다. 이 출구는 배가로근(transverses abdominis)의 깊은근막인 **깊은샅고랑구멍**(deep inguinal ring)으로 이어지며 정관과 정관혈관이 골반안으로 들어가는 구멍이다.

요도 The Urethra

남성의 요도는 정자를 사정관(ejaculatory duct)으로부터 몸 바깥으로 운반한다. 요도에는 전립샘 내에 위치한 *전립샘요도*(prostatic urethra), 비뇨생식가로막(urogenital diaphragm)에 위치한 *막요도*(intermediate part of urethra), 음경 내에 위치한 *해면체요도*(spongy urethra) 세 부분으로 구성되어 있다**(그림 24.6A)**. 해면체요도의 점막에는 사정전에 요도를 매끄럽게 해주는 점액을 분비하는 *요도샘*(요도선, urethral gland)의 도관이 위치한다.

이해 수준 체크하기

- □ **3.** 부고환에서 '정자의 성숙'은 어떤 의미인가?
- □ **4.** 사정관의 위치는 어디인가?

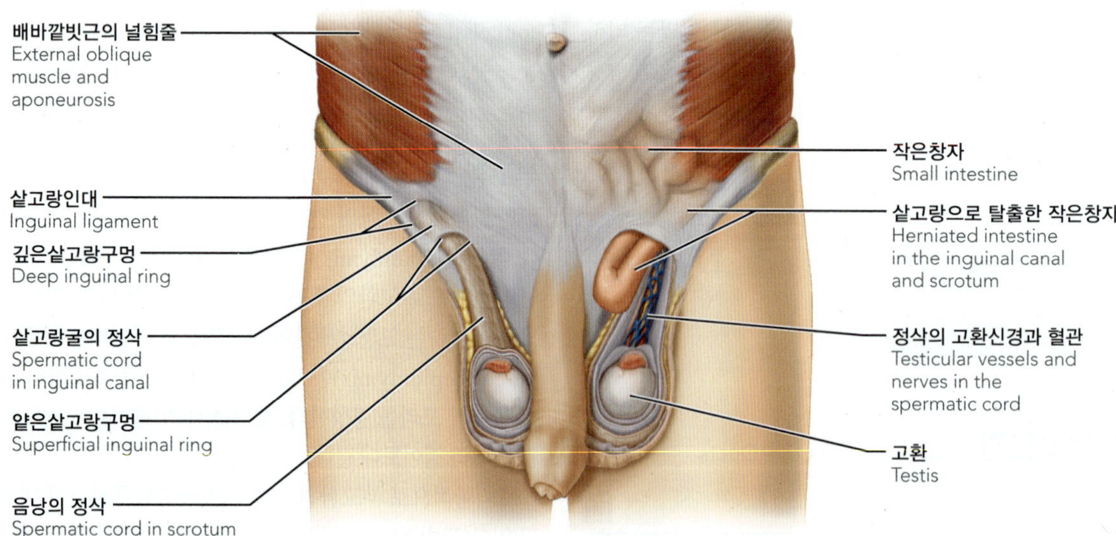

그림 24.5 고샅부위의 정삭(왼쪽)과 샅고랑탈장(오른쪽). 샅고랑부위의 통로는 배바깥빗근의 깊은 부위에 위치한다. 샅고랑탈장은 창자의 일부가 샅고랑굴을 지나 음낭쪽으로 내려오는 것을 볼 수 있다.

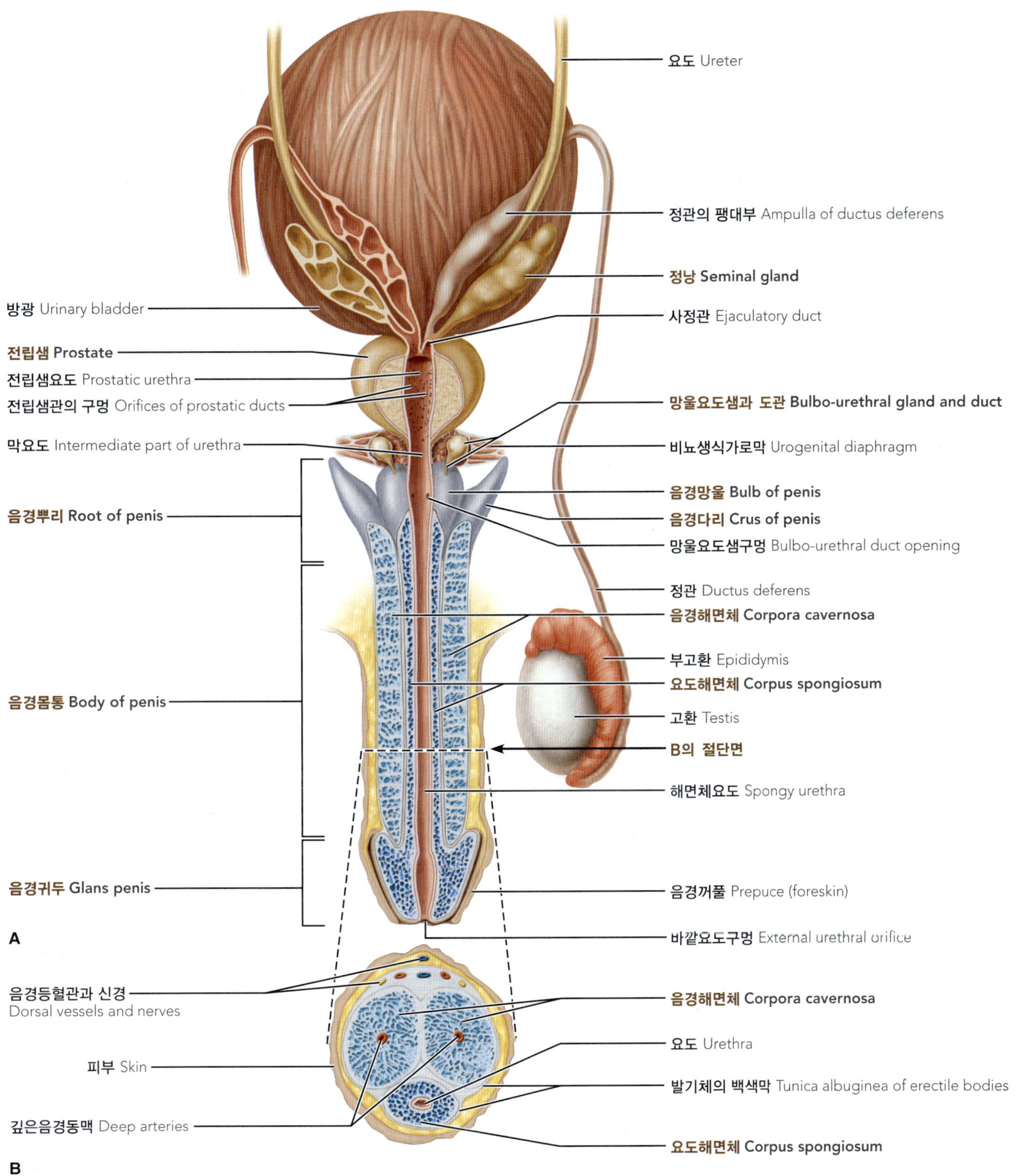

그림 24.6 남성생식기 구조. **A.** 음경을 관통하는 세로단면, **B.** 음경을 관통하는 가로단면.

24.1c 부속샘 Accessory Glands

남성의 **부속샘**(accessory gland)은 한 쌍의 정낭, 하나의 전립샘 및 한 쌍의 *망울요도샘*으로 구성되어 있다. 이 샘들은 **정액**(semen)의 대부분을 생성하는데, 정액은 정자에 이 부속샘들과 부속도관들의 분비물들을 더한 것이다.

정낭 The Seminal Glands

정낭(seminal gland, seminal vesicle)은 방광의 뒤 쪽면에 위치한다(그림 24.1, 24.6A). 정낭은 손가락과 비슷한 모양과 길이(5~7 cm)를 갖고 있으나 정낭은 꼬이고 접혀 주머니에 담겨 있기 때문에 실제 길이는 15 cm 정도이다. 안쪽의 점막은 주름지고 막힌 공간이며 분비성 거짓중층원주상피(secretory pseudostratified columnar epithelium)로 구성되어 있다. 민무늬근육의 두꺼운 층이 점막(mucosa)를 감싸고 있다. 이 근육은 사정하는 동안 수축되어 샘내의 분비물을 배출한다. 바깥벽은 섬유성 치밀결합조직(fibrous capsule of dense connective tissue)으로 이루어져 있다.

정낭의 분비물은 정액의 60%를 차지하는 점성이 있는 액체인데, 다음의 물질을 포함한다.

- 정자에게 영양소를 공급하는 과당(fructose)
- 자궁의 수축을 유도해 정자가 여성생식관 사이를 이동하는 것을 돕는 프로스타글란딘
- 여성생식기내에서 정액에 대한 면역반응을 억제하는 물질
- 정자의 이동성을 강화하는 물질
- 질로 사정된 정자를 덩어리지게 한 후에 액화시켜 정자가 헤엄칠 수 있도록 하는 효소

정액(seminal fluid)은 자외선 아래에서 형광빛을 내는 노란색 색소도 지닌다. 이러한 특성으로 인해 성범죄수사에서 현장에 남아 있는 정액을 발견할 수 있게 한다.

앞서 언급한 것과 같이 각각의 정낭은 같은 쪽에 있는 정관과 합쳐져 전립샘 내에서 사정관을 형성하며, 정자와 정액은 사정관 안에서 섞여 사정 시 전립샘요도로 배출된다.

전립샘 The Prostate

전립샘(prostate)의 크기와 모양은 밤과 비슷하고, 방광 바로 밑에 있는 요도의 첫 부분을 둘러싸고 있다(그림 24.6A). 전립샘은 20~30개의 혼합된 대롱꽈리샘[세 종류의 관상포상선, tubuloalveolar gland: 으뜸샘(main), 점막밑샘(submucosal), 점막샘(mucosal gland)]으로 다량의 치밀결합조직과 **섬유근육성의 버팀질**(fibromuscular stroma)인 결합조직으로 둘러싸여 있다(**그림 24.7**). 버팀질의 근육은 사정 시 수축하여 요도로 전립샘의 분비물을 보낸다.

전립샘의 분비물은 정액 부피의 1/3을 차지한다. 정낭의 분비물과 유사하게 우유와 같은 액체이고 정자의 이동을 강화시키는 물질과 정액을 응집시켰다가 다시 액화시키는 효소가 들어 있다. 정액을 액화시키는 효소 중의 하나가 *전립샘특이항원*(prostate-specific antigen, PSA)이다. 전립샘암을 진단할 때 남성의 혈액내 전립샘특이항원의 양을 측정하는 것이 가장 중요하다.

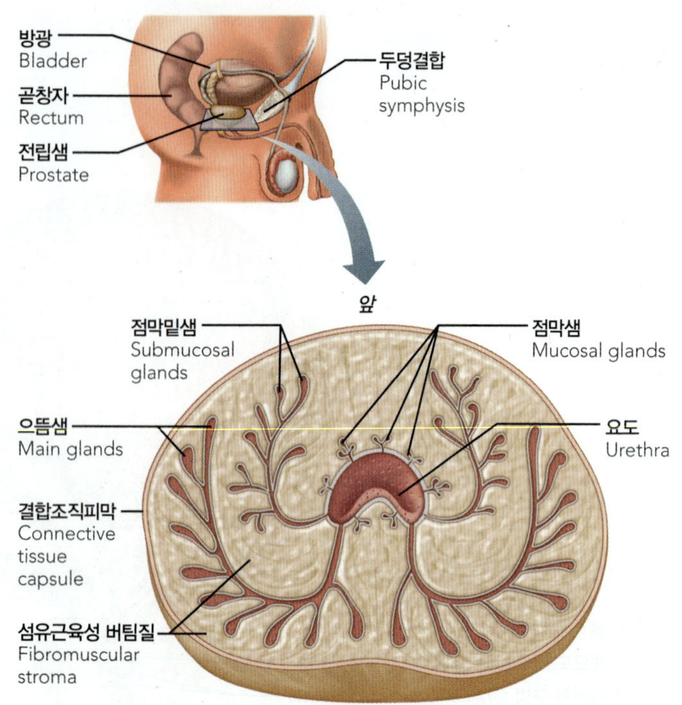

그림 24.7 전립샘. 전립샘의 가로단면.

전립샘은 종양뿐만 아니라 성병의 감염에도 취약하다. **전립샘염**(prostatitis)은 전립샘의 염증으로서, 남성에서 가장 흔하게 비뇨기과 상담을 받는 질병이다.

망울요도샘 The Bulbo-urethral Glands

망울요도샘(구요도선, bulbo-urethral gland)은 전립샘 아래에 있는 땅콩 크기의 샘으로 비뇨생식가로막(urogenital diaphragm)(그림 24.1, 24.6A) 내에 위치한다. 이러한 복합대롱꽈리샘(compound tubuloaveolar gland)에서 점액을 생산하는데, 그 중 일부는 남성이 성적 흥분을 하였을 때 사정 전에 요도(spongy urethra)로 배출된다. 이 점액은 요도에 남아 있는 오줌의 산성을 중화하고 사정 시 정액이 지나가는 통로를 매끈하게 하는 역할을 한다.

24.1d 음경 The Penis

학습 성과

- 음경의 구조와 발기의 기전을 설명할 수 있다.

음경(penis)은 남성의 성교기관으로 정자를 여성의 생식기관으로 전달한다(그림 24.6). 음경은 음낭과 함께 남성의 바깥생식기관을 형성한다. 음경 내부의 구조를 설명할 때 음경의 앞뒤 표면의 위치는 발기되었을 경우의 음경을 기준으로 정하는 것에 유의한다.

음경은 **뿌리**(root)와 **몸통**(body), 돌출되어 있는 **음경귀두**(glans penis)로 구성되어 있다. 음경을 감싸고 있는 피부는 느슨하며 귀두 주변으로 먼쪽으로 늘어난 피부주름을 **음경꺼풀**(prepuce, foreskin)이라 불린다.

음경 내부에는 해면체요도(spongy urethra)와 3개의 기둥 모양의 **발기체**(erectile body) 조직이 있다(그림 24.6). 각 발기체는 치밀결합조직으로 덮여 있는 두꺼운 관으로 민무늬근육과 결합조직으로 이루어진 칸막이들이 그물 모양으로 채워져 있다. 이 스펀지 같은 그물은 또한 혈관공간으로 채워져 있다.

- 해면체요도(spongy urethra)를 감싸고 있는 앞쪽중앙의 발기체인 **요도해면체**(corpus spongiosum)는 끝에서는 음경귀두(glands penis)를 형성하고 뿌리쪽에서는 **음경망울**(bulb of the penis)을 형성하여 확장되어 있다. 이 음경망울은 비뇨생식가로막(urogenital diaphragm)에 의해 안전하게 고정되고 바깥쪽으로는 종이처럼 얇은 망울해면체근(bulbospongiosus muscle)으로 덮여 있다(그림 10.15C 참조).
- 쌍으로 된 뒤쪽 발기체인 **음경해면체**(corpora cavernosa)는 음경 대부분의 부피를 차지한다. 뿌리의 가까운 쪽 끝은 **음경다리**(crura)이다. 각각의 해면체는 뼈골반(bony pelvis)의 두덩뼈활(pubic arch)로 이어지고 궁둥해면체근(ischiocavernosus muscle)에 의해 덮여 있다(그림 10.15C).

혈관과 신경 Vessels and Nerves

음경을 지배하는 대부분의 혈관과 신경은 음경 등쪽의 정중선 근처에 있다(그림 24.6B). 감각성의 *음경등쪽신경*은 엉치신경얼기에서 나온 음부신경의 가지이고, *음경등쪽동맥*은 속엉덩동맥(internal iliac artery)으로부터 나온 속음부동맥(internal pudendal artery)의 가지이다. 두 개(superficial and deep)의 *음경등정맥*(dorsal vein)은 정확히 등쪽의 정중선 안에 있으며 음경으로 나오는 혈액을 모두 배출한다. 마지막으로 *깊은동맥*은 음경해면체(corpus cavernosum)내에 위치한다. 동맥을 따라 발기체를 지배하는 음경의 자율신경은 골반내 아래아랫배신경얼기(inferior hypogastric plexus)에서 기시한다.

남성의 성적 반응 Male Sexual Response

남성의 성적 반응의 주된 단계는 (1) 음경이 질을 관통할 수 있도록 하는 발기와 (2) 질안에 정액을 배출하는 사정이다. *발기*(erection)는 발기체내에 혈액이 충혈되어 성적 자극 시 부교감 신경의 신경 분포가 발기체의 동맥을 확장시켜 내부의 혈관공간(vascular space)으로 가는 혈액의 흐름을 증가시키고, 민무늬근육이 이완되면 혈액이 유입되어 발생한다. 발기체가 부풀어 오름에 따라 작은 혈관들에 압력을 가하고, 정맥 배출을 늦춰 충혈을 유지시킨다. 발기체 밖의 치밀결합조직(dense connective tissue)내의 아교섬유의 분포가 발기 시 음경을 강화시킨다. 세로로 주행하는 섬유는 음경의 길이를 따라 뻗어 있고 음경의 몸통(penile shaft) 주변을 고리 모양으로 둘러싸는 돌림섬유(circular fiber)와는 직각을 이룬다. 이것은 휘는 힘에 저항하기 위한 최적의 구조로서 성교하는 동안 발기된 음경이 급격히 휘지 않도록 해준다.

발기는 대체로 부교감신경의 조절에 의해 이루어지는 반면에, *사정*(ejaculation)은 교감신경의 조절에 의해 이루어진다. 사정은 정액을 요도로 짜내는 강한 생식관과 샘 전체의 민무늬근육(smooth musculature)의 수축에 의해 시작된다. 동시에 음경의 망울해면체근(bulbospongiosus muscle)의 수축으로 정액을 빠르게 음경요도(penile urethra)를 통해 몸 밖으로 배출한다.

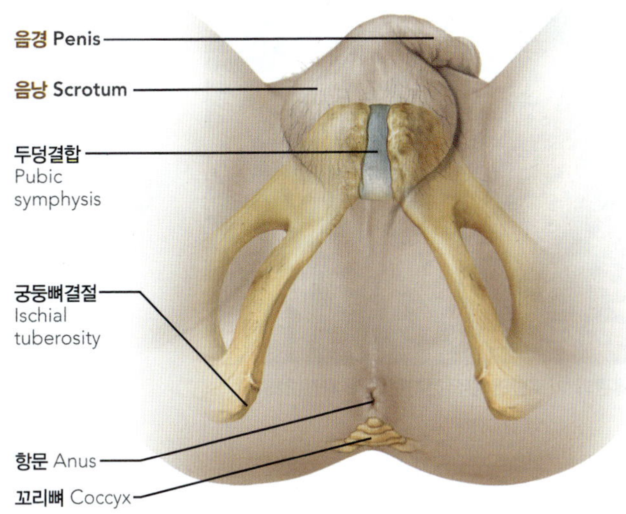

그림 24.8 남성의 샅(회음).

24.1e 남성의 샅 회음, The Male Perineum

남성의 **샅**(회음, perineum)은 음낭, 음경의 뿌리, 항문을 포함한다(그림 24.8). 더 구체적으로는 앞으로는 두덩결합(public symphysis), 뒤로는 꼬리뼈(coccyx), 옆으로는 궁둥뼈결절(ischial tuberosity)을 잇는 다이아몬드 모양의 영역이다. 샅의 바닥은 비뇨생식가로막(urogential diaphragm)의 근육과 얕은층의 샅공간에 의해 형성되어 있다(10장 참조).

이해 수준 체크하기

- ☐ **5.** 대부분의 정액은 어느 부생식샘에서 분비되는가?
- ☐ **6.** 요도가 통과하는 발기체는 무엇인가? 이 부위를 통과하는 요도를 무슨 요도라고 하는가?

24.1f 정자발생 Spermatogenesis

학습 성과 

- 정자발생 과정의 개요를 설명할 수 있다.

정자발생(spermatogenesis)은 곱슬정세관에서 이루어지며 남성의 사춘기에 시작되어 평생 동안 지속된다(정자의 발생률은 나이가 들어감에 따라 감소됨). 정자발생은 정모세포(spermatocyte)가 곱슬정세관의 주변부(peripheral region)에서 정세관속공간(lumen)으로 이동하는 연속적인 세 과정으로 나눌 수 있다(그림 24.9).

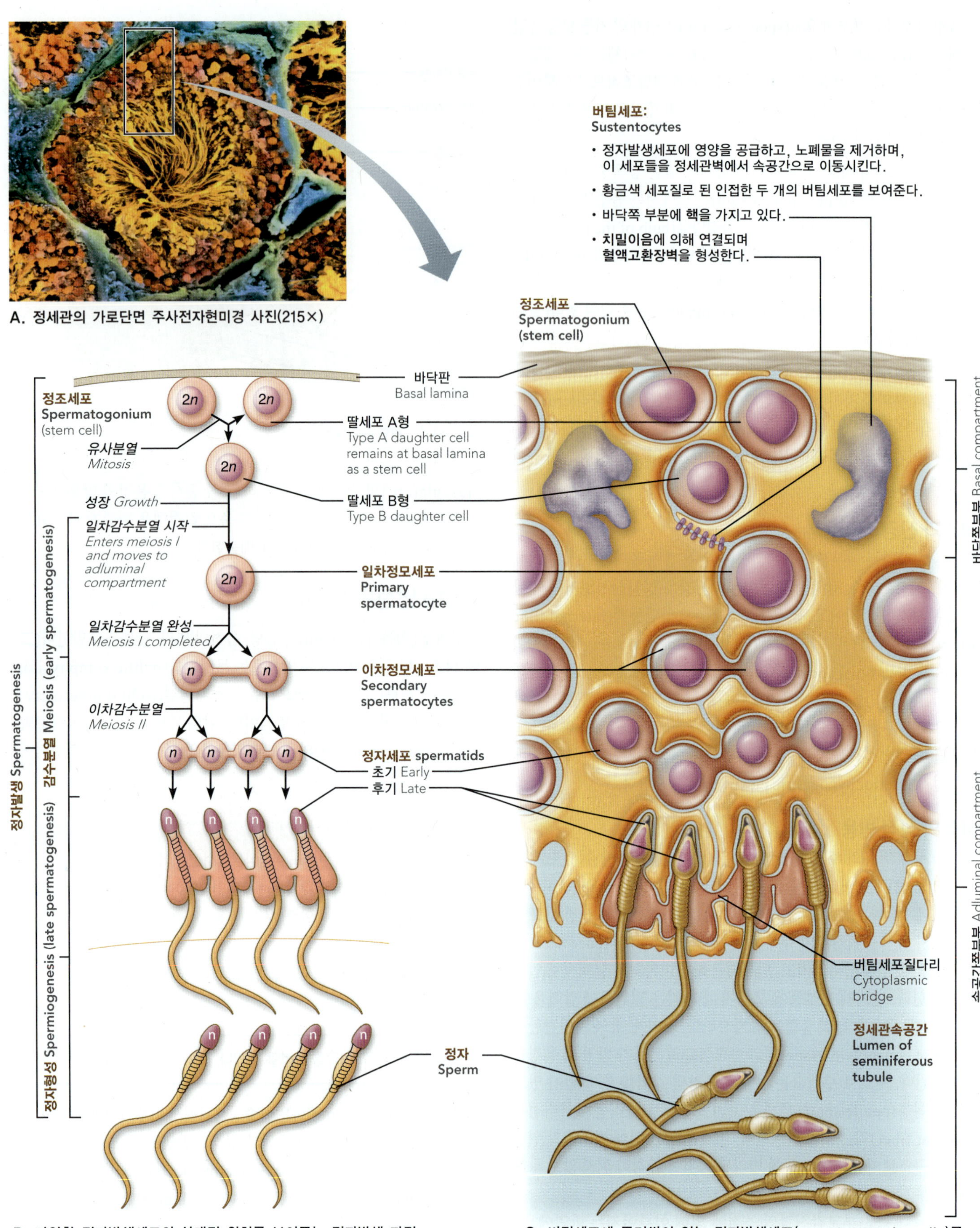
A. 정세관의 가로단면 주사전자현미경 사진(215×)
버팀세포:
Sustentocytes
• 정자발생세포에 영양을 공급하고, 노폐물을 제거하며, 이 세포들을 정세관벽에서 속공간으로 이동시킨다.
• 황금색 세포질로 된 인접한 두 개의 버팀세포를 보여준다.
• 바닥쪽 부분에 핵을 가지고 있다.
• 치밀이음에 의해 연결되며 혈액고환장벽을 형성한다.
정조세포
Spermatogonium
(stem cell)
바닥판
Basal lamina
2n
유사분열
Mitosis
딸세포 A형
Type A daughter cell remains at basal lamina as a stem cell
성장 Growth
딸세포 B형
Type B daughter cell
일차감수분열 시작
Enters meiosis I and moves to adluminal compartment
일차정모세포
Primary spermatocyte
일차감수분열 완성
Meiosis I completed
n
이차정모세포
Secondary spermatocytes
이차감수분열
Meiosis II
정자세포 spermatids
초기 Early
후기 Late
정자
Sperm
버팀세포질다리
Cytoplasmic bridge
정세관속공간
Lumen of seminiferous tubule
정자발생 Spermatogenesis
감수분열 Meiosis (early spermatogenesis)
정자형성 Spermiogenesis (late spermatogenesis)
바닥쪽부분 Basal compartment
속공간쪽부분 Adluminal compartment
B. 다양한 정자발생세포의 상대적 위치를 보여주는 정자발생 과정
C. 버팀세포에 둘러싸여 있는 정자발생세포(spermatogenic cells)를 보여주는 정세관 벽 부분

그림 24.9 정자발생.

1단계: 정모세포의 형성(Formation of spermatocyte)(그림 24.9B, C의 상단). 정자의 줄기세포인 **정조세포**(spermatogonia)는 상피의 바닥판 위의 곱슬정세관의 바깥부위에 있다. 이 세포들은 유사분열을 통해 지속적이고 힘차게 분열한다. 유사분열에 의해 두 종류의 딸세포를 형성한다. **A형** 딸세포는 바닥판에서 종자세포계열(germ cell line)을 유지하기 위해 남는 반면 **B형** 딸세포는 **일차정모세포**(primary spermatocyte)가 되기 위해 안쪽 공간으로 이동한다.

2단계: 감수분열(Meiosis)(그림 24.9B, C의 중간). 정모세포는 감수분열을 거친다. 이 과정은 체세포에서 발견되는 염색체의 수, $2n$을 n으로 줄이는 세포분열이다. 이 과정에서 제1감수분열과 제2감수분열의 두 번의 연속적인 핵분열로 이배수체(diploid, $2n = 46 = 23$쌍)에서 반수체(haploid, $n = 23$)를 형성한다. 감수분열은 남성과 여성의 생식세포를 형성하는 데 중요한 부분이며, 수정 시에 두 반수체 생식세포의 유전물질이 이배수체의 접합체인 수정란을 만들기 위해 만날 때 이배수체가 다시 성립되도록 한다.

곱슬정세관 내에서 일차감수분열을 하는 세포들을 일차정모세포라 한다. 이 세포들은 각각 두 개의 이차정모세포를 생산한다. 각 이차정모세포는 **이차감수분열**을 거치며 두 개의 **정자세포**(spermatid)가 된다. 결과적으로 하나의 이배수체 일차정모세포가 감수분열을 통해 4개의 반수체 정자세포가 되는 것이다.

3단계: 정자발생(Spermiogenesis)(그림 24.9B, C의 하단, 그림 24.10). 정자발생의 세 번째이자 마지막 단계인 정자발생에서는 정자세포가 정자가 된다. 각 정자세포는 꼬리를 갖게 되는 과정

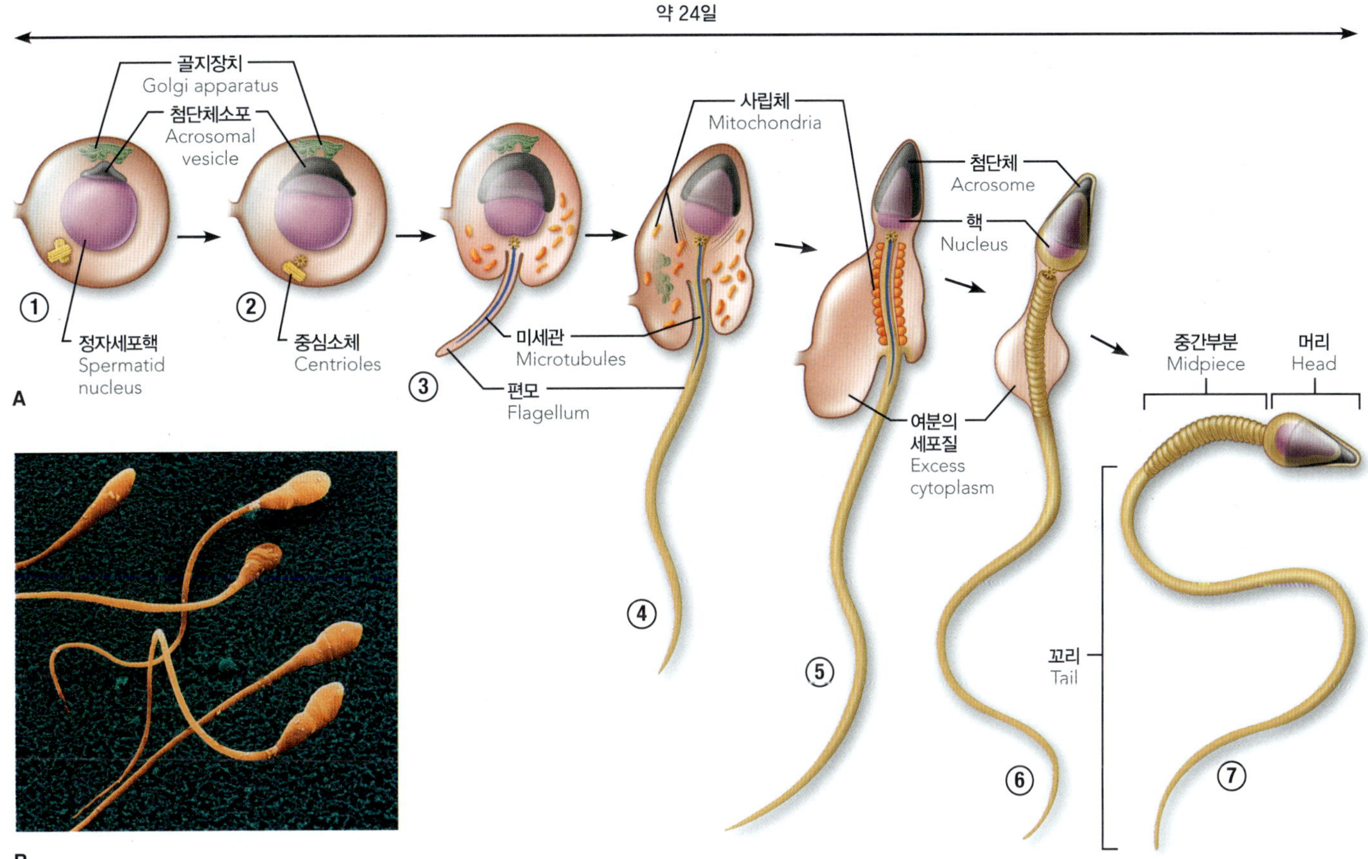

그림 24.10 정자발생: 정자세포에서 정자로 변환하는 과정.
A. 정자발생의 단계는 다음과 같다.
① 골지장치는 첨단체를 형성하는 소포(vesicle)를 형성한다.
② 첨단체는 핵 앞쪽 끝에 자리잡고, 중심소체는 그 반대쪽 끝으로 이동한다.
③ 중심소체에서 미세소관이 모이고 정자의 꼬리인 편모를 형성하도록 자란다.
④ 세포질에서 사립체가 증식한다.
⑤ 사립체는 편모의 근위부(proximal core) 주변에 자리잡고 초과된 세포질은 세포에서 떨어져 나간다.
⑥ 버팀세포로부터 떨어져 나와 정세관속공간에 있는 미성숙정자의 구조.
⑦ 구조적으로 성숙한 정자는 물흐름 모양(streamlined shape)으로 활발한 이동성을 가진다.
B. 성숙한 정자의 전자현미경 사진(1,850x).

(streamlining)을 거치고 과잉의 세포질은 탈락하게 된다. 그 결과 **정자세포**(sperm cell)는 *머리*, *중간부분*, *꼬리*를 형성하게 된다. 정자의 **머리**(head)에는 매우 농축된 염색질을 갖고 있는 핵이 있으며, 핵앞에는 모자와 같이 **첨단체**(acrosome)가 둘러싸고 있다. 첨단체의 소포에는 정자가 난자를 침투하여 들어갈 수 있도록 효소가 함유되어 있다. **중간부분**(middle piece)에는 사립체가 정자 꼬리의 중심부 주위를 나선형으로 치밀하게 둘러싸고 있다. 긴 **꼬리**(tail)는 편모가 된다. 사립체는 여성의 생식기관을 통하여 정자가 앞으로 나아갈 수 있도록 꼬리를 움직이는데 필요한 에너지를 제공한다. 새로 형성된 정자는 정세관의 상피에서 떨어진 후 정세관의 내강으로 유입된다.

정세관의 *버팀세포*(sustentocyte)는 정자발생세포를 둘러싸고 있다(그림 24.9C). 이 세포들의 가쪽면은 서로 폐쇄띠에 의하여 결합되어 있으며, 정세관을 두 개의 구획으로 나누는 기능을 한다.

- **바닥쪽구획**(Basal compartment). 바닥판에서 폐쇄띠까지의 구역으로서 정조세포와 초기 일차정모세포가 위치한다.
- **속공간쪽구획**(Adluminal compartment, 내강에 인접함). 폐쇄띠 안쪽에 위치한 구역으로서 더욱 성장한 정자세포와 정세관의 속공간이 위치한다.

버팀세포 사이에 있는 폐쇄띠는 혈액고환장벽을 형성한다. 이 장벽은 면역계통으로부터 발생 중인 정자를 보호하는 기능을 한다. 정자와 후기정자세포는 외부 물질을 구분하는 면역계통인 고유한 막단백질을 생산한다. 면역계통은 발생 중인 정자에 노출이 되면 자가면역 반응에 의하여 생식자를 파괴하여 불임을 초래한다. 발생 중인 정자발생세포는 속공간을 통과할 때 혈액고환장벽을 지나가기 때문에 버팀세포사이의 폐쇄띠는 이러한 발생 중인 정자세포가 속공간쪽구획으로 지나가도록 하게 한다.

정자발생은 두 종류의 호르몬, 즉 뇌하수체 앞엽에서 분비하는 **난포자극호르몬**(follicle-stimulating hormone, FSH)과 고환의 사이질세포에서 생산된 남성호르몬인 **테스토스테론**(testosterone)의 작용에 의하여 조절된다. 이 외에도 버팀세포(sustentocyte)에서 분비한 분비물은 정자발생에 영향을 미친다. *안드로겐결합단백질*(androgen-binding protein)은 정자발생세포 주위에 테스토스테론의 농도를 높여주어 정자발생을 자극한다. *인히빈*(inhibin)은 FSH의 분비를 억제하여 정자생산율을 느리게 한다.

이해 수준 체크하기

- ☐ **7.** 일차정모세포로부터 몇 개의 정자세포가 형성되는가?
- ☐ **8.** 정자 형성 시 버팀세포의 기능은 무엇인가?
- ☐ **9.** 정자머리의 구성 성분은 무엇인가? 중간부분과 꼬리의 구성 성분은 무엇인가?

24.2 여성생식계통

THE FEMALE REPRODUCTIVE SYSTEM

학습 성과 

- 난소의 위치, 구조와 기능을 서술할 수 있다.
- 기능적 측면에서 자궁관(난관)의 해부학적 구조를 서술할 수 있다.
- 자궁의 위치, 부위, 지지적 구조물과 자궁의 층을 설명할 수 있다.

여성생식기는 남성생식기와 몇 가지 중요한 차이점이 있다. 첫째로, 여성생식기는 생식세포(난자, ova, egg)를 생산하는 것 이외에도 임신 중 배아(embryo)의 성장을 지지하기 위하여 준비하는 역할도 한다. 둘째로, 여성생식기는 생식주기(reproductive cycle)인 **월경주기**(menstrual cycle)에 따른 변화들을 겪는데, 월경주기는 평균 28일로 여성의 모든 생식기관들에 영향을 미치는 매달 반복되는 주기(monthly cycle)이다. 주요한 여성생식기관은 난자를 생산하는 난소이다(**그림 24.11**). 부속생식기관에는 일반적으로 수정이 이루어지는 *자궁관*(난관, uterine tube), 배아(embryo)가 성장하는 *자궁*(uterus) 및 성교 시 음경과 접하고 출산 시 산도의 역할을 하는 *질*(vagina)이 있다. 여성의 바깥 생식기는 *외음부*(vulva)라고 한다. 모유를 생산하는 *젖샘*(유선, mammary gland)은 실제적으로는 외피계통의 일부이지만 신생아에게 영양을 공급하는 생식적 기능 때문에 여성생식기에서도 다루어진다.

24.2a 난소 The Ovaries

맨눈해부 Gross Anatomy

한 쌍의 아몬드 모양의 **난소**(ovary)는 자궁의 양 옆에 있으며 일반적으로 가로 3 cm, 세로 1.5 cm, 높이 1 cm의 크기이다. 각각의 난소는 참골반(true pelvis)의 가쪽벽과 엉덩혈관(장골혈관, iliac vessel)들의 분지 사이에 걸쳐 있다. 난소의 표면은 사춘기 이전에는 매끄러우나 사춘기 이후 매달 반복되는 난자의 배출로 인해 작은 구멍과 반흔이 관찰된다.

난소는 배막뒤쪽에 위치해 있으나 배막안(복막강, peritoneal cavity)으로 둘러싸여 있고 창자간막(장간막, mesentery)과 배막(복막, peritoneum)에서 유래한 인대들에 의해 제자리에 잘 고정되어 있다. 난소의 창자간막인 수평의 **난소간막**(mesovarium)은 **자궁넓은인대**(광인대, broad ligament)의 일부로 텐트처럼 자궁과 자궁관을 달아매는 배막의 큰 주름이다(**그림 24.12**). 자궁넓은인대의 가쪽으로 이어진 **난소걸이인대**(난소지지인대, suspensory ligament of the ovary)는 난소를 가쪽 골반벽에 부착시킨다. 마지막으로 난소는 자궁넓은인대 내에 둘러싸여 있는 뚜렷한 섬유성 띠(fibrous band)인 **고유난소인대**(ovarian ligament)에 의해 안쪽으로 자궁에 고정되어 있다.

혈관과 신경(*Vessels and Nerves*). 난소는 배대동맥(복부대동맥, abdominal arota)의 분지인 *난소동맥*(ovarian artery)과 속엉덩동맥(내장골동맥, internal iliac artery)에서 난소로 가지를 뻗은 *자궁동맥*(uterine artery)의 *난소가지*에 의해 영양소를 공급 받는다(그림 24.12, 그림 19.12, 19.14 참조). 난소의 동·정맥과 신경은 난소걸이인대와 난

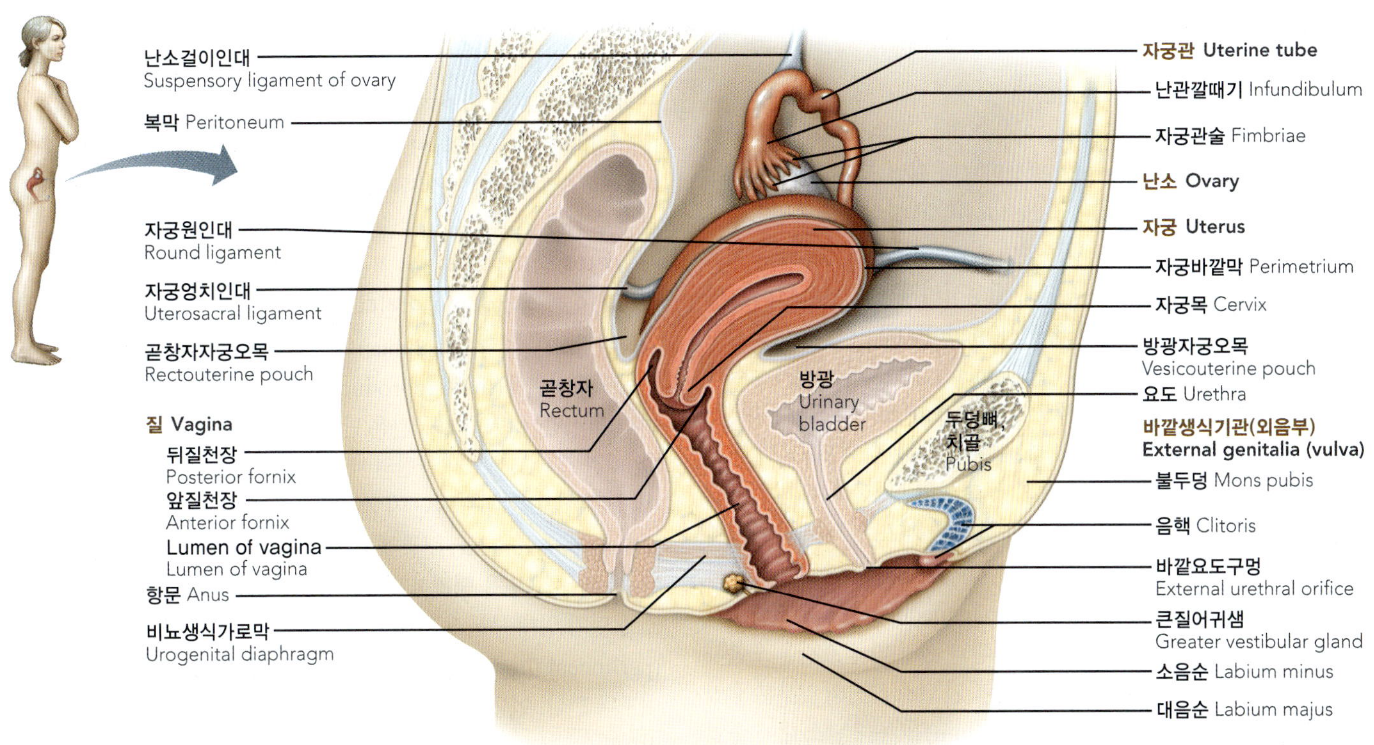

그림 24.11 여성생식계통의 내부 구조, 정중시상면.

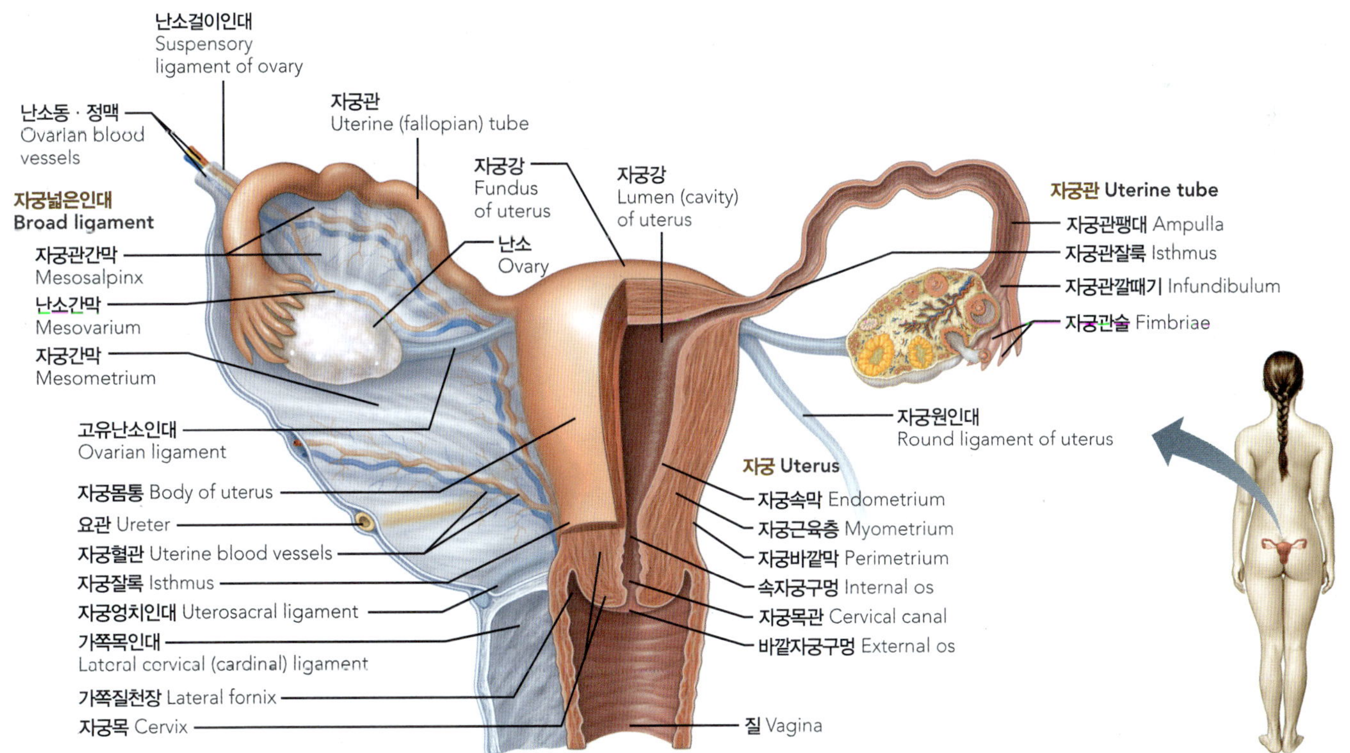

그림 24.12 여성생식계통의 내부 구조. 여성생식계통의 뒷면. 오른쪽은 여러 가지 기관의 뒤쪽벽에 있는 자궁넓은인대를 제거하였다.

소간막을 통해서 난소에 도달하며, 교감신경과 부교감신경의 지배를 받는다.

현미해부 Microscopic Anatomy

난소는 **백색막**(tunica albuginea)이라고 하는 섬유성 피막으로 둘러싸여 있으며 이는 고환(testis)의 백색막보다 훨씬 얇다(그림 24.13). 백색막은 **종자상피**(germinal epithelium)라고 불리는 단층입방상피(simple cuboidal epithelium)로 덮여 있다. 이름과는 달리 중피세포(mesothelium)인 종자상피는 난자를 발생시키지는 않는다. 난소는 바깥층의 겉질(cortex)과 깊은 층의 속질(medulla)로 나뉜다. **난소겉질**(ovarian cortex)은 성숙한 생식세포(gamete)를 수용하는데 이 생식세포는 난소 내에 있을 때는 **난모세포**(oocyte, egg cell)라고 부른다. 모든 난모세포는 **난포**(follicle)라고 하는 주머니 같은 다세포구조에서 발생하여 성숙하면서 지속적으로 커진다. 여성의 몸에서는 일반적으로 매달 한 개, 때로는 두 개의 난포가 성숙하여 한 개 또는 두 개의 난모세포가 매달 발생한다. 난포들 사이에 있는 겉질의 부분은 세포가 풍부한 결합조직이다. 깊은 층의 **난소속질**(ovarian medulla)은 성긴결합조직(loose connective tissue)으로 많은 혈관과 신경 및 림프관을 포함하고 있다. 이러한 혈관들은 난소간막이 부착된 난소 표면의 앞부분에 있는 가로틈새(horizontal slit)인 *난소문*(hilum)을 통해 난소 내에 출입한다.

24.2b 자궁관 The Uterine Tubes

자궁관(난관, uterine tube, oviduct)은 흔히 **나팔관**(fallopian tube)이라고도 하며, 배란된 난자를 받아들이고 수정을 위한 장소가 되는 한 쌍의 관이다(그림 24.12). 각각의 자궁관은 난소의 가쪽면 가까이에서 시작하여 안쪽에서 끝이 나서 자궁(uterus)의 윗부분에 연결된다. 자궁관의 가쪽 끝은 열린 깔때기 모양을 하고 있어 **자궁관깔때기**(누두, infundibulum)라고 하며 배막안(peritoneal cavity)을 향해 열려 있다. 자궁관깔때기의 가장자리는 **자궁관술**(난관채, fimbriae)이라고 부르는 손가락 같은 돌기들로 둘러싸여 있으며 난소 위에 걸쳐 있다. 자궁관 길이의 반을 차지하는 가운데 부분인 **자궁관팽대**(ampulla)에서 일반적으로 수정이 이루어진다. 자궁관의 안쪽 1/3은 공간이 좁아져 **자궁관잘록**(난관협부, isthmus)이라고 한다.

남성생식관들(male reproductive duct)이 고환의 세관들과 직접 연결되어 있는 반면, 자궁관은 난소와 거의 직접 접촉하지 않는다. 다만, 배란된 난모세포가 골반의 배막안(많은 난모세포들이 유실되는 곳이기도 한)으로 배출되면 자궁관은 복잡한 연속적 움직임(complex series of movement)을 통해 난모세포(oocyte)를 포착한다. 즉, 자궁관술이 난소표면을 빳빳하게 하며 쓸어내리는 동안 자궁관깔때기는 난소를 덮기 위해 구부러진다. 그리고 자궁관술 섬모의 움직임이 배막액(peritoneal fluid)의 파동을 발생시켜 난모세포를 자궁관쪽으로 움직이도록 한다. 이 곳에서 난모세포(oocyte)가 자궁을 향하여 여행을 시작한다.

난모세포(oocyte)의 여행은 자궁관벽 민무늬근육층에 의해 형성된 꿈틀운동과 자궁관의 단층섬모원주상피(ciliated simple columnar epithelium)에 의한 섬모운동의 도움을 받는다(그림 24.14). 이 표면상피에 있는 섬모세포와 교대로 나타나는 키가 큰 비섬모세포는 난모세

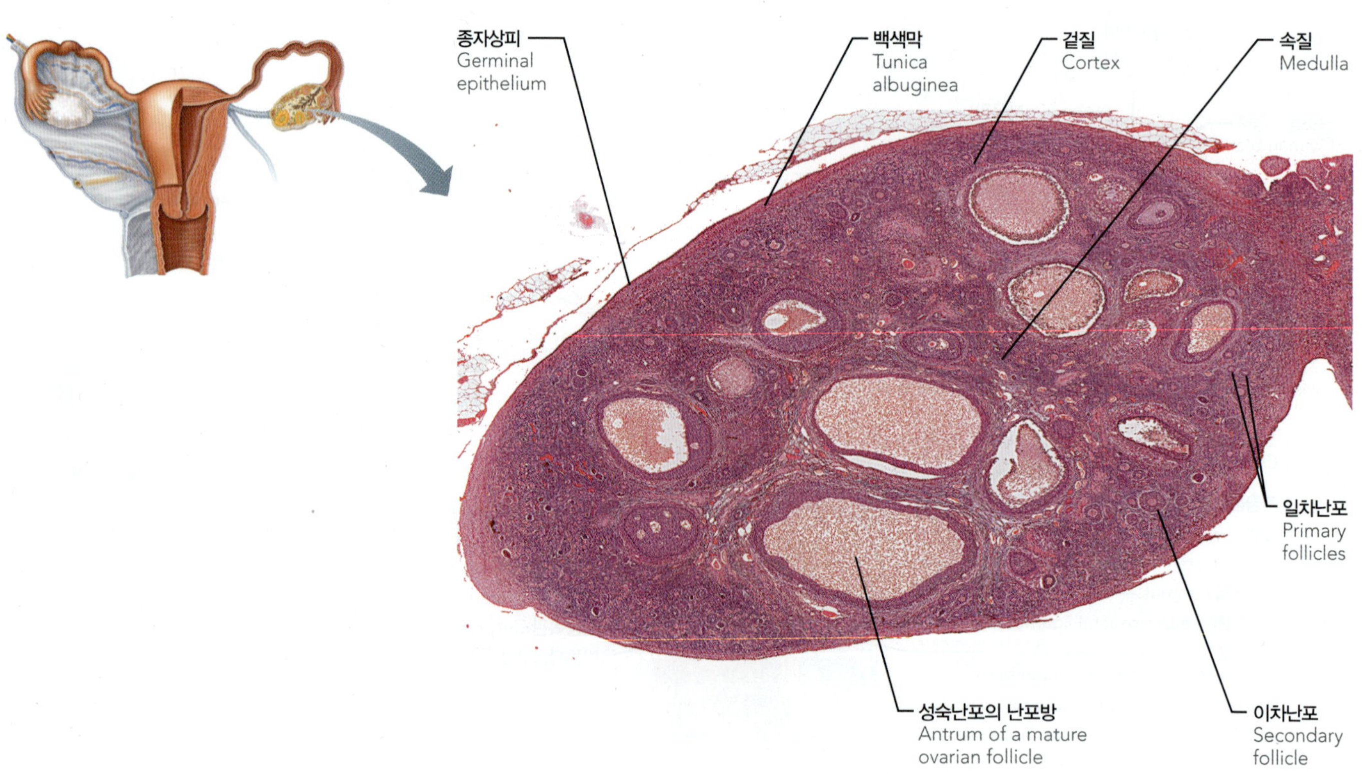

그림 24.13 포유류의 난소 사진. 여러 가지 발생 단계의 난포가 관찰된다.

포(oocyte) 또는 배아(embryo)에 영양을 공급하고 수정을 촉진시키는 물질을 분비한다.

외부적으로 자궁관은 배막(복막, peritoneum)으로 덮여 있으며 자궁넓은인대(broad ligament)의 일부인 **자궁관간막**(난관간막, mesosalpinx)이라고 불리는 짧은 창자간막(mesentery)에 의해 지지된다(그림 24.12). 자궁관간막은 '트럼펫 모양의 창자간막(장간막)(mesentery of the trumpet)'이란 뜻인데, 이는 자궁관의 모양이 트럼펫을 닮았기 때문이다. '*salpinx* (나팔관)'라는 어근은 자궁관의 외과적 절제라는 뜻의 'salpingectomy (**나팔관절제술**)'와 자궁관의 염증이라는 뜻의 'salpingitis (**나팔관염**)'라는 용어의 기초가 된다.

자궁관은 *자궁밖임신*(자궁외임신, ectopic pregnancy)의 90%가 발생하는 부위이다. 자궁밖임신은 자궁의 바깥에 배아가 착상하는 것을 의미한다. 자궁관 착상은 주로 파열과 출혈을 일으켜 여성의 생명을 위협한다.

24.2c 자궁 The Uterus

골반안(pelvic cavity) 내 곧창자(직장, rectum)의 전방과 방광의 후상부 사이에 위치하는(그림 24.11) **자궁**(uterus, womb)은 속이 비어 있고 두꺼운 벽을 가진 장기로 수정란(fertilized egg)을 받아 보유하고 임신기간 동안 영양소를 공급하는 기능을 한다. 임신 경험이 없는 여성의 자궁은 작은 서양배를 거꾸로 세워 놓은 모양과 크기이며, 출산 경험이 있는 여성의 자궁은 조금 더 크다. 정상적으로 자궁은 질의 상부에서 **앞쪽으로 약간 기울어져 있으나**(antevert) 고령의 여성자궁은 종종 **뒤쪽으로 기울어져 있다**(retrovert). 자궁의 주요 부분은 **자궁몸통**(자궁체부, body)이라고 한다(그림 24.12). 자궁관 입구와 연결된 위쪽 둥근 부분은 **자궁바닥**(자궁저, fundus)이며, 자궁몸통 아랫부분의 약간 좁아진 부분은 **자궁잘록**(협부, isthmus)이라 하며, 자궁의 아랫쪽 좁은 목 부분을 **자궁목**(자궁경부, cervix)이라 하는데 질의 윗부분과 연결되어 있다. 아교질(collagen)이 풍부한 자궁목은 질긴 섬유고리를 형성하여 임신기간 동안 자궁이 열리지 않도록 하여 태아를 보호하는 역할을 한다.

자궁의 속공간은 임신기간을 제외하면 비교적 좁다. 자궁몸통내의 *자궁체강*(cavity of the body)과 **자궁목관**(자궁경관, cervical canal)으로 나뉜다. 자궁목관(cervical canal)은 **바깥자궁구멍**(external os)을 통해 아래쪽으로는 질과 연결되고 **속자궁구멍**(internal os)을 통해 위쪽으로는 자궁몸통과 연결된다. 자궁목관의 점막층에는 자궁샘(cervical gland)이 있어 점액을 분비하여 자궁목관을 채우고 바깥자궁구멍(external os)을 덮는데, 이는 질로부터 자궁으로의 세균 유입을 차단하는 역할을 하는 것으로 추정한다. 자궁목에서 분비되는 점액은 배란 전까지는 정자의 유입을 차단하지만, 배란으로 점성이 묽어지면 정자의 통과가 쉬워진다.

자궁의 지지 Supports of the Uterus

여러 개의 인대와 창자간막(mesentery)은 자궁이 제자리에 잘 고정되도록 도와준다(그림 24.15). 자궁은 자궁넓은인대(broad ligament)의 가장 넓은 부분인 **자궁간막**(mesometrium)에 의해 골반벽 가장자리에 부착되어 있다. 아래쪽으로는 **가쪽자궁목인대**[lateral cervical (cardinal) ligament]가 자궁목과 질의 상부로부터 가쪽 골반벽까지 수평으로 뻗어 있어 골반의 근막(fascia of the pelvis)을 두껍게 한다. 또한 자궁은 한 쌍의 **자궁원인대**(round ligament of the uterus)에 의해 앞쪽 벽에 고정되어 있으며, 각 자궁원인대는 자궁의 위가쪽면에 있는 고유난소인대(ovarian ligament)의 연속으로서 자궁간막(mesometrium)과 샅고랑굴(inguinal canal)을 통해 내려와서 바깥생식기관인 대음순(labia majora)에 부착된다.

자궁은 이런 인대들의 지지도 받지만 골반바닥의 비뇨생식기 근육들과 골반가로막(골반격막, pelvic diaphragm)에 의해 더 주요하게 지지된다(표 10.7 참조). 만일 분만하는 동안 이 근육들이 찢어진다면 지지력이 약해진 자궁이 아래쪽으로 내려와 자궁목 끝부분이 질 입구까지

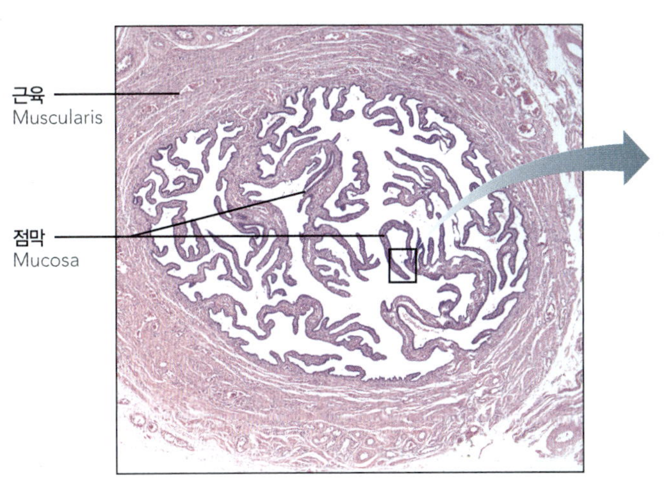

A. 자궁관의 절단면(8×)

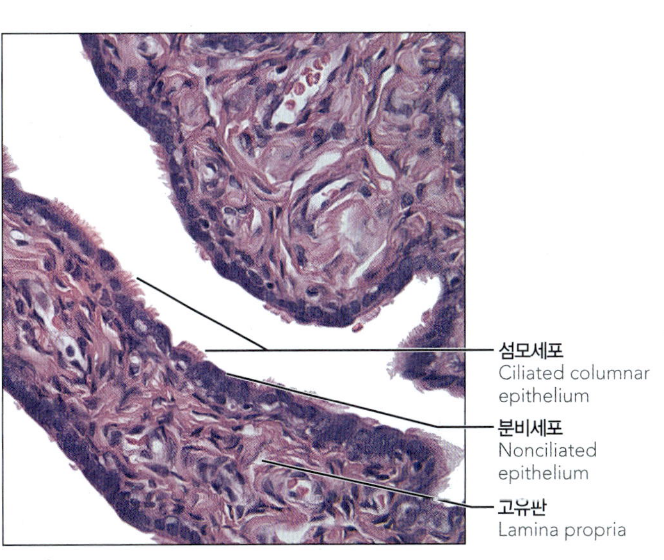

B. 확대된 자궁관벽의 상피(170×)

그림 24.14 자궁관의 조직학적 구조.

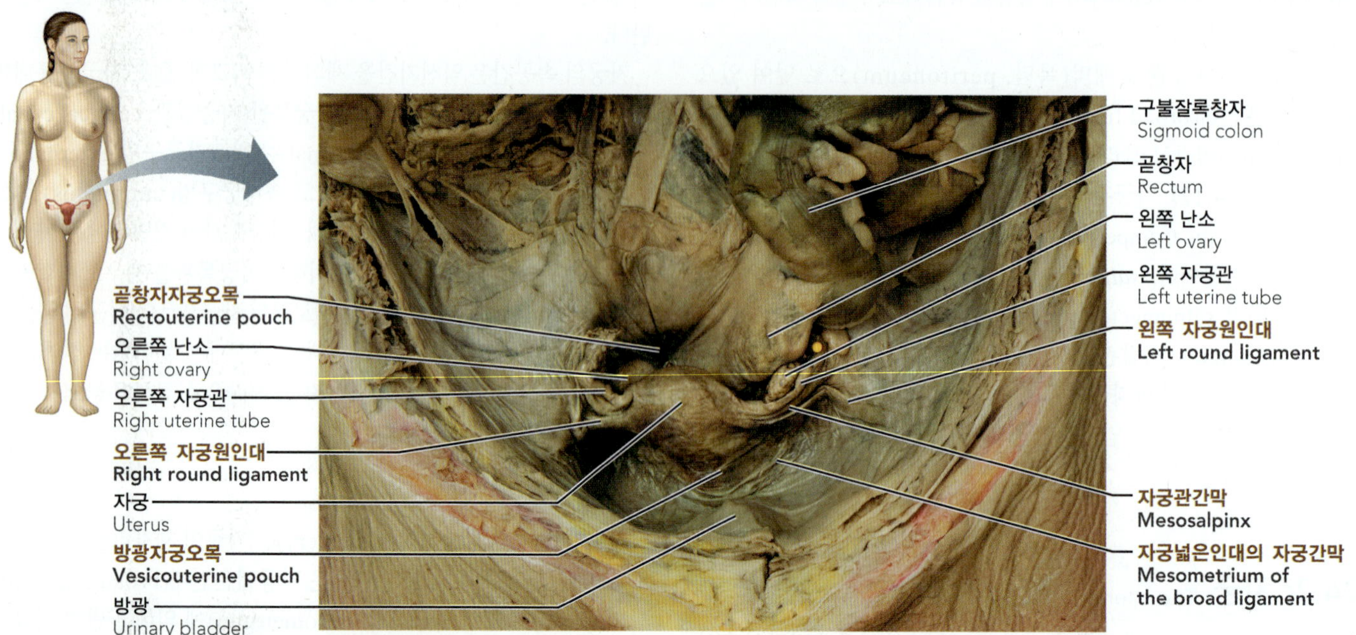

그림 24.15 **앞쪽에서 본 여성의 골반구조.**

돌출될 수도 있는데 이런 상태를 **자궁탈출증**(prolapse of the uterus)이라고 한다.

골반 안의 여러 장기들을 둘러싸고 덮는 배막의 구불구불한 경로를 따라 여러 개의 막힌 주머니(cul-de-sac, blind-ended pouch)가 형성된다(그림 24.11, 24.15). *방광자궁오목*(vesicouterine pouch)은 자궁과 방광 사이에 놓여 있고, *곧창자자궁오목*(자궁후와, rectouterine pouch)은 자궁과 곧창자 사이에 놓여 있다. 곧창자자궁오목이 배막안(복막강, peritoneal cavity) 아래쪽 대부분을 차지하기 때문에 배막내 감염(intraperitoneal infection)으로 인한 고름이나 내상(internal wound)으로 인한 혈액들이 이곳에 축적될 수도 있다.

자궁벽 The Uterine Wall

자궁의 벽은 세 개의 층으로 구성된다(그림 24.12).

- **자궁바깥막**(Perimetrium, '자궁의 주위'라는 뜻). 바깥쪽의 장막(outer serous membrane)으로서 배막의 일종이다.
- **근육층**(Myometrium). 부피가 큰 중간층으로 민무늬근육섬유다발로 이루어져 있는데 분만 동안 모체로부터 태아를 밀어내도록 수축하는 기능을 한다.
- **자궁속막**(자궁내막, Endometrium). 자궁안(uterine cavity)의 점막층이다. 분비세포와 섬모세포를 함유하고 있고 고유판(lamina propria)의 바닥이 되는 단층원주상피(simple columnar epithelium)로 구성된다. 수정이 일어나면 배아(embryo)는 자궁속막에 파고들어 성장하는 동안 이곳에 머무른다.

자궁속막은 *기능층*(functional layer)과 *바닥층*(기저층, basal layer) 두 층으로 구성된다(**그림 24.16**). 안쪽의 두꺼운 **기능층**(fuctional layer)은 혈액 중 난소에서 분비되는 호르몬 수치의 변화에 따른 반응으로 일정한 주기를 가지며, 월경기간 동안에 탈락된다(약 28일 주기). 얇은 **바닥층**(basal layer)은 탈락되지 않으며 월경 후 새로운 기능층을 재생하는 역할을 한다. 자궁속막 안에 있는 곧은 관 모양의 **자궁샘**(자궁선, uterin gland)은 자궁속막의 두께에 따라 길이가 변한다.

자궁동맥(uterine artery)은 골반의 속엉덩동맥(내장골동맥, internal iliac artery)에서 기시하여 자궁몸통의 가장자리를 따라 올라가서 자궁벽에 분지를 내며(그림 24.12) **활꼴동맥**(arcuate artery)으로 나누어져 자궁근육층 속으로 주행한다(그림 24.16B). 다음에는 **부챗살동맥**(radial artery)이 자궁속막에 도달하여 분지를 내는데, **곧은동맥**(straight artery) 또는 *바닥동맥*(basal artery)은 바닥층에, **나선동맥**(spiral artery)은 기능층에 분포한다. 각 월경주기 동안 퇴화와 재생을 반복하는 나선동맥은 월경 시 수축하여 기능층의 탈락을 유발시킨다. 자궁속막의 정맥들은 벽이 얇으며 정맥굴(동정맥)의 확장(sinusoidal enlargement)과 함께 광범위한 그물(network)을 형성한다.

이해 수준 체크하기

☐ **10.** 자궁관을 형성하는 조직의 유형은 무엇인가? 이것은 배란된 난모세포를 어떻게 포착하는가?

☐ **11.** 여성생식기를 지지하는 배막 구조물들의 이름은 무엇이며 어떤 기관에 부착되는가?

☐ **12.** 다음 구조물 각각의 위치를 서술한다.
(a) 자궁의 바닥
(b) 자궁관깔때기(누두)
(c) 자궁속막

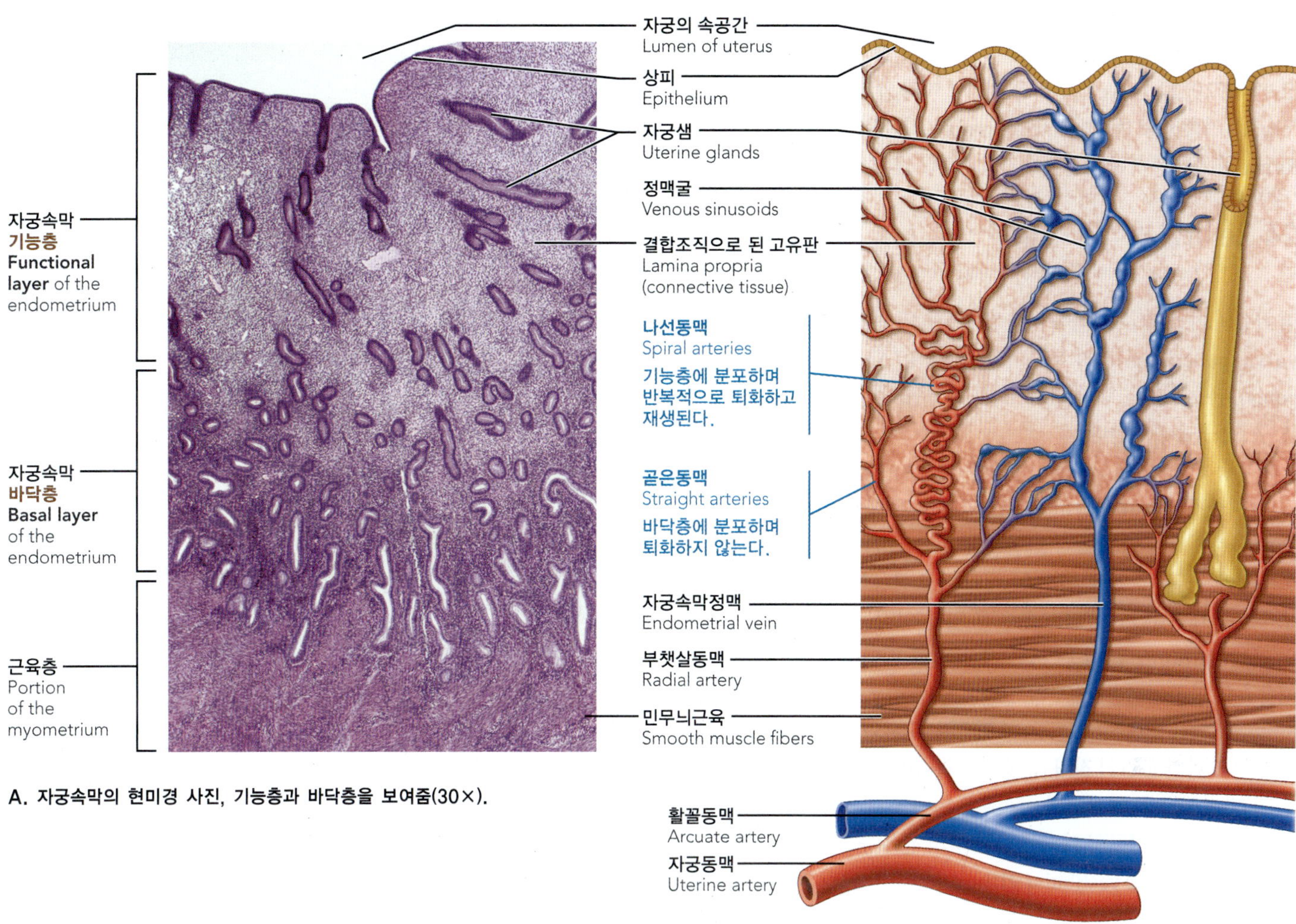

A. 자궁속막의 현미경 사진, 기능층과 바닥층을 보여줌(30×).

B. 자궁속막의 도식화, 바닥층에 분포하는 곧은동맥과 기능층을 담당하는 나선동맥을 보여줌

그림 24.16 자궁속막의 구조와 혈액 공급.

24.2d 질 The Vagina

학습 성과

- 기능적 측면에서 질의 구조를 설명할 수 있다.
- 여성 외부생식기의 해부적 구조를 서술할 수 있다.
- 젖샘(유선)의 구조와 위치를 서술할 수 있다.

질[vagina, '칼집(sheath)'이라는 뜻]은 얇은 벽을 가진 관(tube)으로 자궁의 아래, 곧창자(직장, rectum)의 앞, 요도(urethra)와 방광(bladder)의 뒤에 위치한다(그림 24.11). 질은 출산 시 태아의 통로가 되므로 *산도*(birth canal)라고 종종 불린다. 또한 성교 시 음경과 정액을 받아들이는 기관이다.

고도로 늘어날 수 있는 질벽은 3개의 층 즉, 섬유성 결합조직인 *바깥막층*(adventitia), *민무늬근육층*(muscularis of smooth muscle), 가로주름(rugae)이 특징이 안쪽의 *점막층*(musosa)으로 구성된다(그림 24.12A). 질점막의 주름은 성교 시에는 음경을 자극하며 출산 시에는 편평하게 펴져 질이 확장된다. 점막층은 질이 확장되었다가 원래의 모양으로 회복되도록 돕는 탄력섬유와 성교시 마찰을 견디게 해주고 세균감염에 저항할 수 있게 해주는 중층편평상피(stratified squamous epithelium)를 가진 점막고유판(lamina propria)으로 이루어진다. 또한, 질 내벽의 상피세포는 글리코겐(glycogen)이 풍부한데 질 내의 유익한 상주균들에 의해 글리코겐이 젖산(lactic acid)으로 발효된다. 이로 인한 산도(acidity)의 증가는 해로운 세균의 성장뿐만 아니라 정자의 진입도 막는다.

질의 바깥 구멍인 **질구멍**(vaginal orifice) 주변의 점막은 **처녀막**(hymen, '막'이라는 뜻)이라 부르는 불완전한 가로막(incomplete diaphragm)을 형성한다(**그림 24.17A**). 처녀막은 혈관이 풍부하여 첫 번째 성교 시 파열되어 출혈하는 경향이 있지만 내구성(durability)은 사람마다 다르다. 어떤 여성의 경우에는 아주 약해서 운동이나 탐폰 삽입 또는 골반검사만으로도 파열될 수 있다. 때로는 너무 튼튼하여 성교를 위해서 외과적인 절개가 필요할 때도 있다.

자궁목(자궁경부, cervix)의 끝을 둘러싸고 있는 질 위쪽은 넓어지면서 오목한 주름이 잡혀 있는데 이 부분을 **질천장**(질원개, fornix)이라고 한다(그림 24.12A). 질천장은 위치에 따라 앞천장(전원개, anterior fornix), 가쪽천장(측원개, lateral fornix), 뒤천장(후질원개, posterior fornix)으로 구분하며 뒤천장이 가장 깊다(그림 24.11).

24.2e 바깥생식기와 샅

The External Genitalia and Female Perineum

질 바깥의 여성생식구조들을 **바깥생식기관**(외음부, external genitalia, vulva, pudendum)이라 부르며(그림 24.17A) 불두덩(치구, mons pubis), 음순(labia), 음핵(clitoris)과 질어귀(질전정, vestibule) 및 관련 구조물들을 포함한다.

불두덩[치구, mons pubis, '두덩뼈(치골) 위의 산'이란 뜻]은 두덩결합(치골결합, pubis symphysis)의 바로 위에 있는 둥근 지방조직으로 사춘기 이후에는 두덩털(음모, pubic hair)이 자라는 부위이다. 불두덩에서 뒤쪽으로 이어진 두 개의 길고 통통하며 털이 나 있는 피부주름을 **대음순**(labia majora, '큰 입술'이라는 뜻)이라 하며 남성의 음낭(scrotum)과 상동기관으로 동일한 배아구조에서 분화된다. 대음순의 안쪽에는 두 개의 얇고 털이 없는 피부주름인 **소음순**(labia minora, '작은 입술'이라는 뜻)이 있으며, 요도와 질의 바깥구멍을 품고 있는 오목한 공간인 **질어귀**(질전정, vestibule, '현관 입구'라는 뜻)를 둘러싸고 있다. 질어귀의 앞쪽으로는 요도가, 뒤쪽으로는 질구멍이 열려 있다. 질입구의 가쪽에는 한 쌍의 완두콩 크기의 *큰질어귀샘*(대전정선, greater vestibular gland)이 있으며(그림 24.17B) 각 음순의 뒤쪽 깊숙한 곳에 위치하며 성적 흥분 동안 질구멍으로 윤활 역할을 하는 점액을 분비하여 음경의 출입을 용이하게 한다. 질어귀의 가장 뒷부분에는 좌우 소음순이 만나서 능선을 이루는데, 이를 **음순주름띠**(음순소대, fourchette, frenulum of the labia, '입술의 작은 띠'라는 뜻)라 한다.

질어귀의 바로 앞쪽에는 큰 발기조직으로 구성된 돌출 구조인 **음핵**(clitoris, '언덕'이라는 뜻)이 있으며 접촉에 민감하고 성적 자극 동안 혈액으로 채워져 크기가 커진다. 음핵은 남성의 음경과 상동기관으로 비록 요도를 포함하고 있지는 않으나 음핵귀두(glans of clitoris)와 음핵몸통(음핵체, body of clitoris)을 가지고 있다. 음핵은 **음핵꺼풀**(음핵포피, prepuce of the clitoris)이라는 피부주름으로 덮여 있는데 두 개의 소음순이 앞쪽에서 만나서 형성된다(그림 24.17A). 음경과 마찬가지로 음핵몸통은 두덩활(치골궁, pubic arch)을 따라 뒤쪽으로 **음핵다리**(음핵각, crura)로 이어지는 한 쌍의 **음핵해면체**(corpora cavernosa)를 가지고 있다(그림 24.17B). 음핵에는 음경에 있는 요도해면체(corpus spongiosum)는 없지만 상동기관인 **질어귀망울**(전정망울, bulb of the vestibule)이 질구멍의 양쪽을 따라 망울해면체근(bulbospongiosus muscle)에 깊이 위치해 있다. 성적 자극 동안 이런 발기조직들이 혈액으로 채워지면 질내로 음경이 죄어져 들어오도록 돕는다. 또한 질어귀망울과 음핵의 바닥부분은 성교 시 요도구멍을 압박하여 닫히도록 한다. 이렇게 요도를 차단하여 세균의 침입으로 인한 상행감염을 예방하는 것으로 추정한다.

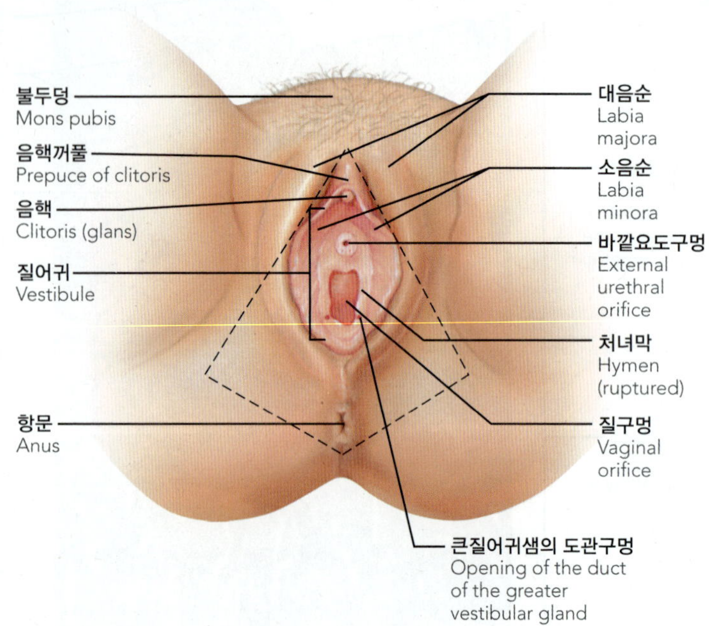

A. 외부 구조. 점선으로 둘러싸인 부분. 샅(회음부, perineum).

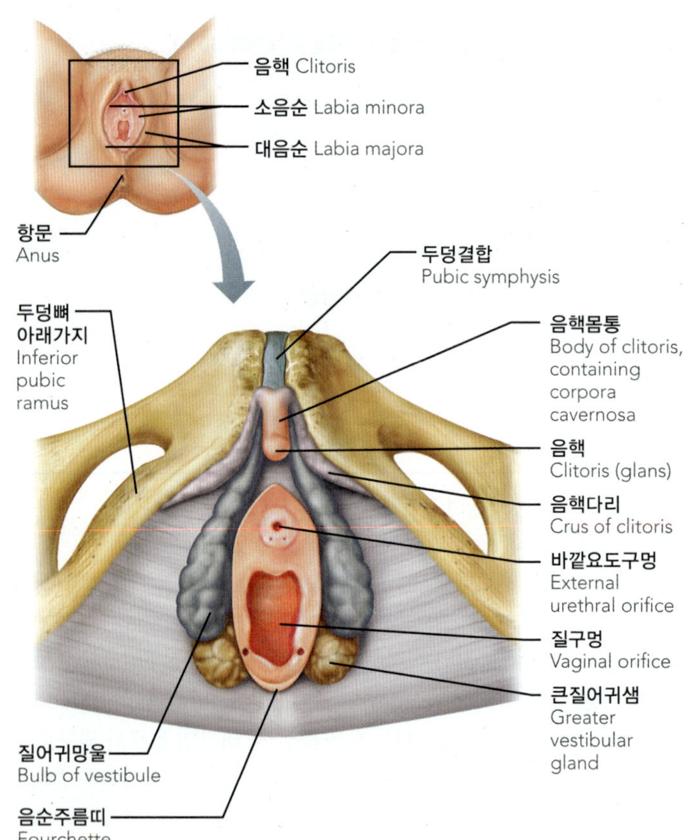

B. 내부 구조. 대음순과 관련 피부들을 제거하면 여성의 발기체(erectile body)를 볼 수 있다.

그림 24.17 여성의 바깥생식기관.

여성의 **샅**(회음부, perineum)은 앞쪽으로는 두덩활(pubic arch), 뒤쪽으로는 꼬리뼈(미골, coccyx), 그리고 가쪽으로는 궁둥뼈결절(좌골조면, ischial tuberosity)을 잇는 마름모꼴 형태의 부위를 말한다(그림 24.17A). 음순주름띠의 뒷부분인 샅의 정중앙에는 *중심힘줄*(중심건, central tendon) 또는 *중심체*(perineal body)가 있으며(그림 24.17B) 이 부분에 골반바닥을 지지하는 대부분의 근육들이 부착된다.

이해 수준 체크하기

□ 13. 다음의 여성생식구조물 중 남성과 상동기관(homologue)은 무엇인가? (a) 대음순, (b) 음핵, (c) 질어귀

24.2f 난자발생과 월경주기

Oogenesis and the Female Menstrual Cycle

학습 성과 

- 난소주기의 단계와 난자발생의 단계를 설명할 수 있다.
- 자궁주기의 세 단계를 서술할 수 있다.

난자발생 Oogenesis

난자는 **난자발생** 과정을 통해 생성된다(**그림 24.18**). 정자발생(spermatogenesis)과 같이 난자발생도 감수분열(meiosis)이 포함되지만 시

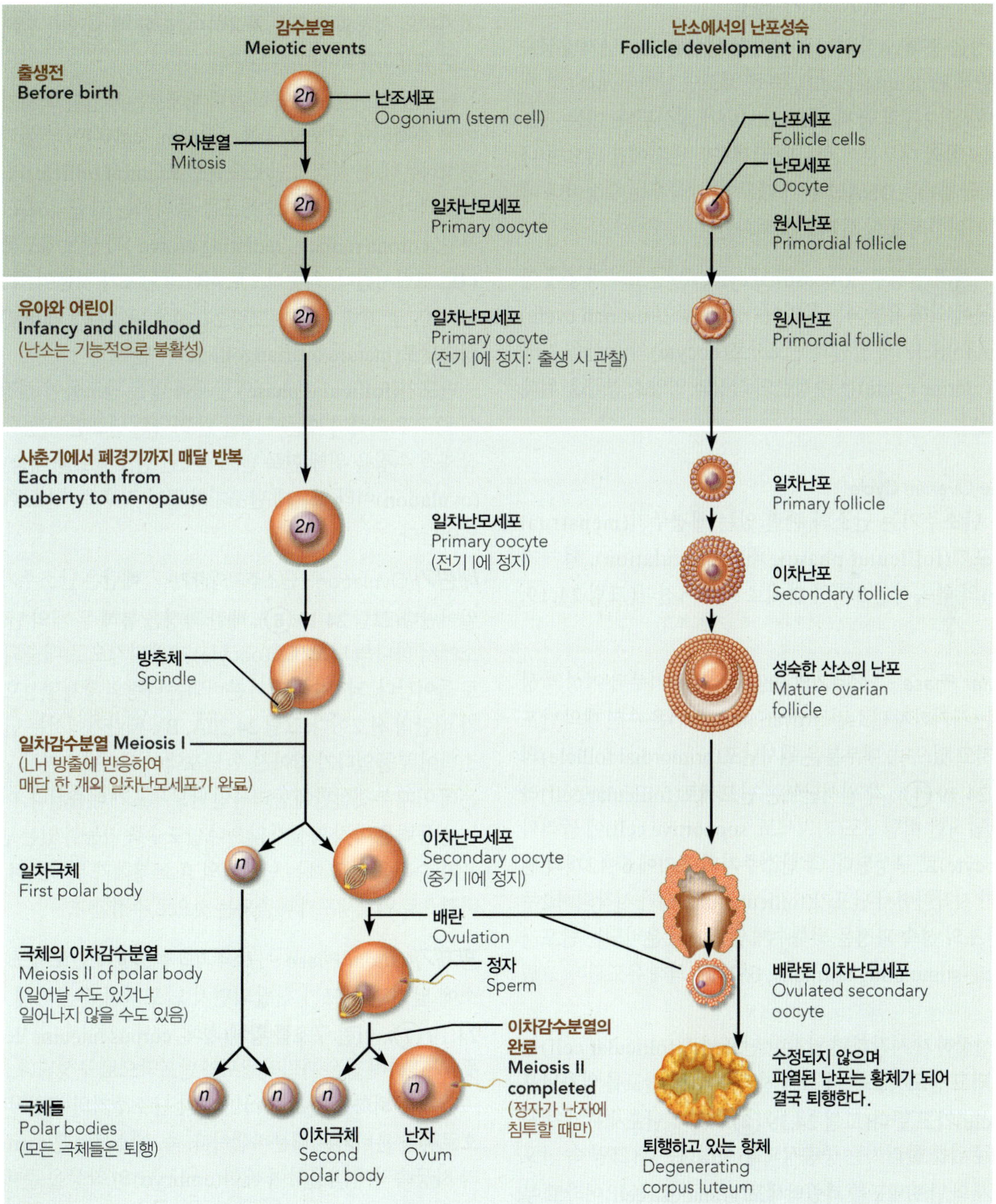

감수분열
Meiotic events
난소에서의 난포성숙
Follicle development in ovary
출생전
Before birth
2n
난조세포
Oogonium (stem cell)
유사분열
Mitosis
난포세포
Follicle cells
난모세포
Oocyte
2n
일차난모세포
Primary oocyte
원시난포
Primordial follicle
유아와 어린이
Infancy and childhood
(난소는 기능적으로 불활성)
2n
일차난모세포
Primary oocyte
(전기 I에 정지: 출생 시 관찰)
원시난포
Primordial follicle
사춘기에서 폐경기까지 매달 반복
Each month from puberty to menopause
일차난포
Primary follicle
2n
일차난모세포
Primary oocyte
(전기 I에 정지)
이차난포
Secondary follicle
방추체
Spindle
성숙한 산소의 난포
Mature ovarian follicle
일차감수분열 Meiosis I
(LH 방출에 반응하여 매달 한 개의 일차난모세포가 완료)
n
일차극체
First polar body
이차난모세포
Secondary oocyte
(중기 II에 정지)
배란
Ovulation
극체의 이차감수분열
Meiosis II of polar body
(일어날 수도 있거나 일어나지 않을 수도 있음)
정자
Sperm
배란된 이차난모세포
Ovulated secondary oocyte
이차감수분열의 완료
Meiosis II completed
(정자가 난자에 침투할 때만)
수정되지 않으며 파열된 난포는 황체가 되어 결국 퇴행한다.
n n n n
극체들
Polar bodies
(모든 극체들은 퇴행)
이차극체
Second polar body
난자
Ovum
퇴행하고 있는 황체
Degenerating corpus luteum

그림 24.18 **난자발생.** 왼쪽: 감수분열, 오른쪽: 난소 속의 난포발달과 배란의 상관관계.

기나 결과 측면에서 뚜렷한 차이를 보인다.

- **난자발생은 완성하는 데 오랜 시간이 걸린다.** 태아기 동안 **난조세포**(oogonia)라고 하는 줄기세포(stem cell)가 여성의 일생 동안 사용될 난모세포(oocyte)로 분화되는데, 출생 즈음 일차감수분열 초기 단계에서 중단된다. 이 단계의 세포를 **일차난모세포**(primary oocyte)라 하는데 난포(follicle)로부터 배출(배란)될 때까지 수십 년 이상을 일차감수분열기(meiosis I)에 멈춰 있다. 배란을 의미하는 LH 급등에 대한 반응으로만 일차난모세포는 일차감수분열을 끝내고 **이차난모세포**(secondary oocyte)가 되어 이차감수분열기(meiosis II)로 접어들지만 정자(sperm)가 세포막(plasma membrane)을 뚫고 들어와야 비로소 이차감수분열이 완료된다. 이차감수분열이 끝나면 **난자**(ovum)가 된다.
- **난자발생 과정을 통해 오직 하나의 난자만 생산된다.** 난자발생을 통해 4개의 딸세포(daughter cell), 즉 큰 세포인 난자(ovum) 한 개와 더 작은 세포인 3개의 **극체**(polar body)가 생산된다. 이는 세포분열 동안 세포질의 대부분이 하나의 딸세포인 난자에만 남으며 나머지 세 개의 극체에는 DNA만 남기 때문이다. 극체는 수정이나 배아의 발달에 기여하지 못한 채 빠르게 퇴화한다.

매달 반복되는 여성의 월경주기(menstrual cycle)는 난소와 자궁에 영향을 주는 호르몬에 의해 유발되는 주기이다. *난소주기*(ovarian cycle)는 난포(ovarian follicle)의 발달과 난모세포(oocyte)의 생산을 자극한다. *자궁주기*(uterine cycle)는 수정란의 착상과 영양소 공급을 위해 자궁벽을 준비한다.

난소주기 The Ovarian Cycle

매달 반복되는 **난소주기**는 난소와 관련 있는 월경주기(menstrual cycle)로서 난포기(follicular phase), 배란기(ovulation), 황체기(luteal phase)의 연속적인 3개의 단계로 이루어진다(**그림 24.19, 24.20A, B**).

***난포기**(Follicular Phase – 난소주기의 전반기).* 태생기부터 여성의 생식 능력이 다하는 시기까지 난소겉질(ovarian cortex)은 수천 개의 난포(follicle)를 가지고 있으며, 대부분은 **원시난포**(primordial follicle)의 형태이다(그림 24.19 ①). 각 원시난포는 **난포세포**(follicular cell)라 불리는 한 층의 납작한 버팀세포(지지세포, supportive cell)에 둘러싸인 난모세포(oocyte)로 구성된다. 각 난소주기의 초기에 6~12개의 원시난포가 자라기 시작하면서 **난포기**(follicular phase)가 시작되며 2주가 소요된다. 난포의 성숙 과정은 뇌하수체 앞엽에서 분비되는 난포자극호르몬(follicle-stimulating hormone, FSH)에 의해 유도된다(그림 24.20A).

원시난포가 성장하기 시작하면 납작한 난포세포(follicular cell)는 입방형 세포가 되고 난모세포는 더 크게 자라는데, 이 난포를 **일차난포**(primary follicle)라고 한다(그림 24.19 ②). 그 후 난포세포가 증식하여 난모세포 주위를 둘러싸는 중층상피를 형성하는데(그림 속 난포 ③), 이 시점에서의 난포세포를 **과립막세포**(granulosa cell)이라고 부른다.

난모세포는 **투명대**(zona pellucida, 'transparent belt')라고 불리는 당단백(glycoprotein)이 풍부한 막을 생산하는데 이는 최종적으로 정자가 난모세포와 수정하기 위해 관통해야 하는 보호막이다. 과립막 세포가 계속적으로 분화함에 따라 **난포막**(theca folliculi)이라고 불리는 결합조직들이 난포의 바깥에 응축된다(난포 ④). 난포막의 바깥층 세포는 방추상(spindle-shaped)으로 마치 민무늬근육과 유사하며, 난포막의 속층세포는 눈물방울 모양으로 호르몬을 분비한다. 이 난포막 세포들은 뇌하수체 앞엽에서 분비되는 황체형성호르몬(luteinizing hormone, LH)의 자극으로 남성호르몬인 안드로겐(androgen)을 분비한다. 뇌하수체 앞엽에서 분비되는 난포자극호르몬(FSH)의 영향 하에 과립막세포(granulosa cell)는 안드로겐을 여성호르몬인 **에스트로겐**(estrogen)으로 전환한다. 혈류내로 분비된 에스트로겐은 모든 여성생식기관의 성장과 활동을 자극하며, 또한 매 월경기 후에 자궁속막이 스스로 재생하도록 신호를 보낸다.

난포발달(난포 ④)의 다음 단계에서는 투명한 액체가 과립막세포 사이에 축적되어 **난포방**(공동, antrum, 'cave')이라 불리는 난포공간을 형성하는데 이 시점의 난포를 **동난포**(antral follicle)라 한다. 난포방내 난포액이 점점 차서 난모세포를 둘러싸는 과립막세포인 **부챗살관**(방사관, corona radiata, 'radiating crown')과 난모세포를 난포의 가장자리로 고립시킨다. 최종적으로 하나의 난포가 지름이 약 2 cm(거의 1 인치) 정도로 최대가 되면(그림 24.19에 난포 ⑤) 배란될 준비를 완료한 **성숙난포**(mature ovarian follicle)가 된다.

난포기(follicular phase) 단계에 많은 난포들이 성장하지만 대부분이 죽고 퇴화하기 때문에 매달 단 하나의 난포만이 성숙 과정을 끝내고 잠재적 수정을 위해 한쪽 난소에서만 난모세포를 배출한다. 이를 *배란*(ovulation)이라 하는데 난포기가 끝난 직후 즉, 난소주기의 약 14일에 일어난다.

***배란기**(Ovulation – 난소주기의 중기).* **배란**은 난소주기의 중간 시점에 일어난다(그림 24.19 ⑥). 배란 과정을 통해 두 개의 난소 중 하나의 난소에서 하나의 난모세포(oocyte)가 배막강으로 배출되어 자궁관 안으로 들어간다. 뇌하수체에서 분비되는 다량의 황체형성호르몬(LH) 분비가 배란의 신호이다(그림 24.20A, B). 배란기에서는 난포 윗부분의 난소벽이 부풀었다가 얇아진 후 난포액이 새어나오면서 난소벽이 파열되는데 이때 부챗살관에 둘러싸인 난모세포가 배출된다. 이 과정에 작용하는 원동력은 아직 확실치 않으나 난포수축 기능이 있는 난포막의 외층세포가 수축을 한 후에는 난포벽의 효소 분해가 뒤따르며 이를 통해 난소 바깥으로 난모세포가 배출되는 것으로 추정한다.

***황체기**(Luteal Phase – 난소주기의 후반기).* 난모세포가 배란된 후 난소에 남겨진 난포가 허탈되면서 난포벽이 쭈글하게 주름진다(그림 24.19 ⑦). 이런 구조를 **황체**(황체, corpus luteum, '노란색의 몸'이란 뜻)라고 하며 남은 과립막세포와 난포막으로 구성된다.

황체는 퇴화된 구조가 아니라 각 난소주기의 후반부인 황체기 동안 호르몬을 분비하는 내분비샘이다. 즉, 에스트로겐(estrogen)뿐만 아니라 자궁속막에 작용하여 배아(embryo)의 착상을 준비하라는 신호를 보내는 호르몬인 **프로게스테론**(progesterone)을 분비한다(그림 24.20

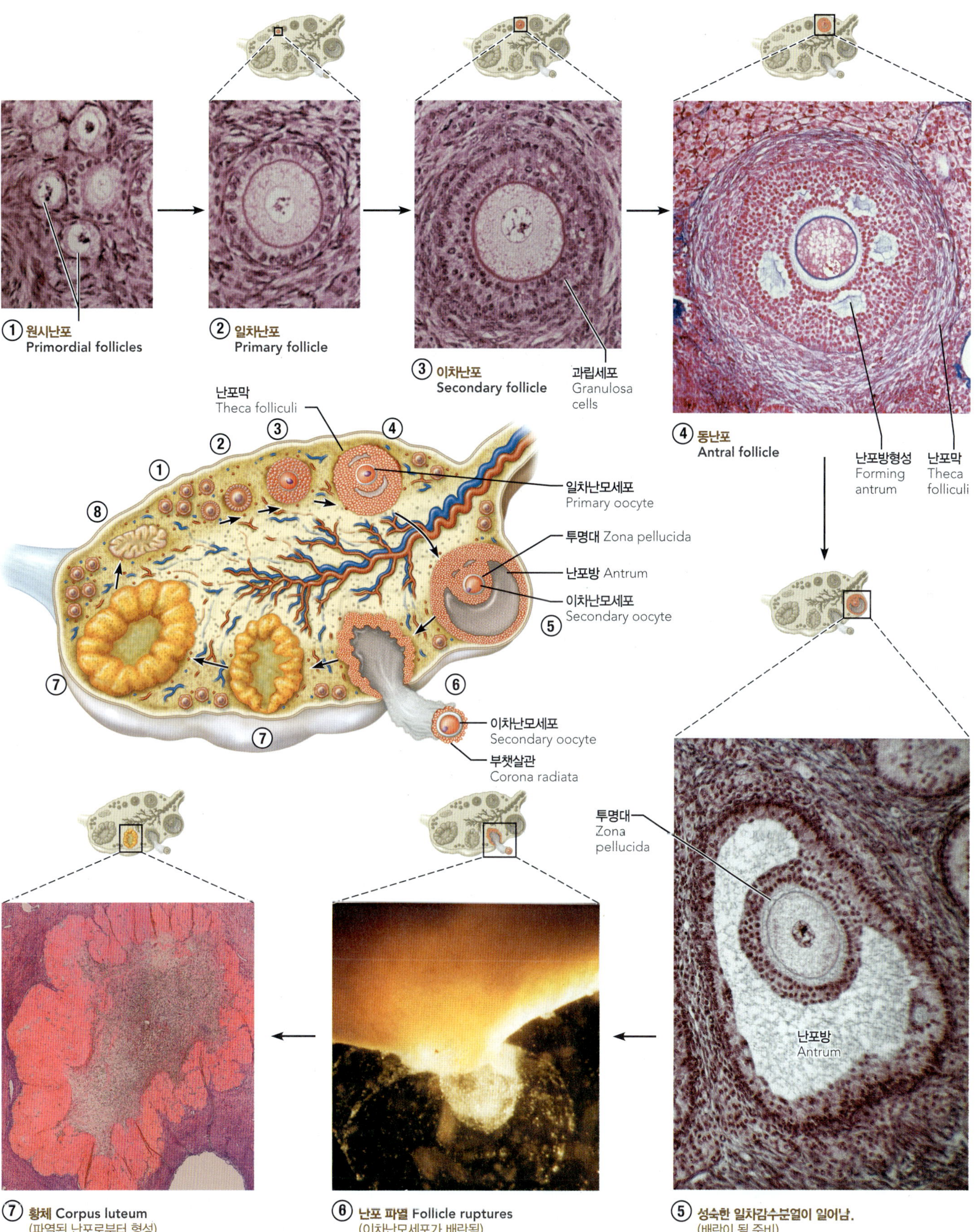

그림 24.19 난소주기. 난포의 발달 과정과 운명에 대한 현미경 사진과 그림. 난소 그림에 있는 숫자들은 난포발달의 연속적인 단계일 뿐 발달 중인 난포의 이동이 아니다.

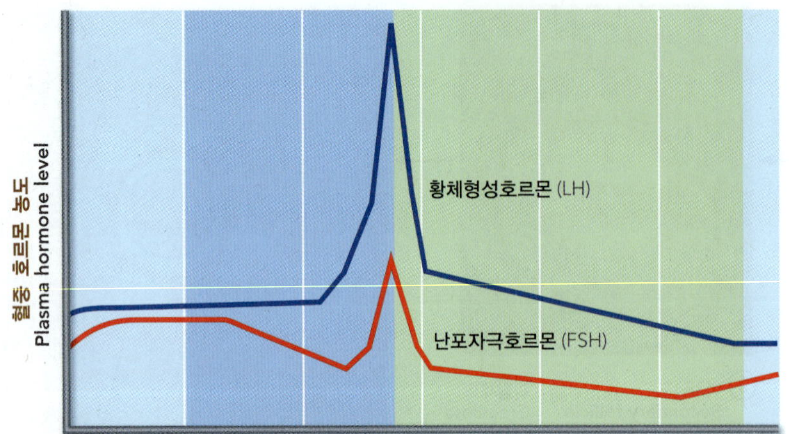

A. 생식샘자극호르몬(gonadotropin) 수치의 변동: 뇌하수체의 생식샘자극호르몬(FSH, LH)의 혈중 변동은 난소주기를 조절한다.

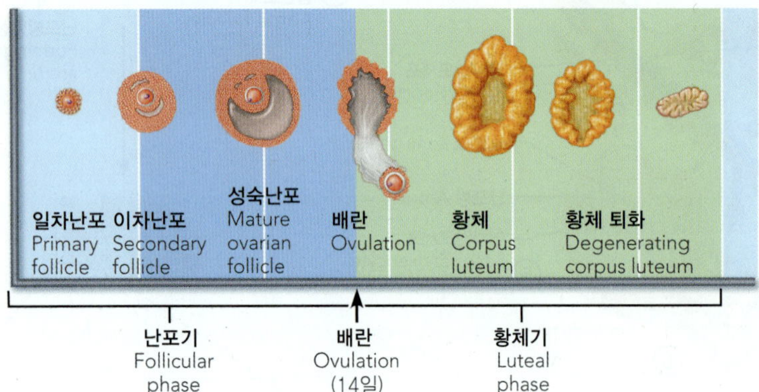

B. 난소주기(ovarian cycle): 난소주기 동안 난포의 구조적 변화는 자궁주기 동안 자궁속막의 변화(**D**)와 상호관련이 있다.

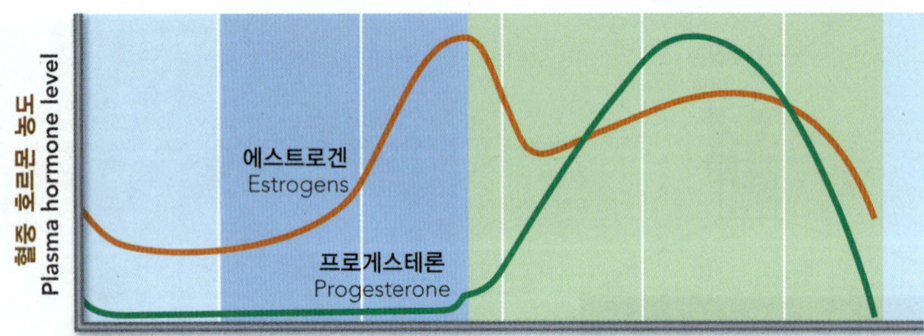

C. 난소호르몬 수준의 변동: 난소호르몬(estrogen, progesterone) 수준의 변동은 자궁주기 중 자궁속막의 변화를 유발한다. 고농도의 에스트로겐 수준은 LH/FSH의 급등이 원인이다.

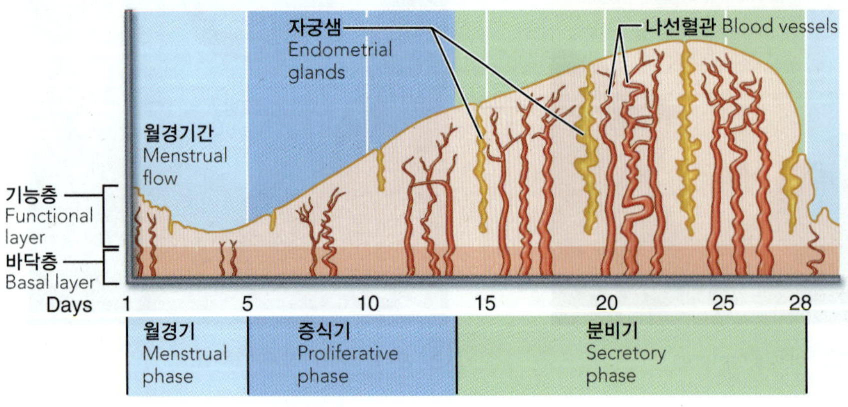

D. 자궁주기의 3단계.

월경기: 자궁속막 기능층의 탈락

증식기: 자궁속막 기능층의 재생

분비기: 배란 직후 시작되며 혈류 공급과 영양물질 분비를 증가시켜 자궁속막이 배아를 받아들이도록 준비시킨다.

월경기와 증식기는 배란 전에 발생하는데 난소주기의 난포기와 일치한다. 분비기는 난소주기의 황체기와 일치한다.

그림 24.20 월경주기: 구조적 변화 및 호르몬의 변화. 그림 아래의 숫자는 1일에서 28일까지를 나타낸다(4개의 그림 모두에 적용).

B, C, D). 그러나 만일 착상이 이루어지지지 않으면 2주 뒤에 퇴화하여 **백색체**(백체, corpus albicans, '하얀색의 몸'이란 뜻)라고 부르는 반흔상(scar)으로 남는다(그림 24.19 ⑧). 백색체는 난소 내에 수개월간 머무르면서 줄어들다가 마침내 큰포식세포(대식세포, macrophage)에 의해 탐식된다.

자궁주기 The Uterine Cycle

자궁주기는 자궁속막(endometrium)과 관련된 월경주기(menstrual cycle)를 말한다(그림 24.20D). 특이하게도 자궁주기는 혈중 난소호르몬 수치의 변화에 따라 매달 자궁속막에서 발생하는 연속적인 주기적 단계(series of cyclic phase, 그림 24.20C)로 난소주기의 단계들과 밀접하게 조화를 이루는데 이는 뇌하수체 호르몬인 FSH와 LH의 영향하에 있다(그림 24.20A). 자궁주기는 세 단계로 이루어진다.

1. **월경기**(Menstrual phase, 1~5일). 자궁속막의 기능층(functional layer)이 탈락된다.
2. **증식기**(Proliferative phase, 6~14일). 자궁속막의 기능층이 재생된다.
3. **분비기**(Secretory phase, 15~28일). 자궁속막이 배아의 착상을 준비한다.

많은 피임 방법들은 난소주기와 자궁주기를 조절하는 정상적인 호르몬 수준들을 변화시켜 목적을 달성한다("자세히 살펴보기" 참고).

이해 수준 체크하기

□ **14.** 어떤 호르몬이 난소에서의 난포발달을 자극하는가?

□ **15.** 여성의 생애에서 어느 때에 줄기세포인 난조세포가 난모세포로 분화되는가? 이것은 남성의 정조세포 분화와 어떻게 다른가?

□ **16.** 황체가 무엇이며 난소주기와 자궁주기에서 어떤 역할을 하는가?

24.2g 젖샘 유선, The Mammary Glands

젖샘은 땀샘(한선, sweat gland)이 변형된 것으로 남녀 모두에게 있지만 호르몬의 자극에 대한 반응으로 아기에게 영양을 공급하기 위해 모유를 생산하는 수유 여성에게만 기능하는 기관이다(**그림 24.21**).

태생적으로 젖샘은 피부의 한 부분으로 배아의 외측 몸통(lateral trunk)에 있는 겨드랑이와 고샅부위 사이를 주행하는 양측선(bilateral line)을 따라 발생한다. 이런 배아단계의 *유선*(milk line)은 가슴 중앙부(midthorax), 즉 최종적으로 젖(유방)이 형성되는 부위에 계속 유지된다. 약 500명 중 한 명의 경우 덧젖꼭지(부유두, extra or accessory nipple) 또는 덧젖샘(부유방, extra or accessory breast)이 발달하기도 하며, 이는 젖샘을 따라 어느 곳이든 생길 수 있다.

성인여성의 경우 원뿔 모양의 젖(유방, breast)은 2번째부터 6번째 갈비뼈 사이에 위치하며 안쪽으로는 복장뼈(흉골, sternum) 가쪽 모서리에서, 바깥쪽으로는 겨드랑이 중앙에서 아래쪽으로 쭉 뻗은 중간

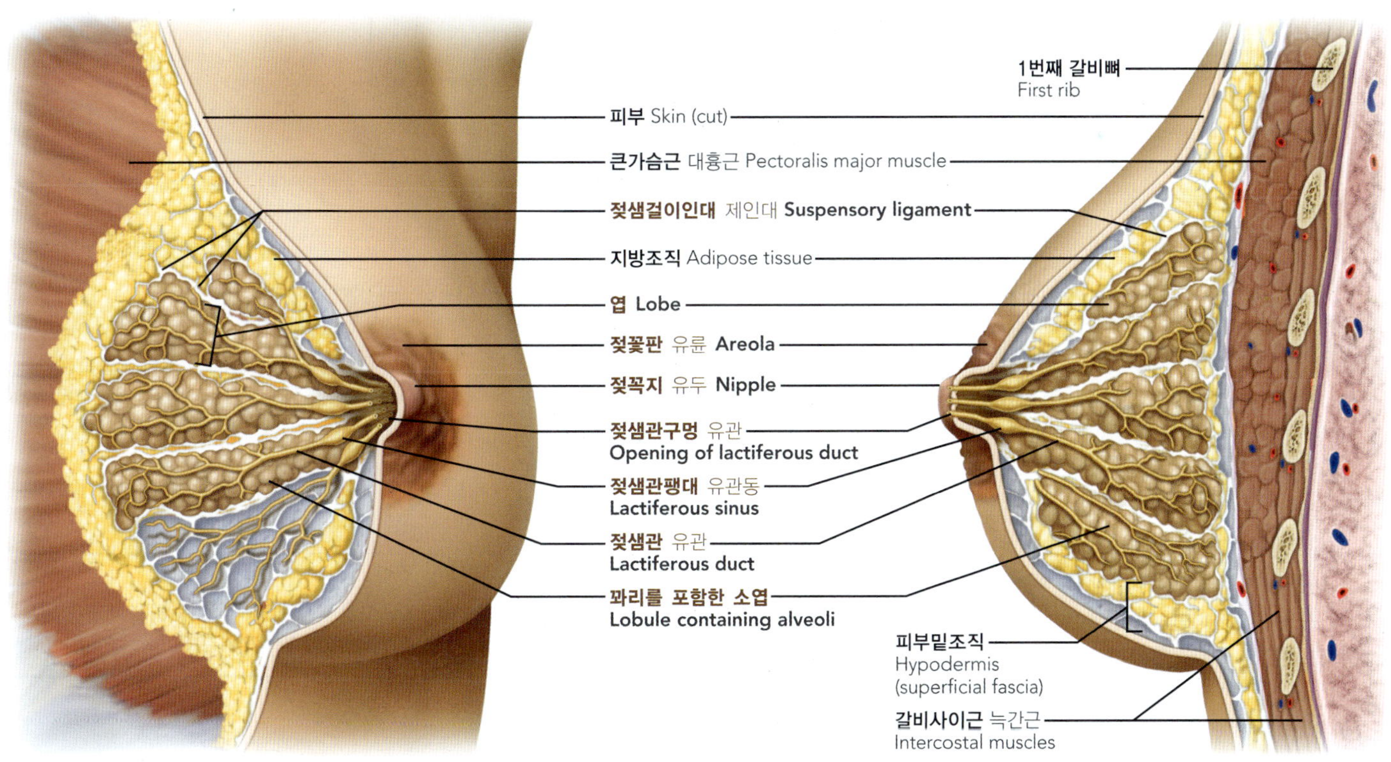

그림 24.21 수유기 젖샘의 구조.

피임: 죽느냐, 사느냐

피임의 핵심은 신뢰성이다. 함께 제공되는 순서도 내의 분홍색 화살표가 보여주듯이 현재 사용 가능한 피임 기술은 생식 과정을 차단하기 위한 여러 단계에 작용한다. 피임 방법은 각각의 임신 예방 방법에 따라 세 그룹으로 분류할 수 있다. 행동요법(피임을 위한 질외사정, 생리 주기를 활용한 주기 피임법, 금욕)은 임신을 막기 위한 행동을 변화하는 것으로 구성된다. 차단법(콘돔, 가로막(격막), 자궁목덮개, 살정자제)는 정자와 난자가 만나는 것을 막는다. 호르몬요법(알약, 패치, 자궁속장치(IUD), 질고리, 호르몬제 삽입 및 주사, 성행위 후 먹는 경구피임약)은 난소와 자궁의 호르몬 환경을 바꾸어 배란과 착상을 막는다. 완전히 금욕하는 것 말고는 행동요법은 실패율이 높고, 이 방법들은 신뢰할 수 없다. 차단법은 매우 효과적이며 특히 병합해서 사용할 경우 효과가 높으나, 성적 접촉 중에는 항상 사용해야 한다. 호르몬요법 또한 매우 효과적인데, 1% 미만의 실패율을 보이며, 대부분의 여성에게 미치는 부작용의 위험이 낮다.

이들 호르몬에 의한 조정은 어떻게 작용하는가? 호르몬 피임의 많은 경우, 알약, 패치 및 질 고리에는 에스트로겐과 프로게스테론 유사물질인 프로게스틴의 복합물질을 포함하고 있다. 이 호르몬들은 임신 중에 일어나는 것처럼, 이들 난소호르몬의 혈액 수치를 비교적 일정하게 유지하여 배란을 조절하는 시상하부-뇌하수체를 속이게 된다. 따라서 난포 성장이 안되고 배란이 중단되며, 월경량이 훨씬 감소한다.

다른 호르몬요법은 저용량의 프로게스틴 단일제제를 사용하는 것이다. 이 같은 방법으로는 자궁속장치, 작은 경구피임약, 삽입 및 주사 등이 있는데 이 방법은 자궁목의 점액을 두껍게 해서 자궁 속으로 정자가 들어가는 것을 차단한다. 또한 자궁내막의 발달을 방해하고, 착상을 방지한다. 고용량의 호르몬 형태로 투여하는 응급피임제 또는 성교 후 복용 알약 또한 피임하지 않고 성교한 후 3일 이내에 복용할 때 수정이나 착상을 방지할 정도로 정상적인 호르몬 신호를 방해한다.

여성은 자신의 건강과 피임제 사용에 대한 책무의 조건 내에서 피임법을 선택해야 한다. 피임법은 각각의 모든 성적 접촉에 사용되지 않는다면 효과적이지 않다. 또한 피임이 성매개 감염을 예방하지는 않는다. 피임에 100% 효과가 있고 성매개 감염을 예방하는 유일한 방법은 완전히 금욕하는 것이다.

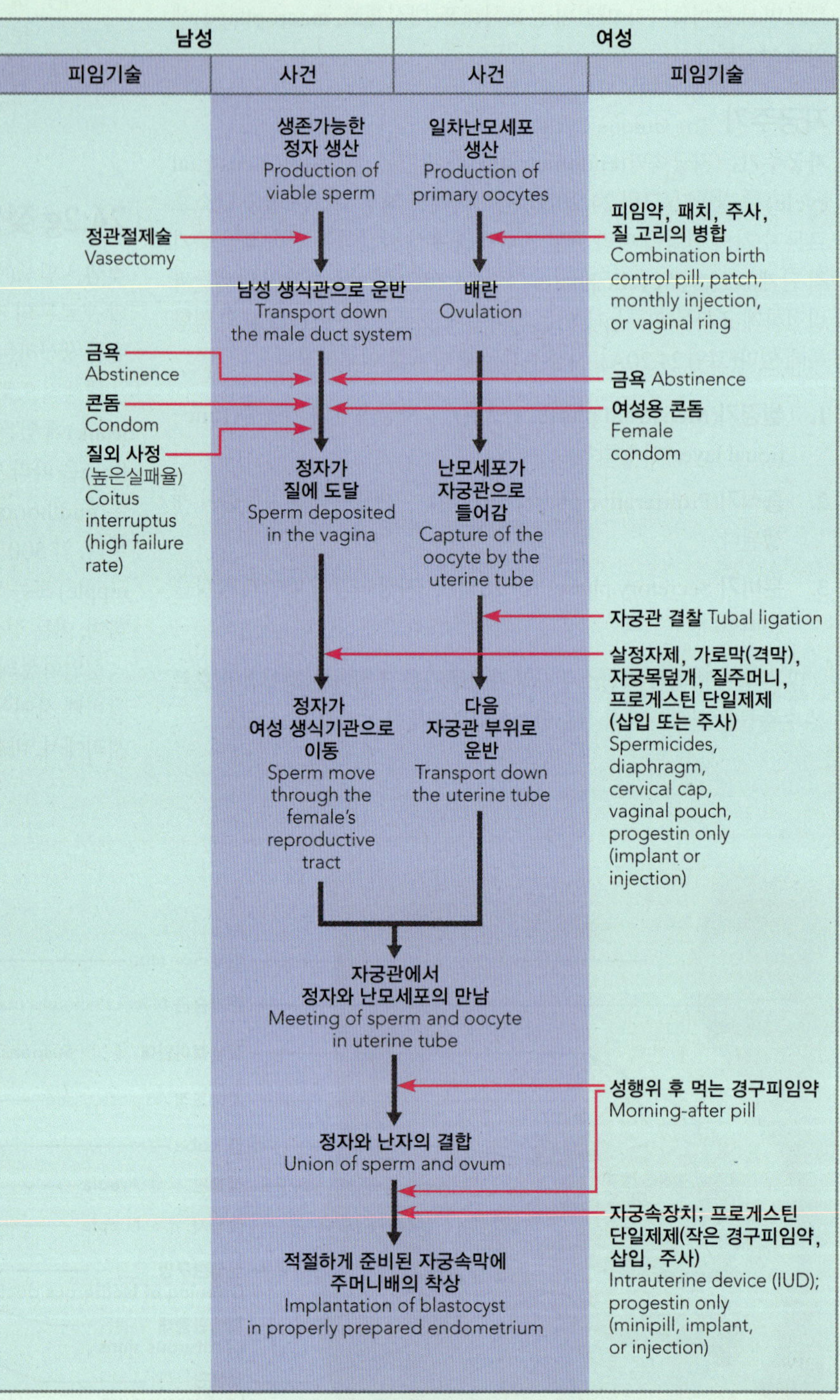

피임 방법. 생식자 발생에서부터 착상까지의 과정에 작용하여 이를 방해하는 기술이나 제품을 해당 단계에 분홍색 화살표로 표시하였으며, 다음 단계가 일어나는 것을 방지하기 위해 작용한다.

겨드랑선(중앙액와선, midaxillary line)에 이른다. 젖샘 아래의 근육으로는 큰가슴근(대흉근, pectoralis major), 작은가슴근(소흉근, pectoralis minor)과 앞톱니근(전거근, serratus anterior) 및 배바깥빗근(외복사근, external oblique abdominal muscle)이 있다. 젖샘의 주요 동맥으로는 가쪽가슴동맥(외측흉동맥, lateral thoracic artery) 및 속가슴동맥(내흉동맥, internal thoracic artery)과 뒤갈비사이동맥(후늑간동맥, posterior intercostal artery)의 피부가지(cutaneous branch)가 있다(그림 19.11 참조). 젖샘을 흐르는 림프관(lymphatic vessel)으로는 *복장곁림프절*(parasteranl lymph node, 속가슴동맥을 따라 분포하는 림프절)과 겨드랑이에 있는 *겨드랑림프절*(axillary lymph node)이 있다.

아기가 젖을 빠는 부위의 중간에 돌출된 **젖꼭지**(유두, nipple)는 둥글게 색소가 침착된 **젖꽃판**(유륜, areola, '작은 트인 공간'이란 뜻)으로 둘러싸여 있다. 수유를 하는 동안 젖꽃판 안의 다량의 피부기름샘(피지선, sebaceous gland)에서 지방성 분비물이 분비되어 수유 시 젖꼭지가 트거나 갈라지는 것을 최소화한다.

젖샘은 15~25개의 **젖샘엽**(lobe)으로 구성되며(그림 24. 21) 각각은 젖꼭지에서 열리는 독립된 복합꽈리샘(compound alveolar gland)이다. 젖샘엽은 다량의 지방조직(adipose tissue)과 **젖샘걸이인대**(유방제인대, suspensory ligament of the breast)를 이루는 엽사이결합조직(interlobar connective tissue)의 띠에 의해 서로 분리된다. 이 인대들은 아래로는 뼈대근육(골격근, skeletal muscle), 위로는 진피(dermis)에까지 이르며데, 이름에서 알 수 있듯이 젖샘을 지지하는 역할을 한다. 젖샘엽은 더 작은 단위인 **젖샘소엽**(lobule)으로 구성되며, 젖샘소엽은 아주 작은 꽈리들(alveoli)이 포도송이처럼 모여 있는 형태이다. 꽈리의 벽은 단층입방상피(simple cuboidal epithelium)인 젖분비세포(유즙분비세포, milk-secreting cell)로 구성된다. 꽈리에서 나온 젖(milk)은 점점 더 넓어지는 관을 통과하여 마침내 젖꼭지 안쪽에 깊이 위치하고 있는 가장 큰 관인 **젖샘관**(유관, lactiferous duct)에 도달한다. 젖꽃판 아래에 있는 각각의 젖샘관은 젖꼭지에 열려지기 직전에 약간 넓어져서 **젖샘관팽대**(유관팽대, lactiferous sinus)를 이루는데 수유하는 동안에 이곳에 젖이 고여 있다.

젖의 샘 구조는 임신을 하지 않은 여성에서는 발달하지 않는다. 여성의 경우는 어린 소녀시기에만 젖샘이 흔적기관이지만 남성의 경우는 평생이다. 소녀가 사춘기가 되면 이런 관들은 성장하고 가지가 갈라지지만 젖샘소엽과 꽈리는 아직 발달하지 않는다(사춘기 때 젖의 발육은 지방조직의 축적 때문이다). 임신 중반기에 비로소 샘꽈리(glandular alveoli)가 형성되어 출산 후 며칠 내에 젖분비가 시작된다.

유방암(breast cancer)은 주로 도관계통(duct system)에서 발생하는데 암으로 인한 여성 사망의 주요 원인이 된다.

이해 수준 체크하기

□ 17. 여성의 젖샘 내 도관계통은 언제 발달하는가?

24.3 임신과 출산 PREGNANCY AND CHILDBIRTH

학습 성과 

- 착상과 태반형성의 과정을 서술할 수 있다.
- 태반의 융모 또는 융모막융모에 대한 정의를 내리고 기능을 설명할 수 있다.
- 분만의 3단계를 나열할 수 있다.

24.3a 임신 Pregnancy

수정 Fertilization

수정이 일어나기 전에 질내에 있는 정자(sperm)는 자궁을 통과하여 자궁관 안에 있는 난모세포(oocyte)에 도달해야 한다. 정자는 화학적 자극에 반응하는 *후각수용기*(olfactory receptor)라고 불리는 단백질을 가지고 있다고 알려져 있다. 난모세포와 주위세포(surrounding cell) 또는 여성생식기 내에 있는 세포들은 정자를 유인하는 화학적 신호물질을 분비한다고 추정한다.

일단, 정자가 난모세포에 도달하면 정자는 난모세포 주변의 투명층(투명대, zona pellucida)에 있는 수용기에 결합하고 정자들의 첨단체(acrosome)에서는 소화효소가 분비되어 **첨단체반응**(acrosomal reaction)이 일어나는데(**그림 24.22**), 이 효소들은 투명대의 틈새를 녹인다. 먼저 도착한 정자의 형질막(plasma membrane)과 난모세포의 세포질막이 융합한 후 정자의 핵이 난모세포의 세포질(cytoplasm)에 의해 둘러싸인다. 이 결합이 **겉질반응**(cortical reaction)을 유발한다. 즉 난모세포 내의 과립들(granule)이 투명층 아래의 세포바깥공간(extracellular space)에 효소들을 분비하고 이 효소들은 투명층를 변화시켜 정자 수용기(sperm receptor)를 파괴하는데, 이를 통해 다른 정자들의 진입과 난자(egg)와의 결합을 막는다.

남성과 여성의 생식세포에서 나온 염색체가 함께 난자(ovum) 내로 들어오는 순간에 **수정**(fertilization)이 일어나며(**그림 24.23**), 이후 수정란(접합체, zygote)은 난할(cleavage, cell division)을 시작한다. 수정 후 4일이 지나면 배아는 다세포성 주머니배 단계가 되어 자궁으로 들어간다.

착상 Implantation

자궁에 도착한 이후 주머니배(blastocyst)는 약 2일 동안 자궁공간 아래로 자유롭게 떠내려가면서 자궁에서 분비되는 영양물질을 받아들인다. 이 시기동안 투명층(zona pellucida)의 일부를 녹여 큰 입구를 만들고 투명대로부터 탈출하는 '부화(hatch)'가 일어난다. 수정 6일 쯤에는 주머니배가 자궁속막(endometrium)에 구멍을 뚫고 파고드는 **착상**(implantation)이 시작된다(**그림 24.24A**). 이 시기의 주머니배는 미래의 배아가 되는 *속세포덩이*(내세포괴, inner cell mass)와 자궁으로부터의 영양물질을 배아에게 공급하게 될 세포층인 **영양막**(trophoblast)으로 구성된다. 착상의 첫 번째 단계에서 영양막은 증식하여 두 가지 다른 층, 즉 세포의 증식이 일어나는 안쪽 세포층인 **세포영양막**(cytotrophoblast)과 바깥의 다핵세포층인 **융합영양막**(합포체영양막,

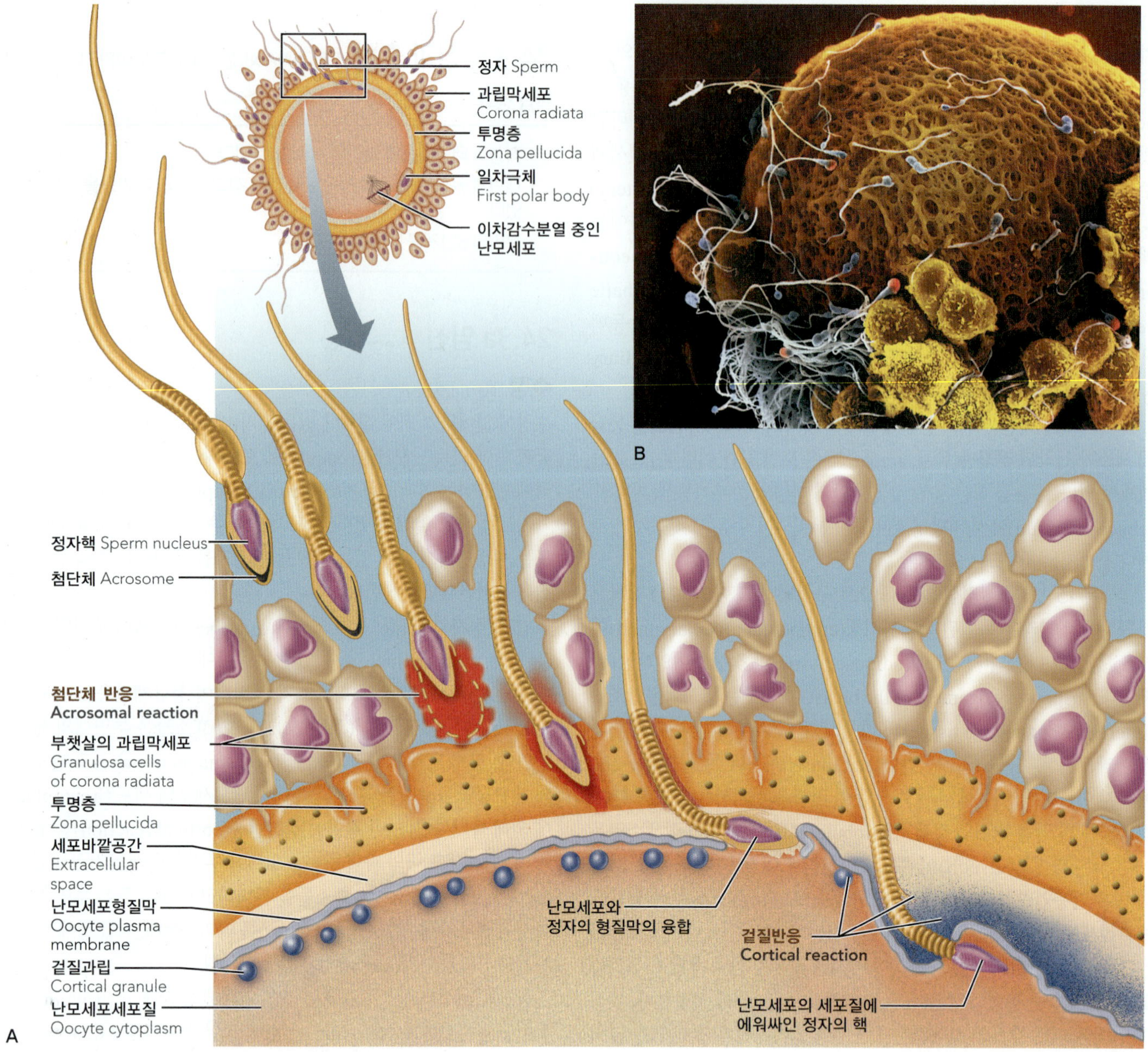

정자 Sperm
과립막세포
Corona radiata
투명층
Zona pellucida
일차극체
First polar body
이차감수분열 중인
난모세포
정자핵 Sperm nucleus
첨단체 Acrosome
첨단체 반응
Acrosomal reaction
부챗살의 과립막세포
Granulosa cells
of corona radiata
투명층
Zona pellucida
세포바깥공간
Extracellular
space
난모세포형질막
Oocyte plasma
membrane
겉질과립
Cortical granule
난모세포세포질
Oocyte cytoplasm
난모세포와
정자의 형질막의 융합
겉질반응
Cortical reaction
난모세포의 세포질에
에워싸인 정자의 핵
A
B

그림 24.22 수정으로 이끄는 사건: 첨단체 반응과 겉질반응.

A. 왼쪽에서 오른쪽으로 정자가 난모세포 내로 침투하는 순차적 과정. 정자가 부챗살 세포층을 통과하여 투명층에 도달하면 첨단체효소가 분비되어 투명층을 녹여 통과한다. 정자의 세포질과 난모세포의 세포질 결합이 겉질반응을 유발한다. 난모세포의 겉질과립(cortical granule)이 세포바깥공간에 효소를 분비하여 투명층에 있는 정자수용기를 파괴하여 하나 이외의 정자가 들어오는 것을 막는다.

B. 난모세포를 둘러싸고 있는 정자의 전자현미경 사진. 작고 둥근 세포들은 부챗살관의 과립막세포.

수정란
Zygote
남성과
여성 생식자의
염색체
극체
Polar bodies

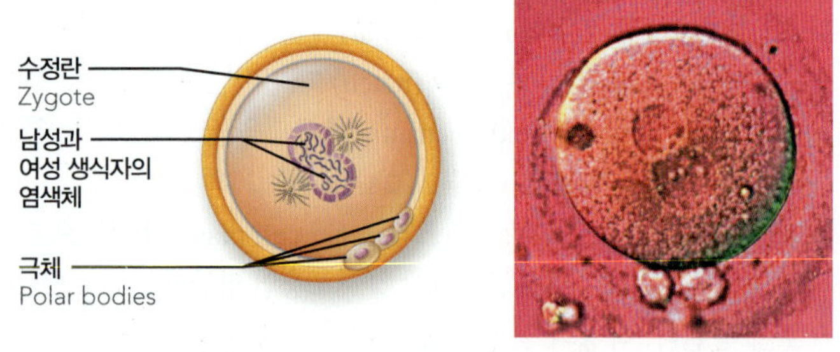

그림 24.23 수정(Fertilization). 남성·여성 염색체가 하나의 난모세포 안에서 합류하는 그림과 현미경 사진. 난모세포 바닥부분에 있는 극체들을 주목하라.

syncytiotrophoblast)을 형성한다(그림 24.24B, C).

융합세포영양막은 자궁속막으로 깊이 파고들어 접촉면의 자궁세포를 녹인다. 자궁속막이 침식됨에 따라 주머니배는 이 두꺼운 자궁층 내에 깊숙이 파묻힌다**(그림 24.25A)**. 틈처럼 생긴 공간인 **융모사이공간**(융모간공, lacunae)이 융합세포영양막 내에 열리고, 퇴화된 모체의 자궁속막 혈관으로부터 유출된 모체의 혈액이 융모사이공간 안으로 빠르게 채워진다(그림 24.25C). 수정 후 10~12일이 되면 배아에서 유래된 조직이 근원적인 영양공급원인 모체의 혈액과 처음으로 접촉한다. 이제 태아의 성장을 위해 영양을 공급하는 태반(placenta)이 형성되는 것이다.

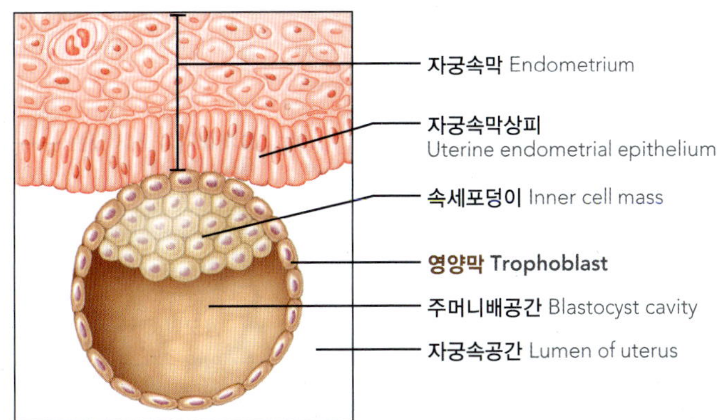

A. 자궁속막에 부착한 주머니배(제6일).

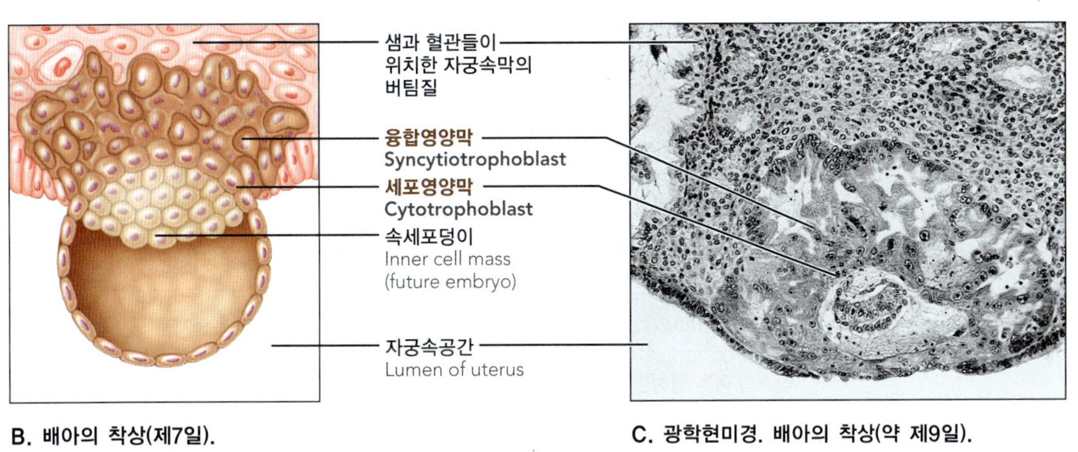

B. 배아의 착상(제7일).
세포영양막과 융합영양막을 볼 수 있다.

C. 광학현미경. 배아의 착상(약 제9일).

그림 24.24 **주머니배의 착상.**

태반 형성 Formation of the Placenta

배아(영양막)의 조직과 모체(자궁속막)의 조직으로부터 태반이 만들어진다. 먼저, 영양막의 증식이 안쪽 면에 한 층의 **배아밖중배엽**(extraembryonic mesoderm)을 발생시킨다(그림 24.25B, C). 배아밖중배엽과 영양막층을 함께 **융모막**(chorion)이라 부르며, 모체혈액이 유입되어 있는 융모사이공간(lacuna)과 접촉하는 손가락 모양의 **융모막융모**(chorionic villus)를 형성한다. 이 시기에 배아체(embryo's body)는 배아밖중배엽으로부터 형성된 **몸줄기**(체경, body stalk)를 통해 바깥의 융모막과 연결된다. 배아체로부터 몸줄기 안으로 배꼽동맥(제대동맥, umbilical artery)과 배꼽정맥(제대정맥, umbilical vein)이 자라기 때문에 몸줄기가 미래의 탯줄(제대, umbilical cord)이 된다. 다음 2주가 지나면 융모막융모의 중배엽기둥(mesodermal core)이 모세혈관들을 발달시키는데, 이는 배아로부터 성장하는 배꼽혈관들과 연결된다(그림 24.25D). 이렇게 혈관 연결이 이루어짐으로써 배아 자체의 혈액이 융모들의 바깥에 있는 모체의 혈액과 아주 가까이서 융모막융모 내에 순환하지만 서로 섞이지는 않는다. 영양물질, 노폐물과 다른 물질들이 두 개의 분리된 혈류 사이에서 확산을 시작한다. 이 간접적인 물질 교환이 임신 첫 달 말쯤에 이루어진다.

태반 형성은 2~3개월에 걸쳐 완성된다. 탯줄에 가장 가까이 있는 융모막융모는 복잡하게 잘 자라는 데 반해 나머지 배아부분의 주위에 있는 융모막융모들은 퇴화해서 결국 사라진다. 융모막융모복합체(complex chorionic villus)와 탯줄에 인접한 모체의 자궁속막 부분을 **바닥탈락막**(기저탈락막, decidua basalis)이라 하고 반면, 착상된 배아의 자궁속공간 쪽 자궁속막 부분을 **피막탈락막**(피포탈락막, decidua capsularis)이라 부른다(그림 24.25D). 2개월 뒤의 배아를 태아(fetus)라고 하는데 태아를 수용할 수 있을 정도로 피막탈락막은 확장되며 4개월이 시작될 즈음에는 자궁속공간(uterine lumen)을 완전히 채울 정도로 커진다. 그리고 바닥탈락막과 융모막융모는 함께 탯줄의 끝부분에서 두꺼운 팬케이크 모양의 원반(disc)을 형성하는데 이를 **태반**(placenta, 'cake'이라는 뜻)이라 한다(그림 24.25E). 태반은 출산 때까지 6개월 이상을 태아에게 지속적으로 영양을 공급한다. 태반은 출산 직후 자궁에서 떨어져 나와 배출되기 때문에 모체쪽 부분을 *탈락막*(decidua, 'fall off-떨어짐'의 의미)이라 부르는 것은 적절하다.

비록 융모막융모가 형성되어 오랫동안 기능을 한다 할지라도 4개월이 시작할 즈음(13주) 팬케이크 모양을 완성할 때까지는 태반이라는 이름이 주어지지 않는다는 것을 명심할 필요가 있다.

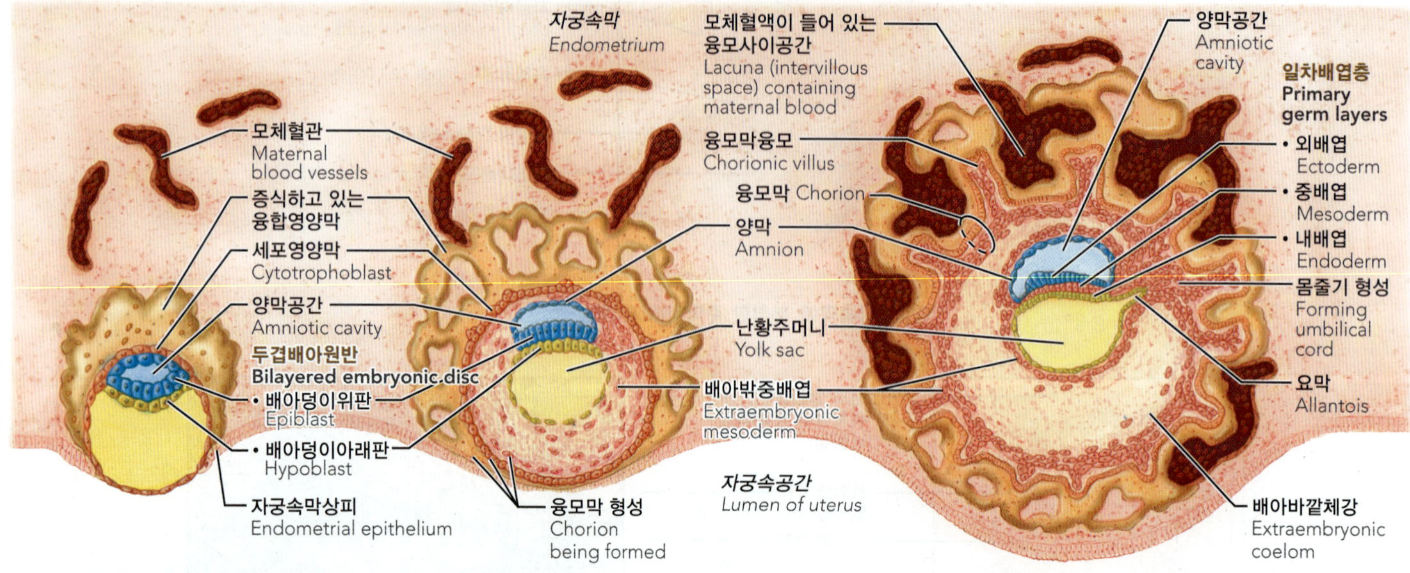

A. 착상중인 발생 8일 주머니배
- 자궁속막을 침식하는 융합영양막
- 배아원반이 액체로 채워진 공간에 의해 양막으로부터 분리된다.

B. 12일 주머니배
- 착상이 완료됨
- 배아밖중배엽(extraembryonic mesoderm)이 세포영양막(cytotrophoblast) 아래에 별개의 층을 형성한다.

C. 16일 배아
- 영양막과 주변 중배엽이 융모막을 형성한다.
- 융모막융모가 만들어진다.
- 배아의 세 개의 종자층 모두와 난황주머니, 요막이 보인다.

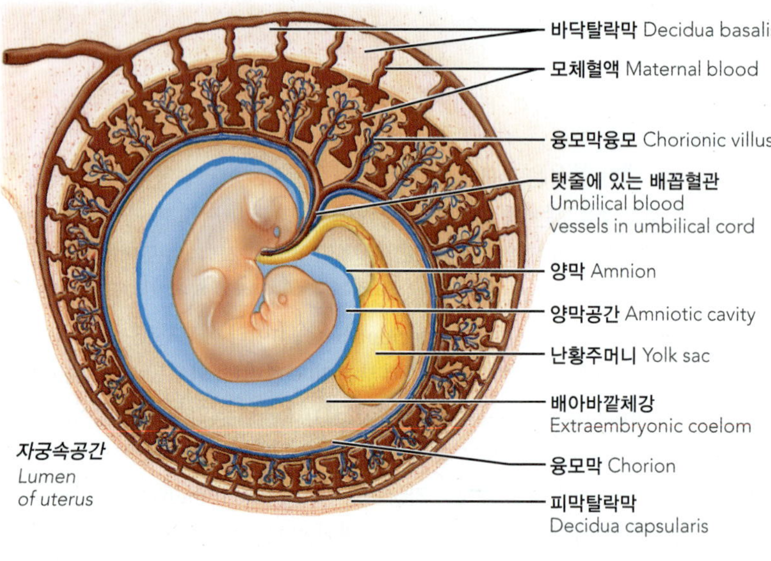

D. $4\frac{1}{2}$주의 배아(embryo).
- 피막탈락막(피포탈락막, decidua capsularis)과 바닥탈락막(기저탈락막, decidua basalis)이 잘 형성되어 있다.
- 융모막융모가 자궁속막 안쪽의 혈액이 채워진 융모사이공간(융모간공, intervillous space)에 위치해 있다.
- 배아는 태반과 연결된 배꼽혈관들을 통해 영양소를 공급받는다.

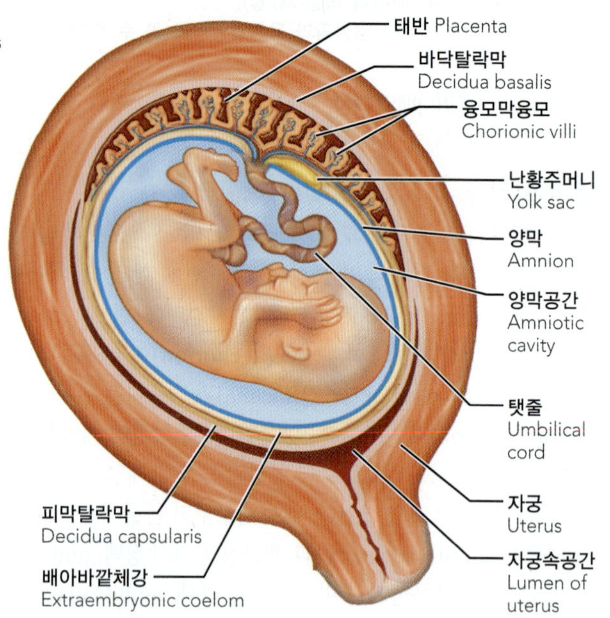

E. 13주의 태아(fetus)

그림 24.25 태반 형성.

태반을 통한 교환 Exchange Across the Placenta

모체와 태아의 혈액 사이에 있는 융모막융모를 통해 교환이 일어나는 것은 태아기에 있어 절대적으로 필수적이다. 교환을 통해 태아에게 영양분과 산소를 공급하고 노폐물을 처리하며 태아가 모체에게 호르몬 신호를 보내도록 허용한다. 모체와 태아의 혈액 사이를 오가기 위해서는 물질들이 태반장벽(placental barrier)을 통과해야만 하는데 태반장벽은 각 융모막융모의 세 층, 융합세포영양막(합포체영양막, syncytiotrophoblast), 세포성영양막(cytotrophoblast), 배아밖중배엽(extraembryonic mesoderm)(그림 24.25C)과 융모속 태아쪽 모세혈관 상피세포로 구성된다(그림 24.26). 세포성영양막과 중배엽층은 곧 단순한 흔적으로 퇴축되어 태반장벽이 얇아져서 아주 효율적으로 물질 교환이 이루어진다.

많은 종류의 물질들이 몇 가지 기전에 의해 태반의 융모막융모를 통해 통과한다. 모체로부터 태아에게로 당, 지방, 산소는 확산되는 반면, 요소와 이산화탄소는 태아에서 모체로 확산된다. 모체의 항체는 태반을 통해 능동적으로 이동하여 태아에게 질병에 대한 저항력을 제공한다. 태반은 모체로부터 태아에게로 가는 대부분의 세균들은 효율적으로 차단하지만 많은 바이러스들[풍진바이러스(German measles virus), 수두바이러스(chickenpox virus), 단핵구증바이러스(mononucleosis virus)와 때론 HIV]은 많은 종류의 약제들 및 독소들(알코올, 헤로인, 수은)과 마찬가지로 태반을 통과한다. 태반은 약제에 대해서는 효율적인 장벽이 아니기 때문에 모체는 임신기간 동안 기형아 가능성을 감소시키기 위해서 해로운 물질들의 섭취를 최소화해야만 한다.

융합세포영양막은 모체의 혈액에 유입되어 임신 과정을 조절하는 많은 물질들을 분비한다. 그 중 하나는 모체의 T 임파구들의 작동을 끄는 효소인데 태아를 거부하려는 모체의 면역반응을 차단하는 기능을 한다. 이 물질들의 대부분은 호르몬들이다. 일부 호르몬들[프로게스테론, 사람 융모성 성선자극호르몬(human chorionic gonadotropin, HCG)]은 임신을 지속하기 위해 자궁의 상태를 유지하는 역할을 한다. 임신 말기에 분비되는 다른 호르몬들[에스트로겐, 부신겉질자극호르몬 유리호르몬(corticotropin releasing hormone)]은 분만을 돕는 기능을 한다. 융합세포영양막이 형성된 직후, 즉 수정 후 1주에 HCG 생산이 시작되므로 가정에서는 임신테스트기를 통해 소변 중 HCG의 존재 여부로 임신을 추정할 수 있다.

24.3b 출산 Childbirth

출산(parturition, '새끼를 낳다'라는 뜻)은 수정 후 평균 266일, 마지막 월경일 후 280일에 아기를 낳는 행위를 말한다. 자궁으로부터 태아를 밖으로 밀어내는 것을 **분만**(labor)이라 하며 그 시작은 복잡하다.

분만은 세 가지 연속적인 단계인 자궁목 개구기(확장기, dilatation), 태아 만출기(expulsion), 태반기(placental stage)를 포함한다(그림 24.27). **1단계: 자궁목 개구기**(dilatation stage, 그림 24.27 (1a), (1b))는 규칙적인 자궁수축으로 시작하여 태아의 머리가 보일 정도인 약 10 cm

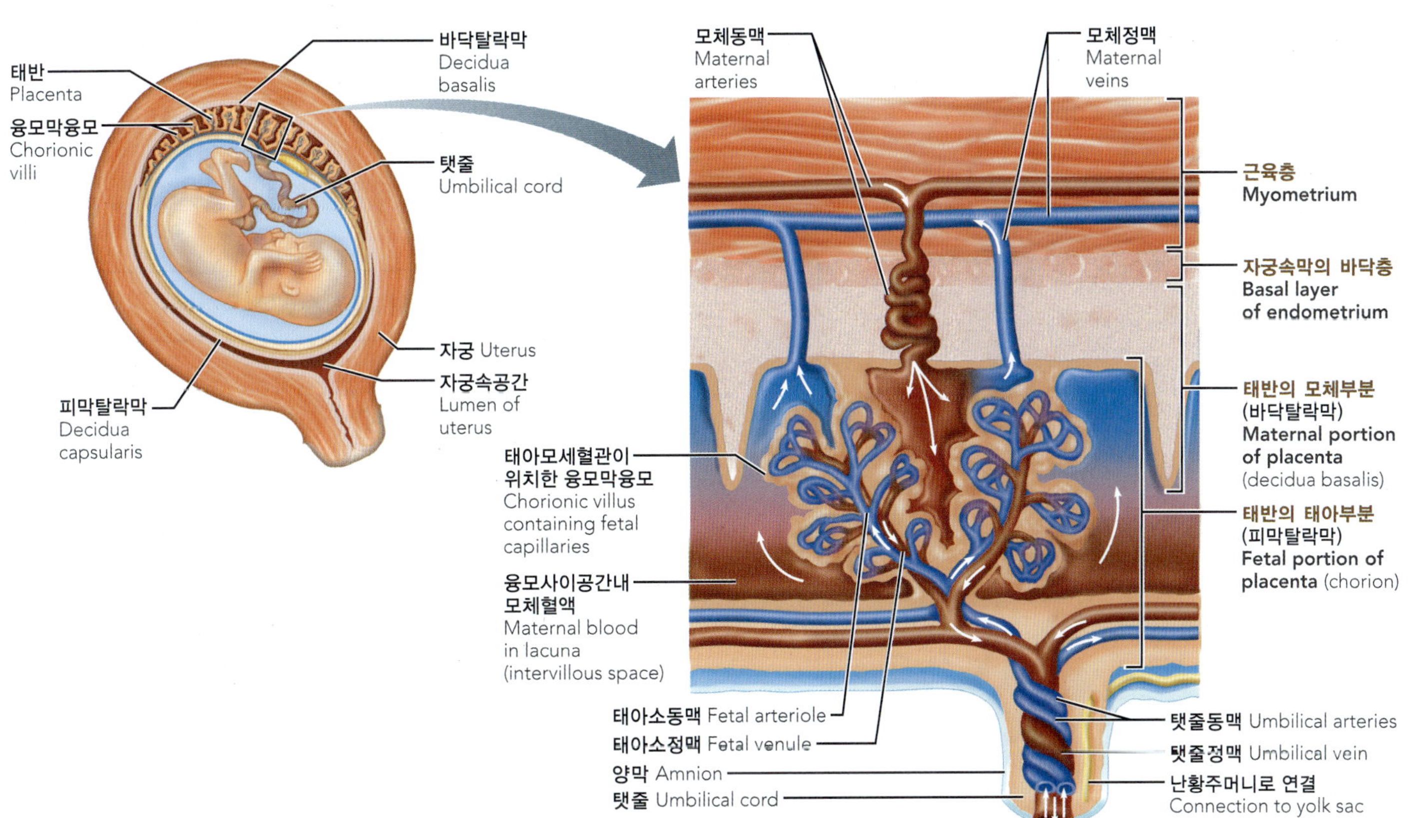

그림 24.26 태반에서 혈관의 관계.

(1a) 자궁목 개구기(초기)
태아의 머리가 골반으로 들어감. 좌우축이 가장 넓다.

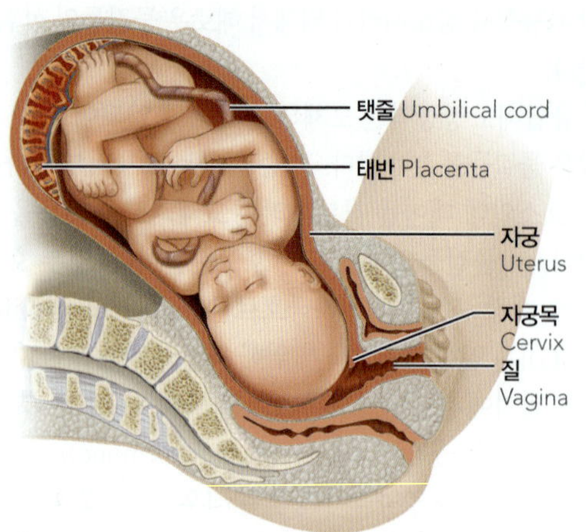

(1b) 자궁목 개구기(후기)
태아의 머리가 회전하여 전후 축이 가장 넓다. 확장이 거의 다 일어남

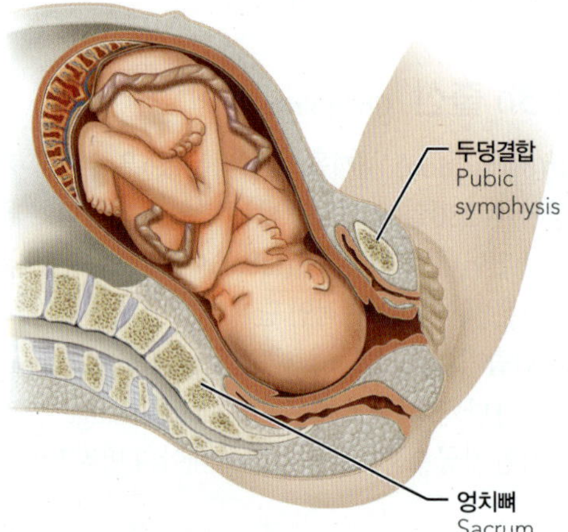

(2) 태아 만출기
태아의 머리가 신전되어 배출된다.

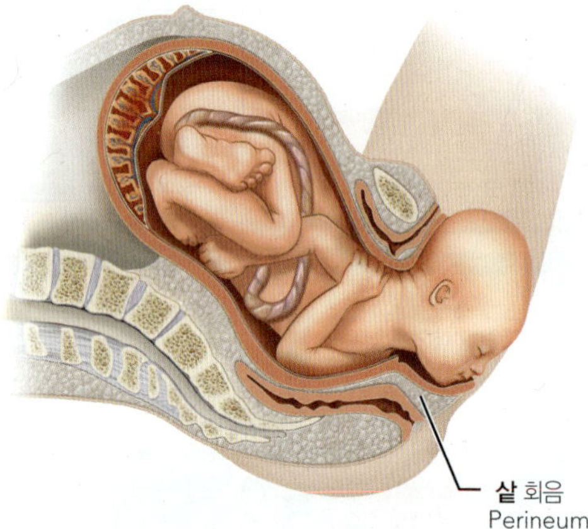

(3) 태반기
태아가 배출된 후 태반이 떨어지고 제거된다.

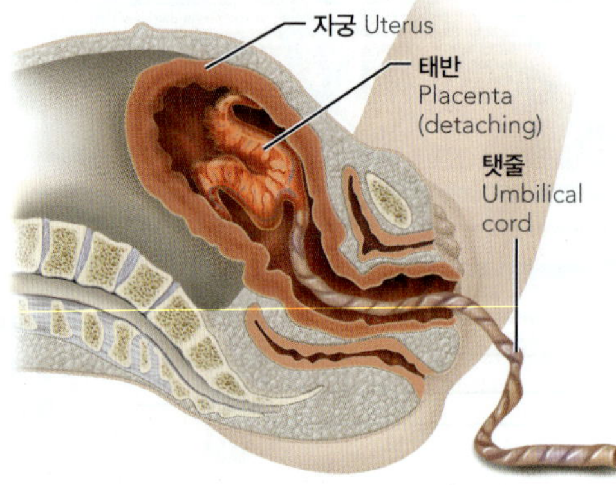

그림 24.27 **분만의 단계.**

로 자궁목이 완전히 열렸을 때에 완료된다. 자궁목 개대기는 분만 단계 중 가장 오래 걸리는 단계로 6~12시간 또는 그 이상이 소요된다.

2단계: 태아 만출기(expulsion stage)(그림 24.27 (2))는 자궁목이 완전히 열렸을 때부터 실제적으로 태아가 산도를 통해 나오는(분만, delivery) 시기이다. 이 시기동안 자궁수축은 점점 강해지며 모성은 배 근육을 이용하여 아래로 밀어내려는 강한 충동이 증가한다. 이 단계는 2시간 정도까지가 소요되지만 전형적으로 초산에는 50분, 그 다음 출산 시에는 20분 정도 지속된다.

3단계: 태반기(placental stage)(그림 24.27 (3)) 또는 태반 만출기(delivery of the placenta)는 태아 만출 후 15분 이내에 완료된다. 출산 후에도 지속되는 강력한 자궁수축이 자궁의 혈관들을 압박하여 출혈을 억제하며 자궁벽으로부터 태반의 박리를 유발한다. 박리된 태반은 탯줄을 약하게 여러 번 잡아당기면 쉽게 배출된다. 다음에는 두 개의 탯줄동맥과 한 개의 탯줄정맥이 있는지 확인하기 위해 탯줄에 있는 혈관의 수를 파악해야하는데, 이는 종종 하나의 탯줄동맥 부재가 태아의 심혈관계 질환과 관련이 있기 때문이다.

이해 수준 체크하기

□ 18. 하나의 정자 이외의 정자가 난자와 수정하는 것을 차단하는 것은 무엇인가?

□ 19. 태반을 형성하는 모체조직의 부분은 무엇이며, 태아조직의 부분은 무엇인가?

□ 20. 태반은 태아가 성장하는데 필요한 영양소를 제공하기도 하지만 내분비기관으로서도 기능을 하는데, 태반이 생산하는 호르몬에는 무엇이 있는가?

24.4 생식계통의 질환

DISORDERS OF THE REPRODUCTIVE SYSTEM

학습 성과

- 생식기관의 다양한 암에 대하여 설명할 수 있다.

24.4a 남성생식계통의 암

Reproductive System Cancers in Males

고환암 Testicular Cancer

보통 남성 50,000명당 1명 꼴로 발병하는 **고환암**(testicular cancer)은 15세에서 35세 사이에 가장 많이 발생하며, 급속히 분열하는 초기 단계의 정자발생세포에서 주로 발생한다. 그 결과 종양은 단단하고, 대개 통증 없는 덩어리이지만, 고환 전체의 부종과 관련해 확산통이 발생할 수도 있다. 대부분의 고환암은 초기에 발견되면 충분히 치료가 가능하기 때문에 남성은 음낭의 피부를 통해 쉽게 만져질 수 있는 고환의 덩이(종괴) 검사를 정기적으로 하도록 권장한다. 비록 이러한 자가검진 중에 발견된 대부분의 덩이는 암이 아니라 비교적 해가 없는 액체 주머니인 고환정맥류(varicoceles)와 물음낭종(hydroceles)일 수 있는데 이에 대한 적절한 진단은 고환암을 배제할 수 있다.

이유는 잘 모르지만 고환암은 점차 더 흔해지고 있다. 이러한 발병률 증가에도 불구하고, 이 암은 모든 사례의 95%에서 완치되고 사망률은 줄어들고 있다. 영향을 받은 고환의 절제, 방사선치료, 화학요법으로 치료할 수 있다.

전립샘암 Prostate Cancer

전립샘암(prostate cancer)은 그 기관 내의 주요 분비샘에서 발생하는 서서히 자라는 암이다. 초기에는 증상이 거의 나타나지 않지만, 결국 요도를 침범해 소변의 흐름이 차단될 수 있을 정도로 충분히 자라날 수 있다. 일정한 크기에 도달한 후 전립샘암은 골반의 뼈 부분, 골반 림프절, 몸통뼈대 등으로 전이되며, 골반, 허리 부위와 뼈에 통증을 유발한다. 전이는 60세 이전에 전립샘암이 발병한 비교적 적은 수의 남성에서 가장 빠르게 일어난다.

전립샘암은 남성 폐암 다음으로 남성 암 사망의 가장 흔한 두 번째 원인으로, 미국 내 모든 남성의 2.5%가 전립샘암으로 사망한다. 위험요인으로는 지방식, 유전적 소인이 있다. 사실상, 전립샘암은 대부분의 다른 암보다 더 현저한 유전적 소인이 있다.

직장손가락검사(digital rectal examination)와 곧창자 안에 장치를 삽입해 얻은 초음파 영상으로 전립샘암을 발견할 수 있다. 전립샘특이항원(prostate-specific antigen, PSA)의 수치를 측정하는 혈액 검사로 전립샘암을 조기에 발견할 수 있다. 그러나 PSA 검사의 광범위한 사용은 논란의 여지가 있다. 검사의 3분의 2는 PSA 수치가 증가해 있지만 암이 아닌 위양성으로 나타나며 PSA 검사는 실제 전립샘암 환자를 놓칠 수 있다. PSA 수치가 높아지면 전립샘 생검을 통해 암이 진단된다. PSA 선별검사는 환자의 가족력과 선별검사와 관련 있는 불확실성과 이익에 대한 이해를 바탕으로 환자와 의사가 공동으로 결정해야 한다.

암이 전이되기 전에 암이 발견된다면, 근치전립샘절제술(전립샘 완전 제거)이나 방사선요법(쌀알크기의 방사능물질을 전립샘에 직접 삽입하여 종양세포를 파괴)은 매우 효과가 높다 - 환자의 98%는 10년 후에 암이 없는 상태가 된다. 그러나 전이가 발생한 경우 효과적인 제어 대책이 없다. 그러나 전립샘암은 보통 천천히 자라기 때문에 많은 환자가 노년기와 관련된 다른 질병이나 조건으로 사망하게 된다.

24.4b 여성생식계통의 암 Reproductive System Cancers in Females

난소암 Ovarian Cancer

난소암(ovarian cancer)은 일반적으로 난소를 덮고 있는 종자상피세포에서 발생한다. 이는 여성의 1.4%에 영향을 주고, 여성의 암 사망의 다섯 번째 가장 흔한 원인이다. 이 암은 골반에 압력을 느끼거나 장의 변화 또는 방광 습관의 변화를 일으킬 만큼 충분히 커질 때까지 증상이 나타나지 않는다. 전이는 림프관과 혈관을 통해 퍼지거나 주변 구조로 직접 퍼짐으로써 일어난다.

평생 동안 배란을 가장 많이 한 여성들(아이를 낳지도 않았고 경구피임약을 사용한 적이 없는 경우)은 난소암에 걸릴 고위험을 가지고 있는데, 이는 아마도 매달 배란되는 난포의 파열 부위를 회복시키는 데 과도한 세포 분열이 일어나기 때문에 종자상피세포를 암으로 변하게 할 수 있다.

진단은 골반 검사 중에 덩이가 만져지거나, 질 초음파를 이용하여 확인하며, 난소암과 관련 있는 단백질 표지자의 양을 혈액 검사를 통해 측정한다. 치료는 난소와 자궁관, 자궁의 수술적 제거 후 방사선요법과 화학요법 등을 진행한다. 조기 발견이 어렵고 전이가 일어나면 예후가 좋지 않기 때문에 난소암에 따른 전체 5년 생존율은 50% 이하이다.

자궁내막암(자궁속막암) Endometrial Cancer

자궁속막(자궁내막; 주로 자궁샘)에서 생기는 **자궁내막암**(endometrial cancer)은 여성에서 폐암, 유방암, 잘록창자곧창자암(결장직장암) 다음으로 네 번째로 흔한 암으로 모든 여성의 2.9%에서 발생한다. 자궁내막암의 가장 중요한 징후는 질 출혈로 조기 발견을 가능하게 한다. 비만과 폐경 후 에스트로겐 대체요법(에스트로겐은 자궁속막 세포의 성장과 분열을 촉진한다)이 위험인자에 속한다. 진단은 일반적으로 질 내부로 초음파장치를 삽입하여 자궁속막의 비후를 확인 후 자궁내막생검을 한다. 치료는 자궁을 제거하는 것이고, 이후 일반적으로 골반 방사선요법을 시행한다. 흔히 조기에 발견되기 때문에 자궁내막암은 5년 생존율이 비교적 높아서 81.5%의 생존율을 보인다.

자궁경부암(자궁목암) Cervical Cancer

보통 30~50세 사이에 나타나는 **자궁경부암**(cervical cancer)은 미국 여성의 약 1%에서 발생하는데, 이 암은 자궁목 끝을 덮고 있는 상피세포에서 발생하는 천천히 자라나는 암이다. 90%가 성매개 사람유두종바이러스(HPV)에 의해 감염된다. **파파니콜로펴바른표본**(Papanicolaou (Pap) smear) 또는 자궁목도말검사(cervical smear test)는 이 암을 초기(암이전 단계)에 빨리 발견할 수 있는 가장 효과적인 방법이다. 이 검사는 자궁목의 탈락 상피세포를 채취하여 표본을 현미경으로 관찰하면서 세포이상을 찾는 것이다. 만약 암세포나 암이전 세포들이 자궁목에 국한되어 있다면 동결 또는 레이저로 조직을 파괴하여 제거하는데, 어떤 경우는 생존율이 95% 이상으로 매우 높다. 골반 장기에 암이 확산되면 방사선요법과 화학요법을 병행하여 치료하면 70% 이상의 5년 생존율을 보인다. 가다실(Gardasil®)과 서바릭스(Cervarix®)라는 이름으로 판매되는 백신은 현재 많은 유형의 HPV 감염을 예방할 수 있다. 청소년기 여학생과 젊은 여성에게 성병 감염을 예방하고 자궁경부암 발생을 막기 위해 예방접종을 장려하고 있다. 이 백신은 자궁경부암을 일으킬 수 있는 모든 유형의 HPV 감염을 예방하지 않기 때문에 정기적인 Pap 도말검사가 여전히 필요하다. 조기 발견의 중요성 때문에 18세 이상 여성(만약 성적으로 활발하다면, 더 어린 여성)은 1~3년마다 Pap 도말검사를 받아야 한다.

유방암 Breast Cancer

유방암(breast cancer)은 여성 암 사망의 두 번째로 가장 흔한 암이며, 미국 여성의 3%가 이 암으로 사망한다. 유방암은 일반적으로 유방 소엽의 가장 작은 관에서 발생한다. 여성 8명 중 1명은 일생 중에 유방암에 걸릴 것이다. 여성들은 유방(젖)의 덩어리, 유방 모양의 변화, 젖꼭지(유두)나 젖꽃판(유륜)의 비늘 벗음, 젖꼭지 분비물, 유방의 보조개(오목) 형성, 또는 귤껍질 모양 등을 발견하기 위해 매달 유방 자가검사를 하도록 권고받는다.

유방암의 위험요인으로는 가족력, 늦은 폐경, 사춘기의 조기 시작, 30세 이후 첫 출산, 폐경 후 에스트로겐 대체요법 등이 있다. 가능한 가족력은 제외하고, 이러한 모든 위험 요소들 은 일생 동안 에스트로겐에 노출되는 것을 반영하며, 이는 관세포의 분열을 자극해서 암 발생을 촉진시킨다.

유방암은 림프관을 통해 유방에서 겨드랑림프절과 복장옆림프절로 급속히 확산되며, 가슴벽, 폐, 간, 뇌, 뼈 등으로 전이된다. 만약 폐나 간에 전이가 되는 경우, 평균 생존 기간은 6개월 이하이다.
조기 발견을 가능하게 하는 선별 기법은 유방암으로 인한 사망률을 효과적으로 감소시킨다. 40세 이상 여성은 매년 **유방조영술**(mammogram)(유방의 X선 사진)을 할 것을 권한다(**그림 24.28**). 암이 의심되는 덩어리는 암인지 아닌지를 확인하기 위해 생검을 해서 현미경 검사를 한다. 만약 덩어리가 하나 이상이 있다면, 겨드랑림프절을 절제해 암세포를 검사한다; 영향을 받은 겨드랑림프절의 비율은 전이의 가장 좋은 지표이자 가장 신뢰할 수 있는 생존 예측변수이다. 영향을 받은 유방과 그 아래 있는 근육, 근막 및 연관 림프절을 모두 제거하는 **근치유방절제술**(radical mastectomy)은 가장 진행된 암인 경우에만 시행된다. 현재 표준 치료는 **덩어리**(종괴)**절제술**(lumpectomy)로 암덩어리와 주변 조직의 작은 테두리를 제거하는 것이다. 이후 방사선 치료를 하고 호르몬의 투여(타목시펜(tamoxifen)과 같은 소위 선택적 에스트로겐 대체요법 조정자)와 화학요법을 시행한다.

정기적 유방조영술을 통한 조기 발견의 중요성은 생존통계에서 분명히 나타난다. 유방암이 거의 모든 겨드랑 림프절에 전이된 환자 중 5년 생존율은 약 22%이지만, 겨드랑 림프절을 침범하지 않은 경우, 5년 생존율은 89.7%이다.

24.5 전 생애 동안의 생식계통

THE REPRODUCTIVE SYSTEM THROUGHOUT LIFE

학습 성과 

- 남성과 여성의 생식기관의 태생기 발생 과정을 비교 대조할 수 있다.
- 사춘기와 폐경기에 일어나는 해부학적 변화를 설명할 수 있다.

24.5a 생식기관의 배아 발달

Embryonic Development of the Sex Organs

남녀 모두의 생식샘은 발생 5주 동안에 **생식샘능선**(gonadal ridges)(**그림 24.29**)이라고 하는 중간중배엽 덩이로 발생이 시작된다. 생식샘능선은 중간콩팥의 바로 안쪽(배아 콩팥 **그림 23.16**), 허리 부분의 등쪽 배벽에 융기를 형성하면서 나타난다. 나중에 남성 생식관이 되는 **중간콩팥관**(mesonephric (Wolffian) ducts)은 미래에 여성 생식관이 되는 **중간콩팥곁관**(paramesonephric (Müllerian) ducts)의 안쪽에서 발생한다. 두 쌍의 생식관은 배설강(미래의 방광, 요도)로 열린다. 생식샘능선과 생식관이 남녀 모두 구조적으로 동일하기 때문에 이 시기의 배아는 성적으로 **미분화 단계**(sexually indifferent stage)에 있다고 말할 수 있다.

생식샘능선이 나타난 다음 주에, 원시종자세포(primordial germ cells)가 난황주머니에서 생식샘능선으로 이동하여 출현하게 되면, 발생 중인 생식샘의 종자세포에 따라 남성 정조세포 또는 여성 난모세포로 운명지어진다. 이 종자세포들이 제자리에 도달하면, 생식샘능선은 고환이나 난소로 분화하는데 이는 생식샘능선을 덮고 있는 상피에서 나오는 SRY 단백질이라고 불리는 남성 유도 신호의 존재 유무에 따라 결정된다.

남성 배아에서, 이 분화는 발생 7주에 시작한다(그림 24.29, 왼쪽 화살표 방향). 고환 끈(미래의 정세관)은 생식샘 표면에서 생식샘의 안쪽

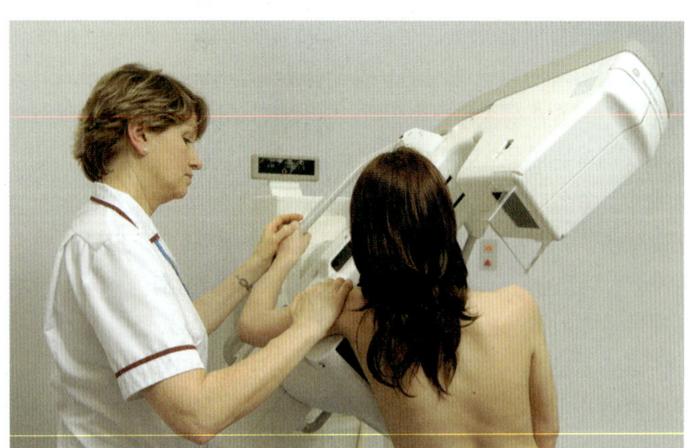

A. 유방조영술 촬영 방법

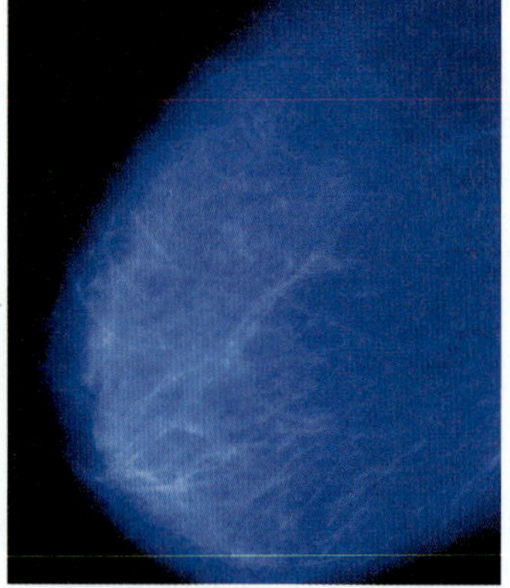

B. 정상 유방 사진

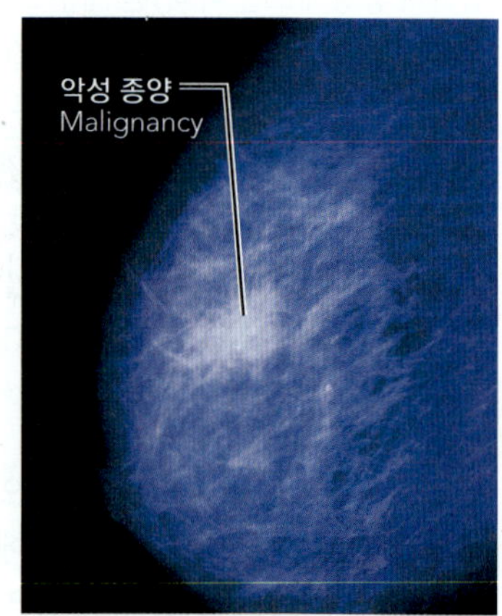

C. 종양이 있는 유방 사진

그림 24.28 유방조영술

의료영상해석

사진 B의 정상 유방에는 유방 조직 내에 흰 실 같은 구조가 보인다. 이 구조는 무엇인가? 악성을 나타내는 사진 C의 영상에서는 밀도가 높은 뚜렷한 영역을 보여준다. 일반적으로 유방의 어떤 구조가 악성을 일으키는가?

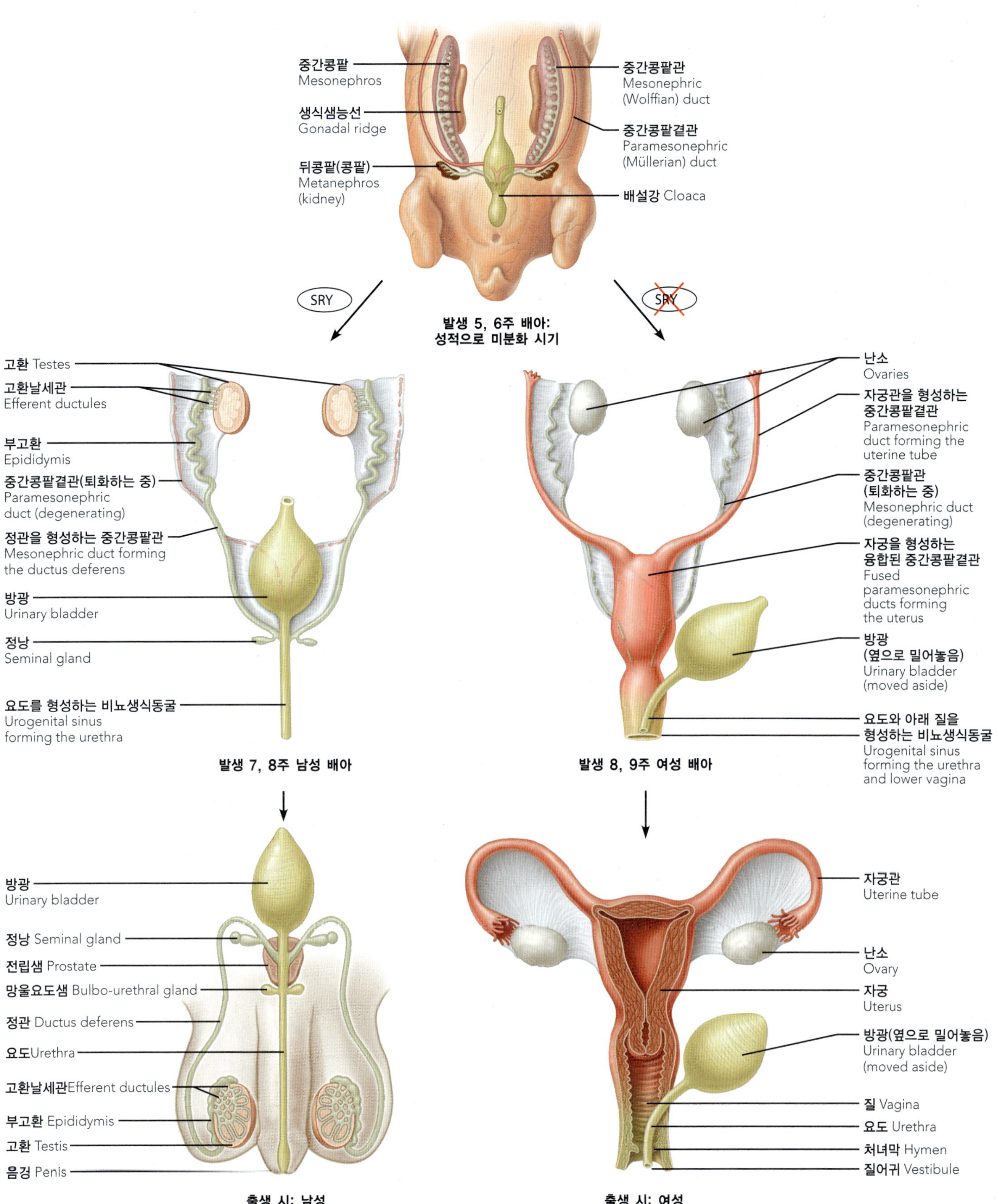

그림 24.29 남성과 여성의 속생식기관의 발생.

부분으로 자라는데, 여기서 그들은 콩팥단위를 통해 중간콩팥관에 연결되며 고환날세관이 된다. 더 발생이 진행되면, 중간콩팥관은 주요 남성생식관(부고환, 정관, 사정관)이 된다. 중간콩팥곁관은 남성 생식기관 발생에 관여하지 않고 곧 퇴화한다.

여성 배아(그림 24.29, 오른쪽 화살표 방향)에서, 이 과정은 약간 더 늦게 시작하는데 약 8주 정도이다. 미성숙한 난소의 바깥쪽 겉질 부분에서는 난포가 형성된다. 그 직후에, 중간콩팥곁관은 여성의 주된 생식관(자궁관, 자궁, 질의 윗부분)으로 발생하고 중간콩팥관은 퇴화한다.

생식샘 발생과 같이, 바깥생식기관(*external* genitalia)도 남녀 모두에서 동일한 구조로 발생한다(그림 24.30). 성적으로 미분화 시기에 남성과 여성 배아는 바깥회음 표면에 **생식결절**(genital tubercle)이라고 하는 작은 융기부를 가지고 있다. 배설강(미래의 요도와 방광)의 비뇨생식동굴은 생식결절의 깊이 위치하며, 비뇨생식동굴의 바깥구멍 역할을 하는 **요도고랑**(urethral groove)은 생식결절과 항문 사이에 있다. 요도고랑 가쪽으로는 **요도주름**(urethral folds (genital folds))과 **음순음낭융기**(labioscrotal swellings)가 형성된다.

8주에는 바깥생식기관이 빠르게 발달하기 시작한다. 남성(그림 24.30B)에서 생식결절은 커지고 음경해면체와 음경귀두를 형성하며, 요도주름은 정중앙에서 융합하여 음경의 배쪽면과 해면체요도를 형성한다. 두 개의 음순음낭융기 또한 정중선에서 결합하여 음낭을 형성한다. 여성(그림 24.30C)에서 생식결절이 음핵이 되고, 남성과 달리 융합하지 않은 요도주름은 소음순으로 발생하며, 융합하지 않은 음순음낭융기는 대음순을 형성한다. 여성에서 요도고랑은 질어귀로 존속된다.

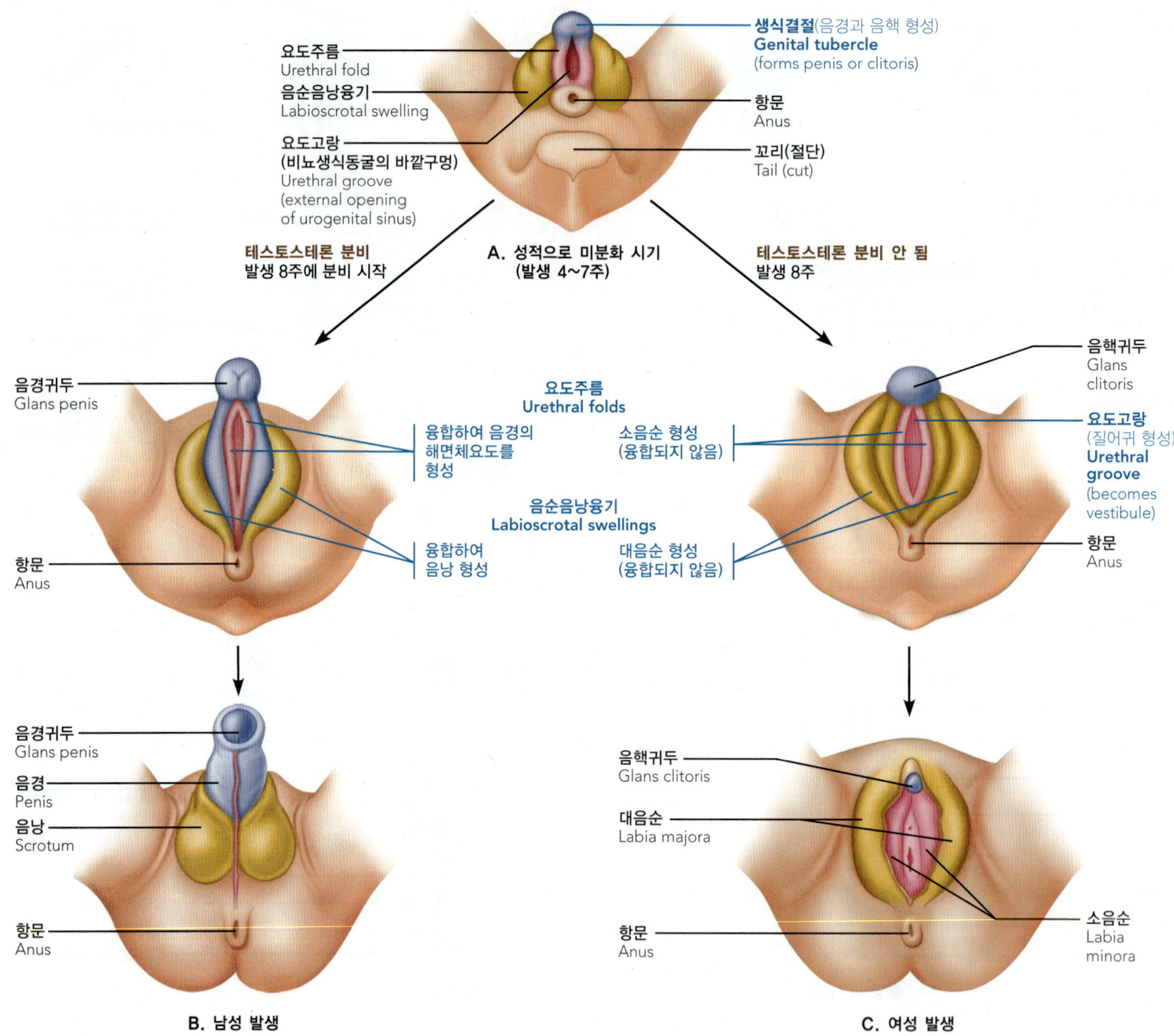

그림 24.30 남녀 바깥생식기관의 상동 구조 발생. 맨 아래 두 그림은 발생이 끝난 회음부를 보여준다.

24.5b 생식샘의 내림 Descent of the Gonads

남녀 모두에서 생식샘은 허리 부분의 등쪽 몸통벽에서 기원하며, 태생기에 꼬리쪽으로 내려간다. 남성 태아에서는 고환이 음낭으로 하강하고, 혈관과 신경도 뒤따른다(그림 24.31A). 발생 3개월에 고환은 샅굴 근처 골반에 도달하고, 복막안의 손가락같이 돌출된 **고환집돌기**(vaginal process)가 앞배벽의 근육을 통하여 밀어내면서 샅고랑을 형성한다. 발생 7개월까지는 더 이상 내려가지 않다가 갑자기 빠르게 샅고랑을 통과하여 음낭으로 들어간다(그림 24.31B). 고환이 음낭에 도달하면 각 고환집돌기의 몸쪽 부분이 닫히는 반면, 꼬리쪽 부분은 주머니같은 고환집막이 된다(그림 24.31C). 그러나 어떤 남아에서는, 고환집돌기가 전혀 닫히지 않아 음낭까지 열린 이 통로가 샅고랑(샅굴)탈장의 경로를 제공하게 된다. 사실, 이러한 **선천적 샅굴탈장**(congenital inguinal hernias)은 가장 흔한 탈장이다.

고환 내림의 원인에 대한 기전은 알 수 없지만, 대부분의 이론은 **길잡이**(gubernaculum)라고 불리는 고환에서 음낭의 바닥까지 꼬리쪽으로 이어지는 섬유끈에 주목하고 있는데 이것이 짧아지는 것으로 알려져 있다(그림 24.31). 샅고랑을 통해 이루어지는 최종 하강은 고환을 밀어 음낭에 넣는 복강 내 압력 증가에 의해 도움을 받을 수도 있다. 어떤 경우든, 샅고랑을 통한 최종 고환 내림은 테스토스테론에 의해 촉진된다.

난소는 고환처럼 태생기에 내려가지만, 천막 같은 주름인 자궁넓은인대가 더 이상의 하강을 막아주는 골반 입구 바로 아래까지만 하강한다. 각각의 난소는 대음순에 고정되어 있는 난소길잡이에 의해 하강이 인도되며, 이 길잡이는 남성의 고환길잡이와 동일하다(그림 24.31A). 여성에서 난소길잡이의 아랫부분은 자궁원인대가 되고 윗부분은 고유난소인대가 된다(그림 24.12, 24.15).

24.5c 사춘기 Puberty

사춘기(puberty)는 보통 10~15세 사이의 인생의 기간을 말하며 이 시기에는 생식기관이 성인의 크기로 성장을 하게 되고 생식 기능이 기능하다. 이러한 변화는 생식샘호르몬 즉, 남성에서는 테스토스테론, 여성에서는 에스트로겐 증가의 영향으로 일어난다. 사춘기에 생기는 일은 개개인에서 같은 순서로 일어나지만, 그것들이 일어나는 연령은 매우 다양하다.

남성에서 첫 번째 변화는 13세 경에 고환과 음낭이 커진다는 것이다. 다음으로 두덩털(음모), 겨드랑털, 얼굴털(안모)이 나타나는데, 이것은 성호르몬으로 인해 비생식(nonreproductive) 기관에 나타나는 양상인 **이차성징**(secondary sex characteristics)이라고 할 수 있다. 다른 이차성징은 남성의 목소리를 깊게 하는 후두의 비대, 여드름을 유발할 수 있는 피부의 유분 증가 등이 있다. 근육뼈대계통 또한 사춘기의 성장급증으로 그 양이 증가하는데 최대 6년까지 지속된다. 성적 성숙은 정액에 있는 성숙한 정자의 존재에 의해 증명된다.

여성의 경우, 사춘기의 첫 징후는 흔히 11세 경에 나타나는 젖 봉오리이다. 초경(첫월경)(menarche ("month beginning"))은 첫 번째 월경으로 보통 1년 후에 생긴다. 배란과 수정능력은 뇌하수체 호르몬 조절이 성숙될 때까지 기다려야 하고 거의 2년이 더 걸릴 수 있다. 그 사이에 에스트로겐 유도 이차성징이 13세 경에 나타나는데, 특히 엉덩이와 젖의 피부밑지방이 증가하고, 다리이음뼈가 넓어지고 가벼워지면서 출산에 용이하도록 적응되어간다. 더구나 난소는 안드로겐을 분비하는데, 이것은 두덩과 겨드랑 털, 부분분비땀샘, 피부 유분을 발생시킨다. 에스트로겐이 유도하는 여성의 성장급증은 약 12세부터 15세에서 17세까지 지속된다.

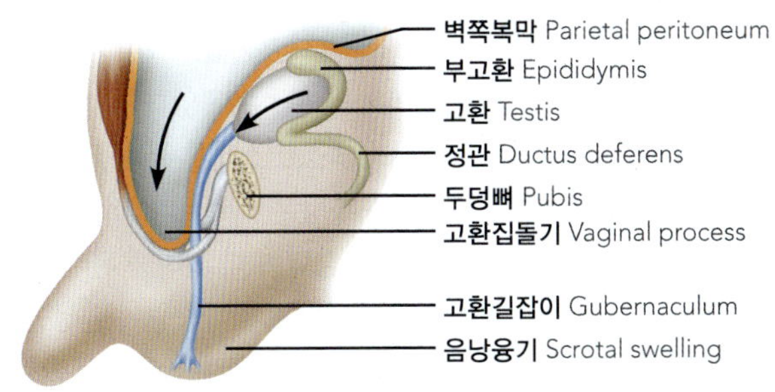

A. 3개월 태아

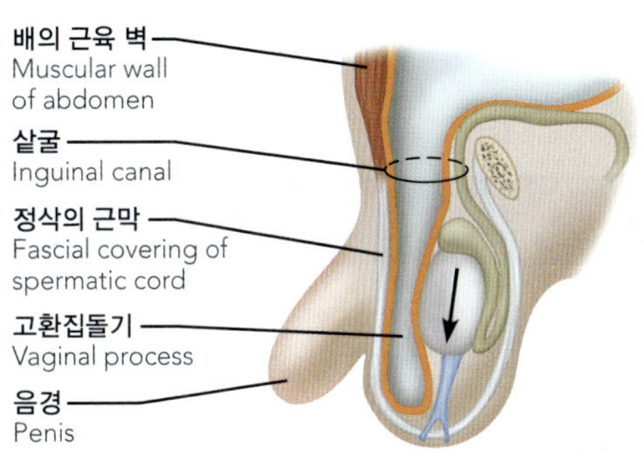

B. 7개월 태아

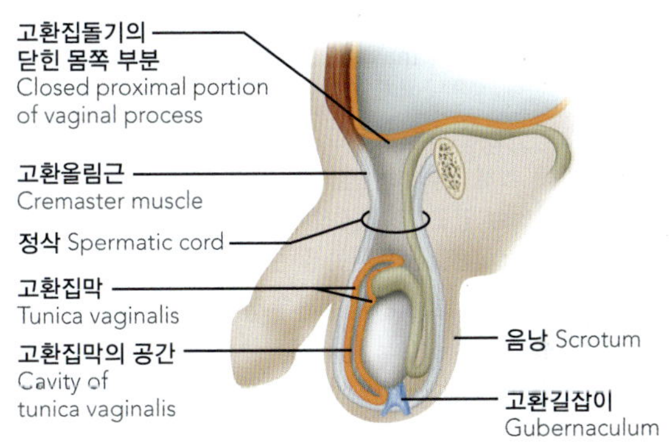

C. 출생시

그림 24.31 **고환의 내림.** 남성 태아의 골반을 가로지르는 시상단면

24.5d 폐경, 폐경기 Menopause

대부분의 여성은 생리학적으로 20대 후반에 생식 정점에 도달한다. 35세쯤 되면 난소에서 난포가 퇴화하는 비율이 빨라진다. 나중에 난소에 난포가 거의 남아있지 않으면, 배란과 월경은 멈추게 된다. 이러한 경우

를 **폐경**(menopause)이라고 하며 보통 46세에서 54세 사이에 일어난다. 폐경의 원인은 명확하지 않다. 난소의 난포가 고갈되면서 일어날 수 있고, 또는 뇌에서 보내는 신호에 의해 일어날 수도 있다.

폐경 후에는 난소가 에스트로겐과 테스토스테론 분비를 멈추게 된다. 에스트로겐이 없으면 생식기관과 유방은 위축된다. 질이 건조해져서 성관계가 고통스러울 수도 있고, 질 감염이 더 흔하게 된다. 피부 두께는 점차 줄어들고, 뼈 부피가 감소되어 때로 골다공증이 발생한다. 천천히 혈중 콜레스테롤 수치가 상승하여 폐경 후 여성이 심혈관질환에 걸릴 위험이 있다.

남성에는 여성의 폐경과 유사한 일이 없다. 대신, 40세에 시작해서 테스토스테론 생산이 매년 약 1%씩 천천히 감소하기 시작한다. 결과적으로 뼈와 근육이 점차 감소하고 정자의 형성도 점차 감소하지만, 일부 노년기 남성의 자식 생산을 막을 정도는 아니다. 나이가 들면서 음경발기 부위의 결합조직의 양이 증가하여 발기의 효율이 떨어지게 된다.

이해 수준 체크하기

□ **21.** 다음 나열된 각각의 암에서 가장 흔히 이용되는 선별검사는 무엇인가?
(a) 전립샘암, (b) 자궁경부암 (c) 유방암 (d) 고환암

□ **22.** 배아 중간콩팥관이 남성 배아에서 형성하는 것은? 또 중간콩팥곁관이 남성 배아에서 형성하는 것은 무엇인가?

□ **23.** 남자와 여자의 이차성징은 무엇이고, 무엇의 영향으로 이차성징이 일어나는가?

요약 Chapter Summary

1. 생식계통의 기능은 자손을 생산하는 일이다. 고환과 난소는 생식세포인 정자와 난자를 생성한다. 그 외 모든 다른 생식기관은 부속기관이다.

24.1 남성생식계통 THE MALE REPRODUCTIVE SYSTEM

24.1a 고환 The Testes

2. 음낭은 고환을 둘러싸는 피부주머니와 피하조직이며 체강 외부에 위치한 고환은 정자 생성에 필요한 온도인 체온보다 약간 낮은 온도를 유지한다. 음낭근(dartos muscle), 고환올림근(고환거근, cremaster muscle)의 복합체는 음낭에서 고환의 온도 조절을 도와준다.
3. 각각의 고환은 고환집막(고환초막, tunica vaginalis)이라 불리는 장액성 주머니에 의해 부분적으로 둘러싸여 있다. 뒤에 있으면서 부분적으로 둘러싸여 있고, 결합조직에 의해 정자를 생성하는 정세관(seminiferous tubule)을 포함하는 많은 소엽으로 나뉜다.
4. 정세관(seminiferous tubule)의 두꺼운 상피에는 정자발생세포(정모세포, 일차정모세포, 이차정모세포, 정자세포)로 구성되어 있다.
5. 버팀세포(sustentocyte)는 혈액고환장벽을 형성하고 영양소를 정자발생세포로 전달하고, 세관속공간(tubule lumen)으로 이동시킨다. 정자 이동을 위한 정액, 안드로겐결합단백질, 호르몬을 분비한다.
6. 근육모양세포(myoid cell)는 정세관을 둘러싸는 민무늬근육과 같은 세포(smooth-muscle-like cell)이며 세관을 통해 정자가 빠져나가도록 돕는다.
7. 사이질세포(leydig cell)는 결합조직과 정세관(seminiferous tubule) 사이에서 뇌하수체로부터 황체형성호르몬(luteinizing hormone, LH)의 영향하에 대부분 테스토스테론인 안드로겐을 분비한다.

24.1b 남성생식도관 Male Reproductive Ducts

8. 정세관으로부터 정자는 고환의 곧은정세관(straight tubule)을 통과하여 고환날세관(efferent ductule)을 지나 부고환으로 진입한다.
9. 콤마 모양의 부고환은 고환 표면을 후면과 옆면으로 뻗어 덮는다. 부고환의 관은 섬모(stereocilia)를 가진 위중층원주상피로 되어 있고 정자가 헤엄치는 능력과 수정 능력을 얻도록 한다. 사정은 부고환 관의 민무늬근의 수축으로 시작된다.
10. 정관은 음낭의 부고환으로부터 골반안의 사정관까지 뻗어 있다. 사정 시 평활근의 두꺼운 층의 연동운동(peristalsis)에 의해 정자를 요도로 추진시킨다.
11. 근막으로 덮인 정삭은 정관과 고환혈관을 포함한다. 음낭부터 얕은고샅구멍까지 앞쪽 배벽을 통해 뻗어 있고 샅고랑을 통과하여 깊은고샅구멍까지 이어진다.
12. 방광부터 음경의 끝까지 뻗어 있는 요도는 몸 밖으로 소변과 정액을 배출한다.

24.1c 부속샘 Accessory Glands

13. 방광 뒤쪽에 길게 위치한 분비샘인 정낭은 사정액의 60%를 차지하는 과당이 풍부한 액체를 분비한다.
14. 전립샘요도를 둘러싸고 있는 전립샘은 섬유근육성의 버팀질로 둘러싸인 혼합샘이다. 전립샘의 분비는 분비물을 응집하고 액화되도록 돕는다. 많은 남성에게 영향을 주는 양성 전립샘비대는 전립샘의 심부에서 발생한다.
15. 비뇨생식가로막에 있는 망울요도샘은 사정전에 요도에 정액을 분비하여 정액이 통과할 때 도관을 중화하고 윤활작용을 한다.

24.1d 음경 The Penis

16. 음경은 뿌리, 몸통, 음경귀두로 구성된다. 뒤쪽으로 신경과 혈관이 위치한다. 음경의 대부분은 1개의 요도해면체와 2개의 음경해면체인 혈관성 발기체로 이루어져 있고 혈액에 의해 발기된다.

24.1e 남성의 샅 회음, The Male Perineum

17. 남성에서 다이아몬드 모양의 샅은 음낭, 음경의 뿌리, 항문을 포함한다.

24.1f 정자발생 Spermatogenesis

18. 정자발생의 세 단계는 (1) 정모세포 형성, (2) 감수분열, (3) 정자 형성이다.
19. 정자발생에서 첨단체를 형성하고 편모가 자라고 핵이 나타나고 초과된 세포질이 떨어져나가 둥근 정자세포는 올챙이(tadpole) 모양의 정자세포가 된다.

24.2 여성생식계통 THE FEMALE REPRODUCTIVE SYSTEM

20. 여성생식계통은 난자(ovum)와 성호르몬들을 생산하며 태아를 수용, 영양 공급, 보호 및 분만의 기능을 한다. 약 28일의 월경주기를 가진다.

24.2a 난소 The Ovaries

21. 아몬드 모양의 난소는 골반안(pelvic cavity)의 가쪽 벽에 위치하며 다양한 창자간막(mesentery)과 인대에 의해 고정된다.

22. 난소간막(mesovarium)은 자궁넓은인대(광인대, broad ligament)라고 불리는 배막주름의 일부이다. 자궁넓은인대의 다른 부분들은 자궁관간막(mesosalpinx)과 자궁간막(mesometrium)이 있다. 자궁넓은인대 내에는 난소걸이인대(난소지지인대, suspensory ligament of the ovary)와 그것의 연속인 자궁원인대(round ligament of the uterus)가 있다.

23. 각 난소는 바깥 겉질(cortex, 결합조직에 의해 구분되는 난모세포를 가진 난포들)과 안쪽 속질(medulla, 주요 난소혈관들과 신경들이 있는 결합조직)로 구성된다. 사춘기부터 폐경까지 매달 하나의 난포(follicle)가 성숙하여 매달 하나의 난모세포(oocyte)를 배출한다.

24.2b 자궁관 The Uterine Tubes

24. 각 자궁관은 난소와 자궁 사이에 있으며 그 부위로는 바깥쪽부터 중심을 향해 자궁관깔때기(infundibulum), 자궁관팽대(ampulla), 자궁관잘록(isthmus)이 있다. 자궁관깔때기와 이어진 자궁관술(fimbriae)은 파동을 생성하여 배란된 난모세포가 자궁관으로 유입되도록 돕는다.

25. 자궁관의 벽은 근육층(muscularis)과 단층원주상피세포층(simple columnar epithelium)인 안쪽의 주름진 점막층(mucosa)으로 이루어졌다. 민무늬근육과 섬모상피세포들은 난모세포가 자궁을 향해 잘 이동하도록 돕는 역할을 한다.

24.2c 자궁 The Uterus

26. 속이 빈 장기인 자궁은 서양배를 거꾸로 세워둔 모양으로 자궁바닥(fundus), 자궁몸통(body), 자궁잘록(isthmus) 및 자궁목(cervix) 부분으로 나누어진다. 자궁목샘(cervical gland)은 세균을 차단하는 점액으로 자궁목관(cervical canal)을 채우고 있다.

27. 자궁은 자궁넓은인대와 가쪽자궁목인대(lateral cervical ligament) 및 자궁원인대에 의해 지지되며 가장 큰 지지력은 골반바닥의 근육들로부터 나온다.

28. 자궁벽은 자궁바깥막(자궁외막, perimetrium)과 근육층(myometrium) 및 두꺼운 점막층인 자궁속막(자궁내막, endometrium)의 세 층으로 구성된다. 근육층은 분만 동안 태아를 밀어내는 역할을 한다. 자궁속막은 임신기간을 제외하고는 매달 탈락하는 기능층(functional layer)과 기능층의 재생을 담당하는 바닥층(basal layer)으로 나뉜다.

24.2d 질 The Vagina

29. 자궁부터 몸의 바깥으로 이어지며 고도로 늘어날 수 있는 튜브형태의 질은 성교 시 음경과 정액을 받아들이며 출산 시에는 산도(birth canal)로서 기능을 한다.

30. 질벽은 3개의 층 즉, 바깥의 외막층(adventitia), 중간의 근육층(muscularis) 및 탄력성이 높은 점막고유판(lamina propria)과 중층편평상피(stratified squamous epithelium)로 이루어진 안쪽의 점막층(musosa)으로 구성된다.

31. 자궁목(자궁경부, cervix)의 끝을 둘러싸고 있는 질 위쪽은 넓어지면서 오목한 주름이 잡혀 있는데, 이 부분을 질천장(질원개, fornix)이라고 한다.

24.2e 바깥생식기와 샅 The External Genitalia and Female Perineum

32. 여성의 바깥생식기(외음부, vulva)에는 불두덩(치구, mons pubis), 대음순(labia majora), 소음순(labia minora)과 발기체인 음핵(clitoris) 및 요도구멍과 질구멍을 품고 있는 질어귀(질전정, vestibule)가 있다. 점액을 분비하는 큰질어귀샘(대전정선, greater vestibular gland)의 발기체인 질어귀망울(전정망울, bulbs of the vestibule)은 음순 아래의 깊은 곳에 위치해 있다.

33. 샅(회음부, perineum)의 중심힘줄(중심건, central tendon)은 질구멍(vaginal orifice)과 음순주름띠(음순소대, fourchette)의 뒤쪽에 위치한다.

24.2f 난자발생과 월경주기 Oogenesis and the Female Menstrual Cycle

34. 여성생식세포의 생산을 의미하는 난자발생은 태생부터 시작되며 완료되는데도 수십 년이 걸린다. 줄기세포(stem cell)인 난조세포(oogonia)는 태아의 난포에서 볼 수 있다. 일차난모세포(primary oocytes)는 배란이 일어날 때까지 오랜 기간 동안 일차감수분열기에 멈춰 있으며, 이차난모세포(secondary oocyte)는 정자가 관통할 때까지 이차감수분열기에 멈춰 있다.

35. 난소주기(ovarian cycle)는 난포의 성숙과 배란을 책임진다. 자궁주기(uterine cycle)는 수정란의 착상을 대비해 자궁을 준비하는 역할을 한다.

36. 난소주기는 난포기(follicular phase), 배란기(ovulation) 및 황체기(luteal phase)의 연속적인 3단계로 이루어진다. 신생아의 난소에는 수천 개의 원시난포(primordial follicle)가 있는데 각각은 한 층의 납작한 난포세포들에 둘러싸인 난모세포로 구성된다.

37. 사춘기부터 폐경까지 매달 반복되는 난소주기의 난포기(follicular phase) 동안 6~12개의 난포가 성숙하기 시작한다. 원시난포로부터 일차난포(primary follicle), 동난포(antral follicle) 마지막으로 성숙난포(mature ovarian follicle)의 순으로 분화되어 배란될 준비를 마친다. 이 성숙 과정은 뇌하수체 앞엽에서 분비되는 난포자극호르몬(follicle-stimulating hormone, FSH)에 의해 유도되며, 일반적으로 매달 오직 하나의 난포만이 성숙 과정을 완료한다.

38. 성장하고 있는 난포 주위를 둘러싸고 있는 난포막(theca folliculi)은 난포와 함께 황체형성호르몬(luteinizing hormone, LH)과 난포자극호르몬(FSH)의 영향하에 안드로겐(androgen)을 에스트로겐(estrogen)으로 전환한다. 에스트로겐은 모든 여성생식기관들의 성장과 활성을 자극하며 자궁주기 중 증식기(proliferative phase)의 신호물질이 된다.

39. LH의 자극으로 난소주기의 중기인 14일경에 난모세포가 난소로부터 배막강(peritoneal cavity)으로 배출이 되는 것, 즉 배란(ovulation)이 일어난다.

40. 난소주기의 마지막 단계인 황체기(15~28일)에는 난모세포 배출 후 난소에 남겨진 난포가 위축되면서 쭈글쭈글하게 주름진 황색체(corpus luteum)가 되는데 이는 프로게스테론과 에스트로겐을 분비한다. 프로게스테론은 자궁주기의 분비기를 유지시키는 기능을 한다. 만약 수정에 실패하면 황체는 약 2주 후 퇴화되어 반흔상(scar)인 백체(corpus albicans)가 된다.

41. 자궁주기(uterine cycle)는 월경기(menstrual phase), 증식기(proliferative phase), 분비기(secretory phase)의 3단계로 이루어지는데, 처음 두 단계는 배란 2주 전에 자궁속막의 출혈 후 재생이 일어나는 단계이다. 세 번째 단계는 배란 후 2주 동안 배아를 받아들이도록 자궁속막을 준비하는 단계이다.

24.2g 젖샘 유선, The Mammary Glands

42. 젖샘은 배아기의 유선(milk line)으로부터 발생한다. 각 젖샘은 젖을 분비하는 15~25개의 젖샘엽(복합꽈리샘, compound alveolar gland)으로 구성된다. 젖샘소엽(lobule)과 젖샘꽈리(alveoli)로 다시 나뉘는 젖샘엽(lobe)은 지방조직(adipose tissue)과 젖샘걸이인대(유방제인대, suspensory ligament)에 의해 분리된다. 임신 중반기가 되어서야 젖샘의 모든 샘 구조들이 발달하기 시작한다. 유방암은 주로 젖샘의 도관계통(duct system)에서 발생한다.

24.3 임신과 출산 PREGNANCY AND CHILDBIRTH

24.3a 임신 Pregnancy

43. 수정(fertilization)은 주로 자궁관팽대(ampulla)에서 일어난다. 많은 정자들은 난모세포의 투명대(zona pellucida)를 관통하기 위해서는 첨단체(acrosome)에서 효소를 분비하여야만 한다. 단 하나의 정자가 난모세포 내로 진입을 하면 다른 정자들의 진입은 차단된다.

44. 일단 수정이 성공하면 수정란(접합체, zygote)은 분화하여 다세포 상태의 배아가 되어 자궁으로 이동한 후 자궁속막에 착상한다. 착상이 되면 영양막(trophoblast)은 세포성영양막(cytotrophoblast)과 파고드는 성질이 있는 융합세포영양막(syncytiotrophoblast)으로 나뉜다. 융모사이공간(lacuna)이 융합세포영양막 내에 열리고 이곳에 모체의 자궁속막혈관으로부터 유출된 혈액이 채워지면 모체의 혈액과 배아조직 사이의 최초의 접촉이 이루어진다.

45. 태반(placenta)은 태아의 호흡, 영양 공급, 노폐물 배출의 기관으로서 기능을 하며 임신유지 호르몬들을 생산한다. 태아조직(융모막융모, chorionic villus)과 모체조직(자궁속막의 탈락막, endometrial decidua)이 함께 태반을 형성한다.

46. 물질교환을 위한 태반장벽은 융모막융모의 세 층과 융모속 태아쪽 모세혈관 상피세포로 구성된다. 이 층들 중 융합세포영양막은 태반호르몬을 분비한다. 건강한 태반이라면 모체의 혈액과 태아의 혈액은 절대로 직접 섞이지 않는다.

24.3b 출산 Childbirth

47. 분만은 세 가지 연속적인 단계인 자궁목 개대기(dilation), 태아 만출기(expulsion), 태반기(placental stage)로 나뉜다.

24.4 생식계통의 질환 DISORDERS OF THE REPRODUCTIVE SYSTEM

48. 생식기관의 가장 심각한 암은 전립샘암(prostate cancer)과 유방암(breast cancer)이다.

24.5 전 생애 동안의 생식계통 THE REPRODUCTIVE SYSTEM THROUGHOUT LIFE

24.5a 생식기관의 배아 발달 Embryonic Development of the Sex Organs

49. 남녀 모두에서 생식샘은 등쪽 허리 부분에서 중간중배엽으로 된 생식샘능선(gonadal ridges)으로 발생이 시작된다. 원시종자세포(primordial germ cells)는 난황주머니의 내배엽에서 생식샘으로 이동한다. 남성에서 중간콩팥관은 대부분의 남성 생식관과 생식샘을 형성하고, 반면 중간콩팥곁관은 여성의 자궁관과 자궁을 형성한다.

50. 바깥생식기관(external genitalia)은 생식결절(genital tubercle; 음경과 음핵이 됨)과 요도주름(urethral folds; 해면체요도와 소음순이 됨), 그리고 음순음낭융기(labioscrotal swellings; 음낭과 대음순이 됨)로부터 형성된다.

24.5b 생식샘의 내림 Descent of the Gonads

51. 고환은 뒤 복부에서 형성되어 음낭으로 내려간다. 난소 또한 내려가는데 골반 안까지만 내려온다.

24.5c 사춘기 Puberty

52. 사춘기는 생식기관이 성숙하고 생식 기능이 가능하게 되는 시기이다. 이 시기는 남성에서는 음경과 음낭의 성장으로 시작하고, 여성에서는 젖의 성숙으로부터 시작한다.

24.5d 폐경, 폐경기 Menopause

53. 폐경기에는 난소 기능이 감소하여 배란과 월경이 중단된다.

정답: 기억해야할 어근, 이해 수준 체크하기

Answers to Roots to Remember, Check Your Understanding

1장 인체:개요

기억해야 할 어근 **1.** Before arm. The forearm region is also called the antebrachium. **2.** Around heart. The pericardium is a membranous structure located around the heart. **3.** Same side. *Ipsilateral* refers to structures located on the same side of the body. **4.** A wall rib. The parietal pleura is a serous membrane that forms the external boundary (wall) of the pleural cavity. This layer adheres to the deep surface of the thoracic cage, the ribs. **5.** Study of disease. Pathology is the study of diseased tissue. **6.** Axis cut writing. Axial tomography is an imaging technique that takes sequential cross-sectional images.

이해 수준 체크하기 **1.** Histology is the microscopic study of tissue structure; radiography is the study of internal body structures from X-ray and other imaging techniques. **2.** pathology: study of disease; hepatitis: inflammation of the liver; brachial: arm; leukocyte: white cell; pneumonia: condition of air. **3.** A tissue is a group of cells and associated extracellular material of similar structure with a common function. The four types of tissue are epithelial tissue, a covering or lining tissue; connective tissue, which functions in support and protection; muscle tissue, which produces movement; and nervous tissue, which allows for internal communication by electrical impulses. **4.** (a) The urinary system eliminates wastes and regulates water and ion balance. (b) The nervous system is a fast-acting control system. (c) The respiratory system supplies blood with oxygen and removes carbon dioxide. **5.** The liver lies inferior to the heart and extends laterally in the upper right quadrant of the abdomen. **6.** The outer tube shows evidence of segmentation. **7.** The parietal pleura is the outer layer of serous membrane that lines the pleural cavity. **8.** In a tissue stained with H&E, the cell nuclei are colored dark blue to purple. **9.** Scanning electron microscopy (SEM) produces three-dimensional images of surface features. **10.** (a) Ultrasound is best for examining the gallbladder in the ER. (b) Broken bones are best visualized using conventional X-ray imaging. (c) MRI is best for visualizing joint structure. (d) A CT scan is best for imaging internal organs in a trauma situation.

2장 세포: 생명체의 단위

기억해야 할 어근 **1.** Within forming material network. The endoplasmic reticulum is a network of tubules within the cytosol of the cell. **2.** Eat cell process. *Phagocytosis* refers to "cell eating," the process by which large molecules or organisms are brought into the cell via a vesicle. **3.** Color body. Chromosomes are colored dark purple when viewed with common tissue-staining techniques. **4.** Breaking down body. Lysosomes are organelles that contain enzymes that break apart cellular debris. **5.** Cell movement. Cytokinesis is the final stage of cell division, when daughter cells move away from each other. **6.** End part. Telomeres are small segments on the end of chromosomes.

이해 수준 체크하기 **1.** The three regions of the cell are the plasma membrane, the cytoplasm, and the nucleus. **2.** The plasma membrane is composed of lipids (phospholipids), sugars (glycolipids and glycoproteins), and proteins. **3.** Water enters and leaves the cell via osmosis. **4.** Exocytosis carries large macromolecules out of the cell. **5.** Ribosomes and rough ER produce proteins; the Golgi apparatus packages proteins. **6.** The mitochondrion produces energy for cellular activity. **7.** A cell that specialized in phagocytosis would contain numerous lysosomes. **8.** The intermediate filament resists tension. **9.** The nucleolus produces ribosomal RNA and assembles the ribosomal subunits. **10.** Rough endoplasmic reticulum is continuous with the nuclear envelope. **11.** Extended chromatin is thin strings of chromatin that appear as beads (histones) on a string (DNA) in TEM. Extended chromatin is found in active regions of DNA where transcription is occurring. Condensed chromatin is thick, tightly coiled chromatin that is found in inactive regions of DNA. **12.** The cell spends most of its life in interphase. **13.** *Ana* = apart; the chromosomes move toward opposite poles of the cell during anaphase. *Meta* = between, transition; during metaphase, the chromosomes align in the midline of the cell. *Telo* = the end; in telophase, the nuclei of daughter cells reassemble, cytokinesis continues, cell division ends. **14.** Muscle cells have abundant actin and myosin microfilaments. **15.** Cells that produce and secrete hormones contain abundant rough ER, mitochondria, and secretory granules. **16.** According to the mitochondrial theory of aging, reducing caloric intake can increase life span.

3장 조직

기억해야 할 어근 **1.** Small shaggy hair. Microvilli are fingerlike extensions of the plasma membrane on apical epithelia. **2.** Fiber bud. Fibroblasts are cells that produce the matrix (fibers and ground substance) of connective tissue. **3.** Gland tumor. Tumors of glandular epithelium are called adenomas. **4.** Base layer. The basal lamina is the noncellular supporting sheet at the base of an epithelium. **5.** Falsely layered. Pseudostratified epithelium has cells of varying heights, but all reach the basement membrane; thus, pseudostratified epithelium is a single layer of cells. **6.** Womb outside the cell. The extracellular matrix is the material external to the cells in connective tissues, composed of ground substance and fibers.

이해 수준 체크하기 **1.** The apical region is the free, unattached surface of the epithelium. It is easily identifiable in a micrograph as the region that abuts an open space, usually apparent as a white space. **2.** Larger-sized cells allow for more room for cellular machinery necessary for producing cellular secretions (ER, ribosomes, Golgi apparatus, mitochondria). Cuboidal epithelium is found in kidney tubules, glands, and the ovary surface. **3.** Diffusion is a distant-dependent process; columnar epithelium is too thick for efficient diffusion. Simple squamous epithelium is found in these locations. **4.** Goblet cells are unicellular exocrine glands that secrete mucin (mucus). **5.** endocrine **6.** Simple exocrine glands have unbranched ducts; the ducts of compound glands are branched. **7.** Microvilli are short extensions of the plasma membrane with a core of actin microfilaments that extend into the cytoskeleton. They increase the surface area of the plasma membrane. A cilium is a long extension of the plasma membrane composed of a core of microtubules arranged in pairs linked by motor proteins and anchored to a centriole at its base. The bending of a cilium produces movement of the fluid at the epithelial surface. **8.** Intermediate filaments extend across the cell and anchor at desmosomes on the opposite side. Linker proteins from the desmosomes link to adjacent cells. **9.** Other tissues that contain gap junctions are embryonic tissues, connective tissues, cardiac muscle, and smooth muscle. **10.** Epithelial tissues contain lots of cells of similar type closely packed together into sheets with little extracellular matrix. Connective tissues contain fewer cells of various types separated from each other by extensive extracellular material. **11.** The matrix of a connective tissue is composed of both ground substance and fibers. The ground substance is commonly a gel-like material that functions to hold fluid. **12.** Collagen fibers in connective tissues resist tension; the ground substance resists compression; and the elastic fibers allow for recoil. The blast cells (fibroblasts, chondroblasts, osteoblasts) initially produce the tissue matrix. Once the tissue is formed, the fibrocytes, chondrocytes, and osteocytes can secrete matrix components to keep the matrix intact and healthy. **13.** The fibers of loose connective tissues are separated from each other by ground substance. In dense connective tissue, the fibers are closely packed together. **14.** Ligaments and tendons are formed from dense regular connective tissue. The subcutaneous tissue is composed of adipose and loose areolar connective tissue. The connective tissue that underlies epithelia is loose areolar connective tissue. Reticular connective tissues contribute to the structure of lymph nodes. **15.** Collagen fibers are found in loose areolar, adipose, dense regular, and irregular connective tissues; hyaline cartilage, elastic cartilage, and fibrocartilage; and bone. **16.** Cells are located in lacunae in both cartilage and bone tissues. **17.** In cartilage, compressive forces are resisted by the gel-like ground substance. **18.** Most obvious way to distinguish smooth muscle tissue from stratified squamous epithelium is that smooth muscle tissue does not have an apical and basal region. **19.** Neurons function to transmit electrical impulses. **20.** *Striated* means "striped" and refers specifically to muscle tissue. Cardiac muscle and skeletal muscle are striated muscle tissue. *Stratified* means "layered" and is used in reference to epithelial tissues: stratified squamous, stratified cuboidal, and stratified columnar epithelia. **21.** Epithelia and some connective tissues (bone, areolar connective tissue, dense irregular connective tissue, blood) regenerate easily. Cardiac muscle and nervous tissue in brain and spinal cord do not regenerate. **22.** Scar tissue is located in the underlying connective tissue. **23.** Increased blood flow to an infected tissue and increased fluid leakage from capillaries serving the infected area cause the heat and swelling associated with infection. **24.** Epithelia form from all three embryonic germ layers: ectoderm, mesoderm, and endoderm. **25.** Cell division in cancerous cells is uncontrolled, and cells expand beyond their normal tissue boundaries.

4장 피부계통

기억해야 할 어근 **1.** Black tumor. Melanoma is cancer of the pigment cells of the skin. **2.** Base cell, crab, tumor. Basal cell carcinoma is a cancerous tumor of the cells in the base layer of the epidermis. **3.** Network skin. Reticular dermis is a region of the skin with an irregular network of fibers. **4.** Horny layer. Stratum corneum is the superficial layer of the epidermis composed of dead cells. **5.** Skin nipple. Dermal papilla is a fingerlike or nipple-shaped extension of the superficial layer of the dermis toward the epidermis. **6.** Grainy layer. Stratum granulosum is a layer of the epidermis containing small, protein-filled granules.

이해 수준 체크하기 **1.** The word root *epi* means "over" or "above"; *sub-* means "below"; *cutaneo* and *derm* both refer to skin. **2.** The five main functions of skin are protection, body temperature regulation, excretion, production of vitamin D, and sensory reception. **3.** The stratum basale, stratum spinosum, and stratum granulosum are the epidermal layers containing living cells. **4.** Cells in the epidermis function in protection (from UV radiation, water loss, chemicals, invading microorganisms, and scrapes and abrasions), production of vitamin D, and sensory reception. **5.** Thick skin contains an additional layer, the stratum lucidum, and has a much thicker stratum corneum. **6.** Dermal blood vessels dilate to release heat when the body is warm, and they constrict to prevent the loss of heat when the body is cold. **7.** (a) The papillary layer of the dermis is composed of loose areolar connective tissue. (b) The reticular layer is dense irregular connective tissue. (c) The subcutaneous tissue contains both loose areolar and adipose connective tissue. **8.** Fibroblasts in the dermis produce the collagen and elastic fibers of the dermis. These fibers give the skin strength, resilience, and recoil properties; the macrophages, mast cells, and white blood cells function to fight infections; adipocytes store energy. **9.** The large variation in skin color in humans is due to variation in the type and amount of melanin in the epidermal layer. **10.** A dark-skinned individual in northern latitudes would have concerns about vitamin D production. Greater amounts of melanin in darker skin reduces UV penetration. Because there is less sunlight in the winter months, dark skin produces less vitamin D than light skin. **11.** The keratin in hair and nails is a hard keratin: it is tougher and more durable, and its cells do not flake off. **12.** Hair is derived from the epidermal layer; hair follicles have both a dermal component, the peripheral connective tissue sheath, and an epidermal component, the epithelial root sheath. **13.** The cells of the medulla are the deepest layer of hair cells, the next layer of cells is the cortex, and the outermost layer is the cuticle. **14.** Chemotherapy stops the cell division of the cells in the hair matrix, causing hair to fall out, but it does not destroy the hair follicles. A severe burn, however, destroys hair follicles; thus, hair cannot regrow. **15.** Apocrine sweat glands do not cause acne. Acne is caused by sebaceous glands, which also become active at adolescence. **16.** Eccrine sweat glands, like most glands, are formed from cuboidal epithelium. In a micrograph, this epithelium may appear stratified because of the section. **17.** Eccrine glands function in temperature regulation (sweat causes evaporative cooling) and excretion (sweat contains metabolic wastes, salts, and water). **18.** Second-degree burns cause blisters. **19.** The life-threatening concerns associated with third-degree burns are fluid loss and the resulting circulatory shock, followed by risk of infection. Fluid loss is treated with intravenous fluids to maintain blood volume. To prevent infection, the damaged area is covered with either skin grafts or artificial skin, and intravenous antibiotics are given. **20.** Basal cell carcinoma is the most common type of skin cancer. Melanomas are the skin cancers that can be fatal. **21.** Appendages of the skin develop from ectoderm. The subcutaneous tissue develops from mesoderm. **22.** UV radiation degrades the collagen fibers and other components of the dermis.

5장 뼈와 뼈대조직

기억해야 할 어근 **1.** Around cartilage. **2.** Fiber cartilage. **3.** Beyond the cell. **4.** Bone cell. **5.** Within bone. **6.** Excessive nutrient zone (cells getting large). **7.** Small plates (layers) around. **8.** Bone destroy. **9.** Above the growing region. **10.** Bone forming.

이해 수준 체크하기 **1.** The matrix of the three types of cartilage differs in the amount and type of fibers found in each. Hyaline cartilage has small collagen fibrils; elastic cartilage has both collagen and elastic fibers; and fibrocartilage contains thick bundles of collagen. **2.** Hyaline cartilage is most abundant. It is located in articular cartilages, respiratory passageways, costal cartilages of ribs, the embryonic skeleton, and the cartilages of the nose. **3.** Chondroblasts in the perichondrium produce new cartilage by appositional growth. **4.** Collagen fibers contribute to the strength and flexibility of bone, and the mineralized ground substance makes bone hard. **5.** Calcium and phosphate are stored in bone. These minerals are released by the action of osteoclasts. **6.** Osteoblasts secrete new bone matrix. Osteocytes are surrounded by bone matrix and function to repair the matrix and keep it healthy. **7.** Periosteum covers the external surfaces of bone (except for the articular areas); endosteum covers the internal surfaces of bone (including the central and perforating canals). Both membranes contain osteoblasts and osteoclasts. **8.** In a flat bone, compact bone is located on the external surfaces, and spongy bone is located internally. **9.** A condyle is a joint surface. A tubercle is an attachment site for muscle or ligament. A foramen is a hole in the bone that acts as a passageway for vessels or nerves. **10.** The central canal is in the middle of an osteon; the perforating canals connect the central canals of adjacent osteons. Both of these structures contain the vessels and nerves that supply the surrounding osteocytes. Canaliculi are small connections between lacunae that link adjacent osteocytes. **11.** Oxygen and nutrients diffuse through the spaces in the matrix, the canaliculi and lacunae of the inner lamellae, to reach the cells in the outermost lamella. **12.** A trabecula is a "beam" of bone composed of several lamellae and associated osteocytes. The bone tissue in a trabecula is not aligned in concentric rings around a central canal, as it is in an osteon. **13.** Most bones of the skull (except for parts of the base of the skull) and the clavicle are membranous bones. **14.** In a 6-month-old fetus, only the diaphysis of the long bone is ossified. **15.** The thickness of the epiphyseal plate does not change during childhood. As the long bone grows, bone is added to the diaphyseal end of the epiphyseal plate. **16.** Exercise stimulates bone deposition. Mechanical stress on the bone stimulates osteoblasts to produce additional bone matrix. **17.** Remodeling of the bony callus following a fracture makes the repaired area resemble the original unbroken bone. **18.** Comminuted and compression fractures are common in older individuals. **19.** Osteomalacia and rickets result from inadequate mineralization of bone. **20.** Activity of osteoclasts should be targeted to slow bone loss. **21.** Development of osteoporosis is best prevented during the bone-building years of adolescence and early adulthood. **22.** Bones begin to ossify by week 8 of embryonic development. Bone mass starts to decline around age 40. **23.** Estrogens aid in maintaining bone density. The precipitous estrogen decline in postmenopausal women increases their risk of bone loss.

6장 뼈 I: 몸통뼈대

기억해야 할 어근 **1.** Hollow areas near the nose. **2.** Fibrous ring. **3.** Flat surface above the joint. **4.** Hole between the vertebrae. **5.** Flat surface for rib on transverse (across) process. **6.** Crevice below the circular opening in skull for the eye. **7.** Knob at back of the head. **8.** Round hole. **9.** Wing process of the sphenoid (wedge). **10.** Flat seam.

이해 수준 체크하기 **1.** The frontal, ethmoid, and sphenoid bones form the anterior cranial fossa. **2.** The crista galli is on the ethmoid bone; the mastoid process is on the temporal bone; the nuchal line is on the occipital bone; the sella turcica is on the sphenoid bone; the supraorbital foramen is on the frontal bone; the zygomatic process is on the temporal bone. **3.** The four bones that articulate with the left parietal bone are the right parietal bone via the sagittal suture; the frontal bone via the coronal suture; the left temporal bone via the squamous suture; and the occipital bone via the lambdoid suture. **4.** The bones that articulate with the maxilla are the zygomatic, vomer, palatine, nasal, frontal, lacrimal, ethmoid, and inferior nasal concha. **5.** The hard palate is formed from the horizontal plates of the palatine bones and palatine processes of the maxillae. **6.** The alveolar processes are the superior margin of the mandible and the inferior margin of the maxillae that contain the teeth in the alveoli (sockets). **7.** Nasal conchae are formed from the ethmoid bone (superior and middle) and the inferior nasal conchae. These conchae create turbulence in the incoming air and function to warm, moisten, and filter the air. **8.** Cranial bones contributing to the orbit are the frontal, sphenoid, and ethmoid bones; the facial bones that contribute to the orbit are the lacrimal, maxillary, zygomatic, and palatine bones. **9.** Ethmoidal air cells and maxillary sinuses are located in the lateral walls of the nasal cavity. All sinuses are lined with a mucous membrane. **10.** The nucleus pulposus, the inner core of the intervertebral disc, expands under compression. The outer rings of fibrocartilage, the anulus fibrosus, function to resist twisting forces. **11.** The cervical curvature develops at 3 months, as the infant begins to hold up his head; the lumbar curvature develops around 1 year, when the baby begins to walk. **12.** The anulus fibrosus is thinnest posteriorly, but the posterior longitudinal ligaments prevent direct posterior herniation; thus, most herniations occur in the posterolateral direction. **13.** The superior articular process of a vertebra articulates with the inferior articular process of the vertebra just superior. **14.** All cervical vertebrae have transverse foramina. This is the most distinctive feature. Other possible answers are listed in Table 7.2. **15.** Thoracic vertebra T12 has costal facets on its vertebral body; lumbar vertebra L1 does not. **16.** The fused spinous processes of the sacral vertebrae form the median sacral crest. **17.** The sternal angle is the junction between the manubrium and the body of the sternum. Rib 2 articulates here. **18.** The head of the rib articulates with the superior and inferior costal facets of the thoracic vertebrae. The tubercle of the rib articulates with the transverse costal facet. **19.** The frontal bone and mandible form as two individual bones that fuse during childhood. **20.** Age-related degenerative bone loss can cause kyphosis.

7장 뼈 II: 팔다리뼈대

기억해야 할 어근 **1.** Depression above the spine; the supraspinous process is found on the scapula. **2.** Below or under the scapula. **3.** Groove between the small knobs; the intertubercle sulcus is found on the humerus. **4.** Above the knob on side of humerus toward the middle. **5.** Membrane between bones; the interosseous membrane is found between radius and ulna and tibia and fibula. **6.** Bad form of the hip; hip dysplasia is improper formation of the hip joint. **7.** Arched line; the arcuate line is found on the pelvic girdle. **8.** Ear-shaped surface; the auricular surface is found on the ilium.

이해 수준 체크하기 **1.** The acromion of the scapula articulates with the clavicle. **2.** The only bony attachment between the pectoral girdle and the axial skeleton is the clavicle joining with the sternum and rib 1. **3.** The three fossae of the scapula are the supraspinous fossa, "above" the scapular spine; the infraspinous fossa, "below" the scapular spine; and the subscapular fossa, "beneath" the scapula on its anterior surface. **4.** The radius is on the lateral side of the forearm. **5.** The capitulum is on the humerus, and it articulates with the head of the radius. The trochlear notch is on the ulna, and it articulates with the trochlea of the humerus. The head of the ulna is on the ulna, and it articulates with the ulna notch of the radius. The radial notch is on the ulna, and it articulates with the head of the radius. **6.** The anatomical neck of the humerus is just inferior to the head; it is the area where the diaphysis joins with the proximal epiphysis. The surgical neck, the most frequently fractured region of the humerus, is inferior to the greater and lesser tubercles. **7.** The metacarpals are located in the palm of the hand. **8.** The pubis forms the anterior portion of the pelvic bone. **9.** When you sit, the ischial tuberosities carry your weight. **10.** When your hands are on your hips, your hands are resting on the iliac crests. **11.** The pubic arch is broader in females than in males; the greater sciatic notch is wider and more shallow in females than in males; and the sacrum is wider, shorter, and more curved in females. **12.** The acetabulum of the hip bone articulates with the head of the femur. **13.** The bony bumps on either side of your ankle are formed by the medial malleolus of the tibia and the lateral malleolus of the fibula. **14.** The lateral malleolus is on the fibula; the linea aspera is on the femur; the lesser trochanter is on the femur; the fibular notch is on the tibia; the talar shelf is on the calcaneus; and the tibial tuberosity is on the tibia. **15.** The anterior portion of the talus is the keystone of the medial longitudinal arch. The arches distribute weight anteriorly to the heads of the metatarsals (the "ball of the foot") and posteriorly to the calcaneus (heel). **16.** The skeleton in males becomes more robust at puberty. In females, the pelvis broadens. **17.** The three bones of the hip fuse together during childhood at the acetabulum. Splinting holds the femoral head in place so the acetabulum and surrounding ligaments can form normally.

8장 관절

기억해야 할 어근 **1.** Lead away. **2.** Lead toward. **3.** Drawn before or ahead. **4.** Cause to lie on back. **5.** Act of bending. **6.** Together with a ligament. **7.** Together with cartilage. **8.** Bolt or peg. **9.** Growing together. **10.** Together with bone.

이해 수준 체크하기 **1.** A synarthrosis is an immovable joint. This is a functional joint classification. A syndesmosis is a fibrous joint where the adjoining bones are connected exclusively by ligaments. A synchondrosis is a cartilaginous joint where hyaline cartilage unites adjoining bones. Both syndesmosis and synchrondrosis are considered structural classifications. **2.** A symphysis joint contains both hyaline cartilage, which covers the articular joint surfaces, and fibrocartilage, which unites adjoining bones. Symphysis joints are found between the vertebral bodies (intervertebral discs) and joining the pubic bones (pubic symphysis). **3.** The six features of synovial joints are (1) articular cartilage, (2) a joint cavity, (3) an articular capsule, (4) synovial fluid, (5) reinforcing ligaments, and (6) nerves and vessels. **4.** An articular disc is composed of fibrocartilage, and it is located within the joint cavity. Articular cartilage is composed of hyaline cartilage and covers the adjoining surfaces of all synovial joints. **5.** Synovial fluid nourishes the cells of the articular cartilage and lubricates the joint surfaces. **6.** (a) The movements that occur at the elbow are flexion and extension. (b) The hip allows flexion/extension, abduction/adduction, medial and lateral rotation, and circumduction. (c) Dorsiflexion and plantar flexion occur at the ankle. (d) Rotation occurs at the atlantoaxial joint, as in turning your head to indicate "no." (e) The metacarpophalangeal joint can produce flexion/extension, abduction/adduction, and circumduction. **7.** (a) The elbow is a uniaxial hinge joint. (b) The hip is a multiaxial ball-and-socket joint. (c) The ankle is a uniaxial hinge joint. (d) The atlantoaxial joint is a uniaxial pivot joint. (e) The metacarpophalangeal joint is a biaxial condylar joint. **8.** Pronation is medial rotation of the forearm such that the palm faces posteriorly; supination is lateral rotation of the forearm such that the palm faces anteriorly. This movement occurs at the proximal and distal radioulnar joints. **9.** The articular disc in the sternoclavicular and the temporomandibular joints divide each joint cavity and enable multiple complex movements of each joint. **10.** The knee also contains an articular disc. **11.** The elbow is the most stable, and the shoulder is the least stable. **12.** The muscle tendons that cross the shoulder contribute most to its stability. **13.** The ulna forms part of the elbow. The radius forms part of the wrist joint. **14.** The intracapsular ligament of the hip is the ligament of the head of the femur. The intracapsular ligaments of the knee are the anterior and posterior cruciate ligaments. **15.** Forceful inversion of the ankle can sprain the lateral ligament. **16.** The medial and lateral menisci of the knee aid in joint stability, as do the extensive capsular, extracapsular, and intracapsular ligaments. Muscle tone in the quadriceps and hamstring muscles also contribute to stability of the knee. **17.** (a) Gouty arthritis is caused by crystallization of uric acid in the synovial membranes. (b) Osteoarthritis is the erosion of the articular cartilage. (c) Rheumatoid arthritis is an autoimmune response causing inflammation of the synovial membrane. **18.** A sprain or subluxation stretches the joint capsule and surrounding ligaments and makes the joint more susceptible to repeat injury. **19.** Synovial joints form by week 8 of fetal development.

9장 뼈대근육조직

기억해야 할 어근 **1.** Above muscle. **2.** Within muscle. **3.** Unit of flesh. A sarcomere is the basic unit of contraction in striated muscle. **4.** A small muscle fiber. **5.** Flesh *(sarco)* network *(reticulum)*. Sarcoplasmic reticulum is the name for endoplasmic reticulum in muscle tissue. **6.** The word root meaning of *muscular dystrophy* is bad nourishment of muscle. In muscular dystrophy, specific muscle proteins do not form properly, and the muscle tissue deteriorates. **7.** *Myofascial* refers to muscle and connective tissue bundle (fascia). **8.** *Fibromyalgia* means pain in muscle fibers. This is a disorder of widespread musculoskeletal pain.

이해 수준 체크하기 **1.** All muscle tissue contains the myofilaments actin and myosin, which generate contractile forces; the plasma membrane is called a sarcolemma; and the cytoplasm is called sarcoplasm. The functional properties of muscle tissue are (1) contractility, (2) excitability, (3) extensibility, and (4) elasticity. **2.** Cardiac muscle and skeletal muscle are striated. Cardiac muscle and smooth muscle are called visceral muscle, because they occur in the visceral organs and are not voluntarily controlled. Skeletal muscle and smooth muscle cells are called muscle fibers. **3.** Perimysium is the fibrous connective tissue that surrounds a fascicle. **4.** The origin of a muscle is the attachment site of the muscle that does not move when the muscle contracts. The insertion is the attachment site on the bone that does move when the muscle contracts. In the limbs, conventionally, the origin is the more proximal attachment, and the insertion is located distally. **5.** Smallest to largest: myofilament, sarcomere, myofibril, muscle fiber. Myofilaments are composed of the contractile proteins actin and myosin. In striated muscle, the myofilaments are arranged into sarcomeres, the smallest contractile unit in striated muscle. A myofibril is an organelle within a muscle cell made up of repeating sarcomeres. A muscle fiber is a muscle cell. **6.** The thick (myosin) myofilaments are limited to the A band. **7.** The terminal cistern stores Ca2+. The T tubules carry the stimulus to contract from the surface sarcolemma to the deeper regions of the muscle fiber, initiating the release of Ca2+ from the terminal cistern. **8.** The myosin heads must attach to the overlapping thin filament to generate a contractile force. If there is no overlap, the myosin heads have nothing to attach to. **9.** The length of the I band shortens during muscle contraction. **10.** The neuromuscular junction is the connection between a single terminal bouton and a muscle fiber. A motor unit is a single motor neuron and *all* of the muscle fibers it innervates. **11.** Usain Bolt has a predominance of fast glycolytic muscle fibers in his lower limbs. **12.** Muscle tissue from an individual with Duchenne muscular dystrophy has muscle fibers of irregular size, and in many regions the muscle fibers are replaced with fat and connective tissue. **13.** Skeletal muscle fibers form from the fusion of multiple embryonic cells; thus, they are multinucleated. **14.** Weight-training exercise increases the size of muscle fibers and thus helps maintain muscle strength in older individuals.

10장 몸의 근육

기억해야 할 어근 **1.** Latissimus dorsi is the "widest muscle of the back." **2.** Serratus anterior is a "sawlike muscle located on the anterior/front surface." **3.** The diaphragm is a "partition across." **4.** Risorius is the laughing muscle! **5.** The genioglossus extends from the chin to the tongue. **6.** Triceps brachii has three heads located in the arm. **7.** Orbicularis oris is a circular muscle around the mouth. **8.** The vastus lateralis is a large muscle on the lateral side of the thigh.

이해 수준 체크하기 **1.** A muscle with fibers aligned along its long axis has a parallel arrangement of its fascicles. **2.** The power of a muscle depends on the total number of muscle fibers. Pennate muscles pack more muscle fibers into a unit area than parallel muscles; thus, they are able to generate greater force. **3.** Second class levers always operate at a mechanical advantage. First class levers operate at a mechanical advantage when the length of the effort arm is longer than the length of the load arm. **4.** The fulcrum of a skeletal/muscular lever system is the joint. **5.** Levers that operate at a mechanical disadvantage allow for greater speed and larger distance of movement for a given muscular effort. In addition, in these arrangements, muscles insert close to the joint, providing better stability to the joint. **6.** The biceps brachii and brachialis function as synergists. **7.** A thigh abductor crosses the hip on the lateral side of the joint. The antagonist muscles produce adduction. **8.** Muscles that cross on the posterior side of a joint generally produce extension. **9.** (a) The muscles that move the thigh are limb muscles. (b) The abdominal muscles are axial muscles. (c) The chewing muscles are pharyngeal arch or branchiomeric muscles. **10.** Muscles that develop on the dorsal side of the limb are extensor muscles. **11.** The biceps brachii and brachialis are located in the anterior compartment of the arm. Their antagonist muscle group, the triceps brachii, is located in the posterior compartment of the arm. **12.** Muscles in the posterior compartment of the thigh extend the thigh and flex the leg. The quadriceps femoris group functions as an antagonist to these muscles. **13.** The gastrocnemius and soleus act in synergy as prime movers for plantar flexion. **14.** (a) *Latissumus dorsi* means "wide back," an excellent description of this superficial back muscle. (b) *Sternocleidomastoid* indicates that the origin of this muscle is at the sternum and clavicle and that its insertion is on the mastoid process of the temporal bone. (c) *Serratus anterior* refers to the sawlike appearance of this muscle, much like a serrated knife, and its location on the anterior/lateral thoracic wall. (d) The adductor magnus is the large adductor muscle of the thigh. **15.** The diaphragm is the most important muscle for inspiration. The intercostal muscles, pectoralis minor, the scalenes, and sternocleidomastoid aid in forceful inspiration. The abdominal muscles aid in forceful expiration. **16.** The six movements of the shoulder joint are flexion, extension, abduction, adduction, medial rotation, and lateral rotation. The muscles involved in these movements are described in Table 11.9. **17.** The prime mover of dorsiflexion is the tibialis anterior. Dorsiflexion of the foot keeps the toes from dragging during the recovery phase of walking. **18.** The lesser gluteals shift the trunk from side to side during walking to keep the body upright and to keep the center of gravity over the limb that is on the ground. Without their action, the trunk would fall over toward the unsupported side when the limb is in the swing phase of gait. **19.** The linea alba runs down the anterior abdominal wall from the xiphoid process to the symphysis pubis. The external and internal oblique and the transversus abdominis muscles insert into the linea alba. **20.** The triangle of auscultation is bounded by the trapezius medially, the latissimus dorsi inferiorly, and the medial border of the scapula laterally. The area is used to listen for lung sounds. **21.** Intramuscular injections can be given in the deltoid, about 5 cm inferior to the greater tubercle of the humerus which form the rounded superior part of the shoulder; the gluteus medius, 5 cm superior from the midpoint between the posterior superior iliac spine and the greater trochanter; or midway down the vastus lateralis on the lateral thigh. **22.** (a) The supracristal line is in the lumbar region. (b) The linea semilunaris is in the abdomen. (c) The cubital fossa is on the anterior side of the elbow. (d) The median bicipital groove is on the medial side of the arm. **23.** The boundaries of the posterior triangle of the neck are the sternocleidomastoid muscle anteriorly, the trapezius posteriorly, and the clavicle inferiorly. The carotid pulse is located in the anterior triangle just anterior to the sternocleidomastoid and superior to the level of the larynx. **24.** In most individuals, the tendons of palmaris longus and flexor carpi radialis are apparent in the distal forearm when the person makes a fist.

11장 신경계통과 신경조직의 기초

기억해야 할 어근 **1.** Of the body, carry toward. The somatic afferent division of the nervous system carries impulses from the body toward the central nervous system. **2.** After the swelling, self governing, nerve. The axon of a postganglionic autonomic neuron extends from the autonomic ganglia and is part of the involuntary nervous system. **3.** Before, together, nerve. The presynaptic neuron is before the junction with another nerve (the synapse). **4.** Few, tree, cells. Oligodendrocytes are neural support cells with few branches. **5.** Nerve pain. **6.** Tumor of a nerve germ cell. Neuroblastoma is a tumor of the neural germ cells.

이해 수준 체크하기 **1.** Afferent signals carry sensory information toward the CNS. **2.** The visceral motor (autonomic) division of the peripheral paranervous system regulates contraction of cardiac muscle. **3.** (a) Pain from a pulled muscle is general somatic sensory. (b) Nausea is general visceral sensory. (c) Taste is a special visceral sensory sensation. **4.** The neuron cell processes that receive stimuli are the dendrites. **5.** When an electrical impulse in the presynaptic neuron reaches the terminal bouton, it stimulates the release of chemical neurotransmitters from this neuron. These neurotransmitters diffuse across the synaptic cleft, bind to receptor sites on the postsynaptic neuron (usually on the dendrite or cell body), and stimulate an electrical response in the postsynaptic neuron. In this way, the electrical signal is passed, via a chemical messenger, from one neuron to another. **6.** Most sensory neurons are unipolar (pseudounipolar) neurons. **7.** Multipolar neurons are the most abundant type of neuron. Motor neurons of the PNS are multipolar neurons. **8.** Oligodendrocytes produce myelin in the CNS, and Schwann cells produce myelin in the PNS. **9.** Astrocytes are common in regions where synapse occurs because they regulate ionic and neurotransmitter levels in neural tissue. **10.** Schwann cells do cover nonmyelinated axons in the PNS; however, these axons are not wrapped by concentric layers of the Schwann cell plasma membrane. Numerous nonmyelinated axons are embedded in a single Schwann cell (see Figure 12.7). **11.** The perineurium wraps a bundle of axons (nerve fibers) into a fascicle. **12.** Synapses in the CNS always occur in the gray matter as this is where neuron cell bodies are located in the CNS. **13.** The white matter of the CNS appears white because the majority of the nerve fibers in these regions are myelinated. **14.** The integration center occurs in the gray matter of the CNS at the synapse between the sensory neuron and motor neuron. **15.** The sensory impulse must be carried to the brain for processing the conscious sensation of pain. This processing takes more time than is required for processing the simple withdrawal reflex. **16.** A converging circuit contains multiple presynaptic neurons synapsing on a single postsynaptic neuron. **17.** After a peripheral injury, axons in the PNS can regrow within regeneration tubes formed by surviving Schwann cells. In the CNS, neuroglia do not guide regrowing axons and, in fact, secrete inhibitory chemicals that block neural regrowth. **18.** Myelin insulates nerve signals and increases the speed of impulse conduction. Loss of myelin in the CNS, as occurs with MS, interferes with the conduction of nerve signals. All of the symptoms described for MS indicate disruption of neural processing (balance disorders, muscle weakness, vision disturbance). **19.** The neuroblasts of the basal plate form motor neurons. **20.** Sensory neurons develop from neural crest tissue, which is located outside the developing neural tube.

12장 중추신경계통

기억해야 할 어근 **1.** Cereb / ellum: little brain. **2.** Inter / ventricular / foramen: hole between the ventricles. **3.** Peri / aque /ductal gray matter: gray matter around the water passage. **4.** Supra / chiasmatic nucleus: nucleus (nut) above the crossing. **5.** An / encephaly: without a brain. **6.** Myelo / meningo / cele: spinal cord membrane sac. **7.** Cauda equina: horse's tail. **8.** Falx cerebri: sickle in brain. **9.** Pia mater: tender mother. **10.** Limbic gyrus: headband round (bump).

이해 수준 체크하기 **1.** The telencephalon forms the cerebrum, and the mesencephalon forms the midbrain. **2.** Brain nuclei are clusters of neuronal cell bodies that form portions of the gray matter of the CNS. **3.** The third ventricle is connected to the fourth ventricle through the cerebral aqueduct, located in the midbrain. **4.** (a) The pyramids of the medulla are white fiber tracts connecting the cerebrum with the spinal cord. (b) The vestibular and cochlear nuclei are cranial nerve nuclei involved with innervation of the head. They receive sensory impulses from the cranial nerve that innervates the inner ear. (c) The cerebral peduncles are white fiber tracts in the midbrain connecting the cerebrum with the brain stem. (d) The periaqueductal gray matter is involved with the autonomic behaviors associated with the fight-or-flight response and mediates the response to visceral pain. Two cranial nerve nuclei are also located here. (e) The trigeminal nuclei are cranial nerve nuclei involved with sensory innervation of the face and motor innervation of the chewing muscles. **5.** The pyramids (a) and the vestibular and cochlear nuclei (b) are located in the medulla oblongata. The cerebral peduncles (c) and the periaqueductal gray matter (d) are in the midbrain. The trigeminal nuclei (e) are in the pons. **6.** The corpora quadrigemina are four brain nuclei located on the dorsal surface of the midbrain involved with auditory (inferior colliculi) and visual (superior colliculi) reflexes. **7.** The vermis connects the two cerebellar hemispheres. **8.** The flocculonodular lobe receives sensory information from the vestibular nuclei about equilibrium and head position. **9.** The superior cerebellar peduncles connect the midbrain to the cerebellum; the middle cerebellar peduncles connect to the pons; and the inferior cerebellar peduncles extend from the medulla to the cerebellum. **10.** Axonal fibers from the thalamic neurons extend to the cerebral cortex. **11.** The hypothalamus is the main visceral control center. Visceral control refers to regulation of the activities of the visceral organs, including autonomic motor activity and endocrine functions. **12.** The primary sensory cortex enables conscious awareness of a sensation. The sensory association area places the sensory stimulus into a context that gives meaning to the stimulus. **13.** The premotor cortex plans complex movements. The primary motor cortex signals the execution of these movements. **14.** Contralateral ("opposite side") projection refers to the crossing over of nerve fibers to the opposite side of the body, such that the right side of the body is controlled or perceived by the left side of the brain. **15.** The visual cortex and association area are located in the occipital lobe. Visual deficits would result from injury to this region. **16.** Projection fibers connect the cerebral cortex to more caudal regions of the CNS. **17.** The caudate nucleus is located just lateral to the lateral ventricles. **18.** The reticular nuclei receive input from all major ascending sensory tracts. These nuclei project to the cerebrum (via relays through the thalamus), thus maintaining alertness. **19.** The amygdala is the brain nucleus for processing and responding to fear. **20.** The falx cerebri lies in the longitudinal fissure. **21.** Cerebrospinal fluid (CSF) is produced by the choroid plexuses in the roof of the brain ventricles. CSF returns to the blood vascular system through the arachnoid granulations, which empty into the dural sinuses. **22.** Lumbar spinal nerves L3–L5 and sacral spinal nerves S1–S5 pass through the vertebral foramen of lumbar vertebra L3. **23.** White matter provides the two-way conduction pathway between the brain and spinal cord. **24.** Somatic motor neurons to the muscles of the upper limb are located in the ventral horn of the lower cervical segments. Paralysis of these muscles would result from damage to this region of the spinal cord. **25.** Cerebrospinal fluid is located in the subarachnoid space, which is located deep to the arachnoid mater and superficial to the pia mater. **26.** Discriminative touch sensations are carried on the dorsal column pathways (fasciculus cuneatus and fasciculus gracilis). **27.** The dorsal column and spinothalamic pathways pass through the thalamus. The spinocerebellar pathway does not. **28.** The pyramidal pathways (lateral and ventral corticospinal) originate from the primary motor cortex. **29.** The ascending spinocerebellar tracts do not cross over. The descending vestibulospinal tract and some fibers of the reticulospinal tract do not cross over. These two descending pathways are not illustrated, but are discussed in Table 13.4. **30.** Most of the ascending and descending pathways project contralaterally. **31.** The thalamus and the somatosensory cortex are active in a newborn. The frontal lobe (the location of rational thought) is not fully developed until early adulthood.

13장 말초신경계통

기억해야 할 어근 **1.** The cervical plexus is located in the neck. **2.** The brachial plexus is located in the arm and innervates muscles of the upper limb. **3.** The axillary nerve, one of the nerves off the brachial plexus, is found in the armpit, the axilla. **4.** The sciatic nerve runs posterior to the hip. Branches off the sciatic nerve innervate muscles that cross the hip. **5.** The phrenic nerve innervates the diaphragm. **6.** The obturator nerve passes through the obturator foramen, the large hole in the os coxa that is covered with fibrous connective tissue and thus closed. **7.** The common fibular nerve is located on the fibular (lateral) side of the leg. **8.** The posterior femoral cutaneous nerve innervates the skin on the posterior surface of the thigh. **9.** The hypoglossal nerve is located below the tongue. **10.** The ulnar nerve runs on the medial (ulnar) side of the forearm.

이해 수준 체크하기 **1.** Touch, pain, pressure, vibration, temperature, and proprioception from the somatic organs (skin, body wall, limbs) are general somatic sensations. Taste and smell are special visceral sensations. **2.** All spinal nerves carry both sensory and motor fibers, but some cranial nerves are exclusively sensory or primarily motor in function. **3.** Nociceptors respond to painful stimuli. These sensory receptors are free nerve endings. **4.** Proprioceptors are part of the somatic sensory system (outer tube). **5.** Encapsulated receptors are mechanoreceptors (respond to pressure, discriminative touch, vibration, and stretch). **6.** The glossopharyngeal nerve (CN IX), the vagus (CN X), and the accessory nerve (CN XI) pass through the jugular foramen. **7.** The optic nerve (CN II) carries the special somatic sensation (SSS) for vision, and the vertibulocochlear nerve (CN VIII) carries SSS for hearing and equilibrium. **8.** The trigeminal nerve (CN V) is the "great sensory nerve of the face." The facial nerve (CN VII) carries motor innervation to the muscles of the face. **9.** A lesion to the dorsal root of spinal nerve T4 would result in sensory deficits from the muscles and skin of the anterior and posterior trunk in the region of thoracic vertebra T4 and rib 4. There would be no motor deficits. A lesion to the dorsal ramus of T4 would result in sensory and motor deficits in the skin and intrinsic back muscles in the vicinity of thoracic vertebra T4. **10.** (a) Cervical nerve C5 exits below cervical vertebra C4. (b) Lumbar nerve L3 exits below lumbar vertebra L3. **11.** The diaphragm is innervated by spinal segments C3, C4, and C5. Innervation from segments C3 and C4 would not be affected by an injury at C5; therefore, independent breathing is possible with an injury in this location. **12.** The radial nerve innervates all of the extensor muscles of the arm and forearm. **13.** Sensory innervation from the medial portion of the hand would be lost, as would the ability to abduct and adduct the hand and extend the fingers (loss of motor innervation to the interossei and medial lumbricals). **14.** The muscles of the upper limb are innervated by nerves off the brachial plexus (C5–T1). Injury at C5 would result in loss of function below the area of injury; thus, the muscles of the upper limb would be paranervous lyzed. **15.** The femoral nerve innervates the muscles of the anterior compartment of the thigh; the obturator nerve innervates the muscles of the medial compartment of the thigh; and the sciatic nerve innervates the muscles of the posterior compartment of the thigh (tibial branch primarily). **16.** The nerves innervating the elbow are the musculocutaneous, radial, median, and ulnar nerves. **17.** Reviewing the dermatome map (Figure 14.15) shows that the skin on the anterolateral surface of the leg is innervated by spinal nerve L5. Herniation at this level can result in loss of sensation at this dermatome. **18.** Shingles blisters at the level of the navel indicate viral infection in spinal nerve T9 or T10. **19.** (a) neuralgia = pain in a nerve; (b) paresthesia = beyond sensation, abnormal sensation; (c) neuropathy = disease of the nerves. **20.** Postpolio syndrome is not due to reactivation of the polio virus. It is thought that this syndrome results from the normal degeneration of motor neurons associated with age. Because the motor units of polio survivors are enlarged, loss of motor neurons results in noticeable loss of muscle function.

14장 자율신경계통과 내장감각신경세포

기억해야 할 어근 1. The nerve cell located before the knot. The preganglionic neuron is located before the ganglion. It synapses in the ganglion with the postganglionic neuron. 2. Self-governing. The autonomic nervous system operates without voluntary, cerebral control. Activity of the ANS is regulated by the hypothalamus and the brain stem, the involuntary regions of the CNS. 3. Toward the kidney, marrow. The adrenal medulla is the deep portion of the adrenal gland, an endocrine gland located adjacent and superior to the kidney (also called suprarenal gland). 4. Nervous system of the gut. This self-contained nervous network rivals the CNS in its size and interconnectedness. Activity of the enteric nervous system can be modified by input from the autonomic nervous system. 5. Starshaped ganglion (knot). This is a large ganglion on the sympathetic trunk formed by the merger of the ganglia from the lower cervical and T1 regions. 6. Interwoven neurons in the abdominal cavity. The celiac plexus is an autonomic nerve plexus that supplies the foregut, part of the digestive tract. 7. Knot near the eyelid. Autonomic neurons (parasympathetic fibers on CN III) to the eyes synapse in these ganglia located near the eyes. 8. Knot near the ear. Autonomic neurons (parasympathetic fibers on CN IX) to the parotid salivary glands synapse in these ganglia located near the ears.

이해 수준 체크하기 1. Postganglionic axons of both the sympathetic and parasympathetic divisions are nonmyelinated. 2. The sympathetic division of the ANS has been activated in this nearmiss scenario. 3. Sympathetic ganglia are located near the spinal cord and vertebral column (in the sympathetic trunk or collateral ganglia). Most parasympathetic ganglia are located in or near the target organ. 4. Traditionally the ANS is considered a motor division; therefore, it does not include the visceral sensory fibers. 5. Sacral spinal nerves (S29S4) carry preganglionic parasympathetic fibers. 6. (a) Vagal stimulation of the heart decreases heart rate. (b) Vagal stimulation of the small intestine increases motility and secretion. (c) Vagal stimulation of the salivary glands stimulates secretion. 7. The preganglionic fibers synapse in ganglia located along the pathway of the trigeminal nerve (CN V). Postganglionic fibers then travel along CN V to reach their target organs. 8. The white rami communicantes carry preganglionic outflow from the thoracic and lumbar regions of the cord into the sympathetic trunk. The gray rami communicantes are postganglionic fibers that exit off the sympathetic trunk onto a spinal nerve at each level of the sympathetic trunk. These postganglionic fibers are carried on spinal nerves to all regions of the body to innervate blood vessels, sweat glands, and arrector pili 9. Sympathetic innervation to the abdominal organs decreases activity of the glands and muscles of the digestive system. 10. The thoracic plexuses contain preganglionic parasympathetic fibers and postganglionic sympathetic fibers. The abdominal plexuses also contain preganglionic parasympathetic fibers and postganglionic sympathetic fibers. In addition, preganglionic sympathetic fibers travel through the abdominal plexuses (via the splanchnic nerves) to reach the collateral ganglia. 11. Most visceral pain fibers follow the sympathetic pathway back to the CNS. 12. A peripheral reflex does not involve the CNS at all. Some peripheral reflexes synapse in the sympathetic ganglia, and others occur entirely within the body wall of the target organ (enteric nervous system). 13. The hypothalamus is the main control center of the ANS. 14. Postganglionic neurons are formed from neural crest tissue. 15. The parasympathetic division is deficient in achalasia of the cardia. Raynaud's disease is due to an exaggerated sympathetic vasoconstriction in response to cold.

15장 특수감각

기억해야 할 어근 1. Hearing bones. The auditory ossicles are three small bones in the middle ear that transmit sound vibrations to the cochlea. 2. Inner water. Endolymph is fluid that fills the membranous labyrinth in the inner ear. 3. The study of ears, nose, throat. An otorhinolaryngologist is a physician who specializes in disorders of the ears, nose, and throat. 4. Ear stone. The otoliths are the calcium carbonate crystals found within the maculae of the saccule and utricle. The maculae monitor head position and linear movement of the head (static equilibrium and linear acceleration). 5. Mushroom-shaped nipple. The fungiform papillae are small taste buds scattered over the entire surface of the tongue. 6. Taste bark. The gustatory cortex is the region of the cerebral cortex that receives taste sensations. 7. Without a spot. Astigmatism refers to an irregularly shaped eye (either cornea or lens) that bends light in a way such that it does not converge on a single point (or spot), resulting in blurry vision. 8. Old person vision. Presbyopia is the loss of near vision as a result of aging processes in the eye—thickening of the lens and loss of the accommodation reflex. 9. Glassy fluid. The vitreous humor is a jelly-like substance that fills the posterior segment of the eye. 10. Yellow spot. The macula lutea is the area of the retina with the highest density of cones. It is the region of central vision.

이해 수준 체크하기 1. The receptor cells for taste are epithelial cells. 2. Olfactory receptors are bipolar neurons. These cells are replaced when damaged, making them among the few neurons that undergo replacement throughout adult life. 3. The conjunctiva is a transparent mucous membrane that covers the inner surfaces of the eyelids and the anterior surface of the eye. 4. The lateral rectus is not functioning if the eye is turned in medially. This muscle is innervated by the abducens nerve (CN VI). 5. The cornea is part of the external fibrous layer of the eye, continuous with the sclera. It is a transparent layer covering the anterior one-sixth of the eye. The cornea is composed of dense connective tissue sandwiched between two layers of epithelium. It forms part of the light-bending apparatus of the eye. The choroid is part of the middle vascular layer of the eye. It is a highly vascular, pigmented membrane covering the posterior five-sixths of the eye. Blood vessels of the choroid nourish the eye, and its pigments absorb light. 6. Macular degeneration diminishes the clarity of the visual field straight ahead. 7. The aqueous humor is a clear watery fluid that fills the anterior segment. It supplies nutrients and oxygen to the avascular lens and cornea. It is constantly produced and drained, a process that maintains constant intraocular pressure. 8. The lens becomes rounder when close objects are viewed. 9. The resting eye is set for distance vision. Accommodation for viewing close objects requires elasticity of the lens. As we age, the lens becomes less elastic and cannot accommodate for near vision well. 10. Axons from ganglion cells from the medial half of the retina extend through the right optic nerve and pass through the optic chiasma to the left optic tract. They synapse in the left lateral geniculate nucleus of the thalamus with neurons that extend via the optic radiation to the left primary visual cortex. 11. The retina forms from the outpocketing of the neural tube. 12. The tympanic membrane (eardrum) separates the external acoustic meatus from the middle ear cavity. 13. The four openings into the middle ear cavity are the pharyngotympanic tube, the round window, the oval window, and the mastoid antrum. 14. The malleus is the auditory ossicle that abuts the tympanic membrane. 15. The membranous labyrinth is a continuous series of membranous sacs and ducts filled with endolymph that contain the sensory receptors for hearing and equilibrium. The bony labyrinth is the cavity within the petrous portion of the temporal bone that surrounds the membranous labyrinth. 16. Perilymph fills the cavities of the bony labyrinth of the cochlea, the scala vestibuli, and the scala tympani. 17. The vestibular membrane forms the roof of the cochlear duct; the basilar membrane forms the floor; and the tectorial membrane sits atop the sensory hair cells. Vibrations in the tectorial membrane stimulate the hair cells of the spiral organ. 18. The maculae of the utricle and the saccule monitor stationary head position and linear acceleration. 19. Sensorineural deafness results from damage to the cells of the spiral ganglion. 20. The membranous labyrinth is formed from ectoderm. 21. The vestibular nuclei of the medulla and the cerebellum are the major processing centers for input from the vestibular nerves.

16장 내분비계통

기억해야 할 어근 1. Adrenocorticotropic hormone changes the activity of the adrenal cortex, the outer region of the adrenal gland, promoting the secretion of hormones from the adrenal cortex. 2. Melanocyte-stimulating hormone stimulates the pigment- producing cells (melanocytes). 3. Somatotropic hormone changes the body. 4. Androgen hormones are responsible for developing male body characteristics (male-producing). 5. Progesterone ("before carrying") is secreted prior to embryo implantation. It prepares the uterus for implantation and gestation (carrying) of a fetus. 6. Prolactin ("before milk") stimulates milk production in females. 7. Natriuretic hormone increases excretion of salt in urine, as its name indicates.

이해 수준 체크하기 1. Hormones circulate throughout the body in the bloodstream. They leave the bloodstream at the capillaries and enter the tissue fluid. Although hormones encounter all types of cells, they influence the activity only of their target cells. 2. Endocrine secretions are regulated via humoral stimuli (concentrations of specific substances in the blood); nervous stimuli (direct nerve innervation); or hormonal stimuli (hormones from one endocrine tissue influence the secretion of hormones from another endocrine tissue). 3. Tropic hormones secreted by the pituitary regulate the secretion of hormones by other endocrine glands. The nontropic pituitary hormones act directly on nonendocrine target tissues. 4. The hormones secreted by the posterior pituitary are produced in the neuron cell bodies located in the hypothalamus. The anterior pituitary hormones are produced by the cells of this gland. 5. (a) The target organs for oxytocin are the uterus and the breast. (b) ACTH acts on the adrenal cortex. (c) FSH acts on the ovaries in females and the testes in males. (d) The target organ for ADH is the kidneys. 6. A patient with hypothyroidism would not have concerns about blood calcium regulation because this disorder refers to low levels of thyroid hormone, not calcitonin levels. 7. Aldosterone is produced in the outer layer, the zona glomerulosa, of the adrenal cortex. 8. The adrenal medulla secretes the hormones norepinephrine (a sympathetic neurotransmitter) and epinephrine when stimulated by preganglionic sympathetic neurons. The cells of the adrenal medulla have no axonal processes, but rather release their secretions into the blood of nearby capillaries. Lastly, the cells of the adrenal medulla are derived from neural crest tissue, as are the postganglionic autonomic neurons. 9. Glucocorticoid secretion is stimulated by ACTH, which is produced by the anterior pituitary. 10. The endocrine cells of the pancreas are distributed throughout the pancreas in clusters of cells called the pancreatic islets. 11. In a developing fetus, estrogens and progesterone are produced by the placenta. 12. Addison's disease results from hyposecretion of the adrenal cortex. Typical symptoms are low blood pressure, dehydration, fatigue, and loss of appetite. Graves' disease is caused by hypersecretion of the thyroid. Symptoms are elevated metabolic rate, rapid heart rate, sweating, and weight loss. Cushing's disease results from hypersecretion of glucocorticoid hormones from the adrenal cortex. High blood glucose levels, lethargy, swollen face, and development of a "buffalo hump" are symptoms.

17장 혈액

기억해야 할 어근 1. Fibrogens make fibers. 2. Erythrocytes are red-colored cells. 3. Leukocytosis is a process or condition of white cells. This term refers to an elevated white blood cell count, indicative of infection. 4. Proerythroblasts are progenitor cells of red blood cells, literally "before red germ" cells. Orthochromatic erythroblasts are "straight or single colored red germ" cells. 5. The order of cells from earliest to most mature is as follows: myeloblast, promyeloctye, myelocyte, metamyelocyte. Each cell is a stage of development of leukocytes.

이해 수준 체크하기 1. The percentage of blood volume composed of erythrocytes is called the hematocrit. Its normal value is around 45%. 2. The three main plasma proteins are albumin (prevents water from leaving the bloodstream), globulins (antibodies and proteins that transport lipids, iron, and copper) and fibrinogen (involved with blood clotting). 3. Erythrocytes and platelets do not contain nuclei. 4. Leukocyte refers to all types of white blood cells; lymphoctyes are specific white blood cells that are part of the immune system. 5. Wright's stain is composed of the acidic stain eosin, which binds to basic cellular elements and stains them pink, and the basic stain methylene blue, which binds to acidic cellular elements, staining them blue to purple in color. The cytoplasm of neutrophils takes up both stains, thus their name, "neutral." Eosinophils are "eosin loving," and the cytoplasmic granules stain pink. The granules in basophils ("basic loving") take up the basic stain methylene blue, and the cytoplasm of these cells is blue to purple in color. 6. In adults, blood stem cells are located in the spongy bone of the axial skeleton and limb girdles and in the proximal epiphysis of the humerus and femur. 7. The fibrous network within red bone marrow is formed from reticular connective tissue. 8. Lymphocytes form from lymphoid stem cells. All other blood cells form from myeloid stem cells. 9. Symptoms of anemia are fatigue, shortness of breath, and low body temperature. Low levels of erythrocytes or hemoglobin concentration result in poor oxygenation of body tissues. 10. The spleen and the liver are the major fetal hematopoietic organs before month 7. 11. The benefits of cord blood transplant are that cord blood can be stored and that it poses a reduced risk of graft-versushost- disease. Because only a small amount of blood is available from the umbilical cord, this treatment has had limited success when used in adults.

18장 심장

기억해야 할 어근 1. Small beams of meat. 2. Over the heart. 3. Around heart inflammation; inflammation of the pericardium. 4. Excessive nourished heart muscle disease (enlarged heart). 5. Below, within the heart; below the inner lining of the heart. 6. Bendaround artery. 7. Condition of narrowing. 8. Suppressing blood.

이해 수준 체크하기 1. The right side of the heart receives and pumps deoxygenated blood. 2. The apex of the heart is located on the left midclavicular line at intercostal space 5 (ICS 5). 3. The epicardium is the visceral layer of the serous pericardium. 4. (a) Pectinate muscles are located in both atria. (b) Papillary muscles are found in both ventricles. (c) The fossa ovalis is in the right atrium. (d) The trabeculae carneae are muscular ridges located in both ventricles. 5. The superior vena cava, inferior vena cava, and coronary sinus are the three major veins that empty into the right atrium. (The anterior cardiac veins, small veins that drain the right ventricle, also empty into the right atrium.) 6. From the aortic semilunar valve, blood enters into the aorta, the great artery that carries oxygenated blood to the systemic circuit. 7. During ventricular systole, the AV valves are closed, and the semilunar valves are open. 8. A stenotic valve has a narrowed opening due to fusion or stiffening of the cusps and thus doesn't open properly. An incompetent valve is a leaky valve that doesn't close completely. Both valve disorders reduce the efficiency of the heart. 9. Gap junctions allow the stimulus to contract to be passed from one muscle cell to an adjacent cell. This linkage between muscle cells enables all the muscle cells in a heart chamber to contract at the same time. 10. The "pacemaker" of the heart is the sinoatrial (SA) node. It is located in the right atrium and is composed of specialized cardiac muscle cells that initiate the electrical signal that sets heart rate. All other conducting system structures are composed of specialized cardiac muscle cells. 11. Sympathetic innervation to the heart increases heart rate and increases strength of contraction. Parasympathetic innervation only influences heart rate; it decreases heart rate. 12. The left coronary artery supplies blood to the left ventricle via two branches: The anterior wall receives blood from the left interventricular artery, or left anterior descending (LAD), and the posterior wall is supplied by the circumflex artery. 13. Risk factors for coronary artery disease include high blood pressure, smoking, high cholesterol levels, diabetes, inactivity, and family history of heart disease. For lucky individuals, the first symptom is angina; for unlucky individuals, a fatal heart attack is often the first symptom. 14. An opening in the interventricular septum would allow oxygenated and deoxygenated blood to mix. Because the left ventricle is stronger, more blood is shunted from the left ventricle to the right ventricle. 15. The embryonic ventricle forms the left ventricle. The right ventricle forms from the bulbus cordis. 16. Regular and vigorous exercise is the most important factor for maintaining a healthy heart throughout life.

19장 혈관

기억해야 할 어근 1. The ophthalmic vessels supply the eye. 2. The brachiocephalic vessels serve the arm and head. 3. The anterior cerebral artery supplies the front of the brain. 4. The posterior circumflex humeral vessels bend around the back of the humerus and serve the posterior / dorsal region. 5. The gastroepiploic vessels serve the stomach omenta (the serous membranes attached to the stomach). 6. The ileocolic vessels serve the ileum and portions of the colon. 7. The popliteal vessels are located in the knee and serve this region. 8. The dorsalis pedis vessels are on the dorsal surface of the foot and serve this region.

이해 수준 체크하기 1. Capillary walls are composed of a single layer of endothelial cells through which diffusion can occur readily. Capillary diameter is similar to that of a red blood cell (RBC), which maximizes the surface contact between the RBC and the capillary walls and thus maximizes gas diffusion. In addition, endothelial clefts and fenestrations contribute to capillary permeability, allowing fluid and dissolved molecules to move readily from the blood plasma to the tissue fluid. 2. The thick smooth muscle of the tunica media and the internal and external elastic membranes that surround this layer function to keep blood pulsing through arteries. Venous blood flow is maintained by valves that prevent backflow, by normal body movement, and by the skeletal muscle pump. 3. (a) Vasa vasorum are small vessels in the tunica externa of larger arteries that supply the outer layers of these large vessels. (b) Arterial anastomoses are junctions between two different arteries that supply a common organ. (c) Varicose veins form when the valves of a vein fail and blood pools in the vessel. (d) An artery is a vessel that carries blood away from the heart. 4. The pulmonary artery is illustrated in blue because it is carrying poorly oxygenated blood (toward the lung to be oxygenated). This vessel is carrying blood away from the heart; thus, it is an artery. 5. The brachiocephalic trunk supplies the head, neck, thorax, and upper limb on the right side. The left common carotid artery supplies the left portions of the head and neck, and the left subclavian artery supplies the thorax and upper limb on the left side. 6. The four major vessels that supply blood to the brain are the right and left internal carotid arteries and the right and left vertebral arteries. The internal carotids branch off the common carotid arteries; the vertebral arteries branch off the subclavian arteries. 7. (a) The femoral artery in the thigh; (b) the brachial artery in the arm; (c) the radial artery at the wrist; (d) the dorsalis pedis artery in the foot; (e) the common carotid artery in the neck. 8. The celiac trunk supplies the stomach, liver, gallbladder, pancreas, spleen, and part of the small intestine. The superior mesenteric artery supplies the small intestine, the ascending colon, and part of the transverse colon. The inferior mesenteric artery supplies the distal portion of the transverse colon, the descending colon, and rectum. 9. The hepatic portal vein drains the organs of the digestive tract, enters the liver, and empties into the liver sinusoids. The hepatic veins drain blood from the liver and empty into the inferior vena cava. 10. (a) The cephalic vein is a superficial vein of the upper limb. (b) The popliteal vein is located on the posterior knee in the popliteal fossa. (c) The transverse sinus is in the head. It is one of the dural sinuses that drains the brain. (d) The saphenous vein is a superficial vein of the lower limb. (e) The azygos vein runs along the right posterior thoracic wall. 11. The median cubital vein is a common site for withdrawing blood. The great saphenous vein is commonly used in coronary artery bypass surgery. 12. Factors that contribute to atherosclerosis are smoking, a high-fat diet, and a sedentary lifestyle. 13. The basement membrane of capillaries thickens in diabetes mellitus. This reduces the rate of the diffusion of gases and nutrients to the body tissues. 14. The umbilical vein carries the most highly oxygenated blood in the fetus. 15. The ductus arteriosus extends between the pulmonary trunk and the aorta. Blood in the pulmonary trunk is shunted to the aorta, and thus the pulmonary circuit is bypassed.

20장 림프계통과 면역계통

기억해야 할 어근 1. afferent 2. efferent 3. cortex 4. medulla 5. edema 6. trabeculae

이해 수준 체크하기 1. The endothelial cells of lymphatic capillaries have few intercellular junctions, and the edges of adjacent cells overlap, forming easily opened minivalves. Blood capillaries have tight junctions between endothelial cells. Intercellular clefts between adjacent cells and, in some cases, pores cause these vessels to be permeable. 2. The sentinel node in a throat cancer patient would be a cervical node; in a breast cancer patient, it would be an axillary node; in a cervical cancer patient, it would be an iliac node. 3. Intestinal trunk; thoracic duct; left internal jugular and left subclavian veins. 4. Cytotoxic T lymphocytes, as well as all T lymphocytes, gain immunocompetence in the thymus. 5. Infection caused by a bacterial agent will activate B lymphocytes. 6. B lymphocytes are in the lymphoid follicles. Each lymphoid follicle is derived from the activation of a single B cell. Cell division occurs at the germinal center, producing new B cells that then migrate from the follicle to become plasma cells. 7. In the red pulp of the spleen defective blood cells are phagocytized by macrophages. 8. In the lymph nodes, T lymphocytes are located in the deeper portions of the cortex and in the medullary cords of the medulla. 9. Aggregated lymphoid nodules are located in the ileum of the small intestine. 10. The red lines indicate lymphangitis, inflammation of a lymphatic vessel due to infection. 11. The thymus is derived from endoderm. The tonsils, spleen, and lymph nodes are all from mesoderm.

21장 호흡계통

기억해야 할 어근 1. Arytenoid = resembling a ladle; cuneiform = wedge@shaped. These are two of the smaller cartilages in the larynx. 2. Bronchial = airway; brachial = arm. These two word roots are commonly confused; be careful. 3. Pneumothorax = air in the thorax; hemothorax = blood in the thorax. Both refer to disorders that can be due to trauma to the chest. 4. Larynx = throat or windpipe; it is located at the top of the trachea and is a passageway for air only. Pharynx = throat; it is located superior and posterior to the larynx. The pharynx is a passageway for food and air. The pharynx ends at the opening of the trachea and esophagus. 5. The nasal conchae are scroll-like structures that look like seashells (conchs); the nasal meatuses are fissures or passages that lie between the conchae and the lateral wall of the nasal cavity. 6. Emphysema is a disease characterized by inflated or enlarged air sacs; bronchitis is inflammation of the bronchi.

이해 수준 체크하기 1. The nasal cavity, the nasal conchae, paranasal sinuses, and the nasopharynx, are covered with respiratory mucosa. This mucous membrane functions to warm, filter, and moisten inhaled air. 2. External respiration is gas exchange between the blood and the air in the air sacs of the lungs. Internal respiration is gas exchange between the blood and the body tissues. Cellular respiration is the use of oxygen by cells to convert glucose into cellular energy (ATP). 3. The pharynx, commonly called the throat, is located posterior to the nasal and oral cavities and the larynx. It extends inferiorly to the opening of the esophagus. The larynx, or voice box, is at the top of the trachea. It houses the vocal cords and functions as a gateway to prevent food from entering the airway. 4. The inferior boundary of the nasopharynx is the uvula, that of the oropharynx is the epiglottis, and that of the laryngopharynx is the inferior edge of the cricoid cartilage. 5. The vocal folds attach to the arytenoid cartilages posteriorly and extend anteriorly to the thyroid cartilage. The length and tension of the vocal cords influence pitch: short, tense vocal cords produce a higher pitch; longer vocal cords, as occur in males, produce a lower pitch. The force of the air passing through the vocal cords varies loudness of sound: greater force produces louder sound. Branches from the vagus nerve (CN X), the recurrent laryngeal nerves, innervate the muscles of the larynx that vary the tension in the vocal cords. 6. The mucous membrane lining the trachea and large bronchi secretes mucus, which traps dust and foreign particles.

The ciliated epithelium sweeps this dust-laden mucus up toward the pharynx, where it is swallowed. In the alveoli, alveolar macrophages remove foreign particles by phagocytosis. 7. At the level of the bronchioles (tubules with a diameter of 1 mm or less) cartilage plates are no longer present in the tube wall. Elastin is found in the tubule walls throughout the bronchial tree, all the way down to and surrounding the alveoli. 8. The respiratory membrane is composed of the endothelial cells of the pulmonary capillaries, the simple squamous epithelium (type I alveolar cells) of the alveolar wall, and the fused basal lamina of these tissues. 9. The horizontal fissure separates the superior and middle lobes of the right lung. 10. From superior to inferior, the pulmonary artery, the main bronchus, and the pulmonary vein enter the left lung at the hilum. 11. A stab wound at rib 7 in the midclavicular line would not puncture a lung, but it would puncture the pleural cavity (see Figure 22.13). 12. Contraction of the diaphragm increases the volume of the thoracic cavity. This volume change decreases the pressure in the pleural cavity, causing air to enter the lungs. 13. If the pleural cavity is punctured in a stab wound, atmospheric air enters the pleural cavity—thus the "sucking" sound produced by this injury. The loss of the pressure differential between the lung and the pleural cavity results in collapse of the lung. 14. The accessory inspiratory muscles include the scalenes, sternocleidomastoid, and pectoralis minor, which all aid in elevating the ribs. Primarily it is the abdominal muscles (the obliques and transversus abdominis) that are active during forced expiration. 15. The respiratory centers of the brain stem (ventral respiratory group or VRG, with input from neurons in the pons and dorsal respiratory group) set the basic respiratory rhythm. The VRG neurons stimulate the somatic motor neurons that innervate the respiratory muscles. 16. Emphysema destroys the alveolar walls in the respiratory zone. 17. "Smoker's cough" is a symptom of chronic bronchitis, a COPD disease. Excess secretion of mucus, bronchial inflammation, and fibrosis in response to chronic exposure to smoke cause persistent and productive coughing. 18. The lungs are not fully formed until late in fetal development. Specifically, the alveoli form at 24 weeks, and type II alveolar cells begin to produce surfactant at 26 weeks.

22장 소화계통

기억해야 할 어근 1. Aliment = nourish. The food that nourishes us passes through the alimentary canal. 2. Duodenum = twelve (two + ten). The duodenum is approximately 12 inches long. 3. Procto = anus; ology = study of. Proctology is a medical field specializing in disorders of the rectum and anus. 4. Peri = around; stalsis = constriction. Peristalsis is the rhythmic contraction of the smooth muscle layer of the alimentary canal that moves material through the digestive tract. 5. Parietal = wall; peritoneum = membrane around the intestines. The parietal peritoneum is the serous membrane attached to the abdominal body wall. 6. Porta = door, gate; hepatis = liver. The porta hepatis is the region of the liver where the hepatic arteries, hepatic portal vein, and bile ducts enter and leave the liver. It is the "gate to the liver." 7. Ile = twisted. The ileum is a highly convoluted, or twisted, region of the small intestine. 8. Para = near, otid = ear. The parotid gland is near the ear. 9. Teni = a band or ribbon, coli = bowel. The teniae coli are longitudinal bands of smooth muscle located in the colon. 10. Gingiva = gum; itis = inflammation. Gingivitis is inflammation of the gums.

이해 수준 체크하기 1. Propulsion occurs throughout the alimentary canal, from the oral cavity to the anus. 2. The abdominal cavity is the portion of the ventral body cavity extending from the diaphragm to the pelvis. The peritoneal cavity is the space between the parietal and visceral serous membranes: the parietal peritoneum and visceral peritoneum. The pancreas, duodenum, ascending colon, descending colon, and rectum are secondarily retroperitoneal. 3. (a) The mesenteries to the liver are the falciform ligament and the lesser omentum, both ventral mesenteries. (b) The mesenteries attached to the stomach are the greater omentum, a dorsal mesentery, and the lesser omentum. (c) The mesentery to the sigmoid colon is the sigmoid mesocolon, a dorsal mesentery. 4. Blood from a hemorrhaging spleen or liver would collect in the peritoneal cavity. 5. From the lumen outward, the sublayers of the mucosa are the epithelium, lamina propria and muscularis mucosae. The intrinsic glands are formed from the epithelial layer. 6. Peristalsis and segmentation result from contractions of the smooth muscle of the muscularis externa. 7. The cells of smooth muscle are elongated with tapering ends, contain a single centrally located nucleus, and are nonstriated. Smooth muscle is innervated by the ANS and contracts in response to hormones, stretching, and nerve stimulation. It is extremely fatigue resistant. Skeletal muscle is composed of multinucleated, striated, cylindrically shaped cells. Skeletal muscle is innervated by somatic motor neurons and is less fatigue resistant than smooth muscle. 8. Stratified squamous epithelium composes the mucosa of the oral cavity, oropharynx, and laryngopharynx. 9. The three major salivary glands are the parotid, the submandibular, and the sublingual. Their secretions initiate the digestion of carbohydrates (salivary amylase) and fats (salivary lipase). 10. The trigeminal nerve (CN V) innervates the teeth: the maxillary branch (CN V2) to the teeth in the upper jaw; the mandibular branch (CN V3) to the teeth in the lower jaw. 11. The mucosal epithelium changes from strati-fied squamous in the esophagus to simple columnar in the stomach. The muscularis externa in the stomach has an additional deep layer, the oblique layer. 12. The stomach is located in the left hypochondriac, epigastric, and umbilical regions of the abdomen. 13. Chief cells produce pepsinogen and gastric lipase; parietal cells produce HCl; the surface epithelia secrete bicarbonatebuffered mucus. 14. Intestinal epithelial cells live for 3–6 days. These cells are replaced by cells from the rapidly dividing undifferentiated epithelial cells that line the intestinal glands. 15. The portions of the large intestine are the cecum, ascending colon, transverse colon, descending colon, sigmoid colon, rectum, and anal canal. 16. The end products of carbohydrate and protein digestion are absorbed into the capillary network within the villus; digested fats are absorbed into the lacteal. 17. The right and left hepatic arteries carry oxygen-rich blood into the liver; the right and left branches of the hepatic portal vein carry nutrient-rich blood into the liver; and the right and left hepatic ducts carry bile out of the liver. 18. The path of blood from the digestive tract through the liver lobule is as follows: from the hepatic portal vein, to the portal venules in the portal triad at the periphery of a liver lobule, through the liver sinusoids, into the central vein of the lobule. 19. The acinar cells of the pancreas produce and secrete digestive enzymes. These secretions empty into the duodenum. 20. Many diseases are passed through fecal contamination of food and water. Washing your hands after using the restroom is an effective means to prevent the spread of infection. 21. The mucosal epithelium is derived from endoderm. The submucosa and muscularis externa are derived from splanchnic lateral plate mesoderm. 22. The superior mesenteric artery supplies the structures that develop from the embryonic midgut.

23장 비뇨계통

기억해야 할 어근 1. The glomerular capillaries are clustered into a ball. 2. Renal papillae are shaped like nipples. 3. A major calyx is a large cup-shaped structure. 4. The proximal convoluted tubule is extremely twisted in shape and located near the beginning of the renal tubule. 5. The arcuate arteries are arched (over the base of the renal pyramid). 6. The cortical radiate arteries extend out like a ray or spoke and are located in the cortex, the outer region of the kidney. 7. Vasa recta are straight vessels. 8. The trigone is a triangle-shaped region in the urinary bladder formed by the openings for the ureters and the urethra. 9. Mucosal rugae are folds or wrinkles in the mucosal layer (of the urinary bladder). 10. Peritubular capillaries are located around the renal tubule in the nephron.

이해 수준 체크하기 1. The kidneys lie behind the parietal peritoneum, so they are not within the peritoneal cavity; they are retroperitoneal. They are, however, in the abdominal cavity. 2. The kidneys extend from the eleventh or twelfth thoracic vertebra superiorly to the third lumbar vertebra inferiorly. The right kidney is slightly inferior to the left because the liver takes up much of the upper right abdominal quadrant. 3. The interlobar arteries and veins pass through the renal columns. 4. The renal corpuscle (glomerulus and glomerular capsule), and the proximal and distal tubules are located exclusively in the renal cortex. The nephron loop and the collecting duct extend into the medulla. 5. Filtration occurs at the glomerular capillaries. Secretion and resorption occur across the peritubular capillaries. 6. The juxtaglomerular complex functions in blood pressure regulation. The cells at the terminal portion of the ascending limb of the nephron loop, the macula densa, are elongated where they abut the afferent arteriole. These cells monitor filtrate solute concentration and initiate a response when this concentration falls below a certain level. 7. The ureter carries urine from the kidney to the urinary bladder. The urethra carries urine from the urinary bladder to the outside of the body. 8. Transitional epithelium lines the ureter, bladder, and proximal urethra. 9. The external urethral sphincter is innervated by somatic (voluntary) motor neurons. 10. The urethra in females is much shorter than in males and is located close to the vaginal and anal openings. Bacteria from these regions can readily enter the urethra, particularly during sexual activity. 11. All three pairs of kidneys—pronephros, mesonephros, and metanephros—form from intermediate mesoderm. 12. A cloaca is the common opening of the digestive tract and the urinary and reproductive ducts.

24장 생식계통

기억해야 할 어근 1. Androgens are "male-making" hormones, such as testosterone, that are important in the development of male secondary sexual characteristics. 2. Progesterone, "before carrying," is secreted by the ovaries to prepare the uterus for carrying an infant. 3. The endometrium, "within uterus," is the inside layer of the uterine wall. 4. Mesosalpinx means "middle trumpet." The uterine tubes resemble a trumpet, with an expanded infundibulum like the bell of the trumpet. Meso refers to the mesentery that attaches to the uterine tube. 5. The syncytiotrophoblast, the "together cells nourish bud," contributes to the formation of the placenta. 6. The epididymis, "over the testis," forms a comma-shaped structure that surrounds the posterior aspect of the testis. 7. The corpus cavernosum, "cavelike body," is one of the erectile tissues that compose the penis. 8. Tunica albuginea, the "white tunic," is the outermost covering of both the testis and the ovary.

이해 수준 체크하기 1. Interstitial cells are clustered in the loose connective tissue between the seminiferous tubules (thus their name). These cells secrete testosterone. 2. The tunica albuginea is the fibrous capsule covering the testis. The tunica vaginalis is superficial to the tunica albuginea. It is a two-layered serous sac (a remnant of the peritoneum) that partially surrounds the testis. 3. In the epididymis, sperm gain the ability to swim and the ability to fertilize the egg. 4. The ejaculatory duct is located at the junction of the ampulla of the ductus deferens and the duct of the seminal gland. This duct passes through the prostate and empties into the prostatic urethra. 5. Approximately 60% of the volume of semen is produced by the seminal glands. 6. The urethra passes through the corpus spongiosum and thus this portion of the urethra is called the spongy urethra. 7. Each primary spermatocyte produces four spermatids. 8. Sustentocytes help form sperm by nourishing spermatogenic cells and moving these cells toward the tubule lumen. Secretions from sustentocytes influence testosterone and FSH levels and function either to stimulate or to inhibit sperm formation. Tight junctions between adjacent sustentocytes form the blood testis barrier, which protects sperm from attack by the immune system. 9. The head of the sperm contains the nucleus and the acrosome; the midpiece contains mitochondria; and the tail is a flagellum. 10. The uterine tubes are lined with ciliated and unciliated columnar epithelium. The beating of the cilia produces movement of the peritoneal fluid to draw the oocyte into the uterine tube. 11. Peritoneal folds that support the female reproductive structures are the broad ligament composed of the mesometrium to the uterus, the mesosalpinx to the uterine tubes, and the mesovarium and suspensory ligament to the ovary. 12. (a) The fundus of the uterus is the region superior to the entrance of the uterine tubes. (b) The infundibulum is the lateral funnel-shaped opening of the uterine tube. (c) The endometrium is the innermost layer of the uterine wall. 13. (a) The female labia majora are homologous to the male scrotum. (b) The clitoris is homologous to the corpora cavernosa of the penis. (c) The bulb of the vestibule is homologous to the corpus spongiosum. 14. Follicle-stimulating hormone (from the anterior pituitary) stimulates follicle development in the ovary. 15. Oogonia differentiate into ooctyes during the fetal period in females. In males, spermatogonia differentiate into spermatoctyes throughout a male's adult life. 16. The corpus luteum is the remnant of the ovarian follicle after ovulation. The corpus luteum secretes progesterone, which stimulates the secretory phase of the uterine cycle. 17. The glandular portion of the breast develops midway through pregnancy. 18. Once a sperm fuses to the plasma membrane of the ooctye, the cortical reaction prevents additional sperm from binding to and entering the egg. 19. The decidua basalis is from the maternal endometrium; the chorionic villi are from the embryonic trophoblast. 20. The placenta produces progesterone and human chorionic gonadotropin (HCG) throughout the pregnancy and produces estrogens and corticotropin-releasing hormone toward the end of gestation. 21. (a) PSA tests are used to screen for prostate cancer. (b) Pap smears screen for cervical cancer. (c) Mammography screens for breast cancer. (d) Self-examination of the testicles is advised as screening for testicular cancer. 22. In a male embryo, the mesonephric duct forms the efferent ductules, the epididymis, the ductus deferens, and the ejaculatory duct. The paramesonephric ducts degenerate in a male embryo. 23. The testosterone-induced secondary sex characteristics in males are pubic, facial, and axillary hair; enlargement of the larynx; increased secretion of sebaceous glands; and increased skeletal and muscular mass. In females, estrogen-induced secondary sex characteristic include an increase in subcutaneous fat at the hips and breast and widening of the pelvic girdle.

ㅂ

ㅅ

ㅇ

A

V